PSYCHIATRIE CLINIQUE

Une approche bio-psycho-sociale

TOME I
Introduction et syndromes cliniques

Lalonde, Aubut, Grunberg
et collaborateurs

PSYCHIATRIE CLINIQUE

Une approche bio-psycho-sociale

TOME I
Introduction et syndromes cliniques

gaëtan morin
éditeur

Montréal □ Paris

Données de catalogage avant publication (Canada)

Lalonde, Pierre, 1941 2 mars-

   Psychiatrie clinique: une approche bio-psycho-sociale

L'ouvrage complet comprend 2 v.
Comprend des index.
Sommaire: t. l. Introduction et syndromes cliniques.

ISBN 2-89105-691-4 (v. I)

   1. Psychiatrie.   2. Psychologie pathologique.   3. Psychiatrie biologique.   4. Psychiatrie sociale.   5. Maladies mentales - Traitement.   I. Aubut, Jocelyn, 1950-   . II. Grunberg, Frédéric, 1927-   . III. Titre.

RC456.P79   2001   616.89   C99-940739-2

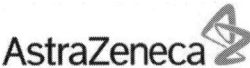

Nous remercions AstraZeneca pour sa généreuse contribution à la publication de ce livre.

Tableau de la couverture : *Suivi favorable*
                         Œuvre de **Gilles Jobin**

Gilles Jobin est né à Jonquière (Arvida) en 1942. À l'adolescence, il démontre des dispositions pour le dessin et la peinture par des pratiques assidues qui occupent le plus clair de ses loisirs. Entre 1959 et 1966, il étudie à l'École des Beaux-Arts de Québec. Bien que diplômé en arts graphiques, Jobin se rendra compte rapidement que la peinture allait devenir sa meilleure corde. Ainsi décrit-il son art :

   « Expressionnisme, fauvisme, intimisme : autant de termes pouvant correspondre à ce que je fais.
   L'action doit précéder ma pensée lorsque j'œuvre ; c'est ainsi que je réussis le mieux. »

Gilles Jobin expose ses travaux notamment à la Galerie La Corniche de Chicoutimi.

Consultez notre site
www.groupemorin.com
vous y trouverez du matériel
complémentaire pour plusieurs
de nos ouvrages.

Gaëtan Morin Éditeur ltée
171, boul. de Mortagne, Boucherville (Québec), Canada   J4B 6G4
Tél. : (450) 449-2369

Il est illégal de reproduire une partie quelconque de ce livre sans autorisation de la maison d'édition. Toute reproduction de cette publication, par n'importe quel procédé, sera considérée comme une violation des droits d'auteur.

Nous reconnaissons l'aide financière du gouvernement du Canada par l'entremise du Programme d'aide au développement de l'industrie de l'édition (PADIÉ) pour nos activités d'édition.

Gouvernement du Québec – Programme de crédit d'impôt pour l'édition de livres – Gestion SODEC.

Révision scientifique : Jocelyne Dorion

Imprimé au Canada   4 5 6 7   ITIB   09 08 07

Dépôt légal 2e trimestre 1999 – Bibliothèque nationale du Québec – Bibliothèque nationale du Canada

© gaëtan morin éditeur ltée, 1999
Tous droits réservés

Liste des auteurs

Sous la direction de

Pierre Lalonde, M.D., Jocelyn Aubut, M.D.
et Frédéric Grunberg, M.D.

avec la collaboration de

Marilyn Amias-Wilchesky, Ph.D.
Pierre Assalian, M.D.
Marie-Claire Baril, M.D.
Philippe Baruch, M.D.
Michel Brabant, M.D.
François Caroli, M.D.
Jean Charbonneau, M.D.
Hélène Côté, M.A. (sexol.)
Jocelyne Cournoyer, M.D.
Jean-François Denis, M.D.
Maurice Dongier, M.D.
Marie-Josée Filteau, M.D.
Lucie Fortin, M.D.
Fabien Gagnon, M.D.
Jacques Gagnon, M.D.
Jacques Goineau, M.D.
Jean Goulet, M.D.
Louise Guay, M.D.
Odile Lapierre, M.D.

Léon-M. Larouche, M.D.
Jean Leblanc, M.D.
Lucie Legault, B.Sc.
André Luyet, M.D.
Gérard Massé, M.D.
Jacques Monday, M.D.
Jacques Montplaisir, M.D.
Louis Morissette, M.D.
Isabelle Paquette, M.D.
Guy Pomerleau, M.D.
Marie-Josée Prévost, M.D.
Stefano Rampa, M.D.
Carole Ratté, M.D.
Hélène St-Jacques, M.D.
Manuel Serrano, M.D.
Christo Todorov, M.D.
Marie-Noëlle Vacheron, M.D.
Pierre Verrier, M.D.

Remerciements

En plus des auteurs qui ont rédigé les chapitres, plusieurs personnes ont été engagées, de près ou de loin, dans la publication de cet ouvrage. Nous leur exprimons notre gratitude. Nos remerciements vont plus particulièrement à :

Danielle Marois, secrétaire, qui a assuré le lien entre les auteurs et les directeurs de la publication.

Claire Brassard, secrétaire, pour son dévouement et sa disponibilité.

Julie Jomphe et Julie Laroche, résidentes en psychiatrie, qui ont fait le relevé des mots pour l'index des sujets, et Johanne Massé, qui l'a construit.

Pascal Triboulet, psychiatre, et François Therrien, pharmacien, qui ont révisé les listes de médicaments.

L'équipe de Gaëtan Morin Éditeur, en particulier François Dionne, éditeur ; Lucie Turcotte, chargée de projet ; Jocelyne Dorion, réviseure linguistique ; Dominique Page, correctrice.

La compagnie pharmaceutique Zeneca pour sa généreuse contribution financière à l'édition.

Nos familles et celles de nos collaborateurs, qui ont fait preuve de beaucoup de patience et nous ont soutenus dans ce projet collectif.

Nous dédions cet ouvrage à nos patients et à leurs proches, les véritables moteurs de notre formation, qui nous placent chaque jour devant le défi d'enrichir nos connaissances pour améliorer la qualité de leur vie.

Note au lecteur

Les descriptions cliniques des diverses psychopathologies que contient ce manuel se fondent sur les critères établis dans la 4e édition du *Diagnostic and Statistical Manual of Mental Disorders* (DSM-IV) et dans la 10e révision de la *Classification internationale des maladies* (CIM-10). Nous nous sommes efforcés de mettre en parallèle les éléments de ces deux nosographies à la lumière desquelles le médecin pose un diagnostic psychiatrique. Dans les tableaux comparatifs, comme nous avons donné la priorité à la séquence alphanumérique du DSM-IV, il arrive donc que la présentation des critères diagnostiques de la CIM-10 ne respecte pas l'ordre original.

Pour faciliter la lecture et par souci de clarté, nous avons évité autant que possible les formules masculin-féminin du type « le-la patient-e… » qui alourdissent le texte. Sauf quand le contexte l'indique autrement, la plupart des observations concernent autant les femmes que les hommes.

Préface de la troisième édition

Yves Lamontagne, M.D.

C'est avec joie, mais aussi avec beaucoup de respect, que j'ai accepté de préfacer cette troisième édition de *Psychiatrie clinique: une approche bio-psycho-sociale*.

Avec joie, parce que je suis à même de constater l'évolution remarquable de l'œuvre avec le temps, évolution qui lui assure une portée et une crédibilité de plus en plus grandes: 39 chapitres dans l'édition de 1980, 48 dans la deuxième édition, parue en 1988, et 85 dans celle-ci. Quel courage, quel travail, quelle coordination, quelle chasse d'auteurs, tous très connus dans le milieu et chacun hautement compétent dans son domaine particulier d'expertise.

La première parution, au début des années 80, de *Psychiatrie clinique* avait inauguré, au Québec, une nouvelle tradition en ce qui a trait à la façon non seulement de faire le point sur la psychiatrie qui s'y pratique, fruit d'un heureux amalgame de la pensée psychiatrique française et anglo-saxonne, mais aussi d'en rendre compte clairement. C'est à cette même orientation que s'articule la présente édition. De plus, *Psychiatrie clinique* continue de mettre l'accent sur l'importance de l'approche bio-psycho-sociale que plusieurs d'entre nous, psychiatres du Québec et d'ailleurs, préconisons depuis de nombreuses années, aussi bien sur le plan clinique que dans le domaine de la recherche et de l'enseignement.

Enfin, quelle joie de constater et de souligner la collaboration accrue, pour cette troisième édition, avec la France, la Suisse et la Belgique. Depuis tant d'années que j'entends parler de toutes sortes de collaboration avec l'Europe francophone, trop rares sont les résultats concrets comme c'est le cas ici. Pourrons-nous bientôt rêver d'échanges de professeurs et d'étudiants de part et d'autre de l'Atlantique, comme dans le milieu anglophone, sans être continuellement arrêtés par des questions administratives, de rémunération et tant d'autres tatillonnages bureaucratiques?

J'ai dit aussi avec respect au début de ce texte, respect que je porte aux directeurs de publication Pierre Lalonde, Jocelyn Aubut et Frédéric Grunberg. Je dirais trois générations.

Pierre Lalonde, collègue d'université, avec qui j'entretiens de cordiales relations depuis 30 ans par la recherche et l'enseignement: un pionnier et une autorité dans le domaine de la schizophrénie. Jocelyn Aubut, le cadet, un des étudiants les plus talentueux qu'il m'a été donné de rencontrer au cours de ma carrière, devenu depuis une autorité internationale dans le domaine des agressions sexuelles. Et Frédéric Grunberg, l'aîné, mon mentor, un érudit, un grand psychiatre, un grand Québécois. Après avoir travaillé dans plusieurs pays où lui furent confiés les postes les plus élevés, il a acquis une vision extraordinaire non seulement de la maladie mentale, mais encore du besoin d'une approche à la fois scientifique et humaniste. De nombreux psychiatres québécois lui doivent leur ouverture d'esprit et leur curiosité scientifique. Voilà donc un trio de directeurs très respectable.

À l'aube du troisième millénaire, avec les progrès rapides et importants de la technologie, de la pharmacologie et de la génétique, pour ne prendre que ces exemples, il y a de fortes chances pour que les connaissances en psychiatrie, ainsi que notre compréhension des maladies mentales et leur traitement, prennent un essor sans précédent et donnent à notre spécialité une place de premier plan dans tous les aspects de la santé de la population. Cet ouvrage, qui laissera vraisemblablement sa marque parmi les publications scientifiques françaises, ouvre sans aucun doute la voie à une nouvelle psychiatrie, plus humaine, scientifique et efficace.

Véritable somme, cette édition augmentée de *Psychiatrie clinique* mérite incontestablement le meilleur accueil.

Yves Lamontagne, M.D.
Président du Collège des médecins du Québec
Professeur titulaire au Département de psychiatrie
de l'Université de Montréal

Préface de la deuxième édition

Yvon Gauthier, M.D.

L'expérience récente nous démontre que, au rythme actuel des progrès scientifiques, les connaissances médicales se renouvellent à peu près tous les dix ans. On peut sans doute en dire autant de la psychiatrie, et l'évolution des recherches dans ce domaine du savoir rend nécessaire une mise à jour constante de nos connaissances. Cette deuxième édition de *Psychiatrie clinique: approche contemporaine* (dont le sous-titre est devenu *approche bio-psycho-sociale*, pour les raisons que nous donnerons plus loin), dirigée par les docteurs Lalonde et Grunberg, vient donc combler un besoin évident.

Tous les grands courants théoriques qui ont animé la psychiatrie au cours des dernières décades font actuellement l'objet d'observations et de recherches. La psychopharmacologie est le lieu de travaux majeurs et l'épidémiologie nous ouvre constamment des perspectives nouvelles. La théorie psychanalytique fait l'objet de nombreuses critiques, mais elle continue d'apporter des connaissances nouvelles à partir d'un travail en profondeur que, malheureusement, trop peu de personnes peuvent encore se permettre. La place de plus en plus grande que font les sociétés modernes aux droits de la personne conduit très particulièrement à une remise en question des théories et des méthodes du psychiatre qui a si souvent à prendre des décisions majeures concernant la liberté et la responsabilité des patients qui lui sont confiés. L'intérêt grandissant que l'on porte à l'enfance, au nourrisson, à la périnatalité et aux droits de l'enfant se manifeste dans des travaux dont la multidisciplinarité constitue un élément essentiel.

À nouveau, ce manuel se distingue par une tentative voulue — et je crois grandement réussie — d'une intégration constante des théories multiples qui influencent la compréhension des comportements humains, normaux et psychopathologiques. Loin du dogmatisme souvent doctrinaire qui inspire beaucoup de théoriciens, les auteurs ont voulu utiliser systématiquement toutes les connaissances, de quelque côté qu'elles viennent. Sans nier la valeur du modèle biomédical dans l'explication d'un certain nombre de problèmes psychiatriques, les auteurs se rangent d'emblée du côté du modèle bio-psycho-social qui peut expliciter un plus grand nombre de phénomènes. Cette approche bio-psycho-sociale est difficile, mais plus proche de la réalité complexe de chaque patient et de son histoire personnelle. Elle est le plus souvent porteuse de résultats significatifs.

On retrouve sans doute ici encore ce désir, fréquent au Québec, d'une psychiatrie qui continue d'être française et européenne, tout en s'inspirant au maximum des travaux des écoles américaines. En continuité avec le remarquable travail que constituait l'édition de 1980, cet ouvrage représente une intégration admirable des connaissances actuelles en psychiatrie et mérite une lecture très attentive.

Yvon Gauthier, M.D.
Psychiatre et psychanalyste
Doyen de la Faculté de médecine
de l'Université de Montréal

Préface de la première édition

Yvon Gauthier, M.D.

Ce manuel de psychiatrie, le premier à voir le jour en français au Québec, constitue le signe le plus évident d'une discipline en plein développement et qui est déjà en voie de parvenir à la maturité.

Les dernières décades ont vu la psychiatrie connaître une évolution absolument radicale en Amérique et dans la plupart des pays occidentaux. Plusieurs courants de pensée s'y sont développés et ont conduit non seulement à une compréhension meilleure des grands problèmes psychiatriques, mais aussi à une véritable prise en charge thérapeutique de patients de tous âges. La psychopharmacologie, depuis la découverte des neuroleptiques, a complètement transformé les hôpitaux psychiatriques; sous leur influence, les « asiles », où l'on entassait sans espoir de plus en plus de malades, ne sont plus dominés par l'agitation et l'angoisse, et permettent maintenant un « minimum acceptable » de vie aussi bien à des patients moins nombreux qu'au personnel soignant. La théorie psychanalytique a joué de son côté, au cœur même de la psychiatrie, un rôle essentiel, apportant une perspective à la fois historique et dynamique, un regard en profondeur qui tient compte de toutes les composantes d'un patient, et une approche de plus en plus individualisée. Enfin, la psychiatrie communautaire est venue ajouter au cours des récentes années une dimension nouvelle où l'on étudie le malade dans le contexte de sa famille et de la société qui est la sienne, et où l'on tente d'en utiliser toutes les ressources pour le ramener à la santé.

Au cours des vingt dernières années, on peut dire que ces trois grands courants de pensée ont animé la psychiatrie au Québec, et ont contribué à créer un esprit de recherche où tous les facteurs en jeu dans l'apparition d'une maladie sont étudiés à leur juste valeur et contribuent à sa compréhension et à son traitement. Cette *approche bio-psycho-sociale* ne se retrouve pas seulement au Québec sans doute, mais elle est de plus en plus caractéristique du type de psychiatrie qui s'y pratique. Et c'est cette approche que l'on retrouvera tout au long de ce manuel, à travers ses nombreux chapitres — car c'est cette approche qui est commune à un si grand nombre de psychiatres et qui leur permet de travailler en collaboration.

D'autre part, la psychiatrie de notre milieu, depuis la réforme mise en train à la suite du rapport de la Commission Bédard en 1963, n'a pas voulu se développer en dehors de la médecine moderne. Malgré les résistances toujours présentes chez nos collègues à voir les psychiatres et leurs malades si proches d'eux, les hôpitaux généraux ont accepté que la psychiatrie s'intègre à l'intérieur de leurs murs et y prenne de plus en plus racine. C'est là un développement de la psychiatrie moderne qui s'est épanouie au Québec comme aux États-Unis et dans plusieurs pays européens. Plusieurs chapitres de ce manuel illustrent bien cette tendance absolument essentielle à la psychiatrie actuelle qui refuse de plus en plus le ghetto où l'on est trop souvent tenté de la confiner.

Et c'est ce même esprit qui a conduit les auteurs à s'adresser en priorité aux médecins dits de première ligne, et à ceux qui le seront bientôt, les étudiants en médecine. Car ce sont eux qui sont les premiers à voir les malades, aussi bien ceux dont l'angoisse se manifeste directement que ceux qui ont besoin de la masquer sous diverses formes somatiques. Et ce sont eux qui ont besoin de connaissances fondamentales, précises, exprimées dans un langage clair, qui leur permettront de poser un diagnostic juste et d'atteindre à cette compréhension nécessaire à la mise en train d'une thérapeutique appropriée, qu'ils pourront conduire seuls ou en collaboration avec le spécialiste.

L'on dit souvent que la psychiatrie au Québec se situe à la jonction de la psychiatrie américaine et de la psychiatrie française. Il est certain que les collègues qui ont fait ce manuel sont de ceux qui, au cours des deux dernières décades, ont participé activement à cette tentative d'intégration constante des connaissances de ces deux mondes complémentaires et qui, trop souvent, se connaissent bien peu. Il faut remercier tous les auteurs d'un effort considérable, très symbolique de cet esprit d'ouverture qui anime la psychiatrie au Québec, et qui contribuera sans doute à réaliser encore mieux au cours des années à venir cet idéal difficile d'une psychiatrie à la fois scientifique et humaine.

Yvon Gauthier, M.D.
Professeur titulaire et directeur
du Département de psychiatrie
de l'Université de Montréal

Préface de la première édition

Cyrille Koupernik, M.D.

Je me dois de commencer par un aveu dont je mesure mal les retombées : c'est la première fois que je préface un ouvrage. Non seulement n'en ai-je jamais préfacé, mais j'ai toujours, étant moi-même lecteur, négligé ces pages de présentation, pressé d'arriver à l'essentiel. L'âge venant, on me confère ce grand honneur de préfacer une œuvre collective.

Me permettra-t-on, compte tenu de mon inexpérience, de dire pour commencer ce que je n'ai pas trouvé dans ce Traité ? En premier lieu : nulle trace de jargon. Il y aurait beaucoup à dire sur l'étrange aventure de la langue psychiatrique française qui, en partant des pesants néologismes du siècle dernier, a ramassé au passage de jeunes pousses freudiennes pour aboutir à un sabir imité d'une certaine école américaine d'inspiration sociale. Rien de tel ici : le profane n'a pas à se battre contre d'étranges mots ; quand leur usage est justifié, on lui en explique le sens.

L'autre grand absent est le dogmatisme. Pendant des décades à lire des ouvrages de tendances opposées, on pourrait à bon droit se demander s'il s'agissait du même sujet, du même champ de questionnement : je présume que durant les Conciles, qui avaient pour charge de décider où était la vraie foi, les factions rivales se jetaient ainsi à la face des vérités sans recul. Rien de tel ici, mais le choix qui a présidé à l'élaboration de cette œuvre me paraît très symptomatique. Je ne cacherai pas que j'ai lu avec émotion cette citation de Henry Ey (1945) par laquelle commence pratiquement le Traité. Tout y est dit de l'ambiguïté de la psychiatrie.

Ey était un homme généreux, un esprit universel, ouvert à toutes les formes de pensée. Il n'en demeure pas moins que ce Traité ne s'est pas contenté de faire revivre une structure organo-dynamique, hospitalière mais rigoureuse, et qui avait pour vocation de tout soumettre à une certaine conception du monde et de l'homme. Cet ouvrage est tout à la fois un bilan honnête et lucide, une réflexion, un point de départ. J'en suis sans doute, du fait même de la proposition qui m'a été faite de le préfacer, le premier lecteur français. Je suis frappé par l'effort mutuel d'information et de compréhension, par l'esprit de tolérance que j'ai trouvés au fil des pages. En France, les uns honnissent le modèle médical, cependant que d'autres n'ont pour les approches psychologiques et sociales que mépris et irritation.

Bien plus, le monde change et, dans nos pays, il est normal que les ayants droit aient voix au chapitre. Si l'Anti-psychiatrie a contribué à mettre en garde ce que Henry Ey appelait une « chosification de la situation psychiatrique », grâces lui soient rendues. Si, au contraire, elle prétend remplacer par un modèle politique (quel qu'il soit) l'originalité du fait psychiatrique, on ne peut que marquer sa désapprobation.

J'ai souvent trouvé sous les meilleures plumes une attitude résolument utopique face aux mutations et aux espérances de la psychiatrie nouvelle, de cette psychiatrie extra-murale dont la prise de la Bastille demeure l'image d'Épinal. Non que quelqu'un souhaite revenir aux hôpitaux-prisons, aux asiles-garderies, mais enfin la réalité est là : les conflits, l'injustice ne sont pas la cause des handicaps des corps et de l'esprit, des fausses routes de la raison. Il y a du mythe dans l'affirmation selon laquelle on rendra à tout un chacun, par l'adversité accablée, sa place à part entière dans la société.

J'ai tenu à montrer, jusqu'à ce point précis de ma réflexion, qu'une certaine idée générale de la condition humaine, pourquoi ne pas dire une certaine philosophie, était présente dans ce Traité, sous une forme moins redoutable que celle qui fleurit dans nos ouvrages, mais enfin, l'homme fait problème et il est bon que celui qui a choisi d'être psychiatre en prenne au moins conscience. Mais j'ai trouvé aussi, dans ce Traité québécois, une dimension autre, dirais-je : une ouverture sur les activités du prodigieux creuset nord-américain. Il y a toujours eu chez nos voisins un inlassable optimisme, un refus de ce fatalisme qui, au fil des siècles, a rendu sceptique la Vieille Europe. Les Américains du Nord ont, en demeurant dans la foulée d'un Suisse-Allemand, Adolf Meyer, pulvérisé une nosologie statique et inadaptée. Ils ont adopté avec un immense espoir les idées de Freud, et maintenant, à l'occasion du DSM-III, ils reviennent à l'idée d'une classification; toutefois, celle-ci n'est plus botanique, elle est, comme ce Traité, bio-psycho-sociale, multi-axiale, rigoureuse, n'avançant rien qui ne pût être prouvé, et c'est ainsi que disparaissent en tant que classes, les névroses, parce que les admettre serait avaliser la notion d'un conflit intrapsychique ayant valeur de dénominateur commun. Consternation dans la Vieille Europe. J'en fais part à des amis belges et je suis pris à partie comme jadis étaient décapités les porteurs de mauvaises nouvelles.

Je ne saurais rendre compte de tout ce que j'ai lu et ma vocation n'est pas de me substituer à une table des matières entrelardée de ronronnements louangeurs; je crois très sincèrement que ce Traité est, depuis la dernière édition de celui de H. Ey, P. Bernard et Ch. Brisset, le plus important des ouvrages de cette classe et je crois avoir montré que, loin d'être la réplique de ce dernier Traité, il apporte une vue nouvelle, vivifiante, n'hésitant pas, pour citer un exemple, à aborder les problèmes sexologiques, expliquant avec une telle franchise que l'exclusion du terme « homosexualité » du DSM-III est en partie d'essence politique et liée à l'action des groupements homophiles.

Il me reste à rendre hommage à P. Lalonde et à F. Grunberg d'avoir conçu cette œuvre collective et d'avoir réussi à la rendre homogène sans aliéner la liberté d'opinion et d'expression des collaborateurs.

Cyrille Koupernik, M.D.
Professeur associé au Collège de médecine
des Hôpitaux de Paris

Table des matières

Liste des auteurs VII

Remerciements IX

Note au lecteur XI

Préface de la 3e édition. XIII
Yves Lamontagne

Préface de la 2e édition. XV
Yvon Gauthier

Préface de la 1re édition XVII
Yvon Gauthier

Préface de la 1re édition XIX
Cyrille Koupernik

Liste des abréviations XXV

PREMIÈRE PARTIE
Introduction à la psychiatrie

CHAPITRE 1
Psychiatrie bio-psycho-sociale. 2
*Frédéric Grunberg, Gérard Massé,
Pierre Lalonde, Jocelyn Aubut*

CHAPITRE 2
Relation médecin-malade 20
Jacques Gagnon

CHAPITRE 3
Examen psychiatrique 34
*Jean-François Denis, Jacques Gagnon,
Fabien Gagnon*

DEUXIÈME PARTIE
Syndromes cliniques

CHAPITRE 4
Déficience intellectuelle. 72
Jacques Goineau, Marie-Josée Prévost

CHAPITRE 5
Troubles cognitifs 102
*Isabelle Paquette, Hélène St-Jacques,
Marie-Claire Baril*

CHAPITRE 6
Alcoolismes. 144
Maurice Dongier, Lucie Legault

CHAPITRE 7
Toxicomanies 172
Louise Guay, Michel Brabant

CHAPITRE 8
Troubles psychotiques aigus et transitoires . . . 210
Jocelyne Cournoyer

CHAPITRE 9
Troubles délirants 224
Pierre Lalonde

CHAPITRE 10
Schizophrénies 242
Pierre Lalonde

CHAPITRE 11
Troubles de l'humeur (affectifs). 286
Jean Leblanc

CHAPITRE 12
Troubles anxieux, trouble panique
et phobies 330
Lucie Fortin

CHAPITRE 13
Trouble obsessionnel-compulsif. 360
Christo Todorov

CHAPITRE 14
Troubles reliés au stress intense. 378
Léon-M. Larouche

CHAPITRE 15
Troubles de l'adaptation 396
Marie-Josée Filteau, Philippe Baruch

CHAPITRE 16
Troubles dissociatifs. 410
Manuel Serrano

CHAPITRE 17
Troubles du contrôle des impulsions 428
André Luyet

Psychiatrie clinique : une approche bio-psycho-sociale

CHAPITRE 18
Troubles mentaux dus à une affection médicale générale 448
Louis Morissette

CHAPITRE 19
Facteurs psychologiques influençant une affection médicale 464
Jacques Monday

CHAPITRE 20
Troubles somatoformes 482
Pierre Verrier, Jean Charbonneau

CHAPITRE 21
Troubles factices 506
Jean-François Denis

CHAPITRE 22
Troubles de l'alimentation 522
Guy Pomerleau, Carole Ratté

CHAPITRE 23
Troubles du sommeil et de la vigilance 538
Odile Lapierre, Jacques Montplaisir

CHAPITRE 24
Dysfonctionnements sexuels 578
Pierre Assalian, Hélène Côté

CHAPITRE 25
Paraphilies 614
Jocelyn Aubut

CHAPITRE 26
Troubles de l'identité sexuelle 636
Pierre Assalian, Marilyn Amias-Wilchesky, Hélène Côté

CHAPITRE 27
Troubles de la personnalité 652
Jean Goulet

CHAPITRE 28
Particularités nosographiques en France 684
François Caroli, Stefano Rampa, Marie-Noëlle Vacheron

COMPARAISONS DIAGNOSTIQUES
A. Grandes catégories diagnostiques 710
B. Catégories diagnostiques 712
C. Classes diagnostiques 715

INDEX DES AUTEURS 783

INDEX DES MÉDICAMENTS 813

INDEX DES SUJETS 823

TOME II
Spécialités, traitements, sciences fondamentales et sujets d'intérêt

TROISIÈME PARTIE
Spécialités psychiatriques

CHAPITRE 29   Urgences psychiatriques
CHAPITRE 30   Consultation-liaison
CHAPITRE 31   Psychiatrie gériatrique

Psychiatrie légale

CHAPITRE 32   Psychiatrie légale au Québec
CHAPITRE 33   Psychiatrie légale en France

Pédopsychiatrie (Michel Lemay et coll.)

CHAPITRE 34   Introduction à la pédopsychiatrie
CHAPITRE 35   Troubles précoces de l'enfance
CHAPITRE 36   Troubles à expression somatique et psychomotrice
CHAPITRE 37   Troubles de la cognition
CHAPITRE 38   Troubles de l'adaptation sociale
CHAPITRE 39   Troubles anxieux
CHAPITRE 40   Psychoses et dépressions
CHAPITRE 41   Pédopsychiatrie en France

QUATRIÈME PARTIE
Traitements psychiatriques

Traitements biologiques

CHAPITRE 42   Anxiolytiques et hypnotiques
CHAPITRE 43   Antipsychotiques
CHAPITRE 44   Antidépresseurs
CHAPITRE 45   Stabilisateurs de l'humeur
CHAPITRE 46   Électroconvulsivothérapie
CHAPITRE 47   Traitements biologiques en France

Traitements psycho-sociaux

CHAPITRE 48   Fondements de la psychothérapie
CHAPITRE 49   Thérapie psychanalytique
CHAPITRE 50   Thérapie comportementale
CHAPITRE 51   Thérapie cognitive
CHAPITRE 52   Thérapie psychoéducative
CHAPITRE 53   Thérapie systémique
CHAPITRE 54   Thérapie expérientielle
CHAPITRE 55   Relaxation
CHAPITRE 56   Hypnose
CHAPITRE 57   Éclectisme et intégration en psychothérapie
CHAPITRE 58   Psychothérapie en France

CINQUIÈME PARTIE
Sciences fondamentales

CHAPITRE 59   Épistémologie
CHAPITRE 60   Génétique
CHAPITRE 61   Neurobiologie
CHAPITRE 62   Psychophysiologie et neuropsychologie
CHAPITRE 63   Imagerie cérébrale
CHAPITRE 64   Développement de la personnalité
CHAPITRE 65   Épidémiologie
CHAPITRE 66   Sociologie et maladie mentale
CHAPITRE 67   Éthique et psychiatrie

SIXIÈME PARTIE
Sujets d'intérêt

CHAPITRE 68   Évaluation de la qualité des soins
CHAPITRE 69   Couple et famille
CHAPITRE 70   Psychiatrie et différences sexuelles
CHAPITRE 71   Travail, chômage et invalidité
CHAPITRE 72   Réseaux et partenariat
CHAPITRE 73   Psychiatrie transculturelle, migrations
CHAPITRE 74   Psychiatrie des autochtones
CHAPITRE 75   Suicide
CHAPITRE 76   Violence
CHAPITRE 77   Comorbidité
CHAPITRE 78   Manifestations psychiatriques du sida
CHAPITRE 79   Maladie incurable
CHAPITRE 80   Maladie psychiatrique chronique
CHAPITRE 81   Réadaptation
CHAPITRE 82   Réhabilitation psychosociale en France
CHAPITRE 83   Évolution des services psychiatriques au Québec
CHAPITRE 84   Évolution des services psychiatriques en France
CHAPITRE 85   Évolution des services psychiatriques en Suisse

INDEX DES AUTEURS

INDEX DES MÉDICAMENTS

INDEX DES SUJETS

Liste des abréviations

AA :	Alcooliques Anonymes
AAMR :	American Association on Mental Retardation (Association américaine pour le retard mental)
ABS :	Adaptive Behaviour Scales
ACh :	acétylcholine
ACTH :	*adrenocorticotropic hormone*, hormone corticotrope hypophysaire, hormone de libération de la corticotrophine
ADN :	acide désoxyribonucléique
ALDH :	acétaldéhyde-déshydrogénase
ALT :	alanine aminotransférase
ANEB :	Fondation pour l'anorexie nerveuse et la boulimie
APA :	American Psychiatric Association
AQS :	Association québécoise de schizophrénie
ARN :	acide ribonucléique
AVC :	accident vasculaire cérébral
BDA :	bouffée délirante aiguë
b.i.d. :	*bis in die*, deux fois par jour
BRS :	*Brain Stimulation Reward*
CA :	Cocaïnomanes Anonymes
CARS :	Childhood Autism Rating Scale
CAT :	Computer Analysed Tomography
CCK :	cholécystokinine
CDT :	*carbohydrate deficient transferrin*
CFI :	Campberwell Family Interview
CIDI :	Composite International Diagnostic Interview
CIM :	Classification internationale des maladies
CITS :	Classification internationale des troubles du sommeil
CLSC :	Centre local de services communautaires
CMV :	cytomégalovirus
CPK :	créatine phospho-kinase
CPT :	Continuous Performance Test
CRF :	*corticotropin releasing factor*, substance libératrice de la corticotrophine
CSST :	Commission de la santé et de la sécurité du travail
CT-scan :	Computerized Tomography (tomodensitométrie)
D :	dopamine
DASH-II :	Diagnostic Assessment Instrument for the Severely Handicapped
DCL :	démence à corps de Lewy
DDASS :	Direction départementale de l'action sanitaire et sociale
DES :	Dissociative Experiences Scale
DF :	démence frontale
die :	une fois par jour
DIB :	*Diagnostic Interview for Borderline*
DIS :	Diagnostic Interview Schedule
DMT :	diméthyltryptamine
DOM :	2,5-diméthoxy-4-méthylamphétamine
DPJ :	Direction de la protection de la jeunesse
DSM :	*Diagnostic and Statistical Manual of Mental Disorders*
DST :	*dexamethasone suppression test*
DTA :	démence de type Alzheimer
DV :	démence vasculaire
EADA :	enfants adultes d'alcooliques
ECA :	Epidemiologic Catchment Area
ECG :	électrocardiogramme
ECT :	électroconvulsivothérapie
EE :	émotion exprimée
EEG :	électroencéphalographie, électroencéphalogramme
EFD :	enfants de familles dysfonctionnelles
EGF :	évaluation globale du fonctionnement
EMG :	électromyographie, électromyogramme
EOG :	électro-oculographie, électro-oculogramme
EPS :	enregistrement polygraphique du sommeil
EQCA :	Échelle québécoise de comportements adaptatifs
fee :	faible expression émotive
FEE :	forte expression émotive
FFAPAMM :	Fédération des familles et amis de la personne atteinte de maladie mentale
FSC :	formule sanguine complète
FSH :	*follicle-stimulating hormone*, hormone folliculo-stimulante
GABA :	acide gamma-aminobutyrique
GAF :	Global Assessment of Functioning
GEFAB :	Groupe d'études françaises de l'anorexie et de la boulimie
GGT :	gamma-glutamyl-transférase
HMO :	Health Maintenance Organization
HPN :	hydrocéphalie à pression normale (ou normotensive)
hs :	*hora somni*, à l'heure du coucher
ICSS :	*Intracranial Self Stimulation*

Psychiatrie clinique : une approche bio-psycho-sociale

i.m. :	intramusculaire
IMAO :	inhibiteur de la monoamine-oxydase
IMC :	indice de masse corporelle
IRM :	imagerie par résonance magnétique
IRMAO :	inhibiteur réversible de la monoamine-oxydase
ISRS :	inhibiteur sélectif du recaptage de la sérotonine
i.v. :	intraveineux
IVAC :	Indemnisation aux victimes d'actes criminels
LAAM :	lévo-alpha-acétyl-méthadol
LCR :	liquide céphalorachidien
LED :	lupus érythémateux disséminé
LH :	*luteinizing hormone*, hormone lutéinisante
LICET-S :	Liste intégrée des critères d'évaluation taxinomiques pour la schizophrénie et les psychoses non affectives
LSD :	acide lysergique diéthylamide (sigle de l'allemand *Lysergsaürediäthylamid*)
MAO :	monoamine-oxydase
MAST :	Michigan Alcoholism Screening Test
MCJ :	maladie de Creutzfeldt-Jakob
MDA :	méthylènedioxyamphétamine
MDMA :	3,4 méthylènedioxyméthamphétamine
MHPG :	méthoxy-hydroxy-phénylglycol
MMPI :	Minnesota Multiphasic Personality Inventory
MMSE :	Mini-Mental State Examination
MOR :	mouvements oculaires rapides
MPJS :	mouvements périodiques des jambes au cours du sommeil
MPOC :	maladie pulmonaire obstructive chronique
MTS :	maladies transmissibles sexuellement
NA :	Narcotiques Anonymes
NA :	noradrénaline
NCS :	National Comorbidity Survey
NGF :	*nerve growth factor* (facteur de croissance neuronale)
NINCDS-ADRDA :	National Institute of Neurological and Communicative Disorders and Stroke – Alzheimer's Disease and Related Disorders Association
NMDA :	N-Méthyl-D-Aspartate
NRL :	neuroleptique
OMS :	Organisation Mondiale de la Santé
PCP :	1-(1-phénylcyclohexyl) piperidine ; phencyclidine
PEI :	psychothérapie d'exploration et d'instrospection
PET-scan :	Positron Emission Tomography
PGO :	ponto-géniculo-occipital
PHC :	psychose hallucinatoire chronique
PIMRA :	Psychopathology Instrument for Mentally Retarded Adults
PMSI :	Programme de médicalisation des systèmes d'information
po :	*per os*, par la bouche
PSAR :	psychothérapie de soutien et d'adaptation à la réalité
PSI :	plan de soins individualisé
Q.I. :	quotient intellectuel
q.i.d. :	*quater in die*, quatre fois par jour
REM :	*rapid eye movement*
RMN :	résonance magnétique nucléaire
RVS :	rythme veille-sommeil
SA :	sommeil agité
SAAQ :	Société de l'assurance automobile du Québec
SADS :	Schedule for Affective Disorders and Schizophrenia
SC :	sommeil calme
SCID :	Structured Clinical Interview for DSM-IV
SCID-D :	Structured Clinical Interview for DSM-IV, Dissociative Disorder
SCID-II :	Structured Clinial Interview for DSM-III-R, Personality Disorders
SEP :	sclérose en plaques
SGOT :	sérum glutamique oxalo-acétique-acide-transaminase
SGPT :	sérum glutamique-pyruvique-transaminase
sida :	syndrome immunodéficitaire acquis
SIME :	syndrome des impatiences musculaires de l'éveil
SL :	sommeil lent
SLP :	sommeil lent profond
SM :	sous-mentonnier
SNC :	système nerveux central
SOGS :	South Oaks Gambling Screen
SP :	sommeil paradoxal
SPECT-scan :	Single Photon Emission Computed Tomography ; tomographie monophotonique
S-R :	stimulus-réponse
SRPS :	syndrome de retard de la phase de sommeil
S-S :	signal-signification
STA :	sangle thoraco-abdominale
T_3 :	triiodothyronine
T_4 :	thyroxine
TAD :	muscles tibiaux antérieurs droits
TAG :	muscles tibiaux antérieurs gauches
TAT :	Thematic Apperception Test
TCC :	thérapie cognitive comportementale
TEP :	tomographie par émission de positrons

THA :	tétrahydroacridine
THC :	tétrahydrocannabinol
t.i.d. :	*ter in die*, trois fois par jour
TIE :	test itératif d'endormissement
TME :	test du maintien de l'éveil
TNB :	thermistance nasobuccale
TOC :	trouble obsessionnel-compulsif
TORCH :	toxoplasmose, rubéole, cytomégalovirus, herpès
TRH :	*thyrotropin releasing hormone*, hormone de libération de la thyréostimuline
TSH :	*thyroid-stimulating hormone*, thyréostimuline, hormone thyréotrope
UNAFAM :	Union nationale des amis et familles de malades mentaux
VDRL :	Veneral Disease Research Laboratory
VGM :	volume globulaire moyen
VIH :	virus de l'immunodéficience humaine
WAIS-R :	Wechsler Adult Intelligence Scale Revised
WCST :	Wisconsin Card Sorting Test
WISC-R :	Wechsler Intelligence Scale for Children-Revised
WPPST :	Wechsler Preschool and Primary Scale on Intelligence
3MS :	Modified Mini-Mental State
5-HIAA :	acide 5-hydroxy-indol-acétique
5-HT :	5-hydroxy-tryptamine (sérotonine)

Psychiatrie clinique : une approche bio-psycho-sociale

PREMIÈRE PARTIE

INTRODUCTION À LA PSYCHIATRIE

CHAPITRE 1

Psychiatrie bio-psycho-sociale

FRÉDÉRIC GRUNBERG, M.D., F.R.C.P.C.
Psychiatre à l'Hôpital Louis-H. Lafontaine (Montréal)
Professeur titulaire au Département de psychiatrie de l'Université de Montréal

GÉRARD MASSÉ, M.D.
Psychiatre au Centre hospitalier Sainte-Anne (Paris)
Directeur de la revue *Nervure*

PIERRE LALONDE, M.D., F.R.C.P.C., F.A.P.A.
Psychiatre, Programme jeunes adultes (schizophrénie) de l'Hôpital Louis-H. Lafontaine (Montréal)
Professeur titulaire au Département de psychiatrie de l'Université de Montréal

JOCELYN AUBUT, M.D., F.R.C.P.C.
Psychiatre, chef du Département de psychiatrie du Centre hospitalier universitaire de Montréal
Professeur adjoint au Département de psychiatrie de l'Université de Montréal

PLAN

1.1 Modèle bio-psycho-social

1.2 Nosographie des maladies mentales
    1.2.1 Historique
    1.2.2 *Diagnostic and Statistical Manual of Mental Disorders*, 4e édition (DSM-IV)
    1.2.3 *Classification internationale des maladies, 10e révision* (CIM-10). *Chapitre V: Troubles mentaux et troubles du comportement*

1.3 Prévention et promotion en santé mentale

1.4 Pratique de la psychiatrie et grandes transformations socio-économico-administratives au Québec
    1.4.1 Virage ambulatoire et pratique psychiatrique
    1.4.2 Intervention du judiciaire dans la pratique de la psychiatrie au Québec

1.5 Psychiatrie en France : à la croisée des chemins
    1.5.1 Sectorisation
    1.5.2 Crise de concepts
    1.5.3 Renouveau des pratiques

1.6 Éducation et formation du psychiatre

Bibliographie

Lectures complémentaires

Depuis la publication de la deuxième édition de cet ouvrage (Lalonde et Grunberg, 1988), la psychiatrie a connu et s'apprête à connaître d'importantes mutations. Sur le plan épistémologique, elle est de plus en plus considérée comme une spécialité médicale qui s'occupe du fonctionnement du cerveau, se rapprochant ainsi de la conception que mettait de l'avant le père de la médecine (Hippocrate, 400-377 av. J.-C.):

> Il faut savoir que les plaisirs, les joies, les rires autant que les chagrins, les peines et les mécontentements ne nous arrivent que du cerveau. C'est par là que nous pensons, comprenons, voyons, entendons... C'est encore par là que nous sommes fous, que nous délirons, que des craintes et des terreurs nous assiègent, soit la nuit, soit le jour, des insomnies, des erreurs fâcheuses, des soucis sans motif, des absences de mémoire, des actes inaccoutumés. Tout cela, nous l'éprouvons par le cerveau quand il n'est pas sain. (Cité dans Joly, 1964.)

Aujourd'hui, les nouvelles technologies d'imagerie cérébrale permettent de voir avec une précision croissante le fonctionnement du cerveau qui ressent, pense, mais aussi qui délire et hallucine. Par ailleurs, les progrès récents dans le domaine de l'épidémiologie des troubles mentaux éclairent de mieux en mieux les facteurs psychosociaux associés aux troubles mentaux, sur une base scientifique plutôt qu'idéologique. Mais ces progrès, s'ils ont éliminé certaines incertitudes antérieures, en ont créé de nouvelles.

Sur le plan nosographique, la quatrième édition du *Diagnostic and Statistical Manual of Mental Disorders* (DSM-IV) [American Psychiatric Association, 1994] s'est fortement implantée dans la psychiatrie mondiale. Également, la 10e révision de la *Classification internationale des maladies* (CIM-10) [World Health Organization, 1993] d'inspiration européenne s'est rapprochée de la nosographie américaine en adoptant une démarche diagnostique catégorielle, propre à unifier la pratique de la psychiatrie à l'échelle internationale étant donné qu'elle est utilisée dans bien des systèmes d'archivage médicaux.

Sur le plan organisationnel, on assiste également à des transformations considérables qui touchent déjà la pratique et la toucheront encore davantage dans les années à venir. Dans les pays développés, de grands efforts d'assainissement des finances publiques et de décentralisation de la gestion des services de santé, dont un des points saillants est le virage ambulatoire, se sont imposés (voir le tome II, chapitres 83, 84, 85).

Sur le plan juridique, la psychiatrie est depuis longtemps soumise, plus que d'autres champs de la pratique médicale, à des règles visant à assurer la protection de la société et du malade mental. La décennie 1990 a vu entrer en vigueur, au Québec, le nouveau Code civil qui s'est spécifiquement attaché à la protection des droits fondamentaux des personnes atteintes de troubles mentaux (voir le tome II, chapitre 32). Cela s'est traduit par une judiciarisation accrue de la pratique psychiatrique, phénomène qui a eu des répercussions surtout dans le domaine de la psychiatrie hospitalière.

Enfin, l'évolution de la réflexion psychiatrique est très sensible aux courants de pensée et, à l'heure de la mondialisation, la psychiatrie québécoise peut se définir comme une jonction pragmatique des approches américaine et européenne, alors que la psychiatrie française s'appuie sur une longue tradition théorique et clinique bien équilibrée.

1.1 MODÈLE BIO-PSYCHO-SOCIAL

Le modèle bio-psycho-social, que schématise la figure 1.1, a évolué au cours de la dernière décennie, appelée la «décennie du cerveau». En 1977, Engel avait proposé son modèle en s'appuyant sur trois paradigmes en interaction constante pour expliquer et comprendre les diverses facettes des maladies: le biologique, le psychologique et le social. On peut voir dans ce modèle le prolongement de l'approche organo-dynamique d'Ey.

Ce paradigme est fondamental, car il influence fortement la relation patient-médecin. En effet, plutôt que de fragmenter le patient en l'une ou l'autre de ces composantes, le médecin se doit de l'examiner en tenant compte de tous les axes de sa vie. Le diagnostic n'est pas qu'une affaire de symptômes, le diagnostic reflète une compréhension globale de la vie du patient. Il en va de même pour le traitement, qui ne vise pas uniquement une atténuation des symptômes, mais aussi une amélioration de la qualité de vie du patient.

En cette fin de siècle, le *paradigme biologique* a pris une importance accrue conséquemment aux progrès des neurosciences, de la génétique et de la biologie

FIGURE 1.1   **Modèle bio-psycho-social**

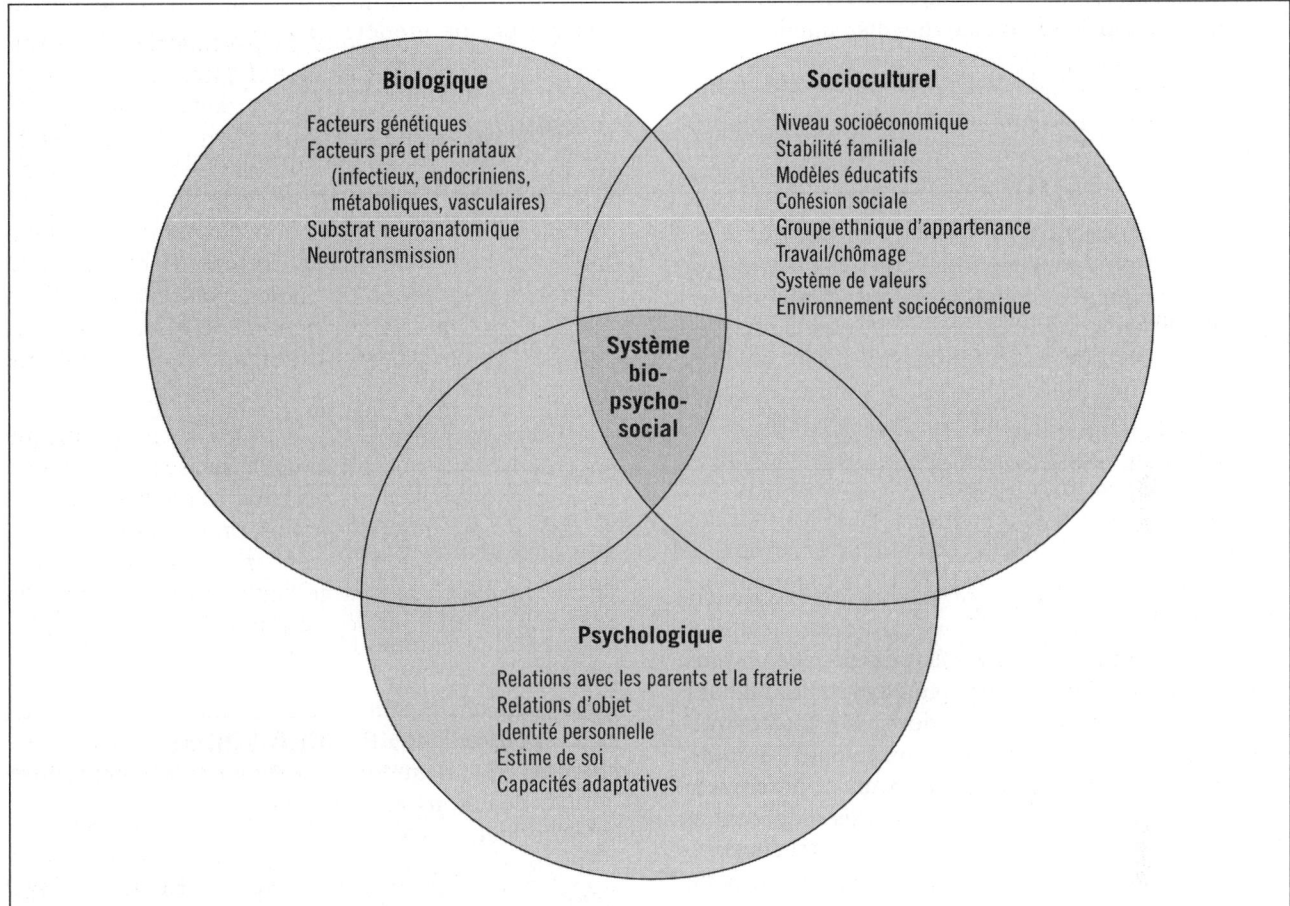

moléculaire (voir le tome II, chapitres 60, 61, 62, 63). Il est clair aujourd'hui que les pathologies mentales, dites autrefois fonctionnelles, comportent une cause biologique incontestable, condition nécessaire de l'éclosion de la maladie, qu'il s'agisse de la schizophrénie, des maladies affectives, et même de ce qu'on appelait autrefois les névroses, comme le trouble obsessionnel-compulsif. Néanmoins, il n'existe pas encore de « marqueurs biologiques » fiables et surtout spécifiques, capables d'orienter à coup sûr le diagnostic et le traitement.

Quant au *paradigme psychologique*, lorsque Engel avait initialement élaboré son modèle biopsycho-social, la psychiatrie apparaissait encore largement dominée par une conception psychodynamique d'inspiration freudienne. Ce paradigme était alors envisagé selon un mode « psycho-développemental » en vertu duquel la personnalité pouvait être perçue comme l'expression du jeu des forces intrapsychiques se manifestant sous forme de besoins, de pulsions, de traits et d'aptitudes dans la trajectoire de vie de la personne (voir le tome II, chapitre 64). La santé mentale s'imposait alors comme l'expression de l'équilibre de ce jeu des forces intrapsychiques, alors que le trouble mental devenait l'expression d'un dysfonctionnement des processus psychiques.

La psychodynamique freudienne (voir le tome II, chapitre 49) qui donnait l'explication la plus complète et la plus nuancée de ce jeu de forces présentait alors le modèle théorique privilégié pour la compréhension de la psychopathologie. Cependant, comme pour l'absence de marqueurs biologiques, on ne dispose toujours pas d'indices psychodynamiques objectivables qui puissent expliquer les troubles mentaux selon une perspective unidimensionnelle.

Il est clair que la psychanalyse a perdu un peu de son pouvoir et de son prestige en Amérique du Nord. Plusieurs facteurs ont contribué à ce déclin : pragmatisme nord-américain axé sur les résultats concrets, pressions de groupes féministes jugeant que la psychanalyse véhiculait une vue étroite des femmes, pressions de groupes de patients se plaignant d'être traités uniquement en fonction de leurs conflits infantiles et non en fonction de leurs besoins actuels et réels, pressions socioéconomiques des tiers payeurs exigeant des résultats tangibles et, enfin, évolution normale de la méthode, qui doit caractériser tous les modèles scientifiques. Cela étant dit, la psychanalyse est loin d'être morte en Amérique du Nord. Il faut cependant résister à la tendance à la déification des modèles, quels qu'ils soient. Le culte de la psychanalyse est aussi critiquable que le culte du pragmatisme ou des résultats mesurables.

Aujourd'hui, on note l'influence de plus en plus forte qu'exercent sur le paradigme psychologique les théories se réclamant du behaviorisme et du cognitivisme, selon lesquelles les comportements humains, normaux et pathologiques sont acquis et pérennisés par des mécanismes liés aux processus d'apprentissage (voir le tome II, chapitres 50, 51). Ces théories se prêtent beaucoup mieux à la vérification scientifique que les théories psychodynamiques.

L'argument des détracteurs du modèle comportemental a trait au risque de déshumanisation de la relation patient-médecin que comporterait ce modèle. Or ce ne sont pas les modèles qui déshumanisent une relation, mais les personnes elles-mêmes dans leur rapport avec l'autre. En fait, la déshumanisation se produit lorsque le médecin, quelle que soit l'école de pensée à laquelle il adhère, fait passer le modèle avant le malade. C'est lorsqu'on essaie de faire entrer le patient dans le modèle plutôt que d'adapter le modèle au patient que survient la déshumanisation.

Le *paradigme social* envisage la personne en tant qu'être social en interaction constante avec son entourage. Il est évident que, dans le cadre de ces interactions, non seulement la genèse et l'expression du trouble mental portent l'empreinte de l'environnement, mais aussi son évolution, comme ont pu le démontrer de nombreuses recherches anthropologiques et sociologiques (voir le tome II, chapitres 66, 73). Cependant, comme pour les autres paradigmes, il n'existe pas de modèle sociologique pouvant expliquer les maladies mentales en vertu d'une causalité linéaire ou unidimensionnelle. S'il est vrai que l'on enregistre une plus grande prévalence de troubles psychiatriques graves dans les milieux sociaux défavorisés, il n'en demeure pas moins que la pauvreté et la désorganisation sociale ne peuvent, à elles seules, expliquer la maladie mentale. Si l'incidence de la schizophrénie se répartit assez également dans le monde, dans des contextes culturels très différents, il en va autrement de l'évolution de la maladie, plus favorable dans un réseau de soutien social primaire étendu, comme au Nigeria, qu'au sein d'une famille nucléaire quasi éclatée, comme au Danemark.

Le paradigme social permet aussi de mieux comprendre l'expression de la maladie à l'intérieur de différentes cultures. Ainsi, la dépression chez les personnes d'origine asiatique se manifeste plus souvent par des somatisations plutôt que par des pleurs et de la culpabilité comme chez les Nord-Américains. À l'ère des migrations internationales, il importe donc que le médecin soit informé quant aux diverses expressions de la souffrance psychique (voir le tome II, chapitre 73). Il importe également de comprendre que les réactions aux différents traitements varient selon les cultures, et ce même sur le plan biologique. Enfin, le modèle social a permis de mieux orienter les interventions relativement à certains aspects de la vie des patients aux prises avec des pathologies graves : hébergement, socialisation, loisir, fonctionnement professionnel adapté. Les familles y ont aussi trouvé leur compte et n'ont plus été perçues simplement comme les agents générateurs de la pathologie (p. ex., mère schizophrénogène). Les familles ont pu bénéficier du soutien des médecins et d'autres intervenants.

On doit mettre en garde contre un courant dit « écologique » qui, tout en se réclamant d'une approche bio-psycho-sociale, ne voit en fait dans le trouble mental qu'un épiphénomène d'une société dysfonctionnelle ou pathologique, niant la maladie et la souffrance qui y est associée. Le danger consiste également à croire que les soins fournis par des non-professionnels de la santé mentale sont tout aussi efficaces que les soins donnés par des intervenants ayant suivi une formation théorique et clinique rigoureuse. Cela ne veut pas dire qu'il faut exclure les non-professionnels, bien au contraire, mais plutôt que leur rôle et leur place doivent être bien définis, de même que le partenariat entre les ressources alternatives et la psychiatrie traditionnelle.

On peut donc considérer que le modèle bio-psycho-social rejette toute dichotomie rigide entre les approches organiciste et psychogénétique fondées sur le dualisme cartésien. Descartes considérait en effet que les opérations de l'esprit n'avaient rien à voir avec le fonctionnement de l'organisme. L'homme est un pur esprit et son corps est une machine autonome : « Je pense donc je suis. » Ey (1948) s'oppose à ce « dualisme psychiatricide ». Il rejette le réductionnisme s'appuyant sur une causalité linéaire, qu'elle soit d'ordre biologique, psychologique ou social, pour adopter un modèle explicatif fondé sur une causalité circulaire et interactive qui permet de saisir globalement le fait psychopathologique. Par ailleurs, s'il est possible d'attester théoriquement la pertinence du modèle bio-psycho-social, il est difficile parfois d'en faire la démonstration sur le terrain. En effet, comment s'assurer concrètement que le médecin évalue effectivement les trois composantes du modèle et, surtout, comment s'assurer qu'il tient compte du poids relatif de chacune et des dimensions susceptibles d'influer sur la pathologie et le traitement ? Le rôle du biologique, du psychologique et du social est-il évalué en fonction de la perspective du médecin, de celle du patient, ou de manière objective à la lumière de données empiriques ou scientifiques ?

Le modèle basé sur la causalité circulaire mène à une meilleure perception de la complexité du fonctionnement humain (voir la figure 1.2). On peut ainsi saisir aisément les interactions des processus biologiques avec les fonctions affectives et cognitives. On peut aussi mieux comprendre pourquoi les diverses thérapies produisent toutes des effets observables, car la modification d'un élément du système se répercute sur les autres :

- les médicaments modifient la biologie (voir le tome II, chapitres 42 à 47) ;
- la psychanalyse fait revivre les émotions dans le transfert (voir le tome II, chapitre 49) ;
- la thérapie comportementale a un effet sur le comportement (voir le tome II, chapitre 50) ;
- l'approche cognitive corrige les cognitions erronées (voir le tome II, chapitres 51, 52).

Beaucoup d'encre a coulé depuis la conceptualisation originale d'Engel en 1977 ; certains psychiatres

FIGURE 1.2 Causalité circulaire

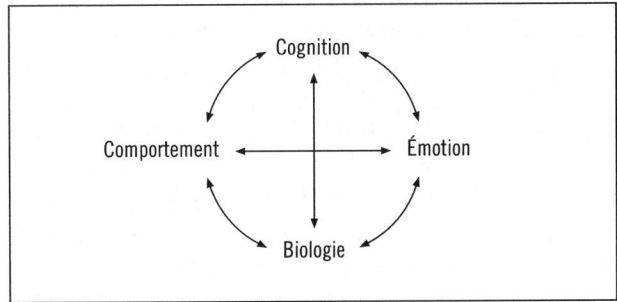

se sont ralliés à son modèle, mais la dichotomie opposant psychiatrie organiciste et psychiatrie psychogénétique s'est maintenue pour beaucoup. Plusieurs continuent à percevoir le fait psychopathologique comme le simple résultat de perturbations cérébrales, d'autres comme la manifestation de dysfonctionnements d'ordre psychologique ou social strictement.

Qu'apporte donc le modèle bio-psycho-social au cours de la « décennie du cerveau », à la suite de l'explosion des connaissances dans les neurosciences dans les 10 dernières années ? Il est indéniable aujourd'hui que toutes les pathologies mentales, comme toutes les fonctions mentales normales d'ailleurs, procèdent d'un substrat cérébral, dont le rôle est plus ou moins démontré selon les pathologies. Les conceptions exclusivement psychogénétiques des maladies sont aujourd'hui périmées dans la psychiatrie contemporaine. Par exemple, même l'état de stress post-traumatique, qui trouve son origine dans une situation psychosociale déterminante, a son lot de composantes biologiques modulatrices ou médiatrices quant à son apparition et son maintien (voir le chapitre 14).

Mais est-ce à dire que les maladies mentales ou maladies du cerveau ne s'insèrent que dans un modèle biomédical réduit aux neurosciences et à la biologie moléculaire où les aspects psychologiques et sociaux n'occupent qu'une place accessoire ? La réponse est incontestablement négative, d'autant plus qu'une telle vision simpliste est fortement bousculée par les progrès des neurosciences elles-mêmes, qui ont pu démontrer la grande plasticité du cerveau face aux influences environnementales. En effet, il ressort de nombreuses expérimentations utilisant de nouvelles technologies d'imagerie cérébrale que le cerveau a une grande capacité de se réorganiser en réponse à des événements de la vie qui surviennent au cours du développement psychosocial (Eisenberg, 1995; Kupfer, 1997; Post, 1997). Les expériences vécues dans l'enfance, mais aussi quotidiennement, façonnent la cytoarchitecture du cerveau et son organisation fonctionnelle. Le cerveau est en effet l'organe qui nous permet d'interagir avec l'environnement, soit en ressentant, en analysant les perceptions des sens, soit en élaborant des pensées par la parole et la planification d'actions (voir le tome II, chapitres 61, 62).

Posner (1993), utilisant des techniques d'imagerie cérébrale, a pu démontrer que les circuits neuronaux sont activés de la même façon quand un sujet fait un geste ou imagine simplement ce même mouvement. Entre agir et imaginer l'action, il n'existe donc aucune différence corticale. « Notre capacité d'étudier le cerveau humain par des méthodes physiologiques, dit Posner, transformera notre compréhension de ce que le cerveau fait. Si en 15 minutes d'apprentissage d'une tâche donnée les systèmes neuronaux peuvent changer, comment pouvons-nous continuer de séparer les structures organiques traditionnelles de leurs vécus subjectifs dans l'histoire de l'organisme? »

En fait, les neurosciences nous permettent d'abandonner le dualisme cartésien pour le remplacer par un « monisme à double aspect » qu'avait déjà pressenti, il y a un demi-siècle, Guiraud (1950). Tout clinicien moderne peut et doit adopter une approche scientifique rigoureuse et globalisante, sans tout biologiser et surtout sans déshumaniser.

1.2 NOSOGRAPHIE DES MALADIES MENTALES

1.2.1 Historique

Malgré que, depuis Hippocrate, il ait existé de nombreuses nosographies des troubles mentaux, les classifications telles que nous les connaissons aujourd'hui ont un passé assez récent, qui remonte à 1893 avec l'adoption par l'Institut international de statistique, à Paris, d'une nomenclature internationale des causes de décès (classification de J. Bertillon) qui ne fait toutefois pas mention alors des troubles mentaux. Ce n'est qu'en 1938 que cette nomenclature — qui deviendra ultérieurement, sous la direction de l'Organisation Mondiale de la Santé (OMS), la *Classification internationale des maladies* (CIM) — reconnaît cinq diagnostics psychiatriques classés sous la rubrique « maladies du système nerveux et des organes des sens » :

- paralysie générale (démence causée par la syphilis);
- déficience mentale;
- schizophrénie (démence précoce);
- psychose maniaco-dépressive;
- autres troubles mentaux.

En 1948, dans la CIM-6, non seulement la nomenclature des troubles mentaux est-elle étendue, mais encore les maladies mentales, qu'on distingue désormais des maladies du système nerveux et des organes des sens, passent dans une rubrique autonome. Cette évolution, qui se cristallise dans la CIM-7, publiée en 1955, témoigne de la place grandissante qu'occupe la psychiatrie à l'intérieur de la médecine après la Seconde Guerre mondiale.

De l'autre côté de l'Atlantique, en 1952, l'American Psychiatric Association (APA) publie son premier *Diagnostic and Statistical Manual of Mental Disorders,* le DSM-I, qui dévie très fortement des classifications européennes. Sous l'influence de Meyer, psychiatre américain et fondateur de l'école psychobiologique de psychiatrie, et inspiré en partie par Freud, le DSM-I considère toutes les maladies mentales comme une réaction inadaptée à l'environnement, provoquée chez une personne ayant une fragilité psychique spécifique. C'est ainsi qu'on parle même de réaction schizophrénique, de réaction maniaque, de réaction psychonévrotique, etc.

Beaucoup de psychiatres commençaient, à cette époque, à se rendre compte qu'il n'existait pas de langage commun au chapitre des diagnostics psychiatriques qui variaient beaucoup non seulement d'un pays à l'autre, mais aussi d'un psychiatre à l'autre, suivant le lieu de sa formation et ses propres conceptions théoriques (Stengel, 1959). D'ailleurs, de nombreux psychiatres, surtout ceux d'orientation psychanalytique, ne croyaient que peu à la nécessité de diagnostics fiables en psychiatrie (Menninger et coll., 1963). En outre, les mouvements antipsychiatriques contestaient les diagnostics psychiatriques, arguant qu'il s'agissait d'une création des psychiatres.

À la suite de nombreuses réunions internationales, où l'on a pu constater l'existence de grandes divergences entre les pays, tenant plus à des considérations politiques qu'à des considérations scientifiques, l'OMS organise le premier groupe scientifique de recherche sur la santé mentale. La principale recommandation fut d'améliorer la classification des troubles mentaux pour la rendre acceptable à l'échelle internationale, ce qui aboutit à la CIM-8 en 1965. Trois ans plus tard, l'APA publie le DSM-II (1968) qui se rapproche davantage de la CIM-8, indiquant ainsi une tendance à rechercher des consensus et une meilleure fiabilité du diagnostic psychiatrique en se basant sur des critères observables plutôt que sur des anecdotes reliées à une théorie.

Quelques années plus tard, soit en 1974, l'APA mettait sur pied un groupe de travail en vue de la préparation du DSM-III, qui paraîtra en 1980. La façon dont a été élaborée cette dernière classification a été décrite en détail dans la première édition de *Psychiatrie clinique* (Lalonde et Grunberg, 1980). En 1987, l'APA publiait une version révisée du DSM-III, le DSM-III-R.

Les principes directeurs du DSM-III sont restés inchangés dans le DSM-III-R et le DSM-IV.

– Ces classifications et nomenclatures se posent comme « athéoriques », c'est-à-dire qu'elles ne sont pas basées sur des concepts ni sur des théories non démontrées par des méthodes scientifiques rigoureuses. En conséquence, le concept de névrose lié à la notion invérifiable de conflits intrapsychiques inconscients s'est trouvé évacué en 1980 du DSM-III.

– Le diagnostic se veut catégoriel, c'est-à-dire basé sur des critères d'inclusion et d'exclusion décrivant les symptômes et l'évolution du trouble. Ce qui caractérise le trouble selon les DSM, c'est *l'agrégation des critères.* Par comparaison, on définissait autrefois un nouveau diagnostic en se basant sur une description du trouble qui permettait de le distinguer d'autres entités.

– Le diagnostic doit être établi selon un système multiaxial comportant cinq axes (voir le chapitre 3) :
  • l'axe I comprend le diagnostic d'une psychopathologie manifeste ;
  • l'axe II est réservé au diagnostic d'un trouble de la personnalité ou d'un retard mental se manifestant au long cours ;
  • l'axe III permet de noter un diagnostic de maladie somatique concomitant du diagnostic psychiatrique ;
  • l'axe IV permet de noter les problèmes psychosociaux et environnementaux qui peuvent influer sur le diagnostic, le traitement et l'évolution de la maladie mentale ;
  • l'axe V sert à indiquer le niveau de fonctionnement global de l'individu, dont la mesure se fait au moyen de l'échelle d'évaluation globale du fonctionnement (EGF).

La validité du diagnostic est basée sur les éléments suivants :

– la description des symptômes ;
– les données de laboratoire ;
– la délimitation par rapport à d'autres maladies (critères d'exclusion) ;
– les études longitudinales prédisant l'évolution ;
– les études familiales de transmission génétique.

Pour faire suite au DSM-III et au DSM-III-R, on arrive maintenant au DSM-IV, qui contient 297 grandes catégories diagnostiques, et au chapitre V de la CIM-10, qui en contient 100. Ce sont les nomenclatures adoptées dans cet ouvrage.

1.2.2 *Diagnostic and Statistical Manual of Mental Disorders*, 4ᵉ édition (DSM-IV)

Le DSM-IV est le résultat d'un effort considérable de l'American Psychiatric Association qui, aussitôt après la publication du DSM-III-R en 1987, a formé un nouveau groupe de travail composé de 27 membres sous la présidence d'Allen Frances. Le processus de révision s'est déroulé en trois phases :

1. La réévaluation de plusieurs catégories diagnostiques par 13 sous-groupes, réunissant de 5 à 8 personnes, qui ont fait une revue en profondeur de la littérature pour les entités cliniques considérées. Chaque sous-groupe s'est adjoint de 50 à 100 conseillers ;

2. La diffusion de textes préliminaires et de plusieurs propositions (*Option Book*) parmi les membres de l'APA qui étaient invités à faire des commentaires ou d'autres propositions ;

3. La réalisation de 12 études de terrain (*field trials*) qui ont permis de comparer les critères diagnostiques de plusieurs maladies décrites dans le DSM-III-R et la CIM-10.

Cette démarche a mené, entre autres, à la suppression de 8 diagnostics et à l'ajout de 13. Ainsi, le DSM-IV, contrairement au DSM-III-R, ne contient pas les troubles suivants :

- bredouillement ;
- hyperanxiété de l'enfant ;
- évitement de l'enfance ;
- déficit de l'attention indifférencié ;
- trouble de l'identité ;
- transsexualisme ;
- intoxication alcoolique idiosyncrasique ;
- personnalité passive-agressive.

En revanche, on trouve dans le DSM-IV, mais non dans le DSM-III-R, ces 13 diagnostics :

- syndrome de Rett ;
- trouble désintégratif de l'enfance ;
- syndrome d'Asperger ;
- trouble de l'alimentation de la première ou de la deuxième enfance ;
- delirium dû à des étiologies multiples ;
- démence due à des étiologies multiples ;
- trouble catatonique dû à une affection médicale générale ;
- trouble bipolaire II ;
- état de stress aigu ;
- dysfonction sexuelle due à une affection médicale générale ;
- dysfonction sexuelle induite par une substance ;
- narcolepsie ;
- trouble du sommeil lié à la respiration.

Il s'est installé un sentiment général à l'APA de mettre temporairement de côté la politique de révision diagnostique, en attendant une meilleure validation étiologique.

Des modifications notables ont été apportées dans le DSM-IV. Elles seront abordées plus en détail dans les chapitres consacrés aux diverses psychopathologies : chapitres 4 à 27 pour la psychiatrie de l'adulte et chapitres 35 à 40 (tome II) pour la pédopsychiatrie. Cependant, il faut souligner ici plusieurs éléments majeurs introduits par le DSM-IV :

- *Troubles mentaux organiques.* Tout comme le DSM-III avait écarté de la nomenclature les névroses, le DSM-IV supprime la rubrique des « troubles mentaux organiques » en prenant acte des grands progrès de la psychiatrie biologique. En effet, une étiologie organique a été démontrée pour plusieurs pathologies psychiatriques, comme la schizophrénie et les maladies affectives, considérées auparavant comme des psychoses fonctionnelles. En conséquence, les maladies groupées antérieurement sous la rubrique des troubles mentaux organiques se retrouvent sous la rubrique « delirium, démence, trouble amnésique et autres troubles cognitifs ».

- *Troubles mentaux dus à une affection médicale générale.* Le DSM-IV introduit cette nouvelle rubrique qui se subdivise en deux sous-catégories :

    - trouble catatonique dû à une affection médicale générale ;
    - changement de personnalité dû à une affection médicale générale. Ce diagnostic équivalait antérieurement à ce qu'on appelait personnalité organique.

- *Troubles liés à l'utilisation de substances psychoactives.* Le DSM-IV regroupe sous une seule rubrique la dépendance à une substance psychoactive et les troubles mentaux induits par une telle substance. De plus, l'abus de substances psychoactives est défini comme une utilisation inadéquate et n'est pas nécessairement associé à une dépendance. Toutefois, deux critères essentiels ont été ajoutés : l'incapacité à remplir les rôles sociaux obligatoires et la récurrence de problèmes judiciaires.

- *Critères d'exclusion.* Des modifications importantes concernent les critères d'exclusion. Elles rendent le diagnostic différentiel plus souple, sans nuire à la précision, et permettent de hiérarchiser la démarche menant à l'établissement du diagnostic. Les critères d'exclusion sont de cinq types :

    - *Les critères du trouble n'ont jamais été réunis.* Il s'agit de définir une hiérarchie longitudinale basée sur les antécédents. Par exemple, on ne peut pas poser le diagnostic de trouble dépressif majeur si le patient a présenté auparavant un épisode maniaque. Le diagnostic qui s'impose est alors celui d'un trouble bipolaire I.

- *Les critères du trouble ne sont pas remplis.* Il s'agit d'établir une hiérarchie, selon un mode transversal, des sous-types d'un trouble. Par exemple, dans le cas d'un épisode dépressif majeur « avec caractéristique mélancolique », cette précision prend le pas sur la spécification « caractéristique atypique », parce que l'ensemble des critères de cette dernière n'est pas rempli.
- *Un trouble doit être exclu lorsqu'il ne survient qu'au cours de l'évolution d'un autre trouble.* Ce critère d'exclusion signifie qu'un trouble ne doit pas être diagnostiqué quand ses symptômes n'apparaissent qu'au cours d'un autre trouble. Par exemple, le diagnostic de boulimie ne doit pas être retenu lorsque la boulimie ne se manifeste qu'au cours d'un épisode d'anorexie mentale. Le diagnostic principal doit donc être hiérarchisé.
- *Le trouble n'est pas dû aux effets psychologiques directs d'une substance (p. ex., un médicament, une substance donnant lieu à un abus) ou d'une affection médicale.* Ainsi, on ne posera pas un diagnostic de manie si les symptômes sont consécutifs à la prise d'un médicament (stéroïde) ou de drogue (cocaïne) ou causés par une tumeur cérébrale frontale.
- *Le trouble n'est pas mieux expliqué par un autre trouble.* Ce critère d'exclusion implique que tous les diagnostics possibles doivent être pris en compte dans le diagnostic différentiel et que, dans les cas limites, le jugement clinique doit déterminer le diagnostic le plus approprié.

En fait, le DSM-IV permet de noter plusieurs diagnostics sur un même axe quand le tableau clinique réunit les critères de plusieurs troubles.

1.2.3 Classification internationale des maladies, 10ᵉ révision (CIM-10). Chapitre V: Troubles mentaux et troubles du comportement

La CIM-10, publiée initialement en anglais en 1993 par l'Organisation Mondiale de la Santé, s'est beaucoup rapprochée des DSM en adoptant une classification des diagnostics basée sur des critères. L'OMS en a produit trois versions :

- une version qui s'adresse aux cliniciens et aux éducateurs, qui fournit les descriptions cliniques et des lignes directrices pour poser le diagnostic ;
- une version qui s'adresse essentiellement aux chercheurs, qui contient des critères diagnostiques plus stricts ;
- une version plus courte et simplifiée qui s'adresse aux intervenants de première ligne.

La CIM-9 et la CIM-10 présentent des différences qui méritent d'être relevées :

- La distinction traditionnelle entre névrose et psychose a été abandonnée, comme le DSM-III l'avait fait en 1980. Toutefois, le terme « névrotique » continue d'être employé, entre autres dans l'intitulé de la section « troubles névrotiques ». Tous les troubles mentaux ont été définis selon des symptômes descriptifs et caractéristiques posés en tant que critères.
- Au chapitre des troubles affectifs, les termes dépression névrotique et dépression endogène ne sont plus utilisés, mais on peut retrouver des équivalents dans les différentes catégories de dépressions groupées suivant leur intensité, y compris le trouble dysthymique.
- Le terme « psychose » a été retenu pour désigner des troubles tels que la psychose aiguë transitoire. Une attention particulière a été accordée aux troubles psychotiques aigus étant donné leur prévalence élevée dans les pays en voie de développement. Le terme « psychose » n'a aucune connotation de nature psychodynamique et ne sert qu'à indiquer la présence de symptômes tels que délires, hallucinations et autres troubles du comportement, comme l'excitation, le ralentissement psychomoteur et la catatonie. La rubrique englobant la schizophrénie et les troubles délirants a été élargie par l'introduction de nouvelles catégories, notamment la schizophrénie indifférenciée, la dépression post-schizophrénique et le trouble schizotypique.
- Tous les troubles mentaux qui ont une cause organique ont été groupés sous une seule rubrique qui inclut aussi les troubles liés à l'utilisation de substances psychoactives.

- Les troubles mentaux associés à des dysfonctionnements physiologiques ou hormonaux, comme les troubles de l'alimentation, les troubles du sommeil non organique et les dysfonctions sexuelles, ont été groupés sous une même rubrique.

La CIM-10 comporte de nouvelles catégories, telles que la kleptomanie et le jeu pathologique. On y retrouve une différenciation plus précise entre les troubles de la préférence sexuelle et les troubles de l'identité sexuelle. Comme dans les DSM, l'homosexualité n'y est plus considérée comme une maladie. Certains termes ont été abandonnés, tels que psychogène ou psychosomatique (ce dernier a été remplacé par somatoforme).

Il est heureux de constater le rapprochement entre la CIM-10 et le DSM-IV sur le plan de la nosographie psychiatrique, ce qui aura pour effet de renforcer une terminologie commune à l'échelle internationale (voir les « Comparaisons diagnostiques » en appendice).

1.3 PRÉVENTION ET PROMOTION EN SANTÉ MENTALE

La prévention en psychiatrie s'est longtemps inspirée, faute de mieux, des travaux de Caplan (1964) qui a appliqué les concepts propres au domaine de la santé publique au domaine de la santé mentale. Caplan divisait la prévention en trois grands volets :

- La prévention primaire, qui est mise en place avant l'apparition de la maladie, vise à empêcher la survenue de celle-ci. Le meilleur exemple est la vaccination contre des maladies infectieuses (diphtérie, variole, poliomyélite, etc.) qui a préservé des populations entières d'épidémies autrefois mortelles. Malheureusement, il faut bien reconnaître qu'il n'existe pas de vaccin pour immuniser les gens contre les maladies mentales. L'état actuel des connaissances ne permet donc pas vraiment de prévention primaire des maladies psychiatriques. Et c'est ici que la promotion de la santé prend son importance, car elle peut empêcher l'apparition de maladies en faisant valoir l'importance de saines habitudes de vie, de la gestion du stress, etc.
- La prévention secondaire, qui intervient dès que la maladie est détectée, a trait au dépistage de la maladie et à son traitement précoce. La prévention secondaire en psychiatrie n'a pas donné jusqu'à maintenant des résultats comparables à ceux qu'obtiennent d'autres champs cliniques, par exemple l'infectiologie et l'oncologie.
- La prévention tertiaire, qui entre en jeu lorsque les déficits et l'invalidité engendrés par la maladie se sont installés, vise à empêcher les rechutes, à lutter contre les séquelles et à réadapter le malade à la vie sociale et professionnelle. Dans la pratique, les activités de réadaptation et de réinsertion sociale se révèlent nettement insuffisantes.

Cette conception de la prévention en trois volets est très large, mais elle crée une certaine confusion, aussi bien chez les intervenants que chez les décideurs. Ainsi que Lafortune et Kiely (1989) l'ont souligné, plusieurs militent aujourd'hui en faveur d'un retour à la conception d'avant 1964 et suggèrent de limiter la notion de prévention à son volet primaire, pour ensuite parler de traitement, de réadaptation et de réhabilitation. Mais la continuité qui devrait exister entre ces différents volets n'est pas d'emblée évidente dans les approches cliniques et théoriques. Et il persiste une ambiguïté dans la définition des termes qu'on pourrait tenter de clarifier ainsi (Morissette, 1998) :

- Le traitement vise à enrayer les causes — à mesure qu'on les connaîtra mieux — et les symptômes de la maladie. Les cliniciens jouent depuis longtemps un rôle important dans le traitement des maladies. Le savoir acquis au cours des dernières années ouvre désormais des perspectives plus optimistes en ce qui concerne le diagnostic et le traitement précoces des troubles mentaux.
- La réadaptation vise à redonner à l'individu les moyens de se prendre en charge d'une façon qui tienne compte de ses déficits et de ses capacités, par l'acquisition de nouvelles habiletés qui favorisent sa réinsertion sociale, d'un savoir-faire pour surmonter son invalidité. En s'inspirant d'une approche psychoéducative (voir le tome II, chapitre 52), les thérapeutes ont mis au point, au cours des dernières années, une série d'outils permettant aux patients et aux familles de recourir à des stratégies de *coping* plus efficaces pour surmonter les handicaps qui découlent de la psychose. Le site Internet http://www.club-association.ch/rehab/ en présente plusieurs exemples (voir aussi le tome II, chapitre 81).

– La réhabilitation vise à redonner à la personne sa dignité et le pouvoir d'agir. C'est l'*empowerment,* le savoir-être. Comme le dit le dictionnaire, réhabiliter, c'est « rétablir dans l'estime, la considération d'autrui » des malades stigmatisés et leurs parents culpabilisés. Et les cliniciens ont aussi un rôle important d'implication publique afin d'aménager un environnement convenable pour les personnes qui ont cheminé vers un retour à une vie la plus normale possible. L'évolution d'une société peut se mesurer par la place qui y est faite aux handicapés (voir aussi le tome II, chapitre 82).

Cependant, les actions de promotion de la santé mentale et d'information publique demeurent balbutiantes en France et sont axées, au Québec, sur l'acquisition et le maintien de saines habitudes de vie et la création d'un environnement favorisant l'épanouissement de la personne. Tandis que la prévention vise à réduire l'incidence des troubles mentaux en s'attachant aux facteurs de risque et aux situations pathogènes, la promotion vise l'accroissement du bien-être personnel en s'attachant aux conditions favorables à la santé mentale plutôt qu'aux facteurs de risque. Or, jusqu'à aujourd'hui, la prévention et la promotion en santé mentale sont demeurées des parents pauvres de la psychiatrie.

Plusieurs considèrent que la prévention et la promotion de la santé devraient faire partie du travail des psychiatres qui offrent des soins ; ce serait alors un élargissement du soin au malade. D'autres pensent que la psychiatrie doit se limiter au traitement (dans un sens limitatif de soin).

La psychiatrie contemporaine, qui s'insère dans un modèle bio-psycho-social, ne peut demeurer indifférente à la prévention et à la promotion en santé mentale. D'ailleurs, toute une panoplie de stratégies et de méthodes d'intervention sont en voie d'implantation. À titre indicatif, on peut donner quelques exemples de ces stratégies, qui ont été exposées dans un avis du Comité de la santé mentale du Québec (Blanchet et coll., 1993) :

– interventions précoces auprès de nourrissons et des mères présentant un tableau de dépression ou un sentiment d'incompétence ;
– interventions ciblées auprès des enfants d'âge scolaire souffrant de troubles de l'attention pour prévenir les échecs scolaires ;
– information et soutien aux familles ayant un parent atteint d'une maladie grave ;
– études des facteurs de risque propres à certaines clientèles, comme les femmes, les personnes économiquement défavorisées, ou encore étude des manifestations particulières de la maladie en fonction de la culture d'origine.

1.4 PRATIQUE DE LA PSYCHIATRIE ET GRANDES TRANSFORMATIONS SOCIO-ÉCONOMICO-ADMINISTRATIVES AU QUÉBEC

Le Québec, comme la plupart des pays occidentaux, est aux prises avec des transformations liées à la remise en question du rôle de l'État et à sa capacité à supporter les coûts des services de santé et des services sociaux. Dans un contexte de néolibéralisme croissant et de mondialisation des marchés, la société québécoise souscrit de plus en plus au principe de la protection des droits individuels de la personne et du respect de son autonomie.

Les transformations de divers ordres qui frappent le Québec touchent aussi la pratique de la psychiatrie. Elles se sont traduites par un « virage ambulatoire » qui implique de redéfinir la façon de donner des soins psychiatriques à la population et par une judiciarisation accrue dans plusieurs types d'interventions cliniques en psychiatrie (ordonnance d'examen, garde en établissement, ordonnance de traitement [voir le tome II, chapitre 32]).

Le virage ambulatoire a pour prétexte une meilleure prise en charge et une plus grande qualité de vie du patient dans son milieu de vie naturel. Derrière ces nobles objectifs, il y a aussi le désir de l'État de diminuer les coûts de santé en transférant les budgets institutionnels au communautaire.

1.4.1 Virage ambulatoire et pratique psychiatrique

« Virage ambulatoire » est le terme consacré au Québec pour signifier que des soins dispensés traditionnellement en milieu hospitalier seront à l'avenir dispensés dans le milieu de vie du malade, intégrés à des organismes et des programmes extrahospitaliers, sur le plan communautaire. Semblable virage n'est certainement pas nouveau pour la pratique psychiatrique, car, depuis trois décennies, la psychiatrie communautaire fournit à la population des soins dans les cliniques externes et d'autres ressources extrahospitalières. Ce mouvement s'est traduit par la désinstitutionnalisation des malades mentaux, et il existe une littérature abondante traitant des bienfaits et des inconvénients de ce processus (voir le tome II, chapitres 83, 84, 85).

Les principaux effets secondaires d'une désinstitutionnalisation sauvage et non préparée sont bien connus, entre autres l'augmentation de l'itinérance et la criminalisation de certains comportements de patients psychotiques, de sorte que l'on passe de l'enfermement en psychiatrie à l'enfermement en prison.

Le fait est qu'un certain nombre de malades mentaux atteints de pathologies graves et persistantes ne peuvent survivre en dehors de l'hôpital qui permet d'assurer leur protection et de contrôler leurs comportements, que la société ne peut tolérer. Il est évident que, pour ces malades, les soins psychiatriques continuent à être fournis à l'hôpital. Il est aussi évident que l'hôpital demeure une formule de soins coûteuse, qui accapare la plus grosse part des budgets de la santé mentale, lesquels se rétrécissent de plus en plus du fait de la conjoncture économique actuelle.

Le virage ambulatoire suppose donc qu'on peut offrir à la population des services mieux adaptés et plus efficients en redéployant les ressources hospitalières dans des programmes extrahospitaliers. À ce jour, le processus de désinstitutionnalisation n'a pas donné les résultats escomptés, parce que les services communautaires se sont plutôt ajoutés aux services hospitaliers, sans qu'un redéploiement des ressources hospitalières ait pu avoir lieu. D'un point de vue clinique, une telle ambition constitue un défi considérable et nécessitera une réorientation majeure de la pratique psychiatrique demeurée centralisée dans l'hôpital pour les pathologies mentales ayant tendance à se chroniciser. Le psychiatre qui travaille suivant un modèle strictement biomédical, où il suffit de poser un diagnostic et d'appliquer un traitement, devra modifier grandement son approche pour faire face aux nouveaux impératifs.

Le modèle bio-psycho-social, qui encourage la formation d'équipes pluridisciplinaires intégrant les professionnels de la psychiatrie, les intervenants associés à divers programmes communautaires et le malade dans son milieu naturel, devient incontournable. Le rôle du psychiatre revêt ici une grande importance, en ce que c'est lui qui sera le maître d'œuvre de la planification et de la gestion de systèmes de soins extrahospitaliers innovateurs, capables de répondre aux besoins réels du malade et de son entourage.

1.4.2 Intervention du judiciaire dans la pratique de la psychiatrie au Québec

Depuis quelques années, le Québec a procédé à d'importants changements législatifs touchant la prestation des soins aux malades mentaux. En particulier, de nouvelles dispositions du Code criminel et du Code civil du Québec touchent spécifiquement la protection des droits du malade mental. Elles reflètent la préoccupation du législateur à protéger les droits individuels de la personne en ce qui concerne son inviolabilité et sa liberté en vertu des chartes québécoise et canadienne des droits et libertés.

Sur un plan pratique, actuellement, le judiciaire intervient vigoureusement au Québec afin d'encadrer la pratique psychiatrique s'adressant à la personne présumée avoir perdu son autonomie et ses capacités d'autodétermination pour cause de maladie mentale. Cette influence du judiciaire se fait sentir particulièrement en ce qui touche l'hospitalisation et le traitement du malade mental qui s'oppose à ces interventions.

Le psychiatre se trouve de plus en plus en position délicate, entre deux obligations d'ordre éthique, deux principes, le principe de bienfaisance, au nom duquel il doit donner des soins dans les meilleurs intérêts de son malade, et le principe du respect de l'autonomie et de l'inviolabilité de la personne. Le psychiatre se doit donc aujourd'hui de prendre des moyens légaux pour obtenir des ordonnances du juge et de se soumettre aux procédures judiciaires, souvent onéreuses en temps et en argent, s'il veut traiter adéquatement son malade qui, du fait de sa maladie, n'est plus une personne assez autonome pour accepter ou refuser les interventions qui lui sont proposées.

La judiciarisation du rapport patient-médecin est un processus inéluctable qui tend à gagner tous les pays, non seulement le Canada et les États-Unis, mais aussi la France (voir le tome II, chapitres 32, 33).

Psychiatrie clinique : une approche bio-psycho-sociale

1.5 PSYCHIATRIE EN FRANCE : À LA CROISÉE DES CHEMINS

La psychiatrie française, de façon indiscutable, a constamment maintenu une volonté de soigner, sachant lutter désespérément alors même qu'elle ne disposait pas encore de réelles modalités thérapeutiques. L'asile du 19e siècle, même s'il a failli en partie à sa vocation prévue par Esquirol, en fut un remarquable exemple. L'implantation en milieu rural de ces établissements, imposée par la loi typiquement républicaine de 1838, ne fut pas liée, comme certains ont pu le prétendre, à une visée ségrégative des politiques, mais aux avis « éclairés » des techniciens de l'époque, persuadés des bienfaits d'une existence campagnarde. L'insuffisance des moyens n'a pas empêché la mise en place des colonies agricoles et des services libres, dont le premier à l'initiative d'Édouard Toulouse en 1922.

1.5.1 Sectorisation

Le dynamisme et la foi en des soins modernes d'un noyau de praticiens ont pu bénéficier de l'introduction des premières pharmacothérapies.

En période de reconstruction du pays et de prospérité économique débutante, en relation étroite avec la volonté de l'administration centrale, les « pères fondateurs » de la sectorisation ont imposé une méthode de désaliénation s'appuyant, en partie, sur le mouvement de la psychothérapie institutionnelle, dans la continuité de l'hygiénisme social.

Cette politique ambitieuse a un nom : le secteur. Rien ne peut être actuellement soustrait aux règles établies par la circulaire du 15 mars 1960, même si elles doivent être adaptées aux réalités d'une société qui a fortement évolué. La voie française a représenté, et représente toujours, une option tournée vers la communauté, tenant le plus grand compte de l'accompagnement des patients, se démarquant de la désinstitutionnalisation italienne et de l'antipsychiatrie anglo-saxonne.

La formation d'un nombre grandissant de praticiens et d'infirmiers, seul réel plateau technique de la discipline, s'est inscrite dans l'unique stratégie des systèmes de soins d'une époque au cours de laquelle il semblait suffire de demander des moyens pour les obtenir. Le formidable développement du parc hospitalier général en France n'a pu que favoriser la prise en compte de la psychiatrie de secteur, mais en transposant trop souvent des recettes institutionnelles qui s'y sont assez vite révélées inadaptées. Parallèlement sont apparues les dernières créations de centres hospitaliers spécialisés, il est vrai d'importance plus modeste que leurs aînés, beaucoup ne parvenant pas à un honorable taux d'occupation.

Le secteur a été vendu « clés en main » aux pouvoirs publics, après avoir été conçu pour et par le suivi des psychotiques.

1.5.2 Crise de concepts

Théoriquement, la sectorisation devait être supérieure à l'asile au chapitre des soins. Mais une première crise ne tarde pas à éclater. La prise de conscience du fait que la chronicité et le rejet social n'étaient pas simplement le produit de l'asile psychiatrique a marqué la fin des discours conquérants et montré l'aspect dérisoire des idéologies. Cette crise des concepts a rencontré le poids de l'économique alors qu'il frappait de plein fouet un système de soins condamné à évoluer au rythme des mentalités, après un retard accumulé.

Les remarquables progrès de la pharmacothérapie, puis des neurosciences ont pu, un certain temps, rendre crédible un modèle biologique prédominant. L'impossibilité de reproduire les résultats qu'avaient donnés les médicaments et vaccins antituberculeux a conduit à relativiser des apports par ailleurs considérables et à rendre plausible l'accès de la psychiatrie au rang d'une médecine « comme les autres ».

Les psychothérapies se sont diversifiées, intégrant des approches tels le cognitivisme, la phénoménologie ou les théories de la communication (voir le tome II, chapitres 48 à 58).

La psychiatrie française apparaît, tout compte fait, actuellement équilibrée dans ses investissements théoriques et thérapeutiques. Une juxtaposition des approches l'amène, en pleine maturité, à se situer en excellente place du point de vue des capacités thérapeutiques au regard de l'ensemble du champ médico-chirurgical.

Une telle évolution n'a pu que favoriser une forte poussée démographique de la psychiatrie libérale en France, dont les conséquences ne sont encore guère étudiées. Cette donnée fondamentale concerne également des prises en charge lourdes, assumées en traitement ambulatoire, sans logistique de soutien, alors que les réponses institutionnelles sont trop souvent inadaptées et que les passerelles entre privé et public, peu ou pas existantes actuellement, doivent impérativement être élargies.

1.5.3 Renouveau des pratiques

La psychiatrie est en France, comme ailleurs, devenue un domaine où un certain nombre de débats sont désormais obsolètes, même si elle se définit encore trop souvent comme spécifique avant tout. Elle l'est, certes, comme toute autre pratique médicale, mais en relation avec une remarquable pluralité et un formidable potentiel quand on considère que, dans les pays dits économiquement développés, 30 % des demandes de soins n'appellent pas une réponse exclusivement somatique — certains diraient « technique » par opposition à « relationnelle ». Mais on ne voit pas pourquoi le relationnel échapperait à l'évaluation scientifique ou à la validation méthodologique.

Sur ce plan, on assiste à une évolution considérable et particulièrement rapide des mentalités. Peu importe d'ailleurs que le poids déterminant des données socioéconomiques remplisse dans ce domaine une fonction inductrice.

Quel que soit le type de pratique — libéral, associatif ou public —, le renouveau des pratiques s'impose et progresse inexorablement. Des hirondelles n'en finissent plus d'annoncer un printemps qui va bien finir par arriver, grâce au concours de la Fédération française de psychiatrie, qui réunit les psychiatres et favorise la recherche clinique, des Références médicales opposables, du Programme de médicalisation des systèmes d'information (PMSI) actuellement expérimenté, des premières conférences de consensus, de l'évaluation et, bientôt, de l'accréditation (même si elles inquiètent…), et d'une réflexion interprofessionnelle qui aborde enfin l'intersectorialité, l'articulation du sanitaire avec le médico-social et du public avec le libéral.

On relève, encore aujourd'hui en France, un réel retard de la recherche clinique, alors que l'emploi de stratégies le plus souvent multidimensionnelles place le soin psychiatrique dans sa véritable plénitude, grâce à la conjonction d'approches pluridisciplinaires, mais coordonnées et complémentaires. Il ne s'agit plus de tout attendre des éclairages extérieurs et « théoriques », plus ou moins plaqués sur des situations cliniques qui ne se laissent que difficilement réduire à un modèle unique (même séduisant pour un temps), mais de partir de la pratique et de centrer les réponses sur les réalités, même partielles au besoin.

Devant l'importance des évolutions prévisibles en matière de politiques sanitaires, dans lesquelles la santé mentale occupe une place centrale, et devant le poids croissant des usagers, dont les attentes se multiplient, le psychiatre est appelé en France à s'adapter et à investir de nouveaux champs cliniques, sans cesse plus nombreux. Une pratique extrahospitalière — de façon prépondérante et définitive — accentuera les besoins en informations valides et directement applicables à la pratique, c'est-à-dire essentielles, car en psychiatrie comme ailleurs, on n'existe que par ce que l'on apporte de manière fiable, identifiable et cohérente (voir le tome II, chapitre 84).

1.6 ÉDUCATION ET FORMATION DU PSYCHIATRE

Les transformations et les grands développements scientifiques, sociaux et économiques au seuil de l'an 2000 ont des répercussions qui doivent être prises en compte dans la formation des psychiatres. Les méthodes traditionnelles de formation du futur psychiatre, s'appuyant sur des stages cliniques dans les services hospitaliers et au sein des équipes de secteur dans un contexte de supervision d'une relation dyadique entre le résident (l'interne) et son malade, ne sont plus suffisantes (Kay, 1991).

Le nouveau contexte de la pratique psychiatrique comporte diverses exigences :

- le futur psychiatre devra acquérir une compétence et une maîtrise en matière de techniques biomédicales, pour appuyer le diagnostic et le traitement des maladies mentales ;
- il devra se familiariser avec diverses techniques de psychothérapie en intégrant bien les facteurs communs de base et les spécificités de ces techniques, en particulier les psychothérapies brèves ;
- il devra apprendre à pratiquer dans un environnement où il lui faudra définir sa place et où l'utilisation efficace des ressources est de mise ;

- il devra se familiariser avec de nouveaux modèles de prestation de soins où le dialogue et le partenariat ne se limitent pas simplement au malade et à sa famille, mais impliquent aussi de nouveaux intervenants, souvent non professionnels mais proches du milieu de vie du malade. C'est ce qu'on appelle maintenant l'interdisciplinarité;
- il devra admettre que le champ de sa pratique n'est plus aussi bien protégé qu'au temps de ses aînés et que son territoire en chevauche d'autres, ce qui est source d'enrichissement, mais aussi de conflits;
- il devra apprendre à assimiler et à gérer une masse d'informations toujours croissante et dans de nombreux domaines, afin de maintenir à jour ses connaissances et ses compétences;
- il devra, au cours de sa formation, se familiariser avec les méthodes scientifiques, pour être en mesure d'aborder de façon critique l'information professionnelle qui lui parviendra par le biais de ses lectures, de congrès organisés par les sociétés savantes, mais aussi de colloques organisés par l'industrie pharmaceutique, auxquels il assistera. De même, il est essentiel que le futur psychiatre soit bien familiarisé avec l'informatique qui est devenu le médium par excellence du monde de l'information.

En outre, le psychiatre devra prendre acte de la place grandissante de la médiatisation dans une société à l'affût d'informations. Il devra donc apprendre à devenir un communicateur et un vulgarisateur, non seulement pour donner de l'information indispensable à la population qu'il sert, mais aussi pour parer à la désinformation qui, malheureusement, perdure au sujet des malades mentaux et des soins qui leur sont nécessaires.

Il ne faut surtout pas oublier la place que la recherche doit occuper en psychiatrie. Malgré les difficultés à mesurer des dimensions aussi complexes que la souffrance psychologique ou l'adaptation sociale, par exemple, il n'en demeure pas moins que la recherche devrait toujours être intimement liée à la pratique clinique quotidienne pour évaluer l'influence des composantes biologique, psychologique et sociale du traitement. La recherche des déterminants fondamentaux autant de la maladie que de la santé mentale devrait constituer une préoccupation majeure de tous les acteurs: cliniciens, chercheurs, universitaires, organismes subventionnaires et gouvernements.

*
* *

Il est grand temps que le système de soins psychiatriques soit envisagé sous l'angle de la demande et des flux de patients et non pas d'un point de vue institutionnel. Les intervenants doivent se situer par rapport à leurs intérêts professionnels et non plus uniquement par rapport à leurs intérêts personnels, en affirmant leurs champs de compétence et de responsabilité. D'ailleurs, ces préoccupations ont été bien résumées par Yager, dans une conférence intitulée: « The four A's of psychiatry (Affordable, Accountable, Accessible, Affable) ».

L'enjeu apparaît de taille, car il s'agit de permettre à chacun d'aborder globalement, de façon adaptée, modulable et souple, ses problèmes de santé, y compris, au besoin, sa souffrance psychique, en raccourcissant le plus possible le temps entre l'émergence de sa souffrance et l'offre de soins, dans le respect du libre choix et, le cas échéant, dans la continuité. Si cela ne peut advenir, une situation déjà observée dans certains pays ne pourra que s'installer, la psychiatrie se cantonnant alors dans de petits services de courts séjours et dans la pratique libérale.

Il est très clair aujourd'hui que, par rapport à ses fondements théoriques, la psychiatrie a considérablement été bousculée par les neurosciences et la « décennie du cerveau », un peu comme elle l'avait été au siècle dernier par la découverte des lésions anatomo-pathologiques de la paralysie générale. Mais la psychiatrie n'est plus bousculée que par les neurosciences (ce dont elle s'accommode fort bien, au carrefour du biologique et des sciences humaines). Elle l'est aussi, et surtout, par les transformations qui ne cessent de façonner le contexte social, économique et politique, comme l'implosion de l'empire soviétique et de l'idéologie communiste, le néolibéralisme économique avec le repli de l'État-providence, le chômage structurel, Internet, la pandémie de sida, etc.

La psychiatrie devra s'adapter à cette nouvelle réalité sans pavoiser dans un triomphalisme qui n'est pas de mise, mais aussi sans sombrer dans un nihilisme qui lui ferait perdre sa raison d'être. Elle demeure une médecine toujours à repenser.

Psychiatrie clinique : une approche bio-psycho-sociale

Bibliographie

AMERICAN PSYCHIATRIC ASSOCIATION
1994 *Diagnostic and Statistical Manual of Mental Disorders*, 4e éd., Washington (D.C.), American Psychiatric Association ; trad. française *DSM-IV – Manuel diagnostique et statistique des troubles mentaux*, Paris, Masson, 1996, 1040 p.

BLANCHET, L., et coll.
1993 *La prévention et la promotion en santé mentale : préparer l'avenir. Le Comité de la santé mentale du Québec*, Boucherville (Québec), Gaëtan Morin Éditeur.

CAPLAN, G.
1964 *Principles of Preventive Psychiatry*, New York, Basic Books.

EISENBERG, L.
1995 « The social construction of the human brain », *Am. J. Psychiatry*, vol. 152, n° 11, p. 1563-1575.

ENGEL, G.L.
1977 « The need for a new medical model : A challenge for biomedecine », *Science*, vol. 196, n° 4286, p. 129-136.

EY, H.
1948 *Études psychiatriques. Historique – Méthodologie – Psychopathologie générale*, Paris, Desclée de Brouwer.

GUIRAUD, P.
1950 *Psychiatrie générale*, Paris, Le François éditeur.

JOLY, R.
1964 *Hippocrate, médecine grecque*, Paris, Gallimard.

KAY, J.
1991 « The influence of the curriculum in psychiatry residency education », *Psychiatr. Q.*, vol. 62, n° 2, p. 95-104.

KUPFER, D.J.
1997 « Our scientific revolution in psychiatry : Pitfalls and caveats », communication présentée au Annual Meeting of the American Psychiatric Association, San Diego (Calif.), 20 mai.

LAFORTUNE, D., et KIELY, M.C.
1989 « Appellation contrôlée », *Santé mentale au Québec*, vol. 14, n° 1, p. 54-68.

LALONDE, P., et GRUNBERG, F. (sous la dir. de)
1988 *Psychiatrie clinique : approche bio-psycho-sociale*, Boucherville (Québec), Gaëtan Morin Éditeur.
1980 *Psychiatrie clinique : approche contemporaine*, Chicoutimi (Québec), Gaëtan Morin Éditeur.

MENNINGER, K., et coll.
1963 *The Life Process in Mental Health and Illness*, New York, Viking.

MORISSETTE, R.
1998 « Traitement, réadaptation, réhabilitation », conférence du Dr Raymond Morissette, Montréal, Hôpital Louis-H. Lafontaine.

POSNER, M.I.
1993 « Seeing the mind », *Science*, vol. 262, n° 10, p. 673-674.

POST, R.
1997 « Molecular biology of behavior : Targets for therapeutics », *Arch. Gen. Psychiatry*, vol. 54, n° 7, p. 607-608.

STENGEL, E.
1959 « Classification of mental disorders », *Bull. World Health Organ.*, vol. 21, p. 602-663.

WORLD HEALTH ORGANIZATION
1993 *The ICD-10 Classification of Mental and Behavioural Disorders : Diagnostic Criteria for Research*, Genève, World Health Organization ; trad. française *Classification internationale des maladies, 10e révision. Chapitre V (F) : Troubles mentaux et troubles du comportement : critères diagnostiques pour la recherche*, Paris, Organisation Mondiale de la Santé et Masson, 1994.

Lectures complémentaires

GORMAN, G.M.
1998 « Good old science », *Am. J. Psychiatry*, vol. 155, n° 5, p. 579-580.

KANDEL, E.R.
1998 « A new intellectual framework for psychiatry », *Am. J. Psychiatry*, vol. 155, n° 4, p. 457-469.

CHAPITRE 2

Relation médecin-malade

JACQUES GAGNON, M.D., F.R.C.P.C., S.M.E.Q.
Psychiatre, responsable de l'hôpital de jour, service adulte, à l'Hôpital Maisonneuve-Rosemont (Montréal)
Professeur adjoint de clinique au Département de psychiatrie de l'Université de Montréal

PLAN

2.1 Le contrat thérapeutique

2.2 Le malade
    2.2.1 Réactions à la maladie
    2.2.2 Phase aiguë de la maladie
        • *Adaptation à la maladie*
    2.2.3 Maladie chronique
    2.2.4 Réactions à des conditions particulières
    2.2.5 Famille et entourage

2.3 Le médecin
    2.3.1 Médecin, chef de l'équipe médicale
    2.3.2 Contexte social

2.4 La relation médecin-malade
    2.4.1 Embûches dans la relation d'aide
    2.4.2 Inconduite sexuelle
    2.4.3 Transfert
    2.4.4 Observance du traitement (*compliance*)
    2.4.5 Formation à la relation médecin-malade

Bibliographie

Lectures complémentaires

Ces dernières décennies, une littérature médicale abondante examine la relation médecin-malade sous plusieurs angles ; les principaux aspects concernent les attitudes, le contenu et la forme de la communication, l'inconduite sexuelle et les conséquences des poursuites pour incurie professionnelle.

2.1 LE CONTRAT THÉRAPEUTIQUE

La base juridique de la consultation médicale est un contrat de service implicite entre les deux parties, conformément aux articles 1378, 1385 et 1386 du Code civil du Québec (C.c.Q., 1994). La Loi sur les services de santé et les services sociaux (L.Q. 1971, chap. 48, art. 3.2.1.11) stipule que, pour une admission dans un centre hospitalier, pour une intervention chirurgicale ou un examen nécessitant l'anesthésie, l'autorisation explicite par signature est requise, sauf en cas d'urgence. De ce contrat découlent des droits et des obligations dans l'effort conjoint visant au rétablissement de la santé. Le médecin a le devoir de prendre les moyens habituellement recommandés pour mener à bien l'investigation et le traitement de l'affection dont souffre le patient. Celui-ci doit pour sa part fournir les informations pertinentes, collaborer à l'investigation et être fidèle au traitement. Il conserve le droit de refuser chacune des interventions que lui propose le médecin, qui doit de son côté lui livrer une information compréhensible et suffisante pour l'aider à se servir de son jugement et à donner un consentement éclairé à chacune des étapes du traitement. Suivant les recommandations du Collège des médecins du Québec (1996), d'une manière générale, l'information portera sur :

— la nature de la maladie ;
— la nature de l'intervention ou du traitement ;
— les risques *prévisibles, probables* ou *graves* ;
— les résultats escomptés ;
— les choix possibles avec leurs risques et bienfaits respectifs ;
— les conséquences d'un refus, si envisagé ;
— les réponses aux questions pertinentes.

Si le malade est inapte à fournir un consentement aux soins, la loi permet un consentement par un mandataire, un curateur ou un tuteur, par un membre de la famille ou par une personne intéressée. En cas de refus catégorique, seul un tribunal peut autoriser une intervention (C.c.Q., 1994, art. 11, 15, 16).

Dans le cas d'un litige où le malade intente une poursuite pour incurie professionnelle, la preuve portera sur l'existence d'une faute professionnelle, sur la présence d'un dommage et sur le lien de causalité entre la faute et le dommage. La jurisprudence canadienne reconnaît des obligations de moyens et non de résultats. Cela signifie que le médecin doit rendre les services généralement reconnus par la science médicale à un niveau de qualité comparable à celui d'un même service dispensé par ses pairs. Le malade doit assumer le risque inhérent au traitement, s'il a fourni un *consentement libre et éclairé*. Selon Caufeld (1997), la jurisprudence attribue également à la relation médecin-malade une relation fiduciaire reposant sur des notions de dépendance, de confiance et de responsabilité. Il en découle des obligations de loyauté, de bonne foi, de révélation des conflits d'intérêts, de respect de la confidentialité, de bonne conduite et de soins d'un certain niveau de qualité.

Sur le plan psychologique, la relation qui s'établit entre un médecin traitant et son malade est influencée par la nature de la maladie, par la personne du malade et par celle du médecin. Cette relation est également conditionnée par le contexte social et économique dans lequel elle s'inscrit.

2.2 LE MALADE

Comme tout rapport interpersonnel, l'établissement de la relation médecin-malade met en jeu des niveaux de conscience et de langage complémentaires : le conscient et l'inconscient, la pensée formelle et l'univers des émotions, les échanges verbaux et non verbaux, l'explicite et l'implicite. Aussi le médecin doit-il pouvoir découvrir, derrière le symptôme apparent, toute une gamme de motivations, de valeurs ou de conflits. La maladie est à la fois maladie (*disease*) et souffrance (*illness*), elle comporte une réalité et une représentation mentale ; elle suscite des émotions amplifiant les effets réels de la maladie : honte, culpabilité, frayeur, colère, angoisse et résignation. Ces émotions sont modulées par les expériences de vie du malade, par sa personnalité, par ses croyances et ses interactions avec l'environnement.

L'être humain n'est pas statique. Il vit une évolution à vitesse variable, plus rapide dans les périodes de crise et de transition comme peut l'être l'adolescence. L'apparition de la maladie est un événement susceptible de provoquer chez la personne atteinte un questionnement et un remaniement de sa philosophie et de ses valeurs personnelles; pour certains, cette étape se fait aux dépens des acquis, et pour d'autres, au profit d'une acquisition accélérée de la maturité.

Le malade a ses propres traits de personnalité susceptibles de nuire à l'établissement du lien de confiance. Ainsi, le narcissique est égocentrique, suffisant et il aime avoir raison. L'obsessionnel est méticuleux et cherche le contrôle. Le passif-agressif est oppositionnel et la personnalité limite oscille entre l'idéalisation et le rejet par mécanisme de clivage. Le paranoïde établit un rapport de méfiance. Le médecin n'est pas exempt de traits de personnalité et, en cas de conflit, il doit chercher à comprendre le sens des affrontements.

2.2.1 Réactions à la maladie

L'angoisse est au centre de tous les phénomènes que l'on observe en clinique. Certaines douleurs font naître une vive appréhension de la mort; c'est le cas de l'angine de poitrine et des douleurs profondes, en provenance des organes internes ou du tissu osseux. L'insuffisance pulmonaire, de même que l'attaque de panique, cause une angoisse résultant de la sensation d'étouffement et de l'impression de mort imminente.

Pour tenter de maîtriser cette angoisse, le malade dispose de mécanismes de défense dont voici les principaux:

- La *régression* est le retour à un fonctionnement plus archaïque et plus infantile, marqué par la dépendance, la passivité et l'émotivité. La régression s'avère désastreuse lorsque le malade abandonne la lutte contre la maladie et s'enferme dans un état de retrait qu'on a nommé le *giving up-given up syndrome* ou lorsqu'il manifeste des comportements infantiles d'opposition allant jusqu'à déféquer dans son lit.
- La *négation* ou le *déni* est un mécanisme d'urgence qui vient bloquer une vérité insoutenable. Elle se rencontre dans la réaction de deuil et dans les maladies graves où elle sert à neutraliser l'angoisse de mort. Ainsi cette veuve dont l'époux était décédé dans un accident qui répétait d'une voix brisée: « Non, il n'est pas mort. Tant que je pense à lui, il est vivant. » Et cet autre malade qui refusait de faire son testament la veille de son décès, comme si cet acte eût été l'acceptation de sa mort. La négation peut être partielle, lorsque le sujet refuse une portion de la réalité ou un contenu affectif trop lourd. Par exemple, un amputé ne pouvait assumer la vérité de la perte de son membre; il évitait de regarder et de toucher le moignon et il ne cessait de raconter à son médecin ses exploits sportifs.
- Le *clivage*, l'*introjection* et la *projection* sont des mécanismes primaires qui modifient la perception de soi et les rapports avec l'extérieur. Chez les malades ayant une personnalité fragile, l'angoisse côtoie la culpabilité et la colère. Elle se transforme en symptômes dépressifs et paranoïdes. Ainsi, la souffrance est projetée sur le soignant qui, d'allié, devient l'agresseur. « Vous m'empoisonnez avec vos pilules. » « C'est de votre faute si ma femme est morte. »

D'autres mécanismes de défense du Moi complètent l'action des précédents: le *refoulement* retourne l'angoisse et son contenu dans l'inconscient (p. ex., l'absence apparente d'émotions après un événement catastrophique); le *déplacement* détourne l'affect vers un autre objet (p. ex., une relation de dépendance envers l'infirmière, semblable à une relation mère-enfant); l'*isolation* contient les affects à un niveau acceptable, et la *rationalisation* en permet l'expression consciente (« Ce n'est pas si grave, d'autres souffrent plus que moi. »); la *sublimation* confère à la souffrance une valeur positive (« J'accepte ma maladie pour que le monde soit meilleur. »). Ces mécanismes du Moi sont adaptatifs; ils permettent au malade de protéger son homéostasie contre les blessures psychologiques de la maladie en s'y adaptant progressivement.

En général, on doit respecter les mécanismes de défense du malade et l'accompagner dans son cheminement. Une révélation trop brutale de la vérité risque de bouleverser son économie psychique et d'entraîner des comportements régressifs de fuite, de colère ou de dépression. Certains ont besoin de tout savoir pour mieux exercer leur contrôle. Ils questionnent, lisent, s'informent et confrontent volontiers leur savoir à celui du soignant. D'autres préfèrent ne pas savoir ou, à tout le moins, n'absorber qu'une partie de la réalité à la fois. Plus la défense est massive, plus on doit aborder la vérité avec tact et patience, en accordant au malade le temps de s'y adapter et en lui offrant du soutien et de la compréhension.

Faut-il dire la vérité à un malade gravement atteint ? Il est difficile de donner une réponse unique à cette question. Le médecin a l'obligation d'informer le malade du degré de risque inhérent à la maladie et aux traitements. Mais la communication demeure une transaction basée sur un respect mutuel, et le médecin doit saisir le moment propice pour intervenir de la façon la mieux adaptée à son interlocuteur. Il doit prendre le temps d'expliquer, attendre la réaction, vérifier le niveau de compréhension de l'interlocuteur et reprendre les explications avec tact et empathie. Même les enfants d'âge scolaire sont capables d'affronter l'idée de souffrir et de mourir, à condition d'obtenir le soutien de figures parentales. Il convient d'aménager une zone d'espoir d'aide, sinon d'espoir de guérison.

2.2.2 Phase aiguë de la maladie

La phase aiguë de la maladie se caractérise par un bouleversement de l'économie psychique sous l'effet de l'angoisse de mort et des angoisses déjà inscrites dans l'inconscient (séparation, castration, morcellement). La douleur, l'appréhension de l'inconnu, le sentiment d'éloignement de la famille et le confinement dans un milieu étranger comme l'hôpital s'ajoutent aux symptômes propres à la maladie. Le malade mobilise ses défenses adaptatives et sollicite l'appui de l'entourage. À cette étape, l'espoir de guérison est le meilleur baume qui soit ; le soutien des proches et des soignants rend la souffrance plus tolérable.

Certains gardent peu de souvenirs conscients d'un tel épisode. D'autres en conservent une angoisse indélébile dans leur chair, prête à refaire surface dans toute situation similaire.

Adaptation à la maladie

Le malade fait appel à ses forces d'adaptation pour dominer l'angoisse et le sentiment de perte qui lui sont rappelés par les séquelles de sa maladie. Il dominera son angoisse en tournant son esprit vers de nouveaux intérêts. Il doit faire le deuil de ce qu'il était avant sa maladie pour continuer à vivre avec ce qu'il est devenu. On entend souvent les coronariens dire : « Je suis fini. Je ne peux plus rien faire. » C'est un énoncé dépréciatif que le malade peut apprendre à corriger avec l'aide de son médecin.

La relation soignant-soigné est capitale dans le processus de réadaptation. Une information pertinente avant une intervention réduit l'anxiété qui s'y rattache ; en cours de traitement, elle favorise l'observance de celui-ci. Une attitude empathique et compréhensive soutient le malade dans ses démarches. Les professionnels engagés dans le processus de réadaptation doivent posséder des qualités d'écoute et de patience qui se révèlent aussi nécessaires que les connaissances techniques pendant la phase aiguë de la maladie.

Dans plusieurs domaines, on a recours à d'anciens malades pour apporter un soutien supplémentaire. Une patiente ayant subi une mammectomie se sentira mieux comprise par une femme qui a vécu la même expérience. Un tétraplégique réadapté n'est-il pas le meilleur modèle d'espoir pour un jeune ayant une lésion de la moelle épinière ? Il va de soi que les bénévoles doivent être sélectionnés et encadrés. Ils devront avoir retrouvé un équilibre sain pour servir de modèle valable et être capables de communiquer des sentiments positifs.

L'adaptation à la maladie est facilitée si le malade peut conserver ses acquis, comme son travail, ses loisirs et ses liens familiaux. Mais une invalidité prolongée est susceptible de provoquer une cascade d'inconvénients : insécurité financière, recul professionnel, perte d'estime de soi et rupture des liens familiaux.

Par ailleurs, les malades atteints d'une maladie similaire n'ont pas tous le même profil de réadaptation. Les facteurs principaux d'un meilleur pronostic sont :

- une personnalité flexible, autonome et volontaire ;
- une bonne capacité d'adaptation déjà démontrée ;
- un soutien familial et social adéquat ;
- des attentes réalistes ;
- un service de réadaptation compétent.

2.2.3 Maladie chronique

Si la phase aiguë de la maladie sollicite les forces vives de l'individu, la phase chronique est marquée par l'épuisement, la désillusion et le retrait du soutien de l'entourage. C'est l'heure du bilan. La perte d'organes ou de fonctions porte atteinte au fantasme narcissique d'éternité et d'invincibilité ; elle engendre une réaction de deuil. On observera chez le patient des réactions dépressives, des comportements de fuite, des refus passifs ou agressifs et parfois des idées paranoïdes (voir le tome II, chapitres 79 et 80).

Les victimes d'accident ou d'agression se trouvent plongées dans un système qui entretient le doute, la méfiance et la culpabilité. Elles ont la conviction d'être doublement lésées, comme victimes et comme réclamantes ; elles sont obligées de lutter pour obtenir une juste réparation. Enfin, certaines risquent de s'enliser dans une invalidité factice et d'échafauder une pensée récriminante, interprétative et projective.

La douleur chronique engendre de l'irritabilité, des pleurs et de l'insomnie. Elle épuise les forces psychiques et conduit à la dépression.

Certains traitements comportent des exigences astreignantes, tels le suivi du diabète insulino-dépendant, la chimiothérapie et l'hémodialyse. On observe alors des réactions suicidaires passives par abandon du traitement ; elles sont souvent consécutives à des échecs sociaux ou à des ruptures amoureuses.

2.2.4 Réactions à des conditions particulières

Dans l'organisation psychique, les organes sont investis d'une valeur symbolique qui n'est pas nécessairement reliée à leurs fonctions réelles, mais plutôt à la culture et au développement personnel. Par exemple, le cœur est considéré comme un organe noble symbolisant l'affectivité et le courage. Les orifices d'excrétion sont associés à des sentiments de honte et de perversité. Les organes internes sont plus mystérieux et moins intégrés que la peau et les membres. Aussi l'atteinte ou l'ablation d'un organe a-t-elle des répercussions dans l'économie psychique selon ce que l'organe en question représente pour l'individu. Par exemple, une certaine noblesse est associée à une atteinte cardiaque, alors que la maladie mentale évoque la honte et la déchéance, car elle est assimilée à une maladie de la volonté, au lieu d'être comprise comme une maladie du cerveau. L'ablation d'un sein remet en question l'identité sexuelle. Dans l'imagerie populaire, l'hystérectomie est désignée comme « la grande opération » et les maladies mentales sont regroupées indistinctement sous le vocable préjudiciable de folie.

Les grands brûlés et les polytraumatisés sont soumis à un long processus de réparation, vivent des souffrances intenses et prolongées ainsi que des modifications de l'image corporelle. On observe chez ces malades un syndrome de stress post-traumatique avec son cortège de cauchemars, de phobies, d'anxiété et de dépression. Les « plégiques » se défendent en premier lieu par une négation massive de la réalité ; ils intègrent peu à peu la vérité inéluctable en faisant le deuil de leurs membres, de leur autonomie et des fonctions sexuelles et sphinctériennes.

Après une greffe de rein, les receveurs connaissent d'abord une phase euphorique postopératoire, engendrée par les corticostéroïdes et aussi par l'espoir de reprendre une vie normale (Consoli et Baudin, 1994). Par la suite, quelques-uns réagiront aux événements traumatisants de la vie en délaissant leurs immunosuppresseurs. Parfois, un malade aura du mal à intégrer psychiquement le greffon s'il provient d'un donneur auquel il ne peut s'identifier (p. ex., s'il apprend que le donneur est un criminel). Il arrive que le malade se sente persécuté par le transplant et par les médecins qui l'ont soigné.

Les donneurs de rein se sentent habituellement valorisés par leur geste. Ils bénéficient d'une relation privilégiée avec le receveur, relation de gratitude et d'espoir. Mais dans le cas où leur rein est rejeté, ils peuvent vivre ce phénomène comme un rejet de leur personne ; un soutien de la part de l'équipe responsable de la greffe leur serait profitable.

La greffe de moelle osseuse a la particularité de placer le malade en situation de non-retour. L'irradiation et l'immunosuppression le rendent entièrement dépendant du succès ou de l'échec du remplacement. Il vit en incubateur durant plusieurs semaines, dans l'attente des résultats, et il subit des effets secondaires très pénibles. L'angoisse de mort est réactivée lorsqu'il apprend le décès d'un compagnon d'infortune. Il demeure aux aguets des signes de rejet du « greffon contre l'hôte », c'est-à-dire un rejet inversé se manifestant par une réaction de nécrose des tissus du receveur provoquée par la moelle acquise.

La maladie grave suscite parfois chez le malade des états régressifs qui se manifestent par un retrait dans le silence ou le sommeil, une fuite du regard, des refus de s'alimenter et des comportements passifs-agressifs (p. ex., énurésie volontaire). Ces états nuisent à l'application des traitements. On peut les neutraliser par différentes stratégies basées sur un travail d'équipe. Il est important que les soignants demeurent constants, qu'ils évitent la scission entre les membres de l'équipe et qu'à l'occasion l'un d'eux accepte d'être la cible du transfert agressif, ce qui permettra aux autres d'être investis d'un rôle positif et de construire une alliance thérapeutique avec le patient. C'est l'utilisation du mécanisme de clivage à des fins thérapeutiques.

Les maladies fatales et l'approche de la mort suscitent les émotions les plus vives: angoisse, négation, dépression, désespoir, remaniement des valeurs et recherche d'un espoir; Kübler-Ross (1969) a décrit les réactions des malades en phase d'agonie (voir le tome II, chapitre 79). Le médecin n'est pas toujours en mesure de soutenir le malade dans son cheminement vers la mort. Comme il a besoin de se protéger contre ses propres angoisses d'anéantissement et d'impuissance, il aura tendance à en éviter les contacts trop lourds d'émotions. L'un espacera ses visites, l'autre fera preuve de zèle thérapeutique, un troisième s'abritera derrière un langage technique pour garder à distance l'angoisse de la mort. En fait, il s'agit d'une situation difficile mais privilégiée, dans laquelle le « technicien-guérisseur » doit céder sa place à l'humaniste, dans laquelle l'impuissance thérapeutique peut être avouée sans honte. Le malade a besoin d'être compris, soulagé, écouté et touché. Il a besoin qu'on s'intéresse à lui et non seulement à sa maladie. Il a besoin de petites victoires sur la douleur, l'inconfort et l'angoisse. Il a besoin de la complicité des intervenants.

2.2.5 Famille et entourage

La famille et les amis apportent généralement leur réconfort à celui qui souffre. Il arrive que la maladie ait des conséquences sérieuses sur l'harmonie et l'équilibre de la cellule familiale. L'annonce d'une maladie grave ou mortelle est susceptible de susciter de l'angoisse, de la tristesse et du désespoir. Le travail de deuil s'amorce chez les proches qui doivent parfois réprimer leurs émotions, pour mieux soutenir le malade. La famille doit remplir de nouveaux rôles et suppléer le malade dans les rôles qu'il jouait: pour-

voyeur, arbitre des conflits, leader, etc. En outre, dans le cadre du « virage ambulatoire », la famille voit sa charge considérablement accrue, puisque c'est elle qui doit dispenser les soins directs au malade retourné chez lui. Les professionnels de la santé doivent être conscients de ce qu'implique cette situation pour la famille et lui fournir toute l'information et l'aide nécessaires.

Enfin, il faut prendre en considération les conséquences de la maladie sur le travail et la sécurité financière. Dans le cas des victimes d'accidents du travail ou de la route, ou encore des victimes d'actes criminels, le malade et sa famille auront à accomplir des démarches et des formalités auprès des organismes payeurs, tels les compagnies d'assurances, la Commission de la santé et de la sécurité du travail (CSST), la Société de l'assurance automobile du Québec (SAAQ) ou les services aux victimes d'actes criminels (Indemnisation des victimes d'actes criminels [IVAC]). Le malade et sa famille ont besoin de sentir l'appui du médecin traitant pour mener à bien leurs démarches. Le médecin doit fournir les informations pertinentes au tiers payeur ou à l'employeur tout en respectant le droit à la confidentialité.

2.3 LE MÉDECIN

La médecine demeure une profession idéalisée et enviée, malgré un glissement attribuable à l'augmentation du niveau général d'instruction, à une démystification par les médias, aux poursuites pour incurie professionnelle et à une plus large répartition interprofessionnelle du rôle de soignant. La représentation collective confère au médecin un rôle semblable à celui d'une figure parentale, où dominent la force, la sécurité et l'honnêteté.

De fait, les candidats à la médecine sont sélectionnés parmi les étudiants talentueux qui possèdent un bon jugement et des valeurs sociales et humanitaires sûres. Idéalement, un médecin devrait allier des connaissances étendues et des qualités humaines profondes pour exercer son art. Il devrait être un grand travailleur, être décideur et avoir la capacité de résister à un haut niveau de stress et d'assumer de lourdes responsabilités. Il devrait conserver son sang-froid et exercer un jugement pratique dans les situations d'urgence. On attend de lui qu'il soit dévoué, honnête et acquis à des valeurs morales sûres: respect de la vie et respect du bien-être d'autrui. Dans les faits, l'éventail des personnalités et des expériences de vie des médecins est assez large pour former un corps médical représentatif des diversités de la société.

Idéalisé et idéaliste, le médecin fonde ses relations sur la confiance mutuelle. Il a besoin d'être à la fois estimé et rassuré, ce qui le rend vulnérable à la critique et à l'échec. Sa haute productivité, ses longues heures de travail et son idéalisme sont des ingrédients propices à l'épuisement professionnel.

Balint (1975) a relevé les différentes qualités que la société attribue au médecin :
– *Chaman, guérisseur.* Héritier des traditions anciennes, le médecin se voit reconnaître des pouvoirs magiques de guérisseur, en contrepartie des angoisses causées par la maladie. Son désir d'omnipotence est renforcé par les progrès technologiques spectaculaires. Par ailleurs, la réalité quotidienne du malade incurable et des insuccès lui rappelle ses limites et son impuissance, que lui-même n'accepte pas toujours, non plus que ses patients et leur entourage. De là l'engouement pour le curatif et les résultats à court terme, plutôt que pour le palliatif et les traitements au long cours.
– *Apôtre.* Paternel dans son rôle de scientifique, maternel dans son rôle de dispensateur de soins et de compassion, le médecin est investi symboliquement comme une figure parentale gardienne des valeurs traditionnelles. Défenseur de la vie, de la santé et des bonnes habitudes, il est occasionnellement moralisateur. Ses valeurs peuvent heurter celles du patient et modifier leurs attitudes respectives. C'est le cas lorsque le malade a une conduite jugée répréhensible par la société, par exemple dans les problèmes d'alcoolisme, d'homosexualité, d'avortement ou d'obésité.
– *Éducateur.* Homme de science, le médecin dispense son savoir et instruit son malade sur les règles de vie favorisant la santé. Il enseigne l'hygiène au travail, la saine alimentation, les attitudes interpersonnelles et les habitudes de vie favorables à la santé. De cette façon, il établit un rapport d'adulte à adulte avec le patient et l'incite à prendre la responsabilité de sa santé.
– *Être asexué.* Si le médecin a accès aux confidences les plus intimes et s'il peut voir et palper le corps sans égard aux tabous, c'est grâce à une règle implicite de respect et de désexualisation des rapports. La transgression de cette convention est honnie au même titre que l'inceste puisque, dans la vie imaginaire, le rapport médecin-malade est analogue au rapport parent-enfant.

2.3.1 Médecin, chef de l'équipe médicale

Les progrès technologiques ont entraîné un foisonnement de disciplines paramédicales, multipliant les champs de compétence et diluant les responsabilités. Réunissant autrefois le médecin et des infirmières, l'équipe médicale comprend maintenant des professionnels et des techniciens spécialisés dont les fonctions spécifiques sont indispensables tout au long des étapes de l'investigation et du traitement. L'infirmière a acquis des connaissances techniques suffisantes pour qu'on lui délègue des tâches autrefois réservées aux médecins. Travailleurs sociaux, psychologues, ergothérapeutes, orthophonistes, diététiciens, physiothérapeutes et autres professionnels ou techniciens de la santé occupent un champ précis d'intervention.

Le médecin a une responsabilité incontestable envers le malade, ce qui lui confère une autorité dans toute décision à caractère thérapeutique. Il exerce son autorité directement par la prescription médicale et indirectement par son leadership et ses fonctions de gestionnaire. Il doit trouver le juste équilibre entre son leadership et le partage des responsabilités, entre sa capacité de décider et celle d'écouter et de discuter, entre l'affirmation de soi et le respect des autres.

Au Québec, après avoir longtemps partagé la gestion des établissements hospitaliers, les médecins se sont vus évincés par une nouvelle génération d'administrateurs plus compétents en gestion qu'en santé. Il s'est alors opéré un clivage entre celui qui soigne et celui qui administre, celui qui hospitalise et celui qui contrôle le budget, celui qui génère des coûts et celui qui doit limiter les dépenses. Le pouvoir politique a tenté de résoudre le problème en réintroduisant des médecins dans les postes décisionnels et en leur attribuant des responsabilités gestionnelles concernant les ressources humaines, matérielles et financières.

2.3.2 Contexte social

Au Québec, comme dans quelques autres pays, un régime universel et obligatoire d'assurance-maladie régi par l'État couvre entièrement, depuis 1970, les frais d'hospitalisation et le coût des actes médicaux, à quelques exceptions près. Ainsi, la transaction médicale a été libérée de sa charge financière, ce qui a permis l'accessibilité des soins médicaux à la population moins fortunée. En 1997, une assurance médicaments est venue compléter la couverture sociale au chapitre de la santé.

La mise en œuvre du régime d'assurance-maladie a entraîné une hausse de la consommation des soins médicaux et une modification des attentes de la population. Les administrateurs du régime, avec la collaboration des associations médicales, ont mis au point un système de contrôle basé sur les profils de la pratique médicale. Par voie de négociation, on a établi des plafonds de rémunération et différentes mesures tarifaires qui limitent les abus, mais qui réduisent également la disponibilité des soins.

Le paiement par un tiers et l'établissement d'un tarif universel pour chacun des actes médicaux ont eu pour effet d'augmenter la fréquence des actes les mieux rémunérés. Ainsi, dès le début du régime, on a constaté une diminution du temps accordé par le médecin pour répondre aux appels téléphoniques et pour visiter les malades à domicile et, en conséquence, une plus grande affluence des malades aux urgences des hôpitaux. Les médecins accordent moins de temps au dialogue et à l'écoute, remplaçant trop souvent la psychothérapie par des anxiolytiques. Le paiement à tarif horaire ou à forfait est appliqué dans les secteurs où le médecin doit fournir des soins indirects, comme en gériatrie, en psychiatrie et dans les centres locaux de services communautaires (CLSC).

La population est ainsi moins consciente du coût réel des visites et se trouve en quelque sorte dans une position infantilisée du fait que l'État-providence a subtilisé à l'individu une part de sa responsabilité dans la gestion de sa santé. La croissance des frais médicaux conjuguée au contexte économique défavorable est à l'origine d'un débat public où l'on remet en question la gratuité et l'universalité des soins. La question de l'heure se résume ainsi : Peut-on privatiser un pan de la médecine sans nuire au secteur public et sans créer une médecine à deux vitesses ? L'assainissement budgétaire a poussé l'État à réduire radicalement le nombre de lits dans les hôpitaux de soins de courte durée, avant même que les services de soins ambulatoires ne soient suffisamment disponibles. En l'absence de ticket modérateur, l'équilibre entre l'offre et la demande est rompu, et on assiste à une réduction de l'accessibilité aux soins et à un allongement des listes d'attente pour la chirurgie cardiaque, pour l'orthopédie, pour l'ophtalmologie et pour la radio-oncologie. La dernière réforme, dite « virage ambulatoire », a confirmé l'hypertrophie du contrôle bureaucratique sur un système de soins amenuisé (voir le tome II, chapitre 83).

Legault (1998) mentionne qu'en Europe une part des frais de santé est laissée à la charge du malade et que la pratique privée de la médecine y occupe un large espace (en France, deux lits sur sept seraient privés). Aux États-Unis, les frais médicaux dans le système privé sont de plus en plus l'objet d'une régulation par des organismes payeurs, les Health Maintenance Organizations (HMO).

Il sera impératif, dans les prochaines décennies, de résoudre le problème de l'accroissement de la demande de soins émanant des personnes âgées parallèlement au fléchissement de l'offre de services.

En Amérique, le citoyen connaît de plus en plus ses droits individuels qui l'emportent sur les droits collectifs. Cette prise de conscience se traduit par une augmentation alarmante des poursuites judiciaires, par l'accès du *bénéficiaire* à son dossier médical et par des enquêtes publiques sur la qualité des soins. En conséquence, la pratique médicale devient plus défensive ; on élabore davantage les normes de la pratique ainsi que les protocoles de soins et les règles de délégation des actes médicaux. Le médecin doit informer son malade des risques d'un traitement ou d'une opération afin d'obtenir son consentement éclairé avant d'agir. La tenue des dossiers médicaux et professionnels est soumise à une surveillance plus étroite par les diverses corporations professionnelles. De nombreux médecins ont eu à subir des procès pour incurie médicale. Certains en ont ressenti une vive blessure narcissique qui les a laissés meurtris dans leur estime de soi et qui a mis à mal la confiance sur laquelle se construit habituellement la relation médecin-malade. Aussi impose-t-on désormais aux futurs médecins l'étude des aspects législatifs, déontologiques et organisationnels de la pratique médicale. Cet apprentissage est sanctionné par un examen obligatoire.

Dans un autre ordre d'idées, il convient de souligner les différents phénomènes démographiques qui touchent la profession médicale. D'une part, le vieillissement de la population et la dénatalité ont modifié la nature des besoins en soins médicaux. D'autre part, la composition des effectifs médicaux s'est transformée. Ainsi, après une croissance du nombre de médecins qui est venue améliorer le ratio population/médecin, le gouvernement du Québec a restreint l'accès aux spécialités dans le but de retourner aux médecins omnipraticiens les services de première ligne trop souvent assumés par les médecins spécialistes. Finalement, les femmes, autrefois très minoritaires dans la profession, ont désormais un accès égal aux études médicales. Elles apportent à la profession une disponibilité psychologique et une capacité d'écoute qui font souvent défaut à leurs confrères masculins. En général, elles consacrent moins d'heures par semaine à leur pratique, mettant ainsi l'accent sur la qualité de leur vie personnelle.

La pratique de groupe se généralise, les rôles deviennent interchangeables et la notion de « médecin de famille » cède la place à celle de « médecin-technicien de la santé ». La relation d'aide est moins personnalisée et moins continue ; elle est remplacée par une disponibilité collective et institutionnelle, comme les cliniques « sans rendez-vous » et les urgences des cliniques et des hôpitaux.

Paradoxalement, les progrès techniques et scientifiques en médecine augmentent son efficacité au détriment du dialogue et de l'espace réservé à la relation interpersonnelle. Le médecin a moins le temps d'écouter son patient, de converser avec lui pour apprendre à le connaître comme individu. Cette lacune n'est-elle pas récupérée par les « médecines douces » qui font miroiter des bienfaits magiques là où la médecine curative se montre impuissante ? Sans vouloir contester les vertus spécifiques des médecines parallèles, nous attribuons ce phénomène au recul du mythe entourant le médecin de famille dévoué, accessible et omniscient. Les médecins sont moins disponibles, l'art cède à la technique et le piédestal de la science n'est plus réservé aux seuls disciples d'Esculape.

Il convient de reconnaître également les changements profonds dans les valeurs sociales au chapitre de la sexualité, de la notion de couple et de la famille. La famille nucléaire traditionnelle côtoie la famille monoparentale aussi bien que la famille à parents multiples se partageant la garde des enfants. La libération sexuelle a trouvé sa contrepartie, la peste moderne qu'est le sida, rapidement contre-attaqué par une large offensive scientifique. Le champ de la fertilité est envahi par les techniques de la reproduction assistée et par le dépistage des tares génétiques. La mondialisation des connaissances et l'environnement d'hyper-communication ont également une incidence sur le contexte dans lequel se pratique la médecine. Ainsi, le médecin peut accéder rapidement aux dernières publications sur une maladie ou sur un nouveau traitement. L'ordinateur est en voie de devenir un assistant médical. D'un autre côté, le malade a aussi accès à une information abondante et variée sans avoir la formation pour l'interpréter. Le médecin jouera de plus en plus ce rôle d'intermédiaire et d'interprète.

2.4 LA RELATION MÉDECIN-MALADE

La relation médecin-malade est un « contrat de service » en vertu duquel le médecin s'engage à fournir des soins de qualité contre rétribution. Ce qui l'unit au malade, c'est d'abord une volonté commune de reconnaître et de combattre la maladie. Leurs actions doivent être synergiques et coordonnées. Leurs rôles sont complémentaires et non opposés ou rivaux.

Le rôle du malade est de rapporter correctement les renseignements pertinents, de confier ses craintes et son histoire et de se prêter aux examens nécessaires. Le rôle du médecin est d'obtenir les informations, de les sélectionner et de les interpréter, pour ensuite organiser le plan d'investigation et prescrire le traitement. À chacune des étapes, il a besoin de la collaboration du malade, sans quoi son action peut être compromise.

Au-delà du contrat, la transaction s'établit sur une alliance thérapeutique, dont l'ingrédient principal est la confiance. Réciproque, celle-ci est garante de la vérité. Elle permet de dévoiler des réalités difficiles à révéler et des renseignements pudiquement cachés. À défaut de confiance, l'observance du traitement diminue considérablement.

Cette relation est asymétrique : l'un ignore, l'autre sait ; l'un demande, l'autre donne ; l'un est inquiet, l'autre rassure ; l'un se soumet, l'autre domine. Le médecin ne doit pas abuser de sa position d'autorité. Il gagnera estime et confiance en démontrant son profond respect de la personne qui se confie à lui.

2.4.1 Embûches dans la relation d'aide

La difficulté de communication est un problème courant, observé par tous les médecins formateurs. Ainsi, lorsque le médecin ignore la langue, les valeurs et la culture d'un malade, il peut éprouver des difficultés à saisir l'ensemble du problème de ce dernier, ne pas reconnaître ses attentes et tirer les mauvaises conclusions.

La relation d'aide peut être contaminée par des facteurs émotifs que le médecin a intérêt à reconnaître afin de mieux les maîtriser. Parmi les expressions émotionnelles du malade, l'agressivité, la colère, les récriminations, la tristesse et les pleurs engendrent parfois chez le médecin des réactions de peur, d'évitement ou de colère. Elles interfèrent avec le processus d'évaluation et réduisent l'accessibilité psychologique du médecin.

De la même façon, un comportement trop séducteur ou une manifestation de dépendance excessive peuvent faire naître des désirs inavouables et rendre la relation d'aide ambiguë. De telles manifestations sont le propre de toute relation humaine, mais dans le contexte de la relation médecin-malade, elles sont amplifiées par la vulnérabilité du malade et par ses attentes envers le soignant.

2.4.2 Inconduite sexuelle

Des enquêtes auprès de groupes de médecins omnipraticiens, de chirurgiens, de gynécologues, de psychiatres et de psychologues ont indiqué une prévalence de 6 % à 10 % de contacts érotiques entre ces soignants et leurs clients (Carr et Robinson, 1990; Lazarus, 1995). Mettant surtout en cause un thérapeute mâle et une patiente, ces résultats comprennent aussi une prévalence d'environ 3 % chez les thérapeutes féminines. Ces études ont considéré plusieurs variables, telles que la durée de la thérapie, certaines caractéristiques de personnalité limite de la « victime », l'engagement dans une activité sexuelle manifeste pendant ou après la thérapie et l'engagement amoureux avec un membre de la famille (comme un parent d'un enfant en traitement). Chaque situation mérite des considérations particulières, mais nous nous limiterons ici aux principes généraux et aux principales conclusions énoncés dans le rapport du Comité sur l'inconduite de nature sexuelle dans la relation médecin-malade mandaté par le Collège des médecins du Québec (1993):

– L'inconduite sexuelle est une transgression de nature sexuelle des limites propres à la relation médecin-malade. Les tribunaux disciplinaires reconnaissent une gravité croissante, s'agissant de propos inappropriés, de gestes déplacés ou d'activités proprement sexuelles.

– La relation médecin-malade est inégale. Compte tenu de ces éléments: l'inégalité, la vulnérabilité du patient, le pouvoir du médecin, le transfert, la confiance, tout comportement de nature sexuelle de la part d'un médecin constitue un abus de pouvoir et est contraire à l'éthique.

– La relation médecin-malade n'est guère conciliable avec le maintien d'une relation amoureuse parallèle. Le médecin doit choisir entre les deux types de rapport et toujours éviter de nuire à la qualité des soins à son malade. L'interdit est d'autant plus important qu'il y a établissement d'un lien psychothérapeutique lors d'un suivi régulier. La psychothérapie crée un lien artificiel très puissant qui s'appelle le transfert, et ce lien empêche les protagonistes d'établir, même après coup, un lien amoureux égalitaire. Pope et Gabbard (1989) ont rapporté des épisodes de détresse psychologique allant jusqu'au suicide à la suite d'une relation amoureuse dans un contexte de thérapie, principalement au moment où il y a interruption de cette relation. C'est pourquoi l'intimité sexuelle dans un tel contexte est sanctionnée par les tribunaux professionnels et, à l'occasion, par les tribunaux de juridiction criminelle. Dans ce dernier cas, il doit être démontré hors de tout doute raisonnable que le geste a causé un dommage et qu'il y a eu faute de consentement en raison de la vulnérabilité du malade.

L'Association des médecins psychiatres du Québec a distribué un dépliant (*Traitements psychologiques et intimité sexuelle*) expliquant sa position sur le sujet et les mesures à prendre en cas d'abus. L'Association des psychiatres du Canada a également publié un avis sur le sujet.

L'American Medical Association dénonce toute relation romantique ou sexuelle entre un médecin et son malade comme étant contraire à l'éthique médicale en ce qu'elle peut exploiter la vulnérabilité du patient, obscurcir le jugement du médecin et nuire au bien-être du patient. L'American Psychiatric Association ajoute que l'abstention doit s'appliquer autant à l'ancien patient qu'au patient actuel.

2.4.3 Transfert

Un phénomène inconscient intervient dans les relations thérapeutiques et mérite une explication : le transfert. Hesnard (1965) a défini le transfert comme un « report de sentiments que le patient éprouvait jadis à l'égard de ses parents sur la personne actuelle de l'analyste ». Défini initialement dans le contexte de la psychanalyse, le concept a été emprunté pour expliquer les phénomènes apparentés qui surviennent durant les psychothérapies. De façon analogue, dans la relation médecin-malade, le malade se retrouve en situation d'infériorité, plus ou moins infantilisé ; il revit en régressant les émotions originelles qui ont structuré sa personnalité. Les conflits infantiles sont alors déplacés sur la personne du médecin qui, indépendamment de ses qualités personnelles, joue un rôle parental dans l'économie psychique du patient.

Le contre-transfert est l'image en miroir du transfert ; il se définit comme la transposition, par le médecin, de ses propres besoins inconscients dans une relation de pouvoir et de séduction avec son malade. Le médecin est aux prises avec ses propres conflits, ses valeurs et ses émotions : désir, amour, indifférence, colère, etc. Il est important qu'il en prenne conscience et qu'il les replace dans une juste perspective. En acquérant une maturité psychique, il deviendra plus objectif et plus apte à affronter les dérèglements affectifs de ses malades.

2.4.4 Observance du traitement (*compliance*)

Des études ont porté sur le degré de satisfaction des patients et sur leur fidélité à suivre la prescription. Il en ressort des conclusions intéressantes :

– Les médecins ont tendance à employer un langage trop technique et incompréhensible pour le malade.

– Le degré de satisfaction du patient augmente lorsque le médecin délaisse le langage scientifique pour s'intéresser davantage aux craintes et aux angoisses du patient.

– Le degré de satisfaction du patient n'est pas imputable à la durée de l'entrevue.

– L'observance du traitement est en relation directe avec le degré de satisfaction du patient.

Il convient de souligner que les différences de culture, de position sociale, d'âge, de sexe et de style de vie augmentent les risques d'incompréhension. Le médecin devrait s'efforcer de reconnaître le niveau culturel de son malade et d'utiliser un vocabulaire à sa portée.

2.4.5 Formation à la relation médecin-malade

Rien ne peut remplacer l'expérience pour améliorer ses connaissances et ses aptitudes dans le champ relationnel. Les facultés de médecine ont tout de même reconnu l'importance d'instaurer des programmes axés sur la relation d'aide. Grâce à des stages d'immersion dès le début des études médicales et à des entrevues supervisées, les étudiants apprennent des techniques d'écoute et des attitudes appropriées. Le programme de médecine familiale permet aux étudiants en fin de formation de se familiariser avec les aspects psychologiques de diverses affections par l'évaluation de la maladie dans sa dimension bio-psycho-sociale. Ils y apprennent une méthode d'entrevue semi-directive et discutent des cas dans une perspective de compréhension des facteurs susceptibles de nuire à la relation médecin-malade. Les techniques utilisées sont l'entretien clinique supervisé et les jeux de rôle (Bernatchez, Painchaud et Bury, 1978).

À la Western Ontario University, l'équipe d'enseignants en médecine familiale a mené une étude sur l'efficacité de la méthode d'enseignement dite « Patient-Centered Communication » (Stewart et coll., 1995) dans le cadre de laquelle l'apprentissage des médecins a été évalué. Les résultats sont satisfaisants. La méthode comprend les six volets suivants :

1. Explorer à la fois la maladie (*disease*) et la souffrance (*illness*) ;

2. Connaître la personne dans son ensemble, son histoire et son contexte ;

3. S'entendre sur l'établissement des objectifs et des priorités ;
4. Incorporer la prévention et la promotion de la santé ;
5. Mettre en valeur la relation thérapeutique ;
6. Demeurer réaliste.

Pour modifier leurs attitudes, les soignants doivent s'appliquer à une réflexion profonde sur les facteurs inconscients qui régissent les relations humaines. Balint (1975) a créé un séminaire réunissant périodiquement un groupe d'omnipraticiens qui racontent le déroulement de certaines entrevues et analysent non pas la pathologie, mais la relation entre le médecin et son malade. De tels séminaires, perpétués par la Société médicale Balint[1], sont des lieux de questionnement et de réflexion pouvant conduire à des changements en profondeur dans la pratique des participants. Balint écrivait à ce propos :

> L'acquisition de l'aptitude psychothérapeutique ne consiste pas uniquement à apprendre quelque chose de nouveau, mais implique aussi inévitablement un changement limité, bien que considérable, de la personnalité du médecin. (Balint, 1975, p. 317.)

Pour perfectionner leur rôle de thérapeutes, les médecins du séminaire ont effectué avec leurs malades des entrevues prolongées calquées sur le modèle de l'entretien psychiatrique. Les entrevues de 30 ou de 45 minutes leur permettaient de mettre en évidence des problèmes psychiques qui, autrement, seraient demeurés longtemps ignorés et non traités. Il est clair que les médecins ne peuvent généralement consacrer autant de temps aux entrevues. Aussi le séminaire s'est-il appliqué à reconnaître également des phénomènes psychiques inconscients qui prennent place durant les entrevues brèves. Ainsi, dans un bon nombre de relations problématiques, le médecin peut reconnaître des mouvements de type transférentiel et s'en servir pour faire évoluer la relation thérapeutique. C'est ce que les membres du séminaire ont appelé la technique du *flash*.

*
* *

Le malade est beaucoup plus qu'un corps à soigner. Il est une personne souffrante qui évolue dans une culture donnée et selon une structure mentale qui lui est propre. On ne peut accepter, sans en souffrir, une médecine qui ne conjuguerait pas le corps et l'esprit, la technique et l'humain. Une médecine intégrée corps-esprit-société est la seule voie pour un service de qualité.

---

[1]. Société médicale Balint, 136, rue de Flandre 75019 Paris, France.

Bibliographie

BALINT, M.
1975 *Le médecin, son malade et la maladie*, Paris, Payot.

BERNATCHEZ, J.-P.
1991 « L'enseignement de la psychologie médicale », *Psychologie médicale*, vol. 23, p. 599-601.

BERNATCHEZ, J.-P., PAINCHAUD, G., et BURY, J.-A.
1978 « La méthode du jeu de rôle dans l'enseignement de la relation médecin-malade : évaluation rétrospective d'un projet pilote », *Union Med. Can.*, vol. 107, p. 413-417.

CARR, M., et ROBINSON, E.
1990 « Fatal attraction : The ethical and clinical dilemma of patient-therapist sex », *Journal canadien de psychiatrie*, vol. 35, p. 122-127.

CAUFELD, T.
1997 « Aspects juridiques de la relation médecin-patient », *Can. Fam. Physician*, vol. 43, p. 2098-2100.

COLLÈGE DES MÉDECINS DU QUÉBEC
1996 *Le consentement aux soins*, Montréal, Collège des médecins du Québec.
1993 *L'inconduite de nature sexuelle dans la relation médecin-malade*, rapport du Comité sur l'inconduite de nature sexuelle dans la relation médecin-malade, Montréal, Collège des médecins du Québec.

CONSOLI, S.-M., et BAUDIN, M.-L.
1994 « Vivre avec l'organe d'un autre : fiction, fantasmes et réalités », *Psychologie médicale*, vol. 26, spécial 2, p. 102-110.

DUHAMEL, F. (sous la dir. de)
1995 *La santé et la famille, une approche systémique en soins infirmiers*, Boucherville (Québec), Gaëtan Morin Éditeur.

HESNARD, A.
1965 « Transfert », dans A. Porot (sous la dir. de), *Manuel alphabétique de psychiatrie*, Paris, PUF, p. 569.

JUNOD, A., BOISSEAUX, H., et BALLEREAU, J.
1994 « La relation aux malades atteints d'affections à pronostic péjoratif », *Psychologie médicale*, vol. 26, spécial 12, p. 1245-1247.

KÜBLER-ROSS, E.
1969 *On Death and Dying*, New York, Macmillan.

LAZARUS, A.-J.
1995 « Ethical issues in doctor-patient sexual relationship », *Psychiatr. Clin. North Am.*, vol. 18, n° 1, p. 55-70.

LEGAULT, M.
1998 « La peur de la privatisation », *L'Actualité médicale*, vol. 19, n° 36, p. 5.

PAINCHAUD, G.
1985 « Influence de la formation à la relation médecin-malade (Balint) sur la pratique de la psychothérapie », *Union Med. Can.*, vol. 114, février, p. 160-164.

POPE, K.S., et GABBARD, G.O.
1989 « Individual psychotherapy for victims of therapist-patient sexual intimacy », dans *Sexual Exploitation in Professional Relationships*, Washington (D.C.), American Psychiatric Press, p. 89-100.

SCHNEIDER, P.-B.
1997 « Médecins et patients : des êtres sexués », *Rev. Med. Suisse Romande*, vol. 117, p. 41-46.

STEWART, M., et coll.
1995 *Patient-Centered Medicine*, Thousand Oaks, Sage Publications.

Lectures complémentaires

BALINT, E., et NORELL, J.S.
1976 *Six minutes par patient*, Paris, Payot.

SCHNEIDER, P.-B.
1976 *Psychologie médicale*, Paris, Payot.

CHAPITRE 3

Examen psychiatrique

JEAN-FRANÇOIS DENIS, M.D., F.R.C.P.C.
Psychiatre, chef du Département de psychiatrie de la Cité de la Santé de Laval

JACQUES GAGNON, M.D., F.R.C.P.C., S.M.E.Q.
Psychiatre, responsable de l'hôpital de jour, service adulte, à l'Hôpital Maisonneuve-Rosemont (Montréal)
Professeur adjoint de clinique au Département de psychiatrie de l'Université de Montréal

FABIEN GAGNON, M.D., M.Ps., F.R.C.P.C., C.C.F.P.
Psychiatre, chef du Service de psychiatrie liaison et psychosomatique
au Centre hospitalier universitaire de Québec
Professeur agrégé de clinique au Département de psychiatrie de l'Université Laval (Sainte-Foy)

PLAN

3.1 Objectifs de l'entrevue
    3.1.1 Types d'entrevues

3.2 Habileté technique

3.3 Méthodes d'entrevue
    3.3.1 Anamnèse associative
    3.3.2 Anamnèse méthodique
    3.3.3 Méthode semi-directive

3.4 Histoire de cas
    3.4.1 Questionnaire
        • *Identification* • *Raison de la consultation* • *Antécédents* • *Habitudes* • *Médicaments* • *Maladie actuelle* • *Histoire personnelle longitudinale*
    3.4.2 Examen physique
    3.4.3 Examen mental
        • *Comportement* • *Affect et humeur* • *Pensée* • *Fonctions cognitives*
    3.4.4 Formulation d'une synthèse
    3.4.5 Diagnostic multiaxial
    3.4.6 Pronostic
    3.4.7 Plan d'intervention
        • *Aspect administratif* • *Aspect biologique* • *Aspect psychologique* • *Aspect social*

3.5 Autres rapports
    3.5.1 Note d'admission et note d'évaluation à l'urgence
    3.5.2 Rapport de consultation
    3.5.3 Notes d'évolution
    3.5.4 Résumé de dossier

Bibliographie

Lectures complémentaires

L'examen psychiatrique est un acte professionnel par lequel le médecin ou le psychiatre apprécie les signes et les symptômes de la maladie mentale : il établit des liens de causalité entre ceux-ci et les facteurs biologiques, psychologiques et relationnels (sociaux), il formule une synthèse et tire une conclusion diagnostique. Il ne s'agit pas d'un acte purement objectif, car la collecte d'informations se fait à l'occasion d'une entrevue psychiatrique entre un médecin et un patient. Dans le cadre d'une relation de collaboration, les symptômes mentionnés spontanément par le patient, les symptômes et les signes au sujet desquels le médecin questionne le patient inspirent une opinion professionnelle (un diagnostic) relativement au tableau clinique. Cette opinion du médecin doit tenir compte des caractéristiques personnelles et culturelles du patient et des siennes propres sans cependant être entachée de jugements de valeur. Il y a donc lieu de procéder selon une méthode reconnue dans le milieu professionnel et les institutions.

Le médecin rédige ensuite un rapport plus ou moins détaillé selon les circonstances de l'examen. Ce rapport vise à permettre de :
— consigner et organiser les observations ;
— transmettre les informations à d'autres intervenants ;
— suivre l'évolution au regard des interventions thérapeutiques ;
— constituer un document médico-administratif.

Le rapport (histoire de cas, consultation, etc.) doit être conforme aux normes professionnelles en vigueur (au Québec, les normes établies par le Collège des médecins du Québec et diffusées par l'Association des psychiatres) ; il doit être assez explicite pour justifier les actes thérapeutiques aux points de vue médical, administratif et légal.

Le dossier médical est confidentiel. Les renseignements qui y sont contenus appartiennent au patient et à son médecin. Les cliniciens qui interviennent dans les soins peuvent consulter le dossier et y ajouter des notes pour rendre compte de leurs interventions. Dans une variété de circonstances, et avec l'autorisation du patient, le diagnostic et certains renseignements confidentiels contenus dans le dossier pourront être dévoilés à d'autres professionnels de la santé, à des organismes gouvernementaux, à des compagnies d'assurances, à la cour. Par ailleurs, le dossier médical demeure le principal outil de vérification de la qualité de l'acte professionnel et il peut constituer un instrument de première valeur pour établir une défense contre les accusations de plus en plus fréquentes d'incurie médicale. Par exemple, il est bon que le médecin note qu'il a pris telle ou telle décision après avoir soupesé les risques et les avantages de son intervention et après en avoir informé le malade.

Au Québec, la loi facilite l'accès du patient à son dossier. Aussi y a-t-il lieu de faire preuve de prudence dans la rédaction des rapports. Il convient de noter les faits pertinents relativement à la maladie sans verser dans une histoire romancée. On doit distinguer les faits observés *de visu* des faits rapportés par le patient ou par une tierce personne. Au besoin, on peut énoncer un jugement sur l'authenticité et la fiabilité de l'information recueillie. Il est aussi souhaitable d'utiliser une terminologie scientifique pour réduire les erreurs d'interprétation.

3.1 OBJECTIFS DE L'ENTREVUE

L'entrevue d'évaluation nécessite que le médecin formule, d'entrée de jeu, des hypothèses diagnostiques que ses observations subséquentes l'amèneront à retenir ou à mettre de côté. Il ne s'agit donc pas simplement d'une série de questions posées de façon automatique ou selon l'inspiration du moment. Ce qui compte, c'est d'employer une méthode pour classer, organiser, relativiser les réponses fournies par le patient et les autres observateurs.

La révision du dossier antérieur et le recueil d'informations auprès de tierces personnes contribuent à faire connaître l'état du malade. Mais l'entrevue psychiatrique demeure la principale étape de l'évaluation. Cette première évaluation comporte trois grands objectifs :
— établir avec le patient une relation de confiance qui sera l'assise de l'alliance thérapeutique ;
— recueillir des données ;
— arriver à une conclusion diagnostique et thérapeutique.

La portion subjective, celle que racontent le patient ou ses proches, est parfois assez juste et correspond à l'état du malade. À d'autres moments, le récit ne coïncide pas avec l'observation, ou bien il y a discordance entre les dires et les attitudes. Ces contradictions apparentes mettent le médecin sur la piste des artifices qui viennent fausser l'examen, notamment :

- le désir du malade ou de ses proches d'influer sur la décision du médecin quant à l'admission à l'hôpital ou au renvoi du patient dans son milieu ;
- le souhait du patient d'obtenir un certificat médical lui donnant droit à des avantages sociaux ou pécuniaires ou faisant croire que ses conflits de travail ou ses gestes antisociaux relèvent d'une maladie mentale et ne méritent donc pas de réprimande ;
- l'exagération ou la minimisation des symptômes par des mécanismes de défense intrapsychiques, par exemple la dramatisation dans des cas de personnalité histrionique ou la « belle indifférence » dans les cas de conversion.

La portion objective est constituée par les observations du médecin au cours de l'entrevue et par les observations formulées par le personnel qualifié. Ces données sont d'autant plus valables si l'observateur est attentif, bien exercé, et s'il possède des connaissances cliniques appropriées. Au cours de l'entretien, l'objectif et le subjectif sont intimement intriqués ; le récit fait état d'événements, mais aussi d'une vie émotive et d'un mode d'interprétation qui transforment ces événements. Lorsque les informations fournies par le malade et ses proches concordent avec les observations du médecin et des autres professionnels de la santé, elles tendent à confirmer l'existence de la maladie. S'il y a discordance, le médecin devra concevoir de nouvelles hypothèses pour expliquer ce phénomène et il tentera de les valider par la suite. En effet, tout au long de l'entrevue clinique, le médecin forme constamment des hypothèses explicatives ou à caractère diagnostique qu'il tente de confirmer ou d'invalider par la recherche d'informations pertinentes.

L'entrevue psychiatrique consiste en une série d'interactions dans lesquelles interviennent la pensée formelle et l'intuition, la déduction et l'induction, le récit et le non-verbal, le matériel conscient et les phénomènes inconscients. La conclusion découlera de la synthèse de ces divers éléments.

3.1.1 Types d'entrevues

Trois types d'entrevues servent fréquemment en psychiatrie ; ils ne sont pas mutuellement exclusifs, et le travail clinique exige qu'à certains moments le médecin combine plusieurs types d'entrevues.

- *Entrevue diagnostique.* L'objectif principal consiste à déterminer la présence ou l'absence de psychopathologies reconnues, à préciser les symptômes pour arriver à un diagnostic décrit dans les classifications comme le DSM-IV ou la CIM-10. Le questionnement peut être plus ouvert en début d'entretien, mais devient par moments plus pointu, de façon à préciser les signes et symptômes. La relation de coopération médecin-patient reste nécessaire dans ce type d'entrevue, même si le médecin s'attarde moins à l'introspection afin de recueillir des données plus factuelles. L'entrevue diagnostique convient particulièrement lors d'un premier contact avec le patient alors qu'il importe de bien préciser sa condition clinique, par exemple dans un contexte d'évaluation d'urgence ou en début d'hospitalisation.

- *Entrevue d'expertise.* On peut faire une expertise à la demande d'une compagnie d'assurances, d'un organisme gouvernemental, d'une cour de juridiction civile ou criminelle, d'un avocat ou du patient lui-même. Ce type d'entrevue sert aussi en consultation-liaison et permet au médecin traitant d'obtenir des clarifications qui l'amèneront à mieux comprendre le problème psychiatrique et à adapter le traitement. D'entrée de jeu, le patient sait que les renseignements qu'il donne seront révélés à un tiers et que le psychiatre évaluateur n'assumera pas de fonctions thérapeutiques. L'entretien vise à apporter des réponses précises aux questions posées par le requérant : préciser le diagnostic, si le traitement est adéquat, si la personne répond aux critères d'invalidité tels que les stipule un contrat d'assurances, s'il y a un lien entre un événement et la condition psychiatrique du patient. On demande une opinion de spécialiste sur cette condition tout en tenant compte du contexte administratif. La clarté du langage s'impose dans la rédaction du rapport (description de la situation et recommandations) destiné à des personnes souvent peu familiarisées avec le vocabulaire psychiatrique.

- *Entrevue psychothérapeutique.* Ce type d'entrevue est différent du point de vue du rythme. Le clinicien ne cherche pas à arriver rapidement à un diagnostic, mais plutôt à comprendre comment l'ensemble des symptômes que présente le patient s'inscrit dans sa vie, ou comment ces symptômes sont apparus chez cette personne. Il s'intéresse beaucoup plus au processus de développement des symptômes et signes qu'à leur phénoménologie. On ne vise pas à prendre une photographie de la condition psychiatrique du patient à un moment donné. On cherche plutôt à voir comment les difficultés du patient se sont créées, à déterminer si le patient est motivé à changer et en mesure de changer. Le clinicien est particulièrement attentif à la relation de collaboration du patient qui est cruciale pour entreprendre une psychothérapie qui vise un changement de fonctionnement ou d'attitude. Ce type d'entrevue présuppose presque toujours qu'il y aura plusieurs rencontres et s'applique au contexte d'une clinique externe de psychiatrie ou de psychosomatique ou encore en bureau privé.

3.2 HABILETÉ TECHNIQUE

En entrevue d'évaluation, le médecin fait appel à toute son habileté afin d'établir avec son patient un lien de confiance (empathie) indispensable pour avoir accès à la vie psychique de celui-ci, pour le connaître dans l'intimité de ses conflits inconscients, au-delà d'une vision phénoménologique (voir le chapitre 2). Une bonne entrevue d'évaluation apporte souvent un soulagement au malade, car elle lui permet de faire le point sur sa situation et constitue une occasion d'ancrage pour le développement de l'alliance thérapeutique.

Pour obtenir de meilleurs résultats, le médecin devrait acquérir certaines habiletés techniques :
- manifester de l'empathie : il est bon, pour tout clinicien, de suivre un entraînement à l'empathie et de bénéficier d'une supervision directe pour bien connaître sa capacité d'écoute afin d'obtenir un engagement de la part du malade. Certains préconisent même une psychothérapie personnelle pour éviter que le clinicien ne projette ses propres conflits sur la façon dont le patient vit son existence ;
- exploiter judicieusement les silences générateurs d'émotions et d'associations ; laisser monter un certain degré d'anxiété productive tout en freinant l'anxiété désorganisante ;
- favoriser la catharsis en permettant au malade d'exprimer ses émotions ; appuyer les mots chargés de sens, mettre à jour et formuler les émotions ; tolérer une ambiance émotive intense et, parfois, la susciter ;
- rechercher les ouvertures sur la vie psychique par les désirs et les affects exprimés, les rêves racontés, les lapsus ;
- maintenir une attitude de respect même s'il faut confronter le malade à certaines réalités ;
- éviter de se montrer moralisateur ou critique ; certaines habitudes de vie, la violence, la sexualité, les abus de substances toxiques, les conduites alimentaires excessives provoquent souvent chez les cliniciens des réactions paternalistes, agressives ou de rejet (contre-transfert).

3.3 MÉTHODES D'ENTREVUE

Le médecin sait que, très souvent, l'entrevue commence avant même que le patient soit entré dans le bureau. En effet, le malade peut s'être fait une idée de la psychiatrie, de la maladie mentale et du clinicien qu'il va rencontrer. C'est pourquoi le médecin, dès le début de l'entretien, doit être attentif aux indices de ce qui pourrait nuire à l'établissement d'une bonne relation de collaboration et, éventuellement, clarifier les ambiguïtés. Dès le début, il est bon d'avoir une idée de la durée de l'entrevue (15, 30, 50 minutes) et du contexte (évaluation en urgence, demande de psychothérapie, consultation). Le médecin doit fixer des priorités, car il ne peut, en un temps forcément restreint, aborder toutes les facettes de la condition de son patient et de son environnement. Certains emploient une méthode d'entrevue de façon stricte, mais il est souvent souhaitable de combiner plusieurs méthodes de façon à mieux s'harmoniser avec les particularités du patient rencontré. Au-delà des aspects techniques, l'art de l'entretien consiste à créer un climat de confiance en adoptant une attitude empathique pour favoriser une alliance qui va amener le patient à se livrer, à collaborer. L'entrevue qui prend l'allure d'une conversation naturelle est donc préférable à l'interrogatoire inquisiteur. Pendant que se déroule l'entrevue, il est aussi important d'avoir en tête les sections du rapport à rédiger ; le médecin peut alors recadrer l'entretien en fonction de l'objectif de la rencontre afin d'arriver à poser un diagnostic et à formuler des propositions thérapeutiques.

Psychiatrie clinique : une approche bio-psycho-sociale

3.3.1 Anamnèse associative

La méthode associative dérive de l'entrevue psychanalytique où le patient est invité à parler de lui-même sans restriction et par libre association de ses idées, sans les juger, sans les filtrer. Les mots, les silences, les successions d'idées et les hésitations prennent leur signification dans la relation transférentielle avec l'analyste. Cette méthode permet de découvrir les conflits inconscients qui génèrent des comportements inadaptés répétitifs. Elle met en évidence les mécanismes de défense et la structure de la personnalité.

Adoptant une attitude de «neutralité bienveillante» et d'écoute, l'évaluateur pose des questions ouvertes, souligne les mots chargés de sens, utilise les silences et la frustration de la non-réponse pour favoriser les associations libres. Ce type d'entrevue présuppose que le patient peut tolérer un certain degré d'anxiété et qu'il est capable de structurer sa pensée. Voici quelques exemples de questions ouvertes :

- Je vous écoute.
- Que puis-je faire pour vous ?
- Parlez-moi de vous.
- Parlez-moi de ce qui vous fait souffrir.
- Comment expliquez-vous ce qui vous arrive ?

L'anamnèse associative place le patient en situation de réflexion autoscopique. Il centre son attention sur sa personne, ses conflits et son vécu affectif plutôt que sur les événements. Cette méthode facilite l'évaluation de la capacité d'introspection et d'analyse du patient ; elle permet aussi au clinicien de sélectionner les patients qui pourront bénéficier d'une thérapie d'orientation psychanalytique.

L'anamnèse associative ne s'applique pas à des malades dont la pensée est trop désorganisée ou dont l'anxiété est trop morcelante. Par ailleurs, elle peut négliger des symptômes importants, notamment dans la sphère biologique, et n'est pas axée sur le diagnostic différentiel qui demande une recherche active de signes et symptômes.

3.3.2 Anamnèse méthodique

L'anamnèse méthodique dérive du modèle médical selon lequel l'évaluation vise à quantifier et à qualifier les symptômes afin d'en déterminer le caractère pathologique. On procède à partir d'un questionnaire directif, on s'attarde à la description des symptômes et on vérifie la cohérence des informations données. Voici quelques exemples de questions orientées, ou fermées :

- Vous sentez-vous triste ?
- Depuis quand ?
- Dites-moi ce que vous pensez quand vous pleurez.
- À quelle heure vous couchez-vous ?
- Vous endormez-vous facilement ?

De telles questions appellent des réponses précises et favorisent peu l'élaboration. L'anamnèse méthodique met l'accent sur la maladie ; par conséquent, elle laisse dans l'ombre les particularités de la vie psychique du patient, ses traits de personnalité et ses mécanismes d'adaptation habituels. On s'attarde à la présence des symptômes, peu à leur signification. Cette méthode est utile lorsqu'il faut rechercher des symptômes psychiatriques spécifiques mentionnés comme critères dans le DSM-IV et la CIM-10, car elle incite à questionner sur des symptômes inapparents ou des facteurs organiques. L'anamnèse méthodique vise un bon diagnostic différentiel. Elle présente l'avantage d'être rapide et de convenir parfaitement au cadre d'une urgence achalandée.

Cette méthode d'entrevue structurée est surtout utilisée en recherche, et le patient doit répondre par oui ou par non, ou par un des termes spécifiés par l'évaluateur (jamais, parfois, souvent, toujours). Une telle entrevue peut être réalisée par un clinicien ou, dans certains cas, par un non-professionnel et même au moyen d'un ordinateur. Tous les sujets doivent répondre aux mêmes questions de façon standardisée, ce qui permet une analyse statistique.

3.3.3 Méthode semi-directive

La méthode semi-directive, qui allie les avantages des deux anamnèses précédentes, pourrait s'appliquer dans la majorité des situations.

Dès le début de l'entrevue, le médecin s'emploie à créer un climat de confiance et à lever les obstacles au dialogue. Il se présente ; il engage l'entretien en se montrant réceptif et attentif. Par des questions ouvertes, il invite le malade à exposer dans ses mots le motif de sa visite et, le cas échéant, à parler de lui-même. Durant quelques minutes, il observe la façon dont le patient structure et communique sa pensée et se fait ainsi une idée de l'organisation mentale du moment. Il peut choisir de maintenir plus ou moins longtemps cette attitude non directive si le discours du patient est spontané et progresse vers une description détaillée et claire du tableau clinique. «J'aimerais en savoir davantage sur vos malaises», dira le clinicien pour encourager le patient à poursuivre.

Si le malade hésite ou refuse l'invitation au dialogue, le médecin s'efforce de jouer un rôle plus actif et cherche à connaître les motifs ou les préjugés à l'origine de cette attitude de fermeture, tout en restant attentif aux informations verbales et non verbales. Le médecin a parfois besoin de manifester sa capacité d'écoute avant d'obtenir un engagement de la part du malade.

Par la suite, l'exploration se fait par paliers: les préoccupations actuelles du patient, les symptômes récents, les facteurs précipitants, son style de vie à long terme, son histoire familiale et sociale, etc. Tout au long du récit, le médecin note l'organisation de la vie du patient, ses réactions aux événements, ses conflits particuliers et ses liens familiaux et sociaux. Il relève les séquences de réponses pathologiques aux événements ; elles prennent racine dans l'enfance et se répètent compulsivement au cours de la vie. Il repère certains traits de personnalité qui contribuent ou nuisent à l'équilibre de la personne. Le réconfort, le soutien et la déculpabilisation apportés à bon escient par l'évaluateur favorisent la progression des confidences.

Dans la dernière partie de l'entrevue, le médecin, pour terminer son évaluation, pose des questions précises sur des champs complémentaires. Il énonce ensuite les conclusions pertinentes et explique au malade le programme du traitement.

3.4 HISTOIRE DE CAS

Pour le recueil des informations, il est préférable de respecter le cheminement aléatoire du récit du malade. Toutefois, la rédaction du rapport doit être ordonnée, complète et systématique. L'ordre de présentation des données (voir le tableau 3.1) sert à organiser l'histoire de cas, mais le patient ne racontera pas les faits selon ce modèle de rédaction. Le rapport de l'observation médicale permet donc de mettre de l'ordre dans le récit du patient pour le rendre plus

TABLEAU 3.1   Plan de l'histoire de cas

1. Questionnaire
    Identification
    Raison de la consultation
    Antécédents
        Antécédents psychiatriques
            Antécédents personnels
            Antécédents familiaux
        Antécédents médico-chirurgicaux
        Antécédents judiciaires
    Habitudes
    Médicaments
    Maladie actuelle
    Histoire personnelle longitudinale
        Naissance, première enfance et contexte familial
        Scolarisation
        Période de l'adolescence
        Vie sentimentale et conjugale
        Âge adulte
2. Examen physique
3. Examen mental
    Comportement
        Allure générale
        Disposition et attitude
        Niveau d'activité
        Langage et aphasie
        Degré de coopération
        Fiabilité
    Affect et humeur
        Humeur prédominante
        Intérêts et instincts de vie
    Pensée
        Cours de la pensée
        Forme de la pensée
        Contenu de la pensée
    Fonctions cognitives
        Sensorium (état de conscience)
        Attention
        Mémoire
        Orientation
        Abstraction
        Intelligence
        Jugement
4. Formulation d'une synthèse
5. Diagnostic multiaxial
    Axe I : Diagnostic psychiatrique principal
    Axe II : Troubles de la personnalité ; retard mental
    Axe III : Affections médicales générales
    Axe IV : Problèmes psychosociaux et environnementaux
    Axe V : Évaluation globale du fonctionnement
6. Pronostic
7. Plan d'intervention
    Aspect administratif
    Aspect biologique
    Aspect psychologique
    Aspect social

facilement intelligible au lecteur autorisé qui en prendra connaissance. En cours d'entrevue, les aspects subjectifs rapportés par le patient et les observations accumulées par le médecin s'intriquent de façon simultanée. Il est donc important que le médecin ait bien en tête la structure du rapport qu'il devra produire par la suite ; il pourra de la sorte classer au fur et à mesure l'information obtenue.

La description détaillée des signes et des symptômes aidera le médecin à soupeser leur importance relative et à intégrer en un tout cohérent des notions disparates provenant de paramètres différents tels que l'histoire du malade, sa dynamique psychique, son état somatique, les événements traumatisants récents et son adaptation habituelle à la vie courante. Les diagnostics quant à la maladie et à la personnalité sous-jacente découleront de l'intégration de ces données et de leur intrication sur les plans biologique, psychologique et relationnel.

3.4.1 Questionnaire

Identification

L'identification du patient constitue la première partie du questionnaire. Elle comprend les éléments suivants :

– âge, sexe, état matrimonial et statut familial, enfants ;
– études, travail, chômage, sources de revenus ;
– logement ou hébergement, personne-ressource ;
– origine ethnique, religion ;
– autres informations pertinentes.

Ces informations permettent de préciser les données sociologiques qui interviennent comme facteurs de risque dans certaines situations : suicide, troubles situationnels, soutien social, etc.

Raison de la consultation

Brièvement, en laissant parler le patient ou la ou les personnes qui l'accompagnent, on cherche à savoir :

– quel motif est invoqué ;
– si le patient consulte volontairement ou non, qui l'envoie, qui l'accompagne ;
– si le patient vient chercher des soins, une protection, une intervention administrative ou sociale, ou simplement une occasion de converser.

Les motifs peuvent être différents selon qu'il s'agit du patient, de sa famille ou du clinicien qui l'a envoyé consulter en psychiatrie.

À ce stade, un diagnostic ne peut être utilisé comme raison de consultation. Il ne faut pas accepter sans vérification un diagnostic mentionné spontanément en début d'entretien. Une affirmation comme « Je suis maniaco-dépressif… » ou « Je suis en dépression… » ne doit pas être consignée automatiquement sous la forme : « Le patient consulte pour un trouble maniaco-dépressif…, pour dépression. »

Antécédents

Antécédents psychiatriques

- *Antécédents personnels*

On s'informe au sujet d'épisodes psychiatriques antérieurs : dates et durées approximatives des hospitalisations, modes du traitement, nom du médecin traitant. Il y a lieu aussi de s'intéresser à l'aide obtenue en clinique externe, en service social ou en psychologie. Il est utile de demander une description détaillée d'un ou plusieurs des épisodes, particulièrement s'ils ne sont pas identiques, de voir s'il y a eu des tentatives de suicide et de se renseigner sur leurs circonstances (quand ? comment ? pourquoi ?). Pour évaluer l'efficacité des pharmacothérapies, on doit connaître les doses des médicaments prescrits et la durée de leur utilisation, et on doit savoir si la prescription a été ou non observée. On s'enquiert des résultats des thérapies déjà suivies, des réactions adverses et des complications. L'idéal est de se référer, pour ces informations, au dossier antérieur s'il est accessible. On peut aussi recourir à un questionnaire autobiographique que le patient remplit seul au préalable et qu'on précise au cours de l'entretien. Tous ces éléments sont à inclure dans la rédaction du rapport.

- *Antécédents familiaux*

On interroge le patient sur la présence de maladies mentales dans la famille proche (père, mère, frères et sœurs) et étendue (grands-parents, oncles et tantes, cousins et cousines) ; ces informations permettent de détecter un risque génétique éventuel et de découvrir des perturbations familiales survenues au cours du développement de la personne. On pose des questions précises sur ces maladies et les traitements suivis, ainsi que sur les hospitalisations, les suicides, la prise de médicaments, les dépendances à l'alcool et aux drogues. On tâche d'obtenir une description détaillée des symptômes plutôt qu'un énoncé diagnostique vague et sans preuve (« une grosse dépression ») concernant un membre de la famille.

Antécédents médico-chirurgicaux

On recherche les maladies somatiques et leur traitement, les allergies, les syndromes qui peuvent se répercuter sur la vie psychique, les traumatismes neurologiques, pour le patient et, si possible, pour les membres de la famille proche. On relève les symptômes physiques qui mériteraient une investigation plus approfondie. On prend note des résultats d'analyses de laboratoire et d'examens passés récemment si le patient peut les donner ou si on peut avoir accès à ces rapports.

Antécédents judiciaires

Il est délicat de consigner dans le dossier médical des renseignements concernant les démêlés d'un patient avec la justice, particulièrement si ces informations sont rapportées par un tiers. Il est prudent d'obtenir au préalable la confirmation de la part du malade. Par ailleurs, certaines informations de nature pénale ou criminelle sont pertinentes lorsqu'il s'agit de poser un diagnostic et de déterminer si l'individu représente un danger pour lui-même ou autrui, d'évaluer les éléments antisociaux, les problèmes reliés à la consommation d'alcool ou de drogues. On verra à les enregistrer avec justesse et tact. Il peut s'avérer utile, le cas échéant, de noter que le patient a déjà été tenu pour non responsable par le tribunal pour cause d'aliénation mentale, ou qu'il est sous le régime de la curatelle ou sous le coup d'une ordonnance de traitement.

Habitudes

On questionne le patient sur certaines de ses habitudes, principalement en ce qui concerne :
– la consommation d'alcool (forme, quantité, fréquence et conséquences) ;
– la consommation de drogues (nature, durée, fréquence, coût et effets) ;
– la consommation de café, de thé et de cola (quantité) ;
– l'alimentation et l'usage de tabac, s'il y a lieu ;
– la passion pour les jeux de hasard (cartes, courses, casino, poker vidéo, etc.).

Médicaments

On s'informe des médicaments que prend le patient actuellement, afin de déterminer les interactions pharmacologiques possibles avec les médicaments qu'on compte prescrire. Il faut connaître :
– la nature des médicaments, la posologie, la durée d'utilisation, le degré d'observance de la prescription, les résultats ;
– le nom du médecin qui les a prescrits.

Maladie actuelle

On demande au patient de décrire en détail ses symptômes ; on lui en fait préciser la durée, la fréquence, l'intensité. Lorsque le malade signale un symptôme significatif, on doit explorer les symptômes concomitants pour confirmer ou infirmer la piste diagnostique. On peut, par exemple, réviser les critères diagnostiques du DSM-IV associés au symptôme rapporté afin de bien documenter une psychopathologie. On prend soin de noter les descriptions dans les termes du malade.

On recherche le ou les événements qui ont pu servir d'amorce à la décompensation actuelle. Il s'agit de dégager ce qui, dans l'histoire récente (quelques semaines ou quelques mois), est de nature à expliquer l'émergence de la maladie ou la rechute. « Qu'y a-t-il de nouveau qui vous amène à consulter aujourd'hui ? » Dans le rapport, la description de la maladie actuelle doit s'attacher à l'épisode symptomatique actuel et non aux symptômes passés ; ces derniers seront plutôt consignés dans la section qui concerne les antécédents ou dans celle de l'histoire longitudinale. On note les réactions du patient à l'événement et celles de son entourage au problème du patient, les conséquences sur la vie professionnelle, conjugale, familiale et sociale. On s'informe des facteurs qui contribuent à l'atténuation, à l'aggravation ou à la persistance des symptômes. À cet effet, il est toujours utile de rencontrer les personnes qui accompagnent le patient et de s'efforcer d'obtenir leur description des faits plutôt que leur opinion.

Il y a lieu aussi de rechercher spécifiquement les idées suicidaires ou les impulsions agressives. On peut aussi demander au patient ce qu'il attend de la consultation psychiatrique.

Dans la rédaction du rapport, on organise les informations selon un ordre chronologique ou selon les thèmes abordés. Il est nécessaire de réaménager le récit du patient pour en faciliter la lecture. Après avoir énuméré les symptômes qui contribuent à circonscrire le diagnostic différentiel, il est bon de mentionner également les symptômes pertinents qui sont absents. On fait état de la version du patient, quelle qu'en soit la pertinence, et, s'il y a lieu, on consigne les versions complémentaires de l'entourage et les renseignements provenant d'autres sources (médecin, infirmières, police, etc.). C'est sur les données de cette section que se fonde essentiellement un diagnostic relevant de l'axe I et de l'axe IV.

Histoire personnelle longitudinale

Il s'agit de recueillir les informations pertinentes concernant le développement du patient, ses comportements au cours des différentes étapes de la vie et les principaux événements ayant contribué à façonner sa personnalité. On recherche les faits en s'intéressant aux réactions émotives du patient. On obtient ainsi une perspective longitudinale permettant de comprendre comment les symptômes actuels s'inscrivent dans le cours de la vie du patient. En fonction du temps alloué à l'entrevue, le médecin peut choisir de mettre l'accent sur certaines étapes du développement de l'individu ou sur certaines expériences traumatisantes, sur la façon dont elles ont été vécues sur le plan émotionnel et sur leur résolution. Il faut souvent quelques entretiens pour recueillir progressivement l'information sur l'histoire longitudinale. C'est sur les données de cette section que se fonde essentiellement un diagnostic relevant de l'axe II et de l'axe V.

Dans le rapport, on expose les faits selon un ordre chronologique, mais en décrivant toujours aussi le vécu affectif et relationnel qui y est associé. Les informations à recueillir se rapportent aux thèmes suivants:

1. Naissance, première enfance et contexte familial:
   - Lieu de naissance, rang dans la fratrie, nom, âge et occupation des frères et sœurs;
   - Particularités de la grossesse et de l'accouchement, prématurité;
   - Problèmes d'alimentation, maladies de la première enfance;
   - Comportement du bébé: agité, actif, amorphe. Comparaison avec d'autres bébés;
   - Âge du début de la marche et de la parole, de l'acquisition de la propreté, énurésie;
   - Comportement envers les membres de la famille et réciproquement. (Était-ce un enfant désiré et choyé? Les parents avaient-ils des préférés? Dans quelle ambiance s'est-il développé? A-t-il reçu une sécurité affective? A-t-il été victime de négligence ou d'abus?)

2. Scolarisation:
   - Réactions lors de l'entrée à l'école, anxiété de séparation;
   - Intérêt pour les études primaires, succès et échecs scolaires;
   - Profil d'apprentissage et degré de scolarité;
   - Aptitudes particulières;
   - Relations sociales avec les compagnons d'école et de loisirs;
   - Liens avec les enseignants et les adultes (autorité). Si possible, obtenir les commentaires des professeurs;
   - Relations avec le père, la mère, la fratrie;
   - Événements marquants dans l'enfance;
   - Maladies, s'il y a lieu.

3. Période de l'adolescence:
   - Climat familial, attitude des parents;
   - Violence familiale, négligence parentale, sévices sexuels;
   - Adaptation au développement physique et à la puberté, premières règles;
   - Éducation et pratiques sexuelles;
   - Fréquentations amoureuses;
   - Vie de groupe: activités parascolaires, socialisation, rôle particulier dans les groupes, délinquance ou déviance;
   - Fonctionnement scolaire au secondaire, au collège, à l'université;
   - Modèles d'identification, relations avec les adultes;

- Consommation de drogues, d'alcool ;
- Démêlés avec la justice ;
- Événements ou maladies de cette époque ;
- Acné, image corporelle, conduites alimentaires.

4. Vie sentimentale et conjugale :
   - Début et déroulement des relations amoureuses importantes ;
   - Présence d'une relation stable homosexuelle ou hétérosexuelle ;
   - Adaptation à la vie de couple et au rôle parental, stabilité et profondeur de l'union ;
   - Relations avec les enfants, organisation familiale ;
   - Satisfaction sexuelle et affective ;
   - Réaction à la séparation ou au divorce, au décès d'un enfant ou du conjoint.

5. Âge adulte :
   - Adaptation à la vie professionnelle, stabilité au travail, échecs et réussites, intérêts et ambitions, chômage, retraite, situation financière ;
   - Relations interpersonnelles avec les proches, les compagnons de travail, les patrons, les voisins et les amis ;
   - Pertes significatives ;
   - Loisirs, sports, hobbies et moyens de détente ;
   - Implication sociale, politique et religieuse ;
   - Activités criminelles et démêlés avec la justice.

Comme on peut le constater, cette seule section occupe une grande partie non seulement de l'entrevue, mais aussi du rapport. Le psychiatre doit se rappeler que, malgré l'intérêt que peut présenter une vision globale de la condition du patient, il ne doit pas perdre de vue l'objectif de l'entretien ni se laisser distraire, par des détails anecdotiques, de l'objectif diagnostique et thérapeutique. Il lui faudra donc opérer une sélection dans ce fatras de données et faire preuve de retenue dans la rédaction. Un rapport psychiatrique ne s'écrit pas comme un article de journal à sensation.

3.4.2 Examen physique

Au moment où le psychiatre procède à l'examen psychiatrique, il n'est pas toujours opportun qu'il fasse un examen physique. Il arrive que le malade s'y oppose ou réagisse excessivement à toute approche somatique. Il est d'usage courant, surtout dans les milieux francophones, de confier cette évaluation physique à un autre médecin, afin de préserver la spécificité des interventions psychiatriques. Cette façon de faire nécessite toutefois une bonne articulation du travail et un partage clair des responsabilités entre les médecins. Beaucoup de médecins de famille ou d'urgentologues semblent oublier de procéder à l'examen physique des patients dès que ceux-ci présentent des symptômes psychiatriques. Pourtant, faut-il le rappeler, plusieurs maladies psychiatriques (dépression majeure, panique) peuvent apparaître sous forme de symptômes somatiques, tout comme plusieurs maladies physiques (hypothyroïdie, cancer du pancréas) peuvent se manifester par des symptômes psychiatriques. Le psychiatre devrait néanmoins faire un examen neurologique sommaire, particulièrement en présence de dystonie ou de dyskinésie.

Malgré tout, l'examen psychiatrique devrait englober une observation de l'état général et nutritionnel du patient. Le psychiatre doit porter une attention particulière à l'apparence du patient (attitude, posture, habillement) et aux symptômes généraux pouvant avoir une cause psychique ou somatique : amaigrissement, ralentissement, fatigue, troubles moteurs, démarche, élocution, etc. S'il décèle des particularités neurologiques, endocriniennes ou systémiques, il les signalera et fera en sorte que ses observations soient appuyées par des examens approfondis.

3.4.3 Examen mental

L'importance de l'examen mental réside dans l'objectivité des données qui en découlent en comparaison des informations recueillies sur l'histoire du patient. Cet examen se déroule parallèlement à l'entrevue et il complète les données subjectives. Mais certains aspects des fonctions cognitives méritent une évaluation plus précise. Le psychiatre doit être attentif au langage autant verbal que non verbal ainsi qu'aux changements de comportement, d'attitude ou d'affect.

La distinction fondamentale entre « symptôme » et « signe » doit être retenue, aussi bien en psychiatrie que dans les autres disciplines médicales. Les symptômes, qui sont les problèmes perçus et signalés par le patient, c'est-à-dire ses plaintes subjectives, appartiennent à l'histoire de la maladie actuelle ; c'est aux signes, c'est-à-dire les manifestations objectives découvertes par le médecin, que s'attache plus particulièrement l'examen mental. La pratique nous a cependant habitués à certaines exceptions à ce principe, une tendance dont l'extension n'est pas souhaitable. Par exemple, on peut, dans le rapport de l'examen mental, noter la présence d'hallucinations racontées par le patient ou sa famille, même si on n'en a pas spécifiquement observé pendant l'entretien, car la survenue d'hallucinations est habituellement sporadique. Néanmoins, les hallucinations demeurent un signe important, même si le médecin ne les a pas observées directement. Le rapport de l'examen mental contient ce qui est observé à un moment précis, comme une photo de l'état mental du patient pendant l'entretien.

Selon les parties de l'examen mental, le degré d'objectivité est différent. Ainsi, si un ralentissement psychomoteur marqué ou un délire spectaculaire ne font pas de doute, il faut en revanche reconnaître la part d'interprétation que demande l'observation d'une attitude dépendante ou d'un jugement égocentrique. L'examen mental constitue un processus d'analyse, une décomposition d'un tout en ses diverses parties. Par exemple, quand on décrit un langage logorrhéique, une humeur euphorique et une fuite des idées chez un maniaque, on touche des aspects différents d'un seul et même phénomène. La cohérence entre ses diverses parties donne à l'examen mental beaucoup de solidité et de fiabilité. Il existe peu de signes pathognomoniques. On cherche donc plutôt un ensemble de signes qui, combinés à l'information subjective donnée par le patient, confirment la présence d'un trouble psychiatrique spécifique. La maîtrise de l'examen mental, de son vocabulaire et de ses subtilités donne de l'assurance au médecin et lui permet de saisir l'essentiel d'un tableau clinique complexe et de tracer un portrait le plus personnalisé possible du patient.

Les circonstances et les conditions de l'examen, par exemple la présence d'un tiers et le lieu physique, influent sur sa qualité. Le patient vient-il tout juste d'arriver à l'urgence, amené en catastrophe par sa famille ou sous bonne garde par les policiers ? Se réveille-t-il à peine d'une intoxication médicamenteuse ? Est-il déjà hospitalisé et sous traitement depuis longtemps ? S'est-il présenté de son plein gré ou contraint par un juge ? La connaissance de ces circonstances éclaire le médecin sur le comportement du patient pendant l'entrevue et donne sa perspective à l'examen.

Comportement

Au sens large, le comportement englobe toutes les manifestations extérieures qui tiennent lieu d'interaction et de communication avec l'environnement, allant de la simple apparence physique jusqu'au geste intentionnel.

Allure générale

Qu'elle soit voulue ou non, l'allure générale transmet déjà un message à l'entourage et des informations à l'observateur.

L'apparence physique donne une impression globale de l'état de santé général du patient. Celui-ci peut paraître plus vieux ou plus jeune que son âge, en bonne santé ou fatigué, amaigri, maladif, asthénique, intoxiqué. Certaines particularités sautent aux yeux, comme un handicap, un indice de maladie systémique, une carrure athlétique ou chétive, la beauté physique. Les déprimés profonds présentent, à la hauteur du front, un spasme douloureux, l'oméga frontal. On peut parfois observer un air hagard chez un patient confus, un air traqué chez un paranoïde, un air resplendissant chez un maniaque. L'état de vigilance peut être stuporeux, obnubilé, somnolent ou bien éveillé. Tous ces traits donnent au patient une allure anodine ou particulière, étrange, inquiétante, caractéristique d'une activité ou de conditions matérielles, révélatrice d'un état d'esprit.

L'hygiène générale signale l'intérêt du patient à prendre soin de lui-même. Un individu peut être sale et négligé, malodorant, un autre sera frais lavé, d'apparence soignée ou impeccable. Les cheveux sont longs, courts, rasés, propres, sales, bien coiffés, ébouriffés. Le maquillage peut être discret, exagéré, grotesque ou absent. Le type de tatouages et de bijoux donne un indice sur le groupe d'appartenance.

La tenue vestimentaire va dans le même sens : les vêtements sont soit neutres, ternes, mal boutonnés,

Psychiatrie clinique : une approche bio-psycho-sociale

froissés et sales, soit propres et soignés, sobres et en ordre, ou encore colorés, recherchés, excentriques et osés.

La démarche, si on se donne la peine de l'observer, apporte des indices très intéressants, qu'elle soit ébrieuse, ataxique, affaissée, contrainte, lente, traînante, à petits pas, rigide ou détendue, maniérée, déterminée.

La posture se caractérise également selon divers registres, de figée, crispée, abattue et craintive, à nonchalante, changeante et affirmative. Toutes ces particularités contribuent évidemment à valider l'hypothèse diagnostique.

Disposition et attitude

La disposition générale et l'attitude sont deux aspects de l'état mental auxquels la personnalité de l'individu donne une coloration tenace qui s'étend sur un large spectre de nuances plus ou moins subtiles. L'expérience du psychiatre constitue un atout important pour leur appréciation.

La disposition générale du patient résulte des idées et des sentiments de base qui conditionnent sa façon habituelle de se percevoir. Elle se rattache à l'estime de soi, au sens de l'identité personnelle et à la sécurité de base (*basic security*). À la frontière du comportement et du sentiment, elle détermine chez le patient sa propre perception de lui-même par rapport à l'environnement.

Selon sa disposition générale, le patient peut être défaitiste ou enthousiaste, pessimiste ou optimiste, abattu et masochiste ou pétulant et fier, passif ou actif, flegmatique ou excitable, rigide, préoccupé, irritable ou nonchalant, désinvolte et placide.

L'attitude consiste dans la position affective usuelle affichée par le patient quand il entre en relation avec autrui, avec le médecin. C'est sa disposition face au monde extérieur qui prend sa source dans le degré de la confiance de base (*basic trust*) acquise au cours du développement de sa personnalité. Le patient donne déjà des indices de son attitude générale par son comportement pendant l'entrevue, en présence de ses proches et du médecin, laissant deviner, par exemple, des tendances à entrer en conflit interpersonnel dans certaines situations, ce qui peut être révélateur d'un trouble de la personnalité. Certains patients cherchent des gains secondaires, d'autres entretiennent des attentes magiques, des espoirs démesurés de solution rapide et complète, et s'abandonnent alors au pouvoir médical et hospitalier, tandis que d'autres encore restent distants et sceptiques.

Une attitude adéquate est à la fois respectueuse et assurée, dégagée, souple, franche et authentique. La gamme des attitudes problématiques est étendue; elles caractérisent les troubles de la personnalité qui colorent le fonctionnement habituel, avec des pointes plus aiguës lors des exacerbations de maladies psychiatriques. On peut les diviser par classe:

- attitudes négatives: revendicatrice, hostile, agressive, belliqueuse;
- attitudes indirectement négatives: froide, rébarbative, cynique, sarcastique;
- attitudes hautaines: pédante, suffisante, arrogante, défiante;
- attitudes méprisantes: obséquieuse, faussement soumise;
- attitudes évitantes: indifférente, évasive, réservée, craintive, soupçonneuse, méfiante;
- attitudes envahissantes: accaparante, dépendante, contrôlante, amicale, familière, séductrice, désinhibée, théâtrale.

Niveau d'activité

L'activité normale est spontanée, appropriée à la situation, organisée et constructive. Elle tient compte de la présence d'autrui.

Une activité exagérée se traduit par une mobilité excessive, des sursauts, de l'hyperactivité et de l'agitation psychomotrice. Dans la phase maniaque d'un trouble bipolaire ou dans l'intoxication à la cocaïne ou à la phencyclidine (PCP), on note une activité intempestive et dispersée qui peut mener à des gestes agressifs dangereux. Chez les psychotiques et les antisociaux, cette hyperactivité perturbe passablement l'environnement, tandis que chez certains déprimés mélancoliques, elle reste plus discrète et prend la forme d'une faible agitation psychomotrice (*fidgetyness*). L'akathisie, une réaction indésirable induite par les neuroleptiques, consiste en une incapacité à rester en place, accompagnée d'un sentiment de fébrilité intérieure.

Une activité diminuée (bradykinésie, hypokinésie) caractérise surtout la dépression, sous forme d'un ralentissement (*retardation*) psychomoteur, et la schizophrénie où le retrait émotionnel s'exprime même dans la motricité. L'activité devient quasi absente dans les moments de catatonie figée. La catalepsie correspond à une diminution de la réponse à l'environnement avec maintien des attitudes corporelles imposées et plasticité musculaire (flexibilité cireuse). La cataplexie se définit comme une chute subite du tonus musculaire provoquée par une émotion, comme cela se voit dans la narcolepsie. Chez les parkinsoniens, idiopathiques ou iatrogéniques (effet secondaire des neuroleptiques), on peut observer de la bradykinésie et de la rigidité, parfois de l'akinésie et un masque facial.

La vitesse d'exécution et la quantité de mouvements ne sont pas les seuls critères d'une activité anormale. Parmi les syndromes neurologiques, on identifie des tics, divers mouvements anormaux, choréo-athétosiques, de la rigidité, des dyskinésies et des tremblements. Ces derniers peuvent aussi s'expliquer par de l'anxiété, une intoxication, une réaction de sevrage, un effet secondaire de médicaments et une maladie physique. Chez les obsessionnels, on remarque parfois des compulsions et des rituels. Le mimétisme (échopraxie) et la stéréotypie, une activité répétitive et automatique, se manifestent surtout chez les psychotiques. La stéréotypie devient du maniérisme quand elle est plus affectée, moins monotone et plus intégrée à la personnalité de l'individu. L'impulsivité se définit comme une propension à agir rapidement, d'une manière irréfléchie et incoercible, par exemple chez les hyperkinétiques et les personnes peu tolérantes à la frustration. Elle peut donner lieu à de l'agressivité et à des passages à l'acte (*acting out*). Les patients atteints d'une maladie organique grave présentent parfois de la carphologie, qui se définit comme une manipulation délicate, stéréotypée et inutile ou une utilisation inappropriée de leurs vêtements ou de leurs draps. Les hallucinés peuvent montrer des signes d'attention à des stimuli inexistants : attitude d'écoute, soliloque, sourires bizarres, gestes d'impatience.

Langage et aphasie

- **Langage**

On s'intéresse ici non pas au contenu du discours, question qui sera abordée dans la section « Contenu de la pensée », mais aux aspects verbal et non verbal du langage en tant que moyen d'expression de la pensée et des émotions.

Sur le plan non verbal, on prête attention à tout ce qui entoure l'énonciation et qui peut modifier le sens des mots. On note l'intonation qui, normalement, varie avec le contenu émotionnel du discours. La voix peut être faible, monotone, tremblotante, claire, forte, stridente. Le patient peut parler sur un ton aigu, élevé, nasillard et criard, ou grave, bas et calme, détaché et froid. L'expression émotionnelle exagérée est exhibitionniste, chargée de dramatisation dans les pleurs, le rire, la colère, comme dans les cas de personnalité histrionique ou de manie. On observe également le comportement extérieur, les signes, particulièrement sur le visage, par lesquels se manifeste un état affectif donné. On remarque la mimique et la gestuelle qui traduisent le dépit, l'impatience, l'exaspération, la suffisance, le malaise. On note le type de regard (vide, détaché, triste, implorant, menaçant) et d'expression faciale, la recherche ou la fuite du contact visuel, les parapraxies ou les lapsus comportementaux qui accompagnent le discours.

Sur le plan verbal, il s'agit de prêter attention aux mots, de qualifier la façon de construire les phrases, la quantité de réponses aux questions, le vocabulaire utilisé par le patient : riche et nuancé ou pauvre et impropre, mêlant les langues (p. ex., français et anglais), etc.

Un langage excessif prend la forme d'abondance ou même de diarrhée verbale, de verbosité, de prolixité, d'affectation, de cris et de vociférations. La logorrhée correspond à une surabondance du discours à une vitesse accélérée. On parle de pression du discours lorsque le patient a tendance à poursuivre un monologue en refusant toute interruption pour qu'on lui pose des questions. Ces deux derniers signes sont caractéristiques de la tachypsychie des maniaques.

Le discours peut aussi être obscur et embrouillé, aspect que plusieurs termes quasi synonymes peuvent désigner : galimatias, verbigération, salade de mots, etc. Certains écrivains du mouvement dada ont tenté d'imiter ce symptôme de langage obscur en prenant des mots au hasard dans le dictionnaire pour composer leurs textes. La glossolalie se définit comme une langue d'apparence nouvelle, mais généralement assez compréhensible, créée par un malade délirant ou hystérique. Elle se distingue de la schizophasie qui consiste en un langage fait de néologismes idiosyncrasiques et de mots déformés qui ne respecte pas les structures grammaticales et syntaxiques, le plus souvent incompréhensible pour l'entourage.

On parle de blocage ou de barrage lorsqu'une séquence du discours s'interrompt brusquement, le patient ayant oublié son propos. La propension excessive à parler métaphoriquement s'appelle la métonymie ; des jeux de mots y sont souvent associés. Les changements rapides de sujet, au hasard de la sonorité des mots, constituent des associations par assonance (*clanging*) qu'on rencontre principalement dans la manie.

Le langage est limité dans les cas de dysarthrie, de bégaiement, de marmonnement, d'élocution ébrieuse, d'écholalie (répétition de mots) et de coprolalie (langage grossier). Un patient taciturne ou laconique se montre peu loquace ; chez un autre, le débit est lent, ou les réponses viennent après un temps de latence attribuable à une bradypsychie. L'aphonie consiste en une incapacité à produire vocalement les sons du langage, le patient pouvant seulement chuchoter, tandis que le mutisme signale un refus net de parler, soit par atteinte de l'état de conscience, soit par inhibition, soit par opposition.

- **Aphasie**

Peu fréquentes chez les patients suivis en psychiatrie, les aphasies peuvent ressembler superficiellement au discours psychotique fonctionnel, d'où l'importance d'un bon diagnostic différentiel. Elles nuisent à la communication dans une mesure variant selon le type et la sévérité de l'atteinte. Une aphasie rend délicate, voire impossible, la poursuite de l'évaluation de la pensée et des fonctions cognitives, parce que le patient a plus ou moins perdu l'outil du langage et, conséquemment, n'arrive pas à démontrer d'autres capacités qui pourraient être demeurées intactes.

En présence de signes neurologiques latéralisés, comme une hémiplégie, il est facile de soupçonner une aphasie lorsque, chez le patient, le discours spontané diminue ou encore lorsque le patient éprouve des difficultés sur le plan de l'élocution et des constructions verbales. Sans entrer dans les subtilités cliniques de l'aphasiologie, mentionnons que les signes cliniques peuvent s'associer selon différentes combinaisons, en fonction du type d'aphasie — pure, intermédiaire ou mixte — ou de son évolution.

Dans l'aphasie d'expression, malgré qu'il comprenne bien ce que les autres lui disent, le patient a des troubles sérieux de communication et est conscient qu'il n'arrive pas à répondre comme il le voudrait ; on note une diminution et une lenteur de la production verbale (fluence), des troubles arthriques et de la dysprosodie.

L'aphasie de réception, qui est fluente, consiste en un trouble de la compréhension qui amène secondairement un langage inapproprié ; mais le débit du patient est normal ou logorrhéique, accompagné de jargonaphasie qui comprend des néologismes, des substitutions et des déformations lexicales.

On remarquera aussi, seuls ou associés, des répétitions de mots, de l'agrammatisme et un manque de mots, ce qui provoque chez le patient des hésitations, des périphrases, des stéréotypies verbales et l'emploi de clichés. L'alexie et l'agraphie font habituellement partie du tableau.

On prêtera une attention particulière à l'aphasie transcorticale motrice, car elle prend l'allure d'un trouble psychiatrique. Les déficits se limitent à un apragmatisme parfois seulement verbal ; le patient donne l'impression de ne pas vouloir parler et il lui faut un certain temps avant de répondre.

Degré de coopération

Le degré de coopération du patient donne un indice de la fiabilité de son récit et détermine la qualité de la relation. On évalue la collaboration du patient, à savoir si elle est volontaire ou forcée, facile ou difficile, bonne ou mauvaise, claire ou ambiguë, ferme ou réticente. Est-ce que le patient accepte bien de se prêter à l'entrevue ou est-il méfiant ? Répond-il volontiers à toutes les questions ou est-il réticent à se confier ? Est-il un bon historien, rapportant les faits de façon organisée, ou est-il peu fiable à cause d'un récit nettement désordonné ou censuré ? Est-ce qu'il minimise ou amplifie certains aspects ? On apprécie également le degré et la qualité de sa motivation.

L'opposition passive est déguisée, indirecte et insidieuse, et suscite graduellement de l'irritation chez le clinicien. Par exemple, un patient se plaint avec insistance et demande beaucoup d'aide, mais il voit des empêchements à toutes les solutions proposées, les annule de façon détournée et émet des doubles messages. Le négativisme consiste en une résistance à accomplir ce qui est demandé, tandis que l'oppositionnisme désigne l'exécution du geste opposé, comme à l'encontre d'une autorité. À l'inverse, d'autres patients font montre de suggestibilité et d'obéissance automatique.

Fiabilité

L'appréciation globale du médecin lui donne souvent des indices précieux quant à la fiabilité du patient; le contre-transfert devient alors un instrument d'évaluation. Le psychiatre prête une attention spéciale aux discordances atypiques dans le tableau clinique, au manque d'authenticité de certains symptômes amplifiés par le patient ou à la dissimulation d'informations essentielles. Le flair clinique constitue un atout majeur, mais le médecin devra justifier ses impressions le plus possible. Chez plusieurs patients, la psychopathologie et la souffrance morale ne font pas de doute; d'autres montrent clairement des signes de santé mentale. Par ailleurs, il n'est pas rare que des patients très malades cherchent à camoufler leur problème, tandis que d'autres moins gravement atteints rapportent des symptômes factices pour obtenir des gains secondaires, par exemple un hébergement hospitalier.

Affect et humeur

L'affect renvoie à la modulation émotionnelle qui colore les propos du patient, qui indique le degré d'investissement psychique et la répercussion interne des facteurs environnementaux, et qui explique en partie le comportement. Normalement, l'affect varie selon le contenu émotionnel du discours. Il se reflète dans l'intonation de la voix, les mimiques, l'expression du visage, les gestes.

À l'usage, le terme « affect » a pris deux sens. Le premier, qui est le sens retenu ici, est général et comprend tout le domaine affectif de l'examen mental. Le second est plus restreint et se rapporte à une émotion précise immédiatement exprimée et observée à divers moments de l'entrevue.

L'affect se distingue de l'humeur (*mood*) qui est un état émotif global et durable, soutenu la majeure partie du temps de l'entrevue, et qui correspond au climat affectif dans lequel a vécu le patient au cours de la période précédant l'entrevue. On pourrait dire que l'humeur est le climat du pays, alors que l'affect est la température du jour.

Selon que l'émotion s'exprime d'une façon continue ou ponctuelle, on peut souvent caractériser l'humeur et l'affect par les mêmes termes. L'humeur et l'affect normaux sont dits euthymiques, souples, modulés, en concordance avec le contexte extérieur et les préoccupations actuelles du patient. Le terme « dysphorie » est général et désigne tout état de malaise.

Humeur prédominante

L'humeur prédominante est l'émotion, le sentiment qui se manifeste le plus constamment au cours de l'entrevue. Les émotions possibles sont fort nombreuses; en voici quelques-unes, à titre d'exemple, associées à trois types d'humeur:

- humeur positive: joie, plaisir, jubilation, émerveillement, curiosité, foi, gratitude, espoir, dignité, admiration, amour;
- humeur négative envers l'entourage: envie, jalousie, ressentiment, haine, colère, rage, insatisfaction, amertume, désillusion, ambivalence;
- humeur négative envers soi-même: ennui, gêne, culpabilité, remords, honte.

L'irritabilité, l'agressivité, la colère peuvent se manifester par des paroles seulement, mais aussi parfois par des gestes. L'expansivité se caractérise par un manque de retenue dans l'expression des sentiments positifs. L'euphorie correspond à un sentiment exagéré de bien-être général et d'agrément; joyeux, confiant et plein d'assurance, le patient respire la bonne humeur excessive. L'exubérance (*elation*) se traduit par de nombreuses exclamations de plaisir et de la surexcitation. L'exaltation reflète une joie encore plus grande qui s'accompagne d'un sentiment de grandeur et de puissance, d'un débordement éclatant et sans frein. L'extase représente une limite rarement atteinte, un état de béatitude avec un détachement quasi total de la réalité environnante.

L'humeur triste peut être associée à divers états: chagrin, nostalgie, lassitude, abattement, découragement, désespoir, dégoût, souffrance morale intense. Le spleen est un ennui triste et désabusé, la morosité, une tristesse hargneuse. Le mot dépression (et déprimé) a pris différents sens à l'usage. Au sens populaire, il désigne à peu près n'importe quelle maladie mentale. En médecine, on l'emploie souvent dans le sens de tristesse, c'est-à-dire en tant que symptôme, alors qu'il devrait servir exclusivement à nommer une maladie précise.

Une humeur atténuée, un registre affectif moins étendu se manifestent par un manque d'expression émotive, relatif ou absolu. Une humeur terne est morose et égale.

L'affect peut être restreint, émoussé (*blunted*), abrasé ou aplati (*flat*). L'alexithymie consiste en une difficulté à verbaliser les émotions et les sentiments ; elle s'accompagne d'une pensée opératoire et d'une vie psychique pauvre.

Après avoir déterminé la nature de l'humeur ou de l'affect, on doit en apprécier la concordance et la pertinence. L'affect est inapproprié ou discordant s'il est en opposition avec le contenu de la pensée ou du discours, par exemple chez un schizophrène qui se met à rire en se disant menacé de mort par ses « persécuteurs ». L'humeur labile passe rapidement d'un état excessif à un autre, des pleurs aux rires ou inversement, par exemple dans la démence ou la manie. La « belle indifférence », décrite par les premiers psychanalystes qui l'avaient relevée chez les hystériques, qui se manifeste en dépit de symptômes de conversion invalidants, consiste en un refoulement des affects.

- **Anxiété**

L'anxiété se définit comme un sentiment de malaise et d'appréhension qui comporte un volet psychique, l'état d'attente craintive et d'exploration hypervigilante de l'environnement, et un volet physique qui se traduit par des signes psychomoteurs très fiables : tension musculaire évidente, altération de la voix, rythme respiratoire accéléré, pâleur, hypersudation, tremblements.

Le type d'anxiété doit être évalué sous l'angle de la réalité objective. La peur normale, adéquate et spécifique, découle d'un danger extérieur réel ou d'un événement anxiogène définissable et précis. Au contraire, l'anxiété pathologique est causée par un danger senti intérieurement, imprécis et inconnu ; elle répond peu au raisonnement et peut prendre différentes formes : insécurité, inquiétude, crainte, désarroi, détresse. Parfois, elle est déplacée sur un objet ou une situation extérieurs anodins (la foule, les chats), et on parle alors de phobie. Si elle revêt le caractère d'un sentiment de catastrophe imminente et s'accompagne de symptômes physiques, elle se transforme en panique ; la récurrence de ce type particulier d'anxiété comme symptôme principal amène à poser le diagnostic de « trouble panique avec agoraphobie ». Si l'anxiété a pour objet des symptômes physiques, elle se traduit par la peur ou la conviction d'avoir une maladie, c'est-à-dire l'hypocondrie.

Par comparaison avec cette anxiété, appelée autrefois névrotique, l'anxiété psychotique est sévère et généralisée ; elle persiste sans se fixer (flottante) et désorganise l'individu (morcelante). La panique homosexuelle délirante survient dans des situations de promiscuité, par exemple dans les casernes militaires, où l'individu est confronté à ses tendances homosexuelles latentes refoulées.

L'angoisse de séparation surgit chez l'enfant qui vit un éloignement de sa mère trop important pour ce qu'il est capable de tolérer et, par extension, chez l'adulte dépendant qui craint excessivement la distanciation d'une figure investie.

L'intensité de l'anxiété s'apprécie selon une échelle allant de « faible » à « sévère », avec une variété de qualificatifs intermédiaires : superficielle, envahissante, amplifiée. Il s'agit ici de l'avis de l'évaluateur établi d'après une grille objective et non pas de l'opinion subjective du patient, qui appartient plutôt à l'histoire de la maladie actuelle. En général, « anxieux » signifie plus que « soucieux », mais moins qu'« angoissé ».

Intérêts et instincts de vie

Les intérêts déterminent le degré d'investissement émotionnel dans les activités et les objets de la vie courante, dans l'environnement. Cet investissement peut être élevé jusqu'à la surexcitation ou diminué jusqu'à la réduction du champ des intérêts et au désinvestissement total. Le patient qui ne ressent plus les plaisirs de la vie et n'a plus d'intérêt sexuel est dit anhédonique ; on le dit apathique, amorphe, quand il ne réagit plus à rien. La viciation de l'intérêt caractérise la perversion ; la focalisation, l'idée obsédante et l'idée paranoïde.

Quant aux instincts de vie, ils se manifestent spontanément par l'attachement à la vie et à ses proches, par l'espoir et la planification en prévision de l'avenir. L'appréciation des idées et du risque suicidaires s'insère dans cette partie de l'examen mental, ou plus loin, dans l'évaluation du contenu de la pensée. Le risque suicidaire peut être qualifié de faible, modéré, imprévisible, sérieux, imminent ou diminué par la perspective d'avoir de l'aide (voir le tome II, chapitre 29).

On peut associer aux intérêts et aux instincts de vie le tonus psychologique, qui consiste en la capacité de se ressaisir et de se prendre en main — par exemple, lorsque le patient a une humeur négative —, un goût d'aller de l'avant, un ressort psychologique encore présent. Il s'agit en quelque sorte d'un équivalent psychique du tonus musculaire. Le tonus psychologique peut être fort, diminué, faible, absent.

Pensée

Si les fonctions cognitives (voir la section « Fonctions cognitives ») peuvent être quantifiables et comparées à des normes, la pensée, qui représente la liberté ultime de l'individu, constitue une réalisation personnelle originale, une création qui échappe à la mesure. La pensée normale est souple, fluide, rythmée; elle obéit à une logique assez commune au groupe culturel d'appartenance pour permettre une communication facile. On évalue la pensée d'une manière qualitative dans son cours, sa forme et son contenu, en notant la présence de traits pathologiques.

Cours de la pensée

Le cours de la pensée comprend deux volets: le rythme ou la vitesse de la pensée et la logique ou le processus d'association des idées.

Le rythme de la pensée peut s'accélérer dans l'anxiété qui n'est pas trop invalidante, dans les situations stressantes qui demandent une activité intellectuelle élevée ou qui causent des émotions intenses. Le maniaque est entraîné dans le débit accéléré de sa pensée (tachypsychie) au point d'en oublier l'idée de départ et d'en perdre le fil conducteur. Les changements brusques de sujets et les problèmes d'association plus ou moins marqués qui en résultent amènent la fuite des idées. On constate ce signe même dans l'écriture, les maniaques ayant une propension à écrire beaucoup, sur de nombreuses pages et dans tous les sens.

Un rythme ralenti se manifeste dans plusieurs circonstances et va habituellement de pair avec un débit verbal lent. La pensée est lente, visqueuse, principalement chez les déprimés majeurs et chez certains psychotiques dont le contact avec la réalité est très altéré. Les déficients intellectuels présentent de la bradypsychie, qu'on observe aussi chez les intoxiqués par les dépresseurs du système nerveux central et chez certains malades atteints de syndromes organiques, sous forme de pensée engluée. On peut évaluer la fluence verbale par un test consistant à faire nommer, en une minute, par exemple, le plus grand nombre d'animaux ou bien de mots commençant par la lettre C. Elle est diminuée dans l'hypofrontalité associée à la schizophrénie ou à la dépression.

Le concept d'« incohérence » recouvre le trouble de la logique de la pensée, dont il existe plusieurs types et variantes. On parle d'une pensée incohérente quand une partie substantielle du discours du patient ne respecte pas la logique usuelle ou du moins une logique intrinsèque aisément identifiable et compréhensible. Cette pensée se caractérise par des erreurs syllogistiques, c'est-à-dire des erreurs dans le processus d'enchaînement des déductions à partir des prémisses. Sans être franchement incohérente, une pensée peut prendre une forme idiosyncrasique et respecter une certaine cohérence intrinsèque qui sera pressentie, mais non totalement comprise par l'entourage. Le discours est alors décousu, désordonné, insolite et révélateur de psychose. Une telle pensée demeure marginale et elle franchit, dans de nombreux cas, la frontière ténue qui la sépare de l'incohérence franche. Les associations relâchées (*loose*) reflètent des incohérences mineures qui n'empêchent pas de discerner une certaine suite minimale dans le discours. Elles se situent à un degré moyen par rapport aux incohérences franches, déraillements typiques de la schizophrénie, qui s'agencent selon une logique autistique, idiosyncrasique, incompréhensible pour la personne qui écoute. La fuite des idées du maniaque est plutôt associée à la distractivité, ce qui amène le patient à commenter chacun des stimuli. Un trouble d'association d'idées peut être induit artificiellement, par exemple quand on incite un sujet à faire des associations libres comme dans la technique psychanalytique.

La pensée circonstanciée ou digressive (prolixité circonlocutoire) [*circumstantiality*] est chargée de détails superflus, de remarques incidentes, et met beaucoup de temps à arriver au but, sans que le locuteur oublie jamais à quoi il veut en arriver. Assez fréquemment, elle signale une personnalité obsessionnelle-compulsive, des traits histrioniques ou un trouble hypomaniaque.

La pensée tangentielle s'éloigne de plus en plus de la question posée, l'évite et n'y répond jamais. À la limite, elle devient du coq-à-l'âne.

Forme de la pensée

Chaque personne possède à la fois une pensée concrète et une pensée abstraite, avec prédominance de cette dernière à partir de l'adolescence. L'importance donnée à l'une ou l'autre de ces formes de la pensée peut être excessive chez certains patients. La pensée concrète s'attarde aux apparences, à la forme et aux choses. Elle fonctionne selon le processus primaire et valorise l'immédiat et la proximité, associant des événements seulement parce qu'ils se juxtaposent dans un contexte donné, sans égard pour leur signification, par exemple dans la déficience intellectuelle. La pensée magique est très concrète et défie les lois normales de la causalité, par exemple quand un schizophrène s'imagine que ses pensées vont modifier des événements extérieurs à lui. On relève aussi cette forme de pensée chez les enfants, dans les cultures primitives et dans la personnalité schizotypique. Dans la pensée abstraite, le processus secondaire est mis à contribution et l'accent porte sur le contenu et le fond, à l'aide de mécanismes plus sophistiqués comme la symbolisation, l'analyse, la déduction, la généralisation menant à l'intellectualisation.

Une pensée hermétique reste énigmatique même si l'on en devine des bribes. À la limite, elle devient autistique, centrée sur des fantaisies intérieures isolées et indépendantes des règles de la réalité extérieure. La pensée mystique est basée sur un sentiment de communication intime avec un être spirituel.

Certaines formes moins spectaculaires de la pensée sont fréquentes. La perplexité se caractérise par un léger ralentissement de la pensée, une compréhension très incomplète de la situation et des autoquestionnements insatisfaisants et stériles. La pauvreté de la pensée, qui peut résulter de divers types de lenteur, se traduit par un discours peu productif ; celui-ci peut néanmoins être abondant, mais dénoter une incapacité de structurer un contenu communicable. On aboutit alors à l'intellectualisation où le patient tente sans succès de s'expliquer.

Contenu de la pensée

On s'intéresse ici au fond de la pensée, c'est-à-dire aux thèmes qui reviennent dans le discours du patient au cours de l'entrevue et qui vont d'un simple questionnement à des préoccupations excessives. On dit ainsi que le contenu de la pensée est occupé, envahi par des thèmes anxieux, de culpabilité, par des préoccupations obsédantes, des appréhensions délirantes paranoïdes, etc., ou simplement par des situations de la vie quotidienne comme des soucis à propos du chômage, de l'éducation des enfants, des relations conjugales. Les troubles du contenu de la pensée qu'on peut déceler sont nombreux et s'étendent sur un continuum allant de la normalité à la psychopathologie.

Les préoccupations excessives, ou idées surinvesties, sont des idées exagérées, bizarres, saugrenues, qui n'atteignent pas nécessairement un niveau délirant. Chez les déprimés, on trouvera la triade dépressive composée d'une perte de l'estime de soi (*worthlessness*), de désespoir (*hopelessness*) et d'un sentiment de ne pouvoir être aidé (*helplessness*), à laquelle s'ajoutent l'autodévalorisation et la culpabilité. L'hypocondrie consiste en la crainte excessive d'avoir une maladie, sans qu'il soit possible de rassurer la personne qui en souffre. Une préoccupation marquée au sujet de sa propre personne définit l'égomanie.

La mythomanie est la propension à raconter des histoires fantastiques et fausses, en réponse à un besoin presque irrépressible de se mettre en valeur par imposture et d'induire autrui en erreur. Dans le mensonge pathologique, la personne en vient pratiquement à croire ses propres mensonges et fantaisies, tout en restant consciente de leur fausseté, qu'elle pourrait admettre en cas de confrontation.

La phobie est une peur excessive, persistante et irrationnelle, issue d'une anxiété intrapsychique déplacée sur des situations ou des objets non dangereux et menant à des comportements d'évitement. Elle peut être simple, en présence de l'objet seulement, ou extensive, à la seule pensée de l'objet ; elle peut être spécifique ou non, c'est-à-dire limitée à un seul objet ou provoquée par plusieurs objets ou situations. Les principales phobies sont l'agoraphobie (endroits publics, foules), la claustrophobie (endroits fermés), l'acrophobie (hauteurs), la zoophobie (animaux) et les phobies sociales (manger, parler en public, utiliser les toilettes publiques, écrire en présence d'autres personnes) [voir aussi le chapitre 12].

Les obsessions sont des idées égo-dystones persistantes ou récurrentes envahissant la conscience et éprouvées comme absurdes. Le patient ne peut s'en débarrasser malgré ses efforts. Il répète presque continuellement les mêmes paroles dans sa tête, ne peut résister à une propension à doubler chaque idée de son antithèse ou à douter de ses actions récentes, se demandant s'il n'aurait pas fait une erreur grave ou oublié quelque chose comportant un danger. Le patient peut craindre de se contaminer à tout instant ou de faire des gestes déplacés ou agressifs. Dans ces deux derniers cas, l'obsession devient une phobie d'impulsion, par exemple quand une mère, aucunement violente, craint maladivement de blesser son enfant, alors qu'elle n'a aucun désir d'agir pareillement (voir aussi le chapitre 13).

Les idées dangereuses doivent faire l'objet d'une vérification attentive aussitôt qu'un indice en laisse soupçonner la présence, par exemple une allusion voilée à une solution prochaine et définitive d'un problème. Les plus fréquentes sont les idées suicidaires et pseudo-suicidaires, qu'il s'agisse d'idée simple, de rumination, d'intention, de menace pour le futur ou d'acte récemment accompli. La même attention doit être portée aux idées d'homicide et à toute autre idée agressive dangereuse. Il faut en soupeser le risque associé, aux points de vue médical et psychologique, qui peut être faible, modéré, imprévisible, sérieux, imminent ou diminué par la perspective d'avoir de l'aide. En cas de poursuites judiciaires, il faut que le rapport médical fasse clairement ressortir que le risque a été évalué avec attention et qu'une conduite prudente, appropriée à la situation, a été proposée. Bien sûr, un médecin peut se tromper dans son évaluation (personne n'est infaillible), mais il ne peut se permettre d'être négligent ; il est tenu à l'obligation de moyens, pas de résultats (voir le chapitre 32).

- **Délire**

Le délire (*delusion*) est une erreur de la logique de la pensée, du raisonnement. Il se définit comme une conviction absolue, erronée et irréductible par la logique et l'évidence des faits. Cette conviction est vécue comme une réalité inaliénable ayant une grande signification personnelle ou universelle, souvent extraordinaire et implicitement impossible, et éloignée des croyances du groupe culturel d'appartenance (voir aussi le chapitre 9). Ce dernier aspect permet de faire une différence entre délire et croyances pour le moins inhabituelles qu'entretiennent des groupes ou des sectes excentriques. Si les convictions de l'individu ne sont pas déviantes par rapport à son groupe ou à sa sous-culture, on doit être prudent avant de le déclarer « délirant » ; c'est là tout le problème de la frontière entre la psychose et les religions marginales ou les croyances occultes et ésotériques. La description des délires comprend trois dimensions : la thématique, la cohérence et l'évolution.

Selon la thématique, le délire peut être expansif ou rétractif. Les délires expansifs vont dans le sens d'une amélioration de l'individu et de sa situation : délire de grandeur, de richesse, mégalomanie, érotomanie, délire de force musculaire ou de puissance surnaturelle, délire religieux, mystique. Chez un maniaque, un délire expansif est également décrit comme congruent à l'humeur.

Les délires rétractifs vont dans le sens inverse : délire somatique (cénesthésique) de dissolution corporelle, délire hypocondriaque, nihiliste, de persécution (de préjudice), de jalousie. Les délires de type « schneidérien » se voient surtout dans la schizophrénie et se présentent sous quatre formes : contrôle ou automatisme de la pensée (*thought insertion*), vol de la pensée (*thought withdrawal*), diffusion, divulgation ou écho de la pensée (*thought broadcasting*), délire de référence.

Les délires dépressifs s'articulent à des thèmes de pauvreté, d'indignité, de culpabilité. Ces délires rétractifs peuvent être congruents à l'humeur et s'expliquent alors par l'état dépressif entraînant, par exemple, un délire de culpabilité parfois accompagné d'un délire paranoïde ; le patient croit que la police va venir l'arrêter d'un instant à l'autre, parce qu'il se sent coupable de tous les crimes, condamné d'avance et méritant une punition exemplaire. Ces délires sont consécutifs au trouble affectif dépressif et limités aux phases les plus sévères de l'évolution de la maladie. Un délire non congruent à l'humeur est un délire schneidérien ou un délire de persécution qui n'apparaît aucunement justifié au patient, par ailleurs déprimé ou maniaque : par exemple, il se croit victime d'un complot visant à lui causer un tort qu'il ne mérite pas. Les délires paranoïdes sont très fréquents et forment un symptôme présent dans plusieurs psychopathologies. Ils consistent généralement en délires de persécution, mais le terme englobe aussi les délires mégalomaniaques qui accompagnent souvent les premiers, sur lesquels ils prédominent parfois.

Du point de vue de la cohérence, le délire est systématisé ou fragmenté, selon qu'il a une cohésion interne et constitue un système bien échafaudé, seules les prémisses étant fausses, ou selon qu'il représente au contraire un amalgame d'éléments disparates dont la juxtaposition n'a même pas de justification interne. Cette désorganisation peut être plus ou moins prononcée. La bizarrerie indique jusqu'à quel point un délire est extraordinaire et farfelu, par exemple quand un patient prétend être « le président du gouvernement parallèle de l'univers », par opposition à un autre délire qui pourrait paraître vrai sous certaines facettes, par exemple quand un patient est convaincu, à tort, que la police est à ses trousses pour une peccadille réelle, mais commise il y a longtemps.

L'évolution correspond aux phases du délire, allant d'un début aigu, ou échelonné sur quelques jours, à la chronicité, après une progression stable ou fluctuante. Un délire peut être envahissant, prendre beaucoup d'importance dans les préoccupations du patient, quand celui-ci ne pense et n'agit qu'en fonction de ce délire. L'extension du délire montre jusqu'à quel point les différentes sphères de la vie du patient sont touchées. Un délire étendu englobe un grand nombre de personnes, de persécuteurs ou d'éléments, tandis qu'un délire restreint ne concerne qu'un petit groupe, un individu ou une situation donnée. Par ailleurs, le délire peut rester encapsulé quand le patient n'y pense qu'occasionnellement et en parle peu spontanément ; il est alors relégué dans le passé, ayant perdu sa portée affective sur le présent. Par un traitement neuroleptique, le patient met son délire à distance et les affects qui y étaient attachés s'atténuent.

Dans l'idéation délirante, il y a du doute, une légère autocritique de la part du patient ou un délire peu élaboré qui demeure incertain et difficile à préciser. L'idée de référence consiste en une propension à se sentir concerné personnellement par des événements anodins et indépendants. Le mode de pensée persécutoire, ou idéation paranoïde, est lié à une croyance subdélirante d'être victime de harcèlement et de persécution.

- **Troubles de la perception et hallucinations**

La perception est aussi une dimension du contenu de la pensée. Le cerveau enregistre et décode continuellement les informations reçues du monde extérieur par les cinq sens pour les rendre intelligibles dans la pensée. Chez l'individu normal, la perception reste relativement fidèle à la réalité objective ; chez les patients atteints de troubles mentaux majeurs, elle peut s'en éloigner de plus en plus, selon l'intensité de la psychose. Cependant, un trouble de la perception n'indique pas toujours la présence d'une psychose, surtout s'il constitue un symptôme unique, sans signe associé.

Les hallucinations se présentent comme un trouble de la perception touchant l'un des cinq sens. La définition de l'hallucination, qui est une perception sans objet, comprend trois aspects : la croyance réelle, l'incoercibilité et l'extériorité. Selon le sens en cause, on parlera d'hallucinations auditives, visuelles, olfactives (nauséabondes ou cacosmie), gustatives, tactiles (ou haptiques). Quand la fausse impression se rapporte à la mobilisation passive de membres ou de parties du corps, en dehors de tout contrôle de la volonté, il s'agit d'hallucinations cénesthésiques. La formication est la sensation ahurissante que des insectes circulent sous la peau. Dans l'hallucination autoscopique, la personne se voit elle-même.

Les hallucinations schizophréniques, le plus souvent auditives, sont habituellement associées à un délire, contrairement aux hallucinations visuelles de l'hallucinose alcoolique (delirium tremens) que le patient ne cherche pas à expliquer par une élaboration délirante.

L'hallucination mentale (ou interne) est une hallucination auditive que le patient perçoit directement à l'intérieur de sa tête, qui ne passe pas par les oreilles. Elle n'a pas autant de signification qu'une hallucination franche et on ne doit pas la confondre avec une rumination obsessionnelle.

Dans l'hallucination négative, il y a scotomisation sélective d'un objet réel ; par exemple, un patient ne voit pas son nez quand il se regarde dans un miroir. La macropsie et la micropsie consistent à voir les objets réels plus grands ou plus petits qu'ils ne le sont. Il faut distinguer la micropsie de l'hallucination lilliputienne dans laquelle le patient perçoit des personnages carrément inexistants qui sont plus petits que la normale.

Les hallucinations parahypniques (reliées au sommeil) se produisent même chez les individus normaux et elles ne sont pas nécessairement symptomatiques d'une psychopathologie. Ainsi, des hallucinations hypnagogiques peuvent survenir pendant la phase d'endormissement, tandis que des hallucinations hypnopompiques peuvent se produire au moment de l'éveil.

Parfois, des hallucinogènes, des médicaments ou certaines affections médicales provoquent des phénomènes particuliers. La synesthésie se définit comme une hallucination visuelle survenant à la suite d'un stimulus auditif ou comme une hallucination auditive déclenchée après un stimulus visuel (p. ex., Baudelaire qui, sous l'effet du haschisch, disait entendre le son des couleurs). Le *trailing* se caractérise par une vision discontinue et stroboscopique d'images d'un objet en mouvement. La réminiscence (*flashback*) est la répétition tardive d'une hallucination consécutive à une prise antérieure de drogue. L'hyperacousie, c'est-à-dire une augmentation subjective de l'intensité des sons perçus, peut faire partie des expériences de drogues, mais peut aussi être un signe précurseur d'hallucinations auditives schizophréniques.

Une sensation d'étrangeté s'accompagnant d'une forte impression que l'intégrité des choses a été modifiée est associée à un sentiment intime de changement de soi-même (dépersonnalisation) ou de changement dans l'environnement habituel (déréalisation). C'est l'inverse des impressions de déjà-vu dans un environnement pourtant inconnu.

Les phénomènes perceptifs (paresthésies, anesthésies, hyperesthésies localisées) de nature histrionique ne doivent pas être interprétés comme des indices de psychose; ils surviennent plutôt dans les troubles dissociatifs. Certains symptômes de conversion, qu'on disait autrefois propres aux hystériques, se présentent comme une vision en tunnel ou une sensation de boule dans la gorge, le *globus hystericus*.

L'aura consiste en une impression subjective éprouvée par la personne avant une migraine ou une crise convulsive. Il s'agit le plus souvent d'une hallucination gustative ou olfactive, ou d'une impression de déjà-vu.

Dans la pseudo-hallucination, le patient ne manifeste pas de croyance réelle et reconnaît donc le caractère hallucinatoire de son expérience sensorielle. Cette autocritique atténue de beaucoup la portée symptomatique de cette particularité perceptive. Dans certains cas, les prétentions d'hallucinations sont purement factices.

L'illusion est la perception déformée d'un objet réel, comme chez le patient en delirium tremens qui voit des monstres menaçants dans les ombres anodines sur le mur. S'il y a méprise sans déformation de la perception, il s'agit plutôt d'une fausse interprétation.

Certaines formes d'agnosie sont en quelque sorte le contraire d'une hallucination et consistent dans une incapacité de reconnaître quelque chose en dépit de l'accessibilité des informations nécessaires, les organes périphériques des sens de même que l'état de conscience étant intacts. L'anosognosie est l'absence de perception d'un déficit sensoriel ou moteur important, comme une hémiplégie qui peut être accompagnée de négligence unilatérale de l'hémicorps. La plupart des patients qui présentent des dyskinésies dues aux neuroleptiques ne portent pas attention à ces mouvements pourtant évidents. La prosopagnosie, signe d'une lésion temporale, empêche le patient de reconnaître le visage de ses proches ou de personnes connues.

Fonctions cognitives

Une atteinte des fonctions cognitives donne à penser en premier lieu à un syndrome cérébral organique, mais plusieurs des signes décrits ici sont aussi caractéristiques des troubles fonctionnels, d'où l'importance du diagnostic différentiel. Cette section de l'examen mental fait d'abord appel à l'observation du malade pendant qu'il raconte son histoire. Dans de nombreux cas, on constatera rapidement que les fonctions cognitives sont adéquates, sans qu'il soit nécessaire de poser au patient des questions qui lui apparaîtraient alors simplistes. Mais dès qu'on veut faire une évaluation plus précise, ou qu'on suspecte des facteurs organiques, ou que les symptômes se présentent de façon atypique, des tests spécifiques permettent de mieux apprécier les dysfonctionnements cognitifs décelés ou soupçonnés spontanément. On peut également préciser l'effet de la maladie psychiatrique ou encore de la médication sur le fonctionnement cognitif. Les rapports d'expertise ont aussi avantage à être étayés par ces données plus quantitatives.

Il faut s'assurer d'un minimum de collaboration et de motivation de la part du malade. On verra aussi à ce que celui-ci soit, au moment de l'examen, assez bien reposé, une trop grande fatigue étant susceptible de fausser les résultats. Une activité adéquate des processus cognitifs de base, telles l'attention et la mémoire, constitue un préalable à l'évaluation des fonctions intellectuelles supérieures, comme l'abstraction et le jugement. Les fonctions cognitives se superposent selon plusieurs niveaux de complexité, depuis le simple état d'éveil jusqu'aux manifestations les plus subtiles de l'intelligence. Les fonctions primaires permettent à l'individu de communiquer avec son entourage et de se situer par rapport à celui-ci, tandis que les fonctions supérieures président à l'acquisition des connaissances et, surtout, à leur utilisation. Plus complexes, ces dernières fonctions sont touchées en premier lieu dans les syndromes organiques. La performance du patient doit être interprétée à la lumière de son éducation, de son environnement social et de son intelligence générale.

Il est essentiel de procéder avec tact, sans brusquer ni offenser le malade. On peut soulever beaucoup de questions en laissant simplement parler le patient et en ménageant des transitions qui puissent laisser croire à une conversation amicale. La personne accepte alors assez facilement de parler de son passé (mémoire à long terme) et de répondre à des questions connexes faisant appel de façon plus spécifique à sa mémoire récente. Quand on fait passer des tests, on a avantage à confirmer les bonnes réponses par des félicitations nuancées et à corriger délicatement les mauvaises, en veillant à ne pas laisser monter l'anxiété du patient. Dans certains cas, en prévision d'un projet de réadaptation par exemple, les fonctions mentales pourront être évaluées plus à fond par des tests neuropsychologiques standardisés. Le médecin peut toutefois s'inspirer de plusieurs questions posées dans ces tests pour valider son évaluation clinique (voir, p. ex., le test de Folstein, au chapitre 5, p. 128).

Sensorium (état de conscience)

La conscience dont il est question ici ne concerne pas la conscience morale, faculté de juger en fonction de valeurs intégrées à la personnalité, mais la conscience vigile, qui est définie comme un état d'éveil dans lequel on reconnaît le monde environnant, la vie intérieure et leurs liens mutuels. La conscience permet de se situer dans le temps et l'espace en continuité avec soi-même ; elle est à la base du contact avec l'environnement. On décrit souvent les perturbations du sensorium par le terme « confusion », mais cette appellation demeure générale et imprécise. Elle n'a pas le même sens en anglais où elle signifie désorientation.

Les états de conscience s'échelonnent sur cinq niveaux d'intensité :

– *Sensorium clair.* Dans cet état de vigilance (*alertness*), le patient est bien éveillé et complètement réceptif aux stimuli intérieurs et extérieurs ;

– *Somnolence.* Le patient est éveillable et alors lucide. Le retour à un sensorium clair n'est souvent qu'une question de temps, comme au réveil d'une intoxication, l'exemple le plus fréquent étant celui de l'ébriété ;

– *Obnubilation* (lethargy). Le patient est partiellement lucide et il a tendance à s'endormir quand il n'est pas activement stimulé. Ses réactions sont lentes et il peut présenter de l'hypertonie d'opposition ;

– *Stupeur.* Dans un état de semi-coma, le patient ne répond qu'à une stimulation persistante et vigoureuse ; la communication est temporaire et consiste en un léger échange par les yeux ou la parole ;

– *Coma.* Dans le coma modéré, le patient ne réagit qu'à la douleur. Dans le coma profond, il n'a plus de tonus musculaire et il ne réagit à aucune stimulation. Dans le coma dépassé, il ne peut respirer sans l'aide de moyens artificiels.

Les états de conscience altérés ou dissociés se caractérisent par une discordance entre l'état de conscience apparent et l'état de conscience réel. Les manifestations suivantes correspondent à de tels états de conscience :

– *Automatismes.* Le comportement moteur est assez élaboré compte tenu d'un état de conscience limité, mais il n'est pas dirigé et il échappe au contrôle. Ce comportement est peu approprié et peut être relevé dans les états crépusculaires ictal, postictal et oniroïde, dans le delirium de sevrage et postopératoire, dans le somnambulisme ;

– *Mutisme akinétique et autres états neurovégétatifs voisins* (persistent vegetative states). Le patient bouge très peu mais maintient un état de conscience partiel ou variable, selon le type d'atteinte cérébrale. Il ne communique pas, réagit peu et présente une allure étrange et déroutante. Il conserve parfois un contact visuel ou montre au moins une capacité de poursuite oculaire ;

- *Stupeur psychogène.* Une perturbation du sensorium indique presque toujours une atteinte cérébrale organique. Mais on observe parfois des états altérés de conscience d'origine psychologique, comme dans la conversion où les principaux indices sont la suggestibilité, la réversibilité rapide et spontanée et le lien avec des conflits psychiques internes ou des événements stressants. Il y a alors désagrégation ou rétrécissement du champ de la conscience : transes, état d'hypnose, état pseudo-comateux, état confuso-onirique, expérience mystique intense. Certains psychotiques ont des périodes de refus total de contact interpersonnel, avec maintien de positions bizarres, un état qu'on appelle la stupeur catatonique. Dans la dépression majeure sévère, le ralentissement psychomoteur peut aboutir à une quasi-extinction de la moindre activité : c'est la stupeur dépressive.

Attention

L'attention se définit comme la capacité de recevoir un stimulus spécifique sans être distrait par les stimuli environnants (bruit de fond, éclairage, etc.). Cette spécificité de l'attention la distingue de la disponibilité de base liée à la vigilance ou à l'état de conscience normal.

L'attention dite primaire est passive, involontaire, automatique, instinctive et réactionnelle. Elle est de courte durée et se fixe sur une variété de stimuli successifs. Outre l'observation directe, le test de répétition d'une série de chiffres sert à évaluer l'attention. Le patient d'intelligence moyenne peut facilement répéter de cinq à sept chiffres (comme 2-7-4-9-5-1-3).

La concentration, appelée aussi attention secondaire (*vigilance*), est la capacité de soutenir l'attention pendant un laps de temps prolongé. L'attention est ici volontaire et active. La concentration est démontrée de façon évidente quand le patient tient une conversation suivie sur un sujet donné ; sans concentration, il est incapable de fournir une histoire valable. La concentration peut aussi être évaluée par un test de calcul. On demande au patient de faire la soustraction 100 – 7 et de continuer l'exercice jusqu'à ce qu'on lui dise d'arrêter. Si le patient a moins d'une septième année de scolarité, on utilise la version 30 – 3, selon le même principe. S'il commet des erreurs, elles sont soit d'excès, d'omission ou de persévération. Ce test évalue en même temps la capacité de suivre une directive simple.

L'hypoprosexie désigne une concentration globale trop faible. Dans l'inattention sélective, la concentration n'est perturbée que pour certains thèmes douloureux ou de grande importance psychodynamique que le patient préfère éviter. La distractivité se caractérise par une concentration affaiblie en raison d'une attention labile et trop facilement détournée par les stimuli intérieurs et extérieurs. On la remarque notamment chez les maniaques, souvent accompagnée de fuite des idées.

L'hyperprosexie se définit comme une trop grande polarisation de la concentration. Dans la fixité, l'attention ne se déplace pratiquement pas du même sujet. La persévération représente une difficulté à changer de sujet, le patient répétant la réponse à une question précédente lorsqu'on lui en pose une nouvelle ; son attention reste alors attachée à un mot et il ne peut faire de transition que lentement.

Mémoire

La mémoire se définit comme la capacité de se souvenir de ce qu'on a appris ou vécu ; c'est un processus par lequel l'information est enregistrée, retenue et rappelée au moment opportun, sans trop de déformation. Elle permet à l'individu de structurer mentalement l'histoire de sa vie selon une continuité temporelle. La mémoire occupe un vaste espace dans le champ des fonctions cognitives qui en dépendent beaucoup. L'évaluation de la capacité du sujet à faire des apprentissages, soit à acquérir de nouvelles informations ou connaissances, permet de tirer certaines conclusions relativement à sa mémoire, c'est-à-dire sa capacité de rétention de l'information acquise.

Il existe divers types de mémoire, que les multiples études dans ce champ ont permis de différencier.

La mémoire procédurale permet l'acquisition d'habiletés motrices ou de comportements, par exemple faire de la bicyclette, jouer du piano, nouer les lacets de ses chaussures. Même si on ne se rappelle pas où et comment on a appris ces gestes, le cerveau, lui, se souvient de la façon de faire.

La mémoire de travail, ou mémoire de contexte, est la capacité de retenir plusieurs informations en même temps sans qu'on ait vraiment conscience de toutes les informations enregistrées. Par exemple, pour aller à bicyclette, il faut pouvoir simultanément se rappeler les gestes à faire pour pédaler et rester en équilibre, percevoir l'état de la route pour éviter les trous, entendre le bruit d'une voiture qui s'approche derrière, se souvenir du chemin parcouru et de la route de retour. C'est grâce à une bonne mémoire de travail qu'une personne peut accomplir des actions adéquates en tenant compte du contexte. Ce type de mémoire est principalement touché dans la schizophrénie et est relié à un trouble d'anticipation.

La mémoire déclarative consiste à enregistrer des faits (p. ex., Paris est la capitale de la France ; j'ai mangé des céréales au déjeuner ; hier, le cours de chimie a été très ennuyeux). Certains de ces souvenirs se forment et disparaissent très rapidement. On apprécie plus précisément l'information acquise en demandant au patient des noms de pays, de capitales, en lui posant des questions simples sur la géographie et l'histoire. On vérifie en même temps si l'étendue de ses connaissances concorde avec son niveau d'instruction. Il existe un test plus structuré qui consiste à demander 10 noms de villes, de fleurs, d'animaux et de couleurs.

La mémoire déclarative peut être divisée en deux processus :

- la mémoire à court terme, qui permet de retenir un numéro de téléphone assez longtemps pour le composer ; tout événement perturbateur (se faire poser une question) efface ce souvenir éphémère. C'est cette mémoire immédiate qui est touchée par une amnésie antérograde, quand le patient est incapable d'enregistrer de nouvelles informations à partir d'un point dans le temps. Il pourra, par exemple à la suite d'un traumatisme cérébral, être incapable de fixer de nouveaux souvenirs. Un traumatisme cérébral peut aussi provoquer une amnésie rétrograde ; le patient est alors incapable de se souvenir des événements survenus avant ce point précis dans le temps. Son apparition peut être retardée ou liée à une amnésie antérograde. Comme pour évaluer l'attention, on se sert ici du test de répétition de chiffres qui est facile si le patient collabore et ne souffre pas d'inattention. Un déficit rend difficile l'évaluation des autres niveaux de mémoire ; il faut en effet que le patient se souvienne des questions pendant au moins quelques instants ;

- la mémoire à long terme, qui permet de se rappeler quelques numéros de téléphone parce qu'ils ont une importance personnelle. Le processus de stockage qui intervient ici s'appelle consolidation. On évalue l'état de la mémoire à long terme pour la période récente quand on questionne le patient sur la maladie actuelle, sur les faits des heures et des jours précédents, selon l'exactitude de ses réponses par rapport à des informations collatérales fiables. On évalue l'état de la mémoire à plus long terme en demandant au patient des informations acquises depuis longtemps sur son histoire antérieure, comme le nom de ses parents, son lieu de naissance, son adresse actuelle. Il est bon de demander à la famille de corroborer les détails de la vie passée du patient ; on peut ainsi relever des inexactitudes qui, autrement, passeraient inaperçues.

Pour évaluer les capacités de mémorisation, il existe plusieurs tests simples et pratiques, faciles à administrer, par exemple celui des trois mots à répéter immédiatement, puis dix minutes plus tard : « brun, tulipe, honnêteté ». L'évaluation de la dimension visuelle de la mémoire peut être faite au moyen du test de reproduction de figures ; il s'agit de figures géométriques qu'on présente au sujet pendant quelques secondes (voir la figure 3.1) avant de lui demander de les reproduire (voir aussi le test de Folstein au chapitre 5, p. 128).

L'habileté constructionnelle peut servir à évaluer plusieurs types de mémoire. Elle est souvent la première atteinte en début d'évolution d'une démence, conjointement avec la capacité de faire des apprentissages. Parmi les tests d'évaluation, on peut demander au patient de dessiner une marguerite dans son pot ou une horloge avec chiffres et aiguilles indiquant cinq heures moins le quart. Ce test fait appel à plusieurs aires corticales et demande une aptitude visuospatiale plutôt que verbale. Il y a aussi le test de reproduction des quatre dessins présentés dans la figure 3.2, avec modèles sous les yeux.

Le fonctionnement de la mémoire peut être altéré de diverses façons.

FIGURE 3.1 Dessins pour évaluer la mémoire visuelle

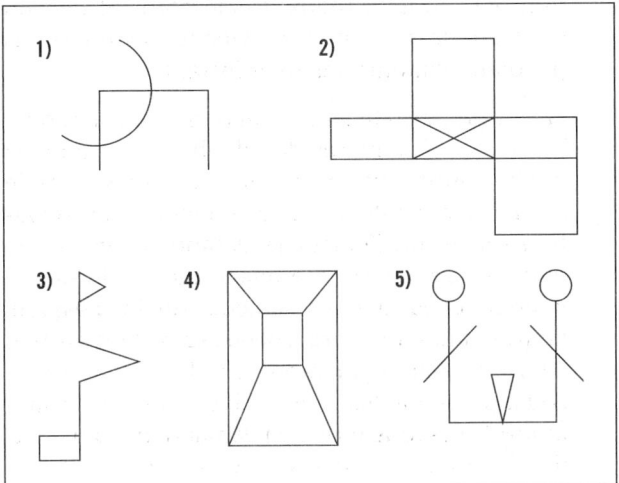

FIGURE 3.2 Dessins pour évaluer l'habileté constructionnelle

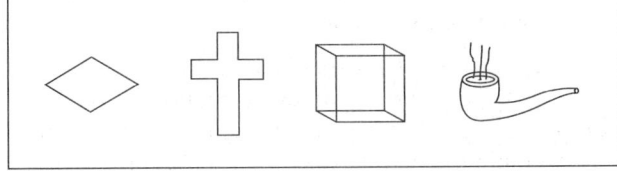

Les hypermnésies surviennent chez les obsessionnels, les maniaques, les paranoïdes ou encore chez les étudiants à la veille d'un examen. Certaines hypermnésies sont reliées au souvenir d'événements dangereux ou chargés émotivement, comme dans l'état de stress post-traumatique.

Les paramnésies regroupent les conditions dans lesquelles les souvenirs sont passablement déformés ou inventés. La fausse reconnaissance et la mémoire réduplicative s'observent dans les syndromes cérébraux organiques, surtout amnésiques. Le souvenir amélioré et le souvenir-écran répondent à des besoins psychodynamiques de se protéger contre des sentiments refoulés et pénibles. Les paranoïdes recourent à la falsification rétrospective pour mettre des détails du passé en accord avec leur système délirant. Les expériences de déjà-vu, jamais-vu, déjà-entendu et déjà-pensé surviennent fortuitement chez l'individu normal, sous l'influence de la fatigue, ou accompagnent des troubles de dépersonnalisation, des troubles épileptiques ou parfois psychotiques. On note beaucoup de déformations légères des souvenirs dans la vie courante.

Les dysmnésies sont des difficultés mineures, souvent rapportées subjectivement, dans la fixation et l'évocation; l'oubli des noms et l'évaporation de certains souvenirs en sont des exemples.

Les amnésies se divisent en quatre types:

– *Amnésie psychogène*. L'amnésie lacunaire reste circonscrite à une brève période consécutive à un événement traumatisant. L'amnésie sélective scotomise une partie de la réalité, soit des détails pénibles sur le plan psychodynamique, pour laisser intact le souvenir d'événements concomitants. L'amnésie généralisée est massive et englobe la vie entière de l'individu. Dans l'amnésie continue, les événements qui se sont déroulés entre une date précise et le moment présent sont oubliés;

– *Amnésie feinte ou factice*. Le patient simule l'amnésie dans le but de dérouter le médecin, de fuir une situation de confrontation ou d'obtenir des gains secondaires;

– *Amnésie organique*. C'est le type le plus fréquent. Elle apparaît subitement, à la suite d'un traumatisme cérébral, ou progressivement, dans l'évolution d'une démence. L'amnésie organique affecte un ou plusieurs niveaux de mémoire;

– *Amnésie mixte*. Divers types d'amnésie, psychogène, feinte ou même organique, s'entremêlent.

On note, finalement, les mécanismes compensatoires, ou réactions d'adaptation à l'amnésie. Le patient souffrant d'amnésie organique cherche habituellement à la dissimuler, à moins qu'il ne reste sans défense et manifeste une réaction catastrophique qui consiste en une poussée subite d'anxiété massive et des pleurs, réaction provoquée par la prise de conscience directe d'un déficit marqué. Certaines personnes présentent une pensée très circonstanciée, tentant de rationaliser ou de banaliser le problème, ou même de le nier catégoriquement (déni); d'autres recourent à la fabulation (confabulation) en remplissant les vides de mémoire par des réponses plausibles mais inventées.

Orientation

L'orientation est essentiellement une particularité de la mémoire dans ce qu'elle a de plus simple et de plus fondamental, dans son ancrage immédiat temporel et spatial, dans l'identité personnelle de l'individu et la reconnaissance de ses proches. La désorientation peut donc toucher trois sphères : le temps, l'espace et les personnes, que ce soit sur les plans autopsychique (soi-même) ou allopsychique (autrui). Certains cliniciens ajoutent aussi la sphère des circonstances, c'est-à-dire celle de la situation pratique immédiate. Dans les syndromes organiques, la désorientation temporelle est plus précoce et fréquente.

Abstraction

C'est une fonction très complexe reliée à la capacité d'analyse et de généralisation, la dernière acquise dans le développement intellectuel. On peut l'évaluer de plusieurs façons. Les métaphores que le patient utilise spontanément, le discours parsemé de mots abstraits et l'interprétation de proverbes illustrent la fonction symbolique de la pensée ; ils exigent d'aller au-delà du sens concret des mots pour lire entre les lignes et percevoir des relations entre des idées qui sont implicitement suggérées. L'interprétation des proverbes est grandement influencée par les facteurs culturel et éducationnel ; on ne recherche pas chez le patient une réponse précise, mais l'illustration de son potentiel d'abstraction. En fait, il existe trois possibilités d'interprétation d'un proverbe : abstraite, concrète, bizarre.

Les capacités d'analyse et de généralisation se démontrent par des tests de différence et de similitude. Dans le premier cas, le patient doit dire ce qui distingue des éléments superficiellement similaires, par exemple l'oisiveté et la paresse (n'avoir rien à faire et ne vouloir rien faire), et, dans le second, il doit déterminer le dénominateur commun d'une série d'éléments distincts, par exemple la neige, un verre de lait et un drap d'hôpital (la couleur blanche). Selon les questions choisies, le degré de difficulté varie beaucoup. On peut aussi demander au patient de compléter des séries conceptuelles, par exemple AZ BY CX D... (W) ou 1, 4, 7, 10... (13).

Intelligence

L'intelligence renvoie à l'habileté à choisir, à pondérer et à interpréter des données, à les combiner et à en tirer de nouvelles connaissances et des plans d'action efficaces. De l'attitude du patient au cours de l'entrevue et de sa performance générale, il se dégage une impression globale de son niveau d'intelligence, bien qu'on ne puisse en juger ainsi avec la précision d'un test standardisé. L'intelligence est en interaction étroite avec toutes les fonctions mentales en même temps qu'elle résulte de leur intégration.

L'intelligence se distribue dans la population selon une courbe normale, le quotient intellectuel (Q.I.) moyen se situant à 100 (voir le chapitre 4).

En général, un déficient mental profond (idiot) [Q.I. < 40] n'a pas l'usage du langage et ne réussit que des tâches élémentaires (manger, se vêtir) ; il ne contrôle pas toujours ses sphincters.

Le déficient semi-éducable (Q.I. de 40 à 54) peut apprendre l'hygiène personnelle, à se raser, à s'habiller et à accomplir des tâches routinières (travail en atelier protégé) ; il accède à un vocabulaire limité et à des éléments de calcul simples (petites additions).

Le déficient éducable (intelligence lente) [Q.I. de 55 à 70] est capable d'une plus grande autonomie. Il peut apprendre à faire un travail peu compliqué et à se procurer les objets de la vie courante. Son vocabulaire est plus étendu, mais sa pensée demeure concrète et lente. Il peut réussir des tests de calcul assez simples, mais peut difficilement faire la soustraction 100 – 7. À l'école, il peut terminer le primaire.

Celui qui a une intelligence moyenne (Q.I. de 100) peut achever des études secondaires, apprendre un métier avec facilité et se montrer capable d'un degré moyen d'abstraction. Dans sa conversation, il parle des gens et des choses. Il n'est toutefois pas à l'aise dans les sciences abstraites et il aurait peu de chances de réussir des études universitaires.

L'intelligence supérieure (Q.I. au-dessus de 120) se manifeste par de grandes aptitudes scolaires, la rapidité d'association et une bonne capacité d'abstraction. Le sujet oriente volontiers la conversation vers les idées et l'analyse des situations. Il peut réussir des études universitaires et trouve les tests cognitifs un peu ridicules.

Jugement

Le jugement est une fonction qui permet de soupeser l'importance relative de différents faits ou idées et d'ajuster le comportement en conséquence. Le jugement comprend le recueil des données, l'analyse et la décision, trois éléments dont l'intégration correcte révèle un bon équilibre intellectuel et affectif. Dans la maladie mentale, le jugement est presque toujours touché, à un degré ou à un autre.

On évalue le jugement d'après l'histoire rapportée par le patient et sa façon de mener sa vie, d'administrer ses biens et d'apprécier la valeur de l'argent. C'est dans l'observation des actes de la vie quotidienne qu'on peut le mieux estimer les nuances du jugement pratique, mais de petits tests donnent une idée de l'à-propos des décisions du patient face à des problèmes hypothétiques. Par exemple, on lui demande de dire ce qu'il ferait s'il trouvait une enveloppe portant une adresse et un timbre, s'il manquait un train ou s'il constatait un incendie dans un cinéma.

Le jugement social dénote la capacité d'une personne à trouver et à adopter la conduite appropriée dans ses relations interpersonnelles en respectant les règles de la société. Il a un aspect d'autocritique et il peut aller de l'égocentrisme à l'altruisme, du manque de tact au souci exagéré d'autrui.

Dans l'immaturité, le jugement est inégal, imprévisible et souvent déficient. Les troubles de la pensée influencent beaucoup le jugement. Le schizophrène « régressé » ne se rend pas compte que son allure négligée et son contact bizarre sont peu engageants. L'obsessionnel est indécis, le maniaque surestime ses possibilités et son jugement est trop optimiste, le déprimé sous-estime ses chances d'un avenir meilleur et a un jugement pessimiste. Le paranoïde manifeste une susceptibilité excessive qui lui fait interpréter comme malveillantes les actions neutres ou bien intentionnées des autres. L'histrionique ne pense pas que son attitude séductrice risque d'être comprise comme de la provocation. La distorsion parataxique consiste en un besoin de voir les choses conformément à des schémas d'expériences antérieures, surtout dans les rapports interpersonnels.

L'*insight* est la compréhension que le patient a de son état, de lui-même, de ses lacunes et de ses ressources ; c'est sa capacité de comprendre qu'il est malade et de former une explication valable de son état en examinant sa façon de penser et d'agir. L'*insight* est souvent évalué d'une manière très sommaire, selon une loi du « tout ou rien » en vertu de laquelle on conclut que les psychotiques n'ont pas d'*insight* contrairement aux autres. Dans la pratique, l'*insight* est plus nuancé, souvent partiel. Il est préférable d'en préciser la nature et le degré : déni, déni avec doute, doute avec blâme jeté sur autrui, sentiment que quelque chose ne va pas en soi-même, introspection intellectuelle (établir des liens entre un modèle de compréhension et son état psychologique), introspection émotionnelle (établir des liens entre le vécu et l'effet émotionnel senti).

Plusieurs utilisent indifféremment les termes autocritique, introspection et *insight*. Notons que, dans son sens le plus pratique, l'autocritique correspond à la capacité d'évaluer les détails de son comportement général, tandis que l'introspection consiste dans une recherche en soi qui mène à une meilleure compréhension de soi, donc à l'*insight*.

3.4.4 Formulation d'une synthèse

La formulation d'une synthèse sert à indiquer les points saillants auxquels le médecin peut se référer pour comprendre comment le développement de la maladie vient s'inscrire dans la vie de ce patient de façon à expliquer son état actuel pour fonder les conclusions de son rapport. Le médecin doit être en mesure de synthétiser et d'organiser l'information disparate, recueillie de diverses sources, dans un cadre conceptuel qui lui permette de voir comment les facteurs biologiques, psychologiques et sociaux s'additionnent, interagissent et prédominent les uns sur les autres, de déterminer les facteurs prédisposants, perpétuants ou précipitants. Le modèle bio-psychosocial permet de regrouper le plus grand nombre de facteurs, mais il en existe d'autres : psychanalytique, cognitif, comportemental, systémique, développemental, humaniste. C'est à partir de cette conceptualisation que se prépare l'intervention thérapeutique. En fait, il est souhaitable que cette compréhension du problème commence pendant l'entrevue, car ainsi on est en mesure d'aller chercher les éléments de clarification qui pourront confirmer ou infirmer les hypothèses diagnostiques.

Le tableau 3.2 (p. 62) présente un exemple de ce que doit contenir une synthèse. Il s'agit du cas d'un patient amené à l'urgence à la suite d'un geste suicidaire ; le tableau fait état des facteurs ayant contribué à son geste. En considérant les interactions entre les éléments de ce tableau, on est en mesure de produire un texte synthétique permettant de mettre en évidence les liens de causalité entre ces facteurs.

Psychiatrie clinique : une approche bio-psycho-sociale

TABLEAU 3.2 Éléments constitutifs d'une synthèse

Facteurs	Biologiques	Psychologiques	Sociaux
Prédisposants	– Mère dépressive – Père alcoolique – Deux oncles suicidés	– Insécurité	– Placements répétitifs en foyer pendant les hospitalisations de la mère
Perpétuants	– Abus d'alcool et de drogues – Hospitalisations antérieures	– Faible estime de soi – Besoin de dépendance	– Fréquentation de milieux marginaux – Instabilité conjugale
Précipitants	– Arrêt des antidépresseurs depuis trois mois	– Réapparition progressive de symptômes dépressifs	– Congédiement de son travail depuis un mois – Séparation conjugale depuis une semaine

3.4.5 Diagnostic multiaxial

Même si bien des hôpitaux utilisent encore la CIM-9, le diagnostic posé suivant le modèle du DSM-IV permet de mieux préciser le problème du patient grâce à un système multiaxial (comportant cinq axes) où sont mises en relation les observations concernant la maladie psychiatrique, la personnalité, le soma, le vécu traumatisant et le fonctionnement global du patient. Le portrait clinique en ressort plus complet et le pronostic est plus certain. Il est utile de qualifier le diagnostic : provisoire ou final ; possible, probable ou certain. Les paragraphes qui suivent présentent une brève description des cinq axes du DSM-IV.

– **Axe I : Diagnostic psychiatrique principal**

  Cet axe peut contenir un ou plusieurs diagnostics psychiatriques ainsi qu'un diagnostic différentiel. Exemple : 296.32 Dépression majeure, récurrente, sans symptômes psychotiques. L'absence de diagnostic sur l'axe I est codée V71.09 (voir les « Comparaisons diagnostiques » en appendice).

– **Axe II : Troubles de la personnalité et retard mental**

  L'axe II sert à indiquer les traits ou les troubles de la personnalité qui peuvent contribuer à faire connaître la structure mentale du malade. Il ne s'agit pas de symptômes aigus ; c'est plutôt un style de vie égo-syntone qui caractérise le fonctionnement de l'individu. On note aussi le retard mental à l'axe II. L'absence de diagnostic sur cet axe est codée, comme pour l'axe I, V71.09.

– **Axe III : Affections médicales générales**

  On rapporte ici les problèmes et maladies physiques (symptômes, maladies, grossesse). Si un trouble mental est clairement la conséquence physiologique directe d'une affection médicale, il faut l'indiquer à l'axe I et l'affection médicale est répétée à l'axe I et à l'axe III.

– **Axe IV : Problèmes psychosociaux et environnementaux**

  L'axe IV permet de faire état des problèmes sociaux et environnementaux à court terme (au cours des mois précédents) et à long terme (chroniques) susceptibles d'influer sur le diagnostic, le traitement et le pronostic des troubles mentaux.

  Les problèmes psychosociaux peuvent appartenir à l'une des catégories suivantes :

  - Problèmes avec le groupe de support principal (famille) : par exemple, décès d'un membre de la famille, séparation, divorce, déménagement ;
  - Problèmes liés à l'environnement social : par exemple, perte d'un ami, acculturation, solitude, retraite ;
  - Problèmes d'éducation : par exemple, analphabétisme, difficultés d'apprentissage, conflits avec les enseignants ou les camarades de classe ;
  - Problèmes professionnels : par exemple, chômage, conditions de travail difficiles, conflits avec les collègues ou les patrons ;

- Problèmes de logement: par exemple, absence de domicile fixe, voisinage dangereux, insalubrité, discorde avec les voisins ou le propriétaire;
- Problèmes économiques: par exemple, grande pauvreté, insuffisance des revenus, difficulté à gérer le budget;
- Problèmes d'accès aux services de santé: par exemple, difficultés de transport, services inadéquats ou non offerts;
- Problèmes en relation avec les institutions judiciaires ou pénales: par exemple, arrestations, incarcération, victime de crime, poursuites judiciaires;
- Autres problèmes psychosociaux et environnementaux: par exemple, catastrophe naturelle, guerre, conflits avec un professionnel de la santé tel que conseiller, médecin, travailleur social, etc.

Il faut tenir compte de l'intensité objective des facteurs de stress et de leur effet cumulatif sur l'économie psychique. On juge leur gravité relative, qui varie beaucoup selon le contexte, la soudaineté de l'événement, la réaction de l'entourage, les peurs et les préjugés de l'individu. Enfin, signalons que même si le DSM-IV n'inclut que des situations problématiques à l'axe IV, il est bon de se rappeler qu'un événement heureux peut avoir autant de répercussions sur l'équilibre psychique qu'un malheur.

– **Axe V: Évaluation globale du fonctionnement (EGF)**

L'axe V permet au médecin d'inscrire une évaluation du niveau de fonctionnement global de l'individu. On doit prendre en considération les conséquences des symptômes sur les relations sociales, le travail ou les études et les loisirs. Le score (de 1 à 100) est basé sur le moment de l'évaluation, mais on peut aussi le comparer au meilleur score atteint dans les mois précédents. Cette information est utile à la planification du traitement et au pronostic. On note le niveau de fonctionnement selon l'échelle présentée au tableau 3.3 (p. 64).

Pour illustrer ce qui précède, reprenons le cas du patient conduit à l'urgence à la suite d'un geste suicidaire (voir le tableau 3.2). Le diagnostic établi selon le système multiaxial se présente comme suit:

Axe I	296.32	Dépression majeure, récurrente, sans symptômes psychotiques
	305.00	Abus d'alcool, intermittent
	305.90	Abus de substances, en rémission
		Diagnostic différentiel: 309.0 Trouble de l'adaptation avec humeur dépressive
Axe II	V71.09	Pas de diagnostic, traits de personnalité antisociale et dépendante
Axe III	493.90	Asthme bronchique
Axe IV		Séparation récente et chômage depuis un mois
Axe V	EGF = 56	

3.4.6 Pronostic

Le pronostic est une estimation de l'évolution probable de la maladie à court, moyen et long terme sous l'effet du traitement prescrit. Il tient compte des limites et des ressources personnelles du patient, de son environnement et de son attitude face au traitement. Dans le rapport, il est utile d'indiquer les facteurs de bon et de mauvais pronostic. Le pronostic porte sur l'ensemble de l'évolution probable, mais aussi sur des objectifs particuliers qu'on doit alors préciser. Par exemple, le pronostic peut concerner l'atténuation ou la disparition des symptômes psychotiques, des symptômes négatifs, du risque suicidaire, des risques d'agression, etc., et le traitement agit plus ou moins sur chacun de ces aspects.

3.4.7 Plan d'intervention

Le but de l'évaluation psychiatrique est de pouvoir spécifier une conduite thérapeutique adaptée au problème en question, conduite qui comporte plusieurs aspects plus ou moins importants selon la complexité de la condition du patient. On préconise un plan de soins individualisé (PSI) discuté ouvertement par les intervenants avec la participation du patient, afin de mieux intégrer et orchestrer les efforts thérapeutiques en s'assurant de la compréhension et de la motivation du malade. Pour chacun de ces aspects, il est utile de préciser les éléments du volet «investigation complémentaire» et ceux du volet «thérapie».

TABLEAU 3.3 **Échelle d'évaluation globale du fonctionnement EGF
(Échelle G.A.F. ou Global Assessment of Functioning Scale)**

Évaluer le fonctionnement psychologique, social et professionnel sur un continuum hypothétique allant de la santé mentale à la maladie. Ne pas tenir compte d'une altération du fonctionnement due à des facteurs limitants d'ordre physique ou environnemental.

Code (**N.B.** : Utiliser des codes intermédiaires lorsque cela est justifié : p. ex., 45, 68, 72)

Code	Description
100–91	**Niveau supérieur de fonctionnement dans une grande variété d'activités. N'est jamais débordé par les problèmes rencontrés. Est recherché par autrui en raison de ses nombreuses qualités. Absence de symptômes.**
90–81	Symptômes absents ou minimes (p. ex., anxiété légère avant un examen), **fonctionnement satisfaisant dans tous les domaines, intéressé et impliqué dans une grande variété d'activités, socialement efficace, en général satisfait de la vie, pas plus de problèmes ou de préoccupations que les soucis de tous les jours** (p. ex., conflits occasionnels avec des membres de la famille).
80–71	Si des symptômes sont présents, ils sont transitoires et il s'agit de réactions prévisibles à des facteurs de stress (p. ex., des difficultés de concentration après une dispute familiale); **pas plus qu'une altération légère du fonctionnement social, professionnel ou scolaire** (p. ex., retard temporaire du travail scolaire).
70–61	Quelques symptômes légers (p. ex., humeur dépressive et insomnie légère) **ou une certaine difficulté dans le fonctionnement social, professionnel ou scolaire** (p. ex., école buissonnière épisodique ou vol en famille), **mais fonctionne assez bien de façon générale et entretient plusieurs relations interpersonnelles positives.**
60–51	Symptômes d'intensité moyenne (p. ex., émoussement affectif, prolixité circonlocutoire, attaques de panique épisodiques) **ou difficultés d'intensité moyenne dans le fonctionnement social, professionnel ou scolaire** (p. ex., peu d'amis, conflits avec les camarades de classe ou les collègues de travail).
50–41	Symptômes importants (p. ex., idéation suicidaire, rituels obsessionnels sévères, vols répétés dans les grands magasins) **ou altération importante du fonctionnement social, professionnel ou scolaire** (p. ex., absence d'amis, incapacité à garder un emploi).
40–31	**Existence d'une certaine altération du sens de la réalité ou de la communication** (p. ex., discours par moments illogique, obscur ou inadapté) **ou déficience majeure dans plusieurs domaines, p. ex., le travail, l'école, les relations familiales, le jugement, la pensée ou l'humeur** (p. ex., un homme déprimé évite ses amis, néglige sa famille et est incapable de travailler; un enfant bat fréquemment des enfants plus jeunes que lui, se montre provocant à la maison et échoue à l'école).
30–21	**Le comportement est notablement influencé par des idées délirantes ou des hallucinations, ou trouble grave de la communication ou du jugement** (p. ex., parfois incohérent, actes grossièrement inadaptés, préoccupation suicidaire), **ou incapacité de fonctionner dans presque tous les domaines** (p. ex., reste au lit toute la journée, absence de travail, de foyer ou d'amis).
20–11	**Existence d'un certain danger d'auto ou d'hétéro-agression** (p. ex., tentative de suicide sans attente précise de la mort, violence fréquente, excitation maniaque) **ou incapacité temporaire à maintenir une hygiène corporelle minimum** (p. ex., se barbouille d'excréments) **ou altération massive de la communication** (p. ex., incohérence indiscutable ou mutisme).
10–1	**Danger persistant d'auto ou d'hétéro-agression grave** (p. ex., accès répétés de violence) **ou incapacité durable à maintenir une hygiène corporelle minimum ou geste suicidaire avec attente précise de la mort.**
0	Information inadéquate.

Source : American Psychiatric Association (1994), trad. française *DSM-IV – Manuel diagnostique et statistique des troubles mentaux*, Paris, Masson, 1996, p. 38.

Aspect administratif

Cet aspect touche les conditions organisationnelles du traitement. Elles sont énumérées dans le tableau 3.4.

Aspect biologique

Les interventions qui relèvent de l'aspect biologique visent à connaître et à modifier les composantes physiologiques du patient (voir le tableau 3.5).

Aspect psychologique

Cet aspect concerne toute intervention qui a pour but de modifier le fonctionnement mental du patient (voir le tableau 3.6).

Aspect social

Cet aspect concerne toute intervention qui vise à réinsérer le malade dans son environnement (voir le tableau 3.7, p. 66).

TABLEAU 3.4   **Aspect administratif d'un plan d'intervention**

Investigation complémentaire	Thérapie
— Demande de résumés de dossiers extérieurs	— Modalité de prise en charge: admission, observation, hôpital de jour, clinique externe — Modalités de référence: ressources alternatives, transfert ou congé — Modalité juridique: admission libre ou garde en établissement, curatelle, tutelle — Mesures de surveillance requises, avec précision du motif et des conditions d'application: risque suicidaire, d'agression

TABLEAU 3.5   **Aspect biologique d'un plan d'intervention**

Investigation complémentaire	Thérapie
— Compléter l'examen physique et neurologique — Analyses de laboratoire — Rayons X, scan — Électrocardiogramme (ECG), électroencéphalogramme (EEG) — Consultations médicales	— Traitement pharmacologique: nom des médicaments, doses, fréquence. Il faut bien différencier les médications régulières et celles qui peuvent être données au besoin. — Électroconvulsivothérapie (ECT)

TABLEAU 3.6   **Aspect psychologique d'un plan d'intervention**

Investigation complémentaire	Thérapie

— Tests d'évaluation psychologique: tests projectifs, cognitifs, neuropsychologiques, etc.
— Échelles d'évaluation standardisées administrées par un évaluateur ou auto-administrées. Plusieurs de ces échelles proviennent du milieu anglophone et il y a lieu d'utiliser des traductions qui ont été validées en français. Il est souhaitable que les cliniciens apprennent à intégrer systématiquement ces instruments de mesure au cours de l'évaluation initiale et, plus tard, pour quantifier les résultats des traitements.
	— Psychothérapie. Mentionner:
	  • la nature: cognitive, comportementale, psychoéducative, psychanalytique, de soutien, etc.;
	  • le type: individuelle, de groupe ou familiale;
	  • les objectifs: introspection, réduction de l'anxiété, augmentation de l'estime de soi, affirmation, recadrage cognitif, etc.

Psychiatrie clinique: une approche bio-psycho-sociale

TABLEAU 3.7   Aspect social d'un plan d'intervention

Investigation complémentaire	Thérapie
– Évaluation sociale du milieu de vie – Visite à domicile ou au travail – Entrevue familiale ou avec des tiers	– Entraînement aux habiletés sociales : préciser les déficits à corriger – Activités de réadaptation : préciser les objectifs – Développement de stratégies d'adaptation (*coping*) – Thérapie familiale – Groupe d'entraide – Conseils pour aménager l'environnement – Interventions (information, éducation) dans le milieu de vie pour favoriser la réinsertion sociale, la réhabilitation

3.5 AUTRES RAPPORTS

Comme on vient de le voir, l'histoire de cas est un rapport complet et détaillé incluant chacun des éléments décrits précédemment réunis selon un modèle standardisé de consignation des données. Pour être facile à utiliser, le rapport devra être bien structuré, clairement rédigé et concis, sans pour autant omettre les informations pertinentes (voir le tableau 3.1, p. 40). L'histoire de cas est habituellement rédigée une seule fois, après un premier contact du patient avec la psychiatrie. S'il y a hospitalisations subséquentes, une note d'admission suffira.

Le psychiatre a par ailleurs à rédiger une variété d'autres observations en fonction des contextes dans lesquels il rencontre le patient.

3.5.1 Note d'admission et note d'évaluation à l'urgence

Plus restreintes que l'histoire de cas, ces notes donnent des informations suffisantes pour comprendre les circonstances de l'arrivée du patient à l'hôpital. Le problème actuel et l'examen du moment sont spécialement considérés ; on prête une attention particulière à l'évaluation du risque inhérent à la pathologie. Ces notes précisent un diagnostic provisoire pour fonder la conduite immédiate à tenir qui doit être en accord avec cette évaluation.

3.5.2 Rapport de consultation

Le rapport de consultation est en général une réponse au problème décrit par le médecin traitant. Il peut s'agir d'un rapport circonscrit mais suffisamment précis et étoffé dans la sphère visée pour laquelle la consultation psychiatrique a été faite ou d'une évaluation plus complète, semblable à l'histoire de cas. Le rapport doit être rédigé dans un langage concis et accessible aux médecins non psychiatres.

Le psychiatre consultant reprend les données du médecin traitant pour répondre de la façon la plus précise possible aux questions posées par le professionnel qui lui envoie le patient. Le rapport devrait contenir le motif de la consultation, les symptômes et l'évolution de la maladie actuelle, les observations durant l'entrevue, de même que les interactions entre l'état mental et la pathologie. Le psychiatre tire sa propre conclusion diagnostique et émet son opinion sur les différents paramètres. La ligne de conduite et les recommandations doivent apparaître clairement, de même que les risques inhérents au traitement et les interactions pharmacologiques. Il est bon de proposer diverses approches thérapeutiques pour que le médecin traitant soit en mesure de choisir la solution la plus pertinente quand il reverra son patient. Le psychiatre consultant est bien sûr responsable de ses suggestions thérapeutiques, mais c'est le médecin traitant qui décidera de les appliquer ou non et qui assurera le suivi nécessaire. La procédure de consultation est une excellente façon d'assurer la formation continue des intervenants de première ligne.

3.5.3 Notes d'évolution

Il est important de bien consigner les changements symptomatiques et les ajustements thérapeutiques effectués. Ces observations permettent de suivre l'évolution de la maladie au regard de la thérapeutique et, des années plus tard, si le patient présente un problème semblable, de voir quels ont été les traitements efficaces et ceux qui ne l'ont pas été. Les notes d'évolution rappellent au médecin traitant et aux autres professionnels qui ont accès au dossier les étapes de l'évolution de la maladie et de la compréhension qui en a découlé à la suite des investigations demandées, des traitements donnés et de leurs résultats. Elles sont essentielles si le médecin traitant doit être remplacé par un collègue, pour une période de vacances par exemple. Lors de poursuites judiciaires, les notes d'évolution sont considérées avec attention et leur inconsistance peut être perçue comme un indice de négligence professionnelle. La fréquence et le contenu de ces notes sont fonction des normes de pratique et des éléments nouveaux et importants à consigner.

Le contenu des notes d'évolution est semblable à celui des autres rapports :

- éléments subjectifs rapportés par le malade ;
- signes objectifs observés par le médecin ;
- analyse des données ;
- conclusion et plan de soins bio-psycho-social.

Un formulaire comparable à la note d'évolution médicale peut être rempli par le patient en attendant son rendez-vous. Le tableau 3.8 présente un exemple d'un tel formulaire.

TABLEAU 3.8 Note d'évolution à remplir par le patient

Date : _____

Avant de rencontrer le D^r _____, veuillez remplir les sections suivantes :

Quels sont les médicaments que vous prenez ?

Nom du médicament	Dose en mg	À quelles heures les prenez-vous ?
_____	_____	_____
_____	_____	_____
_____	_____	_____

Si vous avez ou croyez avoir des effets indésirables (secondaires) associés à ces médicaments, veuillez les énumérer :
_____

Veuillez énumérer les symptômes (malaises) que vous avez ressentis depuis la dernière rencontre. Notez aussi leur intensité sur une échelle de 1 (peu important) à 10 (très grave). Exemples : tristesse = 4, anxiété = 6, manque de concentration = 7, difficulté à dormir = 2
_____
_____

Votre état s'est-il amélioré depuis la dernière rencontre ? Oui ____ Non ____

Avez-vous un formulaire à faire remplir ? Oui ____ Non ____

Avez-vous des médicaments à faire represcrire ? Oui ____ Non ____

Quels sont les sujets que vous aimeriez aborder au cours de la rencontre qui vient avec votre médecin ?
_____
_____

3.5.4 Résumé de dossier

Le résumé d'une hospitalisation ou d'un traitement ambulatoire est très utile dans les échanges d'informations entre les intervenants médicaux ou sociaux. Pour ce rapport qui doit être bref, il s'agit de faire un effort de concision et de clarté pour ne rapporter que les renseignements pertinents sous chacune des rubriques suivantes :

- identification du malade, numéro du dossier ;
- dates d'admission et de départ ;
- raison d'admission mentionnée par le patient ou ses proches et symptômes principaux observés par le médecin ;
- conclusions de l'examen physique ;
- rapports de laboratoire, EEG, ECG, rayons X, etc. ;
- conclusions des consultations demandées ;
- traitements offerts et évolution du malade ;
- description et évaluation de l'état du patient au départ ;
- diagnostics principal et secondaire ;
- traitement bio-psycho-social au départ ;
- orientation.

*
* *

La maîtrise des éléments de l'examen psychiatrique s'enrichit avec l'expérience clinique et permet au médecin consciencieux de perfectionner progressivement cet outil de travail de tous les jours. Fait avec art, l'examen psychiatrique contribue à donner au médecin une vision globale du patient dans une perspective bio-psycho-sociale.

Bibliographie

AMERICAN PSYCHIATRIC ASSOCIATION
1994 *Diagnostic and Statistical Manual of Mental Disorders*, 4e éd., Washington (D.C.), American Psychiatric Association ; trad. française *DSM-IV – Manuel diagnostique et statistique des troubles mentaux*, Paris, Masson, 1996, 1040 p.

FOLSTEIN, M.F., FOLSTEIN, S.F., et MCHUGH, P.R.
1975 « Mini-Mental State : A practical method for grading the cognitive state of patients for the clinician », *J. Psychiatr. Res.*, vol. 12, n° 3, p. 189-198.

WORLD HEALTH ORGANIZATION
1993 *The ICD-10 Classification of Mental and Behavioural Disorders : Diagnostic Criteria for Research*, Genève, World Health Organization ; trad. française *Classification internationale des maladies, 10e révision. Chapitre V (F) : Troubles mentaux et troubles du comportement : critères diagnostiques pour la recherche*, Paris, Organisation Mondiale de la Santé et Masson, 1994.

Lectures complémentaires

AMCHIN, J.
1991 *Psychiatric Diagnosis. A Biopsychosocial Approach Using DSM-III-R*, Washington (D.C.), American Psychiatric Press.

BOUVARD, M., et COTTRAUX, J.
1996 *Protocoles et échelles d'évaluation en psychiatrie et psychologie*, Paris, Masson.

DENIKER, P., LEMPERIÈRE, T., et GUYOTAT, J.
1990 *Précis de psychiatrie clinique de l'adulte*, Paris, Masson.

HERSEN, M., et TURNER, S.M.
1991 *Adult Psychopathology and Diagnosis*, Toronto, John Wiley & Sons.

MONDAY, J.
1993 « Modèle d'évaluation de base du système psychique », *Le Clinicien*, vol. 8, n° 9, p. 127-134.

MORRISON, J.
1995 *The First Interview/Revised for DSM-IV*, New York, Guilford Press.

PATTERSON, P.G.R., et FLEMMING, J.A.E.
1994 « Vers le consensus : la formulation de synthèse », *Revue canadienne de psychiatrie*, vol. 39, n° 2, p. 69-73.

SHEA, S.C.
1988 *Psychiatric Interviewing. The Art of Understanding*, Philadelphie, W.B. Saunders.

TRUDEAU, J.B.
1992   « L'examen mental non verbal : une mine d'or », *Le Médecin du Québec,* vol. 27, n° 10, p. 41-47.

TRZEPACZ, P.T., et BAKER, R.W.
1993   *The Psychiatric Mental Status Examination,* New York, Oxford University Press.

ZIMMERMAN, M.
1994   *Interview Guide for Evaluating DSM-IV Psychiatric Disorders and the Mental Status,* East Greenwich, Psych Products Press.

DEUXIÈME PARTIE

SYNDROMES CLINIQUES

CHAPITRE 4

Déficience intellectuelle

JACQUES GOINEAU, M.D., F.R.C.P.C.
Psychiatre au Service de psychiatrie déficience intellectuelle de l'Hôpital Louis-H. Lafontaine (Montréal)
Chargé d'enseignement de clinique au Département de psychiatrie de l'Université de Montréal

MARIE-JOSÉE PRÉVOST, Ph.D.
Psychologue au Service de psychiatrie déficience intellectuelle de l'Hôpital Louis-H. Lafontaine (Montréal)

PLAN

4.1 Aspects généraux de la déficience intellectuelle
    4.1.1 Définitions et classifications
        • *Quotient intellectuel* • *Évolution du concept de déficience intellectuelle* • *Définition du retard mental selon l'American Association on Mental Retardation (1992)* • *Classification selon l'American Association on Mental Retardation* • *Définitions et classifications selon le DSM-IV et la CIM-10*
    4.1.2 Épidémiologie
    4.1.3 Étiologie
    4.1.4 Évaluation
        • *Évaluation médicale* • *Évaluation psychologique* • *Aspects sociofamiliaux*
    4.1.5 Description clinique
    4.1.6 Évolution et pronostic

4.2 Troubles mentaux et comportementaux associés à la déficience intellectuelle
    4.2.1 Épidémiologie
    4.2.2 Étiologie
        • *Facteurs de risque d'origine biologique* • *Facteurs de risque d'origine psychosociale*
    4.2.3 Évaluation
        • *Évaluation des troubles du comportement* • *Évaluation des troubles mentaux*
    4.2.4 Description clinique
        • *Considérations générales* • *Schizophrénies* • *Troubles de l'humeur* • *Troubles anxieux* • *Troubles de la personnalité* • *Troubles habituellement diagnostiqués durant la première enfance, la deuxième enfance ou l'adolescence*
    4.2.5 Traitements
        • *Traitements biologiques* • *Traitements psychologiques*

Bibliographie

Lectures complémentaires

L'intermède tragique. Ainsi a été qualifiée la première moitié du 20ᵉ siècle par rapport aux soins offerts aux personnes déficientes intellectuelles. Considérées comme incurables et inéducables du fait de leur pathologie cérébrale, négligées par la psychiatrie, alors subordonnée à la pensée psychanalytique, mises au ban de la société pour raison d'« imbécillité morale », celles-ci étaient alors massivement placées en institution. Pourtant, au 19ᵉ siècle, avec Esquirol, on avait déjà proposé une réflexion pertinente témoignant d'une certaine sensibilité aux particularités de ces individus. Mais il aura fallu attendre les années 60 pour que s'amorce une remise en question de la condition réservée à la population déficiente intellectuelle. Groupes de pression, décisions judiciaires majeures, actes législatifs sont venus secouer le *statu quo* et affirmer le droit de ces personnes à des soins adaptés à leurs besoins. Avec le concept de normalisation, le mouvement d'institutionnalisation avait de moins en moins la faveur. Le maintien dans la vie sociale ou le retour à la vie en société étaient désormais privilégiés. Intégration physique, certes, quoique les objectifs d'intégration sociale et communautaire n'ont toujours pas été atteints. Les réserves et les préjugés demeurent bien vivants et contribuent à entretenir la marginalisation de cette population. La psychiatrie participe aussi à cette mise à l'écart.

Depuis le début des années 80, les chercheurs et les cliniciens œuvrant en déficience intellectuelle s'intéressent à la santé mentale des personnes déficientes intellectuelles et soulignent leur grande vulnérabilité aux troubles mentaux. Malheureusement, que ce soit à cause d'un manque d'intérêt pour ces sujets aux capacités cognitives et adaptatives limitées, à cause d'un manque de connaissances sur les particularités de la manifestation des troubles mentaux ou à cause d'une pénurie d'intervenants formés pour répondre aux besoins de cette population, celle-ci est souvent mal servie à ce chapitre. Les troubles de santé mentale se perdent dans une faille entre deux réseaux, psychiatrie et réadaptation, entre deux perceptions, troubles psychiatriques et troubles du comportement. La réalité clinique révèle pourtant une interrelation importante du psychiatrique et du comportemental chez les personnes déficientes intellectuelles, invitant les divers milieux d'intervention à une collaboration étroite.

Après un exposé des éléments essentiels concernant la définition de la déficience intellectuelle, l'épidémiologie, l'étiologie, l'investigation ainsi que l'évolution de cette problématique, ce chapitre entend privilégier l'étude des troubles mentaux et comportementaux dans la population déficiente intellectuelle puisqu'il s'agit d'un volet méconnu, qui lance un défi important aux intervenants.

Le lecteur notera que les expressions « déficience intellectuelle » et « retard mental » sont utilisées dans ce chapitre. L'une et l'autre sont actuellement en usage au Québec, bien que la première soit la plus couramment employée.

4.1 ASPECTS GÉNÉRAUX DE LA DÉFICIENCE INTELLECTUELLE

4.1.1 Définitions et classifications

Quotient intellectuel

Le quotient intellectuel (Q.I.), tel que le mesurent les tests psychométriques (voir la section 4.1.4), est un des critères d'évaluation du fonctionnement intellectuel. Comme l'indique la figure 4.1, la population se répartit selon une courbe de distribution normale, établissant le Q.I. moyen à 100 et l'écart-type à 15.

FIGURE 4.1 Courbe de distribution normale du quotient intellectuel (Q.I.)

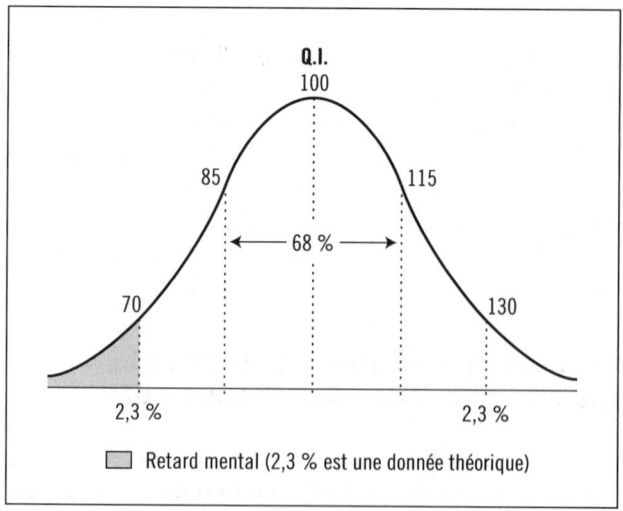

Selon ce modèle théorique, 68 % de la population se situe à plus ou moins un écart-type (Q.I. de 85 à 115) ; 4,6 % se situe au-delà de deux écarts-types (2,3 % sous 70, 2,3 % au-dessus de 130).

Évolution du concept de déficience intellectuelle

L'American Association on Mental Retardation (AAMR) a joué, depuis sa création en 1876, un rôle prépondérant sur le plan de la compréhension, de la définition et de la classification du retard mental, en plus de travailler à la promotion du soutien à apporter aux personnes présentant cette insuffisance. La neuvième version de sa définition, publiée en 1992, témoigne d'une perception sans cesse en évolution de ce phénomène, qu'il est intéressant d'illustrer à travers certains faits marquants des travaux antérieurs.

Dans la définition qu'elle proposait en 1959, l'AAMR situait le Q.I. seuil à 85, soit un écart-type sous la moyenne (voir la figure 4.1), et introduisait, pour la première fois, un critère de comportement adaptatif.

En 1973, dans la nouvelle définition :
– le Q.I. seuil était abaissé à 70, deux écarts-types sous la moyenne ;
– le qualificatif « significativement » était ajouté à la description d'un « fonctionnement général inférieur à la moyenne » ;
– le critère d'âge passait de 16 à 18 ans ;
– la catégorie « frontière », correspondant à un Q.I. de 70 à 85, était éliminée.

En 1983, l'AAMR reprenait sensiblement la définition précédente, en précisant qu'un Q.I. de 70 était proposé comme critère diagnostique, mais qu'une valeur à 75 était compatible avec un retard mental, si l'évaluation clinique le confirmait.

La plus récente définition (1992) ajoute à la précédente en ce qu'elle porte de 8 à 10 les domaines du comportement adaptatif. De plus, l'AAMR abandonne la classification du retard mental par degrés de gravité (léger, moyen, grave, profond).

Définition du retard mental selon l'American Association on Mental Retardation (1992)

Par retard mental, on entend un état de réduction notable du fonctionnement actuel d'un individu. Le retard mental se manifeste avant l'âge de 18 ans et se caractérise par un fonctionnement intellectuel significativement inférieur à la moyenne, associé à des limites dans au moins deux domaines du comportement adaptatif :
– communication ;
– soins personnels ;
– compétences domestiques ;
– habiletés sociales ;
– utilisation des ressources communautaires ;
– autonomie ;
– santé et sécurité ;
– aptitudes scolaires fonctionnelles ;
– loisirs ;
– travail.

Selon l'AAMR (1992), quatre conditions sont essentielles à la mise en application adéquate de cette définition :
1. Pour être valide, l'évaluation tient compte de la diversité culturelle et linguistique des sujets, ainsi que des différences dans leurs modes de communication et leurs comportements.
2. Le déficit du comportement adaptatif d'un individu s'observe dans l'environnement communautaire typique des sujets de son groupe d'âge et dépend de l'importance de ses besoins personnels de soutien.
3. Certaines faiblesses spécifiques d'adaptation coexistent souvent avec des forces dans d'autres domaines d'adaptation ou avec d'autres aptitudes.
4. Le fonctionnement général d'une personne présentant un retard mental s'améliore généralement si celle-ci reçoit un soutien adéquat et prolongé.

Classification selon l'American Association on Mental Retardation

L'AAMR (1992) propose une approche multidimensionnelle qui décrit l'individu selon quatre dimensions :
– Dimension I : fonctionnement intellectuel et habiletés adaptatives ;
– Dimension II : considérations psychologiques et émotives ;

- Dimension III : considérations physiques, de santé, étiologiques ;
- Dimension IV : considérations environnementales.

Ces quatre dimensions sont examinées dans un processus en trois étapes visant à établir le diagnostic, la classification et les besoins de soutien de la personne ayant un retard mental.

L'AAMR (1992) classifie le retard mental selon les types et les intensités des soutiens requis et non selon sa gravité. Le diagnostic pourra, par exemple, se formuler ainsi : « Personne ayant un retard mental qui requiert un soutien important sur le plan des habiletés sociales et intense sur le plan de la communication. »

Définitions et classifications selon le DSM-IV et la CIM-10

Les auteurs du DSM-IV ont accepté la définition du retard mental proposée par l'AAMR (1992) et l'observent assez fidèlement, mais ils ont maintenu un système de classification par degrés de gravité. Les tableaux 4.1 et 4.2 comparent les critères diagnostiques et la classification du retard mental selon le DSM-IV et la CIM-10.

4.1.2 Épidémiologie

Le retard mental, selon la définition en vigueur actuellement, a une prévalence d'environ 1 %. Celle-ci est plus élevée dans le groupe des 10-20 ans, âges où les personnes présentant un retard mental léger sont habituellement dépistées, en milieu scolaire, à cause de leurs difficultés d'apprentissage. Le tableau 4.3 présente quelques données sur la prévalence du retard mental dans la population générale et déficiente intellectuelle. McLaren et Bryson (1987) ont évalué ainsi la prévalence des problèmes liés à la déficience intellectuelle :

- de 10 % à 20 % des personnes déficientes intellectuelles ont des déficits sensoriels ;
- de 15 % à 30 % ont des troubles convulsifs ;
- de 20 % à 30 % ont des handicaps moteurs (incluant la paralysie cérébrale).

TABLEAU 4.1   Critères diagnostiques du retard mental

DSM-IV Retard mental	CIM-10 F70-F79 Retard mental
A. Fonctionnement intellectuel général significativement inférieur à la moyenne ; niveau de Q.I. d'environ 70 ou moins, mesuré par un test de Q.I. passé de façon individuelle (pour les enfants très jeunes, on se fonde sur un jugement clinique de fonctionnement intellectuel significativement inférieur à la moyenne).	Le diagnostic repose sur la présence d'une réduction du fonctionnement intellectuel, à l'origine d'une diminution des capacités d'adaptation aux exigences quotidiennes de l'environnement social. Le Q.I. doit être évalué à l'aide de tests d'intelligence standardisés, passés de façon individuelle, et adaptés aux normes culturelles locales.
B. Déficits concomitants ou altérations du fonctionnement adaptatif actuel (c'est-à-dire de la capacité du sujet à se conformer aux normes escomptées à son âge dans son milieu culturel) dans au moins deux des domaines suivants : communication, autonomie, vie domestique, aptitudes sociales et interpersonnelles, mise à profit des ressources de l'environnement, responsabilité individuelle, utilisation des acquis scolaires, travail, loisirs, santé et sécurité.	La classification du retard mental repose sur une évaluation globale des aptitudes, et non pas sur l'évaluation d'une déficience ou d'une faculté spécifique.
C. Début avant l'âge de 18 ans.	

Sources : American Psychiatric Association (1994), trad. française *DSM-IV – Manuel diagnostique et statistique des troubles mentaux*, Paris, Masson, 1996 ; World Health Organization (1993), trad. française *Classification internationale des maladies, 10e révision. Chapitre V (F) : Troubles mentaux et troubles du comportement : critères diagnostiques pour la recherche*, Paris, Organisation Mondiale de la Santé et Masson, 1994.

Psychiatrie clinique : une approche bio-psycho-sociale

TABLEAU 4.2   Classification du retard mental

	DSM-IV	CIM-10
Retard mental léger	317 Q.I. de 50-55 à environ 70	F70.x Q.I. de 50 à 69
Retard mental moyen	318.0 Q.I. de 35-40 à 50-55	F71.x Q.I. de 35 à 49
Retard mental grave	318.1 Q.I. de 20-25 à 35-40	F72.x Q.I. de 20 à 34
Retard mental profond	318.2 Q.I. inférieur à 20 ou 25	F73.x Q.I. inférieur à 20
Autres formes de retard mental		F78.x
Retard mental non spécifié, sans précision	319	F79.x

Sources : American Psychiatric Association (1994), trad. française *DSM-IV – Manuel diagnostique et statistique des troubles mentaux*, Paris, Masson, 1996 ; World Health Organization (1993), trad. française *Classification internationale des maladies, 10ᵉ révision. Chapitre V (F) : Troubles mentaux et troubles du comportement : critères diagnostiques pour la recherche*, Paris, Organisation Mondiale de la Santé et Masson, 1994.

TABLEAU 4.3   Prévalence du retard mental

	Population générale	Population déficiente intellectuelle
Retard mental léger	3,7-5,9 p. 1000	85 %
Retard mental moyen	3-4 p. 1000	10 %
Retard mental grave		3-4 %
Retard mental profond		1-2 %

Sources : Pour la population générale : J. McLaren et S.E. Bryson, « Review of recent epidemiological studies of mental retardation : Prevalence, associated disorders, and etiology », *Am. J. Ment. Retard.*, vol. 92, n° 3, 1987 ; pour la population déficiente intellectuelle : American Psychiatric Association (1994), trad. française *DSM-IV – Manuel diagnostique et statistique des troubles mentaux*, Paris, Masson, 1996.

4.1.3 Étiologie

Selon le DSM-IV, l'étiologie du retard mental est attribuable à un facteur biologique dans 50 % des cas, à un facteur psychosocial dans de 15 % à 20 % des cas et demeure inconnue, malgré une investigation approfondie, dans de 30 % à 40 % des cas. Le tableau 4.4 (p. 78) donne un résumé des étiologies connues. L'AAMR (1992) estime quant à elle qu'une combinaison de facteurs interviendrait dans des proportions pouvant atteindre 50 % des cas.

4.1.4 Évaluation

La déficience intellectuelle est habituellement diagnostiquée d'autant plus précocement qu'elle est grave. Des retards importants sur le plan du développement psychomoteur ou, plus encore, la présence de handicaps physiques associés hâteront la reconnaissance du problème. Cependant, comme l'a montré l'étude de Baird et Sadovnick (1985), 25 % des sujets qui présentent une déficience intellectuelle importante n'auront pas encore été dépistés à l'âge de six ans.

Peu importe cependant le degré de gravité, il est essentiel de tenter de cerner les facteurs étiologiques qui pourront éventuellement être la cible d'efforts de prévention. Ce processus fait appel à l'expertise de plusieurs disciplines, principalement la médecine et la psychologie.

TABLEAU 4.4   Facteurs étiologiques du retard mental

Facteurs prénataux (environ 35 % des cas)	Liés à l'hérédité (5 % des cas)	Erreurs innées du métabolisme	– phénylcétonurie – galactosémie – maladie de Tay-Sachs
		Anomalies monogéniques	– sclérose tubéreuse de Bourneville – dystrophie musculaire
		Aberrations chromosomiques	– syndrome du X fragile – syndrome de Down par translocation
		Syndromes polygéniques familiaux	– coexistence d'anomalies mentales, sociopathiques et développementales dans une famille, possiblement par combinaison de facteurs génétiques
	Liés à des altérations précoces du développement embryonnaire (30 % des cas)	Changements chromosomiques	– syndrome de Down par non-disjonction chromosomique
		Exposition à des toxines	– infection : rubéole congénitale – chimique : syndrome d'alcoolisme fœtal
Facteurs associés à la grossesse et périnataux (environ 10 % des cas)			– malnutrition fœtale – prématurité – anoxie – infections – traumatismes
Facteurs associés à des problèmes physiques survenus pendant la petite enfance et l'enfance (environ 5 % des cas)			– infections – traumatismes – empoisonnements (ex. : plomb)
Facteurs associés à des influences environnementales et à des troubles mentaux (de 15 % à 20 % des cas)			– carence dans la relation mère-enfant – manque de stimulation sociale et linguistique – troubles mentaux sévères (p. ex., autisme)

Source : D'après American Psychiatric Association (1994), trad. française *DSM-IV – Manuel diagnostique et statistique des troubles mentaux*, Paris, Masson, 1996.

Évaluation médicale

L'évaluation médicale du retard mental repose sur les éléments résumés au tableau 4.5. Le processus diagnostique est influencé par la confluence des caractéristiques propres au sujet et de leur effet sur l'entourage (famille, médecins, enseignants, etc.). À une extrémité du spectre, le bébé qui naît avec une ou des dysmorphies attirera l'attention des proches et des soignants et sera soumis à une investigation précoce en vue de préciser l'étiologie de ses particularités : consultation en génétique médicale, recours à des techniques cytogénétiques et recherche de marqueurs spécifiques. La détermination d'un syndrome particulier permettra de formuler un pronostic sur l'évolution longitudinale attendue, sur la présence d'un retard mental associé, et d'arrêter les mesures à prendre pour favoriser un développement optimal.

À l'autre extrémité du spectre, un enfant naît et évolue apparemment sans histoire particulière. Il intègre l'école où il éprouve de sérieuses difficultés d'apprentissage. Il est évalué pour ce problème, un retard mental léger est diagnostiqué, et il est envoyé en consultation pour qu'en soit clarifiée l'étiologie. La re-

TABLEAU 4.5   **Évaluation médicale du retard mental**

Anamnèse	
Histoire familiale	Histoire de troubles médicaux, du développement, d'apprentissage, du comportement et autres
Histoire de la grossesse	Grossesses antérieures, prise de médicaments, alcoolisme, toxicomanie, tabagisme
Histoire obstétricale	Difficultés à l'accouchement, poids à la naissance, âge gestationnel, indice d'Apgar, complications périnatales
Histoire développementale	Développement moteur, du langage et autres repères développementaux
Développement social et affectif	Contact visuel, sommeil, alimentation et élimination, interaction avec les parents, la fratrie et les pairs
Habiletés d'apprentissage	Facilité à apprendre, rythme et style d'apprentissage
Histoire médicale	Antécédents médico-chirurgicaux
Examen médical	
Attitude générale	Qualité des interactions
Caractéristiques physiques	Particularités suggérant un syndrome particulier
Examen neurologique	Motricité grossière et fine, coordination
Examen physique	Repères de croissance, atteintes d'autres systèmes, dépistage pour problèmes de la vue ou de l'audition
Autres investigations selon l'évaluation	
Consultation en spécialité	Neurologie, génétique, audiologie, ophtalmologie
Examen complémentaire	EEG, tomographie axiale, résonance magnétique
Dépistage biochimique	Acides aminés, mucopolysaccharides
Dépistage microbiologique	TORCH (toxoplasmose, rubéole, cytomégalovirus, herpès)
Dépistage génétique	Analyse chromosomique, dépistages spécifiques

Source : L.S. Szymanski, I.L. Rubin et G. Tarjan, « Mental retardation », dans A. Tasman, R.E. Hales et A.J. Frances (sous la dir. de), *Review of Psychiatry*, vol. 8, Washington (D.C.), American Psychiatric Press, 1989.

construction des antécédents suggère une collusion de facteurs ayant pu causer ce déficit : tabagisme de la mère et consommation d'alcool pendant la grossesse ; petit poids à la naissance ; milieu social défavorisé où l'enfant semble avoir manqué de stimulation et où l'alimentation a été sous-optimale. Comme le mentionnent Bregman et Hodapp (1991), l'évaluation approfondie d'enfants présentant une atteinte cognitive légère révèle souvent l'influence subtile mais non moins significative de facteurs biologiques : petites anomalies chromosomiques, syndromes génétiques rares, intoxication subclinique au plomb, déficiences nutritionnelles, etc., alors que, traditionnellement, on avait tendance à incriminer des facteurs psychosociaux.

Évaluation psychologique

Conformément à sa définition, le diagnostic psychologique du retard mental repose principalement sur deux dimensions, soit le fonctionnement intellectuel et le fonctionnement adaptatif, lesquels sont évalués respectivement à l'aide des tests d'intelligence et des échelles de comportements adaptatifs.

Évaluation du fonctionnement intellectuel

Depuis l'avènement du premier test d'intelligence, élaboré au début du 20e siècle par Binet et Simon, et avant l'introduction des critères de comportements adaptatifs, le diagnostic de retard mental a principalement reposé sur le score obtenu à ce genre d'épreuve. Malgré leurs limites, malgré les réserves émises quant à leur fiabilité, les tests d'intelligence ont traversé le 20e siècle et sont encore en usage de nos jours. Ils permettent de calculer, pour la plupart, un score standard, le quotient intellectuel (Q.I.), qui constitue une mesure indicative de l'intelligence conceptuelle.

Selon la définition en vigueur actuellement, sont considérés comme présentant un retard mental les individus qui se situent à deux écarts-types sous la moyenne, ce qui correspond à un Q.I. de 70 et moins (voir la figure 4.1, p. 74).

Il existe plusieurs instruments d'évaluation du fonctionnement intellectuel. Le tableau 4.6 énumère les principaux avec les clientèles pour lesquelles ils sont conçus.

Parmi ces instruments, le Stanford-Binet (4e édition) et les épreuves des échelles de Wechsler (WAIS-R, WISC-R) sont les plus fréquemment administrés. Ces tests, qui comportent des échelles verbale et non verbale, permettent de calculer un Q.I. verbal, non verbal et global. Ils étudient le fonctionnement intellectuel sous deux aspects différents et complémentaires pour produire un score global qui renseigne sur l'ensemble des habiletés intellectuelles de la personne :

– L'échelle verbale regroupe des épreuves de connaissances générales, de jugement, de vocabulaire, d'arithmétique, de similitudes, de mémoire des chiffres. Ces sous-tests renseignent sur les habiletés de compréhension verbale de la personne, plus précisément sur ses capacités à utiliser les mots et les symboles pour résoudre des problèmes.

– L'échelle non verbale (ou de performance) comprend des sous-tests tels l'assemblage de cubes, les images à compléter, les histoires en images, les dessins avec cubes et les épreuves de substitution qui visent à évaluer l'efficacité de l'organisation perceptuelle de la personne. Dans ce genre d'épreuves, les objets eux-mêmes et les situations concrètes constituent le problème posé. La solution exige que la pensée s'appuie sur le concret. L'individu n'a pas à utiliser le langage formel pour donner la solution.

TABLEAU 4.6 Tests de quotient intellectuel (Q.I.) et clientèles cibles

Test de Q.I.	Clientèle cible
WAIS-R (Wechsler Adult Intelligence Scale-revised)	Adultes
WISC-R (Wechsler Intelligence Scale for Children-revised)	Enfants et adolescents (de 6 à 16 ans)
WPPSI (Wechsler Preschool and Primary School Scale of Intelligence)	Enfants (de 4 à 6 1/2 ans)
Stanford-Binet	Enfants, adolescents, adultes
K-ABC (Kaufman Assessment Battery for Children)	Enfants
Barbeau-Pinard	Enfants, adolescents, adultes

Certains tests ont été mis au point pour des clientèles, déficientes intellectuelles ou non, présentant des caractéristiques particulières et susceptibles de ce fait d'être désavantagées par des instruments traditionnels. Le tableau 4.7 donne une liste de certains de ces instruments. Dans les cas de retard mental grave, des échelles comme les Bayley Scales of Infant Development peuvent être utilisées pour évaluer approximativement l'âge de développement.

Évaluation du fonctionnement adaptatif

En 1983, l'AAMR désignait comme adaptatifs les comportements qui permettent à l'individu de répondre efficacement aux attentes en matière

TABLEAU 4.7 Tests d'évaluation du quotient intellectuel (Q.I.) pour les clientèles ayant des caractéristiques particulières

Test du Q.I.	Clientèle cible
Columbia Mental Maturity Scale	– Personnes atteintes de paralysie cérébrale – Personnes ayant des déficits moteurs
Hiskey-Nebraska Test of Learning Aptitude	– Personnes sourdes-muettes – Personnes de 3 à 16 ans
Leiter International Performance Scale	– Sujets incapables de s'exprimer verbalement ou issus de minorités ethniques, ou personnes sourdes-muettes – Personnes de 2 à 18 ans
Raven – « Coloured progressive matrices »	– Personnes déficientes intellectuelles – Personnes incapables de s'exprimer verbalement

TABLEAU 4.8 Échelles de comportements adaptatifs et clientèles cibles

Échelle	Clientèle cible
Vineland Adaptive Behavior Scales	Tous les âges
Adaptive Behavior Scale (ABS)	Tous les âges
Minnesota Developmental Programming System	Tous les âges
Cain-Levine Social Competency Scale	Enfants de 5 à 13 ans avec retard mental moyen ou grave
Baltazar Scales of Adaptive Behavior	Enfants avec retard mental grave ou profond
Échelle québécoise de comportements adaptatifs (EQCA)	Tous les âges et tous les degrés de retard mental

d'autonomie et de responsabilité sociale, compte tenu de son âge et de son groupe culturel. Plusieurs échelles de comportements adaptatifs ont été élaborées pour mesurer ce concept. La plupart comprennent deux parties, la première mesurant les aspects adaptatifs, la seconde recherchant la présence de comportements inadéquats, sans cependant influer sur la classification sur le plan adaptatif. Elle est surtout utilisée dans un but de programmation clinique.

Pour Maurice, Morin et Tassé (1993), les principales utilités et applications des échelles de comportements adaptatifs sont de soutenir le diagnostic et la classification des personnes déficientes intellectuelles et d'orienter les programmes d'intervention.

Le tableau 4.8 donne les principales échelles de comportements adaptatifs. Celles-ci ont leurs faiblesses et leurs limites. On a noté, par exemple, qu'elles tiennent peu compte du contexte de vie des individus. Ainsi, une personne vivant dans un milieu qui offre peu d'occasions d'apprentissage et d'expérimentation risquera d'être défavorisée dans l'évaluation de ses comportements adaptatifs par rapport à une autre vivant dans un milieu plus stimulant.

Aspects sociofamiliaux

Apprendre qu'un enfant est atteint de déficience intellectuelle est un stresseur important pour les parents et la famille. La réaction est habituellement précoce lorsque l'enfant naît avec un syndrome spécifique, des handicaps associés, ou encore lorsque la déficience intellectuelle est grave. Elle est plus tardive lorsque le déficit se manifeste au fil d'un développement qui s'éloigne graduellement des balises de la normalité. Il est important de donner aux parents accès à une information complète sur la situation clinique, sur les services disponibles, sur les mesures à prendre pour favoriser le développement optimal de l'enfant, et ce avec un souci d'empathie et de personnalisation des besoins.

Bregman et Hodapp (1991), dans leur article synthèse, citent diverses études portant sur l'impact de l'arrivée d'un enfant déficient intellectuel sur la famille. Ils rapportent que les facteurs associés à une meilleure adaptation du milieu familial sont l'aisance pécuniaire, la présence des deux parents, une bonne entente dans le couple et la présence de soutien social. Concernant la fratrie, les auteurs signalent que la situation ne la rend pas plus sujette à un trouble psychiatrique. Certains facteurs prédisposeraient cependant à des problèmes d'adaptation : être la fille aînée de la famille, être du même sexe que l'enfant handicapé, avoir des parents qui n'acceptent pas le handicap de l'enfant, ne pas connaître la cause du handicap, être en présence d'un problème qui accapare les parents.

Par ailleurs, les personnes déficientes intellectuelles ont à affronter une image sociale plutôt négative, inspirée par l'ignorance et la crainte. Il s'ensuit une marginalisation qui vient alourdir considérablement leur condition. Cette situation pose une difficulté majeure pour les personnes mêmes et pour les différents regroupements et milieux d'intervention œuvrant auprès d'elles.

4.1.5 Description clinique

Il est utile pour le médecin de connaître certains repères développementaux propres à chacun des degrés de retard mental. Le tableau 4.9 en présente certaines caractéristiques.

4.1.6 Évolution et pronostic

Deux éléments sont à considérer principalement dans l'établissement du pronostic. Le premier est en relation avec l'étiologie du retard mental, le second, avec sa gravité.

Comme on l'a vu dans le tableau 4.4 (p. 78), les étiologies sont nombreuses et variées. Chacune a, en quelque sorte, une évolution naturelle. Par exemple, l'enfant qui naît avec une maladie métabolique du type Tay-Sachs, Niemann-Pick ou Gaucher connaîtra une évolution difficile se terminant habituellement par un décès avant l'âge de cinq ans. Par contre, celui qui naît avec une phénylcétonurie dépistée à la naissance pourra éviter l'apparition d'un retard mental si une diète pauvre en phénylalanine lui est prescrite précocement. Par ailleurs, sur certaines étiologies viendront se greffer des anomalies associées, handicap physique ou sensoriel, épilepsie, qui influeront sur le devenir de la personne.

TABLEAU 4.9   **Repères développementaux en fonction de la gravité du retard mental**

	Enfance	Adolescence	Âge adulte
Retard léger Q.I. : de 50-55 à 70	– Développe des habiletés sociales et de communication pendant la période préscolaire – A peu d'atteintes sensorimotrices	– Atteint une scolarité de 6ᵉ année	– A un développement des habiletés sociales et vocationnelles suffisant pour accéder à une autonomie minimale
Retard moyen Q.I. : de 35-40 à 50-55	– Développe des habiletés de communication durant la période préscolaire – Peut développer une certaine autonomie en matière d'hygiène	– Atteint une scolarité de 2ᵉ année – Peut faire l'apprentissage d'habiletés de travail	– Peut travailler, dans un milieu protégé ou non, à des tâches ne nécessitant pas de formation professionnelle particulière – S'adapte bien à la vie dans la communauté habituellement en milieu supervisé
Retard grave Q.I. : de 20-25 à 35-40	– Développe peu ou ne développe pas sa communication verbale durant la période préscolaire – Peut apprendre à parler et acquérir, par l'entraînement, des habiletés d'hygiène durant la période scolaire	– Fait des apprentissages minimaux, comme l'alphabet et les rudiments du calcul	– Exécute des tâches simples en milieu supervisé – Peut bien s'adapter à la vie dans la communauté
Retard profond Q.I. : moins de 20-25	– Est habituellement porteur d'un trouble neurologique – A des atteintes importantes sur le plan sensorimoteur – Se développe optimalement dans des milieux très structurés	– Peut se développer sur le plan de la motricité, de l'autonomie et de la communication avec un entraînement adéquat	– Réussit parfois à exécuter des tâches simples avec une supervision étroite en milieu supervisé

Source : D'après American Psychiatric Association (1994), trad. française *DSM-IV – Manuel diagnostique et statistique des troubles mentaux*, Paris, Masson, 1996.

Psychiatrie clinique : une approche bio-psycho-sociale

Le second élément est lié à la gravité du retard mental. L'évolution, à ce chapitre, sera déterminée principalement par la qualité de l'interaction de l'individu présentant des déficits avec son environnement. Il ne fait aucun doute qu'un entourage qui sait bien s'adapter aux caractéristiques de la personne, qui travaille à augmenter ses compétences dans les différents aspects du comportement adaptatif, peut espérer l'amener à un développement optimal qui pourra se mesurer d'après la qualité de vie.

4.2 TROUBLES MENTAUX ET COMPORTEMENTAUX ASSOCIÉS À LA DÉFICIENCE INTELLECTUELLE

4.2.1 Épidémiologie

Selon le DSM-IV, la prévalence des troubles mentaux parmi la population déficiente intellectuelle est de trois à quatre fois plus élevée que dans la population générale. Reiss (1994), dans une analyse synthèse de 33 études épidémiologiques publiées de 1946 à 1993, rapporte des prévalences variant de moins de 15 % (5 études sur 33) à plus de 35 % (17 études sur 33). Il existe très peu de données sur la prévalence des troubles mentaux considérés individuellement. Reiss (1994) laisse entendre que la sur-représentation de la population déficiente intellectuelle tient probablement à la fréquence élevée de traits de mésadaptation sur le plan de la personnalité et de troubles comportementaux graves.

4.2.2 Étiologie

Facteurs de risque d'origine biologique

Certains facteurs de risque d'origine biologique sont communs au déficient intellectuel et à la personne d'intelligence normale. Certains sont déterminés par l'hérédité familiale. La présence, chez un ou plusieurs membres de la famille du déficient, d'un trouble bipolaire, de schizophrénie ou d'une autre psychopathologie de nature héréditaire peut accroître le risque que ce dernier développe une telle maladie. Il est également permis de se questionner sur l'action du ou des facteurs étiologiques associés à la déficience intellectuelle sur les diverses structures cérébrales dont les fonctions plus spécifiques commandent les réponses affectives et comportementales.

Plusieurs syndromes génétiques responsables de la déficience intellectuelle présentent des phénotypes comportementaux associés à des comportements excessifs ou semblant rendre sujet à certains troubles mentaux. Quelques-uns sont actuellement mieux connus. Ils sont décrits au tableau 4.10.

Par ailleurs, l'axe III du système de classification multiaxial du DSM-IV permet de noter tout trouble ou toute affection physique susceptible d'avoir une importance pour la compréhension ou le traitement du cas. Par exemple, l'épilepsie est un facteur d'importance en déficience intellectuelle. Coulter (1993) rapporte que l'épilepsie est le problème neurologique chronique le plus fréquent dans la population générale, où elle touche 1 % des individus. La prévalence augmente à 21 % chez les déficients intellectuels non paralytiques cérébraux et à 50 % lorsque déficience et paralysie cérébrale coexistent. La prévalence est également plus élevée chez les sujets dont le Q.I. est inférieur à 50.

TABLEAU 4.10 Syndromes génétiques et phénotypes comportementaux

Syndrome	Phénotype comportemental/ susceptibilité particulière
Lesch-Nyhan	Retard mental ; automutilation sévère et compulsive ; agressivité
X fragile	Retard mental ; autisme ; troubles de l'apprentissage ; battements et morsures des mains ; intolérance au toucher ; évitement du regard ; hyperactivité ; faible capacité attentionnelle ; colère ; agressivité
Trisomie 21	Retard mental ; démence ; possible prédisposition à la dépression
Prader-Willi	Retard mental ou intelligence limite ; troubles de l'apprentissage ; automutilation ; attaque de rage ; labilité affective ; persévération
Cornelia de Lange	Retard mental ; évitement d'allure autistique ; stéréotypies ; rejet des contacts sociaux

Source : S. Reiss, *Handbook of Challenging Behavior : Mental Health Aspects of Mental Retardation*, Worthington (Ohio), IDS Publishing Corp., 1994.

Trimble (1987), dans son article synthèse, décrit diverses atteintes cognitives chez l'individu épileptique d'intelligence normale, et ce indépendamment de la consommation de médicaments antiépileptiques. Ces anomalies pourraient impliquer la mémoire, les habiletés perceptives et motrices, l'attention et la vitesse des processus mentaux. De telles atteintes n'épargnent probablement pas le déficient intellectuel et hypothèquent davantage ses capacités cognitives.

Trimble (1987) souligne également l'effet toxique de certains antiépileptiques sur le comportement. La phénytoïne causerait des atteintes cognitives et comportementales, comme une détérioration intellectuelle, une perturbation des habiletés motrices, des modifications de la personnalité et un trouble pseudoneurodégénératif associé à l'intoxication chronique. Les barbituriques (phénobarbital et dérivés) sont associés à des manifestations comportementales comme l'excitation, l'irritabilité, l'agressivité, la morosité, et possiblement à des troubles du sommeil. Les benzodiazépines, particulièrement la clonazépam, auraient des effets indésirables, telles l'agitation, l'instabilité et la désinhibition.

L'utilisation des antiépileptiques chez le déficient intellectuel doit être conforme aux normes modernes de traitement. Coulter (1993) signale deux principes guidant l'usage de ces médicaments chez le déficient épileptique. Le premier concerne l'utilisation de substances qui risquent moins de produire une toxicité comportementale (p. ex., carbamazépine et acide valproïque). Le deuxième se rapporte au recours à une monothérapie lorsque cela est possible. Que ce soit isolément ou en association, l'emploi des barbituriques est déconseillé.

Facteurs de risque d'origine psychosociale

L'expérience humaine et sociale du déficient intellectuel est parsemée de difficultés qui le rendent vulnérable aux atteintes psychologiques. Il est exposé, dès son plus jeune âge et de façon répétée, à divers stresseurs et expériences douloureuses. Reiss (1994), qui les a répertoriés, mentionne l'étiquetage, le rejet, la ségrégation, la victimisation et l'infantilisation. Ces facteurs contribuent au maintien d'une faible estime de soi.

Sur le plan social, le déficient intellectuel doit composer avec un réseau de soutien souvent très limité, et ses déficits au chapitre des habiletés sociales l'entretiennent dans sa solitude. Par ailleurs, ses perspectives d'avenir sont souvent très restreintes, que ce soit sur le plan des aspirations personnelles (avoir un ami ou une amie de cœur) ou sur le plan des aspirations professionnelles (se trouver un emploi).

4.2.3 Évaluation

Évaluation des troubles du comportement

C'est un champ très vaste que celui des troubles du comportement en déficience intellectuelle. Parfois mineures, parfois excessives, occasionnelles ou fréquentes, ces manifestations polymorphes relèvent de causalités multiples. Devrait être considérée la possibilité de troubles physiques ou mentaux, de difficultés psychosociales, environnementales ou contextuelles. Il importe donc, pour le médecin, de s'outiller adéquatement pour procéder à cette investigation.

Un comportement est habituellement considéré comme problématique et comme nécessitant une intervention si :

- il met en danger la personne ou autrui ;
- il est nuisible au bien-être physique et psychologique de la personne ou de son entourage ;
- il se situe en dehors des limites culturelles acceptables et dépasse les normes sociales par sa fréquence, son intensité, sa durée ou son manque de discernement ;
- il interfère avec le développement de la personne et ses possibilités d'acquérir de nouvelles habiletés.

Conformément à la tradition behavioriste, le travail clinique doit s'appuyer sur une démarche rigoureuse comportant plusieurs étapes :

1. *Répertorier et cibler les comportements à corriger.* Il importe d'être conscient qu'un même sujet peut présenter une gamme de comportements indésirables et qu'il est habituellement impossible d'agir simultanément sur chacun de ceux-ci, d'où l'importance de déterminer les cibles prioritaires d'intervention.

2. *Décrire de façon opérationnelle les comportements problématiques et déterminer un niveau de base.* Il est suggéré de décrire le comportement en termes précis, de façon qu'il soit observable et

mesurable, puis d'en quantifier la fréquence dans un laps de temps prédéterminé. En plus de permettre d'apprécier l'ampleur du problème et de cerner les variables préalables à l'intervention, ce niveau de base est utilisé comme donnée de référence pour mesurer la variation du comportement à la suite d'une intervention spécifique ou encore en fonction du passage du temps (p. ex., aspect cyclique).

3. *Déterminer les facteurs associés à l'apparition ou au maintien du comportement.* Cette démarche se base sur les principes d'analyse fonctionnelle et multidimensionnelle du comportement abordés ci-après.

4. *Formuler une ou des hypothèses diagnostiques susceptibles d'expliquer le comportement.* Les résultats de l'analyse multidimensionnelle conduisent à la formulation d'hypothèses diagnostiques qui, à leur tour, guident l'intervention thérapeutique.

5. *Formuler une ou des hypothèses d'intervention en accord avec l'hypothèse diagnostique.* Les points suivants sont à considérer :

    – opter pour l'intervention la moins restrictive et la moins punitive ;
    – choisir, idéalement, une intervention dont l'efficacité a été démontrée pour le même type de problème ;
    – déterminer s'il s'agit d'une intervention de crise (interruption du comportement) ou d'une intervention thérapeutique (modification à long terme du comportement) ;
    – préciser le temps d'essai et d'application de l'intervention.

6. *Vérifier les hypothèses par l'application de l'intervention.* Pour ce faire, il faut continuer à recueillir des données objectives sur le comportement cible. On évalue l'efficacité de l'intervention mise en œuvre en comparant les données objectives et les impressions cliniques avec la donnée du niveau de base.

Principes d'analyse fonctionnelle et multidimensionnelle

Un volet fondamental de la démarche proposée précédemment, l'analyse fonctionnelle et multidimensionnelle, a pour buts de permettre de détecter les facteurs associés à l'apparition et au maintien des comportements problématiques et de guider le questionnement visant à leur donner un sens. Cette approche appartient à la tradition behavioriste.

Les premiers modèles d'analyse fonctionnelle, qui examinaient principalement les antécédents et les conséquences des comportements inappropriés, ont souvent été qualifiés de réductionnistes. On considère aujourd'hui que ce niveau d'analyse, bien qu'important, est insuffisant pour accéder à la compréhension complète d'une problématique donnée.

Les modèles actuels d'analyse du comportement tentent de tenir compte de la réalité bio-psycho-socio-environnementale de l'individu. Ils vont donc au-delà de la traditionnelle analyse des modèles d'apprentissage et de conditionnement. Sont considérées non seulement des variables médicales, physiques, psychiatriques, psychologiques, motivantes, sociales et communicationnelles, mais également des variables environnementales et écologiques, de sorte que sont pris en considération l'individu et ses caractéristiques en interaction avec son milieu de vie.

Il existe plusieurs modèles d'analyse fonctionnelle et multidimensionnelle (voir L'Abbé et Morin, 1992). Dans sa démarche diagnostique globale visant à assurer la qualité des interventions, Griffiths (1989) propose d'examiner les comportements problématiques selon différentes perspectives.

1. Le comportement peut-il s'expliquer par la présence d'un problème physique ou mental ?

À défaut de pouvoir communiquer autrement son malaise, le déficient intellectuel a parfois recours à divers comportements pour le manifester, par exemple se frapper le ventre lorsqu'il est constipé, s'automutiler lorsqu'il ressent des douleurs (migraines, otalgies), etc. Lorsqu'un problème physique est confirmé et que le traitement médical corrige le comportement, il importe de bien consigner cette information afin d'accélérer l'application de mesures thérapeutiques lors de récidives. Il va de soi qu'un suivi médical assidu et vigilant favorise l'intervention précoce ou, encore mieux, la prévention.

Le trouble psychiatrique du déficient intellectuel s'accompagne souvent de manifestations comportementales excessives. Il existe malheureusement une tendance à occulter cette possibilité chez bon nombre d'intervenants. Cette situation est en partie imputable au phénomène dit d'écran diagnostique (Reiss, Levitan et Szyszko, 1982), selon lequel on attribue à la déficience intellectuelle des manifestations secondaires à un trouble mental ; la première, avec son cortège de particularités, fait écran au second.

2. L'individu est-il dans un contexte social ou environnemental défavorable ?

L'environnement social de la personne est un déterminant important, susceptible de déclencher et de maintenir des comportements inadéquats. Il est nécessaire de voir si les conditions de vie correspondent bien aux besoins de l'individu. En effet, des facteurs tels que des relations sociales pauvres, une vie affective insatisfaisante, un manque de gratification, des irritants environnementaux, des difficultés d'accès aux lieux et objets du milieu de vie, une alimentation non adaptée aux goûts de la personne, des règles inutiles ou trop strictes peuvent être associés à des manifestations comportementales excessives. Lorsque la présence de tels facteurs est soupçonnée, il importe alors d'apporter les améliorations nécessaires, que ce soit en ce qui concerne les interactions, le programme d'intervention ou l'environnement.

Fraser et L'Abbé (1993), deux piliers de l'approche positive au Québec, placent cette dimension au cœur de leurs préoccupations. Ils insistent sur le fait qu'il est primordial de vérifier la qualité de vie de la personne tout au long du processus d'évaluation, d'avoir le souci de lui fournir un style de vie satisfaisant, qu'elle présente ou non des troubles du comportement. Ces auteurs proposent des stratégies générales susceptibles d'améliorer la qualité de vie de la personne déficiente intellectuelle et, par le fait même, de prévenir les comportements inadaptés :

– encourager son implication dans des actions de la vie quotidienne, sociale, culturelle et communautaire ;
– favoriser l'établissement de choix afin qu'elle puisse mieux diriger sa vie et ainsi répondre plus adéquatement à ses besoins ;
– utiliser la méthode de résolution de problèmes afin de l'aider à opérer des choix et à faire une évaluation personnelle des situations auxquelles elle fait face ;
– favoriser l'acquisition d'habiletés utiles et significatives qui permettront d'avoir accès à une plus grande qualité de vie ;
– créer des occasions pour qu'elle puisse maintenir ou enrichir ses liens avec les réseaux sociaux ;
– aménager le milieu de vie pour qu'elle puisse y vivre des relations significatives, s'y épanouir, y découvrir un sentiment d'appartenance et y jouer un rôle actif et valorisant.

3. Quelles sont les fonctions du comportement observé ?

Il est de plus en plus admis que les comportements problématiques ont une fonction de communication, les individus agissant sur leur environnement physique et social afin d'exprimer inconfort, insatisfaction ou malaise. Il est donc utile d'évaluer les aspects motivants, communicationnels et sociaux des comportements en question.

Au chapitre de l'évaluation des facteurs motivants, Durand et Crimmins (1988) estiment que les principales fonctions des comportements inappropriés sont :

– d'éviter une situation déplaisante ;
– d'obtenir de l'attention sociale ;
– d'obtenir un bien tangible ;
– d'obtenir un plaisir sensoriel (autostimulation).

L'évaluation des fonctions sociales et communicationnelles des comportements nécessite de se poser diverses questions. On se demandera si la personne adopte un comportement donné pour :

– demander quelque chose ;
– nier ou refuser quelque chose ;
– exprimer des émotions ;
– donner une rétroaction positive ou négative ;
– établir un contact interpersonnel ou y mettre fin.

Après avoir clarifié ces aspects, le travail consiste à déterminer les habiletés que la personne pourrait utiliser pour éliminer les comportements excessifs et à concevoir et appliquer un programme éducatif adapté, visant l'acquisition ou le perfectionnement des habiletés fonctionnelles, motivantes, communicationnelles ou sociales ciblées par la démarche.

4. Que révèle l'analyse systématique du comportement ?

Une analyse systématique consiste dans un examen des facteurs présents avant (antécédents) et après (conséquences) l'apparition du comportement problématique. L'évaluation des antécédents permet d'émettre des hypothèses sur ce qui provoque le comportement en question. Il peut exister une multitude de facteurs précurseurs, certains associés à des états physiques (fatigue, douleur), affectifs (colère), cognitifs (déficits sur le plan de la communication ou de la compréhension), d'autres liés aux interactions sociales (critiques, demandes), à l'environnement physique (promiscuité, bruits, chaleur), etc. L'analyse des facteurs conséquents conduit à énoncer des hypothèses relativement à ce qui contribue à renforcer ou à maintenir le comportement, à le décourager ou à le faire diminuer en fréquence, en latence ou en intensité. Un comportement sera habituellement maintenu s'il entraîne des conséquences agréables (p. ex., attention sociale, réalisation d'un désir) ou le retrait, la disparition de conséquences désagréables (p. ex., évitement d'une tâche); on parle de maintien par renforcement positif dans le premier cas, de maintien par renforcement négatif dans le second.

Diverses interventions peuvent être envisagées selon les antécédents et les conséquences associés à la manifestation d'un comportement problématique :

- modifier les stimuli antécédents (p. ex., un patient vit difficilement l'attente d'une sortie ou d'une visite des proches. On observe qu'il refuse de participer aux activités, qu'il pose sans cesse des questions, qu'il pleure d'anxiété. On choisit alors de lui annoncer un tel événement le plus tardivement possible);
- modifier les stimuli conséquents (p. ex., un patient s'exhibe devant ses pairs, ce qui suscite une réaction d'amusement. On le retire temporairement du groupe dès qu'il a ce comportement);
- renforcer les comportements désirables alternatifs (p. ex., un patient est grossier lorsqu'il fait des demandes. On répond immédiatement aux demandes formulées poliment, on l'ignore intentionnellement dans les autres situations);
- tenter de combler les besoins de l'individu ou de compenser ses limites sur le plan physique, affectif ou cognitif (p. ex., un patient sourd-muet crie, frappe ou s'automutile à cause de ses difficultés de communication. On lui apprend à utiliser un pictogramme personnalisé pour lui faciliter l'expression de ses demandes et besoins).

Gardner et Cole (1989) observent que la littérature scientifique traitant des techniques d'intervention comportementale auprès des personnes déficientes intellectuelles a connu, depuis le début des années 80, une nette diminution du nombre d'études décrivant le recours à des méthodes punitives pour corriger les troubles du comportement. Avec l'adhésion à un système de valeurs qui soutient le droit au traitement le moins restrictif, il se dégage maintenant une tendance à favoriser l'enseignement d'habiletés d'autogestion, à améliorer les facteurs écologiques et environnementaux comme solution de rechange par rapport aux procédures de contrôle externe.

Évaluation des troubles mentaux

L'étude des troubles mentaux chez le déficient intellectuel est un domaine relativement récent. Dosen (1993) circonscrit bien un volet du questionnement que soulève cette problématique.

- Quel est le rôle du déficit cognitif dans le déclenchement et l'apparition des troubles comportementaux et de la maladie mentale ?
- Les symptômes chez le déficient intellectuel ont-ils la même signification diagnostique que dans la population d'intelligence normale ?
- Les psychopathologies diffèrent-elles dans les deux populations ?
- La maladie mentale a-t-elle une étiologie différente dans les deux populations ?

La perspective que nous proposons dans cette section s'inspire surtout des modèles de psychopathologie de l'adulte. Reiss (1994) qualifie cette approche de clinique et l'oppose à une autre, l'approche développementale, qui se rapporte davantage à la psychopathologie de l'enfance et s'appuie sur la distinction entre les troubles intériorisés (p. ex., dépression, anxiété) et les troubles extériorisés (p. ex., trouble des conduites et de l'attention). Il apparaît cependant que les diverses notions définies par la psychiatrie de l'enfance et la psychologie du développement demeurent un complément précieux pour la compréhension des problématiques, même lorsque le médecin adhère à l'approche clinique.

Examen psychiatrique

Reber (1992) résume les étapes de l'évaluation psychiatrique de la personne déficiente intellectuelle présentant des troubles du comportement de la façon suivante :

1. Révision des évaluations antérieures, tant sur le plan médical que sur le plan psychologique ;
2. Entrevue avec les parents ou les intervenants principaux en vue de dégager l'histoire développementale, médicale et éducationnelle ;
3. Description détaillée des comportements problématiques et évaluation des perceptions et des attitudes des soignants ;
4. Entrevue avec le patient. En présence d'un patient déficient léger ou moyen, les techniques habituelles d'entrevue s'appliquent, avec des modifications mineures : attitude plus active, questions moins ouvertes, soutien et renforcement, etc. En présence d'un patient présentant une déficience plus grave, les informations sont obtenues au moyen de l'observation directe ;
5. Examen médical et neurodéveloppemental.

Reber (1992) précise que l'évaluation permet au clinicien de décrire et de quantifier les problèmes de comportement pour en arriver à poser un diagnostic psychiatrique et à établir un plan d'intervention.

Inventaires de psychopathologie

Au cours des dernières années, plusieurs questionnaires ont été élaborés pour orienter le diagnostic psychiatrique des personnes présentant une déficience intellectuelle. Voici quelques-uns des plus utilisés auprès des clientèles adolescentes et adultes.

– *Inventaire Reiss (Reiss, 1988).* Le Reiss Screen for Maladaptive Behavior est conçu pour toute personne présentant une déficience intellectuelle. À partir de 38 items, il évalue les aspects suivants : comportements agressifs, autisme, psychose, paranoïa, signes comportementaux et physiologiques de la dépression, personnalité dépendante et évitante.

– *Inventaire PIMRA (Matson, Kazdin et Senatore, 1984).* Le Psychopathology Instrument for Mentally Retarded Adults (PIMRA) s'appuie sur les critères diagnostiques du DSM-III-R (il n'a pas été revu à la lumière du DSM-IV). À partir de 56 items, il évalue les problèmes suivants : les troubles schizophréniques, les troubles affectifs, les troubles anxieux, les troubles sexuels, les troubles situationnels, les troubles psychosomatiques, les troubles de la personnalité et les problèmes d'adaptation personnelle. Il est particulièrement utile auprès des personnes présentant une intelligence limite ou une déficience légère ou moyenne et possédant les capacités de s'exprimer et de s'autoévaluer.

– *Inventaire DASH-II (Matson et coll., 1991).* Le Diagnostic Assessment Instrument for the Severely Handicapped, deuxième version (DASH-II), tout comme le PIMRA, s'inspire des critères diagnostiques du DSM-III-R (il n'a pas été revu à la lumière du DSM-IV). Il comprend 84 items, regroupés en 13 catégories diagnostiques : l'anxiété, la dépression, la manie, les troubles envahissants du développement et l'autisme, la schizophrénie, les stéréotypies et les tics, l'automutilation, les troubles du contrôle sphinctérien, les troubles de l'alimentation, les troubles du sommeil, les troubles sexuels, les syndromes organiques, les troubles de contrôle des impulsions et autres. Ce questionnaire est conçu pour les personnes présentant une déficience grave ou profonde.

– *Inventaire CARS (Schopler, Reichler et Rochen-Renner, 1988).* Le Childhood Autism Rating Scale (CARS) a été mis au point pour détecter la présence de traits autistiques chez les enfants, mais l'instrument est utilisé auprès des personnes déficientes intellectuelles de tout âge. Il est basé sur les critères diagnostiques du DSM-III-R (il n'a pas été revu à la lumière du DSM-IV). Au moyen de 15 items, il évalue les aspects suivants : les relations sociales, l'imitation, les réponses émotionnelles, l'utilisation du corps et des objets, l'adaptation aux changements, les réponses visuelles et auditives, le goût et l'odorat, le toucher, les peurs et l'anxiété, les communications verbales et non verbales, le niveau d'activité, le niveau intellectuel et l'impression générale.

4.2.4 Description clinique

Considérations générales

Sovner et DesNoyers-Hurley (1989) ont proposé 10 principes diagnostiques pouvant appuyer la reconnaissance des troubles psychiatriques chez le déficient intellectuel :

1. *Tous les troubles psychiatriques sont représentés dans la population déficiente intellectuelle.* L'éventail diagnostique des troubles de santé mentale du déficient intellectuel est le même que chez la personne d'intelligence normale.

2. *Les troubles psychiatriques se manifestent habituellement par des comportements inadaptés.* Agressivité, automutilation et autres comportements problématiques peuvent constituer des manifestations non spécifiques d'un malaise psychologique, à défaut d'une capacité de communication suffisante ou de mécanismes d'adaptation plus évolués.

3. *Les manifestations psychopathologiques relèvent de déterminismes multiples.* Peuvent coexister des comportements :
   - primitifs (p. ex., autostimulation, incorporation buccale) tels qu'on les observe chez de très jeunes enfants ;
   - autistiques (p. ex., stéréotypies, besoins de similitude) ;
   - associés à une dysfonction du système nerveux central (p. ex., hyperactivité consécutive à un dommage cérébral périnatal) ;
   - caractéristiques d'un trouble psychiatrique classique (p. ex., signes neurovégétatifs de la dépression) ;
   - associés à l'apprentissage social (p. ex., cris afin d'attirer l'attention) ;
   - consécutifs à un problème de santé ou à des effets secondaires des médicaments (p. ex., automutilation motivée par la douleur ou akathisie provoquée par les neuroleptiques).

4. *Un trouble psychiatrique aigu peut se manifester par une intensification de comportements inadaptés présents de longue date.* L'augmentation de la fréquence ou de l'intensité d'un comportement problématique peut être un symptôme de l'apparition d'un trouble psychiatrique.

5. *Un comportement inadapté survient rarement de façon isolée.* Dans un tableau clinique de dépression, par exemple, il pourra s'ajouter à l'automutilation une perte d'intérêt et des symptômes neurovégétatifs. L'évaluation doit donc considérer le fonctionnement global de la personne dans ces aspects actuels et longitudinaux pour repérer tous les signes, symptômes et comportements pertinents par rapport à la démarche diagnostique.

6. *La démarcation d'un comportement au regard de son niveau de base est aussi significative, dans le processus diagnostique, que l'intensité de ce comportement ou sa fréquence.* Par analogie, ce critère renvoie à l'axe V du DSM-IV où l'on évalue le niveau de fonctionnement habituel et la détérioration attribuable à la psychopathologie.

7. *L'examen clinique pris isolément est rarement diagnostique.* Le déficient intellectuel présente souvent une capacité limitée de communiquer son expérience cognitive et affective, ce qui prive le médecin d'une information précieuse. Le diagnostic s'appuie habituellement sur diverses observations (p. ex., données sur le sommeil, l'appétit, le fonctionnement dans les activités routinières simples) obtenues auprès des personnes et intervenants significatifs pour le patient.

8. *Il est très difficile de diagnostiquer un trouble psychotique chez un déficient grave ou profond.* C'est un diagnostic qui repose habituellement sur la présence d'hallucinations et d'idées délirantes, extrêmement difficiles à objectiver pour le déficient intellectuel qui n'a pas développé le langage. On observe également une tendance à qualifier de psychotiques des manifestations de nature développementale (p. ex., la soliloquie, souvent interprétée comme une réponse à des hallucinations auditives, peut constituer, en fait, une discussion avec un compagnon imaginaire ou des réflexions à voix haute liées à un processus d'autorégulation).

9. *Les comportements inadaptés peuvent s'organiser selon une hiérarchie.* À un premier niveau, on trouve les comportements associés à la phénoménologie habituelle d'un trouble psychiatrique classique (p. ex., signes neurovégétatifs de la dépression, hausse de l'activité psychomotrice de la manie, etc.). Au deuxième niveau, on trouve les comportements habituels dont la fréquence ou l'intensité se démarquent du niveau de base à la suite de l'apparition d'un trouble psychiatrique. Finalement, au troisième niveau, on trouve les nouveaux comportements qui apparaissent avec un trouble psychiatrique (p. ex., automutilation liée à un syndrome dépressif).

10. *Le tableau clinique est fréquemment caractérisé par la coexistence d'un trouble psychiatrique et de traits psychopathologiques de nature constitutionnelle ou caractérielle.* Le médecin œuvrant auprès des personnes d'intelligence normale arrive régulièrement à un diagnostic où pathologies appartenant aux axes I et II coexistent. Il en est de même chez le déficient intellectuel. Il est donc possible de diagnostiquer un trouble bipolaire chez un autiste ou une dépression majeure chez un déficient intellectuel ayant une personnalité limite.

Schizophrénies[1]

Selon Reiss (1994), la prévalence à vie de la schizophrénie parmi la population déficiente intellectuelle est probablement de 1 % ou moins, comme dans le reste de la population.

Le diagnostic de schizophrénie repose fréquemment sur la présence d'hallucinations ou de délires rapportés par le patient. La reconnaissance des schizophrénies dépend donc de la capacité de la personne à verbaliser son expérience psychotique. Le déficient intellectuel léger possède habituellement cette habileté, mais sa description des expériences vécues est moins élaborée que chez la personne d'intelligence normale. Le diagnostic devient particulièrement difficile lorsque la déficience intellectuelle est sévère, le patient ne pouvant décrire ses symptômes. Certains psychiatres considèrent que cette maladie ne peut être diagnostiquée chez les sujets dont le Q.I. est inférieur à 50. Cette position ne fait cependant pas l'unanimité, puisque d'aucuns soutiennent que le diagnostic peut s'appuyer sur d'autres symptômes, tels que régression, retrait, émoussement ou discordance de l'affect, déficit des habiletés sociales, déficit attentionnel (Reiss, 1994). La distinction entre les différents sous-types de la schizophrénie peut être difficile pour les mêmes raisons.

Il apparaît donc particulièrement important pour le médecin d'éviter le piège qui consiste à attribuer prématurément à un trouble schizophrénique ou psychotique des manifestations comportementales inhabituelles ou bizarres (p. ex., soliloquie, automutilation, stéréotypies, maniérismes) relativement fréquentes dans cette population et dont l'étiologie peut être assez variée.

Troubles de l'humeur[2]

Ignorée pendant de nombreuses années, la possibilité que se développe chez la personne déficiente intellectuelle un trouble de l'affect retient maintenant l'attention des chercheurs et des cliniciens. L'importance de ce diagnostic n'est pas encore bien établie. Reiss (1994) rapporte que la prévalence est sensiblement la même que dans la population générale.

Trouble dépressif

De façon générale, le diagnostic de dépression chez le déficient léger et moyen peut s'appuyer sans trop de difficulté sur les critères habituels utilisés pour les personnes d'intelligence normale. Dans un langage simple, ces patients peuvent faire part d'un changement de l'humeur, d'une expérience cognitive caractérisée par la dévalorisation, la culpabilité, et parfois rapporter des idées de mort. Lorsque la déficience est plus grave, le diagnostic repose davantage sur les aspects comportementaux et neurovégétatifs (p. ex., perturbation du sommeil et de l'appétit, perturbation de l'humeur, désintérêt et régression sur le plan des acquis).

Trouble bipolaire

Le diagnostic clinique d'un épisode maniaque chez le déficient intellectuel dépend également de la gravité du handicap. Lorsque la référence aux critères du DSM-IV est difficile, l'observation du comportement s'avère très utile.

L'épisode maniaque se caractérise habituellement par de l'agitation, de l'hyperactivité, de la labilité affective, de l'agressivité, souvent associées à une perturbation du sommeil, une augmentation des vocalisations ou, parfois, de la libido. Les manifestations cliniques sont parfois atypiques, pouvant prendre la forme de manie chronique ou de trouble bipolaire à cycle rapide.

---

1. Voir aussi le chapitre 10.

2. Voir aussi le chapitre 11.

Troubles anxieux[3]

L'anxiété constitue sans doute une expérience affective universelle. Parmi les troubles mentaux observés dans la population générale, les troubles anxieux sont les plus fréquents. Les études portant sur leur prévalence dans la population déficiente intellectuelle sont marquées au sceau de la controverse. Les taux avancés varient de moins de 1 % à 25 % (Reiss, 1994).

Reiss (1994) signale que les phobies simples et sociales et l'anxiété généralisée sont les affections les plus souvent rapportées dans cette population. Il ajoute que le trouble panique avec ou sans agoraphobie et le trouble obsessionnel-compulsif sont peu rapportés.

Ryan (1994) s'est intéressée plus particulièrement aux états de stress post-traumatique chez les personnes déficientes intellectuelles. Parmi 310 patients consécutifs envoyés pour évaluation de troubles de comportement, 51 (16,5 %) répondaient aux critères diagnostiques d'un état de stress post-traumatique, la quasi-totalité du groupe ayant des antécédents de sévices corporels ou sexuels ou de traumatisme. Elle conclut qu'un état de stress post-traumatique est susceptible de survenir chez les personnes déficientes intellectuelles et qu'il est possible de le diagnostiquer en utilisant les critères du DSM.

Mais ici encore, on fait face à une difficulté diagnostique, liée à l'incapacité, pour le déficient intellectuel, de communiquer son expérience anxieuse. Les manifestations comportementales de l'anxiété peuvent être mal interprétées et assimilées à l'agitation ou à la désorganisation.

Troubles de la personnalité[4]

Reiss (1994) avance que la prévalence élevée des troubles de santé mentale dans la population déficiente intellectuelle tient à la prépondérance des troubles de la personnalité et des traits d'inadaptation sur le plan de la personnalité. Il rapporte à cet effet des prévalences variant de 22 % à 45 %. Les personnalités évitante, dépendante, paranoïde et histrionique ont été plus souvent décrites. Peu d'études portent sur les personnalités antisociale et limite.

---

3. Voir aussi les chapitres 12 et 14.
4. Voir aussi le chapitre 27.

Troubles habituellement diagnostiqués durant la première enfance, la deuxième enfance ou l'adolescence

Trouble autistique

La comorbidité autisme-déficience intellectuelle est bien connue. En effet, 75 % des autistes sont également déficients intellectuels. Le diagnostic différentiel entre ces deux conditions est souvent difficile lorsque la déficience est grave ou profonde. Chez le déficient intellectuel non autiste, les déficits sont importants, mais le niveau de fonctionnement global est compatible avec l'âge développemental; chez l'autiste, les déficits sont qualitativement anormaux, peu importe l'âge développemental.

Trouble : Déficit de l'attention/hyperactivité

La prévalence de ce trouble chez les enfants déficients intellectuels est de trois à quatre fois plus élevée que chez les enfants d'intelligence normale (Biederman, Newcorn et Sprich, 1991). Le diagnostic en est cependant difficile, car les problèmes d'attention sont fréquents chez les premiers. Il doit être posé lorsque les difficultés observées excèdent le déficit attendu en fonction de l'âge développemental.

La comorbidité du déficit de l'attention/hyperactivité et du trouble des conduites a été décrite. Elle se retrouve dans de 30 % à 50 % des cas parmi des échantillons épidémiologiques et cliniques (Biederman, Newcorn et Sprich, 1991). Cette comorbidité a été observée chez les déficients intellectuels et peut engendrer des difficultés importantes sur le plan du fonctionnement: échecs au chapitre éducationnel, ostracisation, quête inappropriée d'attention, etc.

4.2.5 Traitements

Traitements biologiques

L'emploi des psychotropes en déficience intellectuelle n'est pas un phénomène récent. Ces substances ont souvent été prescrites, en l'absence de trouble psychiatrique, à des fins de contrôle comportemental. Les neuroleptiques sédatifs ont été particulièrement utilisés à cet effet. L'outil pharmacologique est envisagé de façon ambivalente par les proches et les intervenants, tantôt décrié, tantôt souhaité, tantôt poison, tantôt panacée. Cela incite à procéder de façon rigoureuse à tout essai pharmacologique.

Neuroleptiques

Les neuroleptiques sont les psychotropes les plus prescrits en déficience intellectuelle. En plus du traitement de la psychose où les principes habituels d'utilisation sont à observer (voir le tome II, chapitre 43), ils sont souvent employés à des fins de contrôle comportemental, particulièrement dans les cas d'agressivité, d'automutilation et d'hyperactivité.

Baumeister, Todd et Sevin (1993) ont examiné l'efficacité et la spécificité des traitements pharmacologiques sur ces comportements. Ils concluent que les neuroleptiques sont efficaces, mais que leur effet est non spécifique, puisqu'ils agissent par une inhibition globale du comportement associée à la sédation. Les habiletés d'apprentissage et de cognition s'en trouvent altérées négativement, inconvénient majeur pour des personnes qui présentent déjà des déficits à ce chapitre. De façon générale, la prescription de ces substances à des fins de contrôle comportemental devrait être une solution d'urgence ou de dernier recours.

Les effets secondaires des neuroleptiques sont bien connus et n'épargnent pas les personnes déficientes intellectuelles. Dystonie, parkinsonisme, akathisie et dyskinésie tardive ont été observés dans cette population. Gualtieri et Sovner (1989) ont rapporté un syndrome de retrait associé à la réduction des neuroleptiques caractérisé par : 1) une augmentation en gravité et en fréquence des comportements inadaptés ; 2) une perturbation du sommeil ; 3) une perte de poids importante. Ce syndrome survient plus particulièrement après la réduction ou la cessation des neuroleptiques à faible puissance comme la thioridazine. Il disparaît habituellement après quelques semaines.

Stabilisateurs de l'humeur

Plusieurs médicaments possèdent des propriétés thymorégulatrices. Le lithium, la carbamazépine et l'acide valproïque sont les plus prescrits (voir le tome II, chapitre 45).

- **Lithium**

Les diverses indications du lithium, bien décrites en psychiatrie générale, s'appliquent également à la population déficiente intellectuelle.

Nombre d'études ont examiné l'efficacité du lithium sur l'agressivité. Smith et Perry (1992) ont procédé à une revue de la littérature scientifique en déficience intellectuelle portant sur le traitement pharmacologique non neuroleptique de l'agitation, de l'agressivité, de l'hostilité et des comportements associés à une dangerosité pour soi ou autrui. Ils font état d'une amélioration chez 83 % des patients (19 sur 23) dans les études ouvertes et chez 68 % des patients (36 sur 53) dans les études à double insu avec un placebo. L'interprétation de ces données est cependant faussée par le fait que le lithium a été administré avec des neuroleptiques et des antiépileptiques. Malgré cette réserve, les auteurs suggèrent qu'un essai thérapeutique de deux à six semaines suivant une posologie suffisante est indiqué devant de telles manifestations. Il est cependant difficile de préciser s'il s'agit d'un effet spécifique sur l'agressivité ou d'un effet sur un trouble affectif sous-jacent non diagnostiqué.

La population déficiente intellectuelle n'apparaît pas plus vulnérable aux effets secondaires de ce médicament que la population générale. Une polyurie peut parfois se manifester par l'apparition d'énurésie. Il est important de surveiller avec vigilance les signes et symptômes d'intoxication et de faire un suivi régulier des taux sériques.

- **Carbamazépine et acide valproïque**

Tout comme pour la population d'intelligence normale, la carbamazépine et l'acide valproïque sont un ajout intéressant au traitement des troubles bipolaires chez le déficient intellectuel. Plusieurs cas de succès thérapeutique ont été rapportés, mais des études formelles sont toujours attendues. En présence d'un trouble bipolaire atypique ou à cycle rapide, l'acide valproïque constitue probablement un traitement de choix.

Smith et Perry (1992) ont passé en revue les études portant sur le traitement de l'agressivité avec la carbamazépine. Dans les études ouvertes, le taux de réponse est de 80 % (24 patients sur 30) comparativement à 36 % (4 patients sur 11) dans les études à double insu avec un placebo. Devant ces résultats incertains, ils suggèrent un essai thérapeutique avec ce médicament d'une durée minimale de deux semaines, lorsque le lithium et les bêtabloquants se sont préalablement révélés inefficaces.

La carbamazépine et l'acide valproïque sont habituellement bien tolérés par les patients déficients intellectuels. Leur administration doit s'accompagner d'un suivi régulier du taux sérique et des paramètres hématologiques et hépatiques habituels. Les effets secondaires sont essentiellement les mêmes que dans la population générale. Quelques cas de manie ont été associés à l'usage de la carbamazépine.

Antidépresseurs

Les antidépresseurs sont peu utilisés en déficience intellectuelle, sans doute à cause de la difficulté à reconnaître et à diagnostiquer la dépression chez ces personnes. Les indications habituelles s'appliquent pourtant et l'utilisation doit être conforme aux recommandations et précautions usuelles (voir le tome II, chapitre 44). À cause de leur profil d'effets secondaires plus favorable, les inhibiteurs sélectifs du recaptage de la sérotonine (ISRS) sont préférés aux tricycliques chez cette clientèle. Par ailleurs, parmi les tricycliques, les amines secondaires sont à privilégier.

Les ISRS, et plus particulièrement la fluoxétine, ont été utilisés pour corriger certaines manifestations comportementales pour lesquelles un mécanisme sérotoninergique est soupçonné. Gedye (1993) a analysé cinq études où la fluoxétine a été utilisée dans le traitement de l'automutilation ; le taux de réponse obtenu est de 87,5 % (35 patients sur 40). Il est toutefois difficile de préciser s'il s'agit d'un effet spécifique sur l'automutilation ou d'un effet sur une dépression sous-jacente non diagnostiquée.

Sur le plan des effets secondaires, le profil des ISRS est généralement plus favorable, surtout à cause de l'absence d'effets anticholinergiques et d'une sédation moindre. Les signes d'intolérance digestive et l'apparition de fébrilité doivent être surveillés.

Anxiolytiques

Bien que plusieurs substances possèdent des propriétés anxiolytiques, seuls les benzodiazépines et le buspirone seront considérés dans cette rubrique.

De façon générale, les benzodiazépines doivent être utilisées avec les réserves qui guident leur emploi dans la population générale (voir le tome II, chapitre 42). Les risques de pharmacodépendance et de syndrome de sevrage sont effectivement bien décrits. On a également rapporté une désinhibition comportementale et des réactions paradoxales chez les déficients intellectuels. Finalement, ces substances ont un effet indésirable sur les processus cognitifs.

La littérature scientifique en déficience intellectuelle a fait état de certains résultats intéressants avec le buspirone. Reiss (1994) mentionne que des études basées sur de petits échantillons rapportent une amélioration des problématiques d'agression, d'anxiété et d'automutilation. Il conclut que ces résultats doivent être confirmés par des études plus formelles.

Autres médicaments

- **Psychostimulants**

    Plusieurs substances ont des propriétés psychostimulantes (méthylphénidate, dexamphétamine, pémoline) et sont employées dans le traitement du déficit de l'attention et de l'hyperactivité.

    Baumeister, Todd et Sevin (1993) ont examiné les résultats d'études ayant porté sur l'efficacité du méthylphénidate chez les déficients intellectuels présentant de l'hyperactivité. Ils concluent que cette substance semble efficace chez les sujets dont la déficience est moins grave.

- **Bêtabloquants**

    L'efficacité des bêtabloquants a été démontrée dans la phobie sociale, tout particulièrement pour l'anxiété de performance, pour les tremblements consécutifs à l'usage de lithium et pour l'akathisie aiguë associée aux neuroleptiques. Ils sont probablement efficaces contre l'agressivité impulsive et la violence, ainsi que dans les cas d'hyperactivité neurovégétative.

    Smith et Perry (1992) ont passé en revue les études ayant porté sur l'utilisation des bêtabloquants dans le traitement de manifestations comportementales comme l'agressivité, l'agitation et l'hostilité chez des patients souffrant de retard mental, d'autisme, de démence et d'un syndrome cérébral organique. Dans les études prospectives examinées, le taux de réponse est de 81 % (39 patients sur 48); dans les études à double insu avec un placebo, de 67 % (22 patients sur 33). Ces résultats, concluent les auteurs, justifient un essai thérapeutique de deux à quatre semaines, préférablement avec un agent lipophile comme le propranolol.

Les effets secondaires à surveiller au cours d'un traitement aux bêtabloquants sont d'ordre cardiovasculaire, particulièrement la bradycardie et l'hypotension. Avant de procéder à un essai thérapeutique, il est pertinent, après avoir tenu compte des contre-indications habituelles, d'obtenir un électrocardiogramme et des mesures répétées du pouls et de la tension artérielle pendant environ une semaine. Smith et Perry (1992) rapportent que de 13 % à 78 % des patients sous propranolol subissent des effets secondaires significatifs sur le plan cardiovasculaire. Le pindolol est alors une solution de rechange à considérer.

- **Clonidine**

La clonidine est un agoniste des récepteurs alpha$_2$-adrénergiques. Son utilité est connue dans le traitement de la maladie de Gilles de la Tourette, dans le sevrage des opiacés et possiblement comme antimaniaque.

En déficience intellectuelle, son administration est à considérer dans les problématiques d'hyperactivité neurovégétative et dans certains cas de trouble hyperactif, particulièrement en présence de tics chroniques que les psychostimulants pourraient intensifier. Tout comme pour les bêtabloquants, il faut surveiller les effets secondaires cardiovasculaires.

- **Antagonistes des narcotiques**

Les antagonistes des narcotiques comme la naloxone et la naltrexone sont utilisés pour traiter l'automutilation. Leur emploi s'appuie sur une théorie neurochimique de l'automutilation mettant en cause les systèmes morphiniques endogènes. Baumeister, Todd et Sevin (1993) expliquent les deux mécanismes proposés: 1) l'automutilation entraîne la libération d'endorphines qui, par action stimulante sur les centres cérébraux de « plaisir », renforcent le comportement; 2) des taux élevés d'endorphines, en supprimant les perceptions douloureuses, maintiennent le comportement d'automutilation qui, autrement, serait freiné par la douleur. Dans leur article synthèse, ces auteurs rapportent que la majorité des études relatives à l'efficacité de ces deux substances ont noté la suppression de l'automutilation chez certains individus. Cependant, plusieurs études utilisant une méthodologie adéquate ont conclu à leur inefficacité. Dans certains cas, cette inefficacité pourrait être attribuable à la courte durée des essais de la naloxone et à la courte demi-vie de cette substance. Par ailleurs, les études sur la naltrexone réalisées selon une méthodologie adéquate indiquent des réponses favorables dans 50 % des cas. Le pourcentage réel pourrait être moindre, compte tenu du biais introduit par la tendance à ne publier que les études aboutissant à des résultats positifs. Il est justifié de conclure, sur ce point, que de nouvelles recherches sont attendues pour clarifier la véritable efficacité de ces substances.

Traitements psychologiques

Qu'elles soient psychodynamique, humaniste, cognitive ou behavioriste, les diverses thérapies psychologiques ont été conçues auprès de sujets d'intelligence normale et pour eux. À l'exception du behaviorisme, l'idée qu'on puisse recourir à la psychothérapie pour traiter les problèmes de comportement et les troubles mentaux en déficience intellectuelle ne fait pas consensus. Certains considèrent qu'il est inutile et inefficace d'offrir une psychothérapie à des personnes dont le Q.I. est inférieur à 50; d'autres, que le niveau intellectuel est un critère insuffisant en soi pour déterminer la pertinence d'une psychothérapie, que tout individu capable de répondre à une relation chaleureuse et désireux de s'améliorer est potentiellement admissible à cette forme de traitement. L'intervention doit cependant être adaptée aux besoins et aux caractéristiques de la personne. Directive et structurée, celle-ci doit idéalement se dérouler dans le milieu naturel pour favoriser la généralisation des acquis; le matériel thérapeutique doit convenir au niveau cognitif et intellectuel du sujet.

Approche psychodynamique

La personne déficiente intellectuelle possède peu des préalables nécessaires à une thérapie psychodynamique: niveau intellectuel, introspection, capacités de symbolisation et d'analyse. Toutefois, certains tenants de cette approche (Levitas et Gilson, 1997) estiment que le modèle psychodynamique traditionnel doit s'adapter aux besoins de la clientèle déficiente intellectuelle. Considérant qu'elle se situe intellectuellement au stade des opérations concrètes, ils suggèrent d'utiliser les modèles d'évaluation et d'intervention destinés aux enfants. Il existe cependant peu de travaux de recherche permettant de se prononcer sur l'efficacité d'une telle approche dans cette population.

À défaut d'efficacité démontrée, cette démarche, ainsi que sa grille d'analyse, peut être d'une grande utilité, avec ses concepts de transfert, de contre-transfert et de mécanismes de défense, pour ce qui est d'accroître la compréhension de la dynamique de la personne et de guider le choix des interventions dans certaines situations problématiques.

Approche humaniste

Issus du courant de la psychothérapie humaniste, McGee et coll. (1987) ont élaboré une approche centrée sur la personne déficiente intellectuelle, le *gentle teaching,* dont la principale stratégie est de rendre significatives et valorisantes les interactions avec la personne en lui accordant une attention et une importance inconditionnelles. Ces auteurs décrivent des résultats encourageants chez de nombreuses personnes déficientes intellectuelles présentant d'importants troubles du comportement (notamment 650 personnes du Nebraska Psychiatric Institute). Toutefois, il s'agit de rapports anecdotiques. Ils notent également une diminution de la fréquence des comportements d'automutilation et des comportements agressifs de l'ordre de 78,3 % et 90,6 % respectivement chez les 40 sujets déficients ayant suivi cette thérapie. Cependant, comme le signale Mudford (1995) dans un compte rendu critique des études sur ce type d'intervention, les chercheurs qui ont tenté de reproduire les résultats de McGee et ses collaborateurs ont obtenu beaucoup moins de succès. Il est donc difficile, à l'heure actuelle, d'énoncer des conclusions fermes quant à l'efficacité de cette méthode.

Au Québec, une approche que l'on peut qualifier d'humaniste et systémique, l'approche positive (Fraser et L'Abbé, 1993), aborde la complexité des expériences vécues par les personnes déficientes intellectuelles selon une double perspective, soit la qualité de vie et la prévention des comportements excessifs. Elle permet de tenir compte, dans l'évaluation de la personne, des facteurs humains et environnementaux et, en proposant une intervention significative sur le plan relationnel, se veut une méthode alternative par rapport aux moyens de contrôle et aux mesures punitives parfois utilisés pour les troubles de comportement. Il devient alors nécessaire de remettre en question les valeurs établies et les croyances entretenues face à ces personnes et de modifier les moyens traditionnellement utilisés pour combler leurs besoins. Des études sur l'efficacité de cette approche sont attendues.

Approche cognitive

Certaines approches thérapeutiques cognitives, conçues pour une clientèle d'intelligence normale, ont fait l'objet d'essais cliniques auprès de personnes présentant un retard mental. La méthode de résolution de problèmes de Goldfried (1980) et la méthode de gestion de la colère de Novaco (1975) ont été adaptées aux clientèles déficientes légères et moyennes. Dans la méthode de gestion de la colère, il importe de corriger les facteurs externes susceptibles de déclencher la colère avant de passer à l'étape de l'apprentissage de l'autocontrôle. Benson, Rice et Miranti (1986) auraient obtenu des résultats probants auprès de 54 personnes déficientes intellectuelles légères ou moyennes, ayant de 17 à 54 ans.

Les approches cognitives sont rarement utilisées de façon isolée en déficience intellectuelle. Elles sont habituellement combinées à l'approche comportementale.

Approche comportementale

La thérapie comportementale est sans contredit la plus courante en déficience intellectuelle. Parmi toutes les applications dans ce domaine, trois objectifs se dégagent : 1) favoriser les apprentissages et l'autonomie de base ; 2) diminuer les comportements excessifs et les troubles du comportement ; 3) traiter les problèmes de santé mentale.

- **Favoriser les apprentissages et l'autonomie de base**

Depuis les années 70, les organismes qui fournissent des soins et des services aux personnes déficientes intellectuelles ont recours à des programmes d'apprentissage visant les habiletés fonctionnelles :

l'hygiène, l'alimentation, l'habillement, etc. Ces programmes ont pour buts l'acquisition, l'amélioration et le maintien de diverses habiletés suivant des méthodes variées reposant, entre autres, sur :

- l'incitation. Présentée avant ou pendant l'accomplissement d'une tâche, elle sert à orienter le comportement. Verbale, gestuelle ou physique, seule ou en combinaison, elle est présentée en fonction du soutien requis ;
- le façonnement. Il consiste à renforcer successivement et graduellement les comportements qui se rapprochent du comportement désiré ;
- le modelage. Il s'agit de fournir à la personne un modèle qui présente le comportement désiré ;
- le renforcement positif. Il augmente ou maintient la fréquence du comportement par l'ajout d'un stimulus ;
- l'estompage. Il consiste à retirer graduellement les incitations jusqu'à ce que la personne n'ait plus besoin de cette aide pour réaliser le comportement ou jusqu'à ce qu'elle le réalise avec moins de supervision.

Il existe, par ailleurs, des programmes cognitivo-comportementaux conçus pour des personnes présentant une déficience légère ou moyenne. Ils visent à favoriser l'apprentissage d'habiletés plus complexes au chapitre de l'autonomie personnelle. Foxx, Mc Marrow et Schloss (1983), Ouellet et L'Abbé (1986), Griffiths (1990) ont proposé des programmes d'entraînement aux habiletés sociales ; Tassé, Havercamp et Reiss (1997), un programme d'entraînement aux habiletés de coopération.

L'entraînement aux habiletés sociales est efficace pour modifier certains comportements précis liés à la communication : expression faciale, contact visuel, posture, ton de la voix, fréquence des réponses appropriées. On remarque néanmoins une tendance à simplifier et à isoler les comportements enseignés, de sorte que la personne n'accède pas nécessairement à un plus grand savoir-faire social. Les interactions sociales étant complexes, leur maîtrise dépend non seulement de l'aptitude du sujet à avoir un comportement social approprié, mais également de sa capacité à juger de l'à-propos d'un comportement dans une situation donnée. Pour pallier cette lacune, Griffiths (1990) préconise une technique de jeu en petits groupes, le *Social Life,* qui vise à mettre en évidence les comportements sociaux valorisés, à intégrer leur apprentissage dans un contexte, à former les personnes dans leur milieu social et à leur apprendre à évaluer les situations sociales. Il s'agit donc d'utiliser des techniques de formation encourageant la généralisation des habiletés dans l'environnement naturel.

Le programme d'habiletés de coopération, élaboré par Tassé, Havercamp et Reiss (1997), s'inspire de cette démarche. L'entraînement se fait avec un groupe de six à huit participants qui cohabitent ou ont à transiger. Aux techniques décrites précédemment s'ajoutent les instructions sur les habiletés à acquérir, la présentation de vignettes illustrant les situations abordées (p. ex., prêts et emprunts, partage des responsabilités et des lieux communs, résolution des problèmes et des conflits), le jeu de rôle. Les résultats préliminaires indiquent que le groupe expérimental (mixte, âge moyen de 42 ans, Q.I. moyen de 62) a acquis significativement plus d'habiletés de coopération à la fin du programme que le groupe de contrôle. Des études sont présentement en cours pour voir si les acquis se maintiennent à long terme.

- **Diminuer les comportements excessifs et les troubles du comportement**

De nombreux ouvrages ont été écrits sur la méthode et les techniques utilisées pour corriger la variété des comportements problématiques que peuvent avoir les personnes déficientes intellectuelles : agressivité, automutilation, stéréotypie, pica, coprophagie, etc. On compte parmi ces techniques :

- l'extinction. Elle vise à diminuer la fréquence du comportement en cessant de le renforcer, c'est-à-dire en retirant la conséquence qui l'encourage (p. ex., un patient atteint d'une déficience légère s'immisce de façon inappropriée dans les conversations. On l'ignorera intentionnellement dans ces situations) ;
- le renforcement différentiel. Il intègre les notions de renforcement positif et d'extinction (p. ex., un patient présente des comportements antisociaux. On le récompensera lorsqu'il coopère ou aide ses pairs et on ignorera les conduites antisociales mineures) ;
- la satiété. Elle permet de diminuer la fréquence d'un comportement en présentant l'agent de renforcement à outrance et de façon systématique à la suite de son apparition (p. ex., un patient accu-

mule des objets hétéroclites. On lui fournira de façon exagérée le matériel désiré);
- la punition par addition d'un stimulus (punition positive). Elle amène la diminution de la fréquence d'un comportement par la présentation d'un stimulus désagréable après son apparition. Y figurent la surcorrection, la restriction physique, etc. (p. ex., l'isolement après une agression);
- la punition par soustraction d'un stimulus (punition négative). Elle amène la diminution de la fréquence d'un comportement par le retrait d'un agent de renforcement positif après son apparition. Y figurent le retrait de stimuli et le coût de la réponse (p. ex., annulation d'une sortie attendue après une agression).

Les programmes d'intervention allient habituellement différentes techniques: extinction, renforcement différentiel et surcorrection pour l'automutilation; changements environnementaux, surcorrection et apprentissage d'habiletés alternatives pour l'agression, etc. Plutôt que de punir les comportements problématiques, il est préférable de s'employer à leur extinction et de favoriser l'acquisition de conduites désirables. La punition doit demeurer une mesure de dernier recours, appliquée lorsque les techniques d'intervention positive sont inefficaces, et ce avec le consentement préalable de la personne ou de son mandataire.

L'exemple suivant illustre l'utilisation combinée de techniques d'intervention comportementale dans une situation clinique:

Un patient souffre d'un retard mental grave associé à une paralysie cérébrale. Incapable de s'exprimer verbalement, il s'automutile quotidiennement en se frappant la tête de ses mains. L'analyse fonctionnelle de ce comportement montre qu'il survient, entre autres, lorsque le patient attend un service ou qu'il n'obtient pas ce qu'il désire. Par ailleurs, lorsqu'il agit ainsi, le personnel se rend auprès de lui, lui enjoint de cesser et lui accorde ce qu'il semble demander. Le plan d'intervention proposé comprend les points suivants:
- modification des stimuli antécédents et aménagement de l'environnement: on inscrit le patient dans une routine quotidienne, structurée en fonction de la connaissance qu'on a acquise par l'observation du comportement, ce qui facilite l'anticipation et la satisfaction de ses besoins avant qu'il exécute le comportement à corriger;
- extinction et renforcement différentiel: on ignore le comportement d'automutilation, lorsque c'est possible; on répond systématiquement aux demandes exprimées de façon plus adéquate (signe de la tête ou de la main, léger bruit de gorge);
- apprentissage d'habiletés alternatives: on lui apprend à utiliser un pictogramme personnalisé pour compenser ses limites sur le plan de la communication.

• **Traiter les troubles psychiatriques**

L'efficacité de l'approche comportementale dans le traitement des problèmes de santé mentale des personnes d'intelligence normale est bien connue (voir le tome II, chapitre 50). Plusieurs études laissent entendre que la population déficiente intellectuelle peut également en bénéficier. À titre d'exemples, Peck (1977) a montré l'efficacité de l'exposition *in vivo* chez 20 sujets déficients légers atteints de phobie des hauteurs; Matson (1981) a documenté l'efficacité du modelage participatif dans le traitement d'enfants présentant une peur phobique des étrangers. Par ailleurs, Reiss (1994), sans études à l'appui, affirme que l'entraînement à la gestion de la colère, à l'affirmation de soi et aux habiletés sociales est susceptible d'être efficace pour les troubles de la personnalité.

*
* *

L'intégration physique des personnes déficientes intellectuelles dans la communauté est pour ainsi dire réalisée. Les objectifs d'intégration sociale et communautaire demeurent cependant à atteindre. Un passé de ségrégation et de préjugés ne s'efface pas du jour au lendemain, et le réseau des soins et services généraux n'est pas imperméable à ce climat d'exclusion. La personne déficiente intellectuelle en besoin est souvent accueillie de façon mitigée. L'offre de soins varie malheureusement selon le statut qu'on lui accorde. Il ne fait pourtant plus de doute que les problèmes physiques et psychiatriques sont des déterminants importants de comportements inadaptés en déficience intellectuelle. Une analyse rigoureuse de la situation de la personne doit pouvoir s'appuyer sur la certitude que tous les intervenants concernés ont rempli pleinement leur rôle et que leurs conclusions sont étayées et fiables. Ce travail fait appel à la collaboration et à la concertation des partenaires. Il faudra augmenter les efforts de sensibilisation et de formation pour en arriver à offrir aux personnes déficientes intellectuelles une prise en charge optimale.

Il revient finalement à la psychiatrie de reconsidérer sa position relativement à la déficience intellectuelle. Tributaire d'un passé ayant cautionné le désinvestissement par rapport à cette clientèle, cette discipline est de nouveau sollicitée, car elle est détentrice d'une expertise spécifique sur le plan du diagnostic et du traitement des troubles mentaux. Cette expertise est-elle applicable à la déficience intellectuelle ? Les réponses sont actuellement parcellaires et anecdotiques. Sont attendus des progrès au chapitre de la recherche qui viendront, entre autres, préciser l'épidémiologie et les caractéristiques particulières des troubles mentaux, proposer des critères diagnostiques adaptés au niveau développemental et des outils de soutien à la démarche diagnostique, apprécier l'efficacité des traitements biologiques et psychologiques, sans exclure, bien sûr, l'amélioration de la compréhension du phénomène dans son ensemble.

Image redorée, rôles sociaux valorisés, services accessibles et compétence sont gages de qualité de vie et clés d'une intégration fructueuse et satisfaisante des personnes déficientes intellectuelles.

Bibliographie

AMERICAN ASSOCIATION ON MENTAL RETARDATION
1992 *Retard mental – Définition, classification et systèmes de soutien*, 9e éd., trad. par P. Maurice et coll., Montréal, Edisem Maloine, 1994.

AMERICAN PSYCHIATRIC ASSOCIATION
1994 *Diagnostic and Statistical Manual of Mental Disorders*, 4e éd., Washington (D.C.), American Psychiatric Association ; trad. française *DSM-IV – Manuel diagnostique et statistique des troubles mentaux*, Paris, Masson, 1996, 1040 p.

BAIRD, P.A., et SADOVNICK, A.D.
1985 « Mental retardation in over half-a-million consecutive live births : An epidemiological study », *American Journal of Mental Deficiency*, vol. 89, n° 4, p. 323-330.

BAUMEISTER, A.A., TODD, M.E., et SEVIN, J.A.
1993 « Efficacy and specificity of pharmacological therapies for behavioral disorders in persons with mental retardation », *Clin. Neuropharmacol.*, vol. 16, n° 4, p. 271-294.

BENSON, B.A.
1986 « Anger management training », *Psychiatric Aspects of Mental Retardation Reviews*, vol. 5, n° 10, p. 51-55.

BENSON, B.A., RICE, C.J., et MIRANTI, S.V.
1986 « Effects of anger management training with mentally retarded adults in group treatment », *J. Consult. Clin. Psychol.*, vol. 54, n° 5, p. 728-729.

BIEDERMAN, J., NEWCORN, J., et SPRICH, S.
1991 « Comorbidity of attention deficit hyperactivity disorder with conduct, depressive, anxiety, and other disorders », *Am. J. Psychiatry*, vol. 148, n° 5, p. 564-577.

BREGMAN, J.D., et HODAPP, R.M.
1991 « Current developments in the understanding of mental retardation. Part I : Biological and phenomenological perspectives », *J. Am. Acad. Child Adolesc. Psychiatry*, vol. 30, n° 5, p. 707-719.

COULTER, D.L.
1993 « Epilepsy and mental retardation : An overview », *Am. J. Ment. Retard.*, vol. 98, suppl., p. 1-11.

DOSEN, A.
1993 « Diagnosis and treatment of psychiatric and behavioural disorders in mentally retarded individuals : The state of the art », *J. Intellect. Disabil. Res.*, vol. 37, suppl. 1, p. 1-7.

DURAND, V.M., et CRIMMINS, D.B.
1988 « Identifying variables maintaining self-injurious behavior », *J. Autism Dev. Disord.*, vol. 18, n° 1, p. 99-117.

FOXX, R.M., MC MARROW, M.J., et SCHLOSS, C.N.
1983 « Stacking the deck : Teaching social skills to retarded adults with a modified table game », *J. Appl. Behav. Anal.*, vol. 16, n° 2, p. 157-170.

FRASER, D., et L'ABBÉ, L.
1993 *L'approche positive de la personne*, Ottawa, Agence d'Arc.

GARDNER, W.I., et COLE, C.L.
1989 « Self-management approaches », dans E. Cipani (sous la dir. de). *Severe Behavior Disorders: Applied Behavior Analysis Approaches*, Washington (D.C.), American Association on Mental Deficiency.

GEDYE, A.
1993 « Evidence of serotoninergic reduction of self injurious movements », *The Habilitative Mental Healthcare Newsletter*, vol. 12, n° 4, p. 53-56.

GOLDFRIED, M.R.
1980 « Psychotherapy as coping skills training », dans M.J. Mahoney, *Psychotherapy Process*, New York, Plenum Press.

GRIFFITHS, D.
1990 « Teaching social competency : 1. Practical Guidelines », *The Habilitative Mental Healthcare Newsletter*, vol. 9, n° 2, p. 9-13.
1989 « Quality assurance for behavior interventions », *Psychiatric Aspects of Mental Retardation Reviews*, vol. 8, n° 11, p. 73-80.

GROSSMAN, H.J.
1983 *Classification in Mental Retardation*, Washington (D.C.), American Association on Mental Deficiency.

GUALTIERI, C.T., et SOVNER, R.
1989 « Akathisia and tardive akathisia », *Psychiatric Aspects of Mental Retardation Reviews*, vol. 8, n° 12, p. 83-88.

L'ABBÉ, Y., et MORIN, D.
1992 *L'analyse du comportement, une approche évaluative multidimensionnelle*, Eastman (Québec), Behaviora.

LEVITAS, A., et GILSON, S.F.
1997 « Individual psychotherapy for persons with mild and moderate mental retardation », dans R.J. Fletcher et D. Griffiths (sous la dir. de), *Congress Proceedings : International Congress III on the Dually Diagnosed*, Kingston (N.Y.), NADD, p. 120-125.

MCGEE, J.J., et coll.
1987 *Gentle Teaching : A Nonaversive Approach to Helping People with Mental Retardation*, New York, Human Sciences Press.

MCLAREN, J., et BRYSON, S.E.
1987 « Review of recent epidemiological studies of mental retardation : Prevalence, associated disorders, and etiology », *Am. J. Ment. Retard.*, vol. 92, n° 3, p. 243-254.

MATSON, J.L.
1981 « Assessment and treatment of clinical fears in mentally retarded children », *J. Appl. Behav. Anal.*, vol. 14, n° 3, p. 287-294.

MATSON, J.L., et coll.
1991 « A scale for evaluating emotional disorders in severely and profoundly mentally retarded persons », *Br. J. Psychiatry*, vol. 159, sept., p. 404-409.

MATSON, J.L., KAZDIN, A.E., et SENATORE, V.
1984 « Psychometric properties of the Psychopathology Instrument for Mentally Retarded Adults », *Applied Research in Mental Retardation*, vol. 5, n° 1, p. 81-89.

MAURICE, P., MORIN, D., et TASSÉ, M.J.
1993 *Manuel technique de l'échelle québécoise des comportements adaptatifs*, Département de psychologie, Université du Québec à Montréal.

MUDFORD, O.C.
1995 « Review of the gentle teaching data », *Am. J. Ment. Retard.*, vol. 99, n° 4, p. 345-355.

NOVACO, R.
1975 *Anger Control : The Development and Evaluation of an Experimental Treatment*, Lexington (Mass.), Heath and Co.

OUELLET, R., et L'ABBÉ, Y.
1986 *Programme d'entraînement aux habiletés sociales*, Eastman (Québec), Behaviora.

PECK, C.L.
1977 « Desensitization for the treatment of fear in the high-level adult retardate », *Behav. Res. Ther.*, vol. 15, n° 2, p. 137-148.

REBER, M.
1992 « Mental Retardation », *Psychiatr. Clin. North Am.*, vol. 15, n° 2, p. 511-522.

REISS, S.
1994 *Handbook of Challenging Behavior : Mental Health Aspects of Mental Retardation*, Worthington (Ohio), IDS Publishing Corp.
1988 *Reiss Screen for Maladaptive Behavior Manual*, Orland Park (Ill.), International Diagnostic Systems.

REISS, S., LEVITAN, G.W., et SZYSZKO, J.
1982 « Emotional disturbance and mental retardation : Diagnostic overshadowing », *American Journal of Mental Deficiency*, vol. 86, n° 6, p. 567-574.

RYAN, R.
1994 « Posttraumatic stress disorder in persons with developmental disabilities », *Community Ment. Health J.*, vol. 30, n° 1, p. 45-54.

SCHOPLER, E., REICHLER, R.J., et ROCHEN-RENNER, B.
1988 *The Childhood Autism Rating Scale*, Los Angeles, Western Psychological Services.

SMITH, D.A., et PERRY, P.J.
1992 « Nonneuroleptic treatment of disruptive behavior in organic mental syndromes », *Ann. Pharmacother.*, vol. 26, n° 11, p. 1400-1408.

SOVNER, R., et DESNOYERS-HURLEY, A.
1989 « Ten diagnostic principles for recognizing psychiatric disorders in mentally retarded persons », *Psychiatric Aspects of Mental Retardation Reviews*, vol. 8, n° 2, p. 9-14.

SZYMANSKI, L.S., RUBIN, I.L., et TARJAN, G.
1989 « Mental retardation », dans A. Tasman, R.E. Hales et A.J. Frances (sous la dir. de), *Review of Psychiatry*, vol. 8, Washington (D.C.), American Psychiatric Press, p. 217-240.

TASSÉ, M.J., HAVERCAMP, S.M., et REISS, S.
1997   *Home of Your Own: Cooperative Living Training Program,* Santa Barbara (Calif.), James Stanfield Publ. Co.

TRIMBLE, M.R.
1987   « Anticonvulsant drugs and cognitive function : A review of litterature », *Epilepsia,* vol. 28, suppl. 3, p. 37-45.

WORLD HEALTH ORGANIZATION
1993   *The ICD-10 Classification of Mental and Behavioural Disorders: Diagnostic Criteria for Research,* Genève, World Health Organization ; trad. française *Classification internationale des maladies, 10e révision. Chapitre V (F): Troubles mentaux et troubles du comportement: critères diagnostiques pour la recherche,* Paris, Organisation Mondiale de la Santé et Masson, 1994.

Lectures complémentaires

FLETCHER, R.J., et DOSEN, A.
1993   *Mental Health Aspects of Mental Retardation – Progress in Assessment and Treatment,* New York, Lexington Books, Macmillan.

L'ABBÉ, Y., et MORIN, D.
1995   *L'analyse du comportement, une approche évaluative multidimensionnelle,* 2e éd., Eastman (Québec), Behaviora.

L'ABBÉ, Y., MORIN, D., et SABOURIN, G.
1997   *Comportements agressifs et retard mental: compréhension et intervention,* Eastman (Québec), Behaviora.

CHAPITRE 5

Troubles cognitifs

ISABELLE PAQUETTE, M.D., M.Sc., F.R.C.P.C.
Psychiatre au Service de gérontopsychiatrie de l'Hôpital Louis-H. Lafontaine (Montréal)
Professeure adjointe de clinique au Département de psychiatrie de l'Université de Montréal

HÉLÈNE ST-JACQUES, M.D., F.R.C.P.C.
Psychiatre au Service de consultation-liaison de l'Hôpital Maisonneuve-Rosemont (Montréal)
Professeure adjointe de clinique au Département de psychiatrie de l'Université de Montréal

MARIE-CLAIRE BARIL, M.D., F.R.C.P.C.
Psychiatre au Service de gérontopsychiatrie de l'Hôpital Louis-H. Lafontaine (Montréal)
Responsable de formation clinique au Département de psychiatrie de l'Université de Montréal

PLAN

5.1 Delirium
    5.1.1 Définition
    5.1.2 Épidémiologie
    5.1.3 Étiologie
        • *Métabolisme cérébral* • *Localisation cérébrale* • *Neurotransmetteurs*
    5.1.4 Description clinique
        • *Mode d'apparition* • *Séméiologie* • *Variété diagnostique*
    5.1.5 Diagnostic différentiel
    5.1.6 Évaluation
        • *Examen mental* • *Investigation*
    5.1.7 Traitement
        • *Correction des causes* • *Traitement pharmacologique* • *Mesures générales de soutien*
        • *Aspects psychothérapeutiques*
    5.1.8 Évolution et pronostic
5.2 Démences
    5.2.1 Définition
        • *Démences corticale et sous-corticale*
    5.2.2 Épidémiologie
    5.2.3 Types de démences
        • *Démence de type Alzheimer (DTA)* • *Démence vasculaire (DV)* • *Démence de la maladie de Pick et autres démences frontales (DF)* • *Démence à corps de Lewy (DCL)* • *Démence de la maladie de Parkinson* • *Démence de la maladie de Huntington* • *Démence de la maladie de Creutzfeldt-Jakob* • *Démence due au virus d'immunodéficience humaine (VIH)* • *Démence post-traumatique et autres démences dues à des affections médicales générales* • *Démence persistante due à l'utilisation de substances* • *Démence due à des étiologies multiples* • *Démence non spécifiée*
    5.2.4 Diagnostic différentiel
    5.2.5 Évaluation
    5.2.6 Traitement
        • *Approche thérapeutique générale et prévention* • *Traitement pharmacologique* • *Traitement non pharmacologique*
5.3 Troubles amnésiques
    5.3.1 Historique
    5.3.2 Épidémiologie
    5.3.3 Étiologie
        • *Sites anatomiques* • *Processus pathologiques*
    5.3.4 Description clinique
        • *Trouble amnésique dû à une affection médicale générale* • *Trouble amnésique persistant induit par une substance*
    5.3.5 Variété diagnostique
        • *Trouble amnésique persistant induit par l'alcool, consécutif à une déficience en thiamine (syndrome de Korsakoff)* • *Trouble amnésique consécutif à un traumatisme crânien* • *Amnésie globale transitoire* • *Trouble amnésique consécutif à une maladie cérébro-vasculaire*
    5.3.6 Diagnostic différentiel
    5.3.7 Traitement
        • *Traitement biologique* • *Traitement psychologique* • *Intervention sociale*
    5.3.8 Évolution et pronostic
5.4 Autres troubles cognitifs
    5.4.1 Trouble post-commotionnel
    5.4.2 Trouble neurocognitif léger
Bibliographie
Lectures complémentaires

Avec l'avancement majeur des connaissances sur la neurobiologie des troubles mentaux, en particulier la schizophrénie, les troubles de l'humeur et les troubles anxieux, la distinction classique entre troubles « organiques » et « fonctionnels » tend à s'effacer de plus en plus et une composante biologique peut être mise en cause dans la plupart des maladies psychiatriques. La classification du DSM-IV a été modifiée considérablement pour tenir compte de cette évolution.

Le DSM-III-R regroupait sous la catégorie « Troubles mentaux organiques » le delirium et la démence, ainsi que les troubles délirants, hallucinatoires, les troubles de l'humeur, les troubles anxieux et les troubles de la personnalité dits « organiques », en les reliant directement à leur étiologie médicale.

Dans le DSM-IV, l'appellation « Troubles mentaux organiques » a été abandonnée. Une nouvelle catégorie a été créée, qui comprend, outre les « autres troubles cognitifs », le delirium, la démence et le trouble amnésique, affections où l'élément central est une atteinte cognitive. Les autres troubles se rapportant aux grands types de pathologies psychiatriques (trouble délirant organique, trouble organique de l'humeur, trouble anxieux, organique, etc.) sont maintenant classés dans leurs catégories symptomatiques respectives.

Certains auteurs, tel Lipowski (1992), déplorent toutefois l'abandon du concept de syndrome cérébral organique, évocateur d'une réalité clinique particulière. D'autres soutiennent cependant que la nouvelle classification souligne mieux la nécessité de toujours éliminer une affection médicale générale, en dépit d'une présentation à prédominance de symptômes psychiatriques.

5.1 DELIRIUM

Bien que le tableau clinique de delirium soit connu depuis l'Antiquité, le terme fut d'abord proposé en 1959 par Engel et Romano, qui l'avaient défini comme une atteinte générale des fonctions mentales ou une insuffisance cérébrale aiguë, imputable à une grande variété de causes physiopathologiques et s'accompagnant d'un ralentissement diffus de l'activité électrique. Lipowski (1992) en a effectué la revue la plus complète ; il a distingué démence et delirium et proposé une taxonomie, dont les catégories ont été acceptées, pour décrire les syndromes cérébraux organiques tels qu'ils sont définis dans le DSM-III.

Une foule de termes sont employés dans la littérature médico-psychiatrique : confusion toxique, syndrome cérébral organique aigu, état confusionnel aigu, insuffisance cérébrale aiguë, psychose organique aiguë (DSM-II), encéphalopathie métabolique-toxique, psychose pharmaco-toxique, psychose des soins intensifs. Non seulement ce foisonnement complique-t-il la revue des études antérieures, mais le terme même de psychose masque l'aspect central du syndrome, soit le déficit cognitif, pour accorder plus d'importance aux symptômes inconstants, soit les symptômes psychotiques. C'est pourquoi le terme de psychose des soins intensifs, par exemple, doit être abandonné.

Le delirium est un problème fréquemment rencontré par les psychiatres en consultation-liaison : il représente environ 20 % des demandes de consultation dans un hôpital général et bien davantage en oncologie et dans certaines spécialités chirurgicales ou aux soins intensifs.

5.1.1 Définition

Lipowski (1992) définit le delirium comme un syndrome caractérisé par l'altération globale et réversible des fonctions cognitives. Wise et Brandt (1992) ont formulé une autre définition : « Un dysfonctionnement transitoire, essentiellement réversible, du métabolisme cérébral, ayant un début aigu ou subaigu et se manifestant par un large éventail d'anomalies neuropsychiatriques. »

5.1.2 Épidémiologie

La prévalence et l'incidence du delirium varient considérablement. Comme l'ont signalé Levkoff o (1991), l'examen des données se heurte à trois difficultés : l'absence d'uniformité des critères diagnostiques, le mode variable d'identification des cas et la provenance hétérogène des cas étudiés.

Lipowski (1992) estimait comme suit la prévalence du syndrome :

- de 5 % à 10 % dans les unités médico-chirurgicales ;
- de 2 % à 20 % aux soins coronariens ;

- de 18 % à 30 % aux soins intensifs ;
- 80 % en gériatrie.

Selon les études récentes, la prévalence et l'incidence du syndrome seraient, respectivement, de 11 % à 16 % et de 4 % à 10 % pour les admissions en médecine. En chirurgie, les fractures de la hanche sont associées aux taux les plus élevés, une prévalence de 26 % à 44 %, dépassant la cardiotomie (32 %) et l'extraction de cataracte (de 0,3 % à 15,9 %). Le taux est extrêmement élevé chez les patients en phase terminale (80 %).

Une revue d'études prospectives récentes met en évidence les facteurs de risque suivants :
- âge ;
- déficit cognitif (démence) ;
- maladie sévère ;
- désordre métabolique et électrolytique ;
- emploi de médicaments psychotropes ;
- infection.

5.1.3 Étiologie

Métabolisme cérébral

La compréhension actuelle du problème que constitue le delirium veut qu'une altération aussi globale des fonctions cognitives reflète d'emblée une altération du métabolisme cérébral :
- soit par atteinte des processus oxydatifs et énergétiques, par manque d'apport en oxygène, glucose, vitamines, ou par accumulation de toxines jouant un rôle de faux neurotransmetteur ;
- soit par altération de la barrière hémo-encéphalique, permettant l'accès de toxines ou de drogues dans le milieu neuronal ;
- soit par perturbation directe de la transmission synaptique.

Localisation cérébrale

L'étude phénoménologique des symptômes cherche à distinguer les sous-types du syndrome, ce qui n'a pas abouti à une classification satisfaisante jusqu'à présent ; d'autre part, elle sert aussi à déterminer les zones cérébrales responsables de la genèse des manifestations cliniques. Les études d'électrophysiologie portent sur l'encéphalogramme (EEG), les potentiels évoqués et les tracés polysomnographiques.

L'imagerie cérébrale, structurale (scan cérébral et résonance magnétique) ou fonctionnelle (PET-scan) permet de relier les lésions cérébrales et les symptômes. Dans le delirium, l'atteinte corticale touche les régions frontales (préfrontales, fronto-temporales droites) et pariétales droites. L'atteinte sous-corticale touche le thalamus, le noyau caudé, l'hypothalamus, les noyaux diencéphaliques et le faisceau réticulé ascendant du tronc cérébral.

Neurotransmetteurs

Plusieurs neurotransmetteurs semblent intervenir dans la genèse du delirium, de façon spécifique ou non.

L'acétylcholine est le neurotransmetteur dont la synthèse est la plus sensible aux baisses énergétiques cérébrales par hypoxie ou hypoglycémie. Les neurones cholinergiques sont largement distribués dans le cerveau, particulièrement dans les régions qui commandent l'état de conscience, l'éveil et les rythmes veille-sommeil, tel le faisceau réticulé ascendant, un réseau de fibres mésencéphaliques se projetant sur des noyaux thalamiques, ceux-ci étant en relation avec le cortex. Les médicaments qui réduisent l'activité cholinergique (effet atropinique) peuvent produire le delirium et leur effet est partiellement corrigé par la physostigmine. La quantité totale d'acétylcholine diminue chez le sujet âgé, ce qui pourrait expliquer une vulnérabilité accrue.

La dopamine semble également en cause ; l'effet thérapeutique d'un agent puissant d'inhibition dopaminergique tel l'halopéridol est un argument en faveur d'une hypothèse d'hyperactivité dopaminergique dans les régions sous-corticales, cette hyperactivité produisant les symptômes d'agitation.

D'autres hypothèses mettent également en cause l'acide gamma-aminobutyrique (GABA), par surstimulation dans l'encéphalopathie hépatique et par sous-stimulation dans les sevrages de benzodiazépines et d'alcool ; la glutamine, la sérotonine, les bêta-endorphines et les corticostéroïdes sont aussi l'objet d'hypothèses. Il est également possible qu'à partir du dérangement d'un système de transmission se produisent une cascade de changements dans les autres systèmes de neurotransmission, aboutissant au syndrome clinique comme une finalité d'allure non spécifique (Trecpacz, 1994).

5.1.4 Description clinique

Mode d'apparition

Le tableau clinique de delirium apparaît de façon brusque ou insidieuse; dans ce dernier cas, il est précédé d'un prodrome où dominent l'anxiété et l'insomnie. Les déficits de l'attention passent souvent inaperçus au début. L'évolution varie au fil des heures, avec accalmie diurne, rémission apparente et exacerbation nocturne.

Séméiologie

Pour établir son diagnostic, le médecin doit tenir compte d'un ensemble de signes et symptômes (voir le tableau 5.1):

- Diminution de l'attention. Le patient est incapable de mobiliser, de fixer son attention ou de la déplacer adéquatement selon les stimuli de l'environnement. Son contact avec l'entourage est altéré, il ne saisit pas ce qui se passe autour de lui et ce qui lui arrive;
- Perturbation de la vigilance. Outre l'altération des rythmes veille-sommeil normaux, le patient maintient rarement un éveil diurne normal et son état de conscience peut varier entre le coma, la stupeur, la somnolence et l'hypervigilance;
- Désorientation spatiotemporelle. Elle est habituelle: le malade perd la notion du temps et ne sait où il se trouve; par exemple, il peut se croire dans un milieu familier alors qu'il est à l'hôpital. La confusion de personnes est plus rare;
- Troubles de la pensée. Ils sont peu spécifiques. La pensée peut être très circonstancielle et tangentielle ou incohérente; on peut noter des idées de persécution non systématisées et transitoires, sans élaboration d'un véritable délire;
- Troubles perceptifs. Ces troubles sont fréquents. Les illusions ou hallucinations sont surtout visuelles, à caractère onirique: flammes, animaux, micropsie, etc. Les troubles cénesthésiques sont les mêmes que ceux qui se manifestent dans le cas d'abus prolongé de cocaïne. Les hallucinations auditives sont plus rares, contrairement aux tableaux de schizophrénie, et s'accompagnent rarement d'idées de référence ou d'autres pensées paranoïdes structurées;
- Altération de la mémoire. La mémoire de rappel immédiat et la mémoire récente sont touchées plus que la mémoire ancienne;
- Atteinte du langage. On observe des dysphasies avec manque du mot, des paraphasies, des dysgraphies et apraxies de construction (dessin des polygones, dessin de l'horloge);
- Perturbation de l'état émotionnel. Le patient peut être anxieux, apeuré, agressif, apathique, ou manifester une euphorie superficielle et inappropriée.

Sur le plan neurologique, on peut observer des tremblements, de l'hyperréflexie, de l'astérixis et des signes d'instabilité autonomique.

Variété diagnostique

Les tableaux se distinguent généralement selon qu'y domine soit l'hyperactivité, soit l'hypoactivité motrice. Cependant, il n'y a pas de véritables sous-types cliniques distincts de ce syndrome; aucune classification n'a produit jusqu'à présent de catégories satisfaisantes. Dans les cas où l'hypoactivité domine, le patient apparaîtra léthargique, en retrait, désorienté et incohérent; ce tableau est confondu avec celui de la dépression par plusieurs médecins. Le diagnostic peut alors être tardif. À l'opposé, le patient hyperactif tiendra des propos suspicieux, tentera de se lever ou de frapper, d'arracher appareils et sondes; l'anxiété et l'agitation psychomotrice dominent le tableau et perturbent les soins.

5.1.5 Diagnostic différentiel

On doit distinguer d'abord le delirium de la démence: l'évolution du delirium est plus rapide, quelques heures ou quelques jours, et l'atteinte des fonctions cognitives est globale. Par contraste, la démence débute typiquement par une atteinte mnésique, son évolution s'étend sur plusieurs mois, et le patient conserve généralement une vigilance et

TABLEAU 5.1   Critères diagnostiques du delirium

DSM-IV **293.0 Delirium dû à...** [*Indiquer l'affection médicale générale*]	CIM-10 **F05 Delirium, non induit par l'alcool ou d'autres substances psychoactives** [*Spécifier l'affection médicale en cause*]
A. Perturbation de la conscience (c.-à-d. baisse d'une prise de conscience claire de l'environnement) avec diminution de la capacité à mobiliser, focaliser, soutenir ou déplacer l'attention.	A. Obnubilation de la conscience (baisse de l'état de conscience de l'environnement, avec diminution de la capacité à diriger, focaliser, soutenir ou déplacer l'attention).
B. Modification du fonctionnement cognitif (déficit mnésique, désorientation, perturbation du langage) ou survenue d'une perturbation des perceptions qui n'est pas mieux expliquée par une démence préexistante, stabilisée ou en évolution.	B. Altération des fonctions cognitives caractérisée par (1) et (2) : (1) altération de la mémoire immédiate et des faits récents, avec une relative préservation de la mémoire des faits anciens ; (2) désorientation dans le temps ou dans l'espace ou confusion dans la reconnaissance de l'identité des personnes.
	C. Présence de l'un au moins des troubles psychomoteurs suivants : (1) hypo ou hyperactivité avec passages rapides et imprévisibles de l'une à l'autre ; (2) augmentation du temps de réaction ; (3) augmentation ou diminution du flux verbal ; (4) exagération de la réaction de sursaut.
	D. Perturbation du sommeil ou du rythme veille-sommeil, avec présence d'au moins une des manifestations suivantes : (1) insomnie (dans les cas sévères, perte totale du sommeil) avec ou sans somnolence diurne, ou inversion du rythme veille-sommeil ; (2) aggravation nocturne des symptômes ; (3) rêves désagréables et cauchemars pouvant persister au réveil sous la forme d'hallucinations ou d'illusions.
C. La perturbation s'installe en un temps court (habituellement quelques heures ou quelques jours) et tend à fluctuer au cours de la journée.	E. Début brutal et fluctuation diurne des symptômes.
D. Mise en évidence, d'après l'histoire de la maladie, l'examen physique ou les examens complémentaires, que cette perturbation est due aux conséquences physiologiques directes d'une affection médicale générale.	F. Mise en évidence, à partir de l'examen clinique (examen somatique général et neurologique), d'examens complémentaires et/ou de l'anamnèse, d'une maladie cérébrale ou d'une autre affection somatique (non induite par une substance psychoactive), jugée étiologiquement liée aux perturbations décrites en A et D.
	Des perturbations émotionnelles (dépression, anxiété, peur, irritabilité, euphorie, apathie ou perplexité, perturbation des perceptions sous la forme d'illusions ou d'hallucinations souvent visuelles) et des idées délirantes transitoires peuvent compléter le tableau clinique, mais ne sont pas spécifiques du diagnostic.
Si le delirium est surajouté à une démence de type Alzheimer ou vasculaire préexistante, noter le delirium en choisissant le sous-type approprié de la démence (p. ex., 290.3 Démence de type Alzheimer à début tardif, avec delirium). Noter également l'affection médicale générale sur l'axe III.	On peut utiliser le quatrième caractère du code pour indiquer si le delirium est surajouté ou non à une démence : F05.0 Delirium non surajouté à une démence ; F05.1 Delirium surajouté à une démence ; F05.8 Delirium autre ; F05.9 Delirium, sans précision.

Sources :   American Psychiatric Association (1994), trad. française *DSM-IV – Manuel diagnostique et statistique des troubles mentaux*, Paris, Masson, 1996 ; World Health Organization (1993), trad. française *Classification internationale des maladies, 10ᵉ révision. Chapitre V (F) : Troubles mentaux et troubles du comportement : critères diagnostiques pour la recherche*, Paris, Organisation Mondiale de la Santé et Masson, 1994.

un état de conscience normaux jusqu'à des stades avancés de la maladie.

Le mode d'apparition du delirium diffère également des modes d'apparition des psychoses schizophréniques et des troubles délirants. Dans ces psychoses, l'état de conscience demeure intact. La présence de symptômes psychotiques conduit fréquemment à confondre delirium et trouble délirant ou schizophrénie, mais ces psychoses ne comportent pas d'atteinte de l'attention ni les fluctuations rapides typiques du delirium; en outre, les hallucinations sont surtout auditives.

5.1.6 Évaluation

L'anamnèse et l'examen du malade doivent s'accompagner d'une étude soigneuse de son dossier médical. Les observations du personnel infirmier permettront de préciser l'évolution complète du tableau comportemental. Sur le plan neurologique, on recherchera particulièrement des signes de localisation, des réflexes anormaux, des myoclonies, de l'astérixis, des apraxies et des troubles du langage.

Examen mental

L'examen mental complet peut être difficile à effectuer lorsque le patient ne peut apporter qu'une collaboration réduite (en raison d'une forte agitation ou d'un état de stupeur). Le test de Folstein (ce test est reproduit plus loin; voir le tableau 5.8, p. 128) permet de dépister les troubles cognitifs, mais il est insuffisant pour poser un diagnostic et il n'est pas conçu spécifiquement pour identifier le delirium. D'autres instruments d'évaluation ont été mis au point, mais il s'agit d'outils de recherche. Smith, Breitbart et Platt (1995) en ont fait la revue exhaustive; plus de 20 types d'instruments sont actuellement à l'étude ou employés en recherche: étude des fonctions cognitives, outils de diagnostic spécifique, échelles d'évaluation numérique, échelles de spécificité diagnostique, etc.

Investigation

La recherche des causes du delirium est d'abord assez large, mais doit tenir compte des problèmes cliniques que présente le patient, ce qui guidera le choix des analyses de laboratoire et examens paracliniques (voir le tableau 5.2). Ces problèmes incluent:

- les problèmes métaboliques et électrolytiques. Sont à rechercher les déséquilibres électrolytiques, les troubles phosphocalciques, le diabète, l'insuffisance cardiaque, respiratoire, rénale, hépatique;
- les effets médicamenteux. Les interactions médicamenteuses sont fréquentes. En outre, presque toutes les classes pharmacologiques peuvent entraîner des effets psychiques. Sont à surveiller le surdosage, l'intoxication volontaire ou involontaire, les effets secondaires cumulatifs liés à l'ajout de nouveaux médicaments;
- l'intoxication à une substance ou le sevrage. On recherchera, selon l'anamnèse, les signes spécifiques d'intoxication à une substance ou de sevrage d'une substance. Le sevrage d'alcool et de benzodiazépines s'accompagne d'hyperactivation autonomique;
- les infections. Chez la personne âgée, par exemple, les infections urinaires asymptomatiques sont fréquemment associées au delirium, infections que favorisent les cathéters qui constituent une porte d'entrée bactérienne. Chez l'insuffisant respiratoire, le delirium peut découler d'une surinfection bronchique;
- les atteintes du système nerveux central (SNC). La démence est un facteur de risque élevé de delirium. On doit également chercher des signes de

TABLEAU 5.2   **Investigation du delirium**

Bilan de base	Bilan complémentaire
Analyse d'urine et culture	Ca, P, Mg
Formule sanguine complète	TSH
Azotémie, créatinine	EEG
Électrolytes: Na, Cl, K	Scan cérébral
Glycémie	Ponction lombaire
Enzymes hépatiques	VDRL, VIH
Protéines plasmatiques, albumine	
CK, CK-MB	
Radiographie pulmonaire	
Gaz artériels	

localisation neurologique, ainsi que la possibilité d'une atteinte du SNC de nature vasculaire, néoplasique ou infectieuse;
- le cancer. On cherchera des signes d'extension intracrânienne métastatique ou d'atteinte métabolique.

Le delirium a le plus souvent une origine multifactorielle. Selon Lindsay, Macdonald et Starke (1990), on arrive à déterminer précisément les causes dans 20 % des cas seulement. Si l'investigation est négative et que l'état du malade ne s'améliore pas, il est indiqué de répéter et d'approfondir l'investigation. Chez la personne âgée, on trouve souvent une combinaison de facteurs tels: insuffisance cardiaque, insuffisance respiratoire, surinfection, anémie et début de démence.

5.1.7 Traitement

Correction des causes

Le traitement spécifique du delirium repose sur la détermination et la correction des causes sous-jacentes. Cependant, il y a fréquemment un délai entre l'amélioration de l'état général, la correction du problème décelé et la réponse clinique sur le plan cognitif. Par exemple, le delirium peut se poursuivre après retour à une glycémie ou une natrémie normale: une correction rapide peut avoir entraîné un œdème cérébral transitoire chez un patient vulnérable. Un tel délai de réponse est aussi observé lorsque le tableau de delirium a évolué pendant plusieurs jours sans que la personne ait reçu de traitement, ou en présence de troubles cognitifs sous-jacents.

Traitement pharmacologique

Les objectifs du traitement pharmacologique sont de calmer l'agitation, de restaurer le rythme normal veille-sommeil et d'éliminer les symptômes psychotiques. Cependant, si le malade est somnolent et ralenti, on évitera la médication psychotrope causant de la somnolence.

Neuroleptiques

L'halopéridol est le médicament de choix pour le traitement symptomatique de l'agitation. Considérée comme très incisive et peu sédative, cette butyrophénone n'a pas d'effet alpha-adrénolytique, d'où son peu d'action sur la tension artérielle, et elle réduit moins le seuil convulsif que les phénothiazines à chaîne aliphatique telle la chlorpromazine. Certains préconisent également son emploi à faible dose pour améliorer l'attention chez les patients très ralentis.

La posologie de l'halopéridol est très variable; on doit tenir compte de l'âge du patient, de sa masse corporelle et du degré d'agitation. De 0,5 mg à 2 mg initialement, on peut augmenter les doses à 5 mg ou 10 mg. Comme il s'agit d'un traitement symptomatique, le dosage doit être individualisé. La dose requise pour calmer le patient de façon satisfaisante sera administrée en prises fractionnées les jours suivants et réduite graduellement après disparition du tableau.

L'halopéridol peut être administré par voie orale, intramusculaire ou intraveineuse. L'injection intraveineuse est bien tolérée et le médicament ainsi administré a peu d'effets secondaires; lorsque des doses fréquentes et rapprochées sont nécessaires, l'intraveineuse sera moins traumatique et déplaisante que des injections intramusculaires répétées; elle ne modifiera pas les dosages enzymatiques musculaires (CPK).

On doit surveiller les effets extrapyramidaux tels la rigidité, la roue dentée, les tremblements. L'administration prophylactique d'antiparkinsoniens pourra être utile, mais il faudra s'assurer que leur effet anticholinergique n'augmente pas le trouble cognitif. L'akathisie peut également contribuer à l'agitation; il faut bien la rechercher, car l'ajout subséquent de neuroleptiques aura un effet paradoxal au lieu de calmer. Néanmoins, plusieurs auteurs ont souligné que l'administration intraveineuse semble être accompagnée de signes extrapyramidaux moindres qu'une prise orale équivalente.

Benzodiazépines

Les benzodiazépines sont employées pour le traitement spécifique du sevrage d'alcool ou de benzodiazépines et en appoint pour contrôler l'agitation sévère. Pour les sevrages, on utilise traditionnellement le chlordiazépoxide, par voie orale ou intraveineuse, en doses croissantes jusqu'à la stabilisation des symptômes et en réduisant par la suite les doses de 15 % à 25 % par jour jusqu'à l'arrêt. Il n'y a pas d'avantages particuliers à l'emploi de ce médicament; plusieurs études récentes ont vérifié l'efficacité comparable du lorazépam et on peut également utiliser une autre benzodiazépine avec des résultats equivalents. Les benzodiazépines à longue durée d'action permettent une réduction graduelle des taux plasmatiques sans rebond symptomatique (voir le tome II, chapitre 42). Les benzodiazépines à plus courte durée d'action permettent de corriger rapidement un surdosage; le lorazépam n'a pas de métabolite actif. Toutes produisent la somnolence, la dépression respiratoire chez le patient vulnérable et ont une action anticonvulsivante. On évitera les benzodiazépines à très longue demi-vie en raison des risques d'accumulation.

Emploi simultané de neuroleptiques et de benzodiazépines

Le contrôle de l'agitation sévère constitue une urgence en psychiatrie de liaison. L'administration intraveineuse d'halopéridol, à raison de 2 mg, peut être répétée toutes les 30 minutes, en doublant si la deuxième dose n'est pas efficace. Il n'est pas utile de dépasser 10 mg par dose; on ajoutera le lorazépam, de 1 mg à 3 mg, en alternance avec l'halopéridol. L'ajout de la benzodiazépine permet d'éviter des doses très élevées de neuroleptique, bien que des doses dépassant 100 mg d'halopéridol par 24 heures aient été administrées sans effet nocif. On peut aussi substituer le diazépam (longue durée d'action) ou le midazolam (courte durée d'action) au lorazépam. La courte durée d'action du midazolam nécessite toutefois une administration très fréquente et son coût élevé en limite l'emploi, car il ne présente pas d'avantages évidents par rapport au lorazépam.

Mesures générales de soutien

Il est recommandé de placer autant que possible le malade dans une chambre calme, éclairée adéquatement, pour permettre un niveau de stimulation sensorielle adéquat. On favorisera la présence continue d'un proche auprès du malade; ce contact est propre à le rassurer, et des évocations de l'environnement familier lui apportent du réconfort. Il est important de dire l'heure au malade, de lui rappeler l'endroit où il se trouve et de lui expliquer en termes simples les gestes qu'on va accomplir.

L'usage de contentions, si celles-ci sont indispensables pour éviter que le malade n'enlève cathéters ou appareils, ne se blesse ou ne frappe l'entourage, doit respecter un protocole d'utilisation dûment établi; leur emploi doit être limité, elles doivent être sécuritaires et leur usage maintenu au minimum requis pour la protection du malade.

Aspects psychothérapeutiques

Bien que le delirium puisse comporter une amnésie antérograde, de nombreux malades conservent un souvenir des perceptions déformées et de l'expérience angoissante vécue, proche de la psychose. Ils n'osent en parler, honteux de la « folie » qui les a frappés, et craignent une rechute ou la démence imminente. Il est fort important d'expliquer au malade et à ses proches la nature de l'expérience et de les rassurer au sujet du caractère réversible du syndrome.

5.1.8 Évolution et pronostic

Le delirium peut être fugace et disparaître avec le rétablissement de l'état général ou à la suite d'un traitement spécifique. Toutefois, une amélioration diurne peut cacher une rémission incomplète; la rémission n'est pas totale tant que les symptômes réapparaissent la nuit. Cette fluctuation typique entraîne souvent des délais de diagnostic et de traitement. Considéré globalement comme réversible, le delirium entraîne cependant des séquelles cognitives, dont le risque augmente chez le sujet âgé avec la durée du tableau. Chez environ 5 % des malades, le delirium prolongé marque l'entrée dans la démence; il est possible que de légers déficits cognitifs aient été déjà présents mais interprétés par l'entourage comme des manifestations reliées à des stresseurs identifiables, alors que ceux-ci seraient plutôt des facteurs de risque additionnels.

Le delirium peut être associé à une morbidité plus élevée et à un allongement de la durée de séjour à l'hôpital. Par ailleurs, les patients âgés souffrant de delirium sont plus à risque qu'un groupe de contrôle d'être placés en institution ou d'y mourir. Il entraîne également une mortalité plus grande, phénomène qu'on peut envisager selon deux hypothèses: le delirium serait une complication signalant une plus grande gravité de l'affection médicale sous-jacente; le delirium serait une complication qui aggrave le tableau et assombrit le pronostic, par exemple en compliquant le traitement de l'affection médicale sous-jacente. Selon Rabins et Folstein (1982), jusqu'à 40 % des malades âgés atteints de delirium sont décédés six mois plus tard et 50 % dans les deux années suivantes. Le taux de mortalité post-delirium est le double de celui qu'on enregistre pour des malades comparables sur le plan de l'état de santé mais n'ayant jamais souffert de delirium. Il s'agit donc d'un problème clinique sérieux, dont le dépistage et le traitement sont actuellement négligés (Cole et Primeau, 1993).

5.2 DÉMENCES

Les études démographiques ont montré que la proportion de personnes âgées de plus de 65 ans s'accroîtra de façon très importante dans les prochaines décennies. L'âge étant le principal facteur de risque de démence, le nombre de personnes atteintes devrait croître de façon exponentielle conséquemment à l'augmentation de la longévité et à l'inversion de la pyramide des âges. En dépit du fait que la majorité des personnes âgées sont suffisamment en bonne santé pour vivre de façon autonome, une modification importante des besoins en soins et en hébergement est anticipée.

Malgré l'avancement de la recherche et des connaissances dans les dernières années, la plupart des démences restent sans traitement spécifique. Certains symptômes associés à la démence (symptômes psychotiques, troubles de l'humeur, troubles du comportement) sont désormais mieux connus, bien que la cause de la démence de type Alzheimer (DTA) soit toujours inconnue. Il faut souligner aussi que, de plus en plus, les répercussions de la démence dans l'entourage de la personne atteinte sont prises en considération.

5.2.1 Définition

La démence est un syndrome clinique caractérisé par la présence de plusieurs déficits cognitifs persistants, sans atteinte de l'état de conscience. La mémoire est touchée, ainsi qu'au moins une autre fonction (atteinte des fonctions visuospatiales, des fonctions exécutives, aphasie, apraxie, agnosie). Le fonctionnement quotidien est perturbé et, contrairement à ce qui se passe dans le cas de la *déficience intellectuelle*, on observe un déclin du fonctionnement par rapport à un niveau antérieur. Le terme démence faisait autrefois référence à un processus dégénératif irréversible. La définition actuelle, telle qu'elle est formulée dans le DSM-IV et la CIM-10, ne fait cependant pas état de façon précise du pronostic (voir le tableau 5.3, p. 112-113). Certains types de démences sont parfois réversibles, notamment lorsque l'origine est nutritionnelle ou endocrinienne.

De nombreuses pathologies peuvent être à l'origine d'un tableau de démence. Plusieurs classifications ont été proposées, certaines se fondant sur la présentation clinique ou la région cérébrale affectée (démence *corticale* ou *sous-corticale*, démence frontale, fronto-temporale), d'autres, sur le type de processus (démences dégénérative, infectieuse, métabolique, etc.). La classification du DSM-IV repose sur l'identification de l'étiologie du syndrome démentiel: DTA, démence vasculaire (DV), démence post-traumatique ou démences dues à d'autres affections. La « démence » comme catégorie diagnostique générale a été abandonnée, cela pour favoriser l'identification plus systématique des étiologies sous-jacentes par les médecins.

Démences corticale et sous-corticale

La distinction classique entre démence corticale et démence sous-corticale fait référence au site principal de l'atteinte cérébrale, selon que celle-ci touche surtout (mais non exclusivement) les aires du cortex ou les structures plus profondes. Des présentations clinique et neuropsychologique distinctes y ont été associées. Le cortex cérébral est la couche de substance grise recouvrant les hémisphères cérébraux dans chacun des lobes du cerveau (lobes frontal, pariétal, temporal, occipital, limbique de même que l'insula). Les structures sous-corticales comprennent les régions profondes (noyaux gris centraux, thalamus, hypothalamus, substance blanche périventriculaire, etc.).

La démence sous-corticale se caractérise surtout par un ralentissement général des processus cognitifs, une tendance aux oublis par défaut de rappel, de l'apathie, et s'accompagne souvent d'une humeur dépressive; des troubles du mouvement y sont fréquemment associés. Ce tableau clinique peut s'accompagner d'une symptomatologie frontale caractéristique (*fronto-sous-corticale*), qui reflète les liens fonctionnels étroits entre ces structures. Les exemples classiques de démence sous-corticale sont celles qui sont associées à la maladie de Huntington,

TABLEAU 5.3 Critères diagnostiques communs (DSM-IV) et généraux (CIM-10) de démence

DSM-IV Démence de type Alzheimer 290.4x Démence vasculaire Démence due à d'autres affections médicales 294.8 Démence non spécifiée	**CIM-10** F00 Démence de la maladie d'Alzheimer F01 Démence vasculaire F02 Démence associée à d'autres maladies classées ailleurs F03 Démence, sans précision
Le DSM-IV (contrairement au DSM-III-R) *ne comporte pas de critères diagnostiques généraux de démence,* mais plutôt des catégories spécifiques reliées à une étiologie : Démence de type Alzheimer, Démence vasculaire, Démence due à… [la maladie de Pick, la maladie de Huntington, la maladie de Parkinson, etc.]. Cependant, les critères suivants sont communs à toutes les catégories.	

A. Apparition de déficits cognitifs multiples, comme en témoignent à la fois :
(1) une altération de la mémoire (altération de la capacité à apprendre des informations nouvelles ou à se rappeler les informations apprises antérieurement);
 	
(2) une (ou plusieurs) des perturbations cognitives suivantes :
   (a) aphasie;
   (b) apraxie;
   (c) agnosie;
   (d) perturbation des fonctions exécutives (faire des projets, ordonner dans le temps, avoir une pensée abstraite).
	G1. Mise en évidence de (1) et (2) :
	(1) Altération de la mémoire, avant tout de l'apprentissage des informations nouvelles, et dans les cas les plus sévères, le rappel des informations apprises antérieurement :
	Altération légère : Interférence avec les activités de la vie quotidienne (AVQ), mais le sujet garde la capacité de vivre de façon indépendante. Atteinte de l'apprentissage d'informations nouvelles.
	Altération moyenne : Handicap sérieux pour vivre de façon indépendante. Seules les données très personnelles et celles ayant fait l'objet d'un apprentissage intense sont conservées. Incapacité de retenir les informations de base (domicile, activités récentes, nom des proches).
	Altération sévère : Aucune information nouvelle n'est retenue. Seuls persistent des fragments d'informations retenues antérieurement. Le sujet ne reconnaît plus ses proches.
	(2) Altération d'autres fonctions cognitives, caractérisée par une détérioration du jugement et de la pensée et du traitement général des informations. On doit mettre en évidence une détérioration par rapport à un niveau de performance prémorbide plus élevé :
	Altération légère : Interférence avec les AVQ, mais le sujet garde la capacité de vivre de façon indépendante. Incapacité d'entreprendre des tâches quotidiennes ou des activités de loisir complexes.
	Altération moyenne : Le sujet doit être assisté dans ses activités quotidiennes. Seules les tâches ménagères simples peuvent être accomplies. Les activités sont très réduites et peu soutenues.
	Altération sévère : Le sujet ne présente plus ou pratiquement plus d'idéation intelligible.
	Le diagnostic peut être étayé par la mise en évidence d'une altération d'autres fonctions corticales supérieures, se traduisant, par exemple, par une aphasie, une agnosie, une apraxie.

B. Les déficits cognitifs des critères A(1) et (2) sont tous les deux à l'origine d'une altération significative du fonctionnement social ou professionnel et représentent un déclin significatif par rapport au niveau de fonctionnement antérieur.	La sévérité globale de la démence doit être déterminée à partir du degré d'altération la plus sévère, *soit* de la mémoire *soit* d'autres fonctions cognitives. Tout jugement relatif à la capacité de vivre de façon indépendante doit tenir compte du contexte culturel.

→

Psychiatrie clinique : une approche bio-psycho-sociale

TABLEAU 5.3 Critères diagnostiques communs (DSM-IV) et généraux (CIM-10) de démence (*suite*)

DSM-IV Démence de type Alzheimer 290.4x Démence vasculaire Démence due à d'autres affections médicales 294.8 Démence non spécifiée	CIM-10 F00 Démence de la maladie d'Alzheimer F01 Démence vasculaire F02 Démence associée à d'autres maladies classées ailleurs F03 Démence, sans précision
D. ou E. Les déficits ne surviennent pas de façon exclusive au cours de l'évolution d'un delirium.	G2. Persistance de la conscience de l'environnement pendant une durée assez longue pour permettre la mise en évidence sans équivoque du critère G1. En présence de delirium, le diagnostic de démence doit être différé.
	G3. Altération du contrôle émotionnel, du comportement social ou de la motivation, comme en témoigne la présence d'au moins une des manifestations suivantes : (1) labilité émotionnelle ; (2) irritabilité ; (3) apathie ; (4) altération du comportement social.
	G4. Pour un diagnostic clinique certain, présence nette du critère G1 depuis au moins six mois.

Caractéristiques supplémentaires :
.x0 non compliquée
.x2 avec idées délirantes :
    si les idées délirantes sont le symptôme prédominant.
.x1 avec delirium (surajouté)
.x3 avec humeur dépressive :
    si l'humeur dépressive (notamment les tableaux cliniques comportant tous les critères symptomatiques d'un épisode dépressif majeur) est la caractéristique prédominante. On ne fait pas un diagnostic séparé de Trouble de l'humeur dû à une affection médicale générale.
	On peut spécifier la présence d'autres symptômes :
	.x0 sans symptômes supplémentaires
	.x1 avec d'autres symptômes, essentiellement délirants
	.x2 avec d'autres symptômes, essentiellement hallucinatoires
	.x3 avec d'autres symptômes, essentiellement dépressifs
	.x4 avec d'autres symptômes, mixtes

Spécifier si : **Avec perturbation du comportement** : s'il existe une perturbation du comportement cliniquement significative (p. ex., errance). *Coder également l'affection médicale générale sur l'axe III.*	

Sources : American Psychiatric Association (1994), trad. française *DSM-IV – Manuel diagnostique et statistique des troubles mentaux*, Paris, Masson, 1996 ; World Health Organization (1993), trad. française *Classification internationale des maladies, 10ᵉ révision. Chapitre V (F) : Troubles mentaux et troubles du comportement : critères diagnostiques pour la recherche*, Paris, Organisation Mondiale de la Santé et Masson, 1994.

à la paralysie supranucléaire progressive et à la maladie de Parkinson.

Dans la démence corticale, par contre, on retrouve des déficits des fonctions propres au cortex cérébral et qui traduisent des dysfonctions des lobes cérébraux : aphasie, apraxie, agnosie et amnésie (par défaut d'encodage) ; les troubles du mouvement et de la démarche apparaissent plus tardivement. La DTA en est le prototype. La démence due à la maladie de Pick en constitue un autre exemple. Dans la plupart des cas, cependant, le tableau clinique peut comporter des éléments mixtes, corticaux et sous-corticaux.

5.2.2 Épidémiologie

La prévalence de la démence varie selon la définition retenue, la méthode diagnostique utilisée et l'échantillon d'origine de l'étude. On estime qu'environ 5 % des personnes de plus de 65 ans sont atteintes de démence modérée ou sévère, et la prévalence double tous les cinq ans environ après cet âge. En institution, le démence peut atteindre jusqu'à 80 % ou 90 % des patients (de 30 % à 50 % pour la démence sévère). Le tableau 5.4 donne les taux de prévalence des démences au Canada parmi les personnes de 65 ans et plus.

La démence en général est diagnostiquée de façon plus fiable que les démences spécifiques, y compris la DTA. Les données sur l'étiologie des démences proviennent habituellement de milieux cliniques hospitaliers plutôt que de la communauté. La DTA est la plus fréquente (de 50 % à 65 % des cas), suivie de la DV (de 10 % à 20 %), des démences mixtes (DTA et DV, environ 15 %). Certains pays, comme la Russie, la Chine et le Japon, présenteraient un profil différent, avec une prédominance relative de DV, mais ces données sont remises en question. Une variation géographique a été observée également en Finlande, où une étude a montré que la DTA est plus fréquente dans les régions du nord et de l'est alors que la prévalence de la DV est équivalente.

Au Canada, 5,1 % des personnes de 65 ans et plus souffrent de DTA, ce qui représente 64 % de toutes les démences, alors que la DV touche 1,5 % de la population, ce type de démence représentant 19 % des démences. Les autres étiologies regroupaient 17 % des cas étudiés.

La maladie à corps de Lewy diffus semble apparaître au cours des dernières années comme une cause fréquente de démence, avec quelque 20 % des cas, délogeant peut-être en partie la DTA en raison de la symptomatologie assez comparable. Les études épidémiologiques ne fournissent cependant pas encore de données précises sur la prévalence de ce type de démence.

L'âge est le facteur de risque le plus important, et la démence est essentiellement, quoique non exclusivement, une affection gériatrique. Lorsque l'ensemble des démences est considéré, les hommes sont atteints aussi souvent que les femmes. Le fait d'être une femme serait un facteur de risque de DTA spécifiquement, mais les prévalences plus élevées chez les femmes peuvent aussi s'expliquer par leur longévité.

TABLEAU 5.4   Prévalence des démences au Canada

Groupe d'âge	Prévalence
65-74 ans	2,4 %
75-84 ans	11,1 %
85 ans et plus	34,5 %
Total 65 ans et plus	8,0 % (hommes : 6,9 % ; femmes : 8,6 %)

Source : Canadian Study of Health and Aging Working Group, « Canadian study of health and aging : Study methods and prevalence of dementia », *CMAJ*, vol. 150, n° 6, 1994, p. 899-913.

En revanche, la DV est plus fréquente chez les hommes, en rapport avec les facteurs de risque de maladie vasculaire.

Le rôle du niveau d'instruction et de la situation socioéconomique est controversé. Les sujets plus éduqués montrent de meilleures stratégies dans les tests cognitifs de dépistage. D'autres facteurs connexes peuvent expliquer cette apparente « protection » contre l'apparition d'une démence : niveau de stimulation intellectuelle augmentant la densité synaptique, exposition moindre à des agents pathogènes de l'environnement, meilleure hygiène de vie, incidence de la nutrition en bas âge sur le développement et sur la maturation cérébrale (Émard, Thouez et Gauvreau, 1995).

5.2.3 Types de démences

Démence de type Alzheimer (DTA)

La DTA a été décrite pour la première fois en 1907 par Alzheimer ; sa patiente, une femme de 51 ans, présentait des troubles mnésiques, de la désorientation, un trouble du langage, ainsi que des idées délirantes de persécution, alors que l'examen neurologique était normal ; l'autopsie avait permis de faire des observations neuropathologiques à ce moment inédites mais maintenant considérées comme typiques. Depuis lors, la recherche sur la maladie d'Alzheimer n'a pas encore mené à une élucidation de son étiologie, et la DTA constitue un problème de santé publique majeur, compte tenu de l'explosion de la prévalence de cette maladie prévue dans les prochaines décennies.

Facteurs de risque

Les facteurs de risque qui ont été mis au jour jusqu'à présent incluent l'âge, le sexe féminin et une histoire de trauma crânien accompagné d'une perte de conscience. Sur le plan génétique, le syndrome de Down et le fait d'être porteur de l'allèle E4 de l'apolipoprotéine E constituent des facteurs de risque. La présence de DTA chez un parent au premier degré augmente le risque d'être atteint de cette maladie. Il se peut toutefois que ce risque accru s'amenuise à mesure que l'âge avance. Après 85 ans environ, le risque pour un individu qui n'aurait pas encore la maladie ne serait pas supérieur au risque estimé pour la population générale, en dépit de son histoire familiale qui le prédispose.

La littérature fait état, quoique de façon moins constante, d'autres facteurs tels : une histoire familiale (parent au premier degré) de syndrome de Down ou de maladie de Parkinson, un âge maternel de plus de 40 ans à la naissance, l'hypothyroïdie, une histoire de dépression, un style de vie sédentaire, et de facteurs environnementaux comme l'exposition à l'aluminium.

Quatre facteurs de protection contre la DTA ont été isolés, mais leur signification est encore incertaine : un niveau d'instruction supérieur, le tabagisme, l'usage d'œstrogènes exogènes et d'anti-inflammatoires non stéroïdiens. Une association inverse entre le tabagisme et la DTA a été découverte lors de la mise en commun de plusieurs études épidémiologiques européennes. Ce phénomène peut cependant traduire plutôt une survie plus longue des non-fumeurs parmi les porteurs de l'allèle E4 de l'apolipoprotéine E, qui courent plus de risques de développer une DTA. Il se pourrait également que la démence se déclare à un âge plus précoce chez les fumeurs. D'autre part, l'usage d'œstrogènes a déjà été associé à un niveau d'instruction plus élevé.

Étiologie

La cause de la DTA est encore inconnue. Plusieurs hypothèses ont été émises, mais aucune, jusqu'à présent, ne permet d'expliquer la maladie de façon satisfaisante.

- **Hypothèse génétique**

Certaines études mentionnent une transmission de la DTA selon un mode autosomique dominant, mais les familles où une telle transmission a pu être décelée clairement sont rares. Une composante familiale a été évoquée dans une proportion d'au moins 15 %. Lorsque les familles comptent moins d'individus, le risque génétique est probablement sous-estimé.

Au moins trois chromosomes ont été mis en cause jusqu'à présent. Le chromosome 19 reçoit le gène précurseur de l'apolipoprotéine E (ApoE) qui transporte le cholestérol ; ce gène interviendrait dans la démence à début plus tardif, tant dans les cas sporadiques que dans les formes familiales. La présence de l'allèle E4 augmenterait le risque de développer la maladie en plus d'abaisser l'âge du début, alors que l'allèle E2 serait protecteur. Le chromosome 21 est porteur du gène codant pour le précurseur de l'amyloïde (peptide A4). Dans certaines formes familiales précoces de DTA, une mutation de ce gène pourrait être à l'origine d'une accumulation de bêta-amyloïde au niveau cérébral avec dégénérescence secondaire. La substance amyloïde est présente dans les plaques neuronales. Son accumulation dans le cerveau pourrait être à l'origine de la DTA, mais elle pourrait également en être la conséquence. Le chromosome 14 a été associé à la DTA dans certaines familles, mais son rôle précis est encore mal connu.

- **Hypothèse neurotoxique**

L'aluminium serait présent en plus grande quantité chez les individus atteints de DTA, particulièrement dans les plaques neuronales, l'amyloïde et les enchevêtrements neurofibrillaires. Ces modifications pathologiques n'ont pu être reproduites de façon fiable par inoculation d'aluminium *in vitro*. Certaines études ont montré un lien entre la disponibilité de l'aluminium et le risque de DTA (l'utilisation d'antisudorifiques, la teneur en aluminium de l'eau potable ou des lacs environnants, l'acidité de l'environnement et le fluor seraient des facteurs de modulation de la biodisponibilité de l'aluminium). Aucune relation de causalité n'a cependant pu être démontrée.

D'autres substances tels le zinc ou le manganèse ont aussi été considérées. Il a été avancé qu'un déficit en calcium pourrait favoriser l'absorption de substances neurotoxiques. D'autre part, l'excès de radicaux libres pourrait précipiter la dégénérescence neuronale, et ce processus serait freiné en partie par les antioxydants tels la vitamine E et le sélénium.

- **Hypothèse infectieuse**

Le caractère transmissible de la DTA par un virus lent ou prion n'a jamais été démontré, contrairement à la maladie de Creutzfeldt-Jakob qui a été associée au prion de la viande de bœuf. Quelques cas isolés d'induction de changements neuropathologiques apparentés à la DTA chez des animaux de laboratoire ont été rapportés après inoculation de tissu cérébral d'êtres humains atteints de la maladie.

Neuropathologie

L'examen macroscopique du cerveau révèle une atrophie diffuse, corticale et sous-corticale, avec un élargissement des sillons et des ventricules cérébraux. Cette atrophie est non spécifique, elle varie d'un cerveau à l'autre et ne montre pas de corrélation avec l'atteinte clinique. L'examen microscopique met en évidence une perte neuronale (surtout corticale et hippocampique) et une perte synaptique. Les observations classiques comprennent les plaques séniles, les enchevêtrements neurofibrillaires, les dégénérescences granulovacuolaires et l'angiopathie amyloïde. Les plaques séniles sont des structures extracellulaires dont le centre bêta-amyloïde contient de l'aluminium et est entouré de structures neuronales anarchiques. Les enchevêtrements neurofibrillaires sont intraneuronaux et sont formés d'éléments du cytosquelette (paires de filaments hélicoïdaux) et de protéine tau phosphorylée. Les dégénérescences granulovacuolaires sont intracytoplasmiques et sont surtout localisées dans l'hippocampe. On trouve aussi les corps de Hirano, ainsi que les corps de Lewy. Ces altérations ne sont pas également réparties, et le lobe temporal médian (hippocampe, amygdale, circonvolution parahippocampique) est le plus touché, alors que les lobes pariétaux et frontaux sont atteints plus modérément. De plus, elles ne sont pas spécifiques et peuvent être retrouvées, à un degré moindre et selon une distribution différente, dans le cerveau normal.

Sur le plan neurochimique, la perte neuronale se traduit par une hypofonction cholinergique qui est en corrélation avec les troubles mnésiques. Le noyau basal de Meynert renferme les corps cellulaires des neurones cholinergiques qui se projettent dans tout le cortex; la perte neuronale n'est pas compensée par une augmentation du nombre ou de la sensibilité des récepteurs postsynaptiques, et le système cholinergique est hypofonctionnel, avec une diminution de 50 % à 90 % de la choline-acétyl-transférase, enzyme essentielle à la synthèse d'acétylcholine (ACh).

Des autopsies, mais non les biopsies cérébrales, ont révélé, de façon inconstante, des déficits sérotoninergique (dans le raphé dorsal) et adrénergique (dans le locus coeruleus). Les systèmes gabaergique et dopaminergique seraient relativement préservés, mais les données sont contradictoires; certains neuropeptides (somatostatine, substance P, neuropeptide gamma) pourraient être diminués également.

Présentation clinique

On croyait autrefois que la DTA devait se déclarer avant 65 ans et que le déclin cognitif qui se produisait après cet âge était consécutif au vieillissement. Il est devenu clair cependant que les tableaux de démence progressive à début plus tardif présentent les mêmes caractéristiques cliniques et neuropathologiques. Les critères diagnostiques du DSM-IV et de la CIM-10 (voir le tableau 5.5) permettent néanmoins de spécifier l'âge du début, précoce ou tardif (avant ou après 65 ans).

Le diagnostic de maladie d'Alzheimer repose sur l'examen pathologique du cerveau qui doit révéler, chez un patient ayant présenté un tableau clinique de démence progressive caractéristique, des lésions neuropathologiques spécifiques. Les critères du National Institute of Neurological and Communicative Disorders and Stroke-Alzheimer's Disease and Related Disorders Association (NINCDS-ADRDA) pour la maladie d'Alzheimer (McKhann et coll., 1984) ont été établis pour permettre une plus grande homogénéité diagnostique d'un centre à l'autre. Avec l'emploi de ces critères, près de 90 % des diagnostics cliniques de DTA probable dans les centres spécialisés sont confirmés par l'autopsie. Le tableau 5.6 (p. 118) présente ces critères.

La DTA se caractérise par un début insidieux des symptômes. Les premiers changements sont subtils et, souvent, ce n'est qu'en rétrospective qu'ils sont mis en relation avec le début d'un processus démentiel. L'ensemble des fonctions mnésiques, exécutives, langagières et visuospatiales de même que la personnalité peuvent être touchées, mais l'état de conscience est préservé. Au début de la démence, on note une

TABLEAU 5.5   Critères diagnostiques de la démence de type Alzheimer

DSM-IV Démence de type Alzheimer	CIM-10 F00 Démence de la maladie d'Alzheimer
[Voir le tableau 5.3 (p. 112-113) pour les critères A, B et E.]	A. Voir les critères généraux G1 et G2 de démence [tableau 5.3, p. 112-113].
	A. Voir les critères généraux G3 et G4 de démence [tableau 5.3, p. 112-113].
C. L'évolution est caractérisée par un début progressif et un déclin cognitif continu.	
D. Les déficits cognitifs des critères A(1) et A(2) ne sont pas dus : (1) à d'autres affections du système nerveux central qui peuvent entraîner des déficits progressifs (maladie cérébro-vasculaire, maladie de Parkinson, maladie de Huntington, hématome sous-dural, hydrocéphalie à pression normale, tumeur cérébrale) ; (2) à des affections générales pouvant entraîner une démence (hypothyroïdie, carence en vitamine B12 ou en folates, pellagre, hypercalcémie, neurosyphilis, infection par le VIH) ; (3) à des affections induites par une substance.	B. Absence d'arguments, d'après l'histoire de la maladie, l'examen physique et les investigations complémentaires, en faveur de toute autre cause de démence (p. ex., une maladie cérébro-vasculaire, une maladie de Parkinson, due au VIH, une maladie de Huntington, une hydrocéphalie à pression normale), d'une maladie somatique (p. ex., une hypothyroïdie, une carence en vitamine B12 ou en acide folique, une hypercalcémie), ou d'un trouble mental organique induit par l'alcool ou une autre substance psychoactive.
F. La perturbation n'est pas mieux expliquée par un trouble de l'axe I (Trouble dépressif majeur, Schizophrénie).	
	Le diagnostic est confirmé par l'histopathologie. Certains éléments non obligatoires peuvent étayer le diagnostic (altération des fonctions corticales avec aphasie, apraxie ou agnosie ; apathie ou manque de spontanéité ; irritabilité ou désinhibition dans le comportement social ; atrophie cérébrale ; signes extrapyramidaux, logoclonies, crises épileptiques).
290.1x À début précoce : si le début se situe à 65 ans ou avant.	**F00.0 Démence de la maladie d'Alzheimer, à début précoce** 1. Survient avant l'âge de 65 ans. 2. Présence de l'un au moins des éléments suivants : (a) début et évolution relativement rapides ; (b) en plus de l'atteinte mnésique, il existe une aphasie, une agraphie, une alexie, une acalculie ou une apraxie (traduisant la présence de signes d'une atteinte du lobe temporal, pariétal et/ou frontal).
290.xx À début tardif : si le début se situe après 65 ans. *Coder aussi Maladie d'Alzheimer sur l'axe III.*	**F00.1 Démence de la maladie d'Alzheimer, à début tardif** 1. Survient à partir de 65 ans. 2. Présence de l'un au moins des éléments suivants : (a) début et évolution très lents et progressifs (après une évolution de trois ans ou plus) ; (b) prédominance des troubles mnésiques par rapport aux troubles intellectuels.
	F00.2 Démence de la maladie d'Alzheimer, forme atypique ou mixte Démences ayant des caractéristiques atypiques importantes, qui répondent à la fois aux critères de F00.0 et F00.1, ou formes mixtes de la maladie d'Alzheimer et vasculaire.
	F00.9 Démence de la maladie d'Alzheimer, sans précision
[Voir le tableau 5.3 pour les caractéristiques supplémentaires et les spécifications.]	[Voir le tableau 5.3 pour spécifier la présence d'autres symptômes.]

Sources : American Psychiatric Association (1994), trad. française *DSM-IV – Manuel diagnostique et statistique des troubles mentaux,* Paris, Masson, 1996 ; World Health Organization (1993), trad. française *Classification internationale des maladies, 10ᵉ révision. Chapitre V (F) : Troubles mentaux et troubles du comportement : critères diagnostiques pour la recherche,* Paris, Organisation Mondiale de la Santé et Masson, 1994.

TABLEAU 5.6 Critères diagnostiques de la maladie d'Alzheimer selon le NINCDS-ADRDA

I. Maladie d'Alzheimer PROBABLE : – démence établie par l'examen clinique et les résultats au Mini-Mental State Examination (ou semblable) et confirmée par les tests neuropsychologiques ; – déficits dans deux fonctions cognitives au moins ; – aggravation progressive des troubles mnésiques et autres troubles cognitifs ; – pas d'atteinte de l'état de conscience ; – début entre 40 et 90 ans, le plus souvent après 65 ans ; – absence d'autres affections médicales systémiques ou neurologiques pouvant causer les troubles cognitifs.
II. Le diagnostic de maladie d'Alzheimer PROBABLE est soutenu par : – une détérioration progressive de fonctions cognitives spécifiques telles que le langage (aphasie), les fonctions motrices (apraxie), les perceptions (agnosie) ; – une difficulté dans l'accomplissement des activités quotidiennes et une modification du comportement ; – une histoire familiale de troubles semblables, spécialement avec confirmation neuropathologique ; – une ponction lombaire normale, un EEG normal ou non spécifique, une atrophie cérébrale progressive observée à la tomodensitométrie cérébrale.
III. Autres caractéristiques compatibles avec un diagnostic de maladie d'Alzheimer PROBABLE, après exclusion d'autres causes de démence : – plateaux dans l'évolution de la maladie ; – dépression, insomnie, délires, hallucinations, réactions verbales, émotionnelles ou physiques catastrophiques, troubles sexuels, perte de poids ; – autres anomalies neurologiques, spécialement dans les stades avancés (augmentation du tonus musculaire, myoclonies, trouble de la démarche, convulsions) ; – tomodensitométrie cérébrale normale pour l'âge.
IV. Caractéristiques rendant le diagnostic de maladie d'Alzheimer PROBABLE incertain : – début soudain ; – signes neurologiques focaux (hémiparésie, perte sensitive, déficits des champs visuels, incoordination dès le début de la maladie) ; – convulsions ou troubles de la démarche au début ou très précocement dans l'évolution.
V. Le diagnostic de maladie d'Alzheimer POSSIBLE : – peut être établi en présence du syndrome clinique, mais en l'absence d'autres troubles neurologiques, psychiatriques ou systémiques pouvant causer une démence, et en présence de variations dans la présentation et le cours de la maladie ; – peut être posé en présence d'un trouble systémique qui n'est pas jugé étiologiquement relié à la démence ; – devrait être employé dans un contexte de recherche, en présence d'un déficit cognitif unique, sévère et progressif et lorsque aucune cause n'est décelée.
VI. Maladie d'Alzheimer CERTAINE (*definite Alzheimer's disease*) : – critères pour le diagnostic clinique de maladie d'Alzheimer probable ; – confirmation histopathologique (autopsie ou biopsie).
VII. Autres caractéristiques : – occurrence familiale ; – début avant l'âge de 65 ans ; – présence de trisomie 21 ; – coexistence d'autres conditions pertinentes (p. ex., maladie de Parkinson).

Source : Traduit de G. McKhann et coll. « Clinical diagnosis of Alzheimer's disease : Report of the NINCDS-ADRDA work group under the auspices of Department of Health and Human Services Task Force on Alzheimer's Disease », *Neurology*, vol. 34, n° 7, 1984, p. 940. © American Academy of Neurology.

fatigabilité dans l'exécution de tâches qui demandent un effort cognitif soutenu, particulièrement les tâches nouvelles, et la capacité d'apprentissage d'informations nouvelles est atteinte.

Initialement, l'individu peut pallier ses déficits à l'aide de stratégies diverses. Peu à peu, toutefois, les pertes cognitives, qui s'aggravent, nuisent à l'accomplissement des tâches de tous les jours (activités de la vie quotidienne : se vêtir, s'alimenter, s'occuper de son hygiène personnelle ; activités de la vie domestique : faire les emplettes, régler les comptes, faire le ménage, etc.). Les troubles du fonctionnement deviennent apparents et le patient est en *perte d'autonomie*. Il pourra se mettre en danger par ses oublis ou ses erreurs de jugement (plaques de la cuisinière allumées, piètre alimentation, habillement inapproprié à la saison, etc.).

- **Symptômes cognitifs**

La mémoire est atteinte précocement. Au début, les oublis concernent surtout les faits récents, comme les numéros de téléphone, les conversations, les événements des journées précédentes. Le patient répète souvent les mêmes questions et se désintéresse de l'entourage, car il a de la difficulté à retenir la trame d'une histoire et à en suivre le déroulement ; la consolidation de nouvelles informations dans la mémoire est déficitaire. Peu à peu, même le souvenir des événements anciens est altéré. Les troubles mnésiques touchent donc éventuellement à la fois l'encodage et la fixation de l'information. Au contraire des personnes souffrant d'une démence sous-corticale, chez le patient atteint d'une DTA l'apport d'indices ou la structuration de l'information à récupérer améliore peu les résultats obtenus aux épreuves mnésiques. La mémoire épisodique est atteinte plus tôt que la mémoire sémantique, et la mémoire procédurale n'est touchée que tardivement.

L'appauvrissement du vocabulaire est progressif et la détérioration du langage, assez caractéristique. À mesure que la difficulté à nommer les objets augmente (manque du mot, anomie), le discours devient plus vague, avec utilisation de périphrases et de circonlocutions (« l'endroit où vont les gens malades » au lieu de « l'hôpital »). On peut observer des paraphasies sémantiques (« casque » ou « cheveu » au lieu de « chapeau ») et phonémiques (« château » ou « pacheau » au lieu de « chapeau »). Tôt ou tard, la compréhension est touchée, de même que la lecture et l'écriture. Le langage devient incompréhensible, vide de sens ou répétitif, avec de l'écholalie (tendance à répéter les mots de l'interlocuteur), ou même inexistant (mutisme).

L'atteinte des fonctions visuospatiales est assez précoce. Le patient est incapable de recopier correctement une figure simple en trois dimensions. La désorientation survient généralement après les troubles mnésiques. L'orientation spatiotemporelle est atteinte avant la capacité de reconnaître les personnes. Le patient peut avoir de la difficulté à se retrouver dans les endroits non familiers. Ainsi, il peut se perdre dans un quartier où il n'est allé que quelques fois ou avoir de la difficulté à retrouver sa chambre d'hôpital. Même les lieux familiers lui deviennent étrangers et la désorientation peut se produire à son domicile propre.

L'apraxie, qui est un trouble de l'activité gestuelle malgré une capacité motrice, sensitive et proprioceptive intacte, apparaît généralement dans la démence modérée. À l'examen cognitif, on distingue l'apraxie *idéatoire* (incapacité de mimer une séquence gestuelle complexe, p. ex., faire le geste d'allumer une bougie ou de bourrer une pipe puis l'allumer) et l'apraxie *idéomotrice* (incapacité de mimer un geste simple sur commande, alors que le geste spontané peut être préservé, p. ex., saluer de la main ou se brosser les dents). Cliniquement, ces déficits peuvent se manifester par une incapacité à se servir d'appareils courants ou par des difficultés à s'habiller seul (apraxie de l'habillage).

L'agnosie est une atteinte des fonctions d'intégration perceptive qui consiste dans un trouble de la reconnaissance des objets, des formes ou des sons, en dépit de capacités sensorielles et sensitives intactes, et qui peut se rapporter à diverses modalités sensorielles (agnosies visuelle, auditive, tactile ou astéréognosie). L'agnosie peut également contribuer à la désorientation du patient ou se manifester par une incapacité à reconnaître les visages (prosopagnosie).

L'atteinte des fonctions exécutives (raisonnement, planification, organisation, capacité d'abstraction) peut entraîner des erreurs de jugement et des difficultés dans des tâches complexes et la résolution de problèmes. Sont touchées essentiellement des fonctions du lobe frontal. L'atteinte peut amener une pensée concrète et la persévération (répétition pathologique des mêmes réponses alors que les consignes ont changé).

- **Symptômes neurologiques**

On note, chez une minorité de patients atteints de DTA, la présence de réflexes primitifs (succion, préhension) qui traduisent probablement une perte de l'inhibition frontale, mais ces réflexes peuvent aussi être observés chez l'individu normal. Les symptômes extrapyramidaux et les myoclonies apparaissent généralement dans les stades avancés de la maladie ; leur apparition précoce suggère une autre étiologie du syndrome démentiel. Le patient peut occasionnellement faire des convulsions, mais celles-ci sont plus fréquentes dans la DV. On peut observer également une apraxie de la marche qui confine éventuellement le patient à son fauteuil ou son lit.

- **Symptômes psychiatriques**

Les critères diagnostiques du DSM-IV relativement à la DTA permettent de déterminer la présence de delirium, de délire, d'humeur triste et de troubles du comportement (voir le tableau 5.5, p. 117). La morbidité associée aux symptômes psychiatriques et aux troubles du comportement dans la démence est de plus en plus prise en considération. La détection de ces manifestations est importante, puisqu'un traitement peut être proposé, permettant éventuellement une amélioration sensible de la qualité de vie du patient et de son entourage. De fait, les proches sont plus affectés par ces manifestations que par la perte d'autonomie et les troubles cognitifs du malade.

Les changements au chapitre de la personnalité ne sont généralement pas très marqués dans les stades initiaux, mais ils s'accentuent avec la progression de la maladie. L'apathie, l'indifférence, la diminution du niveau d'énergie sont assez fréquentes. L'impulsivité, l'égocentrisme et l'irritabilité surviennent plus tardivement. La notion très vaste de « troubles du comportement » englobe une variété de manifestations et d'attitudes problématiques pour l'entourage du patient. Les troubles du sommeil, la désinhibition, les cris, les comportements sexuels inadaptés et surtout l'agitation, l'errance et l'agressivité sont difficiles à tolérer par les aidants naturels et contribuent fréquemment au placement du patient en institution.

Le delirium est assez courant dans l'évolution de la démence et parfois difficile à différencier de celle-ci. Son identification est importante, car le delirium peut être à l'origine de plusieurs autres problèmes non négligeables : hallucinations, agitation, agressivité, troubles du sommeil, errance. L'errance nocturne, ou *sundowning,* désigne un retour répété d'un état délirieux avec la tombée de la nuit, en relation avec la diminution des stimuli et parfois avec la médication.

La dépression peut survenir chez 20 % des patients, et 50 % au moins présentent une humeur triste ; la prévalence de ces symptômes varie cependant grandement selon les études. L'identification d'un syndrome dépressif peut être difficile en raison du chevauchement partiel, dans le tableau clinique, des deux pathologies, en particulier pour ce qui est de certains symptômes moins spécifiques, comme les changements du cycle veille-sommeil, l'apathie et la perte d'intérêt. Les symptômes de dépression peuvent se manifester à tous les stades, mais sont plus typiques de la démence légère ou modérée où ils sont d'ailleurs plus faciles à détecter. La tristesse est souvent moins soutenue et plus superficielle que dans un trouble de l'humeur, et c'est face à un tableau bien caractérisé qu'un diagnostic de dépression pourra être posé. Si les troubles cognitifs sont marqués, l'identification d'un syndrome dépressif sera plus difficile.

Jusqu'à 40 % des patients souffrent d'anxiété. En particulier, des *réactions catastrophiques* peuvent se manifester lorsqu'ils sont confrontés directement à leurs déficits : il s'agit d'une réaction de détresse désorganisante qui survient souvent à l'occasion d'un examen formel des fonctions cognitives ou face à une tâche manquée.

Les délires et les hallucinations frappent environ 30 % des patients. Typiquement, le patient fournit une explication délirante, souvent persécutoire, aux événements de son environnement devenus incompréhensibles : disparition ou déplacement inexpliqués d'effets personnels, problèmes financiers, etc. Les délires les plus fréquents sont le vol d'effets personnels, l'abandon par les proches, l'« étrangeté » de la maison et l'infidélité du conjoint. Les hallucinations visuelles sont légèrement plus fréquentes que les hallucinations auditives, les deux pouvant être très simples (formes vagues, sons) ou très organisées (personnages, voix). Les erreurs d'identification ont été moins étudiées, mais sont néanmoins assez fréquentes ; la plus connue est le syndrome de Capgras, où le patient est convaincu qu'un ou plusieurs de ses proches ont été remplacés par des sosies. Le patient peut également avoir la conviction que les personnages qu'il voit à la télévision, sur une photographie ou encore dans le miroir sont réels. Comparativement aux syndromes dépressifs, les symptômes psychotiques surviennent un peu plus tardivement dans l'évolution de la maladie et ont déjà été associés à certaines caractéristiques cliniques, comme la sévérité ou la rapidité d'évolution de la démence. L'apparition d'hallucinations ou de délires chez un patient dément doit également faire soupçonner la présence d'un delirium.

Évolution

Pour la moitié environ des patients, la maladie se déclare dans la soixantaine. L'évolution typique de la DTA est progressive et s'échelonne sur huit ans environ après le diagnostic. En règle générale, on note une perte de trois points par année au Mini-Mental State Examination de Folstein, mais l'évolution naturelle de la maladie peut s'échelonner sur 15 ou même 20 ans. Plusieurs facteurs ont été proposés pour tenter de prédire une évolution rapide, notamment le début précoce de la maladie, le sexe féminin, la sévérité de la maladie au moment du diagnostic, l'apparition de symptômes psychotiques (surtout en début d'évolution), la présence de signes extrapyramidaux ou de myoclonies ou une histoire d'abus d'alcool. Le rôle précis de ces facteurs demeure à confirmer.

L'évolution de la DTA suit un schéma relativement typique. La CIM-10 permet de qualifier la sévérité de la démence en fonction de l'altération du fonctionnement social ou professionnel et de la perte d'autonomie. Certaines échelles permettent de situer le patient de façon plus précise ; elles sont employées surtout dans un contexte de recherche.

Dans les stades terminaux, le patient devient incontinent et grabataire. Il perd la capacité de marcher et de s'asseoir et souffre de contractures causées par l'immobilisation prolongée. Le décès survient en raison de complications telles les infections.

Démence vasculaire (DV)

Les DV sont la deuxième cause de démence après la DTA et regroupent les différents types de démences causées par une atteinte vasculaire. Un tableau de démence auquel s'ajoute une maladie cérébro-vasculaire, mise en évidence soit par l'examen neurologique ou par des examens complémentaires appropriés, permet d'en poser le diagnostic. Il s'agit cependant d'une catégorie hétérogène, et ce n'est que récemment que des critères plus systématiques ont été proposés (Roman et coll., 1993) ; le diagnostic de DV demeure moins fiable que celui de DTA. La catégorie *démence par infarctus multiples* employée auparavant dans le DSM-III-R était trop limitative et a été remplacée par celle de *démence vasculaire* qui permet de rendre compte de plusieurs étiologies différentes.

Facteurs de risque

Pour la DV, les facteurs de risque habituels de maladie vasculaire s'appliquent, à savoir l'hypertension, l'athérosclérose cérébrale et les accidents vasculaires cérébraux (AVC) ; l'hypotension a aussi été associée à la DV, ainsi que la maladie cardiaque athérosclérotique, le tabagisme, l'hyperlipidémie et le diabète. La DV tend à survenir plus tôt que la DTA.

Étiologie

Les déficits cognitifs peuvent être la conséquence de divers types de lésions. La *démence par infarctus multiples* survient en raison de l'effet cumulatif de plusieurs infarcissements corticaux, généralement thrombotiques ou emboliques, dans les territoires des artères cérébrales antérieure, moyenne ou postérieure. Le tableau classique débute soudainement et la détérioration se produit par paliers, avec des signes neurologiques nouveaux et variés correspondant au territoire atteint. Les déficits cognitifs sont hétérogènes (*patchy*) et se généralisent à mesure que de nouvelles aires cérébrales, tant corticales que sous-corticales, sont touchées.

La *démence par infarctus unique* stratégiquement situé est beaucoup plus rare, mais peut survenir si le territoire atteint par la lésion vasculaire est essentiel à une ou plusieurs fonctions, par exemple une atteinte bilatérale du thalamus. Les critères de démence ne sont toutefois pas toujours strictement remplis (Sayette, Bertran et Lechevalier, 1995) et l'utilité du concept demeure marginale.

Un *état lacunaire* résulte d'infarcissements multiples de petite taille ou *lacunes,* qui touchent surtout les noyaux gris centraux, le thalamus et la capsule interne et entraînent un état démentiel d'allure fronto-sous-corticale avec un tableau clinique reproduisant une atteinte du bulbe rachidien (état pseudo-bulbaire). Une histoire d'hypertension est fréquente.

L'*encéphalopathie sous-corticale artériosclérotique*, appelée aussi encéphalopatie de Binswanger, correspond à un état démentiel associé à une atteinte de la substance blanche hémisphérique et surtout périventriculaire. Le syndrome clinique est typique d'une démence sous-corticale : apathie, inertie, diminution de l'intérêt et des activités, tableau pseudobulbaire et symptômes extrapyramidaux. L'image radiologique de *leuco-araïose* qui a été retrouvée chez ces patients n'est cependant pas spécifique et, à la suite du développement important des techniques d'imagerie cérébrale, elle est observée chez de nombreux patients sans tableau clinique de démence (Caplan, 1995).

L'hypoperfusion des zones frontières (*hypoperfusion of watershed* ou *borderzone infarction dementia*) a trait aux aires corticales situées aux confins des territoires vasculaires des artères cérébrales majeures. Lors d'un arrêt cardiaque, d'une hypovolémie ou par suite d'épisodes répétés d'hypotension chez un patient atteint d'athérosclérose carotidienne, la vascularisation de ces régions peut être diminuée suffisamment pour entraîner un infarcissement ou une lésion.

Critères diagnostiques

Le tableau 5.7 présente les critères diagnostiques de DV selon le DSM-IV et la CIM-10.

Évolution

L'évolution peut être très variable d'un individu à l'autre, mais l'évolution par paliers est la plus fréquente ; un tableau lentement progressif est moins typique quoique possible. Le pronostic peut être modifié par le contrôle des facteurs de risque. Après un AVC, les dépressions sont fréquentes. Elles peuvent entraver grandement la récupération, tant motrice que cognitive, et doivent être traitées.

Démence de la maladie de Pick et autres démences frontales (DF)

La maladie décrite par Pick en 1892 est due à une atteinte dégénérative des lobes frontaux et temporaux. Les symptômes débutent généralement entre 40 et 60 ans et l'évolution jusqu'au décès dure de 2 à 15 ans. Il s'agit d'une maladie relativement rare qui représente moins de 5 % des cas de démence. Les hommes en sont atteints plus fréquemment. La maladie est transmise selon un mode autosomique dominant dans 20 % des cas, et 40 % des patients ont une histoire familiale de démence (Buzan et Dubovsky, 1995 ; Miller et coll., 1994).

L'étiologie de la maladie de Pick et celle des autres démences dégénératives touchant de manière préférentielle le lobe frontal est inconnue. Outre l'histoire familiale, des facteurs de risque tels l'abus d'alcool et l'électroconvulsivothérapie (ECT) ont été évoqués, mais n'ont pas été confirmés. Par ailleurs, les individus souffrant de sclérose latérale amyotrophique sont plus susceptibles d'être atteints d'une démence frontale (DF).

On distingue deux types d'atteinte neuropathologique dans les DF. Tout d'abord, les changements compatibles avec la maladie de Pick, soit la gliose astrocytaire marquée dans tout le cortex, des neurones ballonnés, avec des inclusions intraneuronales (corps de Pick, ou boules argentophiles) qui cependant peuvent être assez clairsemées. La dégénérescence frontale de type non Alzheimer (ou non spécifique) relevée dans d'autres démences fronto-temporales ne comprend pas de corps de Pick et la gliose est moins marquée, se limitant aux couches corticales superficielles. On observe une perte neuronale et des changements spongiformes dans les deux présentations. L'atteinte peut être asymétrique.

Les changements de personnalité, les troubles du jugement, la désinhibition et les comportements inadéquats sont plus prononcés dans la DF et marquent d'ailleurs souvent le début de la maladie. Ils peuvent même précéder de plusieurs années les troubles du langage et des fonctions exécutives. Avec l'évolution, la présentation peut devenir difficile à distinguer de celle de la DTA, mais dans la maladie de Pick, les troubles mnésiques sont plus tardifs.

D'autres types de DF plus rares ont été décrits, incluant la gliose sous-corticale progressive, les atrophies lobaires focales (comme l'aphasie progressive, qui n'induit pas nécessairement une démence) et les démences avec atteinte frontale consécutive à d'autres affections (vasculaires, toxiques, infectieuses, maladie de Huntington, de Parkinson, etc.).

Démence à corps de Lewy (DCL)

Les corps de Lewy sont des inclusions neuronales cytoplasmiques initialement signalées dans la maladie de Parkinson. Récemment, ils sont devenus plus faciles

TABLEAU 5.7   Critères diagnostiques de démence vasculaire

DSM-IV 290.4x Démence vasculaire	CIM-10 F01 Démence vasculaire
[Voir le tableau 5.3 (p. 112-113) pour les critères A, B et D.]	G1. Répond aux critères généraux (G1 à G4) de démence [tableau 5.3, p. 112-113].
	G2. Déficits « en secteur » des fonctions cognitives supérieures, certaines étant atteintes et d'autres relativement épargnées.
C. Signes et symptômes neurologiques en foyer (exagération des réflexes ostéo-tendineux, réflexe cutané plantaire en extension, paralysie pseudo-bulbaire, troubles de la marche, faiblesse d'une extrémité), ou mise en évidence d'après les examens complémentaires d'une maladie cérébro-vasculaire (infarctus multiples dans le cortex et la substance blanche sous-corticale) jugée liée étiologiquement à la perturbation.	G3. Mise en évidence d'une lésion cérébrale focalisée, comme en témoigne la présence d'au moins une des manifestations suivantes : (1) parésie spastique unilatérale des membres ; (2) hyper-réflexie ostéo-tendineuse unilatérale ; (3) réflexe cutané plantaire en extension ; (4) paralysie pseudo-bulbaire.
	G4. Mise en évidence d'une maladie cérébro-vasculaire significative jugée étiologiquement liée à la démence.
Coder aussi l'affection vasculaire sur l'axe III.	**F01.0 Démence vasculaire à début aigu** Survenue rapide de la démence (dans les trois mois après une succession d'accidents vasculaires cérébraux, ou, rarement, après un infarcissement unique et massif).
	F01.1 Démence par infarctus multiples Survenue progressive de la démence (en trois à six mois après de nombreux épisodes ischémiques mineurs).
	F01.2 Démence vasculaire sous-corticale Antécédents d'hypertension artérielle ; mise en évidence d'une maladie vasculaire touchant la substance blanche profonde des hémisphères cérébraux avec préservation du cortex.
	F01.3 Démence vasculaire mixte, corticale et sous-corticale
	F01.8 Autre démence vasculaire
	F01.9 Démence vasculaire, sans précision
[Voir le tableau 5.3 pour les caractéristiques supplémentaires et les spécifications.]	[Voir le tableau 5.3 pour spécifier la présence d'autres symptômes.]

Sources : American Psychiatric Association (1994), trad. française *DSM-IV – Manuel diagnostique et statistique des troubles mentaux,* Paris, Masson, 1996 ; World Health Organization (1993), trad. française *Classification internationale des maladies, 10e révision. Chapitre V (F) : Troubles mentaux et troubles du comportement : critères diagnostiques pour la recherche,* Paris, Organisation Mondiale de la Santé et Masson, 1994.

à observer grâce à l'utilisation de techniques immunohistochimiques aux anticorps anti-ubiquitine et ils ont été retrouvés dans le cortex cérébral dans de 15 % à 25 % des cas de démence. Selon certaines études, il s'agirait même de la deuxième observation en fréquence. Les changements neuropathologiques de la DTA peuvent être présents de façon concomitante. Les corps de Lewy se concentrent dans le gyrus cingulaire, l'insula et le lobe temporal en épargnant l'hippocampe.

Le tableau clinique de la démence à corps de Lewy (DCL) se caractérise par la présence de symptômes extrapyramidaux (souvent en l'absence de tremblements) et par des manifestations psychiatriques précoces ou prédominantes. Typiquement, les déficits cognitifs sont fluctuants, avec des épisodes confusionnels en alternance avec des intervalles lucides (comme dans le delirium). Sur le plan psychiatrique, les hallucinations visuelles souvent complexes, qui peuvent être accompagnées d'idées délirantes, seraient plus fréquentes. Le parkinsonisme de même qu'une sensibilité exagérée aux neuroleptiques sont typiques, et on peut retrouver des chutes et syncopes inexpliquées (McKeith et coll., 1995). Le tableau clinique s'apparente à celui de la DTA et certains ont suggéré que la DCL en était un sous-type; les changements neuropathologiques observés dans chacune des deux conditions peuvent d'ailleurs coexister. Chez certains patients, une atteinte extrapyramidale marquée peut inspirer un diagnostic de maladie de Parkinson; la fluctuation des symptômes peut parfois évoquer le tableau de DV.

L'évolution de la DCL est variable, mais souvent plus rapide que dans la DTA, et le traitement pharmacologique des symptômes extrapyramidaux ainsi que des manifestations psychiatriques est complexe, étant donné les effets secondaires des agents antiparkinsoniens (delirium ou psychose) et des neuroleptiques (parkinsonisme) [Harrison et McKeith, 1995].

Démence de la maladie de Parkinson

La maladie de Parkinson est une maladie dégénérative dont l'étiologie est indéterminée. Elle touche principalement les neurones dopaminergiques de la substance noire du tronc cérébral, avec un tableau clinique d'atteinte extrapyramidale progressive: bradykinésie, rigidité, tremblement de repos et instabilité posturale. La neuropathologie met en évidence la présence de corps de Lewy dans les neurones restants de la substance noire et parfois dans le cortex cérébral; les changements typiques de la DTA peuvent également être observés.

La démence est sous-corticale et survient dans de 20 % à 60 % des cas. Sur le plan clinique, on note un ralentissement des processus cognitifs et psychiques (bradyphrénie) qui s'accompagne d'oublis fréquents, d'apathie, de difficultés à entreprendre des tâches, dans le rappel spontané et la résolution de problèmes. Une atteinte corticale est possible s'il y a cooccurrence de DTA. Les déficits cognitifs peuvent être en partie corrigés initialement avec le traitement conventionnel de la maladie (lévodopa, sélégiline). Les syndromes dépressifs sont très fréquents au cours de l'évolution et peuvent être sous-diagnostiqués en raison du tableau clinique de la maladie primaire (Mohr, Mendis et Grimes, 1995).

Démence de la maladie de Huntington

La maladie (ou chorée) de Huntington est une maladie génétique, autosomique dominante, à pénétrance complète: 50 % des enfants des individus atteints développeront la maladie. Le gène responsable est situé sur le bras court du chromosome 4. La maladie touche également les deux sexes et sa prévalence est de 5 à 7 pour 100 000 habitants. L'âge moyen est d'environ 40 ans au début des symptômes, mais des formes juvénile et tardive ont été relevées, avec des extrêmes à 4 ans et à 85 ans. L'évolution de la maladie s'étale sur de 13 à 16 ans.

L'atteinte neurologique touche surtout les noyaux gris centraux, avec une perte neuronale importante et gliose au niveau du striatum. Le mécanisme responsable de la dégénérescence est inconnu.

La présentation clinique de la chorée de Huntington comprend la triade chorée, démence et psychose. Chez plus du tiers des patients, les changements de personnalité ou les symptômes psychiatriques (dépression, trouble schizophréniforme) devancent la chorée, parfois de plus de 10 ans (Mendez, 1994). La dépression est très fréquente en cours d'évolution, et le taux de suicide ou le nombre de gestes suicidaires est élevé.

L'atteinte cognitive est typique d'une démence sous-corticale et devient cliniquement manifeste peu après l'apparition des troubles du mouvement. Ces derniers sont souvent confondus au début avec des tics ou des maniérismes et peuvent être camouflés par des mouvements volontaires. La forme juvénile peut s'accompagner d'un tableau extrapyramidal plutôt que choréiforme. Les troubles mnésiques sont importants et touchent autant les faits anciens que les faits récents (Morris, 1995).

Le diagnostic peut être établi par l'imagerie cérébrale qui montre de façon caractéristique une atrophie sélective des noyaux caudés, avec une perte de la convexité intraventriculaire normale. Ces changements ne sont toutefois clairement détectés que lorsque la maladie est déjà relativement avancée. À l'aide de sondes à ADN, l'anomalie génétique peut être mise en évidence avant l'apparition des premiers symptômes; le conseil en matière génétique (éviter une grossesse, p. ex.) est donc possible et semble porter ses fruits chez la plupart des personnes à risque qui y recourent. Le traitement est non spécifique et symptomatique.

Démence de la maladie de Creutzfeldt-Jakob

La maladie de Creutzfeldt-Jakob (MCJ) est une maladie dégénérative rare causée par un prion. Les prions sont des particules protéiques très résistantes transmissibles de façon directe par du tissu cérébral infecté. Il n'est pas toujours possible de déterminer la cause exacte de l'infection, mais celle-ci a déjà été attribuée à l'administration d'hormone de croissance humaine et à la greffe cornéenne. La consommation de viande provenant de bovins porteurs de la maladie de la « vache folle » a aussi été envisagée en tant que cause. Une transmission selon le mode autosomique dominant a été rapportée dans une minorité de cas.

La période d'incubation du prion peut s'étendre sur plusieurs décennies, mais lorsque la maladie se déclare, l'évolution est habituellement très rapide et le décès survient en moins d'un an. Parfois, un prodrome peu spécifique de malaise général, d'anxiété, de troubles du sommeil, de l'appétit et de la concentration peut être identifié rétrospectivement. La démence est de type cortical et s'accompagne de myoclonies.

L'EEG est caractéristique et révèle un ralentissement du rythme de fond en ondes thêta ou delta, avec des décharges périodiques triphasiques. L'analyse du liquide céphalorachidien est peu spécifique, révélant une élévation des protéines et une lymphocytose légères dans 20 % des cas. La neuropathologie montre une atrophie non spécifique et une dégénérescence spongiforme du cortex.

On soupçonne le prion de la MCJ d'être aussi responsable du kuru, une maladie dégénérative qui a été observée dans la tribu Fore, en Papouasie-Nouvelle-Guinée orientale et qui serait transmise par l'ingestion de tissu cérébral d'individus infectés.

Démence due au virus d'immunodéficience humaine (VIH)

Les atteintes neurologiques sont fréquentes chez les patients sidéens. Les causes sont diverses et comprennent les infections opportunistes secondaires du SNC; la démence touche entre 20 % et 40 % des sujets. Le virus attaque surtout les noyaux gris centraux et la substance blanche profonde et entraîne habituellement un tableau de démence sous-corticale et des troubles moteurs. Les syndromes dépressifs et les symptômes psychotiques sont assez fréquents et doivent être traités (voir le tome II, chapitre 78).

Démence post-traumatique et autres démences dues à des affections médicales générales

Si l'amnésie est le trouble cognitif le plus fréquent après un trauma crânien, d'autres types de déficits peuvent en résulter également. Le type de traumatisme est variable, et le site et l'étendue des lésions détermineront l'atteinte cognitive : atteinte axonale diffuse, contusions avec hémorragies et lacérations focales multiples, dommages hypoxiques et ischémiques découlant d'un collapsus cardiorespiratoire associé.

La démence pugilistique (*dementia pugilistica*) survient à long terme à la suite de traumatismes répétés chez les boxeurs et se caractérise par la présence de troubles moteurs, de signes cérébelleux, de troubles cognitifs et de divers symptômes psychiatriques. Lorsqu'un traumatisme unique semble engendrer un tableau de démence progressive, d'autres pathologies, telles que l'hydrocéphalie à pression normale (HPN) dite aussi normotensive ou un hématome sous-dural, sont à considérer.

L'HPN se produit à la suite d'une hémorragie sous-arachnoïdienne, d'une infection intracrânienne ou d'un traumatisme crânien, mais peut aussi être idiopathique. Le diagnostic s'effectue au moyen de la cisternographie isotopique. Si une HPN est confirmée et jugée être à l'origine d'un processus démentiel, un diagnostic de démence due à une HPN doit être posé plutôt qu'un diagnostic de démence post-traumatique. La triade clinique d'apraxie de la marche, d'incontinence et de démence à prédominance sous-corticale est typique mais non exclusive et peut aussi être retrouvée, par exemple, dans la démence vasculaire. Les symptômes sont réversibles dans près de la moitié des cas après une dérivation du liquide céphalorachidien, mais la démence persiste plus souvent que les autres signes.

En ce qui concerne l'hématome sous-dural, il peut être, s'il est passé inaperçu, à l'origine d'une variété de manifestations cliniques, dont des troubles cognitifs significatifs et éventuellement réversibles avec l'évacuation de l'hématome. L'histoire de traumatisme crânien n'est cependant pas toujours établie, et la présentation clinique peut être déroutante, avec prédominance de symptômes psychiatriques.

Les masses intracrâniennes peuvent donner lieu à un tableau de démence, et jusqu'à 70 % des patients ayant une tumeur frontale présentent une démence. Certains processus paranéoplasiques peuvent également être tenus pour responsables, ainsi que les maladies dégénératives moins fréquentes (paralysie supranucléaire progressive, dégénérescence cortico-basale, gliose sous-corticale progressive, maladie de Wilson et certaines maladies héréditaires affectant le SNC) et les maladies démyélinisantes (particulièrement la sclérose en plaques).

Les causes d'origine métabolique, endocrinienne et nutritionnelle sont importantes à déterminer, car le traitement de ces pathologies peut freiner et parfois renverser le processus démentiel. Mentionnons les dysfonctionnements thyroïdiens, les déficiences vitaminiques (particulièrement celles du complexe B), les troubles du métabolisme du calcium (hyperparathyroïdie, néoplasie avec hypercalcémie secondaire et autres), les dysfonctionnements de l'axe hypothalamo-hypophyso-surrénalien, l'hypoxémie de causes diverses (maladie pulmonaire, syndrome des apnées du sommeil) et l'insuffisance rénale, dont la « démence des dialysés » qui se manifeste le plus souvent par des troubles de la parole et qui pourrait être la conséquence d'une intoxication à l'aluminium libéré au cours du processus de dialyse.

Démence persistante due à l'utilisation de substances

Cette catégorie inclut toute substance pharmacologique ou toxique pouvant causer une démence. L'une des plus fréquentes est l'alcool, dont l'abus prolongé peut occasionner des déficits cognitifs, parfois réversibles, en plus des troubles mnésiques « purs » (voir la section 5.3). L'inhalation de substances psychoactives (solvants, colles, etc.) peut entraîner des séquelles neurologiques et un tableau de démence persistant ; il en va de même de l'abus d'hypnotiques, de sédatifs ou d'anxiolytiques.

Certaines substances toxiques de l'environnement sont aussi associées à la démence, notamment le plomb, le mercure, le monoxyde de carbone, certains insecticides ou solvants industriels. Des troubles cognitifs peuvent apparaître à la suite de l'irradiation de tumeurs cérébrales, généralement dans un laps de temps variant de six mois à deux ans après le traitement.

Démence due à des étiologies multiples

Cette catégorie est employée lorsqu'une démence est associée à plus d'une étiologie, par exemple lorsqu'une maladie vasculaire et une DTA ont été mises en cause.

Démence non spécifiée

On emploie ce diagnostic lorsque l'étiologie de la démence n'a pu être déterminée ou lorsque les informations sont insuffisantes.

5.2.4 Diagnostic différentiel

Devant un patient se plaignant d'un déclin cognitif, le médecin doit tout d'abord objectiver un déficit, puis en déterminer la cause. Des plaintes relatives à des troubles mnésiques de la part du patient lui-même ou de son entourage ne signifient pas nécessairement qu'on est en présence d'un trouble cognitif ; de plus, ces problèmes peuvent être secondaires à une autre pathologie, psychiatrique ou systémique.

Le vieillissement normal peut s'accompagner de changements cognitifs dont les caractéristiques demeurent cependant controversées ; le déclin cognitif lié à l'âge fait partie, dans le DSM-IV, des *Situations supplémentaires qui peuvent faire l'objet d'un examen clinique* (codes V). Il s'agit d'un déclin objectif, mais qui n'a pas de répercussion réelle sur le fonctionnement de l'individu dans la vie quotidienne et qui ne répond donc pas aux critères d'une démence. La présence d'un autre type de trouble cognitif doit aussi être éliminée : delirium, trouble amnésique, aphasie.

Certains troubles psychiatriques (dépression, trouble anxieux, schizophrénie) peuvent s'accompagner de plaintes quant à des problèmes mnésiques perçus par le patient ou de déficits réels, par exemple au chapitre de la capacité attentionnelle ou de la concentration. Ces pathologies peuvent également entraver, par divers mécanismes, la performance aux tests cognitifs. Le terme « syndrome démentiel de la dépression » a été introduit pour caractériser le tableau de démence réel que peuvent présenter certains patients âgés déprimés, réversible avec le traitement de l'épisode dépressif.

La présentation clinique et l'évolution des symptômes donnent des indices précieux quant à l'étiologie de la démence. Ainsi, la DTA peut être distinguée de la DV par son début insidieux et l'évolution progressive des symptômes; la DV a typiquement une évolution en escalier qui s'accompagne de signes neurologiques focaux et est associée à des facteurs de risque de maladie vasculaire. La présence de symptômes typiques d'une démence sous-corticale et de troubles du mouvement ou de symptômes extrapyramidaux orientera davantage le diagnostic vers une démence parkinsonienne ou une autre étiologie sous-corticale. Les présentations mixtes ou atypiques sont cependant assez fréquentes, et la détermination des causes potentiellement traitables de démence nécessite une investigation soigneuse.

5.2.5 Évaluation

L'élément central du diagnostic demeure l'évaluation clinique, incluant un examen physique et neurologique. Le questionnaire doit s'attarder aux facteurs de risque de la démence (antécédents médicaux et psychiatriques du patient et de sa famille, particulièrement de troubles cognitifs; traumatismes crâniens; habitudes de vie; exposition à différentes substances toxiques; médicaments), de même qu'à l'histoire détaillée de la maladie et de l'éclosion des symptômes. Les symptômes psychiatriques et les troubles du comportement associés à la démence doivent être recherchés.

L'établissement d'un diagnostic de démence requiert une évaluation du fonctionnement et du degré d'autonomie dans les activités de la vie quotidienne. À cet effet, la contribution de l'entourage est essentielle, particulièrement si le patient présente d'importants troubles cognitifs et s'il a tendance à minimiser ses symptômes. Une évaluation en ergothérapie peut permettre de mieux caractériser le niveau de fonctionnement.

Un examen des fonctions cognitives formel doit être fait, incluant l'orientation, la concentration, la mémoire, le langage, le calcul, la capacité constructionnelle, la capacité d'abstraction et le jugement. L'utilisation d'échelles simples et de tests standardisés facilite l'évaluation clinique des troubles cognitifs et le suivi subséquent. Le Mini-Mental State Examination (MMSE) de Folstein (Folstein, Folstein et McHugh, 1975) est le plus courant (voir le tableau 5.8, p. 128). Cependant, son interprétation doit être nuancée en tenant compte de l'âge, du niveau d'instruction et de la situation clinique (présence de delirium, de symptômes dépressifs ou psychotiques, etc.). Une version modifiée, le Modified Mini-Mental State (3MS), comprenant des questions supplémentaires et un système de notation plus détaillé sur 100 points (Teng et Chui, 1987), a été adaptée et validée en français (Hébert, Bravo et Girouard, 1992) [voir le tableau 5.9, p. 129-131]. Des valeurs de référence selon l'âge et la scolarité ont été établies dans une population normale à l'aide d'un large échantillon de personnes âgées vivant au Canada (Bravo et Hébert, 1997). Les résultats moyens au 3MS dans cet échantillon de personnes ne présentant pas de troubles cognitifs formels variaient de 93,9 points sur 100 chez les personnes âgées de 65 à 69 ans ayant plus de 12 années de scolarité à 77,0 points sur 100 chez les personnes de 85 ans et plus ayant moins de 5 années de scolarité. Les auteurs proposent une équation « optimale » permettant de tenir compte de l'âge, de la scolarité, du sexe et de la langue dans la détermination du seuil de normalité attendu pour un patient donné.

Les tests cognitifs brefs peuvent guider l'investigation ou servir d'outil de dépistage et de suivi, mais ils ne peuvent remplacer la démarche diagnostique complète. Dans certains cas, une évaluation neuropsychologique formelle est nécessaire pour mettre au jour des déficits subtils ou propres à un type de démence.

Les analyses de laboratoire de base constituent une partie importante de l'évaluation. Les examens énumérés au tableau 5.10 (p. 132) permettront d'éliminer la plupart des causes traitables de démence. Des tests plus poussés pourront à l'occasion s'ajouter à l'investigation, à la lumière des indices cliniques de pathologies plus rares ou spécifiques.

Le bilan paraclinique est non spécifique dans la plupart des cas de DTA. Lorsque l'histoire de la maladie correspond à l'évolution typique habituelle, une investigation par l'imagerie cérébrale (structurelle ou fonctionnelle) n'est pas nécessaire. Une tomodensitométrie cérébrale, une résonance magnétique ou une étude de perfusion cérébrale, selon le cas, ne sera indiquée que s'il persiste une incertitude diagnostique, en présence d'indices suggérant une pathologie tumorale, vasculaire ou autre, ou encore si le tableau clinique est atypique.

TABLEAU 5.8   Mini-Mental State Examination (MMSE)

Date _____ / _____ / _____

Nom _____ Âge _____ Date de naissance _____ / _____ / _____

DEMANDEZ AU SUJET DE DIRE :

Son nom _____ Sa date de naissance _____ / _____ / _____ Sa profession _____

	Note maximale	Note du sujet
ORIENTATION		
1. Demandez au sujet le jour de la semaine ( ), la date ( ), le mois ( ), l'année ( ), la saison ( ).	5	( )
2. Demandez-lui ensuite d'identifier où il est : province ( ), ville ( ), rue ( ), immeuble ( ), étage ( ).	5	( )
ENREGISTREMENT		
3. Énoncez trois mots (MAISON, CHALEUR, PRINTEMPS). Prenez une seconde pour prononcer chaque mot. Par la suite, demandez au sujet de répéter les trois mots. Donnez un point par bonne réponse. Répétez la démarche jusqu'à ce que le sujet apprenne tous les mots. Comptez le nombre d'essais et notez-le. Nombre d'essais : _____	3	( )
ATTENTION ET CALCUL		
4. Demandez au sujet de faire la soustraction par intervalles de 7 à partir de 100 : 100 − 7 = ( ) ; 93 − 7 = ( ) ; 86 − 7 = ( ) ; 79 − 7 = ( ) ; 72 − 7 = ( ). Donnez un point par bonne réponse. (Une autre épreuve serait de demander au sujet d'épeler le mot MONDE à l'envers.)	5	( )
ÉVOCATION		
5. Demandez au sujet de nommer les trois mots déjà mentionnés : MAISON ( ), CHALEUR ( ), PRINTEMPS ( ).	3	( )
LANGAGE		
6. Montrez au sujet un crayon et une montre et demandez-lui de les nommer (2 points). Demandez au sujet de répéter la phrase suivante : PAS DE SI NI DE MAIS (1 point). Demandez au sujet d'obéir à un ordre en trois temps : « Prenez ce morceau de papier avec la main droite, pliez-le en deux et mettez-le sur le plancher » (3 points). Demandez au sujet d'écrire une phrase (1 point). Demandez au sujet de lire cette phrase tout en suivant l'instruction suivante : FERMEZ VOS YEUX (1 point). Demandez au sujet de copier le dessin ci-dessous (1 point).	9	( )

Indiquez dans quel état se trouve le patient : vigilance, somnolence, stupeur, coma. _____

NOTE TOTALE : 30   ( )

Source : Traduit et adapté de M.F. Folstein, S.F. Folstein et P.R. McHugh, « Mini-Mental State : A practical method for grading the cognitive state of patients for the clinician », *J. Psychiatr. Res.*, vol. 12, n° 3, 1975.

Psychiatrie clinique : une approche bio-psycho-sociale

TABLEAU 5.9 Échelle de statut mental modifiée (3MS) et Échelle de statut mental de Folstein (MMSE)

NOTE DU SUJET				NOTE POSSIBLE	
3MS	**MMSE**			**3MS**	**MMSE**
___/5		**LIEU ET DATE DE NAISSANCE**			
		Date : année _____ mois _____ jour _____		0 1 2 3	
		Lieu : ville _____ province _____		0 1 2	
___/3	___/3	**ENREGISTREMENT** # ____ (nombre d'essais ____)			
		Faites répéter une des séries de mots suivantes :			
		#1 CHEMISE, BLEU, HONNÊTETÉ		0 1 2 3	0 1 2 3
		#2 (ou CHAUSSURE, BRUN, MODESTIE)			
		#3 (ou CHANDAIL, BLANC, CHARITÉ)			
___/7	___/5	**RÉVERSIBILITÉ MENTALE**			
		Faites compter à rebours *de 5 à 1*			
		Exact		2	
		1 à 2 erreurs ou omissions		1	
		3 erreurs et plus		0	
		Faites épeler à l'envers le mot : MONDE (ednom)		0 1 2 3 4 5	0 1 2 3 4 5
___/9	___/3	**PREMIER RAPPEL DES TROIS MOTS**			
		Rappel spontané (1er mot)		3	0 1
		Après l'indice : « Quelque chose pour se vêtir »		2	
		Après le choix : CHAUSSURE, CHEMISE, CHANDAIL		1	
		Encore incorrect		0	
		Rappel spontané (2e mot)		3	0 1
		Après l'indice : « Une couleur »		2	
		Après le choix : BRUN, BLANC, BLEU		1	
		Encore incorrect		0	
		Rappel spontané (3e mot)		3	0 1
		Après l'indice : « Une qualité »		2	
		Après le choix : HONNÊTETÉ, CHARITÉ, MODESTIE		1	
		Encore incorrect		0	
___/15	___/5	**ORIENTATION TEMPORELLE**			
		Demandez l'année			
		Réponse exacte		8	0 1
		Marge d'erreur d'un an		4	
		Marge d'erreur de 2-5 ans		2	
		Erreur de plus de 5 ans		0	
		Demandez la saison			
		Réponse exacte ou erreur d'un mois		1	0 1
		Erreur de plus d'un mois		0	
		Demandez le mois			
		Réponse exacte ou marge d'erreur de 5 jours		2	0 1
		Erreur d'un mois		1	
		Erreur de plus d'un mois		0	

→

Psychiatrie clinique : une approche bio-psycho-sociale

TABLEAU 5.9   Échelle de statut mental modifiée (3MS) et Échelle de statut mental de Folstein (MMSE) (*suite*)

NOTE DU SUJET			NOTE POSSIBLE	
3MS	MMSE		3MS	MMSE
		Demandez la date du jour		
		Réponse exacte	3	0 1
		Erreur de 1-2 jours	2	
		Erreur de 3-5 jours	1	
		Erreur de plus de 5 jours	0	
		Demandez le jour de la semaine		
		Réponse exacte	1	0 1
		Réponse inexacte	0	
___/5	___/5	**ORIENTATION SPATIALE**		
		Demandez de nommer :		
		Province ou département	0 2	0 1
		Pays	0 1	0 1
		Ville ou village	0 1	0 1
		Demandez l'endroit où l'on se trouve		
		HÔPITAL (CLINIQUE) / MAGASIN / MAISON	0 1	
		(MMSE : nom de l'hôpital _____ étage _____)*		0 1 2
___/5	___/2	**DÉNOMINATION**		
		Pointez une partie de votre corps et demandez de la nommer		
		Front ____ Menton ____ Épaule ____ Coude ____ Jointure ____	0 1 2 3 4 5	
		(MMSE : Crayon ____ Montre ____)*		0 1 2
___/10		**ÉVOCATION DE MOTS**		
		Demandez de nommer des animaux à quatre pattes (1 point chacun) [30 secondes]		
___/6		**ASSOCIATIONS SÉMANTIQUES**		
		Demandez qu'ont en commun :		
		Bras - jambes		
		Parties du corps, membres, extrémités	2	
		Se plient, sont longs, ont des os, des muscles...	1	
		Incorrect, ne sait pas, sont différents	0	
		Rire - pleurer		
		Sentiments, émotions	2	
		Expressions, bruits faits avec la bouche...	1	
		Incorrect, ne sait pas, sont différents	0	
		Manger - dormir		
		Essentiels à la vie	2	
		Fonctions corporelles, activités quotidiennes, « bons pour nous »	1	
		Incorrect, ne sait pas, sont différents	0	

→

TABLEAU 5.9   Échelle de statut mental modifiée (3MS) et Échelle de statut mental de Folstein (MMSE) (*suite*)

NOTE DU SUJET			NOTE POSSIBLE	
3MS	**MMSE**		**3MS**	**MMSE**
___/5	___/1	**RÉPÉTITION**		
		Demandez de répéter :		
		a) JE VEUX ALLER CHEZ MOI		
		Tous les mots	2	
		1 ou 2 mots omis ou erronés	1	
		Plus de 2 mots omis ou erronés	0	
		b) PAS DE - SI NI - DE MAIS	0 1 2 3	0 1
___/3	___/1	**CONSIGNE ÉCRITE « FERMEZ VOS YEUX »**		
		Dites « S.V.P. faites cela » en montrant cette consigne.		
		Ferme les yeux sans incitation	3	0 1
		Ferme les yeux après incitation	2	
		Lit à haute voix seulement (spontanément ou sur demande) mais ne ferme pas les yeux	1	
		Ne lit pas correctement et ne ferme pas les yeux	0	
___/5	___/1	**ÉCRITURE** (1 minute)		
		Demandez d'écrire :		
		JE VEUX ALLER CHEZ MOI	0 1 2 3 4 5	
		(MMSE : demandez au sujet d'écrire une phrase)*		0 1
___/10	___/1	**COPIE DE DEUX PENTAGONES** (1 minute)	Chaque pentagone	0 1
		Montrez la figure du MMSE (tableau 5.8, p. 128)		
		5 côtés approximativement égaux	4 4	
		5 côtés inégaux (>2:1)	3 3	
		Autre figure fermée	2 2	
		2 lignes ou plus	1 1	
		Moins que 2 lignes	0 0	
			Intersection	
		Intersection à 4 angles fermés	2	
		Intersection de moins de 4 angles fermés	1	
		Pas d'intersection	0	
___/3	___/3	**CONSIGNE EN 3 ÉTAPES**		
		En montrant une feuille de papier au patient, énoncez les trois consignes, puis notez sa réponse		
		____ PRENEZ CE PAPIER DE LA MAIN DROITE (si le patient est gaucher)/ GAUCHE (s'il est droitier)	0 1	0 1
		____ PLIEZ-LE EN DEUX ET	0 1	0 1
		____ REDONNEZ-LE-MOI	0 1	0 1
___/9		**DEUXIÈME RAPPEL DES TROIS MOTS**		
		Procédez et notez comme pour le PREMIER RAPPEL plus haut.		

Résultat : ____/100   ____/30   Date _____

                                     Signature _____

* Consigne et pointage spécifiques au MMSE.

Source : Adapté de R. Hébert, G. Bravo et D. Girouard, « Validation de l'adaptation française du Modified Mini-Mental State (3MS) », *Revue de gériatrie*, vol. 17, n° 8, 1992, p. 445 ; E.L. Teng et H.C. Chui, « The Modified Mini-Mental State (3MS) Examination », *J. Clin. Psychiatry*, vol. 48, n° 8, p. 314-318.

TABLEAU 5.10   **Bilan paraclinique de la démence**

Bilan de base	Bilan complémentaire
Analyse d'urine	Gaz artériels
Formule sanguine complète	Dosages de médicaments, de drogues
Sédimentation	
Bilan hépatique	Dosage de métaux lourds
Urée, créatinine	VIH
Électrolytes, glycémie	Épreuves de la fonction endocrinienne
Phosphore	
Calcium	EEG
VDRL (sérologie pour la syphilis)	Tomodensitométrie cérébrale
Dosage vitamine B12 et acide folique	Résonance magnétique
	SPECT
TSH	PET
Électrocardiogramme	Ponction lombaire
Radiographie pulmonaire	

5.2.6 Traitement

Approche thérapeutique générale et prévention

Dans la grande majorité des cas, il n'existe pas de traitement spécifique de l'étiologie de la démence, en particulier pour les démences dégénératives ou celles qui résultent d'un dommage cérébral. Lorsqu'une cause traitable du syndrome démentiel est établie, un traitement curatif doit être entrepris (de 5 % à 15 % des cas). L'approche thérapeutique générale visera donc surtout à atténuer l'effet du processus démentiel sur le bien-être du patient et de son entourage et à maintenir son autonomie fonctionnelle le plus longtemps possible, en tenant compte de ses capacités et des ressources de son milieu. Certains problèmes à l'origine d'une perte fonctionnelle supplémentaire méritent une attention particulière, spécialement les manifestations psychiatriques, dans la mesure où il existe un traitement (Fenn, Luby et Yesavage, 1993). Les déficits neurosensoriels et les affections médicales générales, telles que les maladies cardiopulmonaires, les infections, les maladies ostéo-articulaires, les douleurs chroniques et les troubles métaboliques, peuvent aussi contribuer à la perte fonctionnelle et doivent être traités.

Les patients à risque élevé d'AVC et de DV devraient être identifiés et sensibilisés aux facteurs de risque sur lesquels il est possible d'influer: histoire d'AVC, hypertension, tabagisme, diabète, arythmies et maladies cardiaques. En plus du traitement optimal des pathologies présentes, l'emploi d'antiplaquettaires (aspirine, dipyridamole), d'anticoagulants, de bloqueurs calciques ou de ticlodipine peut être indiqué.

Traitement pharmacologique

Trouble cognitif

Comme le déficit cholinergique est bien documenté dans la DTA, plusieurs stratégies de potentialisation de la transmission cholinergique ont été essayées : administration de précurseurs de l'acétylcholine ou d'agonistes directs, potentialisation de la libération de l'acétylcholine. L'approche la plus pratiquée jusqu'à présent est l'administration d'inhibiteurs de l'acétylcholinestérase. Les premières études ont été effectuées avec la physostigmine dont les effets sur la cognition étaient prometteurs. Depuis, la tacrine (tétrahydroacridine ou THA) a été commercialisée aux États-Unis; le donépézil a été commercialisé au Canada. Employée dans les cas de démence légère ou modérée, la tacrine donne des résultats encourageants, quoique limités, quant à la performance cognitive, la capacité fonctionnelle ou la condition clinique globale chez de 20 % à 30 % des patients, selon les études. Des effets secondaires significatifs surviennent chez environ la moitié des patients. L'hépatotoxicité réversible ainsi que les effets cholinergiques périphériques et les troubles gastro-intestinaux sont à surveiller. L'alanine aminotransférase (ALT) doit être mesurée de façon hebdomadaire durant les premiers mois et après chaque augmentation de la dose, et tous les trois mois par la suite. L'augmentation de l'ALT est réversible et ne se répète pas nécessairement lors d'un second essai. Les tentatives d'identification *a priori* des patients répondant à la tacrine sont jusqu'à présent infructueuses. Le donépézil présente un profil d'efficacité semblable. Il serait cependant plus spécifique au SNC et aurait moins d'effets cholinergiques périphériques. Son administration ne nécessite pas de bilan sanguin périodique. D'autres agents anticholinestérases (velnacrine, rivastigmine, metrifonate, galantamine), des agonistes muscariniques sélectifs (xanomeline, milameline) et des molécules agissant sur les monoamines sont à l'étude (ondansétron, sélégiline) [Eagger et Harvey, 1994].

Une approche thérapeutique tout à fait différente vise la protection neuronale à moyen terme contre la dégénérescence et la mort cellulaires, plutôt que l'amélioration à court terme de la cognition par augmentation du fonctionnement des neurones existants. Dans cette optique, les stimulants du facteur de croissance neuronale (*nerve growth factor* ou NGF) [propentofylline], les acides aminés excitatoires, les agents anticalciques sont considérés, ainsi que des agents nootropes (piracetam) ou agissant sur le lit vasculaire (nimodipine). L'arrêt du processus de phosphorylation de la protéine tau, qui a été incriminé dans la formation des enchevêtrements neurofibrillaires (qui entraînent secondairement la mort cellulaire), pourrait être une voie à explorer (Whitehouse et Geldmacher, 1994).

Symptômes psychiatriques

Lorsqu'un syndrome dépressif est identifié, il devrait être traité de façon optimale en raison des répercussions négatives sur le fonctionnement social et professionnel. Plusieurs études ouvertes ont montré une certaine efficacité de divers traitements antidépresseurs (ISRS, tricycliques, IRMAO, IMAO et ECT), avec des résultats plus mitigés dans les quelques études contrôlées qui incluaient cependant des groupes de patients apparemment assez hétérogènes. Devant une démence compliquée d'une dépression, les effets secondaires anticholinergiques devraient être évités en raison des conséquences théoriquement plus importantes sur la cognition chez ces sujets. Un antidépresseur de type inhibiteur sélectif du recaptage de la sérotonine (ISRS) ou inhibiteur réversible de la monoamine-oxydase (IRMAO) devrait probablement être privilégié dans un premier temps (Knesper, 1995).

Les neuroleptiques sont indiqués pour traiter les symptômes psychotiques de même que l'agitation ou l'agressivité et les autres troubles du comportement, si les mesures non pharmacologiques échouent. Leur efficacité est cependant modeste, et lorsque le délire ou les hallucinations sont peu envahissants, le traitement devrait être prudent, étant donné les effets secondaires plus prononcés des neuroleptiques, particulièrement sur la vigilance, la motricité et la cognition. La diminution de la médication devrait être tentée régulièrement (à intervalles de quelques semaines à quelques mois) afin d'en objectiver la nécessité. Les neuroleptiques incisifs à faible dose régulière sont préférables en raison du profil d'effets secondaires, mais les neuroleptiques plus sédatifs peuvent parfois être indiqués également. Plus récemment, quelques études ont suggéré que les antipsychotiques atypiques (rispéridone, olanzapine, quétiapine, clozapine) sont efficaces et mieux tolérés ; ces résultats doivent cependant être confirmés.

Outre les antipsychotiques, plusieurs classes de médicaments ont été essayés dans le traitement des troubles du comportement. Les benzodiazépines agissent sur l'anxiété et peuvent calmer l'agitation, mais doivent être employées avec prudence, en raison de leur effet négatif sur la vigilance et la cognition, de l'augmentation du risque de chute et, à l'occasion, de leur effet désinhibiteur.

L'acide valproïque et la carbamazépine sont des agents anticonvulsivants et thymorégulateurs qui ont parfois un effet positif sur l'agitation, en particulier sur l'impulsivité et sur l'agressivité. Leurs effets secondaires nécessitent cependant des précautions dans la population âgée (ataxie, tremblements, thrombocytopénie, hépatotoxicité pour l'acide valproïque ; interactions médicamenteuses, neurotoxicité, granulocytopénie pour la carbamazépine).

Les bêtabloquants, le trazodone, le buspirone et le lithium ont tous été rapportés comme potentiellement efficaces, mais les études reposent sur de petits nombres de patients. L'effet des nouvelles molécules anticholinestérases est à l'étude.

Traitement non pharmacologique

Interventions psychothérapeutiques

L'approche de soutien est la plus utile, particulièrement dans les stades initiaux. Lorsque le patient perd sa capacité d'autocritique face à ses déficits, il doit être rassuré au sujet des événements qui surviennent autour de lui et qui échappent à sa compréhension ou à son contrôle. À mesure que la démence s'aggrave, la thérapie comportementale devient plus utile, et les techniques behavioristes en vue de la modification de comportements spécifiques peuvent être appliquées.

Les aidants naturels peuvent tirer profit d'une approche psychoéducative qui leur permettra de mieux comprendre les comportements et les symptômes et ainsi de mieux les tolérer. Certains principes de base d'intervention peuvent être rappelés aux familles et aux soignants : répéter clairement, simplement et fréquemment les consignes aux patients qui présentent des troubles mnésiques de légers à modérés ; les rassurer (à ce chapitre, une courte conversation avec un proche suffit souvent pour corriger une situation génératrice d'anxiété et de comportements problématiques) ; détourner leur attention des sources de frustration et de conflit (Sultzer et Cummings, 1993). Les proches peuvent également bénéficier d'une intervention familiale, qui peut être ponctuelle ou soutenue selon les difficultés émotionnelles ou concrètes qu'engendre la maladie.

Interventions de réadaptation et de maintien

Il existe des programmes d'entraînement cognitif et de réadaptation, mais ces derniers visent surtout les troubles cognitifs non progressifs. Dans la démence, certaines approches de stimulation cognitive, motrice et sensorielle peuvent être appliquées en ergothérapie, et après une évaluation fonctionnelle, le patient et sa famille peuvent être conseillés relativement à l'adaptation de l'environnement aux capacités résiduelles. Des stratégies pour pallier les déficits cognitifs peuvent être suggérées, notamment l'emploi d'aide-mémoire pour les troubles mnésiques légers. Le maintien d'un environnement stable, l'usage de calendriers, d'horloges bien en évidence, d'enseignes peut atténuer l'effet de la désorientation. Au besoin, l'environnement devrait être rendu sécuritaire avec contrôle de l'accès aux sorties ou aux appareils électroménagers (Scogin et Prohaska, 1993).

Interventions psychosociales

Les interventions sociales doivent être harmonisées en fonction des ressources personnelles du patient et de celles de son milieu. Lorsqu'il y a épuisement de l'entourage, un renforcement des mesures d'encadrement et de soutien s'impose. Dans le cas où ces ressources sont insuffisantes, un hébergement institutionnel ou même une hospitalisation peuvent être nécessaires.

Les ressources de la communauté sont diverses et devraient être mises à profit : aide pour l'alimentation ou l'hygiène, centres d'activités de jour, « garderies » et services de répit temporaire, groupes d'entraide comme la Société Alzheimer, services de bénévoles, etc.

La préparation des patients et de leur famille aux problèmes médico-légaux engendrés par la maladie constitue une facette importante de la prise en charge globale. En effet, au cours de l'évolution d'une démence, des problèmes d'ordre médico-légal ayant trait particulièrement à l'aptitude à faire un testament, à gérer ses biens ou à consentir aux soins surviennent fréquemment et peuvent être une source majeure de difficultés pour la famille ou les soignants.

5.3 TROUBLES AMNÉSIQUES

Les troubles amnésiques se caractérisent par un trouble de la mémoire isolé ou dominant le tableau clinique. Cela se manifeste par une incapacité d'apprendre de nouvelles informations ou de se remémorer des informations déjà apprises. Ce trouble entraîne une perturbation significative et une détérioration du fonctionnement dans la vie quotidienne. Les troubles amnésiques se distinguent du delirium et de la démence par la préservation relative des autres fonctions cognitives. Ils peuvent être liés à une affection médicale générale ou induits par une substance.

5.3.1 Historique

Les pertes de mémoire ont toujours été une source de curiosité et d'intérêt. Les premiers cas d'amnésie ont été décrits par Winslow et Ribot, dans la seconde moitié du 19e siècle.

En 1881, Wernicke a observé un trouble neurologique aigu qu'il a nommé *polio-encephalitis hemorrhagica superioris*. Cette encéphalopathie, qui plus tard portera son nom, se manifeste cliniquement par une ophtalmoplégie, de l'ataxie et un état confusionnel, notamment chez l'alcoolique. Sur le plan physiopathologique, elle est caractérisée par des lésions hémorragiques des parois des 3e et 4e ventricules et de l'aqueduc de Sylvius.

En 1887, Korsakoff donnait la première description d'un trouble mental unique chez l'alcoolique (et le non-alcoolique). Ce syndrome, la *psychosis polyneuritica*, est caractérisé par un trouble de la mémoire de rétention et est souvent associé à des polyneuropathies.

Curieusement, ni Wernicke ni Korsakoff n'ont soupçonné le lien entre les deux pathologies. C'est Gamper qui, en 1928, a constaté la similitude des lésions anatomiques retrouvées dans la psychose de Korsakoff et l'encéphalopathie de Wernicke. La relation entre les deux syndromes a été de nouveau établie en 1956 par Malamud et Skillicorn ainsi que par Victor.

Scoville et Milner (1957) ont posé le principe fondamental que la mémoire pouvait être dissociée des autres fonctions intellectuelles en décrivant le fameux cas H. M. Ce dernier, qui souffrait d'une épilepsie récalcitrante, avait subi une résection radicale bilatérale du lobe temporal moyen, englobant notamment les hippocampes. Un résultat des plus troublants fut une grave perte de la mémoire récente. Le rôle primordial des lobes temporaux dans les processus mnésiques a pu alors être démontré. Ce fut le point de départ de multiples études sur l'hippocampe et la mémoire.

Bender en 1956, puis Fisher et Adams (1964) ont été les premiers à reconnaître et à décrire des cas d'amnésie globale transitoire. Auparavant, on croyait plutôt que les attaques soudaines d'amnésie étaient reliées à l'hystérie.

5.3.2 Épidémiologie

L'amnésie est le plus souvent associée avec la déficience nutritionnelle dans l'alcoolisme. Toutefois, depuis quelques décennies, l'incidence des troubles amnésiques consécutifs à des traumatismes crâniens a augmenté et l'amnésie reliée à l'alcoolisme a diminué.

Les traumatismes crâniens ont une incidence annuelle très élevée de 370 pour 100 000 habitants et on estime à 2 millions par année les accidents de ce genre aux États-Unis. Les troubles consécutifs à ceux-ci sont plus fréquents que toute autre maladie neurologique, sauf les céphalées. De plus, ils touchent les jeunes hommes dans une proportion de trois hommes pour une femme.

Le trouble amnésique induit par l'alcool survient habituellement dans l'alcoolisme sévère et de longue date ; il est donc rare chez les moins de 35 ans. Le syndrome de Wernicke-Korsakoff constituerait 3 % de tous les troubles liés à l'alcool. Il est plus fréquent chez les femmes que chez les hommes. La prévalence des lésions compatibles avec une encéphalopathie de Wernicke à l'autopsie est d'environ 1 % dans la population générale et de 12 % chez un groupe d'alcooliques. Par ailleurs, lorsqu'un patient présente une encéphalopathie de Wernicke non traitée et survit, un syndrome amnésique de Korsakoff suivra dans de 80 % à 85 % des cas.

L'amnésie globale transitoire survient surtout après 50 ans ; l'incidence annuelle serait de 5,2 cas pour 100 000 habitants.

5.3.3 Étiologie

Sites anatomiques

Le trouble amnésique survient principalement lorsqu'un processus pathologique frappe, de façon spécifique, le diencéphale ou le lobe temporal moyen.

Au niveau diencéphalique, les aires qui interviennent dans les processus mnésiques seraient surtout les noyaux dorso-médians du thalamus et les corps mamillaires. Ce sont ces structures anatomiques qui sont principalement touchées dans le syndrome de Korsakoff, en plus du cervelet et du cortex (frontal et temporal). Au niveau du lobe temporal moyen, l'hippocampe et l'amygdale sont les principales structures impliquées.

Habituellement, les lésions sont bilatérales, mais certaines lésions unilatérales peuvent aussi entraîner un trouble amnésique. Par ailleurs, d'autres régions du cerveau pourraient aussi intervenir dans les processus mnésiques, notamment le lobe frontal, certains faisceaux inter-structuraux, etc. (voir le tome II, chapitre 62).

Processus pathologiques

Les processus pathologiques touchant les régions du cerveau mentionnées ci-dessus peuvent être de différentes natures. Ainsi, la déficience en thiamine, qui est à l'origine de l'encéphalopathie de Wernicke et du syndrome de Korsakoff, est habituellement reliée à un déficit nutritionnel dans l'alcoolisme chronique. Une étiologie probablement multifactorielle des troubles mnésiques associés à l'alcool est suggérée, mais les autres causes sont controversées. L'on soupçonne surtout une neurotoxicité directe et chronique de l'alcool, qui n'a pu être démontrée clairement

Psychiatrie clinique : une approche bio-psycho-sociale

cependant (Victor, 1994). L'hypothèse d'une vulnérabilité génétique à la déficience en thiamine a été proposée pour expliquer l'apparition des syndromes cérébraux organiques chez les alcooliques (Martin, McCool et Singleton, 1993). Mais d'autres causes que l'alcoolisme peuvent aussi entraîner une déficience en thiamine : vomissements, alimentation parentérale, malabsorption, etc. Par ailleurs, les troubles de la mémoire peuvent être induits par des substances autres que l'alcool, dont plusieurs médicaments (les sédatifs-hypnotiques-anxiolytiques [benzodiazépines surtout], les anticonvulsivants, le méthotrexate intrathécal, etc.) et des substances toxiques de l'environnement (plomb, mercure, monoxyde de carbone, insecticides organophosphorés, solvants industriels).

Le trouble amnésique peut être consécutif à toute affection médicale générale, aiguë ou chronique, réversible ou non, qui touche l'une des structures anatomiques intervenant dans les processus mnésiques : traumatisme crânien (plaie pénétrante ou fermée), chirurgie intracrânienne, hypoxie cérébrale (incluant les séquelles d'une tentative de pendaison, d'une semi-noyade ou une intoxication au monoxyde de carbone), encéphalite à herpès simplex, maladie cérébro-vasculaire, tumeur au cerveau, sclérose en plaques, épilepsie, hypoglycémie, etc. Bref, toute atteinte cérébrale peut être responsable du trouble amnésique, surtout si elle touche de façon préférentielle le diencéphale ou le lobe temporal moyen.

Enfin, mentionnons que le trouble amnésique peut être chronique ou transitoire. Dans le cas d'une amnésie globale transitoire, on peut en général soupçonner une maladie cérébro-vasculaire, surtout au niveau du système vertébro-basilaire avec les artères cérébrales postérieures mais aussi avec l'artère communicante antérieure. Cependant, certains cas peuvent être reliés à une condition épisodique (épilepsie, migraine et sa composante vasomotrice, encéphalite, arythmie cardiaque, néoplasie cérébrale, traumatisme crânien mineur, etc.).

5.3.4 Description clinique

Trouble amnésique dû à une affection médicale générale

Le tableau 5.11 donne les critères diagnostiques établis dans le DSM-IV et la CIM-10 relativement au trouble amnésique dû à une affection médicale générale. On notera que les critères de la CIM-10 sont plus stricts, car ils englobent une altération de la mémoire des faits récents *et* anciens, ainsi que l'absence d'altération de la mémoire immédiate.

Trouble amnésique persistant induit par une substance

Les critères A et B du DSM-IV et de la CIM-10 sont les mêmes pour le trouble amnésique induit par une substance (voir le tableau 5.12) et pour le trouble amnésique dû à une affection médicale générale (voir le tableau 5.11). Selon les critères de la CIM-10, on doit retrouver, en plus, « des antécédents ou des arguments manifestes en faveur d'une consommation chronique d'alcool ou d'autres substances psychoactives (en particulier à des doses élevées) ».

5.3.5 Variété diagnostique

La notion de trouble amnésique recouvre en fait une variété de troubles plus spécifiques. L'on pourrait classer de diverses façons les différents diagnostics :

- selon la région cérébrale affectée : amnésie diencéphalique, amnésie hippocampique, amnésie du lobe temporal, etc. ;
- selon l'étiologie : trouble induit par une substance (syndrome de Korsakoff, etc.), trouble consécutif à une affection médicale générale (traumatisme crânien, maladie cérébro-vasculaire, sclérose en plaques, etc.).

On peut aussi diviser les troubles amnésiques selon qu'ils sont permanents ou transitoires.

Trouble amnésique persistant induit par l'alcool, consécutif à une déficience en thiamine (syndrome de Korsakoff)

Le syndrome de Korsakoff était autrefois nommé psychose de Korsakoff. Il fait habituellement suite à l'encéphalopathie de Wernicke. Cependant, il peut aussi se développer insidieusement, sans encéphalopathie préalable. L'encéphalopathie de Wernicke est un syndrome aigu qui se déclare souvent abruptement. Elle se caractérise par de la confusion (ou

TABLEAU 5.11 Critères diagnostiques du trouble amnésique dû à une affection médicale générale

DSM-IV 294.0 Trouble amnésique dû à... [*Indiquer l'affection médicale générale*]	CIM-10 F04 Syndrome amnésique organique, non induit par l'alcool ou d'autres substances psychoactives
A. Apparition d'une altération de la mémoire dont témoigne une altération de la capacité à apprendre des informations nouvelles ou à se rappeler les informations apprises antérieurement.	A. Altération de la mémoire, caractérisée par (1) et (2) : (1) altération de la mémoire des faits récents (réduction de la capacité à apprendre des informations nouvelles), suffisamment grave pour interférer avec les activités de la vie quotidienne ; (2) altération de la mémoire des faits anciens.
B. La perturbation de la mémoire est à l'origine d'une altération significative du fonctionnement social ou professionnel et représente un déclin significatif par rapport au niveau de fonctionnement antérieur.	
C. La perturbation de la mémoire ne survient pas exclusivement au cours de l'évolution d'un delirium ou d'une démence.	B. Absence des trois éléments suivants : (1) altération de la mémoire immédiate ; (2) obnubilation de la conscience et perturbation de l'attention ; (3) affaiblissement intellectuel global (démence).
D. Mise en évidence, d'après l'histoire de la maladie, l'examen physique ou les examens complémentaires, que la perturbation est la conséquence physiologique directe d'une affection médicale générale (notamment un traumatisme physique).	C. Mise en évidence, à partir de l'examen clinique, d'examens complémentaires et/ou de l'anamnèse, d'une lésion ou d'une maladie cérébrale (en particulier avec atteinte bilatérale des structures diencéphaliques et temporales internes, et à l'exception des encéphalopathies alcooliques), jugée étiologiquement liée aux manifestations cliniques décrites en A.

Sources : American Psychiatric Association (1994), trad. française *DSM-IV – Manuel diagnostique et statistique des troubles mentaux,* Paris, Masson, 1996 ; World Health Organization (1993), trad. française *Classification internationale des maladies, 10ᵉ révision. Chapitre V (F) : Troubles mentaux et troubles du comportement : critères diagnostiques pour la recherche,* Paris, Organisation Mondiale de la Santé et Masson, 1994.

TABLEAU 5.12 Critères diagnostiques du trouble amnésique persistant induit par une substance

DSM-IV Trouble amnésique persistant induit par une substance	CIM-10 F1x.6 Syndrome amnésique induit par l'alcool ou d'autres substances psychoactives
[Voir le tableau 5.11 pour les critères A et B.]	[Voir le tableau 5.11 pour le critère A.]
C. La perturbation de la mémoire ne survient pas exclusivement au cours de l'évolution d'un delirium ou d'une démence et persiste au-delà de la durée habituelle d'une intoxication ou d'un sevrage par une substance.	[Voir le tableau 5.11 pour le critère B.]
D. Mise en évidence, d'après l'histoire de la maladie, l'examen physique ou les examens complémentaires, que la perturbation de la mémoire est liée étiologiquement aux effets persistants de l'utilisation d'une substance (p. ex., une substance donnant lieu à un abus, un médicament).	C. Absence d'arguments objectifs, à partir de l'examen clinique, d'examens complémentaires et/ou de l'anamnèse, en faveur d'une lésion ou d'une maladie cérébrales, jugées responsables des manifestations cliniques décrites en A, à l'exception de celles qui sont liées à l'utilisation d'une substance psychoactive.
Spécifier la substance : alcool ; sédatifs, hypnotiques ou anxiolytiques ; substance autre (ou inconnue).	

Sources : American Psychiatric Association (1994), trad. française *DSM-IV – Manuel diagnostique et statistique des troubles mentaux,* Paris, Masson, 1996 ; World Health Organization (1993), trad. française *Classification internationale des maladies, 10ᵉ révision. Chapitre V (F) : Troubles mentaux et troubles du comportement : critères diagnostiques pour la recherche,* Paris, Organisation Mondiale de la Santé et Masson, 1994.

même un delirium habituellement léger, mais qui peut aller jusqu'au coma), de l'ataxie et des anomalies de mouvements oculaires. La triade complète n'est cependant pas nécessaire au diagnostic.

Le syndrome de Korsakoff est une affection chronique qui apparaît au fur et à mesure que l'encéphalopathie de Wernicke s'estompe. Il se caractérise par une amnésie antérograde sévère et des capacités intellectuelles relativement préservées. Le patient a surtout des difficultés à apprendre de nouvelles informations. De plus, cette amnésie profonde s'accompagne typiquement d'une désorientation spatiotemporelle ; dans de rares cas, une confusion dans la reconnaissance des personnes s'ajoute. Une amnésie rétrograde est aussi souvent présente, mais son étendue est variable.

L'atteinte corticale, combinée à l'atteinte diencéphalique, donne un aspect particulier à l'amnésie de Korsakoff. En plus des troubles de la mémoire observés chez tous les patients amnésiques, on note certains troubles mnésiques plus spécifiques, touchant la mémoire des séquences temporelles, la mémoire immédiate et l'encodage. Par ailleurs, l'atteinte frontale entraîne un changement émotionnel et comportemental : le patient est habituellement apathique, son affect est plat, il a peu d'autocritique face à sa maladie et il ne porte plus intérêt à son entourage.

Dans les stades initiaux de la maladie, on peut noter une tendance à la confabulation chez le patient, qui tente ainsi de compenser les déficits mnésiques, mais elle tend à disparaître par la suite. Dans la phase chronique, les troubles de l'apprentissage et de la mémoire peuvent parfois se corriger lentement.

Trouble amnésique consécutif à un traumatisme crânien

Les patients qui ont subi un traumatisme crânien peuvent présenter, en plus de certains problèmes physiques, divers symptômes neuropsychiatriques, notamment des troubles cognitifs, dans la plupart des cas des déficits de l'attention et de la concentration et de l'amnésie, mais aussi de l'aphasie, de l'apraxie et même de la démence. On observe également des changements de personnalité, de l'agressivité ainsi que des troubles affectifs, anxieux et psychotiques.

Le trouble amnésique consécutif à un traumatisme crânien est de durée variable. Après une période initiale d'altération de l'état de conscience apparaissent :

– une absence de souvenir quant au traumatisme lui-même ;
– une amnésie rétrograde qui concerne les événements entourant et précédant le traumatisme ;
– une amnésie antérograde ou post-traumatique qui débute au moment du traumatisme et dure jusqu'à la récupération de la mémoire. Celle-ci revient habituellement subitement après quelques minutes, quelques jours, parfois quelques semaines. Dans les cas de traumatismes plus sévères, l'amnésie peut cependant être de longue durée ou même permanente.

Il existe une certaine corrélation entre la sévérité du traumatisme crânien et celle du trouble amnésique. Le meilleur facteur de prédiction demeure le degré d'amélioration clinique de l'amnésie durant la première semaine suivant la reprise de conscience par le patient. Les déficits les plus importants se manifestent immédiatement après le traumatisme ; l'amélioration peut se poursuivre durant les deux années subséquentes. L'étendue de l'amnésie (rétrograde et antérograde) peut diminuer avec le temps, d'où l'importance de répéter l'évaluation au fil des mois. Il peut subsister ultérieurement certaines lacunes résiduelles touchant les périodes pré et post-traumatique.

Amnésie globale transitoire

L'amnésie globale transitoire se caractérise par un trouble de la mémoire majeur qui apparaît subitement. Typiquement, le patient est alors incapable d'apprendre de nouvelles informations et il présente une amnésie antérograde complète. Il répète souvent les mêmes questions, malgré qu'il ait déjà maintes fois reçu une réponse. Il présente également une amnésie rétrograde partielle. Par ailleurs, de façon classique, on ne relève pas d'atteinte de l'état de conscience, de changement de personnalité ni de comportement bizarre, et le patient peut même accomplir des tâches complexes. À l'occasion, il pourra être passif, perplexe ou légèrement confus, sans plus. Mis à part le trouble mnésique sévère, les autres fonctions cognitives (langage, praxies, orientation) sont préservées. Le déficit mnésique, toutefois, est global, c'est-à-dire qu'il touche toutes les modalités (visuelles, verbales, mémoire des événements). Bien que l'attention soit normale, le patient est incapable d'emmagasiner de nouvelles connaissances. Il se rappelle toutefois les événements plus anciens, tout comme les éléments de son identité personnelle, et reconnaît les membres de sa famille. Aucun signe neurologique ou systémique significatif n'accompagne l'amnésie globale transitoire. Comme son nom l'indique, le phénomène est de courte durée (quelques heures, plus rarement quelques jours). Le rétablissement est habituellement complet.

Trouble amnésique consécutif à une maladie cérébro-vasculaire

L'on retrouve fréquemment, chez les patients souffrant d'une telle amnésie, les facteurs de risque de maladie vasculaire. Lorsque l'amnésie n'est pas transitoire, il reste des séquelles permanentes et l'on note souvent alors une évidence radiologique d'infarctus cérébral. En règle générale, c'est la région des artères cérébrales postérieures qui est atteinte. En plus des troubles amnésiques sévères, des désordres visuels et autres signes neurologiques focaux sont susceptibles de se manifester. Quelques cas de troubles amnésiques consécutifs à une rupture d'anévrisme de l'artère communicante antérieure ont été rapportés.

5.3.6 Diagnostic différentiel

En premier lieu, il importe de distinguer le trouble amnésique du delirium ou de la démence, dans lesquels la mémoire est aussi atteinte. Ainsi, le trouble amnésique ne s'accompagne pas d'une altération de l'état de conscience et de l'attention, contrairement au delirium, ni des diverses atteintes des autres fonctions cognitives qu'on observe dans la démence.

De plus, les troubles amnésiques n'incluent pas les amnésies psychogènes, qui sont classées dans les troubles dissociatifs, non plus que les autres phénomènes d'origine dissociative comportant des pertes de mémoire.

Les amnésies induites par une substance, dans le contexte d'une intoxication ou d'un sevrage, ne sont pas incluses ici. Mentionnons, par exemple, le palimpseste (*blackout*), qui est une amnésie lacunaire (un trou de mémoire) concernant des événements significatifs survenus durant une période d'intoxication intense à l'alcool.

Par ailleurs, il faut éliminer tout trouble psychiatrique fonctionnel, comme la dépression, où les plaintes du patient relativement à ses fonctions mnésiques occupent parfois la première place.

Il faut aussi mentionner, comme autre diagnostic différentiel, le trouble factice et la simulation.

Finalement, il faut distinguer les troubles amnésiques des oublis bénins qui se produisent au cours du vieillissement normal et qui ne se rapportent pas à une perturbation et à une détérioration significatives du fonctionnement.

5.3.7 Traitement

Traitement biologique

Le traitement dépend de la cause sous-jacente; aspirine, anticonvulsivants, antiviraux, etc., sont utilisés selon les cas. Seul le traitement du syndrome de Wernicke-Korsakoff est décrit ici.

Le traitement de l'encéphalopathie de Wernicke, qui peut être mortelle, constitue une urgence médicale. Il faut traiter immédiatement avec de la thiamine par voie parentérale (100 mg par voie i.m. ou même i.v.). Alors que l'ataxie ou les neuropathies périphériques peuvent persister, l'ophtalmoplégie disparaît habituellement très rapidement. Toutefois, il arrive qu'une hypomagnésémie engendre une résistance au traitement à la thiamine, le magnésium étant un cofacteur dans le métabolisme de celle-ci. Il est donc recommandé d'administrer aussi, par voie intramusculaire, du sulfate de magnésium. Par ailleurs, l'injection intraveineuse de dextrose avant la réplétion adéquate de thiamine aggrave probablement le tableau clinique (en augmentant les besoins en thiamine). Il est donc plus prudent de traiter les patients alcooliques avec de la thiamine avant d'administrer la solution de dextrose. Notons en outre que quelques patients souffrant d'une encéphalopathie de Wernicke peuvent, en plus, présenter un syndrome de sevrage qui doit aussi être identifié et traité.

Par la suite, il est nécessaire de continuer le traitement à raison de 100 mg de thiamine par voie intramusculaire ou orale, 2 ou 3 fois par jour, durant 1 à 2 semaines; l'on croit que ceci préviendrait le syndrome de Korsakoff. Cependant, une fois celui-ci bien établi, le traitement à la thiamine n'est habituellement plus très efficace. Mais comme quelques patients peuvent bénéficier d'une certaine amélioration, il vaut quand même la peine de poursuivre le traitement par voie orale durant 3 à 12 mois.

Dans le cas du syndrome de Korsakoff, d'autres traitements sont suggérés, comme la clonidine et le propranolol. La fluvoxamine a aussi fondé certains espoirs. En fait, aucun traitement pharmacologique n'est encore reconnu pour son efficacité dans le syndrome de Korsakoff.

Traitement psychologique

La compréhension des déficits et symptômes qui affligent le patient amnésique aide à lui offrir le soutien nécessaire. Certaines interventions psychodynamiques peuvent également être réalisées sous l'angle du deuil que vit le patient qui fait face à une telle perte cognitive.

Par ailleurs, le clinicien peut être en présence d'un déni de l'amnésie, particulièrement chez le traumatisé du crâne. Il est préférable de respecter ce mécanisme de défense et d'amener progressivement le patient à prendre conscience de ses déficits. Toutefois, comme une certaine réadaptation est peut-être possible par des méthodes neuropsychologiques, une intervention en ce sens devrait être entreprise rapidement. Certains patients amnésiques peuvent apprendre de nouvelles stratégies cognitives pour compenser les troubles de la mémoire.

Il est également bon de tenir compte de la personnalité ou de la psychopathologie prémorbide. En effet, le médecin peut se méprendre sur l'origine des symptômes et les attribuer à l'organicité plutôt qu'à un trouble de la personnalité ou un trouble psychiatrique préexistant. Effectivement, certains patients présentent de tels troubles peuvent se placer dans des situations potentiellement dangereuses, comme celles qui les exposent à des traumatismes crâniens ou à l'alcoolisme et, donc, susceptibles d'entraîner des troubles amnésiques.

Intervention sociale

L'intervention sociale est fonction de la nature et de l'étendue du trouble amnésique. Ainsi, pour le traumatisé du crâne, un séjour dans un établissement intermédiaire, entre la sortie de l'hôpital et le retour à la maison, est souvent souhaitable. Cette transition l'aide notamment à recouvrer une certaine autonomie pour ses activités de la vie quotidienne. Quant aux patients souffrant d'un trouble amnésique persistant, plusieurs devront vivre en institution, en raison de la chronicité et de la sévérité de leur détérioration fonctionnelle.

Par ailleurs, les aidants naturels doivent recevoir soutien et conseils lorsque les patients amnésiques, quelle que soit l'étiologie, demeurent ou retournent dans leur milieu.

5.3.8 Évolution et pronostic

Étant donné la grande variété des troubles amnésiques, le début, l'évolution et le pronostic dépendent des pathologies sous-jacentes.

Dans les cas de traumatismes crâniens, de troubles cérébro-vasculaires et de certaines expositions neurotoxiques spécifiques (au monoxyde de carbone, p. ex.), le trouble amnésique peut avoir un début soudain. À l'inverse, l'on peut s'attendre à un début insidieux dans les cas d'abus prolongés d'une substance, d'expositions neurotoxiques de longue durée ou de déficits nutritionnels.

Le trouble amnésique peut être transitoire avec récupération complète de la mémoire, notamment dans l'épilepsie et à la suite d'une ECT, de l'emploi de médicaments ou d'un arrêt cardiaque avec ressuscitation. Cependant, il pourra être permanent à la suite d'un abus prolongé d'alcool, d'un traumatisme crânien, d'un infarctus cérébral, d'une encéphalite à herpès simplex ou d'une intoxication au monoxyde de carbone.

5.4 AUTRES TROUBLES COGNITIFS

Bien que le delirium, la démence et le trouble amnésique constituent les catégories principales, d'autres types de troubles cognitifs peuvent être observés; ceux-ci sont classifiés, dans le DSM-IV, sous le diagnostic de *trouble cognitif non spécifié*. Un trouble cognitif non spécifié est une perturbation cognitive que l'on présume être une conséquence physiologique directe d'une affection médicale générale et qui ne satisfait pas aux critères du delirium, de la démence ou du trouble amnésique.

Le trouble (syndrome) post-commotionnel et le trouble neurocognitif (cognitif) léger en sont deux exemples. Les critères diagnostiques relatifs à ces troubles sont à l'étude pour d'éventuelles catégories dans le DSM; ces deux diagnostics sont inclus dans la CIM-10.

5.4.1 Trouble post-commotionnel

Un trouble post-commotionnel est un syndrome survenant après un traumatisme crânien habituellement léger, mais suffisamment sévère pour avoir occasionné une brève perte de conscience. La symptomatologie du trouble post-commotionnel relève des sphères somatique, cognitive et affective. Céphalées, vertiges, diminution de la concentration et de la mémoire, apathie et irritabilité sont les principaux symptômes. Ils engendrent une détérioration et une perturbation significatives du fonctionnement social, professionnel ou scolaire. La reconnaissance du trouble post-commotionnel a longtemps été controversée et peut donner lieu à des litiges au sujet d'éventuelles compensations financières. Il est difficile de faire la part entre l'origine organique ou psychologique du trouble post-commotionnel. Les nouvelles techniques d'imagerie médicale et les études récentes tendent à démontrer la présence de facteurs neuropathologiques réels, qui peuvent être amplifiés par des facteurs psychosociaux.

5.4.2 Trouble neurocognitif léger

Un trouble neurocognitif léger se caractérise par une certaine altération cognitive, reliée à une affection médicale générale, qui nuit au fonctionnement quotidien. Des tests neuropsychologiques ou une évaluation cognitive quantitative permettent de détecter cette perturbation. Les troubles de la mémoire, de la concentration ou de l'apprentissage qui se manifestent ne sont pas suffisamment graves pour appeler un diagnostic de delirium, de démence ou de trouble amnésique. Le trouble neurocognitif léger est associé à une multitude d'affections médicales et neurologiques ou à l'abus d'une substance: par exemple, l'infection par le VIH, l'alcoolisme, les déficiences en vitamines B_{12} ou en acide folique, les conditions cardiopulmonaires hypoxémiques, la sclérose en plaques, certains médicaments, etc.

*
* *

Un diagnostic de trouble cognitif est un événement particulièrement éprouvant pour le patient ainsi que pour ses proches, et ce quel que soit l'âge au moment de l'apparition de la maladie. Les troubles cognitifs sont à l'origine de symptômes et de déficits fonctionnels très anxiogènes, lesquels se traduisent par des besoins spécifiques. Même si les objectifs du traitement demeurent modestes au regard du déficit cognitif, les perspectives thérapeutiques qui sont apparues au cours des dernières années sont encourageantes. De plus, les autres manifestations de la maladie (les symptômes psychiatriques, p. ex.) se prêtent à des interventions thérapeutiques efficaces qui sont maintenant mieux reconnues.

Le vieillissement de la population dans les prochaines décennies annonce une augmentation très importante du nombre de personnes touchées. Des efforts supplémentaires devront être faits, tant sur le plan scientifique que sur le plan social, afin d'assurer des soins et des services adéquats aux personnes atteintes ainsi qu'à leurs familles.

Psychiatrie clinique: une approche bio-psycho-sociale

Bibliographie

AMERICAN PSYCHIATRIC ASSOCIATION
1994 *Diagnostic and Statistical Manual of Mental Disorders*, 4e éd., Washington (D.C.), American Psychiatric Association ; trad. française *DSM-IV – Manuel diagnostique et statistique des troubles mentaux*, Paris, Masson, 1996, 1040 p.

BRAVO, G., et HÉBERT, R.
1997 « Age- and education-specific reference values for the Mini-Mental and Modified Mini-Mental State Examinations derived from a non-demented elderly population », *Int. J. Geriatr. Psychiatry*, vol. 12, n° 10, p. 1008-1018.

BUZAN, R., et DUBOVSKY, S.
1995 « Dementia due to other general medical conditions and dementia due to multiple etiologies », dans G. Gabbard (sous la dir. de), *Treatment of Psychiatric Disorders*, 2e éd., Washington (D.C.), American Psychiatric Press, p. 536-553.

CANADIAN STUDY OF HEALTH AND AGING WORKING GROUP
1994 « Canadian study of health and aging : Study methods and prevalence of dementia », *CMAJ*, vol. 150, n° 6, p. 899-913.

CAPLAN, L.R.
1995 « Binswanger's disease – revisited », *Neurology*, vol. 45, n° 4, p. 626-633.

COLE, M.G., et PRIMEAU, F.J.
1993 « Prognosis of delirium in elderly hospital patients », *CMAJ*, vol. 149, n° 1, p. 41-46.

EAGGER, S.A., et HARVEY, J.
1994 « Tacrine and other anticholinesterase drugs in dementia », *Current Opinion in Psychiatry*, vol. 8, n° 4, p. 264-267.

ÉMARD, J.-F., THOUEZ, J.-P., et GAUVREAU, D.
1995 « Neurodegenerative diseases and risk factors : A literature review », *Soc. Sci. Med.*, vol. 40, n° 6, p. 847-858.

FENN, H., LUBY, V., et YESAVAGE, J.A.
1993 « Subtypes in Alzheimer's disease and the impact of excess disability : recent findings », *Int. J. Geriatr. Psychiatry*, vol. 8, n° 1, p. 67-73.

FISHER, C.M., et ADAMS, R.D.
1964 « Transient global amnesia », *Acta Neurol. Scan.*, vol. 40, suppl. 9, p. 1-83.

FOLSTEIN, M.F., FOLSTEIN, S.F., et MCHUGH, P.R.
1975 « Mini-Mental State : A practical method for grading the cognitive state of patients for the clinician », *J. Psychiatr. Res.*, vol. 12, n° 3, p. 189-198.

HARRISON, R., et MCKEITH, I.G.
1995 « Senile dementia of the Lewy Body type – A review of clinical and pathological features : Implications for treatment », *Int. J. Geriatr. Psychiatry*, vol. 10, n° 11, p. 919-926.

HÉBERT, R., BRAVO, G., et GIROUARD, D.
1992 « Validation de l'adaptation française du Modified Mini-Mental State (3MS) », *Revue de gériatrie*, vol. 17, n° 8, p. 443-450.

KNESPER, D.
1995 « The depressions of Alzheimer's disease : Sorting, pharmacotherapy and clinical advice », *J. Geriatr. Psychiatry Neurol.*, vol. 8, suppl. 1, p. S40-S51.

LEVKOFF, S.E., et coll.
1991 « Epidemiology of delirium : An overview of research issues and findings », *Int. Psychogeriatr.*, vol. 3, n° 2, p. 149-167.

LINDSAY, J., MACDONALD, A., et STARKE, I.
1990 *Delirium in the Elderly*, Oxford, Oxford Medical Publications, Oxford University Press.

LIPOWSKI, Z.J.
1992 « Update on delirium », *Psychiatr. Clin. North Am.*, vol. 15, n° 2, p. 335-348.

MCKEITH, I.G., et coll.
1995 « Lewy body dementia – Diagnosis and treatment », *Br. J. Psychiatry*, vol. 167, n° 6, p. 709-717.

MCKHANN, G., et coll.
1984 « Clinical diagnosis of Alzheimer's disease : Report of the NINCDS-ADRDA work group under the auspices of Department of Health and Human Services Task Force on Alzheimer's Disease », *Neurology*, vol. 34, n° 7, p. 939-944.

MARTIN, P.R., MCCOOL, B.A., et SINGLETON, C.K.
1993 « Genetic sensitivity to thiamine deficiency and development of alcoholic organic brain disease », *Alcohol. Clin. Exper. Res.*, vol. 17, n° 1, p. 31-37.

MENDEZ, M.
1994 « Huntington's disease : Update and review of neuropsychiatric aspects », *Int. J. Psychiatry Med.*, vol. 24, n° 3, p. 189-208.

MILLER, B., et coll.
1994 « Alzheimer's disease and frontal lobe dementias », dans C.E. Coffey et J.L. Cummings (sous la dir. de), *Textbook of Geriatric Neuropsychiatry*, Washington (D.C.), American Psychiatric Press, p. 390-404.

MOHR, E., MENDIS, T., et GRIMES, J.
1995 « Late cognitive changes in Parkinson's disease with an emphasis on dementia », dans W.J. Weiner et A.E. Lang (sous la dir. de), *Behavioral Neurology of Movement Disorder, Advances in Neurology*, vol. 65, New York, Raven Press, p. 97-113.

MORRIS, M.
1995 « Dementia and cognitive changes in Huntington's disease », dans W.J. Weiner et A.E. Lang (sous la dir.

de), *Behavioral Neurology of Movement Disorder, Advances in Neurology,* vol. 65, New York, Raven Press, p. 187-200.

RABINS, P.V., et FOLSTEIN, M.F.
1982 « Delirium and dementia: Diagnostic criteria and fatality rates », *Br. J. Psychiatry,* vol. 140, p. 149-153.

ROMAN, G.C., et coll.
1993 « Vascular dementia: Diagnostic criteria for research studies », *Neurology,* vol. 43, n° 2, p. 250-260.

SAYETTE, V. de la, BERTRAN, F., et LECHEVALIER, B.
1995 « Le diagnostic des démences vasculaires », *Presse Med.,* vol. 24, n° 4, p. 228-232.

SCOGIN, F., et PROHASKA, M.
1993 *Aiding Older Adults with Memory Complaints – Practitioner's Resource Series,* Sarasota (Fla.), Professional Resource Press.

SCOVILLE, W.B., et MILNER, B.
1957 « Loss of recent memory after bilateral hippocampal lesions », *J. Neurol. Neurosur. Psychiatry,* vol. 20, p. 11-21.

SMITH, M.J., BREITBART, W.S., et PLATT, M.M.
1995 « A critique of instruments and methods to detect, diagnose, and rate delirium », *J. Pain Symptom Manage.,* vol. 10, n° 1, p. 35-76.

SULTZER, D.L., et CUMMINGS, J.L.
1993 « Alzheimer's disease », dans R.E. Rakel (sous la dir. de), *Conn's Current Therapy,* Philadelphie, WB Saunders, p. 838-840.

TENG, E.L., et CHUI, H.C.
1987 « The Modified Mini-Mental State (3MS) Examination », *J. Clin. Psychiatry,* vol. 48, n° 8, p. 314-318.

TRECPACZ, P.T.
1994 « The neuropathogenesis of delirium », *Psychosomatics,* vol. 35, n° 4, p. 374-391.

VICTOR, M.
1994 « Alcoholic dementia », *Can. J. Neurol. Sci.,* vol. 21, n° 2, p. 88-99.

WHITEHOUSE, P., et GELDMACHER, D.
1994 « Pharmacotherapy for Alzheimer's disease », *Clin. Geriatr. Med.,* vol. 10, n° 2, p. 339-350.

WISE, M.T., et BRANDT, G.T.
1992 « Delirium », dans S.C. Yudofsky et R.E. Hales (sous la dir. de), *Textbook of Neuropsychiatry,* Washington (D.C.), American Psychiatric Press, p. 291-310.

WORLD HEALTH ORGANIZATION
1993 *The ICD-10 Classification of Mental and Behavioural Disorders: Diagnostic Criteria for Research,* Genève, World Health Organization; trad. française *Classification internationale des maladies, 10ᵉ révision. Chapitre V (F): Troubles mentaux et troubles du comportement: critères diagnostiques pour la recherche,* Paris, Organisation Mondiale de la Santé et Masson, 1994.

Lectures complémentaires

BOTEZ, I.B.
1996 *Neuropsychologie clinique et neurologie du comportement,* 2ᵉ éd., Montréal, Presses de l'Université de Montréal.

COFFEY, C.E., et CUMMINGS, J.L.
1994 *Textbook of Geriatric Neuropsychiatry,* Washington (D.C.), American Psychiatric Press.

CUMMINGS, J.L., et BENSON, D.F.
1992 *Dementia: A Clinical Approach,* 2ᵉ éd., Stoneham (Mass.), Butterworth-Heinemann.

ZUMBRUNNEN, R.
1992 « Les grands syndromes psychiatriques: confusion mentale – troubles des "fonctions supérieures" », dans R. Zumbrunnen (sous la dir. de), *Psychiatrie de liaison,* Paris, Masson, p. 89-110.

CHAPITRE 6

Alcoolismes

MAURICE DONGIER, M.D., F.R.C.P.C.
Codirecteur du Programme de recherche sur les addictions de l'Hôpital Douglas (Verdun)
Professeur titulaire au Département de psychiatrie de l'Université McGill (Montréal)

LUCIE LEGAULT, B.Sc.
Coordonnatrice du Programme de recherche sur les addictions de l'Hôpital Douglas (Verdun)

PLAN

6.1 Généralités

6.2 Épidémiologie

6.3 Étiologie
    6.3.1 Facteurs génétiques
    6.3.2 Facteurs psychologiques, psychopathologiques et psychodynamiques
    6.3.3 Facteurs sociaux

6.4 Description clinique
    6.4.1 Problèmes de définition
    6.4.2 Classification des alcoolismes
    6.4.3 Variétés diagnostiques
        • *Intoxication alcoolique aiguë* • *Ivresse pathologique* • *Alcoolisme chronique* • *Syndrome de sevrage* • *Delirium tremens*
    6.4.4 Complications psychiatriques
    6.4.5 Cas particuliers suivant l'âge et le sexe
        • *Enfants* • *Adolescents* • *Femmes* • *Personnes âgées*

6.5 Dépistage systématique et précoce
    6.5.1 Questionnaires
    6.5.2 Examens biologiques

6.6 Traitement
    6.6.1 Principes généraux et attitude du médecin
    6.6.2 Désintoxication et traitement du syndrome de sevrage
    6.6.3 Traitement de l'alcoolisme chronique et de ses complications
        • *Traitements médicamenteux* • *Psychothérapies* • *Thérapies de couple et de famille* • *Thérapies comportementales: la controverse abstinence/boire contrôlé* • *Interventions brèves* • *Thérapies institutionnelles*
    6.6.4 Associations d'entraide
    6.6.5 Programmes d'aide aux employés

6.7 Évolution et pronostic

Bibliographie

Lectures complémentaires

Numéros utiles

La consommation d'alcool fait partie de la culture occidentale depuis fort longtemps. Elle est aussi ancienne que la civilisation, liée à elle, et peut constituer un de ses raffinements lorsqu'on l'associe à la gastronomie, tout en ayant un potentiel de nocivité majeure pour l'individu et la société. Son abus est perçu (par le public, par les gouvernements et par les médecins) tantôt comme un vice ou une faiblesse de caractère, tantôt comme un phénomène essentiellement social. Mais quelle que soit la perception, on considère en général que la consommation d'alcool doit être, s'il se peut, contenue par des mesures sociopolitiques telles que la hausse des taxes, la sévérité des lois en matière d'ivresse au volant, l'élévation de l'âge minimal de la consommation dans les lieux publics, la réduction de la publicité dans les médias, etc.

6.1 GÉNÉRALITÉS

La consommation d'alcool semble en déclin lent depuis quelques années dans la plupart des pays occidentaux. Au Canada, et au Québec, elle a décru de plus de 10 % dans la décennie 1980 (Moisan, 1991 ; Centre canadien de lutte contre l'alcoolisme et les toxicomanies et Fondation de la recherche sur la toxicomanie de l'Ontario, 1995).

Le coût de l'alcoolisme pour la société est souvent sous-estimé. Aux États-Unis, par exemple, il atteignait plus de 117 milliards de dollars par an en 1987. Au Canada, en 1992, on estimait que les coûts reliés à l'abus de substances s'élevaient à 18,45 milliards, soit 2,67 % du produit intérieur brut. L'alcool représente 40,8 % de ces coûts, soit 7,5 milliards (Single et coll., 1996). Ces évaluations incluent les coûts directs du traitement proprement dit, celui des complications médicales et psychiatriques, ainsi que divers coûts indirects : perte de production due à l'absentéisme et aux accidents du travail, coût des accidents de la route, de la criminalité et de la violence familiale.

On a estimé que près de 15 % des coûts du système de santé aux États-Unis peuvent être attribués à l'abus d'alcool et que 85 % des alcooliques ne sont jamais traités en tant que tels au cours de leur existence (Saxe, Dougherty et Esty, 1983).

Les médecins méconnaissent souvent l'ampleur du problème (p. ex., le fait que de 25 % à 30 % des patients hospitalisés dans des services de médecine ou de chirurgie aient des antécédents d'abus d'alcool et que ce pourcentage s'élève à 40 % et plus dans les services de psychiatrie). Bien souvent, leur approche de l'alcoolisme se limite au traitement de ses complications, telles que la gastrite, la cirrhose hépatique, les polynévrites, les encéphalopathies ou le delirium tremens. Dans les cas de complications moins spécifiques, comme l'hypertension artérielle essentielle, les coronaropathies et l'artériosclérose cérébrale, le rôle de l'alcool est souvent ignoré. Une majorité d'alcooliques ne sont pas détectés, malgré de multiples hospitalisations et des visites répétées à des cabinets de médecin. Par exemple, un patient qui se présente à l'urgence pour une fracture du coude à la suite d'une chute liée à un état alcoolique chronique verra sa fracture traitée sans que l'alcoolisme soit pris en considération. Ou encore, une tentative de suicide sera reliée à une dépression et celle-ci sera traitée, mais l'abus d'alcool, souvent à l'origine de la dépression, sera négligé sinon ignoré.

Le médecin semble peu enclin à dépister l'abus d'alcool et à offrir un traitement à l'alcoolique, attitude qui tient à diverses raisons :

– la difficulté à admettre que le vin, par exemple, possède tous les caractères d'une drogue psychotrope pouvant engendrer la dépendance, au même titre que l'héroïne ou la cocaïne ;

– la crainte qu'en désignant l'alcoolisme comme une « maladie » on retire aux « malades » leur sens des responsabilités, ce qui pourrait favoriser la prolifération du problème et la décadence morale. C'est pourquoi, en 1988, la Cour suprême des États-Unis a, par 4 voix contre 3, autorisé l'Administration des anciens combattants à définir l'alcoolisme primaire (c'est-à-dire non secondaire à une maladie physique ou mentale) comme une « inconduite volontaire » et non comme une maladie ;

– la persistance de l'image stéréotypée de l'alcoolique en tant qu'épave sociale, dont la préoccupation majeure est de continuer à boire. En fait, ce type d'alcoolique ne semble guère correspondre qu'à 5 % environ des sujets abusant d'alcool ;

– l'idée répandue qu'il n'existe pas d'approche thérapeutique efficace ;

- la conviction que l'alcoolique n'est pas un patient fiable et que sa coopération est toujours incertaine ;
- la stigmatisation sociale de l'abus d'alcool, qui fait en sorte que la simple exploration des habitudes de consommation d'alcool est perçue par les médecins comme gênante et susceptible de nuire à sa relation avec son patient.

Il importe de démontrer, plus que cela n'a été fait jusqu'ici, car l'enseignement dans ce domaine est négligé, aux étudiants en médecine, aux médecins et aux autres professionnels de la santé que l'alcoolisme n'est pas seulement un phénomène social, un comportement lié aux mœurs d'une société, une complication du chômage, etc., mais peut être également une *maladie au sens propre du terme,* dans une proportion importante de cas. Il est clair, en effet, que des facteurs biologiques interviennent dans les causes (quand la prédisposition génétique est importante) ainsi que dans l'évolution des symptômes liés aux dysfonctions cérébrales nombreuses, préexistantes ou induites par l'alcool. Ces dysfonctions sont corrélatives de troubles affectifs, cognitifs et caractériels et peuvent réduire de façon considérable le libre arbitre du sujet. Le médecin de famille est particulièrement bien placé pour dépister l'alcoolisme à son stade initial : il connaît ses patients à plus long terme et l'intimité avec leur famille lui permet de recueillir des informations additionnelles. Penser systématiquement à un problème d'alcool comme facteur étiologique dans toutes sortes de pathologies physiques, mentales ou relationnelles devrait devenir une habitude. Il importe aussi de souligner que l'efficacité des traitements de l'alcoolisme a été bien démontrée du point de vue économique, par exemple si l'on compare l'utilisation et les coûts des soins de santé pendant les cinq ans précédant et les cinq ans suivant le traitement : la réduction observée est très significative.

Or le traitement de l'alcoolisme exige une certaine motivation de la part du patient, que le thérapeute doit s'efforcer de faire naître et de renforcer. C'est là un point crucial qui demanderait de longs développements, comme en témoigne un excellent livre de Miller et Rollnick (1991). Que l'alcoolisme soit dépisté précocement ou tardivement, la tâche principale du thérapeute se situe là — nous reviendrons sur cette question dans la section consacrée au traitement.

6.2 ÉPIDÉMIOLOGIE

Les données dont on dispose se rapportent à la consommation totale d'alcool dans une nation ou une région déterminées. Elles sont habituellement exprimées en litres d'alcool absolu (100 degrés) par habitant de plus de 15 ans. Le nombre d'alcooliques est beaucoup plus difficile à préciser, car la plupart d'entre eux ne formulent pas de demande d'aide ou de soins. Une vaste enquête américaine (Epidemiologic Catchment Area Survey) montre que l'alcoolisme constitue le diagnostic psychiatrique le plus fréquent chez les hommes dans la population en général (Helzer, Burnam et McEvoy, 1991). Diverses études (États-Unis, France, Allemagne, Suisse, Royaume-Uni) fixent la prévalence de l'alcoolisme à près de 4 % de la population générale pour l'homme et à près de 1 % pour la femme. Ces chiffres sont bien supérieurs à ceux qui se rapportent à l'abus de toutes les drogues illicites. Pourtant, le consensus parmi les institutions de traitement est que l'alcoolisme « pur » est devenu relativement rare : la majorité de leurs clients associent alcool et autres drogues.

En dépit des variations de définition, on peut avancer les proportions suivantes relativement à la consommation d'alcool dans les pays occidentaux industrialisés :

- abstinents, 15 % ;
- buveurs « sociaux » (normaux), 65 % ;
- buveurs excessifs, mais sans problèmes évidents majeurs, 10 % ;
- buveurs à problèmes (abus d'alcool), 7 % ;
- alcoolo-dépendants, 3 %.

La prévalence de l'alcoolisme, comme d'ailleurs la consommation globale d'alcool, semble être en régression depuis plus de 10 ans dans divers pays, y compris le Canada et la France, après une augmentation régulière pendant au moins deux siècles. La consommation la plus élevée s'observe dans les pays méditerranéens producteurs de vin : en France, en Espagne et en Italie, la consommation d'alcool tourne autour de 14 litres par habitant par année ; en Grande-Bretagne, en Irlande, aux États-Unis, au Canada, en Pologne, en Belgique et en Suède, elle se chiffre à environ 8 litres par habitant par année. Si on fixe à plus de 150 cc d'alcool pur par jour la quantité caractérisant le gros

buveur, on trouve pour 100 habitants de plus de 15 ans :
- 9 sujets en France ;
- 7 en Italie ;
- 5 en Espagne ;
- 2 en Grande-Bretagne, en Irlande, en Suède, en Belgique, en Pologne et au Canada.

Il ne semble donc pas exister de parallélisme entre le nombre d'alcooliques dans une nation donnée et la consommation totale de la population. Il importe d'autre part que les personnes responsables de l'élaboration ou de l'application des politiques de santé publique soient bien conscientes que beaucoup de problèmes de santé, physique et mentale, liés à l'alcool ne sont pas le fait de la faible minorité de sujets alcoolo-dépendants, mais d'autres catégories de buveurs. Les efforts de prévention doivent tenir compte de cette perspective. Les mesures prises pour réduire le nombre d'accidents de la route dus à l'alcool ont déjà montré leur efficacité. Par contre, le dépistage systématique, à l'occasion d'hospitalisations et dans les cabinets médicaux, de la consommation excessive est loin de s'être développé à la mesure des méthodes disponibles.

6.3 ÉTIOLOGIE

6.3.1 Facteurs génétiques

L'alcoolisme est souvent familial. Les travaux sur la prédisposition génétique se sont multipliés au cours des dernières années, mais il est évident que ce qui est transmis ne peut être l'« alcoolisme » comme tel, mais seulement une vulnérabilité à la mise en place de l'abus et de la dépendance, vulnérabilité dans laquelle interviennent les influences psychologiques et les traumatismes vécus au sein de la famille et dans le milieu social. Par ailleurs, quels que soient les facteurs génétiques, les attitudes de la société face à l'alcool peuvent réduire ou augmenter considérablement la prévalence de l'alcoolisme.

Les études de jumeaux de familles alcooliques, qui comparent vrais jumeaux et faux jumeaux, ont montré que les premiers risquent plus de devenir alcooliques, et cela peu importe le sexe. Les études d'enfants adoptés, réalisées en particulier au Danemark et en Suède, indiquent un taux de fréquence d'alcoolisme quatre fois supérieur à la moyenne de la population chez les fils biologiques d'alcooliques. Il existe également une prédisposition chez les filles, mais à un moindre degré. L'alcoolisme chez le parent adoptif n'ajoute pas au risque d'alcoolisme chez l'enfant : les enfants nés de parents biologiques non alcooliques adoptés et élevés par des alcooliques ne présentent pas un risque plus élevé que le risque qu'on trouve pour la population générale.

En outre, il faut noter que la transmission ne se fait pas par l'intermédiaire d'une psychopathologie : c'est seulement à l'alcoolisme que les fils d'alcooliques sont plus vulnérables. Ils ne sont pas plus sujets aux dépressions ou aux syndromes anxieux que les enfants de non-alcooliques. Les désordres familiaux induits par l'alcool (séparation des parents, violence et autres dysfonctionnements familiaux) peuvent certes contribuer à engendrer une psychopathologie chez les enfants, mais pas spécialement l'alcoolisme (Vaillant, 1983).

Deux catégories de familles d'alcooliques ont été définies dans ces études d'adoption (Cloninger, 1987) : celles où l'alcoolisme touche les deux sexes (type 1) et celles où seuls les hommes en sont atteints (type 2). Le type 2 est moins fréquent (25 % de tous les alcooliques mâles), plus grave, plus précoce, apparemment pas influencé par les conditions psychosociales et associé à des manifestations de délinquance chez le père. Le type 1 (génogramme familial comprenant aussi bien des femmes que des hommes alcooliques) est plus répandu, moins grave, plus tardif, plus dépendant des facteurs psychosociaux associés et survient en l'absence de comportement antisocial dans la famille. Son apparition requiert l'association d'une prédisposition génétique et des influences du milieu.

Cette prédisposition implique des mécanismes neurochimiques (systèmes dopaminergique et sérotoninergique ; variantes des acétaldéhydes-déshydrogénases, etc.) qui conditionnent les réactions à l'ingestion d'alcool, lesquelles varient considérablement selon les individus. Incontestablement, l'alcool produit chez certains des effets très euphoriques, chez d'autres, au contraire, des effets déplaisants. Par ailleurs, le sujet peut être poussé à poursuivre sa consommation d'alcool lorsque des effets dysphoriques succèdent à l'euphorie initiale, espérant ainsi calmer son malaise.

En revanche, chez certains sujets, l'ingestion d'alcool peut engendrer de façon constante des réactions si déplaisantes qu'ils se trouvent ainsi protégés contre toute consommation d'alcool. Par exemple, chez beaucoup d'Asiatiques une faible dose d'alcool peut provoquer des palpitations, des bouffées de chaleur désagréables, une hypotension artérielle, exactement comme s'ils avaient été traités par le disulfirame.

On a pu attribuer la genèse de ces réactions, qui contribuent à empêcher l'alcoolisme de se développer, à des variantes génétiquement déterminées de l'alcool-déshydrogénase ou de l'acétaldéhyde-déshydrogénase, enzymes hépatiques qui règlent respectivement la dégradation de l'alcool en acétaldéhyde et le catabolisme de celle-ci en acide acétique. Le disulfirame, en inhibant l'acétaldéhyde-déshydrogénase, entraîne ainsi artificiellement une accumulation d'acétaldéhyde dans le sang et provoque, dans un but thérapeutique, la réaction toxique déplaisante décrite plus haut qui survient spontanément chez certains sujets, et de façon prépondérante dans certains groupes ethniques. Cet exemple illustre un des mécanismes métaboliques possibles, génétiquement déterminés, pouvant être sous-jacents aux différents comportements face à l'alcool, soit de répulsion, soit d'attrait apparemment irrépressible.

6.3.2 Facteurs psychologiques, psychopathologiques et psychodynamiques

De nombreuses thèses ont été formulées quant à la psychogenèse de l'alcoolisme, et son apparition a été imputée à divers traits de personnalité, en particulier ceux qui témoignent, suivant la théorie psychanalytique, d'une fixation au stade oral. Mais ces hypothèses découlent d'observations faites auprès de petits nombres de sujets ou d'échantillons biaisés, non représentatifs de la majorité des alcooliques qui, il faut le rappeler, échappent à tout traitement dans la plupart des cas : les alcooliques qui se retrouvent dans des établissements de réadaptation, de même que ceux qui viennent consulter des psychothérapeutes, ne constituent qu'une petite minorité. Selon le consensus actuel, il n'existe pas de traits de personnalité qui soient plus que d'autres caractéristiques des alcooliques en général.

Il est logique, cependant, de penser que des traumatismes psychiques, soit précoces, soit ultérieurs, entraînent un déficit des mécanismes de protection contre les stimuli (pouvant correspondre, sur le plan neurobiologique, à une perturbation du système noradrénergique en particulier); la consommation d'alcool ou d'autres drogues permet alors de lutter contre l'émergence d'affects plus ou moins intolérables. Il peut donc exister chez de tels sujets une diminution de la tolérance au stress et peut-être, corrélativement, une incapacité de reconnaissance et de verbalisation des affects (alexithymie).

Le collapsus narcissique, crevaison de la « baudruche » d'un Moi idéalisé ou grandiose, peut contribuer à la causalité : le vécu subjectif est alors fait de sentiments de vacuité, d'ennui, de rage, de honte et de dépression. C'est ainsi que Kernberg (1991) a pu caractériser un sous-groupe d'alcooliques et de toxicomanes comme souffrant de narcissisme malin, associé fréquemment à des traits antisociaux.

Les auteurs d'études longitudinales et prospectives (Vaillant, 1983, 1995) tendent à considérer que la dépression et l'anxiété sont plus souvent secondaires que préexistantes à l'abus d'alcool, du moins chez les hommes. Il n'en reste pas moins que l'alcool a des effets sédatifs temporaires sur les symptômes d'anxiété et de dépression et qu'il est très courant d'entendre un alcoolique expliquer son histoire par l'usage de l'alcool comme automédication. Un individu habituellement tendu, anxieux et légèrement déprimé peut être transformé en bon vivant après un ou deux verres de vin ou de bière. Par quels mécanismes ? On peut les décrire soit selon une perspective neurophysiologique : réduction des afférences anxiogènes, sensorielles ou mnésiques (début d'anesthésie lié à l'effet dépressif de l'alcool), soit selon une perspective psychodynamique : réduction de l'autocritique (donc de la culpabilité), facilitation du déni et du refoulement. Ainsi, les inhibitions névrotiques sont levées, la sociabilité est facilitée, l'esprit est apparemment activé, bien qu'en fait il existe un léger degré de déstructuration de la conscience. Les processus primaires (prédominance de l'imaginaire, des mécanismes de la pensée onirique tels que la condensation et le déplacement) commencent à se libérer de l'emprise du Moi. On a pu dire aussi que le Surmoi était « soluble dans l'alcool », signifiant par là que l'alcool atténue les sentiments de culpabilité.

Selon Schuckit (1985), une proportion non négligeable des alcooliques (de 20 % à 25 %) présentent antérieurement à tout abus d'alcool des troubles du caractère et de la personnalité: sujets dotés d'une personnalité antisociale ou limite (*borderline*), sujets impulsifs, se contrôlant mal, instables dans leurs émotions et leurs relations affectives. Dans bien des cas, cependant, il est difficile de déterminer ce qui est primitif et ce qui est secondaire dans l'intrication des troubles du comportement et de l'abus d'alcool, lorsque celui-ci devient grave. C'est ce qui rend délicate l'interprétation de la littérature, abondante au cours de ces dernières années, qui traite de «comorbidité», c'est-à-dire de l'association de troubles psychiatriques et d'alcoolisme. Cette littérature est loin de clarifier toujours de façon satisfaisante la distinction entre psychopathologie symptomatique de l'action de l'alcool (p. ex., état dépressif qui disparaîtra après quelques semaines d'abstinence) et ce qui est clairement une maladie mentale associée, généralement préexistante, et non pas un symptôme.

Quelques troubles affectifs unipolaires ou bipolaires (maniaco-dépressifs) présentent la forme périodique d'abus d'alcool connue sous le nom de *dipsomanie*. Winokur et coll. (1971) considèrent même que la présence d'alcoolisme dans la famille est un équivalent dépressif à rechercher dans l'histoire des maniaco-dépressifs. Son concept de «spectre dépressif» demeure néanmoins controversé.

Pendant longtemps, on a cru que les relations de couple pouvaient jouer un rôle crucial dans la genèse de l'abus d'alcool. Le scénario typique était le suivant: le futur alcoolique, très attaché à l'image maternelle et dépendant d'elle, épouse une femme avec laquelle il va développer une relation ambivalente. Il va chercher dans l'alcool un substitut à ce que sa femme, qui le domine et l'infantilise, ne lui donne pas. La clientèle de la taverne ou du bar où se retrouvent, dans une ambiance homosexuelle, de grands enfants malheureux est «rassemblée» par l'influence de leurs mères et de leurs épouses. Les psychothérapies de groupe pour les femmes d'alcooliques étaient censées sensibiliser ces dernières à ce problème et les aider à faire acquérir une plus grande maturité à leurs maris. Cette vision des choses n'a plus guère de défenseurs de nos jours, sauf de façon anecdotique.

Les traits paranoïdes (en particulier la paranoïa conjugale ou délire de jalousie) sont particulièrement fréquents pendant l'intoxication alcoolique aiguë, pendant le sevrage d'alcool (avec ou sans delirium tremens) ou comme complication de l'alcoolisme chronique. De brefs épisodes psychotiques peuvent même se produire chez des sujets prédisposés, accentuant, par exemple, des tendances paranoïdes latentes; ainsi, certaines ivresses pathologiques se caractérisent, sous l'effet d'une dose modérée d'alcool, par l'apparition d'idées paranoïdes auparavant bien compensées et contrôlées.

6.3.3 Facteurs sociaux

Les mœurs varient considérablement selon les sociétés en ce qui concerne le comportement à l'endroit de l'alcool. Ainsi, un paysan français ou italien pourra boire son litre de vin à chaque repas et risquer de mourir prématurément sans jamais avoir été ivre ni considéré par quiconque comme alcoolique. Les cultures irlandaise et amérindienne incitent souvent à l'intoxication hors du foyer, qui aboutit à une ivresse majeure et limitée à la fin de semaine. Le chômage, la richesse, le célibat, le veuvage et certaines professions favorisent dans une forte proportion l'alcoolisme. Par exemple, semblent être plus vulnérables les serveurs dans les bars et les restaurants, les travailleurs des ports, les musiciens, les journalistes, les policiers, les militaires, les écrivains. Goodwin (1981) signale que sur huit Américains Prix Nobel de littérature quatre étaient manifestement alcooliques (Eugene O'Neill, Sinclair Lewis, William Faulkner, Ernest Hemingway) et un autre, John Steinbeck, était un gros buveur.

L'*accessibilité* de l'alcool est un élément essentiel: quel que soit le degré de prédisposition génétique, le risque est réduit dans une société qui bannit ou réprime la consommation d'alcool, comme dans les pays musulmans (par contre, le musulman immigré en Europe ou en Amérique est loin d'être protégé contre l'alcoolisme). L'Italien est habitué à boire du vin à tous les repas en famille, tandis que l'Irlandais ne boit qu'à la taverne (les hommes irlandais assimilent traditionnellement forte consommation d'alcool à virilité et centrent sur l'alcool une bonne partie de leur vie sociale); néanmoins, la consommation *per capita* en Irlande est modérée, soit l'équivalent de 8 litres d'alcool pur par an (proche de la consommation aux États-Unis et au Canada), par rapport à la France et à l'Italie (13 litres) ou à l'Espagne (14 litres), car il existe en Irlande un nombre important d'abstinents totaux. Le Japon a une faible consommation (4 litres) peut-être liée, entre autres, aux variantes génétiques des enzymes décrites plus haut.

Le *prix* des boissons alcooliques (et en particulier les taxes qui en constituent une portion très importante) influe sur la consommation moyenne *per capita* dans chaque pays. Les gouvernements peuvent-ils ainsi contrôler et, éventuellement, réduire le nombre d'alcooliques, ou bien ce nombre est-il relativement indépendant de la consommation globale de la population ? Le débat demeure ouvert : par exemple, des études récentes en Iowa et au Canada ont montré l'absence de parallélisme entre l'évolution globale de la consommation au cours de la dernière décennie et la proportion de sujets ayant fait l'objet d'un diagnostic d'alcoolisme (voir la section 6.2). Néanmoins, il semble y avoir parallélisme dans la plupart des pays entre consommation globale et mortalité par cirrhose, un indicateur souvent utilisé pour mesurer la prévalence de l'alcoolisme.

Le rôle de la *publicité* est également controversé. Au Canada, la publicité télévisée associe constamment la bière et la joie de vivre (images de sports, de loisirs, de gaieté, de jeunesse). Au Canada comme aux États-Unis, des groupes de pression cherchent à faire limiter ou même interdire ce type de publicité. L'alcoolisme diminuerait-il pour autant ? Rien n'est moins sûr, surtout quand on sait qu'en Russie, où la publicité est absente, l'abus d'alcool est considérable, en dépit des efforts du gouvernement pour réduire la consommation.

Les milieux fréquentés et l'entourage jouent un rôle évident dans bien des cas, en particulier chez les jeunes, et l'alcoolique est alors la victime non pas d'une prédisposition génétique, mais d'une habitude contractée auprès d'amis, comme c'est aussi le cas en ce qui concerne le tabac, les jeux d'argent ou diverses drogues (cocaïne, cannabis, héroïne). Les normes établies par la famille et les groupes de pairs jouent un rôle considérable de renforcement positif ou négatif, et c'est sur de tels effets que s'appuient plus particulièrement des groupes d'entraide comme les Alcooliques Anonymes.

6.4 DESCRIPTION CLINIQUE

6.4.1 Problèmes de définition

La notion d'alcoolisme recouvre des réalités cliniques très diverses. Certaines formes correspondent clairement au modèle de l'*alcoolisme-maladie,* se rapportant à des individus qui ont une dépendance à l'alcool, avec une composante biologique importante dans l'étiopathogénie, l'évolution et les complications. D'autres formes se rattachent plutôt de façon prédominante à un *problème social* ou relèvent de la *théorie de l'apprentissage* : des individus peuvent ne pas être dépendants à l'alcool, mais développer des troubles consécutifs à la consommation à cause de particularités psychologiques, de leur incapacité à comprendre les risques, de leur mauvaise perception des dommages causés à eux-mêmes et aux autres. Dans ce cas, les problèmes liés à la consommation d'alcool sont plutôt du domaine de la catégorie diagnostique « abus » et ils peuvent ou non évoluer vers la maladie alcoolique proprement dite qui implique la dépendance.

La détermination des diverses formes d'alcoolisme est encore bien imparfaite, mais elle devrait permettre de réduire les débats souvent passionnés entre les tenants de points de vue radicaux et exclusifs : aux théories et idéologies à prétention universelle devraient se substituer une pluralité de descriptions empiriques.

Dans leurs dernières classifications, l'Organisation Mondiale de la Santé (OMS) [World Health Organization, 1993] et l'American Psychiatric Association (APA) [1994] ont établi des critères diagnostiques beaucoup moins divergents que dans les classifications antérieures : toutes deux différencient l'abus et la dépendance, bien que l'implication pronostique et thérapeutique de cette distinction ne soit pas encore claire et que les limites entre les deux catégories prêtent encore à controverse. Ces critères sont présentés à la section 6.4.3.

Les personnes qui abusent de l'alcool sont généralement considérées comme responsables de leur comportement ; elles peuvent répondre positivement à des interventions minimes telles qu'une évaluation détaillée de leur comportement à l'endroit de l'alcool et des problèmes qui y sont liés ; elles peuvent également continuer à abuser de l'alcool et développer un syndrome de dépendance.

L'*abus d'alcool* a été défini par l'Institute of Medicine (1987), aux États-Unis, comme « un ensemble hétérogène de comportements caractérisé par une consommation excessive répétée, associée à une détérioration de la santé et du fonctionnement psychosocial ».

Dans le même rapport, l'*alcoolisme* est considéré comme une entité distincte et est défini en tant que *dépendance à l'alcool*. Il est caractérisé par trois syndromes cliniques :

1. La *dépendance physique*. Après l'arrêt ou une forte diminution subite de la consommation, des symptômes de sevrage se manifestent, qui sont calmés par la reprise de la consommation (p. ex., consommation matinale d'alcool). Les aspects physiques et psychologiques de la dépendance sont difficiles à distinguer les uns des autres et constituent souvent deux faces de la même réalité : par exemple, l'appétence, le malaise découlant de l'abstinence, éprouvé comme désir de boire, sont liés à des facteurs physiologiques concomitants et à des mécanismes sous-jacents qui contribuent à la rechute. Cela est vrai également pour la dépendance à d'autres drogues.

2. La *tolérance*. Il s'agit d'un état d'adaptation qui fait en sorte que des quantités de plus en plus importantes d'alcool sont nécessaires pour produire les mêmes effets.

3. La *perte de contrôle*. On parle de perte de contrôle de la consommation d'alcool lorsque, une fois que la personne a commencé à boire, ses capacités de s'arrêter ou de limiter sa consommation sont réduites ou perdues.

Bien que l'abus d'alcool ne soit pas défini en termes quantitatifs, on évalue généralement à trois consommations par jour pour les hommes, deux pour les femmes, la limite supérieure de la consommation « normale » pour un sujet de poids moyen. Une consommation correspond à environ 14 grammes d'alcool absolu (à 100 degrés), soit l'une ou l'autre des quantités suivantes :

– 342 ml de bière (5 %) ;
– 142 ml de vin (à teneur en alcool variant de 10 % à 13 %) ;
– 43 ml de spiritueux (la teneur en alcool varie aussi).

Il existe cependant des variations individuelles considérables quant à la quantité d'alcool qui provoquera les troubles énumérés plus haut. Incontestablement, certains sujets présentent de multiples signes d'abus et de dépendance pour des doses bien inférieures à ce point de repère, d'autres au contraire absorbent deux litres de vin par jour pendant une longue vie sans jamais paraître en subir de conséquences ni en imposer à autrui.

La gravité de la dépendance peut être quantifiée au moyen d'échelles telle l'Alcohol Dependence Scale (Skinner et Allen, 1982 ; Skinner et Horn, 1984) qui comporte 25 questions couvrant des aspects tant psychologiques que physiologiques de la dépendance. En voici quelques exemples :

– Pensez-vous presque constamment à boire ou à la boisson ?
– Après avoir pris un ou deux verres, pouvez-vous habituellement en rester là ?
– Éprouvez-vous un sentiment de panique à l'idée de ne pas pouvoir prendre un verre quand vous en sentez le besoin ?
– Avez-vous éprouvé des tremblements des mains ou des tremblements intérieurs en vous dégrisant ?

Il est bien clair que les définitions « officielles », catégorielles, paraissent établir des frontières entre alcooliques et non-alcooliques : on ne doit pas être dupe de leur caractère artificiel et négliger la réalité des étapes transitoires entre l'abus d'alcool — comportement engendré socialement — et l'alcoolisme-maladie.

6.4.2 Classification des alcoolismes

Il importe de viser à individualiser, à l'intérieur du spectre continu des comportements en matière d'alcool, diverses catégories, aux frontières non rigides, définies cliniquement et biologiquement, et relevant d'approches thérapeutiques différenciées.

La distinction admise actuellement par l'OMS et par l'APA entre abus d'alcool et alcoolo-dépendance est *a priori* séduisante mais demeure discutable. Comme tout diagnostic, elle n'a d'intérêt que validée par une application pronostique et thérapeutique qui, pour le moment, peut être mise en doute. Ainsi, le fait que l'abus d'alcool ne soit qu'une catégorie résiduelle, définie par l'absence de dépendance actuelle ou passée, peut poser problème. On rencontre en fait de nombreux sujets qui ont été dépendants plus ou moins longtemps, puis sont devenus des buveurs modérés, ou de gros buveurs, sans dépendance ultérieure apparente pendant des décennies.

La distinction entre alcoolisme primaire et secondaire est mieux établie. L'*alcoolisme primaire* se développe en l'absence de troubles psychiques antérieurs évidents. L'*alcoolisme secondaire* apparaît comme une complication d'une psychopathologie clairement préexistante. D'après Schuckit (1985), 70 % des alcooliques qui s'adressent à un établissement spécialisé sont des alcooliques primaires. Cet échantillon n'est évidemment pas représentatif de la totalité des alcooliques, puisque la grande majorité d'entre eux ne demandent à aucun moment de leur existence à recevoir de l'aide pour leur abus d'alcool. Du côté de l'alcoolisme secondaire, les pathologies les plus fréquentes sont la personnalité antisociale chez l'homme, la dépression (dysthymie ou dépression majeure) et l'anxiété chez la femme. Les approches thérapeutiques devraient être différentes dans ces diverses catégories. Par exemple, des tentatives de regroupements empiriques, et non plus basés sur des nosologies aprioriques, ont pu récemment amener à distinguer un type A (plus tardif, moins familial, moins grave, moins antisocial) et un type B (plus précoce, où les facteurs génétiques sont plus marqués, le pronostic plus mauvais, les symptômes antisociaux plus fréquents). Des traitements différents sont proposés pour ces deux catégories. Une telle typologie prendra évidemment encore plus de valeur le jour où des marqueurs génétiques contribueront à en signer l'authenticité (voir le tableau 6.1).

6.4.3 Variétés diagnostiques

Intoxication alcoolique aiguë

L'alcool est un dépresseur neuronal susceptible de produire un effet subjectif initial d'excitation. Les

TABLEAU 6.1 Deux types d'alcoolismes*

Type 1 (Cloninger) A** (Babor et coll.) Delta (Jellinek)	Type 2 (Cloninger) B*** (Babor et coll.) Gamma (Jellinek)
— Hommes et femmes	— Hommes seulement
— Hérédité moins lourde, mixte (hommes et femmes alcooliques ; pas de délinquance)	— Hérédité chargée (hommes alcooliques ; délinquance)
— Facteurs psychosociaux importants	— Facteurs environnementaux moins importants
— Début tardif (après 25 ans)	— Début précoce (avant 25 ans)
— Abstinence intermittente possible	— Abstinence intermittente plus rare
— Peu de recherche de stimuli nouveaux	— Hypersensibilité à l'ennui, recherche de sensations
— Comorbidité : anxiété et dépression (alcoolisme secondaire plus fréquent)	— Comorbidité : personnalité antisociale, agressivité, impulsivité, crimes de violence
— Mécanismes neurobiologiques plus réactionnels qu'endogènes	— Mécanismes endogènes plus clairs, activité sérotoninergique réduite, stimulation dopaminergique par l'ingestion d'alcool
— Pronostic meilleur	— Pronostic physique et social plus mauvais
— Traitement favorisant l'*insight* et l'intégration au groupe	— Traitement structuré, cognitif-comportemental (stratégies concrètes, aussi bien en ce qui concerne l'alcool qu'en ce qui concerne tous les aspects de l'existence)
— Adjuvants médicamenteux anxiolytiques et antidépressifs moins souvent indiqués	— Adjuvants médicamenteux sérotoninergiques et dopaminergiques plus souvent indiqués

* Schématisation faite à partir de classifications partiellement empiriques (Cloninger, 1987 ; Babor et coll., 1992) et partiellement hypothétiques (Jellinek, 1960).
** A comme Apollon.
*** B comme Bacchus.

symptômes de l'ivresse sont connus de chacun : le sujet est d'abord désinhibé, loquace, discrètement euphorique (le brouhaha monte dans la pièce où se tient le cocktail) ; puis surviennent les signes cliniques de la dépression neuronale : diminution de la concentration, de l'attention, embarras de la parole, troubles du jugement, incoordination motrice, démarche incertaine, vasodilatation cutanée, état mental fluctuant de la somnolence à l'irritabilité, nystagmus (voir le tableau 6.2). Cet état d'ivresse « normal » (c'est-à-dire la réaction habituelle du cerveau sain à une quantité d'alcool excessive, par opposition à l'ivresse pathologique) correspond à une alcoolémie de 100 mg à 200 mg par 100 ml de sang (0,1 % à 0,2 %). Au Québec, l'alcoolémie ne doit pas dépasser 80 mg par 100 ml (0,08 %) de sang pour que le sujet soit légalement apte à conduire un véhicule. En moyenne, ce taux est atteint après environ deux consommations (telles qu'elles ont été définies précédemment) à l'heure. En France, le taux légal a été récemment abaissé à 50 mg par 100 ml (0,05 %).

TABLEAU 6.2   **Critères diagnostiques de l'intoxication alcoolique**

DSM-IV 303.00 Intoxication alcoolique	**CIM-10** F10.0 Intoxication alcoolique aiguë
A. Ingestion récente d'alcool.	A. Voir le critère G1 des critères généraux de l'intoxication aiguë [chapitre 7, tableau 7.4, p. 181].
B. Changements inadaptés, comportementaux ou psychologiques, cliniquement significatifs qui se sont développés pendant ou peu après l'ingestion d'alcool. Exemples : — comportement sexuel ou agressif inapproprié ; — labilité de l'humeur ; — altération du jugement ; — altération du fonctionnement social ou professionnel.	B. Troubles du comportement, comme en témoigne la présence d'au moins un des éléments suivants : (3) agressivité ; (4) labilité de l'humeur ; (6) altération du jugement ; (7) interférence avec le fonctionnement personnel ; (1) désinhibition ; (2) quérulence ; (5) altération de l'attention.
C. Au moins un des signes suivants, se manifestant pendant ou peu après la consommation d'alcool : (1) discours bredouillant ; (2) incoordination motrice ; (3) démarche ébrieuse ; (4) nystagmus ; (5) altération de l'attention ou de la mémoire ; (6) stupeur ou coma.	C. Au moins un des signes suivants : (3) discours bredouillant ; (2) difficulté à se maintenir debout ; (1) démarche ébrieuse ; (4) nystagmus ; (5) réduction de l'état de conscience (p. ex., stupeur, coma) ; (6) faciès vultueux ; (7) injection conjonctivale.
D. Les symptômes ne sont pas dus à une affection médicale générale et ne sont pas mieux expliqués par un autre trouble mental.	A. Voir le critère G3 des critères généraux de l'intoxication aiguë [chapitre 7, tableau 7.4].
	A. Voir le critère G2 des critères généraux de l'intoxication aiguë [chapitre 7, tableau 7.4].

Sources : American Psychiatric Association (1994), trad. française *DSM-IV – Manuel diagnostique et statistique des troubles mentaux*, Paris, Masson, 1996 ; World Health Organization (1993), trad. française *Classification internationale des maladies, 10ᵉ révision. Chapitre V (F) : Troubles mentaux et troubles du comportement : critères diagnostiques pour la recherche*, Paris, Organisation Mondiale de la Santé et Masson, 1994.

Ivresse pathologique

On entend par ivresse pathologique soit une hypersensibilité à l'alcool qui fait qu'un tableau d'ivresse s'installe avec une alcoolémie beaucoup plus basse que la normale, soit des manifestations associées inhabituelles: violence, agitation psychomotrice, état d'obnubilation semi-confusionnel (voir le tableau 6.3).

Les effets de l'alcool sont majorés, entre autres, quand celui-ci est combiné à divers psychotropes (benzodiazépines, tricycliques, neuroleptiques). Les troubles mentionnés ci-dessus peuvent se manifester alors après l'absorption d'une quantité d'alcool très minime et atteindre l'intensité d'un état confuso-onirique avec divagations délirantes.

Alcoolisme chronique

Les critères « officiels » concernant l'alcoolisme chronique demeurent controversés. Les classifications fournissent tout de même une liste des principaux symptômes (voir les tableaux 6.4 et 6.5, p. 156 et 157).

La méconnaissance et le déni de l'abus d'alcool et de ses complications sont des aspects essentiels de la psychologie de l'alcoolique chronique. Cette dénégation semble en partie à l'origine du fait que la majorité des alcooliques ne sont en général pas traités, ou entrent en traitement seulement contraints et forcés après avoir détruit ménage, carrière ou santé. Cette autodestruction est souvent dramatique, comme l'a illustré le roman remarquable de l'écrivain britannique Malcolm Lowry, *Au-dessous du volcan* (1959).

Il serait simpliste de penser que l'alcool procure un paradis artificiel et que c'est là ce qui pousse le buveur d'un verre à l'autre. En fait, l'alcool apporte souvent un soulagement très temporaire à un état de manque, amélioration bientôt suivie d'une nouvelle exacerbation et souvent d'un comportement de manipulation de l'entourage. Les cercles vicieux « masochistes » observés chez les alcooliques sont le résultat d'une interaction complexe entre les réactions physiologiques induites par l'alcool, les facteurs de prédisposition génétique souvent caractéristiques de l'alcoolique (hyperréactivité au stress et hyperréactivité à l'effet sédatif de l'alcool), les effets psychotropes de l'alcool, les mécanismes psychologiques de défense autonomes ou perturbés par l'alcool et les interactions sociales y compris avec le médecin.

TABLEAU 6.3   Critères diagnostiques de l'ivresse pathologique

DSM-IV [Ivresse pathologique]	CIM-10 F10.07 Intoxication alcoolique pathologique
[Cette catégorie diagnostique, présente dans le DSM-III-R sous l'appellation d'intoxication alcoolique idiosyncrasique, a été abandonnée dans le DSM-IV.]	N.B.: Le statut nosologique de cette affection reste controversé. Les critères diagnostiques proposés ici doivent être considérés comme provisoires.
	A. Répond aux critères généraux d'une intoxication aiguë [voir le chapitre 7, tableau 7.4, p. 181], mais survient après l'ingestion d'une quantité d'alcool insuffisante pour induire une intoxication chez la plupart des gens.
	B. Comportement verbal agressif ou violence physique qui ne sont pas typiques du sujet quand il est abstinent.
	C. Survenue très rapide, habituellement quelques minutes après la consommation d'alcool.
	D. Absence d'éléments en faveur d'un trouble cérébral organique ou d'un autre trouble mental.

Source: World Health Organization (1993), trad. française *Classification internationale des maladies, 10ᵉ révision. Chapitre V (F): Troubles mentaux et troubles du comportement: critères diagnostiques pour la recherche*, Paris, Organisation Mondiale de la Santé et Masson, 1994.

Vaillant (1983) a souligné qu'il faut toujours considérer l'alcoolisme dans le diagnostic différentiel des troubles de la personnalité. Beaucoup d'alcooliques paraissent tout à fait normaux avant de commencer à abuser de l'alcool, comme l'ont montré des études longitudinales réalisées à Boston. Vaillant (1995) cite entre autres l'observation d'un homme titulaire d'un Ph.D., suivi depuis l'enfance, considéré comme sans problèmes personnels ou familiaux. Apparemment honnête et consciencieux, à 37 ans il est surpris à voler de l'équipement à son employeur pour financer son alcoolisme. Après 10 ans d'abus d'alcool continu et de chômage, il entre aux Alcooliques Anonymes (AA). Cinq ans plus tard, à 53 ans, on ne décèle plus aucun trouble de la personnalité; il vit en famille et travaille régulièrement.

Tout naturellement, l'alcoolique souvent déprimé ou anxieux fournira au clinicien sa propre interprétation de la psychogenèse de sa condition: « J'ai commencé à boire pour oublier » ou « pour lutter contre mes sentiments d'infériorité en société ». On aurait tort de prendre cette explication pour argent comptant ou de considérer les troubles de la personnalité comme constamment préexistants, ainsi que le veulent certaines idées préconçues.

TABLEAU 6.4   Critères diagnostiques de l'abus d'alcool

DSM-IV 305.00 Abus d'alcool	CIM-10 F10.1 Utilisation nocive d'alcool
A. Mode d'utilisation inadéquat d'alcool conduisant à une altération du fonctionnement ou à une souffrance cliniquement significative, caractérisée par la présence d'au moins une des manifestations suivantes au cours d'une période de 12 mois: (1) utilisation répétée d'alcool conduisant à l'incapacité de remplir des obligations majeures, au travail, à l'école ou à la maison; (2) utilisation répétée d'alcool dans des situations où cela peut être physiquement dangereux; (3) problèmes judiciaires répétés liés à l'utilisation d'alcool; (4) consommation d'alcool malgré des problèmes interpersonnels ou sociaux, persistants ou récurrents, causés ou exacerbés par les effets de l'alcool.	Mode d'utilisation d'alcool causant un dommage à la santé. Le dommage peut être physique ou mental.
B. Les symptômes n'ont jamais atteint, pour cette classe de substance (c.-à-d. l'alcool), les critères de la dépendance.	L'abus ne devrait pas être diagnostiqué si un syndrome de dépendance, un trouble psychotique ou une autre forme spécifique de troubles liés à l'alcool ou aux drogues est présent.
	Conseils pour établir le diagnostic Le diagnostic requiert qu'un réel dommage ait été causé à la santé mentale ou physique de l'utilisateur. Des modes de consommation nocive sont souvent critiqués par les autres et souvent associés à des conséquences sociales diverses. Le fait que l'usage d'alcool soit désapprouvé par d'autres personnes ou par le milieu social, ou encore puisse avoir amené des conséquences sociales négatives telles qu'arrestations ou disputes conjugales n'est pas en soi évidence d'utilisation nocive. L'intoxication aiguë n'est pas en soi une évidence suffisante de dommage à la santé pour diagnostiquer l'abus.

Sources : American Psychiatric Association (1994), trad. française *DSM-IV – Manuel diagnostique et statistique des troubles mentaux*, Paris, Masson, 1996 ; World Health Organization (1993), trad. française *Classification internationale des maladies, 10ᵉ révision. Chapitre V (F): Troubles mentaux et troubles du comportement : critères diagnostiques pour la recherche*, Paris, Organisation Mondiale de la Santé et Masson, 1994.

TABLEAU 6.5 Critères diagnostiques de la dépendance alcoolique

DSM-IV 303.90 Dépendance alcoolique	CIM-10 F10.2 Syndrome de dépendance à l'alcool
Mode inadapté d'utilisation d'alcool conduisant à une altération du fonctionnement ou à une souffrance, cliniquement significative, caractérisée par la présence de trois (ou plus) des manifestations suivantes, à un moment quelconque d'une période continue de 12 mois :	Ensemble de phénomènes physiologiques, comportementaux et cognitifs au cours desquels l'usage d'alcool prend une importance beaucoup plus élevée que d'autres comportements qui antérieurement avaient une plus grande valeur. Une caractéristique centrale du syndrome de dépendance est le désir (souvent fort, quelquefois irrésistible) d'absorber de l'alcool. Il est possible que le retour à la consommation, après une période d'abstinence, amène une réapparition plus rapide des autres aspects du syndrome que chez des individus non dépendants. Le rétrécissement du répertoire personnel des façons de consommer a aussi été décrit comme un trait caractéristique (tendance à boire des boissons alcoolisées de la même façon les jours de semaine et les week-ends, quelles que soient les contraintes sociales qui déterminent un comportement approprié par rapport à l'alcool). C'est une caractéristique essentielle du syndrome de dépendance que le désir de consommation soit présent ; la conscience de la compulsion à boire s'observe le plus souvent au cours des tentatives d'interrompre ou de contrôler celle-ci. Un diagnostic de dépendance ne devrait habituellement être posé que si trois ou plus des symptômes suivants se sont manifestés à un moment quelconque au cours de l'année précédente :

(1) tolérance, définie par l'un des symptômes suivants :
    (a) besoin de quantités notablement plus fortes d'alcool pour obtenir une intoxication ou l'effet désiré,
    (b) effet notablement diminué en cas d'utilisation continue d'une même quantité d'alcool ;
	(4) tolérance : des doses croissantes d'alcool sont nécessaires pour obtenir les effets initialement produits par des doses moins élevées ;

(2) sevrage caractérisé par l'une ou l'autre des manifestations suivantes :
    (a) syndrome de sevrage caractéristique de l'alcool (voir plus bas),
    (b) l'alcool (ou une substance très proche) est pris pour soulager ou éviter les symptômes de sevrage ;
	(3) un état de sevrage physiologique lorsque la consommation est cessée ou réduite, qui se manifeste soit par le syndrome de sevrage caractéristique, soit par l'usage d'alcool (ou d'une substance semblable) pour soulager ou éviter l'apparition de symptômes de sevrage ;

(3) l'alcool est souvent pris en quantité plus importante ou pendant une période plus prolongée que prévu ;	(2) des difficultés à contrôler la consommation (début, fin ou quantité absorbée) ;
(4) il y a un désir persistant, ou des efforts infructueux, pour diminuer ou contrôler la consommation d'alcool ;	
(5) beaucoup de temps est consacré à des activités nécessaires pour obtenir de l'alcool, à consommer de l'alcool ou à récupérer de ses effets ;	(5) augmentation du temps passé à obtenir de l'alcool, le consommer ou récupérer de ses effets ;
(6) des activités sociales, professionnelles ou de loisir importantes sont abandonnées ou réduites à cause de la consommation d'alcool ;	(5) négligence progressive, liée à la consommation, de sources de plaisirs ou d'intérêts ;
(7) la consommation d'alcool persiste, bien que la personne soit consciente d'avoir un problème psychologique ou physique persistant ou récurrent susceptible d'avoir été causé ou exacerbé par l'alcool.	(6) persistance de la consommation malgré l'évidence de conséquences clairement dommageables, telles que des altérations du foie, un état dépressif consécutif à des périodes de grosse consommation. On doit tenter de déterminer que le consommateur était réellement conscient de la nature et du degré des dommages causés ;
	(1) un désir intense ou une compulsion à consommer de l'alcool.

Sources : American Psychiatric Association (1994), trad. française *DSM-IV – Manuel diagnostique et statistique des troubles mentaux*, Paris, Masson, 1996 ; World Health Organization (1993), trad. française *Classification internationale des maladies, 10ᵉ révision. Chapitre V (F) : Troubles mentaux et troubles du comportement : critères diagnostiques pour la recherche*, Paris, Organisation Mondiale de la Santé et Masson, 1994.

Syndrome de sevrage

Lorsque la consommation excessive est interrompue ou fortement diminuée, la dépendance neurobiologique à l'alcool se manifeste par divers troubles neurovégétatifs (tachycardie, transpiration, nausées, malaises, fluctuations de la tension artérielle). On peut observer aussi des tremblements accentués des mains, de la langue et des paupières (voir le tableau 6.6). Un syndrome cérébral organique mineur (obnubilation, troubles de l'attention et du jugement, troubles de la mémoire) peut se prolonger de quelques jours à quelques semaines. À des degrés divers, cet état (*wet brain*) se manifeste chez la majorité des alcooliques graves en cure de désintoxication ou en réhabilitation consécutive. À la différence de ce qu'on observe dans la psychose de Korsakoff, les troubles de la mémoire sont influencés favorablement par le soutien affectif et la suggestion.

Delirium tremens

Le delirium tremens peut survenir dans la semaine qui suit le sevrage; il est souvent déclenché par une condition physique associée (p. ex., une fracture, une

TABLEAU 6.6 Critères diagnostiques du sevrage alcoolique

DSM-IV 291.8 Sevrage alcoolique	CIM-10 F10.3 Syndrome de sevrage alcoolique
A. Arrêt (ou réduction) d'une utilisation d'alcool qui a été massive et prolongée.	A. Voir le critère G1 des critères généraux du syndrome de sevrage [chapitre 7, tableau 7.5, p. 182].
B. Au moins deux des manifestations suivantes se développent de quelques heures à quelques jours après le critère A: (1) hyperactivité neurovégétative (p. ex., transpiration ou fréquence cardiaque supérieure à 100); (2) augmentation du tremblement des mains; (3) insomnie; (4) nausées ou vomissements; (5) hallucinations ou illusions transitoires visuelles, tactiles ou auditives; (6) agitation psychomotrice; (7) anxiété; (8) crises convulsives de type grand mal.	B. Au moins trois des signes suivants: (2) transpiration; (4) tachycardie ou hypertension; (1) tremblements des mains tendues, de la langue ou des paupières; (7) insomnie; (3) nausées, haut-le-cœur ou vomissements; (9) hallucinations ou illusions transitoires (visuelles, tactiles ou auditives); (5) agitation psychomotrice; (10) crises convulsives de type grand mal; (6) céphalées; (8) malaise ou état de faiblesse.
C. Les symptômes du critère B causent une souffrance cliniquement significative ou une altération du fonctionnement social, professionnel ou dans d'autres domaines importants.	
D. Les symptômes ne sont pas dus à une affection médicale générale et ne sont pas mieux expliqués par un autre trouble mental.	A. Voir le critère G3 des critères généraux du syndrome de sevrage [chapitre 7, tableau 7.5].
	A. Voir le critère G2 des critères généraux du syndrome de sevrage [chapitre 7, tableau 7.5].

Sources: American Psychiatric Association (1994), trad. française *DSM-IV – Manuel diagnostique et statistique des troubles mentaux*, Paris, Masson, 1996; World Health Organization (1993), trad. française *Classification internationale des maladies, 10ᵉ révision. Chapitre V (F): Troubles mentaux et troubles du comportement: critères diagnostiques pour la recherche*, Paris, Organisation Mondiale de la Santé et Masson, 1994.

maladie infectieuse, une intervention chirurgicale). Le tableau est celui d'un état confusionnel avec fièvre, déshydratation, déséquilibre électrolytique, troubles neurovégétatifs, paniques, hallucinations visuelles (typiquement, insectes ou animaux sur les murs de la chambre ou sur les draps) et peut s'accompagner de crises d'épilepsie grand mal. Plus souvent, le tableau est moins dramatique, comportant surtout anxiété et sub-agitation, désorientation, nausées et insomnie.

Il y a quelques années encore, le delirium tremens menait à la mort dans de 10 % à 15 % des cas. Les progrès thérapeutiques sont tels que ce pourcentage est tombé à moins de 0,5 %.

L'*hallucinose* auditive ou visuelle sans croyance délirante (contrairement aux hallucinations) peut survenir indépendamment du delirium tremens.

6.4.4 Complications psychiatriques

Le sevrage s'accompagne souvent de complications psychiatriques sans lésions cérébrales connues, comme l'insomnie, l'anxiété, la dépression, les troubles de la personnalité, lesquelles peuvent persister des semaines ou des mois, à des degrés divers d'intensité, même après un arrêt complet de la consommation d'alcool. La dépression semble plus souvent secondaire que primaire par rapport à l'alcoolisme (Vaillant, 1983), du moins chez les hommes.

En revanche, l'alcoolisme entraîne souvent des complications psychiatriques avec lésions cérébrales, qui se manifestent sous forme de démences et de troubles cognitifs. Il importe de souligner que le terme « trouble organique cérébral » a disparu dans le DSM-IV, car il pouvait donner à penser à tort que les troubles « non organiques » ou fonctionnels sont dépourvus de base biologique, maintenant ainsi un dualisme périmé entre psychogenèse et organogenèse. Toutefois, nous maintenons ici cette catégorie, car dans le domaine des troubles liés à l'alcool, comme d'ailleurs aux autres drogues, les manifestations décrites dans les paragraphes précédents se rattachent clairement à des anomalies métaboliques, neurochimiques (récepteurs, neurotransmetteurs, etc.), qui sont réversibles à plus ou moins longue échéance après la fin de l'intoxication, alors que, dans les complications décrites ci-dessous, ces mêmes troubles fonctionnels ont engendré à la longue des lésions anatomiques irréversibles, accompagnées de déficits cognitifs multiples, y compris des troubles mnésiques.

— Le *syndrome de Wernicke-Korsakoff* s'accompagne de lésions nécrotiques spécifiques des corps mamillaires, du thalamus et du tronc cérébral.

— La *psychose de Korsakoff,* vraisemblablement due à une déficience en thiamine, associe de la confabulation au déficit mnésique. Le trouble de la mémoire est rétrograde (perte de souvenirs bien établis avant le début de la maladie) et antérograde (troubles de la mémoire de fixation après le début de la maladie). Si l'amnésie de fixation est majeure, elle entraîne de la désorientation. Le pronostic est réservé : moins de 25 % des patients s'améliorent suffisamment pour reprendre leurs activités antérieures et 25 % requièrent une institutionnalisation permanente.

— L'*encéphalopathie de Wernicke,* dont le début est souvent brutal, peut être fatale. Elle comporte de la confusion mentale, des troubles mnésiques, de la confabulation, de l'apathie et des troubles neurologiques (paralysie des muscles oculomoteurs, latéraux en particulier, et ataxie cérébelleuse). Décrite voici plus d'un siècle dans sa forme complète, elle est beaucoup plus fréquente qu'on ne le croit et échappe souvent au diagnostic du fait qu'elle se manifeste la plupart du temps de façon incomplète et purement cognitive. Elle constitue le substratum neuropathologique le plus fréquent des déficits cognitifs chroniques chez les alcooliques. Sa prévalence à l'autopsie dépasse de beaucoup le nombre de diagnostics *in vivo* (environ 1 % des autopsies dans la population en général et 12 % chez un groupe d'alcooliques). Elle peut être considérée comme une urgence neuropsychiatrique. Son traitement par thiamine amène une bonne amélioration sur le plan oculaire, qui atteint un moindre degré sur le plan moteur et qui demeure souvent limitée sur le plan mental. Chez la majorité des patients, un syndrome de Korsakoff subsiste.

— La *maladie de Marchiafava-Bignami* n'est pas cliniquement différente de l'encéphalopathie alcoolique chronique, mais elle progresse vers la mort en quatre à six ans. Certains vins italiens de fabrication artisanale, de même que le déficit nutritionnel général, semblent principalement responsables de sa pathologie caractéristique : la démyélinisation de la partie médiane du corps calleux.

6.4.5 Cas particuliers suivant l'âge et le sexe

Enfants

Les enfants tolèrent mal l'alcool, même à des quantités proportionnelles à leur poids. L'intoxication alcoolique aiguë, lorsqu'elle se produit, est le plus souvent accidentelle et peut avoir de graves conséquences. Cependant, dans certaines régions ou certains pays, les enfants sont habitués dès le jeune âge à consommer de l'alcool dans le cadre familial et peuvent commencer à présenter dès la préadolescence les diverses complications physiques et mentales de l'abus d'alcool.

Adolescents

L'abus des trois substances le plus fréquemment constaté parmi les adolescents (alcool, cannabis et cocaïne) semble avoir diminué au cours de la dernière décennie. L'alcool vient souvent en complément ou en remplacement d'autres drogues chez les jeunes qui donnent, comme principales raisons de boire, l'ennui, l'apathie, le sentiment de non-valeur, d'impuissance et de démotivation, de mauvaises relations dans la famille. Ils ne perçoivent pas l'abus ni même l'ivresse comme un comportement anormal.

La définition de l'alcoolisme chez les adolescents est encore plus difficile que chez les adultes: la dépendance physique, les symptômes de tolérance et de sevrage sont exceptionnels, ainsi que les complications somatiques. La majorité d'entre eux ne tomberont pas, à l'âge adulte, dans l'alcoolisme chronique. Néanmoins, quand c'est le cas, il s'agira souvent d'un alcoolisme grave; il semble en effet exister une corrélation entre début précoce, à l'adolescence, et gravité de l'alcoolisme. La présence d'un alcoolisme familial rend aussi le pronostic plus incertain, et des programmes spéciaux, différents et généralement plus prolongés et plus individualisés que ceux qui sont destinés aux adultes, sont nécessaires.

Femmes

Traditionnellement, les femmes boivent moins que les hommes, et la proportion de femmes alcooliques est de 60 % à 75 % inférieure à celle des hommes. Avec la transformation des mœurs et l'augmentation du nombre de femmes au travail, il est possible qu'on assiste à une augmentation de la prévalence chez elles («hypothèse de convergence» qui est cependant controversée). À l'abus d'alcool caché par la femme décrit par le passé se substituerait un alcoolisme social et professionnel, encore différent de l'alcoolisme mondain qui avait toujours existé. En outre, il est établi que la dépression et l'anxiété sont, plus souvent que chez l'homme, préexistantes au début de l'alcoolodépendance; si l'alcool à petites doses soulage les symptômes dépressifs, il les aggrave au contraire quand la dose s'élève, créant un cercle vicieux. Il semble que l'organisme féminin est plus sensible à l'abus d'alcool et que des doses moins élevées peuvent entraîner diverses complications somatiques et psychiques. On considère donc que la quantité «normale» d'alcool, généralement non susceptible d'amener des complications, correspond aux deux tiers environ de celle qui est établie pour les hommes.

Personnes âgées

Chez les personnes âgées, l'alcoolisme est moins souvent détecté par l'entourage et par les médecins, en particulier en raison de leur isolement fréquent. Certaines détériorations intellectuelles liées à l'alcool sont attribuées à la sénilité. On peut diviser les alcooliques âgés en deux groupes: ceux qui boivent depuis longtemps, bien avant l'âge de la retraite (les complications biologiques et psychosociales sont alors plus graves) et ceux qui ont commencé tardivement à abuser de l'alcool, autour de l'âge de la retraite, souvent à la suite de la perte du conjoint ou d'un plus grand isolement. Le pronostic pour ces derniers est bien meilleur s'ils bénéficient d'un programme psychosocial de soutien.

6.5 DÉPISTAGE SYSTÉMATIQUE ET PRÉCOCE

Le dépistage des alcooliques est généralement négligé, tant au cabinet du médecin qu'en milieu hospitalier, bien que la sensibilité et la spécificité de diverses méthodes aient été prouvées.

On a proposé de combiner des questionnaires simples et des examens biologiques, la validité et la fiabilité des premiers étant pour le moment mieux établies.

6.5.1 Questionnaires

On peut citer comme exemple de questionnaires le Michigan Alcoholism Screening Test (MAST) [Selzer, 1971]. Le tableau 6.7 en présente une version abrégée de 10 questions au lieu des 25 de la version complète. Chaque réponse, soulignée dans le tableau, correspond à un certain nombre de points, et tout total dépassant 5 points signale au clinicien la nécessité de procéder à une investigation plus poussée.

6.5.2 Examens biologiques

Les examens biologiques plus utiles jusqu'ici semblent être la mesure du volume globulaire moyen des hématies (VGM), souvent augmenté, et le dosage de la gamma-glutamyl-transférase (GGT) dans le plasma. Cette enzyme hépatique demeure en général à un niveau élevé même plusieurs semaines après l'interruption de l'abus d'alcool. Le degré de sensibilité et de spécificité de cette mesure demeure néanmoins critiquable, et diverses autres méthodes font l'objet de recherches intensives, en particulier la CDT (*carbohydrate deficient transferrin*).

6.6 TRAITEMENT

6.6.1 Principes généraux et attitude du médecin

Le traitement de l'alcoolique appelle certaines attitudes de la part du médecin et doit tenir compte de quelques principes généraux.

– Il s'agit d'un traitement à long terme : le programme de réhabilitation doit, le plus souvent, s'étendre sur des années. Le médecin doit s'efforcer de maximiser son influence dès la première rencontre avec le patient ; dans ce but, il formulera le diagnostic en termes simples, soulagera le patient de sa honte et de sa culpabilité, lui proposera un objectif réaliste si la « barrière du déni » est franchie et lui offrira un suivi régulier.

TABLEAU 6.7   Version abrégée du MAST

1. Buvez-vous comme tout le monde ?	OUI	<u>NON</u>	2
2. Vos parents ou vos relations pensent-ils que vous buvez normalement ?	OUI	<u>NON</u>	2
3. Avez-vous déjà assisté à une réunion de l'association des Alcooliques Anonymes ?	<u>OUI</u>	NON	5
4. Vous est-il déjà arrivé de rompre avec votre « blonde » ou votre « chum » ou de perdre des amis à cause de la boisson ?	<u>OUI</u>	NON	2
5. Avez-vous déjà eu des ennuis à votre travail à cause de la boisson ?	<u>OUI</u>	NON	2
6. Vous est-il déjà arrivé de négliger vos obligations, votre famille ou votre travail pendant deux ou plusieurs jours consécutifs parce que vous aviez bu ?	<u>OUI</u>	NON	2
7. Avez-vous déjà eu un delirium tremens, des tremblements très importants ? Avez-vous déjà entendu des voix ou vu des choses qui n'existaient pas, après avoir bu ?	<u>OUI</u>	NON	2
8. Avez-vous déjà demandé de l'aide à quelqu'un à cause de la boisson ?	<u>OUI</u>	NON	5
9. Avez-vous déjà été hospitalisé(e) à cause de la boisson ?	<u>OUI</u>	NON	5
10. Avez-vous déjà été arrêté(e) pour conduite en état d'ivresse, pour avoir trop bu avant de conduire ?	<u>OUI</u>	NON	2

Source : A.D. Pokorny et coll., « The brief MAST: A shortened version of the Michigan Alcoholism Screening Test », *Am. J. Psychiatry*, vol. 129, n° 3, 1972, p. 344. © American Psychiatric Association. Reproduction autorisée.

- L'abstinence totale est un objectif optimal, probablement à proposer comme indispensable aux alcooliques avec dépendance grave. En faire une nécessité inéluctable dans des cas moins sévères risque probablement d'écarter du traitement beaucoup de sujets dont la motivation est incertaine; il peut alors être préférable de laisser le choix entre un programme visant à l'abstinence totale ou un programme initialement moins ambitieux. Une amélioration de la qualité de vie, une consommation mieux contrôlée, un raccourcissement de la durée des rechutes et une réduction de leur fréquence seront souvent des objectifs plus faciles à atteindre.
- Aucune approche n'est une panacée: il importe de ne pas être dogmatique. Par exemple, les AA sont une admirable organisation dont les succès sont nombreux, mais dont l'efficacité n'a été démontrée par aucune étude contrôlée. D'autre part, pour des raisons diverses, cette association rebute certains sujets, à qui il importe d'offrir d'autres voies de thérapie.
- Dans la mesure du possible, on doit aider l'alcoolique à rompre avec le milieu qui, antérieurement, a favorisé sa dépendance à l'alcool.
- Le réseau social du patient (famille et employeur) doit autant que possible être appelé à jouer un rôle dans le traitement. L'aide de personnes clés dans la famille peut être indispensable. On a pu montrer que, lorsque le conjoint ou la conjointe de l'alcoolique participe à une évaluation complète suivie d'une brève séance de conseils et de directives, les résultats peuvent être aussi bons qu'à la suite d'un séjour prolongé en centre de réadaptation. D'autre part, les succès obtenus par les programmes d'assistance aux employés dans de nombreuses entreprises témoignent de l'efficacité de l'implication des employeurs.
- Les ressources locales disponibles dans la communauté doivent être bien connues du médecin (voir les « Numéros utiles » à la fin du chapitre). Il ne suffit pas de recommander les AA à un patient souvent craintif, sensible aux frustrations, se sentant inférieur et socialement malhabile: on s'assurera qu'un membre de l'organisation le prendra littéralement par la main pour l'amener à sa première réunion.
- On peut présenter le concept d'alcoolisme-maladie au patient sans pour autant le décharger de sa responsabilité dans son traitement: demeurer sobre ou modérer sa consommation est son problème aussi bien que celui du ou des thérapeutes, tout comme dans le traitement du diabète.
- Une petite minorité d'alcooliques (autour de 10 % selon diverses études) pourra un jour retourner à la consommation modérée. L'abstinence totale sera nécessaire pendant un certain temps pour diagnostiquer un trouble psychiatrique associé, primaire et non pas secondaire, qui persistera alors malgré l'abstinence; d'autre part, il est important que le malade réapprenne à faire face aux problèmes habituels de son existence sans recourir à l'alcool. Il est toutefois impossible, à ce jour, de prédire qui fera partie de la minorité de ceux qui peuvent gérer leur consommation et redevenir des « buveurs sociaux ».
- Les programmes spécialisés pour alcooliques sont offerts sur une base interne (séjour dans un centre, le plus souvent trois ou quatre semaines) ou ambulatoire, sans que la supériorité d'une formule sur une autre ait été démontrée. Le traitement en établissement devrait en principe mieux convenir aux sujets dont la dépendance est la plus accentuée et dont le soutien social est plus restreint.

6.6.2 Désintoxication et traitement du syndrome de sevrage

Le sevrage ne nécessite pas constamment, et de loin, l'hospitalisation; celle-ci peut néanmoins être utile dans certains cas, pour couper le patient de son milieu ainsi que pour des raisons médicales. La plupart des désintoxications peuvent se faire à domicile en toute sécurité et de façon efficace. Cette approche, encore controversée il y a quelques années, est maintenant admise de façon quasi universelle. L'équipe thérapeutique doit cependant toujours avoir la possibilité de recourir à la structure hospitalière en cas d'apparition de troubles graves (delirium tremens, crises convulsives, hallucinose, etc.).

La période de sevrage dure en général de trois à cinq jours, après quoi les symptômes subjectifs et objectifs d'anxiété (tremblements, angoisse, sub-agitation, troubles de l'humeur, troubles du sommeil, troubles neurovégétatifs divers, irritabilité) s'estompent. La réaction habituelle du sujet est de se tourner vers l'alcool pour apaiser ses malaises.

Le chlordiazépoxide ou d'autres benzodiazépines (diazépam, flurazépam, oxazépam, etc.) peuvent être utilisés à ce stade, mais on gardera en mémoire qu'ils sont potentiellement générateurs de dépendance. Le chlordiazépoxide peut être prescrit à une dose de 25 mg à 100 mg par voie buccale ou intraveineuse, répétée au besoin toutes les 2 à 4 heures (jusqu'à 300 mg par jour), ou encore le diazépam, à raison de 5 mg à 20 mg par voie buccale ou intraveineuse toutes les 2 à 4 heures (jusqu'à 60 mg par jour). Cette médication sera poursuivie jusqu'à l'amélioration de l'état du patient, mais on évitera d'y recourir systématiquement, beaucoup de sujets pouvant s'en passer sans trop de difficulté.

Pendant les 24 premières heures suivant le début du sevrage, une hypomagnésémie peut survenir, contribuant à abaisser le seuil convulsivant et nécessitant un apport de magnésium (sulfate de magnésium, 2 g par voie i.v. le premier jour du sevrage).

La thiamine, à raison de 100 mg par voie intramusculaire, 2 fois par jour, peut être administrée conjointement pendant les 3 à 5 premiers jours; on prescrira ensuite des capsules de vitamine B, 2 fois par jour pour les 15 jours suivants, puis 1 fois par jour par la suite pour prévenir un syndrome de Korsakoff. C'est que les alcooliques présentent presque toujours des troubles d'absorption (altérations biochimiques et lésions de la muqueuse intestinale), d'où la nécessité de cet apport vitaminique, même si leur alimentation est suffisante.

La réhydratation intraveineuse est rarement nécessaire et indiquée seulement s'il y a des signes objectifs de déshydratation.

Des crises convulsives généralisées peuvent survenir: on pourra les traiter par diazépam à raison de 5 mg par voie intraveineuse, 3 fois par jour ou davantage au besoin.

Le delirium tremens requiert une surveillance attentive des fonctions vitales et métaboliques. L'halopéridol, à raison de 1 mg à 5 mg par voie buccale ou intramusculaire toutes les 2 heures, administré jusqu'à 8 fois par jour, réduit ou supprime les hallucinations et l'excitation si elles sont prédominantes. Sinon, une médication sédative et anticonvulsivante (benzodiazépines) est préférable en raison de l'abaissement du seuil convulsivant (voir le tome II, chapitre 29).

Les complications psychiatriques organiques du type syndrome de Wernicke ou Korsakoff nécessitent un traitement d'urgence au moyen de thiamine administrée par intraveineuse à une dose de 100 mg initialement.

La période de désintoxication est suivie d'une phase de sobriété instable, avec fluctuations des fonctions neurovégétatives et physiologiques en général. La vulnérabilité par rapport à la rechute est élevée à ce stade, d'où la prescription fréquente de trois à quatre semaines de séjour dans un établissement où un programme de réadaptation prépare la phase de sobriété stable (voir «Thérapies institutionnelles» dans la section suivante).

6.6.3 Traitement de l'alcoolisme chronique et de ses complications

Un grand nombre de méthodes thérapeutiques ont fait l'objet d'études contrôlées. Holder et coll. (1991) proposent une classification basée sur les résultats de ces études empiriques, qui contredisent beaucoup de croyances courantes: les pratiques les plus répandues jusqu'ici sont en effet fondées principalement sur des actes de foi et sur l'expérience personnelle non contrôlée des thérapeutes plutôt que sur des évaluations objectives.

À titre d'exemple, la liste des méthodes dont l'efficacité est incertaine inclut les conférences et les films éducatifs, les thérapies de groupe, les AA, le traitement en centre de type «Minnesota» (qui inclut les méthodes précédentes), le lithium. Parmi les traitements plus appropriés selon les études contrôlées figurent les médicaments antidépresseurs, le disulfirame, la thérapie conjugale de type comportemental, l'entraînement à la gestion du stress et des relations sociales, etc.

Dans l'ensemble, aucun traitement ne se montre supérieur aux autres pour l'*ensemble* des alcooliques, et les traitements les plus intensifs et les plus prolongés ne sont pas supérieurs aux plus brefs, sauf dans les cas les plus graves et comportant une désinsertion sociale plus marquée. Les traitements sur une base interne ne sont pas plus efficaces que les traitements ambulatoires. L'essentiel pour améliorer les résultats est de choisir les méthodes les plus spécifiquement appropriées aux caractéristiques propres du patient, au lieu de considérer l'alcoolisme comme une entité homogène : il s'agit de préciser le diagnostic de sous-populations diverses et de choisir la ou les thérapeutiques adéquates.

Les prochains paragraphes sont consacrés aux aspects médicamenteux, psychothérapiques et institutionnels du traitement. Nous évoquerons aussi brièvement la controverse qui persiste au sujet de deux buts primordiaux différents : l'abstinence et le « boire contrôlé ».

Traitements médicamenteux

Médicaments visant à traiter les troubles psychiques préexistants

L'alcool peut souvent apparaître comme une tentative d'automédication (alcoolisme secondaire). Il est alors logique de traiter la maladie mentale préexistante (p. ex., phobie, accès de panique, anxiété généralisée, dépression), à condition que soit clairement établie l'antériorité de la pathologie psychique. Une psychothérapie appropriée peut, suivant les cas, s'associer à la médication ou la remplacer.

- **Anxiolytiques**

Les benzodiazépines peuvent être utiles au stade de la désintoxication et de ses suites immédiates. Aucun effet à long terme n'a été démontré dans la prévention des rechutes ou pour faciliter la réadaptation. Le risque de dépendance aux benzodiazépines, remplaçant la dépendance à l'alcool, doit être pesé et soupesé pour tout traitement dépassant une ou deux semaines. Le buspirone, à raison de 5 mg à 20 mg 2 fois par jour, peut être une solution de rechange utile, car il est exempt de risques de dépendance et d'interaction avec l'alcool, mais une période de latence d'une quinzaine de jours s'observe avant que son action anxiolytique devienne efficace. Il semble, par ailleurs, qu'il puisse contribuer à réduire l'appétence d'alcool.

- **Antidépresseurs**

Leur utilisation éventuelle chez les nombreux alcooliques déprimés est d'autant plus délicate que :
1) toute médication qui requiert une oxydation par le foie fait appel à des mécanismes pharmacocinétiques différents chez les alcooliques, et divers suivant les stades d'évolution. Les erreurs les plus fréquentes sont la prescription de doses trop faibles, sur une trop courte durée, et une interruption précoce après une réponse thérapeutique positive ;
2) la distinction diagnostique entre dépression primaire et secondaire par rapport à l'alcoolisation est souvent difficile. Dans le doute, mieux vaut attendre quelques semaines d'abstinence avant de prescrire un antidépresseur, la grande majorité des dépressions secondaires s'améliorant au cours de cette période.

Dans le cas d'antécédents d'épisodes dépressifs à répétition, ou de psychose affective bipolaire, le lithium peut être utilisé, d'autant plus qu'il est susceptible d'avoir une action indépendante sur la régulation de l'appétence d'alcool, action encore controversée.

Parmi les médications antidépressives, la désipramine et les divers inhibiteurs sélectifs du recaptage de la sérotonine (ISRS) ont été les mieux étudiés.

Médicaments visant à réduire l'appétence d'alcool

Un certain nombre d'anomalies des neuromédiateurs cérébraux ont pu être reliées aux phénomènes d'appétence d'alcool et de dépendance à celui-ci. Ces anomalies fournissent des justifications logiques à la recherche d'adjuvants pharmacologiques au traitement psychologique et social de la dépendance. Interviennent en particulier les systèmes sérotoninergique, dopaminergique, gabaergique, et les opioïdes endogènes.

- **Médications sérotoninergiques**

Les inhibiteurs du recaptage de la sérotonine, indépendamment de leur effet antidépresseur, semblent avoir une action temporaire sur l'appétence et la consommation d'alcool, mais leur efficacité à long terme, au-delà de quelques semaines, n'a pas été démontrée. Le buspirone n'a pas d'effet démontré sur la consommation, mais en a sur la psychopathologie associée.

- **Agonistes de la dopamine**

Ils influencent aussi le comportement par rapport à l'alcool. Des études contrôlées (Dongier,

Vachon et Schwartz, 1991) utilisant la bromocriptine orale ont fourni des résultats positifs, soit en ce qui concerne les mesures objectives de la consommation d'alcool telles que les dosages de la GGT, soit en ce qui concerne la psychopathologie secondaire (en particulier agressivité et troubles de l'estime de soi). Ces résultats s'observent au mieux chez les alcooliques non abstinents, par conséquent grâce à une interaction avec l'alcool. Mais les résultats à long terme ne semblent pas supérieurs au placebo chez les alcooliques abstinents.

- **Agoniste du récepteur de GABA**

L'acétyl-homotaurinate de calcium, dérivé synthétique de l'homotaurine, utilisé jusqu'ici en Europe mais pas sur le continent américain, semble avoir la propriété de prolonger la durée de l'abstinence chez les alcooliques sobres et de réduire le nombre de ceux qui abandonnent le traitement pendant la période la plus difficile qui suit le début de l'abstinence, soit les six premiers mois.

- **Naltrexone**

Cet antagoniste des opiacés a démontré un effet significatif dans trois études contrôlées effectuées avec des alcooliques. Le taux de rechute chez les sujets traités est près de deux fois inférieur à celui du groupe de contrôle prenant un placebo.

*

Ces diverses tentatives de pharmacothérapie relativement à l'alcoolo-dépendance sont encore à leur début. Elles ont un grand intérêt théorique, puisqu'elles visent à corriger des anomalies biochimiques qui peuvent être soit génétiquement induites et donc préexistantes au début de l'alcoolisation, soit consécutives à celle-ci.

Médicaments induisant une aversion pour l'alcool

On peut proposer aux sujets présentant une motivation appropriée des médicaments susceptibles de les rendre physiquement malades s'ils boivent; on les aide à maintenir une abstinence malgré une motivation encore fragile en provoquant une réaction d'aversion.

- **Disulfirame**

C'est le plus connu de ce groupe de médicaments. Il agit en inhibant l'acétaldéhyde-déshydrogénase (ALDH), entraînant ainsi une élévation sanguine de l'acétaldéhyde, premier produit du métabolisme de l'alcool. Cette élévation provoque un certain nombre de réactions désagréables (bouffées de chaleur faciales, vertiges, hypotension, tachycardie, nausées, vomissements, oppression respiratoire, maux de tête). Les études du disulfirame oral remontent à 1953. Au cours des années qui ont suivi son introduction, des complications sérieuses ont été relevées (infarctus, accidents vasculaires cérébraux). Actuellement, on prescrit des doses moindres (de 125 à 250 mg par jour), et les accidents mortels sont rarissimes. Les résultats sont meilleurs lorsque le disulfirame est combiné à une intervention psychologique ou psychosociale (Azrin, 1976; Fuller et coll., 1986).

À noter que le disulfirame présente de nombreuses interactions avec d'autres médicaments (entre autres les neuroleptiques, les tricycliques, les inhibiteurs de la monoamine-oxydase) qui peuvent donner lieu à des réactions disulfirame-acétaldéhyde graves. D'autres médicaments (comme le diazépam) réduisent au contraire la réaction disulfirame-acétaldéhyde.

Le disulfirame est également utilisé en implantation sous-cutanée, qui lui donne une efficacité à plus long terme. En dehors de son action d'aversion, cette médication constitue en quelque sorte un symbole de la motivation du patient au regard du traitement.

- **Carbimide de calcium**

C'est également un inhibiteur de l'ALDH; son action est plus immédiate et moins durable que le disulfirame. Il est donc recommandé de l'administrer toutes les 12 heures (à raison de 50 à 100 mg).

Psychothérapies

La psychothérapie destinée aux alcooliques peut s'inspirer utilement, entre autres, des méthodes utilisées dans les troubles post-traumatiques (état de stress post-traumatique du DSM-IV) ou en psychosomatique, étant donné l'importance du stress préexistant ou consécutif à l'alcoolisation. C'est dire que la psychanalyse classique ne sera indiquée que de façon exceptionnelle. Les psychothérapies individuelles, de couple ou de groupe font habituellement partie des programmes suivis dans les centres de réadaptation et des programmes ambulatoires. Elles comportent généralement une composante cognitive, didactique et directive, et plus rarement une dimension psychodynamique prépondérante. La psychothérapie individuelle, souvent associée à une thérapie de groupe, est en général centrée sur les conflits actuels, reliés au passé, plutôt que sur les conflits de l'enfance. Ainsi la compréhension psychodynamique peut-elle enrichir significativement les techniques cognitives et comportementales et les psychothérapies de soutien. Les patients qui refusent les thérapies de groupe ou les mouvements d'entraide parce qu'ils ne veulent pas dévoiler publiquement leur alcoolisme ou en raison de phobies sociales pourront bénéficier de la psychothérapie individuelle.

Les thérapies de groupe sont issues de plusieurs traditions : les mouvements d'entraide, l'approche cognitivo-comportementale, l'approche éducative et l'école psychodynamique et interpersonnelle.

Thérapies de couple et de famille

La seule modalité de thérapie conjugale dont l'efficacité soit bien établie est d'inspiration comportementale et elle met l'accent sur l'amélioration des capacités de communication et de résolution des problèmes au sein du couple. Elle vise aussi à accroître la fréquence des renforcements positifs que se donnent les conjoints l'un à l'autre. Le traitement peut avoir lieu avec un couple ou en groupe de plusieurs couples (O'Farrell et Cowles, 1989).

La transmission de l'alcoolisme d'une génération à une autre n'est que partiellement génétique (Plomin, 1990), sans doute pour moins de la moitié de la variance exprimée dans l'incidence et l'évolution. Des dysfonctionnements familiaux apparaissent en réaction au stress associé à l'abus d'alcool par un ou plusieurs membres de la famille. La thérapie familiale est axée à la fois sur les problèmes actuels des alcooliques de la famille et sur la prévention de l'alcoolisme chez les enfants à haut risque. La théorie systémique est à la base de la plupart des approches. Steinglass et coll. (1987) ont décrit plusieurs types de familles d'alcooliques suivant le rôle joué par l'alcoolisme chronique dans l'organisation familiale.

Thérapies comportementales : la controverse abstinence/boire contrôlé

Les thérapies de conditionnement par aversion sont utilisées depuis plus de 50 ans : l'ingestion d'alcool est couplée avec une substance émétique telle que l'émétine ou l'apomorphine, ce qui provoque des nausées et des vomissements. De telles méthodes ne sont plus guère utilisées, leur capacité d'engendrer un dégoût durable pour l'alcool n'ayant pas été prouvée. De même, les méthodes d'aversion électrique sont tombées dans le discrédit, au profit de divers apprentissages : relaxation, affirmation de soi, entraînement à la gestion du stress, exercices physiques, modifications du style de vie, résistance aux pressions sociales incitant à boire, etc. Ces diverses techniques, qui visent non seulement l'alcoolisme, mais aussi les comportements addictifs en général, caractérisés par la recherche de récompenses immédiates (plaisir, excitation, réduction de tension, etc.), incluent en outre la prévention des rechutes, la négociation de contrats, le renforcement communautaire, l'entraînement aux habiletés sociales, etc.

La *méthode de prévention des rechutes,* particulièrement répandue, vise à enseigner au patient à reconnaître systématiquement les circonstances susceptibles de conduire à la rechute, de façon à réduire le risque de rechute. Des techniques d'autocontrôle (telle la tenue d'un journal des désirs de consommation) fournissent une aide efficace. Des apprentissages relativement à la gestion du stress, à la maîtrise de la colère, à la communication, à l'auto-affirmation peuvent être indiqués selon les cas. Il s'agit avant tout de faire face à la situation plutôt que de résister à la tentation par simple exercice de volonté.

La controverse entre les tenants de l'abstinence et ceux du « boire contrôlé », souvent passionnée, a entraîné des débats retentissants et n'est pas exempte de positions dogmatiques. Elle implique aussi des batailles de territoire : l'alcoolisme est-il une maladie dans laquelle les mécanismes biologiques jouent un rôle important pour entraîner la rechute ou est-il davantage un mode d'existence, une mauvaise habitude, une réaction inadéquate au stress que peut corriger l'apprentissage ? Comme nous l'avons souligné plus haut à diverses reprises, il s'agit de choisir dans la gamme d'approches et de thérapies disponibles celles qui sont appropriées pour les diverses variétés d'alcoolisme, en se basant sur une approche bio-psycho-sociale.

Interventions brèves

L'efficacité, même à long terme, des interventions brèves a été démontrée dans divers pays et se compare à celle d'interventions beaucoup plus coûteuses et prolongées telles que celles qui sont réalisées en milieu institutionnel. Limitées à quelques heures, elles impliquent une évaluation détaillée du comportement du sujet par rapport à l'alcool, avec rétroaction (*feedback*) appropriée. La responsabilité de décider de la conduite à tenir est entre les mains du patient, avec les options possibles. Une ou deux séances, quelques heures au total, sont généralement suffisantes. On trouvera des informations détaillées sur ce genre d'approche dans l'ouvrage de Miller et Rollnick (1991).

Thérapies institutionnelles

Le centre de réadaptation typique pour alcooliques reçoit en résidence, pour trois ou quatre semaines le plus souvent, des sujets volontaires, immédiatement après une cure de désintoxication. Les activités thérapeutiques, souvent menées par des conseillers qui peuvent être d'anciens alcooliques réadaptés, comprennent par exemple des séances didactiques (l'alcoolisme et ses conséquences), des psychothérapies de groupe, des entrevues individuelles, des discussions sur des films, de l'éducation physique et des activités ergothérapiques diverses, la participation à des réunions d'AA, etc. Typiquement, le suivi comprend la participation aux réunions d'AA, et le soutien familial est offert au conjoint et aux adolescents par les groupes Al-Anon et Al-Ateen respectivement.

Les traitements en résidence, les plus courants et les plus populaires dans les programmes d'assistance aux employés des grandes entreprises, sont-ils nécessaires? Probablement dans une minorité de cas, qui devraient être mieux sélectionnés qu'ils ne le sont pour réduire les coûts (sujets dont le soutien social et familial est réduit et dont la dépendance est plus grave).

Dans l'état actuel des choses, alors que la sélection relativement à l'admission des patients dans les centres de réadaptation laisse à désirer, le suivi montre qu'un an après la fin du traitement en centre la moitié environ des sujets soit demeurent abstinents, soit affichent une amélioration de leur comportement par rapport à l'alcool et ses conséquences, ce qui est supérieur aux résultats de l'évolution « naturelle » des sujets non traités, mais pas supérieur aux résultats des interventions ambulatoires moins intensives et moins coûteuses.

6.6.4 Associations d'entraide

La plus connue des associations d'entraide est celle des Alcooliques Anonymes. Depuis sa fondation en 1935, elle a grandi dans le monde entier pour atteindre plus d'un million de membres actifs dans plus de 87 000 groupes répartis dans plus de 200 pays. Elle a servi de modèle à divers autres groupes fondés sur la méthode des « 12 étapes ». Son approche s'articule autour de trois principes communs aux thérapies de groupe :

- l'assurance pour le membre d'être écouté avec sympathie et attention ;
- le sentiment que ses problèmes sont pris au sérieux par des gens qui ont vécu des expériences semblables ;
- la découverte que ces individus sont en grand nombre prêts à communiquer leurs expériences et à s'entraider.

Le mouvement des AA offre au sujet le réconfort d'aider les autres, peut contribuer à rétablir son estime de soi et substitue aux compagnons de boisson un milieu favorable. Un nouveau membre trouve habituellement un parrain qui lui apportera soutien et écoute attentive aussi longtemps que nécessaire. Il existe néanmoins de nombreux facteurs qui devraient encourager les intervenants à ne pas proposer les AA comme le seul traitement, mais à fournir aussi d'autres voies comme première étape, soit l'intervention brève, soit une autre modalité. Envoyer un patient ayant un problème d'alcool aux AA sans une étude préliminaire de ses besoins particuliers et sans surveillance appropriée de sa réponse est souvent inadéquat, car le phénomène de rejet immédiat du programme des AA est fréquent. Dans ses statistiques triennales, le bureau central des AA a constaté régulièrement la perte d'environ 50 % des sujets dans les trois premiers mois de participation et d'environ 75 % à la fin de la première année. Ou bien ces sujets trouvent que les AA ne leur sont plus nécessaires, ou ils rejettent l'organisation pour diverses raisons : conflits concernant la spiritualité, désaccord avec le concept de perte de contrôle, désaccord avec la croyance que l'alcoolisme est une maladie qui dure toute la vie, etc.

6.6.5 Programmes d'aide aux employés

De nombreuses entreprises commerciales, industrielles, financières, etc., ont pris conscience de la nécessité de fournir une aide organisée à leurs cadres et employés dont le comportement, au travail en particulier, montre des signes de détérioration du fait de leur abus d'alcool (absentéisme, productivité déclinante, etc.). Elles ont dès lors conçu des programmes d'aide et mis à la disposition de leur personnel des conseillers et des psychologues cliniciens. Le professionnel du programme dirige l'employé, qui peut, il importe de le signaler, demander de l'aide de son propre chef, vers les ressources thérapeutiques appropriées, indépendantes de l'entreprise, et s'assure d'un suivi régulier. L'entreprise s'attend évidemment par la suite à un redressement du rendement au travail, signe d'amélioration parmi d'autres, et en fait une condition du maintien de l'emploi. Dans l'ensemble, on s'accorde pour dire que les résultats de tels programmes mis en place par les employeurs donnent des résultats généralement supérieurs à la moyenne.

6.7 ÉVOLUTION ET PRONOSTIC

L'alcoolisme est rarement un processus inexorable de détérioration et son histoire a été éclairée remarquablement par Vaillant (1983, 1995). Les aspects optimistes et pessimistes se juxtaposent : ainsi, la plupart des alcooliques occupent un emploi stable, ont une situation financière et professionnelle supérieure à la moyenne, pourvoient aux besoins de leur famille, et leur santé n'est pas gravement détériorée. Il y a beaucoup de chances alors pour qu'ils répondent bien aux efforts thérapeutiques (ou qu'ils se rétablissent en dehors de toute thérapie organisée). Pourtant, la majorité des alcooliques n'entrent en traitement de façon sérieuse que 15 ou 20 ans après l'apparition des symptômes (et non 15 ou 20 ans après le début de l'abus d'alcool), et le pronostic est dès lors moins favorable. Le pronostic est évidemment plus mauvais dans le cas de l'alcoolique qui n'a plus de réseau de soutien et n'a plus rien à perdre (femme, enfants, amis, emploi, santé). C'est pourquoi les programmes d'aide aux employés connaissent un taux élevé de réussite. L'employeur est en position de faire état de l'absentéisme et des autres signes de baisse de rendement ; il peut ainsi aider efficacement l'alcoolique à passer la « barrière du déni ».

Malheureusement, beaucoup de patients abandonnent le traitement prématurément ; d'autre part, les taux de rechute dans l'année qui suit le traitement sont élevés : des mois et des années d'abstinence n'éliminent pas la vulnérabilité au regard des rechutes. En fait, dans la majorité des cas d'alcoolisme chronique, l'évolution se caractérise par une alternance de périodes de consommation plus ou moins graves et de périodes d'abstinence ou de boire contrôlé.

Longtemps après la réaction initiale au sevrage (qui dure en moyenne de trois à cinq jours), des symptômes déplaisants, psychiques ou physiologiques, peuvent persister ou resurgir, pendant des mois ou des années : troubles du sommeil, anxiété, sub-agitation, tremblements, dépression, troubles neurovégétatifs. Diverses médications ont été proposées — nous les avons décrites plus haut — pour enrayer les signes tardifs de sevrage et ainsi prévenir le besoin de recourir à l'alcool pour les soulager.

Diverses analyses des résultats à long terme (Miller et Hester, 1986 ; Vaillant, 1995) indiquent que la guérison doit être conçue comme progressive plutôt que comme soudaine (abstinence atteinte une fois pour toutes) : une amélioration partielle est un aboutissement fréquent, alors que l'abstinence à long terme ou une consommation sans problème sont beaucoup plus rares. La rechute est plutôt la règle que l'exception, et le comportement de la plupart des sujets fluctue au cours des années entre l'abus, l'abstinence et la consommation normale, spontanément ou grâce à des traitements. Étant donné cette évolution le plus souvent marquée par des rechutes, les méthodes de prévention des rechutes, qui ont été élaborées avec beaucoup de rigueur, sont préconisées. Des plans d'action préparés à l'avance pour faire face aux situations à risque, ou même à une rechute temporaire, sont essentiels et constituent en eux-mêmes un traitement cognitif-comportemental.

Il reste que, jusqu'ici, les chercheurs n'ont pu déterminer de façon rigoureuse quelles méthodes thérapeutiques étaient supérieures ou mieux adaptées à des types spécifiques de patients.

*
* *

Les études sur l'alcool (biologiques, psychologiques, psychophysiologiques, sociales) dépassent largement le champ de l'alcoolisme clinique qui fait l'objet du présent chapitre. Les conséquences de l'alcool sur la santé et la société sont évidemment loin de se limiter aux sujets qu'on peut désigner comme alcooliques. C'est ainsi que le syndrome d'alcoolisme fœtal n'a pas été abordé dans ce chapitre, non plus que l'étude comparée de l'alcool et d'autres drogues, sur le plan des mécanismes communs de tolérance et de dépendance et sur le plan de leurs influences sur le psychisme, qui paraît prometteuse.

L'abus d'alcool est maintenant reconnu dans toutes les sociétés occidentales comme l'un des principaux problèmes de santé publique. Son dépistage, sa place en psychiatrie clinique et son traitement sont en plein développement. En particulier, les progrès récents dans le domaine des adjuvants pharmacologiques aux traitements psychosociaux, la prise de conscience de la haute prévalence des « doubles diagnostics » (schizophrénie, ou trouble panique, ou dépression, coexistant avec l'alcoolo-dépendance) devraient rapidement favoriser une approche authentiquement bio-psycho-sociale.

Bibliographie

AMERICAN PSYCHIATRIC ASSOCIATION
1994 *Diagnostic and Statistical Manual of Mental Disorders*, 4e éd., Washington (D.C.), American Psychiatric Association; trad. française *DSM-IV – Manuel diagnostique et statistique des troubles mentaux*, Paris, Masson, 1996, 1040 p.

AZRIN, N.H.
1976 « Improvements in the community reinforcement approach to alcoholism », *Behav. Res. Ther.*, vol. 14, n° 5, p. 339-348.

BABOR, T.F., et coll.
1992 « Types of alcoholics : Concurrent and predictive validity of some common classification schemes », *British Journal of Addiction*, vol. 87, n° 10, p. 1415-1431.

CENTRE CANADIEN DE LUTTE CONTRE L'ALCOOLISME ET LES TOXICOMANIES et FONDATION DE LA RECHERCHE SUR LA TOXICOMANIE DE L'ONTARIO
1995 *Profil canadien. L'alcool, le tabac et les autres drogues – 1995*, Ottawa.

CLONINGER, C.R.
1987 « Neurogenetic adaptive mechanisms in alcoholism », *Science*, vol. 236, p. 410-416.

DONGIER, M., VACHON, L., et SCHWARTZ, G.
1991 « Bromocriptine in the treatment of alcohol dependence », *Alcohol. Clin. Exp. Res.*, vol. 15, n° 6, p. 970-977.

FULLER, R.K., et coll.
1986 « Disulfiram treatment of alcoholism : A Veterans Administration cooperative study », *JAMA*, vol. 256, p. 1449-1455.

GOODWIN, D.W.
1981 *Alcoholism : The Facts*, Oxford, Oxford University Press.

HELZER, J.E., BURNAM, A., et MCEVOY, L.T.
1991 « Alcohol abuse and dependence », dans L.N. Robins et D.A. Regier (sous la dir. de), *Psychiatric Disorders in America : The Epidemiologic Catchment Area Survey*, New York, Free Press, p. 81-115.

HOLDER, H.D., et coll.
1991 « The cost effectiveness of treatment for alcoholism : A first approximation », *J. Stud. Alcohol*, vol. 52, n° 6, p. 517-540.

INSTITUTE OF MEDICINE
1987 *Causes and Consequences of Alcohol Problems : An Agenda for Research*, Washington, National Academy Press.

JELLINEK, E.M.
1960 « Alcoholism : A genus and some of its species », *CMAJ*, vol. 83, p. 1341-1345.

KERNBERG, O.F.
1991 « Transference regression and psychoanalytic technique with infantile personalities », *Int. J. Psychoanal.*, vol. 72 (pt 2), p. 189-200.

LOWRY, M.
1959 *Au-dessous du volcan*, Paris, Gallimard, coll. « Folio ».

MILLER, W.R., et HESTER, R.K.
1986 « In-patient alcoholism treatment : Who benefits ? », *Am. J. Psychol.*, vol. 41, n° 7, p. 794-805.

MILLER, W.R., et ROLLNICK, S.
1991 *Motivational Interviewing*, New York, Guilford.

MOISAN, C.
1991 *Portrait de la consommation d'alcool et de drogues au Québec,* Québec, ministère de la Santé et des Services sociaux, Direction de la planification et de l'évaluation.

O'FARRELL, T.J., et COWLES, K.S.
1989 « Behavioral marital therapy », dans R.K. Hester et W.R. Miller (sous la dir. de), *Handbook of Alcoholism Treatment,* Elmsford (N.Y.), Pergamon, p. 183-205.

PLOMIN, R.
1990 « The role of inheritance in behavior », *Science,* vol. 248, p. 183-188.

POKORNY, A.D., et coll.
1972 « The brief MAST: A shortened version of the Michigan Alcoholism Screening Test », *Am. J. Psychiatry,* vol. 129, n° 3, p. 342-345.

SAXE, L., DOUGHERTY, D., et ESTY, J.
1983 *The Effectiveness and Costs of Alcoholism Treatment,* Washington (D.C.), Government Printing Office, Congressional Office of Technology Assessment Case Study, Publ. # 052-003-00902-1.

SCHUCKIT, M.A.
1985 « The clinical implications of primary diagnostic groups among alcoholics », *Arch. Gen. Psychiatry,* vol. 42, n° 11, p. 1043-1049.

SELZER, M.L.
1971 « The Michigan Alcoholism Screening Test: The quest for a new diagnostic instrument », *Am. J. Psychiatry,* vol. 127, n° 12, p. 1653-1658.

SINGLE, E., et coll.
1996 *Les coûts de l'abus de substance au Canada: points saillants d'une étude approfondie sur les coûts socio-économiques et les dépenses de santé associés à la consommation de l'alcool, du tabac et des drogues illicites,* Ottawa, Centre canadien de lutte contre l'alcoolisme et les toxicomanies.

SKINNER, H.A., et ALLEN, B.A.
1982 « Alcohol dependence syndrome: Measurement and validation », *J. Abnorm. Psychol.,* vol. 91, n° 3, p. 199-209.

SKINNER, H.A., et HORN, J.
1984 *Alcohol Dependence Scale: User's guide,* Toronto, Addiction Research Foundation.

STEINGLASS, P., et coll.
1987 *The Alcoholic Family,* New York, Basic Books.

VAILLANT, G.
1995 *The Natural History of Alcoholism Revisited,* Cambridge, Harvard University Press.
1983 *The Natural History of Alcoholism,* Cambridge, Harvard University Press.

WINOKUR, G., et coll.
1971 « Depressive disease: A genetic study », *Arch. Gen. Psychiatry,* vol. 24, n° 2, p. 135-144.

WORLD HEALTH ORGANIZATION
1993 *The ICD-10 Classification of Mental and Behavioural Disorders: Diagnostic Criteria for Research,* Genève, World Health Organization; trad. française *Classification internationale des maladies, 10e révision. Chapitre V (F): Troubles mentaux et troubles du comportement: critères diagnostiques pour la recherche,* Paris, Organisation Mondiale de la Santé et Masson, 1994

Lectures complémentaires

ADES, J.
1984 « Les conduites alcooliques », *Encyclopédie médico-chirurgicale,* Paris, Psychiatrie, 37398, A-10 et A-20.

GALANTER, M., et KLEBER, H.D.
1994 *Textbook of Substance Abuse Treatment,* Washington (D.C.), American Psychiatric Press.

THE MEDICINE GROUP LTD.
1997 *Consommation et surconsommation d'alcool chez les personnes ayant un trouble psychiatrique,* Toronto, The Medicine Group, p. 1-13.

Numéros utiles

Où peut-on diriger un alcoolique?

Il importe d'abord, comme indiqué précédemment, de faire un bilan et de choisir l'orientation appropriée.

Au Québec, il existe un organisme communautaire qui offre un service téléphonique permanent d'aide et de référence. Ce service est gratuit, anonyme, confidentiel et bilingue. Au moyen d'un répertoire des ressources incluant les établissements publics, privés, communautaires, les groupes d'entraide, etc., on essaie de guider la personne vers un organisme qui réponde à ses besoins.

Drogue, aide et référence:
- À Montréal et les environs: (514) 527-2626
- Ailleurs au Québec: 1 800 265-2626 (sans frais)

En France, sur le Minitel, on peut interroger la base de données 3616 ALCO.

On peut aussi s'adresser au:

Haut Comité de santé publique
Téléphone: (33) 01 40 56 60 00
Télécopieur: (33) 01 40 56 40 56

CHAPITRE 7

Toxicomanies

MICHEL BRABANT, M.D.
Médecin clinicien au Service de désintoxication du Centre hospitalier universitaire de Montréal (Campus Saint-Luc)
Chargé d'enseignement de clinique au Département de médecine familiale de l'Université de Montréal
Professeur accrédité au Département de psychiatrie de l'Université de Montréal

LOUISE GUAY, M.D.
Psychiatre au Service de psychiatrie du Centre hospitalier universitaire de Montréal (Campus Saint-Luc)
Professeure adjointe de clinique au Département de psychiatrie de l'Université de Montréal

PLAN

7.1 Évolution de la conception de la toxicomanie

7.2 Épidémiologie
    7.2.1 Prévalence générale
    7.2.2 Prévalence et maladie mentale

7.3 Étiologie
    7.3.1 Modèle génétique
    7.3.2 Modèle neurobiologique
        • *Faisceau méso-cortico-limbique* • *Substances toxicomanogènes et transmission synaptique* • *Neurobiologie de la tolérance et du syndrome de sevrage*
    7.3.3 Modèles psychodynamiques

7.4 Description clinique
    7.4.1 Critères diagnostiques généraux du DSM-IV et de la CIM-10
        • *Troubles liés à une substance* • *Dépendance à une substance* • *Abus d'une substance et utilisation nocive pour la santé* • *Troubles induits par une substance*
    7.4.2 Troubles liés à la cocaïne et aux amphétamines
        • *Dépendance et abus* • *Intoxication* • *Syndrome de sevrage* • *Autres troubles induits*
    7.4.3 Troubles liés aux opiacés
        • *Dépendance et abus* • *Intoxication* • *Syndrome de sevrage* • *Autres troubles induits*
    7.4.4 Troubles liés aux anxiolytiques-hypnotiques
        • *Dépendance et abus* • *Intoxication* • *Syndrome de sevrage* • *Autres troubles induits*
    7.4.5 Troubles liés au cannabis
        • *Dépendance et abus* • *Intoxication* • *Autres troubles induits*
    7.4.6 Troubles liés aux hallucinogènes
        • *Dépendance et abus* • *Intoxication* • *Autres troubles induits*
    7.4.7 Troubles liés aux solvants volatils
        • *Dépendance et abus* • *Intoxication* • *Autres troubles induits*
    7.4.8 Troubles liés à la phencyclidine
        • *Dépendance et abus* • *Intoxication* • *Autres troubles induits*

7.5 Traitements
    7.5.1 Évaluation diagnostique
        • *Histoire de la consommation* • *Objectifs et plan de traitement*
    7.5.2 Traitements pharmacologiques
        • *Pharmacothérapie de la dépendance à la cocaïne* • *Pharmacothérapie de la dépendance aux opiacés* • *Pharmacothérapie de la dépendance aux anxiolytiques-hypnotiques* • *Pharmacothérapies concernant d'autres substances*
    7.5.3 Traitements psychologiques
        • *Psychothérapies individuelles* • *Thérapies de groupe*
    7.5.4 Approches sociales
        • *Thérapies familiales* • *Prévention de la rechute* • *Communautés thérapeutiques* • *Groupes de soutien*

7.6 Évolution et pronostic

Bibliographie

La toxicomanie constitue un problème polymorphe, qu'on ne peut aborder que de façon globale, en tenant compte des multiples facteurs associés à ses causes et à ses manifestations cliniques. Ces dernières années, la littérature sur le sujet s'est multipliée, témoignant de la richesse et de la diversité de ce champ d'étude, ainsi que de la créativité et de la persévérance de ceux qui y sont engagés.

Depuis les trois dernières décennies, l'usage de drogues psychotropes ne cesse de croître, que ce soit dans la population générale ou parmi les personnes souffrant de troubles psychiatriques. Si certains en font un usage sporadique, récréatif et passager, ces substances entraînent par ailleurs chez d'autres le développement d'une dépendance avec intoxication chronique. Un tel état de choses mobilise les législateurs, les employeurs, les cliniciens des professions médicales, ainsi que les chercheurs. Les fonds publics consacrés à gérer le problème ne cessent d'augmenter. Malgré ces efforts, les problèmes de santé publique reliés au phénomène des toxicomanies continuent de prendre de l'ampleur.

7.1 ÉVOLUTION DE LA CONCEPTION DE LA TOXICOMANIE

Durant le dernier siècle, la conception de la toxicomanie est passée d'un modèle moral à un modèle médical que vient maintenant enrichir le modèle bio-psycho-social.

Le modèle moral considère le toxicomane comme un hédoniste, choisissant la voie facile du plaisir, par manque de volonté. Cette conception est liée à la notion religieuse de péché et justifie de ce fait une action sociale répressive.

Par la suite, le modèle médical s'est développé, en réaction au côté punitif du modèle moral. Le toxicomane y est considéré comme porteur d'une prédisposition interne et innée à la dépendance aux drogues. Ici, les causalités psychologiques sont écartées. Ce modèle trouve des appuis dans les recherches modernes en neurobiologie et en génétique. C'est aussi sur ce modèle que s'appuie le mouvement des Alcooliques Anonymes (AA). Aujourd'hui, c'est le modèle bio-psycho-social qui semble rassembler les diverses disciplines et orientations. Il tient compte des multiples facettes du phénomène, incluant les explications sociales et psychologiques.

7.2 ÉPIDÉMIOLOGIE

L'étude épidémiologique de l'usage des drogues satisfait à plusieurs objectifs en matière de connaissance et utilise des méthodes de recherche et des concepts différents. On parlera, par exemple, de :

- prévalence d'usage (à vie, dans la dernière année, dans les trois derniers mois, etc.) ;
- prévalence de dépendance dans des populations générales (urbaines ou rurales) ;
- prévalence selon les groupes d'âge et selon le sexe ;
- prévalence selon certains types de populations (les jeunes de la rue, en centre d'accueil ou en milieu scolaire, les personnes en milieu carcéral ou que l'on retrouve dans les services des urgences des hôpitaux).

Les facteurs sociaux et démographiques qui influent sur la consommation de drogues font aussi l'objet de la recherche épidémiologique, tout comme la surveillance des problèmes de santé publique qui sont directement liés à l'usage de drogues (sida, hépatites B et C). À d'autres fins encore, certaines études mesureront l'incidence du problème sur les structures de l'organisation sociale ainsi que sur la criminalité.

Les données épidémiologiques doivent donc être interprétées prudemment et en tenant toujours compte des objectifs de l'enquête et de la méthode utilisée ; des résultats tirés de différentes sources ne sont malheureusement pas toujours comparables.

7.2.1 Prévalence générale

Les résultats des enquêtes de Santé Québec (1995) et de Baromètre Santé 1995 (Comité français d'éducation pour la santé, 1996) menées auprès de la population générale montrent que le cannabis est la substance illicite qui a été le plus souvent consommée. La même situation existe au Canada, aux États-Unis et dans les pays de l'Union européenne.

Selon ces deux mêmes enquêtes, autant en France qu'au Québec, les hommes sont plus nombreux que les femmes à avoir consommé de la drogue.

C'est aux groupes d'âge 15-24 et 25-44 ans qu'appartient la majorité des consommateurs, cela au Québec et aux États-Unis (Warner et coll., 1995).

Dans les pays de l'Union européenne et au Québec, les enquêtes ont montré que c'est dans les grandes zones urbaines que les drogues illicites sont le plus présentes. Au Canada, des villes comme Montréal, Toronto et Vancouver suivent cette même tendance.

Les méthodes utilisées dans les enquêtes auprès de la population générale éliminent souvent de l'échantillonnage les sous-groupes à plus haute prévalence de consommation, comme l'ont révélé les enquêtes réalisées auprès de détenus adultes masculins (Forget, 1990) ou auprès de jeunes en centre d'accueil (Brochu et Douyon, 1990). De la même façon, les personnes souffrant ou ayant souffert de troubles psychiatriques sont aussi souvent sous-représentées dans ce type d'enquêtes (Warner et coll., 1995). Le tableau 7.1 donne des prévalences de consommation (au moins une fois dans la vie) pour diverses substances.

7.2.2 Prévalence et maladie mentale

Les études épidémiologiques révèlent une association entre la consommation de drogues et certains troubles psychiatriques, comme les troubles du comportement chez les adolescents, la schizophrénie, les troubles de l'humeur et les troubles de la personnalité (personnalité antisociale et personnalité limite). On note des taux élevés de prévalence d'abus de drogues ou de dépendance aux drogues parmi ceux qui ont déjà souffert de phobies ou de troubles paniques (Dick et coll., 1994). Le risque que s'installe une dépendance serait aussi plus grand parmi les personnes souffrant de troubles obsessionnels-compulsifs (Kolada, Bland et Newman, 1994).

7.3 ÉTIOLOGIE

7.3.1 Modèle génétique

Plusieurs observations dans la littérature évoquent la possibilité d'une cause génétique de l'alcoolisme (voir le chapitre 6). La recherche de facteurs génétiques dans la genèse des toxicomanies pose des problèmes particuliers ; contrairement à la consommation d'alcool qui est relativement stable, l'usage de drogues illégales est un phénomène à variation temporelle ; cette variation compromet l'observation transgénérationnelle, et l'influence des facteurs culturels et environnementaux peut être prépondérante, comme l'a montré une étude menée auprès de dépendants aux opiacés (Maddux et Desmond, 1989).

Bien qu'elles comportent des faiblesses méthodologiques, les études réalisées chez des personnes

TABLEAU 7.1   Prévalence à vie de la consommation de drogues

	Population générale		Jeunes de la rue	Détenus masculins
	Québec 1992-1993	France 1995	Québec (1996)	Québec (1990)
Cannabis	25,1 %	15,2 %	96 %	81 %
Cocaïne	6,2 %	1,1 %	73 %	72 %
Hallucinogènes	5,9 %	1,5 %	84 %	60 %
Héroïne	0,3 %	0,4 %	32 %	15 %

Sources : Pour la population générale : Santé Québec, *Et la santé, ça va en 1992-1993 ? Rapport de l'Enquête sociale et de santé 1992-1993*, sous la dir. de C. Bellerose et coll., Gouvernement du Québec, ministère de la Santé et des Services sociaux, vol. 1, 1995 ; Comité français d'éducation pour la santé, « Enquête "Baromètre Santé 1995" », dans J.M. Costes (sous la dir. de), *Drogues et toxicomanies, indicateurs et tendances*, Paris, Observatoire français des drogues et toxicomanies, 1996. Pour les jeunes de la rue : d'après E. Roy et coll., cités dans C. Charland, S. Chevalier et D. Boivin, *La toxicomanie à Montréal-Centre. Faits et méfaits. Annexes statistiques*, Montréal, Régie régionale de la santé et des services sociaux, Direction de la programmation et Direction de la santé publique, 1996. Pour les détenus masculins : C. Forget, *La consommation de psychotropes chez les détenus du Centre de prévention de Montréal*, mémoire de maîtrise en criminologie, Montréal, Université de Montréal, 1990.

adoptées de l'Iowa (Cadoret et coll., 1986, 1995) soulèvent la possibilité de deux facteurs génétiques qui transmettent une fragilité par rapport à l'abus de drogues. Le premier se transmet dans le contexte suivant : les parents biologiques sont alcooliques, situation qui entraîne un risque accru que se mettent en place un abus de drogues ou une dépendance à celles-ci chez leurs enfants donnés en adoption. La nature de ce facteur hérité est inconnue mais pourrait inclure les types de facteurs décrits par Schuckit (1995) concernant la progéniture d'alcooliques, tels que des différences dans l'appréciation subjective de l'intoxication. Le deuxième facteur, indépendant du premier, se transmet quant à lui de parents biologiques qui ont un trouble de la personnalité de type antisocial à leurs enfants donnés en adoption, chez lesquels apparaissent à l'adolescence soit un trouble des conduites ou une personnalité antisociale qui aboutissent finalement à un abus de drogues ou à une dépendance à celles-ci.

Cette étude fait aussi état de l'influence de facteurs environnementaux, comme en témoigne l'association entre le développement, chez des enfants adoptés, d'une toxicomanie et la présence, chez les parents adoptifs, de difficultés conjugales ou de troubles psychiatriques incluant l'alcoolisme ; ces facteurs environnementaux constituent une variable indépendante des facteurs génétiques.

Les recherches neurobiologiques ont déjà démontré le rôle des systèmes dopaminergiques dans le développement des toxicomanies Des différences dans la structure et l'expression des gènes intervenant dans la neurotransmission de ces systèmes ont été relevées chez l'animal (Guitart et coll., 1993). Chez l'humain, de telles différences pourraient expliquer les variations observées dans le comportement face aux drogues. En effet, des anomalies du système d'auto-récompense qui utilise ces voies dopaminergiques pourraient constituer la base génétique d'une vulnérabilité à la toxicomanie, quelle que soit la substance ; ainsi, un allèle du gène impliqué dans la synthèse du récepteur de dopamine D_2 a été isolé chez des alcooliques et des polytoxicomanes, mais son rôle devra être confirmé par des recherches futures (Smith et coll.,1992). D'autres études familiales et génétiques appuient l'hypothèse d'une base neurochimique commune pour les troubles liés à l'alcool et aux drogues (Miller et Gold, 1993). La recherche montre aussi le rôle important des facteurs environnementaux dans la genèse des toxicomanies ; ainsi, la réponse d'animaux exposés aux opiacés est modifiée lorsqu'ils sont préalablement soumis à un stress ou à un traitement par les glucocorticoïdes (Piazza et coll., 1991). Les données actuelles tendent à confirmer l'importance à la fois de facteurs environnementaux et de déterminants héréditaires dans l'origine des toxicomanies.

7.3.2 Modèle neurobiologique

Le modèle neurobiologique élaboré chez l'animal de laboratoire représente adéquatement plusieurs caractéristiques des toxicomanies humaines. Il se base sur les connaissances de l'anatomie du cerveau et de son fonctionnement (principe de la neurotransmission, contrôle génétique et moléculaire du fonctionnement du neurone, régulation neurobiologique des comportements animaux), de même que sur les progrès de la psychopharmacologie.

La compréhension des changements neurophysiologiques qui contribuent à l'apparition des syndromes de dépendance favorisera peut-être la mise au point d'une pharmacothérapie adjuvante pour traiter les états toxicomaniaques.

Faisceau méso-cortico-limbique

En 1954, Olds et Milner ont démontré que des animaux peuvent apprendre à s'autoadministrer des stimulations électriques lorsque des électrodes sont implantées dans des régions précises de leur cerveau. Depuis lors, cette découverte a servi de paradigme d'investigation connu sous le nom d'*Intracranial Self Stimulation* (ICSS) ou de *Brain Stimulation Reward* (BSR). Ce circuit dopaminergique se situe au niveau méso-limbique dans l'aire tegmentaire ventrale et se projette dans le nucleus accumbens, le cortex préfrontal, le cortex olfactif, les circonvolutions du cingulum et dans l'hippocampe. Le système limbique intervient dans la détermination de plusieurs comportements, comme la recherche de nourriture et d'autres sensations de plaisir. Les neurones dopaminergiques du faisceau méso-cortico-limbique sont modulés par d'autres circuits, tels les circuits sérotoninergiques venant du raphé, les circuits noradrénergiques du locus coeruleus, les circuits opioïdes et gabaergiques.

Les substances susceptibles de mener à une dépendance, comme l'alcool, la cocaïne, les opiacés, le cannabis et la nicotine, ont, au niveau de ce système, un effet de renforcement qui se traduit dans le nucleus accumbens par une augmentation de la dopamine ; cet effet immédiat produit du plaisir et expliquerait l'attrait qu'exercent ces substances chez l'animal et chez l'humain. L'halopéridol et les autres substances qui entravent l'action de la dopamine ont au contraire un effet répulsif et n'entraînent pas un comportement de consommation compulsive.

Substances toxicomanogènes et transmission synaptique

Les substances toxicomanogènes, comme les autres psychotropes, altèrent la transmission synaptique par une action immédiate sur les neurotransmetteurs ou les récepteurs ; ce sont les premiers messagers. La liaison du neurotransmetteur avec le récepteur membranaire amène la production de messagers de deuxième rang par induction enzymatique multiple à l'intérieur du cytoplasme ; l'action de ces enzymes entraîne la phosphorylation de substrats protéinés, incluant des canaux ioniques, des récepteurs, des enzymes servant à la synthèse de neurotransmetteurs et des protéines du ribosome. La réponse biologique produite affecte le métabolisme général du neurone, la synthèse et la libération de neurotransmetteurs, la réactivité des récepteurs et le potentiel membranaire. Des messagers de troisième rang dans le noyau, comme les facteurs de transcription, engendrent des modifications de la transcription et de l'expression des gènes. Ces modifications se traduisent par des réponses biologiques d'installation beaucoup plus lente qui incluent la synthèse de canaux, de récepteurs et de synapses (Nestler et Aghajanian, 1997).

L'usage continu de substances toxicomanogènes provoque une perturbation soutenue de la transmission synaptique, qui entraîne à son tour une adaptation dans des circuits de neurones participant au processus. Le délai d'installation de ces réponses adaptatives qui visent à ramener les circuits neurologiques à leur état initial correspondrait cliniquement à la mise en place des comportements futurs de dépendance.

Neurobiologie de la tolérance et du syndrome de sevrage

Il faut donc d'abord distinguer l'effet de la consommation sporadique de celui d'une consommation régulière, à laquelle sont liés des changements adaptatifs caractéristiques de la dépendance, comme la tolérance et le sevrage. Pour conserver l'homéostasie, ces changements adaptatifs s'opposent aux perturbations induites par la drogue et en réduisent l'efficacité ; ainsi, la tolérance aux effets analgésiques des opiacés s'expliquerait par des anti-opioïdes comme le neuropeptide FF et la cholécystokinine (Oberling, Stinus et Simonnet, 1993). Des rétroactions négatives semblables expliquent les symptômes de sevrage lorsqu'on cesse de consommer une substance dont on est dépendant ; par exemple, la consommation régulière de cocaïne cause une activation démesurée des systèmes dopaminergiques ; ces neurones compensent cette situation anormale par l'induction de l'ARN messager pour la synthèse de dynorphine, d'où une augmentation de dynorphine au niveau du nucleus accumbens. À l'arrêt de consommation de cocaïne, les taux élevés de dynorphine provoquent de la dysphorie et l'anhédonie, caractéristiques du syndrome de sevrage de la cocaïne.

Par ailleurs, ces circuits neuronaux subissent aussi l'influence de l'axe de la corticostimuline ; en effet, la libération de corticostérone crée un état d'hypersensibilité des neurones dopaminergiques et augmente la vulnérabilité aux effets de la drogue (Piazza et coll., 1991). Cet axe du stress serait un facteur conditionnant la prise de drogues ou l'apparition de symptômes de sevrage.

7.3.3 Modèles psychodynamiques

Si le modèle neurobiologique tente d'établir une relation entre les changements que provoquent dans le cerveau les substances toxicomanogènes et les manifestations comportementales qui en résultent, la perspective psychodynamique part, quant à elle, de l'expérience individuelle du toxicomane et tente d'en dégager certaines caractéristiques psychologiques particulières.

Une revue de la littérature concernant les travaux psychanalytiques sur la toxicomanie (Ferbos et Magoudi, 1986) rend compte de concepts théoriques fort divergents, parfois contradictoires. Le travail d'intégration de ces différentes orientations reste donc à faire.

Les premières allusions psychanalytiques à la dépendance au début du siècle soulignent surtout ses aspects régressifs. Bien que Freud n'ait pas consacré un article comme tel à la toxicomanie, il la voyait comme une substitution à l'autoérotisme infantile, sans lui assigner de place nosographique spécifique. Dans certains cas, il émettait l'hypothèse d'une oralité constitutionnelle pour expliquer le lien entre toxicomanie et perversion orale (Freud, 1905).

Les conceptions psychodynamiques contemporaines voient la toxicomanie comme une tentative d'adaptation et de compensation face à certains déficits. Pour Rado (1933), les diverses toxicomanies naissent en réponse à une «dépression initiale». La drogue crée un état d'exaltation venant soulager cette souffrance. Glover (1956) met plutôt l'accent sur l'agressivité et le sadisme comme pivot dans la toxicomanie. Le toxicomane projette ses conflits sur la drogue, qui lui sert ainsi à se protéger contre des états de désorganisation. Wieder et Kaplan (1969) ont été parmi les premiers à décrire l'usage de la drogue comme un mécanisme adaptatif; pour eux, la sélection de ce qu'ils nomment «la drogue de choix» ne se fait pas au hasard, mais bien en réponse à une souffrance spécifique. Le principal motif pour utiliser la drogue n'est pas la recherche d'un état d'exaltation, mais le désir de calmer une détresse personnelle qu'on ne peut soulager par ses propres moyens psychiques. Pour Wurmser (1992), fort d'une expérience clinique avec un millier de toxicomanes, la drogue serait prise pour se protéger contre les affects pénibles. Sa conception va dans le même sens que celle de Khantzian (1985, 1997), qui formule l'hypothèse que les drogues sont employées comme automédication; il remarque une certaine corrélation entre le type de drogue consommée et l'affect que l'on cherche à éviter: ainsi, les opiacés et les hypnotiques seront surtout utilisés pour contrecarrer la rage, la honte et la jalousie; les stimulants pourront servir d'automédication pour un sentiment dépressif.

La question du psychisme des toxicomanes est aussi un sujet d'étude chez les psychanalystes. Selon Bergeret (Bergeret et coll., 1981), la toxicomanie est un comportement qu'on peut trouver dans différentes organisations psychiques de nature névrotique, psychotique ou limite. Cependant, d'après son expérience clinique, la plupart des toxicomanes se situent dans la lignée des «états limites» (personnalité *borderline*), d'où les graves troubles de l'identité et relationnels observés chez eux. Selon Bergeret, la primauté de l'agir sur l'idéation, et du principe de plaisir sur celui de réalité, ainsi que les difficultés identificatoires constitueraient des caractéristiques communes au psychisme des toxicomanes.

Plusieurs auteurs font aussi état de troubles des fonctions du Moi chez les toxicomanes: perturbation du contrôle des affects, des relations objectales et du jugement (Khantzian, 1997; Treece et Khantzian, 1986; Wurmser, 1992). Leurs difficultés à prendre soin d'eux (*self-care deficit*), à anticiper le danger et à s'en protéger se traduiraient par des comportements impulsifs et autodestructeurs. La difficulté à tolérer les affects constitue un facteur important dans le développement des toxicomanies. Selon Krystal et Raskin (1970), les toxicomanes perçoivent toute stimulation affective intense comme un traumatisme psychique; ils ont alors recours à des états régressifs protecteurs qui bloquent la perception ou la verbalisation des affects. Selon eux, les toxicomanes souffrent d'alexithymie, c'est-à-dire une incapacité à exprimer leurs émotions, état qui s'apparente à ce que les auteurs français Marty et M'Uzan (1963) nomment la «pensée opératoire». Cet état s'accompagne aussi d'une pauvreté des activités fantasmatiques et oniriques. Pour McDougall (1989), les toxicomanes, comme les personnes qui ont tendance à somatiser, souffrent plutôt d'une incapacité à contenir un excès d'expérience émotionnelle. Elle utilise le terme de «désaffectation» pour décrire ce phénomène; la drogue ici tiendrait lieu de pare-excitation, en empêchant le toxicomane d'être submergé par une surcharge d'émotions.

Ces caractéristiques cliniques peuvent expliquer les difficultés techniques que comporte la prise en charge psychothérapeutique de ces patients et la nécessité de modifier le cadre thérapeutique pour leur permettre de progresser.

7.4 DESCRIPTION CLINIQUE

7.4.1 Critères diagnostiques généraux du DSM-IV et de la CIM-10

Troubles liés à une substance

Selon le DSM-IV, les troubles psychiatriques liés aux substances sont de deux types (voir la figure 7.1):

1) les troubles liés aux modes d'usage ou aux conséquences de l'usage comme tel, soit la dépendance

FIGURE 7.1 Troubles liés aux substances selon le DSM-IV

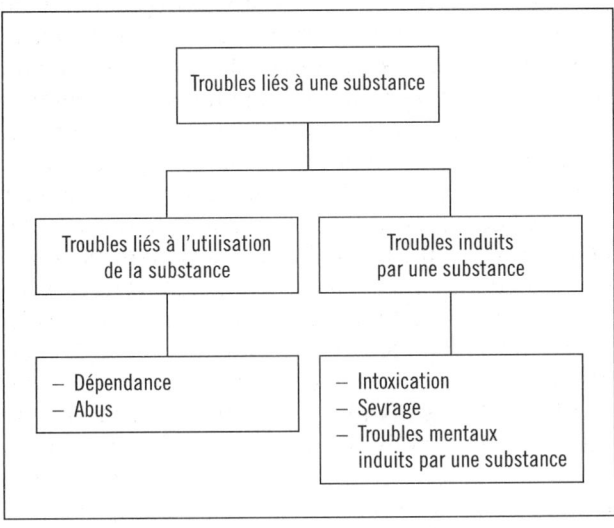

et l'abus (dans la CIM-10, le terme «abus» est remplacé par «utilisation nocive pour la santé»);

2) les troubles consécutifs aux effets pharmacologiques propres aux substances, soit l'intoxication, le sevrage et les troubles mentaux induits par une substance.

La classification du DSM-IV de ces troubles sous une seule grande catégorie, soit les *troubles liés à une substance,* a permis un rapprochement important avec la CIM-10.

Dépendance à une substance

Le DSM-IV énonce sept critères pour la dépendance alors que la CIM-10 en a six. Bien que les critères soient ordonnés différemment, les similarités sont évidentes (voir le tableau 7.2). Le DSM-IV exige de spécifier si la dépendance s'accompagne ou non de signes physiques. Les sous-types équivalents dans la CIM-10 seront notés dans les indices d'évolution.

TABLEAU 7.2 Critères diagnostiques de dépendance à une substance selon le DSM-IV et la CIM-10

DSM-IV Dépendance à une substance	CIM-10 F1x.2 Syndrome de dépendance
Mode d'utilisation inadapté d'une substance conduisant à une altération du fonctionnement ou une souffrance, cliniquement significative, caractérisée par la présence de 3 (ou plus) des manifestations suivantes, à un moment quelconque d'une période continue de 12 mois :	A. Au moins 3 des manifestations suivantes ont persisté conjointement pendant au moins 1 mois, ou, quand elles ont persisté pendant moins de 1 mois, sont survenues ensemble de façon répétée au cours d'une période de 12 mois :
(1) tolérance ;	(4) tolérance ;
(2) sevrage ;	(3) sevrage ;
(3) la substance est souvent prise en quantité plus importante ou pendant une période plus prolongée que prévu ;	(2) difficultés à contrôler la consommation de la substance en terme de début, de fin ou de niveaux d'usage ;
(4) efforts infructueux ou désir persistant de diminuer ou de contrôler l'utilisation de la substance ;	(2) plusieurs efforts infructueux pour réduire ou contrôler l'utilisation de la substance ;
(5) beaucoup de temps est passé à des activités nécessaires pour obtenir la substance ou récupérer de ses effets ;	(5) augmentation du temps nécessaire pour obtenir la substance ou récupérer de ses effets ;
(6) des activités sociales, professionnelles ou de loisir importantes sont abandonnées ou réduites à cause de l'utilisation de la substance ;	(5) désinvestissement progressif des autres activités et obligations ;
(7) l'utilisation de la substance est poursuivie bien que la personne sache avoir un problème psychologique ou physique persistant ou récurrent susceptible d'avoir été causé ou exacerbé par la substance.	(6) poursuite de la consommation malgré des conséquences nocives ;
	(1) un désir pressant ou une compulsion à prendre la substance.

Sources : American Psychiatric Association (1994), trad. française *DSM-IV – Manuel diagnostique et statistique des troubles mentaux,* Paris, Masson, 1996 ; World Health Organization (1993), trad. française *Classification internationale des maladies, 10ᵉ révision. Chapitre V (F) : Troubles mentaux et troubles du comportement : critères diagnostiques pour la recherche,* Paris, Organisation Mondiale de la Santé et Masson, 1994.

Pour corriger certaines lacunes du DSM-III-R concernant les critères de rémission, des indices d'évolution plus précis ont été inclus dans le DSM-IV : la rémission sera « complète » si aucun critère de dépendance ou d'abus n'est noté ; elle sera « partielle » si certains de ces critères sont présents, mais de façon insuffisante pour justifier un diagnostic de dépendance ou d'abus. À cela s'ajoutent deux caractéristiques quant à la durée : la rémission, complète ou partielle, est dite « brève » si elle dure au moins 1 mois et moins de 12 mois ; pour une période de 12 mois et plus, on parle de rémission « longue ».

Il est à noter que, toujours au chapitre de la rémission, le DSM-IV établit aussi deux distinctions, que le diagnostic doit préciser : l'une concerne les individus soumis à une thérapie agoniste (p. ex., méthadone pour dépendance aux opiacés), l'autre, les individus qui sont dans un environnement où l'accès aux substances est contrôlé (p. ex., communauté thérapeutique, hôpital, prison). Dans ce cas, aucun critère d'abus ou de dépendance ne doit être noté pour une période d'au moins un mois après la cessation de la thérapie ou après la sortie de l'environnement contrôlé. La CIM-10, comme le DSM-IV, établit aussi des critères d'évolution de la dépendance.

Abus d'une substance et utilisation nocive pour la santé

C'est au chapitre des concepts d'abus d'une substance et d'utilisation nocive pour la santé que se situe l'écart le plus important entre le DSM-IV et la CIM-10. Le DSM-IV définit l'abus dans une perspective sociale, ce que la CIM-10 s'est refusée à faire, vu son souci d'universalité dans ses critères. La CIM-10 a préféré l'expression « utilisation nocive pour la santé », dont la définition est plus restrictive que celle d'abus du DSM-IV, en ce qu'elle se limite à un usage de la substance qui entraîne un trouble physique ou mental (voir le tableau 7.3).

Troubles induits par une substance

Les définitions générales de l'intoxication et du sevrage sont superposables dans le DSM-IV et la CIM-10 (voir les tableaux 7.4 et 7.5, ci-contre et p. 182). Les deux classifications décrivent en outre brièvement les manifestations cliniques de l'intoxication et du sevrage pour chaque substance, à l'exception des substances pour lesquelles le syndrome de sevrage n'a pas été clairement déterminé. Quant aux troubles mentaux induits, ils sont, dans le DSM-IV, décrits pour chaque substance responsable, avec un renvoi aux sections qui traitent de ces troubles spécifiques. Par exemple, pour les troubles psychotiques induits par une substance, le lecteur est invité à consulter la section « Schizophrénie et autres troubles psychotiques » pour une description plus complète.

7.4.2 Troubles liés à la cocaïne et aux amphétamines

La cocaïne et les amphétamines sont des stimulants du système nerveux central (SNC) ; la cocaïne provient de la feuille du cocaïer (ou coca) et est consommée de diverses façons ; en Amérique du Sud, les feuilles sont mâchées ou transformées en une pâte, la *basulca,* qui peut être fumée. Le chlorhydrate de cocaïne se présente sous la forme d'une poudre blanche qui peut être aspirée par le nez ou injectée après avoir été diluée dans de l'eau. Le mélange de ce chlorhydrate avec du bicarbonate de soude donne un produit connu sous le nom de *free-base*. Des changements similaires dans la structure de ce chlorhydrate produit une forme cristallisée de cocaïne appelée *crack*. Le *crack* et la *free-base*, parce qu'ils sont fumés, agissent très rapidement, comme l'injection intraveineuse.

Les amphétamines comprennent des substances comme l'amphétamine, la dexamphétamine et la méthamphétamine connue sous le nom de *ice*, mais aussi des substances dont l'action est similaire, comme le méthylphénidate, les médicaments anorexigènes et un stimulant naturel extrait d'une plante, le khat.

Les amphétamines et la cocaïne entraînent des troubles de l'usage identiques et produisent des effets toxiques semblables ; à Montréal, dans le service de désintoxication de l'Hôpital Saint-Luc, les demandes de soins se rapportent majoritairement à la cocaïne ; il n'y a pas de demandes de soins concernant les amphétamines.

Dépendance et abus

Deux modèles de consommation sont observés dans la dépendance à la cocaïne : l'usage quotidien et l'usage

TABLEAU 7.3 Critères diagnostiques d'abus d'une substance (DSM-IV) et d'utilisation nocive pour la santé (CIM-10)

DSM-IV Abus d'une substance	CIM-10 F1x.1 Utilisation nocive pour la santé
A. Mode d'utilisation inadéquat d'une substance conduisant à une altération du fonctionnement ou à une souffrance cliniquement significative, notée par au moins l'une des manifestations suivantes au cours d'une période de 12 mois : (1) utilisation répétée d'une substance conduisant à l'incapacité de remplir des obligations majeures, au travail, à l'école ou à la maison ; (2) utilisation répétée d'une substance dans des situations où cela peut être physiquement dangereux ; (3) problèmes judiciaires répétés liés à l'utilisation d'une substance ; (4) utilisation de la substance malgré des problèmes interpersonnels ou sociaux, persistants ou récurrents, causés ou exacerbés par les effets de la substance.	A. Preuves manifestes que l'utilisation d'une substance psychoactive a entraîné (ou a contribué de façon significative à) la survenue de troubles psychologiques ou physiques, y compris une altération du jugement ou des troubles du comportement, pouvant être à l'origine d'une incapacité ou d'une altération des relations interpersonnelles.
B. Les symptômes n'ont jamais atteint, pour cette classe de substance, les critères de la dépendance à une substance [voir le tableau 7.2, p. 179].	D. Le trouble ne répond pas aux critères d'un autre trouble mental ou d'un autre trouble du comportement, lié à la même substance pendant la même période (à l'exception d'une intoxication aiguë).
	B. La nature des conséquences nocives doit être clairement identifiée (et précisée).
	C. Utilisation continue de substances psychoactives pendant au moins 1 mois ou de façon répétée au cours des 12 derniers mois.

Sources : American Psychiatric Association (1994), trad. française *DSM-IV – Manuel diagnostique et statistique des troubles mentaux*, Paris, Masson, 1996 ; World Health Organization (1993), trad. française *Classification internationale des maladies, 10ᵉ révision. Chapitre V (F) : Troubles mentaux et troubles du comportement : critères diagnostiques pour la recherche*, Paris, Organisation Mondiale de la Santé et Masson, 1994.

TABLEAU 7.4 Critères diagnostiques généraux de l'intoxication à une substance

DSM-IV Intoxication à une substance	CIM-10 F1x.0 Intoxication aiguë
A. Développement d'un syndrome réversible, spécifique d'une substance, dû à l'ingestion récente de (ou à l'exposition à) cette substance. N.B. : Des substances différentes peuvent produire des syndromes similaires ou identiques.	G1. Preuves manifestes concernant l'utilisation récente d'une ou de plusieurs substances psychoactives à des doses suffisantes pour entraîner une intoxication.
B. Changements comportementaux ou psychologiques inadaptés, cliniquement significatifs, dus aux effets de la substance sur le système nerveux central, qui se produisent pendant ou peu après l'utilisation de la substance.	G2. Présence de signes ou de symptômes d'une intoxication, correspondant aux effets provoqués par une ou plusieurs substances données, tels qu'ils sont décrits selon les substances, et d'une sévérité suffisante pour produire une altération cliniquement significative de l'état de conscience, des fonctions cognitives, des perceptions, des affects ou du comportement.
C. Les symptômes ne sont pas dus à une affection médicale générale et ne sont pas mieux expliqués par un autre trouble mental.	G3. Ne peut pas être attribué à une affection somatique sans rapport avec l'utilisation d'une substance psychoactive et ne peut pas être mieux expliqué par un trouble mental ou un autre trouble du comportement.

Sources : American Psychiatric Association (1994), trad. française *DSM-IV – Manuel diagnostique et statistique des troubles mentaux*, Paris, Masson, 1996 ; World Health Organization (1993), trad. française *Classification internationale des maladies, 10ᵉ révision. Chapitre V (F) : Troubles mentaux et troubles du comportement : critères diagnostiques pour la recherche*, Paris, Organisation Mondiale de la Santé et Masson, 1994.

TABLEAU 7.5 Critères diagnostiques généraux du sevrage à une substance

DSM-IV Sevrage à une substance	CIM-10 F1x.3 Syndrome de sevrage
A. Développement d'un syndrome spécifique d'une substance dû à l'arrêt (ou à la réduction) de l'utilisation prolongée et massive de cette substance.	G1. Mise en évidence d'une interruption ou d'une réduction récente de la prise d'une substance, dont l'utilisation antérieure était répétée et habituellement prolongée et/ou importante.
	G2. Présence de symptômes et de signes correspondant aux caractéristiques connues d'un syndrome de sevrage à une ou plusieurs substances données. [Voir description selon les substances.]
B. Le syndrome spécifique de la substance cause une souffrance cliniquement significative ou une altération du fonctionnement social, professionnel, ou dans d'autres domaines importants.	
C. Les symptômes ne sont pas dus à une affection médicale générale et ne sont pas mieux expliqués par un autre trouble mental.	G3. Ne peut être attribué à une affection somatique sans rapport avec l'utilisation d'une substance psychoactive et ne peut être mieux expliqué par un autre trouble mental ou un autre trouble du comportement.

Sources : American Psychiatric Association (1994), trad. française *DSM-IV – Manuel diagnostique et statistique des troubles mentaux*, Paris, Masson, 1996 ; World Health Organization (1993), trad. française *Classification internationale des maladies, 10ᵉ révision. Chapitre V (F) : Troubles mentaux et troubles du comportement : critères diagnostiques pour la recherche*, Paris, Organisation Mondiale de la Santé et Masson, 1994.

périodique. Dans le premier cas, la consommation est constante et les quantités consommées augmentent avec le temps ; dans le second cas, le toxicomane entreprend des consommations ininterrompues qui s'étendront sur plusieurs jours et ne s'arrêteront qu'à l'épuisement du produit ou à l'apparition de signes d'intoxication sévère ; après quelques jours de repos, la consommation reprend. Dans les deux cas, les quantités de drogue sont augmentées, pour vaincre la tolérance aux effets euphorisants et éviter la dysphorie engendrée par le manque. Afin de financer sa dépendance, le toxicomane pourra se livrer à des activités criminelles comme le vol, le commerce de la drogue et la prostitution ; des comportements de violence résultent à la fois de ces activités et de l'effet toxique de la cocaïne. Le cocaïnomane passe tout son temps à cette recherche compulsive et incontrôlée de la drogue. La dépendance à la cocaïne coexiste souvent avec des dépendances à d'autres psychotropes comme l'alcool, la marijuana ou les benzodiazépines.

À Montréal, l'usage intraveineux de cocaïne est associé à une incidence accrue de séroconversion par le virus de l'immunodéficience humaine (VIH). Il existe aussi une corrélation entre ce mode de consommation et l'infection par les virus des hépatites B et C.

Selon le DSM-IV, l'abus se distingue de la dépendance par une consommation moins intense et moins fréquente ; des périodes de forte consommation peuvent survenir mais seront suivies par de plus longues périodes d'abstinence totale ou d'usage non problématique ; il n'y a pas non plus dans l'abus évidence de tolérance ni de symptômes à la cessation de la consommation ; cette dernière n'implique pas la recherche compulsive de drogue. L'abus a des répercussions négatives sur les capacités de l'individu à respecter ses obligations ; sa consommation abusive peut le placer dans des situations où sa vie peut être menacée ; des problèmes judiciaires peuvent survenir à cause de cette consommation, laquelle persiste malgré la récurrence des problèmes sociaux et interpersonnels qu'elle entraîne.

Intoxication

L'intoxication aux amphétamines et l'intoxication à la cocaïne sont semblables, bien que l'effet des premières soit de plus longue durée ; la cocaïne a une demi-vie plus courte (une heure). Les changements psychologiques et comportementaux qui caractérisent l'effet de ces substances sont le plus souvent liés à la dose ; cependant, certaines personnes auraient une sensibilité plus marquée aux effets de la cocaïne. L'intoxication entraîne des symptômes que présente le tableau 7.6. Finalement, on devra spécifier les cas où des troubles perceptifs accompagnent l'intoxication, par exemple des hallucinations visuelles, tactiles ou auditives. Les hallucinations tactiles consistent dans la formication, c'est-à-dire une sensation semblable au fourmillement d'insectes sous la peau.

Syndrome de sevrage

Les symptômes dans le cours du sevrage aux stimulants du SNC sont moins bien connus que ceux qui surviennent après l'arrêt de consommation des dépresseurs du SNC ou des opiacés, et il est difficile d'en démontrer, hors de tout doute, l'existence. (Lago et Kosten, 1994). Le DSM-IV en fait cependant la description et le syndrome induit figure dans la nosographie

TABLEAU 7.6 Critères diagnostiques de l'intoxication à la cocaïne et à l'amphétamine

DSM-IV 292.89 Intoxication à la cocaïne 292.89 Intoxication à l'amphétamine	CIM-10 F14.0 Intoxication aiguë à la cocaïne F15.0 Intoxication aiguë à d'autres stimulants, y compris la caféine
A. Usage récent de cocaïne, d'amphétamine ou d'une substance apparentée (p. ex., méthylphénidate).	A. Voir le critère G1 des critères généraux de l'intoxication aiguë [tableau 7.4, p. 181].
B. Changements psychologiques ou comportementaux cliniquement significatifs qui apparaissent pendant ou peu de temps après la consommation de cocaïne ou d'amphétamines. Exemples : — euphorie ; — hypervigilance ; — comportements stéréotypés ; — colère ; — susceptibilité interpersonnelle accrue ; — changements dans les rapports avec autrui ; — dysfonctionnement social ; — émoussement de l'affect ; — anxiété ; — tension ; — dysfonctionnement professionnel ; — jugement déficient.	B. Troubles du comportement ou de la perception [voir le critère G2 des critères généraux de l'intoxication aiguë (tableau 7.4)], comme en témoigne la présence d'au moins l'un des éléments suivants : (1) euphorie ; (2) hypervigilance ; (7) comportements stéréotypés répétitifs ; (4) méchanceté ou agressivité ; (10) mode de pensée persécutoire ; (5) quérulence ; (4) méchanceté, agressivité ; (11) interférence avec le fonctionnement personnel (sociabilité ou retrait) ; (1) sensation d'augmentation de l'énergie ; (3) idées de grandeur ou comportement mégalomaniaque ; (6) labilité de l'humeur ; (8) illusions visuelles, auditives ou tactiles ; (9) hallucinations sans troubles de l'orientation*.

→

TABLEAU 7.6 Critères diagnostiques de l'intoxication à la cocaïne et à l'amphétamine (*suite*)

DSM-IV 292.89 Intoxication à la cocaïne 292.89 Intoxication à l'amphétamine	CIM-10 F14.0 Intoxication aiguë à la cocaïne F15.0 Intoxication aiguë à d'autres stimulants, y compris la caféine
C. Au moins deux des signes suivants : (1) tachycardie ou bradycardie ; (2) dilatation pupillaire ; (3) tension artérielle élevée ou abaissée ; (4) frissons ou diaphorèse ; (5) nausées ou vomissements ; (6) perte de poids ; (7) agitation ou ralentissement psychomoteur ; (8) faiblesse musculaire, douleurs thoraciques, arythmies cardiaques, dépression respiratoire ; (9) convulsions, dyskinésies, dystonies, confusion, coma.	C. Au moins deux des signes suivants : (1) tachycardie (parfois bradycardie) ; (7) dilatation pupillaire ; (3) élévation (parfois abaissement) de la pression artérielle ; (4) transpiration ou frissons ; (5) nausées ou vomissements ; (6) perte de poids ; (8) agitation psychomotrice (parfois ralentissement psychomoteur) ; (9) faiblesse musculaire ; (10) douleurs thoraciques ; (2) arythmies cardiaques ; (11) convulsion.
D. Les symptômes ne sont pas dus à une affection médicale générale et ne sont pas mieux expliqués par un autre trouble mental.	A. Voir le critère G3 des critères généraux de l'intoxication aiguë [tableau 7.4].

* Ne fait pas partie des critères de l'intoxication à la cocaïne dans le DSM-IV, mais d'une spécification.
Sources : American Psychiatric Association (1994), trad. française *DSM-IV – Manuel diagnostique et statistique des troubles mentaux*, Paris, Masson, 1996 ; World Health Organization (1993), trad. française *Classification internationale des maladies, 10ᵉ révision. Chapitre V (F) : Troubles mentaux et troubles du comportement : critères diagnostiques pour la recherche*, Paris, Organisation Mondiale de la Santé et Masson, 1994.

diagnostique. La caractéristique prédominante de ce syndrome est l'instabilité de l'humeur ; elle peut s'accompagner d'irritabilité, d'anhédonie, de dépression, d'idéations ou de comportements suicidaires. Les critères diagnostiques du syndrome de sevrage sont présentés au tableau 7.7.

Autres troubles induits

La consommation continue de fortes doses de cocaïne ou d'amphétamines peut entraîner le développement d'une psychose dans laquelle le délire ou les hallucinations ressemblent à ceux de la schizophrénie de type paranoïde ; des études ont d'ailleurs montré la similarité de certains changements physiologiques dans les deux psychoses (Rosse et coll., 1992). Des hallucinations tactiles ou visuelles nous orientent davantage vers une cause toxique de la psychose ; la présence hallucinée d'insectes qui rampent sous la peau et la sensation produite causent du prurit et conséquemment, parfois, des excoriations extensives. Le délire de persécution peut être extrêmement menaçant pour le malade. Le début de la psychose induite est fonction de la consommation, et son évolution la distingue des psychoses fonctionnelles ; des recherches urinaires positives orientent le diagnostic, de même que l'examen physique. La persistance de la psychose au-delà de quatre semaines peut indiquer une psychose primaire. Il faudra préciser si cette psychose s'accompagne de délires ou d'hallucinations et noter si elle est apparue pendant l'intoxication ou le sevrage.

L'usage régulier de cocaïne peut aussi entraîner un delirium d'intoxication ; il se résout habituellement dans les heures ou les jours suivant le retrait de la substance.

La caractéristique principale du syndrome de sevrage aux stimulants du SNC est la dysphorie ; un

TABLEAU 7.7   Critères diagnostiques du sevrage à la cocaïne ou à l'amphétamine

DSM-IV 292.0 Sevrage à la cocaïne 292.0 Sevrage à l'amphétamine	CIM-10 F14.3 Syndrome de sevrage à la cocaïne F15.3 Syndrome de sevrage à d'autres stimulants, y compris la caféine
A. Arrêt ou réduction d'une consommation importante et prolongée de cocaïne, d'amphétamine (ou d'une substance apparentée).	A. Voir le critère G1 des critères généraux du syndrome de sevrage [tableau 7.5, p. 182].
B. Humeur dysphorique avec au moins deux des symptômes suivants :	B. Humeur dysphorique (tristesse ou anhédonie). [Voir le critère G2 des critères généraux du syndrome de sevrage (tableau 7.5).]
	C. Au moins deux des signes et symptômes suivants [voir le critère G2 des critères généraux du syndrome de sevrage (tableau 7.5)] :
(1) fatigue ;	(1) fatigue et léthargie ;
(2) rêves vivides et déplaisants ;	(6) rêves bizarres ou désagréables ;
(3) insomnie ou hypersomnie ;	(5) insomnie ou hypersomnie ;
(4) augmentation de l'appétit ;	(4) augmentation de l'appétit ;
(5) ralentissement psychomoteur ou agitation.	(2) ralentissement psychomoteur ou agitation ;
	(3) envie impérieuse de stimulants*.
C. Ces symptômes causent une souffrance cliniquement significative ou une altération du fonctionnement social, professionnel, ou dans d'autres domaines importants.	
D. Les symptômes ne sont pas dus à une affection médicale générale et ne sont pas mieux expliqués par un autre trouble mental.	A. Voir le critère G3 des critères généraux du syndrome de sevrage [tableau 7.5].

* Selon le DSM-IV, bien que fréquent durant le sevrage, le *craving* n'est pas un critère diagnostique.

Sources :   American Psychiatric Association (1994), trad. française *DSM-IV – Manuel diagnostique et statistique des troubles mentaux*, Paris, Masson, 1996 ; World Health Organization (1993), trad. française *Classification internationale des maladies, 10ᵉ révision. Chapitre V (F) : Troubles mentaux et troubles du comportement : critères diagnostiques pour la recherche*, Paris, Organisation Mondiale de la Santé et Masson, 1994.

diagnostic de trouble de l'humeur induit sera posé uniquement dans les cas où les symptômes dépressifs sont plus importants et invalidants que ce qui est généralement observé dans le syndrome de sevrage.

La consommation de cocaïne ou d'amphétamines provoque en outre des troubles du sommeil ; durant les périodes de consommation ininterrompue, les heures de sommeil peuvent être extrêmement réduites, consistant en siestes courtes où le sommeil est très perturbé. Le syndrome de sevrage, au contraire, s'accompagne d'hypersomnie.

L'intoxication répétée amène des dysfonctions sexuelles généralisées chez l'homme et la femme, comme une diminution de la libido, des troubles de l'excitation et des dysfonctions orgasmiques.

7.4.3   Troubles liés aux opiacés

La classe des opiacés regroupe un grand nombre de substances : des opiacés naturels comme l'opium ou la morphine ; des substances semi-synthétiques comme l'héroïne ; des morphinomimétiques de synthèse comme la codéine, l'hydromorphone, la mépéridine, le fentanyl, l'oxycodone et la méthadone. Cette catégorie de produits comprend aussi des substances qui ont un effet à la fois agoniste et antagoniste sur les récepteurs opiacés, comme la buprénorphine ou la pentazocine. Les opiacés sont de puissants analgésiques ; à forte dose, ils ont un effet dépresseur sur le SNC et perturbent le fonctionnement mental. Ces drogues agissent au niveau des neurones dopaminergiques du système de renforcement et augmentent la libération de dopamine au niveau du nucleus accumbens. Administrées par voie intraveineuse, elles produisent un effet puissant analogue à l'orgasme (Schuckit, 1995). Le cerveau humain contient des opioïdes endogènes, comme les endorphines et les enképhalines ; ces opioïdes joueraient un rôle dans la perception de la douleur et possiblement dans la régulation de l'humeur.

L'héroïne est l'opiacé le plus souvent impliqué dans les problèmes d'abus ou de dépendance ; elle s'administre habituellement par voie intraveineuse mais elle peut aussi être prisée (« sniffée ») ou fumée.

Dépendance et abus

L'usage régulier des opiacés peut entraîner une dépendance physiologique ; chez l'héroïnomane, les symptômes de cette dépendance s'accompagnent d'une consommation compulsive (*craving*) et d'un comportement qui correspond aux critères de dépendance décrits dans le DSM-IV (voir le tableau 7.2, p. 179). Une tolérance se développe relativement à certains effets des opiacés, tels que le ralentissement de la respiration, la sédation, l'analgésie, les vomissements et les propriétés euphorisantes de ces produits ; il n'y a pas de tolérance en ce qui concerne la constriction pupillaire et la constipation (Jaffe, 1990). Un syndrome de sevrage caractéristique peut suivre la réduction ou la cessation de ces substances. La chronicité de la dépendance est souvent manifeste, avec de brèves périodes d'arrêt suivies de reprises de la consommation. L'histoire naturelle de la dépendance à l'héroïne est illustrée dans des observations faites chez les anciens combattants du Vietnam (Dess et Cole, 1977 ; Robins, 1993). La dépendance à l'héroïne s'accompagne souvent de la consommation d'autres substances, comme l'alcool, le cannabis et les benzodiazépines (Schuckit, 1995).

La consommation est moins fréquente dans l'abus et il n'y a pas de symptômes physiologiques de tolérance ou de sevrage ; l'héroïne peut être utilisée sporadiquement, par exemple pour enrayer les effets désagréables de la cocaïne. Les critères généraux de l'abus sont énumérés dans le tableau 7.3 (p. 181).

Intoxication

Le tableau 7.8 présente les critères diagnostiques de l'intoxication aux opiacés selon le DSM-IV et la CIM-10.

Syndrome de sevrage

L'apparition du syndrome de sevrage dépend de la demi-vie du produit ; avec l'héroïne, il se manifeste en général de quatre à six heures après la dernière consommation, ce qui correspond à la demi-vie de la morphine qui est le métabolite de l'héroïne. Le sevrage peut être provoqué par des antagonistes des opiacés comme la naloxone ou la naltrexone, mais aussi par des substances comme la buprénorphine, dont l'action est mixte (agoniste et antagoniste). Le tableau 7.9 (p.188) donne les critères du syndrome de sevrage aux opiacés.

Autres troubles induits

Les opiacés engendrent moins de troubles mentaux que les autres drogues et pourraient même en réduire les symptômes. Les troubles de l'humeur sont en général de courte durée. La tolérance aux effets sédatifs des opiacés provoque souvent de l'insomnie. Des troubles de la libido sont aussi couramment rapportés.

7.4.4 Troubles liés aux anxiolytiques-hypnotiques

Les substances hypnotiques et anxiolytiques sont des dépresseurs du SNC ; elles comprennent les benzodiazépines, les carbamates comme le méprobamate ou le glutéthimide, les barbituriques et des substances hypnotiques de type barbiturique ; les substances anxiolytiques non benzodiazépiniques comme le buspirone sont exclues de cette catégorie.

Les benzodiazépines ont une action anticonvulsivante, anxiolytique et myorelaxante ; si leur utilité à court terme dans le traitement des états anxieux aigus est reconnue, elles sont cependant moins efficaces pour le traitement des états chroniques (Schuckit, 1995). Ces médications anxiolytiques et hypnotiques sont très

TABLEAU 7.8   Critères diagnostiques de l'intoxication aux opiacés

DSM-IV 292.89 Intoxication aux opiacés	CIM-10 F11.0 Intoxication aiguë aux opiacés
A. Usage récent d'opiacés.	A. Voir le critère G1 des critères généraux de l'intoxication aiguë [tableau 7.4, p. 181].
B. Changements psychologiques ou comportementaux cliniquement significatifs qui apparaissent pendant ou peu de temps après la prise d'opiacés. Exemples : — euphorie ; — apathie ; — dysphorie ; — agitation psychomotrice ; — ralentissement psychomoteur ; — jugement déficient ; — perturbation du fonctionnement social et professionnel.	B. Troubles du comportement [voir le critère G2 des critères généraux de l'intoxication aiguë (tableau 7.4)], comme en témoigne la présence d'au moins l'un des éléments suivants : (1) apathie ; (3) ralentissement psychomoteur ; (5) altération du jugement ; (6) interférence avec le fonctionnement personnel ; (2) désinhibition ; (4) altération de l'attention.
C. Contraction pupillaire (ou dilatation si anoxie cérébrale) et au moins un des signes suivants : (1) somnolence, coma ; (2) discours bredouillant ; (3) trouble de l'attention, trouble de la mémoire.	C. Au moins un des signes suivants [voir le critère G2 des critères généraux de l'intoxication aiguë (tableau 7.4)] : (3) contraction ou dilatation pupillaire ; (1) somnolence ; (4) diminution de l'état de conscience (stupeur, coma) ; (2) discours bredouillant.
D. Les symptômes ne sont pas dus à une affection médicale générale et ne sont pas mieux expliqués par un autre trouble mental.	A. Voir le critère G3 des critères généraux de l'intoxication aiguë [tableau 7.4].

Sources : American Psychiatric Association (1994), trad. française *DSM-IV – Manuel diagnostique et statistique des troubles mentaux,* Paris, Masson, 1996 ; World Health Organization (1993), trad. française *Classification internationale des maladies, 10ᵉ révision. Chapitre V (F) : Troubles mentaux et troubles du comportement : critères diagnostiques pour la recherche,* Paris, Organisation Mondiale de la Santé et Masson, 1994.

largement prescrites ; aux États-Unis, on estime à 90 % le pourcentage des patients hospitalisés qui en reçoivent (American Psychiatric Association, 1996, p. 314).

Dépendance et abus

Deux modèles principaux de consommation caractérisent l'abus ou la dépendance. Dans le premier, la personne prend le médicament tel qu'il est prescrit, et il arrive occasionnellement que ce mode de consommation évolue vers un mode de consommation pathologique d'abus ou de dépendance. Les médicaments anxiolytiques ou hypnotiques peuvent engendrer une dépendance physiologique et une tolérance sans que leur usage corresponde aux critères généraux d'abus ou de dépendance donnés dans les tableaux 7.2 et 7.3 (p. 179 et 181). Dans le second cas, il s'agit d'une consommation de produits obtenus frauduleusement avec ou sans ordonnance, et dont l'usage compulsif s'accompagne d'une perte de contrôle ; l'abus ou la dépendance y sont plus fréquents et souvent associés à un abus d'autres drogues ou à

TABLEAU 7.9 Critères diagnostiques du sevrage aux opiacés

DSM-IV 292.0 Sevrage aux opiacés	CIM-10 F11.3 Syndrome de sevrage aux opiacés
A. L'une ou l'autre des circonstances suivantes : (1) Arrêt ou réduction d'une consommation importante et prolongée d'opiacés ; (2) Administration d'un antagoniste des opiacés chez un consommateur.	A. Voir le critère G1 des critères généraux du syndrome de sevrage [tableau 7.5, p. 182]. Peut survenir avec l'administration d'un antagoniste des opiacés.
B. Au moins trois des signes suivants se développant de quelques minutes à quelques jours après le critère A : (1) dysphorie ; (2) nausées ou vomissements ; (3) douleurs musculaires ; (4) larmoiements, rhinorrhée ; (5) dilatation pupillaire, pilo-érection ; (6) diarrhées ; (7) bâillements ; (8) fièvre ; (9) insomnie.	B. Au moins trois des signes suivants [voir le critère G2 des critères généraux du syndrome de sevrage (tableau 7.5)] : (6) nausées ou vomissements ; (4) douleurs ou crampes musculaires ; (3) larmoiements ; (2) rhinorrhée ou éternuements ; (8) dilatation pupillaire ; (9) pilo-érection ; (7) diarrhées ; (11) bâillements ; (12) sommeil agité ; (1) envie impérieuse de prendre un opiacé ; (5) crampes abdominales ; (9) frissons répétés ; (10) tachycardie, hypertension.
C. Ces symptômes causent une souffrance cliniquement significative ou une altération du fonctionnement social, professionnel, ou dans d'autres domaines importants.	
D. Les symptômes ne sont pas dus à une affection médicale générale et ne sont pas mieux expliqués par un autre trouble mental.	A. Voir le critère G3 des critères généraux du syndrome de sevrage [tableau 7.5].

Sources : American Psychiatric Association (1994), trad. française *DSM-IV – Manuel diagnostique et statistique des troubles mentaux*, Paris, Masson, 1996 ; World Health Organization (1993), trad. française *Classification internationale des maladies, 10ᵉ révision. Chapitre V (F) : Troubles mentaux et troubles du comportement : critères diagnostiques pour la recherche*, Paris, Organisation Mondiale de la Santé et Masson, 1994.

une dépendance à d'autres substances ; les anxiolytiques ou les hypnotiques peuvent être utilisés pour diminuer les effets indésirables causés par l'abus d'autres drogues.

Intoxication

Le tableau 7.10 présente les critères de l'intoxication aux anxiolytiques-hypnotiques. Les troubles de la mémoire sont une des caractéristiques de l'intoxication; il s'agit ici d'une amnésie de type antérograde. L'effet de ces substances, comme celui des autres hypnotiques et sédatifs, est potentialisé par l'alcool, et le mélange des deux peut être fatal. Les risques d'intoxication mortelle sont beaucoup plus grands avec les barbituriques, les carbamates et les substances de type barbiturique.

TABLEAU 7.10   **Critères diagnostiques de l'intoxication aux anxiolytiques-hypnotiques**

DSM-IV **292.89 Intoxication aux sédatifs, hypnotiques ou anxiolytiques**	**CIM-10** **F13.0 Intoxication aiguë à des sédatifs ou à des hypnotiques**
A. Consommation récente d'anxiolytiques-hypnotiques.	A. Voir le critère G1 des critères généraux de l'intoxication aiguë [tableau 7.4, p. 181].
B. Changements psychologiques ou comportementaux cliniquement significatifs apparaissant pendant ou peu de temps après la prise d'anxiolytiques-hypnotiques. Exemples: — labilité émotionnelle; — fonctionnement social ou professionnel déficient; — troubles du jugement; — comportement sexuel inadéquat; — comportement agressif.	B. Troubles du comportement [voir le critère G2 des critères généraux de l'intoxication aiguë (tableau 7.4)], comme en témoigne la présence d'au moins l'un des éléments suivants: (4) labilité de l'humeur; (8) interférence avec le fonctionnement personnel; (3) méchanceté ou agressivité; (1) euphorie et désinhibition; (2) apathie et sédation; (5) altération de l'attention; (6) amnésie antérograde; (7) altération des performances psychomotrices.
C. Au moins un des signes suivants: (1) langage bredouillant; (2) incoordination; (3) démarche ataxique; (4) nystagmus, difficulté à se maintenir debout; (5) trouble de l'attention ou de la mémoire; (6) stupeur ou coma.	C. Au moins un des signes suivants [voir le critère G2 des critères généraux de l'intoxication aiguë (tableau 7.4)]: (3) discours bredouillant; (1) démarche ébrieuse; (4) nystagmus; (2) difficulté à se maintenir debout; (5) abaissement de l'état de conscience (p. ex., stupeur, coma); (6) lésions érythémateuses de la peau ou ampoules.
D. Les symptômes ne sont pas dus à une affection médicale générale et ne sont pas mieux expliqués par un autre trouble mental.	A. Voir le critère G3 des critères généraux de l'intoxication aiguë [tableau 7.4].

Sources: American Psychiatric Association (1994), trad. française *DSM-IV – Manuel diagnostique et statistique des troubles mentaux*, Paris, Masson, 1996; World Health Organization (1993), trad. française *Classification internationale des maladies, 10ᵉ révision. Chapitre V (F): Troubles mentaux et troubles du comportement: critères diagnostiques pour la recherche*, Paris, Organisation Mondiale de la Santé et Masson, 1994.

Syndrome de sevrage

Le syndrome de sevrage à ces dépresseurs du SNC ressemble au syndrome de sevrage alcoolique; l'apparition des premiers symptômes dépend toutefois de la demi-vie du produit et de l'action de ses métabolites; avec les molécules à longue action comme le diazépam, les premiers symptômes pourront se manifester trois ou quatre jours après la cessation, atteindre leur apogée entre le cinquième et le huitième jour et disparaître entre le neuvième et le quatorzième jour. Les produits de courte durée d'action et sans métabolite actif, comme le lorazépam ou l'oxazépam, entraîneront des symptômes de sevrage dont le début suit de quelques heures l'arrêt de la médication. Le tableau 7.11 donne les critères du syndrome de sevrage aux dépresseurs du SNC.

Autres troubles induits

Quand l'intoxication s'accompagne d'hallucinations, chez une personne dont le contact avec la réalité est préservé, il faut préciser « avec troubles perceptifs », par opposition à un diagnostic de psychose induite par le sevrage, alors que le contact avec la réalité est altéré; dans le dernier cas, ce diagnostic pourra être posé en excluant un delirium ou un trouble psycho-

TABLEAU 7.11 Critères diagnostiques du sevrage aux anxiolytiques-hypnotiques

DSM-IV 292.0 Sevrage aux sédatifs, hypnotiques ou anxiolytiques	CIM-10 F13.3 Syndrome de sevrage aux sédatifs ou aux hypnotiques
A. Arrêt ou réduction d'une consommation importante et prolongée d'anxiolytiques-hypnotiques.	A. Voir le critère G1 des critères généraux du syndrome de sevrage [tableau 7.5, p. 182].
B. Au moins deux des signes suivants : (1) pouls > 100/min; (2) tremblements des mains; (3) insomnie; (4) nausées, vomissements; (5) hallucinations ou illusions visuelles, auditives, tactiles transitoires; (6) agitation psychomotrice; (7) anxiété; (8) convulsion de type grand mal, diaphorèse.	B. Au moins trois des signes suivants [voir le critère G2 des critères généraux du syndrome de sevrage (tableau 7.5)]: (3) tachycardie; (1) tremblements des mains tendues, de la langue et des paupières; (7) insomnie; (2) nausées ou vomissements; (9) hallucinations ou illusions transitoires (visuelles, tactiles ou auditives); (5) agitation psychomotrice; (10) crises convulsives de type grand mal; (4) hypotension orthostatique; (6) céphalées; (8) malaise ou état de faiblesse; (10) mode de pensée persécutoire.
C. Ces symptômes causent une souffrance cliniquement significative ou une altération du fonctionnement social, professionnel, ou dans d'autres domaines importants.	
D. Les symptômes ne sont pas dus à une affection médicale et ne sont pas mieux expliqués par un autre trouble mental.	A. Voir le critère G3 des critères généraux du syndrome de sevrage [tableau 7.5].

Sources : American Psychiatric Association (1994), trad. française *DSM-IV – Manuel diagnostique et statistique des troubles mentaux*, Paris, Masson, 1996; World Health Organization (1993), trad. française *Classification internationale des maladies, 10ᵉ révision. Chapitre V (F) : Troubles mentaux et troubles du comportement : critères diagnostiques pour la recherche*, Paris, Organisation Mondiale de la Santé et Masson, 1994.

tique préexistants et seulement si les symptômes psychotiques sont d'une importance telle qu'on ne peut conclure à un simple syndrome de sevrage.

Plus la consommation est importante et prolongée, plus le sevrage sera difficile. Ainsi, si le sevrage s'accompagne de troubles fluctuants de la conscience, d'une difficulté pour le patient à maintenir son attention, de troubles cognitifs comme des déficits mnésiques, de la désorientation et des troubles du langage, ainsi que d'hallucinations visuelles, tactiles ou auditives, un diagnostic de delirium induit par le sevrage est alors posé.

7.4.5 Troubles liés au cannabis

Le cannabis provient du *Cannabis sativa*, un chanvre indien; le delta 9- tétrahydrocannabinol (THC) en est le principe actif, et la résine de cette plante contient plus de 60 cannabinoïdes. Les feuilles ou, plus souvent, les boutons floraux de la plante sont séchés et fumés sous forme de « joint » de marijuana, mais peuvent aussi être ingérés avec des aliments ou des boissons; dans ce dernier cas, l'effet peut se prolonger jusqu'à 12 heures. Le résidu résineux séché, ou haschich, se consomme de la même façon. Le THC agit au niveau de récepteurs spécifiques pour les cannabinoïdes; par l'intermédiaire d'une protéine G, la stimulation du récepteur inhibe l'adénylcyclase dans le cytoplasme du neurone (Howlett, Evans et Houston, 1992). Le cannabis est très liposoluble et s'accumule dans les graisses de l'organisme; son élimination est lente, et des métabolites du THC peuvent être décelés dans les urines plusieurs semaines après la dernière consommation. L'usage de cannabis précède presque toujours la consommation de drogues plus dures comme la cocaïne ou l'héroïne, mais cette corrélation n'indique en rien que le cannabis mène nécessairement à l'usage de drogues dures (Golub et Johnson, 1994).

Dépendance et abus

Le diagnostic de dépendance au cannabis et d'abus de cette substance se fait à l'aide des critères généraux décrits dans le DSM-IV (voir les tableaux 7.2 et 7.3, p. 179 et 181). Une tolérance à la plupart des effets physiques du cannabis s'installe généralement et s'accompagne d'une légère tolérance aux effets de l'alcool (Jaffe, 1990). Bien qu'il n'y ait pas de dépendance physiologique significative, l'arrêt de la consommation de cannabis chez les usagers de longue date qui prennent de fortes doses peut entraîner l'apparition de divers symptômes: irritabilité, troubles du sommeil, transpiration, anorexie, perte de poids, diarrhée, nausées et vomissements, douleurs musculaires et augmentation de la température corporelle (Miller et Gold, 1989).

Intoxication

Les critères de l'intoxication au cannabis sont précisés dans le tableau 7.12 (p. 192).

L'intoxication au cannabis ne s'accompagne généralement pas de troubles perceptifs, sauf peut-être dans les cas où des doses élevées sont prises (Waskow et coll., 1970).

Autres troubles induits

Les troubles psychotiques provoqués par le cannabis entraînent des symptômes de nature affective et schizophrénique: délire paranoïde, hallucinations visuelles et hypomanie. Ce tableau persiste rarement plus d'une semaine; certains auteurs recommandent d'abandonner le terme « psychose au cannabis » (Thornicroft, 1990), car il y a peu de preuves que le THC puisse causer une psychose spécifique (Thomas, 1993); il s'agirait plutôt d'une désorganisation psychotique résultant de l'effet d'un stresseur chimique sur une structure cérébrale déjà fragile.

Le delirium provoqué par le cannabis survient surtout quand la substance est ingérée (Grinspoon et Bakalar, 1992); outre les troubles cognitifs, les troubles de la coordination prédominent.

Certains usagers de cannabis peuvent expérimenter des épisodes d'anxiété aiguë semblable à la crise de panique; c'est un phénomène fréquent qui peut durer de cinq à huit heures. Ces symptômes surviennent surtout chez le consommateur novice qui perçoit de façon exagérée les effets habituels du cannabis (Schuckit, 1995).

La littérature fait état d'un syndrome d'amotivation: apathie, manque de motivation au travail, fatigabilité et troubles de la concentration (Tennant et Groesbeck, 1972). Il n'a pas été prouvé cependant que ce syndrome est typiquement lié à la consommation de cannabis. En effet, la consommation d'autres substances comme les sédatifs produirait des effets semblables (Thomas, 1993).

TABLEAU 7.12   Critères diagnostiques de l'intoxication au cannabis

DSM-IV 292.89 Intoxication au cannabis	CIM-10 F12.0 Intoxication aiguë au cannabis
A. Usage récent de cannabis.	A. Voir le critère G1 des critères généraux de l'intoxication aiguë [tableau 7.4, p. 181].
B. Changements psychologiques ou comportementaux cliniquement significatifs qui apparaissent pendant ou peu de temps après la prise de cannabis. Exemples : — impression d'allongement du temps ; — euphorie ; — anxiété ; — altération du jugement ; — retrait social ; — incoordination motrice.	B. Troubles du comportement ou de la perception [voir le critère G2 des critères généraux de l'intoxication aiguë (tableau 7.4)], comme en témoigne la présence d'au moins l'un des signes suivants : (4) sensation de ralentissement du temps (impression que le temps passe très lentement ou/et sensation que les idées défilent rapidement) ; (1) euphorie et désinhibition ; (2) anxiété ou agitation ; (5) altération du jugement ; (3) méfiance ou mode de pensée persécutoire ; (6) trouble de l'attention ; (7) altération du temps de réaction ; (8) illusions auditives, visuelles ou tactiles ; (9) hallucinations sans trouble de l'orientation ; (10) dépersonnalisation ; (11) déréalisation ; (12) interférence avec le fonctionnement personnel.
C. Au moins deux des signes suivants apparaissant dans les deux heures de l'utilisation de cannabis : (1) injection conjonctivale ; (2) augmentation de l'appétit ; (3) sécheresse de la bouche ; (4) tachycardie.	C. Au moins un des signes suivants [voir le critère G2 des critères généraux de l'intoxication aiguë (tableau 7.4)] : (3) conjonctives injectées ; (1) augmentation de l'appétit ; (2) sécheresse de la bouche ; (4) tachycardie.
D. Les symptômes ne sont pas dus à une affection médicale générale et ne sont pas mieux expliqués par un autre trouble mental.	A. Voir le critère G3 des critères généraux de l'intoxication aiguë [tableau 7.4].

Sources : American Psychiatric Association (1994), trad. française *DSM-IV – Manuel diagnostique et statistique des troubles mentaux*, Paris, Masson, 1996 ; World Health Organization (1993), trad. française *Classification internationale des maladies, 10ᵉ révision. Chapitre V (F) : Troubles mentaux et troubles du comportement : critères diagnostiques pour la recherche*, Paris, Organisation Mondiale de la Santé et Masson, 1994.

7.4.6 Troubles liés aux hallucinogènes

Les hallucinogènes comprennent l'ergot de seigle et des dérivés comme l'acide lysergique diéthylamide (LSD), les phénylalkylamines comme la mescaline et le 2,5-diméthoxy-4-méthylamphétamine (DOM), le 3,4 méthylènedioxyméthamphétamine (MDMA ou « ecstasy »), les alcaloïdes indoles comme la psilocybine et le diméthyltryptamine (DMT) ainsi que d'autres substances. Alors que la psilocybine est extraite d'un champignon, la mescaline provient d'un cactus, le peyotl; le LSD et l'ecstasy sont des produits synthétiques; à l'exception du DMT, les hallucinogènes sont rapidement absorbés lorsqu'ils sont ingérés. Le LSD, la mescaline, le DOM, le MDA (méthylènedioxyamphétamine) et le MDMA se présentent sous forme de poudre ou de comprimé; le LSD dissous peut être imprégné dans du papier buvard ou dans des cubes de sucre et vendu sous ces formes.

Dépendance et abus

Il n'y a pas de syndrome de sevrage connu en ce qui concerne les hallucinogènes. Cependant, une tolérance aux effets euphorisants et psychédéliques se développe rapidement. Par contre, il n'y a pas de tolérance aux effets autonomiques comme l'hypertension, l'hyperréflexie et la mydriase. Pour éviter la tolérance aux effets hallucinogènes recherchés, les utilisateurs espacent leur consommation, mais ce mode d'utilisation répond quand même aux critères généraux de dépendance ou d'abus décrits dans le DSM-IV (voir les tableaux 7.2 et 7.3, p. 179 et 181).

Intoxication

L'intoxication aux hallucinogènes se développe dans les minutes ou les heures qui suivent la consommation; on trouvera les critères de l'intoxication dans le tableau 7.13 (p. 194).

Des intoxications graves avec hyperthermie, déshydratation, rhabdomyolyse et insuffisance rénale aiguë ont été rapportées pour l'ecstasy dont la structure ressemble à celle de l'amphétamine (Forrest et coll., 1994).

Autres troubles induits

Les troubles psychotiques induits par les hallucinogènes sont en général de courte durée; ils disparaissent quelques heures ou quelques jours après l'arrêt de la consommation. Les hallucinations sont surtout visuelles; des tableaux de manie ont été décrits pour la mescaline (Hermle, Funfgeld et Oepen, 1992) et le LSD (Lake, Stirba et Kinneman, 1981). Si le trouble psychotique persiste plus d'un mois, il s'agit fort probablement d'un trouble psychiatrique préexistant à la prise de drogue.

Le delirium d'intoxication est rare. L'usage prolongé de ces substances pourrait entraîner des dysfonctionnements intellectuels, en particulier au chapitre des capacités d'abstraction (Jaffe, 1990).

Le syndrome de reviviscence (*flashback*) consiste dans le fait d'éprouver longtemps après la consommation un ou plusieurs effets déjà expérimentés au cours de consommations antérieures; ces reviviscences sont brèves, et il s'agit habituellement de troubles perceptifs visuels tels que macropsie, micropsie et halos lumineux.

7.4.7 Troubles liés aux solvants volatils

La catégorie des solvants volatils comprend un ensemble de substances volatiles dont les effets physiques et psychologiques sont pour ainsi dire identiques. Sont inclus dans cette catégorie: les hydrocarbures aliphatiques et aromatiques comme la gazoline, les colles, les diluants pour la peinture et les peintures en aérosol; les hydrocarbures halogénés que l'on trouve dans les gaz propulseurs d'aérosol, le liquide correcteur pour machines à écrire et les produits de nettoyage; enfin, d'autres produits contenant des esters, des cétones et des glycols. Ces produits sont peu coûteux, en vente libre et très facilement accessibles. Ils sont en outre populaires chez les adolescents de milieux défavorisés; au Québec, l'usage serait important chez les Autochtones (Clarkson, 1993).

Ces substances sont inhalées d'un sac de papier ou de plastique, d'un linge imbibé ou directement du contenant et l'effet recherché est rapidement obtenu; les vapeurs respirées traversent facilement la barrière hémo-encéphalique, mais leur mécanisme d'action dans le cerveau est peu connu.

Dépendance et abus

Une tolérance est rapportée chez les gros consommateurs, mais il n'y a pas de syndrome de sevrage cliniquement significatif. Les usagers dépendants utilisent les solvants volatils sur une période plus longue et en quantité plus grande qu'ils ne l'avaient prévu au départ; ils éprouvent de la difficulté à cesser leur consommation ou à la contrôler; ils peuvent consacrer beaucoup de temps à consommer et à se remettre des

TABLEAU 7.13   Critères diagnostiques de l'intoxication aux hallucinogènes

DSM-IV 292.89 Intoxication aux hallucinogènes	CIM-10 F16.0 Intoxication aiguë à des hallucinogènes
A. Usage récent d'hallucinogènes.	A. Voir le critère G1 des critères généraux de l'intoxication aiguë [tableau 7.4, p. 181].
B. Changements psychologiques ou comportementaux cliniquement significatifs qui surviennent pendant ou peu de temps après la prise d'hallucinogènes. Exemples : — anxiété ; — idées de référence ; — idées paranoïdes ; — perturbation du fonctionnement social ou professionnel ; — dépression ; — peur de perdre la raison ; — jugement inadéquat.	B. Troubles du comportement ou de la perception [voir le critère G2 des critères généraux de l'intoxication aiguë (tableau 7.4)], comme en témoigne la présence d'au moins l'un des signes suivants : (1) anxiété et attitude craintive ; (6) idées de référence ; (5) mode de pensée persécutoire ; (11) interférence avec le fonctionnement personnel ;
C. Troubles perceptifs survenant chez un sujet éveillé et alerte. Exemples : — illusions ; — hallucinations ; — intensification subjective des percepteurs ; — dépersonnalisation ; — déréalisation ; — synesthésies (audition colorée, vision auditive ou olfactive).	(2) illusions ou hallucinations auditives, visuelles ou tactiles survenant en pleine conscience dans un état de plein éveil ; (3) dépersonnalisation ; (4) déréalisation ; (7) labilité de l'humeur ; (8) hyperactivité ; (9) comportements impulsifs ; (10) altération de l'attention.
D. Au moins deux des signes suivants : (1) dilatation pupillaire ; (2) tachycardie ; (3) transpiration ; (4) palpitations ; (5) vision trouble ; (6) tremblements ; (7) incoordination.	C. Au moins deux des signes suivants [voir le critère G2 des critères généraux de l'intoxication aiguë (tableau 7.4)] : (6) dilatation pupillaire ; (1) tachycardie ; (3) transpiration et frissons ; (2) palpitations ; (5) vision trouble ; (4) tremblements ; (7) incoordination.
E. Les symptômes ne sont pas dus à une affection médicale générale et ne sont pas mieux expliqués par un autre trouble mental.	A. Voir le critère G3 des critères généraux de l'intoxication aiguë [tableau 7.4].

Sources : American Psychiatric Association (1994), trad. française *DSM-IV – Manuel diagnostique et statistique des troubles mentaux*, Paris, Masson, 1996 ; World Health Organization (1993), trad. française *Classification internationale des maladies, 10ᵉ révision. Chapitre V (F) : Troubles mentaux et troubles du comportement : critères diagnostiques pour la recherche*, Paris, Organisation Mondiale de la Santé et Masson, 1994.

Psychiatrie clinique : une approche bio-psycho-sociale

effets de leur consommation. Si, au début, la consommation se fait en groupe, avec le temps les usagers dépendants s'isolent et abandonnent d'autres activités sociales, professionnelles ou récréatives ; enfin, ils continuent à consommer malgré des problèmes de santé physique et mentale. L'usage prolongé de ces substances est associé à des déficits neurologiques importants, comme une faiblesse généralisée et des neuropathies périphériques, des lésions des nerfs crâniens et des faisceaux pyramidaux. Des atrophies cérébrales et des dégénérescences cérébelleuses ont été décrites ; de même, des hépatites, des acidoses métaboliques et des insuffisances rénales chroniques ont été rapportées.

Ceux qui font un usage abusif de ces substances consomment moins que les personnes qui en sont dépendantes, mais peuvent consommer alors qu'ils ont un jugement altéré ou une incoordination et dans des conditions qui sont dangereuses ; ils n'abandonnent pas leur habitude malgré des conflits familiaux ou des difficultés scolaires associés à la substance.

Intoxication

Le tableau 7.14 (p. 196) présente les critères de l'intoxication aux solvants volatils.

L'intoxication peut s'accompagner d'hallucinations visuelles ou auditives, de troubles perceptifs comme la micropsie ou la macropsie et de changements dans la perception du temps. Une intoxication aiguë sévère peut entraîner de l'hypotension, de l'hypothermie et une dépression du réflexe de déglutition.

Autres troubles induits

Il faut diagnostiquer la psychose provoquée par les solvants volatils lorsque les symptômes psychotiques sont prédominants avec délire et hallucinations ; sa durée est brève.

Un delirium d'intoxication peut aussi se produire à la suite de fortes doses ; le début de la confusion et de la désorientation est rapide et peut s'accompagner de délire et d'hallucinations.

Les solvants volatils peuvent causer une démence persistante ; celle-ci serait attribuable aux effets neurotoxiques de ces solvants et des substances qui entrent dans leur composition ou encore à des périodes d'hypoxie cérébrale prolongée résultant de l'inhalation.

7.4.8 Troubles liés à la phencyclidine

La phencyclidine, ou le PCP, a été introduite, comme les kétamines, pour servir d'anesthésique général ; son usage en anesthésie, comme celui des kétamines, a été abandonné plus tard en raison de problèmes engendrés tant chez l'humain que chez les animaux. Le PCP se présente sous forme de poudre ou de capsule ; il est le plus souvent ingéré, mais peut être inhalé ou pulvérisé sur de la marijuana ou du tabac et, plus rarement, injecté. La synthèse du produit est simple, il est peu coûteux et populaire auprès des adolescents et des jeunes adultes. La demi-vie du produit est longue et peut atteindre trois jours ; le PCP est liposoluble et ses effets sont prolongés et récurrents. Les animaux de laboratoire apprennent à s'autoadministrer le PCP, ce qu'ils ne font pas avec les autres hallucinogènes. Le PCP a un effet de renforcement sur le système de récompense. Cette substance agit sur le récepteur N-Méthyl-D-Aspartate (NMDA) [Javitt et Zukin, 1990], mais modifie aussi le recaptage de neurotransmetteurs comme la noradrénaline et la sérotonine ; selon la dose, elle a des effets cholinergiques ou anticholinergiques.

Dépendance et abus

Le PCP peut créer un syndrome de dépendance qui répond aux critères du DSM-IV (voir le tableau 7.2, p. 179) ; cependant, la tolérance et le syndrome de sevrage n'ont pas été prouvés chez l'humain ; les personnes dépendantes peuvent en consommer deux ou trois jours de suite et passer beaucoup de temps intoxiquées ; l'agressivité et la désinhibition entraînent des actes de violence.

L'abus de cette substance correspond aux critères généraux de l'abus du DSM-IV (voir le tableau 7.3, p. 181). Les personnes qui abusent consomment la drogue moins souvent que les personnes dépendantes.

Intoxication

Les effets toxiques de la phencyclidine dépendent de la dose ; cependant, la marge est étroite entre la quantité causant une intoxication légère et celle qui peut

Psychiatrie clinique : une approche bio-psycho-sociale

TABLEAU 7.14   Critères diagnostiques de l'intoxication aux solvants volatils

DSM-IV 292.89 Intoxication par des solvants volatils	CIM-10 F18.0 Intoxication aiguë à des solvants volatils
A. Usage intentionnel récent ou exposition brève récente à de fortes doses de solvants.	A. Voir le critère G1 des critères généraux de l'intoxication aiguë [tableau 7.4, p. 181].
B. Changements psychologiques ou comportementaux cliniquement significatifs qui surviennent pendant ou peu de temps après la consommation de solvants volatils ou une exposition à ceux-ci. Exemples : — violence ; — belligérance ; — apathie ; — altération du jugement ; — perturbation du fonctionnement social ou professionnel.	B. Troubles du comportement [voir le critère G2 des critères généraux de l'intoxication aiguë (tableau 7.4)], comme en témoigne la présence d'au moins l'un des éléments suivants : (3) méchanceté ou agressivité ; (2) quérulence ; (1) apathie et léthargie ; (5) altération du jugement ; (8) interférence avec le fonctionnement personnel ; (4) labilité de l'humeur ; (6) altération de l'attention et de la mémoire ; (7) ralentissement psychomoteur.
C. Au moins deux des signes suivants : (1) étourdissements ; (2) nystagmus ; (3) incoordination ; (4) langage bredouillant ; (5) démarche instable ; (6) léthargie ; (7) réflexes diminués ; (8) ralentissement psychomoteur ; (9) tremblements ; (10) faiblesse musculaire ; (11) vision trouble, diplopie ; (12) stupeur ou coma ; (13) euphorie.	C. Au moins un des signes suivants [voir le critère G2 des critères généraux de l'intoxication aiguë (tableau 7.4)] : (4) nystagmus ; (3) discours bredouillant ; (1) démarche ébrieuse ; (2) difficulté à se maintenir debout ; (6) faiblesse musculaire ; (7) vision trouble ou diplopie ; (5) abaissement de l'état de conscience (p. ex., stupeur, coma).
D. Les symptômes ne sont pas dus à une affection médicale générale et ne sont pas mieux expliqués par un autre trouble mental.	A. Voir le critère G3 des critères généraux de l'intoxication aiguë [tableau 7.4].

Sources : American Psychiatric Association (1994), trad. française *DSM-IV – Manuel diagnostique et statistique des troubles mentaux*, Paris, Masson, 1996 ; World Health Organization (1993), trad. française *Classification internationale des maladies, 10ᵉ révision. Chapitre V (F) : Troubles mentaux et troubles du comportement : critères diagnostiques pour la recherche*, Paris, Organisation Mondiale de la Santé et Masson, 1994.

mettre la vie en danger (Schuckit, 1995). Parmi les substances hallucinogènes, le PCP est celle qui produit les effets les plus durables ; le tableau d'intoxication est fluctuant et imprévisible ; tantôt mutique, rigide et figé, le patient intoxiqué peut devenir désinhibé, agité et violent ; la pensée est désorganisée, avec dépersonnalisation et modifications perceptives. Les critères d'intoxication du DSM-IV sont présentés au tableau 7.15. La CIM-10 classe l'intoxication à la phencyclidine dans la catégorie « intoxication aiguë due à l'utilisation de substances psychoactives multiples et à l'utilisation d'autres substances psychoactives ». Elle n'en précise cependant pas les symptômes. Si l'intoxication s'accompagne de troubles perceptifs et qu'il n'y a pas de delirium ou de psychose, il faut préciser s'il s'agit d'une intoxication avec troubles perceptifs.

Autres troubles induits

L'intoxication au PCP se manifeste très souvent ainsi : troubles de la conscience, confusion, troubles de la mémoire récente et altération du fonctionnement intellectuel ; ces troubles peuvent s'étendre sur une période maximale de quatre semaines. Les troubles psychotiques avec délire et hallucinations et sans atteinte de la conscience sont rares dans l'intoxication au PCP ; par conséquent, selon l'importance relative de l'altération de la conscience et des symptômes psychotiques, on établira un diagnostic de trouble psychotique ou de delirium induit par la phencyclidine. Le tableau du trouble psychotique ressemble à un tableau de paranoïa ou de manie avec idées de grandeur, hyperactivité, pensée et élocution rapides.

Les propriétés sympathicomimétiques du PCP peuvent entraîner des états d'anxiété, qui se traduisent par des comportements violents.

7.5 TRAITEMENTS

7.5.1 Évaluation diagnostique

Histoire de la consommation

L'histoire de la consommation est établie à l'aide d'un questionnaire directif ; les informations à recueillir sont résumées dans le tableau 7.16 (p. 198).

TABLEAU 7.15   **Critères diagnostiques de l'intoxication à la phencyclidine**

DSM-IV 292.89 Intoxication à la phencyclidine
A. Usage récent de phencyclidine.
B. Changements comportementaux ou psychologiques inadaptés, cliniquement significatifs comme :   — belligérance ;   — violence ;   — impulsivité ;   — imprévisibilité ;   — agitation psychomotrice ;   — altération du jugement ;   — perturbation du fonctionnement social ou professionnel,   qui se sont développés pendant ou peu après l'utilisation de phencyclidine.
C. Apparition dans l'heure qui suit (ou plus rapidement si la phencyclidine est fumée, prisée ou injectée) d'au moins deux des signes suivants :   (1) nystagmus horizontal ou vertical ;   (2) hypertension ou tachycardie ;   (3) engourdissement ou diminution de la réaction à la douleur ;   (4) ataxie ;   (5) dysarthrie ;   (6) rigidité musculaire ;   (7) convulsion ou coma ;   (8) hyperacousie.
D. Les symptômes ne sont pas dus à une affection médicale générale et ne sont pas mieux expliqués par un autre trouble mental.

Sources : American Psychiatric Association (1994), trad. française *DSM-IV – Manuel diagnostique et statistique des troubles mentaux,* Paris, Masson, 1996 ; World Health Organization (1993), trad. française *Classification internationale des maladies, 10ᵉ révision. Chapitre V (F) : Troubles mentaux et troubles du comportement : critères diagnostiques pour la recherche,* Paris, Organisation Mondiale de la Santé et Masson, 1994.

Pour poser le diagnostic, on recherchera les critères de dépendance et les troubles mentaux provoqués par la toxicomanie, comme les troubles de l'affect, les hallucinations, les délires, les troubles cognitifs et mnésiques, le delirium, les idéations suicidaires, paranoïdes ou violentes. On notera la présence de symptômes physiologiques de dépendance dans les syndromes de dépendance.

Les antécédents personnels ou familiaux de troubles mentaux ainsi qu'une histoire de consommation du côté des parents, de la fratrie, du conjoint ou des amis sont à rechercher.

Psychiatrie clinique : une approche bio-psycho-sociale

TABLEAU 7.16   **Questionnaire pour déterminer l'histoire de la consommation**

Pour chaque substance, obtenir :

1. Quantité
   – Alcool : consommations/jour, gr/jour
      Une consommation consiste en 14 gr d'alcool absolu, ce qu'on retrouve dans :
      340 ml de bière (à 5 %)
      120 ml de vin (à 15 %)
      45 ml de spiritueux (à 40 %)
   – Cocaïne : gr/jour, injections/jour
   – Héroïne : point/jour (un point = 0,1gr), injections/jour
   – Benzodiazépine : type et mg/jour
   – Cannabis : gr/jour ou joints/jour
   – Hallucinogènes : nombre de prises/jour

2. Rythme de la consommation
   – Régulier ou périodique
   – Nombre de jours/semaine
   – Nombre de jours/mois

3. Durée de l'usage de chaque substance
4. Date, heure et quantité de la dernière consommation

5. Modes de consommation
   – Héroïne : prisée, fumée, injectée
   – Cocaïne : prisée, fumée, injectée

6. Signes et symptômes d'intoxication
7. Signes et symptômes des sevrages antérieurs
8. Traitement antérieur et période d'abstinence

9. Évaluation brève du milieu social
   – Lieu de résidence
   – Travail
   – Moyens de subsistance
   – Réseau de soutien
   – Dossier judiciaire

10. Événements critiques récents
11. Antécédents médicaux, chirurgicaux, psychiatriques, personnels et familiaux

On évaluera aussi les comportements à risque associés à la consommation, comme l'usage et le partage du matériel d'injection, les pratiques sexuelles, le recours à la prostitution, les actes criminels et leurs conséquences judiciaires. L'histoire se modifie parfois selon le degré de la confiance qui s'installe dans la relation thérapeutique ; des mécanismes de défense caractéristiques comme la banalisation, le déni et la projection compliquent le recueil exact des données. L'entourage et la famille peuvent compléter l'information.

Objectifs et plan de traitement

Les objectifs du traitement reposent sur le diagnostic établi à la lumière de l'histoire de la consommation et sur les désirs et les capacités du toxicomane à modifier ses comportements. Il pourra s'agir de viser l'abstinence totale ou, si c'est impossible, de réduire les effets délétères en modifiant les comportements reliés à la consommation. Le plan de traitement est axé sur différents aspects selon les circonstances :

– sevrage ;
– intoxication ;
– abstinence ;
– morbidités psychiatriques et médicales ;
– ambivalence et résistance aux changements ;
– rechute ;
– prévention des comportements à risque ;
– difficultés personnelles et familiales ;
– réinsertion au travail.

Le traitement intrahospitalier est réservé aux toxicomanes qui présentent l'une ou l'autre des caractéristiques suivantes :

– dépendance physiologique grave ;
– intoxication grave ;
– comorbidité psychiatrique ou médicale ;
– désorganisation sociale.

Le traitement des autres patients se fera sur une base ambulatoire. On peut avoir recours à différentes formes de traitement, selon les besoins et les ressources : pharmacologique, psychologique ou psychosocial.

7.5.2 Traitements pharmacologiques

La pharmacothérapie utilisée dans la toxicomanie sert principalement à traiter les syndromes de sevrage et les intoxications, à appuyer l'abstinence, enfin, à traiter les symptômes psychiatriques associés.

Pharmacothérapie de la dépendance à la cocaïne

Traitement de l'intoxication

Le traitement des symptômes psychiatriques associés à l'intoxication à la cocaïne est fonction de la gravité de l'intoxication. L'environnement du malade doit être calme ; des tranquillisants mineurs comme les benzodiazépines seront utilisés contre l'anxiété et l'agitation psychomotrice. Chez le malade halluciné ou qui présente un délire de persécution, un neuroleptique sédatif sera prescrit au besoin (en fait, la majorité des patients récupèrent spontanément). Dans ces cas, ainsi que chez le patient agressif ou en delirium, des mesures seront prises pour assurer la protection du malade et celle du personnel soignant.

Il n'y a pas d'antidote spécifique pour la cocaïne. Le traitement des complications médicales graves est symptomatique et doit assurer le maintien des fonctions vitales ; les anticonvulsivants sont inefficaces dans le traitement des convulsions ; les antagonistes de la dopamine, comme l'halopéridol, sont à éviter dans l'intoxication aiguë, car ils pourraient entraîner l'apparition d'un syndrome neuroleptique malin.

Traitement du syndrome de sevrage

Depuis 10 ans, un grand nombre de substances de toutes sortes, comme le méthylphénidate ou la bromocriptine, ont été expérimentées relativement à leurs propriétés pour diminuer ou enrayer les symptômes engendrés par la cessation de la cocaïne. À ce jour, aucun de ces essais n'est concluant et probant quant à la pharmacothérapie du syndrome de sevrage à la cocaïne ; les résultats ne peuvent être validés en raison de l'absence de groupes de contrôle ou de l'impossibilité d'évaluer le rôle du soutien psychosocial combiné à la pharmacothérapie étudiée.

Des substances mimant l'action de la dopamine au niveau cérébral telles que le méthylphénidate, la bromocriptine et l'amantadine ont été étudiées (Gawin, 1988). Le méthylphénidate a été abandonné en raison des risques d'exacerbation de l'état de manque. Dans l'étude de la bromocriptine (Dackis et Gold, 1985) et dans celle de la désipramine (Arndt et coll., 1989), la posologie administrée a entraîné des effets secondaires qui ont compromis l'observance du traitement. Les études à double insu et avec groupe de contrôle n'ont pas démontré de supériorité de la carbamazépine sur le placebo (Montoya et coll., 1995). La fluoxétine (Batki et coll., 1993), un antidépresseur inhibiteur sélectif du recaptage de la sérotonine, ainsi que la buprénorphine (Johnson, Jaffe et Fudala, 1992), une substance aux propriétés à la fois agonistes et antagonistes des opiacés, ont été utilisées chez des toxicomanes dépendants de la cocaïne et des opiacés. Il est cependant nécessaire là aussi de poursuivre les études avant de conclure à l'efficacité de ces médications.

Actuellement, aucune étude n'a encore démontré l'utilité d'une approche pharmacologique adjuvante à la psychothérapie, qu'elle soit cognitive, psychoéducative ou psychodynamique. Faute d'un agoniste de substitution qui aurait fait ses preuves, la place de la pharmacothérapie dans le traitement du syndrome de sevrage à la cocaïne et dans le maintien de l'abstinence se limite au cas des toxicomanes qui présentent des symptômes psychiatriques susceptibles d'être enrayés par une médication appropriée.

Pharmacothérapie de la dépendance aux opiacés

Traitement de l'intoxication

Les intoxications aiguës graves aux opiacés doivent être traitées à l'hôpital ; elles comportent un tableau de trouble respiratoire avec stupeur ou coma. L'objectif premier est le maintien des fonctions vitales en assurant une ventilation ; si le narcotique a été ingéré, on aura recours au lavage gastrique. La naloxone est un antagoniste spécifique des récepteurs opiacés mu ; elle sera administrée par intraveineuse à raison de 0,4 mg à 0,8 mg aux 5 minutes selon la réponse ; celle-ci est rapide (environ 2 minutes) et se traduit par une augmentation de la fréquence et du rythme respiratoires, une élévation de la tension artérielle et une dilatation des pupilles. Dans le cas d'une surdose d'héroïne dont la demi-vie est relativement courte, la surveillance est moins longue ; par contre, avec les surdoses de méthadone, elle doit se poursuivre de 24 à 48 heures. Chez le patient qui a une dépendance physiologique aux opiacés, la naloxone provoquera un syndrome de sevrage immédiat. L'absence de réponse à la naloxone indique que le coma a une autre origine, comme une intoxication à l'alcool, aux barbituriques ou aux benzodiazépines, une hypoglycémie, ou qu'il est consécutif à des lésions intracrâniennes hémorragiques ou tumorales. L'intoxication délibérée dans un but suicidaire exige une évaluation psychiatrique complète.

Traitement du syndrome de sevrage

L'objectif est de traiter les symptômes du sevrage et de permettre au patient de commencer un programme de réadaptation s'il le désire. Quatre protocoles pharmacologiques sont possibles :

- substitution par la méthadone ;
- traitement symptomatique par la clonidine ;
- induction du sevrage avec la naltrexone, puis la clonidine ;
- substitution par la buprénorphine.

La méthadone est très efficace pour traiter les symptômes du sevrage ; la posologie varie selon la tolérance du sujet, mais se situe habituellement autour de 40 mg ou 50 mg par jour ; il faut trois jours d'une même posologie pour enrayer les symptômes, puis la dose initiale est réduite quotidiennement de 10 %. Des traitements plus longs doivent être prévus pour la désintoxication d'un patient qui cesse un traitement d'entretien avec la méthadone ; dans ces cas, le retrait progressif peut s'étendre sur des périodes allant jusqu'à 180 jours.

La clonidine est un agoniste des récepteurs alpha$_2$-adrénergiques ; elle réduit les symptômes hyperadrénergiques comme les nausées, les vomissements, les crampes abdominales, les diarrhées et la diaphorèse ; elle n'agit cependant pas sur l'insomnie, les myalgies et le manque. Le protocole a été décrit par Kleber (1994) ; des doses de 0,1 mg à 0,3 mg 3 fois par jour suffisent en général à atténuer les symptômes, bien que des doses plus élevées puissent être administrées en milieu hospitalier. On doit surveiller la tension artérielle, le pouls et la sédation. Ce protocole est contre-indiqué chez les personnes qui présentent des troubles cardiaques, des maladies rénales ou métaboliques et de l'hypotension de modérée à grave.

Le traitement qui combine la clonidine et la naltrexone permet une désintoxication rapide ; il est indiqué pour les patients qui seront soumis à une thérapie antagoniste prolongée ; la sévérité des symptômes précipités par la naltrexone est atténuée par le pré-traitement avec la clonidine ; on doit initialement mettre les patients en observation pendant 24 heures pour surveiller les symptômes du sevrage et l'hypotension (Charney, Heninger et Kleber, 1986).

Enfin, la buprénorphine sublinguale peut être administrée à des doses de 2 mg à 4 mg par jour et permet un sevrage s'accompagnant de symptômes modérés. Même à des doses plus élevées que 8 mg par jour, elle a moins d'effets sur la ventilation que les agonistes purs comme la morphine. Ce traitement a fait l'objet d'études suivant des protocoles internes et externes (Mello et Mendelson, 1980).

Traitements d'entretien

Les traitements d'entretien font appel à des agonistes des opiacés ou à des antagonistes à action prolongée. Les principaux objectifs sont :

- l'abstinence des opiacés ;
- la réduction de la morbidité et de la mortalité ;
- la réadaptation.

Du côté du toxicomane, les conditions et exigences varient selon les programmes : les critères d'admissibilité et de surveillance sont plus ou moins rigoureux selon les objectifs visés.

La méthadone et le lévo-alpha-acétyl-méthadol (LAAM) sont des agonistes des opiacés utilisés pour le traitement d'entretien ; des doses de méthadone plus élevées que celles qui servent à enrayer les symptômes de sevrage sont nécessaires pour combattre l'obsession de consommer. La posologie est quotidienne et adaptée selon chaque cas ; des doses de méthadone insuffisantes compromettent la persévérance dans les programmes thérapeutiques ainsi que l'abstinence. Quant au LAAM, il a une demi-vie plus longue et sera pris 3 fois par semaine.

On peut aussi recourir, pour le traitement d'entretien, à un antagoniste à action prolongée comme la naltrexone ; ce médicament bloque les récepteurs opiacés et, donc, les effets de la consommation. La naltrexone, d'une demi-vie de 24 à 72 heures selon la dose, est prescrite 3 fois par semaine ; elle ne présente pas de potentiel d'abus et elle est efficace si le patient suit son ordonnance. Les médications antagonistes réussissent mieux dans les traitements ordonnés par le tribunal ou par des comités de discipline (Washton, Pottash et Gold, 1984).

Pharmacothérapie de la dépendance aux anxiolytiques-hypnotiques

Traitement de l'intoxication

L'intoxication aux anxiolytiques-hypnotiques peut être dangereuse, particulièrement s'il s'agit des barbituriques et de substances comme le méprobamate, le gluthétimide et l'ethchlorvynol. Quant aux benzodiazépines, qui sont les plus prescrites, leur marge de sécurité est plus grande.

L'intoxication entraîne différents degrés d'anesthésie, de coma, de troubles respiratoires et cardiaques ; la durée du tableau dépend des substances en cause. Le traitement est le suivant :

- admission aux soins intensifs pour les cas graves ;
- surveillance et maintien de la ventilation et de la circulation ;
- dosage sérique des substances ;
- lavage gastrique pour les absorptions récentes (une heure et moins) ;
- charbon activé après le lavage gastrique ;
- alcalinisation des urines dans les intoxications au phénobarbital ;
- administration de flumazénil, un antagoniste des benzodiazépines.

Le traitement du delirium d'intoxication est non pharmacologique ; il exige l'observation des malades dans un milieu protégé pour éviter qu'ils ne se blessent. Ce tableau est habituellement de courte durée, mais peut se prolonger pendant des semaines chez les personnes âgées.

Ces intoxications peuvent entraîner un tableau de dépression de courte durée ; le risque de suicide doit être évalué et une hospitalisation est parfois nécessaire. Si le tableau de dépression persiste après un mois, on doit procéder à une réévaluation psychiatrique.

Traitement du syndrome de sevrage

L'emploi régulier de fortes doses d'anxiolytiques peut entraîner une neuroadaptation qui, au moment où le patient cesse de les prendre, pourra se traduire par de la confusion, de l'agitation et des convulsions. Ce risque est encore augmenté s'il y a consommation concomitante d'alcool. Le sevrage à ces substances prises à fortes doses se fera à l'hôpital ; la stabilisation du malade se fait par :

- la substance qui est l'objet du sevrage, pourvu qu'elle soit de longue durée d'action ;
- le phénobarbital ;
- le diazépam ou un équivalent.

La posologie de départ est ajustée selon les quantités que le patient déclare avoir consommées et selon sa tolérance. Le but de cette pharmacothérapie de stabilisation est d'enrayer les signes ou les symptômes d'intoxication ou de sevrage. Dans le cas d'une substitution de la substance à supprimer (pour une substance de trop courte durée d'action), la posologie du phénobarbital ou du diazépam se calcule à l'aide de tables d'équivalence (voir le tableau 7.17, p. 202) : 10 mg de diazépam équivalent à 30 mg de phénobarbital. Une fois la posologie de stabilisation déterminée, elle est maintenue pendant 48 heures.

Le malade étant hospitalisé, la désintoxication ou réduction progressive de la médication s'accomplit rapidement, au rythme de 10 mg de diazépam ou 30 mg de phénobarbital par jour jusqu'à une posologie quotidienne de 20 mg de diazépam ou 60 mg de phénobarbital ; ensuite, la diminution est de 5 mg de diazépam ou l'équivalent par jour. Si, au cours de cette phase, des signes de manque ou d'intoxication apparaissaient, la médication sera augmentée ou diminuée de 50 % de la dose quotidienne avant la poursuite du traitement de désintoxication.

Le sevrage aux benzodiazépines prises à petites doses exige des mesures pour sécuriser le patient ; cependant, certains malades auront des symptômes plus importants et différents des symptômes initiaux en raison desquels ils ont entrepris la médication ; dans ces cas, le sevrage peut être réalisé avec du phénobarbital à raison de 200 mg par jour ; la réduction posologique se fait lentement et peut s'échelonner sur une période de plusieurs mois, le malade n'étant pas hospitalisé. Les symptômes somatiques comme la tachycardie peuvent être traités par le propranolol, 20 mg 4 fois par jour, pendant 2 semaines. Les symptômes de rebond sont semblables aux symptômes initiaux, quoique plus intenses. Ces symptômes disparaissent habituellement en une semaine.

Pharmacothérapie des autres troubles induits

Le sevrage aux dépresseurs du SNC peut s'accompagner de troubles anxieux qui ressemblent au trouble

TABLEAU 7.17 Équivalence pour le sevrage*
Phénobarbital, benzodiazépines,
anxiolytiques-hypnotiques

Nom scientifique	Nom commercial (®)		Dose
	Canada	France	
Alprazolam	Xanax	Xanax	1 mg
Butalbital	Fiorinal		100 mg
Chlordiazépoxide	Librium		25 mg
Clonazépam	Rivotril	Rivotril	2 mg
Clorazépate	Tranxene	Tranxene Gélules	7,5 mg
Diazépam	Valium	Valium	10 mg
Estazolam		Nuctalon	1 mg
Flurazépam	Dalmane		15 mg
Lorazépam	Ativan	Temesta	2 mg
Méprobamate	Equanil	Equanil; Novalm	1 200 mg
Oxazépam	Serax	Seresta	10 mg
Pentobarbital			100 mg
Prazépam		Lysanxia	10 mg
Sécobarbital			100 mg
Témazépam	Restoril		15 mg
Triazolam	Halcion		0,25 mg

* Chaque dose équivaut à 30 mg de phénobarbital (p. ex., 10 mg de Valium® correspondent à 30 mg de phénobarbital).

panique ; en général, ils disparaissent progressivement après un mois. La pharmacothérapie n'est pas justifiée (Schuckit, 1995), à moins qu'il ne s'agisse d'un trouble préexistant ; dans ce cas, le choix de la pharmacologie doit tenir compte du risque de dépendance que comportent certaines médications. Le delirium de sevrage est une complication majeure qu'un traitement adéquat empêche.

Pharmacothérapies concernant d'autres substances

Traitement des troubles induits par le cannabis

Les états de panique et la psychose provoqués par le cannabis peuvent être calmés par un discours adéquat et par l'emploi de benzodiazépines ; pour les psychoses résistantes, un neuroleptique peut s'avérer utile.

Traitement de l'intoxication aux hallucinogènes

L'absorption des hallucinogènes de type LSD est très rapide et le recours au lavage gastrique n'est pas indiqué, car il peut augmenter l'agitation du malade ; ce dernier peut être calmé verbalement ou avec du diazépam.

En présence de déshydratation, l'intoxication au MDMA ou au MDA peut causer de l'hyperthermie maligne et de l'insuffisance rénale, ainsi que des convulsions. Pour traiter les crises convulsives, on prescrira du diazépam et un anticonvulsivant ; l'hyperthermie est traitée par les bains de glace ou une couverture hypothermique. La consultation en néphrologie s'impose dans les cas d'insuffisance rénale aiguë.

Les psychoses induites par les hallucinogènes répondent aux benzodiazépines ainsi qu'à l'halopéridol.

Traitement de l'intoxication aux solvants volatils

L'intoxication aux solvants ne nécessite habituellement pas de traitement ; cependant, des arythmies cardiaques peuvent survenir plusieurs heures après l'usage et exigent une surveillance appropriée.

Traitement de l'intoxication à la phencyclidine

Le traitement pharmacologique de l'intoxication au PCP vise à calmer la psychose et le delirium et à empêcher l'apparition d'autres complications telles que les convulsions, l'hypertension, l'hyperthermie maligne, le ralentissement de la respiration et le coma. À cause de la recirculation gastroentérique du PCP, le recours à la succion gastrique continue et au charbon activé est recommandé. La diurèse forcée et l'acidification des urines ne font pas l'unanimité (Brust, 1993 ; Schuckit, 1995), car cette pratique peut aggraver la rhabdomyolyse et l'insuffisance rénale. Les convulsions sont traitées par le diazépam.

Le delirium et la psychose pouvant être aggravés par toute stimulation extérieure, l'environnement doit être calme. Il y a danger de violence et toute tentative verbale pour calmer le patient doit être évitée. Le recours aux contentions peut être indiqué. Une benzodiazépine comme le diazépam traitera l'agitation ;

plusieurs auteurs recommandent la prudence avec les phénothiazines, à cause de l'effet possible d'hypotension, d'hyperthermie maligne et de convulsion ; mais l'halopéridol donnerait de bons résultats pour calmer l'agitation.

Enfin, il faut se rappeler que la phencyclidine se répartit dans les graisses de l'organisme et que les symptômes de l'intoxication sont fluctuants ; par conséquent, il faut garder les patients en observation pendant plusieurs jours.

7.5.3 Traitements psychologiques

Psychothérapies individuelles

La thérapie cognitive (Beck et coll., 1993) a été adaptée pour le traitement des toxicomanes. Il s'agit d'une méthode active, directive et brève qui vise à comprendre la relation entre des pensées automatiques ou des postulats erronés et les sentiments ou comportements problématiques et l'influence des premiers sur les seconds (voir le tome II, chapitre 51). On tentera ainsi de modifier les processus cognitifs qui jouent un rôle dans les comportements pathologiques des toxicomanes. Cette thérapie pourra aider le patient à composer avec le manque de drogue, en favorisant l'acquisition d'habiletés sociales et l'adoption de comportements propres à faciliter l'abstinence.

La thérapie de motivation (*motivational interviewing*) de Miller et Rollnick (1991) est une approche empathique où le thérapeute tente de motiver le patient en explorant les différentes facettes de ses comportements, ses buts et l'ambivalence qu'il vit face au changement. Elle s'est révélée efficace avec les toxicomanes dans plusieurs études contrôlées.

Certaines thérapies comportementales donnent également de bons résultats. La thérapie comportementale opérante recourt à des renforcements positifs ou négatifs, selon le comportement du patient (voir le tome II, chapitre 50). L'abstinence sera ainsi récompensée par l'octroi de privilèges, et la rechute sanctionnée par le retrait de ces mêmes privilèges. D'autres types de thérapies comportementales incluent l'exposition à des stresseurs ou stimuli extérieurs reconnus par le patient pour précipiter la rechute. Il s'agit de l'exposition post-sevrage à un environnement qui comporte des incitations à consommer (*cue exposure*). Cette méthode vise l'extinction du conditionnement créé par la drogue. D'autres techniques utilisent un contrat prévoyant des conséquences positives pour récompenser l'abstinence et négatives pour sanctionner les comportements toxicomaniaques (*contingency management*). La consommation est alors surveillée au moyen de tests urinaires aléatoires. Quant aux thérapies d'aversion, où la drogue est associée à une expérience désagréable (émétiques, chocs électriques), elles n'ont pas donné de résultats probants selon des études contrôlées.

La plupart des études confirment que la psychothérapie individuelle constitue un ajout profitable dans le traitement des toxicomanies, dans la mesure où elle est couplée à d'autres types d'interventions, comme la prévention de la rechute ou les groupes d'entraide. La thérapie d'introspection d'orientation psychodynamique est contre-indiquée en début de traitement, car l'anxiété générée par les prises de conscience peut précipiter la rechute. Il faudra d'abord offrir des méthodes pour favoriser l'abstinence, comme les groupes de soutien dont l'action se fonde sur les 12 étapes des Alcooliques Anonymes (AA). La thérapie d'introspection ne sera donc indiquée que lorsque le patient aura réussi à demeurer abstinent pendant un temps satisfaisant.

Deux études contrôlées ont examiné la pertinence de l'association de la psychothérapie individuelle avec un programme de maintien par méthadone pour héroïnomanes. Woody et coll. (1983) et Rounsaville et coll. (1983) ont démontré que la thérapie axée sur le soutien et l'expression était plus efficace que le *counseling* en toxicomanie avec les patients présentant des symptômes psychiatriques sévères ou souffrant de dépression majeure. Les patients ayant une personnalité antisociale répondaient mal à ce genre de thérapie. La thérapie individuelle interpersonnelle s'est révélée utile avec les cocaïnomanes ou narcomanes peu dépendants. Si la psychothérapie individuelle est plus coûteuse, sa confidentialité convient mieux à certains patients que les approches de groupe rebutent. De plus, elle s'adapte plus facilement à une routine de vie normale que le traitement en centre. Parfois, des patients qui ont suivi d'autres thérapies sans succès répondront bien à la psychothérapie.

Thérapies de groupe

Divers types de thérapies de groupe ont été adaptées pour les toxicomanes. La thérapie psychodynamique modifiée, interpersonnelle, interactive, rationnelle-émotive, la gestaltthérapie et le psychodrame en sont des exemples. Ces thérapies sont économiques, car elles permettent de traiter trois fois plus de patients que les thérapies individuelles. Dans la mesure où le patient peut supporter la confrontation avec le groupe, elles l'amèneront à s'identifier à d'autres toxicomanes en réhabilitation plus avancée, en lui offrant un modèle pour la poursuite de l'abstinence. Ces thérapies sont un complément des groupes de soutien comme les Alcooliques Anonymes (AA), les Narcotiques Anonymes (NA), les Cocaïnomanes Anonymes (CA); elles s'en différencient par la présence d'un animateur professionnel ayant suivi une formation spécialisée. La présence obligatoire et la fréquence des rencontres facilitent le dépistage précoce des signes de rechute.

7.5.4 Approches sociales

Thérapies familiales

Contrairement à la croyance populaire selon laquelle les toxicomanes seraient des solitaires, plusieurs études indiquent que la plupart d'entre eux restent en contact étroit avec leur famille, quand ils n'habitent pas sous le même toit (Stanton et Heath, 1997). Les familles des toxicomanes sont souvent dysfonctionnelles; elles se caractérisent par une communication perturbée et une incapacité de fixer des limites. L'engagement de la famille et des personnes significatives dans le traitement constitue donc un facteur clé dans toute thérapie s'adressant à ces patients.

Stanton et Heath (1997) ont synthétisé les modèles de thérapie familiale par stages. Il s'agira d'abord de définir le problème et de négocier un contrat où seront précisés les buts visés. Puis, il faudra créer un contexte favorable à l'abstinence. La famille pourra être aidée par des groupes de soutien de type Al-Anon, Narcanon ou Cocanon. Pendant la cure de désintoxication du patient, elle interviendra activement pour le soutenir dans sa démarche. Une fois le patient désintoxiqué, on abordera la gestion de la crise familiale induite par ce changement. En effet, l'abstinence du patient vient perturber une dynamique familiale par ailleurs pathologique, et les autres membres de la famille peuvent avoir besoin d'aide pour s'adapter à la nouvelle situation; lorsque le patient est très impliqué dans une famille conflictuelle, la thérapie visera les interactions et conflits familiaux afin de diminuer ses risques de rechute.

Des études contrôlées ont reconnu l'efficacité des thérapies familiales pour les adolescents, les héroïnomanes traités par le méthadone et les alcooliques (Stanton et Heath, 1997). Ce genre de thérapie peut parfois être élargi et inclure d'autres membres du réseau social, comme les amis ou l'employeur. Une technique appliquée avec succès avec un type de toxicomane très résistant consiste à réunir le plus grand nombre possible de membres de son réseau social (famille, amis et employeur), afin d'obliger, bien que sans hostilité, le toxicomane à faire face à son problème, en ne lui offrant pas d'autre choix que d'entreprendre un traitement (Kaufman, 1994).

Prévention de la rechute

Une fois la démarche d'abstinence amorcée, les toxicomanes seront exposés à de fréquentes rechutes. Pour remédier à ce problème, diverses techniques inspirées de l'approche psychoéducative ont été mises au point (Daley et Marlatt, 1997). Précisons d'abord que la rechute ne signifie pas nécessairement un échec du traitement. Par exemple, un toxicomane pourra recommencer à consommer, mais en moins grande quantité qu'avant le traitement. Ou il pourra réaliser des progrès dans d'autres sphères de sa vie malgré une rechute.

La prévention de la rechute visera d'abord à aider le toxicomane à reconnaître les nombreux facteurs de rechute, puis à se donner des stratégies pour réagir aux stresseurs (voir le tome II, chapitre 52). Les facteurs de rechute résultent d'une interaction entre le toxicomane, sa famille, son environnement social et des variables liées au traitement. Selon une étude de Catalano et coll. (1988), les variables suivantes étaient le plus fortement associées à des rechutes chez les narcomanes : le degré de détérioration causée par la drogue, les troubles psychiatriques, la longueur et les modalités du traitement, l'implication dans des activités criminelles, le manque de soutien familial ou social, les états émotifs négatifs et des lacunes dans les habiletés sociales et adaptatives. Des études contrôlées estiment les techniques de prévention de la rechute aussi efficaces que les autres traitements psychosociaux. Elles seraient particulièrement utiles pour les patients ayant une dépendance sévère, des traits de sociopathie ou des symptômes psychiatriques (Carroll et coll., 1994).

Communautés thérapeutiques

Le traitement en communauté thérapeutique dure de 15 à 24 mois. Ces programmes, qui sont en général dirigés par des toxicomanes réhabilités, sont rigoureusement structurés et impliquent des tâches hiérarchisées selon l'ancienneté et le respect des règles. On utilise des techniques de confrontation individuelle ou en groupe. Le traitement vise un changement global de la personne et de son style de vie : abstinence de la substance, évitement des activités antisociales, acquisition d'aptitudes pour le travail. Ces programmes proposent un ensemble d'interventions dans une unité de lieu : thérapie par le travail, thérapie individuelle, de groupe, services médicaux, sociaux, familiaux et juridiques, en plus de consultations en vue d'une réinsertion sur le marché de travail.

En ce qui concerne leur efficacité, on note, pour plus de la moitié de patients, des améliorations significatives, notamment pour les critères de diminution de l'usage de drogues, de retour au travail et de régression de la criminalité (De Leon et Schwartz, 1984). Le degré d'amélioration dépend du temps passé en traitement. La criminalité sévère ou des problèmes psychiatriques sont liés à des départs précoces. Le taux de persévérance jusqu'à la fin du programme est de 10 % à 25 %.

Groupes de soutien

Les groupes de soutien sont des groupes d'entraide dont l'action se fonde sur le principe des 12 étapes du mouvement des AA. Ce modèle a été adapté à plusieurs problèmes, incluant les diverses toxicomanies. Il existe, par exemple, les NA qui s'adressent aux héroïnomanes et aux personnes ayant une dépendance aux opiacés, les CA pour les cocaïnomanes. On peut y trouver conseils et encouragements pour maintenir l'abstinence et éviter la rechute, par l'entremise du soutien d'un aîné (parrain ou marraine). Ces groupes donnent aussi l'occasion de socialiser avec d'autres toxicomanes en réhabilitation, dans un contexte de sobriété. Ils sont ouverts et gratuits, accessibles sept jours sur sept, et la seule condition pour y adhérer est le désir d'arrêter de consommer.

Dans l'ensemble, ces groupes de soutien constituent un ajout utile à la plupart des traitements professionnels pour toxicomanes, qu'ils ne sauraient toutefois remplacer. Certains patients seront réticents à assister à ces réunions, en particulier à cause de la philosophie religieuse qui y est prônée. Les patients qui souffrent d'un trouble psychiatrique nécessitant une médication psychoactive devront être dirigés vers des groupes faisant preuve de tolérance à ce sujet, car certains groupes considèrent que tout médicament est une drogue et qu'il faut s'en passer, privation qui pourrait nuire considérablement à ces patients. De plus, il faut reconnaître que les groupes de soutien ne conviennent pas à tous ; un refus d'y participer ne doit donc pas être interprété automatiquement comme un manque de motivation. Les études contrôlées sur l'efficacité de ces groupes sont à peu près inexistantes, vu leur anonymat, ainsi que le refus des responsables de se prêter à ces études. Soulignons enfin que certains de ces groupes accueillent les conjoints ou les familles de toxicomanes : Narcanon, Cocanon, Enfants de familles dysfonctionnelles (EFD), Enfants adultes d'alcooliques (EADA).

7.6 ÉVOLUTION ET PRONOSTIC

L'évolution des toxicomanies varie selon le type de substance, le mode de consommation et d'autres facteurs. L'abus de substances qui peuvent donner lieu à une tolérance et à une dépendance physiologiques engendre le plus souvent un syndrome de dépendance.

L'évolution est lente, marquée d'exacerbations, de périodes où l'usage est non problématique, de rechutes et de rémissions souvent spontanées. Les études montrent que l'usage par intraveineuse est annonciateur d'une chronicité de la consommation et des complications qui en découlent (Dinwiddie, Reich et Cloninger, 1992).

Enfin, la présence de comorbidité psychiatrique assombrit le pronostic.

*
* *

La conception des troubles mentaux a évolué entre autres avec la compréhension des mécanismes neurologiques qui expliquent partiellement les symptômes.

Sur la question des toxicomanies, Leshner (1997, p. 45) estime que « le temps est venu de passer des idéologies à la science ».

Les débats qui opposent organicité et psychosociogenèse quant à l'origine des toxicomanies sont stériles ; l'approche thérapeutique doit englober tous les aspects des syndromes de dépendance.

Les psychiatres et les médecins devront apprendre, comme ils l'ont fait dans le cas d'autres maladies mentales chroniques, à adopter une approche semblable en ce qui concerne les toxicomanies, c'est-à-dire à se pencher à la fois sur leurs aspects biologiques, sur leurs manifestations comportementales et sur leurs répercussions sociales.

Bibliographie

AMERICAN PSYCHIATRIC ASSOCIATION
1994 *Diagnostic and Statistical Manual of Mental Disorders*, 4e éd., Washington (D.C.), American Psychiatric Association ; trad. française *DSM-IV – Manuel diagnostique et statistique des troubles mentaux*, Paris, Masson, 1996, 1040 p.

ARNDT, I., et coll.
1989 « Desipramine treatment of cocaine abuse in methadone maintenance patients », dans L. Harris (sous la dir. de), *Problems of Drug Dependence*, Rockville (Md.), National Institute on Drug Abuse, Research Monograph, 1995.

BATKI, S.L., et coll.
1993 « Fluoxetine for cocaine dependence in methadone maintenance : Quantitative plasma and urine cocaine/benzoyl-ecgonine concentration », *J. Clin. Psychopharmacol.*, vol. 13, n° 4, p. 243-250.

BECK, A.T., et coll.
1993 *Cognitive Therapy of Substance Abuse*, New York, Guilford Press.

BERGERET, J., et coll.
1981 *Le psychanalyste à l'écoute du toxicomane*, Paris, Dunod.

BROCHU, S., et DOUYON, A.
1990 *La consommation de psychotropes chez les jeunes placés en centre d'accueil*, Montréal, Université de Montréal, Centre international de criminologie comparée.

BRUST, J.C.M.
1993 « Other agents : Phencyclidine, marijuana, hallucinogens, inhalants, and anticholinergics », *Neurol. Clin.*, vol. 11, n° 3, p. 555-563.

CADORET, R.J., et coll.
1995 « Adoption study demonstrating two genetic pathways to drug abuse », *Arch. Gen. Psychiatry*, vol. 52, n° 1, p. 42-52.
1986 « An adoption study of genetic and environment as factors in drug abuse », *Arch. Gen. Psychiatry*, vol. 43, n° 12, p. 1131-1136.

CARROLL, K.M., et coll.
1994 « Psychotherapy and pharmacotherapy for ambulatory cocaine abusers », *Arch. Gen. Psychiatry*, vol. 51, n° 3, p. 177-187.

CATALANO, R., et coll.
1988 « Prevention in the addiction : Rates, determinants, and promising prevention strategies », dans *Surgeon General's Report on Health Consequences of Smoking*, Washington (D.C.), Office of Smoking and Health, Government Printing Office.

CHARLAND, C., CHEVALIER, S., et BOIVIN, D.
1996 *La toxicomanie à Montréal-Centre. Faits et méfaits. Annexes statistiques*, Montréal, Régie régionale de la santé et des services sociaux, Direction de la programmation et coordination et Direction de la santé publique.

CHARNEY, D.S., HENINGER, G.R., et KLEBER, H.D.
1986 « The combined use of clonidine and naltrexone as a rapid, safe and effective treatment of abrupt withdrawal from methadone », *Am. J. Psychiatry*, vol. 143, n° 7, p. 831-837.

CLARKSON, M.
1993 *DTIMUUMADSINA ? (Et la santé ça va ?) Méthodologie de l'enquête Santé Québec chez les Cris*, Gouvernement du Québec, ministère de la Santé et des Services sociaux, Service des études et analyses.

COMITÉ FRANÇAIS D'ÉDUCATION POUR LA SANTÉ
1996 « Enquête "Baromètre Santé 1995" », dans J.M. Costes (sous la dir. de), *Drogues et toxicomanies, indicateurs et tendances*, Paris, Observatoire français des drogues et toxicomanies, p. 21.

DACKIS, C.A., et GOLD, M.S.
1985 « Bromocriptine as treatment of cocaine abuse », *Lancet*, vol. 1, n° 8438, p. 1151-1152.

DALEY, D.A., et MARLATT, G.A.
1997 « Relapse prevention », dans J.H. Lowinson et coll. (sous la dir. de) *Substance Abuse : A Comprehensive Textbook*, 3e éd., Baltimore, Williams & Wilkins, p. 458-467.

DE LEON, G., et SCHWARTZ, S.
1984 « Therapeutic communities: What are the retention rates? », *Am. J. Drug Alcool Abuse,* vol. 10, n° 2, p. 267-284.

DESS, W.J., et COLE, F.C.
1977 « The medically evacuated Viet-Nam abuser: A follow-up rehabilitative study », *Bull. Narc.,* vol. 29, n° 2, p. 55-65.

DICK, C.L., et coll.
1994 « Epidemiology of psychiatric disorders in Edmonton: Phobic disorders », *Acta Psychiatr. Scan.,* suppl., n° 376, p. 36-53.

DINWIDDIE, S.H., REICH, T., et CLONINGER, C.R.
1992 « Lifetime complications of drug use in intravenous drug users », *J. Subst. Abuse,* vol. 4, n° 1, p. 13-18.

FERBOS, C., et MAGOUDI, A.
1986 *Approche psychanalytique des toxicomanes,* Paris, PUF.

FORGET, C.
1990 *La consommation de psychotropes chez les détenus du Centre de prévention de Montréal,* mémoire de maîtrise en criminologie, Montréal, Université de Montréal.

FORREST, A.R., et coll.
1994 « A fatal overdose with 3,4-methylenedioxyamphetamine derivatives », *Forensic Sci. Int.,* vol. 64, n° 1, p. 57-59.

FREUD, S.
1905 *Trois essais sur la théorie de la sexualité,* Paris, Gallimard, 1949.

GAWIN, F.H.
1988 « Chronic pharmacology of cocaine: Progress in pharmacotherapy », *J. Clin. Psychiatry,* vol. 49, suppl., p. 11-16.

GLOVER, E.
1956 « On the etiology of drug addiction », dans *On the Early Development of Mind,* New York, International Universities Press, p. 187-216.

GOLUB, A., et JOHNSON, B.D.
1994 « The shifting importance of alcohol and marijuana as gateway substances among serious drug abusers », *J. Stud. Alcohol,* vol. 55, n° 5, p. 607-614.

GRINSPOON, L., et BAKALAR, J.B.
1992 « Marijuana », dans J.H. Lowinson et coll. (sous la dir. de), *Substance Abuse: A Comprehensive Textbook,* 2ᵉ éd., Baltimore, Williams & Wilkins, p. 236-247.

GUITART, X., et coll.
1993 « Lewis and Fisher rats strains display differences in biochemical, electrophysiological, and behavioural parameters: Studies in the nucleus accumbens and locus cereleus of drug naïve and morphine treated animals », *Brain Res.,* vol. 611, n° 1, p. 7-17.

HERMLE, L., FUNFGELD, M., et OEPEN, G.
1992 « Mescaline-induced psychopathological, neuropsychological and neurometabolic effects in normal subjects. Experimental psychosis as a tool for psychiatric research », *Biol. Psychiatry,* vol. 32, n° 11, p. 976-991.

HOWLETT, A.C., EVANS, D.M., et HOUSTON, D.B.
1992 « The cannabinoid receptor », dans L. Murphy et A. Bartke (sous la dir de), *Marijuana/Cannabinoids: Neurobiology and Neurophysiology,* Boca Raton (Fla.), CRC Press, p. 35-72.

JAFFE, J.H.
1990 « Drug addiction and drug abuse? », dans A.G. Gilman et coll. (sous la dir. de), *The Pharmacological Basis of Therapeutics,* 8ᵉ éd., New York, McGraw-Hill, p. 522-573.

JAVITT, D.C., et ZUKIN, S.R.
1990 « Role of excitatory amino acids in neuropsychiatric illness », *J. Neuropsychiatry Clin. Neurosci.,* vol. 2, n° 1, p. 44-52.

JOHNSON, R.E., JAFFE, J.H., et FUDALA, P.J.
1992 « A controlled trial of buprenorphine treatment for opioïd dependence », *JAMA,* vol. 267, n° 20, p. 2750-2755.

KAUFMAN, E.
1994a *Psychotherapy of Addicted Persons,* New York, Guilford Press.
1994b « Family therapy », dans M. Galanter et H.D. Kleber (sous la dir de), *Textbook of Substance Abuse Treatment,* Washington (D.C.), American Psychiatric Press, p. 331-348.

KAUFMAN, E., et MCNAUL, J.P.
1992 « Recent developments in understanding and treating drug abuse and dependance », *Hospital and Community Psychiatry,* vol. 43, n° 3, p. 223-236.

KHANTZIAN, E.J.
1997 « The self-medication hypothesis of substance use disorders: A reconsideration and recent applications », *Harv. Rev. Psychiatry,* vol. 4, n° 5, p. 231-244.
1985 « The self-medication hypothesis of addictive disorders: Focus on heroin and cocaine dependence », *Am. J. Psychiatry,* vol. 142, n° 11, p. 1259-1264.

KLEBER, H.D.
1994 « Opioïds: Detoxification », dans M. Galanter et H.D. Kleber (sous la dir. de), *Textbook of Substance Abuse Treatment,* Washington (D.C.), American Psychiatric Press.

KOLADA, J.L., BLAND, R.C., et NEWMAN, S.C.
1994 « Epidemiology of psychiatric disorders in Edmonton. Obsessive-compulsive disorders », *Acta Psychiatr. Scand.,* suppl., n° 376, p. 24-35.

KRYSTAL, H., et RASKIN, H.A.
1970 *Drug Dependence: Aspects of Ego Functions,* Detroit, Wayne State University Press.

LAGO, J., et KOSTEN, T.R.
1994 « Stimulant withdrawal », *Addiction,* vol. 89, n° 11, p. 1477-1481.

LAKE, C.R., STIRBA, A.L., et KINNEMAN, R.E.
1981 « Mania associated with LSD ingestion », *Am. J. Psychiatry,* vol. 138, n° 11, p. 1508-1509.

LESHNER, A.I.
1997 « Addiction is a brain disease, and it matters », *Science,* vol. 278, n° 10, p. 45-47.

MCDOUGALL, J.
1989 *Théâtres du corps,* Paris, Gallimard.

MADDUX, J.F., et DESMOND, D.P.
1989 « Family and environment in the choice of opioïd dependence or alcoholism », *Am. J. Drug Alcohol Abuse,* vol. 15, n° 2, p. 117-134.

MARTY, P., et M'UZAN, M.
1963 « La pensée opératoire », *Revue française de psychanalyse,* vol. 27, n° spécial, p. 345-356.

MELLO, N.K., et MENDELSON, J.H.
1980 « Buprenorphine suppresses heroin use by heroin addicts », *Science,* vol. 207, n° 4431, p. 657-659.

MILLER, N.S., et GOLD, M.
1993 « A hypothesis for a common neurochemical basis for alcohol and drug abuse », *Psychiatr. Clin. North Am.,* vol. 16, n° 1, p. 105-117.
1989 « The diagnosis of marijuana (cannabis) dependance », *J. Subst. Abuse Treat.,* vol. 6, n° 3, p. 183-192.

MILLER, W.R., et ROLLNICK, S.
1991 *Motivational Interviewing. Preparing People to Change Addictive Behavior,* New York, Guilford Press.

MONTOYA, I.D., et coll.
1995 « A double-blind comparison of carbamazepine and placebo for treatment of cocaine dependence », *Drug Alcohol Depend.,* vol. 38, n° 3, p. 213-219.

NESTLER, E.J., et AGHAJANIAN, G.K.
1997 « Molecular and cellular basis of addiction », *Science,* vol. 278, n° 5335, p. 58-63.

OBERLING, P., STINUS, L., et SIMONNET, G.
1993 « Biphasic effect on nociception and antiopiate activity of the neuropeptide FF (FLFQPQRF amide) in the rat », *Peptides,* vol. 14, n° 5, p. 919-924.

PIAZZA, P.V., et coll.
1991 « Corticosterone levels determine individual vulnerability to amphetamine self-administration », *Proc. Nat. Acad. Sci.,* vol. 88, n° 6, p. 2088-2092.

RADO, S.
1933 « La psychanalyse des pharmacothymies », *Revue française de psychanalyse,* vol. 39, 1975, p. 603-618.

ROBINS, L.N.
1993 « Vietnam veteran's rapid recovery from heroin addiction : A fluke or normal expectation ? », *Addiction,* vol. 88, n° 8, p. 1041-1054.

ROSSE, R.B., et coll.
1992 « Evidence of impaired smooth pursuit eye movement performance in crack cocaine users », *Biol. Psychiatry,* vol. 31, n° 12, p. 1238-1240.

ROUNSAVILLE, B.V., et coll.
1983 « Short-term interpersonal psychotherapy in methadone-maintained opiate addicts », *Arch. Gen. Psychiatry,* vol. 40, n° 6, p. 629-636.

SANTÉ QUÉBEC
1995 *Et la santé, ça va en 1992-1993 ? Rapport de l'Enquête sociale et de santé 1992-1993,* sous la dir. de C. Bellerose et coll., Gouvernement du Québec, ministère de la Santé et des Services sociaux, vol. 1.

SCHUCKIT, M.A.
1995 *Drug and Alcohol Abuse: A Clinical Guide to Diagnosis and Treatment,* New York, Plenum.

SMITH, S.S., et coll.
1992 « Genetic vulnerability to drug abuse », *Arch. Gen. Psychiatry,* vol. 49, n° 9, p. 723-727.

STANTON, M.D., et HEATH, A.W.
1997 « Family and marital therapy », dans J.H. Lowinson et coll. (sous la dir. de), *Substance Abuse : A Comprehensive Textbook,* 3e éd., Baltimore, William & Wilkins, p. 448-454.

TENNANT, F.S., et GROESBECK, C.J.
1972 « Psychiatric effects of hashish », *Arch. Gen. Psychiatry,* vol. 27, n° 1, p. 133-136.

THOMAS, H.
1993 « Psychiatric symptoms in cannabis users », *Br. J. Psychiatry,* vol. 163, p. 141-149.

THORNICROFT, G.
1990 « Cannabis and psychosis : Is there epidemiological evidence for an association ? », *Br. J. Psychiatry,* vol. 157, p. 25-33.

TREECE, C., et KHANTZIAN, E.
1986 « Psychodynamic factor in the development of drug dependence », *Psychiatr. Clin. North Am.,* vol. 9, n° 3, p. 399-413.

WARNER, L.A., et coll.
1995 « Prevalence and correlates of drug use and dependence in United States », *Arch. Gen. Psychiatry,* vol. 52, n° 3, p. 219-229.

WASHTON, A.M., POTTASH, A.C., et GOLD, M.S.
1984 « Naltrexone in addicted business executives and physicians », *J. Clin. Psychiatry,* vol. 45, n° 9, p. 39-41.

WASKOW, I.E., et coll.
1970 « Psychological effects of tetrahydrocannabinol », *Arch. Gen. Psychiatry,* vol. 22, n° 2, p. 97-107.

WIEDER, H., et KAPLAN, E.H.
1969 « Drug use in adolescents. Psychodynamic meaning and pharmacogenic effect », *Psychoanal. Study Child,* vol. 24, p. 399-431.

WOODY, G.E., et coll.
1983 « Psychotherapy for opiate addicts. Does it help ? », *Arch. Gen. Psychiatry,* vol. 40, n° 6, p. 639-645.

WORLD HEALTH ORGANIZATION
1993 *The ICD-10 Classification of Mental and Behavioural Disorders: Diagnostic Criteria for Research,* Genève, World Health Organization ; trad. française *Classification internationale des maladies, 10ᵉ révision. Chapitre V (F) : Troubles mentaux et troubles du comportement : critères diagnostiques pour la recherche,* Paris, Organisation Mondiale de la Santé et Masson, 1994.

WURMSER, L.
1992 « Psychology of compulsive drug use », dans B.C. Wallace, *The Chemically Dependent : Phases of Treatment and Recovery,* New York, Brunner/Mazel, p. 92-114.

CHAPITRE 8

Troubles psychotiques aigus et transitoires

JOCELYNE COURNOYER, M.D., F.R.C.P.C.
Psychiatre-chef à l'Unité des soins intensifs de l'Hôpital Louis-H. Lafontaine (Montréal)
Professeure adjointe de clinique au Département de psychiatrie de l'Université de Montréal

PLAN

8.1 Historique

8.2 Épidémiologie

8.3 Étiologie
    8.3.1 Causes biologiques
    8.3.2 Causes psychosociales

8.4 Description clinique

8.5 Diagnostic différentiel

8.6 Traitement
    8.6.1 Approche biologique
    8.6.2 Approche psychosociale

8.7 Évolution et pronostic

Bibliographie

Le concept nosographique de troubles psychotiques aigus et transitoires fait l'objet de controverses, particulièrement au sein de la communauté psychiatrique nord-américaine. Cependant, des études récentes semblent considérer ces troubles comme une véritable entité diagnostique distincte, ce qui a d'ailleurs mené à une reconnaissance des psychoses brèves dans la nosographie psychiatrique internationale.

8.1 HISTORIQUE

Les troubles psychotiques aigus sont caractérisés par l'éclosion soudaine d'un délire transitoire généralement polymorphe, associé fréquemment à des troubles confusionnels et de l'humeur. En 1886, Magnan et ses élèves, notamment Legrain, ont donné une description de ces psychoses qu'ils ont appelées bouffées délirantes. Puis, du début du siècle jusqu'à 1950 environ, l'entité dite bouffées délirantes tombe dans l'oubli. La psychiatrie française est alors influencée par les idées de Kraepelin, puis de Bleuler, de sorte que l'existence et la place nosographique de ces épisodes psychotiques aigus sont très discutées, voire même niées, Bleuler les assimilant d'ailleurs à des schizophrénies aiguës.

LeRoux et Vantalon (1993) mentionnent que les bouffées délirantes continuent tout de même d'exister, mais sous des appellations différentes, telles que psychoses hallucinatoires aiguës, psychose imaginative essentielle, schizomanies. Elles correspondent également aux états aigus d'automatisme mental décrits par Clérambault (Ey, Bernard et Brisset, 1978). Le concept de bouffées délirantes refait surface dans les études psychiatriques d'Ey (1954), ce dernier souhaitant différencier la schizophrénie des accès délirants aigus. Jusqu'à maintenant, absent de la nomenclature internationale, le diagnostic de bouffées délirantes est demeuré rattaché au système nosographique français. Avec le temps, la définition du concept s'est nuancée pour inclure deux types de bouffées délirantes, soit les bouffées délirantes telles que les avait originalement décrites Magnan, où il y a absence de facteur précipitant, et les bouffées délirantes réactionnelles, où un stress psychologique est identifié et considéré comme responsable de l'épisode psychotique aigu (Pichot, 1986).

Les Scandinaves font pour leur part usage du concept de psychose psychogénique, entité clinique décrite en 1916 par Wimmer. Il s'agit d'un épisode psychotique transitoire avec retour au fonctionnement prémorbide consécutif à un traumatisme psychologique. L'étiologie repose essentiellement sur l'aspect «réactionnel» (Strömgren, 1989). Cette psychose survient particulièrement chez des personnalités vulnérables.

Les psychoses aiguës sont décrites également dans d'autres pays, notamment en Allemagne où elles prennent le nom de paranoïas aiguës de Westphal, d'états crépusculaires de Kleist, d'états onoïdes de Mayer-Gross, de psychose cycloïde de Leonhard, d'expérience délirante primaire ou de réaction psychogénique de Jaspers. Dans les pays anglo-saxons, on utilise plutôt le diagnostic de réaction paranoïde (Ey, Bernard et Brisset, 1978).

Les bouffées délirantes de l'école française et les psychoses psychogéniques des Scandinaves ont résisté, dans leurs pays respectifs, à la domination d'un système nosographique rigide et dichotomique où la psychose s'inscrit essentiellement dans le cadre de la schizophrénie ou des maladies affectives. En effet, les psychiatres des autres pays s'opposaient à l'utilité d'une telle entité clinique. Au cours des dernières années, on note cependant, au sein de la communauté psychiatrique internationale, une reconnaissance de l'existence des psychoses brèves et un intérêt pour celles-ci. La quatrième édition du *Manuel diagnostique et statistique des troubles mentaux (DSM-IV)* en témoigne en élargissant le concept des psychoses réactionnelles brèves (DSM-III) par le retrait du critère de présence nécessaire d'un facteur de stress précipitant, dans le chapitre des troubles psychotiques brefs. L'orientation retenue par l'Organisation Mondiale de la Santé (OMS) dans sa 10e révision de la *Classification internationale des maladies (CIM-10)*, qui consacre une section aux troubles psychotiques aigus et transitoires, reflète également cette reconnaissance de l'existence des psychoses brèves. Cette section a été considérablement étendue dans la CIM-10 comparativement à ce qu'on trouvait dans l'édition précédente.

8.2 ÉPIDÉMIOLOGIE

Les psychoses aiguës et transitoires ont reçu une variété d'étiquettes diagnostiques: bouffée délirante, psychose psychogénique, psychose réactionnelle brève, psychose atypique, psychose hystérique, psychose schizo-affective et trouble schizophréniforme. C'est pourquoi il est difficile de constituer un corpus significatif, la littérature étant particulièrement hétérogène à ce sujet. D'ailleurs, jusqu'en 1994, les études utilisent la nosographie de la CIM-9 et du DSM-III, où les diagnostics ne correspondent pas exactement à la classification actuelle des troubles psychotiques brefs (DSM-IV). Également, les études épidémiologiques des psychoses aiguës et transitoires sont passablement limitées et peu reproductibles, les critères diagnostiques utilisés, peu spécifiques, et les échantillons, souvent restreints.

Cependant, l'intérêt grandissant de la communauté psychiatrique à l'égard des troubles psychotiques transitoires a mené à une littérature plus précise et moins anecdotique. Susser et Wanderling (1994) ont publié les résultats d'une étude épidémiologique comparative menée par l'OMS concernant les psychoses « aiguës – transitoires – non affectives » et la schizophrénie. Une évaluation rigoureuse de 1 379 patients âgés de 15 à 54 ans, venant de 13 régions différentes (5 pays en voie de développement et 8 pays industrialisés) et consultant pour la première fois en raison d'un épisode psychotique a été faite. De plus, un suivi de l'évolution fut assuré durant deux ans auprès de 78 % de ces patients. Il s'agit d'une importante étude qui étaye la distinction nosographique entre ces psychoses et la schizophrénie en clarifiant la distribution démographique, l'incidence et l'évolution.

Le tableau 8.1 présente l'incidence des psychoses aiguës et transitoires selon les données recueillies par l'OMS. On notera que ce trouble touche plus fortement les femmes, dans une proportion de 2 femmes pour 1 homme, et que l'incidence apparaît 10 fois plus élevée dans les pays en voie de développement que dans les pays industrialisés. Ce résultat se rapproche des observations de Jarret (1982) selon lesquelles la bouffée délirante serait huit fois plus fréquente en Afrique qu'en France.

Rivet et coll. (1994) ont pour leur part publié une étude statistique d'indices épidémiologiques des formes frontière des schizophrénies. Bien que ces formes ne correspondent pas uniquement à des troubles psychotiques et que l'échantillon soit restreint, certaines données intéressantes ressortent de leur étude. Ainsi, on peut dégager de celle-ci, ainsi que de la revue de littérature de Menuck et coll.

TABLEAU 8.1 Incidence des psychoses aiguës et transitoires (pour 10 000 habitants) selon le sexe et le type de pays

	Pays en voie de développement	Pays industrialisés
Hommes	0,486	0,04
Femmes	0,878	0,104

(1989) et d'autres études sur la position nosographique des psychoses aiguës transitoires, les constatations épidémiologiques suivantes concernant l'âge, les facteurs personnels et l'histoire familiale :

– *Âge.* D'après l'étude de Rivet et coll. (1994), les psychoses réactionnelles brèves et autres psychoses des formes frontière de la schizophrénie débutent en moyenne 10 ans plus tard que la schizophrénie, soit vers l'âge de 30 ans. Cela se compare aux résultats d'autres études, dont la revue de la littérature réalisée par Pichot (1982) qui situe le début des bouffées délirantes entre 20 et 40 ans. Également, Jorgensen (1985), dans son étude rétrospective de patients admis pour une psychose réactionnelle, situe l'âge d'apparition de la maladie au début de la trentaine. Quant à Maffei et coll. (1995), ils rapportent qu'au moment du premier épisode de psychose réactionnelle brève dont avaient souffert les 23 patients qu'ils ont étudiés l'âge moyen était de 28 ans.

– *Facteurs personnels.* Les bouffées délirantes seraient davantage associées à une certaine fragilité psychologique (Menuck et coll., 1989 ; Pichot, 1986), tandis qu'on retrouverait plus fréquemment des troubles de la personnalité et une intelligence inférieure dans les cas de psychoses réactionnelles (Menuck et coll., 1989). Rivet et coll. (1994) ont de leur côté constaté que la majorité des patients de leur étude souffrant d'une psychose réactionnelle brève possédait le plus haut niveau d'instruction parmi tous les patients souffrant de schizophrénie et de ses formes frontière. Une différence significative a été observée chez ces sujets quant à la situation socioéconomique de leur famille d'origine. En effet, ils étaient principalement issus de milieux défavorisés. Par ailleurs, selon Cuche et Susini (1982), l'hypothèse d'une survenue plus fréquente des psychoses aiguës chez les déficients intellectuels ne reposerait sur aucune donnée psychométrique. Maffei et coll. (1995) ont constaté une prévalence élevée (87 %) de troubles de la personnalité, particulièrement de groupe A (paranoïde, schizoïde, schizotypique) et de groupe C (dépendant et évitant), chez 23 patients étudiés souffrant d'une psychose réactionnelle brève. Jorgensen et coll. (1996), étudiant la comorbidité liée aux troubles de la personnalité chez 51 patients souffrant d'un trouble psychotique aigu et transitoire, trouvent également une prévalence élevée (63 %) de troubles de la personnalité chez ces patients, sans pour autant identifier un trouble particulier prédisposant à une décompensation psychotique aiguë. Quant au DSM-IV, il précise que certains troubles de la personnalité préexistants (p. ex., paranoïde, histrionique, narcissique, schizotypique ou état limite) prédisposent un individu au trouble psychotique bref.

– *Histoire familiale.* Plusieurs travaux donnent à penser que des troubles affectifs familiaux seraient associés aux psychoses transitoires, particulièrement lorsque celles-ci prennent une couleur affective prononcée (Menuck et coll., 1989). Cependant, ces études familiales présentent de sérieuses faiblesses méthodologiques. McCabe (1976), après avoir passé certaines études en revue, conclut que les psychoses transitoires sont deux fois plus fréquentes que les psychoses chroniques (schizophrénie) au sein de la fratrie de patients souffrant de psychoses transitoires et cinq fois plus fréquentes chez leurs parents. Une étude fait état d'un risque significativement supérieur de psychoses réactionnelles et d'un risque inférieur de maladies bipolaires et schizophréniques dans la parenté de patients souffrant de psychoses réactionnelles, comparativement aux patients souffrant d'une maladie bipolaire ou schizophrénique (Menuck et coll., 1989).

Les indices épidémiologiques, bien que partiels, semblent de plus en plus distinguer les psychoses aiguës et transitoires non affectives de la schizophrénie. Une reconnaissance de ces psychoses brèves permettra de mieux les définir, et cette précision favorisera une compréhension plus homogène, facilitant ainsi les recherches futures.

8.3 ÉTIOLOGIE

8.3.1 Causes biologiques

Concernant la nature génétique des psychoses aiguës et transitoires, aucune hypothèse n'a encore reçu de confirmation. L'ensemble des travaux ne permet pas de dégager un modèle clair de transmission génétique. Tel que le soulignent Metzger et Weibel (1991), la catégorie des bouffées délirantes apparaît hétérogène et nécessite des études utilisant des critères de recherche standardisés pour établir des comparaisons valides. Jusqu'à maintenant, des auteurs ont rattaché les bouffées délirantes tantôt aux maladies bipolaires, tantôt à la schizophrénie, alors que d'autres les considèrent plutôt comme des diagnostics indépendants.

Les psychoses aiguës ont été apparentées au modèle constitué par les états psychotiques induits par les amphétamines. Bien que l'hyperactivité dopaminergique, les troubles du fonctionnement sérotoninergique, les troubles noradrénergiques et l'influence des endorphines aient été mis en cause, il n'existe aucune preuve qu'une perturbation biochimique, neuroendocrinienne ou neurophysiologique soit propre à un type de psychose aiguë.

8.3.2 Causes psychosociales

La classification des psychoses aiguës et transitoires repose sur des traditions cliniques et, jusqu'à maintenant, a utilisé des concepts non clairement définis, ce qui a limité passablement les études étiologiques. À l'époque où il isolait les bouffées délirantes, Magnan considérait que celles-ci survenaient sans facteur précipitant ou à la suite d'un léger stress. Les auteurs s'entendent concernant la prédisposition sous-jacente des patients souffrant de psychoses aiguës et transitoires. La notion de bouffée délirante des « dégénérés » utilisée par Magnan signalait déjà la constitution psychologique et émotive particulière de ces patients, renvoyant ainsi à leur fragilité psychique. Par la suite sont apparues les bouffées délirantes réactionnelles dans lesquelles les stresseurs psychologiques jouent un rôle important. L'étude rétrospective de Metzger et Weibel (1991) auprès de 303 patients souffrant de bouffées délirantes relève la présence, dans près de 55 % des cas, d'événements ou de facteurs déclenchants, la grande majorité de ces derniers correspondant aux événements de la vie de l'échelle de Holmes et Rahe (Holmes and Rahe Social Readjustment Rating Scale [Holmes et Rahe, 1967]). En effet, certains événements courants de la vie, tels un deuil, une séparation, une maladie, ont été évalués par ces derniers auteurs selon une échelle d'ajustement social dans laquelle une valeur numérique est accordée à chaque événement en fonction du degré d'adaptation qu'il commande. Ces facteurs de stress joueraient donc un rôle important dans l'apparition d'épisodes psychotiques brefs.

La CIM-10 et le DSM-IV établissent maintenant deux grandes classes de troubles psychotiques transitoires selon qu'ils sont associés ou non à des facteurs de stress aigu. En effet, les nouvelles classifications reconnaissent la proportion importante de troubles psychotiques brefs qui surviennent en l'absence, semble-t-il, de facteur de stress important. Un diagnostic de psychose transitoire associé à un facteur de stress aigu suppose un ou plusieurs événements considérés comme stressants par la plupart des individus appartenant au même sous-groupe culturel. Le deuil, les traumatismes psychologiques liés à des situations de combat, de terrorisme ou de torture sont des exemples de facteurs de stress susceptibles d'engendrer un bref épisode psychotique. Également, certains facteurs d'ordre socioculturel tels que l'immigration ou l'acculturation pourraient être considérés comme des facteurs précipitants.

Chez les patients ayant un Moi sain, la décompensation se produira sur un mode psychotique essentiellement lorsqu'ils sont soumis à des stresseurs extrêmes, alors que chez ceux dont le Moi est plus fragile, telles les personnalités limites, des facteurs de stress relativement mineurs pourront provoquer une telle décompensation. Weiss et Rhoads (1979) rapportent que les régressions psychotiques se manifestent plus aisément lorsqu'il existe une faible capacité intégrative du Moi, cela survenant de façon privilégiée dans les cas où la fixation orale est importante et où de sévères difficultés développementales à la phase de séparation-individuation sont observées.

Ey (1954) a noté des antécédents névropathiques, notamment hystériques, chez les patients souffrant de bouffées délirantes. Selon l'étude de McCabe (1975), on retrouverait une organisation pathologique de la personnalité prémorbide chez 75 % des patients souffrant de psychoses réactionnelles. Il s'agit le plus souvent de personnalités asthéniques, insécures, sensitives et labiles. L'auteur ajoute que le contenu de l'épisode psychotique reflète le traumatisme dans 82 % des cas, le délire représentant une défense, une fuite ou l'assouvissement d'un désir. Il est essentiel de déterminer les valeurs réelles et symboliques des événements contribuant à l'apparition d'un épisode psychotique transitoire (p. ex., la perte d'un emploi menant à des difficultés financières mais qui peut également réactiver un dommage narcissique antérieur ou un travail de deuil non accompli). Carpenter et Jauch (1989) estiment que des informations diagnostiques et des orientations thérapeutiques importantes seront omises si on néglige le contenu du matériel psychotique.

Féline (1987) distingue les psychoses brèves « authentiquement réactionnelles », causées par des facteurs d'ordre situationnel récents qui dépassent les mécanismes d'adaptation de l'individu, et les psychoses « psychogéniques vraies », liées plutôt à des conflits anciens. Les premières se rapportent à des traumatismes majeurs (tels des situations de combat, le terrorisme, la torture) et se posent comme une réponse immédiate à une situation de vie qui menace l'intégrité du Moi ; la psychose permet alors de fuir une réalité insupportable, le délire ayant une fonction cathartique et de réduction de tension. Dans le cas des secondes, l'épisode psychotique vise à résoudre des conflits anciens d'identification, de filiation, de dommages narcissiques non résolus ou de deuils non élaborés. Féline (1987) illustre cette deuxième catégorie en examinant des psychoses puerpérales dans lesquelles, notamment, les conflits et les identifications de la patiente avec sa propre mère resurgissent.

Pour Nacht et Racamier (1958), la psychose aiguë surgit dans la rencontre d'une situation angoissante et d'un être n'ayant pas accédé à une authentique relation d'objet. Quant à Kammerer (1967), il compare au phénomène d'allergie l'interprétation dynamique reliant la situation déclenchante au traumatisme revécu. En effet, pour cet auteur, il s'agit d'une expérience traumatique passée représentant un danger insupportable, raison pour laquelle elle fut refoulée tout en conservant cependant une charge d'angoisse très élevée. Elle constitue donc pour le patient une « sensibilisation spécifique » réactivée au moment d'une situation déclenchante dans laquelle interviennent les éléments spécifiques de cette « allergie ». Le traumatisme ancien est alors réactivé et la charge émotionnelle déclenche l'angoisse psychotique. Les psychoses aiguës et transitoires se résument donc à la conjugaison d'un événement et d'un terrain dont l'influence est différente pour chaque patient.

8.4 DESCRIPTION CLINIQUE

Au cours des années 1880, Magnan et ses élèves ont décrit les bouffées délirantes comme une éclosion brutale d'un délire riche et polymorphe associé à des troubles de la conscience et de l'humeur, en l'absence de toute pathologie somatique. L'état est aigu, de brève durée, mais des récidives sont possibles (délire à éclipse). À la suite des travaux d'Ey, plusieurs études françaises ont tenté d'en préciser les symptômes. Dans deux études réalisées en France, Pull, Pull et Pichot (1984, 1987) ont mis en évidence des critères diagnostiques empiriques de la bouffée délirante. Ces critères possèdent en France une validité de consensus élevée, mais sont considérés davantage comme des outils de travail.

Dans leur description clinique des bouffées délirantes, Cuche et Susini (1982) soulignent qu'il s'agit habituellement d'un jeune adulte présentant des troubles de comportement extrêmement variés et changeants associés à un délire à thèmes multiples, intriqués, sans aucune systématisation et qui débute brutalement. Les hallucinations auditives sont fréquentes ; il y a aussi parfois des hallucinations visuelles riches et colorées, des hallucinations gustatives et cénesthésiques. L'automatisme mental, le vol et l'écho de la pensée, les sentiments d'influence et d'action extérieure y sont associés. La symptomatologie psychotique est fluctuante, tant dans sa nature que dans son intensité. Des symptômes de dépersonnalisation et de déréalisation y sont intriqués. L'humeur est constamment perturbée et changeante, tantôt exaltée, tantôt anxieuse et dépressive. Le patient apparaît obnubilé, parfois perplexe ; son attention est dispersée. L'évolution est brève.

Les psychoses psychogéniques décrites par les Scandinaves se rapprochent des psychoses réactionnelles telles que les définit le DSM-IV. En effet, il s'agit de psychoses brèves survenant en réaction à des facteurs déclenchants exogènes ou endogènes. Les psychoses psychogéniques sont classifiées en psychoses affectives, confusionnelles et paranoïdes. La forme, le contenu, l'évolution et la fin de ces psychoses sont déterminés par le traumatisme psychique et la résolution de celui-ci. Ces psychoses ne s'accompagnent pas de trouble du cours de la pensée, le contact avec le patient demeure généralement bon, il n'y a pas de retrait social et l'humeur est souvent perturbée mais l'affectivité toujours conservée. Les psychoses psychogéniques se distinguent des bouffées délirantes notamment par le fait que le délire n'est pas polymorphe mais axé sur un thème (Féline, 1987). Le pronostic est bon, le patient revenant à son niveau de fonctionnement antérieur, sans symptôme résiduel.

La CIM-10 et le DSM-IV, dans leurs chapitres sur les troubles psychotiques aigus et transitoires et sur le trouble psychotique bref respectivement, tentent de préciser les concepts de bouffées délirantes et de psychoses psychogéniques. Selon l'état actuel des connaissances, la CIM-10 ne peut présenter une classification définitive des troubles psychotiques aigus et propose une catégorie diagnostique reposant sur certaines traditions cliniques. Cette classification présente trois éléments clés qui permettent aux cliniciens d'identifier chaque trouble psychotique aigu :

- début aigu, soit passage, en deux semaines ou moins, d'un état sans aucune caractéristique psychotique à un état manifestement psychotique. On considère le début comme « brutal » si le tableau clinique s'installe en moins de 48 heures ;
- présence d'un des deux syndromes jugés typiques, soit le syndrome « polymorphe » dans lequel la nature et l'intensité de la symptomatologie changent rapidement ou le syndrome caractérisé par la présence de symptômes schizophréniques tels qu'ils sont décrits dans les critères de la schizophrénie établis par la CIM-10 (voir le chapitre 10) ;
- association du trouble à des facteurs de stress. La CIM-10 reconnaît que, bien que l'éclosion des psychoses aiguës soit traditionnellement associée à des facteurs de stress aigu, une proportion importante de troubles psychotiques aigus semblent survenir en l'absence de tout facteur de stress. La présence ou l'absence d'un facteur de stress est spécifiée à l'aide d'un code. Pour conclure à la présence d'un « facteur de stress aigu associé », il faut que les premiers symptômes psychotiques apparaissent dans les deux semaines suivant un ou plusieurs événements considérés comme stressants par la plupart des individus qui font partie du même sous-groupe culturel (voir le tableau 8.2).

TABLEAU 8.2 Critères diagnostiques du trouble psychotique bref (DSM-IV) et critères généraux des troubles psychotiques aigus et transitoires (CIM-10)

DSM-IV 298.8 Trouble psychotique bref	CIM-10 F23 Troubles psychotiques aigus et transitoires
A. Présence d'un (ou plusieurs) des symptômes suivants : (1) idées délirantes ; (2) hallucinations ; (3) discours désorganisé (p. ex., incohérence fréquente, coq-à-l'âne) ; (4) comportement grossièrement désorganisé ou catatonique. **Note :** Ne pas inclure un symptôme s'il s'agit d'une modalité de réaction culturellement admise.	G1. Survenue aiguë d'idées délirantes, d'hallucinations, d'un discours incohérent ou d'une combinaison quelconque de ces symptômes.
B. Au cours d'un épisode, la perturbation persiste au moins une journée mais moins d'un mois avec retour complet au niveau de fonctionnement prémorbide.	L'intervalle de temps entre la première apparition de ces symptômes psychotiques et leur développement complet ne doit pas dépasser deux semaines.
C. La perturbation n'est pas mieux expliquée par un trouble de l'humeur avec caractéristiques psychotiques, un trouble schizo-affectif ou une schizophrénie et n'est pas due aux effets physiologiques d'une substance (p. ex., une substance donnant lieu à abus, un médicament) ou d'une affection médicale générale.	G2. Si des états transitoires de perplexité, une désorientation ou des altérations de l'attention sont présents, ils ne répondent pas aux critères d'une obnubilation de la conscience d'étiologie organique.
	G3. Le trouble ne répond pas aux critères symptomatiques d'un épisode maniaque, d'un épisode dépressif ou d'un trouble dépressif récurrent.
	G4. Absence d'éléments en faveur d'une utilisation récente d'une substance psychoactive, suffisant pour répondre aux critères d'une intoxication, d'une utilisation nocive pour la santé, d'un syndrome de dépendance ou de sevrage.
	G5. *Critères d'exclusion les plus couramment utilisés.* Absence d'éléments en faveur d'un trouble mental organique ou d'un trouble métabolique important touchant le système nerveux central.
Spécifier si : .81 **avec facteur(s) de stress marqué(s)** (psychose réactionnelle brève) : si les symptômes psychotiques apparaissent immédiatement à la suite d'un ou plusieurs stress et en réponse à ces stress qui, seuls ou avec d'autres, produiraient des symptômes significatifs de détresse chez la plupart des gens d'une même culture ; .80 **sans facteur(s) de stress marqué(s).** Précision supplémentaire : — **avec début en post-partum :** apparition des symptômes durant les quatre premières semaines du post-partum.	*Préciser* si : .x1 **avec facteur de stress aigu associé :** survenue des premiers symptômes psychotiques dans les deux semaines qui ont suivi un ou plusieurs événements considérés comme stressants par la plupart des individus faisant partie du même sous-groupe culturel ; .x0 **sans facteur de stress aigu associé.** Précision supplémentaire : — **début brutal :** apparition des symptômes en 48 heures ; — **début aigu :** apparition des symptômes en plus de 48 heures mais moins de deux semaines.

Sources : American Psychiatric Association (1994), trad. française *DSM-IV – Manuel diagnostique et statistique des troubles mentaux*, Paris, Masson, 1996 ; World Health Organization (1993), trad. française *Classification internationale des maladies, 10ᵉ révision. Chapitre V (F) : Troubles mentaux et troubles du comportement : critères diagnostiques pour la recherche*, Paris, Organisation Mondiale de la Santé et Masson, 1994.

En général, les troubles psychotiques aigus et transitoires guérissent complètement en moins de trois mois, souvent en quelques semaines ou quelques jours, et il est parfois nécessaire de modifier le diagnostic dès que la durée correspond à une autre entité clinique. Selon les descriptions de la CIM-10, les différents troubles psychotiques aigus et transitoires ont une durée variable, ce qui rend la classification complexe.

La CIM-10 distingue six différents diagnostics de troubles psychotiques aigus et transitoires (voir le tableau 8.3). À noter qu'aucun des troubles de cette catégorie ne correspond aux critères d'un épisode maniaque ou dépressif et qu'aucun élément ne se rapporte à une affection organique ou à une intoxication manifeste à l'alcool ou à une substance psychoactive.

La CIM-10 utilise des concepts qui ne sont ni clairement définis ni nettement individualisés, et c'est sans doute pourquoi cette classification des troubles psychotiques aigus et transitoires apparaît complexe, et parfois même confuse.

Reconnaissant également la possibilité que des épisodes psychotiques brefs se produisent en l'absence de stresseur, le DSM-IV élargit le concept du trouble psychotique bref sans préciser cependant l'aspect aigu de l'apparition des symptômes (voir le tableau 8.2, p. 217). Selon le DSM-IV, un diagnostic de trouble psychotique bref se fonde sur la présence d'un ou plusieurs symptômes psychotiques, tels délires,

TABLEAU 8.3   **Troubles psychotiques aigus et transitoires et critères diagnostiques selon la CIM-10**

F23.0	**Trouble psychotique aigu polymorphe, sans symptômes schizophréniques**
A.	Répond aux critères généraux des troubles psychotiques aigus et transitoires [voir le tableau 8.2, p. 217].
B.	La symptomatologie change rapidement, à la fois de forme et d'intensité, d'un jour à l'autre ou d'un moment à l'autre dans une même journée.
C.	Présence d'hallucinations ou d'idées délirantes de n'importe quel type, pendant au moins plusieurs heures, à n'importe quel moment depuis la survenue du trouble.
D.	Symptômes d'au moins deux des catégories suivantes, survenant au même moment : (1) bouleversement émotionnel caractérisé par des sentiments intenses de bonheur ou d'extase, ou par une anxiété incontrôlable ou une irritabilité importante ; (2) perplexité ou trouble de la reconnaissance des lieux ou des personnes ; (3) motricité nettement augmentée ou diminuée.
E.	Si l'un des symptômes des critères G(1) ou G(2) de la schizophrénie a été présent depuis la survenue du trouble, il a persisté très peu de temps.
F.	La durée totale du trouble ne doit pas dépasser trois mois.

TABLEAU 8.3   **Troubles psychotiques aigus et transitoires et critères diagnostiques selon la CIM-10** (*suite*)

F23.1	**Trouble psychotique aigu polymorphe, avec symptômes schizophréniques**
A.	Répond aux critères A, B, C et D du trouble psychotique aigu polymorphe (F23.0).
B.	Présence d'au moins un des symptômes des critères G1(1)a à G1(2)c de la schizophrénie, persistant la plupart du temps depuis la survenue du trouble, mais sans que le sujet réponde obligatoirement entièrement à ces critères.
C.	Les symptômes schizophréniques cités en B ne persistent pas plus d'un mois.
F23.2	**Trouble psychotique aigu d'allure schizophrénique**
A.	Répond aux critères généraux des troubles psychotiques aigus et transitoires [voir le tableau 8.2].
B.	Répond aux critères de la schizophrénie à l'exception du critère de durée.
C.	Le trouble ne répond pas aux critères B, C et D du trouble psychotique aigu polymorphe (F23.0).
D.	La durée totale du trouble ne dépasse pas un mois.
F23.3	**Autre trouble psychotique aigu, essentiellement délirant**
A.	Répond aux critères généraux des troubles psychotiques aigus et transitoires [voir le tableau 8.2].
B.	Présence d'idées délirantes et/ou d'hallucinations relativement stables, ne répondant pas aux critères symptomatiques de la schizophrénie.
C.	Le trouble ne répond pas aux critères du trouble psychotique aigu polymorphe (F23.0).
D.	La durée totale du trouble ne dépasse pas trois mois.
F23.8	**Autres troubles psychotiques aigus et transitoires**
Classer ici tout autre trouble psychotique aigu ne pouvant être classé dans l'une des catégories précédentes, par exemple états d'agitation indéterminés sans élément en faveur d'une étiologie organique.	
F23.9	**Trouble psychotique aigu et transitoire, sans précision**
Aucune précision.	

Source : World Health Organization (1993), trad. française *Classification internationale des maladies, 10ᵉ révision. Chapitre V (F) : Troubles mentaux et troubles du comportement : critères diagnostiques pour la recherche*, Paris, Organisation Mondiale de la Santé et Masson, 1994.

hallucinations, discours décousu ou comportement désorganisé, qui persistent au moins une journée mais moins d'un mois, avec retour complet au fonctionnement prémorbide.

Le DSM-IV considère certaines caractéristiques associées à ce trouble, bien que celles-ci ne correspondent pas à des critères diagnostiques : l'individu souffrant d'un trouble psychotique bref présente typiquement des bouleversements émotionnels ou une confusion importante. Il peut passer rapidement d'un affect intense à un autre. Bien que brève, l'atteinte peut être sévère et nécessiter une supervision pour combler les besoins de base du patient et le protéger des conséquences de son délire, de l'altération de son jugement ou d'une atteinte cognitive.

8.5 DIAGNOSTIC DIFFÉRENTIEL

Il est important de distinguer les symptômes d'un trouble psychotique aigu et transitoire d'une manifestation reconnue comme non pathologique et sanctionnée ainsi par les membres d'une même culture. En effet, la culture influe grandement sur la nature et la signification des symptômes manifestés. Par exemple, les hallucinations auditives ou les états de possession surnaturelle durant des cérémonies religieuses dans certaines cultures ne sont absolument pas perçus comme anormaux. De telles manifestations, considérées d'ailleurs comme non pathologiques, sont dans certains contextes assez courantes, notamment dans le culte vaudou, d'origine ouest-africaine, pratiqué particulièrement en Haïti.

Il existe également des syndromes propres aux différentes cultures (voir le tome II, chapitre 73), dont certains comportent des symptômes psychotiques transitoires. Ces troubles d'ordre ethnique connus sous le nom de *culture-bound syndromes* regroupent une vingtaine de syndromes, décrits dans le DSM-IV. Le caractère normal ou pathologique de ces syndromes est déterminé par la population indigène. Ainsi que l'illustrent les trois exemples de *culture-bound syndromes* suivants, il s'agit pour certains de ceux-ci de l'expression particulière d'une culture, alors que d'autres constituent véritablement une maladie mentale dont les critères ne correspondent pas nécessairement à la nosographie occidentale :

– l'*amok* se caractérise par une explosion d'agressivité accompagnée d'idées persécutoires, d'automatisme, d'amnésie, d'épuisement, avec retour par la suite à l'état prémorbide. Il touche essentiellement les hommes et fut observé initialement en Malaisie. Il peut survenir durant un épisode psychotique bref ou constituer une exacerbation d'un processus psychotique chronique ;

– le *zar* désigne une possession surnaturelle associée à des symptômes dissociatifs où la personne possédée peut se mettre à adopter des comportements inadéquats (rire, se frapper la tête, etc.) considérés comme non pathologiques par la population locale, généralement d'Afrique du Nord et du Moyen-Orient ;

– la réaction psychotique *qi-gong* se caractérise par un épisode aigu, transitoire, de symptômes dissociatifs et paranoïdes après la participation à des activités de promotion de la santé (exercice d'énergie vitale) chez les Chinois ; elle est considérée comme anormale et est incluse dans la classification chinoise des troubles mentaux.

Une grande variété d'affections médicales générales peuvent donner lieu à des symptômes psychotiques de brève durée. Une évidence à l'anamnèse, l'examen physique ou des analyses de laboratoire indiquant que les symptômes psychotiques sont la conséquence physiologique d'un problème physique mèneront au diagnostic de trouble psychotique dû à une affection médicale générale. Le trouble psychotique bref doit être distingué des intoxications ou du delirium provoqués par certaines substances, de même que des troubles psychotiques causés par des substances telles que drogues, médicaments ou agents toxiques (voir le tableau 8.4, p. 220). Un diagnostic de trouble psychotique aigu et transitoire ne peut être posé si les symptômes psychotiques s'inscrivent dans le cadre d'un trouble affectif ou correspondent aux critères de la schizophrénie ou du trouble délirant. Les troubles dissociatifs, le trouble factice avec symptômes psychotiques, la simulation doivent également être considérés dans le diagnostic différentiel.

8.6 TRAITEMENT

La CIM-10 reconnaît que les médecins doivent établir un diagnostic de trouble psychotique aigu et transitoire et traiter les patients quelques jours ou quelques semaines après la survenue du trouble, soit à un

TABLEAU 8.4 Substances et affections médicales générales susceptibles de causer des troubles psychotiques

A. Substances

Alcaloïdes de la belladone
Alcool
Amantadine
Amphétamines
Atropine
Barbituriques (retrait donnant lieu à un syndrome de sevrage)
Bromocriptine
Cocaïne
Éphédrine
Hallucinogènes
Lévodopa
Méthylphénidate
Monoxyde de carbone, métaux lourds (empoisonnement)
Pentazocine
Phencyclidine (PCP)
Propranolol

B. Affections médicales générales

Artérite temporale
Déficience en vitamine B_{12}
Déprivation sensorielle (p. ex., cataracte bilatérale, otosclérose)
Encéphalite herpétique
Épilepsie
Homocystinurie
Hydrocéphalie normotensive
Hypothyroïdie, hyperthyroïdie
Insuffisance hépatique
Insuffisance rénale
Leucodystrophie métachromatique
Lipoïdose cérébrale
Lupus érythémateux systémique
Maladie cérébro-vasculaire
Maladie d'Addison
Maladie de Creutzfeldt-Jakob
Maladie de Fabry
Maladie de Hallervorden-Spatz
Maladie de Huntington
Maladie de Wilson
Neurosyphilis
Pellagre
Phénylcétonurie
Porphyrie aiguë intermittente
Syndrome de Cushing
Syndrome de Fahr
Syndrome d'immunodéficience acquise (sida)
Syndrome de Wernicke-Korsakoff
Traumatisme cérébral
Troubles métaboliques (hyponatrémie, hypoglycémie)
Tumeur cérébrale

moment où il n'est pas possible de prévoir la durée de celui-ci, d'où la nécessité de modifier parfois le diagnostic de départ.

8.6.1 Approche biologique

Une psychose aiguë constitue une urgence médicale et requiert généralement l'hospitalisation en vue de mieux évaluer la situation et protéger le patient. Il est nécessaire de rechercher et d'éliminer toute affection médicale ou tout problème toxique sous-jacents. Certains auteurs préconisent de garder le patient quelques jours en observation, sans médication antipsychotique si possible, afin de mieux établir les bases du diagnostic et de vérifier si les troubles présentés à l'admission se corrigent à la suite du changement d'environnement. Les benzodiazépines peuvent être utilisées à court terme pour apaiser l'anxiété, l'agitation et l'insomnie ; par exemple, le lorazépam, qui présente l'avantage de pouvoir être injecté par voie intramusculaire lors d'agitation, administré à des doses variant de 1 mg à 2 mg par voie buccale ou intramusculaire aux 4 à 6 heures peut être très efficace. Cela est parfois suffisant jusqu'à ce que l'épisode psychotique prenne fin. Dans de rares cas, l'utilisation de benzodiazépines peut être associée à un effet paradoxal exacerbant l'agitation et la désinhibition.

Lorsque les symptômes psychotiques persistent au-delà de quelques jours ou lorsque l'agitation et la désorganisation sont très marquées, l'utilisation des benzodiazépines devient insuffisante et l'introduction d'une médication antipsychotique est nécessaire. Un antipsychotique puissant tel l'halopéridol donné d'abord à faible dose, 2 mg 3 fois par jour, est généralement utilisé, auquel on associe une médication anticholinergique, par exemple le chlorhydrate de procyclidine à raison de 2,5 mg 2 fois par jour au début, afin d'éviter les effets secondaires extrapyramidaux. L'utilisation à long terme de médication devrait être évitée dans les troubles psychotiques aigus et transitoires. D'ailleurs, le médecin doit reconsidérer un tel diagnostic si une médication de maintien s'avère nécessaire. Le recours à l'électroconvulsivothérapie (ECT) n'est pas préconisé, mais est parfois suggéré en cas de résistance à la pharmacothérapie. Quant à l'utilisation d'autres types de psychotropes dans le traitement des psychoses brèves, bien que rapportée lors d'études de cas, elle n'a fait l'objet d'aucune analyse rigoureuse.

8.6.2 Approche psychosociale

Le choix de la stratégie psychothérapeutique dépend de la nature de l'épisode psychotique et des caractéristiques du patient. Initialement, on adopte davantage une approche de soutien tout en évaluant le fonctionnement prémorbide, les relations d'objet, les mécanismes de défense à l'œuvre, le type de personnalité et les vulnérabilités associées et, finalement, les stresseurs psychosociaux impliqués. La recherche relativement au milieu socioculturel auquel appartiennent le patient et son entourage est indispensable à la compréhension de l'épisode psychotique et particulièrement à l'élaboration d'un plan de traitement.

La rapidité d'apparition des symptômes, l'expérience souvent nouvelle d'un trouble psychiatrique, les circonstances anxiogènes de l'hospitalisation déstabilisent grandement le patient et sa famille, d'où la nécessité d'une intervention de soutien qui vise aussi à rassurer. Bien que la psychose brève soit par définition limitée dans le temps, il n'en va pas toujours ainsi de ses conséquences. Il est donc très important de discuter de l'épisode psychotique et de ses implications et d'assurer à tout le moins la poursuite de la relation de soutien amorcée pendant la phase aiguë.

Le fait que le patient prenne conscience des stresseurs à l'origine de son état lui permettra de s'exprimer au sujet du stress qu'il a vécu, d'explorer les significations de l'événement et d'évoquer s'il y a lieu des traumatismes antérieurs. La thérapie de groupe peut s'avérer très utile pour les patients qui ont subi des épreuves semblables. L'objectif suivant consiste dans l'apprentissage de stratégies afin de mieux gérer le stress, généralement à l'aide d'approches éducatives et comportementales.

Les mécanismes de défense du patient et ses capacités d'adaptation peuvent être très primaires et limités, ce qui détermine une vulnérabilité prédisposant à une décompensation ultérieure. Le renforcement du Moi dans le cas de certaines faiblesses de la personnalité et l'apprentissage plus systématique de la gestion du stress permettront au patient d'être mieux équipé face aux divers événements de la vie.

Plusieurs approches, soit les approches psychodynamique, interpersonnelle, cognitive et comportementale, ont été proposées dans le traitement des troubles psychotiques aigus et transitoires. Elles ont été appliquées dans un cadre tant individuel ou familial que de groupe. Il est suggéré d'adapter le traitement au problème spécifique du patient. Jusqu'à maintenant, peu d'études ont été menées à propos des bienfaits en phase psychotique aiguë des interventions psychosociales. Récemment, Drury et coll. (1996) ont noté l'efficacité de la thérapie cognitive lors de décompensations psychotiques aiguës, soit une atténuation des symptômes psychotiques et une récupération globale plus rapide par rapport au groupe de contrôle.

8.7 ÉVOLUTION ET PRONOSTIC

L'évolution d'un épisode psychotique aigu et transitoire, par définition, est de brève durée, soit de quelques jours à quelques semaines. L'évolution à plus long terme est quant à elle mal connue, en raison du flou des descriptions concernant les psychoses brèves et des méthodes différentes utilisées qui font que les résultats des études sont passablement hétérogènes. Les études françaises (LeRoux et Vantalon, 1993; Metzger et Weibel, 1991) sur l'évolution de la bouffée délirante pendant des périodes variant de 5 à 20 ans rapportent une guérison définitive sans aucune rechute dans de 25 % à 50 % des cas. Ces études indiquent que de 20 % à 25 % des sujets présentent un risque de rechute et de 37 % à 55 %, un risque d'évolution vers le trouble bipolaire ou la schizophrénie.

Quant aux études scandinaves sur le pronostic à long terme des psychoses réactionnelles, soit pour des périodes variant de 5 à 18 ans, elles indiquent une évolution clinique et sociale favorable dans de 50 % à 80 % des cas (Andersen et Laerum, 1980; Retterstol, 1978). De nombreux auteurs, en particulier à la suite des travaux de Langfeldt (1939) et de Kant (1941), se sont employés à réunir des critères qui permettent de prédire une évolution favorable des épisodes psychotiques aigus et transitoires et d'autres qui laissent craindre un pronostic défavorable (voir le tableau 8.5, p. 222).

Le taux de mortalité peut constituer également un indice d'évolution, mais le nombre d'études à ce sujet est limité. Une étude danoise (Jorgensen et Mortensen, 1991), menée sur une période de 18 ans, soit de 1970 à 1988, a calculé le taux de mortalité parmi 21 615 patients souffrant de psychose réactionnelle. Le taux de mortalité dans cette population

TABLEAU 8.5 Facteurs de pronostic des épisodes psychotiques aigus

Facteurs de pronostic favorable
Bon fonctionnement prémorbide
Début brutal
Présence de facteurs déclenchants
Présence de troubles thymiques
Présence de signes confusionnels
Antécédents familiaux maniaco-dépressifs
Absence d'antécédents familiaux schizophréniques
Absence de personnalité schizoïde antérieure

Facteurs de pronostic défavorable
Début subaigu
Émoussement de l'affect
Symptômes schizophréniques prédominants
Personnalité schizoïde
Sédation rapide de l'angoisse avec persistance du délire

était 2 fois plus élevé que dans la population générale et le risque de suicide, 15 fois plus. L'étude a en outre noté que c'est durant la première année suivant l'épisode psychotique aigu que le taux de mortalité était le plus élevé, et particulièrement chez les plus jeunes patients.

*
* *

Les psychoses aiguës et transitoires constituent une catégorie diagnostique distincte dont la validité diagnostique a considérablement été améliorée par la CIM-10 et le DSM-IV. Des critères diagnostiques plus spécifiques et précis permettront de mieux définir ce type de psychose et favoriseront une meilleure compréhension, facilitant ainsi les recherches futures.

Bibliographie

AMERICAN PSYCHIATRIC ASSOCIATION
1994 *Diagnostic and Statistical Manual of Mental Disorders*, 4ᵉ éd., Washington (D.C.), American Psychiatric Association; trad. française *DSM-IV – Manuel diagnostique et statistique des troubles mentaux*, Paris, Masson, 1996, 1040 p.

ANDERSEN, J., et LAERUM, H.
1980 «Psychogenic psychoses. A retrospective study with special reference to clinical course and prognosis», *Acta Psychiatr. Scand.*, vol. 62, n° 4, p. 331-342.

CARPENTER, W.T., et JAUCH, D.A.
1989 «Treatment of brief reactive psychosis», dans American Psychiatric Association, *Treatment of Psychiatric Disorders, A Task Force Report*, Washington (D.C.), American Psychiatric Association.

CUCHE, H., et SUSINI, J.R.
1982 «Bouffées délirantes aiguës», dans C. Koupernick, H. Loo et E. Zarifian (sous la dir. de), *Précis de psychiatrie*, Paris, Flammarion, p. 175-177.

DRURY, V., et coll.
1996a «Cognitive therapy and recovery from acute psychosis: A controlled trial. I. Impact on psychotic symptoms», *Br. J. Psychiatry*, vol. 169, n° 5, p. 593-601.
1996b «Cognitive therapy and recovery from acute psychosis: A controlled trial. II. Impact on recovery time», *Br. J. Psychiatry*, vol. 169, n° 5, p. 602-607.

EY, H.
1954 «Bouffées délirantes et psychoses hallucinatoires aiguës», dans *Études psychiatriques, tome III,* Paris, Desclée de Brouwer, p. 201-324.

EY, H., BERNARD, P., et BRISSET, C.H.
1978 «Psychoses délirantes aiguës», dans *Manuel de psychiatrie*, 5ᵉ éd., Paris, Masson, p. 299-309.

FÉLINE, A.
1987 «Psychoses aiguës: aspects cliniques et évolutifs des psychoses psychogéniques», *Psychologie médicale*, vol. 19, n° 3, p. 337-339.

HOLMES, T.H., et RAHE, R.H.
1967 «The social readjustment rating scale», *J. Psychosom. Res.*, vol. 11, p. 213-218.

JARRET, R.
1982 «Quelques considérations sur la pathologie mentale en Afrique», *Soins – pathologie tropicale*, n° 36, juillet-août, p. 2-3.

JORGENSEN, P.
1985 «Long-term course of acute paranoid psychoses. A follow-up study», *Acta Psychiatr. Scand.*, vol. 71, n° 1, p. 30-37.

JORGENSEN, P., et coll.
1996 «Acute and transient psychotic disorder: comorbidity with personality disorder», *Acta Psychiatr. Scand.*, vol. 94, n° 6, p. 460-464.

JORGENSEN, P., et MORTENSEN, P.B.
1991 « Prognosis in paranoid disorders and mortality in reactive psychoses », *Psychopathology,* vol. 24, n° 5, p. 293-296.

KAMMERER, T.
1967 « Réflexions sur le traumatisme psychique », *Évolution psychiatrique,* vol. 32, n° 1, p. 65-87.

KANT, O.
1941 « Study of a group of recovered schizophrenics », *Psychiatr. Q.,* vol. 15, p. 283.

LANGFELDT, G.
1939 *The Schizophreniform State,* Londres, Oxford University Press.

LEROUX, A., et VANTALON, V.
1993 « Réflexions actuelles à propos des bouffées délirantes », *Annales médico-psychologiques,* vol. 151, n° 1, p. 96-104.

MCCABE, M.
1976 « Reactive psychoses and schizophrenia with good prognosis », *Arch. Gen. Psychiatry,* vol. 33, n° 5, p. 571-576.
1975 « Reactive psychoses : A clinical and genetic investigation », *Acta Psychiatr. Scand.,* suppl. 259, 133 p.

MAFFEI, C., et coll.
1995 « DSM-III-R brief reactive psychosis and personality disorders », *Psychopathology,* vol. 28, n° 3, p. 140-146.

MENUCK, M., et coll.
1989 « The nosologic status of the remitting atypical psychoses », *Compr. Psychiatry,* vol. 30, n° 1, p. 53-73.

METZGER, J.Y., et WEIBEL, H.
1991 *Les bouffées délirantes,* Rapport de psychiatrie, Congrès de psychiatrie et de neurologie de langue française, Paris, Masson, t.I.

NACHT, S., et RACAMIER, P.C.
1958 « La théorie psychanalytique du délire », *Revue française de psychanalyse,* vol. 22, n°s 4-5, p. 417-532.

PICHOT, P.
1986 « The concept of "Bouffées délirantes" with special reference to the Scandinavian concept of reactive psychosis », *Psychopathology,* vol. 19, n°s 1-2, p. 35-43.
1982 « The diagnosis and classification of mental disorders in French speaking countries : Background, current views and comparison with other nomenclatures », *Psychol. Med.,* vol. 12, n° 3, p. 475-492.

PULL, C.B., PULL, M.C., et PICHOT, P.
1984 « Des critères empiriques français pour les psychoses. I – Position du problème et méthodologie », *Encéphale,* vol. 10, n° 3, p. 119-123.

PULL, M.C., PULL, C.B., et PICHOT, P.
1987a « Des critères empiriques français pour les psychoses. II. Consensus des psychiatres français et définitions provisoires », *Encéphale,* vol. 13, n° 2, p. 53-57.
1987b « Des critères empiriques français pour les psychoses. III. Algorithmes et arbres de décision », *Encéphale,* vol. 13, n° 2, p. 59-66.

RETTERSTOL, N.
1978 « The Scandinavian concept of reactive psychosis, schizophreniform psychosis and schizophrenia », *Psychiatria Clinica,* vol. 2, n° 3, p. 180-187.

RIVET, B., et coll.
1994 « Approche descriptive des formes frontières des schizophrénies », *Encéphale,* vol. 20, n° 1, p. 17-27.

SAMUEL-LAJEUNESSE, B., et HEIM, A.
1994 « Psychoses délirantes aiguës », *Encyclopédie médico-chirurgicale,* Paris, Psychiatrie, 37230 A, 10, p. 1-9.

STRÖMGREN, E.
1989 « The development of the concept of reactive psychoses », *Br. J. Psychiatry,* vol. 154, suppl. 4, p. 47-50.

SUSSER, E., et WANDERLING, J.
1994 « Epidemiology of nonaffective acute remitting psychosis VS schizophrenia », *Arch. Gen. Psychiatry,* vol. 51, n° 4, p. 294-301.

WEISS, J.R., et RHOADS, J.M.
1979 « Brief reactive psychosis : A psychodynamic interpretation », *J. Clin. Psychiatry,* vol. 40, n° 10, p. 440-443.

WORLD HEALTH ORGANIZATION
1993 *The ICD-10 Classification of Mental and Behavioural Disorders : Diagnostic Criteria for Research,* Genève, World Health Organization ; trad. française *Classification internationale des maladies, 10ᵉ révision. Chapitre V (F) : Troubles mentaux et troubles du comportement : critères diagnostiques pour la recherche,* Paris, Organisation Mondiale de la Santé et Masson, 1994

CHAPITRE 9

Troubles délirants

PIERRE LALONDE, M.D., F.R.C.P.C., F.A.P.A.
Psychiatre, Programme jeunes adultes (schizophrénie) de l'Hôpital Louis-H. Lafontaine (Montréal)
Professeur titulaire au Département de psychiatrie de l'Université de Montréal

PLAN

9.1 Évolution du concept

9.2 Épidémiologie

9.3 Étiologie
    9.3.1 Étiologie biologique
        • *Études génétiques* • *Perturbations organiques*
    9.3.2 Étiologie psychodynamique
        • *Hypothèse de S. Freud* • *Hypothèse de M. Klein* • *Hypothèse d'E. Erikson* • *Hypothèse de N. Cameron* • *Hypothèse de P. Watzlawick*
    9.3.3 Étiologie sociale

9.4 Description clinique
    9.4.1 Définition du délire
    9.4.2 Critères diagnostiques
    9.4.3 Symptômes associés
    9.4.4 Variété diagnostique
    9.4.5 Thème délirant dominant

9.5 Diagnostic différentiel
    9.5.1 Causes organiques
    9.5.2 Maladies mentales associées

9.6 Traitements
    9.6.1 Traitements biologiques
    9.6.2 Approche psychothérapeutique du délire

9.7 Évolution et pronostic

Bibliographie

Lectures complémentaires

Le terme *paranoïa* existe depuis l'Antiquité, où il désignait alors la folie en général. Mot emprunté au grec, paranoïa signifie «pensée à côté» ou «connaissance altérée». Hippocrate appelait paranoïa l'état mental associé à une fièvre élevée; aujourd'hui, on emploie le mot delirium pour qualifier ce syndrome. Autrefois nommé de façon restrictive «trouble paranoïde» ou «psychose paranoïde», le trouble délirant a pris une acception plus englobante et se caractérise par la survenue d'une idée délirante unique ou d'un ensemble d'idées délirantes apparentées, habituellement persistantes durant toute la vie.

9.1 ÉVOLUTION DU CONCEPT

En Allemagne, au 19e siècle, les psychiatres, dont Kahlbaum qui avait décrit la paranoïa, discutaient pour restreindre le terme «paraphrénie» à une condition mentale chronique, tandis que d'autres l'appliquaient à un stade tardif de la démence, qu'on appelait aussi la «vésanie». Même si on s'entendait pour toujours inclure le noyau délirant dans la définition de paraphrénie, le terme recouvrait diverses conditions cliniques: folie à deux, jalousie morbide, schizophrénie, manie. La fréquence du diagnostic de paraphrénie variait donc grandement selon les zones d'influence.

Le concept de paranoïa était ambigu, si bien que Kraepelin, hésitant, modifia son opinion dans chaque édition de son manuel: en 1892, il considérait que le terme paranoïa devait être restreint à un système délirant rare, chronique, persistant, incurable. Il excluait donc de cette catégorie les autres conditions paranoïdes comportant des élaborations délirantes moins structurées et plus accessibles au traitement. En 1912, il y apporta la nuance du développement endogène, insidieux, d'un délire inaltérable, d'une absence d'hallucinations, tandis que la personnalité demeurait intacte. Cependant, la révision des 78 cas de paraphrénie diagnostiqués par Kraepelin montra, à long terme, une évolution aussi morbide que pour la démence précoce. Par ailleurs, Kraepelin utilisait le mot «paraphrénie» pour désigner le trouble paranoïde qui se développe plus tard que la démence précoce et dont le pronostic est meilleur. Il reconnaissait également que des délires paranoïdes pouvaient caractériser une variété d'affections médicales et psychiatriques.

Tandis que Kraepelin faisait des hallucinations un critère d'exclusion de la paranoïa, Bleuler isolait une forme paranoïde de démence précoce associée à des hallucinations qu'il nomma «schizophrénie». Bleuler soulignait également, tout comme Heinroth, que la paranoïa était d'abord un trouble de l'intellect qui entraîne secondairement des répercussions affectives.

En 1918, Kretschmer remarqua que certaines personnalités susceptibles, narcissiques, pessimistes, dépressives ont tendance à élaborer des idées de référence et introduisit la notion de «paranoïa des sensitifs» pour décrire cette vulnérabilité. Plusieurs autres auteurs ont tâché ainsi de relier des traits de personnalité au développement de thèmes délirants, mais les preuves soutenant ces théories sont plutôt anecdotiques.

En France, les psychiatres ont pour leur part eu recours à divers termes pour désigner cette catégorie clinique:

- monomanie, folie raisonnante, folie partielle (Esquirol, 1820);
- délire de persécution (Lasègue, 1852);
- délire des persécutés persécuteurs (Falret, 1878);
- délire chronique à évolution systématique (Magnan, 1893);
- psychose hallucinatoire chronique (Ballet, 1911).

«Paranoïa» était un terme moins usité en France, mais Lacan, un linguiste-psychanalyste, le mit en vogue dans son interprétation personnelle des écrits freudiens.

Le DSM-III-R (1987) et le DSM-IV (1994) se rapprochent davantage de la terminologie française par l'utilisation de la catégorie «Trouble délirant» par comparaison à la catégorie «Trouble paranoïde» du DSM-III (1980).

Aux États-Unis, les psychiatres n'ont pas la même préoccupation descriptive que leurs homologues européens; ils sont moins enclins à décrire de façon détaillée et nuancée les signes et les symptômes psychiatriques. Ils cherchent moins à définir des mots; ils présument plutôt que le sens du mot paranoïde est compris d'emblée et ils adoptent une attitude pragmatique opérationnelle pour classer les symptômes.

Dans la tradition nord-américaine, le mot «paranoïaque» est employé uniquement comme nom pour désigner un patient souffrant de paranoïa. Les Français l'utilisent cependant aussi comme adjectif (personnalité paranoïaque). Les Américains se servent plutôt du terme «paranoïde», soit comme nom (un «paranoïde» désigne un patient souffrant de troubles paranoïdes), soit comme adjectif (personnalité paranoïde, délire paranoïde).

Au Canada, le psychiatre canadien Munro (1982, 1992) a proposé une gradation des syndromes comportant des éléments paranoïdes. Ces troubles peuvent être soit primaires (psychogéniques), soit consécutifs à un abus de drogue ou à des maladies physiques ou psychiatriques. Munro indique qu'on peut trouver des thèmes paranoïdes dans les affections énumérées dans la figure 9.1.

9.2 ÉPIDÉMIOLOGIE

Il est particulièrement compliqué d'établir des statistiques sur une maladie dont la définition est imprécise et dont la description même est différente selon les auteurs, les époques et les pays. Peut-être même que le contexte social peut faire varier les perceptions. Après des siècles d'anxiété où les *besoins* liés à la survie ont dominé, la paranoïa semble s'installer dans l'ère actuelle, alors que chacun veut faire respecter ses *droits*, que chacun défend jalousement ses prérogatives contre un envahissement présumé venant des autres. L'ennemi est projeté à l'extérieur de soi ou à l'extérieur du groupe.

Winokur (1977) évalue à 1 pour 1 000 le taux des patients hospitalisés chez qui on a diagnostiqué une paranoïa. Il se réfère cependant à une définition très restrictive du syndrome, ce qui en fait une maladie fort rare. Cependant, 12 % des patients admis manifestent des symptômes de psychose paranoïde. On estime la prévalence à vie (c'est-à-dire le risque d'être atteint de cette maladie au cours d'une vie) à entre 0,05 % et 0,1 %.

Le niveau d'intelligence des patients qui souffrent d'un trouble délirant suit la courbe de distribution normale. Les hommes sont nettement surreprésentés, avec une proportion de 70 % comparativement à 30 % de femmes, ce qui est passablement différent des proportions enregistrées pour la schizophrénie, qui sont à peu près égales pour les deux sexes (55 % et 45 % respectivement), et pour les ma-

FIGURE 9.1 **Le spectre paranoïde**

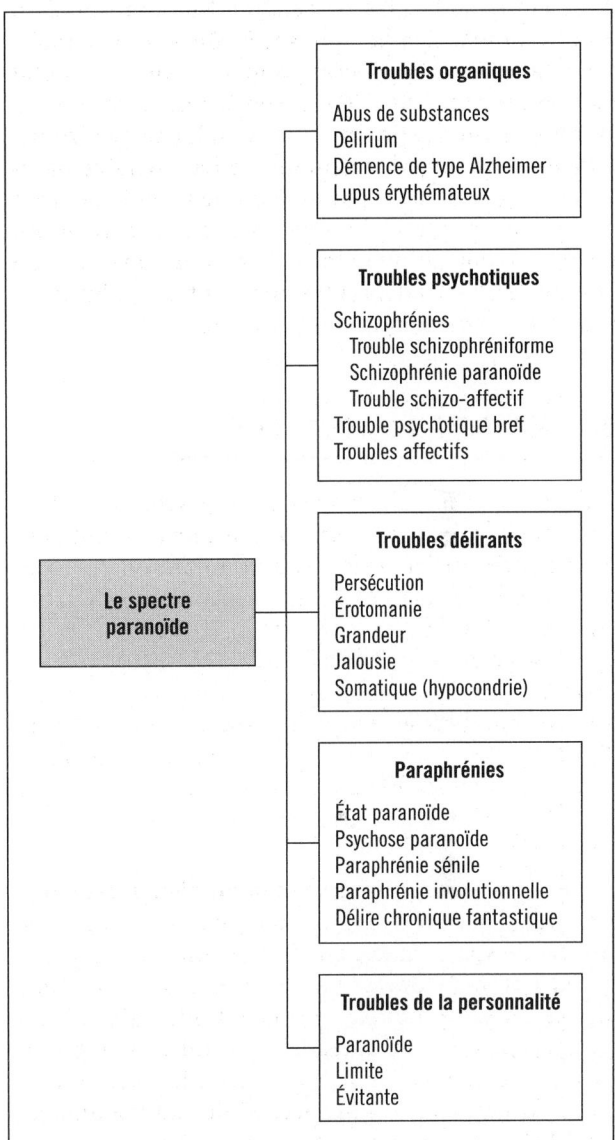

Source : D'après A. Munro, «Paranoia revisited», *Br. J. Psychiatry*, vol. 141, n° 10, 1982, p. 345.

ladies affectives, qui sont de un homme pour deux femmes (33 % et 66 % respectivement).

L'âge à l'apparition des symptômes se répartit à peu près également entre les groupes d'âge de 20-29 ans, 30-39 ans et 40-49 ans, quoique certaines études indiquent une incidence plus élevée chez les individus de 35 à 45 ans.

Beaucoup de paranoïdes et de paranoïaques ne demandent jamais de consultation; convaincus de l'authenticité de leurs perceptions, ils ne sont pas conscients de leur état morbide. Parfois, ils seront conduits à l'urgence par leurs proches à cause de bizarreries du comportement découlant de leur délire. Mais sans doute sont-ils souvent, surtout en milieu rural où ils vivent isolés, cherchant parfois querelle aux autres mais demeurant quand même productifs et autonomes, simplement considérés comme des originaux à éviter. Habituellement, ces personnes ont une apparence et un comportement normaux, tant qu'il n'est pas question de leur délire.

Le trouble délirant est peu fréquent et représente de 1 % à 2 % des admissions en psychiatrie. On estime que les trois quarts des patients ont des symptômes depuis plus d'un an avant de consulter et la moitié, depuis plus de quatre ans.

9.3 ÉTIOLOGIE

9.3.1 Étiologie biologique

Études génétiques

Les études de jumeaux et d'antécédents familiaux montrent qu'il n'y a pas de relation génétique entre la schizophrénie et les psychoses paranoïdes. La fréquence de schizophrénie chez les parents de patients souffrant de troubles paranoïdes approche la fréquence dans la population en général. D'autre part, les paranoïdes n'engendrent pas plus de schizophrènes que les autres. On n'a pas constaté non plus de relation génétique entre les maladies affectives et les psychoses paranoïdes ou la schizophrénie paranoïde. Au moins d'un point de vue génétique, il y a donc une distinction claire entre ces trois catégories diagnostiques.

Contrairement à la schizophrénie et aux maladies affectives, les psychoses paranoïdes n'ont pas fait l'objet d'études biochimiques rigoureuses.

Perturbations organiques

Diverses perturbations organiques peuvent induire un trouble délirant souvent associé à un certain degré d'obnubilation de l'état de conscience, pouvant aller jusqu'au delirium à cause d'une modification du métabolisme cérébral. Ces perturbations peuvent être dues à:

– des substances toxiques telles que:
  - l'alcool (voir le chapitre 6);
  - les drogues: cannabis, LSD, phencyclidine (PCP), amphétamine, cocaïne;
  - certains médicaments: anticholinergiques, anticonvulsivants, antihistaminiques, benzodiazépines, cimétidine, digitalines, stéroïdes, etc.;
– une maladie physique telle que:
  - une endocrinopathie: diabète (hypoglycémie), maladie d'Addison, maladie de Cushing, thyrotoxicose;
  - une maladie métabolique: hypercalcémie, hyponatrémie, lupus érythémateux, phénylcétonurie, porphyrie, urémie;
  - la malnutrition: déficience en vitamines (folate, thiamine), anémie pernicieuse, pellagre;
  - un trouble de vascularisation cérébrale: artériosclérose, infarctus multiples;
  - une modification du tissu cérébral: calcification des noyaux gris centraux, chorée de Huntington, démence, encéphalite, épilepsie, traumatisme crânien, tumeur;
  - une infection: choc toxique, forte fièvre, malaria, sida;
  - des perturbations électrolytiques consécutives à l'hémodialyse;
– une modification des perceptions de l'environnement provoquée par la surdité ou la cécité, amenant ainsi à des interprétations erronées;
– une chirurgie, surtout si le patient y accorde une signification symbolique.

Maher et Spitzer (1993), supposant que le délire découle d'une expérience anormale par rapport à l'environnement, aux perceptions sensorielles périphériques ou au fonctionnement cérébral, postulent l'existence d'un *mécanisme psychobiologique*. Selon eux, un substrat neurologique (peut-être situé dans le lobe temporal et le noyau caudé) serait activé par la recherche d'une explication. C'est ce même mécanisme physiologique qui intervient dans la genèse des perceptions délirantes à la suite de la consommation de drogue ou d'alcool, d'expériences de déprivation sensorielle ou de conscience altérée. Les maladies caractérisées par une activité dopaminergique accrue augmentent le risque de trouble délirant.

9.3.2 Étiologie psychodynamique

Selon les données actuelles, il semble que les troubles paranoïdes ou délirants soient dus, pour la plupart, à des perturbations psychogéniques dans le développement de l'enfant ou de l'adulte. Selon un mécanisme encore inconnu, il se produit secondairement une perturbation de la biochimie cérébrale que les neuroleptiques pourront régulariser. Diverses hypothèses psychodynamiques ont été émises ; nous en examinons ici quelques-unes.

Hypothèse de S. Freud

Dans divers écrits s'étendant sur une quinzaine d'années, mais surtout à partir de l'analyse des *Mémoires d'un névropathe* (le cas Schreber), Freud (1911) a interprété la paranoïa comme une psychonévrose fondée sur une homosexualité latente refoulée. Il a isolé deux mécanismes de défense :

- la *négation,* qui consiste en une incapacité à accepter des émotions déplaisantes ou des désirs intérieurs inacceptables pour soi-même ;
- la *projection,* qui est la transposition chez les autres de ces sentiments et idées niés, et qui est à la base du délire de persécution.

Ainsi, pour ne pas se sentir coupable ou anxieux, le patient nie ses pulsions et les projette sur autrui. Évidemment, ce processus s'accomplit inconsciemment ; le patient peut donc proclamer en toute bonne foi sa conviction : « J'aime tout le monde » (négation de l'hostilité), « mais les gens me détestent et veulent me détruire » (projection de l'agressivité). Cette hypothèse psychodynamique n'explique toutefois pas pourquoi cette psychopathologie se manifeste par un délire de préférence à un autre symptôme psychotique, des hallucinations par exemple. Bien qu'aujourd'hui on diagnostiquerait plutôt chez Schreber une « schizophrénie paranoïde » et que les conditions paranoïdes n'incluent pas toujours une homosexualité sous-jacente — de même que les homosexuels ne sont pas plus paranoïdes que les hétérosexuels —, il reste que Freud a introduit une compréhension psychodynamique du phénomène délirant. Mais il a ajouté à la confusion en proposant de remplacer le terme « schizophrénie » par « paraphrénie ».

Hypothèse de M. Klein

Melanie Klein a défini un stade initial de développement de la personnalité durant les premières années de vie, qu'elle a nommé la position paranoïde-schizoïde.

Le mécanisme de défense normalement à l'œuvre chez le très jeune enfant est le *clivage,* qui consiste dans une séparation des objets et des pulsions en bons et en mauvais. La grande préoccupation du Moi au cours de cette période est la survie. Tout ce qui est frustrant est perçu comme persécuteur et mauvais et est projeté à l'extérieur ; les bons objets sont totalement introjectés. L'équilibre entre l'*introjection* et la *projection* forme la base de la relation mère-enfant, et l'organisation mentale qui en découle détermine la qualité des relations ultérieures avec les autres personnes significatives. Les autres mécanismes de défense de cette période sont :

- l'*idéalisation,* c'est-à-dire l'exagération de toutes les bonnes qualités des objets internes et externes ;
- le *déni,* c'est-à-dire la négation de sa propre agressivité et des aspects désagréables des objets d'amour ;
- l'*identification projective,* c'est-à-dire la projection de parties du Moi, surtout l'agressivité, dans des objets externes qui deviennent alors persécuteurs.

La position paranoïde-schizoïde évolue normalement vers la position dépressive, mais peut se réactiver dans la vie adulte, pour se manifester sous la forme d'une psychose paranoïde ou schizophrénique.

Hypothèse d'E. Erikson

Erikson (1950), dans la description du premier des stades de développement qu'il a établis — la confiance de base (*basic trust*), ou méfiance fondamentale —, a aussi présenté des éléments d'explication de la perception paranoïde (voir le tome II, chapitre 64).

Certains individus vivent leurs premières années de vie dans un contexte inadéquat (insécurité, hostilité, surprotection anxieuse, etc.), de sorte qu'ils n'acquièrent pas une confiance de base en soi et dans leur entourage. Souvent, cette difficulté à faire confiance aux autres est par la suite difficile à corriger. Les parents, par exemple, n'auront pas su rassurer leur enfant aux prises avec ses anxiétés ou n'auront pas su doser adéquatement ses frustrations. L'enfant devient alors vulnérable et peut avoir tendance à interpréter faussement et négativement les informations provenant de l'environnement ou les perceptions internes; il en vient ainsi à une conception selon laquelle tout est mauvais et persécuteur.

Par contre, l'enfant qui a un développement sain apprend que, quelles que soient ses appréhensions, la tournure que prendront les événements sera assez souvent agréable; une fois devenu adulte, il va de soi qu'il craindra moins les attaques.

L'accumulation de déceptions, d'humiliations depuis le jeune âge amène l'individu à penser que l'entourage lui est hostile. De fait, en entrevue, le patient paranoïde rapporte fréquemment que, pendant son enfance, il n'était jamais assuré de recevoir la chaleur, la confiance, l'amour, l'affection qu'il espérait, mais qu'on attendait de lui d'impossibles performances. Il se souvient avec dépit des mises en garde, des remontrances qu'on lui a faites et des punitions excessives et injustifiées qu'on lui a administrées. À mesure qu'il grandissait, il s'attendait à être entouré d'hostilité et apprenait à se tenir sur la défensive. Pour éviter les blessures, il s'est isolé et a développé une personnalité renfermée, critique, hostile, froide. La méfiance le caractérise. Il devient très attentif à divers événements jugés anodins par les autres, mais que lui est porté à exagérer. Arrive un moment où le délire survient pour «expliquer» ses échecs.

Hypothèse de N. Cameron

Cameron (1959) considérait l'état paranoïde comme une forme mineure de paranoïa. Selon son hypothèse, le délire de grandeur du paranoïde, qui se perçoit comme le point de mire d'une machination, découle bien souvent d'une estime de soi déficiente. Le Surmoi exigeant du patient est projeté sur des persécuteurs harcelants.

Avant que le délire arrive à sa cristallisation finale, le patient paranoïde passe par diverses étapes que Cameron décrit de la façon suivante:

1. Il commence par observer nombre de faits suspects et difficilement explicables.

2. Il développe des idées de référence, se croyant l'objet de l'hostilité et des sarcasmes dirigés «contre lui» par des inconnus. Il devient convaincu que les gens se moquent «de lui» dans la rue, que la serveuse du restaurant a renversé «intentionnellement» du café sur lui. La télévision diffuse des messages qui «lui» sont destinés. Toutes ces perceptions intrigantes, sans lien, forment le *délire primaire* et rendent le patient perplexe.

3. Il cherche intensément une explication; puis, subitement, il est frappé par une révélation: il comprend qu'il s'agit d'une vaste organisation dont tous les membres sont ligués pour lui faire du tort. C'est l'*élaboration délirante secondaire*, où les événements prennent enfin une signification cohérente pour lui; il vient de créer sa *pseudo-communauté*. Il peut maintenant «expliquer» les liens entre ces divers actes et attitudes dont il est victime.

Hypothèse de P. Watzlawick

Watzlawick (1976) soutient qu'une confusion au chapitre de la *communication* peut fort bien être à l'origine du tableau du trouble paranoïde. Après avoir posé le principe selon lequel «la survie des êtres vivants dépend de l'information convenable ou non qu'ils reçoivent sur leur environnement», il expose une situation dans laquelle un individu prédisposé pourrait manifester des symptômes paranoïdes:

> Imaginons que tout le monde se mette à rire au moment où j'entre dans une pièce. Voilà qui me confond parce que les autres, ou bien ont un point de vue très différent du mien sur la situation, ou bien sont en possession d'une information qui m'échappe. Ma réaction immédiate sera de chercher des indices, — depuis regarder si quelqu'un se trouve derrière moi, jusqu'à demander s'ils étaient justement en train de parler de moi, — depuis aller voir dans une glace si j'ai le visage barbouillé, jusqu'à exiger une explication. Passé le désarroi initial, la confusion déclenche une recherche immédiate de la signification, afin de diminuer l'angoisse inhérente à toute situation incertaine. Il en résulte un accroissement inhabituel de l'attention, doublé

d'une propension à établir des relations causales, même là où de telles relations pourraient sembler tout à fait absurdes. (Watzlawick, 1976, p. 35.)

Il est particulièrement évident dans cet exemple que l'erreur d'interprétation du paranoïde est de conclure à une *causalité* là où il n'y a que de la *contingence*. Une multitude d'événements se produisent chaque jour de façon fortuite; le paranoïde y perçoit souvent une référence à lui-même, une relation avec sa situation. Selon la théorie de l'attribution, on a tous tendance à attribuer une signification aux gestes accomplis par les personnes. Mais le paranoïde interprète mal ce qui se passe dans l'environnement, ce qui le conduit à des conclusions erronées. Il s'agit là d'une erreur de raisonnement, le patient fondant ses conclusions sur une probabilité trop faible pour être acceptable par une personne non délirante.

9.3.3 Étiologie sociale

Le trouble délirant peut avoir aussi une origine d'ordre social. Par exemple, l'*immigration*, qui place l'individu dans un contexte nouveau, insolite et parfois inquiétant, met à rude épreuve ses facultés d'adaptation. L'ignorance de la langue et des coutumes du pays d'accueil, un sentiment d'ostracisme découlant de l'appartenance à une minorité culturelle peuvent induire diverses réactions psychiatriques, dont l'anxiété et la dépression, mais aussi une attitude interprétative paranoïde. On peut observer un phénomène semblable chez les gens qui vivent dans l'*isolement social* pour diverses autres raisons (vieillesse, handicap physique ou mental, emprisonnement). Le stress, quelle qu'en soit la cause, peut également donner lieu à une réaction psychotique et même à un trouble délirant.

9.4 DESCRIPTION CLINIQUE

9.4.1 Définition du délire

Le symptôme central du trouble délirant consiste dans un délire relativement plausible, présenté de façon claire par un patient cohérent et parfois convaincant. Il faut parfois faire une investigation plus poussée avant de conclure qu'il s'agit bien d'un délire, et non pas d'une situation réelle. Essentiellement, on peut définir le délire comme une *conviction* — et pas seulement une croyance ou une opinion — qui a ceci de particulier qu'elle est:

a) *erronée*. Il faut parfois vérifier auprès de l'entourage pour s'assurer que l'interprétation du patient est fausse;

b) *irréductible par la logique*. Ce n'est pas en présentant des preuves qu'on peut convaincre un patient délirant de ses erreurs de raisonnement; en fait, il se sentirait alors incompris, étant persuadé d'avoir raison, et pourrait devenir méfiant, arrogant ou hostile, ou bien se renfermer;

c) *non conforme aux croyances du groupe*. L'individu qui partage les croyances d'un culte, d'une religion, d'une idéologie de groupe n'est pas délirant, sauf si les membres du groupe reconnaissent qu'il va beaucoup plus loin qu'eux dans ses convictions; il y a donc un *aspect autistique* dans le délire, qui est basé sur les perceptions et les déductions personnelles du malade.

9.4.2 Critères diagnostiques

Comme on le voit dans le tableau 9.1 (p. 232), selon le DSM-IV, le délire du trouble délirant n'est pas bizarre, contrairement à celui de la schizophrénie. Mais il faut un bon sens clinique pour se rendre compte de l'existence d'un délire quand il se manifeste comme une amplification irréaliste de situations plausibles (voir des exemples à la section 9.4.5) et le différencier d'un autre qui serait bizarre, c'est-à-dire invraisemblable, incompréhensible, non associé à des expériences de vie possibles.

S'il survient des hallucinations auditives ou visuelles, elles ne sont pas envahissantes. En fait, la présence fréquente de ce type d'hallucinations est incompatible avec le diagnostic de trouble délirant et doit plutôt orienter vers un diagnostic de schizophrénie. Mais des hallucinations tactiles ou olfactives, même fréquentes, en relation avec un délire somatique d'infestation ou de putréfaction, n'excluent pas un diagnostic de trouble délirant.

Le délire est par ailleurs teinté par la culture d'un individu: un Blanc américain se sentira surveillé par un système électronique, la police ou la pègre, tandis qu'un Haïtien aura plus souvent l'impression d'être

TABLEAU 9.1   Critères diagnostiques du trouble délirant

DSM-IV 297.1 Trouble délirant	CIM-10 F22.0 Trouble délirant
A. Délire sans bizarreries concernant des situations de vie réelle : — se sentir suivi, empoisonné ; — craindre d'avoir une maladie, une contamination ; — avoir la conviction de vivre une relation amoureuse inaccessible, ou une infidélité de la part de son ou sa partenaire. Durée : au moins un mois.	A. Idée délirante unique ou ensemble d'idées délirantes apparentées. Le délire n'est pas invraisemblable ni culturellement inadéquat comme dans la schizophrénie. B. Durée : au moins trois mois, habituellement persistant, parfois toute la vie.
B. Ne remplit jamais le critère A de schizophrénie. Mais il peut survenir des hallucinations tactiles ou olfactives en rapport avec le thème délirant.	C. Ne répond pas aux critères généraux de la schizophrénie. Les symptômes schizophréniques tels que des idées délirantes d'influence, de contrôle, de divulgation de la pensée, ou un émoussement net des affects sont incompatibles avec le diagnostic de trouble délirant. D. Absence d'hallucinations auditives manifestes et persistantes, en particulier sous forme de commentaires ou qui s'adressent au patient à la troisième personne. Mais des hallucinations tactiles ou olfactives peuvent survenir de façon intermittente.
C. Le fonctionnement n'est pas sévèrement affecté (sauf pour quelques aberrations en rapport avec le thème délirant) et le comportement n'est pas d'emblée bizarre ou étrange.	Pas d'autres manifestations psychopathologiques. Les affects, le comportement et le discours sont normaux tant qu'il ne s'agit pas d'actions ou d'attitudes directement en rapport avec le système délirant.
D. S'il survient des symptômes affectifs, ils sont fugaces comparativement à la durée de la période délirante.	E. Peut être accompagné de symptômes dépressifs intermittents. Mais le délire persiste après la disparition du trouble affectif.
E. Le trouble n'est pas causé par un effet physiologique induit par les drogues ou une médication, ni par une maladie physique.	F. Pas d'évidence d'une affection cérébrale primaire ou secondaire ou d'un trouble psychotique lié à l'utilisation d'une substance psychoactive.
Spécifier le type (les types suivants sont établis en fonction du thème délirant prédominant) : — type érotomaniaque ; — type mégalomaniaque ; — à type de jalousie ; — à type de persécution ; — type somatique ; — type mixte ; — type non spécifié.	Thèmes de persécution, de référence, hypocondriaque, mégalomaniaque, érotomaniaque, de jalousie, de revendication. Le patient peut avoir la conviction que son corps est difforme, que les autres pensent qu'il sent mauvais ou qu'il est homosexuel.

Sources : American Psychiatric Association (1994), trad. française *DSM-IV – Manuel diagnostique et statistique des troubles mentaux*, Paris, Masson, 1996 ; World Health Organization (1993), trad. française *Classification internationale des maladies, 10ᵉ révision. Chapitre V (F) : Troubles mentaux et troubles du comportement : critères diagnostiques pour la recherche*, Paris, Organisation Mondiale de la Santé et Masson, 1994.

Psychiatrie clinique : une approche bio-psycho-sociale

menacé par les esprits et les influences du vaudou, et un Esquimau craindra d'être attaqué par un ours blanc.

Le délire se différencie de l'*obsession* qui est habituellement égo-dystone et que le patient perçoit comme une intrusion interférant avec sa pensée, par exemple : « Est-ce que j'ai bien éteint le four avant de partir ? » L'*idée surinvestie*, appelée aussi idée fixe, est moins irréaliste que le délire, mais le patient s'en préoccupe plus que la plupart des gens, quoiqu'il puisse quand même la critiquer. Il se demandera, par exemple : « Dans le contexte de tension internationale actuelle, est-ce qu'une bombe atomique ne risque pas de tomber près de ma maison ? » ou « Avec toute cette pollution dont on parle tant, est-ce que je ne risque pas d'attraper une maladie mortelle ? »

9.4.3 Symptômes associés

Divers symptômes peuvent être associés au délire dans le trouble délirant. Parfois, notamment si le patient masque son délire, ces symptômes sont susceptibles de mettre sur la piste d'un diagnostic de trouble délirant. Ce sont :

- l'*hypervigilance*. Le patient adopte une attitude exploratrice et devient très attentif aux indices qui confirment sa perception délirante. Il faut bien souligner que les faits observés par le délirant sont réels ; c'est son interprétation qui est erronée. Il note d'ailleurs, de façon hypermnésique, les dates et les événements qui corroborent sa vision paranoïde ; comparativement, sa mémoire des événements non significatifs pour lui est plutôt médiocre ;

- l'*interprétation personnelle*. Au lieu d'envisager d'autres explications plausibles, le patient interprète systématiquement ses observations dans un sens univoque qui confirme sa théorie délirante. Il s'obstine et devient soupçonneux si on cherche à le contredire ;

- la *méfiance*. Toujours sur ses gardes, le patient a tendance à s'isoler et à répondre de façon évasive ou irritée quand on le questionne sur les thèmes de ses délires. Il hésite à se révéler, car il a souvent été écouté avec scepticisme et même avec dérision. Sérieux, renfrogné, hypersensible aux critiques, il n'a aucun sens de l'humour et peut devenir menaçant ;

- les *hallucinations auditives ou visuelles*. Elles sont rares dans le trouble délirant par comparaison avec la schizophrénie où elles constituent un symptôme caractéristique. Quand elles existent, elles concordent avec le délire ;

- les *comportements intempestifs*. Le patient qui perçoit des provocations peut répliquer par la défensive, la crainte, l'arrogance ou l'agressivité. Il peut entretenir du ressentiment, de l'hostilité et même de la haine à l'endroit des individus qui le contrarient. Certains patients se barricadent dans leur logement et, pour échapper aux supplices anticipés que leur feraient subir leurs présumés persécuteurs, peuvent aller jusqu'au suicide. D'autres critiquent les intentions malveillantes de leurs contradicteurs, envoient des lettres de mise en demeure, intentent des procès à répétition ou font des gestes agressifs et même homicides ;

- la *mégalomanie* (grandiosity). Certains patients adoptent une attitude de suffisance et se donnent une importance personnelle démesurée compte tenu de la grande attention dont ils se croient l'objet ;

- un *affect dépressif*. Il peut devenir épuisant de vivre dans un climat de tension, et certains patients fondent en larmes quand ils trouvent une personne réceptive à leur souffrance.

9.4.4 Variété diagnostique

Le DSM-III proposait une distinction entre le *trouble paranoïde,* caractérisé par un délire de persécution ou de jalousie sans hallucinations qui dure depuis au moins une semaine, et la *paranoïa,* que seule la durée (plus de six mois) différenciait du trouble paranoïde.

Devant l'insatisfaction des psychiatres à l'égard de la définition de ces catégories diagnostiques, on a supprimé, dans le DSM-IV, le trouble paranoïde et la paranoïa, pour proposer le diagnostic englobant de *trouble délirant*. Le DSM-IV et la CIM-10 incluent maintenant le trouble délirant et le trouble psychotique partagé (ou folie à deux) dans la même rubrique que la schizophrénie. On avait en effet constaté que l'expression « trouble paranoïde » soit prêtait à confusion à cause de la diversité des définitions, soit restreignait le diagnostic à un délire de persécution où l'attitude du patient était caractérisée par la méfiance. Le DSM-IV met donc moins l'accent sur la suspicion agressive et insiste plus sur les variétés de délire dans le trouble délirant, ce qui amène une subdivision en sept types, qu'il faut spécifier dans le diagnostic. Cependant, la personnalité paranoïde conserve son caractère méfiant par rapport à des menaces amplifiées. On retrouve la vieille controverse des psychiatres allemands du début du siècle.

La CIM-10 se contente pour sa part d'une subdivision en deux catégories :
- les *troubles délirants persistants* (par opposition aux troubles psychotiques aigus et transitoires) ;
- le *trouble délirant induit* (ou folie à deux).

9.4.5 Thème délirant dominant

Le DSM-IV définit cinq types de délire en fonction du thème délirant dominant, auxquels s'ajoutent le type mixte et le type non spécifié. Ils sont décrits ci-dessous ; les parenthèses contiennent les termes synonymes dans d'autres terminologies de la littérature psychiatrique.

1. *À type de persécution* (état paranoïde, psychose paranoïde, délire de persécution, délire de revendication, paranoïa litigieuse ou quérulente). C'est la forme délirante la plus fréquente. Le patient est convaincu qu'un de ses proches ou lui-même est traité de façon malveillante. Il perçoit une conspiration, des escroqueries, une surveillance à son égard. Il craint d'être empoisonné ou drogué. Il se sent harcelé. Il croit que les autres pensent qu'il est homosexuel. On l'empêche de réaliser ses projets. Ces patients peuvent de façon répétée porter à l'attention des autorités judiciaires les injustices dont ils se sentent l'objet. Ils deviennent amers, revendicateurs, irritables, agressifs, voire parfois violents à l'endroit de ceux qu'ils perçoivent comme des persécuteurs. Contrairement au délire paranoïde de la schizophrénie qui est irréaliste et bizarre, le médecin est ici en face d'un thème persécutif élaboré de façon claire, systématique, logique. Le thème du délire dans le syndrome de Capgras (délire des sosies) porte sur la conviction qu'une personne a été remplacée par un double presque identique.

2. *Type érotomaniaque* (érotomanie de Clérambault, délire passionnel). Le thème dominant porte sur le prétendu amour qu'une personne — habituellement un homme de rang social élevé — manifeste au patient — une femme dans la plupart des cas — qui est souvent esseulé et qui occupe un emploi peu valorisant. Il s'agit généralement plus d'amour idéalisé et romantique, une union spirituelle et platonique, que d'une attirance sexuelle. Bien des personnages publics ont eu à faire face à ce type de harcèlement amoureux. Par exemple, une femme acquiert la conviction qu'un chanteur populaire (ou un comédien, un politicien, etc.) est amoureux d'elle. Elle peut ne l'avoir vu qu'un bref instant ou même ne l'avoir jamais rencontré. Mais elle remarque que ses chansons d'amour sont des messages qui lui sont adressés ; ou bien elle croit qu'il la regarde intensément quand il parle à la télévision. Elle peut alors lui écrire des lettres enflammées, chercher à le joindre par téléphone, lui envoyer des cadeaux. Elle est aussi convaincue qu'il ne peut lui manifester plus ouvertement son amour ni répondre à ses avances parce qu'il est empêché par ses proches ou par une organisation qui cherche à l'éloigner d'elle. Paradoxalement, même un refus explicite est interprété comme une expression détournée d'amour. Dans tous les cas, la négation et la projection des pulsions amoureuses du patient sont évidentes : « Il m'aime et je l'aime. »

3. *Type mégalomaniaque* (délire des grandeurs, délire ambitieux, mégalomanie). Le thème dominant porte sur une surestimation de sa valeur, de son pouvoir, de son savoir, de son identité, ou sur une relation spéciale que le sujet entretient avec une divinité ou une personne célèbre. Ainsi, une patiente vivant dans des conditions sociales déplorables, mais convaincue d'être la reine de l'univers, pourra ordonner à son psychiatre d'organiser son mariage solennel à Versailles. Le patient cherche souvent à faire part de ses découvertes ou de son analyse transcendante à des agences gouvernementales. Le délire des grandeurs peut s'articuler à des thèmes mystiques ou politiques ; certains leaders (Jim Jones, Hitler, Kadhafi, Saddam Husayn) ont pu néanmoins accéder à des postes de pouvoir et entraîner des foules dans leur sillage.

4. *À type de jalousie* (délire de jalousie, délire passionnel, jalousie pathologique, paranoïa conjugale, syndrome d'Othello). Le thème du délire a trait à la conviction que son ou sa partenaire est

infidèle. Un patient se met à accuser sa conjointe d'infidélité. Le délire s'élabore à partir de l'amplification et de la mauvaise interprétation de faits anodins. Si la conjointe se maquille pour accompagner son mari, celui-ci en déduit qu'elle s'attend à rencontrer un amant. S'il voit une tache sur une robe, il conclut qu'il s'agit de sperme. Le jaloux devient de plus en plus soupçonneux, acariâtre, devant les dénégations outrées de sa conjointe. Il peut engager un détective pour la faire suivre, la confiner à la maison, parfois même utiliser la violence. Ce type de délire est fréquemment associé à la consommation d'alcool et peut parfois disparaître avec l'abstinence. On reconnaît aisément la négation (de l'homosexualité) et la projection des désirs propres du malade : « Je n'aime pas cet homme (ou un homme), c'est elle qui l'aime. »

5. *Type somatique* (psychose hypocondriaque, trouble somatodysmorphique, dysmorphophobie, parasitophobie). Le patient est convaincu d'être porteur d'un défaut physique ou d'une maladie. Certaines parties de son corps lui paraissent déformées ou laides, ou bien il croit que certains organes (p. ex., ses intestins) ne fonctionnent plus. Ou encore, le malade est convaincu de dégager des odeurs nauséabondes par la peau, la bouche, le rectum ou le vagin. Il croit que des insectes se promènent sous ou sur sa peau, que des parasites habitent son corps. Les patients souffrant de ce type de délire consultent fréquemment divers médecins (autres que les psychiatres) pour obtenir une investigation ou un traitement de leur trouble qu'ils considèrent comme physique et non mental. Contrairement au patient hypocondriaque, qui se rend compte que sa crainte de maladie n'est pas fondée, le délirant somatique est convaincu de sa perception morbide. Le thème délirant dans le syndrome de Cotard porte sur la détérioration, le pourrissement et même la disparition de divers organes dans le corps (délire nihiliste).

Il faut noter cependant que le trouble dysmorphique corporel, ou peur d'une dysmorphie corporelle (appelé autrefois dysmorphophobie ou trouble somatodysmorphique), devrait être, selon Phillips et coll. (1995), considéré comme un trouble obsessionnel plutôt que comme un trouble délirant ou somatoforme. Les patients atteints ont en effet une préoccupation obsédante consistant à amplifier certaines de leurs caractéristiques physiques qu'ils considèrent comme absolument affreuses, au point, par exemple, de demander une chirurgie esthétique pour corriger un nez à peine trop gros ou une calvitie à peine perceptible.

6. *Type mixte.* On note dans ce cas plusieurs thèmes qui s'entremêlent, mais aucun ne prédomine.

7. *Type non spécifié (atypique).* Le thème dominant ne peut être clairement déterminé ou ne correspond à aucun des autres types (p. ex., délire de référence sans composante de persécution ou de grandeur prédominante).

Le DSM-IV et la CIM-10 font une catégorie diagnostique spécifique du *trouble délirant partagé* ou *folie à deux* de Lasègue et Falret, qui a souvent été considérée comme une variante du syndrome paranoïde. Il est plus juste de définir cette condition psychiatrique passablement rare par l'un des deux délires suivants :

1. *Trouble délirant induit* (folie imposée, folie à famille). Il peut arriver qu'une personne vivant isolée avec une autre, dans une relation intime depuis longtemps, développe un délire paranoïde qui se communique à l'autre par identification. Par exemple, une mère dominatrice et délirante induit chez sa fille passive, crédule et soumise une peur de l'agression brutale des hommes. Elles en viennent à couper tout contact avec l'extérieur, à ne plus pouvoir sortir dans la rue. Le thème délirant peut aussi porter sur des convictions mégalomaniaques de richesse, de célébrité (méconnue), etc. Le délire peut parfois être partagé par plusieurs membres d'une même famille qui ne cherchent pas d'aide à cause de l'isolement dans lequel ils sont maintenus. C'est habituellement quand la personne dominatrice est amenée en consultation que les cliniciens peuvent constater que d'autres membres de la famille partagent la même conviction délirante. Le traitement consiste à briser la symbiose et à traiter l'« inducteur » du délire par l'hospitalisation et l'administration de neuroleptiques ; chez le partenaire qui est plus influençable que délirant, le délire disparaît d'habitude facilement par la psychothérapie, quoique la méfiance et l'introversion puissent persister.

2. *Délire simultané.* Il peut arriver que deux personnes vivant ensemble aient chacune un thème

délirant semblable, mais que le diagnostic psychiatrique les concernant soit différent. Il s'agit alors de délire simultané, et le délire d'un patient n'influe alors pas sur l'autre.

9.5 DIAGNOSTIC DIFFÉRENTIEL

Devant un cas de délire, le médecin doit examiner diverses possibilités avant de conclure à un trouble délirant.

9.5.1 Causes organiques

On doit envisager d'abord une *cause organique* (voir la section 9.3.1), notamment dans le cas de la survenue rapide d'un délire chez un patient habituellement en bonne santé mentale. L'état de conscience obnubilé et même confus donne un indice important. On dit alors que le patient est délirieux plutôt que délirant. La langue anglaise fait bien la distinction entre ces deux syndromes :

- *delusion,* qui se traduit par « délire » fonctionnel ou psychogénique ;
- *delirium,* qui est restreint à l'étiologie biologique.

On peut alors conclure à un *trouble psychotique relié à une affection médicale générale.* Un examen physique, neurologique et des analyses de laboratoire vont aider à préciser l'étiologie.

Une histoire de toxicomanie ou d'abus de médicaments, qu'il faut penser à confirmer par des analyses de laboratoire, oriente le diagnostic vers un *trouble psychotique induit par des substances.*

9.5.2 Maladies mentales associées

Quelques grands syndromes psychiatriques peuvent être associés à un délire paranoïde. On constate que le patient fait des élaborations délirantes différentes visant à expliquer sa situation, ce qui conduit à poser l'un des diagnostics suivants :

- *Démence.* C'est souvent le trouble de mémoire qui amène le patient à présumer qu'on le vole quand il ne retrouve plus ses objets personnels. On note aussi alors que le patient est plus confus par moments et que son délire fluctue selon l'état de ses habiletés cognitives.

- *Schizophrénie paranoïde.* C'est surtout la bizarrerie, l'invraisemblance du délire qui fait la différence, mais la présence d'hallucinations auditives envahissantes et d'un discours obscur et incohérent confirme un diagnostic de schizophrénie.

- *Trouble affectif majeur.* Au cours d'une *phase dépressive,* un patient peut se sentir tellement indigne ou coupable qu'il croit mériter une punition. Il interprète alors les vexations, les commentaires désobligeants comme une conséquence bien méritée de sa perception défavorable de lui-même. On dit alors que le délire paranoïde est congruent à l'humeur dépressive. Mais il arrive aussi que le déprimé éprouve un sentiment égodystone d'être persécuté. Il ne comprend pas pourquoi on cherche ainsi à lui faire du tort. Le délire est alors qualifié de non congruent. Certains délires somatoformes, qu'il faut distinguer d'un trouble délirant somatique et de l'hypocondrie, sont aussi associés à la dépression, comme une sensation de putréfaction interne. Mais dans tous ces cas, c'est l'humeur triste, dysphorique qui domine le tableau clinique, souvent associée à des perturbations physiologiques du sommeil, de l'appétit, de l'énergie, de la libido. Par ailleurs, la séquence dans le temps montre que le délire est survenu après l'éclosion de symptômes affectifs et qu'il a une durée plus brève que la période dépressive totale.

Au cours d'une *phase maniaque,* bien des patients deviennent arrogants, querelleurs parce qu'ils interprètent les restrictions comme des persécutions malveillantes. Dans ces cas, c'est l'humeur expansive, exaltée, la distractivité, l'énergie débordante menant à des actions dispersées qui déterminent un diagnostic de trouble bipolaire, phase maniaque.

- *Trouble obsessionnel-compulsif.* Des formes sévères de troubles obsessionnels-compulsifs peuvent confiner à une perception délirante, surtout si le patient manque d'*insight* et ne reconnaît pas ses obsessions comme égo-dystones.

Le tableau 9.2 permet de comparer les critères de trois maladies paranoïdes.

TABLEAU 9.2 Critères différentiels du spectre paranoïde

Critères	Personnalité paranoïde	Trouble délirant	Schizophrénie paranoïde
Âge du début	Variable, non déterminé	35-45 ans	20-30 ans
Délire	Absent	Bien systématisé, cohérent, plausible	Peu systématisé, bizarre ; pensée incohérente
Hallucinations	Absentes	Rares, non envahissantes	Habituelles, envahissantes
Contact avec la réalité	Préservé	Bon, sauf en ce qui concerne le délire	Gravement perturbé
Style de comportement	Réservé, méfiant	Rigide, défensif, agressif	Bizarre
Détérioration du fonctionnement	Aucune	Légère, sauf si le délire devient envahissant	Progressive
Hospitalisation	Aucune	2-3 semaines	1-2 mois
Adaptation sociale	Rendement au travail convenable mais contaminé par de nombreux conflits interpersonnels ; difficultés conjugales fréquentes	Effort continuel pour se maintenir au travail, la pensée étant envahie par le système délirant	Retrait autistique ; perte d'habiletés sociales

9.6 TRAITEMENTS

9.6.1 Traitements biologiques

Si on identifie une *maladie physique* comme facteur précipitant, il faut, bien sûr, traiter d'abord cet aspect : par exemple, diminuer la fièvre par des antipyrétiques ou antibiotiques, rétablir l'équilibre métabolique, etc.

Si le délire est associé à une autre *maladie mentale*, il faut traiter celle-ci en priorité : par exemple, donner d'abord un antidépresseur dans le cas d'une dépression majeure avec symptômes psychotiques, commencer un traitement au lithium et tenter d'obtenir une sédation avec le clonazépam dans le cas d'un état maniaque. Dans ces deux situations, l'ajout d'un neuroleptique est maintenant sujet à controverse et doit être envisagé avec circonspection.

S'il s'agit d'un trouble psychotique bref — que les psychiatres français appellent « bouffée délirante » —, on doit s'employer à trouver un facteur précipitant récent. Dans ce cas, l'hospitalisation dans un milieu sécurisant, le retrait ou la clarification du stimulus perturbant, de même que l'administration d'une benzodiazépine au besoin, suffisent souvent à ramener le patient au calme.

Le délire flamboyant et fantaisiste, d'apparition récente, non associé à une autre maladie physique ou mentale, est probablement l'un des symptômes psychiatriques les plus faciles à faire disparaître. Divers neuroleptiques ont été utilisés avec succès, mais la recherche récente favorise maintenant le pimozide à raison de 4 mg le matin ou 2 fois par jour, par voie buccale. S'il faut restreindre l'agitation, on optera souvent pour l'halopéridol à raison de 5 mg 1 ou 2 fois par jour, par voie buccale ou intramusculaire. Un antiparkinsonien doit être ajouté à ces neuroleptiques incisifs (procyclidine, 5 mg b.i.d. ou t.i.d., po).

Quand la période aiguë est passée, il reste au médecin à convaincre le patient de continuer à prendre un neuroleptique pour une période de trois à six mois afin de prévenir les récidives. Quand, après cette période, on cesse la prescription du traitement médicamenteux, il faut continuer à suivre le patient pendant quelques mois afin de détecter rapidement toute résurgence du délire et, le cas échéant, de réinstituer une cure neuroleptique sur-le-champ. En cas de rechute, on envisagera le maintien des neuroleptiques pour quelques années. On ne dispose pas encore d'assez de données pour déterminer s'il est pertinent de prescrire les nouveaux antipsychotiques telles la rispéridone, la quétiapine ou l'olanzapine, mais un essai de ces médicaments peut être valable dans les cas réfractaires.

Dans la paranoïa (au sens restrictif), on considère que les neuroleptiques sont peu efficaces. Dans la schizophrénie paranoïde, ils sont essentiels. Dans le trouble dysmorphique corporel, les ISRS semblent plus efficaces que les neuroleptiques.

9.6.2 Approche psychothérapeutique du délire

Quand il arrive à l'urgence, le patient espère trouver un refuge pour échapper à ses agresseurs. Souvent, il fait confiance aux membres du personnel de l'hôpital qu'il considère comme ses sauveurs, mais parfois, quand il croit découvrir qu'ils font aussi partie du complot, il devient méfiant. L'hospitalisation, en règle générale de courte durée, n'est nécessaire que lorsque le délire a une incidence sur les actions du patient : risque d'agression, de suicide, appréhension de dangers extrêmes.

Comme, par définition, le délire est une conviction, il est inutile et même néfaste de contredire directement ou de ridiculiser les certitudes du patient. Les réflexions du genre « Ça n'a pas de bon sens ce que vous pensez ! » ne servent qu'à renforcer l'hostilité et le sentiment d'incompréhension du malade. Par ailleurs, comme cette conviction est irréductible par la logique, il est inutile de se lancer dans des démonstrations savantes pour prouver l'irrationalité de ces élucubrations ; on risquerait ainsi d'enraciner l'idée délirante en amenant le patient à la défendre.

Ce n'est pas par une attitude raisonneuse et moralisatrice qu'on peut atteindre un délirant déjà très sensible aux critiques. Au début, on doit plutôt chercher à établir une relation de confiance qui encouragera le patient à exprimer librement ses idées et ses appréhensions réprimées par crainte du ridicule. Le délire comporte habituellement une souffrance, une angoisse, et c'est par l'empathie qu'on obtiendra la confiance du malade. Le calme et la compréhension du médecin pourront même parfois avoir un effet apaisant sur un malade agité. C'est d'ailleurs dans cette perspective — pour soulager la souffrance, calmer l'appréhension — qu'on tâchera de convaincre le patient de la nécessité de prendre un neuroleptique, et non pour rectifier sa façon de penser. Cette attitude accueillante ne veut cependant pas dire que le thérapeute doit feindre de croire au délire du patient. Le thérapeute doit représenter la réalité et il lui faut donc adopter une position intermédiaire entre la confrontation et l'adhésion, en montrant qu'il respecte bien l'opinion, la perception du patient, mais que son interprétation des événements est différente.

La deuxième étape consiste à jeter le doute dans l'esprit du patient par rapport à son délire. Le thérapeute lui posera alors des questions pour l'amener à réfléchir sur ses déductions délirantes et à en douter : « Pourquoi en êtes-vous venu à croire que tous ces gens se liguaient contre vous ? » ; ou bien, il émettra un commentaire susceptible de rétablir une vision moins persécutive de la réalité : « Peut-être qu'en fait les gens ne riaient pas de vous dans la rue. » Sans contredire les perceptions du patient, le thérapeute doit se situer comme un individu différent qui perçoit les événements sous un autre angle et qui donne son opinion de façon respectueuse. Idéalement, le patient en vient alors de lui-même à douter de ses perceptions et déductions délirantes et à les critiquer. D'ailleurs, en s'exprimant ainsi devant un thérapeute qui ne le juge pas mais qui lui renvoie de façon neutre ses perceptions, le patient parvient à remettre lui-même en question les conclusions qu'il en tire.

Chambon, Perris et Marie-Cardine (1997) ont défini les diverses étapes d'une thérapie cognitive des psychoses chroniques :

1) établir une relation de confiance basée sur une collaboration empirique ;
2) être respectueux, éviter de provoquer, de confronter ;
3) utiliser le questionnement socratique, la « méthode Columbo » ;
4) être précis et cohérent dans ses expressions ;
5) évaluer les symptômes psychotiques dans l'optique cognitive ;
6) élaborer conjointement un modèle de vulnérabilité à la psychose.

Pour amener le patient à surmonter son délire, Chadwick (1995) applique une approche cognitive en distinguant deux catégories de paranoïdes : le *poor-me*, qui se croit persécuté injustement (le vrai trouble délirant paranoïde), et le *bad-me*, qui considère que les persécutions dont il est l'objet sont bien justifiées (la dépression accompagnée d'un délire paranoïde). L'objectif est de modifier la cognition en aidant le patient à identifier ses interprétations délirantes et à les relativiser par une réflexion logique afin qu'il puisse délaisser et remplacer cette appréciation dysfonctionelle de soi et des autres fondée sur un sentiment de menace. Chez le *poor-me*, il s'agit d'ébranler la perception négative de soi comme victime sans défense devant les persécutions de l'entourage; chez le *bad-me*, on cherche à saper le sentiment d'autodévalorisation et l'attribution de toute-puissance aux autres qui « doivent avoir raison de vouloir le punir ».

Par une approche psychoéducative, le thérapeute tente d'expliquer au patient comment l'isolement, les stress, les substances toxiques peuvent altérer les perceptions et ainsi produire un délire; il lui fera aussi comprendre comment les neuroleptiques ou les anxiolytiques peuvent modifier la neurotransmission cérébrale pour permettre une meilleure harmonisation de ses cognitions et de son fonctionnement général avec son environnement social (voir le tome II, chapitre 52).

Il peut arriver que le patient n'accepte aucunement de remettre en question ses convictions et que, malgré une médication adéquate, le délire persiste. Le thérapeute peut alors tenter d'« encapsuler » le délire pour en restreindre les effets délétères sur la vie sociale du patient. Cette approche est particulièrement utile dans le cas des délires mégalomaniaques. Par exemple, le médecin pourra suggérer à son malade qui se prend pour le Christ: « Si vous voulez, nous discuterons de ce sujet quand vous viendrez me voir seulement; les gens autour de vous pourraient mal accepter que vous prétendiez être le Christ. »

9.7 ÉVOLUTION ET PRONOSTIC

Le diagnostic de trouble délirant reste stable au cours des années subséquentes chez 93 % des patients qui ont reçu ce diagnostic à leur première admission. Seulement de 3 % à 22 % de ces patients ont par la suite un nouveau diagnostic de schizophrénie paranoïde et encore moins (3 %) reçoivent ultérieurement un diagnostic de trouble affectif.

Le trouble délirant n'entraîne habituellement pas de changement dans la personnalité, mais le patient devient de plus en plus préoccupé par le thème de son délire. La durée de vie n'est généralement pas écourtée, quoiqu'il arrive que certains patients se suicident. Comme pour plusieurs maladies mentales, la survenue brusque d'un trouble délirant annonce un meilleur pronostic qu'un début insidieux et une longue évolution délirante avant que le patient vienne en consultation. Le destin des schizophrènes est fréquemment les hospitalisations répétées; les patients souffrant de trouble délirant s'adaptent habituellement à la vie dans la communauté sociale.

Cependant, l'ambiguïté historique de la catégorie paranoïde-paranoïa empêche de prédire l'évolution de ces patients, d'autant plus que les études sont contradictoires à ce sujet.

Bibliographie

AMERICAN PSYCHIATRIC ASSOCIATION
1994 *Diagnostic and Statistical Manual of Mental Disorders*, 4e éd., Washington (D.C.), American Psychiatric Association; trad. française *DSM-IV – Manuel diagnostique et statistique des troubles mentaux*, Paris, Masson, 1996, 1040 p.

CAMERON, N.
1959 « The paranoid pseudo-community revisited », *American Journal of Sociology*, vol. 64, n° 1, p. 62.

CHADWICK, P.D.
1995 « Pathways to defense of the Self: A theory of two types of paranoia », *Clinical Psychology: Science and Practice*, vol. 2, n° 3, p. 263-278.

CHAMBON, O., PERRIS, C., et MARIE-CARDINE, M.
1997 *Techniques de psychothérapie cognitive des psychoses chroniques*, Paris, Masson.

ERIKSON, E.
1950 *Enfance et société*, Neuchâtel, Delachaux et Niestlé, 1974.

FREUD, S.
1911 « Remarques psychanalytiques sur l'autobiographie d'un cas de paranoïa », dans *Cinq psychanalyses*, traduit par M. Bonaparte et R.M. Loewenstein, Paris, PUF, 1967.

KENDLER, K., et DAVIS, K.
1981 « The genetics and biochemistry of paranoid schizophrenia and other paranoid psychoses », *Schizophr. Bull.*, vol. 7, n° 4, p. 689-709.

LEWIS, A.
1970 « Paranoia and paranoid: A historical perspective », *Psychol. Med.*, vol. 1, n° 1, p. 2-12.

MAHER, B.A., et SPITZER, M.
1993 « Delusions », dans P.B. Sutker et H.E. Adams (sous la dir. de), *Comprehensive Handbook of Psychopathology*, 2e éd., New York, Plenum, p. 263.

MUNRO, A.
1992 « Psychiatric disorders characterized by delusions », *Psychiatric Annals*, vol. 22, n° 5, p. 232-240.

1982 « Paranoia revisited », *Br. J. Psychiatry,* vol. 141, n° 10, p. 344-349.

PHILLIPS, K.A., et coll.
1995 « Body dysmorphic disorder: An obsessive-compulsive spectrum disorder, a form of affective spectrum disorder, or both? », *J. Clin. Psychiatry,* vol. 56, suppl. 4, p. 41-51.

WATZLAWICK, P.
1976 *La réalité de la réalité,* Paris, Seuil.

WINOKUR, G.
1977 « Delusional disorder (paranoia) », *Compr. Psychiatry,* vol. 18, n° 6, p. 511-521.

WORLD HEALTH ORGANIZATION
1993 *The ICD-10 Classification of Mental and Behavioural Disorders: Diagnostic Criteria for Research,* Genève, World Health Organization ; trad. française *Classification internationale des maladies, 10ᵉ révision. Chapitre V (F) : Troubles mentaux et troubles du comportement : critères diagnostiques pour la recherche,* Paris, Organisation Mondiale de la Santé et Masson, 1994.

Lectures complémentaires

CHAMBON, O., et MARIE-CARDINE, M.
1994 *Psychothérapie cognitive des psychoses chroniques,* Paris, Masson.

MANSCHRECK, T.C.
1995 « Delusional disorder and shared psychotic disorder », dans H.I. Kaplan et B.J. Sadock (sous la dir. de), *Comprehensive Textbook of Psychiatry,* Baltimore, Williams & Wilkins, p. 1031-1049.

SEDLER, M.J.
1995 « Delusional disorders », *Psychiatr. Clin. North Am.,* Philadelphie, Saunders.

CHAPITRE 10

Schizophrénies

PIERRE LALONDE, M.D., F.R.C.P.C., F.A.P.A.
Psychiatre, Programme jeunes adultes (schizophrénie) de l'Hôpital Louis-H. Lafontaine (Montréal)
Professeur titulaire au Département de psychiatrie de l'Université de Montréal

PLAN

10.1 Évolution du concept

10.2 Épidémiologie

10.3 Étiologie bio-psycho-sociale : modèle vulnérabilité-stress
    10.3.1 Vulnérabilité neuropsychologique
- *Erreur génétique* • *Anomalies du cerveau* • *Dysfonction des neurotransmetteurs*

    10.3.2 Stresseurs socio-environnementaux
- *Alcool et drogues* • *Émotion exprimée* • *Événements de la vie quotidienne* • *Pressions de performance et soutien social insuffisant*

10.4 Description clinique
    10.4.1 Critères diagnostiques de le schizophrénie
    10.4.2 Mode d'apparition de la psychose
    10.4.3 Phénoménologie
- *Symptômes positifs* • *Symptômes négatifs* • *Symptômes avant-coureurs de rechute*

10.5 Variété diagnostique
    10.5.1 Formes cliniques de schizophrénie
    10.5.2 Diagnostic différentiel
- *Trouble schizo-affectif*

10.6 Traitement bio-psycho-social
    10.6.1 Traitement à l'hôpital
- *Aspect biologique : médication antipsychotique* • *Aspect psychosocial*

    10.6.2 Traitement en externe
- *Aspect biologique* • *Aspect psychologique* • *Aspect social*

10.7 Évolution et pronostic

Bibliographie

Lectures complémentaires

Adresses utiles

La conceptualisation de cette psychose qu'est la schizophrénie a été progressivement élaborée par divers auteurs avant qu'on en arrive à savoir qu'elle est en fait une maladie du cerveau qui ne se manifeste pas tellement par des symptômes neurologiques, mais plutôt par des symptômes psychiatriques. Cependant, il n'existe toujours pas d'analyses de laboratoire ni d'imagerie qui permettraient de confirmer cette pathologie chez un patient en particulier, comme on peut le faire aisément pour d'autres troubles physiques (diabète, maladies du foie ou des reins, etc.). Donc, pour reconnaître cette entité diagnostique, il faut plutôt se baser sur la précision de la description clinique élaborée au cours des cent dernières années par divers psychiatres qui ont contribué à clarifier les symptômes de la schizophrénie.

Pendant longtemps, l'approche de la schizophrénie (et des personnes qui en sont affectées) a été colorée par diverses idéologies passablement fantaisistes, cette maladie ayant été perçue comme démoniaque, ou encore sous un jour poétique, philosophique, écologique, etc. La schizophrénie a suscité toute une gamme d'attitudes: crainte, rejet, désespoir, négation, banalisation, etc. Aujourd'hui, enfin, en s'inspirant d'une approche bio-psycho-sociale, on commence à comprendre et à intégrer les diverses facettes de la schizophrénie, ce qui ouvre de nouvelles voies dans le traitement et la réhabilitation des personnes atteintes. Selon la conception contemporaine, nul n'a à se sentir honteux ni coupable d'être affecté d'une maladie du cerveau. Il vaut mieux au contraire apprendre à bien connaître cette maladie et accepter de suivre un traitement qui préviendra la détérioration.

Dans ce chapitre, le terme «schizophrène» constitue, sans plus, une formule abrégée pour désigner la «personne qui souffre de schizophrénie» et ne renvoie pas à une catégorie de personnes. Car si les maladies, grâce à la connaissance qu'on a de leurs symptômes, se prêtent à la classification, les personnes elles, ne se classifient pas aussi facilement.

10.1 ÉVOLUTION DU CONCEPT

Une variété de théories, où chaque penseur essayait de donner une explication de la schizophrénie à partir de son domaine de réflexion, ont été proposées par rapport à cette psychose. Certaines théories préscientifiques simplistes ont d'ailleurs causé beaucoup de tort en stigmatisant les personnes souffrant de cette maladie et leurs proches: au Moyen Âge, par exemple, les individus atteints étaient vus comme des «possédés» — et plusieurs ont été condamnés au bûcher. Certains psychanalystes ayant attribué l'origine de cette psychose à une carence en soins maternels au cours de la phase orale, bien des mères ont été qualifiées de «schizophrénogènes» — et ont été ainsi culpabilisées. D'autres ont soutenu qu'un problème de communication dans la famille entraînait une perturbation dans le fonctionnement psychique de l'enfant vivant avec cette «famille pathologique» — et beaucoup de schizophrènes ont été séparés de leur famille. Partout en Europe et en Amérique, l'idéologie de la «désinstitutionnalisation» a imputé l'aggravation des maladies mentales au style de vie en asile, et on a prétendu que la fermeture des hôpitaux psychiatriques favoriserait la réinsertion sociale de ces patients — et les rues des villes ont été envahies par des sans-abri malades. Les mouvements antipsychiatriques ont même affirmé que la maladie mentale n'existait pas, qu'elle était une création des psychiatres. Les ex-patients eux-mêmes se qualifient, avec fierté et hargne, de «psychiatrisés», pour signifier qu'ils ont été abîmés par les soins psychiatriques et qu'ils refusent le diagnostic posé par les psychiatres. Le terme ne plaît pas beaucoup aux psychiatres, car il discrédite les soins psychiatriques et, corollairement, les patients qui reçoivent ces soins.

Par ailleurs, de nombreux psychiatres ont associé leur nom à diverses étapes de la définition de la schizophrénie. En 1856, Morel observe des troubles mentaux chez un adolescent et pose alors le diagnostic de *démence précoce*. C'est aussi à cette époque que l'on commence à faire la distinction entre «idiotie», déficit psychique de nature congénitale et irréversible, et «démence», trouble psychique réversible.

En 1896, Kraepelin distingue deux grandes maladies mentales reconnues à l'époque en se basant sur leur évolution différente. Il constate en effet que la démence précoce a une évolution morbide, par comparaison à la psychose maniaco-dépressive qui n'évolue pas vers la détérioration mentale.

Certes, Freud a abordé les psychoses dans son œuvre, mais sa compréhension des processus mentaux relève davantage de l'analyse de la névrose. Du reste, les psychanalystes se préoccupent peu de l'énumération de symptômes observables; ils accordent en fait beaucoup plus d'importance à une compréhension psychodynamique du fonctionnement ou de la structure psychiques. Ainsi la schizophrénie, qui est considérée comme le prototype de la psychose fonctionnelle — par opposition aux psychoses organiques —, est-elle envisagée par la psychanalyse comme une carence de développement au stade primitif de la phase orale, produisant une faiblesse dans le développement du Moi, ce qui amène une régression au stade oral quand, plus tard, la personne fait face à des pulsions intolérables pour le Moi.

En 1911, Bleuler remplace le terme diagnostique « démence précoce » par un nouveau terme, *schizophrénie*, qui signifie, littéralement, « esprit divisé ». Il remarque surtout la fragmentation (*Spaltung*) de la personnalité, et ce mot a pu induire certains en erreur et les conduire à conclure que la schizophrénie serait une « double personnalité ». En fait, il s'agit beaucoup plus d'une dislocation, c'est-à-dire d'une perte de l'unité et de la cohérence de l'activité mentale, d'une discordance idéo-affective se manifestant par une dissociation entre les idées qu'énonce le patient et l'affect qui y est associé. En plus d'introduire une nouvelle appellation diagnostique, Bleuler observe les symptômes primaires suivants dans la schizophrénie :

– affect inadéquat ou aplati ;
– association d'idées incohérentes ;
– ambivalence : incapacité à décider ;
– autisme : introversion associée à une conceptualisation idiosyncrasique du monde.

Selon Bleuler, une lésion biologique du cerveau cause les déficits qui se traduisent par ces symptômes primaires de la schizophrénie. Des symptômes secondaires de la schizophrénie surviendraient par la suite, comme une libération du psychisme primitif archaïque jusqu'alors réprimé ; c'est ainsi que les hallucinations, les délires, les bizarreries de la pensée émergent, en quelque sorte pour compenser la lésion cérébrale initiale. Le DSM-IV a surtout retenu cette définition symptomatique, mais la psychiatrie française et la psychiatrie allemande sont encore bien attachées au concept de dissociation fondamentale inhérente à la schizophrénie.

En 1939, Langfeldt différencie le *processus schizophrénique* (ou schizophrénie vraie), caractérisé par une apparition insidieuse des symptômes et une détérioration effective ou prévisible de la personnalité, et la *réaction schizophrénique* (appelée aujourd'hui *trouble schizophréniforme* ou *trouble psychotique aigu et transitoire*), qui se manifeste par des symptômes flamboyants et aigus à la suite d'un événement traumatisant. Dans la réaction schizophrénique, on prévoit que les symptômes vont se résorber et que l'individu reviendra à sa personnalité antérieure, relativement saine. Rümke signale pour sa part un *praecox feeling*, qui est un sentiment de malaise ressenti par un clinicien d'expérience à l'égard d'un schizophrène, même au tout début de sa maladie.

À partir des années 40, le psychiatre américain Meyer, fondateur de l'école de psychiatrie dynamique, exerce une grande influence relativement à la définition du concept de schizophrénie. Inspiré en partie par Freud, il considère la schizophrénie comme une *réaction* inadaptée à des situations de vie traumatisantes. C'est d'ailleurs sur cette conception que sera fondée la première classification diagnostique américaine (DSM-I) produite en 1952. Dans le DSM-I, en effet, chaque maladie est considérée comme une *réaction* inadaptée à l'environnement, provoquée chez le patient par une fragilité psychique spécifique.

En s'inspirant du psychiatre français Clérambault, Schneider, psychiatre allemand, établit, en 1950, une série de symptômes de la schizophrénie qu'il considère comme pathognomoniques de cette maladie :

– délires, troubles de la pensée :
  • perception délirante ou idée de référence ;
  • délire de contrôle ;
  • sentiment délirant d'étrangeté ;
  • pensée imposée ou automatisme de la pensée ;
  • vol de la pensée ;
– hallucinations :
  • divulgation de la pensée ;
  • écho de la pensée ;
  • hallucination auditive sous forme de conversation des voix entre elles, de commentaires à propos des actes du patient ;
  • hallucination cénesthésique, expérience corporelle passive ;
– perturbation des sentiments, des volontés, aboutissant à des actes impulsifs et bizarres.

Cet ensemble de symptômes a constitué les critères diagnostiques de la schizophrénie dans le DSM-III (1980) et encore dans le DSM-IV (1994).

Psychiatrie clinique : une approche bio-psycho-sociale

En 1972, Feighner, souhaitant apporter plus de précision au diagnostic en fonction de la recherche, présente trois groupes de critères diagnostiques de la schizophrénie :

A) – durée d'au moins six mois de la maladie ;
– absence de symptômes de dépression ou de manie ;

B) – délire ou hallucination chez un patient bien éveillé et non confus ;
– logique du discours difficile à comprendre et rendant la communication obscure ;

C) – célibataire ;
– insertion sociale ou au travail déficitaire ;
– histoire familiale de schizophrénie ;
– début de la maladie avant l'âge de 40 ans.

Le patient doit remplir les deux critères du groupe A, au moins un du groupe B et trois du groupe C pour que le médecin retienne le diagnostic de schizophrénie.

Ces descriptions préliminaires serviront de référence à l'élaboration de critères amenant un renouvellement de la définition de la schizophrénie dans le DSM-III (1980) qui, à son tour, inspirera celle qu'en donne la CIM-10 (1993), pour finalement aboutir au DSM-IV (1994).

10.2 ÉPIDÉMIOLOGIE

De nombreuses études montrent que la schizophrénie affecte environ 1 % de la population mondiale, dans les différents pays et cultures. Cette répartition assez uniforme dans le monde peut donner à penser qu'il s'agit d'une maladie très ancienne et que les facteurs écologiques, culturels et sociaux influent peu sur l'apparition de la schizophrénie. Un examen de diverses études, réalisées suivant des méthodes différentes, montre cependant des variations de la *prévalence à vie* de la schizophrénie, c'est-à-dire du nombre de personnes qui mentionnent avoir eu un épisode schizophrénique au cours de leur vie. La *prévalence ponctuelle*, c'est-à-dire le nombre total de cas en un temps donné, varie aussi. L'Epidemiologic Catchment Area Survey (ECA), une enquête menée dans cinq États américains entre 1980 et 1984, est l'étude épidémiologique la plus importante qui a été effectuée jusqu'à maintenant. Le tableau 10.1 permet de comparer les résultats de diverses études.

TABLEAU 10.1 Prévalence et incidence de la schizophrénie

	ECA	Autres études
Prévalence à vie	1,4 %	1 à 11 cas pour 1 000
Prévalence ponctuelle	1,0 %	0,6 à 7 cas pour 1 000
Incidence annuelle	0,03 %	1 à 6 cas pour 10 000

Comme la schizophrénie est une maladie de longue durée, les taux de prévalence à vie et de prévalence ponctuelle (en un temps donné) sont assez rapprochés, ce qui n'est pas le cas pour des maladies aisément guérissables, comme la pneumonie. La prévalence rend compte de l'incidence et de la durée de la maladie.

En révisant les statistiques mondiales du 20e siècle, on arrive à une *incidence annuelle* de la schizophrénie, c'est-à-dire le nombre de nouveaux cas diagnostiqués chaque année, d'environ 3 pour 10 000 habitants. On pourrait donc présumer que, sur une population de près de 7 millions d'habitants au Québec, il apparaîtrait 2 100 nouveaux cas de schizophrénie par année. Mais des études récentes indiquent que l'incidence annuelle aurait diminué de moitié au cours des dernières années (Nicole, Lesage et Lalonde, 1993). On explique encore mal cette baisse de l'incidence de la schizophrénie. Est-ce parce que les critères du diagnostic sont devenus plus stricts au cours des années ? Ou que le nombre de lits a diminué dans les hôpitaux ? Ou est-ce que les psychiatres sont devenus plus circonspects et hésitent à poser un diagnostic de schizophrénie ? Est-ce relié à l'amélioration de la qualité de vie ? des règles d'hygiène observées au cours de la grossesse ? des précautions obstétricales ?

Les hommes sont plus précocement touchés par la schizophrénie que les femmes, d'où un pic de schizophrénie chez les hommes jeunes et non chez les femmes. De fait, chez les hommes, la maladie débute en général entre 18 et 25 ans, tandis que, chez les femmes, elle se manifeste plutôt à l'âge de 24 à 35 ans. Ce début plus précoce chez les hommes peut expliquer l'évolution plus morbide de leur schizophrénie comparativement aux femmes. En effet, une différence de quelques années dans l'acquisition d'habiletés sociales, entre la fin de l'adolescence et le début de l'âge adulte, peut être cruciale en ce qui concerne la réinsertion sociale après un premier épisode aigu. Les recherches montrent par ailleurs que les hommes sont hospitalisés plus longtemps et plus souvent que les femmes. On a aussi observé que le pronostic est meilleur pour les hommes gauchers, et les femmes en général, que pour les hommes droitiers. C'est que la schizophrénie est souvent reliée à un dysfonctionnement des zones cérébrales de l'hémisphère gauche, responsables de la structuration du langage. Comme les gauchers ont un développement prédominant de l'hémisphère droit, les déficits de l'hémisphère gauche sont alors plus facilement compensés.

Si on prolonge la période d'observation de la maladie jusqu'à 65 ans, on constate un pic de l'incidence chez les femmes ménopausées, et ainsi le risque à vie de schizophrénie devient égal chez les hommes et les femmes. En effet, à la ménopause, en raison de la cessation de la sécrétion d'œstrogènes, qui ont un effet antidopaminergique protecteur, une aggravation des symptômes peut se produire chez les femmes schizophrènes ; il arrive aussi que la maladie débute après la ménopause. On parle alors de schizophrénie tardive ou de paraphrénie. S'agit-il bien de la même maladie que celle qui affecte les jeunes adultes ?

La schizophrénie accroît le risque de suicide : 4 schizophrènes sur 10 font un geste suicidaire au cours de leur vie et 1 sur 10 en décède.

Au Canada, 8 % de tous les lits d'hôpitaux sont occupés par des personnes atteintes de schizophrénie. Près de 70 % des personnes hospitalisées à long terme dans les hôpitaux psychiatriques souffrent de schizophrénie. Les coûts directs des soins associés à la schizophrénie sont évalués à 2,3 milliards de dollars, à quoi il faut ajouter les allocations d'aide sociale, le soutien par la famille, les services communautaires, etc. Et pourtant, en 1990-1991, la somme de toutes les subventions de recherche sur la schizophrénie s'élevait à moins de 4 millions de dollars.

Des sociologues avaient observé, dans les années 40, que les schizophrènes appartenaient surtout aux classes sociales inférieures, qu'ils habitaient les zones défavorisées et anonymes des grandes villes. Cette constatation est encore vraie aujourd'hui. Toutefois, dans le passé, on l'avait interprétée en laissant entendre que la pauvreté engendrait la schizophrénie. En fait, on sait maintenant que ce sont surtout les symptômes négatifs de la maladie qui entraînent une déchéance sociale : à cause de ses déficits, le patient se retrouve habituellement, avec le temps, dans une classe sociale inférieure à celle de ses parents. Les schizophrènes ne sont donc pas nés avec un désavantage social : c'est plutôt que le début précoce de la maladie mène à une stagnation sociale, tandis qu'un début plus tardif entraîne un déclin social.

10.3 ÉTIOLOGIE BIO-PSYCHO-SOCIALE : MODÈLE VULNÉRABILITÉ-STRESS

L'étude des facteurs contribuant au développement et à l'évolution de la schizophrénie constitue, encore de nos jours, un domaine d'une grande complexité. On sait au moins que cette maladie du cerveau, qui entraîne de sévères répercussions psychosociales, ne peut s'expliquer par une cause unique, simple, non plus d'ailleurs que la plupart des autres maladies connues en médecine : diabète, asthme, maladies cardiaques, etc. Interviennent plutôt un ensemble d'éléments, d'importance variable, qui interagissent les uns avec les autres pour provoquer l'apparition et les rechutes de cette maladie mentale complexe.

La compréhension contemporaine visant à unifier ces éléments disparates est fondée sur le *modèle vulnérabilité-stress* qui permet de réunir les diverses facettes en interaction dans les maladies mentales. La figure 10.1 (p. 248) montre qu'il existe, chez certains individus, une vulnérabilité neuropsychologique découlant d'une prédisposition génétique ou d'une constitution mentale qui les rend plus sensibles aux stresseurs socio-environnementaux. Cette fragilité cérébrale spécifique associée à des facteurs de stress risque donc de déclencher une schizophrénie. Puis, selon une causalité circulaire, l'individu affaibli par sa maladie vit alors avec des symptômes résiduels qui le rendent encore plus sensible aux facteurs susceptibles de déclencher des rechutes. Il faut ainsi une prédisposition héréditaire ou encore une configuration cérébrale particulière découlant du dysfonctionnement d'un circuit fronto-temporo-limbique ainsi que des neurotransmetteurs afférents pour que la schizophrénie s'installe chez certains individus. Cependant, la seule présence de facteurs physiologiques est insuffisante pour provoquer l'apparition de la maladie ; il faut que s'y ajoutent certains types de stress,

FIGURE 10.1 Modèle vulnérabilité-stress de la schizophrénie

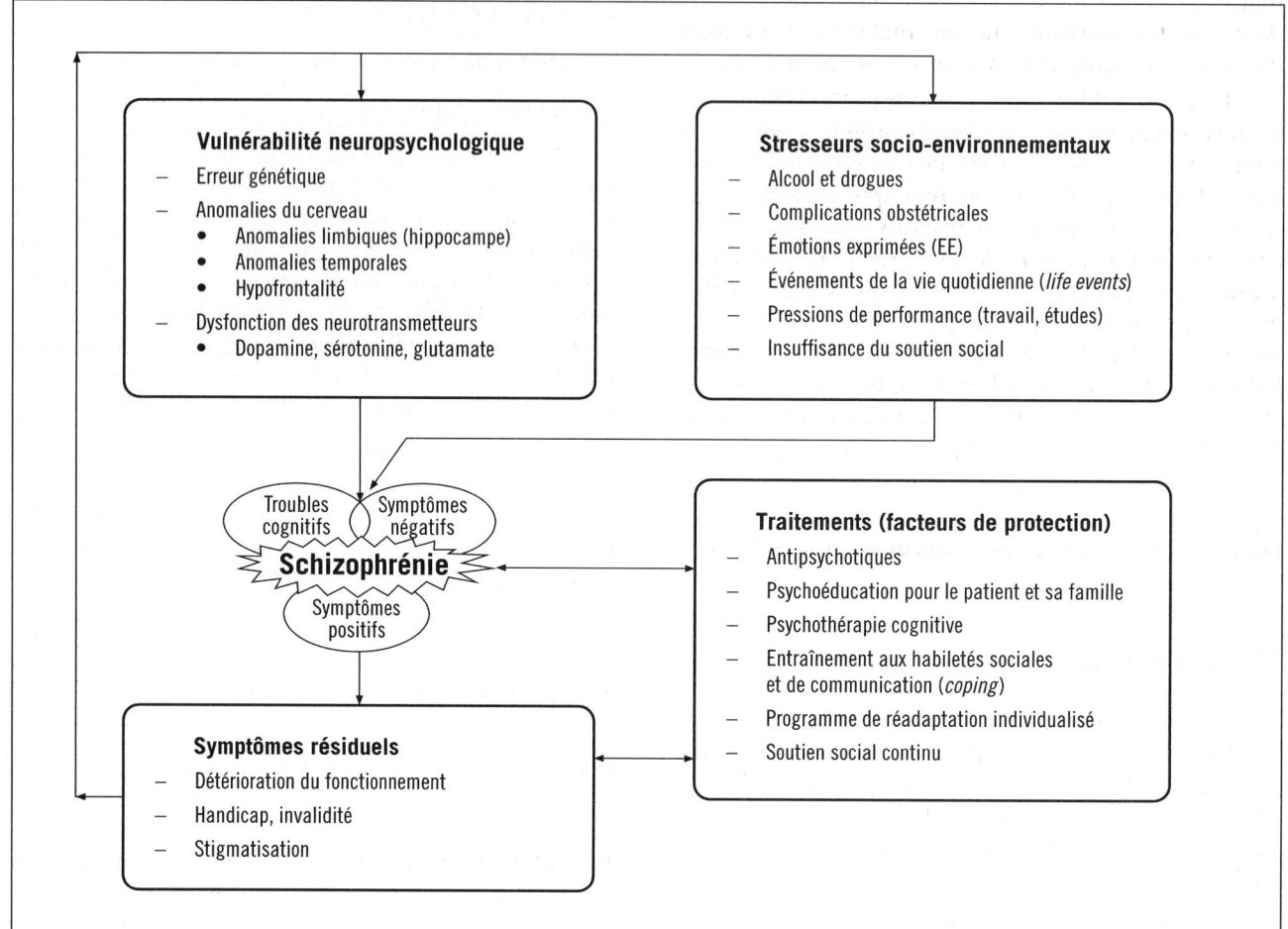

par exemple un stress toxique comme les drogues, ou un stress social comme l'expression d'émotions hostiles ou des attitudes envahissantes de la part de l'entourage, ou encore des pressions de performance qui peuvent avoir un effet déclencheur de schizophrénie quand le cerveau est déjà constitutionnellement fragile. Il est vrai, cependant, que bon nombre d'individus subissent, de façon quotidienne, de tels stress ; or ils ne seront pas atteints de schizophrénie en l'absence de facteurs biologiques les prédisposant à cette maladie. Par ailleurs, les traitements modernes visent à atténuer tout autant les symptômes aigus de la schizophrénie que les symptômes résiduels qui découlent de cette maladie.

10.3.1 Vulnérabilité neuropsychologique

Les différents aspects de ce volet du modèle vulnérabilité-stress ont été regroupés par Dalery et d'Amato (1995). En voici les diverses facettes.

Erreur génétique

Des études familiales montrent clairement que la schizophrénie est plus fréquente dans certaines familles. D'autre part, les facteurs familiaux qui déterminent une prédisposition héréditaire à la schizophrénie augmentent aussi le risque d'être affecté d'autres troubles de la personnalité (personnalité schizoïde, schizotypique) reliés à la schizophrénie. Ainsi, la transmission de ces maladies n'est sans doute pas liée simplement à un seul gène majeur.

Trois situations sont possibles. Certaines personnes porteuses de gènes prédisposants souffriront d'une maladie schizophrénique : ce sont les *phénotypes*. Mais il peut aussi arriver que des individus soient porteurs des gènes responsables de la schizophrénie sans manifester les symptômes de la maladie à cause d'un phénomène de pénétrance incomplète : on les appelle *génotypes*. Il y a enfin des personnes qui, sans être porteuses des gènes de schizophrénie, présentent en réaction à des stresseurs socio-environnementaux des symptômes de psychose ressemblant à la schizophrénie : on les appelle *phénocopies*.

Les conclusions relativement à une cause génétique sont basées sur trois types d'études : les études familiales, les études de jumeaux et les études d'adoption.

Études familiales

Afin d'obtenir un échantillon suffisant de malades, les études familiales se fondent sur l'observation de la progéniture de parents atteints de schizophrénie. En arrondissant les chiffres de plusieurs études, il est possible d'évaluer les risques de survenue de la schizophrénie :

– population générale : 1 % ;
– parents éloignés (oncle, tante, cousin, cousine) : 5 % ;
– parents proches (père, mère, frère, sœur) : 10 % ;
– jumeaux dizygotes : 10 % ;
– enfant de père et de mère schizophrènes : 40 % ;
– jumeaux monozygotes : 50 %.

Ainsi, dans la population générale, 1 % des nouveau-nés auront un épisode schizophrénique au cours de leur vie (prévalence à vie) ; le nouveau-né qui a un oncle ou une tante schizophrène présente un risque de 5 % de souffrir plus tard de schizophrénie. Si les deux parents sont schizophrènes, plus du tiers de leurs enfants développeront la même maladie. On peut donc conclure que plus le lien de parenté est proche, plus le nouveau-né risque de souffrir de schizophrénie.

L'arbre généalogique de la schizophrénie que présente la figure 10.2 illustre bien le fait que des enfants souffrant de schizophrénie peuvent avoir des parents sains (génotypes), mais quelques oncles et tantes schizophrènes (phénotypes) [voir aussi le tome II, chapitre 60].

Études de jumeaux

Dans le cas des jumeaux dizygotes (ou faux jumeaux), la concordance quant à la schizophrénie est de 10 %, comme pour les frères et sœurs d'une même famille. Il est cependant intéressant de constater que chez des jumeaux monozygotes (ou vrais jumeaux), qui devraient en principe être identiques en tous points, le risque qu'ils souffrent tous deux de schizophrénie n'est que de 50 %. C'est la preuve la plus

FIGURE 10.2 Arbre généalogique de la schizophrénie

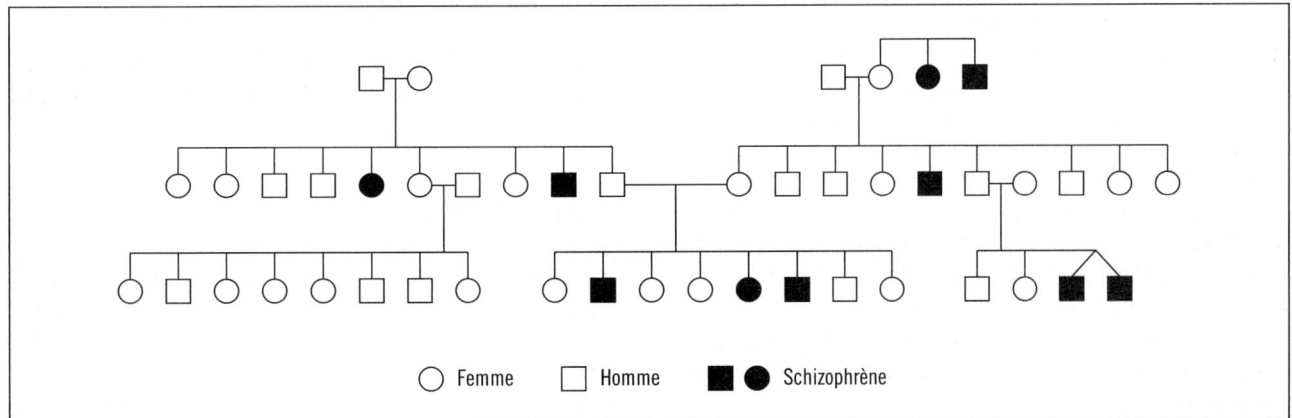

convaincante que le facteur génétique, qui intervient sûrement dans la schizophrénie, est insuffisant pour déterminer l'apparition de la maladie ; il faut donc qu'il existe d'autres facteurs qui feront en sorte que l'un des jumeaux aura la maladie tandis que l'autre sera protégé. Les complications obstétricales et périnatales sont sûrement à considérer ; en général, le jumeau schizophrène a plus souffert d'anoxie et a habituellement un plus faible poids à la naissance que le jumeau sain. Toutefois, le jumeau sain court autant de risques (10 %) de transmettre la maladie à ses enfants que le jumeau schizophrène. On voit donc la stabilité du génotype même si le phénotype ne s'exprime pas. Il en va de même pour les autres enfants, dont plus de la moitié de ceux qui développeront une schizophrénie auraient connu des problèmes obstétricaux comparativement au tiers de ceux qui auront une maladie bipolaire et des sujets normaux. Est-ce que les complications obstétricales pourraient affecter le développement cérébral ultérieur ?

Études d'adoption

Chez les enfants adoptés nés d'une mère schizophrène, le risque de souffrir de schizophrénie est de 10 %, comparativement à 1 % chez les enfants adoptés nés d'une mère non schizophrène. Le facteur adoption n'intervient donc pas, puisque, dans les deux cas, il s'agit d'enfants adoptés à la naissance. C'est donc le bagage génétique qui fait la différence. On a cependant remarqué une corrélation entre le développement de la schizophrénie chez un enfant et la perturbation du fonctionnement de la famille adoptive. Mais cette perturbation du fonctionnement de la famille adoptive a été observée plusieurs années après l'adoption et elle survient surtout dans les familles qui ont adopté un enfant né d'une mère schizophrène. On sait que la schizophrénie apparaît quand un individu génétiquement vulnérable entre en contact avec un environnement perturbé. Mais il est aussi possible qu'un pré-schizophrène puisse provoquer des perturbations dans le fonctionnement de sa famille.

Confirmation de la vulnérabilité

On ne dispose pas, pour le moment, de moyens d'identifier des gènes, qui permettraient de repérer les personnes présentant des risques de développer ou de transmettre la schizophrénie. Mais il existe des tests qui portent sur des variables physiologiques probablement sous contrôle génétique qui, sans être spécifiques, permettent de distinguer assez bien les populations normales, d'une part, et les patients schizophrènes et leurs parents proches (père, mère, frère ou sœur), d'autre part (Dalery et d'Amato, 1995).

– Le test de poursuite oculaire. Ce test consiste à demander à un sujet de suivre des yeux un point lumineux qui se déplace sur un tableau noir selon un mouvement sinusoïdal. Environ 75 % des schizophrènes et 40 % de leurs parents proches — par rapport à 7 % des sujets normaux — présentent des anomalies de poursuite oculaire.

– Le test des potentiels évoqués. L'onde P-300 est un potentiel (enregistré par EEG) évoqué par un événement attendu mais rare, par exemple l'audition d'un bruit de tonalité grave (bop) survenant une fois sur quatre, au hasard, parmi d'autres bruits de tonalité aiguë (bip) ; on demande au sujet d'appuyer sur un bouton chaque fois que le son grave est émis. Plus l'émission du son grave est rare, plus l'onde P-300 sera ample ; 35 % des schizophrènes montrent une diminution de l'amplitude. De plus, le délai d'apparition (latence) de l'onde P-300 après chaque son rare est allongé chez 66 % des schizophrènes.

Dans une variété de tests cognitifs, la schizophrénie a un effet sur les scores obtenus :

– le Continuous Performance Test (CPT) consiste à faire apparaître brièvement sur un écran des chiffres de 0 à 9, au hasard. On demande au sujet de cliquer chaque fois qu'apparaît le chiffre 0. Il existe une version dite « dégradée » du CPT où les chiffres sont brouillés par une inversion du nombre de pixels qui forment le chiffre à l'écran. Les schizophrènes cliquent de façon inappropriée dans 40 % des cas ;

– le Wisconsin Card Sorting Test (WCST) évalue le fonctionnement des lobes préfrontaux. On demande au sujet de placer par paires des cartes avec quatre cartes cibles, sans donner d'indications sur la façon de procéder. Le sujet doit donc faire des essais pour trouver la bonne combinaison. Les schizophrènes et leurs parents proches font significativement plus d'erreurs que les sujets normaux.

*

Le vaste projet du génome humain permettra de localiser sans doute d'ici quelques années les gènes qui rendent certains individus vulnérables à la schizophrénie, ce qui soulèvera alors un nouveau questionnement à propos de l'avortement dans le cas d'un fœtus porteur de gènes anormaux ou encore à propos de la possibilité de manipulations génétiques. À mesure que la science progresse, on trouve des réponses, mais de nouvelles questions surgissent.

Anomalies du cerveau

L'avènement des scanners permet, depuis une dizaine d'années, d'observer le cerveau vivant. Mais il ne s'agit là que d'une première étape dans la compréhension du fonctionnement cérébral, car en réalité chaque zone du cerveau est en relation avec d'autres zones et fonctionne donc surtout en association, en interdépendance. Un dysfonctionnement dans une région se répercute sur le fonctionnement des autres régions. Des découvertes majeures à ce chapitre ont obligé à réviser les conceptions de la schizophrénie dans laquelle on peut noter diverses modifications du cerveau. Trois zones interreliées du cerveau sont affectées dans la schizophrénie : le cortex préfrontal, le cortex temporal (entorhinal) et le cortex limbique ; à ces zones pourrait même s'ajouter le cervelet. Les variations des symptômes entre les patients s'expliqueraient ainsi selon l'importance du trouble de fonctionnement dans l'une ou l'autre zone. Les figures 10.3 (ci-dessous) et 10.4 (p. 252) faciliteront la compréhension de la description qui suit.

Anomalies de l'hippocampe

Les premières études de l'anatomie du cerveau ont été faites à l'aide des technologies suivantes : la tomodensitométrie (*Computer Analysed Tomography* [CAT ou CT-scan]) et l'imagerie par résonance magnétique nucléaire (IRM). Elles ont donné des résultats contradictoires. Mais avec les années et grâce à l'amélioration de la précision des mesures utilisées, on a pu démontrer que les ventricules cérébraux des schizophrènes sont plus dilatés que les ventricules de leurs frères ou sœurs qui n'ont pas la schizophrénie.

FIGURE 10.3 Le cerveau

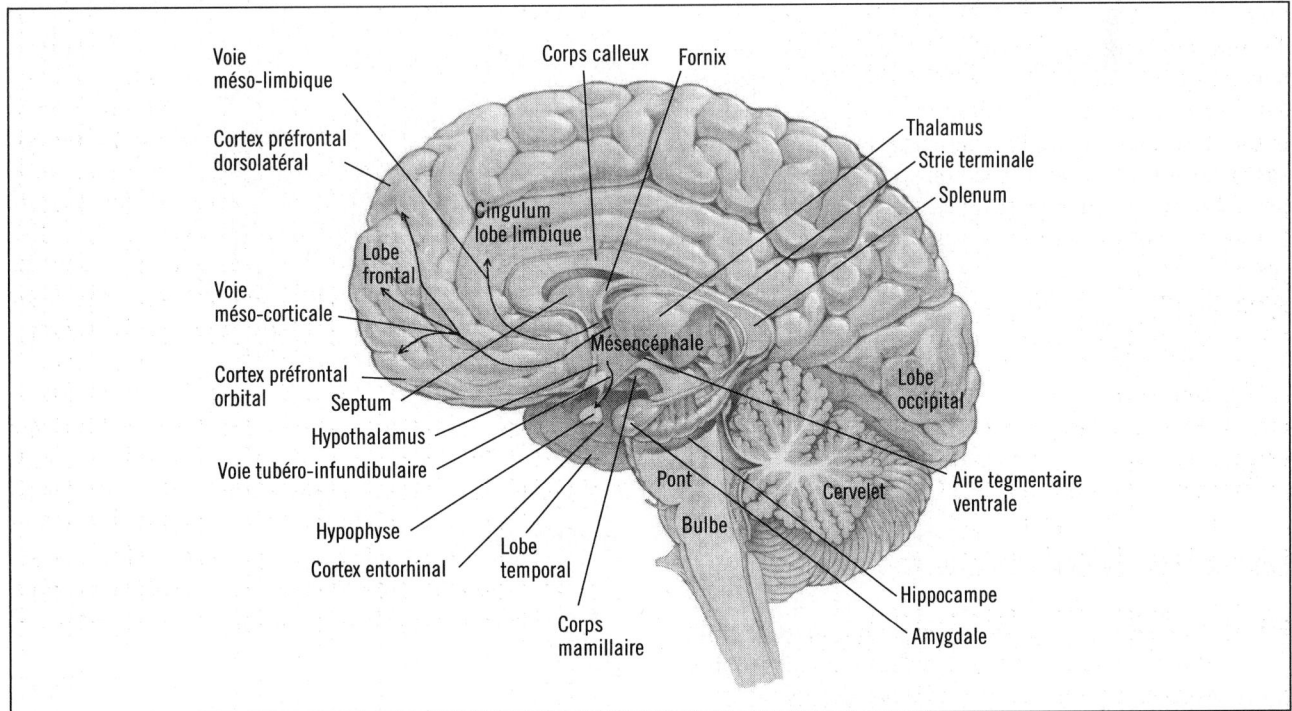

FIGURE 10.4 Coupe du cerveau sur deux plans

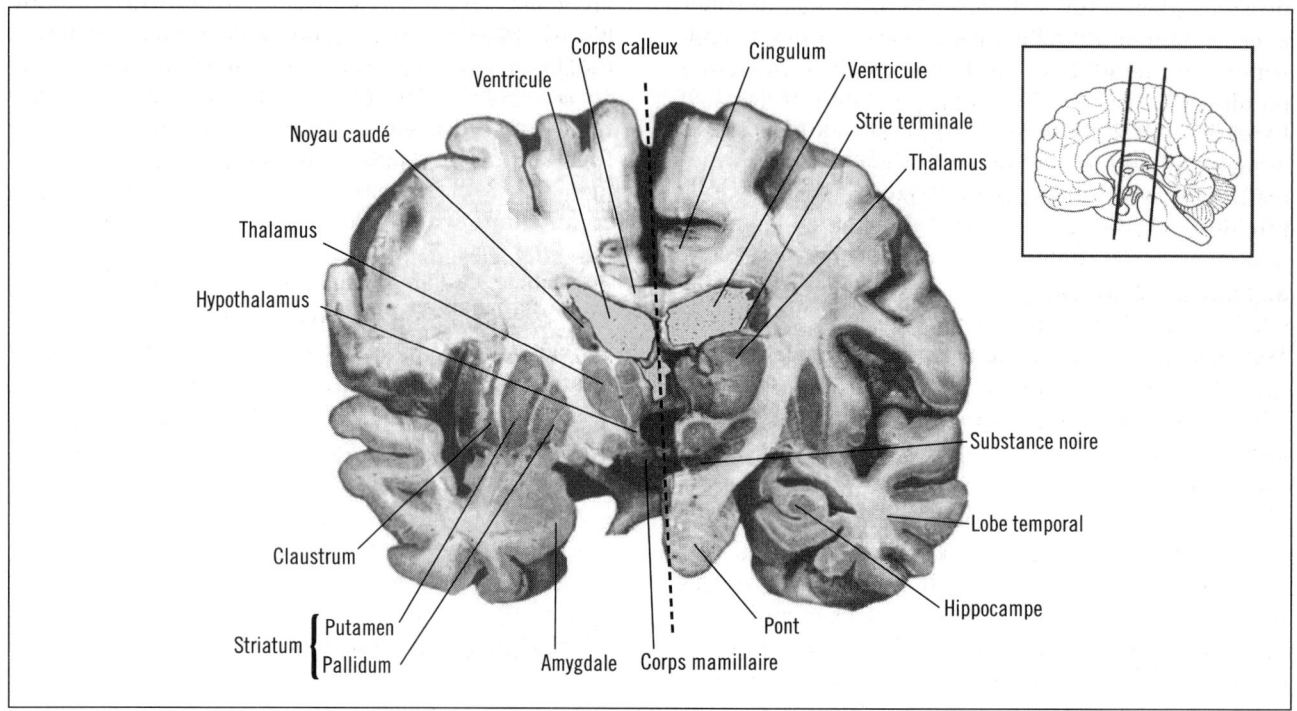

Cette comparaison est particulièrement probante quand il est possible de comparer les images de cerveaux de jumeaux discordants pour la schizophrénie. Il n'est cependant pas utile, pour le moment, de procéder à de telles études dans tous les cas de schizophrénie, car les résultats ne sont valides que si on peut comparer les images de cerveaux de membres de la même famille. En effet, la dimension des ventricules varie selon les individus, un peu comme la taille.

En fait, le problème ne réside pas tant dans la dilatation des ventricules que dans l'hypodéveloppement de certaines structures du cortex cérébral: l'hippocampe, l'amygdale, ainsi que les régions du lobe temporal avoisinantes, surtout celles de gauche. Les ventricules ne font alors qu'occuper l'espace vacant. Cet élargissement ventriculaire est présent avant l'apparition des symptômes schizophréniques, confirmant ainsi le trouble de développement du cerveau, et il ne progresse pas à mesure que la schizophrénie se chronicise. On observe un phénomène inverse dans les maladies dégénératives du cerveau, comme la démence de type Alzheimer, où on note un élargissement progressif des ventricules à la suite d'une destruction graduelle du tissu cérébral.

On sait par ailleurs que l'hippocampe sert de réservoir à la mémoire à moyen terme pendant plusieurs semaines avant de transférer graduellement l'information dans d'autres zones du cortex cérébral. On peut donc localiser un des troubles de la mémoire particuliers à la schizophrénie, soit la difficulté à apprécier les événements nouveaux, qui s'explique par le fait que les schizophrènes n'ont pas gardé en mémoire le contexte qui permet de situer ces événements dans une perspective globale. L'hippocampe sert aussi à moduler les réponses affectives. Un déficit hippocampique rend donc difficile l'expression d'émotions dans un registre approprié aux circonstances. Quant aux troubles du cours de la pensée et aux hallucinations verbales, ils peuvent être reliés au trouble de fonctionnement dans le lobe temporal.

Hypofrontalité

Grâce à des techniques comme la tomographie monophotonique ou tomoscintigraphie (*Single Photon Emission Computed Tomography* [SPECT-scan]) et la tomographie par émission de positrons (TEP;

Positron Emission Tomography [PET-scan]), il est possible d'observer le fonctionnement des diverses zones du cerveau et d'analyser, par exemple, la consommation de glucose ou d'autres substances. On a pu ainsi localiser la vision dans les lobes occipitaux, l'audition dans les lobes temporaux, etc. Ces techniques ont permis d'observer une augmentation du métabolisme du glucose dans l'hippocampe et le striatum des patients qui entendent des voix. Les hallucinations auditives sont dues à une activation anormale de l'aire de Wernicke (aire de perception du langage située dans le lobe temporal). Normalement, l'aire de Wernicke est activée seulement par des vocalisations venant de l'extérieur, alors que, dans la schizophrénie, elle est aussi activée par des vocalisations autogénérées provenant de l'aire de Broca (aire de production du langage située dans le lobe frontal).

Le cortex préfrontal, c'est-à-dire la partie antérieure des lobes frontaux, est hypofonctionnel dans la schizophrénie. Cette découverte est particulièrement mise en évidence lorsqu'on fait passer au schizophrène des tests comme le WCST ou le CPT. Ces exercices mettent normalement en action les lobes frontaux et les fonctions mentales qui y sont rattachées : l'anticipation, la prise en considération du contexte, la flexibilité mentale, l'adaptation à l'environnement. On peut donc, de plus en plus, relier les déficits mentaux à des zones cérébrales spécifiques, ce qui ne veut pas dire qu'on peut se baser sur les images cérébrales pour certifier un diagnostic de maladie mentale. Quoi qu'il en soit, étant donné que le cortex préfrontal est hypofonctionnel dans la schizophrénie, les fonctions suivantes seront déficientes :

- l'organisation de la pensée ;
- la facilité d'expression verbale ;
- les attachements affectifs ;
- le jugement social ;
- l'attention ;
- la volition et la motivation ;
- l'établissement et la planification de buts ;
- l'agencement de séquences de comportement pour parvenir à un but.

Anomalies histologiques

Grâce aux nombreuses études qui ont été faites, à l'autopsie, sur les cellules du cerveau des schizophrènes, on arrive aux conclusions suivantes : il existe des anomalies des cellules dans la région du lobe limbique (hippocampe, cortex entorhinal, amygdale, thalamus, cingulum, septum [voir les figures 10.3 et 10.4, p. 251 et 252]). Ces anomalies de l'architecture et de la localisation de certaines cellules cérébrales laissent entendre qu'il s'agit d'un trouble de développement du cerveau, survenu peut-être même à la phase fœtale, et militent contre l'hypothèse d'une maladie cérébrale dégénérative. On peut ainsi expliquer l'apparition des symptômes schizophréniques chez le jeune adulte par le développement, vers la fin de l'adolescence, de circuits neuronaux réunissant des régions cérébrales comme l'hippocampe et les lobes frontaux. Un hippocampe dysfonctionnel depuis la naissance peut alors, en établissant une connexion, graduellement altérer le fonctionnement des lobes frontaux.

Problèmes immunologiques

Il existe des indices que des lésions cérébrales pourraient être reliées à une maladie auto-immune chez certains schizophrènes. Il est possible que des virus neurotrophiques (cytomégalovirus, herpès, rétrovirus, virus de l'immunodéficience humaine [VIH]) puissent infecter directement le cerveau, ou que des auto-anticorps produits contre une infection virale interfèrent avec le développement du système nerveux central (SNC) et produisent des symptômes ressemblant aux symptômes schizophréniques.

Plusieurs études ont montré une incidence plus élevée de la schizophrénie chez les personnes nées à la fin de l'hiver ou au début du printemps. Cette observation peut être mise en relation avec les épidémies de grippe survenant à l'automne. Si la mère contracte une grippe durant le deuxième trimestre de sa grossesse, période de migration neuronale dans le cortex, le virus de la grippe (influenza) pourrait affecter le développement du cerveau fœtal. Par ailleurs, les femmes souffrant de carence nutritionnelle sévère au cours du premier trimestre de grossesse doublent leur risque de donner naissance à un enfant qui développera plus tard la schizophrénie. Ces altérations cérébrales pourraient aussi expliquer les symptômes neurologiques discrets notés au cours de l'enfance comme signes précurseurs de schizophrénie.

Dysfonction des neurotransmetteurs

On connaît actuellement une soixantaine de neurotransmetteurs et, chaque année, les chercheurs en découvrent quelques-uns de plus. Elkashef et coll. (1995) ont bien résumé les théories biochimiques avancées à propos des neurotransmetteurs en cause dans la schizophrénie.

Dopamine

Les neuroleptiques utilisés classiquement pour stabiliser les symptômes de schizophrénie ont une action semblable : tous bloquent la transmission de la dopamine D_1 et D_2 dans les quatre voies dopaminergiques reliant :

- le mésencéphale au cortex (voie méso-corticale) ; le blocage de ce faisceau réduit les délires, mais aussi le fonctionnement global des lobes frontaux (voir la figure 10.3, p. 251) ;
- le mésencéphale au lobe limbique (voie méso-limbique) ; en bloquant ce faisceau, les antipsychotiques réduisent les émotions intenses provoquées par l'expérience psychotique ;
- la substance noire au striatum (voie nigro-striée) ; c'est le blocage de ce faisceau qui provoque les tremblements parkinsoniens ;
- l'hypothalamus à l'hypophyse (voie tubéro-infundibulaire) ; le blocage de ce faisceau entraîne une galactorrhée par stimulation de la prolactine.

La *théorie dopaminergique* de la schizophrénie a été formulée à la suite de l'introduction, en 1952, des neuroleptiques, qui ont pour effet de bloquer la dopamine au niveau des récepteurs post-synaptiques (voir la figure 10.5). Jusqu'en 1985, on connaissait deux sortes de dopamine, la D_1 et la D_2, sur lesquelles agissaient les neuroleptiques classiques, et la recherche pharmacologique visait à mettre au point de nouveaux neuroleptiques bloquant toujours plus spécifiquement les récepteurs D_1 ou D_2. Mais on n'a pas encore la preuve d'un hyperdopaminergisme dans le cerveau des schizophrènes. Les recherches sont contradictoires, et certaines montrent une augmentation des récepteurs D_2 principalement chez les schizophrènes qui ont déjà pris des neuroleptiques, mais aussi chez ceux qui n'ont jamais reçu cette médication. Les amphétamines et la lévodopa, qui augmentent la quantité de dopamine dans la synapse, engendrent des symptômes psychotiques chez les gens normaux et les intensifient chez les schizophrènes. Chez environ 30 % des schizophrènes, la réponse aux neuroleptiques est faible ou nulle ; le blocage de D_2 ne serait donc pas un processus pathophysiologique en cause chez ces patients, ce qui indique qu'il existe divers types biochimiques de schizophrénie. Peut-être s'agit-il d'une mauvaise régulation du faisceau méso-cortical,

FIGURE 10.5   **Cellule nerveuse et synapses**

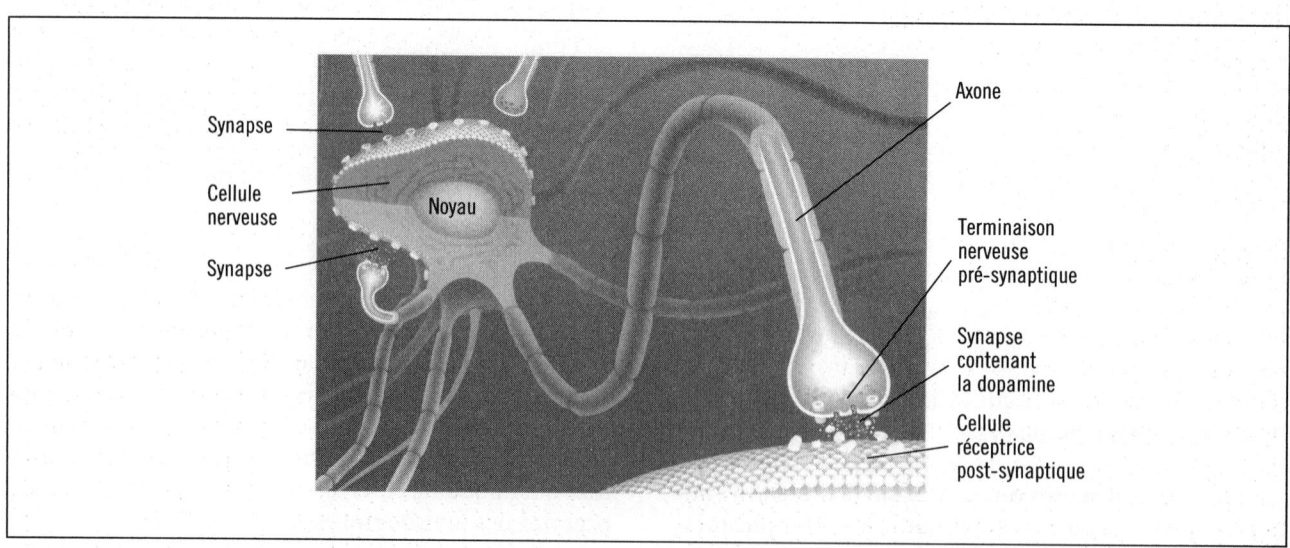

qui, en devenant hypoactif, produit des symptômes négatifs, et du faisceau méso-limbique, qui, en devenant hyperactif, produit des symptômes positifs. Le récepteur D_2 a été cloné en 1988, mais les analyses statistiques de liaison génétique (*linkage*) n'ont pas réussi à montrer de liens entre les régions chromosomales contenant le code génétique des récepteurs D_2 dans les familles de schizophrènes.

Avec l'arrivée de nouveaux antipsychotiques comme la clozapine et la rispéridone, on a découvert les récepteurs D_3 et D_4, et plusieurs neurotransmetteurs sont maintenant à l'étude par suite de l'observation des mécanismes d'action de nouveaux produits qui ont des effets antipsychotiques. À mesure que la recherche sur la biochimie cérébrale progresse, on constate une action activatrice ou inhibitrice entre les divers neurones cérébraux, ce qui appuie l'hypothèse d'un nécessaire équilibre entre les zones cérébrales pour permettre un fonctionnement normal. On pense maintenant qu'il s'agit d'arriver à une modulation du système dopaminergique en interaction avec d'autres neurotransmetteurs, comme la sérotonine, les glutamates, les récepteurs opiacés, etc.

Sérotonine

De plus en plus d'études concernent la *sérotonine* (appelée aussi 5-hydroxytryptamine ou 5-HT). L'activité de la 5-HT et de la monoamine-oxydase (MAO) dans les plaquettes est semblable à l'activité de ces neurotransmetteurs dans le cerveau, ce qui en rend l'étude beaucoup plus facile. La MAO est l'enzyme qui métabolise la 5-HT en acide 5-hydroxy-indolacétique (5-HIAA). Plusieurs recherches montrent une augmentation quantitative de la 5-HT plaquettaire dans la schizophrénie traitée ou non traitée. Par ailleurs, on a aussi noté une diminution de la quantité de la MAO chez le schizophrène qui a des hallucinations auditives. Le LSD produit des symptômes psychotiques en agissant sur les récepteurs sérotoninergiques, et la clozapine réduit les symptômes négatifs en bloquant ces récepteurs. Il y a une interaction entre les neurones sérotoninergiques qui inhibent les neurones dopaminergiques dans les lobes frontaux ainsi que dans le striatum et la substance noire. Le blocage de la dopamine dans le faisceau méso-cortical par les anciens neuroleptiques aggrave les symptômes négatifs de la schizophrénie. Mais les nouveaux antipsychotiques bloquent les neurones sérotoninergiques, si bien que les neurones dopaminergiques des lobes frontaux ne sont plus inhibés, réduisant ainsi les symptômes négatifs de la schizophrénie. Un dysfonctionnement sérotoninergique est également mis en cause dans les comportements suicidaires et agressifs en général. Globalement, la sérotonine pourrait avoir un effet modulateur sur l'expression émotive.

Glutamate

La phencyclidine (PCP) produit des symptômes psychotiques semblables aux symptômes de la schizophrénie (hallucinations, délires, agitation, catatonie) à cause d'un effet antagoniste sur le *glutamate*. D'autre part, la glycine est essentielle comme facilitateur de l'effet du glutamate sur les sites NMDA (N-Méthyl-D-Aspartate). La glycine a un effet antipsychotique et des médicaments lui ressemblant pourraient donner le même résultat. Olney et Farber (1995) proposent que l'hypofonctionnement des récepteurs NMDA causerait une dégénérescence neuronale entraînant l'apparition de symptômes schizophréniques après la puberté, puisque, avant la puberté, le cerveau serait insensible à cet effet neurotoxique. Les fibres glutamatergiques cortico-striées ont un effet stimulant et les fibres dopaminergiques nigro-striées ont un effet inhibiteur sur les neurones GABA dans le striatum. On pourrait donc obtenir un effet antipsychotique par une augmentation de l'activité glutamatergique, qui peut avoir le même effet qu'une diminution de la transmission dopaminergique au niveau des récepteurs gabaergiques du striatum. On note ainsi de multiples interactions entre la dopamine et le glutamate. Les benzodiazépines, qui ont un effet inhibiteur sur le GABA, produisent cependant peu d'effets antipsychotiques, mais sont utiles pour diminuer les symptômes anxieux reliés aux stress qui peuvent induire des rechutes.

Neuropeptides

Quelques *neuropeptides*, comme les gamma-endorphines, la cholécystokinine (CCK) et la neurotensine, produisent des effets antipsychotiques. Ils peuvent être considérés comme des antipsychotiques endogènes et leur diminution peut être reliée à la schizophrénie. Quelques études montrent que ces substances diminuent dans le SNC lorsque les patients cessent de prendre des neuroleptiques.

Noradrénaline

La *noradrénaline* semble être associée au stress et à l'anxiété en général et peut donc indirectement induire des symptômes schizophréniques.

*

En définitive, il s'agit plutôt d'avoir une compréhension intégrative de ces multiples causes biologiques qui sans doute s'additionnent et interagissent pour produire les symptômes variés qu'on regroupe sous le nom de schizophrénie. Puisque le cerveau est le siège de l'analyse de la stimulation des sens, on comprend qu'un dysfonctionnement cérébral amène des perceptions erronées, des troubles de l'organisation de la pensée, des perturbations de la logique. C'est le cerveau qui décode les contacts avec l'environnement et qui gère les réponses, c'est-à-dire les réactions émotives, la parole, les comportements.

10.3.2 Stresseurs socio-environnementaux

C'est surtout par des recherches réalisées d'abord en Angleterre que le volet psychosocial a pris de l'importance dans la compréhension du déclenchement de la schizophrénie et des facteurs de rechute.

Dans la schizophrénie, le cerveau devient rapidement surchargé quand la personne atteinte est en contact avec une variété d'informations (stress), surtout si celles-ci sont contradictoires ou de nature affective. Cette section aborde les facteurs socio-environnementaux de stress susceptibles d'affecter le fonctionnement cérébral et de déclencher les symptômes schizophréniques.

Alcool et drogues

Parmi les facteurs de stress exogènes, il faut d'abord mentionner certains agents biologiques qui altèrent le fonctionnement cérébral de n'importe quel individu mais, de façon plus intense et plus durable, des sujets présentant une vulnérabilité neuropsychologique. L'alcool et toutes les drogues (incluant les drogues dites douces comme le cannabis) augmentent le risque d'apparition d'une schizophrénie ou de rechute. Les drogues activent les neurones à dopamine qui produisent une sensation de plaisir pouvant mener à la dépendance. Le tabagisme est un problème beaucoup plus fréquent chez les schizophrènes (qui auraient un hyperdopaminergisme) que chez les autres malades mentaux, parce qu'il y a une grande affinité entre la nicotine et le système hédoniste dopaminergique. On relève une comorbidité toxicomane chez environ un tiers (et plus dans certaines villes) des schizophrènes.

Émotion exprimée

Les études sur l'*émotion exprimée* (EE) ont permis de comprendre comment certaines réactions exprimées par les membres de la famille ou par d'autres personnes de l'entourage du schizophrène peuvent provoquer des rechutes. La notion recouvre un phénomène empirique mesuré à l'aide d'un questionnaire administré aux familles, le Campberwell Family Interview (CFI). Ce questionnaire est habituellement rempli à l'occasion d'une rechute et se rapporte au fonctionnement du patient et de la famille dans les mois l'ayant précédée. L'EE est évaluée d'après trois facteurs: 1) l'attitude envahissante (*emotional overinvolvement*); 2) le nombre de commentaires critiques; 3) l'hostilité.

En fonction des interactions familiales, on peut établir deux grands types de familles: les familles à faible expression émotive (fee) et les familles à forte expression émotive (FEE). Plusieurs travaux ont montré qu'en présence de FEE, les taux de rechute augmentent, et ce particulièrement lorsque les contacts du patient avec sa famille dépassent 35 heures par semaine. Cette tendance s'observe surtout dans les neuf mois suivant le congé de l'hôpital. Selon l'étude de Vaughn et Leff (1976), deux facteurs sont prépondérants dans la prédiction des rechutes schizophréniques (voir la figure 10.6):

1) la prise ou non de neuroleptiques; les schizophrènes qui vivent dans des familles à FEE sont protégés des rechutes dans deux circonstances:
   - s'ils passent moins de temps en présence de leurs parents,
   - s'ils prennent un neuroleptique;
2) le degré d'expression émotive chez les parents ou les proches; les schizophrènes qui vivent dans des familles à fee rechutent moins (13 %) que ceux qui vivent dans des familles à FEE (51 %).

FIGURE 10.6 Taux de rechute (%) chez 128 patients schizophrènes 9 mois après le retour dans leur famille

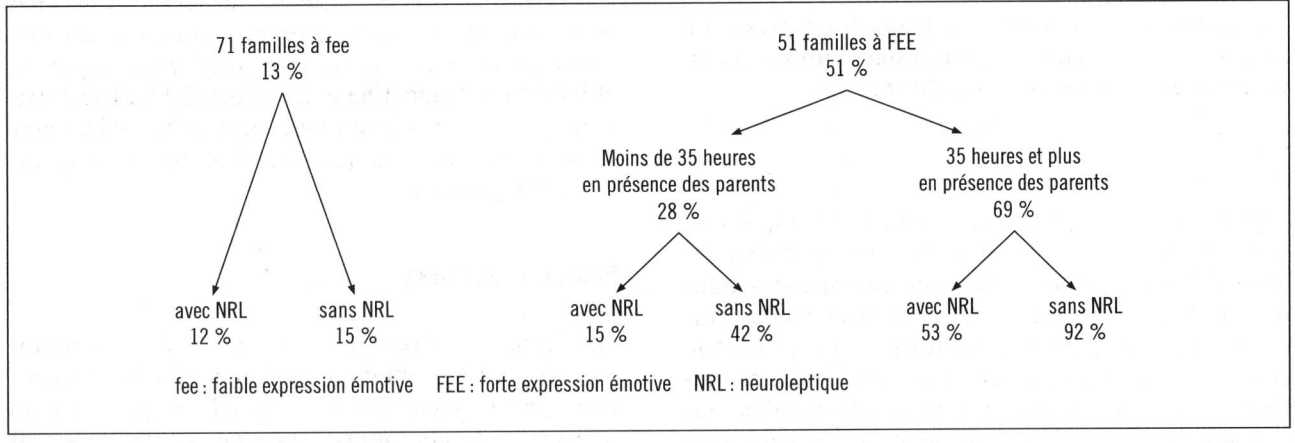

Source : C.E. Vaughn et J.P. Leff, « The influence of the family and social factors on the course of psychiatric illness », *Br. J. Psychiatry*, vol. 129, 1976.

En moyenne, selon 23 études qui ont suivi celle de Vaughn et Leff, les pourcentages de rechute sont respectivement de 21 % et de 48 %, pourcentages qui restent stables au moins pendant les deux années qui suivent le retour des schizophrènes dans leur famille. On a ainsi pu démontrer que ces patients évoluent mieux dans un milieu faiblement émotif. Ces conclusions ont favorisé la mise en œuvre de stratégies thérapeutiques qui influent de façon déterminante sur l'évolution de la schizophrénie, ainsi qu'on le verra plus loin (section 10.6.2).

Événements de la vie quotidienne

Les *événements de la vie quotidienne* (*life events*) provoquent des stress qui, s'ils s'accumulent, entraînent des décompensations. Nous avons tous fait l'expérience de vivre, par moments, dans un contexte de grandes stimulations émotives, associées à une série de stress agréables ou désagréables trop rapides. Spontanément, nous avons alors tendance à nous isoler temporairement pour donner à notre organisme le temps de récupérer, à notre cerveau le temps d'absorber ces stimulations. Le dysfonctionnement du cerveau dans la schizophrénie empêche la personne atteinte de percevoir et d'analyser aussi efficacement les événements de la vie courante. Il a été démontré que les réhospitalisations sont reliées à une succession d'événements de la vie, comme la fête de Noël, un mariage, un examen, un déménagement, une naissance, etc. Certains patients et certains thérapeutes peuvent parfois accorder une valeur symbolique personnelle à ces événements. Mais c'est surtout l'accumulation d'événements rapprochés dans le temps qui compromet les capacités d'adaptation et entraîne des rechutes.

Tout comme le degré d'expression émotive, les événements stressants de la vie constituent des déclencheurs de rechutes, des facteurs précipitants de décompensation chez des personnes vulnérables. Toutefois, ils n'expliquent pas à eux seuls la survenue du premier épisode de schizophrénie. Il faut donc envisager d'autres hypothèses.

Avant l'avènement des neuroleptiques, dans les années 50, un grand nombre de théories psychanalytiques et d'hypothèses relatives aux communications déviantes ont été élaborées pour expliquer l'étiologie de la schizophrénie. C'est ainsi que sont apparus les concepts de mère schizophrénogène, de double contrainte ou double lien (*double bind*), de pseudo-mutualité, etc. Mais aucune recherche n'a permis de relier d'une façon statistiquement significative ces hypothèses au développement de la schizophrénie.

En revanche, de nombreuses observations convergent et tendent à démontrer des problèmes de perception, d'attention, de mémoire et de traitement de l'information qui sont au cœur des manifestations schizophréniques. Les schizophrènes ont en effet de

Psychiatrie clinique : une approche bio-psycho-sociale

la difficulté à réagir aux stimuli appropriés (p. ex., une conversation) et à inhiber ou filtrer les stimuli inappropriés (p. ex., bruit ambiant, éclairage) qui viennent interférer avec le traitement de l'information et la production de réponses adéquates. Au cours d'une entrevue, le patient schizophrène se montre souvent hypervigilant, incapable de faire abstraction des stimuli non pertinents, comme le bruit de la circulation dans la rue. Ou encore, il peut porter une attention exagérée à des phénomènes intérieurs ou subjectifs. Le sujet attache parfois plus d'importance aux détails insignifiants d'un objet ou d'une situation qu'à l'ensemble. Les schizophrènes ont aussi beaucoup de difficulté à garder en mémoire un contexte, de sorte qu'un événement anodin revêt une signification démesurée, car ils le perçoivent isolément, sans tenir compte de l'ensemble. Alors que les éléments contingents et non significatifs d'une réalité sont minimisés dans l'activité mentale normale, le schizophrène leur attribue une importance primordiale et les utilise à la place de ceux qui sont pertinents et appropriés à la situation.

Il semble que ce soit le processus de perception-codage de l'information qui serait atteint. On peut observer cette activité cérébrale par l'enregistrement de l'onde P-300, qui est un potentiel évoqué correspondant à la fin de l'évaluation cognitive induite par un stimulus. Normalement, comme on l'a vu plus haut, plus un stimulus est nouveau, plus il demande d'activité cognitive et plus l'amplitude de l'onde P-300 est grande. Or on note une diminution d'amplitude et une latence allongée de l'onde P-300 chez les schizophrènes, ce qui témoignerait d'une moins bonne évaluation cognitive.

Ainsi que nous l'avons souligné précédemment, les difficultés de planification et d'anticipation ont été reliées à l'hypofrontalité, maintenant bien démontrée par des tests de stimulation tels le Wisconsin Card Sorting Test et le test de la Tour de Londres. Les études sur la cognition ont aussi permis de préciser une série de fonctions qui jouent un rôle majeur dans la perception sociale et la production d'un comportement adapté à la situation :

– vigilance et capacité de performance continue (*continuous performance task*) ;
– capacité de centrer son attention sur une tâche, sur une information pertinente ;
– orientation dans le temps et l'espace et adaptation aux stimuli environnementaux ;
– formation et manipulation de concepts pour organiser les perceptions ;
– capacité d'attribution logique, raisonnement juste.

C'est quand toutes ces activités cognitives s'agencent harmonieusement que l'individu peut s'adapter de façon nuancée à un environnement complexe. Un déficit dans ces fonctions cognitives amène des erreurs de jugement social.

Pressions de performance et soutien social insuffisant

Les exigences de la vie moderne entraînent des *pressions de performance* qui rendent le retour à la vie sociale des patients schizophrènes bien précaire. Par exemple, il a été démontré que les tensions au travail pour un employé, l'approche des examens pour un étudiant sont plus difficiles à supporter quand on souffre de schizophrénie. On a par ailleurs noté que le pronostic après un premier épisode semble plus favorable dans les sociétés primitives, en raison de l'esprit de groupe qui règne dans ces communautés. Dans les sociétés occidentales basées sur le rendement et la compétition, les schizophrènes ont au contraire plus de difficulté à se réinsérer socialement et font plus souvent des rechutes, à cause des pressions de performance et d'un manque de soutien social.

En effet, certaines idéologies ont privé ces patients du *soutien social* qui leur est nécessaire. Ainsi, les mouvements antipsychiatriques ont prétendu que la vie en asile, dont le régime était perçu comme autoritaire et inhumain, avait un effet délétère, ce qui a mené à une désinstitutionnalisation sauvage. À la même époque, les politiques en matière de psychiatrie communautaire préconisaient la sectorisation et le déplacement des malades vers l'équipe de leur secteur plutôt que la concentration de tous les soins dans l'hôpital psychiatrique. Il faut dire que ces discours coïncidaient avec les mesures de restriction budgétaire des gouvernements et avec le constat que les frais d'hospitalisation étaient élevés. Ce mouvement a été renforcé par certains thérapeutes qui, alléguant la nécessité de mettre un terme à la « dépendance » de leurs patients, ont adopté des attitudes de rejet en les justifiant par une incitation à l'autonomisation. Ces prises de position axées sur la valorisation de la liberté et de la motivation sous-estimaient cependant les difficultés de nombreux schizophrènes à se prendre en charge.

Cette baisse du soutien social a entraîné une augmentation de plus en plus visible de l'itinérance. Au Canada et aux États-Unis, on estime qu'environ un tiers des sans-abri sont des schizophrènes qui ont interrompu leur traitement. Incapables de s'organiser sans l'appui d'une famille, de professionnels ou d'autres intervenants, bien des schizophrènes voient leurs conditions s'aggraver. Ils se retrouvent alors dans la rue, en prison pour de menues offenses ou, au mieux, à l'hôpital pour des séjours à répétition, allers et retours connus sous le nom de phénomène de la « porte tournante ». Pour plusieurs, ce droit à la liberté, trop protégé par nos sociétés individualistes, est devenu un « droit » à la misère. L'opinion publique commence à s'offusquer face à cet abandon et réclame des mesures de protection accrue pour ces personnes dont le jugement est altéré par la maladie mentale et la qualité de vie, compromise. On sait aujourd'hui qu'il est possible de réintégrer socialement ces malades, mais qu'il faut leur offrir un entraînement graduel à l'autonomie et maintenir un milieu protecteur.

*

En conclusion, il est clair qu'aucune de ces causes n'explique à elle seule tous les cas de schizophrénie. Une approche systémique circulaire permet de mieux comprendre l'interaction entre les divers facteurs en présence. Grâce au modèle vulnérabilité-stress, les cliniciens contemporains peuvent maintenant regrouper les différents apports de la recherche moderne et les mettre en parallèle avec les observations cliniques, en vue de la construction d'une théorie globale de la schizophrénie. Ce modèle permet de tenir compte des divers processus en interaction dans les maladies mentales. Selon une causalité circulaire bio-psycho-sociale, on peut intégrer des facteurs biologiques (génétiques, anatomiques, physiologiques) servant de support au fonctionnement psychique qui permet l'interaction sociale. Par ailleurs, on peut aussi expliquer comment l'émotion exprimée, les événements de la vie quotidienne, les pressions de performance peuvent surcharger un système psychique rendu fragile par un dysfonctionnement cérébral. Cela sans oublier le fait que l'individu est en interaction avec son environnement qui, en agissant sur ses perceptions et sa physiologie cérébrale, détermine sa façon de penser.

Dans l'avenir, il est fort probable que ce que l'on appelle aujourd'hui *la* schizophrénie sera subdivisé en plusieurs pathologies relevant de causes diverses, interactives ou cumulatives, et nécessitant donc des ajustements thérapeutiques variés, individualisés. Les frontières mal délimitées du « spectre de la schizophrénie » englobent une variété de manifestations cliniques, d'histoires familiales, de réponses aux traitements. On sait depuis longtemps que 20 % des patients ne connaissent qu'un seul épisode schizophrénique, alors que d'autres en font à répétition et que l'état de certains se détériore insidieusement. On peut déjà reconnaître que certaines familles présentent une forme héréditaire de schizophrénie, mais il existe aussi des cas de schizophrénie sporadique sans histoire familiale. Les symptômes schizophréniques n'ont sûrement pas la même étiologie, selon qu'ils surviennent chez l'enfant, le jeune adulte ou la femme ménopausée. Par ailleurs, certaines schizophrénies réagissent bien aux neuroleptiques classiques bloqueurs de dopamine, tandis que d'autres, dites réfractaires, vont s'atténuer avec la clozapine peu sélective des récepteurs D_2. Du coup, on peut se demander s'il ne s'agit pas là de *maladies différentes* plutôt que de formes évolutives d'une *même maladie,* comme on le croit maintenant.

10.4 DESCRIPTION CLINIQUE

10.4.1 Critères diagnostiques de la schizophrénie

La description contemporaine des symptômes de la schizophrénie fait maintenant l'objet d'un large consensus. Le tableau 10.2 (p. 260-261) présente les critères diagnostiques de la schizophrénie tels qu'ils sont définis dans le DSM-IV et la CIM-10.

10.4.2 Mode d'apparition de la psychose

Dans près de la moitié des cas de jeunes qui deviendront plus tard schizophrènes, les parents, les proches, les enseignants ont souvent fait les remarques suivantes au cours de l'enfance et surtout de l'adolescence du sujet : « il n'est pas comme les autres » ; « bohème » ; « original » ; « il a des comportements ou idées bizarres » ; « il a des réactions excessives devant des situations banales ». Les difficultés de socialisation ont habituellement été manifestes : soit que le patient

TABLEAU 10.2 Critères diagnostiques de la schizophrénie (DSM-IV) et critères généraux (CIM-10)

DSM-IV — Schizophrénie	CIM-10 — F20 Schizophrénie / F20.0 – F20.3 Formes paranoïde, hébéphrénique, catatonique et indifférenciée

A. *Symptômes caractéristiques*. Deux (ou plus) des manifestations suivantes sont présentes pendant une période d'un mois (ou moins si elles sont traitées avec succès) :
(1) délires (idées fausses, logique erronée) ;
 	
(2) hallucinations (fausses perceptions des sens) ;
 	
(3) langage désorganisé (p. ex., déraillement fréquent, incohérence) ;
 	
(4) comportement manifestement désorganisé ou catatonique ;
 	
(5) symptômes négatifs, c'est-à-dire affect aplati, alogie ou avolition.
 	
Note : Un seul symptôme du critère A est nécessaire si les délires sont bizarres ou si les hallucinations consistent en :
– une voix commentant le comportement ou les pensées du patient ;
– ou bien deux voix conversant entre elles.
	G1. Présence manifeste d'au moins un symptôme de (1) ou de deux ou plusieurs symptômes de (2) si leur présence est moins évidente, pendant au moins un mois :
	(1) Au moins l'une des manifestations suivantes :
	   a) écho de la pensée, divulgation de la pensée, pensées imposées, vol de la pensée ;
	   b) idées délirantes de contrôle, d'influence ou de passivité, se rapportant clairement à des mouvements du corps ou des membres ou bien à des pensées, actions ou sensations spécifiques, ou bien perception délirante ;
	   d) autres idées délirantes persistantes, culturellement inadéquates ou invraisemblables, concernant, par exemple, l'appartenance religieuse ou politique, ou des pouvoirs surhumains (être capable de contrôler le temps ou de communiquer avec des extraterrestres) ;
	   c) hallucinations auditives dans lesquelles une ou plusieurs voix
	     – émanent d'une partie du corps ;
	     – commentent en permanence le comportement du patient, ou parlent de lui ;
	(2) *ou* au moins deux des manifestations suivantes :
	   a) hallucinations persistantes de n'importe quel type,
	     – survenant quotidiennement pendant au moins un mois ;
	     – accompagnées d'idées délirantes (même fugaces ou à peine ébauchées), sans contenu affectif évident, ou d'idées surinvesties persistantes ;
	   b) blocage ou altérations par interpolation du cours de la pensée, rendant le discours incohérent et hors de propos ; formation de néologismes ;
	   c) comportement catatonique : excitation, posture catatonique, flexibilité cireuse, négativisme, mutisme ou stupeur ;
	   d) symptômes négatifs :
	     – émoussement affectif ou réponses affectives inadéquates ;
	     – pauvreté du discours ;
	     – apathie importante.
	Il doit être clairement établi que ces symptômes ne sont pas dus à une dépression ou à un traitement neuroleptique.

B. Dysfonctionnement social ou professionnel : pour une durée significative depuis le début du trouble, il y a une diminution des performances dans un ou plusieurs des aspects suivants : travail, études, relations interpersonnelles, hygiène.	Ces symptômes sont généralement responsables d'un retrait social et d'une altération des performances sociales. Modification globale, persistante et significative de certains aspects du comportement, se manifestant par une perte d'intérêt, un comportement sans but, une inactivité, une attitude centrée sur soi-même et un retrait social.
C. Durée d'au moins six mois des perturbations, incluant au moins un mois de symptômes caractéristiques (critère A) ou moins si traités, ainsi que la phase prodromale et résiduelle où les symptômes négatifs ou d'autres symptômes subsistent sous une forme atténuée (croyances bizarres, expériences sensorielles inhabituelles).	Étant donné qu'il est difficile de préciser le moment de la survenue du trouble, le critère de durée (au moins un mois) se réfère uniquement à la présence des symptômes spécifiques et non pas à la présence d'une phase prodromique non psychotique.

→

Psychiatrie clinique : une approche bio-psycho-sociale

TABLEAU 10.2 Critères diagnostiques de la schizophrénie (DSM-IV) et critères généraux (CIM-10) *(suite)*

DSM-IV Schizophrénie	CIM-10 F20 Schizophrénie F20.0 – F20.3 Formes paranoïde, hébéphrénique, catatonique et indifférenciée
D. Il faut exclure un trouble schizo-affectif ou un trouble affectif avec symptômes psychotiques : — Il n'est pas survenu d'épisode dépressif ni maniaque pendant la phase active ; — Les symptômes affectifs sont fugaces comparés à la durée des symptômes schizophréniques.	G2. (1) Les symptômes dépressifs ou maniaques ne sont pas au premier plan et n'apparaissent pas avant les symptômes schizophréniques. Si des symptômes schizophréniques et affectifs se développent simultanément et sont d'égale importance, on doit faire un diagnostic de trouble schizo-affectif.
E. Le trouble n'est pas causé par un effet physiologique induit par les drogues ou une médication ni par une maladie physique.	(2) Le trouble n'est pas attribuable à une atteinte cérébrale manifeste ni à une intoxication ou un sevrage à une substance psychoactive ou à l'alcool.
F. En présence d'un trouble autistique ou d'un autre trouble envahissant du développement, on peut ajouter un diagnostic de schizophrénie seulement si un délire manifeste ou des hallucinations sont présents pour au moins un mois.	

Sources : American Psychiatric Association (1994), trad. française *DSM-IV – Manuel diagnostique et statistique des troubles mentaux*, Paris, Masson, 1996 ; World Health Organization (1993), trad. française *Classification internationale des maladies, 10ᵉ révision. Chapitre V (F) : Troubles mentaux et troubles du comportement : critères diagnostiques pour la recherche*, Paris, Organisation Mondiale de la Santé et Masson, 1994.

ait été un enfant inhibé, timide, renfermé, négativiste, qui « restait dans son coin », soit qu'il ait été envahissant, accaparant, obstiné, nerveux, hyperactif. Plus rarement est-il rapporté que le jeune avait, dans son adolescence, des relations souples, faciles, agréables, harmonieuses avec ses pairs et les adultes. Le travail scolaire est médiocre pour les deux tiers des futurs schizophrènes, ce à quoi se combinent des troubles du langage, de la motricité fine et du comportement, ainsi que des difficultés de concentration, de contrôle affectif. Toutefois, ces troubles sont souvent discrets, ou peuvent passer pour une variante excentrique de la normale, et n'inciteront pas toujours les parents à consulter. De toute façon, même si on observe ces caractéristiques chez un jeune, on ne peut pas prédire qu'il y aura forcément évolution vers la schizophrénie.

La maladie commence par un sentiment de malaise, des plaintes somatiques vagues, de l'asthénie, des difficultés intellectuelles. L'angoisse s'intensifie à mesure que s'accroît la perception, par l'individu, de sa désorganisation mentale progressive : « Depuis quelques semaines, je me sens malade, tourmenté, anxieux. » Souvent, le patient et sa famille pensent qu'il s'agit d'une crise d'adolescence ou d'une « dépression ». Le jeune s'isole progressivement, aux prises avec des perceptions étranges sur son entourage ou sur son propre corps, qu'il interprète avec perplexité ; il néglige son hygiène, abandonne ses études. La schizophrénie implique toujours une détérioration du niveau antérieur de fonctionnement. On constate que le patient est de plus en plus envahi par l'appréhension de perdre le contrôle de ses pensées et peut-être de ses actes. L'anxiété devient morcelante et inhibitrice, et peut se transformer en panique devant cet environnement ou ce monde intérieur de plus en plus menaçant : « Je sens un tumulte dans ma tête » ; « Je me sens pénétré par le monde des autres » ; « C'est comme si j'étais un jouet avec lequel on joue beaucoup, qui se détériore puis tombe en morceaux » ; « Je me sens devenir fou. » Le malade perd le sommeil la nuit et dort le jour, ses rêves deviennent effrayants.

La grande crainte du jeune est de perdre le contrôle de soi face à l'envahissement psychotique. À la recherche d'une solution, il essaie diverses stratégies, notamment :

— *le retrait*. Le jeune s'éloigne de ses amis, s'isole en rêvassant dans sa chambre, se promène seul avec son baladeur (*walkman*). Il peut se sentir observé

ou influencé par autrui. Il s'irrite ou répond évasivement si ses parents s'informent de ce qui ne va pas;
- l'*usage de drogues*. Plusieurs trouvent dans les drogues une sorte d'effet apaisant. Sans le savoir, cependant, ils précipitent ainsi le processus psychotique;
- les *activités compulsives*. Le jeune classe plusieurs fois ses objets personnels, planifie un emploi du temps rigide prévoyant ses moindres gestes, élabore des rituels de lavage, d'habillage, d'exercices physiques. Il ritualise ses actions de manière à contrecarrer le désordre qui s'installe dans ses pensées;
- la *découverte mystique*. Il lit des livres ésotériques ou la Bible, s'applique intensément à une tâche intellectuelle ou à des réflexions religieuses ou philosophiques. Cependant, il approfondit ainsi une pensée de plus en plus autistique. Il peut parfois écrire un journal rempli d'idées obscures reliées selon une logique inconsistante.

Sur le point « d'éclater », le jeune peut chercher à consulter en s'adressant à une ressource thérapeutique locale. Il peut aussi faire une tentative de suicide et expliquer par la suite qu'il a agi ainsi pour obéir à ses voix ou pour éviter d'accomplir des actions répréhensibles que ses voix lui ordonnaient d'exécuter. Dans certains cas, le suicide est perçu comme un moyen de sortir de ce tourment de désintégration psychique; parfois, le patient se livre à des automutilations dans le but de se donner des sensations douloureuses qu'il craignait de ne plus pouvoir ressentir.

La schizophrénie amène le patient à consulter un psychiatre vers la fin de l'adolescence ou au début de l'âge adulte. Exceptionnellement, on peut diagnostiquer cette maladie chez l'enfant de 12 ou 13 ans ou chez l'adulte d'âge mûr. Le patient est habituellement conduit à l'urgence par sa famille à la suite d'une série d'actes ou de paroles bizarres ou à l'occasion d'un épisode d'agitation, parce qu'il vient de faire un geste agressif contre des personnes ou des objets, ou encore d'un épisode de stupeur, les parents étant alors exaspérés par son retrait et son inactivité. Le patient pourra expliquer qu'il a brisé le téléviseur parce qu'il était excédé par les commentaires qu'on faisait à son sujet. Pendant la phase aiguë, qu'il s'agisse d'un premier épisode ou d'une rechute, les symptômes psychotiques, dits positifs, sont prédominants : hallucinations, délires, incohérence du discours, désorganisation du comportement.

10.4.3 Phénoménologie

En continuité avec la dichotomie de Bleuler, qui avait défini les symptômes primaires et secondaires de la schizophrénie, Andreasen (1982) oppose les symptômes positifs aux symptômes négatifs.

Les *symptômes positifs* sont en fait les manifestations productives, aisément observables, de la phase aiguë, qu'on appelle parfois la décompensation psychotique. Il s'agit des délires et des hallucinations qui *s'ajoutent* (idée d'addition) aux pensées habituelles d'un individu. Ces symptômes sont reliés à un trouble de la transmission de la dopamine dans le cerveau.

Les *symptômes négatifs* sont plus difficiles à déceler, car ils se caractérisent par une absence de comportements attendus. On peut les percevoir comme un *déclin* (idée de soustraction) des aptitudes habituelles d'un individu. Ce sont des symptômes précurseurs de la schizophrénie qui, s'ils apparaissent de façon insidieuse dès le début de la maladie, laissent présager une évolution plus morbide. Ils persistent aussi après la disparition des symptômes positifs; ce sont donc des symptômes résiduels, déficitaires, permanents. Il faut les distinguer de l'akinésie produite par les neuroleptiques. Les recherches contemporaines indiquent qu'ils sont fréquemment associés à la dilatation des ventricules résultant d'un déficit de développement du cortex cérébral dans la région de l'hippocampe.

Symptômes positifs

Les symptômes positifs correspondent à des expériences vécues par les patients, que les descriptions cliniques suivantes illustrent. Soulignons que ces symptômes positifs sont la plupart du temps transitoires et n'existent jamais tous ensemble chez le même patient.

Hallucinations

Les hallucinations du schizophrène sont le plus souvent auditives. Il peut s'agir de sons confus, de mots ou de phrases prononcés par des voix que le patient peut parfois identifier. Ou bien le malade entend des ordres : « Déshabille-toi ! » ou « Marche ! », ou des insultes : « Salaud ! », « Putain ! » L'hallucination schizophrénique est particulière en ce que le patient entend une ou plusieurs voix qui parlent de lui à la troisième personne ou une voix qui commente ses pensées et ses actions : « Tiens, voici un avant-goût de sa paresse. Bon, il va se lever maintenant. C'est bien le temps ! » À la limite, il peut s'agir d'une véritable conversation au cours de laquelle le patient répliquera parfois. Les hallucinations auditives sont fréquentes et se produisent à plusieurs reprises ; elles sont aussi élaborées, leur contenu n'étant pas limité à une ou deux paroles. Certains patients mentionnent qu'ils entendent constamment des voix quand ils sont éveillés.

Les hallucinations visuelles se rapportent de façon typique à la vision de personnages, distincts ou flous, réels ou mystiques : un oncle, le diable, un visage grimaçant, etc. Les visions d'animaux, de « bibites », sont assez rares dans la schizophrénie ; elles surviennent plutôt dans les cas de psychoses toxiques (p. ex., le delirium). Les hallucinations olfactives touchent l'odorat ; le patient a parfois l'impression de dégager de mauvaises odeurs, ce qui peut l'inciter à se laver à répétition. Les hallucinations cénesthésiques ont trait au sens du toucher et sont ressenties comme des perceptions tactiles bizarres (brûlures, chocs électriques) ou bien comme des attouchements inconvenants. Certains patients ont parfois la sensation que l'intérieur de leur corps est en train de se transformer. Les hallucinations cénesthésiques peuvent survenir dans la schizophrénie, mais elles se manifestent surtout dans les psychoses toxiques causées notamment par les amphétamines, la cocaïne et le cannabis.

Contrairement à ce qui se produit dans les psychoses organiques, les hallucinations schizophréniques surviennent chez un patient bien éveillé, pas du tout confus. De plus, le sujet se forge habituellement une « explication » délirante : « Ça jase entre eux : ça veut dire que je suis possédé du démon. » Il attribue à une influence extérieure une sensation sur sa peau ou dans son corps : « Bon, ils viennent encore de me tirer une balle dans la jambe. »

Délires

On peut définir le délire de la façon suivante : il s'agit d'une conviction erronée, irréductible par la logique (voir le chapitre 9). La personne est très angoissée par ce phénomène, du moins au début de la maladie. Quand on questionne les patients sur leurs hallucinations ou leurs délires, il faut procéder avec tact, car la plupart sont conscients que « c'est de la folie » et ne révèlent leurs perceptions bizarres que dans un climat de confiance.

Les délires schizophréniques se caractérisent par la bizarrerie découlant d'élucubrations manifestement absurdes, grinçantes, selon la compréhension normale. On a pu laisser croire que le délire se rapprochait de la poésie, qu'il véhiculait un message sublime, éclairant, révélateur, exaltant, ce qui est vrai parfois ; mais la plupart des patients vivent plutôt le délire comme un tourment, une souffrance, un cauchemar appelant davantage la compassion que l'admiration.

Schneider (1950) a décrit une variété d'expériences délirantes :

– *Perception délirante* ou *idée de référence*. Le patient acquiert subitement la conviction qu'une parole, une image, un signe anodins ont une signification majeure qui le vise personnellement : « En voyant la flèche sur le panneau, j'ai tout de suite compris qu'il fallait que j'aille immédiatement à l'hôpital », ou encore : « Le présentateur des nouvelles à la télévision m'a envoyé le message que mon amie est en danger de mort. »

– *Délire de contrôle*. Le patient n'a plus le contrôle de ses paroles, de ses désirs, puisqu'il est convaincu que ses sentiments, ses actes sont commandés par une force : « Le bonhomme qui pense dans ma tête décide toujours de ce que je dois faire ; je ne peux pas vraiment y résister et je pense même qu'il vous contrôle aussi. »

– *Sentiment délirant d'étrangeté*. Le patient est très intrigué et mal à l'aise parce qu'il sent que quelque chose d'inhabituel se passe autour de lui et que cette activité le concerne : « Bon, à quel jeu voulez-vous que je joue, qu'est-ce que c'est que cette pièce de théâtre, avec tous ces gens qui sont de faux patients ? Est-ce qu'ils sont là pour me faire devenir fou ? »

– *Pensée imposée* ou *automatisme de la pensée* (thought insertion). Les pensées qui surgissent dans l'esprit du patient ne proviennent pas de sa propre activité mentale, mais sont plutôt gouvernées par une source étrangère : « C'est le diable lui-même qui met ces pensées dans ma tête, comme "Tue Dieu !" » Le patient peut être convaincu que des forces naturelles ou surnaturelles influencent ses pensées et ses actions, souvent par des moyens bizarres.

– *Divulgation de la pensée* (thought broadcasting). Le patient sent que ses pensées quittent sa tête pour se diffuser comme à la radio ; il ne peut même plus maîtriser ses pensées les plus secrètes : « Je n'ai pas besoin de répondre à cette question... Vous avez entendu ma pensée. » Le patient a souvent l'impression que ses pensées, ses sentiments et ses gestes les plus intimes sont connus ou partagés par les autres.

- *Écho de la pensée.* Le patient entend sa pensée dite à voix haute dans sa tête, ou bien il entend sa pensée qui est répétée comme un écho : « J'entends quelqu'un qui répète la ligne que je viens de lire dans mon livre. »

- *Vol de la pensée* (thought withdrawal). Ce symptôme ressemble à un blocage du cours de la pensée : le flot du discours s'interrompt brusquement, le patient se sentant l'esprit vide et ayant l'impression qu'on lui a retiré les pensées de la tête : « La nuit, quand je dors, on enlève les pensées de ma tête ; alors le matin, j'ai la tête vide » ; « Je sens ma tête légère, comme si elle ne contenait que du vent. »

Association incohérente d'idées

Ce trouble de l'organisation de la pensée fait perdre au langage sa valeur de communication en le rendant incompréhensible à l'interlocuteur. Les associations d'idées sont incohérentes, obscures et vides de sens pour l'observateur. Ce trouble de la forme de la pensée consiste en une incapacité d'utiliser les mots selon un sens approprié et de suivre les règles de la syntaxe ; il ne découle pas d'un manque d'instruction ou d'intelligence : comme dans le reste de la population, il y a des schizophrènes dont l'intelligence est supérieure et d'autres dont l'intelligence est moyenne ou faible. Pourtant, quelles que soient leurs aptitudes intellectuelles, leur communication livre un message embrouillé, incompréhensible, qui peut parfois prendre une valeur poétique ou symbolique chez certains patients doués pour les lettres.

Pour illustrer ce symptôme, voici un extrait du dialogue entre un patient et une infirmière tiré du film *L'abîme du rêve*[1] :

« Est-ce que je peux savoir pourquoi vous êtes entré à l'hôpital ?

— Pourquoi ? Comment j'ai été admis ? J'ai eu plusieurs hospitalisations. Je sais que j'ai eu des électrochocs, un moment donné, tout ça. Mais le problème est que je ne me considère pas comme un schizophrène. C'est que un patient qui travaille ou qui ne travaille pas ; il ne faut pas, ce n'est pas une double personnalité. Il ne faut pas que ce qu'on prétend et ce qu'on fait, c'est la même chose, tu comprends. Si la honte ou le cautionnement est mis là-dessus, ça change la chose mais c'est la même chose, pareil. La chose première est la première chose, vous comprenez. Exactement. Vous comprenez ce que je veux dire ?

— Qu'est-ce que vous voulez dire ?

— Une volonté A, une action A, un travail A, c'est ça. »

Le trouble de l'organisation de la pensée peut prendre diverses formes :

- *Déraillement* ou *discours tangentiel*. Le déraillement consiste en une association d'idées relâchées, en un glissement d'idées dans un discours spontané, en une réponse qui s'éloigne de plus en plus de la question qui vient d'être posée. Par exemple, à la question : « Bon, que pensez-vous du débat sur la Constitution ? », le patient pourra répondre : « Vous savez, je n'ai pas beaucoup suivi ça. Je me suis dit : Pourquoi donc tout le monde se chicane à propos de ça ? Et je ne veux rien savoir de Bouchard ni de Chrétien. Ils ont juste à tirer la chaîne pour vider les toilettes ou quelque chose comme ça. Même s'il est blâmé parce qu'il y a un dégât d'eau et que l'eau inonde le sous-sol, la cuisine, il faut seulement repeindre et restaurer... »

- *Illogisme.* C'est une forme de discours où les conclusions émises ne suivent pas les règles de la logique. Par exemple : « J'ai entendu à la télévision que : "Hydro-Québec, c'est à tout l'monde." Eh bien, je viens travailler ici. »

- *Emploi de néologismes.* La création de nouveaux mots est un symptôme rare mais particulièrement typique de la schizophrénie. Par exemple : *La charge de l'orignal* épormyable[2].

- *Jargonaphasie.* À la limite, l'incohérence peut devenir une « salade de mots », ce qui produit un

---

1. *L'abîme du rêve*, un film de Laurette Deschamps, cinéaste québécoise.

2. Titre d'une pièce de théâtre de Claude Gauvreau. C'est nous qui soulignons.

discours presque incompréhensible, composé de sons ou d'onomatopées.

Comportements désorganisés

Chez le schizophrène, la capacité d'anticipation est faible à cause de l'hypofrontalité, et le raisonnement est défectueux à cause du délire. Cela explique qu'il accomplisse une variété d'actions erratiques, sans but, qui apparaissent bizarres à l'entourage, comme d'amasser des ordures, de porter plusieurs vêtements trop chauds en été ou trop légers en hiver. Il peut aussi arriver qu'il s'agite de façon imprévisible, crie des invectives, à moins qu'il ne s'enferme dans un retrait autistique pouvant aller jusqu'à une sorte de stupeur catatonique silencieuse. Il est cependant important de distinguer les comportements bizarres, qui reflètent une psychopathologie, des comportements originaux, qui sont associés à la créativité ou à l'affirmation d'une appartenance culturelle ou religieuse.

Symptômes négatifs

L'étude d'Andreasen (1982) montre que, la plupart du temps, les malades eux-mêmes ne remarquent pas leurs symptômes négatifs. Les thérapeutes doivent donc définir des stratégies de réadaptation pour sensibiliser les patients à ces symptômes qu'ils ignorent, mais qui sont pourtant bien évidents pour n'importe quel observateur.

Affect aplati ou émoussé

Pendant la phase symptomatique aiguë, une réponse émotive incongrue et excessive, par exemple une anxiété massive et morcelante, accompagne certains délires ou hallucinations. C'est ainsi que des parents, parlant de leur enfant schizophrène, rapportent qu'ils le voient rire tout seul devant le téléviseur éteint ou bien rire de façon inappropriée en abordant des sujets macabres; c'est la discordance idéo-affective.

En tant que symptôme négatif, l'affect devient émoussé ou même aplati, surtout après quelques années d'évolution de la maladie. Dans ces cas, on remarque que la physionomie, le regard, l'intonation de la voix du patient n'expriment aucune nuance émotive. Par exemple, ce patient amené à l'urgence après qu'il s'est coupé au doigt avec un couteau pour obéir à ses hallucinations mandatoires et qui dit, le visage inexpressif, et sur un ton monotone: «Vous feriez mieux de m'hospitaliser avant que je me coupe la main.»

Ce manque d'expressivité prend diverses formes:
– fixité de l'expression faciale, visage inexpressif;
– rareté des mouvements spontanés des membres et du corps, perte de souplesse;
– rareté des gestes et des mouvements corporels expressifs des bras, des mains, de la tête;
– pauvreté du contact visuel, regard terne;
– perte du sourire;
– manque d'intonation, voix monocorde sans accent sur les mots importants.

Alogie

Il s'agit d'une difficulté à converser qui se manifeste par:
– une pauvreté du discours, des réponses évasives et brèves;
– une pauvreté du contenu du discours; même si les répliques sont longues, elles donnent peu d'information;
– une interruption subite de la conversation;
– une augmentation du délai de réponse à une question.

Avolition ou apathie

Ce symptôme, qui est sûrement l'un des plus pénibles à supporter par l'entourage et les thérapeutes, se caractérise par:
– un manque d'énergie et d'intérêt pour commencer et achever diverses tâches;
– un manque de persistance au travail ou dans les études, ce qui donne une impression d'insouciance ou de négligence;
– une négligence dans l'hygiène et l'apparence personnelles;
– un manque d'énergie physique, le patient passant le plus clair de son temps assis à ne rien faire.

Anhédonie et retrait social

Ces symptômes correspondent à une perte de plaisir et à une perte d'intérêt social. Ils se traduisent par:
– une perte d'intérêt dans les activités de détente; le patient n'a pas de plaisir à participer à des

activités habituellement considérées comme agréables, telles les rencontres sociales;
- une diminution de la qualité et de la quantité des activités de récréation, de loisir;
- une incapacité à entretenir des relations intimes avec les membres de la famille;
- un effritement des relations avec les amis et les pairs;
- une diminution de l'intérêt et des activités sexuels.

Déficit de l'attention

Le déficit de l'attention se présente sous deux formes :
- une inattention sociale, c'est-à-dire que le patient regarde ailleurs pendant une conversation ou n'entretient pas la discussion;
- un manque d'attention dans des activités ou des travaux exigeant de la concentration.

Symptômes avant-coureurs de rechute

Il peut arriver que le patient et ses proches observent, pendant quelques semaines, une série de symptômes non spécifiques susceptibles d'annoncer une rechute si des précautions ne sont pas prises. Ces symptômes avant-coureurs sont de quatre ordres :
- Changements affectifs :
  - anxiété, perplexité;
  - tension, surexcitation;
  - perte d'intérêt envers l'entourage;
  - sentiment d'inutilité;
  - dépression.
- Changements physiologiques :
  - perturbation du sommeil;
  - perte d'appétit;
  - sentiment de malaise sans raison apparente.
- Changements au chapitre de la pensée :
  - diminution de la concentration;
  - pertes de mémoire;
  - impression de persécution;
  - impression d'être ridiculisé;
  - impression que les autres parlent de soi;
  - accroissement des préoccupations religieuses;
  - apparition d'hallucinations fugaces.
- Changements au chapitre des comportements :
  - agitation, nervosité;
  - diminution des contacts avec les amis;
  - comportements bizarres.

10.5 VARIÉTÉ DIAGNOSTIQUE

10.5.1 Formes cliniques de schizophrénie

Les formes cliniques de schizophrénie se subdivisent comme suit :
- *Schizophrénie paranoïde.* C'est la forme la plus fréquente. Les personnes qui en souffrent se remarquent surtout à leurs idées délirantes envahissantes à contenu de persécution, de référence ou de grandeur et à leurs hallucinations auditives menaçantes ou mandatoires. Ces patients croient avoir une mission spéciale; ils sont interprétatifs, ils perçoivent une variété de dangers. Le discours est habituellement cohérent et il n'y a pas de trouble de la motilité. Avant qu'agissent les neuroleptiques, les malades sont souvent querelleurs, agressifs et même violents, puisqu'ils se sentent menacés, attaqués par diverses remarques ou attitudes de leur entourage.
- *Schizophrénie désorganisée (hébéphrénique).* Dans cette forme, l'affect est très discordant (aplati ou inapproprié). Le discours est désorganisé, fragmenté, incohérent, stéréotypé. Le comportement imprévisible, sans but ni émotion, indique que le patient est très désocialisé, qu'il se livre à des bizarreries persistantes, des maniérismes, des grimaces, et est incapable de prendre des initiatives, d'échafauder des projets. Le délire est fruste et les hallucinations, passagères.
- *Schizophrénie catatonique.* On remarque surtout des troubles de comportement qui se manifestent par des perturbations psychomotrices extrêmes : l'immobilité se caractérise par la catalepsie, des attitudes stuporeuses, le négativisme ou l'obéissance automatique, la rigidité musculaire ou la flexibilité cireuse, c'est-à-dire des postures bizarres évoquant de la cire molle. Par moments, le patient

peut aussi manifester de l'excitation et de l'agitation, parfois agressive ou même destructrice sans but, c'est-à-dire sans rapport avec les stimuli externes. Le patient, le plus souvent enfermé dans le mutisme, peut parfois présenter de la persévération de mots ou de phrases, de l'écholalie ou de l'échopraxie et, au chapitre du comportement, des mouvements stéréotypés, des maniérismes, des grimaces. Cette forme de schizophrénie est devenue rare dans les pays industrialisés, mais reste fréquente ailleurs.

– *Schizophrénie indifférenciée.* On peut retenir cette catégorie quand les symptômes psychotiques aigus, pourtant évidents, ne permettent pas de préciser l'une des formes précédentes.

– *Schizophrénie résiduelle.* Il s'agit de la forme évolutive de la schizophrénie ; elle se manifeste après que les symptômes aigus se sont résorbés et une fois que des symptômes négatifs dominent. Il persiste alors un affect émoussé, un ralentissement psychomoteur, une passivité et un manque d'initiative, une pauvreté du discours, une pensée illogique ou bizarre, un comportement excentrique, des perceptions insolites, un retrait social et des performances sociales médiocres. Cependant, le délire et les hallucinations sont soit moins fréquents, soit moins chargés émotivement. Dans ses réponses brèves, le patient produit quand même un discours cohérent.

La CIM-10 ajoute deux catégories diagnostiques :

– *Schizophrénie simple.* C'est une forme de schizophrénie dont l'apparition est insidieuse et qui limite les performances du patient et ses capacités de satisfaire aux exigences de la vie en société, mais qui est exempte de manifestations flamboyantes de délires et d'hallucinations. Il s'agit pour ainsi dire d'une schizophrénie résiduelle avec symptômes négatifs, mais qui n'aurait pas été précédée de phase aiguë de la maladie. Les patients se retrouvent fréquemment vagabonds, inactifs, sans projets.

– *Dépression post-schizophrénique.* Les symptômes schizophréniques sont encore présents mais atténués comparativement à l'épisode aigu qui a précédé, et le patient éprouve un sentiment de détresse parfois accompagné d'idées suicidaires, qui correspond aux critères de la dépression et persiste au moins deux semaines. On considère alors la possibilité d'une dépression secondaire, c'est-à-dire une réaction affective du patient qui se sent limité par la schizophrénie, d'une phase dépressive d'un trouble schizo-affectif, d'un syndrome négatif de schizophrénie ou d'une akinésie due à l'emploi d'un neuroleptique.

Pour chaque cas de schizophrénie, il est utile de *préciser l'évolution longitudinale* :

– épisode unique en rémission complète ;
– épisode unique en rémission partielle ;
– schizophrénie récurrente sans symptômes résiduels entre les épisodes ;
– schizophrénie récurrente avec persistance de symptômes résiduels entre les épisodes ;
– schizophrénie continuelle.

Ces subdivisions du diagnostic de schizophrénie vont sans doute disparaître dans quelques années, quand on connaîtra mieux ce qui cause les lésions dans les diverses régions du cerveau. Elles sont pour le moment maintenues, tant que ne sera pas établie une classification étiologique.

10.5.2 Diagnostic différentiel

Devant un tableau de psychose comportant un délire, des hallucinations, une incohérence du discours et un comportement bizarre, le médecin doit d'abord penser à une *maladie physique* qui pourrait altérer le fonctionnement du cerveau et mimer la schizophrénie, soit :

– une maladie du cerveau : trauma, tumeur, encéphalite, épilepsie, etc. ;
– une maladie systémique : syphilis, pellagre, hypoglycémie, porphyrie, encéphalopathie hépatique, hyperthyroïdie, maladie de Cushing, lupus érythémateux, etc. ;
– une maladie génétique : maladie de Huntington, leucodystrophie métachromatique, maladie de Wilson, phénylcétonurie, homocystinurie, etc.

Les *drogues* et l'*alcool* peuvent provoquer un état hallucinatoire ou délirant transitoire qu'il faut différencier de la schizophrénie. Il arrive souvent qu'on constate aussi de la confusion, absente dans la schizophrénie où le patient est bien éveillé. Les toxicomanies sont d'ailleurs associées à la schizophrénie dans près de la moitié des cas, ce qui amène souvent à parler de double diagnostic ou de comorbidité (voir le tome II, chapitre 77).

Même si c'est assez rare, il peut arriver qu'un individu simule des symptômes psychotiques pour obtenir un certificat d'invalidité ou d'autres avantages; il s'agirait alors soit d'une *simulation,* soit d'un *trouble factice* (voir le chapitre 21).

Si, dans l'histoire récente du patient, il s'est produit un événement extérieur très perturbant, on pourra envisager une *psychose réactionnelle brève* consécutive à un stress majeur comme un viol, un enlèvement, la torture (voir le chapitre 8).

Les symptômes les plus caractéristiques de la *phase maniaque d'une maladie affective bipolaire* (c'est-à-dire une psychose maniaco-dépressive) sont:

- une expansivité et une sociabilité récemment accrues;
- un grand besoin de parler (logorrhée).

Par ailleurs, l'expérience de nombreux psychiatres montre que la présence de deux des symptômes suivants ou plus tend davantage à confirmer un diagnostic de schizophrénie:

- hallucinations auditives quotidiennes;
- délire de persécution organisé;
- délire faisant croire à un contrôle extérieur sur son corps;
- délire non conforme à l'humeur.

Ce n'est qu'après avoir constaté la persistance des symptômes psychotiques pendant plus de six mois qu'on pourra retenir le diagnostic de schizophrénie.

Une fois que les diagnostics précédents ont été éliminés, et lorsque les symptômes durent depuis moins de six mois, on retient un diagnostic de *trouble psychotique aigu polymorphe* ou de *bouffée délirante,* selon la CIM-10, ou de *trouble schizophréniforme,* selon le DSM-IV. Il y a lieu alors de préciser l'absence ou la présence de *facteurs de bon pronostic* si on observe au moins deux des caractéristiques suivantes:

- survenue aiguë de symptômes flamboyants;
- confusion et perplexité pendant l'épisode psychotique;
- bon fonctionnement antérieur sur le plan social et professionnel;
- maintien de l'affect (il n'est ni aplati ni émoussé).

Trouble schizo-affectif

Chez certains patients, il est parfois difficile de distinguer, surtout au début de la maladie, un trouble affectif d'un trouble schizophrénique. Parfois, en effet, les symptômes affectifs (anxiété, irritabilité, tristesse, rumination suicidaire, etc.) s'entremêlent avec les troubles de la pensée (incohérence, délire, hallucinations, etc.). Avant d'arriver à une précision diagnostique, on doit parfois attendre quelques mois, le temps d'observer l'évolution de la maladie et, entre autres, l'état du malade en période de rémission.

En 1933, Kasanin fut l'un des premiers à préciser le concept d'une psychose présentant des symptômes mixtes de schizophrénie et de trouble affectif. Le DSM-IV spécifie qu'il faut constater:

- pendant au moins deux semaines, la présence de délires ou d'hallucinations, en l'absence de symptômes affectifs;
- une phase dépressive, maniaque ou mixte, en même temps que des symptômes schizophréniques typiques;
- la présence de ces symptômes affectifs pour une portion substantielle de la durée totale de la maladie en phase active ou résiduelle.

Certains auteurs ont formulé une théorie unificatrice de la psychose qui pourrait s'inscrire dans une continuité limitée d'un côté par la schizophrénie «pure» et, de l'autre, par le trouble affectif bipolaire «pur», le trouble schizo-affectif se situant entre les deux:

| Schizophrénie | ↔ | Trouble schizo-affectif | ↔ | Trouble affectif bipolaire |

Cependant, depuis les années 80, la plupart des études ont plutôt tendance à considérer le trouble schizo-affectif comme une variante atypique d'un trouble affectif bipolaire. L'histoire génétique des patients tend d'ailleurs à confirmer cette dernière hypothèse: il y a en effet plus de maladies affectives que de schizophrénies dans la famille des personnes atteintes d'un trouble schizo-affectif. La disparition complète de tout symptôme pendant les périodes de rémission oriente aussi davantage le diagnostic vers une maladie affective, mais il peut arriver que des symptômes résiduels persistent, comme des difficultés au travail ou en matière d'hygiène.

Dans l'optique d'une variante de trouble affectif, il est utile de faire l'essai d'un traitement au lithium ou à la carbamazépine. Souvent, il faudra combiner un neuroleptique. Il se pourrait que la rispéridone ou même la clozapine produisent d'excellents résultats dans le trouble schizo-affectif.

10.6 TRAITEMENT BIO-PSYCHO-SOCIAL

Dans l'état actuel des connaissances médicales, il n'existe encore aucun moyen efficace de prévenir ou de détecter précocement un premier épisode schizophrénique. En termes clairs, il n'y a pas pour le moment de prévention possible qui puisse empêcher l'apparition de la schizophrénie, comme c'est le cas pour d'autres maladies (p. ex., la vaccination contre certaines infections). Le début du traitement commence donc souvent par une hospitalisation en phase aiguë de la maladie, rendue nécessaire par un geste agressif ou suicidaire, un épisode de grande angoisse ou encore une attitude régressive assortie de bizarreries de comportement.

10.6.1 Traitement à l'hôpital

Aspect biologique : médication antipsychotique

Depuis l'avènement de la chlorpromazine, il y a une cinquantaine d'années, la médication antipsychotique (voir le tome II, chapitre 43) a amplement modifié l'évolution des symptômes positifs de la schizophrénie. La phase aiguë est maintenant abrégée ; le délire, les hallucinations, l'incohérence du langage résistent rarement à une médication antipsychotique efficace. Il est généralement admis que tous les neuroleptiques classiques ont un effet similaire sur la réduction des symptômes psychotiques, à des dosages équivalents. Le psychiatre peut donc proposer, au début du traitement, le neuroleptique avec lequel il est le plus familiarisé et, à condition de prescrire la dose appropriée, il obtiendra le même effet chez le patient : une réduction des symptômes psychotiques (voir le tableau 10.3, p. 270). Cependant, la mise au point d'antipsychotiques atypiques pourra changer cette pratique au cours des prochaines années.

Prescription d'un antipsychotique

Il y a quelques années, on avait tendance à prescrire de la chlorpromazine au début d'un traitement antipsychotique, et il arrivait fréquemment que les patients reçoivent plusieurs neuroleptiques en même temps ; c'était l'époque de la « polypharmacie ». Il y a eu aussi l'époque de la neuroleptisation rapide, où on augmentait rapidement les doses jusqu'à obtenir des mégadoses. Aujourd'hui, ces pratiques sont généralement considérées comme désuètes parce qu'elles peuvent être dangereuses et que leur efficacité n'a pas été démontrée. On prescrira de préférence un seul antipsychotique à dose efficace, mais en prises fractionnées initialement, soit :

- une phénothiazine (fluphénazine, de 5 à 15 mg/jour ; trifluopérazine, de 10 à 30 mg/jour) ;
- une butyrophénone (halopéridol, de 5 à 15 mg/jour) ;
- une diphénylbutylpipéridine (pimozide, de 4 à 16 mg le matin) ;
- une dibenzoxazépine (loxapine, de 50 à 150 mg/jour) ;
- une thioxanthène (flupenthixol, de 5 à 20 mg/jour ; thiothixène, de 10 à 30 mg/jour ; zuclopenthixol, de 20 à 60 mg/jour) ;
- une benzamide[3] (amisulpride, de 50 à 1 200 mg/jour ; sulpiride, de 50 à 1 600 mg/jour) ;
- une benzisoxazole (rispéridone, de 1 à 4 mg/jour) ;
- une thiénobenzodiazépine (olanzapine, de 5 à 15 mg/jour) ;
- une dibenzothiazépine (quétiapine, de 100 à 500 mg/jour).

Sans doute les nouveaux antipsychotiques atypiques (rispéridone, olanzapine, quétiapine) supplanteront-ils les neuroleptiques classiques au cours des prochaines années à cause de leur efficacité similaire associée à une réduction des effets secondaires, une meilleure tolérance et donc une plus grande observance. Selon toute probabilité, ils deviendront, avec le temps, un choix de première intention.

---

3. Sur le marché européen seulement.

TABLEAU 10.3   Équivalences pour les neuroleptiques*

Équivalence pour les neuroleptiques injectables							
	Nom commercial (®)		**Dose approximative en mg par injection i.m.**				
Nom scientifique	**Canada**	**France**	**Faible**	**Moyenne**	**Forte**	**Élevée**	**Administration**
Décanoate de zuclopenthixol	Clopixol Dépôt	Clopixol AP	100	200	300	400	toutes les 2, 3 ou 4 semaines
Décanoate d'halopéridol	Haldol LA	Haldol decanoas	50	100	200	300	toutes les 3 ou 4 semaines
Palmitate de pipotiazine	Piportil L4	Piportil Longum-4	25	50	100	200	toutes les 2 ou 3 semaines
Énanthate de fluphénazine	Moditen Énanthate	Moditen AP	25	50	75	100	toutes les 2 semaines
Décanoate de flupenthixol	Fluanxol Dépôt	Fluanxol LP	15	30	50	80	toutes les 3 ou 4 semaines
Décanoate de fluphénazine	Modecate	Modécate	12	25	50	75	toutes les 2, 3 ou 4 semaines
Équivalence pour les neuroleptiques oraux							
	Nom commercial (®)		**Dose approximative en mg en dose orale**				
Nom scientifique	**Canada**	**France**					**Administration**
Sulpiride	—	Dogmatil	100	600	1 000	1 600	b.i.d. ou t.i.d.
Amisulpride	—	Solian	100	500	800	1 200	b.i.d. ou t.i.d.
Chlorpromazine	Largactil	Largactil	100	250	500	1 000	t.i.d. ou q.i.d.
Thioridazine	Mellaril	Melleril	100	250	500	1 000	t.i.d. ou q.i.d.
Cyamémazine	—	Tercian	25	100	200	300	b.i.d.
Loxapine	Loxapac	Loxapac	15	50	150	250	b.i.d. ou t.i.d.
Zuclopenthixol	Clopixol	Clopixol	10	20	60	100	*die*, b.i.d. ou t.i.d.
Thiothixène	Navane	—	5	15	30	60	*die*, b.i.d.
Trifluopérazine	Stélazine	Terfluzine	5	10	20	40	*die*, b.i.d.
Flupenthixol	Fluanxol	Fluanxol	3	6	12	24	*die* ou b.i.d.
Halopéridol	Haldol	Haldol	2	5	10	20	*die*, b.i.d. ou t.i.d.
Fluphénazine	Moditen	Moditen	2	5	10	20	*die* ou b.i.d.
Pimozide	Orap	Orap	2	4	16	20	le matin
Équivalence pour les antipsychotiques atypiques							
	Nom commercial (®)		**Dose approximative en mg en dose orale**				
Nom scientifique	**Canada**	**France**					**Administration**
Clozapine	Clozaril	Leponex	100	300	500	900	hs, b.i.d. ou t.i.d.
Quétiapine	Seroquel	Seroquel	100	300	500	800	*die* ou b.i.d.
Olanzapine	Zyprexa	Zyprexa	5	10	20	30	hs
Rispéridone	Risperdal	Risperdal	1	3	6	8	*die* ou b.i.d.

* Ces équivalences proviennent d'une synthèse de plusieurs études. Il n'existe pas d'équivalence stricte pour un patient donné. Les doses et intervalles posologiques doivent être individualisés.

Psychiatrie clinique : une approche bio-psycho-sociale

Pour illustrer l'utilisation clinique d'un antipsychotique, prenons l'exemple d'un patient agité et halluciné qui se présente à l'urgence pour la première fois.

Une période d'observation de quelques heures est recommandée, ce qui permet au médecin de préciser le diagnostic. Pendant ce temps, on procurera parfois au patient une sédation par un anxiolytique (diazépam, de 5 à 40 mg/jour; clonazépam, de 1 à 16 mg/jour en prises fractionnées). On évitera souvent de prescrire un neuroleptique dans le cas des psychoses toxiques dues à des drogues, en réservant ces médicaments puissants aux psychoses apparentées à la schizophrénie.

Une fois le diagnostic de psychose schizophrénique confirmé, on amorce en règle générale le traitement avec un antipsychotique atypique (rispéridone, quétiapine, olanzapine), à dose faible, et on augmente lentement la posologie. Pour calmer plus rapidement l'agitation et s'assurer que le patient prend bien sa médication, on doit parfois débuter avec de l'halopéridol (5 mg) par voie intramusculaire. Il faut alors prévenir les réactions extrapyramidales en ajoutant d'entrée de jeu un antiparkinsonien (diphenhydramine, de 25 à 50 mg i.m.; procyclidine, 5 mg), car il est important que la première expérience du patient avec la médication lui soit agréable, sans quoi il risque de se montrer longtemps récalcitrant à un traitement antipsychotique. Avec les nouveaux antipsychotiques, il est habituellement superflu d'ajouter un correcteur antiparkinsonien pour empêcher les effets secondaires reliés au blocage dopaminergique du faisceau nigrostrié alors qu'il était usuel de le faire autrefois. On augmente la dose progressivement pendant la première semaine pour atteindre habituellement de 100 à 300 mg par jour de quétiapine, ou l'équivalent avec un autre antipsychotique. Les mégadoses de neuroleptique prescrites autrefois sont maintenant considérées comme inutiles; on préfère souvent ajouter une benzodiazépine si un effet sédatif additionnel est nécessaire.

On maintient l'antipsychotique à cette dose thérapeutique durant presque toute la durée de l'hospitalisation. Cependant, si on ne constate aucune amélioration après trois ou quatre semaines, il convient de changer de médicament. Il n'y a toutefois pas lieu de changer trop fréquemment d'antipsychotique, car, même avec une médication efficace, on ne pourra observer une réduction des symptômes psychotiques que d'une semaine ou même d'une quinzaine à l'autre. On ne doit donc pas s'attendre à des résultats du jour au lendemain. Il faut en outre prévoir que le patient devra prendre un antipsychotique pendant plusieurs mois et qu'il risque d'abandonner la médication s'il n'en ressent pas suffisamment les effets bénéfiques.

Après une ou deux semaines de traitement, l'agitation reliée à l'angoisse diminue. Le patient est d'habitude plus calme, plus coopératif. Vers la troisième ou quatrième semaine, le patient devient de moins en moins anxieux, à mesure qu'il peut s'exprimer plus facilement et qu'il se sent moins envahi par ses symptômes psychotiques. Après un mois environ, son état s'est beaucoup amélioré. Les hallucinations deviennent plus rares (ses voix lui parlent moins souvent) ou moins intenses (ses voix lui parlent moins fort). Le patient ne parle de son délire que si on l'incite à le faire et, souvent, il en parle alors comme d'un souvenir passé qu'il peut même critiquer. La séquence des effets du neuroleptique est donc qu'il a été d'abord sédatif, puis anxiolytique, puis finalement antipsychotique.

C'est pendant cette dernière phase de l'hospitalisation que le médecin devrait renseigner le patient et sa famille sur la maladie, les aider à reconnaître les symptômes et à comprendre comment ils ont disparu grâce à l'antipsychotique. Il faut aussi inciter le patient à prendre, en dehors de l'hôpital, une médication à dose décroissante et à long terme pour éviter les rechutes. On proposera souvent alors de donner des neuroleptiques-retard sous forme d'injection à longue action.

Au cours de la cinquième ou sixième semaine, le patient se sent souvent très bien, il n'a plus de symptômes positifs et il se sent capable d'envisager l'avenir avec intérêt. Il est alors prêt à recevoir son congé et à continuer ses traitements en externe. Toutefois, selon la gravité de la maladie et la coopération du patient, l'hospitalisation peut durer beaucoup plus longtemps.

Les divers neuroleptiques ont un même effet *primaire* antipsychotique. Ils se différencient cependant sur le plan de leurs effets *secondaires* (voir le tome II, chapitre 43). Ces effets secondaires varient beaucoup selon les patients et selon les médicaments. Lorsqu'ils apparaissent, le médecin doit être réceptif et discuter avec le patient et sa famille en vue de choisir la stratégie qui permettra de réduire ces inconvénients tout en assurant une protection contre les symptômes psychotiques. On ne croit plus, comme autrefois, qu'il faille observer du parkinsonisme pour déterminer les doses de neuroleptiques.

Parmi les effets secondaires possibles, citons les plus fréquents, soit :

- les *effets atropiniques*, c'est-à-dire sécheresse de la bouche, constipation, vision embrouillée ; ces effets désagréables peuvent souvent être atténués par une modification de la diète ;
- les *effets extrapyramidaux*, qui se manifestent par des troubles du tonus musculaire (dystonies) sous forme de contractures ou de tremblements des muscles (parkinsonisme). Ils peuvent habituellement être corrigés par un médicament antiparkinsonien (p. ex., procyclidine, diphénhydramine, propranolol, etc.) ;
- les *effets dyskinétiques* : la dyskinésie tardive est un trouble des mouvements qui apparaît après plusieurs années d'utilisation des neuroleptiques. La dyskinésie disparaît souvent quand cesse la prise du neuroleptique ; le problème est alors la réapparition des symptômes schizophréniques aigus. Pendant de nombreuses années, on n'a pu offrir de traitement efficace contre la dyskinésie tardive dans les cas où il fallait maintenir un neuroleptique pour atténuer les symptômes psychotiques. Or les nouveaux médicaments, comme la clozapine, la rispéridone, la quétiapine et l'olanzapine, ont un effet antidyskinétique en plus de leur action antipsychotique.

On doit attirer l'attention sur la clozapine, qui est actuellement le plus puissant antipsychotique, mais qui nécessite aussi la plus grande surveillance des effets secondaires. La clozapine est réservée aux cas de schizophrénie réfractaire au traitement défini ainsi :

- deux neuroleptiques utilisés pendant au moins six semaines (de préférence trois mois) en doses suffisantes n'ont pas produit de résultats thérapeutiques satisfaisants. Il est aussi souhaitable de faire un essai à la rispéridone, à l'olanzapine ou à la quétiapine ;
- le patient est intolérant aux effets secondaires qui ne peuvent être corrigés par des ajustements de doses de neuroleptiques ni par l'ajout de correcteurs.

Pendant le traitement à la clozapine, il faut faire chaque semaine une prise de sang pour compter les globules blancs afin de détecter rapidement tout risque d'agranulocytose susceptible de survenir chez 1 % de ces patients. Au moment de l'instauration du traitement, il faut aussi surveiller la sédation, l'hypotension orthostatique, la tachycardie, les poussées de fièvre avec transpiration, la sialorrhée. Ces effets secondaires s'atténuent souvent avec le temps, mais peuvent demeurer incommodants à long terme pour certains patients. Le dosage thérapeutique usuel est de 300 mg à 450 mg par jour (maximum 900 mg/jour), dont plus de 50 % au coucher. Le risque de convulsions s'accroît cependant avec la variation rapide et l'augmentation des doses.

Pour certains patients dont l'agitation persiste à cause de l'intensité prolongée des symptômes psychotiques, une variété d'associations thérapeutiques ont été utilisées :

- neuroleptique incisif et neuroleptique sédatif ;
- neuroleptique et carbamazépine (qui réduit cependant le taux plasmatique des neuroleptiques par induction enzymatique) ;
- neuroleptique et lithium, surtout si on est en présence de symptômes affectifs concomitants ;
- neuroleptique et électroconvulsivothérapie (ECT).

Aspect psychosocial

Outre l'approche pharmacologique, le traitement à l'hôpital comporte un volet psychosocial, qu'on désigne sous le nom de *thérapie de milieu*. Cet aspect très important du traitement intrahospitalier a donné lieu à diverses controverses. Certains idéologues ont taxé l'hôpital de milieu infantilisant et répressif, de garderie où cacher la folie. D'autres ont même accusé l'hôpital de causer une détérioration physique et psychique du patient, ce qu'on a appelé le « syndrome de déchéance sociale ». C'est ainsi qu'est né le courant de la désinstitutionnalisation. En fait, les observations contemporaines montrent que c'est plutôt la maladie elle-même, la schizophrénie, qui cause une détérioration du fonctionnement social. Depuis qu'on a poussé les patients hors des hôpitaux, on estime qu'environ un tiers des sans-abri de l'Amérique du Nord sont des schizophrènes qui ont interrompu leur traitement. Il suffit de voir la misère de ces itinérants dans les rues des villes pour conclure que ces malades profiteraient davantage d'un milieu protégé.

D'autres courants de pensée, plus idéalistes, ont voulu faire de l'hôpital un milieu permissif, allant jusqu'à «laisser vivre la psychose jusqu'au bout». Dans le même sens, certains milieux de vie, qualifiés d'antipsychiatriques, préconisent des approches exclusivement humanistes, fondées essentiellement sur une relation d'aide bienveillante, comme si la schizophrénie n'était causée que par une interaction défectueuse avec l'environnement. Dans ces contextes écologistes, on parle de problèmes de santé mentale, la notion même de maladie mentale étant devenue taboue. Des problèmes surviennent alors quand la psychose, qui modifie souvent gravement le jugement, amène le patient à faire des gestes dangereux pour lui-même ou pour les autres.

La plupart des milieux thérapeutiques se situent cependant entre ces deux extrêmes (répression et permissivité), utilisant au mieux les ressources humaines et matérielles limitées pour offrir un programme thérapeutique personnalisé à chacun des patients.

La thérapie de milieu a évolué, au cours des années, selon les écoles de pensée. On faisait autrefois des réunions de groupe avec tous les patients de l'étage et on incitait les malades à s'exprimer, ce qui pouvait mener à des délibérations et parfois même à des décisions de groupe. Cette pratique, mise de l'avant par Maxwell Jones en Angleterre dans les années 60, était peut-être utile pour les psychopathes; elle s'est cependant révélée peu pertinente pour les psychotiques. D'autre part, certains psychiatres tentent d'appliquer la théorie psychanalytique à la compréhension du fonctionnement des patients et de l'institution. Cette méthode, séduisante autrefois, cède maintenant la place à une approche plus pragmatique, fondée sur une meilleure connaissance de la psychophysiologie de la schizophrénie, qui vise à résoudre des problèmes concrets en se basant sur les principes suivants:

- *réduction des stimulations:* le schizophrène, à cause de son hypersensibilité aux stimulations et de ses troubles de l'attention, a besoin d'un milieu assez calme; souvent, on propose au patient de se retirer dans une chambre isolée, non dans un but punitif, mais plutôt pour le protéger de l'animation environnante;
- *surveillance et réconfort:* surtout au début de l'hospitalisation, au moment où le patient est agité et anxieux à cause de la désorganisation psychotique, il faut lui offrir un milieu sécurisant; on peut se représenter cette attitude en pensant à une mère réconfortant son enfant qui vient de faire un cauchemar;
- *encouragement à l'hygiène personnelle:* à mesure que les symptômes psychotiques disparaissent, il faut tâcher de redonner au patient des habitudes de base qui lui permettront de recouvrer une certaine autonomie; le début du long processus de réadaptation commence par la reprise des routines de la vie quotidienne (hygiène, alimentation, lavage, habillement, etc.);
- *instauration d'une relation de confiance:* le patient a pu arriver à l'hôpital anxieux, agressif, parfois même avec une ordonnance d'examen demandée par ses proches, ce qui a pu entraîner une procédure de garde en établissement. Et pourtant, le psychiatre et son équipe doivent trouver les attitudes et les paroles pour lui faire accepter de prendre une médication, de raconter son expérience psychotique, et pour le préparer à un suivi à long terme en externe;
- *enseignement à propos de la maladie, des symptômes et du traitement:* cet aspect psychoéducatif constitue maintenant, avec la médication, le fondement du traitement de la schizophrénie (voir le tome II, chapitre 52). À la fin de l'hospitalisation, les thérapeutes concernés devraient tenir une rencontre avec le patient et sa famille afin de leur expliquer, dans un langage accessible, la nature de la maladie, l'évolution des interventions, et répondre à leurs questions; il faut aussi planifier la suite du traitement et tâcher d'obtenir leur coopération en tenant compte des réticences et des mécanismes de défense de chacun.

10.6.2 Traitement en externe

Aspect biologique

Après une première hospitalisation consécutive à un diagnostic de trouble schizophréniforme ou de schizophrénie, il est recommandé de prescrire une médication neuroleptique pour environ un an, à dose décroissante. Les formes injectables à longue action sont préférables pour assurer un suivi constant. Notons toutefois que les nouveaux antipsychotiques atypiques ne sont pas encore offerts sous forme injectable à action prolongée. Autant que possible, avant la fin de l'hospitalisation, le psychiatre aura choisi le médicament antipsychotique qui entraîne le moins d'effet sédatif, pour assurer le confort du patient. L'art consiste à proposer le neuroleptique qui assurera le meilleur contrôle des symptômes et qui sera le mieux toléré par le patient.

Au chapitre des prescriptions, les principes suivants sont préconisés :
- les doses faibles ou modérées de neuroleptique sont plus efficaces que les doses très faibles ;
- les doses fortes sont à utiliser avec circonspection ;
- les formes injectables à longue action assurent une meilleure observance ;
- s'il faut prescrire l'antipsychotique par voie orale :
  - réduire autant que possible le nombre de prises quotidiennes,
  - concentrer la médication le soir afin de favoriser le sommeil ; éviter d'en donner le matin autant que possible ;
- après un premier épisode, prescrire un neuroleptique pour un an ou deux ;
- après un deuxième épisode, prescrire un neuroleptique pour environ cinq ans ;
- après un troisième épisode, prescrire un neuroleptique jusque vers l'âge de 45 ans.

Compte tenu de ces données, après un premier épisode de trouble schizophréniforme, le médecin recommande habituellement une diminution progressive de l'antipsychotique étalée sur une période d'environ un an. Au cours de cette réduction lente, le médecin surveille la réapparition des symptômes psychotiques et, le cas échéant, il prescrira de nouveau une médication à dose thérapeutique. Par contre, pour un patient sur cinq, il arrive qu'il soit possible d'interrompre la médication sans qu'on observe de symptômes de rechute. D'ailleurs, si le patient et sa famille ont été bien informés à la fin de l'hospitalisation, ils consulteront rapidement le médecin en cas de résurgence des symptômes. On a aussi remarqué que ce sont les mêmes symptômes qu'au début de la psychose qui réapparaissent à chaque rechute ; si le patient et ses proches y sont attentifs, on peut souvent éviter une réhospitalisation en rétablissant rapidement la médication à un niveau thérapeutique.

Bien des malades, cependant, après un premier épisode, décideront d'arrêter trop vite la médication, lui imputant le manque d'énergie qu'ils ressentent. En fait, ce symptôme d'apathie peut davantage être attribué à une période de convalescence suivant la phase aiguë de la maladie schizophrénique. Si le patient décide d'interrompre prématurément la prise de son antipsychotique, le médecin devrait l'aviser des risques de cet arrêt hâtif, mais néanmoins maintenir un suivi pour au moins un an et l'assurer qu'il sera prêt à intervenir en cas de rechute. Souvent, les symptômes réapparaissent graduellement et mettent d'un à deux mois avant d'atteindre l'intensité qui avait justifié la première hospitalisation. Pourvu que le médecin ait établi une bonne alliance thérapeutique avec le patient et sa famille de façon qu'ils consultent dès le début de la résurgence des symptômes de délire ou d'hallucinations, on pourra espérer éviter une détérioration en prescrivant rapidement une médication antipsychotique. Précisons ici que, selon des études bien documentées, 80 % des patients qui cessent de prendre leur antipsychotique sont réhospitalisés dans l'année qui suit.

Le retour des symptômes signale une maladie plus chronique et orientera le médecin vers le maintien d'une médication pour une période de cinq ans environ. Une troisième rechute nécessite la prescription d'un antipsychotique jusque vers l'âge de 45 ans. Harding et coll. (1987) ont noté, en effet, que la maladie schizophrénique s'atténue naturellement avec l'âge pour bon nombre de patients ; après 50 ans, la moitié des patients, même ceux qui étaient sévèrement atteints au début, n'ont plus de symptômes psychotiques et n'ont plus besoin de médication.

Hogarty et coll. (1991) ont mené une étude intéressante sur les interactions pharmacologiques et d'autres modalités thérapeutiques utiles dans la schizophrénie. Il en ressort que la médication neuroleptique joue non seulement un rôle curatif durant les épisodes aigus, mais aussi un rôle important dans la prévention des rechutes et des réhospitalisations. Ainsi, selon ces auteurs, le pourcentage de rechute chez les patients qui prennent un neuroleptique est de 30 % après un an et de 44 % après deux ans ; chez ceux qui ne prennent pas de neuroleptique, il est, pour les mêmes périodes, de 70 % et de 80 %.

De plus, si on prend comme critère d'efficacité la qualité d'adaptation du patient au lieu du taux de rechute, les résultats demeurent les mêmes. De fait, les neuroleptiques n'améliorent pas l'adaptation personnelle et sociale, mais les thérapies utiles pour cette adaptation ne sont efficaces que si les rechutes sont moins fréquentes.

D'autre part, la médication apparaît être une condition *sine qua non* de l'efficacité des thérapies adjuvantes (thérapies de soutien, psychoéducative, cognitive, etc.). Sans neuroleptique, les thérapies ne modifient pas le taux de rechute; par contre, associées, elles potentialisent l'effet pharmacologique et offrent une meilleure prévention.

On a par ailleurs remarqué, même à l'époque de Bleuler, il y a cent ans, que 20 % des patients atteignent, sans médication, une adaptation sociale convenable. La schizophrénie n'évolue donc pas toujours de façon morbide, comme certains l'ont prétendu. Il est cependant impossible de prédire, au début de la maladie, quelle sera son évolution pour un malade donné.

Aspect psychologique

Au cours de la première année, c'est l'antipsychotique qui protège le mieux les schizophrènes d'une réhospitalisation, car l'effet des thérapies de soutien, quand elles sont additionnées au neuroleptique, ne se manifeste vraiment qu'au cours de la deuxième année. La démarche essentielle de la psychothérapie de soutien consiste à offrir au patient et à sa famille une information détaillée sur la maladie et le traitement. Cette démarche, dite « psychoéducative », requiert du thérapeute qu'il trouve les mots et les moments appropriés pour répondre aux questions et pour motiver le patient dans la prise en charge de sa maladie et de son traitement (voir le tome II, chapitre 52).

L'approche psychothérapeutique de la schizophrénie a bien évolué au cours des dernières années. Autrefois, alors qu'on avait tendance à appliquer les concepts psychanalytiques à tous les aspects du fonctionnement humain, on a essayé de concevoir une thérapie psychanalytique des psychoses. Mais les quelques études qui voulaient valider de manière scientifique les résultats de la psychothérapie psychanalytique appliquée à la schizophrénie ont finalement donné des résultats plutôt décevants. Il n'empêche que certaines notions fondamentales, comme le transfert, le contre-transfert, les mécanismes de défense, etc., conservent toute leur importance dans l'approche de cette psychose. À l'opposé, certains thérapeutes, surtout en Amérique, dans leur désir de trouver des solutions pratiques et parfois idéalistes, ont ignoré l'expérience existentielle humaine de la schizophrénie. Pourtant, les écoles phénoménologiques, surtout européennes, nous avaient déjà sensibilisés à cette dimension.

La psychanalyse, que l'on a longtemps considérée comme la seule méthode psychothérapeutique valable, continue d'exercer une grande influence dans certains milieux. Encore de nos jours, certains thérapeutes se sentent mal à l'aise de ne pas offrir une psychothérapie d'exploration et d'introspection (*insight*), d'inspiration psychanalytique, à leurs patients schizophrènes. Or, et contrairement aux ambitions antérieures qui consistaient pour chaque école de psychothérapie à vouloir prouver la supériorité de son approche au regard de l'obtention d'un effet thérapeutique, il est maintenant démontré que seule une combinaison de méthodes thérapeutiques peut arriver à une efficacité optimale. Scott et Dixon (1995), qui ont résumé diverses études, soulignent le peu d'efficacité de la thérapie psychanalytique en ce qui a trait à la schizophrénie, ce qui peut amener le changement de la question initiale : Est-il conforme à l'éthique de ne pas offrir de psychothérapie psychanalytique à un patient schizophrène ? en : Est-il approprié d'offrir une psychothérapie psychanalytique alors que sa valeur n'est pas démontrée ?

Dans une étude menée à Boston, un groupe de psychanalystes et de psychothérapeutes (Boston Psychotherapy Group, 1984) a comparé les effets de la psychothérapie d'exploration et d'introspection (PEI) inspirée par la psychanalyse à ceux d'une autre méthode psychothérapeutique appelée psychothérapie de soutien et d'adaptation à la réalité (PSAR). Toute une série de mesures ont été prises en vue de préciser les résultats de ces deux démarches psychothérapeutiques sur une période de deux ans. Le tableau 10.4 (p. 276) présente quelques-uns des résultats de cette étude réalisée par des thérapeutes expérimentés. Le nombre de flèches indique le degré de variation (augmentation ou diminution) des variables en fonction du temps ; le 0 indique que la variable varie peu ou ne varie pas.

En résumé :

- les patients suivant une PSAR passent beaucoup plus de jours (en moyenne 213 jours) dans un

TABLEAU 10.4 Différences significatives entre la PSAR et la PEI

Variable	PSAR	PEI	Variation significative
Emploi à plein temps	↑↑↑	↓↓↓	+++
Jours d'hospitalisation	↓↓	0	++
Participation aux tâches domestiques	↑	↓	++
Expansivité paranoïde	0	↓↓	++
Pensée magique	↓↓	0	+
Niveau de fonctionnement	↑	0	+

PSAR : psychothérapie de soutien et d'adaptation à la réalité.
PEI : psychothérapie d'exploration et d'introspection (psychanalytique).
Source : Boston Psychotherapy Group, « Effects of psychotherapy in schizophrenia », *Schizophr. Bull.*, vol. 10, n° 4, 1984.

travail à plein temps que les patients suivant une PEI (en moyenne 77 jours) ; il semble que, pour un schizophrène, le travail à plein temps et la psychothérapie intensive d'introspection soient incompatibles ;
— les patients en PEI sont hospitalisés plus longtemps que les patients en PSAR ;
— les patients en PSAR sont moins dépendants de leur famille et prennent davantage part aux tâches domestiques que les patients en PEI.

Sans doute un peu décevant pour les psychanalystes, et contrairement à ce que l'on croyait autrefois, le résultat général de cette étude montre que, pour la schizophrénie, la psychothérapie de soutien et d'adaptation à la réalité (PSAR) est plus efficace que la psychothérapie d'inspiration psychanalytique basée sur une compréhension psychodynamique d'introspection (PEI).

Bien sûr, on ne doit pas en conclure qu'il faut proscrire, avec les schizophrènes, toute démarche psychothérapeutique, qu'il faut éviter les rencontres individuelles. Cependant, les études récentes montrent que les schizophrènes bénéficient plus d'un entraînement pratique et éducatif à résoudre des problèmes selon une approche cognitivo-comportementale que d'une recherche introspective pour trouver des solutions en eux-mêmes.

Après avoir fait plusieurs études visant à comparer l'efficacité de diverses modalités thérapeutiques, Hogarty et coll. (1995) ont finalement mis au point une forme de thérapie individuelle personnalisée (*personal therapy*) ; le but est de modifier la perception que la personne schizophrène a d'elle-même en l'amenant à :

— identifier et contrôler les émotions dysfonctionnelles pour améliorer l'adaptation personnelle et sociale ;
— identifier les indicateurs cognitifs, affectifs et somatiques de détresse afin d'atténuer celle-ci par relaxation ou recadrage cognitif ;
— reconnaître les stress qui peuvent déclencher des rechutes afin de les éviter si possible ;
— mieux connaître sa psychopathologie et les traitements appropriés, et s'y adapter ;
— favoriser les initiatives appropriées pour une réinsertion dans la vie sociale et au travail.

Par une mise en œuvre graduelle des stratégies d'adaptation (*coping*), la thérapie personnalisée permet au patient de prendre conscience de sa vulnérabilité personnelle et des indices internes de dysrégulation affective. Il en vient ainsi à mieux reconnaître ses états affectifs, à nuancer leur expression et à faire une meilleure évaluation de la réponse des autres à son expression émotive. Les résultats préliminaires de cette approche thérapeutique montrent qu'elle surpasse toutes les autres méthodes et que l'amélioration est plus grande quand on prolonge la thérapie jusqu'à trois ans.

Toute psychothérapie porte sur la compréhension que les personnes ont d'elles-mêmes et du monde qui les entoure ; c'est pourquoi certaines questions doivent être abordées au cours des entretiens avec le schizophrène et sa famille :

— l'expérience d'une maladie chronique, débilitante, et son incidence sur l'image de soi ; tout un travail de deuil par rapport aux aptitudes antérieures est nécessaire ;
— l'adaptation à un style de vie différent ; le patient, sa famille et la société doivent apprendre à vivre avec cette maladie ;
— la résolution de problèmes quotidiens : médication, stress, travail, études, socialisation, loisirs, etc.

Face aux diverses situations de la vie quotidienne vécues par le schizophrène, la psychothérapie prend une orientation dite psychoéducative (ou cognitivo-

comportementale) qui vise à diminuer les risques de rechute et à améliorer le fonctionnement social. L'essentiel de l'intervention porte sur une compréhension éclairée de la schizophrénie en tant que déformation d'origine biologique de la perception de certaines facettes de la réalité. Le thérapeute s'emploiera donc à :
- établir une relation de confiance, une alliance thérapeutique ;
- chercher des solutions aux problèmes concrets d'abord : logement, alimentation ;
- aider le patient à faire face aux événements stressants ;
- donner de l'information adaptée à propos de la schizophrénie ;
- détecter les signes avant-coureurs de rechute et offrir une intervention de crise ;
- favoriser l'implication dans un programme de réadaptation et en discuter au cours des entretiens individuels.

Avec le temps, les patients peuvent apprendre comment surmonter le déficit qui les affecte. En somme, il y a autant de façons de vivre avec la schizophrénie qu'il y a de personnes atteintes de cette maladie.

Aspect social

Depuis les années 80, pour la première fois dans l'histoire du traitement psychosocial de la schizophrénie, les approches thérapeutiques se fondent sur des observations validées scientifiquement plutôt que sur des impressions subjectives et souvent fantaisistes. Les progrès de la psychopharmacologie ont permis d'éliminer (ou presque) l'hospitalisation à long terme. Cependant, les effets prophylactiques, c'est-à-dire la prévention des rechutes, sont bien limités. De fait, environ 50 % des patients sont réhospitalisés en moins de deux ans même s'ils prennent une médication neuroleptique, résultat qui est tout de même préférable à la situation antérieure à l'arrivée de ces médicaments. Mais on peut se demander quels sont les facteurs susceptibles de précipiter ou de prévenir les rechutes quand le patient prend bien sa médication.

Approche psychoéducative

La question du rôle de la famille dans la genèse de la schizophrénie a été largement explorée au cours des cinquante dernières années. Et si, aujourd'hui, les recherches évitent de laisser entendre que la famille est responsable de la maladie, on constate que certaines attitudes familiales peuvent précipiter des rechutes. En effet, il a été établi que c'est par ignorance de certains faits que la famille peut effectivement contribuer aux rechutes ; en revanche, elle peut jouer un rôle beaucoup plus constructif lorsqu'elle est bien informée et soutenue. Les mêmes principes s'appliquent aux autres personnes que le schizophrène doit côtoyer.

L'approche psychoéducative (voir aussi le tome II, chapitre 52) a inspiré diverses stratégies pour aider les familles aux prises avec une maladie schizophrénique :
- rencontres avec la famille pour discuter des connaissances contemporaines sur la schizophrénie et pour répondre aux questions particulières ;
- jeux de rôle où les parents expérimentent, par des exercices appropriés, des attitudes plus adaptées aux besoins de leur enfant schizophrène ;
- groupes d'entraide où les familles discutent entre elles des problèmes qui les concernent et se donnent un soutien mutuel.

Les rencontres avec la famille visent plusieurs objectifs :
- informer à propos des divers aspects de la schizophrénie : les causes, les symptômes, les traitements, etc. Cet aspect éducatif a une importance fondamentale ; en effet, les nombreux commentaires critiques de la part des parents sont révélateurs de leur mauvaise compréhension de la maladie et des raisons pour lesquelles la médication est nécessaire. Quand les parents comprennent mieux ces aspects, ils sont plus en mesure de soutenir leur malade et de l'aider à faire un meilleur usage de la médication ;
- amener la famille à restreindre les critiques hostiles ou les attitudes de surprotection ;
- diminuer le sentiment de culpabilité que vivent presque toutes les familles au début ;
- briser l'isolement de la famille qui, autrement, a l'impression d'être aux prises avec un problème immense, honteux et insoluble ;
- amener la famille à formuler des attentes réalistes relativement aux tâches à accomplir. Il est ainsi

primordial que les membres de la famille se rendent compte que cette maladie entraîne un handicap. Ils peuvent alors comprendre que la performance au travail est réduite, que la résistance au stress est amoindrie, qu'ils devront désormais éviter d'exercer des pressions trop grandes, etc. Comme la mère d'un patient disait : « Il m'a fallu deux ans après le début de la maladie pour reprendre plaisir à vivre avec mon fils. Pour en arriver là, il a fallu que je fasse le deuil de l'enfant que j'avais connu et que j'apprenne à apprécier une autre personne. »

L'intervention psychoéducative est basée sur une approche pragmatique qui privilégie un rôle actif de la famille ; elle a des objectifs moins ambitieux que la thérapie familiale traditionnelle qui voulait restructurer les relations et guérir la schizophrénie.

Falloon et coll. (1985) ont comparé, sur une période de deux ans, l'efficacité respective d'une thérapie psychoéducative familiale et d'une thérapie individuelle de soutien ; les deux groupes de schizophrènes prenaient par ailleurs régulièrement un neuroleptique. On peut voir au tableau 10.5 comment les 18 patients qui ont suivi une thérapie psychoéducative familiale se comparent aux 18 autres qui ont suivi une thérapie individuelle.

Dans cette étude, les patients schizophrènes qui recevaient leur congé de l'hôpital étaient dirigés au hasard soit vers une thérapie psychoéducative familiale, soit vers une thérapie individuelle de soutien. Les nombreuses mesures qui ont été vérifiées après deux ans de traitement en externe indiquent que les patients qui ont fait une thérapie psychoéducative familiale évoluent beaucoup mieux que ceux qui ont suivi une thérapie individuelle.

Réadaptation

On observe généralement que la schizophrénie entraîne une détérioration qualitative et quantitative du niveau de fonctionnement antérieur. On note, par exemple, que les loisirs, les relations amicales, les intérêts du patient sont moins diversifiés et moins nombreux après l'apparition de la maladie. Le patient et sa famille devraient donc comprendre que la maladie cause un handicap qui se manifestera en particulier par une difficulté de réinsertion sociale. Il est souhaitable que le clinicien fasse au patient et à la famille diverses recommandations susceptibles de diminuer le risque de rechute. Le patient devrait donc :

- reprendre ses activités de façon progressive, à temps partiel, que ce soit aux études ou au travail ; la majorité des patients dépassent difficilement un horaire de travail de 20 heures par semaine ;
- éviter le stress engendré en particulier par des situations de compétition ou de performance ; il a été démontré que les événements stressants de la vie quotidienne peuvent provoquer des rechutes ;

TABLEAU 10.5 Comparaison des résultats de la thérapie psychoéducative familiale et de la thérapie individuelle de soutien après deux ans de traitement en externe

Mesures	Thérapie psychoéducative familiale (18 patients)	Thérapie individuelle de soutien (18 patients)
Observance de la prescription (neuroleptique)	Meilleure	Abandon intermittent fréquent
Dose de neuroleptique nécessaire	Plus faible	Plus forte
Persistance de symptômes schizophréniques après deux ans	33 %	83 %
Rémission complète après deux ans	50 %	17 %
Réapparition de symptômes mineurs	36 épisodes	54 épisodes
Récurrence de symptômes schizophréniques aigus au cours des deux années	7 épisodes pour 3 patients	41 épisodes pour 15 patients
Réadmission à l'hôpital au cours des deux années	4 patients à 5 reprises Total : 66 jours	10 patients à 24 reprises Total : 408 jours

Source : D'après I. Falloon et coll., « Family management in the prevention of morbidity of schizophrenia », Arch. Gen. Psychiatry, vol. 42, n° 9, 1985, p. 893-894.

- éviter les pressions sociales, la proximité interpersonnelle. Les parents devraient encourager le malade à s'isoler de façon à abaisser le niveau des stimulations auxquelles il est exposé. Les antipsychotiques diminuent la vulnérabilité des schizophrènes à l'expression d'émotions fortes ainsi qu'à l'impact d'événements inhabituels, mais il y a une limite à la quantité de stress que les antipsychotiques peuvent contrôler ;
- éviter les drogues hallucinogènes et l'abus d'alcool.

Bien des schizophrènes souhaitent se réintégrer socialement afin de sentir qu'ils ont, comme tout le monde, une utilité sociale. Plusieurs cependant souhaiteront travailler dans un environnement où les rapports humains émotifs sont réduits. L'expérience a montré que les personnes souffrant de schizophrénie se trouvent plus à l'aise dans des occupations plutôt routinières :

- soin des animaux, des plantes ;
- entrée de données sur ordinateur ;
- entretien ménager ;
- classement.

En général, tout travail comportant des imprévus, des relations humaines intenses, des pressions de performance sera beaucoup plus pénible à supporter pour un schizophrène.

Il est souvent utile de se fier au désir du patient, même si le thérapeute peut le juger irréaliste au départ ; on peut ainsi planifier des étapes en vue d'un changement progressif. De nombreux patients conservent un désir spontané et naturel de jouer leur rôle dans la société selon les normes sociales, comme travailler, se marier, fréquenter des amis, etc. Malgré leur déficit évident, ils cherchent des façons de se sentir productifs et utiles socialement.

Les progrès récents dans le domaine de la réadaptation ouvrent maintenant des perspectives plus satisfaisantes pour les schizophrènes (Gagné et Lalonde, 1996). En effet, comme la schizophrénie entraîne une détérioration, un handicap, il est logique que les thérapeutes planifient des méthodes de réadaptation pour redonner à ces patients leurs capacités perdues. Comme cette invalidité consiste en partie en une détérioration du fonctionnement social, on doit tenter de réapprendre au patient à jouer des rôles appropriés dans diverses situations sociales de plus en plus complexes. Il s'agit d'abord d'évaluer la nature du handicap, puis d'exercer le patient à le corriger par une méthode appropriée.

Une évaluation fine permet en effet d'observer divers déficits chez le schizophrène :

- il ne perçoit pas adéquatement la situation (p. ex., la nécessité d'établir des liens sociaux, d'organiser une activité) ;
- il ne pense pas à planifier une réponse adaptée (p. ex., il ne peut téléphoner, écrire une lettre, parler à un interlocuteur) ;
- il ne peut mettre à exécution la réponse choisie, car il est en effet perplexe et indécis quand il s'agit d'accomplir une action.

La démarche vise ainsi à trouver une solution à un problème concret : par exemple, apprendre à faire une demande pour obtenir un service ou bien apprendre les rudiments de la politesse. C'est ce qu'on appelle la technique de résolution de problèmes et l'entraînement aux habiletés sociales (voir le tome II, chapitres 51, 52 et 81).

Toutefois, parce que chaque individu est unique et que la maladie fluctue dans le temps, il n'est pas réaliste d'attendre le même niveau de rendement de chacun des patients ni de viser au retour à la vie normale, à la réintégration dans les contextes sociaux habituels, fondés sur la compétition et la productivité. Il est au contraire nécessaire d'harmoniser le programme de réadaptation de façon souple et graduelle avec les besoins de chaque patient et d'accepter que persistent des handicaps variables dans divers domaines de fonctionnement. Il n'est pas réaliste non plus d'attendre, en conformité avec le principe du « désir » cher à la théorie psychanalytique, que le patient exprime une intention de s'impliquer pour offrir un traitement. Cette attente de la demande, qui découle d'une approche d'inspiration psychanalytique, peut être pertinente dans le cas du patient névrotique ; cependant, chez le schizophrène, l'apathie et le manque de volonté doivent être considérés comme des symptômes négatifs de la maladie. Il revient alors aux thérapeutes de définir des méthodes thérapeutiques qui pourront intéresser ces patients et les amener à s'engager progressivement dans un apprentissage d'habiletés sociales. Une thérapie adaptée se situe à mi-chemin entre une stimulation insistante et un abandon négligent ; elle devra être échelonnée sur plusieurs mois et s'appuyer sur les principes suivants :

- il faut accepter la maladie et tenir compte de ses particularités. Des patients, des parents et même des thérapeutes ont pu penser que, s'ils niaient ou banalisaient la maladie, l'évolution serait plus favorable. Par comparaison, on peut dire que ce n'est pas en prétendant qu'il a encore ses quatre membres qu'un amputé peut réaliser sa réadaptation ; c'est en apprenant à se servir de sa prothèse ;
- il faut tenir compte des fluctuations de la maladie. La psychose est un système dynamique qui varie selon l'intensité des stress qui affectent le patient et, même avec une médication stabilisatrice, des hallucinations peuvent se produire épisodiquement ;
- il faut améliorer la motivation du patient à atteindre un but en s'adaptant à ses intérêts personnels. L'apathie étant un symptôme dont le patient n'est pas conscient, il revient aux thérapeutes d'élaborer des stratégies de traitement auxquelles le patient pourra s'intéresser.

Le processus d'entraînement est répétitif et progresse par petites étapes. Il faut éviter la stimulation émotive qui déclencherait une expression affective trop intense. En effet, on note souvent une aggravation des symptômes lorsque les pressions se font trop fortes ; d'un autre côté, l'apathie peut empirer si on laisse le patient dans son isolement social. L'art de la réadaptation du schizophrène consiste donc à trouver le juste milieu entre la surstimulation intempestive et le laisser-faire. Les parents, les enseignants, les employeurs autant que les thérapeutes doivent donc adapter leurs demandes en évitant les extrêmes de la pression de performance et de l'oubli. Une attitude de « bienveillante indifférence », par laquelle le patient est encouragé à produire sans qu'on dramatise ses lenteurs ou ses échecs, est nettement plus favorable.

Plusieurs thérapeutes inventifs ont conçu des activités attrayantes pour ces patients. Il faut cependant être conscient que les activités qui intéressent un thérapeute n'intéresseront pas forcément une personne souffrant de schizophrénie. Par enthousiasme et bonne volonté, des thérapeutes ont en effet instauré des programmes visant à stimuler et à réintégrer les schizophrènes. Plusieurs ont cependant été déçus du peu de participation des patients. C'est qu'on essayait de combattre le symptôme négatif d'apathie, sans voir qu'il faut plutôt améliorer la capacité d'anticipation et viser l'acquisition d'habiletés à résoudre des problèmes. Quand on ignore la psychophysiologie de ce symptôme négatif relié en fait à l'hypofrontalité, on peut croire que ces patients sont négligents, paresseux ou encore qu'ils manquent de motivation.

Même si les découvertes des dernières années ont grandement modifié les approches thérapeutiques de la schizophrénie, il reste que le traitement n'est pas qu'un agencement de recettes appliquées sans nuance. L'art de la thérapie, en psychiatrie comme en médecine, consiste en l'utilisation judicieuse des interventions dont l'efficacité a été scientifiquement démontrée pour atténuer les effets de la maladie ; mais le clinicien doit aussi adapter ces traitements de façon individualisée et humaniste à chaque personne qui souffre de schizophrénie.

Le tableau 10.6 résume l'évolution des perspectives entre une compréhension périmée et une perception contemporaine de la schizophrénie.

Plus récemment, est apparu un courant nouveau, inspiré par Falloon et coll. (1996), qui laisse entendre qu'une intervention précoce pourrait modifier l'incidence de la schizophrénie. En 1974, l'incidence de la schizophrénie dans une région rurale du comté de Buckinghamshire, en Angleterre, avait été établie à 7,4 pour 100 000 habitants. En 1984, une équipe psychiatrique forma les omnipraticiens de cette région à détecter précocement des symptômes psychotiques et à envoyer rapidement ces patients en psychiatrie pour une évaluation et une intervention. Pendant une période de quatre ans (de 1984 à 1988), on observa ainsi 15 cas présentant des symptômes psychotiques qui pouvaient être précurseurs de schizophrénie, mais qui n'atteignaient pas la sévérité nécessaire pour poser un diagnostic de trouble schizophréniforme selon les critères du DSM-III. Un programme éducatif fut offert à ces patients et à leurs proches pour leur expliquer les risques de survenue d'un épisode schizophrénique et l'importance de suivre un traitement précoce. Cette approche, qui visait une meilleure compréhension de la maladie mentale, incita ces personnes à porter attention aux soins qui leur étaient donnés pour recouvrer leur santé mentale. Ces patients reçurent de faibles doses de neuroleptique (chlorpromazine, de 25 à 100 mg) pendant quelques semaines et suivirent un entraînement à la résolution de problèmes et à la réduction du stress. À

TABLEAU 10.6 Évolution de la compréhension du traitement de la schizophrénie

	Autrefois Affirmations basées sur des opinions	**Maintenant** Conclusions basées sur des recherches et sur la psychophysiologie de la schizophrénie
Approche biologique	– Blocage spécifique de D_2 dans les voies méso-corticale et méso-limbique – Nombreuses pilules, polypharmacie – Mégadoses de neuroleptiques	– Balance de D_2, D_4, sérotonine entre les régions fronto-temporo-limbiques – Injections intramusculaires longue action ou prise concentrée 1 fois/jour – Patient à l'aise à dose minimale, car il doit suivre un traitement prolongé
Approche psychologique	– Thérapie d'introspection de type psychanalytique – Apprentissage autonome basé sur la motivation du patient – Patient motivé qui s'adapte au traitement	– Thérapie psychoéducative (cognitivo-comportementale) – Entraînement répétitif, réadaptation graduelle pour corriger l'hypofrontalité – Thérapeute inventif qui s'adapte aux besoins du patient
Approche sociale	– Parents coupables, mère schizophrénogène – Patient perçu comme dépendant, désinstitutionnalisation massive	– Parents alliés, déculpabilisation active, intensive – Nécessité d'un soutien social continu à cause d'une invalidité prolongée – hébergement protégé
Conception du patient	Le fou – Le psychotique – Le schizophrène	La personne souffrant de schizophrénie

la fin de l'étude, on constata que l'incidence annuelle de la schizophrénie avait été réduite d'un facteur de 10, pour atteindre 0,7 cas pour 100 000 habitants.

Une quinzaine d'études sont en cours actuellement dans le monde pour valider cette observation qui modifiera l'approche diagnostique et thérapeutique de la schizophrénie. La psychiatrie pourrait alors adopter l'approche médicale usuelle qui consiste à faire une exploration attentive et à fournir un traitement adapté dès qu'on découvre, par exemple, une petite masse au sein, sans attendre l'évolution éventuelle vers un cancer. Actuellement, on hésite souvent à envisager précocement un diagnostic de schizophrénie et à offrir un traitement concordant, cela pour ne pas stigmatiser le patient, pour considérer l'évolution des symptômes avant de poser un diagnostic lourd de conséquences. Mais peut-être qu'ainsi on laisse s'installer un processus morbide qu'il est plus difficile de traiter par la suite.

10.7 ÉVOLUTION ET PRONOSTIC

Les études récentes montrent que l'évolution de la schizophrénie n'est pas aussi morbide que bien des psychiatres l'avaient perçue autrefois. Ce pessimisme thérapeutique a ainsi transmis un sentiment défaitiste, et même parfois du désespoir, aux patients et à leur famille.

Ciompi (1980) a observé, en Suisse, l'évolution des schizophrènes pendant une période moyenne de 35 ans. Il a noté une grande variation dans l'évolution de cette maladie qu'on peut diviser en deux catégories principales, comme l'illustre la figure 10.7. On peut voir dans cette figure que le premier pic de la maladie se situe habituellement vers l'âge de 20 ans; l'état de la personne va alors en général nécessiter une hospitalisation. Avant ce premier épisode, soit que les symptômes se sont manifestés brusquement, en quelques semaines, soit qu'ils ont évolué lentement pendant plusieurs mois. Entre l'âge de 20 et 40 ans, l'évolution se caractérise soit par des rechutes intermittentes, laissant un déficit plus ou moins apparent entre chaque épisode, soit par une aggravation graduelle. De plus en plus, il est démontré que les symptômes de la schizophrénie se stabilisent après l'âge de 40 ans, mais il subsiste alors des séquelles sociales. Après 40 ans, le patient et son entourage sont souvent habitués à tolérer les symptômes résiduels qui causent alors peu d'anxiété. Une étude réalisée au Vermont (États-Unis) par Harding et coll. (1987) indique que plus de la moitié des schizophrènes hospitalisés dans les années 50 connaissent aujourd'hui une amélioration considérable de leur état ou même sont guéris.

On croit de plus en plus que les symptômes fluctuent surtout pendant les cinq premières années de la maladie, d'où la nécessité de concentrer les efforts de réadaptation pendant les années qui suivent le premier épisode, afin de limiter le plus possible la détérioration bio-psycho-sociale. On peut espérer que si l'on empêche la détérioration précocement, le patient sera plus fonctionnel quand la période critique du début de la maladie sera passée. En effet, les patients qui n'ont été hospitalisés qu'une seule fois ont une évolution fort différente de ceux qui l'ont été à répétition (voir le tableau 10.7).

Avec les nouvelles méthodes thérapeutiques, l'ancienne règle des trois tiers égaux concernant l'évolution de la schizophrénie a été transformée au cours des années et on arrive maintenant aux conclusions suivantes :

- de 20 % à 25 % des patients auront une évolution favorable après un seul épisode psychotique et connaîtront :
  - soit une rémission spontanée,
  - soit une seule hospitalisation suivie d'un retour au niveau de fonctionnement antérieur,
  - soit une adaptation sociale convenable même sans traitement ;
- de 50 % à 60 % des patients verront par ailleurs, grâce à une médication neuroleptique continue,

FIGURE 10.7   Évolution variable de la schizophrénie

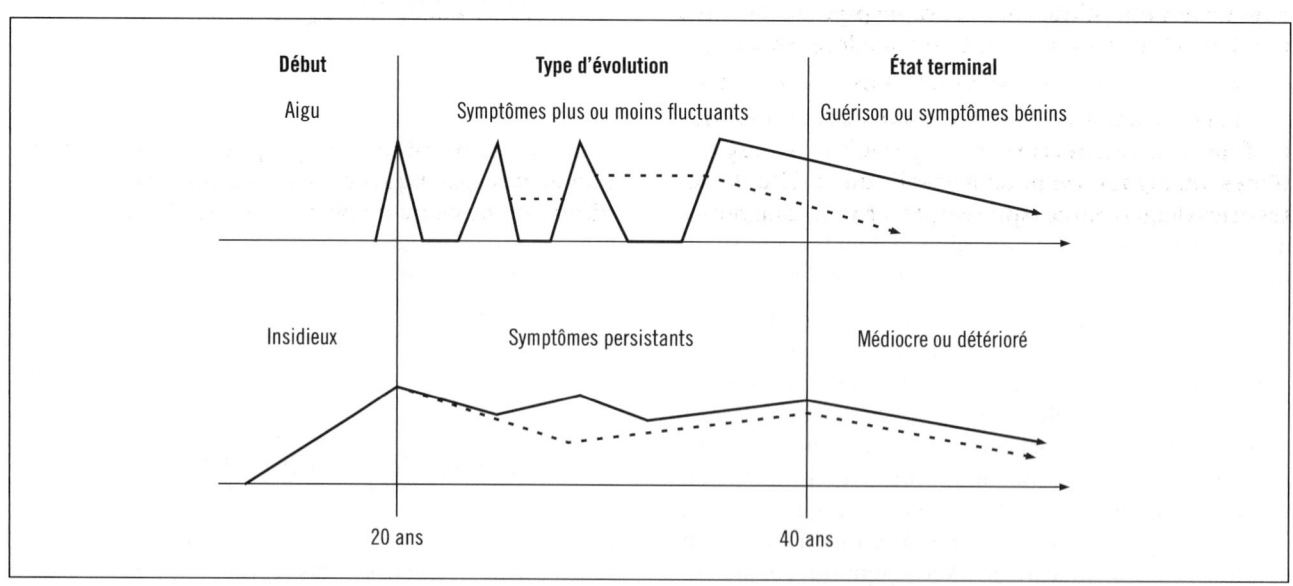

Source : D'après L. Ciompi, « Catamnestic long-term study of the course of life and aging in schizophrenia », *Schizophr. Bull.*, vol. 6, n° 4, 1980, p. 612.

TABLEAU 10.7   Évolution de la schizophrénie après cinq ans

(N = 107)	49 premières admissions	58 ont eu des hospitalisations antérieures
Aucune rechute	22 %	10 %
Une ou plusieurs rechutes, pas de détérioration	35 %	29 %
Symptômes persistants pendant cinq ans	43 %	60 %
Durée totale moyenne d'hospitalisation en cinq ans (en semaines)	26	76

Source : D'après M. Shepherd et coll., *Psychological Medicine,* Cambridge, Cambridge University Press, 1989, p. 18-19, 32.

disparaître (ou presque) leurs symptômes aigus ou, à tout le moins, verront s'espacer les rechutes et pourront mener une existence tranquille à l'extérieur de l'hôpital ;
- de 5 % à 15 % se stabilisent dans un état déficitaire ou se détériorent malgré les neuroleptiques et ont besoin d'un milieu protégé.

À la protection déjà intéressante que procurent les antipsychotiques, il est possible d'ajouter une approche familiale psychoéducative et un programme de réadaptation axé sur un entraînement aux habiletés sociales. Chacune de ces deux modalités thérapeutiques ajoute un autre 20 % d'amélioration quand elle est associée à un neuroleptique. Ainsi, Hogarty et coll. (1991) obtiennent une protection parfaite contre les réhospitalisations après un an en combinant un neuroleptique, une thérapie psychoéducative familiale et un entraînement aux habiletés sociales.

Le tableau 10.8 donne les résultats de cette étude.

Un jour, quand on connaîtra mieux les causes des dysfonctionnements cérébraux produisant des symptômes analogues, on pourra établir un variété de catégories diagnostiques qui remplaceront le diagnostic actuel de schizophrénie et proposer alors des traitements plus spécifiques permettant une évolution fort différente de ce qu'on observe aujourd'hui.

TABLEAU 10.8   Efficacité des traitements combinés (pourcentage de rechute après un an et deux ans de traitement)

Type de traitement	Après 1 an	Après 2 ans
Neuroleptique + thérapie de soutien	38 %	62 %
Neuroleptique + entraînement aux habiletés sociales	20 %	50 %
Neuroleptique + thérapie psychoéducative familiale	19 %	29 %
Neuroleptique + thérapie psychoéducative familiale + entraînement aux habiletés sociales	0 %	25 %

Source : G.E. Hogarty et coll., « Family psychoeducation, social skills training, and maintenance chemotherapy in the aftercare treatment of schizophrenia », *Arch. Gen. Psychiatry,* vol. 48, n° 4, 1991, p. 340-347.

Bibliographie

AMERICAN PSYCHIATRIC ASSOCIATION
1994 *Diagnostic and Statistical Manual of Mental Disorders*, 4ᵉ éd., Washington (D.C.), American Psychiatric Association; trad. française *DSM-IV – Manuel diagnostique et statistique des troubles mentaux*, Paris, Masson, 1996, 1040 p.

ANDREASEN, N.C.
1982a « Negative symptoms in schizophrenia: Definition and reliability », *Arch. Gen. Psychiatry*, vol. 39, n° 7, p. 784-788.
1982b « Negative vs positive schizophrenia: Definition and validation », *Arch. Gen. Psychiatry*, vol. 39, n° 7, p. 789-794.

BOSTON PSYCHOTHERAPY GROUP
1984 « Effects of psychotherapy in schizophrenia », *Schizophr. Bull.*, vol. 10, n° 4, p. 520-598.

CHAMBON, O., et MARIE-CARDINE, M.
1992 *La réadaptation sociale des psychotiques chroniques: approche cognitivo-comportementale*, Paris, PUF.

CIOMPI, L.
1980 « Catamnestic long-term study of the course of life and aging in schizophrenia », *Schizophr. Bull.*, vol. 6, n° 4, p. 606-618.

DALERY, J., et D'AMATO, T.
1995 *La schizophrénie, recherches actuelles et perspectives*, Paris, Masson.

ELKASHEF, A.M., et coll.
1995 « The biochemical basis of schizophrenia », dans C.L. Shriqui et H.A. Nasrallah (sous la dir. de), *Contemporary Issues in the Treatment of Schizophrenia*, Washington (D.C.), American Psychiatric Press, p. 3-41.

FALLOON, I., et coll.
1996 « Early detection and intervention for initial episodes of schizophrenia », *Schizophr. Bull.*, vol. 22, n° 2, p. 271-282.
1985 « Family management in the prevention of morbidity of schizophrenia », *Arch. Gen. Psychiatry*, vol. 42, n° 9, p. 887-896.

GAGNÉ, G., et LALONDE, P.
1996 « Réadaptation: enjeux, stratégies, approches », *Nervure*, vol. 9, n° 1, p. 22-32.

HÄFNER, H., et HEIDEN, W.
1997 « Epidemiology of schizophrenia », *Can. J. Psychiatry*, vol. 42, n° 2, p. 139-151.

HARDING, C.M., et coll.
1987 « The Vermont longitudinal study of persons with severe mental illness, II: Long-term outcome of subjects who retrospectively met DSM-III criteria for schizophrenia », *Am. J. Psychiatry*, vol. 144, n° 6, p. 718-735.

HOGARTY, G.E., et coll.
1995 « Personal therapy: A disorder-relevant psychotherapy for schizophrenia », *Schizophr. Bull.*, vol. 21, n° 3, p. 379-393.
1991 « Family psychoeducation, social skills training, and maintenance chemotherapy in the aftercare treatment of schizophrenia », *Arch. Gen. Psychiatry*, vol. 48, n° 4, p. 340-347.

LIBERMAN, R.P.
1992 *Effective Psychiatric Rehabilitation, New Directions for Mental Health Services*, San Francisco, Jossey-Bass.

NICOLE, L., LESAGE, A., et LALONDE, P.
1993 « Lower incidence and increased male/female ratio in schizophrenia », *Br. J. Psychiatry*, vol. 161, n° 10, p. 556-557.

OLNEY, J.W., et FARBER, N.B.
1995 « Glutamate receptor dysfunction and schizophrenia », *Arch. Gen. Psychiatry*, vol. 52, n° 12, p. 998-1024.

SCHNEIDER, K.
1950 *Psychopathologie clinique*, traduction de la 4ᵉ édition allemande, Louvain et Paris, Nauwlaerts et Maloine, 1976.

SCOTT, J.E., et DIXON, L.B.
1995 « Psychological interventions for schizophrenia », *Schizophr. Bull.*, vol. 21, n° 4, p. 621-630.

SHEPHERD, M., et coll.
1989 *Psychological Medicine*, Cambridge, Cambridge University Press.

VAUGHN, C.E., et LEFF, J.P.
1976 « The influence of the family and social factors on the course of psychiatric illness », *Br. J. Psychiatry*, vol. 129, p. 125-137.

WORLD HEALTH ORGANIZATION
1993 *The ICD-10 Classification of Mental and Behavioural Disorders: Diagnostic Criteria for Research*, Genève, World Health Organization; trad. française *Classification internationale des maladies, 10ᵉ révision. Chapitre V (F): Troubles mentaux et troubles du comportement: critères diagnostiques pour la recherche*, Paris, Organisation Mondiale de la Santé et Masson, 1994.

Lectures complémentaires

AMERICAN PSYCHIATRIC ASSOCIATION
1994 « Practice guideline for the treatment of patients with schizophrenia », *Am. J. Psychiatry,* vol. 154, n° 4, suppl.

FÉDÉRATION FRANÇAISE DE PSYCHIATRIE ET UNION NATIONALE DES AMIS ET FAMILLES DE MALADES MENTAUX [PROMOTEURS]
1994 *Conférence de consensus. Texte des experts. Stratégies thérapeutiques à long terme dans les psychoses schizophréniques,* Paris, Frison-Roche.

LALONDE, P., et coll.
1995 *Démystifier les maladies mentales : la schizophrénie,* Boucherville (Québec), Gaëtan Morin Éditeur.

VANELLE, J.-M., et ALLOUCHE, G.
1995 « Schizophrénies », dans J.-L. Senon, D. Sechter et D. Richard, *Thérapeutique psychiatrique,* Paris, Hermann, p. 805-826.

Le *Schizophrenia Bulletin* est une excellente revue portant sur la schizophrénie. Elle est publiée quatre fois par année par le U.S. Department of Health and Human Services. Chaque numéro porte sur un thème particulier.

Adresses utiles

Ces organismes s'adressent aux personnes souffrant de schizophrénie et à leur famille ; ils fournissent soutien, informations ou références. Certains sont aussi actifs dans la promotion de la recherche.

À MONTRÉAL
SOCIÉTÉ QUÉBÉCOISE DE LA SCHIZOPHRÉNIE (SQS)
7401, rue Hochelaga
Montréal (Québec) H1N 3M5
Tél. : (514) 251-4000, poste 3400
Téléc. : (514) 251-6347
www.schizophrenie.qc.ca

À QUÉBEC
FÉDÉRATION DES FAMILLES ET AMIS DE LA PERSONNE ATTEINTE DE MALADIE MENTALE (FFAPAMM)
1990, rue Jean-Talon Nord, bureau 203
Sainte-Foy (Québec) G1N 4K8
Tél. : (418) 687-0474 ou 1 800 323-0474
Téléc. : (418) 687-0123

AU CANADA
SOCIÉTÉ CANADIENNE DE SCHIZOPHRÉNIE
75, Donway West
Don Mills (Ontario) M3C 2E9
Tél. : (416) 445-8204
Téléc. : (416) 445-2270

EN FRANCE
UNION NATIONALE DES AMIS ET FAMILLES DE MALADES MENTAUX (UNAFAM)
12 impasse Compoint
75017 Paris
Tél. : 01 42 63 03 03
Téléc. : 01 42 67 56 85

CHAPITRE 11

Troubles de l'humeur (affectifs)

JEAN LEBLANC, M.D.
Psychiatre, directeur de la Clinique des maladies affectives au Pavillon Albert-Prévost
de l'Hôpital du Sacré-Cœur de Montréal
Professeur agrégé de clinique au Département de psychiatrie de l'Université de Montréal

PLAN

11.1 Historique

11.2 Épidémiologie

11.3 Étiologie
    11.3.1 Facteurs biologiques
        • *Neurotransmetteurs et récepteurs* • *Neuroendocrinologie* • *Troubles du sommeil*
        • *Kindling*
    11.3.2 Facteurs génétiques
    11.3.3 Facteurs psychosociaux
        • *Explications psychanalytiques* • *Personnalité prémorbide* • *Événements de la vie et facteurs précipitants*

11.4 Classification des troubles de l'humeur selon le DSM-IV et la CIM-10

11.5 Troubles dépressifs
    11.5.1 Dépression majeure
        • *Symptômes caractéristiques de l'épisode de dépression majeure* • *Critères diagnostiques de l'épisode dépressif majeur selon le DSM-IV et la CIM-10* • *Aspects ethnoculturels*
        • *Conséquences médico-psycho-sociales sur le fonctionnement* • *Évolution* • *Diagnostic différentiel* • *Mesure de la dépression*
    11.5.2 Trouble dysthymique
        • *Historique du concept* • *Description* • *Évolution et diagnostic différentiel*
    11.5.3 Trouble dépressif non spécifié
        • *Trouble dysphorique prémenstruel* • *Trouble dépressif mineur* • *Trouble dépressif bref récurrent*
    11.5.4 Dépression et personnalité dépressive

11.6 Troubles bipolaires
    11.6.1 Trouble bipolaire I
        • *Symptômes caractéristiques de l'épisode maniaque* • *Critères diagnostiques de l'épisode maniaque selon le DSM-IV et la CIM-10* • *Subdivision du trouble bipolaire I* • *Évolution*
        • *Diagnostic différentiel*
    11.6.2 Trouble bipolaire II
    11.6.3 Trouble cyclothymique

11.7 Spécifications additionnelles
    11.7.1 Dépression majeure de type mélancolique
    11.7.2 Dépression atypique
    11.7.3 Trouble de l'humeur du post-partum
    11.7.4 Dépression à caractère saisonnier
    11.7.5 Trouble bipolaire (I ou II) avec évolution par cycles à succession rapide

11.8 Traitement
    11.8.1 Principes généraux
    11.8.2 Traitement des troubles dépressifs
        • *Traitements somatiques* • *Traitements psychologiques* • *Approches combinées*
    11.8.3 Traitement des troubles bipolaires
        • *Épisodes dépressifs* • *Épisodes maniaques*

Bibliographie

Lectures complémentaires

Les troubles de l'humeur ont une prévalence élevée dans la population et constituent une des raisons les plus fréquentes de consultation des médecins de famille. Bien qu'elle soit répandue, cette pathologie demeure mal connue, autant du professionnel soignant que de la population en général.

11.1 HISTORIQUE

Dans le langage populaire, les termes « dépression » et « manie » sont employés de façon approximative ou souvent erronée pour désigner les troubles de l'humeur. Le terme « dépression » pourra être appliqué, par exemple, à un état intérieur pénible venant ponctuer une phase difficile de la vie, ou encore il pourra renvoyer à une caractéristique de la personnalité se traduisant par une dépressivité de l'humeur ; parfois, il sera même utilisé pour décrire toute forme de maladie mentale. De son côté, le mot « manie » a eu des acceptions diverses, et la signification populaire du terme inclut des entités aussi variées que les tics, les gestes compulsifs ou les originalités de comportement (« avoir des manies »), les comportements sociopathiques (un « maniaque sexuel »), les états d'excitation non spécifiques, etc. Historiquement, d'ailleurs, et notamment au siècle dernier, la nosologie psychiatrique employait le terme manie pour désigner un éventail très vaste de pathologies mentales (p. ex., les monomanies ou « folies partielles » d'Esquirol, les manies sans délire, équivalent des personnalités antisociales, etc.).

Vers la fin des années 50, il devint évident qu'on pouvait difficilement établir des comparaisons de données cliniques ou élaborer des projets de recherche psychiatrique multicentre étant donné la grande variabilité des systèmes théoriques de compréhension et de classification des maladies mentales et les interprétations variées d'un même terme diagnostique qui en résultaient. Cette période coïncide avec une certaine désaffection de la communauté scientifique psychiatrique occidentale pour le diagnostic et la nosologie des pathologies mentales, vraisemblablement parce que l'absence relative de thérapies spécifiques efficaces rendait moins nécessaire sur un plan pratique le raffinement diagnostique.

Le développement de la recherche, en particulier dans le domaine des approches psychothérapiques et psychopharmacologiques spécifiquement orientées vers des entités cliniques déterminées, suscita un renouveau d'intérêt pour l'élaboration de guides ou de critères diagnostiques précis permettant d'établir de manière fiable des catégories diagnostiques qui pourraient être utilisées par des cliniciens pratiquant dans des contextes sociodémographiques ou ethnoculturels variés. Les dernières éditions de la *Classification internationale des maladies* (CIM-10) [World Health Organization, 1993] et du *Diagnostic and Statistical Manual of Mental Disorders* (DSM-IV) [American Psychiatric Association, 1994a] fondent maintenant leurs classifications sur un ensemble de critères qui favorisent une plus grande fiabilité de la démarche diagnostique.

La manie et la dépression sont des manifestations qui touchent de façon particulière le domaine des affects, ou, plus précisément, le domaine de l'humeur. L'humeur est la disposition émotionnelle soutenue selon laquelle les expériences de vie sont perçues ; on parlera d'humeur dépressive, irritable, anxieuse, etc. En revanche, l'affect correspond davantage à un état qui est vécu au moment de l'entrevue, à ce que le clinicien peut observer, de même qu'aux variations de cet état au cours de l'entrevue. On dira d'un affect qu'il est labile, plat, approprié au contenu du discours, etc.

De tout temps, des variations de ces deux aspects du psychisme humain ont été décrites dans la littérature médicale, ainsi que dans les écrits littéraires ou populaires. Malgré que ces états soient répandus et fréquents, et en dépit du fait que leur description est remarquablement homogène depuis les premiers textes « scientifiques » médicaux, ce champ demeure encore mal connu et plusieurs classifications ont tenté et tentent encore de cerner ce domaine complexe.

La notion de dépression évoque en premier lieu un état d'affaissement, de creux, d'abaissement par rapport à un niveau donné. Sur le plan psychologique, l'affect dépressif se rapporte surtout à une humeur particulière vécue comme une tristesse marquée, et dont la principale caractéristique est d'être qualitativement différente de l'affect qui accompagnerait normalement un événement pénible. Par ailleurs, le *syndrome* dépressif (l'épisode dépressif majeur tel qu'il est défini dans le DSM-IV) comporte un ensemble de signes et de symptômes dont l'affect dépressif est un élément central. La dépression constitue une *maladie* lorsqu'elle répond à un certain nombre de critères ou de caractéristiques évolutives particulières. Les mêmes considérations s'appliquent à la manie.

De façon générale, les classifications des maladies mentales ont oscillé entre des nosologies synthétiques et des nosologies analytiques. La conception des troubles dépressifs et maniaques n'a pas échappé à ces fluctuations des systèmes de classification.

C'est le terme « mélancolie » qui a surtout été utilisé dans le passé pour caractériser la dépression sévère, faite de tristesse, de ralentissement psychique et moteur, de sentiments sombres, de pessimisme, de pensées de mort, de retrait, de perte d'énergie, de sommeil, d'appétit, de poids, et parfois d'agitation, d'hallucinations, de délire et d'intentions suicidaires. Plusieurs auteurs (en particulier les Français Baillarger, Bonet, Falret) avaient cependant noté, dans le passé, une similarité entre ces épisodes mélancoliques et la manie, qui se traduit notamment par de l'élation, une estime de soi démesurée, un comportement exubérant, un sentiment de toute-puissance, une désinhibition motrice, sexuelle et verbale et une énergie débordante (Winokur, 1991, p. 10).

Kraepelin a influencé de façon importante la psychiatrie par ses remarquables descriptions cliniques et surtout par la classification simplifiée qu'il a proposée pour contenir l'ensemble des maladies mentales. Dans la huitième édition de son *Lehrbuch* (1913), il rassemble la plus grande partie des pathologies psychiatriques à l'intérieur de deux catégories diagnostiques : la démence précoce et la psychose maniaco-dépressive, cette deuxième catégorie se distinguant de la première par son évolution par phases (récurrence), par son pronostic plus favorable et par une histoire familiale de maladie maniaco-dépressive. La plupart des formes de dépression et de manie étaient conçues comme des variantes de la psychose maniaco-dépressive, et il n'existait pas alors de distinction fondamentale entre les troubles unipolaires et bipolaires. C'est avec Kraepelin que la notion de dépression en vient à remplacer, comme terme diagnostique, celle de mélancolie.

Bleuler poussa l'approche classificatoire globale plus loin en situant l'ensemble des pathologies mentales sur un continuum dont les pôles sont la démence précoce (schizophrénie) d'un côté et la psychose maniaco-dépressive de l'autre. Un même patient pouvait se situer en des points différents du spectre à différents moments de sa vie selon l'évolution de sa pathologie (Goodwin et Jamison, 1990, p. 61).

Les classifications subséquentes de la dépression ont été de type dichotomique : dépression primaire ou secondaire, psychotique ou névrotique, endogène ou exogène, endogène ou réactionnelle, typique ou atypique, etc. En général, plus la dépression était endogène, psychotique, primaire, plus elle était perçue comme appartenant à un noyau homogène, biologique, alors que les autres formes apparaissaient plus hétérogènes et plus difficilement classifiables.

Le DSM-III, publié en 1980, a rompu avec cette conception en proposant le diagnostic de « dépression majeure ». Ce diagnostic comporte une série de critères convenant à des formes de dépression par ailleurs assez différentes les unes des autres. Le terme « mélancolie » a été réintroduit pour qualifier un type particulier de dépression majeure. Les auteurs du DSM-III ont également introduit la notion de « dysthymie » pour caractériser un syndrome dépressif moins intense mais plus chronique. On visait ainsi à désigner comme différent d'un trouble de la personnalité ce type de syndrome, parce que des essais cliniques avaient permis d'obtenir une amélioration chez les patients sous traitement antidépresseur.

On attribue généralement à un auteur allemand, Leonhard (1957), la division des troubles de l'humeur en troubles unipolaires et bipolaires. Les pathologies unipolaires se caractérisaient par une évolution longitudinale ne comportant que des phases dépressives, alors que les pathologies bipolaires comprenaient des épisodes dépressifs et maniaques. Ses recherches démontraient en outre un profil génétique différent pour chacune des deux formes. Leonhard retrouvait plus souvent une maladie bipolaire dans les familles des patients atteints d'un trouble bipolaire que dans les familles des patients atteints d'un trouble unipolaire. D'autres auteurs (Angst à Zurich, Perris en Suède, Winokur aux États-Unis) ont effectué des études recoupant celles de Leonhard. Les études épidémiologiques indiquent également des différences entre les deux formes : un âge de début plus précoce pour les troubles bipolaires et une prévalence environ deux fois plus élevée de dépression unipolaire chez les femmes que chez les hommes, alors que la prévalence est égale entre les deux sexes pour les troubles bipolaires. Cette division des troubles de l'humeur en troubles unipolaires et bipolaires a été incluse dans le DSM-III, mais n'a été incluse dans la CIM que dans sa dixième édition.

Psychiatrie clinique : une approche bio-psycho-sociale

La subdivision des troubles bipolaires en bipolaires I et bipolaires II a été proposée en 1976 par Dunner, Gershon et Goodwin. Certaines formes de troubles bipolaires ne comportent pas d'épisodes maniaques, mais plutôt des épisodes atténués, hypomaniaques. C'est ce groupe qui a été appelé « bipolaire II ». L'intérêt de distinguer ainsi deux types d'évolution provenait du fait que les patients souffrant de troubles bipolaires II semblaient présenter un risque suicidaire plus élevé. Des études subséquentes ont donné suffisamment de poids à cette distinction pour que le DSM-IV l'inclue dans sa classification.

11.2 ÉPIDÉMIOLOGIE

Les premières évaluations de la prévalence des troubles de l'humeur ont été faites à partir de populations de patients hospitalisés ou recevant des services médicaux ou psychiatriques sur une base externe. Ces études permettaient d'établir certaines corrélations entre, d'une part, les différents troubles de l'humeur et, d'autre part, entre ceux-ci et d'autres pathologies médicales. Elles comportaient cependant plusieurs limitations, dues notamment à la petite taille des échantillons étudiés, au biais introduit par le fait que des personnes consultant en clinique ne représentent pas nécessairement la population en général et à l'imprécision des critères utilisés pour définir les catégories à l'étude. De même, la prévalence de ces troubles à l'échelle internationale et parmi les différents groupes ethniques reste peu étudiée. Les données provenant de la plupart de ces études doivent donc être interprétées avec prudence.

Au cours des dernières décennies, grâce à des critères diagnostiques plus précis, les recherches épidémiologiques ont progressé. Des études effectuées aux États-Unis, à Porto Rico, au Canada, en Italie, en Corée et à Taïwan au cours des 15 dernières années et ayant utilisé une entrevue structurée commune, le Diagnostic Interview Schedule (DIS), et les critères du DSM-III ont révélé, pour la dépression majeure, une prévalence à vie de 4,4 % aux États-Unis et des taux variant de 1,0 % à 12,6 % dans les autres pays (Smith et Weissman, 1991).

Les études américaines les plus significatives ont été réalisées au cours des dernières années. Il s'agit de la Epidemiologic Catchment Area (ECA) Study (Robins et Regier, 1991) et de la National Comorbidity Survey (NCS) [Kessler et coll., 1994]. Les deux enquêtes ont été menées suivant une méthodologie sensiblement comparable. Les échantillons étaient de grande taille, avaient été sélectionnés dans l'ensemble du territoire américain, se voulaient représentatifs de la population des États-Unis et comprenaient des Blancs, des Noirs et des Hispaniques. Les entrevues ont été menées au moyen du DIS dans l'étude ECA, alors qu'on a utilisé une version révisée du Composite International Diagnostic Interview (CIDI) dans l'étude NCS. Malgré ces similitudes, les deux études ont produit des résultats largement différents en ce qui concerne l'appréciation de la prévalence globale des troubles de l'humeur, mais concordants au chapitre de la distribution des différents troubles de l'humeur les uns par rapport aux autres et de la distribution par rapport aux sexes (voir le tableau 11.1). Il est vraisemblable que les résultats de l'étude de Kessler (NCS) soient plus près de la réalité, puisque cette équipe a utilisé un questionnaire permettant de mieux identifier les symptômes lorsque présents et facilitant le rappel d'épisodes passés.

Dans l'étude ECA, la prévalence à vie des différents troubles de l'humeur est de 5 % pour la dépression majeure, de 3 % pour la dysthymie, de 0,8 % pour les troubles bipolaires I et de 0,5 % pour les bipolaires II. La prévalence ponctuelle de la dépression majeure (prévalence d'un mois) est de 2,2 % (American Psychiatric Association, 1993, p. 3) et varie, selon les études, de 5 % à 9 % chez les femmes et de 2 % à 3 % chez les hommes. Le taux des troubles bipolaires est sensiblement le même pour les deux sexes, alors que deux fois plus de femmes que d'hommes souffrent de dépression majeure et de dysthymie.

Plusieurs études, dont les deux mentionnées ci-dessus, indiquent des prévalences à vie plus élevées dans les cohortes plus jeunes (25-34 ans) et une diminution dans les cohortes plus vieilles. Il semble que ces résultats, en apparence paradoxaux, ne seraient pas dus à des erreurs ou des biais introduits par la méthode épidémiologique, mais refléteraient une réelle augmentation de la fréquence des troubles de l'humeur, et notamment de la dépression, probablement reliée au fait que l'âge du début de la dépression majeure s'abaisse progressivement (Weissman et coll., 1991).

TABLEAU 11.1   Prévalence à vie des troubles de l'humeur

	Trouble de l'humeur		Dépression majeure		Dysthymie	Troubles bipolaires	
	ECA* %	NCS** %	ECA %	NCS %	ECA %	ECA %	NCS %
Total	7,8	19,3	4,9	17,1	3,0	1,3	1,6
Hommes	5,2	14,7		12,7			1,6
Femmes	10,2	23,9		21,3			1,7

* Epidemiologic Catchment Area Study (L.N. Robins et D.A. Regier [sous la dir. de], *Psychiatric Disorders in America : The Epidemiologic Catchment Area Study,* New York, Free Press, 1991).
** National Comorbidity Survey (R.C. Kessler et coll., « Lifetime and 12-month prevalence of DSM-III-R psychiatric disorders in the United States », *Arch. Gen. Psychiatry,* vol. 51, 1994, p. 8-19).

Certains auteurs (Clayton, 1994, p. 53) pensent que la prévalence des troubles bipolaires est sous-évaluée. Pour qu'on puisse poser un diagnostic de trouble bipolaire, la survenue d'un épisode maniaque est nécessaire. Or, dans une proportion significative de cas, un ou plusieurs épisodes dépressifs précèdent de plusieurs années l'apparition d'une phase maniaque. La probabilité qu'un diagnostic de trouble bipolaire soit posé augmente avec l'âge, et les sujets plus jeunes sont plus susceptibles d'être considérés comme atteints d'un trouble unipolaire plutôt que bipolaire.

Un autre phénomène mis en évidence par l'étude NCS, et dont il est régulièrement fait mention dans la littérature, est la sous-utilisation, par les patients souffrant de troubles de l'humeur, des services professionnels de traitement requis. Cette situation est d'autant plus sérieuse que cette étude a relevé une comorbidité fréquente, laquelle alourdit considérablement l'évolution et le pronostic. Plusieurs études rapportent une absence de contacts avec les ressources de traitement chez un nombre important de patients ayant souffert d'une dépression au cours des 12 derniers mois, ou une médication insuffisante (Keller et coll., 1986). Des sujets atteints d'un trouble bipolaire font l'objet d'un diagnostic erroné ou ne reçoivent un traitement adéquat que plusieurs années après le début de la maladie.

11.3 ÉTIOLOGIE

Les causes des troubles de l'humeur ne sont pas encore complètement élucidées. On sait cependant qu'elles sont multiples et que des facteurs d'ordre biologique, génétique (familial) et psychosocial ont été associés à l'apparition des troubles de l'humeur. La recherche de facteurs étiologiquement reliés à ces troubles est compliquée par le fait d'une probable hétérogénéité de ces pathologies, notamment pour la dépression majeure.

Des éléments ont été isolés comme étant des facteurs de risque pour la dépression, c'est-à-dire des facteurs augmentant la probabilité qu'une dépression survienne chez un sujet donné :

– des influences génétiques (Kendler et coll., 1993b) ;
– le sexe féminin ;
– une perte parentale précoce ;
– un milieu familial pathogène ;
– certains types ou traits de personnalité ;
– une histoire d'événements traumatisants précoces ;
– une histoire antérieure de dépression majeure ;
– un faible réseau de soutien social ;
– des événements de la vie (*life events*) ou des difficultés engendrant un stress.

Il n'existe pas, cependant, de modèle étiologique intégré qui regrouperait tous ces facteurs de risque, et d'autres, en un modèle explicatif de la dépression. Il en est de même pour les troubles bipolaires.

Les recherches récentes, notamment les recherches sur les marqueurs biologiques, ont toutefois permis de mieux connaître certains mécanismes psychophysiologiques des troubles de l'humeur.

11.3.1 Facteurs biologiques

Diverses modifications affectant les neurotransmetteurs et les récepteurs, le système neuroendocrinien, les paramètres du sommeil et d'autres domaines de la biologie ont été étudiées en relation avec les troubles de l'humeur. Les résultats de ces études ne permettent pas actuellement de conclure que l'un ou l'autre des paramètres étudiés est suffisamment sensible ou spécifique pour être considéré comme un marqueur biologique des troubles de l'humeur. Il importe d'ailleurs de distinguer trois types théoriques de marqueurs biologiques:

1) *les marqueurs à visée diagnostique:* dans cette catégorie se retrouvent, entre autres, l'épreuve de freinage à la dexaméthasone (*dexamethasone suppression test* [DST]) et le test de stimulation de la TSH (*thyroid-stimulating hormone*) par la TRH (*thyrotropin releasing hormone*). Il n'existe cependant pas, à ce jour, de tests suffisamment sensibles ou spécifiques pour être utiles dans la clinique quotidienne;

2) *les marqueurs génétiques:* ces marqueurs devraient se trouver en nombre plus élevé chez les sujets atteints et les membres de la famille porteurs de la maladie que chez les sujets sains, et être présents en dehors des épisodes de la maladie (c'est-à-dire après la guérison). Leur présence chez un individu désigne ce dernier comme un sujet présentant des risques de développer la maladie, même s'il est sain au moment de l'examen (*trait marker*, par opposition à *state marker*);

3) *les marqueurs pathophysiologiques:* il s'agit plutôt d'outils de recherche en vue, par exemple, de définir des sous-types de catégories diagnostiques hétérogènes (Nathan et Schatzberg, 1994). Dans cette optique, le taux du 3-méthoxy-4-hydroxyphénylglycol (MHPG) urinaire chez les patients déprimés a été utilisé pour tenter d'identifier des sous-types de pathologies qui répondraient à des traitements spécifiques.

Neurotransmetteurs et récepteurs

Les neurotransmetteurs les plus susceptibles d'être reliés aux troubles de l'humeur sont la noradrénaline et la sérotonine. La dopamine et l'acétylcholine ont probablement également un rôle à jouer. Selon les hypothèses actuelles, il existerait une dysrégulation de ces amines biogéniques dans les troubles de l'humeur, et également des anomalies au chapitre des interactions entre les neurotransmetteurs et le système endocrinien (p. ex., entre les catécholamines et les corticostéroïdes).

Noradrénaline

C'est Schildkraut (1965) qui a émis l'hypothèse du rôle des catécholamines dans les troubles de l'humeur. Des études avaient montré que le taux de MHPG, le principal métabolite de la noradrénaline, dans l'urine était plus élevé au cours de la phase maniaque des troubles bipolaires et schizo-affectifs qu'au cours de la phase dépressive de ces troubles. Plus récemment, d'autres études semblent indiquer que le taux de MHPG urinaire est plus élevé dans la dépression unipolaire que dans la dépression bipolaire. Ce genre de dosage pourrait également servir à définir des sous-types de dépression unipolaire. Les changements notés dans les mesures de l'activité noradrénergique en réponse au traitement pharmacologique signalent que les taux mesurés sont reliés à la maladie (*state dependent*). D'autres études sont cependant nécessaires avant qu'on puisse interpréter de façon précise ces résultats.

L'étude des récepteurs alpha$_2$-adrénergiques présente également un intérêt dans la dépression, parce que les traitements antidépresseurs ont été associés à une diminution de la densité et de la sensibilité de ces récepteurs, et aussi parce qu'on a rapporté une diminution de la réponse de ces récepteurs à certaines stimulations dans la dépression, comme la stimulation par la clonidine. Une façon indirecte de mesurer l'activité de ces récepteurs est de tester la réponse de l'hormone de croissance à un agoniste alpha$_2$-adrénergique, la clonidine. L'hormone de croissance est normalement stimulée par la clonidine, mais dans la dépression une réponse atténuée est souvent notée. Ce test présente un grand intérêt comme *trait marker* potentiel, puisqu'il est positif même en dehors des épisodes de dépression (Nathan et Schatzberg, 1994).

Sérotonine

Selon Coppen et coll. (1972), les indolamines joueraient un rôle dans la dépression. L'hypothèse dite de facilitation (*permissive*) pose qu'un déficit dans la transmission sérotoninergique favoriserait le développement d'une maladie affective, la différence entre la manie et la dépression provenant d'un niveau élevé ou abaissé de l'activité de la noradrénaline. La diminution du tonus sérotoninergique serait une caractéristique permanente, un *trait marker*.

D'autres études importantes (Van Praag, 1986) ont permis de découvrir une réduction de l'acide 5-hydroxy-indol-acétique (5-HIAA), le principal métabolite de la sérotonine (5-HT), dans le liquide céphalorachidien (LCR) de patients déprimés et d'établir que le taux de 5-HIAA dans le LCR peut être un indicateur du risque suicidaire chez les patients déprimés.

Parmi les récepteurs sérotoninergiques (5-HT) en cause dans la dépression, les récepteurs 5-HT_1 et 5-HT_2 ont été plus particulièrement étudiés (Blier, Montigny et Chaput, 1988). Certains marqueurs possibles ont été identifiés par rapport à cette hypothèse, notamment la mesure du taux de liaison des récepteurs 5-HT_2 au niveau plaquettaire et la réponse de la prolactine (stimulée par les agonistes 5-HT) à l'administration de la fenfluramine (Nathan et Schatzberg, 1994).

L'utilisation croissante des antidépresseurs de type ISRS (inhibiteurs sélectifs du recaptage de la sérotonine) a donné un regain de popularité à cette hypothèse. Par ailleurs, le système sérotoninergique est de plus en plus relié à un spectre de pathologies qui débordent largement la dépression et les troubles bipolaires, pour englober les troubles du contrôle des impulsions et certaines formes d'agressivité décrite comme « agressivité impulsive » (Van Praag, 1986). C'est dans ce contexte que sont réinterprétés les liens entre la diminution de 5-HIAA dans le LCR et le suicide : le risque suicidaire est augmenté en raison de la tendance impulsive-agressive présente chez le sujet.

Neuroendocrinologie

Un grand nombre d'études ont été entreprises pour mieux comprendre la relation entre l'activité de l'axe hypothalamo-hypophyso-surrénalien et la dépression, notamment parce qu'il a été démontré que, chez certains patients souffrant de dépression endogène, la cortisolémie ne diminue pas à la suite de l'administration de dexaméthasone, contrairement à ce qui se passe chez un sujet sain (épreuve de freinage à la dexaméthasone, ou DST). Ce test, intéressant à plusieurs points de vue, manque cependant de sensibilité pour pouvoir être utilisé en clinique comme marqueur biologique de la dépression.

L'axe hypothalamo-hypophyso-thyroïdien fait également l'objet d'études, en partie parce que le niveau de fonctionnement de la thyroïde a été parfois relié à des états dépressifs ou maniaques. Le test de stimulation de la TSH par la TRH a montré une réponse atténuée de la TSH chez un certain nombre de déprimés, mais ce type de réponse a également été rapporté dans d'autres pathologies : manie, anorexie nerveuse, personnalité limite, alcoolisme (Nathan et Schatzberg, 1994).

Troubles du sommeil

Les troubles du sommeil (insomnie initiale ou terminale, éveils fréquents, hypersomnie) font partie des symptômes de la dépression. Pour cette raison, des études électrophysiologiques du sommeil ont été entreprises et ont fourni des mesures d'anomalies relativement spécifiques de l'architecture du sommeil :

- latence réduite de sommeil avec mouvements oculaires rapides (sommeil MOR) ;
- augmentation de l'activité MOR ;
- déplacement vers la première moitié du sommeil de la quantité et de l'intensité du sommeil MOR ;
- perturbation de la continuité du sommeil ;
- réduction du sommeil « delta » (stades 3 et 4 du sommeil non MOR).

Plusieurs questions sur la relation entre ces anomalies et l'étiologie de la dépression majeure demeurent sans réponse, notamment la possibilité que les troubles du sommeil puissent être une des causes de la dépression.

Des études longitudinales (Buysse et Nofzinger, 1994) sur le sommeil dans la dépression ont été entreprises pour déterminer si les anomalies décelées sont reliées à la phase dépressive ou si elles représentent une caractéristique de base, un facteur de risque. D'autres recherches tentent d'établir des relations entre les anomalies du sommeil, les anomalies des systèmes de neurotransmission et les dysrégulations endocriniennes, compte tenu du fait que ces différents paramètres évoluent souvent de façon synergique.

Par exemple, chez l'individu sain, la première partie de la nuit est caractérisée par:
- davantage de sommeil à ondes lentes;
- des élévations de la concentration de l'hormone de croissance;
- une diminution de la concentration du cortisol.

La deuxième partie de la nuit voit apparaître:
- davantage de sommeil MOR;
- une diminution de la concentration de l'hormone de croissance;
- une élévation nette du cortisol (Nathan et Schatzberg, 1994).

Chez le déprimé, on constate une élévation du cortisol et une baisse sensible de la concentration de l'hormone de croissance dans la première partie de la nuit. La diminution de cette hormone de même que les anomalies électrophysiologiques du sommeil persistent après la disparition des symptômes et pourraient donc être considérées comme d'éventuels *trait markers*.

Kindling

Deux mécanismes ont été mis en évidence par Post (1992) et son équipe dans des modèles animaux: la sensibilisation comportementale et le *kindling* électrophysiologique. Ces phénomènes, quoique différents, ont un aspect commun, qui consiste dans la manifestation, avec le temps, de réponses de plus en plus marquées et intenses à un stimulus qui, au début, était insuffisant pour déclencher une réponse (convulsions). Ce modèle a ensuite été appliqué comme modèle étiologique explicatif à la manie. Dans cette pathologie, les épisodes sont, au début, souvent reliés à un événement extérieur et ils surviennent à des intervalles assez espacés; avec le temps, cependant, les épisodes se rapprochent et ne dépendent plus de facteurs déclencheurs. Tout se passe comme si la manie avait acquis une évolution autonome, indépendante de stimuli déclencheurs. La manie à cycles rapides, qui survient souvent plus tardivement dans l'évolution de la manie, en est un exemple (Goodwin et Jamison, 1990, p. 407). L'hypothèse du *kindling*, qui pour l'instant ne peut être considérée que comme une explication analogique de la manie, présente un intérêt à plusieurs points de vue. Elle souligne l'importance du traitement précoce des troubles bipolaires

et donne un fondement théorique à l'efficacité des anticonvulsivants comme la carbamazépine et l'acide valproïque dans le traitement de la manie, en particulier dans ses formes résistantes.

11.3.2 Facteurs génétiques

De nombreuses études indiquent que des facteurs génétiques interviennent dans les troubles de l'humeur, ces facteurs étant plus accentués dans les troubles bipolaires que dans la dépression unipolaire.

À titre d'exemple de ces recherches, les études familiales indiquent que les parents au premier degré de patients souffrant de troubles bipolaires I ont de 8 à 18 fois plus de troubles bipolaires I que les parents des sujets d'un groupe de contrôle. Les parents au premier degré de sujets souffrant de dépression majeure sont de deux à trois fois plus susceptibles de faire une dépression majeure que les parents des sujets d'un groupe de contrôle.

Les études d'adoption vont dans le même sens, à savoir que les enfants de parents souffrant de troubles de l'humeur présentent un risque accru pour ce type de pathologie, même s'ils sont élevés dans une famille exempte de cette pathologie. Chez les jumeaux monozygotes (vrais jumeaux), les taux de concordance pour les troubles de l'humeur sont de 33 % à 90 % pour les troubles bipolaires I et de 50 % pour la dépression majeure, alors qu'ils sont, chez les jumeaux dizygotes (faux jumeaux), de 5 % à 25 % pour les troubles bipolaires I et de 10 % à 25 % pour la dépression majeure (voir le tableau 11.2).

En revanche, les recherches pour trouver un ou des marqueurs génétiques, quoique prometteuses,

TABLEAU 11.2 Taux de concordance pour les troubles de l'humeur

	Troubles bipolaires I	Dépression majeure
Jumeaux monozygotes	33 à 90 %	50 %
Jumeaux dizygotes	5 à 25 %	10 à 25 %

Source: D'après H.I. Kaplan, B.J. Sadock et J.A. Grebb, *Synopsis of Psychiatry: Behavioral Sciences, Clinical Psychiatry*, 7e éd., Baltimore, Williams & Wilkins, 1994, p. 522.

n'ont pas permis à ce jour de démontrer une association génétique constante entre certains sites chromosomiques et un trouble bipolaire. Les chromosomes 5, 11 et X ont été soupçonnés, mais les études sur ces localisations ont fourni des résultats divergents (Kaplan, Sadock et Grebb, 1994, p. 522).

Winokur (1994, p. 78) a par ailleurs établi une classification en trois groupes des dépressions unipolaires, basée sur le type d'histoire familiale psychiatrique du patient :

1) la dépression appartenant à un spectre dépressif : au moins un parent au premier degré présente une histoire d'alcoolisme ou de sociopathie. La dépression aura des traits névrotiques-réactionnels (apparentés à la dimension *névrosisme* [*neuroticism*] d'Eysenck) ;
2) la dépression familiale pure : il y a histoire familiale de dépression, mais pas d'alcoolisme ni de sociopathie. Le patient présentera ici une dépression de forme endogène ;
3) la dépression de type sporadique, qui survient chez un sujet sans histoire familiale de dépression, d'alcoolisme ou de sociopathie. Cette dépression a en général un début plus tardif.

11.3.3 Facteurs psychosociaux

Explications psychanalytiques

La psychanalyse s'est intéressée à la dépression et à la manie comme pathologies et aussi comme affects reliés à diverses expériences humaines. À ce titre, elle a pu apporter une importante contribution à la connaissance des mécanismes intrapsychiques associés au développement de ces états.

Dans « Deuil et mélancolie », Freud (1917) a fait valoir que la mélancolie pouvait mieux se comprendre si on la comparait au phénomène de deuil. Le mélancolique souffre de la perte d'un « objet » (personne ou situation), et le travail psychique entrepris pour surmonter cette perte comporte la prise en soi de l'objet perdu, par un mécanisme d'introjection aboutissant à une « identification narcissique ». L'importante découverte de la psychanalyse réside dans le fait que cet objet tellement aimé est aussi haï (ambivalence du lien à l'objet) et que la relation intériorisée est devenue une scène où s'exprime une agressivité intense. C'est ainsi qu'on peut comprendre les amers reproches que le déprimé s'adresse : en réalité, ce n'est pas lui-même qu'il blâme, mais plutôt cet objet intériorisé.

Bien d'autres auteurs de l'école psychanalytique se sont intéressés à la dépression. Il y a lieu cependant de distinguer les écrits portant sur la dépression mélancolique (plus rares maintenant, car la dépression mélancolique est moins souvent un objet de traitement psychanalytique), des écrits portant sur la dépression de type plus névrotique, dans laquelle la perte d'estime de soi et la blessure narcissique seraient plus importantes que la régression sadomasochiste rencontrée dans la mélancolie (Widlöcher, 1983, p. 114).

Personnalité prémorbide

Il semble qu'aucun trait ou type de personnalité ne prédispose l'individu à un trouble de l'humeur ni ne l'en protège. Cependant, les types de personnalité oral-dépendant, obsessionnel-compulsif ou histrionique présenteraient un plus grand risque de dépression que les personnalités de type plus « projectif », comme la personnalité antisociale ou paranoïde.

Certains auteurs ne font cependant pas une distinction nette entre personnalité prémorbide et trouble de l'humeur. Akiskal et Akiskal (1992) utilisent le terme « tempérament » pour décrire des états qui seraient des variantes « sub-affectives » des troubles de l'humeur. Les tempéraments cyclothymiques, hyperthymiques et dépressifs représentent des modes d'être analogues à des styles de personnalité, mais ils sont en continuité avec les troubles de l'humeur. Les personnes qui possèdent de tels tempéraments sont susceptibles de connaître des épisodes dépressifs ou maniaques, selon le cas. L'intérêt de cette notion de tempérament « sub-affectif » réside dans le fait que des traitements pharmacologiques efficaces peuvent être prescrits pour empêcher les manifestations trop pathologiques de ces tempéraments. Par ailleurs, une personne ayant un tempérament cyclothymique serait susceptible de présenter un virage maniaque ou hypomaniaque sous l'effet d'antidépresseurs.

Des auteurs allemands, dans le sillage de l'école schneidérienne de psychiatrie, ont aussi décrit des types de personnalité reliés aux troubles de l'humeur. Tellenbach (1961), puis von Zerssen (1977) ont décrit les types maniaque et mélancolique de personnalité. Le type maniaque se retrouverait comme personnalité de base chez les patients présentant uniquement des épisodes maniaques, alors que le type mélancolique précède les autres troubles bipolaires et les dépressions majeures.

Événements de la vie et facteurs précipitants

Les troubles de l'humeur sont-ils causés par des événements extérieurs ? Un événement précipitant précède un épisode de trouble de l'humeur plus souvent dans le cas des premiers épisodes que dans le cas des épisodes subséquents, où la maladie paraît avoir acquis une évolution autonome. Les choses se passent comme si les premiers stresseurs avaient engendré des changements durables d'ordre psychobiologique ou autre, une vulnérabilité particulière, qui augmenteraient les risques que survienne un nouvel épisode en l'absence de tout déclencheur important.

Selon des études épidémiologiques longitudinales (p. ex., Kendler et coll., 1993a), un des prédicteurs significatifs de la survenue d'un épisode de dépression majeure est la présence d'un événement stressant dans les six mois ayant précédé l'épisode dépressif.

Par ailleurs, les études portant sur les facteurs psychosociaux reliés à la dépression ont adopté le modèle du « processus de stress » qui explique la psychopathologie comme la résultante d'un déséquilibre entre des stresseurs, d'une part, et des facteurs de protection (soutien social et stratégies d'adaptation), d'autre part (Coyne et Downey, 1991).

Stresseurs

En 1950, Holmes publiait les résultats d'une recherche dans laquelle il faisait état d'une augmentation de la fréquence des infections respiratoires supérieures chez les sujets ayant vécu des événements stressants dans les mois précédents. Depuis ce temps, plusieurs auteurs ont tenté de préciser le rôle des événements de vie pénibles dans le développement de maladies physiques ou mentales (Klerman et coll., 1984, p. 57). Les études ont montré de façon régulière que des événements stressants avaient précédé l'apparition d'un épisode dépressif.

Pour mesurer l'effet de divers stresseurs, des auteurs (Holmes et Rahe, 1967 ; Paykel, Prusoff et Uhlenhuth, 1971) ont mis au point des échelles événementielles dans lesquelles diverses situations sont énumérées et affectées d'une valeur numérique en fonction de leur capacité à déclencher un épisode dépressif. De tels inventaires sont cependant des outils bien imparfaits pour mesurer l'importance d'un stresseur dans la survenue d'une dépression. En outre, les divers événements énumérés n'ont pas la même importance pour tous les sujets, et d'ailleurs leur portée varie grandement selon le contexte dans lequel ils se produisent. Il semble néanmoins que les événements les plus traumatisants se rapportent à la situation familiale et conjugale, ou à tout le moins à un contexte où les relations interpersonnelles sont perturbées.

Il importe de souligner que les liens de causalité ne vont pas nécessairement toujours dans le même sens. Si des stresseurs paraissent déclencher des épisodes dépressifs, des études ont d'un autre côté laissé entendre que l'inverse est possible, c'est-à-dire que la dépression peut être à l'origine d'événements de vie pénibles (Cui et Vaillant, 1997). C'est que la personne déprimée, en raison d'une plus grande vulnérabilité, pourrait être amenée à faire des choix susceptibles d'entraîner des situations de vie problématiques.

Soutien social

On considère en général que les personnes souffrant de dépression ont moins de liens sociaux, moins d'amis qui pourraient apporter un soutien, des relations conjugales moins satisfaisantes que les sujets de groupes de contrôle. Il semble que l'absence de relation d'intimité constitue en soi un facteur de risque pour la dépression. Le soutien social est compris comme étant un facteur de protection contre l'effet négatif des événements stressants.

Par ailleurs, la perception qu'a un sujet de la qualité de son réseau social aurait davantage d'influence que la réalité objective dudit réseau.

La relation entre dépression et soutien social est complexe : on a d'ailleurs laissé entendre que la qualité du soutien social pourrait découler de l'existence ou non d'une vulnérabilité dépressive, si cette vulnérabilité entraîne chez le sujet une tendance à l'isolement ou une propension à opérer des choix relationnels dictés par cette vulnérabilité (Coyne et Downey, 1991).

Stratégies d'adaptation (coping)

Différentes stratégies d'adaptation ont été étudiées, notamment les stratégies qui portent un sujet soit à faire face à un problème, soit à l'éviter, ou encore celles qui sont axées non pas tant sur la résolution d'un problème que sur la maîtrise de la réaction émotive qui y est associée. Il est toutefois difficile pour le moment d'établir des liens probants entre la dépression et les comportements d'adaptation.

11.4 CLASSIFICATION DES TROUBLES DE L'HUMEUR SELON LE DSM-IV ET LA CIM-10

Si la *fiabilité* des diagnostics s'est accrue au cours des dernières décennies, la *validité interne* des diagnostics demeure un objectif encore lointain. Une mesure est fiable lorsque des observateurs indépendants arrivent au même résultat. Elle est valide lorsqu'elle mesure bien ce qu'elle est censée mesurer. C'est dans le but de se rapprocher d'une plus grande validité diagnostique que des modifications importantes ont été apportées dans les éditions récentes du DSM (DSM-III, DSM-III-R, DSM-IV) et de la CIM au chapitre des troubles de l'humeur (ou affectifs). Ces modifications peuvent être résumées sous les rubriques suivantes :

– *Troubles affectifs ou troubles de l'humeur.* Les auteurs du DSM-III-R et du DSM-IV ont voulu mettre l'accent sur l'expérience subjective interne (humeur) particulière présente dans la dépression et la manie plutôt que sur l'expression extérieure (affect) de cette expérience, d'où l'utilisation de la notion de « troubles de l'humeur » plutôt que « troubles affectifs ». La CIM-10 conserve cependant les deux notions en les juxtaposant, dans un but de continuité terminologique (« troubles de l'humeur [affectifs] »).

– *Troubles fonctionnels et organiques.* Pour éviter une division trop nette entre troubles mentaux organiques et fonctionnels, les diverses catégories de troubles organiques ont été incluses à l'intérieur de chaque grande catégorie diagnostique du DSM-IV. Dans la catégorie des troubles de l'humeur, ils apparaissent sous les rubriques *Troubles de l'humeur dus à une affection médicale générale* et *Troubles de l'humeur induits par une substance*.

– *Distinction entre trouble unipolaire et bipolaire.* La conception kraepelinienne de psychose maniaco-dépressive implique que la dépression autre que névrotique soit définie sous la rubrique de « psychose maniaco-dépressive, forme dépressive ». Les DSM-III et DSM-IV ont plutôt distingué les formes unipolaires de dépression, différentes de la dépression faisant partie des troubles bipolaires. La notion de « psychose maniaco-dépressive » a ainsi été abandonnée pour mieux traduire la division entre troubles unipolaires et bipolaires. La CIM-10 a fait de même. Certains auteurs (Clayton, 1994, p. 47) doutent cependant de la pertinence de cette conception et pensent plutôt qu'il s'agit d'une même pathologie dans laquelle le trouble bipolaire correspondrait à une forme de trouble plus grave que le trouble unipolaire récurrent.

– *Nouvelle terminologie utilisée dans le DSM-IV et la CIM-10.* Le DSM-III avait déjà introduit un terme assez peu connu, celui de « dysthymie », pour désigner des états dépressifs se situant aux confins de la névrose et du trouble de la personnalité. De même, le terme « dépression majeure » avait été créé pour désigner un épisode dépressif qu'on voulait décrire comme pouvant être indépendant du trouble bipolaire (ou maniaco-dépressif). Le DSM-IV ajoute aussi des termes nouveaux, soit au chapitre de la classification formelle (trouble bipolaire II), soit comme troubles de l'humeur non spécifiés ou comme entités nécessitant d'autres recherches :

- trouble dépressif post-psychotique de la schizophrénie ;
- trouble dysphorique prémenstruel ;
- trouble dépressif mineur ;
- trouble dépressif bref récurrent ;
- trouble mixte anxiété-dépression ;
- personnalité dépressive.

Malgré ces progrès dans le domaine des troubles de l'humeur, le diagnostic demeure difficile, et seulement une fraction des personnes atteintes de ces pathologies reçoivent un traitement adéquat (Keller, 1993). Une des sources majeures de confusion réside dans la tendance à confondre dysphorie, détresse psychologique et dépression, les deux premiers concepts correspondant davantage à un « mal de vivre », alors que dépression décrit un état psychique distinct, spécifique, différent de l'émotion ressentie à la suite d'une perte, d'une déception ou de tout événement pénible. Cette distinction est importante, car elle équivaut à la distinction essentielle entre une pathologie psychiatrique authentique (dépression majeure) et la perception subjective douloureuse qu'a un individu de ses difficultés à faire face aux contraintes de la vie.

L'approche diagnostique par critères vise, comme objectif explicite, une plus grande *fiabilité* du diagnostic. La *validité* du diagnostic n'est pas inscrite dans les objectifs de cette approche, mais elle demeure une sorte d'idéal que certains auteurs ont explicitement énoncé (Robins et Guze, 1970). Cette ambition est probablement à l'origine du fait que la CIM-10 et surtout le DSM-IV sont devenus des outils sophistiqués, précis, mais aussi relativement complexes, à mesure que leurs différentes catégories tentent de rendre compte de l'hétérogénéité des diverses affections.

Dans le DSM-IV, le champ des troubles de l'humeur est subdivisé en deux sous-catégories: les troubles dépressifs et les troubles bipolaires. Cette division, qui remonte à 1980, reflète l'évolution des recherches, qui ont montré une différence nette entre ces deux groupes sur les plans de l'âge de début, de l'évolution clinique, de l'histoire familiale et de la réponse au traitement.

Les troubles dépressifs (appelés aussi troubles unipolaires) recouvrent un groupe d'entités cliniques dont la plus représentative est la *dépression majeure*. Il existe cependant plusieurs tableaux cliniques de type dépressif, dont l'insertion dans le DSM ne fait pas l'unanimité en raison de leur situation marginale par rapport à la dépression majeure typique. Ils ont donc été soit classés comme troubles dépressifs non spécifiques, soit insérés dans l'annexe B, dans la liste des syndromes nécessitant des recherches plus poussées.

Les troubles bipolaires sont relativement plus homogènes que les troubles dépressifs. Ils ont fait néanmoins l'objet de subdivisions assez complexes, de façon à refléter les différences existant entre, par exemple, des tableaux cliniques dans lesquels les épisodes d'expansivité sont de type maniaque (bipolaires I) ou hypomaniaques (bipolaires II), ou les différences tenant à la polarité de l'épisode actuel ou récent (épisode de type mixte).

Des spécifications de divers ordres sont également utilisées pour rendre compte des différents aspects du tableau clinique: degré de gravité, type d'évolution, aspects particuliers du tableau clinique.

Divers tableaux cliniques probablement apparentés aux troubles de l'humeur ont été observés au sein d'autres populations et de différentes cultures (p. ex., le *shenjing shuairuo* ou neurasthénie en Chine). Dans le but de rendre compte de ces différences, les auteurs des classifications ont fait une large place aux aspects ethnoculturels reliés aux troubles mentaux. Une liste de syndromes culturellement déterminés est fournie dans l'annexe I du DSM-IV et dans l'annexe 2 de la CIM-10. Par ailleurs, le DSM-IV inclut les aspects ethnoculturels pertinents dans la description de chaque pathologie.

11.5 TROUBLES DÉPRESSIFS

11.5.1 Dépression majeure

Plusieurs facteurs contribuent à la difficulté de cerner correctement la dépression majeure en tant que catégorie diagnostique de l'axe I du DSM-IV, et notamment la confusion entre une dépression majeure et un état dysphorique non spécifique. La dysphorie se définit comme un état de malaise (être «mal dans sa peau») souvent intense mais relativement difficile à caractériser quant à son contenu affectif, souvent décrit comme une anxiété-dépression associée à un sentiment de vide, à un état de prostration, à de la frustration, à de l'irritation, à l'impression qu'on va exploser, faire un geste impulsif, etc. Cet état d'âme, qui fluctue souvent dans le temps, peut accompagner divers événements pénibles de l'existence ou traduire une problématique de vulnérabilité de la personnalité. La dépression majeure, au contraire, se définit selon des critères relativement précis quant à son tableau clinique, son mode d'apparition et son évolution.

Symptômes caractéristiques de l'épisode de dépression majeure

La dépression majeure est une pathologie à caractère épisodique. Le patient déprimé présente donc un changement par rapport à son état habituel, et ce changement peut être daté, situé dans le temps. Le tableau clinique est relativement stable au fil des jours et des semaines et se caractérise par une modification importante de l'humeur (*mood*), associée à un ensemble varié de symptômes qu'on subdivise habituellement en symptômes conatifs, psychomoteurs, cognitifs et végétatifs (ou somatiques).

Humeur dépressive

L'humeur du déprimé comporte un sentiment profond de tristesse, d'impuissance ou de désespoir. Cet état d'âme est intensément ressenti comme un état anormal, qualitativement différent de ce que serait la réaction émotive usuelle à un événement négatif ou pénible. Un des éléments les plus marquants de cet état est la douleur morale intense qui l'accompagne.

Il arrive que le trouble de l'humeur soit nié par le sujet (p. ex., par crainte de se voir annoncer un diagnostic inacceptable) ou qu'il soit exprimé plutôt sous forme de plaintes somatiques diverses. En général, l'humeur dépressive est malgré tout décelable dans la mimique, le discours, les attitudes ou le comportement.

La dépression revêt des formes plus subtiles chez les enfants ou les adolescents ; chez eux, l'humeur dépressive pourra se manifester par de l'irritabilité.

Symptômes conatifs

Les symptômes conatifs sont, comme l'humeur dépressive, au centre du syndrome dépressif. On regroupe dans cette catégorie un ensemble de phénomènes traduisant une diminution ou une absence de l'intérêt ou du désir pour agir, prendre une initiative, mettre en branle les processus d'interaction avec l'environnement. Ces symptômes sont notamment la perte d'intérêt pour les activités quotidiennes (qui étaient, avant le début de la dépression, une source de plaisir), la difficulté à prendre une décision, à entreprendre une activité, la difficulté à terminer ce qui est commencé, le manque d'entrain et la fatigabilité.

Symptômes psychomoteurs

Les symptômes psychomoteurs sont les symptômes les plus classiques de la dépression endogène ou mélancolique. Habituellement, il s'agira de ralentissement psychomoteur, qui est pour certains auteurs (Widlöcher, 1983, p. 39) l'une des deux caractéristiques essentielles de la dépression, la seconde étant la tristesse. À l'occasion, cependant, en particulier chez les personnes âgées, on notera plutôt une agitation psychomotrice qui se manifestera par un état d'anxiété sans cause apparente accompagné d'une suite de mouvements sans objet défini (se tordre les mains, tirer ses vêtements, ses cheveux), de phrases qui restent en suspens, d'une impulsion à bouger, etc. Le ralentissement psychique se traduit par une impression de viscosité de la pensée en même temps qu'un appauvrissement de son contenu. Les réponses sont lentes à venir, ne contiennent que des mots simples, isolés, le ton est monocorde, de faible intensité, il n'y a pas d'élaboration du contenu mental, le tout pouvant aller jusqu'au mutisme. Sur le plan moteur, les gestes sont rares, lents, et paraissent demander un effort considérable ; les traits du visage, les coins de la bouche sont tombants, la posture est prostrée. Dans ses formes extrêmes, le tableau clinique peut évoquer la catatonie.

Symptômes cognitifs

Les symptômes cognitifs forment un groupe hétérogène, ayant comme dénominateur commun de se rapporter à des modifications de la pensée, présentes dans la dépression, sur le plan de sa structure, de son fonctionnement et de son contenu.

Un premier groupe englobe un rétrécissement du « champ » de la pensée (par analogie avec le champ visuel) et une diminution de l'attention, de la concentration et de la mémoire. Les troubles de la concentration sont signalés par les patients avec insistance, mais ne sont pas nécessairement évidents pour l'observateur. Des examens plus fins peuvent cependant les mettre en lumière. Les troubles de la mémoire paraissent liés plus à la baisse de l'énergie mentale et de l'intérêt pour l'environnement qu'à des causalités biologiques. Ils peuvent néanmoins prendre suffisamment d'ampleur pour mimer un tableau de type démentiel (pseudo-démence).

Le deuxième groupe touche les modifications du contenu de la pensée, particulièrement caractéristiques et dont les manifestations sont intenses puisqu'elles sont étroitement liées à la gravité des répercussions subjectives et objectives de la dépression. On a l'impression que la maladie dépressive provoque une déformation des perceptions de soi, des objets extérieurs et de l'avenir dans le sens d'une dévaluation, de la culpabilisation et d'un sentiment d'impuissance face au futur. Les conséquences en sont : une diminution de l'estime de soi allant jusqu'à une conviction de déchéance, des ruminations de culpabilité intense par rapport à des incidents souvent mineurs, un pessimisme anxieux devant l'avenir allant parfois jusqu'à la conviction délirante d'être incurable, perdu ou ruiné, des préoccupations somatiques sous forme de plaintes multiples ou d'inquiétudes hypocondriaques pouvant aller jusqu'au délire. Il n'est pas étonnant que les perceptions déformées entraînent des ruminations autour de la mort, avec pensées de suicide et passage à l'acte dans une proportion non négligeable (environ 15 % des individus hospitalisés pour dépression majeure finissent par se suicider). Le risque suicidaire est augmenté par la présence de symptômes psychotiques, une histoire antérieure de tentative de suicide, une histoire familiale de suicides réussis et une consommation concurrente de drogues ou d'alcool (voir le tome II, chapitre 75).

Le troisième groupe englobe ce que les thérapeutes cognitivistes appellent les « distorsions cognitives », ou erreurs logiques. Le déprimé est porteur, dans sa mémoire à long terme, de *schémas cognitifs* qui déterminent une interprétation systématiquement rigide et négative des expériences vécues (Cottraux, 1993). On notera, par exemple, la tendance chez un déprimé à tirer des conclusions dévalorisantes globales pour lui-même à partir d'informations inadéquates ou partielles et la tendance à étendre à toutes les situations possibles une expérience malheureuse isolée.

Symptômes végétatifs (ou somatiques)

Les symptômes végétatifs traduisent des perturbations psychobiologiques reliées à la dépression et ils en sont souvent les premiers indicateurs. Leur persistance (notamment les troubles du sommeil), alors que les autres symptômes de la dépression ont cédé au traitement antidépresseur, incite à penser que l'épisode n'est pas terminé.

- **Asthénie**

La fatigue et la perte d'énergie caractérisent presque toutes les dépressions. La moindre activité, physique ou mentale, entraîne une sensation de fatigue disproportionnée à l'effort accompli, et le temps de récupération est prolongé. L'aspect physique du déprimé témoigne d'ailleurs de cet état de fatigue : épaules courbées, visage las, lenteur des mouvements. Dans la dépression de type mélancolique, l'asthénie sera très marquée en début de journée, pour ensuite s'atténuer à mesure que le jour avance.

- **Troubles du sommeil**

Des troubles du sommeil de diverses natures peuvent accompagner la dépression : insomnie ou hypersomnie, trouble de l'endormissement, insomnie du milieu de la nuit ou insomnie du petit matin, cette dernière étant la forme la plus typique. Le patient dit s'endormir assez facilement, mais s'éveiller aux petites heures du matin, ne plus pouvoir se rendormir, ressentir une grande fatigue comme s'il n'avait pas dormi du tout et sentir sur lui tout le poids de la journée à venir. Ce sentiment pénible a tendance à s'atténuer durant la journée et en soirée. Cette variation nycthémérale régulière du trouble de sommeil et du niveau sthénique est caractéristique de la dépression de type mélancolique. Dès 1917, cette variation avait été signalée par Freud comme étant l'indice d'un facteur somatique relié à la mélancolie. Quant à l'hypersomnie, elle se manifeste par un prolongement du temps de sommeil la nuit, un réveil tardif le matin et un besoin de sommeil additionnel durant la journée.

- **Troubles de l'appétit**

En général, on observe chez le déprimé une diminution significative de l'appétit, avec perte de poids consécutive. On notera plus rarement une augmentation de l'appétit, avec un besoin de « manger tout le temps », notamment des aliments contenant des hydrates de carbone, qui s'accompagnera d'un gain de poids.

L'augmentation de l'appétit et l'hypersomnie (symptômes végétatifs inversés) sont présentes en particulier dans la forme de dépression dite atypique (Aarons et coll., 1985).

- **Troubles somatiques variés**

Divers autres symptômes somatiques sont notés régulièrement dans la dépression, mais de façon moins caractéristique. Ces troubles donneront lieu à des plaintes d'ordre digestif, urinaire, articulaire, musculaire, neurologique, etc. Les auteurs du DSM-IV soulignent que, dans plusieurs groupes ethniques, la dépression majeure peut s'exprimer de façon prédominante par des symptômes somatiques.

Critères diagnostiques de l'épisode dépressif majeur selon le DSM-IV et la CIM-10

Dans le DSM-IV, le critère A est le même que dans le DSM-III-R. Par ailleurs, le DSM-IV insère un critère C qui précise que les symptômes doivent être d'importance suffisante pour avoir une signification clinique. De plus, le critère E clarifie les frontières entre «deuil» et «épisode dépressif majeur» (voir le tableau 11.3, p. 302-303).

Dans la CIM-10, certains symptômes de dépression, regroupés sous l'appellation de «syndrome somatique», sont signalés comme présentant une signification clinique particulière. Ce syndrome est analogue aux formes de dépression mélancolique ou endogène décrites dans d'autres classifications. Un épisode dépressif peut être décrit comme répondant ou non aux critères d'un «syndrome somatique», dont le diagnostic repose sur la présence d'au moins *quatre* des symptômes suivants :

- diminution marquée de l'intérêt ou du plaisir pour des activités habituellement agréables ;
- manque de réactivité émotionnelle à des événements ou activités déclenchant normalement une réaction ;
- réveil matinal précoce (au moins deux heures avant l'heure habituelle du réveil) ;
- dépression plus marquée le matin ;
- éléments objectifs signalant un ralentissement psychomoteur marqué ou une agitation psychomotrice marquée ;
- perte marquée d'appétit ;
- perte de poids (au moins 5 % du poids corporel au cours du dernier mois) ;
- diminution marquée de la libido.

Il importe de souligner qu'il s'agit ici (pour la dépression majeure comme pour l'ensemble des catégories du DSM-IV) d'une catégorisation de type polythétique (Livesley, 1985) dans laquelle une catégorie est formée d'entités qui possèdent un certain nombre (mais pas l'ensemble) des attributs de la catégorie. Il est donc prévisible qu'une telle catégorie regroupe des «membres» relativement différents les uns des autres. Autrement dit, la catégorie *Trouble dépressif majeur* est susceptible d'englober des entités passablement hétérogènes. Des spécifications additionnelles (*specifiers*) permettent de mieux définir ces diverses entités.

La catégorisation fondée sur des critères soulève d'autres questions d'ordre épistémologique. Ainsi, tous les critères sont présumés avoir le même «poids» comme indicateurs d'un diagnostic. Il est cependant probable que, pour des groupes sociodémographiques différents (p. ex., hommes et femmes, groupes ethniques), l'importance de critères individuels puisse être différente (Sartorius, 1991). D'où la nécessité, maintes fois énoncée par les auteurs du DSM, de ne pas limiter l'évaluation d'un problème clinique à la seule vérification de la présence de critères diagnostiques.

Le trouble dépressif majeur se caractérise essentiellement par une situation clinique dans laquelle on retrouve l'existence d'un ou de plusieurs épisodes dépressifs majeurs, sans histoire d'épisodes maniaques, hypomaniaques ou mixtes. Il peut être à épisode isolé ou récurrent.

Trouble dépressif majeur, épisode isolé

Ce diagnostic est posé lorsque l'épisode dépressif est unique et n'est pas mieux expliqué par l'existence d'un processus psychotique. La présence de symptômes d'allure maniaque, hypomaniaque ou mixte qui seraient reliés à une substance, au traitement ou à une affection médicale autre n'exclut pas ce diagnostic.

Trouble dépressif majeur, récurrent

L'existence d'au moins deux épisodes dépressifs majeurs est nécessaire pour établir ce diagnostic. Il doit y avoir eu, entre les épisodes, un intervalle de deux mois ou plus au cours desquels les critères d'épisode dépressif majeur étaient absents.

TABLEAU 11.3   Critères diagnostiques spécifiques (DSM-IV), généraux et communs (CIM-10) de l'épisode dépressif majeur

DSM-IV Épisode dépressif majeur	**CIM-10** F32 Épisode dépressif
A. Au moins cinq des symptômes suivants ont été présents durant une période continue de deux semaines, et ils représentent un changement par rapport au fonctionnement antérieur ; au moins un de ces symptômes est (1) une humeur dépressive, ou (2) une perte d'intérêt ou de plaisir. **Note** : ne pas inclure les symptômes qui sont manifestement imputables à une affection médicale générale ou à des délires ou des hallucinations non congruentes à l'humeur.	Critère A : Répond aux critères généraux (G1 à G3) d'un épisode dépressif. G1. L'épisode dépressif doit persister au moins deux semaines.
	G2. Absence d'épisode hypomaniaque ou maniaque à un moment quelconque de la vie du sujet.
	Critère B : Présence d'au moins deux des trois symptômes suivants :
(1) Humeur dépressive pratiquement toute la journée, presque tous les jours, décrite par le sujet (p. ex., se sentir triste ; sentiment de vide) ou rapportée par les autres (p. ex., semble au bord des larmes). **Note** : il peut s'agir d'humeur irritable, chez les enfants ou les adolescents.	(B1) humeur dépressive à un degré nettement anormal pour le sujet, présente pratiquement toute la journée et presque tous les jours, dans une large mesure non influencée par les circonstances, et persistant pendant au moins deux semaines ;
(2) Diminution marquée de l'intérêt ou du plaisir dans toutes ou presque toutes les activités, pratiquement toute la journée, presque tous les jours (décrite par le sujet ou rapportée par les autres).	(B2) diminution marquée de l'intérêt ou du plaisir pour des activités habituellement agréables.
	Critère C : Présence d'au moins un des symptômes suivants, pour atteindre un total d'au moins quatre symptômes :
(3) Perte de poids en l'absence de restrictions alimentaires volontaires ou gain de poids (p. ex., modification de plus de 5 % du poids corporel en un mois), ou diminution ou augmentation de l'appétit pratiquement tous les jours. **Note** : chez l'enfant, inclure l'échec à atteindre le poids qu'il aurait dû atteindre.	(C7) modification de l'appétit (diminution ou augmentation) avec variation pondérale correspondante ;
(4) Insomnie ou hypersomnie presque tous les jours.	(C6) perturbation du sommeil de n'importe quel type ;
(5) Agitation ou ralentissement psychomoteur presque tous les jours (noté par les autres, et non simplement un sentiment subjectif de ne pouvoir tenir en place ou d'être ralenti).	(C5) modification de l'activité psychomotrice, caractérisée par une agitation ou un ralentissement (signalés ou observés) ;
(6) Fatigue ou perte d'énergie presque chaque jour.	(B3) réduction de l'énergie ou augmentation de la fatigabilité ;
(7) Autodévaluation ou sentiment de culpabilité excessive ou inappropriée (qui peut être délirante) presque chaque jour (pas seulement des auto-reproches ou de la culpabilité d'être malade).	(C1) perte de confiance en soi ou de l'estime de soi ; (C2) sentiments injustifiés de culpabilité ou culpabilité excessive et inappropriée ;
(8) Capacité diminuée de penser ou de se concentrer, ou indécision, presque chaque jour (notée par le sujet ou rapportée par les autres).	(C4) diminution de l'aptitude à penser ou à se concentrer (signalée par le sujet ou observée par les autres), se manifestant, par exemple, par une indécision ou des hésitations ;
(9) Idées de mort récurrentes (pas uniquement la peur de mourir), idéation suicidaire récurrente sans plan précis, ou tentative suicidaire ou plan spécifique pour réaliser un suicide.	(C3) pensées récurrentes de mort ou idées suicidaires récurrentes, ou comportement suicidaire de n'importe quel type.

→

TABLEAU 11.3 Critères diagnostiques spécifiques (DSM-IV), généraux et communs (CIM-10) de l'épisode dépressif majeur (*suite*)

DSM-IV Épisode dépressif majeur	CIM-10 F32 Épisode dépressif
B. Les symptômes ne remplissent pas les critères pour un « Épisode mixte ».	
C. Les symptômes entraînent une détresse ou un dysfonctionnement cliniquement significatifs sur les plans social, professionnel ou dans d'autres secteurs importants de vie.	
D. Les symptômes ne sont pas dus aux effets physiologiques directs d'une substance (p. ex., drogue, médication) ou à une affection médicale générale (p. ex., hypothyroïdisme).	(A) G3. Exclusion : l'épisode n'est pas imputable à l'utilisation d'une substance psychoactive ou à un trouble mental organique.
E. Les symptômes ne sont pas explicables uniquement par le deuil (V62.82) en ce sens qu'après la perte d'un être cher les symptômes persistent au-delà de deux mois ou sont caractérisés par une détérioration fonctionnelle importante, des préoccupations morbides d'autoévaluation, une idéation suicidaire, des symptômes psychotiques ou un ralentissement psychomoteur.	
	F32.2 Épisode dépressif sévère sans symptômes psychotiques D. Absence d'hallucinations, d'idées délirantes ou de stupeur dépressive.
	F32.3 Épisode dépressif sévère avec symptômes psychotiques D. Soit (1) soit (2) : (1) présence d'idées délirantes ou d'hallucinations, autres que celles décrites comme typiquement schizophréniques dans le critère G1 (1) b, c et d de F20.0 – F20.3. Exemples courants : idées délirantes ou hallucinations dont le contenu implique des thèmes de dépression, de culpabilité, d'hypocondrie, de nihilisme, de référence ou de persécution ; (2) Stupeur dépressive.
	La présence ou non d'un *syndrome somatique* peut être notée, à la suite du diagnostic d'épisode dépressif.

Sources : American Psychiatric Association (1994), trad. française *DSM-IV – Manuel diagnostique et statistique des troubles mentaux*, Paris, Masson, 1996 ; World Health Organization (1993), trad. française *Classification internationale des maladies, 10ᵉ révision. Chapitre V (F) : Troubles mentaux et troubles du comportement : critères diagnostiques pour la recherche*, Paris, Organisation Mondiale de la Santé et Masson, 1994.

Aspects ethnoculturels

Il existe entre les groupes ethniques des variations importantes dans l'expérience et l'expression d'états émotionnels et dans la façon dont ces communautés voient et jugent un comportement psychologiquement déviant. Dans certaines cultures, la dépression peut être exprimée surtout en termes somatiques : céphalée, maladie des nerfs, fatigue, faiblesse, problème du cœur, etc. Le jugement sur la gravité d'un état peut également varier : l'irritabilité, par exemple, peut être considérée comme plus pathologique que la tristesse ou le retrait. Les symptômes psychotiques doivent être soigneusement distingués des expériences culturellement sanctionnées dans une ethnie donnée.

Le DSM-IV propose, dans l'annexe I, une « formulation culturelle » qui permet au clinicien de mieux évaluer et décrire l'influence du contexte culturel du patient dans une situation donnée.

Psychiatrie clinique : une approche bio-psycho-sociale

Conséquences médico-psycho-sociales sur le fonctionnement

La morbidité associée à la dépression est importante. Si l'on compare avec huit affections médicales majeures, les patients déprimés présentent un déficit égal ou plus grave par rapport au déficit noté chez les sujets souffrant de diabète, d'hypertension, de maladie cardiaque, d'arthrite ou de maladie pulmonaire. La morbidité a été mesurée à partir des répercussions physiques et sociales de la maladie, du nombre de jours d'hospitalisation requis et des conséquences sur les divers rôles des patients (Wells et coll., 1989).

Évolution

L'épisode dépressif majeur peut apparaître à tout âge, l'âge de début moyen étant la fin de la vingtaine. Il évolue sur une période de quelques jours à quelques semaines, mais parfois plus brusquement en présence d'un stresseur psychosocial important. Des symptômes prodromiques de type anxieux ou dépressifs peuvent aussi se manifester au cours des mois précédant l'épisode. Sans traitement, un épisode dure généralement six mois ou plus.

Environ 50 % des patients auront plus tard dans leur vie un nouvel épisode de dépression majeure, qui portera alors le nom de « trouble dépressif majeur, récurrent ». La fréquence et le rythme des épisodes subséquents sont variables. Dans de 20 % à 30 % des cas, il persiste des symptômes résiduels inter-épisodes (rémission partielle), et chez de 5 % à 10 % des patients, les symptômes de dépression majeure persistent au-delà de deux ans, entraînant alors un diagnostic de trouble dépressif majeur chronique.

Diagnostic différentiel

La présence de symptômes dépressifs ne doit pas amener automatiquement à un diagnostic de dépression majeure, tout comme la présence de convulsions n'implique pas nécessairement un diagnostic d'épilepsie. Plusieurs autres situations cliniques peuvent faire penser à la dépression, mais doivent en être distinguées. Ainsi, peuvent s'accompagner de symptômes de dépression :

- certaines affections médicales, en particulier les affections :
    - neurologiques (maladie de Parkinson, accident vasculaire cérébral),
    - endocriniennes (hypothyroïdie),
    - hématologiques (anémie),
    - cardiopulmonaires, métaboliques, tumorales, infectieuses, etc. ;
- l'emploi de substances :
    - médicaments (réserpine, méthyldopa),
    - drogues (stimulant, usage prolongé), alcool (usage prolongé),
    - produits toxiques ;
- d'autres troubles de l'humeur ou d'autres troubles mentaux ; la dysphorie associée à certains troubles de la personnalité (p. ex., personnalité limite) ; les troubles factices avec symptômes psychologiques prédominants ;
- diverses situations comme le travail de deuil, la période de tristesse liée à des expériences perturbantes, le processus d'acculturation chez un immigrant.

Le trouble de l'adaptation avec humeur dépressive se distingue du trouble dépressif majeur :

- la perturbation ne répond pas aux critères du trouble dépressif majeur et n'est pas simplement une exacerbation d'un tel trouble ;
- la durée de la perturbation ne dépasse pas six mois après que le facteur de stress (ou ses conséquences) a disparu.

Mesure de la dépression

Il n'existe pas de mesure objective de la dépression en tant que catégorie, puisqu'il n'existe pas d'élément pathognomonique de la dépression majeure. Des outils ont cependant été élaborés pour aider à préciser le diagnostic de dépression majeure ou à mesurer la dimension « dépression » (Rabkin et Klein, 1987). Dans les milieux cliniques, on utilise un certain nombre de ces instruments.

1. Les outils à visée diagnostique. Cette classe inclut :
    - les entrevues semi-structurées tels le Structured Clinical Interview for DSM-IV (SCID) ou la Schedule for Affective Disorders and Schizophrenia (SADS) ;
    - certains tests de laboratoire (épreuve de freinage à la dexaméthasone ; test de stimulation à la TRH) ;

— l'étude de la structure du sommeil par EEG : les anomalies décelées dans les tracés de sommeil (dont un raccourcissement de la première phase de latence MOR) comptent parmi les signes biologiques les plus constamment observés dans la dépression majeure.

2. Les outils de mesure de la dimension dépressive. Ces outils ne visent pas à permettre de poser un diagnostic de dépression majeure, mais plutôt à mesurer l'intensité de la dépression considérée comme *dimension* (par opposition à la *catégorie* diagnostique de dépression). Ils sont fréquemment utilisés pour suivre l'évolution d'une situation clinique. On les divise en échelles de mesure (où le clinicien consigne les scores du patient) et en questionnaires (auxquels le patient répond). À titre d'exemple, on peut citer :

— les échelles de mesure de Hamilton, de Raskin, de Montgomery et Asberg, et l'échelle de mélancolie de Bech et Rafaelsen ;
— l'inventaire de la dépression de Beck et l'échelle de dépression de Zung.

11.5.2 Trouble dysthymique

Historique du concept

Le terme « dysthymie » est un quasi-néologisme introduit dans la terminologie psychiatrique par les auteurs du DSM-III (1980) pour décrire un état dépressif aux frontières du trouble de la personnalité et de la dépression névrotique. C'est probablement en raison de sa proximité avec un terme remis à la mode durant cette période, celui de « dysphorie » (du grec *dusphoros*, « difficile à supporter »), que cette appellation a refait surface. Au 19e siècle, Flemming avait utilisé le terme dysthymie pour désigner un trouble affectif de type dépressif ou bipolaire, et Kahlbaum opposait dysthymie et hyperthymie comme des équivalents des entités actuelles de mélancolie et de manie. Ces notions étaient tombées en désuétude avec l'adoption en psychiatrie de la nosologie kraepelinienne (Lanczik et Beckmann, 1991). Schneider (1923), avec sa description du tempérament dysthymique, a redonné à ce terme une signification plus proche de celle qui a cours aujourd'hui. La signification actuelle de la notion de dysthymie est donc foncièrement différente de sa signification passée. Cependant, certains auteurs emploient encore le terme dysthymie dans le sens de Flemming (Olié et coll., 1990, p. 6).

Description

Le DSM-III, en introduisant le diagnostic de « dysthymie », tentait d'identifier une catégorie de patients présentant une symptomatologie dépressive atténuée, distincte de celle de la dépression majeure. Ce faisant, les auteurs étaient bien conscients que cette catégorie regroupait probablement des sous-groupes de pathologies. Les critères diagnostiques proposés reflétaient cette hétérogénéité, en ce sens que la définition de la dysthymie englobait à la fois des critères de la dépression majeure (tristesse, anhédonie, troubles du sommeil, etc.) et des traits de personnalité inspirés pour certains de la description de la « personnalité dépressive » de Schneider (humeur sombre, pessimisme, sentiment d'inadaptation, incapacité de réagir positivement à la louange) [Akiskal et Akiskal, 1992].

La dysthymie, dans le DSM-IV, se définit par la présence d'humeur dépressive depuis au moins deux ans, pour la plus grande partie du temps et des journées (chez les enfants et les adolescents, ce peut être une humeur irritable, présente depuis au moins un an). La présence d'au moins deux autres symptômes parmi la liste suivante est nécessaire (critère B) :

— troubles de l'appétit (en plus ou en moins) ;
— insomnie ou hypersomnie ;
— diminution d'énergie, fatigue ;
— diminution de l'estime de soi ;
— diminution de la capacité de concentration ou difficulté à prendre des décisions ;
— sentiment de désespoir.

Les symptômes peuvent fluctuer ou être absents temporairement, mais leur absence ne doit jamais excéder deux mois. Pour bien distinguer cette catégorie de celle du *Trouble dépressif majeur*, il ne doit pas y avoir eu, au cours des deux premières années d'évolution du trouble dysthymique, de symptômes suffisants pour justifier le diagnostic de dépression majeure.

Certaines études laissent entendre que d'autres symptômes peuvent être plus caractéristiques de la dysthymie. C'est pourquoi le DSM-IV présente, dans son annexe B, un critère de recherche alternatif (critère B) incluant neuf symptômes dont trois doivent être présents pour qu'on puisse poser le diagnostic de trouble dysthymique :

- baisse de l'estime de soi ou de la confiance en soi ou sentiment d'inadaptation ;
- pessimisme, désespoir ou absence d'espoir ;
- perte généralisée d'intérêt et de plaisir ;
- retrait social ;
- fatigue chronique, fatigabilité ;
- idées de culpabilité, ruminations sur le passé ;
- sentiments d'irritabilité ou de colère excessive ;
- diminution des activités, de l'efficacité ou de la productivité ;
- difficultés cognitives à penser, se traduisant par une mauvaise concentration, une mémoire déficiente ou une indécision.

Par ailleurs, le syndrome dysthymique doit avoir des répercussions significatives chez l'individu ou dans ses divers champs de fonctionnement. On peut caractériser le trouble dysthymique de façon plus précise en spécifiant s'il s'agit d'une forme :

- *à début précoce,* lorsque les symptômes apparaissent avant l'âge de 21 ans ; les patients sont alors plus susceptibles de présenter des épisodes de dépression majeure subséquemment ;
- *à début tardif,* c'est-à-dire après l'âge de 21 ans ;
- *avec symptômes atypiques* (voir la section 11.7.2, « Dépression atypique »).

Si la dysthymie existe depuis plusieurs années, elle peut donner l'impression de faire partie de la personnalité du patient. Les dysthymiques paraissent parfois résignés devant leur maladie, ce qui peut inciter à penser que la dépression est chez eux un style de vie plutôt qu'une maladie. Le fait qu'on décrive la dysthymie comme une dépression d'intensité légère ou modérée semble indiquer qu'il s'agit d'une pathologie bénigne. Or les recherches ont montré que, au contraire, la dysthymie cause autant, sinon plus d'incapacités à long terme que la dépression majeure (Klein et coll., 1988).

Évolution et diagnostic différentiel

L'évolution du trouble dysthymique est chronique par définition. Il est par ailleurs relativement fréquent qu'une dépression majeure vienne se surimposer à la dysthymie, état qui a été appelé de façon descriptive « dépression double » (Keller et Shapiro, 1982). La probabilité d'une rémission complète de la dépression majeure est alors plus faible, et le risque d'apparition d'épisodes subséquents est plus élevé. Lorsque les deux syndromes coexistent (dysthymie et dépression majeure), les deux diagnostics sont établis concurremment ; au moment où les critères de trouble dépressif majeur ne sont plus présents et que seul l'état antérieur de dysthymie persiste, seul le diagnostic de trouble dysthymique est posé.

Si un épisode de dépression majeure a précédé l'apparition du trouble dysthymique, il est nécessaire que celui-ci se soit manifesté après une rémission complète depuis au moins deux mois de la dépression majeure pour qu'on puisse établir un diagnostic subséquent de trouble dysthymique. Autrement, on considérera les diagnostics de trouble dépressif majeur, forme chronique, ou celui de trouble dépressif majeur en rémission partielle.

11.5.3 Trouble dépressif non spécifié

La catégorie dite *Trouble dépressif non spécifié* regroupe un ensemble de syndromes cliniques qui ne répondent pas aux critères des diverses formes de troubles dépressifs répertoriés dans le DSM-IV, mais qui apparaissent liés aux troubles dépressifs et suffisamment importants cliniquement pour justifier un diagnostic. Cette catégorie a une plus grande importance que dans le DSM-III, car elle regroupe plusieurs entités cliniques ayant fait l'objet d'études nombreuses et de controverses. La plupart de ces entités d'ailleurs se retrouvent en annexe B comme nécessitant des recherches additionnelles avant de trouver une place définitive dans la classification psychiatrique. Le DSM-IV donne comme exemples de trouble dépressif non spécifié, entre autres, le trouble dysphorique prémenstruel, le trouble dépressif mineur et le trouble dépressif bref récurrent.

Trouble dysphorique prémenstruel

Le trouble dysphorique prémenstruel consiste dans un état particulièrement pénible qui entraîne des répercussions sérieuses chez la femme atteinte et qui se caractérise par un ensemble de symptômes de la lignée dépressive se manifestant au cours de la dernière semaine de la phase lutéinique du cycle menstruel. Les symptômes sont d'intensité comparable à celle des symptômes d'une dépression majeure ; ils disparaissent quelques jours après le début des menstruations et sont absents dans la première semaine de la phase folliculinique du cycle. Ce trouble affecterait de 3 % à 5 % des femmes. Pour qu'on puisse conclure à un trouble dysphorique prémenstruel, les symptômes doivent s'être manifestés à chaque cycle menstruel ou presque depuis les 12 derniers mois. Ce tableau clinique doit être distingué :

- des changements d'humeur transitoires survenant à la veille des menstruations ;
- du syndrome prémenstruel, bien plus fréquent, qui n'a pas les conséquences importantes du trouble dysphorique prémenstruel ;
- des états dysphoriques, de la fatigue ou d'autres troubles mentaux qui seraient exacerbés dans la période prémenstruelle.

Le diagnostic doit être confirmé par la tenue d'un journal quotidien de la liste des symptômes couvrant au moins deux cycles consécutifs.

Il n'existe pas de traitement parfaitement efficace, quoique des études signalent des résultats encourageants avec des antidépresseurs (nortriptyline, clomipramine, fluoxétine), avec la clonidine, la fenfluramine et la naltrexone. Une autre avenue de recherche, l'utilisation des œstrogènes et des progestatifs, pourrait permettre de mettre au point de nouvelles approches thérapeutiques.

Trouble dépressif mineur

Cette catégorie a été introduite pour tenir compte de la fréquence élevée d'états dépressifs moins intenses que dans la dépression majeure, mais qui ont néanmoins des conséquences importantes chez plusieurs individus. L'existence de ce diagnostic facilite l'évaluation de la prévalence d'un tel syndrome et permet de proposer d'éventuelles mesures pour y faire face. Cet argument l'a emporté sur la crainte que suscitait l'introduction d'une entité qui pourrait être difficile à distinguer d'états dysphoriques ou affectifs transitoires qui accompagnent parfois les aléas de la vie quotidienne.

On posera ce diagnostic devant un tableau clinique répondant aux critères de l'épisode dépressif majeur quant à la durée, mais comportant moins de symptômes et de moins grandes répercussions que la dépression majeure. Le tableau devra inclure une humeur dépressive, une perte d'intérêt ou de plaisir associées à un ensemble de deux à quatre des autres critères de la dépression majeure (à l'exception du critère d'idéation suicidaire).

Trouble dépressif bref récurrent

C'est au cours d'études comparant l'effet de différents traitements sur la dépression que fut mis en évidence le fait que le meilleur prédicteur d'un comportement suicidaire éventuel était un épisode dépressif d'une durée de moins de deux semaines (Montgomery, 1991).

Les critères diagnostiques du trouble dépressif bref récurrent sont identiques à ceux de la dépression majeure, mais l'épisode ne dure que de deux jours à deux semaines. Il s'agit d'une pathologie hautement récidivante, avec des épisodes survenant au moins une fois par mois. Les épisodes, quoique de courte durée, entraînent malgré tout des répercussions au moins aussi importantes que la dépression majeure chez l'individu atteint. Le risque élevé de tentatives suicidaires est une des plus sérieuses conséquences.

La prévalence annuelle a été établie à 7 % (souvent en association avec d'autres pathologies), et les hommes et les femmes semblent également affectés. Le trouble débute plus fréquemment à l'adolescence.

11.5.4 Dépression et personnalité dépressive

Le concept de personnalité dépressive possède une longue et riche histoire dans la nosologie psychiatrique.

Ce sont surtout les phénoménologues allemands qui ont élaboré la notion (actuelle) de personnalité dépressive, sous des appellations diverses. Kraepelin a décrit le « tempérament dépressif », description qui a été par la suite reprise par Kretschmer, et plus récemment par Tellenbach (1961) sous le nom de *typus melancholicus*. Ces descriptions se rapportaient à des états aux frontières de la pathologie, à des traits de personnalité correspondant à une variante subclinique d'un trouble de l'humeur. Les sujets étaient d'ailleurs davantage susceptibles de voir s'installer une pathologie franche de l'humeur. Le tempérament pouvait être considéré à la fois comme un facteur de risque et comme un trouble de l'humeur larvé. Schneider a également décrit une «psychopathie dépressive» mais, contrairement aux autres phénoménologues, il considérait cette entité comme reliée à la personnalité normale et aux autres types de personnalité, mais pas aux troubles de l'humeur. Ces critères ont été repris, avec quelques modifications, par Akiskal dans sa conceptualisation de la personnalité dépressive (Phillips et coll., 1993).

Plusieurs questions se sont posées relativement à l'inclusion ou non de la personnalité dépressive en tant que catégorie diagnostique dans le DSM-IV, notamment :

- La personnalité dépressive est-elle suffisamment distincte d'autres catégories de l'axe I (dysthymie) et de l'axe II (personnalité dépendante, obsessionnelle-compulsive, évitante, limite, passive-agressive ou négativiste) ?
- La personnalité dépressive ne constituerait-elle pas un tempérament «normal» plutôt qu'un trouble de la personnalité ?
- Une liste de critères permettrait-elle d'atteindre un niveau raisonnable de fiabilité diagnostique pour la personnalité dépressive ?

La question la plus difficile à résoudre demeure le chevauchement entre personnalité dépressive et dysthymie. Théoriquement, la dysthymie est une pathologie de l'humeur, et comme telle elle se définit à partir de critères affectifs et somatiques principalement, alors que la personnalité dépressive se définit à partir de traits de personnalité particuliers (pessimisme, sentiment d'inadaptation, humeur plutôt morne, etc.). Cependant, bien des questions demeurent sans réponse, et les auteurs du DSM-IV ont choisi de placer la personnalité dépressive en annexe B, comme requérant des études plus poussées avant qu'on puisse l'établir comme catégorie diagnostique officielle.

11.6 TROUBLES BIPOLAIRES

La catégorie diagnostique que constituent les troubles bipolaires est à distinguer de celle de psychose maniaco-dépressive. Cette dernière, décrite par Kraepelin, regroupe la quasi-totalité des troubles de l'humeur, qu'ils soient de type dépressif uniquement ou de type «alternant» (manie et dépression), en raison de leur parenté sur le plan du type (cyclicité) et d'un meilleur pronostic comparativement à l'évolution de la démence précoce. Le trouble bipolaire, au contraire, inclut nécessairement l'existence des deux formes de pathologie (dépressive et maniaque) au cours de l'évolution de la maladie, ou tout au moins celle de la symptomatologie de type maniaque.

Cette section des troubles de l'humeur comprend, dans le DSM-IV, l'ensemble des troubles bipolaires considérés classiquement comme «primaires» ou «fonctionnels». Les épisodes dépressifs ou maniaques reliés à une affection médicale, à l'effet d'une substance ou d'un traitement (drogue illicite, médication antidépressive, électroconvulsivothérapie [ECT], thérapie par la lumière) relèvent des sections *Troubles de l'humeur dus à une affection médicale générale* ou *Troubles de l'humeur induits par une substance*.

Les troubles bipolaires se subdivisent en trouble bipolaire I, trouble bipolaire II, cyclothymie et troubles non spécifiques.

11.6.1 Trouble bipolaire I

Le trouble bipolaire I est caractérisé essentiellement par l'existence d'un ou plusieurs épisodes maniaques ou mixtes, reliés habituellement dans le temps à des épisodes antécédents ou subséquents de dépression.

Symptômes caractéristiques de l'épisode maniaque

L'accès maniaque a souvent été décrit comme étant l'inverse, la reproduction en miroir, de l'accès dépressif. L'humeur est expansive plutôt qu'abattue, l'activité est débordante alors que le déprimé est ralenti, le discours est prolifique alors que les phrases sont rares et simples chez le déprimé.

Le début de l'épisode maniaque est en général rapide, plus que ne l'est le début de la dépression. Il ne faudra souvent que quelques jours, et parfois seulement quelques heures, pour que le tableau clinique se soit constitué. Il semble que la rapidité du début de l'accès s'accroît avec le nombre de nouveaux épisodes (Goodwin et Jamison, 1990, p. 138).

Les signes et les symptômes de l'accès maniaque sont nombreux et volatils, variant selon les individus et parfois à l'intérieur d'un même accès. Le degré de gravité de l'accès en est responsable, mais aussi la nature de l'accès, selon qu'il est de type maniaque pur ou de type mixte.

On regroupe généralement les symptômes de la manie en symptômes thymiques, cognitifs, comportementaux, somatiques et psychotiques.

Symptômes thymiques

L'humeur du maniaque est décrite comme euphorique, expansive, exubérante. Une estime de soi démesurée en est souvent à la base, de sorte que le maniaque manifeste un optimisme excessif et s'irrite des remarques de l'entourage qui viennent mettre en doute ses capacités ou la pertinence de ses projets. Une irascibilité est souvent présente, avec accès de colère et parfois agressivité physique. L'humeur est souvent labile.

La description de la manie comme étant le pôle opposé de la dépression est peut-être trop simple pour plusieurs auteurs, qui ont noté la fréquence et l'importance des symptômes dépressifs présents à un moment ou l'autre de l'accès maniaque (Winokur, 1991, p. 15). Goodwin et Jamison (1990), qui ont passé en revue plusieurs études portant sur le sujet, rapportent que les symptômes thymiques notés chez le maniaque sont, par ordre de fréquence, l'irritabilité (80 %), la dépression (72 %), l'euphorie (71 %), la labilité de l'humeur (69 %) et l'humeur expansive (60 %).

Symptômes cognitifs

On note, en premier lieu, une augmentation exagérée de l'estime de soi, un sentiment de puissance pouvant prendre une intensité délirante. À cette inflation du Moi s'ajoute une accélération frénétique des processus de pensée entraînant une augmentation du rythme et du contenu du discours, une surestimation de la valeur d'une idée, le passage d'une idée à une autre, suggérée souvent par une assonance plutôt que par un lien logique, un sentiment exaltant de capacités accrues de penser et de réussir des projets, la distractivité, une concentration diminuée, des troubles importants du jugement, etc. Pour Kraepelin, « le jaillissement de pensées n'est nullement richesse d'idées, mais seulement de mots ». D'autres auteurs ont parlé d'incontinence intellectuelle. L'ampleur de la tachypsychie peut être telle qu'elle entraîne une sorte de tamponnade psychique, un mutisme résultant de la tentative sans cesse infructueuse de traduire en mots la venue en bousculade des idées successives et souvent sans lien logique entre elles (Olié et coll., 1990).

Dans une série d'études portant sur près de 600 patients, des symptômes tels qu'idée de grandeur, fuite des idées et distractivité ont été observés chez les trois quarts des patients maniaques (Goodwin et Jamison, 1990, p. 32).

Symptômes comportementaux

Ces symptômes sont la traduction sur le plan moteur de la frénésie de la pensée.

L'accélération du débit verbal se retrouve dans presque tous les cas de manie. On note une hyperverbosité, une pression du discours, une tendance à parler fort, de façon magistrale, dans une suite difficile à interrompre. Le ton peut être parfois irrité ou menaçant si le patient rencontre une opposition à ses envolées ou à ses projets. L'habillement ou les attitudes peuvent être bizarres, extravagants ou carrément déplacés par rapport aux standards sociaux du sujet.

Le maniaque a tendance à s'engager activement dans de multiples champs d'activité : sexualité, affaires, politique, religion. Ces activités ont toutes les mêmes caractéristiques : elles sont une réponse à une idée du moment, surinvestie et considérée comme impérative, nécessitant que le patient agisse puisqu'il serait la personne, et la seule, capable d'intervenir avec autorité et compétence dans le contexte en question. En raison de la surestimation de ses capacités, et de son mépris pour l'appréciation des obstacles et empêchements susceptibles de surgir, le maniaque se lance dans des aventures dans le domaine des affaires, de la sexualité ou autres qui peuvent être catastrophiques, et qui sont fréquemment l'une des raisons de l'hospitalisation.

C'est également au cours des accès maniaques qu'on observera une augmentation de la consommation d'alcool, associée à des comportements irresponsables ou à risque sur le plan de la conduite automobile, des activités sexuelles ou des dépenses personnelles. Avec ou sans alcool, d'ailleurs, la transgression des interdits sociaux est fréquente chez ces patients.

Un état catatonique peut suivre un état extrême d'agitation, dans une proportion qui a pu être estimée à environ 20 % des accès maniaques (Goodwin et Jamison, 1990, p. 37).

Symptômes somatiques

Les troubles du sommeil sont caractéristiques et fréquents. Il y a insomnie sans fatigue, éveil matinal, mais surtout diminution du besoin de dormir. Le patient est d'une énergie débordante, même si, parfois, il a passé quelques jours sans dormir.

La perte de poids est habituelle et peut même devenir un sujet d'inquiétude majeure pour les soignants, dans les cas de manies sévères et réfractaires au traitement. Divers symptômes neurovégétatifs sont aussi présents, de façon plus irrégulière : sudation, troubles digestifs, sensation de chaleur (qui peut amener le maniaque à se vêtir de façon insuffisante et inappropriée) [Olié et coll., 1990].

Symptômes psychotiques

Les symptômes psychotiques sont décrits ici en raison de leur association très fréquente avec l'accès maniaque. Dans près de la moitié des cas, on notera la présence d'une forme ou d'une autre de délire : de grandeur, de persécution, d'influence, etc. Dans un plus petit nombre de cas, le tableau inclura des hallucinations auditives, olfactives et parfois visuelles. Chez près de 60 % des patients souffrant d'un trouble bipolaire, il existe donc une histoire de symptômes psychotiques.

Il semble qu'un début plus précoce du trouble bipolaire soit associé avec la présence de symptômes psychotiques. Le lien entre la présence de ces symptômes et la gravité de la maladie bipolaire n'est cependant pas évident (Goodwin et Jamison, 1990, p. 34). Par ailleurs, s'il y a association fréquente entre trouble bipolaire et symptômes psychotiques, cela ne reflète pas nécessairement une même influence génétique. Selon Endicott et coll. (1986), les études familiales donnent plutôt à penser qu'il existerait une division typologique entre les formes psychotiques et non psychotiques des troubles de l'humeur.

Critères diagnostiques de l'épisode maniaque selon le DSM-IV et la CIM-10

Les critères diagnostiques de l'épisode de manie n'ont pas été modifiés dans le DSM-IV par rapport au DSM-III-R, sauf pour la redéfinition d'un critère de durée (au moins une semaine), présent dans le DSM-III mais abandonné dans le DSM-III-R, et par l'exclusion du virage maniaque relié à un traitement antidépresseur du trouble bipolaire I. Le tableau 11.4 présente ces critères.

Subdivision du trouble bipolaire I

Le trouble bipolaire I se subdivise selon qu'on est en présence :

- d'un épisode unique ou récurrent ;
- d'un épisode maniaque ou mixte.

La récurrence est définie soit par un changement de polarité de l'épisode, soit par un intervalle d'au moins deux mois au cours duquel aucun symptôme maniaque ne s'est manifesté. Pour définir un changement de polarité, l'épisode mixte est considéré comme faisant partie du même pôle que l'épisode maniaque. Si le patient passe d'un épisode mixte à un épisode dépressif, il y a changement de polarité, et deux épisodes sont comptés. Si, d'un autre côté, un épisode hypomaniaque évolue vers un épisode mixte, il s'agit toujours d'un seul et même épisode.

Épisode maniaque isolé

Le patient n'a pas présenté d'épisode antérieur de type maniaque ou dépressif. L'épisode actuel peut être de type maniaque ou mixte.

Il s'agit d'une nouvelle catégorie dans le DSM-IV. L'ajout vise une plus grande spécificité du diagnostic et une meilleure correspondance avec la catégorisation de la CIM-10.

Épisode actuel (ou le plus récent)

L'épisode peut être de type :

- hypomaniaque. L'hypomanie est définie par les mêmes critères que la manie, à l'exception du critère de durée (quatre jours au lieu d'une semaine)

TABLEAU 11.4   Critères diagnostiques de l'épisode de manie

DSM-IV Épisode de manie	CIM-10 F30.1 Manie sans symptômes psychotiques
A. Période définie dans laquelle est présente, d'une manière anormale et persistante, une humeur élevée, expansive ou irritable, cette période durant au moins une semaine (ou une durée quelconque, si une hospitalisation est requise).	A. Humeur manifestement exaltée, expansive ou irritable, nettement anormale pour le sujet. La modification de l'humeur doit être marquée et persister au moins une semaine (à moins qu'elle soit suffisamment grave pour nécessiter une hospitalisation).
B. Durant la période de perturbation de l'humeur, trois (ou plus) des symptômes suivants ont persisté (quatre, s'il s'agit d'humeur irritable) et ont été présents à un degré significatif : (1) estime de soi accrue, ou grandiosité ; (2) besoin de sommeil diminué (p. ex., se sent reposé après seulement trois heures de sommeil) ; (3) plus verbal qu'à l'habitude, ou pression du discours ; (4) fuite des idées, ou expérience subjective que les pensées suivent un cours accéléré ; (5) distractivité (c.-à-d. attention trop facilement détournée par des stimuli extérieurs insignifiants ou non pertinents) ; (6) augmentation de l'activité orientée vers un but (soit social, professionnel ou scolaire, ou sexuel) ou agitation psychomotrice ; (7) implications excessives dans des activités hédoniques ayant un potentiel élevé de conséquences pénibles (p. ex., dépenses inconsidérées, promiscuité sexuelle, investissements déraisonnables en affaires).	B. Présence d'au moins trois des symptômes suivants (quatre si l'humeur est simplement irritable), entravant sérieusement le fonctionnement personnel dans la vie quotidienne : (6) augmentation de l'estime de soi ou idées de grandeur ; (5) réduction du besoin de sommeil ; (2) plus grande communicabilité que d'habitude (« désir de parler constamment ») ; (3) fuite des idées ou sensation subjective que les pensées défilent ; (7) distractivité ou modifications incessantes des activités ou des projets ; (1) augmentation de l'activité ou agitation physique ; (8) comportement imprudent ou insouciant dont les risques ne sont pas reconnus par le sujet, par exemple achats inconsidérés, initiatives déraisonnables, imprudence au volant ; (9) énergie sexuelle marquée ou conduites sexuelles imprudentes ; (4) perte des inhibitions sociales normales conduisant à des comportements inadaptés aux circonstances.
C. Les symptômes ne répondent pas aux critères pour un « Épisode mixte ».	
D. La perturbation de l'humeur est suffisamment grave pour entraîner des répercussions importantes sur le plan du travail, ou dans les activités sociales habituelles, ou les relations avec les autres, ou pour nécessiter une hospitalisation afin de prévenir des torts au sujet ou aux autres, ou il y a présence de caractéristiques psychotiques.	*Voir le critère B.*
E. Les symptômes ne sont pas dus aux effets physiologiques directs d'une substance (p. ex., drogue, médication, ou autre traitement) ou à une affection médicale générale (p. ex., hyperthyroïdie).	C. Exclusion : l'épisode n'est pas imputable à l'utilisation d'une substance psychoactive ou à un trouble mental organique.
Note : Les épisodes d'allure maniaque, nettement causés par un traitement antidépresseur somatique (p. ex., médication, électroconvulsivothérapie, thérapie par la lumière), ne devraient pas recevoir un diagnostic de trouble bipolaire I.	

Sources : American Psychiatric Association (1994), trad. française *DSM-IV – Manuel diagnostique et statistique des troubles mentaux*, Paris, Masson, 1996 ; World Health Organization (1993), trad. française *Classification internationale des maladies, 10ᵉ révision. Chapitre V (F) : Troubles mentaux et troubles du comportement : critères diagnostiques pour la recherche*, Paris, Organisation Mondiale de la Santé et Masson, 1994.

Psychiatrie clinique : une approche bio-psycho-sociale

et du critère des répercussions fonctionnelles (moins graves dans l'hypomanie);
- maniaque;
- mixte. Plusieurs études ont noté une évolution spécifique et une réponse différente au traitement dans l'accès maniaque de type mixte (appelé aussi manie dysphorique). Ce diagnostic exige que les symptômes dépressifs et maniaques aient coexisté presque tous les jours, durant au moins une semaine;
- dépressif;
- non spécifié. Cette catégorie est utilisée lorsque tous les critères sont présents, à l'exception du critère de durée.

Évolution

Le trouble bipolaire I débute en général vers 18 ans, mais tend à apparaître de plus en plus précocement depuis les dernières décennies (Weissman et coll., 1991).

Il s'agit d'une maladie récurrente: 90 % des sujets ayant présenté un épisode maniaque connaîtront des épisodes subséquents. Les deux tiers des accès maniaques précèdent ou suivent immédiatement un épisode dépressif. Le premier épisode est susceptible d'être un épisode maniaque s'il s'agit d'un homme, et un épisode dépressif s'il s'agit d'une femme. La prévalence du trouble bipolaire est cependant sensiblement la même chez l'homme et chez la femme.

En raison de l'existence de traitements efficaces, il est difficile aujourd'hui de décrire l'évolution naturelle du trouble bipolaire. Les descriptions datant d'avant la pharmacologie moderne sont parfois trompeuses, car les auteurs décrivaient souvent comme épisode unique prolongé l'état d'un patient longtemps hospitalisé et ayant présenté plusieurs épisodes maniaques ou dépressifs séparés par des intervalles de plus de deux mois sans symptômes actifs. Certaines études indiquent néanmoins une fréquence moyenne « naturelle » de 4 épisodes par période de 10 ans. L'intervalle entre les épisodes aurait tendance à diminuer avec l'âge (American Psychiatric Association, 1994b).

La durée des épisodes maniaques est difficile à évaluer. Winokur (1991) avance une durée moyenne de 73 jours chez l'homme et de 42 jours chez la femme. D'autres études la situent autour de trois mois. La manie chronique est rare.

De 5 % à 15 % des patients atteints d'un trouble bipolaire I ont plus de quatre accès à l'intérieur d'une même année. Cette évolution particulière est associée à un pronostic moins favorable. C'est à ce groupe de patients que s'applique la spécification « évolution par cycles à succession rapide ».

La majorité des individus récupèrent entièrement entre les épisodes. De 20 % à 30 % présentent cependant une labilité de l'humeur et des difficultés sur les plans relationnel ou professionnel. Lorsque l'épisode actuel comporte des symptômes psychotiques, la rémission sera souvent incomplète.

L'évolution à long terme a été étudiée par Tsuang, Woolson et Flemming (1979). Cent patients atteints d'un trouble bipolaire ont été suivis pendant une période de 30 à 40 ans. Au terme de cette période:

- 67 % étaient employés, retraités ou maintenaient une occupation appropriée à leur âge;
- 69 % avaient une résidence, les autres vivant en famille d'accueil ou dans un hôpital psychiatrique;
- 50 % ne présentaient aucun symptôme à la dernière rencontre.

Diagnostic différentiel

À l'occasion, les traitements antidépresseurs (médication ou autres) sont suivis de l'apparition de symptômes maniaques ou hypomaniaques. La question de savoir si le traitement était réellement un agent causal des symptômes maniaques a été beaucoup débattue, et elle demeure difficile à résoudre compte tenu de la nature éminemment cyclique du trouble bipolaire. L'apparition de tels symptômes a pu aussi faire dire à certains auteurs que ce qu'on croyait être une dépression unipolaire était en fait un trouble bipolaire qui s'ignorait (Winokur, 1991, p. 92-95). Le DSM-IV signale plutôt qu'il ne faut pas alors poser un diagnostic de trouble bipolaire I. Le diagnostic différentiel peut être difficile à établir, notamment chez les adolescents, par rapport aux divers troubles psychotiques (trouble délirant, schizo-affectif, schizophrénie), en raison de la présence possible, dans ces deux catégories de troubles, de symptômes psychotiques. Il faudra alors rechercher la présence concomitante ou non de symptômes affectifs et de symptômes psychotiques, suivre l'évolution longitudinale de la maladie et connaître l'histoire familiale.

Dans de rares cas, un patient ayant reçu un diagnostic d'un des troubles psychotiques répondra aux critères du trouble de l'humeur. On donnera alors le diagnostic additionnel de trouble bipolaire non spécifique.

11.6.2 Trouble bipolaire II

On a beaucoup parlé de l'hétérogénéité de la dépression majeure. Les troubles bipolaires présentent également une hétérogénéité importante. À côté des troubles bipolaires I, qui se démarquent nettement des troubles unipolaires, on retrouve une variété de conditions cliniques dans lesquelles une cyclicité existe, parfois de façon moins évidente, et auxquelles des appellations comme «pseudo-unipolaire», «unipolaire II», «bipolaire III» ont été appliquées. Il reste à savoir s'il s'agit d'entités cliniques distinctes ou de formes atténuées d'une même pathologie bipolaire. C'est dans ce contexte qu'est apparue la description du trouble bipolaire II. On doit à Dunner, Gershon et Goodwin (1976) la distinction entre deux formes de troubles bipolaires, ceux dans lesquels surviennent des épisodes de dépression majeure et de manie (les bipolaires I) et ceux qui se traduisent par des épisodes de dépression majeure et d'hypomanie (les bipolaires II). La distinction paraissait importante puisque ces auteurs avaient noté un risque de suicide plus élevé chez leurs patients présentant un trouble bipolaire II.

En étudiant des échantillons de patients venant de milieux cliniques différents, d'autres chercheurs (Coryell et coll., 1984, 1989) ont trouvé une évolution spécifique et stable chez les patients atteints d'un trouble bipolaire II : ce dernier ne se transformait pas, avec le temps, en trouble bipolaire I. L'évolution de ces deux formes de troubles bipolaires présentait également des différences avec celle des troubles unipolaires. De plus, les études des familles des patients souffrant de troubles de l'humeur tendent à démontrer une spécificité génétique pour le trouble bipolaire II. Ce sont de tels arguments qui ont conduit à la création d'une catégorie diagnostique distincte pour ce type de pathologie.

La prévalence à vie pour le trouble bipolaire II serait de l'ordre de 0,5 %, et ce trouble surviendrait plus fréquemment chez la femme que chez l'homme.

En raison des caractéristiques de l'hypomanie, le trouble bipolaire II présente une proximité symptomatique avec divers troubles des axes I et II, comme les troubles de l'humeur dus à une affection médicale générale, les troubles de l'humeur induits par une substance ou un traitement antidépresseur, ou la personnalité histrionique ou limite ; la fiabilité du diagnostic en est diminuée. Il existe aussi une association, sous forme de comorbidité, entre le trouble bipolaire II et des troubles comme la toxicomanie, l'anorexie nerveuse, la boulimie nerveuse, le déficit de l'attention/hyperactivité, le trouble panique, la phobie sociale et la personnalité limite.

Les études plus récentes n'ont pas confirmé la plus grande fréquence du suicide chez les patients atteints d'un trouble bipolaire II par rapport aux patients souffrant d'un trouble bipolaire I.

Le trouble bipolaire II peut évoluer et se manifester par plus de quatre épisodes au cours d'une année, ce qui appelle la spécification «évolution par cycles à succession rapide». Le pronostic est alors moins favorable.

On signale, et c'est aussi le cas en ce qui concerne les troubles bipolaires I, la possibilité que les voyages comportant un décalage horaire, de même que la privation de sommeil, puissent précipiter ou exacerber des épisodes dépressifs ou hypomaniaques (American Psychiatric Association, 1994b).

La fiabilité du diagnostic de trouble bipolaire II demeure problématique dans des contextes de recherche, en raison de la difficulté à obtenir une histoire rétrospective fiable d'hypomanie.

11.6.3 Trouble cyclothymique

La notion de cyclothymie fait partie, avec celles de mélancolie et de dysthymie, de ces termes anciens qui ont connu des variations de sens selon les époques et les auteurs, et que les auteurs du DSM-III ont repris pour leur attribuer une signification bien définie. Au 19e siècle, Kahlbaum décrivait, en la nommant cyclothymie, une forme atténuée de *mania circularis*. Plus tard, Schneider proposait le terme cyclothymie comme un synonyme de psychose maniaco-dépressive, mais cette acception ne s'est pas répandue parce que, vers la même époque, sous l'influence de Kretschmer, la cyclothymie était comprise plutôt comme un tempérament (Lanczik et Beckmann, 1991).

Psychiatrie clinique : une approche bio-psycho-sociale

Dans le DSM-IV, le trouble cyclothymique correspond à une perturbation chronique et fluctuante de l'humeur comportant de nombreuses périodes d'hypomanie, de même que de nombreuses périodes de dépression laquelle ne répond cependant pas aux critères de gravité, d'intensité ou de durée de la dépression majeure. La perturbation doit durer depuis au moins deux ans (un an chez les enfants et les adolescents), période au cours de laquelle les symptômes ont été présents pratiquement constamment, sans intervalle asymptomatique de plus de deux mois, et sans que survienne aucun épisode de dépression majeure ou de manie.

L'évolution du trouble cyclothymique n'a pas la même stabilité que celle du trouble bipolaire II. Les études tendent plutôt à montrer le trouble cyclothymique comme une forme de tempérament prédisposant aux autres troubles bipolaires, ou encore comme une forme «subsyndromique» de trouble bipolaire. En effet, de 15 % à 50 % des sujets souffrent ultérieurement d'un trouble bipolaire I ou II.

La prévalence à vie du trouble cyclothymique est de 0,4 % à 1 %. Il apparaît à l'adolescence ou au début de l'âge adulte. Un début tardif est inhabituel et serait lié à une cause médicale sous-jacente telle la sclérose en plaques (American Psychiatric Association, 1994a).

Tout comme pour le trouble bipolaire II, le diagnostic peut poser problème en raison de la proximité symptomatique entre l'hypomanie et des traits de personnalité instable ou hyperémotive et de la difficulté à déterminer, de façon fiable, une histoire d'épisode hypomaniaque passé.

Le trouble cyclothymique peut comporter une prédominance d'épisodes dépressifs ou une prédominance d'épisodes hypomaniaques. Le diagnostic requiert cependant la manifestation des deux types d'épisodes. La présence de cycles uniquement hypomaniaques commanderait un diagnostic de trouble bipolaire non spécifique.

11.7 SPÉCIFICATIONS ADDITIONNELLES

Le DSM-IV rend possible la description plus précise des troubles de l'humeur, grâce à des spécifications (*specifiers*) applicables à l'épisode actuel (ou au plus récent) ou applicables au type d'évolution des différents cycles. Les spécifications applicables à l'épisode actuel (ou au plus récent) sont les suivantes :

1. Sévérité/psychotique/en rémission ; l'épisode pourra être décrit comme :
   - léger, modéré ou sévère ;
   - avec ou sans symptômes psychotiques qui peuvent être congruents ou non à l'humeur ;
   - en rémission partielle ou complète.
2. L'épisode est décrit comme chronique s'il existe de façon continue depuis au moins deux ans.
3. On pourra également noter la présence de caractéristiques particulières :
   - caractéristiques catatoniques ;
   - caractéristiques mélancoliques ;
   - caractéristiques atypiques (applicables aux épisodes dépressifs seulement) ;
   - avec début dans la période du post-partum (dans la manie et la dépression).

En ce qui concerne les spécifications applicables au type d'évolution des troubles de l'humeur, on parlera :

- d'évolution longitudinale, avec rémission partielle ou complète entre les épisodes et présence ou non de trouble dysthymique associé ;
- d'évolution saisonnière ;
- d'évolution par cycles à succession rapide.

Quelques-unes de ces spécifications sont décrites plus en détail dans les prochaines sections.

11.7.1 Dépression majeure de type mélancolique

Cette forme de dépression particulièrement grave a été décrite aussi sous le terme «dépression endogène», mais le DSM-IV lui a préféré la notion de dépression mélancolique, parce que l'épithète endogène évoque l'absence de facteur déclencheur externe, ce qui n'est pas nécessairement le cas. Cette forme de dépression est importante à reconnaître parce qu'elle répond plus régulièrement aux antidépresseurs ou à l'électroconvulsivothérapie.

La dépression majeure de type mélancolique est caractérisée essentiellement par une perte de plaisir ou d'intérêt pour la majeure partie des activités habituelles et par une absence de réactivité à des stimuli habituellement agréables. La modification de l'humeur est sentie comme extrêmement difficile à vivre et est nettement plus marquée que celle que connaît d'ordinaire une personne à la suite d'un événement pénible ou de la perte d'un être cher.

Les autres symptômes les plus caractéristiques et les plus constants sont de nature somatique (ou végétative): troubles du sommeil avec éveil matinal, perte d'appétit ou de poids, troubles psychomoteurs (ralentissement ou, parfois, agitation) et dépression nettement pire le matin. Enfin, le patient éprouve un sentiment de culpabilité excessif ou inapproprié, différent de ce que peut ressentir une personne endeuillée: dans la situation de deuil, cette dernière se reprochera d'avoir peut-être omis de faire telle ou telle chose qui aurait pu prévenir la mort de l'être aimé, alors que le déprimé mélancolique se reprochera des actes ou des gestes susceptibles d'avoir fait du tort à l'être cher (Akiskal, 1994).

La dépression mélancolique est habituellement sérieuse; on y retrouve fréquemment des symptômes psychotiques associés. Elle se rencontre avec une égale fréquence chez les deux sexes, et plus souvent chez la personne âgée.

On relève rarement des troubles de la personnalité dans les antécédents personnels du mélancolique. Par ailleurs, même si des épisodes dépressifs reviennent ultérieurement, les traits mélancoliques ne s'y retrouvent pas nécessairement (American Psychiatric Association, 1994a).

Les divers examens (épreuve de freinage à la dexaméthasone, électroencéphalographie de sommeil, etc.) sont plus susceptibles de fournir des résultats positifs que dans les autres formes de dépression. Leur sensibilité demeure cependant modeste et leur utilité se limite à confirmer des impressions cliniques plutôt qu'à servir d'outil diagnostique.

Souvent, le patient a déjà vécu des épisodes dépressifs qui ont bien répondu à la médication antidépressive ou à l'électroconvulsivothérapie.

Le risque suicidaire demeure élevé dans cette forme de dépression, et on souligne que le passage à l'acte survient plutôt au début de la période de récupération symptomatique, alors que le patient commence à retrouver un peu d'énergie et de motivation à agir, mais que son humeur est encore profondément atteinte.

11.7.2 Dépression atypique

Le concept de dépression atypique a été proposé en 1959 par West et Dally pour désigner une forme de dépression répondant au phosphate d'iproniazide, un inhibiteur de la monoamine-oxydase (IMAO), alors que les antidépresseurs tricycliques et l'ECT s'étaient montrés moins efficaces chez ce type de patients. Les sujets décrits par ces auteurs londoniens étaient pour la plupart des jeunes femmes qui avaient été envoyées par le service de cardiologie pour des symptômes dépressifs légers et fluctuants et qui présentaient plusieurs symptômes d'anxiété somatique, une réactivité accrue du système nerveux autonome, une insomnie initiale suivie d'hypersomnie et de fatigue durant la journée, de la léthargie, de l'hyperphagie et une détérioration de leur état en fin de journée.

Par la suite, divers syndromes se sont vu attribuer l'appellation de dépression atypique. Certains chercheurs mettaient l'accent sur l'inversion des symptômes neurovégétatifs (hypersomnie, hyperphagie, détérioration de l'état le soir, insomnie initiale), d'autres sur la présence de symptômes anxieux (attaques de panique, anxiété, phobies, tension), d'autres sur la présence de léthargie et d'abattement (*lead paralysis*), d'autres enfin sur des caractéristiques de la personnalité du registre hystérique-histrionique: hyperémotivité, hypersensibilité au rejet, irritabilité, traits « hystériques ». Une réponse thérapeutique aux IMAO faisait toujours partie explicitement de la définition de la dépression atypique, de même qu'une moins bonne réponse aux tricycliques (Davidson et coll., 1982).

Les critères retenus par le DSM-IV correspondent essentiellement à ceux qu'a proposés le groupe de Columbia University (Liebowitz et coll., 1988) et sont établis comme suit:

Critère A: réactivité de l'humeur (l'état subjectif fluctue en fonction des événements).

Critère B: présence de deux des symptômes suivants ou plus:
- gain de poids important, ou nette augmentation de l'appétit;
- hypersomnie;
- sensation de lourdeur extrême des membres (membres de plomb);
- sensibilité au rejet, de longue date (non limitée à l'épisode de trouble de

l'humeur), suffisamment importante pour entraîner des perturbations sur les plans social ou professionnel.

Cette forme de dépression survient de deux à trois fois plus souvent chez les femmes que chez les hommes, l'âge de début est plus précoce, l'évolution est plus chronique et la rémission entre les épisodes n'est souvent que partielle.

La spécification « atypique » peut être attribuée à la dépression majeure unipolaire ou bipolaire I et II, de même qu'à la dysthymie.

La situation de la dépression atypique dans la nomenclature des troubles de l'humeur demeure un sujet de discussion, en raison de ses liens de parenté avec certains troubles anxieux (en présence de trouble panique concomitant, l'efficacité antidépressive des IMAO est meilleure), avec la dépression du trouble bipolaire (dans laquelle on note également de la léthargie, de l'hypersomnie, de l'hyperphagie) et avec certains troubles de la personnalité (Aarons et coll., 1985 ; Akiskal, 1994).

11.7.3 Trouble de l'humeur du post-partum

La période qui suit l'accouchement s'accompagne d'épisodes de troubles de l'humeur plus fréquemment que dans le reste de la période de fécondité de la femme. C'est ce qui a amené certains chercheurs à conclure que les multiples changements hormonaux se produisant durant le post-partum rendent la femme plus fragile face aux stresseurs d'ordre psychologique au cours de cette période de sa vie (Goodwin et Jamison, 1990, p. 143). D'autres chercheurs attribuent au contraire à des facteurs essentiellement psychologiques la survenue d'épisodes de troubles de l'humeur, à cause de l'incidence plus élevée chez les primipares et de l'association fréquemment relevée avec des stresseurs récents (Kaplan, Sadock et Grebb, 1994, p. 495).

Il se produit chez la femme, après l'accouchement, une réaction relativement bénigne, de type dépressif, caractérisée par des épisodes de tristesse et de pleurs, et qui s'estompe dans les trois à sept jours suivant la naissance (*baby blues*, ou cafard de la naissance). Ce type de réaction doit être distingué du véritable trouble de l'humeur du post-partum, qui consiste en une symptomatologie pleinement développée d'épisodes dépressifs, maniaque ou mixte, s'installant dans les quatre semaines suivant la naissance.

La symptomatologie peut être d'intensité variable et comporte fréquemment des symptômes psychotiques. D'autres symptômes peuvent également être présents : idéation suicidaire, crainte obsessionnelle de faire du mal à l'enfant, manque de concentration, agitation psychomotrice. Les épisodes dépressifs peuvent s'accompagner d'une forte anxiété, d'attaques de panique, de longues périodes de pleurs, de désintérêt pour l'enfant et d'insomnie (American Psychiatric Association, 1994a).

Une telle pathologie, avec symptômes psychotiques, apparaîtrait dans un cas sur 500 ou 1 000, et le risque serait plus élevé chez les femmes ayant une histoire de trouble de l'humeur ou de trouble de l'humeur du post-partum. Le risque est également accru dans les cas d'histoire familiale de troubles bipolaires. La psychose du post-partum, classifiée dans les troubles psychotiques non spécifiques, est considérée par plusieurs auteurs comme un trouble de l'humeur du post-partum. L'histoire familiale de ces sujets ne diffère pas, en effet, de celle des sujets présentant un trouble de l'humeur.

11.7.4 Dépression à caractère saisonnier

L'influence des saisons sur les comportements humains, et plus particulièrement sur l'apparition de troubles psychiques, fait depuis longtemps l'objet d'hypothèses dans la littérature scientifique. Déjà en 1897, Durkheim décrivait une périodicité dans le phénomène des suicides, un pic étant enregistré au printemps dans l'hémisphère nord. D'autres études ont noté une incidence plus élevée en novembre (fin du printemps) dans l'hémisphère sud. Kraepelin, de son côté, décrivait en 1921 des types de troubles dépressifs qui débutaient régulièrement à l'automne, disparaissaient au printemps et présentaient une évolution relativement bénigne par rapport à d'autres troubles de l'humeur (Wålinder, 1991).

Ces observations ont donné lieu à plusieurs recherches pour mieux cerner les pathologies affectives saisonnières qui seraient distinctes des autres troubles de l'humeur. Cependant, même si une abondante littérature existe sur le sujet, l'unanimité n'est pas faite sur l'existence de véritables pathologies saisonnières.

Le DSM-IV permet de décrire certains troubles de l'humeur comme présentant un caractère saisonnier. Cette spécification s'applique aux épisodes diagnostiqués comme dépressifs ou qui font partie d'un trouble bipolaire I ou II. On qualifiera ces épisodes de saisonniers s'ils surviennent en présence d'un trouble bipolaire ou d'une dépression majeure récurrente. Chacun des épisodes dépressifs doit apparaître et disparaître à des moments particuliers de l'année (l'idée de « fenêtre » de 60 jours, qu'on trouvait dans le DSM-III comme critère de régularité d'apparition, a été abandonnée), et cela depuis au moins deux ans. La spécification exclut les épisodes non saisonniers, et le nombre d'épisodes saisonniers antérieurs doit dépasser nettement le nombre d'épisodes non saisonniers.

La symptomatologie observée dans la dépression à caractère saisonnier peut comporter certaines ressemblances avec la dépression atypique : anergie prononcée, hypersomnie, augmentation de l'appétit et gain de poids, avidité pour les hydrates de carbone sont souvent présents dans ce syndrome.

On note parfois, dans le trouble affectif à caractère saisonnier, des phases hypomaniaques (ou parfois maniaques) apparaissant elles aussi à des moments spécifiques de l'année (p. ex., épisode hypomaniaque l'été et dépression l'automne). Une certaine similitude d'évolution peut ainsi exister entre le trouble affectif à caractère saisonnier et le trouble bipolaire II.

L'intérêt de discerner une évolution saisonnière dans un trouble de l'humeur tient au fait qu'un tel trouble réagit favorablement, souvent en l'espace de quatre ou cinq jours, à la thérapie par la lumière. Les modalités d'application de ce traitement, de même que sa spécificité, demeurent cependant toujours un sujet d'étude. La thérapie par la lumière d'un épisode dépressif peut occasionnellement déclencher un virage hypomaniaque ou maniaque.

La prévalence de ce syndrome est fonction de la latitude, de l'âge et du sexe. Plus répandu à mesure qu'on s'éloigne de l'équateur vers les pôles, il a une fréquence plus élevée chez les sujets plus jeunes et chez les femmes.

11.7.5 Trouble bipolaire (I ou II) avec évolution par cycles à succession rapide

En 1974, Dunner et Fieve notaient que, chez les patients atteints d'un trouble bipolaire présentant quatre épisodes affectifs ou plus par année, la réponse à la thérapie préventive au lithium était peu encourageante dans une proportion plus grande que chez ceux qui subissaient moins d'épisodes annuellement. Cette constatation a amené une intensification de la recherche dans le but de déterminer les répercussions possibles de la fréquence des épisodes sur la réponse au traitement.

Un trouble bipolaire peut recevoir la spécification de « par cycles à succession rapide » lorsque 4 épisodes ou plus, de pleine intensité et durée, sont survenus au cours des 12 derniers mois. Un épisode se démarque des autres par une période de rémission complète d'au moins deux mois ou par une inversion de polarité (les épisodes maniaques, hypomaniaques et mixtes appartiennent au même pôle). Les *rapid-cyclers* donnent l'impression d'être aux prises avec une pathologie dont l'évolution s'accélère avec les années ; en effet, la succession rapide des cycles arrive assez tardivement dans le cours de la maladie bipolaire.

Plusieurs arguments permettent de penser que la succession rapide des cycles caractérise une pathologie distincte du trouble bipolaire à épisodes moins fréquents. En effet, alors que la prévalence est la même pour les hommes et les femmes en ce qui concerne le trouble bipolaire, le groupe des patients ayant une pathologie avec cycles rapides compte de 70 % à 90 % de femmes ; les épisodes ne sont cependant pas reliés à des phases du cycle menstruel et peuvent survenir aussi durant la pré et la post-ménopause. De plus, la réponse au traitement normothymique paraît différente : les *rapid-cyclers* répondent moins bien au lithium, mais pourraient mieux réagir à la carbamazépine.

Il est possible que les antidépresseurs induisent une accélération de la fréquence des cycles, accélération qui ne serait pas empêchée par l'emploi simultané de lithium (Goodwin et Jamison, 1990, p. 650).

L'apparition de cycles à succession rapide est associée à un moins bon pronostic à long terme.

11.8 TRAITEMENT

11.8.1 Principes généraux

Le traitement des troubles de l'humeur pourrait être appelé, de façon plus appropriée, « approche clinique des troubles de l'humeur ». Le médecin possède en effet un certain nombre d'outils thérapeutiques : traitements somatiques (p. ex., médication, ECT, thérapie par la lumière, modification du cycle veille-sommeil), psychothérapies de divers types, parmi lesquelles il peut faire un choix selon le tableau clinique, et interventions auprès de l'entourage. Par ailleurs, il peut avoir à décider du contexte dans lequel se déroulera le traitement : clinique externe ou cabinet privé, unité hospitalière de soins médicaux ou psychiatriques, ressource intermédiaire (hôpital de jour, etc.). Enfin, des aspects médico-juridiques peuvent être associés au tableau clinique : ordonnance de garde en établissement, mandat d'inaptitude, évaluation de l'aptitude à subir un procès, évaluation du potentiel de dangerosité, etc.

Un choix judicieux de traitement se fonde idéalement sur une compréhension la plus complète possible des mécanismes sous-jacents à la pathologie en question, ce qui nécessite une évaluation détaillée de la problématique présentée par le patient. Cette évaluation devra porter notamment sur un certain nombre d'aspects considérés comme contribuant possiblement à l'apparition d'un trouble de l'humeur :

- histoire familiale et éléments génétiques pertinents ;
- histoire du développement de l'individu ;
- structure de fonctionnement psychique et conflits ;
- événements stressants récents ;
- environnement socioculturel, ethnicité ;
- histoire médicale et psychiatrique, réponse antérieure à divers traitements.

En raison même du potentiel de récurrence de ces pathologies, et compte tenu de leur relative résistance au traitement, les thérapies modernes sont de plus en plus complexes, énergiques, et s'étendent parfois sur de longues périodes. Avant de faire le choix d'un traitement, il importe donc de prendre en considération :

- les effets secondaires possibles d'un traitement : certains peuvent être tolérés pendant un court laps de temps, mais peuvent entraîner un abandon de traitement s'ils se prolongent ;
- le risque de suicide : un médicament moins toxique en cas de surdosage pourra être préféré ; s'il y a risque élevé de suicide, un traitement à réponse rapide sera privilégié ;
- l'existence de maladies physiques simultanées et les répercussions des traitements sur ces pathologies, ainsi que la médication déjà utilisée par le patient pour ces maladies ;
- l'âge et ses répercussions sur le métabolisme de certains médicaments ;
- le sexe : éventualité, même lointaine, d'une grossesse ; interférence entre le métabolisme de certains psychotropes et les anovulants, etc. (American Psychiatric Association, 1993).

11.8.2 Traitement des troubles dépressifs

Cette section examinera surtout le traitement de la dépression majeure tout en indiquant, le cas échéant, les ajustements requis pour les autres pathologies dépressives ou pour les diverses manifestations de la dépression majeure.

L'étiologie des troubles dépressifs est imparfaitement connue. Des facteurs biologiques, psychologiques et socioculturels interviennent certainement, mais dans une interrelation difficile à systématiser étant donné l'hétérogénéité de la dépression majeure. Pour cette raison, le médecin pourra décider d'avoir recours à des thérapies de type soit somatique, soit psychothérapique, ou à une combinaison des deux, selon le tableau clinique.

Le traitement de ces pathologies est classiquement divisé en trois phases (voir la figure 11.1) :

1) le traitement de l'accès aigu, qui vise à réduire ou à enrayer les symptômes ; il dure en moyenne de 6 à 12 semaines ;

2) le traitement de stabilisation, qui se prolonge jusqu'à ce que son interruption ne risque pas d'entraîner une *rechute (jusqu'à ce que le feu qui couvait soit éteint),* soit, pour la dépression, au moins de 16 à 20 semaines après rémission complète des symptômes ; le traitement antidépresseur doit être maintenu à la pleine dose thérapeutique ayant permis d'obtenir une rémission. La médication est alors arrêtée de façon progressive, pour s'assurer de la stabilité de l'état clinique ;

3) le traitement d'entretien, qui vise à prévenir une *récurrence* de ces pathologies à potentiel élevé de récidive. Le degré de risque de récurrence détermine la durée de ce traitement, qui sera d'au moins un an et pourra même être maintenu indéfiniment. Le risque de récurrence est évalué à la lumière, notamment, de l'évolution longitudinale

FIGURE 11.1 Phases du traitement de la dépression

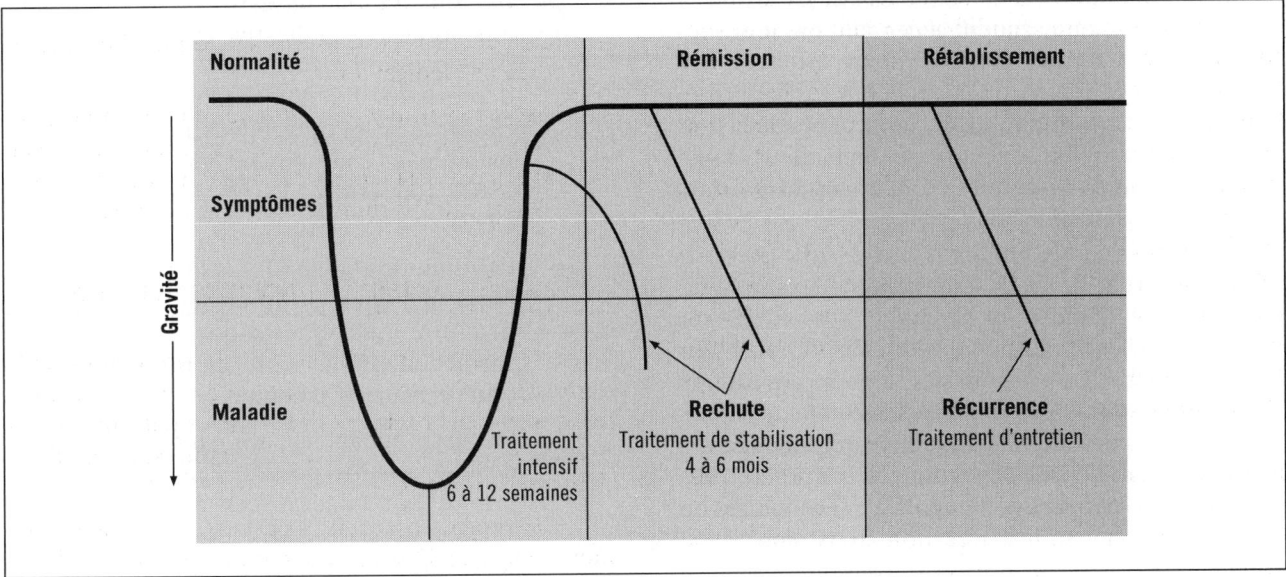

Source : D'après D.J. Kupfer, « Long-term treatment of depression », *J. Clin. Psychiatry*, vol. 52 (suppl. 5), 1991, p. 28-34.

antérieure du tableau clinique, de l'histoire familiale, de la persistance de symptômes dysthymiques après le rétablissement du patient à la suite d'un épisode dépressif, de l'âge au moment du premier épisode et de la présence de stresseurs importants. Les médicaments employés pour le traitement d'entretien sont les divers antidépresseurs ou le lithium. On considère généralement que le traitement d'entretien de la dépression à l'aide d'un antidépresseur doit se faire avec le même médicament et suivant la même posologie que celle qui a permis d'enrayer les symptômes. Les patients ayant suivi un traitement par ECT et chez qui le traitement d'entretien par une médication est contre-indiqué peuvent être traités par ECT à dose d'entretien, généralement une fois par mois (American Psychiatric Association, 1993).

Traitements somatiques

Les substances psychotropes et les diverses formes d'interventions biologiques (médication, lumière, ECT, etc.) utilisées dans le traitement des troubles dépressifs sont décrites dans le tome II de cet ouvrage. Seules certaines modalités de leur utilisation sont considérées ici.

Médication

Les antidépresseurs utilisés en clinique peuvent se diviser en :

- inhibiteurs de la monoamine-oxydase (IMAO), incluant les inhibiteurs réversibles de la monoamine-oxydase (IRMAO) comme le moclobémide ;
- antidépresseurs cycliques : tricycliques, « hétérocycliques » ;
- inhibiteurs sélectifs du recaptage de la sérotonine (ISRS) : fluoxétine, paroxétine, fluvoxamine, sertraline, citalopram ;
- inhibiteur du recaptage de la sérotonine et de la noradrénaline : venlafaxine ;
- inhibiteurs du recaptage de la sérotonine et bloqueurs des récepteurs post-synaptiques 5-HT$_{2A}$: trazodone et néfazodone ;
- bloqueurs du recaptage de la noradrénaline et de la dopamine (modulateurs adrénergiques) : bupropion (Stahl, 1996) ;
- bloqueurs des récepteurs alpha$_2$-adrénergiques et des récepteurs post-synaptiques 5-HT$_2$ et 5-HT$_3$: mirtazapine.

Ces substances possèdent une efficacité relativement comparable, variant, selon les études, de 60 % à 75 %. Elles se démarquent cependant par leur profil d'efficacité en fonction des divers types de dépression, par leurs effets secondaires et par leur utilité en présence de comorbidité (p. ex., un trouble de la personnalité, un trouble anxieux, une dépendance à une substance), ou dans des situations cliniques particulières (risque suicidaire).

Certains *psychostimulants* sont parfois prescrits dans le traitement de la dépression : dexamphétamine, méthylphénidate et pémoline. Les articles sur leur efficacité sont plutôt anecdotiques (Kaplan, Sadock et Grebb, 1994). Ils sont surtout proposés comme traitement de la dépression chez les personnes âgées ou en présence d'une maladie physique débilitante, lorsque les antidépresseurs risquent d'entraîner des conséquences néfastes par leurs effets secondaires ou leur interaction avec la médication du patient.

Les *antidépresseurs* doivent être employés avec prudence lorsque l'histoire personnelle ou familiale laisse supposer la présence d'un terrain bipolaire. Un virage de la dépression à l'hypomanie ou à la manie peut être induit par un antidépresseur dans un tel cas (American Psychiatric Association, 1994a), et l'antidépresseur doit être alors accompagné d'un normothymique, habituellement le lithium.

En présence de dépression résistante, diverses stratégies ont été proposées pour améliorer l'efficacité du traitement, une fois que le diagnostic correct a été posé :

1) *optimisation* : vérifier la pertinence du choix de l'antidépresseur (p. ex., utiliser un IMAO en présence d'une dépression atypique), de la dose administrée et de sa durée ;
2) *substitution* : remplacer l'antidépresseur utilisé par un autre, d'une catégorie différente ; le choix se fera alors par tâtonnements, car on n'a pas réussi à ce jour à déterminer les types de dépression qui répondent de façon spécifique à des types particuliers d'antidépresseurs ;
3) *potentialisation par des agents divers*. Un agent potentialisateur est une substance qui n'a pas en elle-même d'effet antidépresseur notable, mais qui peut augmenter de façon appréciable la réponse à un antidépresseur donné. Plusieurs substances sont employées à cette fin :
   - le lithium (Montigny et coll., 1981) est considéré comme un potentialisateur efficace des antidépresseurs ; à la dose de 600 mg à 900 mg par jour, il est bien toléré et il produirait une amélioration significative dans 50 % des cas de dépression réfractaire à l'action des antidépresseurs. Il a d'abord été utilisé en association avec les tricycliques, mais on l'associe maintenant couramment aux IMAO et aux ISRS (American Psychiatric Association, 1993) ;
   - la triiodothyronine (T_3), à la dose de 25 µg à 50 µg par jour (Joffe et coll., 1993), serait peut-être aussi efficace que le lithium, mais son action est plus lente. Le mécanisme d'action demeure mal connu ;
   - le L-tryptophane, un acide aminé précurseur de la sérotonine, possède également des propriétés potentialisatrices intéressantes des ISRS et aussi des IMAO (mais avec un certain risque de provoquer un syndrome sérotoninergique) [Young, 1991], en plus d'être un adjuvant utile dans le traitement des troubles du sommeil associés à la dépression (Boman, 1988) ; on l'utilise à la dose de 2 g à 4 g par jour ;
   - le buspirone, à une dose de 10 mg à 45 mg par jour, potentialise les antidépresseurs de type ISRS ; son action est cependant lente et nécessite quelques semaines de traitement ;
   - le pindolol, un bêtabloquant possédant des effets antagonistes des auto-récepteurs somatodendritiques $5-HT_{1A}$, à la dose de 2,5 mg, 3 fois par jour, en association avec un ISRS ou un IMAO (Artigas, Perez et Alvarez, 1994 ; Blier et Bergeron, 1995) ;
   - d'autres substances ont également été proposées, mais n'ont pas encore fait l'objet de recherches poussées : certains psychostimulants (méthylphénidate, dexamphétamine), etc. ;
4) *association* : ajouter un autre antidépresseur. Il s'agit d'une pratique qui nécessite une connaissance du métabolisme et de l'action des antidépresseurs, en raison des risques accrus d'effets secondaires. Des bienfaits thérapeutiques intéressants ont cependant été rapportés avec certaines combinaisons :
   - IMAO et tricycliques : l'association est utilisée surtout par des groupes de chercheurs et

peu en clinique à cause du risque de crise hypertensive et de syndrome sérotoninergique;

- ISRS et tricycliques: l'association de fluoxétine et de désipramine a donné parfois des résultats positifs nets en présence de dépression ayant résisté à l'une ou l'autre de ces substances prises isolément (Nelson et coll., 1991). La fluoxétine inhibant le système enzymatique cytochrome P450 IID6, qui contribue à métaboliser la désipramine, il faut réduire notablement la dose de désipramine administrée pour éviter des niveaux sanguins trop élevés de cette substance;
- fluoxétine et trazodone: l'association est également utilisée chez les déprimés présentant des problèmes importants de sommeil: la fluoxétine élève le niveau sanguin de la trazodone, qui a d'importants effets de sédation en plus de son action antidépressive;
- ISRS et IRMAO: en dépit du risque théorique de syndrome sérotoninergique relié à cette association, des études préliminaires indiquent que cette combinaison est utile et relativement sécuritaire (Joffe et Bakish, 1994);
- ISRS et bupropion, dans le but d'augmenter le tonus sérotoninergique.

La dépression psychotique est une forme particulièrement résistante au traitement. Elle répond mieux à une combinaison d'un antidépresseur et d'un neuroleptique qu'à l'un ou l'autre de ces médicaments utilisés seuls. L'amoxapine, un antidépresseur possédant des propriétés neuroleptiques, représente une solution intéressante. Il peut être nécessaire d'utiliser le lithium comme potentialisateur. L'ECT demeure cependant le traitement le plus efficace pour cette affection souvent réfractaire et peut être considérée comme un traitement de première ligne.

Électroconvulsivothérapie

L'ECT, hautement efficace et probablement plus sécuritaire que la médication antidépressive potentialisée, mérite d'être considérée dans les cas de dépressions modérées ou sévères résistant au traitement pharmacologique, dans les dépressions de type mélancolique ou catatonique, dans les dépressions psychotiques, et en présence de risque suicidaire important. Il faut cesser la prise de lithium avant les traitements, pour éviter de prolonger le blocage neuromusculaire de l'anesthésie et le delirium post-ictal (American Psychiatric Association, 1993) [voir le tome II, chapitre 46].

Thérapie par la lumière

La thérapie par la lumière est utilisée dans les dépressions à caractère saisonnier. On emploie habituellement une lampe spécialement conçue à cet effet, fournissant de 2 500 à 10 000 lux. L'exposition a lieu le matin ou le soir, pour un temps variant de 30 minutes à 2 heures selon l'intensité lumineuse disponible et la gravité de la dépression. L'effet thérapeutique se fait sentir rapidement, en dedans d'une semaine généralement. Le traitement doit se poursuivre jusqu'à la fin de la période où la dépression était habituellement présente. On n'a pas rapporté d'interaction négative entre la photothérapie et l'utilisation d'une médication. Par contre, certains effets secondaires ont été associés à l'exposition à la lumière: céphalées, irritation oculaire, irritabilité, insomnie. L'apparition d'une symptomatologie hypomaniaque a également été signalée.

Traitements psychologiques

Plusieurs types de facteurs, autres que biologiques, ont été posés comme reliés au développement d'une dépression. Les facteurs les plus souvent étudiés et décrits sont les suivants:

- les événements de la vie (*life events*);
- la qualité du soutien social;
- les distorsions cognitives (erreurs logiques);
- le manque de renforcements positifs dans l'environnement;
- des déficits en matière d'habiletés sociales;
- des facteurs développementaux associés à des modifications intrapsychiques.

Les résultats de ces études ont conduit à concevoir des thérapies individuelles de diverses natures et des thérapies de groupe, de couple et de famille, axées spécifiquement sur le traitement des multiples aspects de la dépression. L'objectif visé est d'arriver à offrir à un patient donné un traitement global correspondant

Psychiatrie clinique: une approche bio-psycho-sociale

au type particulier de dépression dont il souffre (Bellack, 1985).

Les thérapies les plus connues et les plus employées dans le traitement des troubles dépressifs peuvent être regroupées dans les catégories suivantes :
- les thérapies cognitivo-comportementales ;
- les psychothérapies interpersonnelles brèves ;
- les psychothérapies psychanalytiques :
    - à court terme,
    - à long terme.

Thérapies cognitivo-comportementales

Pour les cognitivistes, la dépression est un trouble de la cognition et non de l'humeur. La psychopathologie de la dépression comporterait les éléments suivants :
- une triade de conceptions négatives que l'individu se forme par rapport à lui-même (*worthlessness*), à l'environnement (*helplessness*) et à l'avenir (*hopelessness*). Cette triade découle de schèmes cognitifs négatifs (*silent assumptions*), issus des mauvaises expériences antérieures, qui conditionnent la signification que l'individu donne aux événements et qui structurent ses perceptions ;
- des erreurs systématiques du processus de pensée : inférences arbitraires, généralisations avec dramatisation, etc. (Beck et coll., 1979).

Les thérapies cognitives (voir le tome II, chapitre 51) visent à modifier ces processus fautifs de la pensée, par des techniques inspirées des approches behavioristes.

Psychothérapies interpersonnelles brèves

Les fondements théoriques de la psychothérapie interpersonnelle reposent sur les travaux d'Adolf Meyer (approche psychobiologique) et de Harry Stack Sullivan (approche culturaliste), et mettent l'accent sur le fait que la dépression survient dans un contexte donné, dit interpersonnel, dans lequel plusieurs éléments interviennent : les événements perturbants de la vie, le rôle protecteur de l'intimité et du soutien social contre la dépression, l'impact des stresseurs chroniques, l'importance des liens affectifs et les effets négatifs des ruptures de liens sociaux. Klerman et coll. (1984) ont relevé quatre situations relationnelles associées plus particulièrement au développement de la dépression :
- les deuils pathologiques ;
- les dissensions avec des personnes significatives relativement aux divers rôles : sociaux, sexuels, etc. ;
- les transitions difficiles dans les étapes de vie, les changements importants de vie, de carrière ;
- les déficits interpersonnels, les inaptitudes sociales, l'isolement.

Ces différents éléments ne sont pas définis comme étant des causes de la dépression ; ce sont plutôt des éléments qui ont des liens étroits avec la dépression.

La thérapie visera l'amélioration des relations interpersonnelles et la résolution des situations problématiques empêchant ces relations d'exister. Elle tentera d'amener le patient à mieux comprendre son environnement et à le maîtriser.

Cette forme de thérapie, comme d'ailleurs la thérapie cognitivo-comportementale, est surtout indiquée dans le traitement de la phase aiguë des formes non mélancoliques de la dépression majeure d'intensité légère ou modérée.

Les thérapies cognitivo-comportementale et interpersonnelle brève ont été conçues spécifiquement pour le traitement de la dépression (même si, aujourd'hui, leurs indications sont beaucoup plus larges). Elles ont fait l'objet de nombreuses études et se sont montrées efficaces dans le traitement des diverses phases de la dépression, utilisées seules ou le plus souvent comme adjuvant à une médication antidépressive (Frank et coll., 1990 ; Sotsky et coll., 1991).

Psychothérapies psychanalytiques

Si les psychothérapies cognitive et interpersonnelle brève cherchent à apporter une solution au problème actuel de la dépression, les psychothérapies psychanalytiques ne sont pas, quant à elles, particulièrement indiquées pour le traitement de la dépression. Leur application à la dépression n'a d'ailleurs pas fait l'objet d'études contrôlées.

Les thérapies psychanalytiques à long terme jouent un rôle distinct, et différent, dans le traitement de la dépression et des autres maladies affectives. Leur but n'est pas d'enrayer directement le symptôme, mais plutôt de favoriser une meilleure prise de contact de l'individu avec son univers intérieur. L'objectif poursuivi est global et est axé davantage sur l'amélioration du vécu du patient que sur la disparition d'un symptôme. Ainsi, le déprimé recherchera une approche psychanalytique parce qu'il sent que son accès à une partie de son univers intérieur est déficient ou qu'il éprouve un sentiment d'inhibition par rapport à des ressources qu'il sait posséder mais qu'il n'arrive pas à intégrer harmonieusement dans le domaine de ses relations avec les autres (voir le tome II, chapitre 49).

Les thérapies psychanalytiques sont couramment utilisées. Elles présentent des différences importantes avec les thérapies centrées sur le traitement de la dépression, en ce sens qu'elles ne visent pas le traitement de la dépression comme *catégorie diagnostique*, mais plutôt la *dimension* de la dépression (la « dépressivité ») survenant chez un individu. Il est plausible de penser que le patient souffrant de dépression majeure soit moins enclin à rechercher une thérapie psychanalytique que le dysthymique, le déprimé présentant un trouble de la personnalité ou celui chez qui la dépression se greffe sur une problématique névrotique autre. Dans ces situations, et dans plusieurs autres, la psychothérapie psychanalytique demeure un outil thérapeutique essentiel au traitement de la dépression (Gabbard, 1994).

Approches combinées

Compte tenu de l'hétérogénéité de la manifestation symptomatique de la dépression et de l'importance étiologique des facteurs biologiques et psychosociaux dans certains tableaux cliniques, des approches thérapeutiques combinant traitements somatiques et psychologiques sont souvent privilégiées. Dans le but de mieux évaluer l'efficacité respective des traitements psychologiques et biologiques, Thase et coll. (1997) ont réalisé une « méga-analyse » (ou méta-analyse de données d'origine) dans laquelle ils ont comparé, pour une population souffrant de dépression non bipolaire et non psychotique, les résultats de la psychothérapie seule (thérapie cognitivo-comportementale ou interpersonnelle) et du traitement combiné (médication et psychothérapie). Leur étude a corroboré l'impression clinique largement répandue que, dans les formes moins graves de dépression, les deux types de traitement sont relativement équivalents, alors que, dans les dépressions plus sérieuses, les approches combinant médication et psychothérapie sont significativement supérieures à la psychothérapie seule.

11.8.3 Traitement des troubles bipolaires

Il n'y a pas à ce jour de traitement curatif de la maladie bipolaire. Le traitement peut cependant réduire de façon significative la morbidité et la mortalité associées à ces pathologies.

Les objectifs visés par le traitement sont de réduire les symptômes de la phase aiguë, de prévenir les rechutes et la chronicisation de la maladie, et d'atténuer ou de corriger les répercussions psychosociales de ces pathologies hautement récurrentes. Dans cette optique, il faudra veiller à :

- établir et maintenir une alliance thérapeutique ;
- favoriser l'observance du traitement : l'état maniaque produit une euphorie et un sentiment de satisfaction de soi auxquels le patient hésite à renoncer, ce qui peut l'amener à éviter un traitement susceptible de réduire ces symptômes ; en outre, le traitement à long terme peut comporter des inconvénients ou des effets secondaires qui incitent parfois à l'abandonner ;
- étudier attentivement les caractéristiques de la pathologie du patient : type d'évolution, fréquence des épisodes et leur polarité séquentielle, gravité, mode d'apparition ;
- détecter rapidement les débuts de décompensation et aider le patient et son entourage à reconnaître les signes annonciateurs de nouveaux épisodes ;
- prévenir les conséquences néfastes qui pourraient découler de l'activité incontrôlable du patient : dangerosité pour soi ou pour autrui, dépenses ou projets inconsidérés, etc. ;
- donner au patient les notions d'une hygiène de vie susceptible d'empêcher des récurrences de la maladie, par exemple lui proposer un schéma d'activités quotidiennes incluant exercice physique, repas, activités sociales, sommeil ; lui apporter un soutien dans la résolution de ses problèmes relationnels sur les plans du travail, de la vie familiale ou conjugale ;
- fournir une information pertinente sur la maladie bipolaire et favoriser l'adhésion à un groupe d'entraide (American Psychiatric Association, 1994b).

Psychiatrie clinique : une approche bio-psycho-sociale

Épisodes dépressifs

La médication joue un rôle essentiel dans le traitement de la *dépression bipolaire*. On prescrira un stabilisateur de l'humeur: le lithium est celui qui a démontré la meilleure efficacité pour la phase dépressive du trouble bipolaire. C'est le traitement de première ligne. En cas de non-réponse ou de réponse partielle, on envisagera, selon le cas, l'addition d'un second stabilisateur ou d'un antidépresseur (cependant, les tricycliques sont à éviter), notamment lorsqu'il y a une histoire antérieure de réponse positive à un antidépresseur ou d'absence de réponse à un stabilisateur de l'humeur. Certaines études préliminaires étayent également l'association de lamotrigine ou de gabapentine au premier stabilisateur utilisé (Yatham et coll., 1997).

Les diverses psychothérapies utilisées pour traiter la dépression unipolaire sont également indiquées pour la dépression bipolaire.

L'ECT est un traitement efficace. Comme les antidépresseurs, elle comporte un risque, rare, de provoquer une hypomanie ou une manie. Elle est indiquée dans tous les cas où une réponse thérapeutique rapide est nécessaire ou lorsque les interventions pharmacothérapiques sont déconseillées ou non souhaitables (p. ex., grossesse).

Épisodes maniaques

Diverses médications peuvent être utilisées, selon les cas, dans le traitement des épisodes maniaques.

– *Stabilisateurs de l'humeur.* Le lithium demeure l'agent le mieux connu. Dans le traitement de la phase aiguë, il présente cependant l'inconvénient de ne pouvoir être utilisé sous forme de dose de charge (*loading dose*) en raison de sa fenêtre thérapeutique étroite et des effets secondaires qu'il entraîne. Pour cette raison, l'acide valproïque est devenu pour plusieurs médecins un premier choix, d'autant plus que des études récentes semblent indiquer que cette substance peut aussi être employée dans le traitement prophylactique au long cours (Bowden, 1998). La carbamazépine est également intéressante et elle est utilisée en particulier en association avec le lithium dans les épisodes maniaques résistants au traitement de première ligne (voir aussi le tome II, chapitre 45).

La décision d'entreprendre un traitement d'entretien à long terme repose sur un certain nombre de facteurs:

- le risque de récurrence de la maladie bipolaire;
- les conséquences éventuelles d'une telle récurrence;
- les avantages et les inconvénients reliés à la prise régulière d'un stabilisateur de l'humeur.

Plusieurs praticiens recommandent un traitement prophylactique après le premier épisode maniaque. Il est probable qu'après un deuxième épisode maniaque les bienfaits prévisibles du traitement d'entretien dépassent les inconvénients reliés à ce traitement.

– *Benzodiazépines.* Les benzodiazépines (notamment le clonazépam et le lorazépam) sont fréquemment associées aux stabilisateurs de l'humeur dans le traitement de la manie aiguë. Les études publiées à ce jour ne permettent cependant pas de déterminer si elles possèdent une activité antimaniaque ou si elles enrayent les symptômes grâce à leur action sédative. Elles peuvent remplacer, totalement ou en partie, les neuroleptiques dans le traitement de la manie aiguë, tout comme d'ailleurs dans le traitement de certains états psychotiques. Leur emploi comporte toutefois des inconvénients. Chez certains patients, les benzodiazépines peuvent entraîner une désinhibition, avec aggravation des troubles du comportement. De plus, leur emploi prolongé est susceptible de provoquer une dépendance, et on doit les prescrire avec prudence lorsqu'il existe chez un patient une possibilité de dépendance à une substance. De fait, il n'est pas rare de voir des patients continuer à prendre leur benzodiazépine longtemps après que l'épisode maniaque est terminé, alors que les benzodiazépines n'ont qu'un rôle limité dans le traitement d'entretien des troubles bipolaires.

– *Neuroleptiques (ou antipsychotiques).* En raison du délai d'action des normothymiques dans la phase aiguë de la manie, les neuroleptiques sont utilisés surtout lorsqu'il s'agit d'un patient agité ou psychotique. Le risque de dyskinésie tardive est ici minime, puisqu'on interrompt cette médication dès que les symptômes aigus se sont atténués. L'emploi des antipsychotiques dans le traitement à long terme des troubles bipolaires n'a sa place, théoriquement, que lorsque des symptômes psychotiques demeurent présents et de façon significative dans le tableau clinique.

Certaines autres substances ont été proposées, mais les études à leur sujet demeurent fragmentaires :
- les hormones thyroïdiennes : la triiodothyronine (T_3) et surtout la thyroxine (T_4) utilisée à forte dose (de 150 à 400 µg par jour), associées à un stabilisateur de l'humeur, dans le traitement des troubles bipolaires à cycles rapides résistant au traitement avec normothymique seul (Bauer et Whybrow, 1990) ;
- les inhibiteurs des ions calcium (p. ex., le vérapamil), comme traitement de la manie (Garza-Treviño, Overall et Hollister, 1992), lorsque les autres stabilisateurs ne peuvent être utilisés ou comme ajout à cette médication ;
- les antipsychotiques atypiques (notamment la clozapine, l'olanzapine et la rispéridone), dans le traitement des troubles bipolaires réfractaires (McElroy et coll., 1991) ;
- quelques nouveaux anticonvulsivants : gabapentine et, surtout, lamotrigine ; cette dernière paraît efficace, dans la phase dépressive du cycle et comme stabilisateur. Le topiramate, la tiagabine et d'autres nouveaux anticonvulsivants sont également l'objet d'études.

L'ECT peut traiter efficacement et rapidement la manie, au moins aussi efficacement que la pharmacothérapie. Elle n'est cependant pas considérée comme un traitement de première ligne en raison de l'efficacité habituelle de la médication dans de tels cas. L'ECT demeure le traitement de choix dans le cas du delirium maniaque (catatonie létale). On doit aussi l'envisager dans les cas de grossesse, de syndrome neuroleptique malin, de catatonie et dans tous les cas où une médication antimaniaque peut présenter des risques (American Psychiatric Association, 1994b).

*
* *

Le domaine des troubles de l'humeur a fait l'objet d'intenses recherches au cours des dernières décennies, et la compréhension de ces pathologies en a été profondément modifiée. Autant les approches psychosociales ont prédominé au milieu du siècle, autant la découverte des antidépresseurs et du lithium comme stabilisateur de l'humeur a fait penser que le traitement définitif de ces troubles était à portée de la main.

Les découvertes scientifiques ont cela de particulier qu'elles nous ouvrent de nouveaux horizons, tout en nous montrant l'ampleur des mystères qui restent encore à élucider. Ainsi, les progrès indéniables réalisés dans la compréhension et le traitement des troubles de l'humeur en ont révélé en même temps les limites. Le nombre d'études consacrées au traitement des dépressions résistantes et des troubles bipolaires réfractaires le démontre bien. Ces études, par ailleurs, tout en nous permettant de mieux comprendre les mécanismes étiopathogéniques sous-jacents à ces pathologies, ont entraîné le déploiement de stratégies de traitement sophistiquées, combinant toutes les approches bio-psycho-sociales connues dans un traitement individualisé, adapté le mieux possible à la problématique complexe de chaque sujet en traitement.

Bibliographie

AARONS, S.F., et coll.
1985 « Atypical depression: A review of diagnosis and treatment », *Hospital and Community Psychiatry*, vol. 36, n° 3, p. 275-282.

AKISKAL, H.S.
1994 « Mood disturbances », dans G. Winokur et P.J. Clayton (sous la dir. de), *The Medical Basis of Psychiatry*, Philadelphie, W.B. Saunders, p. 365-379.

AKISKAL, H.S., et AKISKAL, K.
1992 « Cyclothymic, hyperthymic, and depressive temperaments as subaffective variants of mood disorders », dans A. Tasman et M.B. Riba (sous la dir. de), *American Psychiatric Press Review of Psychiatry*, Washington (D.C.), American Psychiatric Press, p. 43-62.

AMERICAN PSYCHIATRIC ASSOCIATION
1994a *Diagnostic and Statistical Manual of Mental Disorders*, 4ᵉ éd., Washington (D.C.), American Psychiatric Association; trad. française *DSM-IV – Manuel diagnostique et statistique des troubles mentaux*, Paris, Masson, 1996, 1040 p.
1994b « Practice guideline for the treatment of patients with bipolar disorder », *Am. J. Psychiatry*, vol. 151, n° 12, suppl., p. 1-36.
1993 « Practice guideline for major depressive disorder in adults », *Am. J. Psychiatry*, vol. 150, n° 4, suppl., p. 1-26.

ARTIGAS, F., PEREZ, V., et ALVAREZ, E.
1994 « Pindolol induces a rapid improvement of depressed patients treated with serotonin reuptake inhibitors », *Arch. Gen. Psychiatry*, vol. 51, n° 3, p. 248-251.

BAUER, M.S., et WHYBROW, P.C.
1990 « Rapid cycling bipolar affective disorder. II. Treatment of refractory rapid cycling with high-dose levothyroxine: A preliminary study », *Arch. Gen. Psychiatry*, vol. 47, n° 5, p. 435-440.

BECK, A.T., et coll.
1979 *Cognitive Therapy of Depression*, New York, Guilford Press.

BELLACK, A.S.
1985 « Psychotherapy research in depression: An overview », dans E.E. Beckham et W.R. Leber (sous la dir. de), *Handbook of Depression Treatment, Assessment and Research*, Homewood (Ill.), Dorsey Press, chap. 8, p. 204-219.

BLIER, P., et BERGERON, R.
1995 « Effectiveness of pindolol with selected antidepressant drugs in the treatment of major depression », *J. Clin. Psychopharmacol.*, vol. 15, n° 3, p. 217-222.

BLIER, P., MONTIGNY, C. de, et CHAPUT, Y.
1988 « Electrophysiological assessment of the effects of antidepressant treatments on the efficacy of 5-HT neurotransmission », *Clin. Neuropharmacol.*, vol. 11, suppl. 2, p. S1-10.

BOMAN, B.
1988 « L-tryptophan: A rational anti-depressant and a natural hypnotic? », *Aust. N. Z. J. Psychiatry*, vol. 22, p. 83-97.

BOWDEN, C.L.
1998 « New concepts in mood stabilization: Evidence for the effectiveness of valproate and lamotrigine », *Neuropsychopharmacology*, vol. 19, n° 3, p. 194-199.

BUYSSE, D.J., et NOFZINGER, E.A.
1994 « Sleep in depression: Longitudinal perspectives », dans J.M. Oldham et M.B. Riba (sous la dir. de), *American Psychiatric Press Review of Psychiatry*, Washington (D.C.), American Psychiatric Press, p. 651-675.

CLAYTON, P.J.
1994 « Bipolar illness », dans P.J. Clayton et G. Winokur (sous la dir. de), *The Medical Basis of Psychiatry*, Philadelphie, W.B. Saunders, p. 47-67.

COPPEN, A., et coll.
1972 « Abnormalities of indolamines in affective disorders », *Arch. Gen. Psychiatry*, vol. 26, n° 5, p. 474-478.

CORYELL, W., et coll.
1989 « Bipolar II illness: Course and outcome over a five year period », *Psychol. Med.*, vol. 19, n° 1, p. 129-141.
1984 « A family study of bipolar II disorder », *Br. J. Psychiatry*, vol. 145, p. 49-54.

COTTRAUX, J.
1993 « Dépression chez l'adulte », dans R. Ladouceur, O. Fontaine et J. Cottraux, *Thérapie comportementale et cognitive*, Paris, Masson, p. 63-71.

COYNE, J.C., et DOWNEY, G.
1991 « Social factors and psychopathology: Stress, social support, and coping processes », *Annu. Rev. Psychol.*, vol. 42, p. 401-425.

CUI, X., et VAILLANT, G.E.
1997 « Does depression generate negative life events? », *J. Nerv. Ment. Dis.*, vol. 185, n° 3, p. 145-150.

DAVIDSON, J.R.T., et coll.
1982 « Atypical depression », *Arch. Gen. Psychiatry*, vol. 39, n° 5, p. 527-534.

DUNNER, D.L., et FIEVE, R.R.
1974 « Clinical factors in lithium carbonate prophylaxis failure », *Arch. Gen. Psychiatry*, vol. 30, n° 2, p. 229-233.

DUNNER, D.L., GERSHON, E., et GOODWIN, F.
1976 « Heritable factors in the severity of affective disorders », *Biol. Psychiatry*, vol. 11, n° 1, p. 31-42.

ENDICOTT, J., et coll.
1986 « Schizoaffective, psychotic, and non-psychotic depression: Differential familial association », *Compr. Psychiatry*, vol. 27, n° 1, p. 1-13.

FRANK, E., et coll.
1990 « Three-year outcomes for maintenance therapies in recurrent depression », *Arch. Gen. Psychiatry*, vol. 47, n° 12, p. 1093-1099.

FREUD, S.
1917 « Deuil et mélancolie », dans *Œuvres complètes. Psychanalyse*, Paris, PUF, 1988, p. 259-278.

GABBARD, G.
1994 *Psychodynamic Psychiatry in Clinical Practice. The DSM-IV Edition*, Washington (D.C.), American Psychiatric Press.

GARZA-TREVIÑO, E.S., OVERALL, J.E., et HOLLISTER, L.E.
1992 « Verapamil versus lithium in acute mania », *Am. J. Psychiatry*, vol. 149, n° 1, p. 121-122.

GOODWIN, F.K., et JAMISON, K.R.
1990 *Manic-Depressive Illness*, New York, Oxford University Press.

HOLMES, T.H., et RAHE, R.H.
1967 « The Social Readjustment Rating Scale », *J. Psychosom. Res.*, vol. 11, p. 213-218.

JOFFE, R.T., et BAKISH, D.
1994 « Combined SSRI-moclobemide treatment of psychiatric illness », *J. Clin. Psychiatry*, vol. 55, n° 1, p. 24-25.

JOFFE, R.T., et coll.
1993 « Predictors of response to lithium and triiodothyronine augmentation of antidepressants in tricyclic non-responders », *Br. J. Psychiatry*, vol. 163, p. 574-578.

KAPLAN, H.I., SADOCK, B.J., et GREBB, J.A.
1994 *Synopsis of Psychiatry: Behavioral Sciences, Clinical Psychiatry*, 7ᵉ éd., Baltimore, Williams & Wilkins.

KELLER, M.B.
1993 « The difficult depressed patient in perspective », *J. Clin. Psychiatry*, vol. 54, n° 2 (suppl.), p. 4-8.

KELLER, M.B., et coll.
1986 « The persistent risk of chronicity in recurrent episodes of nonbipolar major depressive disorder: A prospective follow-up », *Am. J. Psychiatry*, vol. 143, n° 1, p. 24-28.

KELLER, M.B., et SHAPIRO, R.W.
1982 « "Double depression": Superimposition of acute depressive episodes on chronic depressive disorders », *Am. J. Psychiatry*, vol. 139, n° 4, p. 438-442.

KENDLER, K.S., et coll.
1993a « A longitudinal twin study of 1-year prevalence of major depression in women », *Arch. Gen. Psychiatry*, vol. 50, p. 843-852.
1993b « The prediction of major depression in women: Toward an integrated etiologic model », *Am. J. Psychiatry*, vol. 150, n° 8, p. 1139-1148.

KESSLER, R.C., et coll.
1994 « Lifetime and 12-month prevalence of DSM-III-R psychiatric disorders in the United States », *Arch. Gen. Psychiatry*, vol. 51, p. 8-19.

KLEIN, D.N., et coll.
1988 « Primary early-onset dysthymia: Comparison with primary nonbipolar nonchronic major depression on demographic, clinical, familial, personality, and socioenvironmental characteristics and short-term outcome », *J. Abnorm. Psychol.*, vol. 97, n° 4, p. 387-398.

KLERMAN, G.L., et coll.
1984 *Interpersonal Psychotherapy of Depression*, New York, Basic Books.

KUPFER, D.J.
1991 « Long-term treatment of depression », *J. Clin. Psychiatry*, vol. 52 (suppl. 5), p. 28-34.

LANCZIK, M., et BECKMANN, H.
1991 « Historical aspects of affective disorders », dans J.P. Feighner et W.F. Boyer (sous la dir. de), *The Diagnosis of Depression*, Chichester, John Wiley & Sons, p. 1-16.

LEONHARD, K.
1957 *Aufteilung der endogenen Psychosen [The Classification of Endogenous Psychoses]*, Berlin, Akademie-Verlag.

LIEBOWITZ, M.R., et coll.
1988 « Antidepressant specificity in atypical depression », *Arch. Gen. Psychiatry*, vol. 45, février, p. 129-137.
1984 « Phenelzine vs imipramine in atypical depression. A preliminary report », *Arch. Gen. Psychiatry*, vol. 41, n° 7, p. 669-677.

LIVESLEY, J.
1985 « The classification of personality disorder: II. The problem of diagnostic criteria », *Can. J. Psychiatry*, vol. 30, n° 5, p. 359-362.

McELROY, S.L., et coll.
1991 « Clozapine in the treatment of psychotic mood disorders, schizoaffective disorder, and schizophrenia », *J. Clin. Psychiatry*, vol. 52, n° 10, p. 411-414.

MONTGOMERY, S.A.
1991 « Recurrent brief depression », dans J.P. Feighner et W.F. Boyer (sous la dir. de), *The Diagnosis of Depression*, Chichester, John Wiley & Sons, p. 119-134.

MONTIGNY, C. de, et coll.
1981 « Lithium induces rapid relief of depression in tricyclic antidepressant drug non-responders », *Br. J. Psychiatry,* vol. 138, p. 252-256.

NATHAN, K.I., et SCHATZBERG, A.F.
1994 « Biological markers: Mood disorders », dans J.M. Oldham et M.B. Riba (sous la dir. de), *American Psychiatric Press Review of Psychiatry,* Washington (D.C.), American Psychiatric Press, p. 171-186.

NELSON, J.C., et coll.
1991 « A preliminary, open study of the combination of fluoxetine and desipramine for rapid treatment of major depression », *Arch. Gen. Psychiatry,* vol. 48, n° 4, p. 303-307.

OLIÉ, J.P., et coll.
1990 « Psychoses maniaco-dépressives », dans *Encyclopédie médico-chirurgicale,* Paris, Psychiatrie, 37220, A10 (4-1990).

PAYKEL, E.S., PRUSOFF, B.A., et UHLENHUTH, E.H.
1971 « Scaling of life events », *Arch. Gen. Psychiatry,* vol. 25, n° 4, p. 340-347.

PHILLIPS, K.A., et coll.
1993 « Depressive personality disorder: Perspectives for DSM-IV », *J. Personal. Disord.,* vol. 7, n° 1, p. 30-42.

POST, R.M.
1992 « Traduction of psychosocial stress into the neurobiology of recurrent affective disorder », *Am. J. Psychiatry,* vol. 149, n° 8, p. 999-1010.

RABKIN, J.G., et KLEIN, D.F.
1987 « The clinical measurement of depressive disorders », dans A.J. Marsella, R.M.A. Hirschfeld et M.M. Katz (sous la dir. de), *The Measurement of Depression,* New York, Guilford Press, p. 30-83.

ROBINS, E., et GUZE S.B.
1970 « Establishment of diagnostic validity in psychiatric illness: Its application to schizophrenia », *Am. J. Psychiatry,* vol. 126, n° 7, p. 983-987.

ROBINS, L.N., et REGIER, D.A. (sous la dir. de)
1991 *Psychiatric Disorders in America: The Epidemiologic Catchment Area Study,* New York, Free Press.

SARTORIUS, N.
1991 « The classification of depressive disorders in the tenth revision of the International Classification of Diseases (ICD-10) », dans J.P. Feighner et W.F. Boyer (sous la dir. de), *The Diagnosis of Depression,* Chichester, John Wiley & Sons, p. 30-48.

SCHILDKRAUT, J.J.
1965 « The catecholamine hypothesis of affective disorders: A review of supporting evidence », *Am. J. Psychiatry,* vol. 122, p. 509-522.

SCHNEIDER, K.
1923 *Psychopathic Personalities,* Springfield (Ill.), Charles C. Thomas, 1958.

SHAPIRO, S., et coll.
1984 « Utilization of health and mental health services: Three Epidemiologic Catchment Area sites », *Arch. Gen. Psychiatry,* vol. 41, n° 10, p. 971-978.

SMITH, A.L., et WEISSMAN, M.M.
1991 « The epidemiology of depressive disorders: National and international perspectives », dans J.P. Feighner et W.F. Boyer (sous la dir. de), *The Diagnosis of Depression,* Chichester, John Wiley & Sons, p. 17-30.

SOTSKY, S., et coll.
1991 « Patient predictors of response to psychotherapy and pharmacotherapy: Findings in the NIMH treatment of depression collaborative research program », *Am. J. Psychiatry,* vol. 148, n° 8, p. 997-1008.

STAHL, S.M.
1996 *Essential Psychopharmacology. Neuroscientific Basis and Practical Applications,* New York, Cambridge University Press.

STEERING COMMITTEE, AMERICAN PSYCHIATRIC ASSOCIATION
1996 « The Expert Consensus Guideline Series. Treatment of bipolar disorder », *J. Clin. Psychiatry,* vol. 57, suppl. 12a, p. 3-88.

TELLENBACH, H.
1961 *Melancholy: History of the Problem, Endogeneity, Typology, Pathogenesis, Clinical Considerations,* Pittsburgh (Pa.), Duquesne University Press.

THASE, M.E., et coll.
1997 « Treatment of major depression with psychotherapy or psychotherapy-pharmacotherapy combinations », *Arch. Gen. Psychiatry,* vol. 54, n° 11, p. 1009-1015.

TSUANG, M., WOOLSON, R., et FLEMMING, J.A.
1979 « Long-term outcome of major psychoses. I. Schizophrenia and affective disorders compared with psychiatrically symptom-free surgical conditions », *Arch. Gen. Psychiatry,* vol. 36, n° 12, p. 1295-1301.

VAN PRAAG, H.M.
1986 « Affective disorders and aggression disorders: Evidence for a common biological mechanism », *Suicide Life Threat. Behav.,* vol. 16, n° 2, p. 103-132.

WÅLINDER, J.
1991 « Seasonal affective disorder », dans J.P. Feighner et W.F. Boyer (sous la dir. de), *The Diagnosis of Depression,* Chichester, John Wiley & Sons, p. 135-148.

WEISSMAN, M.M., et coll.
1991 « Affective disorders », dans L.N. Robins et D.A. Regier (sous la dir. de), *Psychiatric Disorders in America: The Epidemiologic Catchment Area Study,* New York, Free Press, p. 53-80.

WELLS, K.B., et coll.
1989 « The functioning and well-being of depressed patients. Results from the Medical Outcomes Study », *JAMA,* vol. 262, n° 7, p. 914-919.

WEST, E.D., et DALLY, P.J.
1959 « Effect of iproniazid in depressive syndromes », *Br. Med. J.,* n° 1, p. 1491-1494.

WIDLÖCHER, D.
1983 *Les logiques de la dépression,* Paris, Librairie Arthème Fayard.

WINOKUR, G.
1994 « Unipolar depression », dans G. Winokur et P.J. Clayton (sous la dir. de), *The Medical Basis of Psychiatry,* Philadelphie, W.B. Saunders, p. 69-86.
1991 *Mania and Depression. A Classification of Syndrome and Disease,* Baltimore, Johns Hopkins University Press.

WORLD HEALTH ORGANIZATION
1993 *The ICD-10 Classification of Mental and Behavioural Disorders: Diagnostic Criteria for Research,* Genève, World Health Organization; trad. française *Classification internationale des maladies, 10ᵉ révision. Chapitre V (F): Troubles mentaux et troubles du comportement: critères diagnostiques pour la recherche,* Paris, Organisation Mondiale de la Santé et Masson, 1994.

YATHAM, L.N., et coll.
1997 « Bipolar depression–Treatment options », *Can. J. Psychiatry,* vol. 42, suppl. 2, p. S87-S91.

YOUNG, S.N.
1991 « Use of tryptophan in combination with other antidepressant treatments: A review », *J. Psychiatry Neurosci.,* vol. 16, n° 5, p. 241-246.

ZERSSEN, D. von
1977 « Premorbid personality and affective psychoses », dans G.D. Burrows (sous la dir. de), *Handbook of Studies on Depression,* Amsterdam, Excerpta Medica, p. 79-101.

Lectures complémentaires

BOURGEOIS, M.L., et VERDOUX, H.
1995 *Les troubles bipolaires de l'humeur,* Paris, Masson.

LEBLANC, J., et coll.
1996 *Démystifier les maladies mentales: les dépressions et les troubles affectifs cycliques,* Boucherville (Québec), Gaëtan Morin Éditeur.

CHAPITRE 12

Troubles anxieux, trouble panique et phobies

LUCIE FORTIN, M.D., F.R.C.P.C.
Psychiatre au module d'évaluation-liaison du Pavillon Albert-Prévost de l'Hôpital du Sacré-Cœur de Montréal
Chargée d'enseignement clinique au Département de psychiatrie de l'Université de Montréal

PLAN

12.1 Historique

12.2 Épidémiologie
    12.2.1 Anxiété généralisée
    12.2.2 Trouble panique (avec ou sans agoraphobie)
    12.2.3 Agoraphobie
    12.2.4 Phobies spécifiques
    12.2.5 Phobie sociale

12.3 Étiologie
    12.3.1 Anxiété normale et anxiété pathologique
    12.3.2 Aspect biologique
        • *Données physiologiques et neurobiologiques* • *Imagerie cérébrale* • *Substances utilisées en laboratoire pour induire des attaques de panique* • *Hyperventilation* • *Pathologie cardiovasculaire* • *Réponse aux traitements pharmacologiques*
    12.3.3 Aspect évolutionniste
    12.3.4 Aspect génétique
    12.3.5 Aspect psychosocial
        • *Théories cognitive et comportementale* • *Expérience infantile et facteurs de personnalité* • *Théorie psychodynamique*
    12.3.6 Hypothèse neuroanatomique

12.4 Description clinique
    12.4.1 Considérations générales sur les critères diagnostiques
    12.4.2 Critères diagnostiques et autres caractéristiques descriptives
        • *Anxiété généralisée* • *Trouble panique et agoraphobie* • *Phobie spécifique* • *Phobie sociale*
    12.4.3 Présence d'autres pathologies et complications associées
        • *Anxiété généralisée* • *Trouble panique et agoraphobie* • *Phobie sociale et phobies spécifiques*

12.5 Diagnostic différentiel
    12.5.1 Anxiété généralisée
    12.5.2 Panique et phobie

12.6 Traitement
    12.6.1 Anxiété généralisée
    12.6.2 Trouble panique et agoraphobie
        • *Considérations générales* • *Pharmacothérapie* • *Thérapie cognitivo-comportementale*
    12.6.3 Phobies spécifiques
    12.6.4 Phobie sociale

12.7 Évolution et pronostic
    12.7.1 Anxiété généralisée
    12.7.2 Trouble panique avec ou sans agoraphobie
    12.7.3 Agoraphobie sans antécédent de trouble panique et phobies spécifiques
    12.7.4 Phobie sociale

Bibliographie

Lectures complémentaires

Adresse utile

La reconnaissance de troubles spécifiques de l'anxiété dans la dernière décennie constitue un fait marquant dans l'histoire médicale, et à juste titre. Les découvertes scientifiques, la mise au point de nouveaux traitements et le raffinement diagnostique permettent de mieux en mieux d'identifier et de soulager des patients chez qui la souffrance peut être grande et le handicap parfois grave. L'intérêt qu'on porte à présent à ces malades, moins dérangeants socialement que ceux qui présentent d'autres types de pathologies psychiatriques, s'explique sans doute en partie par le coût, qui peut être considérable, des soins qu'ils requièrent. Pour s'en convaincre, il suffit de penser, par exemple, aux nombreuses consultations à l'urgence demandées par une personne aux prises avec un trouble panique.

Cela étant dit, il importe de ne jamais oublier que l'anxiété en soi n'est pas pathologique et qu'elle est un des éléments essentiels à notre survie comme espèce, au même titre que l'agressivité ou encore la libido. Tant qu'elle ne prend pas des proportions pathologiques, l'anxiété représente un signal d'alerte à l'origine de différentes réactions, telles que l'inhibition, le retrait, l'évitement, comportements salutaires dans bien des cas, ou encore la défense contre un agresseur ou le dépassement de soi-même qui peuvent être aussi salutaires selon les circonstances.

Le plus simplement possible, être anxieux signifie avoir des inquiétudes plus ou moins définies et ressentir certains malaises ou désagréments physiques en relation plus ou moins claire avec ces inquiétudes. Se sentir inquiet et éprouver divers malaises physiques à l'idée d'être en retard parce qu'on est immobilisé dans le trafic, voilà un signal d'alerte face à une situation qui commandera peut-être qu'on doive s'excuser de son retard devant un patron qu'on sait exigeant, signal d'alerte qui correspond en fait à une anxiété tout à fait normale étant donné les circonstances. En pareil cas, l'anxiété engendre une série de pensées et d'actions susceptibles de prévenir un risque, celui d'être réprimandé, puni ou encore congédié. Lorsque la réponse anxieuse à un stimulus prend des proportions exagérées, inappropriées par rapport à ce stimulus, il s'agit probablement d'une anxiété pathologique.

Quand il s'agit d'un signal d'alerte, l'anxiété se rapproche de la peur. La principale différence entre ces deux émotions est que l'anxiété survient généralement en réponse à une menace plus vague ou même inconnue, alors que la peur se rapporte à une menace définie, le plus souvent connue. Avoir peur lorsqu'on échappe de justesse à un accident d'automobile est une réaction tout à fait normale. Éprouver une émotion inattendue comparable à la peur lorsqu'on est ralenti ou immobilisé dans le trafic de l'heure de pointe, sans être témoin d'un accident ou d'une catastrophe réelle, est une réaction beaucoup moins normale, probablement une attaque de panique dans le contexte d'un trouble panique.

L'anxiété généralisée, le trouble panique et les différentes phobies sont l'objet du présent chapitre, alors que le trouble obsessionnel-compulsif et les états de stress post-traumatique et aigu sont traités dans les chapitres 13 et 14. Ces pathologies constituent les troubles spécifiques de l'anxiété et il faut les distinguer des troubles anxieux dus à une affection médicale générale, des troubles anxieux induits par une substance ou encore du trouble de l'adaptation avec anxiété. Finalement, il importe de souligner que l'anxiété sous différentes formes accompagne souvent les autres pathologies psychiatriques; ainsi, notamment, on reconnaît que la présence d'anxiété dans la dépression majeure est un facteur de mauvais pronostic, comparable à la présence d'idées délirantes (Schweizer, 1995). Ce fait clinique illustre bien que l'anxiété peut représenter un signal d'alerte dans plusieurs pathologies.

12.1 HISTORIQUE

En 1871, Da Costa décrit plusieurs des symptômes psychiques et somatiques du trouble panique chez des soldats ayant participé à la guerre civile américaine: c'est le syndrome du «cœur irritable», ou «syndrome de Da Costa». À la même époque, Westphal isole l'agoraphobie comme syndrome autonome. Quelques années plus tard, en 1895, Freud introduit le concept de «névrose d'angoisse» qui consiste en un ensemble de symptômes psychiques et somatiques, tantôt chroniques, tantôt aigus. La «névrose d'angoisse aiguë» de Freud demeure le modèle de référence des critères diagnostiques contemporains du trouble panique, entité introduite en 1980 dans le DSM-III qui, du même coup, élimine le diagnostic de névrose d'angoisse.

Plus près de nous, mais faisant déjà partie de l'histoire, divers chercheurs ont, dans les années 60 et

70, posé les jalons d'une hypothèse quant à l'origine biologique des paniques, remettant en cause l'idée que l'attaque de panique serait une variation extrême de la peur ou d'une anxiété plus flottante. Ainsi, en 1962, Klein démontre l'efficacité antipanique de l'imipramine; en 1969, Pitts et McLure déclenchent des attaques de panique chez l'humain par des injections d'acide lactique; en 1979, Redmond démontre que la stimulation électrique du locus coeruleus produit une réponse semblable à la panique chez le singe, alors que l'ablation du même locus rend l'animal moins vulnérable aux stimuli anxiogènes.

12.2 ÉPIDÉMIOLOGIE

12.2.1 Anxiété généralisée

L'anxiété généralisée est souvent diagnostiquée en présence d'une autre psychopathologie, le plus souvent anxieuse ou affective. On estime que sa prévalence annuelle varie de 3 % à 8 %, avec un ratio de 1 homme pour 2 femmes (Kaplan, Sadock et Grebb, 1994c). L'âge où elle apparaît est difficile à préciser, mais le malade consulte un médecin à ce propos pour la première fois le plus souvent au début de la vingtaine. C'est en règle générale la composante somatique qui motive cette consultation, si bien qu'environ un malade sur trois s'adresse à un psychiatre, les autres se retrouvant dans divers services (cardiologie, pneumologie, gastro-entérologie, etc.).

12.2.2 Trouble panique (avec ou sans agoraphobie)

Les études épidémiologiques rapportent une prévalence à vie des attaques de panique de 3 % à 4 %. La prévalence à vie du trouble panique (avec ou sans agoraphobie) est de 1,5 % à 3,5 %, la prévalence annuelle se situant entre 1 % et 2 %. Le ratio homme/femme serait de 1 pour 2 (sans agoraphobie) à 1 pour 3 (avec agoraphobie). Une histoire récente de divorce ou de séparation est le seul facteur social relevé comme pouvant contribuer au développement de ce trouble (Kaplan, Sadock et Grebb, 1994a). L'âge de début varie considérablement, avec un pic à la fin de l'adolescence et peut-être un autre pic au milieu de la trentaine.

12.2.3 Agoraphobie

Selon les méthodes d'évaluation et les critères utilisés, la prévalence à vie de l'agoraphobie varie de 0,6 % à 6 %. Dans les échantillons cliniques, la plupart des agoraphobes (de 75 % à 95 %) ont aussi un diagnostic de trouble panique. Du côté épidémiologique, on a trouvé une surestimation de l'agoraphobie sans histoire de trouble panique, qui serait une entité réelle mais non fréquente (Horwath et coll., 1993). L'agoraphobie apparaît le plus souvent chez l'individu dans la vingtaine ou la trentaine, et ce diagnostic est posé beaucoup plus souvent chez les femmes que chez les hommes.

12.2.4 Phobies spécifiques

Les phobies spécifiques se classent, au chapitre de la fréquence, au premier rang des maladies mentales chez les femmes et au deuxième rang chez les hommes (après les toxicomanies). La prévalence annuelle se situe aux environs de 9 %, avec une prévalence à vie de 10,0 % à 11,3 %. Le ratio homme/femme est d'environ 1 pour 2 et se rapproche de 1 pour 1 pour la phobie du sang, des injections et des accidents.

Les phobies spécifiques peuvent apparaître à tout âge, mais l'âge moyen de début diffère selon le type de phobie. Ainsi, les phobies des animaux, de l'environnement naturel, du sang, des injections et des accidents apparaîtront le plus souvent durant l'enfance, alors que les phobies situationnelles (p. ex., ascenseur, voyage en avion, etc.) auront un premier pic d'apparition durant l'enfance et un second au milieu de la vingtaine. Chez l'adulte, le type le plus fréquent est la phobie situationnelle.

12.2.5 Phobie sociale

Dans la population générale, la phobie sociale serait plus fréquente chez les femmes que chez les hommes, alors que la plupart des échantillons cliniques comprennent autant, et même plus, d'hommes que de femmes. On rapporte une prévalence à vie variant de 3 % à 13 % et le pic d'apparition se situe à l'adolescence.

Psychiatrie clinique : une approche bio-psycho-sociale

12.3 ÉTIOLOGIE

12.3.1 Anxiété normale et anxiété pathologique

Les causes de l'anxiété pathologique sont multifactorielles et encore mal définies. De plus, la frontière entre l'anxiété normale et l'anxiété pathologique semble parfois très floue. De multiples situations perçues comme plus ou moins menaçantes marquent le développement normal de l'être humain et s'accompagnent le plus souvent de divers degrés d'anxiété : la première journée d'école, le premier rendez-vous amoureux, l'arrivée d'un bébé, le vieillissement et la mort, la maladie, les pertes de toutes sortes, etc. Dans certains cas d'anxiété pathologique, ce sont de tels événements de la vie qui ont déclenché un trouble anxieux, alors que, dans d'autres cas, aucun déclencheur ne sera relevé.

Les classifications officielles (CIM-10, DSM-IV) tentent de mieux définir la frontière entre l'anxiété normale et l'anxiété pathologique. Les découvertes scientifiques des dernières années apportent un éclairage nouveau et permettent de formuler des hypothèses intégratives. Une de ces hypothèses est présentée ici (voir la section 12.3.6, « Hypothèse neuroanatomique »). À tort ou à raison, cette hypothèse est centrée sur la notion d'attaques de panique. Que cette notion d'attaques de panique soit centrale ou non à la psychopathologie anxieuse, il n'en demeure pas moins qu'elle est incontournable, tant par l'intérêt que la recherche scientifique lui porte que par l'intensité de la souffrance que cette pathologie cause au malade.

Il serait très difficile, voire impossible, de cerner l'étiologie de la psychopathologie anxieuse en se référant séquentiellement à chacun des diagnostics proposés par les classifications. L'étude de l'attaque de panique permet d'augmenter de beaucoup les connaissances, tout en soulevant de nouvelles questions. Comme peu de données d'ordre biologique sont disponibles relativement à l'anxiété généralisée et aux diverses phobies, l'exposé qui suit s'attache plus à l'attaque de panique, alors que la section consacrée à l'aspect psychosocial se centre surtout sur la notion de phobie.

12.3.2 Aspect biologique

Données physiologiques et neurobiologiques

Les symptômes somatiques décrits par les patients anxieux reflètent certaines modifications des systèmes nerveux périphérique et central. Ces patients se caractérisent par un état d'hypervigilance non spécifique, une hyperréactivité aux stimuli et une altération des processus d'habituation (Lempérière et Desjarlais, 1990). Le tonus sympathique de certaines personnes atteintes d'un trouble panique serait augmenté avec adaptation lente aux stimuli répétés et réponse excessive aux stimuli modérés (Kaplan, Sadock et Grebb, 1994a). Ces résultats s'appuient sur diverses mesures physiologiques (paramètres cardiovasculaires, conductance cutanée, électromyographie [EMG], électroencéphalographie [EEG]). L'état actuel des connaissances ne permet pas de préciser si de telles modifications sont à l'origine de l'état anxieux ou si elles correspondent à une conséquence de cet état.

Les paramètres neuroendocriniens observés le plus fréquemment sont l'élévation des taux plasmatiques du cortisol, des catécholamines (adrénaline et/ou noradrénaline), de l'hormone de croissance et de la prolactine (Lempérière et Desjarlais, 1990). Ces modifications ne sont cependant pas constantes ni spécifiques aux états anxieux.

Imagerie cérébrale

Les études réalisées au moyen de l'imagerie cérébrale sont peu nombreuses, mais des anomalies dans le lobe temporal droit (atrophie corticale) ont été rapportées à la résonance magnétique chez des malades souffrant de trouble panique. Certaines anomalies fonctionnelles (vasoconstriction cérébrale) ont également été signalées dans des études de tomographie par émission de positrons (*Positron Emission Tomography* [PET-scan]) et de tomographie monophotonique (*Single Photon Emission Computed Tomography* [SPECT-scan]) chez des malades souffrant de troubles anxieux (diagnostics non spécifiés) ou encore après induction d'attaques de panique par diverses substances (Kaplan, Sadock et Grebb, 1994a).

Substances utilisées en laboratoire pour induire des attaques de panique

Diverses substances peuvent induire des attaques de panique chez une majorité de malades souffrant d'un trouble panique et chez une beaucoup plus petite proportion de personnes sans trouble panique et sans histoire d'attaques de panique. Ces substances se classent en deux principales catégories selon leur mode d'action préférentiel (Kaplan, Sadock et Grebb, 1994a) :

1. Les substances respiratoires qui stimulent la respiration et inversent l'équilibre acido-basique. À titre d'exemple de substances respiratoires, mentionnons :
   - le dioxyde de carbone ;
   - le lactate de sodium ;
   - le bicarbonate ;
   - l'isoprotérénol, un agoniste bêta-adrénergique.

   Ces substances agiraient par le biais des barorécepteurs périphériques et médullaires, les afférences vagales pouvant transmettre les signaux de la périphérie au noyau solitaire. Elles activent peu l'axe hypothalamo-hypophyso-surrénalien, et la dyspnée prédomine dans l'attaque de panique induite par ces substances.

2. Les substances neurochimiques qui agissent par le biais de différents neurotransmetteurs. À titre d'exemple de substances neurochimiques, citons :
   - la yohimbine, un antagoniste alpha$_2$-adrénergique ;
   - les bêta-carbolines, des agonistes inverses des récepteurs de benzodiazépines ;
   - la caféine ;
   - la fenfluramine, un agent sérotoninergique ;
   - la cholécystokinine (CCK), une famille de neuropeptides dont la CCK$_4$.

   Ces substances agiraient directement sur les récepteurs centraux noradrénergiques, sérotoninergiques ou gabaergiques. Elles activent l'axe hypothalamo-hypophyso-surrénalien, et les symptômes qui prédominent dans l'attaque de panique induite par ces substances se rapprochent des réactions normales à la peur, au stress ou à la douleur.

Hyperventilation

S'appuyant sur des mesures de gaz artériels chez des malades ayant un trouble panique, Klein (1993) a émis l'hypothèse d'une « fausse alarme de suffocation » due à un seuil de suffocation abaissé. Ainsi, durant une période active de sa maladie, l'individu va tenter de s'adapter à la sensation d'oppression en produisant une hyperventilation pour diminuer sa PCO_2, des taux normaux de PCO_2 risquant de déclencher l'alarme qui est alors ajustée à un seuil trop bas. On peut ici faire une analogie avec l'alarme de feu que plusieurs ont dans leur maison et qui, si le seuil est réglé trop bas, peut se déclencher avec la fumée d'une cigarette ou celle du grille-pain. Cette hyperventilation chronique (on ne parle pas ici d'une crise d'hyperventilation aiguë qui peut compliquer une crise de panique ou encore être à l'origine d'une telle crise) serait donc une conséquence d'une phase préliminaire de la panique (la sensation d'oppression) et non la cause de la panique. Le déclenchement d'attaques de panique dans certaines situations normales de la vie (sommeil, état de relaxation, menstruations, grossesse) appuie cette hypothèse de l'existence d'un seuil : les paniques nocturnes ou celles qui surviennent au cours d'exercices de relaxation (moments où la PCO_2 augmente), l'augmentation du nombre des attaques de panique durant la période prémenstruelle et leur diminution durant la grossesse (la progestérone stimule l'hyperventilation chronique, diminuant la PCO_2 et, par le fait même, le nombre de fausses alarmes). Cela demeure une hypothèse et les recherches actuelles ne permettent pas de déterminer la nature d'une telle alarme ni de confirmer l'existence d'un seuil au-delà duquel l'alarme se déclenche.

Selon Klein (1993), une substance comme le lactate de sodium déclenche des paniques qui correspondent bien à ce modèle d'alarme de suffocation, alors qu'une substance comme la yohimbine déclenche des paniques qui semblent plus correspondre à un modèle d'alarme de peur. On suppose que les deux modèles (alarme de suffocation, alarme de peur) peuvent s'appliquer à des degrés divers selon les malades et chez un même malade selon l'évolution de la maladie.

Pathologie cardiovasculaire

On peut certainement s'interroger sur l'association possible entre l'anxiété pathologique et les maladies cardiovasculaires, mais peu de données sérieuses permettent d'étayer une telle association. Les données semblent plutôt indiquer une coexistence de ces pathologies parmi les échantillons cliniques et non pas une relation claire de causalité dans un sens ou dans l'autre. À titre d'exemple, on retrouve :
- une légère surmortalité due à des causes cardiovasculaires dans la population anxieuse masculine ;
- la possibilité d'un risque plus élevé de souffrir d'hypertension artérielle chez les personnes qui ont un trouble panique ;
- l'association avec le prolapsus de la valve mitrale.

Réponse aux traitements pharmacologiques

Il est impératif, mais souvent déroutant, de formuler des hypothèses étiologiques fondées sur la réponse clinique à différents agents pharmacologiques. Pour plus de clarté, le tableau 12.1 présente les principaux agents pharmacologiques qui servent de base à de telles hypothèses. Il faut également mentionner les découvertes importantes du côté des neuropeptides : adénosine, cholécystokinine (CCK), neuropeptide gamma. Des études précliniques et quelques études cliniques laissent entrevoir la mise au point d'au moins trois nouveaux agents anxiolytiques : des antagonistes des récepteurs CCK-B, des antagonistes des récepteurs CRF (*corticotropin releasing factor* ou hormone de libération de l'hormone corticotrope) et des agonistes des récepteurs du neuropeptide gamma (Kunovac et Stahl, 1995).

La réponse aux traitements pharmacologiques semble indiquer assez clairement trois principaux systèmes de neurotransmission : noradrénergique, sérotoninergique et gabaergique. Il est plausible que ces systèmes interviennent de façon modulée dans l'étiologie de l'anxiété pathologique, en interaction les uns avec les autres, et que, en raison de la limitation des connaissances, on n'y voit pas de liens logiques et clairs. En ce sens, les découvertes du côté des neuropeptides paraissent très intéressantes, à moins qu'il soit possible que des systèmes sans liens réels aboutissent au même résultat clinique, le dénominateur commun se situant ailleurs (génétique, biochimie des processus cognitifs, etc.).

TABLEAU 12.1 Principaux agents pharmacologiques et réponse clinique

Agents efficaces	Réponse clinique
Tricycliques	Administrés à long terme, diminuent le taux de décharge du locus coeruleus (centre de l'activité noradrénergique)
Inhibiteurs de la monoamine-oxydase (IMAO)	Augmentent les taux de monoamines, dont la noradrénaline et la sérotonine
Inhibiteurs sélectifs du recaptage de la sérotonine (ISRS)	Augmentent la neurotransmission sérotoninergique
Benzodiazépines	Couplées à l'acide gamma-aminobutyrique (GABA) endogène, activent le système gabaergique (principal système inhibiteur central)

12.3.3 Aspect évolutionniste

Le fondement phylogénétique des peurs chez l'être humain est un sujet fascinant qui dépasse le cadre de ce chapitre. Il importe cependant de s'y arrêter quelque peu, car il semble bien que l'être humain soit tributaire des peurs de ses plus lointains ancêtres. Selon l'hypothèse d'une prédisposition-préparation (« *prepotency/preparedness hypothesis* » [Lelliott et coll., 1989]), les endroits publics pourraient signaler un danger pour l'être humain, de la même manière que le fait de se trouver hors de son territoire représente une menace pour plusieurs espèces animales. La peur extraterritoriale prend ainsi valeur de survie pour l'espèce. De façon intéressante, l'étude rétrospective de Lelliott et coll. (1989) montre que la première attaque de panique se produit à l'extérieur de la maison dans 92 % des cas.

De la même façon, l'être humain pourrait être prédisposé et préparé à remplir un rôle de domination ou de soumission, toujours pour une question de survie et à la manière des autres espèces du règne animal, ce qui, dans certains cas, pourrait prédisposer davantage à la phobie sociale (Kaplan, Sadock et Grebb, 1994b).

12.3.4 Aspect génétique

Les études génétiques indiquent qu'environ 25 % des parents au premier degré des personnes souffrant d'anxiété généralisée en souffrent aussi. Par ailleurs, on a noté une concordance de 50 % chez les jumeaux monozygotes, alors qu'elle est de 15 % chez les jumeaux dizygotes (Kaplan, Sadock et Grebb, 1994c).

En ce qui concerne le trouble panique, il est de quatre à sept fois plus fréquent chez les parents au premier degré que dans la population générale. Le taux de concordance chez les jumeaux monozygotes est cinq fois plus élevé que chez les jumeaux dizygotes. Les études indiquent également que le trouble panique se distingue de l'anxiété généralisée et de la dépression (Weissman, 1993).

Quant aux phobies spécifiques, elles tendent à avoir une prévalence familiale élevée, particulièrement le type sang-injection-accident. Pour la phobie sociale, les parents au premier degré sont trois fois plus susceptibles d'être affectés, et des données indiquent que les jumeaux monozygotes sont plus souvent concordants (Kaplan, Sadock et Grebb, 1994b).

12.3.5 Aspect psychosocial

Théories cognitive et comportementale

Les théories cognitive et comportementale sont issues de deux écoles distinctes, mais, du point de vue clinique, elles se marient bien. Essentiellement, la théorie comportementale postule que l'anxiété est une réponse apprise, soit par modelage (*modeling*), c'est-à-dire l'apprentissage par observation d'un comportement parental, soit par le processus du conditionnement classique. Cette théorie explique bien l'apparition et le maintien d'une phobie : dans une perspective de conditionnement classique, un stimulus nocif ou déplaisant que l'on dit inconditionnel (p. ex., une attaque de panique ou autres symptômes anxieux, une agression ou un accident, ou, pourquoi pas, un conflit intrapsychique générant une anxiété intense) couplé à un stimulus neutre que l'on dit conditionnel (p. ex., un autobus, un chien, une rencontre sociale) peut entraîner la peur et l'évitement du stimulus neutre, donc, cliniquement, un comportement phobique. Par la suite, le maintien du comportement découle du fait que la personne s'aperçoit que l'évitement du stimulus la soulage très rapidement de son angoisse (conditionnement opérant qui tient compte des conséquences du comportement). Les gains secondaires sont un autre facteur pouvant s'avérer important dans le maintien du comportement.

Pour expliquer l'attaque de panique, certains comportementalistes émettent l'hypothèse d'un conditionnement intéroceptif : des sensations somatiques mineures, par association fortuite avec des sensations psychiques anxieuses (telle une inquiétude), pourraient ultérieurement amener des réactions anxieuses extrêmes (c'est-à-dire une attaque de panique) sitôt qu'est éprouvée la moindre sensation somatique (p. ex., perception d'une extrasystole, vague malaise gastrique).

La théorie cognitive, quant à elle, propose surtout une origine à l'attaque de panique. Selon cette théorie, l'attaque de panique résulte de l'interprétation catastrophiste de stimuli psychiques ou de stimuli physiologiques anodins. Ainsi, une sensation périphérique (tachycardie) ou une sensation psychique (légère sensation de déréalisation) est interprétée comme le signe d'une catastrophe imminente (crise cardiaque, évanouissement). De ces interprétations naît une appréhension qui, elle-même, intensifie les sensations anodines, créant un cercle vicieux qui culmine avec la panique. De plus, les malades auraient des « attentes négatives » par rapport à leur capacité à contrôler leurs symptômes physiques (Lempérière et Desjarlais, 1990).

L'importance des mécanismes cognitifs et comportementaux ne doit pas être sous-estimée, d'autant plus que les outils thérapeutiques qui s'y rapportent se révèlent efficaces, tant au chapitre du traitement des paniques qu'au chapitre du traitement des phobies. Il faut cependant admettre que, sur le plan étiologique, la théorie cognitive n'explique pas l'apparition de la première attaque spontanée ni l'origine des cognitions catastrophistes. En fait, un certain nombre d'arguments vont à l'encontre d'une étiologie unique cognitivo-comportementale, par exemple : les paniques nocturnes qui surviennent dans la transition d'un stade de sommeil léger à un stade de sommeil plus profond (sans mouvements oculaires rapides ou sommeil non MOR), le peu d'efficacité des bêta-bloquants sur les paniques malgré la diminution de l'activité sympathique périphérique, les paniques induites en laboratoire par certaines substances malgré le fait qu'on avertisse les sujets de l'action inoffensive et limitée de ces substances, etc. (Nutt et Lawson, 1992).

Expérience infantile et facteurs de personnalité

De façon générale, il semble que les troubles anxiophobiques soient fréquents dans l'enfance des anxieux. Si certaines études parlent de familles hyperprotectrices, d'autres font état de rejet ou de maltraitance par la famille ou les parents. Les expériences de séparation et le concept d'« anxiété de séparation » sont souvent mentionnés.

Du côté de la personnalité, il semble que l'inhibition comportementale durant l'enfance pourrait être un marqueur d'une propension à l'anxiété. On parle ici de l'inhibition face à la nouveauté (p. ex., une situation, une personne ou un objet non familiers) qui serait possiblement précurseur du trouble panique ou de la phobie sociale et qui serait associée à une augmentation du tonus sympathique (Rosenbaum et coll., 1991). On sait cependant qu'un trouble panique peut apparaître chez un sujet jusque-là autonome et sans inhibition sociale, même si, classiquement, la personnalité prémorbide est décrite comme immature, dépendante, évitante, voire timide et inhibée, tous des facteurs probablement susceptibles d'influer sur la chronicisation et le degré d'invalidité (Lempérière et Desjarlais, 1990).

Théorie psychodynamique

La théorie psychodynamique, notamment psychanalytique, conçoit l'anxiété pathologique comme résultant de l'inefficacité des défenses psychologiques contre des pulsions instinctuelles. Selon la tradition freudienne, l'anxiété signale au Moi un danger inconscient émergeant du Ça (pulsion sexuelle) et rencontrant la force répressive du Surmoi. Cette rencontre crée un conflit névrotique plus ou moins intégrable par les forces du Moi qui commandent alors divers mécanismes de défense (refoulement, déplacement, symbolisation, évitement). Si le mécanisme de refoulement échoue, le conflit (œdipien), par déplacement, s'articule autour d'un objet ou d'une situation plus neutre qui symbolise alors la source du conflit. De plus, l'objet (ou la situation) choisi est souvent facilement évitable, ce qui permet à la personne d'échapper à l'anxiété. Plus récemment, des psychanalystes ont laissé entendre que d'autres types d'anxiété peuvent intervenir, et pas seulement l'anxiété dite de castration liée au conflit œdipien. Ainsi, dans l'agoraphobie, l'anxiété de séparation serait prédominante et dans l'éreutophobie (peur de rougir), une anxiété née du Surmoi expliquerait les éléments de honte (Kaplan, Sadock et Grebb, 1994b). Dans la perspective freudienne, une simple variation quantitative distingue l'angoisse aiguë (de type panique) de l'anxiété plus chronique (soit l'anxiété éprouvée face à l'objet ou à la situation phobique ou encore l'anxiété dite généralisée).

Pour la panique, Shear et coll. (1993) ont proposé un modèle selon lequel une irritabilité neuropsychologique innée prédisposerait certains enfants à une expérience plus intense de la peur face, par exemple, à certains comportements parentaux (surprotection, rejet), ce qui pourrait avoir comme conséquence une perturbation dans les relations d'objet et un plus grand conflit entre dépendance et indépendance. La panique serait alors le résultat de l'activation d'un fantasme catastrophiste (conscient ou non), à savoir la peur de suffoquer (peur d'être emprisonné, d'être hypercontrôlé) ou d'être seul sans recours (peur d'être abandonné).

12.3.6 Hypothèse neuroanatomique

L'hypothèse neuroanatomique de Gorman et coll. (1989) intègre le mieux les différents aspects biologiques, psychologiques et sociaux et établit un lien entre les pathologies anxieuses que sont le trouble panique et les diverses phobies. En plus d'identifier des lieux anatomiques, cette hypothèse tient compte de la phénoménologie (l'attaque de panique, l'anxiété d'anticipation et l'évitement phobique) et incorpore diverses approches thérapeutiques, de même que les théories qui les sous-tendent (cognitive, comportementale, psychodynamique, biologique). Même si l'hypothèse neuroanatomique n'englobe pas l'anxiété généralisée, il est fort possible qu'elle ne serait pas en contradiction avec des hypothèses futures que de nouvelles données ou découvertes pourraient permettre de formuler.

Selon cette hypothèse, l'attaque de panique aurait son origine dans le tronc cérébral (voir la figure 12.1) à l'un et/ou l'autre des trois sites suivants :

FIGURE 12.1 Hypothèse neuroanatomique de la genèse du trouble panique et des phobies

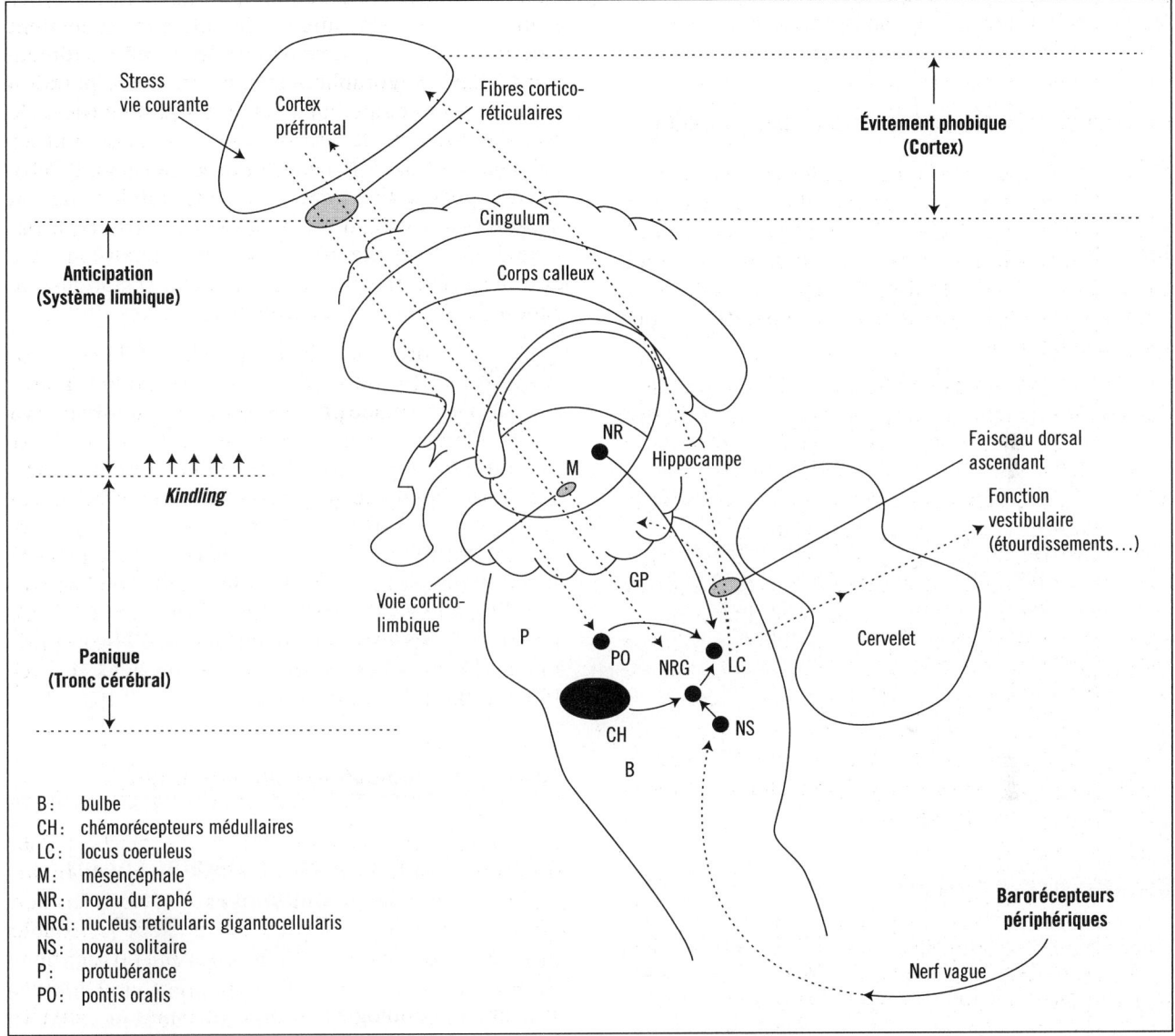

Source : D'après J.M. Gorman et coll., « A neuroanatomical hypothesis for panic disorder », *Am. J. Psychiatry*, vol. 146, n° 2, 1989, p. 153. © 1989, American Psychiatric Association. Reproduction autorisée.

chémorécepteurs médullaires, locus coeruleus (noradrénergique), noyau du raphé (sérotoninergique). Ces sites auraient pour fonction la gestion de la relation entre le fonctionnement physiologique périphérique et la demande métabolique réelle : si une discordance se produit, la panique peut être provoquée. Une peur, un conflit intrapsychique, l'injection d'une substance, une toxine endogène, un seuil abaissé de suffocation, une transmission neuronale aberrante, etc., peuvent créer une telle discordance. Cette hypothèse ménage donc une place à plusieurs stresseurs possibles, dans la mesure où ils ne correspondent pas à une demande métabolique réelle. Un exemple du contraire serait l'exercice physique qui ne provoque généralement pas une panique : dans ce cas, l'augmentation du rythme respiratoire, du pouls, etc., est justifiée par la demande métabolique. Étant donné que toutes les personnes soumises aux stresseurs mentionnés ne sont pas prises de panique, l'hypothèse suppose également qu'il existerait chez le malade, par transmission génétique, des sites hyperexcitables au niveau du tronc cérébral.

C'est par un phénomène d'embrasement (*kindling*) touchant le système limbique qu'on explique l'anxiété d'anticipation, si fréquente chez les malades entre les crises de panique. Conséquemment à un bombardement, en quelque sorte, de paniques répétées, le seuil d'excitation post-synaptique s'abaisserait, si bien que des stimulations d'un degré subpanique pourraient maintenir un état d'anxiété[1]. On sait déjà que le système limbique est le siège des émotions de base (rage, éveil, peur), émotions qui demeurent cependant floues, difficiles à décrire, en fait trop complexes pour provenir du tronc cérébral et pas assez pour provenir du cortex. Comme on le voit également en clinique, l'anxiété d'anticipation peut parfois être tellement intense qu'elle semble provoquer les attaques de panique. De fait, il pourrait être possible que les paniques (du moins certaines d'entre elles) aient leur origine dans le système limbique plutôt que dans le tronc cérébral, lequel se chargerait, dans un deuxième temps, de la réponse autonomique. L'action efficace de certaines benzodiazépines sur les paniques serait un argument à l'appui d'une telle hypothèse, le système limbique étant très riche en récepteurs de benzodiazépines. De plus, une étude de flot cérébral (PET-scan et résonance magnétique) lors de l'administration de CCK_4 a démontré une augmentation du flot sanguin dans le gyrus cingulaire antérieur plus grande chez les malades que chez les sujets sains, ce qui peut laisser croire à l'absence ou à une dysfonction d'un mécanisme de contrôle des paniques dans cette région (Bradwejn, 1993).

Finalement, c'est du cortex préfrontal que relèverait l'évitement phobique. L'évitement est un comportement appris qui demande des capacités cognitives minimales. Plus un organisme est complexe et évolué, plus longtemps il se souvient, sans renforcement continuel. Ainsi, l'évitement phobique peut persister des années après la disparition des paniques, ou encore après une seule panique. C'est en fait le cortex qui étiquette la panique comme étant dangereuse (c'est au cortex que se produit l'interprétation catastrophiste) et qui l'associe aux situations du moment (p. ex., se trouver dans un centre commercial, être au volant d'une auto) et aux cognitions présentes (p. ex., être en train de penser à la dispute de la veille avec son patron). Il résulte de cette association une croyance erronée qui peut alimenter à son tour le système limbique et les noyaux du tronc par les fibres descendantes (voir la figure 12.1, p. 339).

En définitive, l'hypothèse neuroanatomique recouvre bien le cas classique du malade qui a d'abord une première attaque de panique, qui développe ensuite une anxiété d'anticipation et, finalement, une agoraphobie. Elle recouvre également toutes les autres possibilités cliniques (trouble panique sans agoraphobie, phobies spécifiques, phobie sociale), puisqu'il suffit alors que soit activée seulement une partie des circuits neuroanatomiques. De plus, ce modèle peut rendre compte de l'efficacité des différents traitements.

12.4 DESCRIPTION CLINIQUE

12.4.1 Considérations générales sur les critères diagnostiques

Les critères diagnostiques du DSM-IV et de la CIM-10 fournissent une description clinique détaillée de l'anxiété généralisée, des phobies et de la panique, et, du moins dans leur essence, les deux classifications se ressemblent beaucoup. La place prépondérante accordée à l'attaque de panique dans le DSM-IV constitue cependant une différence notable et donne une orientation à la description clinique de sorte qu'elle apporte plus de précisions.

C'est uniquement par souci de concision et d'intégration des différentes données que la description clinique exposée ici s'attache surtout au DSM-IV. Comme il a été souligné plus haut, c'est peut-être à tort qu'on donne une place centrale à la notion d'attaque de panique, mais cette notion demeure actuellement

---

1. Dans le cas de l'anxiété généralisée, différents systèmes de neurotransmission semblent être en cause: gabaergique, sérotoninergique, noradrénergique, ainsi que différents neuropeptides: glutamate, cholécystokinine. Étant donné l'effet anxiolytique bien connu des benzodiazépines, on peut supposer que les régions neuroanatomiques en cause correspondent aux régions cérébrales riches en récepteurs de benzodiazépines, à savoir le système limbique, la région occipitale, les noyaux gris centraux et le cortex frontal.

incontournable. Il faut cependant signaler la prudence de la CIM-10 à cet égard :

> De nombreuses controverses se sont développées au cours des dernières années pour savoir quel était, de l'agoraphobie ou du trouble panique, le trouble primaire. Les positions internationales et transculturelles dans ce domaine, et le nombre et le type d'informations actuellement disponibles, ne semblent pas justifier un renversement de l'opinion traditionnelle selon laquelle le trouble phobique constitue le trouble primaire, les attaques de panique constituant habituellement un indice de sévérité du trouble phobique. (World Health Organization, 1993, p. 12.)

Conformément à cette prise de position, la CIM-10 classe le trouble panique dans la catégorie *Autres troubles anxieux* (voir « Comparaisons diagnostiques » en appendice), mais donne cependant la possibilité de l'inclure dans le diagnostic d'agoraphobie (agoraphobie avec trouble panique).

Enfin, précisons que la question des différences liées à la culture ne sera pas examinée ici.

12.4.2 Critères diagnostiques et autres caractéristiques descriptives

Anxiété généralisée

Essentiellement, la personne qui souffre d'anxiété généralisée présente une anxiété persistante presque chaque jour, avec soucis excessifs et appréhension. Les symptômes concomitants de cette anxiété sont :
– une tension motrice (fatigabilité, céphalées, tremblements, tension musculaire et incapacité à se détendre) ;
– une hypervigilance cognitive (agitation fébrile ou sensation d'être survolté ou à bout, irritabilité, difficultés de concentration, troubles du sommeil, réactions de sursaut) ;
– une hyperactivité neurovégétative (souffle court, sudation, palpitations, malaises gastro-intestinaux, étourdissements, sécheresse de la bouche).

Afin de favoriser une plus grande validité diagnostique, les auteurs du DSM-IV ont convenu d'enlever les symptômes d'hyperactivité neurovégétative de la liste des critères diagnostiques de l'anxiété généralisée (Brown, Barlow et Liebowitz, 1994), alors que la CIM-10 les conserve. Ces symptômes, bien qu'ils se manifestent, sont plus particuliers au trouble panique ou encore à des états d'intoxication ou de sevrage qu'à l'anxiété généralisée. Par ailleurs, le DSM-IV insiste sur le caractère incontrôlable des préoccupations anxieuses (voir le tableau 12.2, p. 342-343).

Trouble panique et agoraphobie

On ne peut parler du trouble panique sans d'abord s'attarder à l'attaque de panique. Celle-ci peut survenir :
– dans le cours de diverses pathologies anxieuses ;
– dans le cours d'autres psychopathologies (p. ex., la dépression et la psychose) ;
– dans le cadre de pathologies organiques ou d'abus de substances ;
– chez l'individu sain, à l'occasion.

Selon le contexte dans lequel se produit une attaque de panique, on peut distinguer trois types différents d'attaques (voir la figure 12.2, p. 343), et cette distinction s'avère fort utile pour déterminer la signification diagnostique de l'attaque :
– l'attaque de panique inattendue ou spontanée est imprévisible ; elle survient dans un ciel clair et constitue la caractéristique essentielle du trouble panique ;
– l'attaque situationnelle (induite) survient presque invariablement dès l'exposition à un facteur déclenchant situationnel ou dès l'anticipation de ce contact. C'est le type de panique le plus caractéristique de la phobie spécifique et de la phobie sociale, et qu'on observe parfois dans le trouble panique ;
– l'attaque favorisée par certaines situations se produit le plus souvent en présence d'un facteur déclenchant situationnel, mais n'y est pas invariablement associée ou ne survient pas nécessairement dès l'exposition. Ce type de panique se rencontre dans le trouble panique et parfois dans la phobie sociale et la phobie spécifique.

L'attaque de panique se caractérise par une peur ou un malaise intense, brutal, où l'imminence perçue d'un danger fait le plus souvent naître un désir de fuite. Le sujet en panique peut se sentir en danger de mort, avoir peur de perdre le contrôle ou de devenir

TABLEAU 12.2 Critères diagnostiques de l'anxiété généralisée

DSM-IV 300.2 Anxiété généralisée (Trouble)	CIM-10 F41.1 Anxiété généralisée
A. Anxiété et soucis excessifs (attente avec appréhension) persistant la plupart du temps au moins six mois, en rapport avec nombre d'événements ou d'activités (tels que les performances scolaires ou le travail).	A. Période d'au moins six mois caractérisée par la présence d'une tension, d'une inquiétude et d'une appréhension marquées concernant des événements et des problèmes de la vie quotidienne.
B. Le sujet éprouve de la difficulté à contrôler ses soucis.	
C. Présence d'au moins trois des six symptômes suivants (au moins quelques symptômes sont présents la plupart du temps au cours des six derniers mois) : N.B. : Chez les enfants, un seul item est requis. (5) tension musculaire ; (1) agitation ou sensation d'être survolté ou à bout ; (3) difficulté de concentration ou sensation de « tête vide » ; (4) irritabilité ; (6) perturbation du sommeil (difficulté à s'endormir ou à rester endormi ou bien sommeil agité non reposant) ; (2) fatigabilité.	B. Présence d'au moins quatre des symptômes anxieux énumérés dans le critère B du trouble panique [voir le tableau 12.3, p. 345-346], dont au moins un est lié à une hyperactivité neurovégétative, auxquels s'ajoutent les symptômes suivants : **Symptômes de tension :** (15) tension musculaire ou douleurs des membres ; (16) fébrilité et incapacité de se détendre ; (17) sensation d'être survolté, à bout ou tendu ; (18) sensation de boule dans la gorge ou difficultés de déglutition ; **Autres symptômes non spécifiques :** (19) réaction de sursaut exagérée ou réaction exagérée à des événements mineurs imprévus ; (20) difficulté de concentration ou sensation de « tête vide » en rapport avec l'inquiétude ou l'anxiété ; (21) irritabilité persistante ; (22) difficultés d'endormissement en rapport avec l'inquiétude.
D. L'objet de l'anxiété et des soucis n'est pas limité aux manifestations d'un trouble de l'axe I, telles que la préoccupation : — d'avoir une attaque de panique (comme dans le trouble panique) ; — d'être embarrassé en public (comme dans la phobie sociale) ; — d'être contaminé (comme dans le trouble obsessionnel-compulsif) ; — d'être loin de la maison ou des proches (comme dans l'anxiété de séparation) ; — de prendre du poids (comme dans l'anorexie mentale) ; — d'avoir plusieurs plaintes physiques (comme dans le trouble somatisation) ; — d'avoir une maladie grave (comme dans l'hypocondrie), et l'anxiété et les soucis ne surviennent pas exclusivement au cours d'un état de stress post-traumatique.	C. Le trouble ne répond pas aux critères : — d'un trouble panique (F41.0) ; — d'un trouble anxieux phobique (F40.–) ; — d'un trouble obsessionnel-compulsif (F42.–) ; — d'un trouble hypocondriaque (F45.2).
E. L'anxiété, les soucis ou les symptômes physiques causent une détresse cliniquement significative ou des difficultés de fonctionnement social, professionnel ou dans d'autres domaines importants.	

→

TABLEAU 12.2   Critères diagnostiques de l'anxiété généralisée (*suite*)

DSM-IV 300.2 Anxiété généralisée (Trouble)	CIM-10 F41.1 Anxiété généralisée
F. L'anxiété généralisée n'est pas liée : — à une affection médicale générale (p. ex., hyperthyroïdie) ; — aux effets physiologiques directs d'une substance (p. ex., drogue ou médicament), et ne survient pas seulement au cours : — d'un trouble de l'humeur ; — d'un trouble psychotique ; — d'un trouble envahissant du développement.	D. Critères d'exclusion : l'anxiété généralisée n'est pas due : — à un trouble organique (p. ex., hyperthyroïdie) ; — à un trouble mental organique ; — à un trouble lié à l'utilisation d'une substance psychoactive (p. ex., consommation d'amphétamines ou sevrage de benzodiazépines).
	N.B. : Chez les enfants et les adolescents, l'anxiété généralisée se traduit habituellement par des plaintes moins variées que chez l'adulte et les symptômes spécifiques de l'hyperactivité neurovégétative sont souvent moins marqués.

Sources : American Psychiatric Association (1994), trad. française *DSM-IV – Manuel diagnostique et statistique des troubles mentaux*, Paris, Masson, 1996 ; World Health Organization (1993), trad. française *Classification internationale des maladies, 10ᵉ révision. Chapitre V (F) : Troubles mentaux et troubles du comportement : critères diagnostiques pour la recherche*, Paris, Organisation Mondiale de la Santé et Masson, 1994.

FIGURE 12.2   Trois types d'attaques de panique

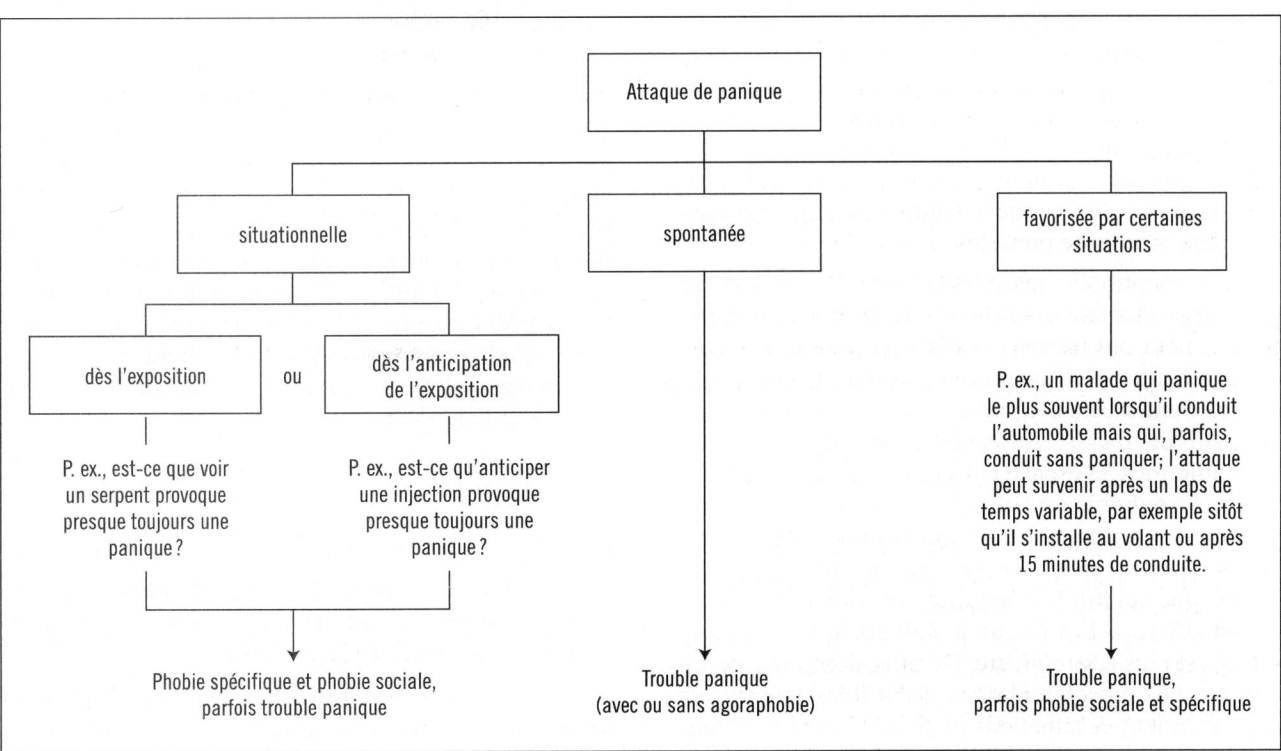

Source : D'après American Psychiatric Association (1994), trad. française *DSM-IV – Manuel diagnostique et statistique des troubles mentaux*, Paris, Masson, 1996.

fou, tomber ou s'évanouir, et ce en l'absence de tout danger réel.

L'attaque atteint rapidement (en quelques minutes) un pic d'intensité et dure de 20 à 30 minutes, parfois plus d'une heure. En plus des divers symptômes physiques objectivables (tachycardie, dyspnée, diaphorèse, etc.), un épisode de syncope peut survenir chez près de 20 % des patients (Kaplan, Sadock et Grebb, 1994a) et l'hyperventilation aiguë, si elle est présente, peut entraîner un déséquilibre acido-basique. Devant une telle crise, dire au patient qu'il n'a rien ou qu'il souffre d'hypocondrie ne fait qu'amplifier le problème !

La première attaque spontanée peut se produire n'importe où. Souvent (jusqu'à 42 % des cas, selon Lelliott et coll. [1989]), un événement stressant a précédé la première crise (ce qui n'enlève rien à la spontanéité de cette crise), par exemple, une rupture, des conflits au travail, un accouchement, une période d'abus de caféine ou de drogues, etc. Deux attaques spontanées sont requises pour qu'on puisse poser le diagnostic de trouble panique, mais il faut dire que la plupart des gens en ont beaucoup plus. La fréquence et l'intensité des attaques varient selon les personnes et varient dans le temps chez une même personne. Les attaques paucisymptomatiques (moins de quatre symptômes) sont fréquentes, le plus souvent associées à un trouble panique actuel ou antérieur, mais parfois n'y sont aucunement liées. Bien que la distinction entre ces attaques et le trouble panique semble arbitraire, elle repose sur le fait que le trouble panique est associé à une morbidité plus élevée.

L'agoraphobie, quant à elle, a un sens beaucoup plus large que son étymologie ne le laisse entendre (c.-à-d. peur des foules) et peut se présenter seule ou dans le contexte d'un trouble panique. Elle consiste en une peur d'être confiné dans un espace sans avoir la possibilité d'en sortir ou de trouver rapidement refuge ailleurs. Cet espace peut être vaste ou très étroit (la claustrophobie est alors considérée comme faisant partie de l'agoraphobie), et une grande variété d'espaces quasi virtuels sont susceptibles d'être phobogènes : une ceinture de sécurité, un collier, ou encore le fait d'être à l'extérieur le soir lorsque le champ visuel est plus restreint, etc. De plus, il importe de savoir que chaque agoraphobe est sensible à son propre regroupement de situations phobogènes qui peut laisser un autre agoraphobe indifférent et qui peut changer dans le temps.

L'agoraphobie reliée au trouble panique peut apparaître n'importe quand (jusqu'à 11 ans après la première attaque de panique, selon Lelliott et coll. [1989]), mais elle survient habituellement dans l'année de la première attaque. Dans environ 30 % des cas, elle suit celle-ci de quelques jours (Lelliott et coll., 1989). En plus de l'évitement phobique, une anxiété quasi permanente peut s'installer entre les crises. Il s'agit alors d'une anxiété anticipatoire fluctuante pouvant ressembler à l'anxiété généralisée.

Dans l'agoraphobie (CIM-10) ou dans l'agoraphobie sans antécédent de trouble panique (DSM-IV), les symptômes de type panique (*panic-like*) correspondent aux symptômes établis pour l'attaque de panique (voir le tableau 12.3, p. 345-346) et peuvent en fait constituer des attaques paucisymptomatiques. D'autres symptômes possiblement invalidants ou embarrassants peuvent aussi se manifester, par exemple la perte du contrôle sur la vessie ou l'intestin. Le tableau 12.3 (p. 345-346) donne les critères diagnostiques du trouble panique ; le tableau 12.4 (p. 347), ceux de l'agoraphobie.

Phobie spécifique

Dans le cas d'une phobie spécifique, l'anxiété est ressentie presque toujours dès l'exposition (ou même dès l'anticipation de l'exposition) au stimulus phobogène. Le degré d'anxiété varie habituellement en fonction de la proximité du stimulus et de la possibilité de s'en éloigner. De plus, pour un même stimulus phobogène, l'intensité de la peur (et de l'anxiété) peut varier d'une fois à l'autre. On peut, par exemple, avoir quelques symptômes en prenant l'ascenseur une journée et une attaque de panique dans le même ascenseur le lendemain.

Les peurs reliées à des situations ou à des objets particuliers sont fréquentes, et le diagnostic de phobie ne doit être posé que si la personne en souffre. L'établissement d'un diagnostic de phobie demande par ailleurs que soit spécifié le type de phobie, quatre types principaux étant reconnus dans les classifications (voir le tableau 12.5, p. 348).

La reconnaissance des différents types de phobies se justifie par certaines caractéristiques, notamment des pics d'apparition différents selon l'âge (voir la section 12.2.4). Le type sang-injection-accident aurait

TABLEAU 12.3   **Critères diagnostiques du trouble panique**

DSM-IV 300.01 **Trouble panique sans agoraphobie** 300.21 **Trouble panique avec agoraphobie**	CIM-10 F41.0 **Trouble panique [anxiété épisodique paroxystique]**
A. À la fois (1) et (2). (1) Attaques de panique récurrentes et inattendues, c'est-à-dire une période bien délimitée de crainte ou d'inconfort intense qui survient de façon brutale et atteint un pic en moins de 10 minutes, accompagnée d'au moins 4 des symptômes suivants :	A. Attaques de panique récurrentes, non exclusivement associées à une situation ou à un objet spécifique, et souvent spontanées (les épisodes sont imprévisibles). Elles surviennent en dehors de circonstances impliquant des efforts physiques importants, un danger ou un risque vital. B. Présence de chacun des éléments suivants : (1) épisode bien délimité de crainte ou de gêne intense ; (2) survient brutalement ; (3) atteint son acmé en quelques minutes et persiste au moins quelques minutes ; (4) s'accompagne d'au moins quatre des symptômes de la liste suivante (dont au moins un est lié à une hyperactivité neurovégétative) : **Symptômes liés à une hyperactivité neurovégétative**
1) palpitations, cœur qui bat fort ou a un rythme accéléré ;	(a) palpitations ou accélération du rythme cardiaque (tachycardie) ;
2) transpiration ;	(b) transpiration ;
3) tremblements ou secousses musculaires ;	(c) tremblements ou secousses musculaires ;
	(d) bouche sèche. **Symptômes concernant les systèmes respiratoire et gastro-intestinal**
4) sensation de souffle court ou d'étouffement ;	(e) respiration difficile ;
5) sensation d'étranglement ;	(f) sensation d'étranglement ;
6) douleur ou gêne dans la poitrine ;	(g) gêne ou douleur thoracique ;
7) nausées ou gêne abdominale ;	(h) nausées ou gêne abdominale (estomac qui « se tord » ou « se noue »). **Symptômes concernant l'état mental**
8) sensation d'étourdissements, d'instabilité, de tête légère ou d'être sur le point de s'évanouir ;	(i) sensation d'étourdissements, de faiblesse, d'instabilité ou de « tête vide » ;
9) déréalisation (sentiment d'irréalité), dépersonnalisation (détaché de soi-même) ;	(j) impression que les objets ne sont pas réels (déréalisation), que l'on est soi-même « pas vraiment là » ou « à distance » (dépersonnalisation) ;
10) peur de perdre le contrôle ou de devenir fou ;	(k) peur de perdre le contrôle, de devenir fou, de s'évanouir ;
11) peur de mourir ;	(l) peur de mourir. **Symptômes généraux**
12) paresthésies (sensation d'engourdissements ou picotements) ;	(n) sensations d'engourdissements ou de picotements (paresthésies) ;
13) frissons ou bouffées de chaleur. (2) Au moins une des attaques s'est accompagnée pendant un mois (ou plus) de l'un (ou plus) des symptômes suivants : (a) crainte persistante d'avoir d'autres attaques de panique ; (b) préoccupations à propos des implications possibles de l'attaque ou bien de ses conséquences (p. ex., perdre le contrôle, avoir une crise cardiaque, « devenir fou ») ; (c) changement de comportement important en relation avec les attaques.	(m) bouffées de chaleur ou frissons.

→

TABLEAU 12.3 Critères diagnostiques du trouble panique (*suite*)

DSM-IV 300.01 Trouble panique sans agoraphobie 300.21 Trouble panique avec agoraphobie	CIM-10 F41.0 Trouble panique [anxiété épisodique paroxystique]
B. Absence ou présence d'agoraphobie.	
C. Les attaques de panique ne sont pas dues : — aux effets physiologiques directs d'une substance (p. ex., drogue ou médicament) ; — à une affection médicale générale (p. ex., hyperthyroïdie).	C. Critères d'exclusion : les attaques de panique ne sont pas dues : — à un trouble somatique ; — à un trouble mental organique (F00 – F09) ; — à une schizophrénie ou un trouble apparenté (F20 – F29) ; — à un trouble de l'humeur (affectif) (F30 – F39) ; — à un trouble somatoforme (F45.–).
D. Les attaques de panique ne sont pas mieux expliquées par un autre trouble mental tel que : — phobie sociale ; — phobie spécifique ; — trouble obsessionnel-compulsif ; — état de stress post-traumatique ; — trouble anxiété de séparation.	
	Spécifier la fréquence : .00 moyen : 4 attaques de panique par mois ; .01 sévère : 4 attaques de panique par semaine.

Sources : American Psychiatric Association (1994), trad. française *DSM-IV – Manuel diagnostique et statistique des troubles mentaux*, Paris, Masson, 1996 ; World Health Organization (1993), trad. française *Classification internationale des maladies, 10e révision. Chapitre V (F) : Troubles mentaux et troubles du comportement : critères diagnostiques pour la recherche*, Paris, Organisation Mondiale de la Santé et Masson, 1994.

une incidence familiale élevée et est souvent caractérisé par une forte réponse vasovagale (on rapporte une histoire d'évanouissement dans environ 75 % des cas), en fait le contraire de la tachycardie habituellement observée dans les autres phobies.

Divers autres types de phobies sont possibles, par exemple la peur de vomir, d'étouffer, de tomber par terre, etc. Dans plusieurs cas, on note la présence de plus d'une phobie spécifique. Finalement, il importe de mentionner que les phobies spécifiques accompagnent souvent un autre trouble anxieux, notamment le trouble panique avec agoraphobie, mais qu'alors elles sont rarement l'objet de l'attention clinique.

Phobie sociale

La peur essentielle de la personne souffrant de phobie sociale est celle d'être humiliée ou soumise au regard critique, accusateur ou dévalorisant d'autrui. Typiquement, la personne craint d'être embarrassée par des tremblements des mains ou de la voix qu'on pourrait remarquer, une rougeur qu'on pourrait voir, ou tout autre signe d'anxiété qui pourrait la faire paraître faible, folle ou stupide (voir le tableau 12.6, p. 349-350). La peur peut se limiter à quelques situations, parfois une seule, comme la peur de parler en public dans le cadre de son travail, ou encore être généralisée à plusieurs situations : amorcer une conversation, parler en public, rencontrer une personne du sexe opposé, défendre son point de vue face aux autres ou à un patron, manger ou écrire en public, utiliser les toilettes publiques, parler au téléphone, etc.

Une anxiété anticipatoire marquée peut précéder une sortie sociale prévue, et ce plusieurs semaines à l'avance. Cependant, il est considéré comme normal de craindre de prendre la parole en public si cette activité est exceptionnelle et si la crainte ne prend pas des proportions exagérées.

TABLEAU 12.4   Critères diagnostiques de l'agoraphobie

DSM-IV Agoraphobie	CIM-10 F40.0 Agoraphobie
A. Anxiété liée au fait de se retrouver dans des situations auxquelles il pourrait être difficile (ou gênant) d'échapper ou dans des endroits qu'il pourrait être difficile (ou gênant) de quitter, situations et endroits dans lesquels on pourrait ne pas trouver de secours en cas d'attaque de panique soit inattendue, soit favorisée par des situations spécifiques ou bien en cas de symptômes de type panique. Les peurs agoraphobiques regroupent typiquement un ensemble de situations caractéristiques, incluant : — le fait de se trouver seul en dehors de son domicile ; — le fait d'être dans une foule ou dans une file d'attente ; — le fait de se trouver sur un pont ou dans un autobus, un train ou une voiture. N.B. : Envisager le diagnostic de : — phobie spécifique si l'évitement est limité à une ou seulement quelques situations spécifiques ; — phobie sociale si l'évitement est limité aux situations sociales.	A. Crainte ou évitement net et constant d'au moins deux des situations suivantes : 3) les déplacements sans être accompagnés ; 4) les déplacements en dehors du domicile ; 1) les foules ; 2) les endroits publics.
B. Les situations sont soit évitées (restriction des voyages), soit subies avec une souffrance intense ou bien avec la crainte d'avoir une attaque de panique ou des symptômes de type panique ou bien nécessitent la présence d'un accompagnant.	C. Détresse émotionnelle significative due à l'évitement ou aux symptômes anxieux, avec conscience de leur caractère excessif ou irraisonné.
C. L'anxiété ou l'évitement phobique n'est pas mieux expliqué par un autre trouble mental, tel que : — phobie sociale ; — phobie spécifique ; — trouble obsessionnel-compulsif ; — état de stress post-traumatique ; — anxiété de séparation.	E. Critères d'exclusion : les craintes et l'évitement des situations (critère A) ne sont pas dus à : — des idées délirantes, des hallucinations ; — un trouble mental organique (F00 – F09) ; — une schizophrénie ou trouble apparenté (F20 – F29) ; — un trouble de l'humeur (affectif) (F30 – F39) ; — un trouble obsessionnel-compulsif (F42.–).
	B. Survenue, dans la situation phobogène, d'au moins deux des symptômes anxieux énumérés dans le critère B du trouble panique [voir le tableau 12.3, p. 345-346].
	D. Les symptômes surviennent exclusivement ou prédominent dans les situations redoutées ou quand le patient pense à ces situations.

Sources : American Psychiatric Association (1994), trad. française *DSM-IV – Manuel diagnostique et statistique des troubles mentaux*, Paris, Masson, 1996 ; World Health Organization (1993), trad. française *Classification internationale des maladies, 10ᵉ révision. Chapitre V (F) : Troubles mentaux et troubles du comportement : critères diagnostiques pour la recherche*, Paris, Organisation Mondiale de la Santé et Masson, 1994.

Les personnes souffrant de phobie sociale ont souvent une faible estime de soi, des sentiments d'infériorité, de la difficulté à s'affirmer, sont souvent hypersensibles à la critique, au rejet, à l'évaluation négative qu'on peut faire d'elles. Leur regard peut être fuyant, leur voix, tremblante, leurs mains, moites et froides. Ces phobiques, effectivement, réalisent souvent de piètres performances ou encore peuvent sembler légèrement interprétatifs (bien qu'ils puissent critiquer leur peur).

Psychiatrie clinique : une approche bio-psycho-sociale

TABLEAU 12.5   Critères diagnostiques de la phobie spécifique

DSM-IV 300.29 Phobie spécifique	CIM-10 F40.2 Phobies spécifiques (isolées)
A. Peur persistante et intense à caractère irraisonné ou excessif, déclenchée par l'exposition ou l'anticipation de la confrontation à un objet ou une situation spécifique.	A. Crainte marquée d'un objet ou d'une situation spécifique, ou évitement marqué d'un objet ou d'une situation spécifique.
	D. Les symptômes surviennent exclusivement dans les situations redoutées ou quand le sujet pense à ces situations.
B. L'exposition au stimulus phobogène provoque presque toujours une réaction d'anxiété immédiate qui peut prendre la forme d'une attaque de panique. N.B. : Les enfants peuvent exprimer l'anxiété en pleurant, en faisant une colère, en figeant sur place, en se cramponnant.	B. Survenue, dans la situation phobogène, depuis le début du trouble, d'au moins deux des symptômes anxieux énumérés dans le critère B du trouble panique [voir le tableau 12.3, p. 345-346].
C. Le sujet reconnaît le caractère excessif et irrationnel de cette peur. N.B. : Chez les enfants, cette caractéristique peut être absente.	C. Détresse émotionnelle significative due aux symptômes ou à l'évitement, avec conscience du caractère excessif ou irraisonné de ces derniers.
D. La situation phobogène est évitée ou bien endurée avec une anxiété ou une détresse intense.	
E. L'évitement, l'anticipation anxieuse ou la détresse dans la situation redoutée interfèrent de façon significative avec les tâches quotidiennes du sujet, son travail (ou ses études), ses activités sociales ou ses relations avec autrui. Ou bien, le fait d'avoir cette phobie engendre une détresse marquée.	
F. Chez les sujets de moins de 18 ans, la phobie dure au moins 6 mois.	
G. L'anxiété, les attaques de panique ou l'évitement phobique associés à l'objet ou à la situation spécifique ne sont pas mieux expliqués par un autre trouble mental, tel que : – trouble obsessionnel-compulsif ; – état de stress post-traumatique ; – anxiété de séparation ; – phobie sociale ; – trouble panique avec agoraphobie ; – agoraphobie sans antécédent de trouble panique.	
Spécifier le type : – type animal ; – type environnement naturel (hauteurs, orages) ; – type sang-injection-accident ; – type situationnel (ascenseurs, avions, endroits clos) ; – autre type (p. ex., évitement de situations qui pourraient faire perdre connaissance, faire vomir ou contracter une maladie ; phobie de l'espace, c.-à-d. le sujet craint de tomber lorsqu'il est loin de murs ou d'autres moyens de support physique ; chez les enfants, évitement des bruits forts, des personnages costumés).	On peut subdiviser les phobies spécifiques : – animaux (insectes, oiseaux, chats, chiens) ; – phénomènes naturels (orages, tonnerre, eau) ; – sang, injections, blessures (soins dentaires, hôpitaux) ; – situations (ascenseurs, tunnels, avion).

Sources : American Psychiatric Association (1994), trad. française *DSM-IV – Manuel diagnostique et statistique des troubles mentaux*, Paris, Masson, 1996 ; World Health Organization (1993), trad. française *Classification internationale des maladies, 10ᵉ révision. Chapitre V (F) : Troubles mentaux et troubles du comportement : critères diagnostiques pour la recherche*, Paris, Organisation Mondiale de la Santé et Masson, 1994.

TABLEAU 12.6   Critères diagnostiques de la phobie sociale

DSM-IV 300.23 Phobie sociale	CIM-10 F40.1 Phobies sociales
A. Peur persistante et intense d'une ou plusieurs situations sociales ou situations de performance où le sujet pourrait être en contact avec des gens non familiers ou être exposé à l'observation d'autrui. Le sujet craint d'agir (ou de montrer des signes d'anxiété) d'une façon qui pourrait l'humilier ou l'embarrasser. N.B. : Chez les enfants, il faut d'abord constater qu'ils sont capables d'avoir des relations sociales avec des gens familiers compte tenu de leur âge ; l'anxiété doit survenir par rapport à d'autres enfants et pas seulement dans les interactions avec des adultes.	A. Crainte marquée d'être exposé à l'éventuelle observation attentive d'autrui ou d'agir d'une manière qui pourrait être embarrassante ou humiliante, ou évitement marqué de situations exposant à l'éventuelle observation attentive d'autrui ou de situations où on pourrait agir d'une manière embarrassante ou humiliante. D. Les symptômes surviennent exclusivement ou prédominent dans les situations redoutées ou quand le sujet pense à ces situations.
B. L'exposition à la situation sociale redoutée provoque presque toujours de l'anxiété qui peut prendre la forme d'une attaque de panique. N.B. : Les enfants peuvent exprimer l'anxiété en pleurant, en faisant une colère, en figeant sur place, en s'éloignant des situations sociales qui les mettent en présence d'inconnus.	B. Survenue, dans la situation phobogène, depuis le début du trouble, d'au moins deux des symptômes anxieux énumérés dans le critère B du trouble panique [voir le tableau 12.3, p. 345-346] et d'au moins un des symptômes suivants : — peur de rougir ou de trembler ; — peur de vomir ; — besoin urgent d'uriner ou d'aller à la selle.
C. Le sujet reconnaît le caractère excessif et irrationnel de cette peur. N.B. : Chez les enfants, cette caractéristique peut être absente.	C. Détresse émotionnelle significative due aux symptômes ou à l'évitement, avec conscience du caractère excessif ou irraisonné de ces derniers.
D. Les situations sociales ou de performance sont évitées ou bien endurées avec une anxiété et une détresse intenses.	
E. L'évitement, l'anticipation anxieuse ou la détresse dans la situation sociale ou de performance redoutée interfèrent de façon significative avec les tâches quotidiennes du sujet, son travail (ou ses études), ses activités sociales ou ses relations avec autrui. Ou bien, le fait d'avoir cette phobie engendre une détresse marquée.	
F. Chez les sujets de moins de 18 ans, la phobie sociale dure au moins 6 mois.	
G. La peur ou l'évitement ne sont pas liés : — aux effets physiologiques d'une substance ; — à une affection médicale générale, et ne sont pas mieux expliqués par un autre trouble mental, tel que : — trouble panique avec ou sans agoraphobie ; — anxiété de séparation ; — peur d'une dysmorphie corporelle ; — trouble envahissant du développement ; — personnalité schizoïde.	E. Critères d'exclusion : les symptômes cités dans les critères A et B ne sont pas dus à : — des idées délirantes ; — des hallucinations ; — un trouble mental organique (F00 – F09) ; — une schizophrénie ou un trouble apparenté (F20 – F29) ; — un trouble de l'humeur (affectif) (F30 – F39) ; — un trouble obsessionnel-compulsif (F42.–) ; — des croyances d'ordre culturel.

→

Psychiatrie clinique : une approche bio-psycho-sociale

TABLEAU 12.6   Critères diagnostiques de la phobie sociale (*suite*)

DSM-IV 300.23 Phobie sociale	CIM-10 F40.1 Phobies sociales
H. Si une affection médicale ou un autre trouble mental sont présents, la peur (selon le critère A) n'y est pas reliée; par exemple, la peur n'est pas : — de bégayer ; — de trembler dans le cas d'une maladie de Parkinson ; — de montrer des comportements alimentaires anormaux dans l'anorexie ou la boulimie nerveuses.	
Spécifier si : généralisé, quand la peur concerne la plupart des situations sociales. Envisager alors un diagnostic additionnel de personnalité évitante.	

Sources : American Psychiatric Association (1994), trad. française *DSM-IV – Manuel diagnostique et statistique des troubles mentaux*, Paris, Masson, 1996 ; World Health Organization (1993), trad. française *Classification internationale des maladies, 10ᵉ révision. Chapitre V (F) : Troubles mentaux et troubles du comportement : critères diagnostiques pour la recherche*, Paris, Organisation Mondiale de la Santé et Masson, 1994.

12.4.3 Présence d'autres pathologies et complications associées

Anxiété généralisée

Dans le cas de l'anxiété généralisée, il importe de souligner que la gravité de l'atteinte sera accentuée par la présence, dans de 50 % à 60 % des cas (Kaplan, Sadock et Grebb, 1994c ; Schweizer, 1995), d'une autre psychopathologie dont il faudra tenir compte dans le traitement. Les psychopathologies les plus fréquemment rencontrées sont :

— le trouble panique ;
— la dépression et la dysthymie ;
— la phobie sociale ;
— les abus de substances ;
— les troubles de la personnalité (peut-être la personnalité obsessionnelle-compulsive serait-elle la plus fréquemment associée) [Schweizer, 1995].

Dans certains cas, le malade se présentera au cabinet du médecin pour une dépression ou encore un trouble panique, et ce n'est qu'une fois que cette condition plus aiguë sera traitée qu'on posera, pour la première fois, un diagnostic d'anxiété généralisée, pour laquelle le patient n'avait jamais consulté.

Trouble panique et agoraphobie

Un sentiment de démoralisation, du découragement et des symptômes dépressifs accompagnent souvent le trouble panique et l'agoraphobie. Une dépression majeure peut être présente (dans de 50 % à 65 % des cas pour le trouble panique avec ou sans agoraphobie [American Psychiatric Association, 1994]). Certains malades vont tenter de s'autotraiter en consommant des drogues ou de l'alcool. La coexistence du trouble panique et/ou de l'agoraphobie avec d'autres troubles anxieux est également fréquente, cela surtout chez ceux qui souffrent d'une agoraphobie grave. Une dépendance financière (p. ex., aide sociale versée par l'État), des problèmes conjugaux et une détérioration du fonctionnement social peuvent s'ensuivre. Finalement, le risque de suicide est plus élevé que chez les gens qui ne présentent aucun trouble mental (Kaplan, Sadock et Grebb, 1994a), et ce risque semble lié à la pathologie anxieuse elle-même, ne s'expliquant pas par la présence d'une dépression majeure ou d'un problème d'abus de substances (Weissman et coll., 1989).

Phobie sociale et phobies spécifiques

La phobie sociale serait également associée à un risque suicidaire plus élevé mais, dans ce cas, le risque s'expliquerait le plus souvent par la présence d'un autre trouble : autre trouble anxieux, trouble de l'humeur, abus de substances, trouble somatisation (Schneier et coll., 1992). Finalement, un trouble de la personnalité, soit la personnalité évitante, doit être considéré.

En ce qui concerne les phobies spécifiques, il importe de mentionner que le style de vie d'un pho-

Psychiatrie clinique : une approche bio-psycho-sociale

bique peut être affecté en fonction de l'objet de sa phobie (p. ex., refus d'une promotion afin d'éviter de prendre l'avion) et que même sa santé physique peut être mise en danger (p. ex., limitation de l'alimentation ou de la prise de médicaments en raison d'une peur de s'étouffer, aggravation d'un problème dentaire par refus de recevoir une injection, etc.).

12.5 DIAGNOSTIC DIFFÉRENTIEL

12.5.1 Anxiété généralisée

Le diagnostic différentiel de l'anxiété généralisée comprend diverses psychopathologies qui sont regroupées dans le tableau 12.7.

Étant donné que dans de 30 % à 60 % des cas, on considère qu'un trouble de la personnalité coexiste avec une anxiété généralisée, il importe de bien rechercher la présence d'un trouble de l'axe II (troubles de la personnalité). Selon l'ampleur et la persistance des symptômes anxieux, et selon les traits de personnalité prédominants, le clinicien devra opter pour deux diagnostics distincts ou retenir un diagnostic d'axe II comme diagnostic principal.

Finalement, il faut mentionner le trouble anxieux mixte, une entité proposée pour étude par le DSM-IV et déjà codifiée dans la CIM-10. Essentiellement, ce trouble comporte à la fois des symptômes d'anxiété et des symptômes de dépression, sans que l'intensité des symptômes de chacune de ces deux catégories soit suffisante pour justifier un diagnostic séparé. Les personnes présentant cette association de symptômes se retrouvent surtout dans le cadre des soins de première ligne ou ne consultent tout simplement pas, puisqu'il s'agit de symptômes relativement mineurs. L'état actuel des recherches sur le trouble anxieux mixte ne permet pas d'établir une ligne de conduite claire par rapport à une approche thérapeutique.

12.5.2 Panique et phobie

L'image qui peut parfois venir à l'esprit du médecin qui évalue un malade anxieux est celle que voit le lecteur en ouvrant ce livre populaire qui l'invite à trouver Charlie, *Où est Charlie?*, ce personnage plutôt sympathique qu'on a peine à distinguer dans ces amas de couleurs, de formes, de personnages. Comme le lecteur qui cherche Charlie, le médecin doit éliminer graduellement diverses sections de l'image afin de trouver le vrai Charlie. En fait, c'est là la démarche diagnostique fondamentale qui implique, d'une part, l'élimination des différents diagnostics différentiels de la panique et des diverses phobies (voir les tableaux 12.8, p. 352 et 12.9, p. 353) et, d'autre part, une distinction entre les différents types de phobies et le trouble panique.

TABLEAU 12.7   **Diagnostic différentiel de l'anxiété généralisée**

Anxiété normale, non pathologique	L'anxiété est associée à des événements plus ou moins stressants ou à des étapes du développement.
Trouble de l'adaptation	L'anxiété associée au stresseur cause une souffrance pouvant nécessiter un traitement.
Trouble anxieux dû à une affection médicale générale	L'anxiété est une conséquence physiologique directe de l'affection médicale (phéochromocytome, hyperthyroïdie, etc.).
Trouble anxieux induit par une substance	L'anxiété est induite par une substance (caféine, drogue, médicament, etc.).
Anxiété de séparation	L'anxiété apparaît habituellement durant l'enfance ou l'adolescence, peut persister à l'âge adulte.
Autres troubles spécifiques de l'anxiété	Les soucis excessifs se rapportent au trouble concerné (panique, phobie, obsession, traumatisme).
Anorexie nerveuse	Les soucis excessifs concernent le poids.
Hypocondrie	Les soucis excessifs concernent la crainte d'avoir une maladie grave.
Trouble somatisation	L'anxiété se manifeste par des plaintes physiques multiples.
Troubles de l'humeur et troubles psychotiques	Une anxiété parfois intense accompagne souvent ces troubles.

Psychiatrie clinique : une approche bio-psycho-sociale

Afin de distinguer les différents types de phobies et le trouble panique, le DSM-IV propose d'utiliser quatre points de repère : l'objet de la peur, le type et le nombre d'attaques de panique, le nombre de situations évitées et le degré d'anxiété intercurrente.

Par exemple, Charlie fait pour la première fois une attaque de panique en traversant un pont en automobile (voir la figure 12.3). Il n'a jamais éprouvé de l'appréhension par rapport aux ponts et à l'automobile mais, dans les jours qui suivent, il se met à avoir peur d'aller à son travail parce qu'il doit traverser un pont. S'il continue à n'avoir des attaques de panique qu'en traversant le pont et même si l'objet de sa peur est d'avoir une attaque de panique sur le pont, Charlie a développé une phobie spécifique. Si toutefois il se met à avoir des attaques de panique dans d'autres situations qu'il se met à éviter ou qu'il ne tolère que difficilement, il souffre d'un trouble panique avec agoraphobie. Une crainte quasi envahissante d'une prochaine attaque peut s'installer, même sans anticipation d'une situation particulière. Charlie peut également être réveillé dans son sommeil par une attaque : de tels éléments cliniques orientent alors vers un diagnostic de trouble panique. Si, parallèlement à toutes ces paniques, il continue à appréhender de traverser le pont, non pas parce qu'il craint une panique, mais parce qu'il craint qu'une catastrophe se produise (que le pont s'écroule, p. ex.), un diagnostic additionnel de phobie spécifique doit être considéré.

Quant au diagnostic différentiel avec d'autres pathologies, il importe de souligner certains points. Si des paniques apparaissent après 45 ans ou si des symptômes atypiques sont présents durant les attaques de panique (p. ex., vertiges, perte de conscience, incontinence, céphalées, dysarthrie, amnésie), on doit soupçonner plus fortement une affection médicale sous-jacente ou un abus de substances. Si les attaques de panique se surajoutent à une autre maladie et ne répondent pas à tous les critères du trouble panique, on ne pose pas un diagnostic additionnel de trouble panique. Deux cas fréquents sont les attaques de panique dans le cours d'une dépression majeure ou en relation avec les obsessions d'un trouble obsessionnel-compulsif.

TABLEAU 12.8   **Diagnostic différentiel du trouble panique et des phobies**

Trouble panique avec ou sans agoraphobie	Agoraphobie sans trouble panique	Phobie spécifique	Phobie sociale
Trouble anxieux dû à une affection médicale générale (voir le tableau 12.9) [conséquence physiologique directe]	Idem	Idem (surtout : tumeur du SNC et maladie cérébro-vasculaire)	Idem (surtout : tumeur du SNC et maladie cérébro-vasculaire)
Trouble anxieux induit par un abus de substances (voir le tableau 12.9)	Idem	Idem (surtout hallucinogène ou sympathomimétique)	Idem (surtout hallucinogène ou sympathomimétique)
Autres troubles anxieux	Idem	Idem	Idem
Trouble de l'humeur	Idem	Idem	Trouble de l'humeur
Troubles psychotiques	Idem	Idem	Idem
Dépersonnalisation	Personnalité évitante	Personnalité évitante	Personnalité évitante
Trouble factice	Personnalité paranoïde	Personnalité paranoïde	Personnalité schizoïde
Simulation	Personnalité dépendante	Anorexie nerveuse	Anorexie nerveuse
Trouble somatoforme (surtout hypocondrie)		Boulimie nerveuse Hypocondrie	Trouble dysmorphophobique Trouble envahissant du développement

Sources : American Psychiatric Association (1994), trad. française *DSM-IV – Manuel diagnostique et statistique des troubles mentaux*, Paris, Masson, 1996 ; H.I. Kaplan, B.J. Sadock et J.A. Grebb, *Synopsis of Psychiatry*, 7e éd., Baltimore, Williams & Wilkins, 1994, p. 582-598 et 611-616.

Psychiatrie clinique : une approche bio-psycho-sociale

TABLEAU 12.9 Troubles organiques associés aux troubles anxieux

Intoxications	– Insuffisance coronarienne	– Dysfonction vestibulaire	Sevrages
– Amphétamine	– Prolapsus mitral	– Épilepsie	– Alcool
– Anticholinergique	– Trouble du rythme cardiaque	– Infection	– Antihypertenseurs
– Aspirine		– Ischémie cérébrale transitoire	– Hypnotiques
– Caféine	**Maladies endocriniennes**	– Maladie cérébro-vasculaire	– Opiacés ou opioïdes
– Cocaïne	– Carcinoïde	– Maladie de Huntington	– Sédatifs
– Hallucinogène	– Diabète ou hypoglycémie	– Maladie de Ménière	**Autres**
– Marijuana	– Hyperthyroïdie ou hypothyroïdie	– Maladie de Wilson	– Anaphylaxie
– Métaux lourds		– Migraine	– Anémie ou carence en vitamine B_{12}
– Nicotine	– Hypoparathyroïdie	– Sclérose en plaques	
– Nitrite d'amyle	– Maladie d'Addison	– Tumeur	– Artérite temporale
– Stéroïdes	– Ménopause		– Infection systémique
– Sympathomimétique	– Phéochromocytome	**Maladies pulmonaires**	– Lupus
– Théophylline	– Syndrome de Cushing	– Asthme	– Porphyrie aiguë
Maladies cardiovasculaires	– Syndrome prémenstruel	– Embolie pulmonaire	– Trouble électrolytique
– Hypertension	**Maladies neurologiques**	– Hyperventilation	– Urémie
– Infarctus du myocarde	– Delirium	– Infection	
– Insuffisance cardiaque	– Démence	– Maladie pulmonaire obstructive chronique	

Sources : H.I. Kaplan, B.J. Sadock et J.A. Grebb, « Panic disorder and agoraphobia », dans H.I. Kaplan, B.J. Sadock et J.A. Grebb, *Synopsis of Psychiatry*, 7e éd., Baltimore, Williams & Wilkins, 1994 ; A. Raj et D.V. Sheehan, « Medical evaluation of panic attacks », *J. Clin. Psychiatry*, vol. 48, n° 8, 1987 ; T. Lempérière et N. Desjarlais, « Névrose d'angoisse », dans P. Deniker, T. Lempérière et J. Guyotat (sous la dir. de), *Précis de psychiatrie clinique de l'adulte*, Paris, Masson, 1990.

FIGURE 12.3 Démarche pour distinguer les différents types de phobies et le trouble panique

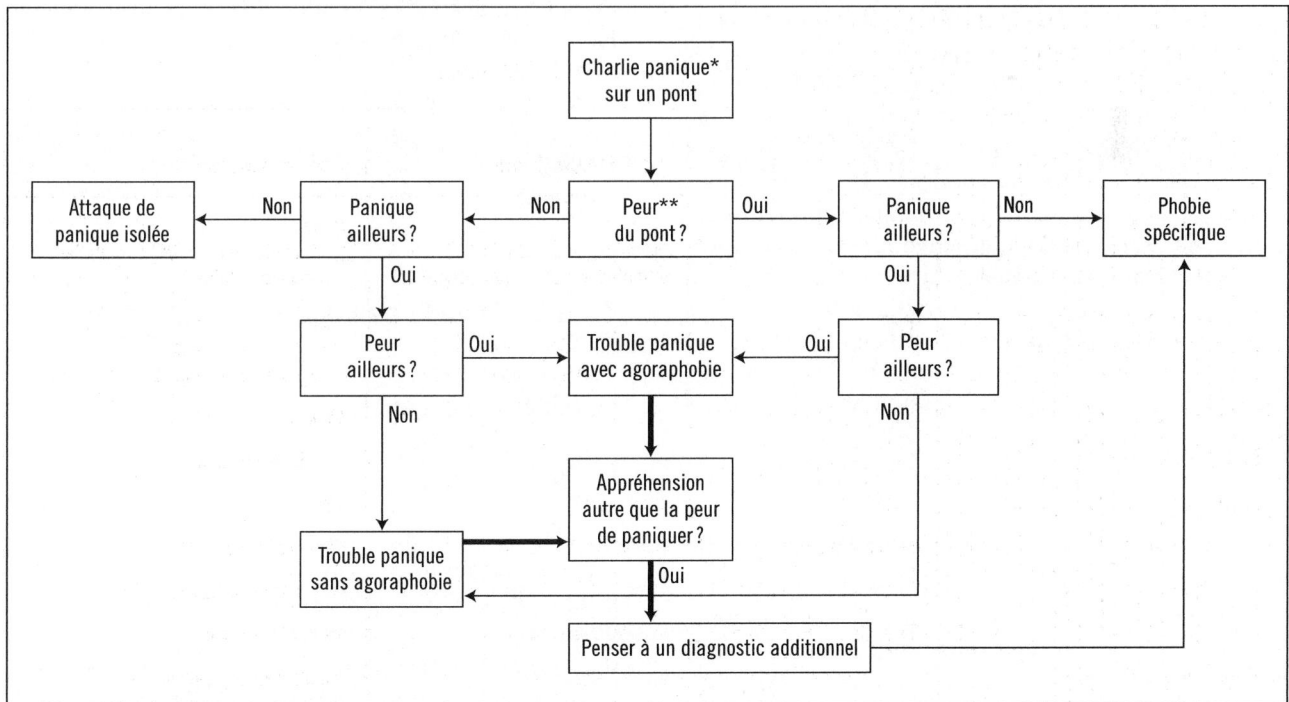

* Par « panique » on entend ici « avoir une attaque de panique ».
** Par « peur » on entend ici une « appréhension ».

Source : D'après American Psychiatric Association (1994), trad. française *DSM-IV – Manuel diagnostique et statistique des troubles mentaux*, Paris, Masson, 1996.

12.6 TRAITEMENT

12.6.1 Anxiété généralisée

L'approche thérapeutique la plus courante et qui paraît la plus efficace combine la pharmacothérapie, la thérapie de soutien et l'apprentissage d'une technique de relaxation. L'approche psychothérapeutique d'inspiration cognitivo-comportementale semble également donner des résultats encourageants (Harvey et Rapee, 1995; Roy-Byrne et coll., 1993).

Différents médicaments peuvent être prescrits, les plus populaires étant les benzodiazépines et le buspirone. Alors que les benzodiazépines sont préférées en présence d'une prédominance de symptômes somatiques (bromazépam, diazépam, oxazépam) ou encore d'attaques de panique (clonazépam, alprazolam), le buspirone est un bon choix lorsque les symptômes psychiques prédominent (Schweizer, 1995). D'autres médicaments peuvent également être utiles: les antihistaminiques (hydroxyzine, à raison de 50 à 100 mg de 2 à 4 fois/jour), notamment dans les cas où on craint l'abus de benzodiazépines ou la dépendance à celles-ci, ou encore les bloqueurs des récepteurs bêta-adrénergiques (propranolol, 10 mg 4 fois/jour; aténolol, de 50 à 100 mg 1 fois/jour) lorsqu'on vise certains symptômes précis, comme les tremblements ou les palpitations. Les tricycliques (efficacité prouvée pour l'imipramine) donnent également de bons résultats et peuvent être un compromis intéressant, dans la mesure où ils sont bien tolérés (Kaplan, Sadock et Grebb, 1994c). Jusqu'à maintenant, les inhibiteurs sélectifs du recaptage de la sérotonine (ISRS) n'ont pas fait leurs preuves, bien que, dans certains cas de dépression avec anxiété, ils semblent efficaces pour réduire l'anxiété.

Les doses de médicaments utilisées sont habituellement comparables ou inférieures à celles qui sont prescrites dans d'autres pathologies anxieuses:

— buspirone: 5 mg 2 ou 3 fois par jour, à augmenter progressivement jusqu'à 15 mg 3 fois par jour; son délai d'action est comparable à celui des antidépresseurs;
— benzodiazépine: environ la moitié de la dose requise pour le trouble panique dans le cas d'une benzodiazépine antipanique (alprazolam, à raison de 0,5 à 1,5 mg 4 fois/jour; clonazépam, de 0,5 à 1,5 mg 2 fois/jour; ou encore bromazépam, de 1,5 à 12 mg 2 ou 3 fois/jour; oxazépam, de 10 à 30 mg 3 ou 4 fois/jour). Les autres benzodiazépines peuvent également être utilisées et toutes, selon les cas, peuvent être utilisées au besoin.
— tricycliques: la même dose ou une dose légèrement inférieure à la dose requise pour le trouble panique (p. ex., imipramine, à raison de 50 à 200 mg/jour).

Dans un quart à un tiers des cas, il peut être nécessaire de combiner ces différents médicaments (Schweizer, 1995), surtout lorsqu'une autre pathologie, le plus souvent anxieuse ou affective, coexiste avec l'anxiété généralisée. Plus que dans tout autre trouble anxieux, il faut revoir le diagnostic lorsque le malade ne répond pas au traitement, situation qui invite fortement à considérer la possibilité d'un abus de substances inavoué (Roy-Byrne et coll., 1993).

De façon générale, on peut envisager quelques mois de pharmacothérapie durant les périodes d'exacerbation, le traitement non pharmacologique demeurant la toile de fond thérapeutique de cette maladie qui peut s'étendre sur plusieurs années. Étant donné le caractère chronique de l'anxiété généralisée, il importe de tenter régulièrement de cesser la médication plutôt que de décider de la continuer indéfiniment (Kaplan, Sadock et Grebb, 1994c), mais il ne faut pas refuser de la prescrire de nouveau durant une période d'exacerbation.

12.6.2 Trouble panique et agoraphobie

Considérations générales

Lorsqu'ils sont traités adéquatement, la plupart des patients sont grandement soulagés. Les traitements qui s'avèrent les plus efficaces sont la pharmacothérapie et la thérapie cognitivo-comportementale; des études ont d'ailleurs démontré que cette dernière a des effets thérapeutiques plus durables après l'arrêt du traitement. Il est souvent judicieux de combiner ces deux approches. Alors que la médication vise surtout le contrôle des paniques, l'approche cognitivo-comportementale est axée à la fois sur le contrôle des paniques et sur la suppression de l'évitement phobique. Certains patients refuseront de prendre une médication, d'autres seront réfractaires à une approche cognitivo-comportementale. Enfin, certains profiteront davantage d'une psychothérapie d'introspection (analytique) soit au départ, soit dans un deuxième temps, ou encore en association avec d'autres approches, et parfois une thérapie familiale sera indiquée.

De façon générale, il faut privilégier une approche de soutien tout en visant l'autonomie du malade. Celui-ci doit être informé sur sa maladie dès le début du traitement. Des techniques adjuvantes, tels le contrôle de la respiration et la relaxation, peuvent également être très utiles ou même nécessaires. Autant que possible, il faut rencontrer le conjoint ou la conjointe. Si des stresseurs particuliers viennent compliquer le tableau, il faut tenter de les contrôler (p. ex., limiter la caféine, s'assurer d'une bonne hygiène de sommeil, identifier les conflits interpersonnels, etc.). Parfois, le soutien d'un groupe d'entraide peut être approprié.

Pharmacothérapie

Plusieurs agents pharmacologiques peuvent être employés pour bloquer les attaques de panique: antidépresseurs tricycliques, benzodiazépines, IMAO, ISRS. Le tableau 12.10 (p. 356) présente les principaux médicaments utilisés, de même que les doses habituelles. Les effets secondaires sont décrits en détail aux chapitres 42 et 44 du tome II.

Le choix de l'agent pharmacologique varie selon les cas. On préfère très souvent un antidépresseur antipanique comme premier choix. Certains opteront pour un tricyclique ou un IMAO, alors que plusieurs choisiront un ISRS qui entraîne généralement moins d'effets secondaires. Dans le cas où, pour un patient, l'utilisation d'une benzodiazépine n'est pas contre-indiquée (absence d'alcoolisme ou de toxicomanie actuels ou antérieurs, d'apnée du sommeil), et surtout si ce patient présente une anxiété d'anticipation très marquée, il pourra être préférable de privilégier une benzodiazépine.

Le type de panique peut également orienter le choix pharmacologique. En effet, il a été démontré que les malades chez qui les attaques de panique s'accompagnent de façon prédominante de symptômes respiratoires ont plus d'attaques spontanées et répondent mieux à l'imipramine qu'à l'alprazolam, alors que les malades chez qui les symptômes respiratoires ne sont pas prédominants ont plus d'attaques situationnelles et répondent mieux à l'alprazolam qu'à l'imipramine (Briggs, Stretch et Brandon, 1993).

Étant donné que l'effet antipanique d'un antidépresseur peut prendre de 8 à 12 semaines avant de se faire sentir, il peut être judicieux d'associer, en début de traitement, une faible dose de benzodiazépine à l'antidépresseur. Enfin, il faut parfois utiliser diverses combinaisons dans les cas réfractaires.

À cause d'un phénomène d'hyperstimulation avec intensification des symptômes (dans de 20 % à 30 % des cas pour l'imipramine), le traitement par tricycliques ou ISRS doit débuter à très faible dose. Celui-ci doit être maintenu à dose thérapeutique de 8 à 12 mois. Certaines observations indiquent qu'un traitement de 18 mois pourrait être associé à moins de rechutes; en fait, après six mois de traitement, la plupart des patients pourraient être stables avec la moitié de la dose initiale (Roy-Byrne et coll., 1993).

Thérapie cognitivo-comportementale

La thérapie cognitivo-comportementale fait appel à des techniques de restructuration cognitive et d'exposition graduée aux sensations physiques qui déclenchent la panique. L'exposition graduée aux sensations physiques peut se faire au cabinet même du médecin, par exemple par la provocation d'une hyperventilation. La restructuration cognitive consiste essentiellement :

- à faire prendre conscience de la séquence des événements qui se produisent durant les attaques ;
- à questionner la base logique des peurs associées aux sensations ressenties ;
- à trouver une nouvelle explication à ces sensations ;
- à tester la nouvelle explication (Gelder, Clark et Salkovskis, 1993).

En ce qui a trait à l'évitement phobique, l'approche consiste surtout dans l'exposition aux situations phobogènes. Une gradation des situations à affronter (de la moins phobogène à la plus phobogène) doit préalablement être établie selon des buts réalistes pour chaque patient. La restructuration cognitive sur place (ou au cabinet du médecin) y est souvent ajoutée. Mentionnons aussi que l'approche de groupe (utilisant la thérapie d'exposition) est bien adaptée aux agoraphobes.

TABLEAU 12.10   Principaux médicaments utilisés dans le traitement du trouble panique

	Dose d'attaque	Dose habituelle*	Répartition	Remarques
TRICYCLIQUES				Probablement efficaces :
Clomipramine	10 mg	75 à 100 mg	1 fois/jour	— nortriptyline
Désipramine	10 mg	100 à 200 mg	1 fois/jour	— amitriptyline
Imipramine	10 mg	100 à 200 mg	1 fois/jour	— doxépine
				Probablement inefficaces :
				— maprotiline
				— trazodone
				— bupropion
				— amoxapine
IMAO				Probablement efficace :
Phénelzine**	15 mg	60 à 90 mg	1 fois/jour ou prises fractionnées	— moclobémide, 450 à 600 mg (sans diète restrictive)
ISRS				Probablement efficaces :
Fluvoxamine	25 mg	150 à 200 mg	1 fois/jour	— fluoxétine***, 20 mg
Paroxétine	10 mg	20 à 40 mg	1 fois/jour	— sertraline, 50 mg
Benzodiazépines				— Agissent plus vite que les autres médicaments (en 1 à 2 semaines comparativement à 8 à 12 semaines)
Alprazolam	0,25 à 0,5 mg	4 à 10 mg	4 fois/jour	
Clonazépam	0,5 mg	2 à 5 mg	2 ou 3 fois/jour	— Contre-indiquées si histoire de dépendance ou abus de substances (alcoolisme, toxicomanie) ou si apnée du sommeil

* Certains répondent à des doses plus faibles, d'autres nécessitent des doses plus fortes (comparables au maximum des doses antidépressives).
** Diète restrictive requise.
*** Pour débuter à 2 ou 5 mg, dissoudre le contenu dans de l'eau ou du jus ; se garde réfrigéré quelques semaines.

Sources : R. Hoen-Saric, D.R. McLeod et P.A. Hipsley, « Effect of fluvoxamine on panic disorder », *J. Clin. Psychopharmacol.*, vol. 13, n° 5, 1993 ; P.E. Oehrberg et coll., « Paroxetine in treatment of panic disorder, a randomised, double-blind, placebo-controlled study », *Br. J. Psychiatry*, vol. 167, septembre 1995 ; M.H. Pollack et J.W. Smoller, « The longitudinal course and outcome of panic disorder », *Psychiatr. Clin. North Am.*, vol. 18, n° 4, 1995 ; P. Roy-Byrne et coll., « Psychopharmacologic treatment of panic, generalized anxiety disorder, and social phobia », *Psychiatr. Clin. North Am.*, vol. 16, n° 4, 1993.

12.6.3 Phobies spécifiques

La thérapie d'exposition telle qu'on vient de la décrire est le traitement le plus utilisé et le plus efficace de l'évitement phobique. Environ une douzaine de séances de thérapie sont nécessaires, auxquelles s'ajoutent différentes techniques pour aider le patient à contrôler son anxiété : relaxation, restructuration cognitive, contrôle de la respiration, imagerie mentale.

De façon générale, la médication est peu utile. L'hypnose peut également être utilisée, de même que la thérapie analytique chez certains patients, dans la mesure où le psychanalyste accepte d'inciter son patient à affronter la situation (Kaplan, Sadock et Grebb, 1994b).

12.6.4 Phobie sociale

La pharmacothérapie s'avère utile dans le cas de la phobie sociale. Pour la forme généralisée de celle-ci, les IMAO, dont la phénelzine (de 30 à 90 mg/jour), et les inhibiteurs réversibles de la monoamine-oxydase (IRMAO) [moclobémide, de 600 à 900 mg/jour] sont efficaces.

Certaines benzodiazépines sont également efficaces (alprazolam, clonazépam) et les ISRS donnent des résultats très intéressants, alors que la réponse au buspirone semble plus modeste (Jefferson, 1995). Pour la forme de phobie sociale limitée à quelques situations de performance, les bêtabloquants peuvent être très utiles, car ils agissent sur certains symptômes précis tels la tachycardie et les tremblements (propranolol, de 20 à 40 mg, ou aténolol, de 50 à 100 mg, une heure avant la prestation [Roy-Byrne et coll., 1993]).

Tant pour la forme généralisée que pour la forme limitée de la phobie sociale, la thérapie cognitivo-comportementale est efficace, seule ou combinée à la médication. On y pratique surtout la restructuration cognitive et l'entraînement aux habiletés sociales. L'approche de groupe avec jeu de rôle y est privilégiée, permettant d'affronter la situation phobogène (voir le tome II, chapitres 50 et 51).

12.7 ÉVOLUTION ET PRONOSTIC

12.7.1 Anxiété généralisée

L'anxiété généralisée est une pathologie moins grave (Schweizer, 1995) mais plus chronique (Roy-Byrne et coll., 1993) que le trouble panique. Les symptômes ont tendance à fluctuer dans le temps, les rechutes sont fréquentes, mais les périodes de rémission peuvent parfois être longues.

12.7.2 Trouble panique avec ou sans agoraphobie

On reconnaît aujourd'hui que le trouble panique est une maladie chronique dont le cours est variable et le pronostic relativement bon. Selon l'évolution naturelle de la maladie, certains patients peuvent voir l'agoraphobie s'atténuer avec la diminution de la fréquence des paniques, alors que d'autres, indépendamment de l'absence ou de la présence de paniques résiduelles, verseront de plus en plus dans l'évitement phobique. Enfin, en évitant diverses situations, quelques-uns réduisent de beaucoup la fréquence des paniques. Selon certaines études, de 6 à 10 ans après le traitement, environ :

- 30 % des malades n'ont plus de symptômes ;
- de 40 % à 50 % ont vu leur état s'améliorer mais ont encore des symptômes ;
- de 20 % à 30 % ont les mêmes symptômes ou en ont plus (American Psychiatric Association, 1994 ; Kaplan, Sadock et Grebb, 1994a).

12.7.3 Agoraphobie sans antécédent de trouble panique et phobies spécifiques

On en sait peu sur l'évolution de l'agoraphobie sans antécédent de trouble panique, mais il semble que, dans certains cas, la maladie peut persister des années et devenir très handicapante. Quant aux phobies spécifiques, le taux de rémission spontanée serait d'environ 20 % à l'âge adulte (American Psychiatric Association, 1994), et pour la très grande majorité des cas, on peut parler d'une nette amélioration, voire d'une guérison, à la suite d'un traitement approprié.

12.7.4 Phobie sociale

La phobie sociale peut avoir un début insidieux ou être précipitée par un événement stressant ou une expérience humiliante. Le cours est souvent continu et s'étend fréquemment sur toute la vie, la gravité pouvant fluctuer selon les stresseurs. Les traitements semblent prometteurs mais, comme on ne s'intéresse à cette maladie que depuis peu, il est trop tôt pour brosser un tableau juste du pronostic.

*
* *

À l'instar des autres troubles anxieux, le trouble panique et les diverses phobies gagnent de plus en plus leur reconnaissance dans la communauté scientifique psychiatrique. Les récents progrès des neurosciences et les diverses modalités thérapeutiques ouvrent de nouvelles perspectives, tant au chapitre de la compréhension des causes qu'au chapitre d'un plus grand soulagement de ces pathologies souvent très morbides.

Il importe, certes, de souligner l'importance de promouvoir la recherche, tant fondamentale que clinique, de même que l'intégration des différentes données. Mais ici, dans ce chapitre, il importe surtout de susciter l'intérêt et de faire en sorte que le clinicien soit en mesure de détecter plus facilement et plus rapidement le trouble panique, les différentes phobies de même que l'anxiété généralisée, afin qu'il puisse offrir, dans les meilleurs délais, un traitement approprié.

Bibliographie

AMERICAN PSYCHIATRIC ASSOCIATION
1994   *Diagnostic and Statistical Manual of Mental Disorders*, 4e éd., Washington (D.C.), American Psychiatric Association; trad. française *DSM-IV – Manuel diagnostique et statistique des troubles mentaux*, Paris, Masson, 1996, 1040 p.

BRADWEJN, J.
1993   « Neurobiological investigations into the role of cholecystokinin in panic disorder », *J. Psychiatr. Neurosci.*, vol. 18, n° 4, p. 178-188.

BRIGGS, A.C., STRETCH, D.D., et BRANDON, S.
1993   « Subtyping of panic disorder by symptom profile », *Br. J. Psychiatry*, vol. 163, août, p. 201-209.

BROWN, T.A., BARLOW, D.H., et LIEBOWITZ, M.R.
1994   « The empirical basis of generalized anxiety disorder », *Am. J. Psychiatry*, vol. 151, n° 9, p. 1272-1280.

GELDER, M.G., CLARK, D.M., et SALKOVSKIS, P.
1993   « Cognitive treatment for panic disorder », *J. Psychiatr. Res.*, vol. 27, suppl. 1, p. 171-178.

GORMAN, J.M., et coll.
1989   « A neuroanatomical hypothesis for panic disorder », *Am. J. Psychiatry*, vol. 146, n° 2, p. 148-161.

HARVEY, A.G., et RAPEE, R.M.
1995   « Cognitive-behavior therapy for generalized anxiety disorder », *Psychiatr. Clin. North Am.*, vol. 18, n° 4, p. 859-870.

HOEHN-SARIC, R., MCLEOD, D.R., et HIPSLEY, P.A.
1993   « Effect of fluvoxamine on panic disorder », *J. Clin. Psychopharmacol.*, vol. 13, n° 5, p. 321-326.

HORWATH, E., et coll.
1993   « Agoraphobia without panic: Clinical reappraisal of an epidemiologic finding », *Am. J. Psychiatry*, vol. 150, n° 10, p. 1496-1501.

JEFFERSON, J.W.
1995   « Social phobia: A pharmacologic treatment overview », *J. Clin. Psychiatry*, vol. 56, n° 5, suppl., p. 18-24.

KAPLAN, H.I., SADOCK, B.J., et GREBB, J.A.
1994a   « Panic disorder and agoraphobia », dans H.I. Kaplan, B.J. Sadock et J.A. Grebb, *Synopsis of Psychiatry*, 7e éd., Baltimore, Williams & Wilkins, p. 582-592.
1994b   « Specific phobia and social phobia », dans H.I. Kaplan, B.J. Sadock et J.A. Grebb, *Synopsis of Psychiatry*, 7e éd., Baltimore, Williams & Wilkins, p. 592-598.
1994c   « Generalized anxiety disorder », dans H.I. Kaplan, B.J. Sadock et J.A. Grebb, *Synopsis of Psychiatry*, 7e éd., Baltimore, Williams & Wilkins, p. 611-616.

KLEIN, D.F.
1993   « False suffocation alarms, spontaneous panics, and related conditions, an integrative hypothesis », *Arch. Gen. Psychiatry*, vol. 50, n° 4, p. 306-317.

KUNOVAC, J.L., et STAHL, S.M.
1995   « Future directions in anxiolytic pharmacotherapy », *Psychiatr. Clin. North Am.*, vol. 18, n° 4, p. 895-909.

LELLIOTT, P., et coll.
1989   « Onset of panic disorder with agoraphobia », *Arch. Gen. Psychiatry*, vol. 46, n° 11, p. 1000-1004.

LEMPÉRIÈRE, T., et DESJARLAIS, N.
1990   « Névrose d'angoisse », dans P. Deniker, T. Lempérière et J. Guyotat (sous la dir. de), *Précis de psychiatrie clinique de l'adulte*, Paris, Masson, p. 217-225.

NUTT, D., et LAWSON, C.
1992   « Panic attacks, a neurochemical overview of models and mechanisms », *Br. J. Psychiatry*, vol. 160, février, p. 165-178.

OEHRBERG, P.E., et coll.
1995   « Paroxetine in the treatment of panic disorder, a randomised, double-blind, placebo-controlled study », *Br. J. Psychiatry*, vol. 167, septembre, p. 374-379.

POLLACK, M.H., et SMOLLER, J.W.
1995   « The longitudinal course and outcome of panic disorder », *Psychiatr. Clin. North Am.*, vol. 18, n° 4, p. 785-801.

RAJ, A., et SHEEHAN, D.V.
1987   « Medical evaluation of panic attacks », *J. Clin. Psychiatry*, vol. 48, n° 8, p. 309-313.

ROSENBAUM, J.F., et coll.
1991   « Behavioral inhibition in children: A possible precursor to panic disorder or social phobia », *J. Clin. Psychiatry*, vol. 52, n° 11, suppl., p. 5-9.

ROY-BYRNE, P., et coll.
1993   « Psychopharmacologic treatment of panic, generalized anxiety disorder, and social phobia », *Psychiatr. Clin. North Am.*, vol. 16, n° 4, p. 719-735.

SCHNEIER, F.R., et coll.
1992   « Social phobia, comorbidity and morbidity in an epidemiologic sample », *Arch. Gen. Psychiatry*, vol. 49, n° 4, p. 282-288.

SCHWEIZER, E.
1995   « Generalized anxiety disorder, longitudinal course and pharmacologic treatment », *Psychiatr. Clin. North Am.*, vol. 18, n° 4, p. 843-857.

SHEAR, M.K., et coll.
1993   « A psychodynamic model of panic disorder », *Am. J. Psychiatry*, vol. 150, n° 6, p. 859-866.

WEISSMAN, M.M.
1993 « Family genetic studies of panic disorder », *J. Psychiatr. Res.*, vol. 27, suppl. 1, p. 69-78.

WEISSMAN, M.M., et coll.
1989 « Suicidal ideation and suicide attempts in panic disorder and attacks », *N. Engl. J. Med.*, vol. 321, n° 18, p. 1209-1214.

WORLD HEALTH ORGANIZATION
1993 *The ICD-10 Classification of Mental and Behavioural Disorders: Diagnostic Criteria for Research*, Genève, World Health Organization ; trad. française *Classification internationale des maladies, 10ᵉ révision. Chapitre V (F): Troubles mentaux et troubles du comportement: critères diagnostiques pour la recherche*, Paris, Organisation Mondiale de la Santé et Masson, 1994.

Lectures complémentaires

MARCHAND, A., et LETARTE, A.
1993 *La peur d'avoir peur, guide de traitement du trouble panique avec agoraphobie*, Montréal, Stanké.

NÉRON, S.
1993 *Des outils pour maîtriser l'anxiété et la panique*, Montréal, Éditions du Méridien.

PEURIFOY, R.Z.
1992 *Anxiety, Phobias and Panic, Taking Charge and Conquering Fear*, Citrus Heights (Calif.), U.S.A. Library of Congress in Publication Data.

Adresse utile

ASSOCIATION/TROUBLES ANXIEUX DU QUÉBEC (ATAQ)
C.P. 5372
Saint-Laurent (Québec)
Canada
H4L 4Z9

Télécopieur : (514) 382-2514

Internet : http://www.uquebec.ca/~uah 1104/ataq.htm

Regroupe divers professionnels œuvrant dans le domaine des troubles anxieux ; s'adresse aux professionnels de la santé et au grand public, dans un but de collaboration au chapitre des soins, de l'enseignement, de la recherche, de la formation des professionnels de la santé et de l'éducation du public.

CHAPITRE 13

Trouble obsessionnel-compulsif

CHRISTO TODOROV, M.D.
Psychiatre au module de psychopharmacologie de l'Hôpital Louis-H. Lafontaine (Montréal)
Professeur adjoint de clinique au Département de psychiatrie de l'Université de Montréal

PLAN

13.1 Historique

13.2 Épidémiologie

13.3 Étiologie
    13.3.1 Hypothèses biologiques
        • *Facteurs génétiques* • *Facteurs neuropathologiques* • *Anomalies cérébrales*
        • *Neurotransmetteurs*
    13.3.2 Hypothèses psychosociales
        • *Personnalité prémorbide* • *Théorie psychanalytique* • *Théorie de l'apprentissage*

13.4 Description clinique
    13.4.1 Symptômes
    13.4.2 Expérience obsessionnelle-compulsive
    13.4.3 Sous-groupes cliniques

13.5 Diagnostic
    13.5.1 Évaluation psychométrique
    13.5.2 Diagnostic différentiel et comorbidité
        • *Personnalité obsessionnelle-compulsive* • *Troubles anxieux* • *Dépression majeure* • *Schizophrénie et troubles délirants* • *Spectre obsessionnel-compulsif*

13.6 Traitement
    13.6.1 Traitements biologiques
        • *Antidépresseurs sérotoninergiques* • *Autres traitements* • *Psychochirurgie*
    13.6.2 Psychothérapies
        • *Thérapie comportementale* • *Thérapie cognitive*
    13.6.3 Traitement intégré

13.7 Évolution et pronostic

Bibliographie

Lectures complémentaires

Jusqu'à tout récemment, le trouble obsessionnel-compulsif, couramment appelé le TOC, était considéré comme une maladie rare, de nature psychogène et pratiquement incurable. Cependant, les connaissances nouvellement acquises et les traitements mis au point ont littéralement révolutionné le point de vue traditionnel sur cette maladie.

13.1 HISTORIQUE

Des témoignages décrivant la pathologie obsessionnelle-compulsive sont connus depuis l'Antiquité. En 1838, Esquirol publiait la première description clinique (Mlle F) qui contenait déjà une ébauche des critères distinctifs de l'obsession. Pourtant, c'est à Westphal qu'est reconnu le mérite d'avoir formulé, une quarantaine d'années plus tard, une première définition, d'ailleurs toujours valable, de ce qu'il appelait *Zwangsvertellungen* («représentations obsédantes»). Au début de ce siècle, Janet propose l'heureuse formule «sentiments d'incomplétude» pour exprimer le vécu obsessionnel et fournit d'excellentes observations cliniques qu'il regroupe sous la vaste notion de psychasthénie. À la même époque, Freud délimite parmi les troubles névrotiques l'entité clinique des «obsessions vraies», ou névrose obsessionnelle — terme qui sera universellement utilisé jusqu'à la publication du DSM-III en 1980. D'éminents psychiatres, Jaspers, Schneider, Lewis, pour ne nommer que ceux-là, ont aussi largement contribué à l'étude clinique et phénoménologique du trouble obsessionnel-compulsif.

13.2 ÉPIDÉMIOLOGIE

Des études épidémiologiques récentes ont permis d'établir la prévalence à vie du trouble obsessionnel-compulsif à 2,5 %, selon le DSM-IV. Le taux de prévalence ainsi constaté est de 50 à 100 fois supérieur aux estimations antérieures. Le trouble obsessionnel-compulsif occupe donc la quatrième place parmi les troubles psychiatriques les plus répandus, après les toxicomanies, les phobies et la dépression majeure. Pourtant, tout comme les patients anxieux en général, 60 % des patients obsessionnels-compulsifs ne consultent jamais un médecin. Ceux qui consultent le font en moyenne de sept à huit ans après l'apparition des symptômes. Le trouble obsessionnel-compulsif débute souvent durant l'enfance ou l'adolescence. Dans la plupart des cas, il se manifeste avant l'âge de 30 ans, et il est rare de constater un début de la maladie après 45 ans. Les deux sexes sont également affectés, mais chez les hommes le trouble débute quelques années plus tôt.

13.3 ÉTIOLOGIE

13.3.1 Hypothèses biologiques

La psychiatrie classique évoquait déjà l'importance des facteurs biologiques dans l'étiologie du trouble obsessionnel-compulsif, qu'on appelait parfois la «troisième maladie endogène». L'avancement des connaissances dans différents domaines tend à confirmer cette hypothèse.

Facteurs génétiques

Les données actuelles semblent indiquer que les facteurs génétiques jouent un rôle important dans l'étiologie du trouble obsessionnel-compulsif, ne serait-ce que pour certains sous-groupes, notamment les patients chez qui la maladie a débuté tôt, ceux qui ont une histoire familiale de trouble obsessionnel-compulsif ou ceux chez qui le trouble s'accompagne de tics. Selon Pauls et coll. (1995), le taux de concordance varie de 53 % à 87 % chez les jumeaux monozygotes et de 22 % à 47 % chez les jumeaux dizygotes. Les mêmes auteurs ont trouvé que la prévalence du trouble obsessionnel-compulsif, ainsi que celle des symptômes obsessionnels-compulsifs d'intensité subsyndromique, est de quatre à cinq fois plus élevée dans les familles des patients atteints de ce trouble que dans les familles d'un groupe de contrôle ; cependant, presque la moitié des patients étudiés étaient des cas uniques.

Facteurs neuropathologiques

Des symptômes obsessionnels-compulsifs peuvent se manifester au cours de diverses maladies cérébrales :

Psychiatrie clinique : une approche bio-psycho-sociale

encéphalites, tumeurs, traumatisme crânien, chorée de Sydenham, de Huntington, épilepsie, parkinsonisme, etc. Dans ces cas, les lésions organiques s'étendent souvent aux noyaux gris centraux du cerveau. Un lien clinique et génétique a été établi entre la maladie de Gilles de la Tourette et certaines formes du trouble obsessionnel-compulsif.

Anomalies cérébrales

Les méthodes d'imagerie cérébrale ont mis en évidence des anomalies structurales et fonctionnelles chez les patients obsessionnels-compulsifs, telles que : une diminution bilatérale du volume du noyau caudé ; une augmentation significative de la masse de la matière grise ; un hypermétabolisme bilatéral au niveau des noyaux gris du striatum, du cingulum et du cortex orbito-frontal, cette hyperactivité se corrigeant toutefois à la suite d'un traitement pharmacologique ou psychologique réussi. Les interventions neurochirurgicales parfois pratiquées, dans les cas graves et réfractaires, portent précisément sur les connexions reliant le striatum au lobe frontal. On assiste donc à l'élaboration d'une véritable « neuroanatomie fonctionnelle » du trouble obsessionnel-compulsif qui correspondrait à un dysfonctionnement de la boucle neuronale striato-orbito-frontale (Vincent et coll., 1994).

Neurotransmetteurs

L'hypothèse d'un dysfonctionnement sérotoninergique dans la pathophysiologie du trouble obsessionnel-compulsif a été émise conséquemment à l'efficacité antiobsessionnelle des antidépresseurs sérotoninergiques puissants, par comparaison avec les antidépresseurs noradrénergiques qui, eux, n'entraînent aucun effet antiobsessionnel. Cette hypothèse se résume, pour l'essentiel, à une hypersensibilité des récepteurs sérotoninergiques post-synaptiques (Sasson et Zohar, 1996). Il semble cependant que le mécanisme sérotoninergique commun aux antidépresseurs dits antiobsessionnels n'est qu'une sorte de « porte d'entrée » pour mettre en œuvre des modifications physiologiques plus complexes touchant aussi d'autres systèmes de neurotransmission (dopaminergique, noradrénergique, neuropeptidique, etc.).

13.3.2 Hypothèses psychosociales

Personnalité prémorbide

On a longtemps cru à l'existence d'un lien causal entre une certaine anomalie de la personnalité prémorbide ou sous-jacente et le développement des symptômes obsessionnels-compulsifs. Cependant, on s'est récemment rendu compte que la personnalité des patients souffrant du trouble obsessionnel-compulsif ne présentait rien de particulier. Parmi eux, on retrouve la personnalité obsessionnelle-compulsive dans environ un tiers des cas, à côté de personnalités évitante, dépendante, limite, histrionique, schizotypique, antisociale ou mixte. D'autre part, la présence d'une personnalité obsessionnelle-compulsive n'amène pas nécessairement aux manifestations symptomatologiques de la maladie. On n'a pu isoler non plus de facteurs de stress spécifiques déterminant le déclenchement du trouble obsessionnel-compulsif.

Théorie psychanalytique

La théorie psychanalytique a toujours soutenu l'importance de l'organisation de la personnalité dans le développement éventuel des symptômes obsessionnels. Dans cette perspective, traits de caractère et symptômes obsessionnels sont situés sur un même continuum et, du point de vue étiologique, leur distinction est négligeable. Dans un premier temps, Freud considérait que les obsessions étaient des « auto-accusations remodelées » par rapport aux expériences sexuelles précoces. Plus tard, il a abandonné cette idée et a posé le stade de l'apprentissage sphinctérien comme responsable de l'apparition ultérieure de la névrose obsessionnelle. Durant ce stade dit anal, l'enfant éprouverait un « érotisme anal » à retenir ou à expulser ses selles à sa guise. Une fixation excessive à ce plaisir, comme, au contraire, une fixation excessive de rébellion contre l'éducation sphinctérienne, conduirait à la formation du caractère anal, dit encore sadique-anal. Si les conflits liés à cette période d'érotisme anal et d'agressivité sadique fantasmatique ne sont pas résolus durant les étapes ultérieures de la vie, un mécanisme de défense caractéristique, à savoir la *formation réactionnelle*, entrerait en jeu. Cette défense viserait à parer aux tendances agressives par la création d'une sorte de « cuirasse » ou « armure caractérielle » plus ou moins solide et constituée d'attitudes et de comportements de sens opposé au matériel refoulé. On serait donc en présence d'une structure obsessionnelle de la personnalité sans symptômes nettement isolables.

Cependant, les défenses caractérielles peuvent s'avérer insuffisantes et, à la suite d'une régression libidinale au mode de fonctionnement du stade sadique-anal, des symptômes obsessionnels-compulsifs francs peuvent faire leur apparition. Ces symptômes sont alors considérés comme étant des formations de compromis entre la menace de l'agressivité refoulée et les mécanismes de défense nouvellement mis en place après la régression libidinale, à savoir le mécanisme de l'*isolation* et celui de l'*annulation rétroactive*. L'isolation consiste en une sorte de déconnexion mentale d'une idée ou d'une action de l'affect qui y est associé. Si l'isolation n'est pas suffisamment réussie et que le refoulé menace encore de faire irruption dans le champ de la conscience, un autre mécanisme de défense — celui de l'*annulation rétroactive* — intervient pour « défaire » ou annuler la pensée ou l'événement précédents comme s'ils n'étaient jamais advenus. C'est précisément le cas du geste compulsif qui est accompli à répétition dans le but de faire disparaître l'angoisse liée au sens refoulé de l'idée obsédante. Il est évident que l'annulation rétroactive ainsi que l'isolation relèvent du processus de la *pensée magique* et expriment une *ambivalence* profonde que Freud ramène inexorablement à l'« opposition entre l'amour et la haine ».

Théorie de l'apprentissage

Issus des travaux du physiologiste russe Pavlov sur les réflexes conditionnés, les modèles d'apprentissage considèrent les obsessions et les compulsions comme des réponses conditionnées qui sont produites dans le but de réduire l'anxiété. L'apaisement de l'angoisse qu'apporte le geste compulsif renforce et maintient ce dernier; d'autre part, ce même geste accompli à répétition valide en quelque sorte la pertinence de l'idée obsédante, si absurde qu'elle puisse paraître. S'attaquant à l'« anatomie des obsessions », les cognitivistes arguent que des pensées importunes, dites intrusives, peuvent se transformer en symptômes obsessionnels-compulsifs, pensées d'ailleurs largement relevées chez la plupart des gens et appelées à tort « obsessions normales » : peur d'un accident, d'une maladie, d'un geste criminel, d'une image sexuelle indécente, etc. Animés par un sens excessif de la responsabilité, certains sujets réagiraient de façon catastrophique et, au lieu de produire des réponses d'habituation face à leurs idées intrusives, se mettraient à les neutraliser par des conduites compulsives.

13.4 DESCRIPTION CLINIQUE

Le trouble obsessionnel-compulsif se manifeste cliniquement par deux types de symptômes : soit des obsessions, soit des compulsions, le plus souvent par les deux types de symptômes simultanément.

13.4.1 Symptômes

Les *obsessions* sont des pensées, des idées, des représentations ou des impulsions, tandis que les *compulsions* ou les rituels sont surtout des gestes ou des comportements observables. Les compulsions peuvent aussi être des actes mentaux particuliers, et on les appelle alors compulsions mentales ou rituels mentaux. Les caractéristiques classiques des symptômes obsessionnels-compulsifs et celles que retiennent les classifications modernes sont résumées dans le tableau 13.1.

La distinction explicite entre obsessions et compulsions est une démarche conceptuelle récente. Selon l'approche comportementale et l'analyse fonctionnelle des symptômes, les obsessions sont considérées comme des stimuli qui suscitent un sentiment de détresse, tandis que les compulsions, en revanche, visent à neutraliser cette détresse. Une telle conceptualisation des symptômes obsessionnels-compulsifs s'est révélée utile pour la pratique de la thérapie comportementale. Pourtant, elle ne s'accorde pas toujours avec l'ensemble des observations et des données cliniques. Par exemple, la conceptualisation fonctionnelle ne peut pas expliquer le cas des obsessions « pures » où l'on n'observe pas de compulsions ni le cas contraire des compulsions « pures » sans obsessions correspondantes. En outre, dans une proportion notable des cas cliniques, l'activité compulsive, au lieu de les atténuer, fait augmenter encore plus la détresse ou l'anxiété liées aux obsessions.

La distinction fonctionnelle entre obsessions et compulsions peut aussi donner la fausse impression

TABLEAU 13.1   Caractéristiques des symptômes obsessionnels-compulsifs

Expériences ou comportements	DSM-IV	CIM-10
1. *Récurrents, répétitifs,*	+	+
stéréotypés,	–	+
persistants	+	–
2. Qui sont ressentis comme *intrusifs,*	+	+
égo-dystones	–	–
ou comme une *contrainte subjective*	–	–
3. Qui sont considérés comme étant *propres au sujet* et non pas imposés de l'extérieur	+	+
4. Qui sont à l'origine d'une *anxiété* ou d'un sentiment plus général de *détresse* (angoisse, tension, dégoût, insatisfaction, colère)	+	+
5. Qui sont jugés par le sujet comme *inappropriés, excessifs, irraisonnés* ou *insensés,* mais l'autocritique peut être *pauvre* ou *partielle* ou jumelée avec une *croyance obsessionnelle*	+ +	+ –
6. Qui ne procurent *aucun plaisir* (une diminution de l'anxiété ou de la détresse n'est pas considérée comme un plaisir)	–	+
7. Auxquels le sujet s'efforce de *résister* en tâchant de les ignorer, de les supprimer ou de les neutraliser	+	+

\+ Caractéristique retenue.
– Caractéristique non retenue.

Sources : American Psychiatric Association (1994), trad. française *DSM-IV – Manuel diagnostique et statistique des troubles mentaux,* Paris, Masson, 1996 ; World Health Organization (1993), trad. française *Classification internationale des maladies, 10ᵉ révision. Chapitre V (F) : Troubles mentaux et troubles du comportement : critères diagnostiques pour la recherche,* Paris, Organisation Mondiale de la Santé et Masson, 1994.

qu'il s'agit de symptômes essentiellement différents. En réalité, les deux types de symptômes ont les mêmes caractéristiques de base et, au chapitre du vécu subjectif, les patients ne font pas la différence entre obsessions et compulsions, à moins qu'ils en soient instruits. D'ailleurs, la psychiatrie classique employait un seul terme pour désigner l'ensemble de l'expérience obsessionnelle-compulsive : obsession en français et en anglais, *Zwang* en allemand, etc. En effet, les symptômes obsessionnels ou compulsifs ne sont que des manifestations cliniques d'un seul et même « fait psychopathologique » — le phénomène obsessionnel-compulsif.

Au point de vue de la phénoménologie clinique, il est essentiel de cerner la *forme* du symptôme à l'opposé de son *contenu*. La *forme* représente l'ensemble des caractéristiques qui permettent de reconnaître le phénomène en question et de le différencier de toute autre manifestation psychique ou comportementale, normale ou pathologique. Quant au contenu des symptômes, il est moins spécifique. Il peut changer avec l'évolution de la maladie et varie selon le contexte personnel, culturel ou historique. Les obsessions les plus fréquentes, du point de vue du contenu, sont les obsessions de contamination (saleté, microbes, excréments, polluants) et les obsessions du doute (voir la section suivante). Les obsessions d'ordre et de rangement portent sur l'agencement des objets selon des règles particulières et rigides, et les obsessions d'accumulation amènent l'individu à amasser des stocks d'objets inutiles (vieilles circulaires de publicité, objets de rebuts). Les obsessions répréhensibles à caractère sexuel (faire l'amour à son nouveau-né), agressif (crever les yeux de sa fille) ou blasphématoire (s'écrier durant la messe : « Jésus est un bâtard ») sont pénibles pour le sujet mais ne sont jamais réalisées, ce qui justifie leur appellation classique de « phobies d'impulsion ».

Quant aux compulsions, les plus fréquentes sont celles de lavage et nettoyage et celles de vérification, et on s'aperçoit qu'elles correspondent au contenu des obsessions les plus courantes (contamination, doute). Les compulsions mentales se caractérisent par des mots ou des phrases répétés mentalement, des formules ou des prières particulières (« Mon Dieu, annulez cela ») ou encore par des opérations mentales bizarres : faire un calcul dont le résultat comporte un chiffre impair à gauche et un chiffre pair à droite.

13.4.2 Expérience obsessionnelle-compulsive

Il faut bien noter que l'emploi, par analogie et faute de mieux, des termes du langage courant tels « contamination », « doute », « lavage », « vérification » pour désigner le contenu des obsessions et des compulsions ne traduit pas correctement l'unicité de l'expérience obsessionnelle-compulsive. Il ne s'agit pas de « pensées intrusives normales », ni d'excès de zèle, ni de perfectionnisme, mais d'une qualité de l'expérience qui est aussi distincte et idiosyncrasique par rapport aux expériences normales que l'est celle de l'affect mélancolique comparée à la tristesse d'un deuil. En effet, la notion ou plutôt le sentiment de « saleté » ou de « contamination » chez les obsessionnels ne correspond pas aux normes culturelles d'hygiène, mais constitue une « création » personnelle : est « sale » tout ce qui n'est pas lavé par le sujet lui-même ou tout ce qui peut être touché par quiconque, y compris par le sujet, comme si le simple « toucher » des effets personnels équivalait, selon les paroles d'une patiente, à « une agression contre moi-même » ; ou encore, juste passer (sans toucher) à côté des ordures peut « salir », tout comme le fait de se trouver (toujours sans toucher) près de « quelque chose de brun » qui peut évoquer les excréments. L'air provenant de l'extérieur est considéré comme « salissant », par opposition à l'air « propre » à l'intérieur du logement, et c'est déjà une raison de ne jamais ouvrir les fenêtres ; une simple photo peut être vue comme une source épouvantable de contamination par les produits chimiques utilisés en photochimie, etc.

L'obsession du doute illustre aussi de façon frappante ce qu'on peut bien qualifier d'abîme « phénoménologique » entre les expériences normales et les expériences obsessionnelles. Ainsi, le doute normal implique une valeur épistémologique : il reflète un état psychologique d'incertitude face à un manque de connaissances. Autrement dit, on doute quand on ne sait pas. Par conséquent, le doute normal suscite une quête de savoir, une recherche de la « vérité », soit par des moyens intellectuels, soit par un comportement de vérification. Par contraste, le doute obsessionnel n'a aucune valeur épistémologique, car il coexiste avec un savoir déjà acquis ou évident. Le patient continue à douter ou, plus précisément, il éprouve la contrainte de douter, tout en sachant que tout est déjà correct : la porte est bien verrouillée et les vérifications l'ont déjà prouvé, pourtant il continue à tirer la poignée ; les boutons de commande de la cuisinière sont bien en position arrêt, le patient le voit et le sait, mais il continue à « douter » et va mettre ses mains au-dessus de chacun des serpentins pour « s'assurer » qu'ils ne sont pas chauds, ou encore il va poser ses joues contre ceux-ci, etc. Quand il arrive à quitter son domicile, le patient peut encore continuer à douter, tout en sachant qu'il n'a aucune raison de le faire et tout en étant capable de se rappeler tous ses gestes correctement accomplis et même de les visualiser. En effet, l'obsession du doute se résume essentiellement à une contrainte absurde de contester l'évidence.

Finalement, les compulsions ne sont pas elles non plus simplement des gestes répétitifs ou excessifs. Le plus souvent, les gestes sont hautement stéréotypés et ritualisés, c'est-à-dire accomplis de manière particulière, idiosyncrasique et selon des règles que le patient a élaborées et qu'il se voit obligé de suivre « religieusement » dans les moindres détails, comme s'il s'agissait de pratiques sacrées. Par exemple, la simple action de « changer le sac de la poubelle de cuisine » est transformée par une patiente en une cérémonie interminable au cours de laquelle une multitude de gestes ritualisés sont accomplis « toujours de façon robotisée, très précise ou calculée, comparable à celle d'un automate ». Elle concluait : « Temps alloué à la tâche : environ trois heures. » De fait, l'expérience obsessionnelle-compulsive fait penser au fameux aphorisme de Freud selon lequel « la religion serait la névrose obsessionnelle universelle de l'humanité », tandis que la névrose obsessionnelle du particulier serait sa religion privée (cité dans Milbert, Merini et Benoit, 1991).

13.4.3 Sous-groupes cliniques

Conformément à la tradition psychiatrique classique, la 10e révision de la *Classification internationale des maladies* (CIM-10) distingue trois formes cliniques de trouble obsessionnel-compulsif :

1. *Avec prédominance des obsessions.* Le plus souvent, il s'agit de phobies d'impulsion à caractère agressif, sexuel ou blasphématoire ou de ruminations obsessives sur des problèmes abstraits, hypothétiques ou carrément impossibles à résoudre (« Peut-on prouver la vie après mort *a priori* ou *a posteriori*? »). Certains auteurs contestent l'existence d'un tel sous-groupe et affirment que, dans ces cas, il existerait aussi des compulsions mentales non diagnostiquées (Foa et Kozak, 1995).

2. *Avec prédominance des compulsions.* Selon la CIM-10, il s'agit le plus souvent de compulsions de lavage-nettoyage ou de compulsions de

vérification. Ainsi désigné, ce groupe devient problématique, car les compulsions en question sont inséparables des obsessions de contamination et de doute dont la présence est aussi pertinente que celle des compulsions observables. Traditionnellement, on classait dans ce groupe une minorité de patients (de 5 % à 10 %) présentant des compulsions dites « pures », sans obsessions identifiables. On pourrait aussi classer ici les cas où les gestes compulsifs sont faits selon des règles idiosyncrasiques, toujours en l'absence d'obsessions identifiables selon le DSM-IV, comme dans le cas du rituel du « changement du sac de poubelle » déjà évoqué.

3. *Forme mixte*. La plupart des patients atteints de trouble obsessionnel-compulsif (probablement plus de 80 %) se situent dans cette catégorie, les obsessions de doute et de contamination ainsi que les compulsions de lavage et de vérification étant les plus fréquentes. Les symptômes obsessionnels-compulsifs de rangement, de comptage, d'accumulation, entre autres, correspondent aussi à la forme mixte, car, souvent dans ces cas, il est pour ainsi dire impossible de distinguer obsession et compulsion (obsession de comptage ou compulsion de comptage ?).

À la différence de la CIM-10, le DSM-IV ne vise pas à établir une distinction entre les sous-groupes cliniques du trouble obsessionnel-compulsif. Néanmoins, sous l'influence de l'approche comportementale, qui accorde une attention particulière à la présence et au type des compulsions observables, la tradition psychiatrique nord-américaine distingue quatre groupes :

1. Laveurs compulsifs ;
2. Vérificateurs compulsifs ;
3. Autres et mixtes ;
4. Lenteur obsessionnelle primaire. Il s'agit d'un sous-groupe particulier qui réunit les patients qui, malgré l'absence de symptômes obsessionnels compulsifs flagrants, manifestent une lenteur handicapante, dite obsessionnelle primaire, qui est le symptôme principal de leur maladie. Toutes les tâches ordinaires sont effectuées lentement, geste par geste, par exemple se raser « poil par poil ». Il semble que, dans ces cas, il s'agisse de mini-rituels multiples qui entravent l'accomplissement des tâches les plus banales du quotidien.

Par ailleurs, le DSM-IV a introduit la spécification d'un trouble obsessionnel-compulsif avec peu de prise de conscience. Il s'agit de toute évidence d'un sous-groupe clinique atypique, car l'autocritique par rapport aux symptômes constitue un des critères distinctifs du trouble obsessionnel-compulsif (critère B du DSM-IV). Si la reconnaissance explicite d'un trouble obsessionnel-compulsif avec peu de prise de conscience correspond bien à la réalité clinique, elle risque par ailleurs d'engendrer une certaine confusion relativement aux critères et aux limites nosographiques du trouble obsessionnel-compulsif. Il faut souligner que l'autocritique chez les patients obsessionnels-compulsifs n'est pas tout simplement présente ou absente, mais qu'elle est plutôt ambiguë ou partielle. Ainsi, on note une autocritique complète et indiscutable chez seulement une minorité de patients ; le plus souvent, l'autocritique chez les obsessionnels, même dans les cas typiques, est jumelée de manière particulière avec la crainte, voire la croyance paradoxale, que l'obsession soit « vraie » ou « réelle » tout en étant jugée comme insensée et ridicule. Le mécanisme de rationalisation — c'est-à-dire la tentative de se trouver une justification, de donner un certain sens à des symptômes qui effraient par leur absurdité — peut aussi contribuer à l'ambiguïté de l'autocritique. Finalement, le sous-groupe avec peu de prise de conscience serait une forme transitoire s'inscrivant dans un continuum avec les troubles psychiques accompagnés d'idées surinvesties ou délirantes. Selon Foa et Kozak (1995), environ 30 % des patients obsessionnels-compulsifs ont peu de prise de conscience, dont de 5 % à 13 % chez qui on ne relève pas d'autocritique.

13.5 DIAGNOSTIC

La simple présence de symptômes obsessionnels-compulsifs ne suffit pas pour poser le diagnostic d'un trouble obsessionnel-compulsif. Une certaine intensité des symptômes est requise qui implique, selon le DSM-IV, une détresse marquée, une perte de temps considérable (d'au moins une heure par jour) et/ou un handicap significatif quant au fonctionnement général. Le handicap peut aussi être lié à un comportement d'évitement : s'abstenir de sortir pour ne pas se salir ou s'abstenir de toute activité pour éviter les rituels de vérification, etc.

Si les symptômes n'atteignent pas le seuil d'une signification clinique, ils seront vus comme des symptômes obsessionnels-compulsifs isolés ou d'une intensité subsyndromique (subclinique).

13.5.1 Évaluation psychométrique

On peut évaluer avec justesse les symptômes obsessionnels-compulsifs, leur gravité et leur changement à l'aide d'un bon nombre d'échelles ou d'entrevues cliniques structurées. En Amérique du Nord, l'échelle obsessionnelle-compulsive de Yale-Brown est considérée comme l'étalon dans les protocoles de recherche (voir le tableau 13.2). L'échelle de Yale-Brown comprend 10 items, chacun ayant une valeur de 0 à 4 (gravité extrême). Les cinq premiers items concernent les obsessions et les cinq autres — identiques aux premiers —, les compulsions, ce qui permet d'obtenir des sous-totaux séparés pour les obsessions et les compulsions. On considère qu'une note totale d'au moins 16 sur l'échelle de Yale-Brown reflète déjà une gravité clinique des symptômes obsessionnels-compulsifs ; le score moyen des patients sélectionnés dans les études se situe d'habitude aux alentours de 25.

TABLEAU 13. 2   Échelle obsessionnelle-compulsive de Yale-Brown à 10 items

1. Temps perdu à cause des obsessions	0 à 4
2. Interférence causée par les obsessions	0 à 4
3. Détresse associée aux obsessions	0 à 4
4. Résistance aux obsessions	0 à 4
5. Degré de contrôle sur les obsessions	0 à 4
Sous-total des obsessions	0 à 20
6. Temps perdu à cause des compulsions	0 à 4
7. Interférence causée par les compulsions	0 à 4
8. Détresse associée aux compulsions	0 à 4
9. Résistance aux compulsions	0 à 4
10. Degré de contrôle sur les compulsions	0 à 4
Sous-total des compulsions	0 à 20
Total	0 à 40

13.5.2 Diagnostic différentiel et comorbidité

Le diagnostic différentiel vise à délimiter l'espace clinique du trouble obsessionnel-compulsif par rapport aux autres troubles psychiques qui comportent parfois des manifestations cliniques plus ou moins semblables. Cependant, la tâche n'est pas toujours facile, les concepts nosologiques n'étant que des approximations de la réalité clinique, dans laquelle le typique et l'atypique se chevauchent et se juxtaposent à des formes transitoires et à d'autres troubles psychiques, sans respect pour les limites nosographiques présumées. Le cas du trouble obsessionnel-compulsif semble bien illustrer cette espèce d'« inceste nosologique ».

Personnalité obsessionnelle-compulsive

La personnalité obsessionnelle-compulsive a en commun avec le trouble obsessionnel-compulsif le contenu et les thèmes des préoccupations : règles, ordre, propreté, accumulation, etc. Dans le cas de la personnalité obsessionnelle-compulsive, il n'y a pas de symptômes obsessionnels-compulsifs comme tels et les préoccupations sont vécues comme égo-syntones, c'est-à-dire conformes aux habitudes, aux valeurs et aux jugements de la personne.

Pourtant, plusieurs aspects de la relation entre traits de personnalité et symptômes obsessionnels-compulsifs demeurent controversés. Ce qui paraît clair, c'est qu'ils peuvent fort bien coexister. Selon la CIM-10, la présence de symptômes mineurs non seulement est compatible avec le diagnostic de « personnalité anankastique » (terme équivalent pour personnalité obsessionnelle-compulsive), mais en constitue un des critères diagnostiques. Dans le sens inverse, les patients atteints d'un trouble obsessionnel-compulsif présentent dans une proportion significative mais variable, selon les différents auteurs, une personnalité obsessionnelle-compulsive ou des traits isolés d'une telle personnalité. Ces derniers peuvent soit précéder les symptômes, soit survenir ou s'accentuer au cours de la maladie pour parfois s'atténuer ou disparaître après un traitement réussi. Dans d'autres cas encore, la personnalité obsessionnelle-compulsive demeure en quelque sorte comme « cicatrice caractérielle » après la rémission complète des symptômes obsessionnels-compulsifs. Finalement, un trouble obsessionnel-compulsif peut être cliniquement présent en l'absence de traits de personnalité obsessionnelle-compulsive ou en combinaison avec n'importe quel autre trouble de la personnalité.

Troubles anxieux

Les préoccupations et les inquiétudes qu'on observe dans l'anxiété généralisée représentent des réactions excessives, il est vrai, mais face à des problèmes réels : une rougeur sur la peau (cancer ?), une infection quelconque (méningite ou bactérie mangeuse de chair ?), un retard imprévu (accident ?), un examen (échec ?), etc. Les inquiétudes anxieuses sont donc volatiles et changeantes, peuvent disparaître une fois que la personne est rassurée ou céder la place à de nouvelles inquiétudes. En revanche, les ruminations obsessionnelles sont des idées stéréotypées qui font intrusion et qui ne se rapportent pas à des problèmes réels, mais à des situations hypothétiques très peu plausibles ou carrément impossibles ; qui plus est, les patients obsessionnels sont le plus souvent conscients de l'aspect absurde de leurs ruminations : « Est-ce bien moi qui ai empoisonné ma mère, sans m'en apercevoir, lors de ma visite à l'hôpital avant son décès ? » ; « Le sel de mer ne rend-il pas les marins sexuellement impuissants ? » ; « Les policiers ne vont-ils pas toujours à deux parce que chacun est aveugle d'un œil et que, quand ils sont deux, cela leur fait au total deux yeux et donc une vue normale ? »

En ce qui concerne le trouble panique, l'agoraphobie, la phobie sociale ou les phobies isolées, le trouble obsessionnel-compulsif s'en distingue de manière radicale par l'absence d'attaques de panique. Par conséquent, le but des comportements d'évitement qu'on peut observer chez certains obsessionnels est d'esquiver les situations susceptibles de déclencher leurs obsessions-compulsions, situations bien différentes des situations phobogènes susceptibles de provoquer des attaques de panique. Cependant, une cooccurrence élevée de 40 % à 50 % du trouble obsessionnel-compulsif et des différents troubles anxieux est à l'origine des cas cliniques dans lesquels on note une anxiété généralisée ou un trouble panique chez un patient atteint d'un trouble obsessionnel-compulsif ou, dans le sens inverse, des symptômes obsessionnels-compulsifs mineurs ou modérés accompagnant une agoraphobie.

Dépression majeure

La relation entre le trouble obsessionnel-compulsif et la dépression majeure est complexe. D'une part, les deux conditions sont faciles à distinguer par leurs symptômes et leur évolution clinique respectifs. Les ruminations dépressives sont congruentes à l'humeur, en ce sens égo-syntones, et se rapprochent plutôt des idées surinvesties ou des appréhensions anxieuses. En revanche, les ruminations obsessionnelles sont égo-dystones, absurdes et, dans les cas typiques, sont reconnues comme telles. Des problèmes de diagnostics différentiels plus subtils se posent dans les cas de comorbidité étant donné que la prévalence à vie de la dépression majeure parmi les patients atteints d'un trouble obsessionnel-compulsif est de 60 % à 70 %. En règle générale, les symptômes obsessionnels-compulsifs précèdent l'épisode dépressif, s'amplifient durant la dépression et continuent à persister après sa résolution clinique. Pourtant, il arrive qu'un trouble obsessionnel-compulsif, avant de s'installer de manière chronique, débute par une dépression majeure. Dans d'autres cas encore, des symptômes obsessionnels-compulsifs typiques se manifestent par épisodes, en cooccurrence avec des symptômes de dépression majeure, et disparaissent complètement durant les périodes de rémission clinique. Enfin, un trouble obsessionnel-compulsif typique peut également se combiner avec un trouble bipolaire, surtout de type II. Dans tous ces cas, un double diagnostic s'avère nécessaire.

Schizophrénie et troubles délirants

Dans les cas typiques, le trouble obsessionnel-compulsif se distingue de la schizophrénie par l'absence de symptômes psychotiques et la présence d'une autocritique. La distinction est plus difficile dans les cas de trouble obsessionnel-compulsif avec peu de prise de conscience ou quand les idées obsessives prennent l'allure d'idées surinvesties ou subdélirantes, mais toujours en l'absence de symptômes schizophréniques francs. Dans d'autres cas, les symptômes obsessionnels-compulsifs initiaux constituent une sorte de « préambule » à un processus schizophrénique plus ou moins typique qu'on appelait autrefois « schizophrénie pseudo-névrotique ». Une revue récente de la littérature rapporte que de 1 % à 12,5 % (le plus souvent de 5 % à 10 %) des patients

Psychiatrie clinique : une approche bio-psycho-sociale

chez qui un trouble obsessionnel a été diagnostiqué au début deviennent plus tard schizophrènes (Dowling, Pato et Pato, 1995).

En ce qui concerne les troubles délirants, la différence majeure avec le trouble obsessionnel-compulsif réside dans le degré de conviction quasi inébranlable dans le cas des paranoïas vraies et dans l'absence de compulsions. En revanche, les patients obsessionnels-compulsifs, même s'ils soutiennent parfois leurs idées obsessives et cherchent à les justifier, admettent en même temps qu'au moins certains aspects de leurs croyances sont irrationnels, excessifs ou ridicules. D'un point de vue thérapeutique, il est important de ne pas confondre le jaloux délirant et l'obsessionnel-compulsif chez qui la jalousie prend l'allure de ruminations obsessionnelles. Dans le second cas, l'autocritique est nettement plus présente, les idées de jalousie, provoquées par un doute obsessionnel, sont reconnues comme absurdes par le sujet qui, en outre, présente souvent d'autres symptômes obsessionnels-compulsifs. Il existe pourtant certaines formes frustres de troubles délirants, tels le délire de relation des sensitifs, décrit par Kretschmer, et sa variante, le délire olfactif, ou encore le délire de parasitose dermique, où symptômes obsessionnels et délirants semblent coexister ou se chevaucher. Ainsi, un patient peut croire dégager une haleine de « poisson pourri » ou une forte odeur des pieds et se livrer non seulement aux vérifications répétitives, brossages excessifs des dents ou lavages des pieds à l'eau de Javel, mais aussi à des interprétations des paroles et des gestes anodins d'autrui comme faisant allusion à ses odeurs particulières. Dans ces cas, tout comme dans le trouble obsessionnel-compulsif d'ailleurs, l'autocritique fluctue entre la compréhension de l'absurdité d'une telle idée, la peur ou le doute qu'elle puisse tout de même être vraie et la conviction, à d'autres moments, qu'il en est ainsi pour de bon.

Spectre obsessionnel-compulsif

Après la flambée d'intérêt pour le trouble obsessionnel-compulsif, on assiste à une deuxième vague d'intérêt pour les troubles dits du « spectre obsessionnel-compulsif ». Les troubles dysmorphophobique, anorexique, boulimique et hypocondriaque, entre autres, sont considérés comme faisant partie de ce regroupement à cause d'une ressemblance phénoménologique avec le trouble obsessionnel-compulsif (voir la figure 13.1). En effet, il existe souvent une comorbidité entre ces troubles et le trouble obsessionnel-compulsif et, dans ces cas, pour justifier le diagnostic de ce dernier, le DSM-IV (critère D) exige que le thème des symptômes obsessionnels-compulsifs ne soit pas limité aux préoccupations spécifiques des troubles en question. Outre cette différence au chapitre du contenu des symptômes, le trouble obsessionnel-compulsif en général est caractérisé par une meilleure autocritique, mais cette distinction subtile est complètement effacée dans le sous-groupe du trouble avec peu de prise de conscience. D'autres conditions classées comme troubles du contrôle des impulsions, tels la trichotillomanie et le jeu pathologique, entre autres, ainsi que certaines paraphilies sont également associées au spectre obsessionnel. Finalement, une place à part revient à la maladie de Gilles de la Tourette pour l'ensemble de ses caractéristiques. La notion de spectre obsessionnel-compulsif est une conceptualisation transnosographique intéressante, car elle met en relief non seulement la spécificité des troubles psychiques en question, mais aussi leur continuité clinique. Elle correspond, pour l'essentiel, à une reprise moderne de la démarche clinique et conceptuelle de Janet présentée au début de ce siècle sous la notion de la psychasthénie.

13.6 TRAITEMENT

Le trouble obsessionnel-compulsif a longtemps été considéré comme une maladie incurable, perception qui a bien changé à la suite des récents progrès thérapeutiques et des résultats impressionnants, parfois spectaculaires. Trois modalités d'intervention peuvent être efficaces : la thérapie comportementale, les antidépresseurs sérotoninergiques et la psychochirurgie.

13.6.1 Traitements biologiques

Antidépresseurs sérotoninergiques

Dans de nombreuses études contrôlées, seuls les antidépresseurs sérotoninergiques ont prouvé leur efficacité dans le traitement du trouble obsessionnel-compulsif. Il s'agit soit de la clomipramine, un antidépresseur tricyclique sérotoninergique puissant mais non sélectif, soit des inhibiteurs sélectifs du recaptage

FIGURE 13.1 Spectre obsessionnel-compulsif

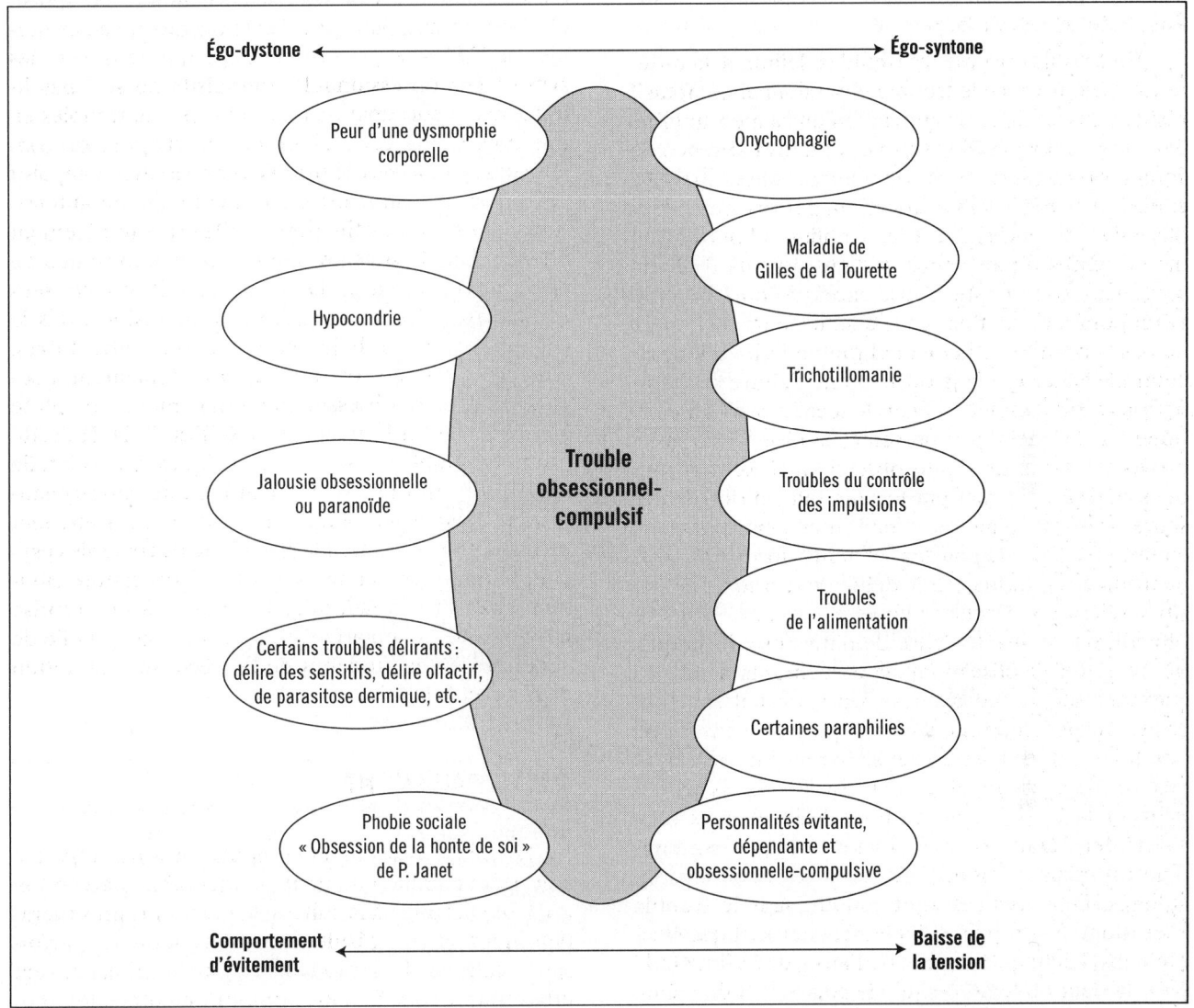

Source : D'après S.A. Rasmussen et J.L. Eisen, « The epidemiology and differential diagnosis of obsessive compulsive disorder », *J. Clin. Psychiatry*, vol. 53, n° 4 (suppl.), 1992.

de la sérotonine (ISRS) : fluoxétine, fluvoxamine, paroxétine, sertraline.

Les antidépresseurs sérotoninergiques ont une efficacité cliniquement significative comparativement au placebo dans de 40 % à 80 % des cas. À noter que les antidépresseurs noradrénergiques ne révèlent aucune efficacité antiobsessionnelle. Il s'agit donc d'une réponse préférentielle du trouble obsessionnel-compulsif aux antidépresseurs sérotoninergiques enclenchée probablement au début du traitement par une désensibilisation des autorécepteurs sérotoninergiques (5-HT$_{1A}$) somato-dendritiques. Cela aurait comme effet une augmentation de la neurotransmission sérotoninergique et, finalement, une désensibilisation des récepteurs sérotoninergiques (5-HT) post-synaptiques (Sasson et Zohar, 1996).

En pratique, quelques conditions doivent être respectées pour assurer de meilleures chances à la réussite thérapeutique. En règle générale, l'efficacité des médicaments augmente de façon plus ou moins linéaire en fonction de leur dose ; il est donc souvent nécessaire de prescrire des doses élevées. Mais cette tendance ne doit pas être considérée comme un dogme. Des études récentes ont démontré qu'on peut obtenir une bonne réponse thérapeutique même avec des doses minimales ou modérées. Un deuxième point important a trait à la durée de l'essai thérapeutique. Dans certains cas, une amélioration apparaît dès les premières semaines du traitement, mais d'habitude elle survient beaucoup plus tard. Pour cette raison, on estime qu'un essai thérapeutique d'au moins 10 à 12 semaines est nécessaire pour pouvoir se prononcer sur l'efficacité du médicament. Une fois la réponse thérapeutique maximale acquise, la question se pose de savoir combien de temps et à quelle dose doit se poursuivre le traitement médicamenteux. L'arrêt abrupt de la médication, même après une ou deux années de traitement, entraîne une recrudescence des symptômes obsessionnels-compulsifs, mais ces derniers peuvent de nouveau diminuer ou disparaître avec la reprise de la médication antérieure. Par ailleurs, après une stabilisation thérapeutique, une diminution de 30 % à 50 % de la dose qui s'est avérée efficace n'entraîne pas de rechute (Mundo et coll., 1997). En ce qui concerne la durée du traitement d'entretien, celle-ci peut être de plusieurs années et doit être déterminée sur une base individuelle pour chaque patient.

Certaines données laissent croire que la clomipramine serait le meilleur médicament antiobsessionnel. Pourtant, les études qui ont comparé en direct la clomipramine aux ISRS indiquent une efficacité semblable, mais une meilleure tolérance aux ISRS (Fineberg, 1996). Même si les données actuelles sont peu concluantes à ce sujet, un consensus semble s'établir en faveur des ISRS comme médicaments de premier choix. Le paradigme actuel du traitement pharmacologique du trouble obsessionnel-compulsif se résume donc ainsi :

1. Commencer le traitement par un ISRS. Continuer le traitement selon des doses appropriées pour une période d'au moins deux à trois mois.
2. Si, au bout de cette période, la réponse thérapeutique n'est pas satisfaisante, essayer des stratégies de potentialisation : lithium, buspirone, clonazépam, faibles doses de neuroleptiques (halopéridol ou rispéridone, à moins de 4 mg/jour), L-tryptophane, pindolol, ou encore la combinaison des deux derniers (Blier et Bergeron, 1996). À noter qu'aucune de ces stratégies n'a été prouvée efficace, mais on peut s'attendre à une amélioration thérapeutique dans environ 20 % des cas.
3. Si la réponse thérapeutique est toujours insatisfaisante, changer l'ISRS du premier choix pour un autre ISRS ou bien pour la clomipramine. Un tel changement est estimé efficace dans de 20 % à 40 % des cas, mais la possibilité qu'un troisième antidépresseur sérotoninergique puisse être efficace est seulement de 5 %. Les stratégies de potentialisation peuvent de nouveau être utilisées.
4. Si la réponse thérapeutique est positive, continuer le traitement à la même dose pendant au moins six mois, et jusqu'à deux ans, car, durant cette période, certains patients peuvent encore continuer à s'améliorer. Une fois la réponse thérapeutique stabilisée, le traitement se poursuit avec une dose d'entretien correspondant à 30 % à 60 % de la dose thérapeutique antérieure. Le traitement d'entretien peut être maintenu aussi longtemps que nécessaire, selon les bienfaits et les inconvénients qu'il apporte.

Autres traitements

Dans les cas réfractaires, un essai thérapeutique aux inhibiteurs de la monoamine-oxydase (IMAO) est indiqué, surtout s'il y a comorbidité du trouble obsessionnel-compulsif et du trouble panique ou de l'anxiété généralisée envahissante. L'électroconvulsivothérapie (ECT) est inefficace dans le traitement du trouble obsessionnel-compulsif mais peut être envisagée dans les cas d'un trouble à évolution périodique et présentant un tableau clinique mixte de dépression et de symptômes obsessionnels-compulsifs. L'ECT doit aussi être prise en considération avant d'opter pour une intervention neurochirurgicale.

Psychochirurgie

Depuis tout récemment, on assiste à un regain d'intérêt pour la psychochirurgie qui est indiquée dans les cas graves et réfractaires aux approches thérapeutiques précédentes. L'efficacité rapportée est de 30 % à plus de 80 %, et, grâce aux techniques stéréotaxiques modernes, les complications postopératoires sont rares (Hay et coll., 1993). Les interventions neurochirurgicales (cingulotomie, capsulotomie antérieure, tractotomie sous-caudée, etc.) consistent à couper les voies efférentes entre les noyaux gris centraux et le cortex frontal. Ces interventions sont pratiquées aux États-Unis, en Grande-Bretagne, en Suède, en Australie et au Québec, à l'Institut neurologique de Montréal.

13.6.2 Psychothérapies

Thérapie comportementale[1]

Le postulat de base de la thérapie comportementale est que les compulsions seraient des réponses pour neutraliser la détresse ou l'anxiété associées aux obsessions. La thérapie comportementale vise donc à renverser cette dynamique et son principe se résume à la formule : exposition avec prévention de la réponse (compulsive). En pratique, cela revient à demander au patient de s'exposer à ses obsessions sans accomplir les gestes compulsifs. L'exposition, qu'elle se fasse en imagination ou *in vivo* (en demandant, par exemple, de toucher des « contaminants »), provoque au début de chaque séance une montée de la détresse associée aux obsessions ; par la suite, le degré de détresse commence à baisser graduellement et, au bout de 30 à 40 minutes, le besoin d'accomplir le geste compulsif peut finir par disparaître. En répétant les séances d'exposition aux obsessions avec prévention de la réponse compulsive, on arrive à créer une habituation physiologique face aux stimuli anxiogènes associés aux obsessions et, finalement, à une extinction des comportements compulsifs. On estime qu'au moins 20 heures d'exposition avec prévention de la réponse sont nécessaires pour un traitement adéquat. L'efficacité de cette approche est impressionnante : de 70 % à 80 % des patients montrent une importante amélioration ou une guérison clinique qui, en plus, s'avère persistante d'après des suivis effectués jusqu'à cinq ans plus tard (Greist, 1996). Il faut cependant émettre des réserves sur ces résultats du fait que les réussites thérapeutiques rapportées proviennent d'études non contrôlées et concernent un sous-groupe de patients bien sélectionnés (le plus souvent des « laveurs compulsifs »). La thérapie comportementale est inapplicable dans le cas des obsessionnels « purs » et inefficace si le trouble s'accompagne d'une dépression majeure. Elle implique la présence d'une autocritique et une motivation sans réserve : un quart des patients refusent de s'engager dans les expériences angoissantes d'exposition à leurs obsessions et un autre quart abandonnent la thérapie pour les mêmes raisons. Même si les meilleures conditions pour une thérapie comportementale sont réunies, cette approche demeure inefficace pour de 20 % à 30 % des patients.

Thérapie cognitive[2]

On observe chez certains patients atteints d'un trouble obsessionnel-compulsif des distorsions cognitives parfois importantes, qui semblent être plutôt le corollaire des symptômes de la maladie que leur cause. Il s'agit d'inférences erronées quant à la probabilité de survenue des situations redoutées ou d'une sorte d'inflation grotesque du sens de la responsabilité personnelle. Des raisonnements introduits par des formules conditionnelles (« si », « peut-être », « au cas où », « advenant que », etc.) font en sorte que des situations hypothétiques ou pratiquement impossibles sont vécues comme un danger imminent et servent de justification « logique » au maintien des symptômes obsessionnels-compulsifs. Dans ces cas, une approche cognitive visant à corriger les inférences erronées constitue un adjuvant utile à la thérapie comportementale ou au traitement médicamenteux. Par contre, les résultats de la thérapie cognitive appliquée seule ne sont pas concluants (Greist, 1996).

13.6.3 Traitement intégré

Le traitement intégré vise à combiner les avantages de toutes les approches disponibles dans le but de maximiser les bienfaits thérapeutiques. À l'heure actuelle, le traitement de choix semble être la combinaison d'un traitement aux antidépresseurs sérotoninergiques avec une thérapie comportementale, sans négliger les apports potentiels des approches complémentaires ou non spécifiques : thérapie de soutien, cognitive, psychodynamique ou familiale. Les différentes stratégies de potentialisation médicamenteuse ainsi que l'ultime recours à la psychochirurgie ont

---

1. Voir aussi le tome II, chapitre 50.

2. Voir aussi le tome II, chapitre 51.

toutes une place dans le traitement intégré du trouble obsessionnel-compulsif. Les figures 13.2 et 13.3 (ci-contre et p. 376) présentent l'algorithme thérapeutique du trouble obsessionnel-compulsif à suivre, élaboré par un groupe d'experts dans le domaine. Finalement, la disparition des symptômes n'est qu'une étape du traitement dont l'objectif final est l'intégration sociale et professionnelle du sujet. Les patients obsessionnels-compulsifs font souvent preuve d'un potentiel intellectuel et personnel remarquable qu'il faut savoir découvrir, apprécier et encourager.

13.7 ÉVOLUTION ET PRONOSTIC

Le début du trouble obsessionnel-compulsif peut être insidieux ou soudain, précipité parfois par des stresseurs d'ordre psychologique ou physique, non spécifiques. L'histoire naturelle de la maladie n'est pas connue dans tous ses aspects. Typiquement, les cas cliniques ont une évolution chronique souvent accompagnée de fluctuations de l'intensité des symptômes. Avec le temps, l'état de certains patients s'améliore, alors qu'il peut demeurer inchangé ou se détériorer chez d'autres. Des évolutions bénignes, avec disparition spontanée des symptômes, sont possibles, mais probablement rares, et peuvent laisser comme séquelles des troubles de la personnalité. Dans une minorité des cas cliniques (environ 5 %), on observe une évolution périodique difficile, voire impossible, à distinguer cliniquement d'une dépression majeure récurrente.

Le pronostic du trouble obsessionnel-compulsif dépend d'une interaction de facteurs dont aucun n'a une importance absolue. Leur configuration particulière détermine le pronostic dans chaque cas individuel. Ainsi, à titre d'exemple, le début précoce et la gravité des symptômes sont considérés comme des facteurs plutôt défavorables. Une tendance à l'évolution chronique, la présence d'une pathologie marquée au chapitre de la personnalité sous-jacente ou d'une comorbidité avec d'autres troubles psychiques, ainsi que la présence de signes d'organicité sont des facteurs nettement défavorables. En revanche, la réponse thérapeutique aux traitements disponibles peut être, pour des raisons inconnues, un facteur de pronostic quasiment indépendant de tous les autres facteurs, ce qui justifie un essai thérapeutique dans tous les cas cliniques.

*
* *

Le trouble obsessionnel-compulsif est l'un des troubles psychiques les plus répandus : 2 ou 3 personnes sur 100 en seraient atteintes. Ses formes cliniques sont chroniques et souvent invalidantes. Les facteurs étiologiques prédominants semblent être de nature neurobiologique. Dans les cas typiques, les symptômes — obsessions et/ou compulsions — sont à la fois absurdes et vécus comme tels par les malades sans qu'ils arrivent à les supprimer. Cet aspect fascinant du trouble lui a bien valu dans le passé l'appellation de « folie lucide ». Sa position nosographique est particulière : en raison de l'existence de nombreuses formes transitoires et d'une comorbidité systématique avec les troubles de la personnalité, les troubles psychiques non délirants, mais aussi avec les troubles affectifs, les psychoses et les troubles neurologiques, le trouble obsessionnel-compulsif se situe au cœur même du champ psychopathologique et, paradoxalement, à la limite de la normalité : présence d'une autocritique souvent lucide, préoccupations par rapport aux impératifs de la culture — ordre, règles, scrupule, « épistémophilie », etc. L'expérience obsessionnelle-compulsive, dominée par le sentiment de contrainte subjective, illustre bien le concept philosophique de la maladie en général, vécue comme une condition de vie restrictive et limitant la liberté existentielle. Les récents succès thérapeutiques, parfois spectaculaires, ont mis fin aux attitudes défaitistes face au trouble obsessionnel-compulsif. Ils sont au cœur des « sentiments d'incomplétude » des chercheurs et cliniciens et animent leur quête de connaissances et de réussites thérapeutiques encore plus pointues. Or cette espèce de perfectionnisme inhérent à la nature humaine, si différent qu'il soit des symptômes de la maladie, semble avoir avec le trouble obsessionnel-compulsif un étrange lien de parenté encore mal compris.

FIGURE 13.2 **Stratégies générales pour le traitement du trouble obsessionnel-compulsif (TOC) durant la phase aiguë**

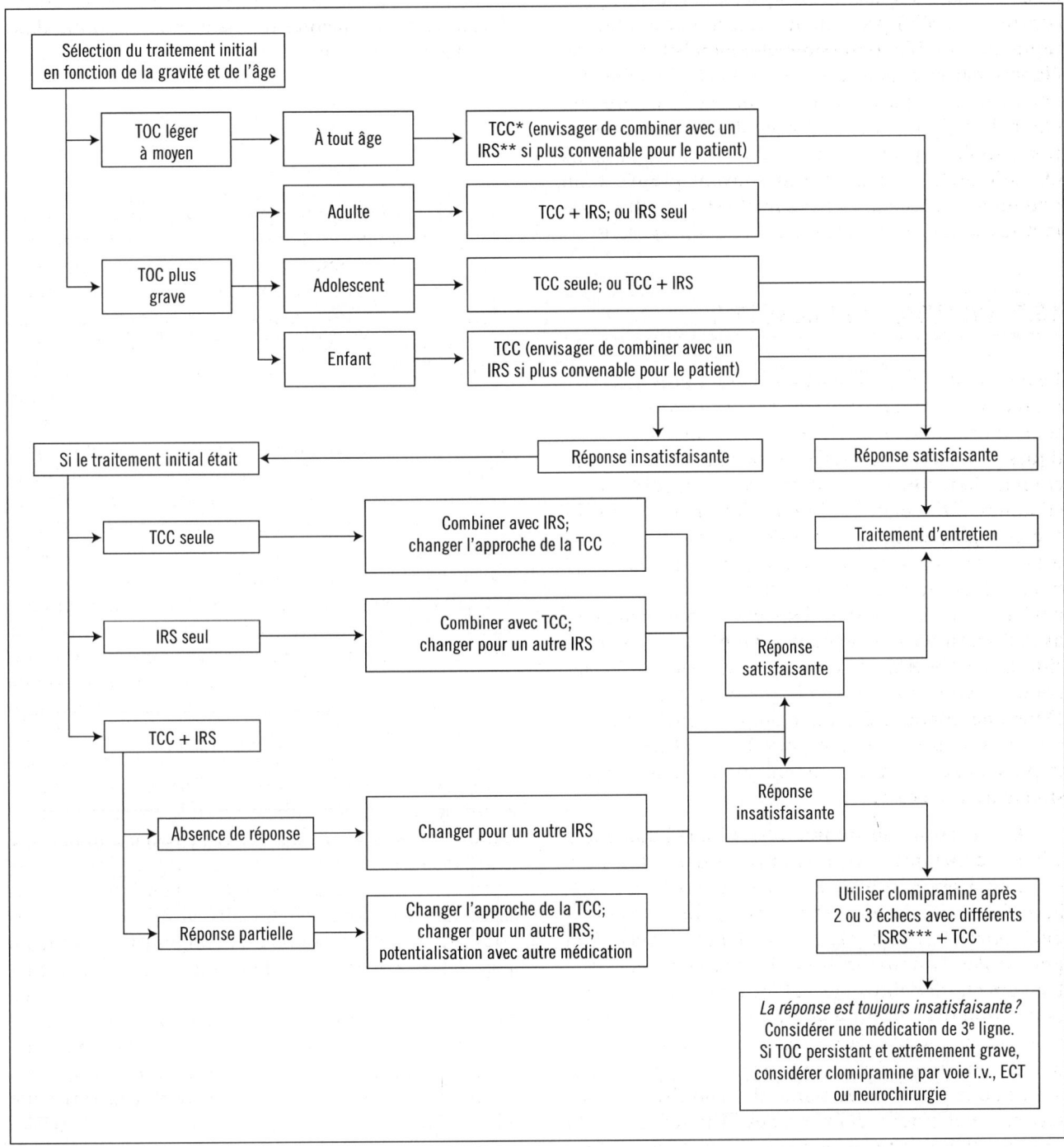

* TCC : Thérapie cognitivo-comportementale.
** IRS : Inhibiteur du recaptage de la sérotonine.
*** ISRS : Inhibiteur sélectif du recaptage de la sérotonine.

Source : Traduit de J.S. March, A. Frances, D. Carpenter et D.A. Kahn (sous la dir. de), «The Expert Consensus Guideline Series: Treatment of obsessive-compulsive disorder», *J. Clin. Psychiatry*, vol. 58, suppl. 4, 1997, p. 13.

FIGURE 13.3 Approches pratiques durant la phase aiguë du trouble obsessionnel-compulsif et pour le traitement d'entretien

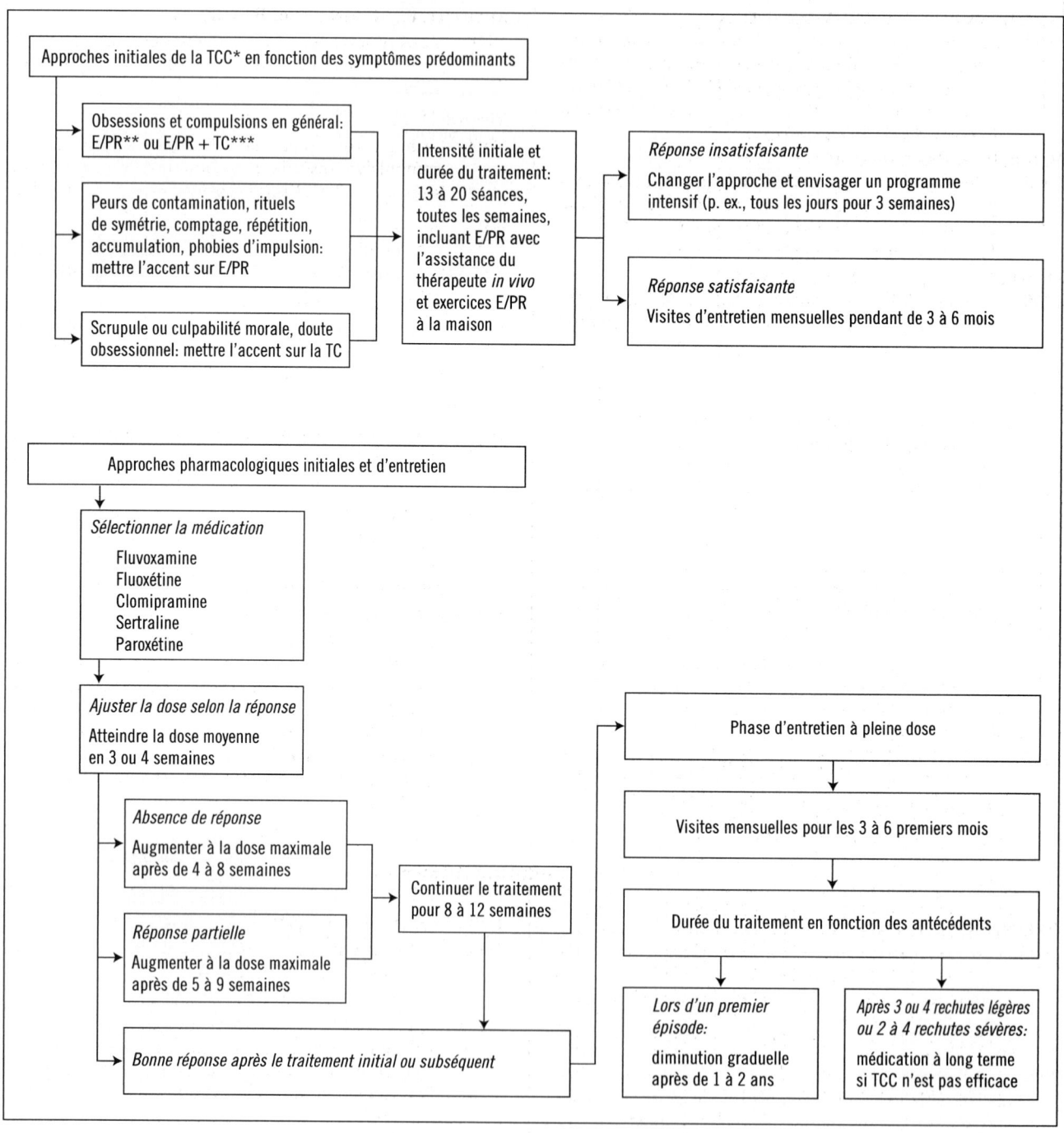

* TCC: Thérapie cognitivo-comportementale.
** E/PR: Exposition/prévention de la réponse.
*** TC: Thérapie cognitive.

Source: Traduit de J.S. March, A. Frances, D. Carpenter et D.A. Kahn (sous la dir. de), «The Expert Consensus Guideline Series: Treatment of obsessive-compulsive disorder», *J. Clin. Psychiatry*, vol. 58, suppl. 4, 1997, p. 14.

Bibliographie

AMERICAN PSYCHIATRIC ASSOCIATION
1994 *Diagnostic and Statistical Manual of Mental Disorders*, 4e éd., Washington (D.C.), American Psychiatric Association; trad. française *DSM-IV – Manuel diagnostique et statistique des troubles mentaux*, Paris, Masson, 1996, 1040 p.

BLIER, P., et BERGERON, P.
1996 « Sequential administration of augmentation strategies in treatment-resistant obsessive-compulsive disorder: Preliminary findings », *Int. Clin. Psychopharmacol.*, vol. 11, p. 37-44.

DOWLING, F.G., PATO, M.T., et PATO, C.N.
1995 « Comorbidity of obsessive-compulsive and psychotic symptoms: A review », *Harv. Rev. Psychiatry*, vol. 3, n° 2, p. 75-83.

FINEBERG, N.
1996 « Refining treatment approaches in obsessive-compulsive disorder », *Int. Clin. Psychopharmacol.*, vol. 11, suppl. 5, p. 13-22.

FOA, E.B., et KOZAK, M.J.
1995 « DSM-IV field trial: Obsessive-compulsive disorder », *Am. J. Psychiatry*, vol. 152, n° 1, p. 90-96.

GREIST, J.H.
1996 « New developments in behaviour therapy for obsessive-compulsive disorder », *Int. Clin. Psychopharmacol.*, vol. 11, p. 63-73.

HAY, P., et coll.
1993 « Treatment of obsessive-compulsive disorder by psychosurgery », *Acta Psychiatr. Scand.*, vol. 87, n° 3, p. 197-207.

MARCH, J.S., et coll. (sous la dir. de)
1997 « The Expert Consensus Guideline Series: Treatment of obsessive-compulsive disorder », *J. Clin. Psychiatry*, vol. 58, suppl. 4, p. 3-72.

MILBERT, F., MERINI, F., et BENOIT, M.
1991 « Les rituels: de la névrose obsessionnelle à la religion », *Psychologie médicale*, vol. 23, n° 12, p. 1367-1369.

MUNDO, E., et coll.
1997 « Long-term pharmaco-therapy of obsessive-compulsive disorder: A double-blind controlled study », *J. Clin. Psychopharmacol.*, vol. 17, p. 4-10.

PAULS, D., et coll.
1995 « A family study of obsessive-compulsive disorder », *Am. J. Psychiatry*, vol. 152, n° 1, p. 76-84.

RASMUSSEN, S.A., et EISEN, J.L.
1992 « The epidemiology and differential diagnosis of obsessive compulsive disorder », *J. Clin. Psychiatry*, vol. 53, n° 4 (suppl.), p. 4-10.

SASSON, Y., et ZOHAR, J.
1996 « New developments in obsessive-compulsive disorder research: Implications for clinical management », *Int. Clin. Psychopharmacol.*, vol. 11, suppl. 5, p. 3-12.

VINCENT, A., et coll.
1994 « Implication des noyaux gris centraux dans le trouble obsessionnel-compulsif: une revue », *Revue canadienne de psychiatrie*, vol. 39, n° 9, p. 545-550.

WORLD HEALTH ORGANIZATION
1993 *The ICD-10 Classification of Mental and Behavioural Disorders: Diagnostic Criteria for Research*, Genève, World Health Organization; trad. française *Classification internationale des maladies, 10e révision. Chapitre V (F): Troubles mentaux et troubles du comportement: critères diagnostiques pour la recherche*, Paris, Organisation Mondiale de la Santé et Masson, 1994.

Lectures complémentaires

FREESTON, M.H., LADOUCEUR, R., et BOUCHARD, C.
1996 « Traitement cognitif et comportemental du trouble obsessionnel-compulsif. Partie 2: Interventions thérapeutiques », *Revue québécoise de psychologie*, vol. 17, n° 1, p. 109-130.

JENIKE, M.A.
1995 « Obsessive-compulsive disorder », dans H.I. Kaplan et B.J. Sadock (sous la dir. de), *Comprehensive Textbook of Psychiatry/VI*, 6e éd., vol. 1, p. 1218-1227.

KOZAK, N.H., et FOA, E.B.
1994 « Obsessions, overvalued ideas, and delusions in obsessive-compulsive disorder », *Behav. Res. Ther.*, vol. 32, n° 3, p. 343-353.

LADOUCEUR, R., FREESTON, M.H., et RHÉAUME, J.
1996 « Traitement cognitif et comportemental du trouble obsessionnel-compulsif. Partie 1: Modèle explicatif », *Revue québécoise de psychologie*, vol. 17, n° 1, p. 91-107.

CHAPITRE 14

Troubles reliés au stress intense

Léon-M. Larouche, M.D., F.R.C.P.C.
Psychiatre à la Clinique des troubles anxieux et des maladies affectives
du Pavillon Albert-Prévost de l'Hôpital du Sacré-Cœur de Montréal
Professeur adjoint de clinique au Département de psychiatrie de l'Université de Montréal

PLAN

14.1. Historique

14.2 Épidémiologie

14.3 Étiologie
    14.3.1 Facteurs biologiques
    14.3.2 Facteurs psychologiques
    14.3.3 Facteurs sociaux
    14.3.4 Modèles explicatifs

14.4 Description clinique
    14.4.1 Nature du stresseur
    14.4.2 Critères diagnostiques des troubles État de stress aigu et État de stress post-traumatique
    14.4.3 Modification durable de la personnalité après une expérience de catastrophe (F62.0)

14.5 Diagnostic différentiel

14.6 Traitement
    14.6.1 Approche biologique
    14.6.2 Approche cognitivo-comportementale
    14.6.3 Approche psychodynamique
    14.6.4 Thérapie de groupe et familiale
    14.6.5 Validation des résultats
    14.6.6 Prévention

14.7 Évolution et pronostic

14.8 Considérations juridiques

Bibliographie

Lectures complémentaires

Les études sur les personnes souffrant de traumatismes psychologiques fournissent des données de plus en plus précises quant à la phénoménologie de ces perturbations. En raison de leur caractère dramatique, les réactions de victimes de violence occupent une place grandissante dans l'actualité médicale.

Dans ce chapitre, une attention particulière sera donnée aux trois principales manifestations cliniques de stress intense, soit: la réaction aiguë au stress extrême, l'état de stress post-traumatique et le changement durable de la personnalité à la suite d'une expérience catastrophique. Des trois syndromes, c'est l'état de stress post-traumatique qui fera l'objet de l'examen les plus détaillé, étant donné la plus grande visibilité de ce syndrome.

14.1 HISTORIQUE

C'est Janet qui, en 1889, fut le premier à étudier et à traiter le stress traumatique, plus particulièrement les symptômes hystériques et dissociatifs (Van der Kolk et Van der Hart, 1989). Il entrevoyait déjà la composante biologique de la dissociation.

Le mouvement psychanalytique, à ses débuts, posait que l'expérience d'un traumatisme psychologique était au cœur de la névrose hystérique ; plus tard, une importance accrue fut donnée aux productions fantasmatiques autogénérées (Freud et coll, 1921).

À la suite de la Seconde Guerre mondiale et, plus récemment, de la guerre du Vietnam, de nombreuses études furent entreprises auprès des vétérans présentant diverses réactions psychologiques, associées aux situations de combat (Crocq, 1974; Grinker et Spiegel, 1945; Horowitz, 1986).

Ces études ont contribué à préciser les critères diagnostiques du trouble que constitue l'état de stress post-traumatique qui fut reconnu comme tel dans la troisième édition de la classification diagnostique américaine, en 1980 (DSM-III).

Depuis 1980, il y a un accroissement exponentiel des recherches et des publications sur divers aspects du traumatisme psychologique, tant en ce qui concerne ses effets immédiats qu'en ce qui concerne ses effets à long terme.

14.2 ÉPIDÉMIOLOGIE

Les résultats des études épidémiologiques récentes sur la prévalence de l'état de stress post-traumatique varient selon les milieux étudiés, les populations à risque, les stresseurs considérés, la personnalité des victimes, etc. Ainsi, une étude américaine menée auprès de la population générale arrive à une prévalence à vie pour l'état de stress post-traumatique de 1 % (Helzer, Robins et McEvoy, 1987). D'autres études trouvent des taux très différents dans des populations dites « à haut risque » : par exemple, Breslau et coll. (1991) rapportent une prévalence de 9,2 % chez 1 007 jeunes adultes dans les quartiers défavorisés de Detroit, au Michigan.

Des estimations récentes de la fréquence de l'état de stress post-traumatique dans un large groupe de soldats américains qui ont servi durant la guerre du Vietnam fixent la prévalence actuelle de ce syndrome à 15,2 % (Kulka et coll., 1990). Par ailleurs, des enquêtes épidémiologiques menées dans le but de valider les critères diagnostiques du DSM-IV ont mis en évidence l'absence de réactions traumatiques chez certaines personnes, même si elles sont exposées à des stresseurs extrêmes (Kline et coll., 1993).

14.3 ÉTIOLOGIE

Comme le signalent les dernières classifications des troubles mentaux (DSM-IV et CIM-10), le premier facteur étiologique de l'état de stress post-traumatique est la *présence d'un événement stressant d'intensité extrême* qui est vécu par la personne avec détresse. Il est reconnu que cet événement provoquera un trouble semblable chez une bonne partie des gens qui y sont exposés, ce qui suppose une vulnérabilité humaine générale à cet événement.

Le diagnostic d'état de stress post-traumatique semble solidement établi dans nos classifications, mais bien des questions demeurent quant à l'étiopathogénie. Ainsi, certains auteurs remettent de plus en plus en question le lien causal postulé entre un événement extrêmement stressant et l'apparition d'un tel état (Yehuda et McFarlane, 1995): il semble que l'existence d'une vulnérabilité personnelle pré-traumatique soit un facteur nécessaire pour que s'installe un état de stress post-traumatique.

14.3.1 Facteurs biologiques

La réponse hormonale à un événement extrêmement stressant comporte la libération de neurohormones endogènes tels le cortisol, l'adrénaline, la noradrénaline, la vasopressine, l'ocytocine et les opioïdes endogènes. Ces hormones aident l'organisme à mobiliser l'énergie nécessaire pour faire face au stress. Les études sur ces hormones commencent à peine à clarifier le rôle de chacune d'elles (Bremmer, Southwick et Charney, 1995). Les études neuroendocriniennes portant sur les soldats du Vietnam ont indiqué une activité accrue et durable du système nerveux sympathique chez les soldats souffrant du trouble qu'est l'état de stress post-traumatique.

Van der Kolk (1994) considère que l'expérience traumatique est inscrite dans la mémoire et exprimée sous forme de changements dans la réponse biologique au stress. Dans l'état de stress post-traumatique, les traces mnésiques de l'expérience traumatique sont organisées à un niveau somato-sensoriel, sous forme d'images ou de sensations physiques qui sont imperméables au changement.

La consolidation de l'événement traumatisant dans les mémoires est modulée par les neurohormones, plus particulièrement la noradrénaline. C'est surtout à travers l'amygdale, une structure limbique, qu'une signification est donnée aux événements (Van der Kolk, 1994). Dans l'état de stress post-traumatique, il y a stimulation excessive de l'amygdale par la noradrénaline, ce qui engendre des hypermnésies en ce qui a trait aux expériences traumatiques, avec attribution d'une signification catastrophique à l'événement.

L'intensité de l'expérience traumatique détermine des réactions de dissociation: l'intégration psychologique d'une telle expérience est impossible dans l'immédiat, il y a fragmentation du champ conscient.

Les recherches modernes tendent à démontrer que la dissociation observée dans les cas de personnalité multiple est en partie le résultat d'expériences très traumatisantes vécues dans l'enfance (Putnam, 1984).

14.3.2 Facteurs psychologiques

Si on reconnaît la nécessité d'un événement stressant grave comme condition de l'apparition d'un état de stress post-traumatique, il n'en demeure pas moins que certaines personnes exposées à un tel événement n'auront pas cette réaction. Il faut sans doute aussi une prédisposition génétique, comme l'ont démontré Goldberg et coll. (1990) dans leur étude portant sur des jumeaux monozygotes.

Entre ces deux pôles se situent un ensemble de facteurs intermédiaires, de nature psychologique, qui ont été étudiés par de nombreux auteurs durant les deux dernières décennies. Bremmer, Southwick et Charney (1995) proposent, à partir de ces études, de regrouper ces principaux facteurs en trois classes, selon qu'ils précèdent (pré-trauma), accompagnent (péri-trauma) ou suivent (post-trauma) l'expérience traumatique (voir le tableau 14.1, p. 382).

Plusieurs études ont indiqué que les sévices corporels et affectifs subis durant l'enfance augmentent le risque d'apparition d'un état de stress post-traumatique. Il n'y a pas vraiment habituation par exposition aux événements traumatisants, mais plutôt une sensibilisation progressive, rendant la personne de plus en plus vulnérable. Il a aussi été démontré que les enfants présentant des traits névrotiques, avec une plus grande excitabilité psychophysiologique, se retrouvent plus souvent parmi les personnes souffrant d'un état de stress post-traumatique.

On a aussi remarqué que les personnes qui utilisent beaucoup le déni pour éviter de penser aux situations difficiles et désagréables se trouvent désavantagées lorsqu'elles sont exposées à des événements traumatisants qui nécessitent une capacité d'adaptation et d'assimilation hors du commun. Concernant l'expérience traumatisante elle-même, l'intensité, la durée et la cruauté liée à l'événement stressant sont autant d'éléments qui conditionnent la réponse de l'individu. Le fait que l'événement traumatisant soit non prévisible et non contrôlable lui donne un effet dévastateur. La perception d'une menace de mort imminente ajoute à la gravité de la situation et entraîne la réaction d'effroi, d'impuissance. C'est à cette jonction que certaines personnes sont aux prises avec des phénomènes de dissociation, étant incapables d'intégrer, d'assimiler les répercussions globales de l'événement. D'ailleurs, ces mêmes études établissent une relation entre le degré de dissociation lors de l'expérience traumatisante et la probabilité d'apparition d'un état de stress post-traumatique.

À la suite de l'expérience traumatisante, le degré de soutien social et professionnel que reçoit la

Psychiatrie clinique: une approche bio-psycho-sociale

TABLEAU 14.1 Regroupement de facteurs étiologiques de l'état de stress post-traumatique

Facteurs pré-trauma	Facteurs péri-trauma	Facteurs post-trauma
Sévices physiques dans l'enfance	Événements récents	Manque de soutien social
Névrotisme	Circonstances du traumatisme (p. ex., atrocités)	Groupe de pairs
Exposition à d'autres événements stressants	Degré d'exposition	Exposition à d'autres événements stressants
Troubles psychiatriques antérieurs	Significations du trauma (p. ex., menace immédiate de mort)	Alcool, drogues
Tendance à éviter de penser aux expériences désagréables	Degré de dissociation	Sentiments de honte
Alcool, drogues	Alcool, drogues	Gains secondaires
Caractéristiques personnelles (p. ex., faible estime de soi)	Jeune âge	

Source : D'après J.D. Bremmer, S.M. Southwick et D.S. Charney, « Etiological factors in the development of post-traumatic stress disorder », dans C.M. Mazure (sous la dir. de), *Does Stress Cause Psychiatric Illness ?*, Washington (D.C.), American Psychiatric Press, Progress in Psychiatry n° 46, 1995, p. 149-185.

personne ayant vécu cette expérience est un facteur déterminant de son évolution vers le rétablissement ou vers l'apparition d'un état de stress post-traumatique.

14.3.3 Facteurs sociaux

Le trouble que constitue l'état de stress post-traumatique a aussi été étudié chez les enfants, particulièrement par Terr (1991) qui considère que ce trouble a ses caractéristiques propres chez l'enfant. L'expérience traumatisante bouscule les fondements psychologiques normaux : coutumes, valeurs, habitudes, régularité, d'où l'apparition de l'insécurité et de l'inconfort. Elle brise les attentes du sujet face à l'avenir, d'où l'incertitude ; elle défait les adaptations présentes, abolit les significations personnelles liées aux relations humaines. Or l'attachement émotionnel est essentiel à la bonne santé mentale des enfants, comme l'est le sens de l'existence pour les adultes.

14.3.4 Modèles explicatifs

Divers modèles ont été élaborés pour expliquer le phénomène de l'état de stress post-traumatique, dont trois semblent regrouper la majorité des points de vue actuels.

Le modèle biologique de Van der Kolk (1994) met en évidence l'importance des neurotransmetteurs (noradrénaline, sérotonine, endorphines, etc.) tout en soulignant le cadre développemental qui, selon la qualité de l'attachement, est un facteur crucial du façonnement d'un sentiment de sécurité et de bien-être.

Une étude utilisant la tomographie par émission de positrons (PET-scan) menée auprès de huit sujets souffrant d'un état de stress post-traumatique a montré une augmentation du flot sanguin dans les aires limbiques, paralimbiques et visuelles du cerveau droit et une diminution de l'activation de l'aire de Broca dans l'hémisphère gauche (Van der Kolk, McFarlane et Weisaeth, 1996). Ces données appuient la thèse selon laquelle, dans l'état de stress post-traumatique, il y aurait surcharge émotionnelle au niveau somato-sensoriel mais peu de transposition verbale de l'expérience traumatisante.

Le deuxième modèle, le modèle cognitivo-comportemental, explique l'état de stress post-traumatique comme le résultat « d'un apprentissage forcé, lors de l'expérience traumatique, sous la forme d'un réseau de mémoires, de peur extrême généralisée, dans un contexte de mort appréhendée » (Foa, Steketee et Rothbaum, 1989).

D'après Foa, Steketee et Rothbaum (1989), le modèle d'apprentissage « S-R » (stimulus-réponse) est insuffisant pour rendre compte de la complexité de l'état de stress post-traumatique ; les auteurs appliquent plutôt le modèle « S-S » (signal-signification) des théories des communications, selon lequel la qualité du signal perçu change la valeur affective d'un renforçateur. Dans le cas de l'état de stress post-traumatique, c'est la signification attribuée à l'événement stressant qui détermine en grande partie sa gravité. Par la suite, il y a généralisation de la peur à d'autres stimuli rappelant l'événement. Cependant, l'exposition répétée, planifiée, graduelle, à ces stimuli redoutés va réduire l'anxiété. Les auteurs parlent d'un « conditionnement d'un ordre supérieur » dans le stress post-traumatique, qui inclut des attitudes, des valeurs et attributions, selon un modèle cognitif, et postulent la présence d'une « structure cognitive de peur » constituée par un réseau de mémoires qui porte sur trois types d'informations :

- sur la situation-stimulus redoutée ;
- sur les réponses verbales, physiologiques et comportementales émises ;
- sur la signification de la situation et la signification des réponses émises.

Cette « structure cognitive » correspondrait en quelque sorte à un programme pour les comportements de fuite ou d'évitement. Pour illustrer leur modèle, Foa, Steketee et Rothbaum (1989) rapportent le cas d'une femme qui avait été violée et chez qui un état de stress post-traumatique ne s'est pas installé immédiatement après l'événement, mais seulement quelques mois plus tard, après qu'elle eut appris que son assaillant avait tué une autre femme dans les jours ayant suivi son viol. En recevant cette nouvelle information, elle réinterpréta la situation qu'elle avait vécue comme ayant constitué une menace grave pour sa vie, modifiant ainsi sa structure cognitive pour y inclure la représentation d'une menace de mort. Un état de stress post-traumatique classique est alors apparu.

Foa, Steketee et Rothbaum (1989) considèrent que ce qui distingue l'état de stress post-traumatique des autres troubles anxieux, c'est que l'événement traumatisant revêt une signification dramatique et ébranle les schémas de sécurité tenus jusqu'alors pour fondamentaux. Même des situations qui auparavant étaient rattachées à une certaine sécurité, comme une relation sexuelle, sont désormais associées à un danger de mort. Il n'y a plus de signaux de sécurité, mais une peur chronique qui s'installe. En cela, l'état de stress post-traumatique diffère du trouble phobique : l'intensité de la réponse est plus grande, la structure cognitive est plus étendue et plus sensible, se déclenchant au moindre stimulus.

Le troisième modèle, celui d'Horowitz (1986), suppose la présence d'un système dynamique-cognitif qui interviendrait pour traiter les informations reliées à l'expérience traumatisante. Après une étude de populations diverses ayant connu un état de stress post-traumatique, Horowitz conclut que les phases de réaction à un événement extrêmement stressant sont les mêmes chez tous les individus, bien que leur durée et leur intensité puissent varier. Il y a la phase initiale de surprise, où la victime subit le plein effet de l'événement stressant. Suit très rapidement la phase de déni, où la victime essaie de nier ce qui lui arrive, a du mal à comprendre ce qui se passe : c'est au cours de cette phase que peuvent se manifester des phénomènes de dissociation, la victime étant incapable d'intégrer la surcharge affective et cognitive qui l'inonde. La victime entre ensuite dans une phase de pensées envahissantes récurrentes caractérisée par des réviviscences de l'événement traumatisant sous forme de *flashback*, de cauchemars, d'images, de sensations reliées à l'événement. Débute en même temps une phase de perlaboration, de travail d'assimilation psychoaffective, où la victime traite progressivement les informations reliées à l'événement traumatisant pour les rendre acceptables, compatibles avec l'image qu'elle a d'elle-même et du monde. Finalement, il y a soit la phase de résolution, si l'expérience traumatisante est intégrée, soit la phase de chronicisation, si des aspects importants de l'expérience se fixent de façon permanente et interfèrent avec le fonctionnement normal.

14.4 DESCRIPTION CLINIQUE

Des modifications importantes ont été apportées, dans la quatrième édition de la classification américaine des troubles mentaux (DSM-IV), aux critères diagnostiques de l'état de stress post-traumatique et une nouvelle catégorie diagnostique a été introduite, soit le « trouble État de stress aigu » (*acute stress disorder*). Par ailleurs, la 10e révision de la *Classification internationale des maladies* (CIM-10) donne une place importante à la « modification durable de la personnalité après une expérience de catastrophe ».

14.4.1 Nature du stresseur

Dans le DSM-IV, le critère A pour le diagnostic des troubles reliés à un stress intense a été élargi de façon à inclure une plus grande diversité de stresseurs. La caractéristique essentielle des états de stress post-traumatique est l'apparition de symptômes spécifiques à la suite d'une expérience extrêmement traumatisante.

Sans être exclusifs, les événements traumatisants qui sont vécus directement incluent :
- des combats militaires ;
- l'internement comme prisonnier de guerre ou dans un camp de concentration ;
- la torture ;
- une attaque terroriste (prise d'otages) ;
- des violences commises contre soi (viol, agression, enlèvement) ;
- un diagnostic de maladie mortelle ;
- des désastres naturels ou provoqués par l'homme.

Pour les enfants, les événements traumatisants englobent les expériences sexuelles inappropriées à leur âge, en l'absence de violences physiques ou verbales, et sans qu'il y ait blessures corporelles.

14.4.2 Critères diagnostiques des troubles État de stress aigu et État de stress post-traumatique

Il est intéressant de prendre connaissance des critères diagnostiques établis dans les classifications officielles (DSM-IV et CIM-10) pour l'état de stress aigu et l'état de stress post-traumatique et de les comparer. Les tableaux 14.2 et 14.3 (p. 385-388) présentent ces critères.

14.4.3 Modification durable de la personnalité après une expérience de catastrophe (F62.0)

Cette catégorie, présente dans la CIM-10 mais non dans le DSM-IV, concerne des anomalies dans la personnalité et le comportement de l'adulte qui, survenant en l'absence de troubles préalables de la personnalité, apparaissent à la suite d'une expérience traumatisante de nature extrême et prolongée. Il faut une tierce personne pour corroborer le changement manifeste de la personnalité. Cette modification ne doit pas être le fait d'un autre trouble antérieur. Ce diagnostic ne doit être posé que si le changement engendre une manière d'être permanente et différente, que l'on peut lier à un événement extrême, profondément traumatisant. Cette entité comprend les séquelles chroniques et irréversibles d'un état de stress post-traumatique, et les symptômes négatifs résiduels sont prédominants. Les événements stressants les plus courants sont : un emprisonnement en camp de concentration, une torture, un désastre, une prise d'otages, une captivité. Un état de stress post-traumatique peut précéder ce changement de personnalité, mais pas nécessairement. Pour poser ce diagnostic, on doit établir la présence des caractéristiques suivantes :
- une attitude hostile et méfiante envers le monde ;
- un retrait social ;
- des sentiments de vide et de perte d'espoir ;
- une impression constante d'être en danger, menacé ;
- un détachement affectif.

Le changement doit interférer de façon significative avec le fonctionnement personnel dans la vie quotidienne ou être à l'origine d'une détresse subjective importante.

Cette modification de la personnalité doit exister depuis au moins deux ans et ne pas être imputable à un autre trouble psychiatrique.

14.5 DIAGNOSTIC DIFFÉRENTIEL

Le diagnostic différentiel de l'état de stress post-traumatique demande au médecin de suivre de façon attentive les répercussions de l'événement traumatisant sur la vie psychique de la victime et son influence sur le fonctionnement dans les principales sphères de la vie.

Pour établir ce diagnostic, le médecin doit créer un climat de confiance afin d'obtenir les confidences douloureuses du patient relatant les circonstances de l'événement stressant. Il doit faire preuve de sensibilité, d'empathie et de souplesse.

On doit distinguer l'état de stress post-traumatique de diverses conditions apparentées, soit :
- la *réaction psychologique normale* à un traumatisme intense qui ne touche pas de façon marquée le fonctionnement général ;

TABLEAU 14.2   Critères diagnostiques de l'état de stress aigu

DSM-IV 308.3 Trouble État de stress aigu	CIM-10 F43.0 Réaction aiguë à un facteur de stress
A. Exposition à un événement traumatisant au cours duquel : (1) la personne fait l'expérience ou est témoin d'un ou plusieurs événements durant lesquels les individus ont pu mourir ou être gravement blessés, ou bien ont été menacés de mort ou de blessure grave, ou bien durant lesquels son intégrité physique ou celle d'autrui a pu être menacée ; (2) la réaction de la personne se caractérise par une peur intense, un sentiment d'impuissance ou l'horreur.	A. Confrontation à un facteur de stress psychique ou physique exceptionnel.
B. Durant ou après l'expérience de l'événement stressant, la personne présente au moins trois des symptômes dissociatifs suivants : (1) une impression d'engourdissement, de détachement, ou une absence de réponse émotionnelle ; (2) une conscience moindre de son environnement ; (3) une déréalisation ; (4) une dépersonnalisation ; (5) une amnésie dissociative (p. ex., incapacité de se rappeler un aspect important de l'événement stressant).	C. Les symptômes sont répartis en deux groupes. Critère (1) : Répond aux critères B, C et D de l'anxiété généralisée (F41.1 [voir le chapitre 12, tableau 12.2, p. 342-343]). Critère (2) : a) retrait par rapport aux interactions sociales attendues ; b) rétrécissement du champ de l'attention ; c) désorientation apparente ; d) colère ou agressivité verbale ; e) désespoir ou perte d'espoir ; f) hyperactivité inappropriée ou sans but ; g) affliction incontrôlable et excessive (compte tenu des normes culturelles). On peut préciser la sévérité de la réaction aiguë au stress en utilisant le cinquième caractère du code : F43.00 Léger — Répond seulement au critère (1). F43.01 Moyen — Répond au critère (1) avec présence d'au moins deux symptômes du critère (2). F43.02 Sévère — Répond soit au critère (1), avec présence d'au moins quatre symptômes du critère (2), soit au critère (2), soit aux critères d'une stupeur dissociative (F44.2 [voir le chapitre 16, tableau 16.4 p. 418]).
C. L'événement traumatisant est revécu avec persistance sous au moins une des formes suivantes : des images répétitives, des pensées, des rêves, des illusions, des épisodes de reviviscences (*flashback*) ou une impression de revivre l'expérience ; ou encore une détresse survenant dans les situations qui rappellent l'événement traumatisant.	
D. Un évitement marqué des stimuli qui amènent des souvenirs de l'expérience traumatisante (p. ex., pensées, sentiments, conversations, activités, lieux, personnes).	
E. Présence de symptômes anxieux persistants ou bien manifestations d'une activation neurovégétative (p. ex., difficultés à dormir, irritabilité, difficultés de concentration, hypervigilance, réaction de sursaut exagérée, agitation motrice).	

→

Psychiatrie clinique : une approche bio-psycho-sociale

TABLEAU 14.2 Critères diagnostiques de l'état de stress aigu (*suite*)

DSM-IV 308.3 Trouble État de stress aigu	CIM-10 F43.0 Réaction aiguë à un facteur de stress
F. Le trouble cause une détresse importante ou nuit au fonctionnement social, professionnel, ou dans d'autres domaines ; il empêche la personne de remplir certaines tâches, comme obtenir l'aide nécessaire ou mobiliser des ressources personnelles en informant les membres de la famille au sujet de l'expérience traumatisante.	
G. Le trouble dure au moins deux jours et au plus quatre semaines ; il survient en dedans de quatre semaines après l'événement traumatisant.	B. Survenue immédiate de symptômes (dans l'heure qui suit la confrontation).
H. Le trouble n'est pas dû aux effets physiologiques d'une substance (p. ex., une substance donnant lieu à un abus, un médicament) ni à une affection médicale générale, et n'est pas mieux expliqué par un trouble psychotique bref, et n'est pas une exacerbation d'un trouble préexistant de l'axe I ou de l'axe II.	E. Le trouble n'est pas dû à un autre trouble mental ou trouble du comportement décrit dans la CIM-10, à l'exception de l'anxiété généralisée (F41.1) ou d'un trouble de la personnalité (F60) ; il ne survient pas dans les trois mois suivant la fin d'un épisode d'un autre trouble mental ou du comportement.
	D. Quand le facteur de stress est transitoire ou quand il est possible d'y remédier, les symptômes doivent commencer à diminuer dans les huit heures. Quand le facteur de stress reste actif, les symptômes doivent commencer à s'atténuer dans les 48 heures.

Sources : American Psychiatric Association (1994), trad. française *DSM-IV – Manuel diagnostique et statistique des troubles mentaux*, Paris, Masson, 1996 ; World Health Organization (1993), trad. française *Classification internationale des maladies, 10e révision. Chapitre V (F) : Troubles mentaux et troubles du comportement : critères diagnostiques pour la recherche*, Paris, Organisation Mondiale de la Santé et Masson, 1994.

TABLEAU 14.3 Critères diagnostiques de l'état de stress post-traumatique

DSM-IV 309.81 Trouble État de stress post-traumatique	CIM-10 F43.1 État de stress post-traumatique
A. Exposition à un événement traumatisant au cours duquel : (1) la personne fait l'expérience ou est témoin d'un ou plusieurs événements durant lesquels les individus ont pu mourir ou être gravement blessés, ou bien ont été menacés de mort ou de blessure grave, ou bien durant lesquels son intégrité physique ou celle d'autrui a pu être menacée ; (2) la réaction de la personne se caractérise par une peur intense, un sentiment d'impuissance ou l'horreur. **Note :** Chez les enfants, la réaction peut consister plutôt en des conduites désorganisées ou agitées.	A. Confrontation brève ou prolongée à une situation ou à un événement stressant exceptionnellement menaçant ou catastrophique, qui provoquerait des symptômes évidents de détresse chez la plupart des individus.
B. L'événement traumatisant est revécu avec persistance d'une (ou plus) des façons suivantes : (1) Des souvenirs récurrents, envahissants et perturbants de l'événement, incluant des images, des pensées ou des perceptions. **Note :** Chez les jeunes enfants peut survenir un jeu répétitif exprimant des thèmes ou des aspects du traumatisme.	B. Le facteur de stress est constamment remémoré ou « revécu », comme en témoigne la présence de reviviscences envahissantes (*flashback*), de souvenirs intenses, de rêves répétitifs, ou d'un sentiment de détresse quand le sujet est exposé à des situations ressemblant au facteur de stress ou associées à ce dernier.

TABLEAU 14.3 Critères diagnostiques de l'état de stress post-traumatique (*suite*)

DSM-IV 309.81 Trouble État de stress post-traumatique	CIM-10 F43.1 État de stress post-traumatique
(2) Rêves répétitifs de l'événement provoquant un sentiment de détresse. **Note :** Chez les enfants, il peut y avoir des rêves effrayants sans contenu reconnaissable. (3) Impression ou agissements soudains, comme si l'événement traumatisant se produisait de nouveau (ce qui comprend une impression de revivre l'expérience, des illusions, des hallucinations, et des épisodes de reviviscences [*flashback*] dissociatives, incluant ceux qui surviennent lors du réveil ou en état d'intoxication). **Note :** Chez de jeunes enfants, on peut observer des mises en scène spécifiques de l'événement. (4) Une détresse psychologique intense lors d'une exposition à des indices internes ou externes évoquant un aspect de l'événement traumatisant ou y ressemblant. (5) Une réaction physiologique lors d'une exposition à des indices internes ou externes pouvant évoquer l'événement traumatisant ou y ressembler.	
C. Évitement persistant des stimuli associés à l'événement traumatisant et émoussement de la réactivité générale (absents avant le traumatisme), comme en témoigne la présence d'au moins trois des manifestations suivantes : (1) des efforts pour éviter les pensées, sentiments ou conversations associés à l'événement traumatisant ; (2) des efforts pour éviter les activités, lieux ou personnes qui éveillent des souvenirs de l'événement traumatisant ; (3) une incapacité à se rappeler un aspect important de l'événement traumatisant ; (4) un intérêt ou une participation sensiblement diminués concernant des activités importantes ; (5) des sentiments de détachement ou d'étrangeté vis-à-vis des autres ; (6) une restriction des affects (p. ex., incapacité d'éprouver des sentiments tendres) ; (7) un sentiment d'avoir un avenir tronqué (p. ex., ne plus croire en une carrière, une famille, au succès, etc.).	C. Évitement ou tendance à l'évitement (absents avant la confrontation au facteur de stress) de situations ressemblant au facteur de stress ou associées à ce dernier. D. Soit (1) soit (2) : (1) incapacité, partielle ou complète, à se rappeler des aspects importants de la période d'exposition au facteur de stress ;
D. Symptômes persistants d'hyperactivation neurovégétative ; au moins deux doivent être présents : (1) difficulté d'endormissement ou sommeil entrecoupé ; (2) irritabilité ou accès de colère ; (3) difficultés de concentration ; (4) hypervigilance ; (5) réaction de sursaut exagérée.	(2) présence de symptômes persistants traduisant une hypersensibilité psychique et une hypervigilance (absents avant l'exposition au facteur de stress), comme en témoigne la présence d'au moins deux des manifestations suivantes : (a) difficulté d'endormissement ou du maintien du sommeil ; (b) irritabilité ou accès de colère ; (c) difficultés de concentration ; (d) hypervigilance ; (e) réaction de sursaut exagérée.
E. La durée du trouble (soit les symptômes des critères B, C et D) est de plus d'un mois.	

Psychiatrie clinique : une approche bio-psycho-sociale

TABLEAU 14.3 Critères diagnostiques de l'état de stress post-traumatique (*suite*)

DSM-IV 309.81 Trouble État de stress post-traumatique	CIM-10 F43.1 État de stress post-traumatique
F. Le trouble cause une détresse cliniquement significative ou des problèmes de fonctionnement dans les sphères sociale, professionnelle ou autres.	
Spécifier si : — état **aigu** : quand la durée des symptômes est de moins de trois mois ; — état **chronique** : quand la durée des symptômes est de trois mois ou plus ; — avec **apparition tardive** : les symptômes apparaissent au moins six mois après l'exposition au stresseur.	
	E. Les manifestations décrites dans B, C et D surviennent dans les six mois suivant l'événement stressant ou la fin d'une période de stress. Une survenue différée de plus de six mois peut être incluse ici si l'on poursuit des objectifs particuliers (ceux-ci doivent dans ce cas être clairement spécifiés à part).

Sources : American Psychiatric Association (1994), trad. française *DSM-IV – Manuel diagnostique et statistique des troubles mentaux*, Paris, Masson, 1996 ; World Health Organization (1993), trad. française *Classification internationale des maladies, 10ᵉ révision. Chapitre V (F) : Troubles mentaux et troubles du comportement : critères diagnostiques pour la recherche*, Paris, Organisation Mondiale de la Santé et Masson, 1994.

— le *trouble de l'adaptation* : le stresseur ou la réponse au stresseur sont d'intensité modérée (voir le chapitre 15) ;
— le *trouble panique* : les patients aux prises avec un état de stress post-traumatique présentent souvent des paniques, habituellement déclenchées par des rappels de l'événement stressant ;
— l'*état de stress aigu* : les symptômes dissociatifs prédominent ;
— l'*anxiété généralisée* : l'anxiété est alors causée par des personnes ou des préoccupations quotidiennes, tandis que, dans l'état de stress post-traumatique, l'anxiété porte sur l'événement traumatisant ;
— le *trouble psychotique bref* : il y a délire ou hallucinations ; il survient souvent à l'occasion de désastres ; les personnes récupèrent rapidement ;
— la *simulation* : on la trouve surtout dans des cas de réclamations financières ou lorsque le sujet cherche à éviter des poursuites judiciaires ; certains éléments permettent de découvrir la simulation : soit une inconsistance dans la manifestation des comportements d'évitement ou dans la survenue de pensées envahissantes, soit, souvent, une description floue des détails de l'événement traumatisant ;

— les *troubles dissociatifs d'amnésie ou de fugue* : l'amnésie est associée à l'état de stress post-traumatique, du moins pour certains détails ; de même, la fugue dissociative peut accompagner l'état de stress aigu ; la différence principale réside dans le fait que l'amnésie et la fugue dissociatives ne comportent pas l'ensemble des symptômes rencontrés dans l'état de stress post-traumatique ;
— la *personnalité multiple* : dans ce cas, il existe chez le sujet deux ou plusieurs entités ou personnalités distinctes qui prennent alternativement le contrôle du comportement ; il peut arriver que personnalité multiple et état de stress post-traumatique coexistent ; le médecin veillera surtout durant l'évaluation à cerner les comportements étranges ou bizarres qui peuvent être des manifestations de l'autre personnalité ;
— la *personnalité limite* : les patients ayant une personnalité limite sont plus sujets à l'état de stress post-traumatique (Gunderson et Sabo, 1993) : le tiers de ceux-ci remplissent aussi les critères de l'état de stress post-traumatique. Parmi les points qui orientent plutôt vers un diagnostic de personnalité limite, on note :
  • les comportements d'automutilation ou les gestes suicidaires,

- l'hypersensibilité au rejet,
- la tendance à dévaloriser les autres (dénigrement et clivage);

— le *syndrome post-commotionnel* : des traumatismes crâniens peuvent survenir à la suite d'accidents graves ou de désastres naturels, mimant certains symptômes de l'état de stress post-traumatique. Cependant, certains symptômes de la commotion ne sont pas présents dans ce dernier, comme la diplopie, la photophobie, l'intolérance à l'alcool, la fatigue, les maux de tête et les étourdissements; aussi, les rêves d'effroi après une commotion ne portent pas sur un événement traumatisant précis, étant donné la perte de conscience et l'absence de mémoire de l'événement traumatisant.

14.6 TRAITEMENT

Un modèle interactif intégrant les diverses approches bio-psycho-sociales est indiqué pour le traitement de l'état de stress post-traumatique (Marmar et coll., 1993) avec variations des modalités thérapeutiques selon qu'on a affaire à un état aigu ou chronique.

La tâche du médecin sera cependant complexe étant donné les difficultés inhérentes à l'état de stress post-traumatique : il s'agit d'une réaction grave, et le traitement sera parfois difficile, avec des taux de réussite variables. La personne souffrant d'un état de stress post-traumatique a tendance à éviter les situations qui lui rappellent le traumatisme, de sorte qu'une bonne partie des patients ne recherchent pas d'aide professionnelle. D'une façon générale, le traitement a plus de chance d'être efficace s'il est instauré tôt après le traumatisme : ainsi, l'état de stress aigu répond mieux aux mesures thérapeutiques que l'état de stress post-traumatique chronique.

Pour choisir le mode d'intervention approprié dans le traitement d'un état de stress post-traumatique, il est utile de se rappeler les grandes phases de son développement (revoir le modèle d'Horowitz, section 14.3.4). Le rôle principal du thérapeute est de favoriser le processus naturel d'assimilation par le patient de l'expérience traumatisante, en traitant les aspects affectifs, cognitifs et comportementaux. L'essentiel du traitement sera de faciliter le déroulement de chacune des phases du processus d'assimilation de ce qui est assimilable de l'expérience traumatisante et de permettre l'encapsulation de la partie résiduelle du traumatisme, de façon que le patient puisse dépasser cette expérience et continuer à vivre malgré tout.

14.6.1 Approche biologique

L'approche pharmacologique peut offrir beaucoup; quelques principes de base contribuent à structurer cet aspect du traitement :

— La pharmacothérapie est un volet important du traitement, mais il faut se rappeler que la psychothérapie dynamique et la thérapie cognitivo-comportementale sont des approches efficaces, surtout dans les cas sans complications. Souvent, la pharmacothérapie va permettre d'amorcer une psychothérapie en supprimant ou en diminuant les pensées envahissantes, les paniques, ainsi que les symptômes dépressifs graves. Dans les phases aiguës, la médication peut être nécessaire pendant quelques jours ou quelques semaines, pour calmer l'anxiété, alors que s'établit la relation thérapeutique. On pourra prescrire une benzodiazépine de classe intermédiaire, comme le lorazépam (de 1 à 4 mg/jour), ou de longue durée, comme le clonazépam (de 0,5 à 6 mg/jour), en attendant les bénéfices de la psychothérapie ou de la médication antidépressive. Dans les cas avec complications, ou les cas de patients amenés tardivement en traitement, la médication peut être nécessaire pour de longues périodes. Il sera alors préférable de ne pas prolonger les benzodiazépines étant donné les risques de dépendance.

— La médication doit cibler les symptômes qui interfèrent avec la psychothérapie ou avec le fonctionnement; à titre d'exemple, les pensées envahissantes et l'irritabilité qui empêchent une personne de travailler peuvent être atténuées avec des bloquants $alpha_2$-adrénergiques telle la clonidine (0,1 mg b.i.d.) ou un bêtabloquant tel le propranolol (doses progressives jusqu'à 80 mg/jour) [Kolb et coll., 1984]. L'arrêt de ces médicaments doit se faire lentement et progressivement. L'insomnie grave peut être traitée avec une benzodiazépine (témazépam ou clonazépam) ou la trazodone (25 ou 50 mg hs).

— La médication ne doit pas viser à supprimer toute anxiété, ce qui aurait comme conséquence d'empêcher la personne d'intégrer les aspects affectifs et cognitifs de l'expérience traumatique en favorisant de façon démesurée les réactions de déni, de suppression et d'engourdissement affectif. Un certain sentiment d'anxiété est inévitable après un événement traumatisant et fait partie du processus d'activation des ressources personnelles.

- Lorsqu'un autre trouble coexiste avec l'état de stress post-traumatique, comme une dépression, un trouble panique, une anxiété généralisée, un problème d'alcool, etc., cette condition associée doit être traitée de la façon usuelle. Dans le cas de dépression surajoutée à l'état de stress post-traumatique, les inhibiteurs du recaptage de la sérotonine sont les plus indiqués. Par exemple, on peut prescrire jusqu'à 80 mg par jour de paroxétine.
- Les patients souffrant d'un état de stress post-traumatique sont généralement plus résistants aux médicaments, de sorte que les doses standard s'avéreront souvent insuffisantes : il faut prescrire les doses maximales.

14.6.2 Approche cognitivo-comportementale

Les progrès les plus intéressants dans le traitement de l'état de stress post-traumatique au cours de la dernière décennie ont sans doute été réalisés dans le cadre de la thérapie cognitivo-comportementale. L'approche conceptuelle de Foa, Steketee et Rothbaum (1989) semble des mieux définies.

Pour Foa et ses collaboratrices, les significations que revêt l'événement traumatisant sont très importantes dans la mise en place et le maintien d'un état de stress post-traumatique.

Pour que le traitement arrive à modifier cette « structure cognitive de peur », deux conditions doivent être remplies :

- les mémoires de peur doivent être activées, car si la structure de peur demeure inaccessible, il sera impossible de la modifier ;
- de nouvelles informations doivent être fournies et inclure des éléments qui sont incompatibles avec ceux qui existent dans la structure de peur, de sorte que de nouvelles mémoires pourront être formées.

Selon Foa, Steketee et Rothbaum (1989), avec une exposition graduelle, la signification de l'expérience traumatique est changée de deux façons. D'abord, le fait d'exposer le patient de façon répétitive à une situation estimée dangereuse, sans qu'il y ait d'attaque, va l'amener à comprendre que la probabilité d'un nouveau danger va en décroissant. Ensuite, l'interprétation négative de l'anxiété reliée à l'événement est aussi changée à travers les expositions : au début, la personne se déprécie, a honte d'avoir été aussi ébranlée par un tel événement ; puis, au fil des expositions, la personne en vient à considérer sa réaction à l'événement comme moins terrible, plus naturelle, et à juger de façon moins négative le malaise intérieur causé par celui-ci.

Dans les cas d'état de stress post-traumatique chronique, il peut être bénéfique d'employer une technique d'exposition particulière. On pourra utiliser :

- la désensibilisation systématique avec relaxation préalable et exposition graduelle aux stimuli rappelant l'événement traumatisant ;
- une des techniques d'immersion :
  - immersion indirecte qui exploite l'imagerie, les récits, des rapports écrits, des vidéos pour rappeler certains aspects de l'événement traumatisant ;
  - immersion directe, ou implosion (*flooding*), qui fait appel de façon systématique aux mémoires de l'événement par des suggestions pour dédramatiser l'événement par habituation (Keane et coll., 1989).

Finalement, l'approche de désensibilisation de Shapiro (1995) avec mouvements oculaires mérite d'être mentionnée, bien que les résultats publiés soient encore de nature expérimentale.

14.6.3 Approche psychodynamique

Le modèle psychodynamique explore la conséquence de l'événement traumatisant par rapport au concept de soi et à la perception des autres. Les représentations conscientes et inconscientes de soi et des autres sont déformées par l'expérience traumatique, ainsi que les affects correspondants ; des mécanismes de défense sont activés pour traiter des significations discordantes et des émotions douloureuses (Marmar et coll., 1993). Des visions changeantes de soi comme « victime » interfèrent avec la maîtrise psychologique du traumatisme. À terme, la victime devra accéder à une vision de soi comme « survivant ».

Dans la réaction aiguë à un facteur de stress, le traitement inclut le soutien immédiat, le retrait de la victime de la scène de l'événement et l'emploi temporaire d'une médication anxiolytique. On offrira une psychothérapie dynamique brève axée sur le soutien et l'expression, visant l'abréaction et l'intégration du traumatisme, avec des rencontres fréquentes. Il s'agit d'une intervention de crise, les buts étant de réduire l'anxiété, de renforcer les défenses et de rétablir un sens de sécurité, une cohérence du moi.

Dans l'état de stress post-traumatique sans complications, la psychothérapie dynamique brève est efficace. Au début du traitement, le patient est encouragé à relater l'événement traumatisant. Ce récit l'amène à replacer dans son contexte la réponse traumatique et facilite la relation de collaboration avec le thérapeute. Une attention spéciale doit être accordée aux réactions contre-transférentielles du thérapeute qui peut soit trop s'identifier à la victime, soit, à l'inverse, réagir négativement à la description de tant d'émotions intenses.

Souvent, l'état émotif des patients souffrant d'un état de stress post-traumatique va alterner, passant de certains états trop contrôlés à des états avec abréaction intense. Il peut en résulter un mélange de rapprochements et de fuites. La tâche du thérapeute est de favoriser une transition souple entre ces états. La thérapie peut prendre fin quand le patient est capable de parler de l'événement traumatisant sans être envahi par les émotions et de prendre une certaine distance par rapport à celui-ci, s'en souvenant comme d'une expérience malheureuse sans la revivre à chaque rappel. Il pourra alors assumer ses responsabilités personnelles.

14.6.4 Thérapie de groupe et familiale

Si le traumatisme touche un groupe de personnes, le *debriefing* (intervention de crise auprès d'un groupe en cas de sinistre) est recommandé ; en règle générale, on opte pour ce type d'intervention à la suite de désastres naturels, d'incendies, d'attaques de foule par un meurtrier. Le modèle préconisé par Mitchell (1983) comporte une séance de *briefing* de deux ou trois heures, en groupe, se déroulant en quatre étapes :

1) récit des événements ;
2) exploration des sentiments liés à l'événement ;
3) détermination des stratégies d'adaptation pratiques ;
4) exploration des sentiments de ceux qui se sentent coupables d'avoir quitté la scène ; un plan d'action pour la transition, et l'acheminement des personnes plus perturbées vers des thérapeutes individuels, s'il y a lieu.

Soulignons que l'efficacité du *debriefing* a été récemment mise en doute (Kenardy et coll., 1996), à la suite d'une étude comparative de deux groupes.

Plusieurs thérapies de groupe ont été mises au point, mais les plus connues sont :

- la thérapie psychoéducative, où l'accent est mis sur l'information à fournir aux participants ;
- la thérapie axée sur le processus, qui aide les participants à vivre chacune des phases de guérison de l'état de stress post-traumatique ;
- la thérapie psychanalytique, dans laquelle sont abordées les conséquences psychologiques de l'événement sur les représentations de soi ;
- la thérapie centrée sur le traumatisme avec la création d'un sentiment d'appartenance et d'entraide.

Bien que l'ensemble des cliniciens attestent la pertinence des thérapies de groupe pour traiter l'état de stress post-traumatique, il existe peu d'études contrôlées quant à leur efficacité.

Pour ce qui est de la thérapie familiale, quand un membre de la famille vit un état de stress post-traumatique, elle constitue une intervention cruciale. Dans les cas de traumatisme intrafamilial, comme dans les histoires d'inceste ou de violence physique, la première condition pour que la thérapie soit efficace est la cessation de la violence et la neutralisation de la personne abusive. Les premières étapes de la thérapie viseront surtout à établir un climat de confiance et à faciliter la communication. Ce n'est qu'après cela, et lorsque la victime sera prête psychologiquement et affectivement, que le vrai travail d'exploration et d'intégration du traumatisme pourra se faire. Avec le temps, la famille sera en mesure de donner un sens plus humain aux divers aspects de cette expérience et pourra l'intégrer au corpus global de l'« histoire » de la famille.

Dans le cas d'une modification durable de la personnalité à la suite d'une expérience de catastrophe, le traitement doit être multimodal et à long terme. L'approche la plus efficace est la thérapie de groupe, avec une médication antidépressive lorsqu'elle est indiquée. Pour ces patients, une hospitalisation est parfois nécessaire durant les périodes de régression, pour permettre un travail d'apprivoisement des mémoires traumatiques. Alors que le traitement progresse, on ajoutera des programmes de réadaptation au travail, d'entraînement aux habiletés sociales, de prévention des rechutes d'abus d'alcool et de drogues.

14.6.5 Validation des résultats

Il n'y a pas encore d'études contrôlées sur l'état de stress aigu, étant donné sa récente introduction dans les classifications. Pour ce qui est de l'état de stress post-traumatique, Solomon, Gerrity et Alyson (1992) ont passé en revue quelques études contrôlées réalisées dans la dernière décennie. On peut tirer de leur examen les conclusions suivantes :

- la phénelzine (un inhibiteur de la monoamine-oxydase [IMAO]) s'est montrée plus efficace que l'imipramine pour diminuer les pensées envahissantes répétitives chez un groupe de soldats vétérans présentant un état de stress post-traumatique ;
- les antidépresseurs tricycliques (amitriptyline, imipramine, désipramine) agissent surtout sur les symptômes non spécifiques de dépression, d'anxiété générale et, indirectement, sur les comportements d'évitement ;
- les benzodiazépines peuvent être efficaces à court terme pour calmer l'anxiété, mais elles présentent un risque élevé de dépendance ;
- la thérapie par immersion est efficace contre les cauchemars, l'anxiété et les pensées envahissantes, mais a peu d'effet sur les comportements d'évitement et les engourdissements des réactions affectives ;
- la désensibilisation systématique en groupe semble apporter une amélioration dans l'adaptation sociale ;
- les approches cognitives semblent entraîner des changements plus durables.

Dans une étude récente, Van der Kolk et coll. (1994) ont établi que les inhibiteurs sélectifs du recaptage de la sérotonine (ISRS) ont un effet à la fois sur les pensées envahissantes et les comportements d'évitement dans l'état de stress post-traumatique. Ainsi, la paroxétine est le seul médicament qui s'est montré efficace dans des études contrôlées, pour les trois groupes de symptômes de l'état de stress post-traumatique, soit les souvenirs récurrents et envahissants, les comportements d'évitement et la sensation d'engourdissement ainsi que l'hyperactivation.

14.6.6 Prévention

Peut-on prévenir l'apparition d'un état de stress aigu, d'un état de stress post-traumatique ?

En ce qui a trait au traitement, plus l'intervention est rapide et appropriée, plus elle prévient l'escalade des complications et l'évolution vers des formes plus graves de dysfonctionnement.

Sur le plan clinique, les mesures d'intervention de crise dans la phase aiguë, avec dépistage des cas présentant un risque élevé, sont de mise. Pour les cas d'état de stress post-traumatique, on peut prévenir la chronicisation en faisant suivre au patient une thérapie individuelle et, aussitôt que possible, une thérapie de groupe.

Les victimes de violence aboutissent souvent à l'urgence de l'hôpital ou à la clinique de leur quartier. C'est généralement à ce niveau qu'a lieu le premier contact de la victime avec les professionnels de la santé. Il est important que ceux qui reçoivent la victime de violence aient une formation de base pour reconnaître et traiter les réactions psychologiques à un stress extrême. Il appartient aussi aux professionnels de la santé d'élaborer et de mettre en œuvre des programmes de prévention destinés à des populations à risque, comme les familles monoparentales, les personnes âgées seules, les adolescents qui abusent de substances, les victimes de sévices sexuels, etc.

14.7 ÉVOLUTION ET PRONOSTIC

Environ la moitié des cas d'état de stress post-traumatique sont en bonne voie de guérison trois mois après l'événement traumatisant. Cependant, plusieurs présenteront encore des symptômes après un an.

Une intervention rapide, dans le mois qui suit le contact avec le facteur de stress, alors que le sujet présente plutôt une réaction aiguë au stress extrême, augmente les chances de prévenir l'apparition d'un état de stress post-traumatique. On sera particulièrement attentif aux symptômes dissociatifs qui surviennent dans les jours qui suivent l'événement traumatisant, car ils sont parmi les meilleurs prédicteurs du risque d'éclosion des symptômes de stress post-traumatique par la suite (Koopman, Classen et Spiegel, 1994).

Une fois l'état de stress post-traumatique installé, les symptômes peuvent évoluer en intensité et en durée selon certains facteurs (Van der Kolk, 1987):
— la gravité du stresseur: les stresseurs intenses, prolongés (p. ex., la torture) ont tendance à laisser des séquelles psychologiques plus durables;
— la prédisposition génétique au stress: elle varie selon les individus;
— la phase développementale: le moment où survient l'événement compte beaucoup, les jeunes étant plus fragiles;
— le réseau de soutien social: la qualité du réseau interpersonnel est d'une importance capitale pour fournir le soutien affectif indispensable;
— la personnalité préexistante: les gens introvertis plutôt passifs ou ceux qui ont une dépendance à une substance (alcool, drogue) ont plus de difficulté à surmonter l'épreuve;
— les gains secondaires: s'il y a compensations financières prolongées ou privilèges spéciaux reliés au statut de victime.

Le pronostic relatif à l'état de stress post-traumatique reste néanmoins réservé dans une grande proportion de cas. Par exemple, on enregistre chez les victimes de viol une prévalence de 47 % neuf mois après le viol (Davidson et Foa, 1993).

Il est à noter qu'une fois que l'état de stress post-traumatique est bien installé, soit environ un an après l'expérience traumatisante, il demeure relativement stable si aucune intervention thérapeutique n'est entreprise.

14.8 CONSIDÉRATIONS JURIDIQUES

La personne qui vit un état de stress post-traumatique à la suite d'un événement traumatisant survenu au travail ou d'une agression physique peut obtenir une indemnisation. Au Québec, la Loi sur les accidents du travail et les maladies professionnelles reconnaît l'état de stress post-traumatique comme maladie admissible.

Au civil comme au criminel, de nombreux litiges surviennent. Des cas de simulation ou d'exagération se présentent, et les experts doivent scruter les tableaux cliniques et les motivations sous-jacentes. Depuis que l'état de stress post-traumatique a été reconnu par le DSM-III, en 1980, le nombre de poursuites judiciaires a monté en flèche, tant au civil qu'au criminel. Le médecin doit exercer une vigilance accrue pour être en mesure de prendre soin des vraies victimes ou de rappeler à leur responsabilité personnelle les patients qui simulent des symptômes et des syndromes non fondés.

Un travail de collaboration est souvent nécessaire entre le clinicien et l'avocat pour préciser les degrés d'incapacité résultant du traumatisme et les mesures de réadaptation qui s'imposent. L'évaluation psychologique de la victime gagnera en crédibilité si elle répond aux critères reconnus et si elle s'appuie sur des tests psychologiques valides (Simon, 1995).

*
* *

En résumé, selon Davidson et Foa (1993), « de tous les troubles psychiatriques, c'est le trouble relié au stress qui présente les plus grands défis sur le plan de la clinique, de la recherche et de l'action sociale ». Il est le plus envahissant des troubles anxieux, en ce sens qu'il touche aux fondements mêmes de la personnalité et du Moi. Il participe de l'anxiété généralisée par son état d'alerte chronique; il s'apparente au trouble panique par son degré d'activation physiologique paroxystique; il partage les répétitions du trouble obsessionnel avec ses pensées perturbantes, ses reviviscences, ses ruminations; et, surtout, il s'accompagne des mêmes mécanismes de généralisation, de comportements d'évitement, qui caractérisent le trouble phobique, mais d'une façon encore plus étendue et plus indélébile. L'état de stress post-traumatique pourrait aussi être classé parmi les troubles dissociatifs, la dissociation constituant un élément clé de cet état, surtout dans la phase aiguë, mais le débat reste ouvert.

Bibliographie

AMERICAN PSYCHIATRIC ASSOCIATION
1994 *Diagnostic and Statistical Manual of Mental Disorders*, 4ᵉ éd., Washington (D.C.), American Psychiatric Association ; trad. française *DSM-IV – Manuel diagnostique et statistique des troubles mentaux*, Paris, Masson, 1996, 1040 p.

BREMMER, J.D., SOUTHWICK, S.M., et CHARNEY, D.S.
1995 « Etiological factors in the development of post-traumatic stress disorder », dans C.M. Mazure (sous la dir. de), *Does Stress Cause Psychiatric Illness ?*, Washington (D.C.), American Psychiatric Press, Progress in Psychiatry n° 46, p. 149-185.

BRESLAU, N., et coll.
1991 « Traumatic events and post-traumatic stress disorder in an urban population of young adults », *Arch. Gen. Psychiatry*, vol. 48, p. 216-222.

CROCQ, L.
1974 « Stress et névrose traumatique », *Psychol. Med.*, n° 6, p. 1493-1531.

DAVIDSON, J.R.T., et FOA, E.B.
1993 *Post-Traumatic Stress Disorder, DSM-IV and Beyond*, Washington (D.C.), American Psychiatric Press.

FOA, E.B., STEKETEE, G., et ROTHBAUM, B.O.
1989 « Behavioral/cognitive conceptualizations of post-traumatic stress disorder », *Behavior Therapy*, vol. 20, p. 55-176.

FREUD, S., et coll.
1921 *Psychoanalysis and the War Neurosis*, New York, International Psychoanalytical Press.

GOLDBERG, J., et coll.
1990 « A twin study of the effects of the Vietnam War on post-traumatic stress disorder », *JAMA*, vol. 263, p. 1227-1232.

GRINKER, R., et SPIEGEL, J.
1945 *Men Under Stress*, Philadelphie, Blakiston.

GUNDERSON, J.G., et SABO, A.N.
1993 « The phenomenological and conceptual interface between borderline personality disorder and P.T.S.D. », *Am. J. Psychiatry*, vol. 150, n° 1, p. 19-27.

HELZER, J.E., ROBINS, L.N., et McEVOY, L.
1987 « Post-traumatic stress disorder in the general population. Findings of the epidemiological catchment area survey », *N. Engl. J. Med.*, vol. 317, p. 1630-1634.

HOROWITZ, M.J.
1986 *Stress Responses Syndromes*, 2ᵉ éd., Northvale (N.J.), Jason Aronson.

KEANE, T.M., et coll.
1989 « Implosive (flooding) therapy reduces symptoms of PTSD in Vietnam combat veterans », *Behavior Therapy*, vol. 20, p. 245-260.

KENARDY, J.A., et coll.
1996 « Stress debriefing and patterns of recovery following a natural disaster », *J. Trauma. Stress*, vol. 9, n° 1, p. 37-51.

KLINE, M., et coll.
1993 « DSM-IV in progress : Using field trials to evaluate proposed changes in DSM diagnostic criteria », *Hospital and Community Psychiatry*, vol. 44, n° 7, p. 622-624.

KOLB, L.C., et coll.
1984 « Propranolol and clonidine in the treatment of post-traumatic stress disorders of war », dans B.A. Van der Kolk (sous la dir. de), *Post-traumatic Stress Disorder: Psychological and Biological Sequelae*, Washington (D.C.), American Psychiatric Press, p. 97-107.

KOOPMAN, C., CLASSEN, C., et SPIEGEL, C.A.
1994 « Predictors of posttraumatic stress symptoms among survivors of the Oakland/Berkeley, Calif., firestorm », *Am. J. Psychiatry*, vol. 151, p. 888-894.

KULKA, R.A., et coll.
1990 *Trauma and the Vietnam War Generation*, New York, Brunner/Mazel.

MARMAR, C.R., et coll.
1993 « An integrated approach for treating post-traumatic stress », *Review of Psychiatry*, American Psychiatric Press, vol. 12, p. 229-272.

MITCHELL, J.
1983 « When disaster strikes... The critical incident stress debriefing process », *Journal of Emergency Medical Services*, vol. 8, p. 36-39.

PUTNAM, F.W.
1984 « The psychophysiological investigation of multiple personality disorder », *Psychiatr. Clin. North Am.*, vol. 7, p. 31-41.

SHAPIRO, F.
1995 *Eye Movement Desensitization and Reprocessing*, New York, Guilford Press.

SIMON, R.I.
1995 *Post-Traumatic Stress Disorder in Litigation: Guidelines for Forensic Assessment*, Washington (D.C.), American Psychiatric Press.

SOLOMON, S.D., GERRITY, E.T., et ALYSON, M.M.
1992 « Efficacy of treatments for post-traumatic stress disorder, an empirical view », *JAMA*, vol. 268, p. 633-638.

TERR, L.C.
1991 « Childhood traumas: An outline and overview », *Am. J. Psychiatry*, vol. 148, n° 1, p. 10-20.

VAN DER KOLK, B.A.
1994   « The body keeps the score : Memory and the evolving psychobiology of post-traumatic stress », *Harv. Rev. Psychiatry,* vol. 1 p. 253-265.
1987   *Psychological Trauma,* Washington (D.C.), American Psychiatric Press.

VAN DER KOLK, B.A., et coll.
1994   « Fluoxetine in post-traumatic stress disorder », *J. Clin. Psychiatry,* vol. 55, n° 12, p. 517-522.

VAN DER KOLK, B.A., et VAN DER HART, O.
1989   « Pierre Janet and the breakdown of adaptation in psychological trauma », *Am. J. Psychiatry,* vol. 146, n° 12, p. 1530-1540.

VAN DER KOLK, B.A., MCFARLANE, A., et WEISAETH, L.
1996   *Traumatic Stress,* New York, Guilford Press.

WORLD HEALTH ORGANIZATION
1993   *The ICD-10 Classification of Mental and Behavioural Disorders: Diagnostic Criteria for Research,* Genève, World Health Organization; trad. française *Classification internationale des maladies, 10ᵉ révision. Chapitre V (F) : Troubles mentaux et troubles du comportement: critères diagnostiques pour la recherche,* Paris, Organisation Mondiale de la Santé et Masson, 1994.

YEHUDA, R., et MCFARLANE, A.
1995   « Conflict between current knowledge about post-traumatic stress disorder and its original conceptual basis », *Am. J. Psychiatry,* vol. 152, n° 12, p. 1705-1713.

Lectures complémentaires

BARROIS, C.
1988   *Les névroses traumatiques,* Paris, Dunod/Bordas.

BRILLON, P., MARCHAND, A., et STEPHENSON, R.
1996   « Les états de stress post-traumatique », *Santé mentale au Québec,* dossier spécial, vol. 21, n° 1, p. 129-271, printemps.

HERMAN, J.L.
1992   *Trauma and Recovery,* New York, Basic Books.

CHAPITRE 15

Troubles de l'adaptation

MARIE-JOSÉE FILTEAU, M.D., M.Sc., F.R.C.P.C.
Psychiatre, chercheuse clinicienne au Centre de recherche Laval-Robert-Giffard
Chargée de cours au Département de psychiatrie de l'Université Laval (Sainte-Foy)

PHILIPPE BARUCH, M.D.
Psychiatre au Centre hospitalier universitaire de Québec
Professeur agrégé de clinique au Département de psychiatrie de l'Université Laval (Sainte-Foy)

PLAN

15.1 Historique
    15.1.1 Du DSM-II au DSM-IV

15.2 Critères diagnostiques et description clinique
    15.2.1 Critères diagnostiques du trouble de l'adaptation selon le DSM-IV
    15.2.2 Critères diagnostiques du trouble de l'adaptation selon la CIM-10

15.3 Épidémiologie

15.4 Étiologie
    15.4.1 Notion de facteur de stress
    15.4.2 Relation entre facteur de stress et trouble de l'adaptation
        • *Différents types de relation causale entre facteur de stress et trouble de l'adaptation*
        • *Rôle de la durée et de l'intensité du facteur de stress*
    15.4.3 Facteurs individuels
        • *Facteurs biologiques* • *Facteurs psychologiques* • *Facteurs psychodynamiques*
    15.4.4 Perspectives de recherche

15.5 Diagnostic différentiel

15.6 Traitement
    15.6.1 Traitement pharmacologique
    15.6.2 Traitement psychothérapeutique
        • *Intervention de crise* • *Autres psychothérapies*

15.7 Évolution et pronostic

Bibliographie

Les troubles de l'adaptation se traduisent par des symptômes cliniques caractérisés par des perturbations des conduites ou, surtout, par des troubles émotionnels, se manifestant en réponse à un facteur de stress identifiable. Les troubles de l'adaptation sont fréquents, mais le plus souvent leur évolution est rapide et leur pronostic, bon. C'est sans doute ce qui explique que de nombreux sujets aux prises avec un trouble de l'adaptation ne requièrent pas de soins psychiatriques prolongés. Il faut d'emblée souligner le peu de travaux consacrés aux troubles de l'adaptation. Leur épidémiologie, leur évolution naturelle et sous traitement, leurs liens avec d'autres pathologies psychiatriques, la réponse aux diverses modalités thérapeutiques ont été beaucoup moins étudiés que ceux des troubles dépressifs, par exemple.

15.1 HISTORIQUE

15.1.1 Du DSM-II au DSM-IV

La notion de réaction d'adaptation a été introduite dans la deuxième édition du *Diagnostic and Statistical Manual (DSM-II)*, en 1968. Cette réaction était décrite comme un trouble mental transitoire provoqué par un facteur de stress important, dont la gravité comportait plusieurs degrés du point de vue symptomatique. Un autre critère était l'absence d'antécédent psychiatrique. Le DSM-III (1980) a modifié la terminologie pour parler de trouble de l'adaptation, c'est-à-dire une réaction mésadaptée à un facteur de stress et survenant dans les trois mois suivant l'événement stressant. Parmi les aspects novateurs du DSM-III, on note l'établissement d'un système diagnostique multiaxial. Ainsi, l'utilisation d'un axe séparé (axe IV) pour noter l'importance des facteurs de stress d'ordre psychosocial représentait une amélioration considérable pour le diagnostic du trouble de l'adaptation dont la définition même est liée à l'identification de tels facteurs de stress. La révision, en 1987, du DSM-III (DSM-III-R) a apporté de nouvelles précisions pour l'évaluation de l'intensité du facteur stress en donnant des exemples de facteurs de stress aigu ou durable, tant pour les adultes que pour les enfants et les adolescents, et a limité la durée de ce trouble à six mois, même si le facteur de stress persiste. Le DSM-IV introduit la distinction entre trouble de l'adaptation aigu (moins de six mois) et chronique (six mois ou plus). Il précise toutefois que le trouble ne doit pas durer plus de six mois après la disparition du facteur de stress ou de ses conséquences. En outre, plusieurs formes cliniques peu validées du trouble de l'adaptation présentes dans le DSM-III-R ont été supprimées (trouble de l'adaptation avec plaintes somatiques, avec retrait social, avec inhibition au travail). Par ailleurs, l'axe IV ne comporte plus de quantification de l'importance d'un facteur de stress. Le DSM-III-R comportait une échelle de gravité des facteurs de stress psychosociaux pour les adultes et une pour les enfants et les adolescents et présentait des exemples de facteurs de stress de degré léger, modéré, sévère, extrême ou catastrophique devant être placés à l'axe IV. Le DSM-IV regroupe simplement les facteurs de stress en catégories, sans spécifier de hiérarchie. Le clinicien doit indiquer à l'axe IV les facteurs de stress qu'il juge pertinents dans la compréhension du trouble psychiatrique dont souffre son patient. Les catégories définies par le DSM-IV sont les suivantes :

– problèmes avec le groupe de support principal (p. ex., le décès d'un membre de la famille) ;
– problèmes liés à l'environnement social (p. ex., la solitude, la retraite) ;
– problèmes d'éducation (p. ex., des difficultés d'apprentissage, l'analphabétisme) ;
– problèmes professionnels (p. ex., les conditions de travail, le chômage) ;
– problèmes de logement (p. ex., être sans abri) ;
– problèmes économiques (p. ex., la pauvreté) ;
– problèmes d'accès aux services de santé ;
– problèmes en relation avec les institutions judiciaires ou pénales.

15.2 CRITÈRES DIAGNOSTIQUES ET DESCRIPTION CLINIQUE

15.2.1 Critères diagnostiques du trouble de l'adaptation selon le DSM-IV

Le trouble de l'adaptation se caractérise, selon la classification américaine, par l'apparition de symptômes cliniques significatifs en réponse à un ou des facteurs de stress d'ordre psychosocial. Les symptômes doivent apparaître dans les trois mois suivant l'événement stressant. Ces symptômes consistent principalement dans une détresse marquée ou un handicap fonctionnel excessif comparativement à ce que serait une réaction «normale» à ce facteur de stress. Les critères sont présentés dans le tableau 15.1.

Le DSM-IV distingue cinq principales formes cliniques du trouble de l'adaptation, et une autre non spécifiée.

– *Trouble de l'adaptation avec humeur dépressive.* Chez les adultes et possiblement dans les autres groupes d'âge, le trouble de l'adaptation avec humeur dépressive est le trouble de l'adaptation le plus fréquemment diagnostiqué. Les symptômes dépressifs en réponse à un facteur de stress sont plus intenses qu'une réaction dysphorique dite normale, mais moins marqués que dans la dépression majeure. Le trouble de l'adaptation peut progresser vers une dépression majeure, mais il existe peu de données dans la littérature quant à cette éventualité; selon Popkin (1989), toutefois, cette évolution serait assez peu fréquente. La recherche est également limitée relativement à l'utilisation d'antidépresseurs dans ce type de trouble, mais il existe certaines données théoriques dignes d'intérêt (voir la section 15.6.2).

– *Trouble de l'adaptation avec anxiété.* Cette catégorie regroupe les patients chez qui les symptômes sont essentiellement caractérisés par de l'anxiété prenant la forme d'attaques de panique (sans symptômes suffisants pour justifier le diagnostic de

TABLEAU 15.1 Critères diagnostiques des troubles de l'adaptation

DSM-IV Troubles de l'adaptation	CIM-10 F43.2 Troubles de l'adaptation
A. Développement de symptômes dans les registres émotionnels ou comportementaux, en réaction à un ou plusieurs facteurs de stress identifiables, au cours des trois mois suivant la survenue de ce ou ces facteurs.	A. Survenue de symptômes au cours du mois suivant l'exposition à un facteur de stress psychosocial identifiable, mais ne présentant pas un caractère inhabituel ou catastrophique.
B. Ces symptômes ou comportements sont cliniquement significatifs comme en témoignent : (1) soit une souffrance marquée, plus importante que ce à quoi on pouvait s'attendre en réaction à ce facteur de stress ; (2) soit une altération significative du fonctionnement social ou professionnel (scolaire).	
C. La perturbation liée au stress ne répond pas aux critères d'un autre trouble spécifique de l'axe I et n'est pas simplement l'exacerbation d'un trouble préexistant de l'axe I ou de l'axe II.	B. Présence de symptômes ou de troubles du comportement faisant partie de la symptomatologie d'un trouble de l'humeur (sans idées délirantes ni hallucinations), d'un trouble névrotique, d'un trouble lié à des facteurs de stress, d'un trouble somatoforme, d'un trouble des conduites, mais ne répondant pas aux critères de l'un quelconque de ces troubles. La nature et la sévérité des symptômes peuvent être variables.
D. Les symptômes ne sont pas l'expression d'un deuil.	
E. Une fois que le facteur de stress (ou ses conséquences) a disparu, les symptômes ne persistent pas au-delà de six mois.	C. Les symptômes ne persistent pas au-delà de six mois après la disparition du facteur de stress ou des conséquences de ce dernier, sauf quand il s'agit d'une réaction dépressive prolongée (F43.21).
Spécifier si : Aigu : la perturbation persiste moins de six mois. Chronique : la perturbation persiste six mois ou plus.	

→

TABLEAU 15.1   Critères diagnostiques des troubles de l'adaptation (*suite*)

DSM-IV Troubles de l'adaptation	CIM-10 F43.2 Troubles de l'adaptation
La codification est fondée sur le sous-type qui est déterminé par les symptômes prédominants. Le ou les facteurs de stress peuvent être notés à l'axe IV. **309.0 Avec humeur dépressive**	Les caractéristiques prédominantes de la symptomatologie peuvent être précisées à l'aide du cinquième caractère du code. **F43.20 Réaction dépressive brève** État dépressif léger transitoire ne persistant pas au-delà d'un mois. **F43.21 Réaction dépressive prolongée** État dépressif léger survenant à la suite d'une exposition prolongée à une situation stressante et ne persistant pas au-delà de deux ans.
309.24 Avec anxiété **309.28 Avec à la fois anxiété et humeur dépressive**	**F43.28 Avec prédominance d'autres symptômes spécifiés** **F43.22 Réaction mixte, anxieuse et dépressive** Présence simultanée, au premier plan, de symptômes anxieux et dépressifs, dont la sévérité ne dépasse pas celle d'un trouble anxieux et dépressif mixte ou d'un autre trouble anxieux mixte. **F43.23 Avec prédominance d'une perturbation d'autres émotions** Les symptômes concernent habituellement différents types d'émotions (p. ex., une anxiété, une dépression, des soucis, une tension, une colère). Les symptômes anxieux et dépressifs peuvent répondre aux critères d'un trouble anxieux et dépressif mixte ou d'un autre trouble anxieux mixte, mais sont insuffisants pour justifier le diagnostic d'un trouble dépressif ou anxieux plus spécifique. Cette catégorie doit également être utilisée chez les enfants pour classer des réactions comprenant par ailleurs un comportement régressif (p. ex., une énurésie ou le fait de sucer son pouce).
309.3 Avec perturbation des conduites	**F43.24 Avec prédominance d'une perturbation des conduites** La perturbation principale concerne des conduites, par exemple un comportement agressif ou dyssocial chez l'adolescent, à la suite d'un chagrin.
309.4 Avec perturbation à la fois des émotions et des conduites	**F43.25 Avec perturbation mixte des émotions et des conduites** Les caractéristiques prédominantes concernent à la fois des symptômes émotionnels et des perturbations des conduites.
309.9 Non spécifié	

Sources : American Psychiatric Association (1994), trad. française *DSM-IV – Manuel diagnostique et statistique des troubles mentaux*, Paris, Masson, 1996 ; World Health Organization (1993), trad. française *Classification internationale des maladies, 10ᵉ révision. Chapitre V (F) : Troubles mentaux et troubles du comportement : critères diagnostiques pour la recherche*, Paris, Organisation Mondiale de la Santé et Masson, 1994.

trouble panique) ou d'anxiété généralisée (encore une fois sans qu'on puisse poser ce diagnostic), survenant en réponse à un facteur de stress.
- *Trouble de l'adaptation avec à la fois anxiété et humeur dépressive.* La réponse inadaptée se présente comme une combinaison d'éléments anxieux et dépressifs ou d'autres émotions.
- *Trouble de l'adaptation avec perturbation des conduites.* Ce trouble se traduit par des comportements qui constituent une violation des normes sociales applicables au groupe d'âge auquel le sujet appartient ou une violation des droits des autres. Ces conduites apparaissent en réponse à un facteur de stress psychosocial et doivent être distinguées des manifestations d'un trouble du comportement ou d'un trouble de la personnalité (personnalité antisociale). Cette forme clinique serait plus fréquente chez les adolescents que dans les autres groupes d'âge et laisserait présager un moins bon pronostic.
- *Trouble de l'adaptation avec perturbation à la fois des conduites et des émotions.* Les symptômes de

cette forme clinique seraient mixtes, comme l'appellation l'indique, mais cette catégorie manque de validation.

- *Trouble de l'adaptation non spécifié.* Cette catégorie regroupe les réactions non classifiables dans les autres formes cliniques de trouble de l'adaptation. On peut y inclure, par exemple, une réaction à l'annonce d'une maladie physique marquée par un déni absolu et un refus de suivre le traitement proposé, malgré la gravité des conséquences possibles.

Précisons que si les comportements inadéquats s'installent après le décès d'un être cher, le diagnostic à poser, selon le DSM-IV, est celui de deuil. Ce n'est que si la réaction de deuil est anormalement intense ou prolongée qu'un diagnostic de trouble de l'adaptation devra être considéré.

15.2.2 Critères diagnostiques du trouble de l'adaptation selon la CIM-10

La 10e révision de la *Classification internationale des maladies* (CIM-10) établie par l'Organisation Mondiale de la Santé (World Health Organization, 1993) comprend aussi la catégorie des troubles de l'adaptation (F43.2). La description de ceux-ci est proche de celle du DSM-IV. Sept types sont définis (voir le tableau 15.1, p. 399-400).

La CIM-10 décrit aussi une «réaction aiguë à un facteur de stress» (F43.0), laquelle disparaît en quelques heures ou, au plus, en un ou deux jours.

15.3 ÉPIDÉMIOLOGIE

Le trouble de l'adaptation est un des diagnostics psychiatriques les plus fréquemment posés chez les patients hospitalisés pour un problème médical ou chirurgical. Ce trouble est plus souvent observé chez les adolescents, mais peut survenir à tout âge. Selon certaines études, le ratio serait de deux femmes pour un homme. Mais les études de prévalence du trouble de l'adaptation sont rares. La fréquence du diagnostic de trouble de l'adaptation tient peut-être à sa définition non spécifique qui donne lieu à une surutilisation de ce concept. Dans un certain nombre de cas, il pourrait s'agir d'un diagnostic de transition (Fabrega, Mezzich et Mezzich, 1987).

Des facteurs de stress psychosociaux importants par leur gravité, leur durée ou leur multiplicité sont susceptibles de mettre à rude épreuve les capacités d'adaptation d'un individu, et les premières manifestations d'un dysfonctionnement (LeFort, 1994) peuvent correspondre à la définition d'un trouble de l'adaptation. Lorsque cet épisode perdure et s'aggrave, le diagnostic de trouble dépressif majeur doit parfois être envisagé. Dans un vaste échantillon de patients (11 292 sujets) évalués pour un problème psychiatrique, un diagnostic de trouble de l'adaptation selon le DSM-III-R fut posé dans 9,9 % des cas (Mezzich et coll., 1989). Mais il ne s'agit pas là de la prévalence de ce trouble dans la population générale et, de l'avis de la plupart des auteurs, il est clair que seule une fraction des patients présentant un trouble de l'adaptation sont suivis par un psychiatre. Les femmes célibataires présenteraient plus de risques de souffrir d'un trouble de l'adaptation. Il n'y a pas d'études qui expliquent cette observation épidémiologique. Pour ce qui est des facteurs de stress psychosociaux à l'origine d'un trouble de l'adaptation, les plus fréquents sont, chez les adolescents, des problèmes scolaires, un rejet parental, le divorce des parents et l'abus de substances, et chez les adultes, des problèmes conjugaux, un divorce, un déménagement et des difficultés financières.

15.4 ÉTIOLOGIE

15.4.1 Notion de facteur de stress

La définition de «facteur de stress psychosocial» ou d'«événement significatif» demeure controversée dans la littérature scientifique. Certains auteurs sont plus restrictifs et n'incluent que les événements catastrophiques pour un individu donné, par exemple une maladie potentiellement létale. D'autres auteurs, dont Holmes et Masuda (1974), incluent toute une série d'événements qui impliquent ou entraînent un changement dans le style de vie d'un individu. Ces événements peuvent être considérés comme négatifs, socialement indésirables (perte d'un emploi, maladie) ou positifs, socialement ou psychologiquement désirables (naissance d'un enfant, promotion). Ces deux types d'événements exigent une adaptation et des changements de la part de l'individu qui en fait l'expérience. Plusieurs groupes de chercheurs se sont employés à élaborer des listes d'événements significatifs, mais il n'existe toujours pas de consensus quant au poids relatif de ces événements et, donc, quant à leur influence attendue sur le comportement humain. La plupart de ces listes sont unidimensionnelles, les événements étant simplement situés le long d'un axe (Holmes et Masuda 1974; Hurst, Jenkins et Rose, 1978; Paykel, Prosoff et Ublenhuth, 1971). Or la portée d'un événement dépend d'une série de facteurs interdépendants (événement significatif, perception par le sujet, sentiment de maîtrise, ainsi que divers facteurs biologiques, psychologiques et sociaux) qui seraient mieux pris en compte dans une approche multivariée. C'est dans cette perspective que l'échelle de Holmes et Rahe (1967) [43 items, puis 71 items dans la version révisée], l'une des premières à avoir été publiées, a été amplement critiquée et que de nouvelles propositions ont été faites. Mais l'évaluation de l'importance d'un facteur de stress diffère selon les auteurs, et les méthodes varient quant à l'appréciation des conséquences de même que l'objectivité des jugements et l'échelle à partir de laquelle ces jugements sont portés.

Henderson, Byrne et Duncan-Jones (1982) ont proposé d'évaluer sept dimensions des conséquences d'un événement stressant:

— bouleversement émotionnel;
— rupture;
— adaptation;
— dépression;
— anxiété;
— colère;
— sentiment d'impuissance.

Isherwood, Adam et Hornblow (1982) évaluent pour leur part l'événement stressant selon cinq dimensions:

— degré de réadaptation nécessaire;
— caractère désirable de l'événement;
— caractère attendu de l'événement;
— prévisibilité de l'événement;
— degré de contrôle du sujet sur l'évolution de l'événement et son issue éventuelle.

Des différences de nature culturelle dans la perception de la gravité d'un facteur de stress peuvent entraîner une autre difficulté dans l'évaluation. Par exemple, une étude de Plapp et coll. (1987) montre qu'un conflit parental persistant est perçu comme plus grave que la mort d'un frère ou d'une sœur, contrairement aux exemples de sévérité que donnait le DSM-III. Pour Rey (1989), l'absence de procédure structurée pour identifier les facteurs de stress est une des faiblesses majeures de l'axe IV du DSM.

15.4.2 Relation entre facteur de stress et trouble de l'adaptation

Différents types de relation causale entre facteur de stress et trouble de l'adaptation

Dans les classifications actuelles (DSM-IV et CIM-10), la notion de trouble de l'adaptation implique celle de facteur de stress. Par contre, les liens de causalité entre facteur de stress et trouble de l'adaptation peuvent être complexes à modéliser. Selon Woolston (1988), outre une causalité de type linéaire, il faut parfois envisager une causalité de type circulaire selon laquelle l'effet peut influer sur la cause initiale. On peut même envisager une causalité de type hélicoïdale selon laquelle la rétroaction associée à la relation circulaire entraîne une modification de la cause qui se répercute sur l'effet initial, et ainsi de suite. Par exemple, M. Untel, propriétaire d'un commerce, apprend que sa banque limite pour la première fois sa marge de crédit; il lui sera par conséquent difficile de payer ses fournisseurs. M. Untel commence alors à éprouver des difficultés à s'endormir, devient irritable, de plus en plus pessimiste et triste. Son irritabilité entraîne des conflits avec ses fournisseurs et ceux-ci lui refusent tout délai de paiement, ce qui aggrave les problèmes financiers à l'origine du trouble de l'adaptation. D'après Woolston, cependant, dans la genèse d'un trouble de l'adaptation aigu, la causalité est souvent de type linéaire, une cause produisant un effet. Les troubles de l'adaptation survenant au cours d'une hospitalisation unique ou en réponse à un problème socioéconomique majeur en sont des exemples.

Rôle de la durée et de l'intensité du facteur de stress

Deux des variables cruciales du facteur de stress provoquant un trouble de l'adaptation sont sa durée et son intensité. Un stress aigu et limité dans le temps risque moins d'être pathogène que des stress récurrents durables. Selon Solnit et Kris (1967), ce dernier type de stress porte les individus à recourir à des stratégies de protection rigides et immatures. L'intensité, quant à elle, a une valeur subjective et une valeur objective, lesquelles ne coïncident pas toujours. Par exemple, un accident de voiture sans blessé peut être anodin pour un individu ou catastrophique pour un autre si cet événement évoque chez ce dernier le souvenir d'un proche décédé dans des circonstances similaires. C'est la perception subjective de l'intensité d'un facteur de stress qui détermine l'effet sur l'individu. On retrouve là le problème de la valeur symbolique d'un fait, aspect psychologique sur lequel il est possible d'intervenir en psychothérapie. Par ailleurs, selon Anthony (1979), les expériences passées d'événements traumatisants rendent les individus plus vulnérables aux facteurs de stress subséquents, et ce même s'ils sont espacés dans le temps.

15.4.3 Facteurs individuels

Parmi les troubles psychiatriques reliés au stress, le trouble de l'adaptation est celui dans lequel les facteurs individuels, propres au patient, apparaissent les plus déterminants. Ces facteurs ont été envisagés dans la littérature selon plusieurs approches: biologique, psychologique, psychanalytique et sociale.

Facteurs biologiques

D'un point de vue biologique, il n'existe pas de modèle défini du trouble de l'adaptation. Néanmoins, de nombreux travaux ont été menés chez l'animal pour analyser les effets neurobiologiques du stress. Zacharko et Anisman (1989) ont décrit des changements comportementaux et neurochimiques chez l'animal pouvant rappeler des comportements dépressifs humains. Le modèle de la résignation apprise (*learned helplessness*), dans lequel l'animal soumis à de petits chocs électriques répétés et inévitables finit par renoncer à tenter de s'enfuir, est le plus connu. Ce stress expérimental entraîne des modifications nettes mais complexes des systèmes noradrénergiques, dopaminergiques et sérotoninergiques. Les effets sur le système noradrénergique ont été les plus étudiés. Chez l'animal, un stress unique important ou des stress répétés et inévitables provoquent une activation du système noradrénergique. L'une des conséquences importantes de cette activation semble être la stimulation de la synthèse de l'hormone de libération de la corticotrophine, ou ACTH (*adrenocorticotropic hormone*), dans le noyau ventromédian de l'hypothalamus, entraînant une stimulation de la libération de glucocorticoïdes. Les corticostéroïdes jouent un rôle direct dans certains types de réponses au stress proposées comme modèle animal de dépression. En effet, on observe chez l'animal une hypercortisolémie qui, si elle est bloquée, empêche le développement d'une résignation apprise.

Plus globalement, les événements stressants augmentent le catabolisme des neurotransmetteurs monoaminergiques (dopamine, noradrénaline, sérotonine), cela pouvant représenter une réponse adaptative aux demandes de l'environnement. Et selon Anisman et Zacharko (1992), si le catabolisme des neurotransmetteurs excède leur synthèse, entraînant un déclin quantitatif net des amines cérébrales, l'organisme peut être moins apte à répondre à des demandes adaptatives supplémentaires. À la suite de stress répétés, d'autres changements se produisent, incluant une synthèse accrue ou un catabolisme réduit des neurotransmetteurs, ainsi que des changements dans la sensibilité de leurs récepteurs cellulaires. Ces auteurs laissent entendre que des niveaux réduits de neurotransmetteurs favorisent le développement ou l'exacerbation de symptômes dépressifs chez l'homme.

Facteurs psychologiques

Classiquement, on distingue dans la réponse au stress une réaction initiale de choc, de déni et d'engourdissement. Cette réponse initiale est semblable dans l'état de stress post-traumatique, mais la symptomatologie va ensuite être différente (voir le chapitre 14). La mise en œuvre de stratégies adaptatives suit ensuite et va dépendre des expériences passées de l'individu, de sa personnalité et également du soutien psychosocial dont il dispose.

Psychiatrie clinique: une approche bio-psycho-sociale

La réponse secondaire concerne le nouveau degré d'adaptation que va chercher à atteindre l'individu soumis à un stress. Plusieurs travaux en psychologie cognitive insistent sur la nécessité d'avoir accès à différentes stratégies cognitives selon le type de facteur de stress et sa durée, et selon la possibilité ou non d'y échapper. D'autre part, comme l'ont montré Compas et coll. (1991), les capacités d'adaptation se développent avec l'âge. La capacité de résolution de problèmes apparaît durant l'enfance et des stratégies d'adaptation basées plutôt sur la maîtrise émotionnelle viennent s'ajouter, au début de l'adolescence, au répertoire comportemental de l'individu. L'utilisation de l'une ou l'autre des stratégies dépendra de la nature du facteur de stress. Les efforts du sujet peuvent consister à tenter d'éliminer ou de modifier les sources de stress (*problem-focused coping*), ou encore à tenter de maîtriser les émotions négatives associées au stress (*emotion-focused coping*). Dans le cas d'une situation inévitable et durable, par exemple une maladie chronique comme le diabète, l'individu devra essentiellement faire appel à des stratégies de maîtrise émotionnelle. De plus, les individus peuvent modifier leurs stratégies en fonction de leur perception du contrôle qu'ils ont sur ces facteurs de stress et leurs conséquences.

Facteurs psychodynamiques

La recherche psychanalytique a mis en évidence le rôle de la mère et de l'entourage de l'enfant pour expliquer la capacité future d'adaptation au stress. Le concept de mère suffisamment bonne (*good-enough mother*) défini par Winnicott demeure important et renvoie à une figure maternelle qui s'adapte aux besoins de l'enfant et fournit suffisamment de soutien pour permettre à ce dernier de tolérer les frustrations de la vie. D'autre part, durant la petite enfance, chaque individu apprend un éventail de stratégies qui facilitent l'adaptation aux situations stressantes. En raison d'expériences traumatisantes plus importantes dans l'enfance ou d'une vulnérabilité constitutionnelle plus grande, certains enfants ne pourront utiliser que des stratégies plus élémentaires et, une fois adultes, ils pourront réagir de façon inadaptée à certains événements de la vie en raison de ce manque de souplesse adaptative. Selon Popkin (1989), pour comprendre un trouble de l'adaptation dans une perspective psychodynamique, trois facteurs sont essentiels à analyser :

- la nature du facteur de stress ;
- la signification consciente et inconsciente donnée au facteur de stress ;
- la vulnérabilité préexistante de l'individu.

De plus, le lien entre le facteur de stress et l'étape du cycle de vie que traverse l'individu devra être pris en compte. Par exemple, le départ de la maison est souvent plus difficile à accepter quand il s'agit des derniers-nés ; les personnes plus âgées qui sont confrontées à leur propre condition mortelle peuvent être particulièrement sensibles aux effets d'une perte ou d'une mortalité.

15.4.4 Perspectives de recherche

Sur le plan théorique, le trouble de l'adaptation soulève la question très générale du stress et de la gestion du stress chez un individu donné. Dans ce domaine, la recherche a progressé suivant deux grandes tendances. La première, biologique, tente de comprendre la physiologie de l'adaptation au stress. La deuxième, adoptant une approche psychologique, insiste surtout sur les déterminants psychologiques et sociaux de l'échec de l'adaptation au stress. Une intégration de ces deux démarches dans un modèle général, bio-psycho-social, est encore à réaliser. Le caractère «mineur» du trouble de l'adaptation par rapport aux autres pathologies psychiatriques ne doit pas inciter à le considérer comme «simple». L'intrication de facteurs biologiques et psychologiques, extérieurs et propres au patient fait au contraire de ce trouble un modèle d'interaction complexe entre sujet et environnement.

15.5 DIAGNOSTIC DIFFÉRENTIEL

Le diagnostic différentiel pose le problème des limites plus ou moins précises du trouble de l'adaptation. Celui-ci doit, d'une part, être distingué d'une réaction adéquate à une situation, c'est-à-dire que l'individu a réussi à s'adapter à une situation sans handicap fonctionnel, réaction qui représente donc une condition normale. Mais il doit aussi être distingué d'autres troubles de l'axe I du DSM, avant tout les troubles de l'humeur et les troubles anxieux. Une étude de Snyder, Strain et Wolf (1990) a caractérisé le trouble de l'adaptation par un fonctionnement récent meilleur, une gravité plus élevée des facteurs de stress et un moins grand handicap sur le plan psychique que dans la dépression majeure.

La distinction entre le trouble de l'adaptation et l'état de stress post-traumatique dépend de la gravité « objective » du facteur de stress, puisque la réaction post-traumatique est définie par l'éclosion de symptômes typiques comme la reviviscence de l'événement traumatisant, un émoussement de la réactivité, un retrait social, des symptômes neurovégétatifs, ainsi qu'une dysphorie, le tout faisant suite à un événement considéré comme psychologiquement traumatisant pour la majorité des individus qui le vivraient (voir le chapitre 14).

Le problème diagnostique lié à un trouble de l'adaptation survenant chez un patient qui présente un trouble de la personnalité peut être complexe. Les personnalités pathologiques connaissent souvent de façon répétée des exacerbations de certains symptômes consécutifs à des facteurs de stress. Dans ce cas, un diagnostic additionnel de trouble de l'adaptation ne doit pas être posé. Néanmoins, si des symptômes nouveaux apparaissent, telle une humeur dépressive ou anxieuse, on peut envisager un diagnostic de trouble de l'adaptation surajouté. Il est d'ailleurs clair qu'un trouble de la personnalité constitue en soi un facteur de vulnérabilité pouvant prédisposer à des difficultés d'adaptation en raison de la rigidité des schèmes comportementaux et d'un répertoire limité de réactions visant l'adaptation au stress.

15.6 TRAITEMENT

Le trouble de l'adaptation étant considéré comme « mineur », le traitement proposé au patient consiste la plupart du temps dans la prescription d'une benzodiazépine associée à une thérapie de soutien ; trop souvent, il se limite à quelques encouragements à « prendre sur soi », inspirés sans doute par le mythe que « prendre un peu de repos » permet de guérir les troubles de l'humeur. La fréquence des troubles de l'adaptation et la possibilité, même faible, d'une évolution vers un trouble plus grave justifient pourtant une prise en charge adéquate.

15.6.1 Traitement pharmacologique

Les études évaluant la pertinence et l'efficacité d'un traitement pharmacologique du trouble de l'adaptation sont rares. DeLeo (1989), qui a comparé l'action des antidépresseurs, des benzodiazépines, d'une psychothérapie de soutien d'inspiration analytique et d'un placebo, a trouvé que les antidépresseurs et la psychothérapie donnaient les meilleurs résultats, mais que tous les traitements amélioraient l'état des patients souffrant de dépression. Rappelons par ailleurs que les facteurs de stress peuvent, comme l'ont signalé Anisman et Zacharko (1992), provoquer des modifications neurochimiques semblables à celles qui sont associées à la dépression. L'utilisation d'un antidépresseur serait ainsi fondée et pourrait prévenir l'apparition d'un trouble dépressif majeur chez les patients présentant un trouble de l'adaptation avec humeur dépressive. Mais des travaux de recherche clinique sont nécessaires pour confirmer cette hypothèse. Certains éléments cliniques doivent faire envisager la prescription d'un antidépresseur : des antécédents personnels ou familiaux de dépression, une bonne réponse antérieure à un antidépresseur, des antécédents personnels de tentatives de suicide ou un suicide dans la famille. Actuellement et en pratique, les benzodiazépines sont souvent utilisées pour enrayer les symptômes d'anxiété. Cette prescription peut être très utile et permettre d'entreprendre dans de meilleures conditions une psychothérapie suivie, mais la possibilité d'une utilisation prolongée et le risque de dépendance doivent être pris en compte. Il faut donc bien évaluer la nécessité d'une pharmacothérapie et éviter de laisser sans médication des patients dont les symptômes ne pourraient disparaître sans traitement.

15.6.2 Traitement psychothérapeutique

De façon générale, la présence d'un facteur jugé causal et le peu d'intensité des symptômes font que la plupart des auteurs insistent surtout sur une approche psychothérapeutique. Selon Popkin (1989), une psychothérapie individuelle peut permettre d'explorer la signification personnelle du facteur de stress et de travailler sur les facteurs psychosociaux prédisposants, tels la perte d'un parent en bas âge ou un développement insuffisant de l'estime de soi, tandis qu'une thérapie de groupe peut être particulièrement utile pour des patients qui ont vécu une expérience stressante semblable, comme des groupes de retraités ou des groupes de femmes ayant subi une mastectomie.

Le thérapeute doit être vigilant et veiller à ne pas laisser s'installer l'habitude de bénéfices que peut procurer un trouble de l'adaptation, tels les congés de maladie prolongés ou l'évitement de conséquences juridiques de certains comportements. Ceux-ci nuisent à l'autocritique et peuvent encourager l'adoption de comportements socialement inacceptables pour réduire la tension émotionnelle provoquée par les stress de la vie.

Intervention de crise

L'intervention de crise est une thérapie brève à laquelle on a recours dans les cas de réaction aiguë à un facteur de stress. Son but est d'aider la personne aux prises avec un trouble de l'adaptation à résoudre le problème rapidement, par des modifications environnementales, du soutien ou même une brève hospitalisation si nécessaire.

L'intervention de crise consiste à apporter une solution psychologique à la crise aiguë que vit un individu en vue de restaurer au mieux le niveau de fonctionnement antérieur et, idéalement, de permettre l'atteinte d'un degré supérieur d'adaptation. En effet, une crise représente à la fois un état potentiel de déséquilibre psychique (ou à tout le moins une vulnérabilité accrue) et une possibilité d'enrichissement de la personnalité. Les techniques utilisées, applicables à tous les individus en situation de crise, englobent des conseils, comme l'incitation à un comportement adapté, un soutien général et l'action sur le milieu. Certaines interventions sont plus individualisées en fonction des caractéristiques bio-psycho-sociales du sujet et du type de problème à l'origine de la crise.

Étapes de l'intervention de crise

Selon Aguilera et Messick (1976), l'intervention de crise comporte deux étapes principales :

1. Évaluation de l'individu et de son problème ainsi que des événements qui ont provoqué le trouble de l'adaptation ;
2. Planification de l'intervention thérapeutique en fonction :
   – des points forts de la structure psychique ;
   – des capacités d'adaptation que le sujet utilisait dans le passé et n'arrive plus à utiliser à l'heure actuelle ;
   – de l'implication des membres du réseau de soutien familial et social.

Autres psychothérapies

Les thérapies d'inspiration analytique sont rarement proposées pour le traitement d'un trouble de l'adaptation, mais une étude de DeLeo (1989) auprès d'un groupe de 70 sujets a cependant montré que ce genre de thérapie était aussi efficace qu'un antidépresseur ou une benzodiazépine. Une thérapie cognitive est plus clairement indiquée quand il existe des distorsions cognitives qui nuisent à l'adaptation. La restructuration cognitive exige une participation active du thérapeute qui confronte le patient à ses cognitions erronées et l'aide à modifier sa vision déformée du monde. La thérapie interpersonnelle, de plus en plus utilisée dans le traitement des troubles de l'humeur, peut être utile quand les difficultés que vit le patient sont de nature interpersonnelle, tel un conflit conjugal ou un changement de rôle social récent. Les objectifs de ce type de thérapie brève, ainsi que le nombre de rencontres, sont clairement définis au début et sont centrés sur le problème relationnel.

15.7 ÉVOLUTION ET PRONOSTIC

Le pronostic global d'un trouble de l'adaptation est généralement plus favorable chez les adultes que chez les adolescents, selon Andreasen et Hoenk (1982). Dans leur étude réévaluant 100 patients cinq ans après un trouble de l'adaptation, 44 % des adolescents ont été considérés comme « bien » comparativement à 71 % des adultes. Bronish (1991) établit également qu'environ 80 % des adultes se rétablissent complètement. Les adolescents récupèrent habituellement plus lentement que les adultes et présenteraient plus de risques d'être atteints d'un trouble de l'humeur ou de verser dans l'abus de substances.

*
* *

Les troubles de l'adaptation ne sont pas simplement des troubles mineurs, causés par un facteur de stress avéré, mais aussi l'illustration d'un échec, celui des mécanismes d'adaptation psychobiologiques d'un individu. L'origine certainement multifactorielle de cet échec rend complexe la modélisation du trouble de l'adaptation. Toutefois, il est important d'intervenir adéquatement et promptement pour éviter, entre autres, la chronicisation ou l'évolution vers un trouble plus grave. Il faut éduquer les patients sur la nécessité d'un traitement et l'inefficacité du repos seul comme agent de guérison. D'autre part, ce type de trouble rend intéressante une réelle intégration des approches biologique, psychologique et sociale, et ce afin d'adapter au mieux le traitement. Somme toute, même si ce trouble est qualifié de mineur, il est associé à une souffrance importante pour les patients et leur entourage.

Bibliographie

AGUILERA, P.C., et MESSICK, J.M.
1976   *Intervention en situation de crise,* CV Mosby Company Ed.

AMERICAN PSYCHIATRIC ASSOCIATION
1994   *Diagnostic and Statistical Manual of Mental Disorders,* 4e éd., Washington (D.C.), American Psychiatric Association; trad. française *DSM-IV – Manuel diagnostique et statistique des troubles mentaux,* Paris, Masson, 1996, 1040 p.

ANDREASEN, N.C., et HOENK, P.R.
1982   « The predictive value of adjustment disorders: A follow-up study », *Am. J. Psychiatry,* vol. 139, p. 584-590.

ANISMAN, H., et ZACHARKO, R.M.
1992   « Depression as a consequence of inadequate neurochemical adaptation in response to stressors », *Br. J. Psychiatry,* vol. 160 (suppl. 15), p. 36-43.

ANTHONY, E.J.
1979   « The mutative impact of serious mental and physical illness in a parent on family life », dans E.J. Anthony et C. Koupernik (sous la dir. de), *The Child in His Family,* Huntington (N.Y.), vol. 1, Robert Krieger Publishing.

BRONISH, T.
1991   « Adjustment reactions: A long-term prospective and retrospective follow-up of former patients in a crisis intervention ward », *Acta Psychiatr. Scand.,* vol. 84, p. 86-93.

COMPAS, B.E., et coll.
1991   « Perceived control and coping with stress: A developmental perspective », *Journal of Social Issues,* vol. 47, n° 4, p. 23-34.

DELEO, D.
1989   « Treatment of adjustment disorders: A comparative evaluation », *Psychol. Res.,* vol. 64, p. 51.

FABREGA, H., MEZZICH, J.E., et MEZZICH, A.C.
1987   « Adjustment disorder as a marginal or transitional illness category in DSM-III », *Arch. Gen. Psychiatry,* vol. 44, p. 567.

HENDERSON, S., BYRNE, D.G., et DUNCAN-JONES, P.
1982   *Neurosis and the Social Environment,* New York, Academic Press.

HOLMES, T.H., et MASUDA, M.
1974   « Life change and illness susceptibility », dans B.S. Dohrenwend et B.P. Dohrenwend (sous la dir. de), *Stressful Life Events: Their Nature and Effects,* New York, John Wiley, p. 45-72.

HOLMES, T.H., et RAHE, R.H.
1967   « The Social Readjustment Rating Scale », *J. Psychosom. Res.,* vol. 11, p. 213-218.

HURST, M.W., JENKINS, C.D., et ROSE, R.M.
1978   « The assessment of life change stress: A comparative and methodological inquiry », *Psychosom. Med.,* vol. 40, p. 142-165.

ISHERWOOD, J., ADAM, K.S., et HORNBLOW, A.R.
1982   « Readjustment, desirability, expectedness, mastery and outcome dimensions of life stress, suicide and auto-accident », *Journal of Human Stress,* vol. 8, p. 11-18.

LEFORT, P.E.
1994   « Les troubles d'adaptation », *L'Actualité médicale,* mai.

MEZZICH, J.E., et coll.
1989   « DSM-III disorders in a large sample of psychiatric patients: Frequency and specificity of diagnoses », *Am. J. Psychiatry,* vol. 146, n° 2, p. 212-219.

PAYKEL, E.S., PROSOFF, B.A., et UHLENHUTH, E.H.
1971   « Scaling of life events », *Arch. Gen. Psychiatry,* vol. 25, p. 340-347.

PLAPP, J.M., et coll.
1987   « Ratings of psychosocial stressors in adolescence using DSM-III axis IV criteria », *J. Am. Acad. Child Adolesc. Psychiatry,* vol. 26, p. 80-86.

POPKIN, M.K.
1989   « Adjustment disorder in comprehensive », dans H.I. Kaplan et B.J. Sadock (sous la dir. de), *Textbook of Psychiatry,* Baltimore, Williams & Wilkins.

Rey, J.M.
1989 « DSM-III Axis IV revisited », *Am. J. Psychiatry*, vol. 145, n° 3, p. 3.

Snyder, S., Strain, J.J., et Wolf, D.
1990 « Differentiating major depression from adjustment disorder with depressed mood in the medical setting », *Gen. Hosp. Psychiatry*, vol. 12, p. 159.

Solnit, A.J., et Kris, M.
1967 « Trauma and infantile experiences: A longitudinal perspective », dans S.S. Furst (sous la dir. de), *Psychic Trauma,* New York, Psychoanalytic Research and Development Fund, Basic Books.

Woolston, J.L.
1988 « Theoretical considerations of the adjustment disorders », *J. Am. Acad. Child Adolesc. Psychiatry,* vol. 3, p. 280.

World Health Organization
1993 *The ICD-10 Classification of Mental and Behavioural Disorders: Diagnostic Criteria for Research,* Genève, World Health Organization; trad. française *Classification internationale des maladies, 10ᵉ révision. Chapitre V (F): Troubles mentaux et troubles du comportement: critères diagnostiques pour la recherche,* Paris, Organisation Mondiale de la Santé et Masson, 1994.

Zacharko, R.M., et Anisman, H.
1989 « Pharmacological, biochemical and behavioral analysis of depression: animal models », dans G. Koob, C. Eliers et F.E. Bloom (sous la dir. de), *Animal Models of Depression,* Boston, Birkhauser.

CHAPITRE 16

Troubles dissociatifs

MANUEL SERRANO, M.D., F.R.C.P.C.
Psychiatre, directeur de l'enseignement universitaire à l'Hôpital Louis-H. Lafontaine (Montréal)
Professeur agrégé au Département de psychiatrie de l'Université de Montréal

PLAN

16.1 Évolution du concept

16.2 Épidémiologie

16.3 Étiologie

16.4 Description clinique
    16.4.1 Définition
    16.4.2 Classifications selon le DSM-IV et la CIM-10
    16.4.3 Variété diagnostique
        • *Troubles dissociatifs typiques* • *Troubles dissociatifs atypiques* • *Dépersonnalisation*

Bibliographie

Lectures complémentaires

Vers la fin du 19ᵉ siècle, la question des troubles dissociatifs était l'une des plus débattues par les psychiatres et les philosophes. Après 1910, on assista à un mouvement de réaction contre les notions de dissociation et de personnalité multiple. On allégua que les médecins s'étaient laissé mystifier par des malades mythomanes et que, sans s'en rendre compte, ils avaient eux-mêmes créé les manifestations qu'ils observaient. Ces diagnostics devinrent alors désuets et le restèrent pendant des décennies. Depuis 1980, l'intérêt pour les troubles dissociatifs connaît un regain phénoménal. La publication du DSM-III semble être à l'origine de cette étonnante renaissance nosographique. En voulant débarrasser la classification psychiatrique des théories non prouvées, les auteurs du DSM-III ont introduit une catégorie diagnostique spécifique, les troubles dissociatifs. Selon certains, une meilleure connaissance de ces diagnostics parmi les professionnels de la santé mentale a permis l'identification des cas qui étaient ignorés jusqu'alors. Selon d'autres, ces diagnostics sont posés de façon excessive dans le cas de sujets hautement suggestibles et englobent des pathologies jadis incluses dans la rubrique de l'« hystérie ». Présentement, les troubles dissociatifs partagent avec les neurosciences l'avant-scène psychiatrique.

16.1 ÉVOLUTION DU CONCEPT

Le terme « dissociation » est utilisé dans la séméiologie psychiatrique, à la suite de Bleuler, pour définir un trouble discordant reflétant la perte de cohésion interne des phénomènes psychiques. Pour Bleuler, cette « dislocation » (*Spaltung*) est un aspect capital des psychoses schizophréniques. La dissociation est devenue une des notions fondamentales de la psychiatrie classique.

Parallèlement, la notion de dissociation connaissait un cheminement différent dans la pensée des grands théoriciens de la psychiatrie dynamique qui la liaient étroitement aux multiples vicissitudes du concept d'hystérie.

Janet utilise ce terme en 1889 pour expliquer la nature des symptômes hystériques. Dans l'hystérie, le défaut inné de synthèse mentale mène à une faiblesse de l'énergie ou tension psychologique favorisant la manifestation de forces inconscientes responsables d'une grande variété de symptômes somatiques ou psychiques. Cette altération de la cohésion psychique permet la cristallisation de ces phénomènes d'émancipation automatique que sont les troubles dissociatifs. Les symptômes ont leur origine dans des événements traumatisants du passé et peuvent être guéris par la remémoration, puis la dissolution d'épisodes ayant joué le rôle traumatique.

En élaborant la fameuse théorie de l'inconscient pathogène, Freud relie la genèse des phénomènes hystériques au refoulement excessif d'un événement ou d'une scène à caractère intolérable, donc écarté de l'organisation consciente de la mémoire (l'événement traumatisant étant constitué généralement par un traumatisme sexuel infantile). Plus tard, Freud considère l'hystérie comme une névrose œdipienne, « l'hystérique se défendant par ses symptômes de l'angoisse de la castration, de la culpabilité sexuelle et des conflits incestueux » (Ey, Bernard et Brisset, 1978). Janet et Freud s'accordent sur un point central : l'importance du facteur traumatique dans la genèse des symptômes dissociatifs.

Ces notions théoriques introduites par les écoles psychodynamiques du début du siècle sont reprises, de façon fort simplifiée, dans la littérature nord-américaine. Ainsi, Gabbard (1993) écrit que la dissociation est avant tout une réponse défensive à un traumatisme psychique, et d'autres auteurs (Putnam, 1985 ; Spiegel, 1991) soutiennent que la plupart des syndromes dissociatifs sont des troubles post-traumatiques consécutifs à des sévices sexuels ou physiques subis pendant l'enfance (Gabbard, 1993).

Pour Kluft (1991a), le refoulement crée un clivage horizontal. Le contenu mental indésirable repoussé dans l'inconscient y est maintenu avec plus ou moins de succès par le barrage de la censure. Par contre, la dissociation établit un clivage vertical, de sorte que le contenu mental se fragmente dans une série de consciences parallèles qui peuvent même engendrer des identités séparées, comme dans les troubles dissociatifs (notamment dans la personnalité multiple).

Ces notions ne sont pas nouvelles. On retrouve chez Breuer et Freud (1895) les expressions « clivage de la conscience », « clivage du contenu de la conscience », « clivage psychique », termes qui « connotent les mêmes réalités : à partir des états de dédoublement de la personnalité ou de la conscience tels que la clinique de certains cas d'hystérie le montre ou tels que l'hypnose les provoque, Janet, Freud et Breuer sont passés à l'idée d'une coexistence au sein du psychisme de deux groupes de phénomènes, voire de deux personnalités qui peuvent s'ignorer mutuellement» (Laplanche et Pontalis, 1967).

Il importe de retenir la différence entre la notion freudienne de «clivage du Moi» et la notion kleinienne de «clivage de l'objet» qui porte sur des objets partiels (bon/mauvais). Dans la théorie kleinienne, le clivage de l'objet s'accompagne inévitablement d'un clivage corrélatif du Moi. Cela pourrait expliquer l'étroite parenté psychodynamique entre les troubles dissociatifs et les formes «dramatiques» des troubles de la personnalité (surtout de type histrionique et limite). On observe, en effet, dans les troubles dissociatifs des caractéristiques cliniques communes avec ces troubles de l'axe II du DSM-IV (impulsivité, instabilité thymique, comportement agressif et suicidaire, automutilation). Une étude portant sur le trouble de personnalité multiple a montré que 70 % de ces malades remplissaient également les critères du trouble de la personnalité de type limite (Horevitz et Braun, 1984). Dans une autre étude, le Minnesota Multiphasic Personality Inventory (MMPI) se révélait incapable de distinguer les deux entités (Kemp, Gilbertson et Torem, 1988).

L'éclatement de la conception classique d'hystérie, sanctionné par le DSM-III (1980), a donné naissance à plusieurs sous-entités groupées dans les troubles somatoformes (conversion), les troubles dissociatifs et certains troubles de la personnalité liés à la personnalité dite «dramatique». Ce démembrement a amené la disparition du terme «hystérique» du vocabulaire officiel de l'American Psychiatric Association (APA) et son remplacement par «histrionique» pour souligner l'aspect théâtral de ce type de personnalité. «Hystérie» dérive du mot grec *hustera* qui signifie «utérus»; en retirant le terme hystérie de la nosologie, on a voulu modifier la perception sexiste rattachée à ce diagnostic. En effet, l'attitude des hystériques était autrefois interprétée comme des accès d'érotisme morbide féminin, la maladie, croyait-on, ayant son origine dans l'utérus. Quant au terme «histrionisme», il tire son origine du mot «histrion», du latin *histrio* («mime»), qui désignait dans l'Antiquité un acteur qui jouait des farces grossières, plus particulièrement celui qui jouait dans les mimes. Quoi qu'il en soit, ces remaniements se traduisent par une dispersion quelque peu réductionniste qui empêche d'avoir une vue globale sur un ensemble de troubles affectant la personne dans la totalité de son être.

On assiste présentement à une extraordinaire vague d'intérêt pour les troubles dissociatifs, semblable à celle qu'a connue la psychiatrie dynamique au 19e siècle. Il s'agit, pour le moment, d'un phénomène nord-américain qui soulève une vive controverse et divise la communauté psychiatrique. Chez une minorité des psychiatres qui diagnostiquent la majorité des cas de troubles dissociatifs, l'enthousiasme est de rigueur. Des associations pour l'étude de troubles dissociatifs s'organisent, les écrits et les revues sur le thème se multiplient, des cliniques spécialisées ouvrent et les «découvertes» se succèdent.

À l'autre extrême, les «sceptiques» ne voient dans l'effervescence actuelle qu'une mode alimentée par un groupe d'activistes adhérant aux théories en vogue. Selon cette perspective, les troubles dissociatifs seraient, pour la plupart, iatrogéniques. Un questionnaire envoyé à 294 psychiatres membres de l'Association canadienne de psychiatrie a révélé qu'environ 30 % des répondants mettaient en doute l'existence même du trouble dissociatif de l'identité (Mai, 1995). Personne ne nie cependant que les sujets ainsi étiquetés sont bel et bien des malades ayant besoin d'un traitement adéquat.

Il faut espérer que la rigueur de la recherche scientifique actuelle fera mentir la pensée de Croq (1902) lorsqu'il disait: «Je pose le principe suivant: si vous voulez vous tromper, expérimentez sur des hystériques...»

16.2 ÉPIDÉMIOLOGIE

La prévalence des troubles dissociatifs est objet de controverses. Selon Ross (1991), ceux-ci seraient aussi fréquents que les troubles affectifs et les troubles anxieux, atteignant environ 10 % de la population. On trouve dans la littérature nord-américaine des dernières années une augmentation phénoménale du nombre de cas rapportés. L'explication de cette hausse exponentielle du nombre de diagnostics de troubles dissociatifs demeure difficile à cerner. Pour certains, ces chiffres sont réalistes, même modérés. Inversement, d'autres pensent que ces diagnostics ont été posés de façon excessive pour des individus hautement suggestibles.

Cette explosion diagnostique touche particulièrement le trouble dissociatif de l'identité. Au début des années 80, la littérature mondiale en recensait à peine 200 cas. Quelques années plus tard, Coons (1986) estimait que 6 000 cas de trouble dissociatif de l'identité avaient été diagnostiqués principalement aux États-Unis. Vraisemblablement, ce nombre a dû, au moins, quadrupler depuis ces observations. Selon l'étude de Ross et coll. (1992), la prévalence du trouble dissociatif de l'identité serait de 3,1 % dans la population en général et de 6 % à 8 % parmi les malades hospitalisés en psychiatrie. Toutefois, ces résultats n'ont pas été confirmés par des études ultérieures.

Selon Kluft (1987), cette étonnante augmentation pourrait s'expliquer par le raffinement des procédures diagnostiques cliniques en psychiatrie, favorisant une meilleure connaissance de ces pathologies parmi les professionnels de la santé mentale.

Cependant, cette situation suscite beaucoup de scepticisme, certains auteurs allant jusqu'à la négation de l'existence du syndrome (Merskey, 1992). Ce point de vue semble cependant excessif, la plupart des psychiatres s'accordant sur le fait que la maladie est bien réelle et plus fréquente qu'on ne le croyait au début de la décennie.

Il semble bien établi que les femmes adultes font l'objet de ce diagnostic neuf fois plus fréquemment que les hommes. Ces troubles sont rares avant l'adolescence.

16.3 ÉTIOLOGIE

On admet généralement que les troubles dissociatifs sont des affections psychogènes, la dissociation étant interprétée comme une réponse défensive à des traumatismes psychologiques intolérables (Ludwig, 1983 ; Putman, 1985 ; Spiegel, 1991).

Plusieurs revues de la littérature tendent à confirmer que la majorité de ces malades (95 % pour Gabbard [1993]) ont une histoire de violences physiques ou sexuelles (habituellement des relations incestueuses) subies pendant l'enfance. Pour Kluft (1984), ce traumatisme n'est pas suffisant, bien qu'il soit nécessaire, pour expliquer l'éclosion du trouble dissociatif de l'identité.

Cependant, ces hypothèses étiologiques sont très controversées, puisque le facteur traumatique semble jouer un rôle déterminant dans d'autres pathologies (surtout les troubles reliés au stress aigu, l'état de stress post-traumatique et les psychoses brèves). D'ailleurs, des études ont relevé chez les malades présentant une personnalité limite une fréquence plus élevée de sévices sexuels au cours de l'enfance que dans le cas des états dissociatifs (Ross et coll. 1990, 1991). Les sévices sexuels ne seraient pas étiologiquement propres à un syndrome en particulier.

Un important débat oppose présentement aux États-Unis les défenseurs de l'étiologie traumatique des troubles dissociatifs à ceux qui invoquent l'argument de « fausses mémoires retrouvées ». Ces derniers contestent l'authenticité des souvenirs traumatiques réactualisés sous hypnose ou en cours de thérapie. L'affrontement de ces deux points de vue extrêmes tourne principalement autour de l'étiologie du trouble dissociatif de l'identité. Il faut admettre que, à cet égard, plusieurs questions demeurent sans réponse : Pourquoi les traumatismes d'ordre sexuel sont-ils presque systématiquement l'objet de refoulement et de répression psychique, tandis d'autres types d'expériences traumatisantes laissent des souvenirs clairs et précis ? S'il est vrai que le cerveau possède des mécanismes efficaces et sélectifs pour effacer les traumatismes sexuels, comment expliquer qu'il soit relativement facile pour certains thérapeutes d'inverser ce processus défensif qui a été si étanche pendant nombre d'années ? Selon Modestin (1992), en Suisse, moins de 0,5 % des psychiatres ont diagnostiqué 58 % des cas de troubles dissociatifs de l'identité. Thigpen et Cleckley (1987), auteurs du célèbre livre *The Three Faces of Eve*, ont examiné pendant 30 ans des centaines de malades présumément affligés d'une personnalité multiple pour en conclure qu'une seule malade (autre qu'Eve) semblait indubitablement atteinte de ce trouble.

Deux ouvrages (Loftus et Ketcham, 1994 ; Ofshe et Walters, 1994) analysent de façon détaillée cette problématique. Ces auteurs nient l'existence réelle des prétendues « *repressed memories* » qu'ils qualifient de « *pseudo-memories* », suggérées et provoquées par des thérapeutes au moyen de l'hypnose, de l'abréaction et d'autres techniques psychothérapeutiques. La position de la False Memory Foundation est encore plus radicale. Selon ce groupe, beaucoup de personnes innocentes (surtout des pères) ont été arbitrairement accusées de délits sexuels qui n'ont jamais été commis. Aux yeux de Gardner (1994), il s'agit du plus grand scandale du siècle dans la psychiatrie nord-américaine, à l'origine d'une hystérie collective beaucoup plus étendue que celle qu'avait déclenchée la fameuse chasse aux sorcières de Salem.

Plusieurs études semblent indiquer que le trouble dissociatif de l'identité est plus fréquent chez les parents biologiques au premier degré des sujets atteints que dans la population en général. Il s'agit cependant ici d'hypothèses préliminaires qui devront être vérifiées par des recherches ultérieures. L'organicité reste encore à documenter. Pour l'heure, rien ne permet d'affirmer que ces affections relèvent d'une quelconque lésion spécifique connue.

Il faut admettre que l'étiologie des troubles dissociatifs demeure obscure. Vraisemblablement, ces troubles dépendent, à la base, des conditions biologiques, héréditaires, neurophysiologiques et environnementales qui déterminent l'organisation de la personne et qui peuvent engendrer une modalité d'existence pathologique. Les symptômes seraient façonnés par l'expression des forces psychiques inconscientes. Cette perspective « organo-dynamique » (ou bio-psycho-sociale si l'on ajoute la dimension environnementale) s'impose d'elle-même et la remettre en question signifierait un retour aux théories préscientifiques défendant le concept de maladies *sine materia* ou purement psychiques. À l'instar de l'hystérie, les troubles dissociatifs seraient organiques en ce qui concerne leur origine et psychiques en ce qui concerne leur mécanisme et leurs symptômes. Ils seraient, comme la majorité des maladies mentales, « organiques au deuxième degré » (Ey, Bernard et Brisset, 1978).

16.4 DESCRIPTION CLINIQUE

16.4.1 Définition

La caractéristique essentielle des troubles dissociatifs est la survenue d'une perturbation touchant des fonctions qui sont normalement intégrées, comme la conscience, la mémoire, l'identité, la perception de l'environnement et le comportement moteur. Si la perturbation touche le champ de la conscience, des événements personnels importants ne peuvent pas être remémorés. Si l'atteinte se rapporte au domaine de l'identité, le sujet soit oublie temporairement sa véritable identité pour en revêtir une autre, soit perd le sens de sa propre réalité et éprouve un sentiment d'irréalité. Si l'altération concerne le comportement moteur, on observe conjointement une perturbation de l'identité et du champ de la conscience (comme dans les errances qui accompagnent la fugue psychogène).

Le tableau 16.1 présente les critères généraux des troubles dissociatifs selon la CIM-10. Il est à noter que le DSM-IV n'établit pas de critères généraux concernant ces troubles ; les critères diagnostiques varient selon le trouble dissociatif en cause.

TABLEAU 16.1   Critères généraux des troubles dissociatifs

CIM-10
F44 Troubles dissociatifs (de conversion)
G1. Absence de trouble somatique qui pourrait expliquer les symptômes du trouble dissociatif.
G2. Il y a clairement une continuité dans le temps entre des événements stressants ou des problèmes et le début des symptômes dissociatifs.

Source : World Health Organization (1993), trad. française *Classification internationale des maladies, 10ᵉ révision. Chapitre V (F) : Troubles mentaux et troubles du comportement : critères diagnostiques pour la recherche*, Paris, Organisation Mondiale de la Santé et Masson, 199,.

16.4.2 Classifications selon le DSM-IV et la CIM-10

Dans le DSM-IV, les troubles dissociatifs sont classés en cinq types principaux (voir « Comparaisons diagnostiques », en appendice). La conversion, située dans le champ somatique, est classée dans les troubles somatoformes. Selon la CIM-10, troubles dissociatifs et troubles de conversion sont synonymes. Toutefois, la notion d'« hystérie de conversion » n'y est pas employée (ni dans le DSM-IV), en raison des nombreuses interprétations de la notion d'« hystérie ».

Le DSM-IV inclut le trouble de dépersonnalisation dans les troubles dissociatifs et fait de la déréalisation une caractéristique associée. Il diffère en cela de la CIM-10 où dépersonnalisation et déréalisation sont unies pour former une catégorie, le syndrome de dépersonnalisation-déréalisation, classé dans les « autres troubles névrotiques » (voir la section 16.4.3).

Les critères diagnostiques de la CIM-10 pour la recherche dans le champ des troubles dissociatifs précisent qu'il doit y avoir « des éléments en faveur d'une relation temporelle manifeste entre le début des symptômes et des événements stressants, des problèmes ou des besoins». Les critères diagnostiques du DSM-IV signalent que «l'information oubliée est habituellement traumatisante ou stressante».

16.4.3 Variété diagnostique

La notion de «troubles dissociatifs» recouvre donc des entités dissemblables qui ont cependant des caractéristiques communes.

Pour les besoins de la description clinique, on peut les regrouper sous trois rubriques: les troubles dissociatifs typiques, les troubles dissociatifs atypiques et la dépersonnalisation.

Troubles dissociatifs typiques

Ces troubles surviennent dans un contexte de déstructuration profonde du champ de la conscience et comportent généralement une atteinte plus ou moins grave des fonctions mnésiques.

Amnésie dissociative

Les critères diagnostiques de l'amnésie dissociative sont résumés au tableau 16.2. La durée du paroxysme amnésique est d'une grande variabilité, allant de quelques minutes à quelques années dans les cas extrêmes. Habituellement, le sujet demeure alerte et il est conscient de la perte de mémoire. Au cours de l'épisode amnésique, il est possible d'observer des symptômes dépressifs ou des réactions anxieuses, le patient tentant par son comportement d'attirer l'attention d'autrui. Paradoxalement, le sujet peut être soit perplexe, soit indifférent face aux symptômes, ou s'adonner, pendant quelques jours, à une errance sans but à l'intérieur de son rayon de déplacement quotidien habituel.

Il existe plusieurs types de perturbation de la mémoire. Dans le type le plus courant, l'amnésie est

TABLEAU 16.2   Critères diagnostiques de l'amnésie dissociative

DSM-IV 300.12 Amnésie dissociative	CIM-10 F44.0 Amnésie dissociative
	A. Répond aux critères généraux d'un trouble dissociatif [voir le tableau 16.1, p. 415].
A. Le trouble consiste en un ou plusieurs épisodes d'incapacité de se souvenir d'informations personnelles importantes qui sont habituellement reliées à des situations traumatisantes ou stressantes. Cette impuissance à se rappeler dépasse les limites de l'oubli ordinaire.	B. Amnésie partielle ou complète concernant des événements ou des problèmes récents qui ont été ou qui continuent à être traumatisants ou stressants. C. L'amnésie est trop marquée et trop persistante pour être expliquée par une simple « mauvaise mémoire » ou par une simulation intentionnelle.
B. La perturbation ne survient pas exclusivement au cours de l'évolution d'un trouble dissociatif de l'identité, d'une fugue dissociative, d'un état de stress post-traumatique, d'un état de stress aigu ou d'un trouble somatisation et n'est pas due aux effets physiologiques directs d'une substance (p. ex., une substance donnant lieu à abus, un médicament) ou d'une affection neurologique ou médicale générale (p. ex., trouble amnésique dû à un traumatisme crânien).	
C. Les symptômes sont à l'origine d'une souffrance cliniquement significative ou d'une altération du fonctionnement social, professionnel, ou dans d'autres domaines importants.	

Sources : American Psychiatric Association (1994), trad. française *DSM-IV – Manuel diagnostique et statistique des troubles mentaux,* Paris, Masson, 1996 ; World Health Organization (1993), trad. française *Classification internationale des maladies, 10ᵉ révision. Chapitre V (F): Troubles mentaux et troubles du comportement : critères diagnostiques pour la recherche,* Paris, Organisation Mondiale de la Santé et Masson, 1994.

lacunaire (ou circonscrite). Elle consiste dans l'oubli des événements survenus durant un laps de temps précis. Il s'agit habituellement des quelques heures ayant suivi un événement très pénible (accident de voiture, guerre, deuils imprévisibles).

Un peu moins fréquente est l'amnésie sélective qui se rapporte seulement à certains événements durant une période de temps limitée. Par exemple, un soldat sorti vivant d'un long combat ne pourra se rappeler que quelques moments de celui-ci.

Deux autres types d'amnésie, l'amnésie généralisée et l'amnésie continue, sont beaucoup plus rares. Dans la première, la perturbation recouvre la vie entière de l'individu. Dans la forme continue, l'individu ne peut se souvenir d'aucun événement compris entre une date précise (souvent celle d'une catastrophe) et le présent.

Quoique rares, ces syndromes ne sont pas exceptionnels dans les services des urgences psychiatriques où les malades se présentent comme des « voyageurs sans bagages » (Ey, Bernard et Brisset, 1978). L'amnésie dissociative est plus fréquente chez les femmes adultes.

Fugue dissociative

Le trait essentiel de la fugue dissociative est un départ soudain et inattendu du domicile ou du lieu habituel des activités quotidiennes, s'accompagnant d'une amnésie qui présente toutes les caractéristiques d'une amnésie dissociative, auxquelles s'ajoutent les caractéristiques données au tableau 16.3.

Habituellement, la fugue est de courte durée (de quelques heures à quelques jours) et les déplacements sont limités. Plus rarement, elle dure plusieurs mois, le sujet parcourant parfois des milliers de kilomètres. Au cours de l'errance, le sujet peut adopter une nouvelle identité (partielle ou complète), s'attribuer un

TABLEAU 16.3   Critères diagnostiques de la fugue dissociative

DSM-IV 300.13 Fugue dissociative	CIM-10 F44.1 Fugue dissociative
	A. Répond aux critères généraux d'un trouble dissociatif [voir le tableau 16.1, p. 415].
A. La manifestation principale est un départ soudain et inattendu du domicile ou du lieu de travail habituel, s'accompagnant d'une incapacité à se souvenir de son passé.	B. Départ inattendu, mais par ailleurs normalement organisé, du domicile, du lieu de travail habituel, ou d'un autre centre d'activité sociale habituel, au cours duquel le sujet continue, en grande partie, à prendre soin de sa personne.
	C. Amnésie, partielle ou complète, concernant le « voyage », répondant au critère C d'une amnésie dissociative [voir le tableau 16.2].
B. Confusion concernant l'identité personnelle ou adoption d'une nouvelle identité (partielle ou complète).	
C. La perturbation ne survient pas exclusivement au cours de l'évolution d'un trouble dissociatif de l'identité et n'est pas due aux effets physiologiques directs d'une substance (p. ex., une substance donnant lieu à abus, un médicament) ou d'une affection médicale générale (p. ex., l'épilepsie temporale).	
D. Les symptômes sont à l'origine d'une souffrance cliniquement significative ou d'une altération du fonctionnement social, professionnel ou dans d'autres domaines importants.	

Sources : American Psychiatric Association (1994), trad. française *DSM-IV – Manuel diagnostique et statistique des troubles mentaux*, Paris, Masson, 1996 ; World Health Organization (1993), trad. française *Classification internationale des maladies, 10e révision. Chapitre V (F) : Troubles mentaux et troubles du comportement : critères diagnostiques pour la recherche*, Paris, Organisation Mondiale de la Santé et Masson, 1994.

nouveau nom, s'installer dans un nouveau logement et entreprendre des activités sociales, et même professionnelles, complexes et bien intégrées, ne laissant aucunement soupçonner un trouble mental.

En règle générale, les fugues sont plus simples, limitées à des déplacements brefs et sans but précis, le malade paraissant parfois perplexe et confus (notamment en ce qui concerne son identité personnelle). Des accès de violence contre les personnes et les objets peuvent survenir occasionnellement. Toutefois, le comportement de l'individu apparaît plus ordonné et cohérent que dans le cas d'une errance associée à une amnésie dissociative simple. Ainsi, il arrive dans une large mesure à prendre soin de lui-même (il s'alimente et se lave) et peut avoir des contacts sociaux élémentaires avec l'entourage (commander des repas, acheter de l'essence, demander des renseignements).

Quelquefois, les fugues revêtent un caractère romanesque ou spectaculaire, témoignant de tendances mythomaniaques bien ancrées dans la personnalité de ces malades : pensons aux jeunes personnes qui se présentent au service des urgences ou au poste de police et qui racontent une histoire invraisemblable d'enlèvement, de tentative de viol ou de sévices sexuels. On a mis en doute la sincérité de tels sujets chez qui le début et la fin de la fugue répondent étrangement à des mobiles utilitaires, d'autant plus que les symptômes succèdent en général à un stress psychosocial sérieux, comme un conflit conjugal, un deuil imprévu, une guerre, une catastrophe naturelle. Habituellement, le malade présente une amnésie lacunaire, ayant oublié complètement la période de la fugue.

On croit que la consommation massive d'alcool peut prédisposer à l'apparition de ce trouble.

Stupeur dissociative

Désignée par les psychiatres des 18e et 19e siècles sous les termes « attaques cataleptiques » ou « catalepsie », cette entité qu'est la stupeur dissociative se caractérise par un état stuporeux non organique répondant aux critères présentés au tableau 16.4.

Le sujet est inerte, les yeux clos ou ouverts, mais sans la triade caractéristique du sommeil (myosis, strabisme divergent, contraction active de l'orbiculaire des paupières). Le trouble peut s'accompagner d'une légère altération de l'état de conscience, mais le sujet n'est pas complètement amnésique ni inconscient. Cet état peut durer quelques heures ou quelques jours.

Trouble dissociatif de l'identité (personnalité multiple)

Ce trouble fascinant et spectaculaire a attiré l'attention des médecins et a stimulé l'imagination des

TABLEAU 16.4   Critères diagnostiques de la stupeur dissociative

DSM-IV Stupeur dissociative	CIM-10 F44.2 Stupeur dissociative
Perte de conscience, stupeur ou coma qui ne peuvent pas être attribués à une affection médicale générale.	
	A. Répond aux critères généraux d'un trouble dissociatif [voir le tableau 16.1, p. 415].
	B. Diminution très marquée ou absence de mouvements volontaires et de langage, et de réactivité normale à la lumière, au bruit et au toucher.
	C. La posture, la respiration et le tonus musculaire restent normaux (de même que, souvent, la coordination des mouvements oculaires).

Sources : American Psychiatric Association (1994), trad. française *DSM-IV – Manuel diagnostique et statistique des troubles mentaux*, Paris, Masson, 1996 ; World Health Organization (1993), trad. française *Classification internationale des maladies, 10e révision. Chapitre V (F) : Troubles mentaux et troubles du comportement : critères diagnostiques pour la recherche*, Paris, Organisation Mondiale de la Santé et Masson, 1994.

romanciers à partir du 18e siècle. S'il fut considéré d'abord comme un événement extrêmement rare, sinon légendaire, il est, vers la fin du 19e siècle, une des questions les plus débattues par les psychiatres et les philosophes. Les cas de Janet (Juliette), de Morton Prince (Miss Beauchamp), d'Azam (Felida), de Despine (Estelle), de Mitchell (Mary Reynolds) ont un intérêt historique.

Dans la CIM-10, le trouble dissociatif de l'identité est considéré comme une entité « rare et controversée dont on ignore dans quelle mesure elle est iatrogène ou spécifique d'une culture donnée ».

Les caractéristiques essentielles du trouble dissociatif de l'identité sont décrites dans le tableau 16.5. À ces critères fondamentaux s'ajoutent des troubles complexes de la mémoire se rapportant particulièrement à l'histoire personnelle, ancienne et récente, de l'individu. Il existe habituellement une personnalité originelle qui, dans les cas typiques, n'a pas connaissance ni conscience de l'existence d'aucune des autres personnalités (sous-personnalités). Souvent, l'identité primaire (qui porte le nom de l'individu) a des traits passifs, dépendants et anxiodépressifs, tandis que les identités alternantes sont presque toujours très contradictoires, souvent tout à fait opposées (comme dans le roman de R.L. Stevenson, *Docteur Jekyll et M. Hyde*).

Fait assez curieux, les différentes personnalités semblent détecter des lacunes dans la continuité de leur vécu existentiel. Elles l'admettent si on les interroge, mais elles donnent rarement cette information spontanément. Ces « trous de mémoire » sont habituellement asymétriques, c'est-à-dire variables d'une personnalité à une autre (la personnalité prédominante gardant une perspective mnésique plus consistante que les autres personnalités). Le passage d'une personnalité à une autre est précipité, la plupart du temps, par un stress psychosocial sérieux. Il peut se faire brusquement, sans préavis, en catimini, ou encore de façon dramatique.

Le nombre d'identités est fort inégal (de 2 jusqu'à plus de 100). La moitié des cas décrits concernent des individus possédant moins de 10 identités. La coexistence de plusieurs identités avec des conduites, des

TABLEAU 16.5   Critères diagnostiques du trouble dissociatif de l'identité

DSM-IV 300.14 Trouble dissociatif de l'identité	CIM-10 F44.81 Personnalité multiple
A. Présence de deux ou plusieurs identités ou « états de personnalité » distincts (chacun ayant ses modalités constantes et particulières de perception, de pensée et de relation concernant l'environnement et soi-même).	A. Existence, chez le même individu, de deux ou plusieurs personnalités distinctes, l'une d'entre elles seulement se manifestant à un moment donné.
B. Au moins deux de ces identités ou « états de personnalité » prennent tour à tour le contrôle du comportement du sujet.	B. Chaque personnalité a ses propres souvenirs, préférences et comportements, et prend, à un moment de l'évolution du trouble (et de façon répétitive), le contrôle total du comportement du sujet.
C. Incapacité à évoquer des souvenirs personnels importants, trop marquée pour s'expliquer par une simple « mauvaise mémoire ».	C. Incapacité à se rappeler les informations personnelles importantes, trop marquée pour être expliquée par une simple « mauvaise mémoire ».
D. La perturbation n'est pas due aux effets physiologiques directs d'une substance (p. ex., les trous de mémoire ou le comportement chaotique au cours d'une intoxication alcoolique) ou d'une affection médicale générale (p. ex., les crises comitiales partielles complexes).	D. Non due à un trouble mental organique (p. ex., une épilepsie) ni à un trouble lié à l'utilisation d'une substance psychoactive (p. ex., une intoxication ou un syndrome de sevrage).
N.B.: Chez l'enfant, les symptômes ne peuvent pas être attribués à des jeux d'imagination ou à l'évocation de camarades imaginaires.	

Sources : American Psychiatric Association (1994), trad. française *DSM-IV – Manuel diagnostique et statistique des troubles mentaux*, Paris, Masson, 1996 ; World Health Organization (1993), trad. française *Classification internationale des maladies, 10e révision. Chapitre V (F) : Troubles mentaux et troubles du comportement : critères diagnostiques pour la recherche*, Paris, Organisation Mondiale de la Santé et Masson, 1994.

noms et des psychopathologies différents pose d'épineux problèmes d'ordre médico-légal, notamment en ce qui a trait à la responsabilité globale de l'individu au regard du droit civil ou criminel.

Diagnostic

Rien ne remplace l'observation clinique directe dans le diagnostic des troubles dissociatifs. Cependant, la complexité psychopathologique et la comorbidité élevée rendent particulièrement ardue la tâche du clinicien.

Plusieurs troubles de l'axe I du DSM-IV peuvent coexister avec les troubles dissociatifs, notamment des troubles anxieux (panique, anxiété généralisée, trouble obsessionnel-compulsif), mais aussi des dépressions, des abus de substances et des troubles somatoformes.

Pour cerner la maladie et pour étayer, confirmer ou infirmer le diagnostic, des procédures complémentaires (tests, inventaires, échelles, questionnaires) ont été élaborées. Mentionnons les échelles suivantes, bien que leur validité ait été contestée :

– Dissociative Experiences Scale (DES), proposée par Carlson et coll. (1993) ;
– Clinical Mental Status Examination for Complex Dissociative Symptoms (Loewenstein, 1991) ;
– Structured Clinical Interview for DSM-IV, Dissociative Disorders (SCID-D) [Steinberg, 1993].

Contrairement à ce que pourraient laisser penser certains cas spectaculaires montrés par les médias, les malades atteints de troubles dissociatifs (notamment le trouble dissociatif de l'identité) ont tendance à dissimuler leurs symptômes. Parfois, plusieurs années de traitement peuvent s'écouler avant qu'on puisse en établir le diagnostic. Le diagnostic de trouble dissociatif de l'identité est particulièrement problématique, parce que environ 80 % de ces malades présentent des « fenêtres diagnostiques » (*windows of diagnosability*), c'est-à-dire des moments précis pendant lesquels leur condition serait clairement identifiable par les médecins (Kluft, 1991b).

Les batteries de tests classiques (Wechsler Adult Intelligence Scale Revised [WAIS-R], test de Rorschach, Thematic Apperception Test [TAT], Minnesota Multiphasic Personality Inventory [MMPI]) se sont révélées peu utiles. Les résultats, qui manquent d'homogénéité et de précision, ne permettent pas de distinguer avec certitude les troubles dissociatifs des troubles liés à la personnalité limite et de plusieurs troubles psychotiques (Allen et Smith, 1993).

Les patients atteints d'un trouble dissociatif montrent une réceptivité à l'hypnose très élevée aux échelles standard (dans le 5 % supérieur). Il peut sembler évident que l'observation d'une personnalité alternante, au cours d'une transe hypnotique, confirme le diagnostic de trouble dissociatif de l'identité. Toutefois, le changement d'identité dans la situation hypnotique pourrait aussi être un artefact, le malade hautement suggestible produisant ce phénomène pour plaire au thérapeute. On sait d'ailleurs, depuis le mesmérisme, qu'un sujet hypnotisé est capable de mentir, non seulement sous la suggestion de l'hypnotiseur, mais aussi intentionnellement. Ainsi, l'hypnotiseur peut suggérer au sujet plus de choses qu'il ne croit, le sujet en retour livrant les manifestations que l'hypnotiseur désire secrètement. Ce pouvoir de suggestion mutuelle, connu depuis fort longtemps, a été magistralement résumé par Ellenberger (1970).

La narcoanalyse pourrait s'avérer utile dans le diagnostic du trouble dissociatif de l'identité ; cependant, cette méthode soulève les mêmes réserves que l'hypnose. Plusieurs autres tests physiologiques et neurologiques ont été proposés (électroencéphalogramme [EEG], fonctions visuelles, potentiels évoqués visuels, réponse électrodermale), mais les résultats sont équivoques, souvent contradictoires.

Diagnostic différentiel

- **Troubles mentaux organiques**

Les troubles mentaux organiques entraînent généralement des perturbations mnésiques plus marquées pour les événements très récents que pour les souvenirs anciens. Ces troubles ne sont pas isolés, s'accompagnant d'autres altérations des fonctions cognitives. Le diagnostic différentiel doit tenir compte des troubles suivants :

– les palimpsestes (hiatus amnésiques) dus à un abus d'alcool ou d'autres substances psychoactives, qui sont limités à la période d'intoxication ; l'amnésie concernant cette période est irréversible ;

- le syndrome de Korsakoff, dans lequel la mémoire immédiate est préservée, mais les événements ne peuvent être remémorés à court terme (quelques minutes après leur survenue);
- l'amnésie post-commotionnelle ou post-traumatique, qui est habituellement rétrograde, englobant une période antérieure au traumatisme crânien; en revanche, dans les amnésies dissociatives, la perturbation est presque toujours antérograde;
- l'amnésie épileptique post-critique, laquelle s'installe brusquement. Des perturbations motrices sont habituellement présentes au cours de l'épisode, et l'EEG met en évidence des anomalies;
- les fugues: dans les cas d'épilepsies temporales ou chez des individus souffrant de crises comitiales partielles, les fugues s'accompagnent d'une conduite moins complexe et moins organisée que dans les fugues dissociatives, et le sujet n'adopte pas une nouvelle identité.

- **Troubles psychiatriques**

Dans la catatonie, le mutisme peut laisser croire à l'existence d'une amnésie ou d'une stupeur dissociative. On peut aussi observer des comportements erratiques chez le schizophrène et le maniaque. Les hallucinations schizophréniques et les symptômes de premier rang décrits par Schneider (1959) peuvent être confondus avec un trouble dissociatif de l'identité, surtout si l'individu rapporte avoir entendu les voix d'autres personnes ou avoir conversé avec elles. Des changements soudains de personnalité peuvent être observés dans les troubles affectifs bipolaires à évolution par cycles à succession rapide. Le contexte clinique global, l'anamnèse et l'évolution générale donneront la clé du diagnostic.

Des symptômes dissociatifs sont aussi inclus dans les critères diagnostiques des états de stress aigu et post-traumatique et du trouble somatisation. Une anamnèse soignée sera particulièrement nécessaire.

La distinction d'avec les troubles psychotiques brefs et transitoires pose au médecin un problème diagnostique de taille, surtout dans les cas de psychoses réactionnelles brèves consécutives à des stresseurs graves.

Les troubles dissociatifs se greffent fréquemment sur des personnalités pathologiques du groupe B (dramatiques). À souligner la grande difficulté d'établir un diagnostic différentiel entre le trouble dissociatif de l'identité et les troubles liés à la personnalité limite et histrionique (Horevitz et Braun, 1984; Kemp, Gilbertson et Torem, 1988).

- **Simulation**

Lorsque la simulation des troubles dissociatifs est soupçonnée, le dilemme diagnostique est particulièrement délicat. Il est évident qu'il est plus facile d'imiter des troubles mnésiques que d'imiter un trouble dissociatif de l'identité.

Aucune procédure objective ni aucun test ne permettent d'éliminer avec certitude la possibilité d'une simulation consciente des symptômes. Les motivations du sujet et la possibilité de gains secondaires sont à évaluer soigneusement (difficultés financières, problèmes familiaux ou juridiques, danger de mort au combat). L'hypnose et la narcoanalyse peuvent se révéler utiles dans certains cas, mais sont rarement concluantes.

Pronostic

Typiquement, l'amnésie et la fugue dissociatives cessent brutalement. La récupération est complète et rapide, et les rechutes, rares.

Dans la stupeur dissociative, la restitution sera généralement complète. Le patient conserve un souvenir plus ou moins précis de l'épisode lui-même.

Le trouble dissociatif de l'identité est sans doute celui qui a le caractère le plus sérieux et chronique; la récupération est souvent incomplète, et les rechutes, fréquentes.

Traitement

Le traitement de l'amnésie dissociative et de la fugue dissociative n'a pas été l'objet de publications récentes proposant des méthodes spécifiques. Les situations critiques seront traitées par des entretiens non directifs visant à aider le malade à combler les lacunes mnésiques. L'hypnose et la suggestion peuvent être utiles, ainsi que la médication (benzodiazépines pour calmer la vive anxiété qui accompagne ces états).

L'hospitalisation sera parfois nécessaire. Pendant les périodes intercritiques, on proposera une psychothérapie (analytique ou cognitive) qui aidera à renforcer le système défensif, amenant ainsi le malade à mieux gérer le stress et à prévenir les rechutes.

Le traitement du trouble dissociatif de l'identité fait l'objet de nombreuses publications depuis 12 ans, qui proposent des psychothérapies individuelles de soutien d'inspiration cognitive ou psychodynamique. La psychothérapie sera intensive, préférablement individuelle et à long terme. L'hypnose peut être employée comme traitement d'appoint (avec, au besoin, un cothérapeute hypnotiseur).

Le but ultime du traitement se réalise dans la fusion ou l'intégration harmonieuse des multiples personnalités dans une seule personnalité unifiée et mieux adaptée socialement. Pour y parvenir, il faudra que le thérapeute ait accès au système de multiplicité, tâche ardue et délicate qui permet d'opérer la catharsis et l'abréaction des mémoires traumatiques soupçonnées d'être à la base des symptômes. Les traitements doivent être réservés aux thérapeutes bien formés à la pratique de la psychothérapie dynamique, d'autant plus que les réactions contre-transférentielles y sont habituellement intenses et négatives. Ces malades sont souvent en butte à l'hostilité des professionnels de la santé mentale qui les considèrent comme des faux malades et des simulateurs.

Il n'y a pas de traitement psychopharmacologique spécifique du trouble dissociatif de l'identité ; toutefois, et compte tenu de la comorbidité élevée, l'adjonction d'un antidépresseur ou d'un anxiolytique peut s'avérer utile. Il faudra néanmoins considérer le risque de dépendance et le haut potentiel suicidaire de ces malades. Les neuroleptiques ne seront employés qu'à court terme et pour des cas graves, dont le tableau se rapproche de celui des troubles schizophréniques.

Troubles dissociatifs atypiques

Les symptômes cardinaux des troubles dissociatifs atypiques sont d'ordre dissociatif, mais ne répondent pas cependant aux critères des troubles dissociatifs décrits plus haut et forment une catégorie résiduelle. Dans le DSM-IV, ces troubles sont regroupés sous la rubrique « troubles dissociatifs non spécifiés ».

On trouve dans ce groupe :

– des états cliniques identiques à celui du trouble dissociatif de l'identité, mais qui ne répondent pas à la totalité des critères de ce trouble ;

– des états dissociatifs prolongés chez des sujets qui ont été soumis de façon durable à des épreuves de persuasion intenses et coercitives (lavage de cerveau, redressement idéologique, endoctrinement par des terroristes ou des fanatiques durant les périodes de captivité) ;

– une déréalisation sans dépersonnalisation chez l'adulte ;

– une perte de conscience ou un coma qui ne peuvent pas être attribués à une affection médicale générale ;

– des états de transe et de possession présentant un caractère pathologique, c'est-à-dire qu'ils provoquent de la souffrance subjective et des perturbations significatives dans la vie relationnelle du sujet. Par ailleurs, ces comportements ne sont pas perçus par la communauté comme des éléments habituels des pratiques collectives d'ordre culturel ou religieux.

L'état de transe dissociatif, de production involontaire, se caractérise par un rétrécissement du champ de la conscience et la perte du sens de l'identité propre, mais sans remplacement par une autre personnalité. Le sujet paraît absent, indifférent à sa réalité ordinaire, hagard. Des comportements automatiques et des mouvements stéréotypés ne sont pas rares.

Dans la possession, le sujet se croit habité par un être surnaturel (esprit, divinité, démon) ou par une personne ayant des pouvoirs magiques (sorcier, devin). Le « possédé » peut présenter des automatismes ambulatoires parfois agressifs envers autrui, voire meurtriers, comme la célèbre course d'*amok* des Malais, ou agressifs envers soi, comme les cas de *pibloktoq* des Inuits. D'autres exemples connus sont : le *bebainan* (Indonésie), le *latah* (Malaisie) et l'*ataque de nervios* (Amérique latine).

Dans l'énigmatique syndrome de Ganser (désigné sous le nom de « pseudo-démence » par Wernicke), le malade fait preuve d'une méconnaissance systématique de la réalité ambiante. Il agit « à côté », répond « à côté », le tout dans un contexte d'obnubilation et d'amnésie. Ce syndrome, dont les descriptions initiales se rapportaient à des détenus (névroses pénitentiaires), a été rattaché à l'hystérie, à la description de la schizophrénie catatonique et aux pseudo-démences dépressives. Le diagnostic différentiel est surtout difficile avec la simulation.

L'approche thérapeutique de base est ici semblable à celle des autres troubles dissociatifs. Peu de rapports abordent spécifiquement le traitement des états de transe et de possession. Une perspective transculturelle est particulièrement importante dans ce groupe de trouble. Les médecins formés à l'ethnopsychiatrie sont peu nombreux, de sorte que l'accès à cette psychiatrie « exotique » s'avère difficile.

Dépersonnalisation

Le trouble de dépersonnalisation relève des troubles dissociatifs, depuis le DSM-III, en 1980, dans la mesure où l'individu perd le sentiment de sa propre réalité, composante importante de l'identité. Certains auteurs (dont ceux de la CIM-10) remettent toutefois en question cette inclusion en raison de l'absence de troubles de la mémoire et surtout à cause du caractère égo-dystone des symptômes. En effet, le sujet est tout à fait conscient du processus qui se déroule en lui et en perçoit le caractère pathologique. L'appréciation de la réalité demeure ici globalement intacte.

Le syndrome est entré dans la nosographie psychiatrique en 1873, lorsque Krishaber, médecin français, publie son ouvrage intitulé *De la névropathie cérébro-cardiaque*. Cependant, la description clinique exhaustive du trouble nous vient de deux autres médecins français, Dugas et Moutier, dont l'ouvrage *La dépersonnalisation* parut en 1911.

Parmi les études sur la dépersonnalisation, une place à part doit être faite à celle de Janet qui, dans son livre *Les obsessions et la psychasthénie* (1903), l'inclut dans l'ensemble des sentiments d'incomplétude caractérisant pour lui la perte de la « fonction du réel » typique des psychasthéniques.

C'est à Mayer-Gross (1935) qu'on attribue classiquement la distinction entre les notions de :
- dépersonnalisation, qui se caractérise par une modification de la perception concernant le sujet lui-même ;
- déréalisation, qui se caractérise par une modification de la perception du monde environnant.

Description clinique

L'élément clinique essentiel est ici le sentiment qu'éprouve le patient de ne plus être lui-même, soit dans son intégrité corporelle et somatique, soit dans la conscience de son Moi psychique, ou dans l'ensemble de ces composantes de la personnalité. Il s'y ajoute souvent un sentiment d'étrangeté et de non-familiarité par rapport à ce qui encadre sa vie habituelle (déréalisation).

La déréalisation, corollaire fréquent du sentiment de dépersonnalisation, se manifeste par une perturbation de la perception de l'environnement. Le monde ambiant devient étrange et irréel, les objets changent de forme et de taille (macropsie ou micropsie), les êtres peuvent être perçus comme des morts ou des automates. Le patient garde conscience de son trouble et en perçoit le caractère pathologique. Cette préservation de la capacité d'autocritique est un élément essentiel pour le diagnostic.

Les expressions du malade traduisent toutes les nuances d'un vécu allant d'un vide intérieur jusqu'à l'angoisse d'un anéantissement de la personne. Le patient peut se sentir comme « robotisé » ou en état de rêve, ayant le sentiment de ne pas être maître de ses actes et de ses paroles. Parfois, il a l'impression d'observer son propre corps en dehors de lui (autoscopie externe ou héautoscopie).

La plupart des malades se plaignent de la difficulté à exprimer ce qu'ils ressentent. Ils ont largement recours aux « comme si » et aux métaphores pour décrire ce qu'ils vivent.

Différents types d'anesthésies sensorielles sont souvent présents. Le trouble peut être persistant ou survenir par épisodes récurrents à installation rapide. La durée est très variable, allant de quelques secondes à plusieurs jours. La disparition des symptômes est plus graduelle et l'évolution chronique n'est pas exceptionnelle. Les exacerbations sont souvent provoquées par des situations de stress intense mettant en danger l'intégrité physique ou émotionnelle du sujet. Le trouble commence habituellement à l'adolescence et le degré du handicap qu'il engendre varie en fonction de la durée et de l'intensité des symptômes. Habituellement, il est modéré, mais peut être aggravé par la présence d'anxiété et d'hypocondrie. Les critères diagnostiques de ce trouble sont résumés au tableau 16.6 (p. 424).

Diagnostic différentiel

Des symptômes de dépersonnalisation sont très courants dans la population générale. Il s'agit d'altérations

TABLEAU 16.6   Critères diagnostiques du trouble de dépersonnalisation

DSM-IV 300.6 Trouble de dépersonnalisation	CIM-10 F48.1 Syndrome de dépersonnalisation-déréalisation
A. Expérience prolongée ou récurrente d'un sentiment de détachement et d'une impression d'être devenu un observateur extérieur de son propre fonctionnement mental ou de son propre corps (p. ex., sentiment d'être dans un rêve).	A. Soit (1) soit (2) : (1) *Dépersonnalisation.* Le sujet se plaint d'être « pas vraiment là » ou « à distance » (p. ex., qu'il perçoit ses émotions, ses sentiments ou sa vie intérieure comme détachés, étranges, ne lui appartenant pas, ou perdus, ou qu'il a l'impression que ses émotions ou mouvements appartiennent à quelqu'un d'autre, ou qu'il a l'impression de jouer dans une pièce de théâtre). (2) *Déréalisation.* Le sujet se plaint d'un sentiment d'irréalité (p. ex., qu'il perçoit son environnement ou des objets spécifiques comme étranges, déformés, fades, sans couleur, sans vie, sinistres, sans intérêt, ou comme une scène de théâtre sur laquelle tout le monde joue un rôle).
B. Pendant l'expérience de dépersonnalisation, l'appréciation de la réalité demeure intacte.	B. Conservation de l'*insight,* dans la mesure où le patient réalise que le changement n'est pas imposé de l'extérieur par d'autres personnes ou d'autres forces.
C. La dépersonnalisation est à l'origine d'une souffrance cliniquement significative ou d'une altération du fonctionnement social, professionnel, ou dans d'autres domaines importants.	
D. L'expérience de dépersonnalisation ne survient pas exclusivement au cours de l'évolution d'un autre trouble mental, comme la schizophrénie, le trouble panique, l'état de stress aigu ou un autre trouble dissociatif, et n'est pas due aux effets physiologiques directs d'une substance (p. ex., une substance donnant lieu à abus, un médicament) ou d'une affection médicale générale (p. ex., l'épilepsie temporale).	

Sources : American Psychiatric Association (1994), trad. française *DSM-IV – Manuel diagnostique et statistique des troubles mentaux,* Paris, Masson, 1996 ; World Health Organization (1993), trad. française *Classification internationale des maladies, 10ᵉ révision. Chapitre V (F) : Troubles mentaux et troubles du comportement : critères diagnostiques pour la recherche,* Paris, Organisation Mondiale de la Santé et Masson, 1994.

ponctuelles et fugaces de la perception de soi ne remettant pas en cause de façon importante l'intégrité psychique. Sous cette forme, elle a été observée chez 50 % de sujets étudiants américains (Dixon, 1963). Ces symptômes ne provoquent aucun handicap social ou professionnel et n'ont pas un caractère ouvertement pathologique. À noter que la dépersonnalisation est souvent associée à d'autres maladies psychiatriques (surtout le trouble anxieux, l'attaque de panique et la dépression), mais on peut la rencontrer aussi accompagnant la schizophrénie, les intoxications aiguës et le sevrage d'alcool et de drogues, les états de stress aigu ou post-traumatique, l'épilepsie temporale, etc.

Le diagnostic spécifique de dépersonnalisation devra être réservé cependant aux états qui comportent ce trouble comme élément clinique prédominant.

Pronostic

Ce trouble tend à être chronique dans plus de la moitié des cas, avec des phases de rémission et d'exacerbation. Le plus souvent, les aggravations surviennent en relation avec des événements stressants (réels ou perçus comme tels).

Traitement

Le traitement de cet état n'est pas spécifique et comprend toujours une combinaison de moyens d'ordre psychologique et pharmacologique. Les benzodiazépines semblent être les médicaments les plus utiles puisque l'anxiété y est souvent très vive. Cependant, le risque de dépendance doit être soigneusement évalué. Utilisées de façon ponctuelle et avec prudence, les benzodiazépines se sont révélées efficaces pour soulager le malade de son anxiété. Des neuroleptiques à faible dose sont parfois requis, particulièrement lorsque le sentiment de dépersonnalisation se situe à la limite de la psychose. Dans tous les cas, le malade requiert une prise en charge psychothérapeutique de soutien visant à préserver les défenses contre toute « fissuration » du Moi, à éclaircir les circonstances qui ont favorisé l'apparition des symptômes et à fournir au malade une présence rassurante lui permettant d'accéder au réel et de maîtriser son anxiété.

*
* *

Propulsée à l'avant-scène psychiatrique par le DSM-III, en 1980, la dissociation est conçue actuellement comme une réponse défensive à des traumatismes psychiques importants dont le traitement serait essentiellement d'ordre psychothérapeutique. Les raisons du formidable regain d'intérêt pour les troubles dissociatifs demeurent obscures. L'histoire de la psychiatrie dynamique démontre d'ailleurs que les manifestations « hystériques » varient conformément aux théories médicales qui les prennent en charge. Est-il question ici d'une nouvelle polémique entre « psychistes » et « organicistes » ? S'agit-il d'une percée majeure susceptible de bouleverser les connaissances dans ce domaine ? La rigueur de la recherche psychiatrique actuelle devrait fournir des réponses à ces questionnements vieux de plus de deux siècles.

Bibliographie

ALLEN, J.G., et SMITH, W.H.
1993   « Diagnosing dissociative disorders », *Bull. Menninger Clin.,* vol. 57, n° 3, p. 328-343.

AMERICAN PSYCHIATRIC ASSOCIATION
1994   *Diagnostic and Statistical Manual of Mental Disorders,* 4e éd., Washington (D.C.), American Psychiatric Association ; trad. française *DSM-IV – Manuel diagnostique et statistique des troubles mentaux,* Paris, Masson, 1996, 1040 p.

BLEULER, E.
1950   *Dementia Precox or the Group of Schizophrenia,* New York, International University Press.

BREUER, J., et FREUD, S.
1895   *Studies on Hysteria,* dans *Standard Edition of the Complete Psychological Works of S. Freud,* Londres, Hogarth Press, 1964, vol. 2.

CARLSON, E.B., et coll.
1993   « Validity of the Dissociative Experiences Scale in screening for multiple personality disorder : A multicenter study », *Am. J. Psychiatry,* vol. 150, n° 7, p. 1030-1036.

COONS, P.
1986   « The prevalence of multiple personality disorders », *Newsletter of the International Society for the Study of Multiple Personality and Dissociation,* vol. 4, n° 1, p. 6-8.

CROQ, D.
1902   « Discussion d'une communication de Félix Regnault », *Actes du Deuxième Congrès international de l'hypnotisme,* Paris, Vigot, p. 95-96.

DIXON, J.C.
1963   « Depersonalization phenomena in a sample population of college students », *Br. J. Psychiatry,* vol. 109, n° 460, p. 371-375.

DUGAS, L., et MOUTIER, F.
1911   *La dépersonnalisation,* Paris, Alcan.

ELLENBERGER, H.F.
1970   *Histoire de la découverte de l'inconscient,* 2e éd., Paris, Fayard, 1994.

EY, H., BERNARD, P., et BRISSET, C.H.
1978   « L'hystérie », dans *Manuel de psychiatrie,* Paris, Masson, chap. 5, p. 472-487.

GABBARD, G.O.
1993   « Dissociative disorders », dans *Psychodynamic Psychiatry in Clinical Practice,* Washington (D.C.), American Psychiatric Press, p. 291-327.

GARDNER, M.
1994   « The tragedies of false memories », *The Skeptical Inquirer,* n° 18, p. 464-470.

HOREVITZ, R.P., et BRAUN, B.G.
1984   « Are multiple personalities borderline ? An analysis of 32 cases », *Psychiatr. Clin. North Am.,* vol. 7, n° 1, p. 69-87.

JANET, P.
1903   *Les obsessions et la psychasthénie,* Paris, Alcan.
1889   *L'automatisme psychologique,* Paris, Alcan.

KEMP, K., GILBERTSON, A.D., et TOREM, M.
1988   « The differential diagnosis of multiple personality disorder from borderline personality disorder », *Dissociation,* vol. 1, n° 4, p. 41-46.

KLUFT, R.P.
1991a «Multiple personality», *Review of Psychiatry*, vol. 10, Washington (D.C.), American Psychiatric Press, p. 161-188.
1991b «Thoughts on the psychodynamic psychotherapy of the dissociative disorders», *The Psychodynamic Letter*, vol. 1, n° 4, p. 1-5.
1987 «An update on multiple personality disorder», *Hospital and Community Psychiatry*, vol. 38, n° 4, p. 363-373.
1984 «Treatment of multiple personality disorder: A study of 33 cases», *Psychiatr. Clin. North Am.*, vol. 69, n° 7, p. 9-69.

KRISHABER, M.
1873 *De la névropathie cérébro-cardiaque*, Paris, Masson.

LAPLANCHE, S., et PONTALIS, J.B.
1967 *Vocabulaire de la psychanalyse*, Paris, PUF, p. 67-70.

LOEWENSTEIN, R.J.
1991 «An office mental status examination for complex chronic dissociation symptoms and multiple personality disorders in a hospital setting», *Psychiatr. Clin. North Am.*, vol. 14, n° 3, p. 567-604.

LOFTUS, E., et KETCHAM, K.
1994 *The Myth of Repressed Memories: False Memories and Allegations of Sexual Abuse*, New York, St. Martin's Press.

LUDWIG, A.M.
1983 «The psychobiological functions of dissociation», *Am. J. Clin. Hypn.*, vol. 26, n° 2, p. 93-99.

MAI, F.M.
1995 «Psychiatrists' attitudes to multiple personality disorder: A questionnaire study», *Can. J. Psychiatry*, vol. 40, n° 3, p. 154-157.

MAYER-GROSS, W.
1935 «On depersonalization», *Br. J. Med. Psychol.*, vol. 15, n° 1, p. 103-122.

MERSKEY, H.
1992 «The manufacture of personalities. The production of multiple personality disorders», *Br. J. Psychiatry*, vol. 160, n° 3, p. 327-340.

MODESTIN, J.
1992 «Multiple personality disorder in Switzerland», *Am. J. Psychiatry*, vol. 149, n° 1, p. 88-92.

OFSHE, R., et WALTERS, E.
1994 *Making Monsters: False Memories, Psychotherapy and Sexual Hysteria*, New York, Charles Schribner Son's.

PUTNAM, F.W.
1985 «Dissociation as a response to extreme trauma», dans R.P. Kluft (sous la dir. de), *Childhood Antecedents of Multiple Personality Disorder*, Washington (D.C.), American Psychiatric Press, p. 65-97.

ROSS, C.A.
1991 «Epidemiology of multiple personality disorder and dissociation», *Psychiatr. Clin. North Am.*, vol. 14, n° 3, p. 503-517.

ROSS, C.A., et coll.
1992 «Dissociative experiences among psychiatric inpatients», *Gen. Hosp. Psychiatry*, vol. 14, n° 5, p. 350-354.
1991 «Abuse histories in 102 cases of multiple personality disorder», *Can. J. Psychiatry*, vol. 36, n° 2, p. 97-101.
1990 «Dissociative experiences in the general population», *Am. J. Psychiatry*, vol. 147, n° 11, p. 1547-1552.

SCHNEIDER, K.
1959 *Clinical Psychopathology*, New York, Grune & Stratton.

SPIEGEL, D.
1991 «Dissociation and trauma», *Review of Psychiatry*, vol. 10, Washington (D.C.), American Psychiatric Press, p. 261-275.

STEINBERG, M.
1993 *Structured Clinical Interview for DSM-IV, Dissociative Disorders (SCID-D)*, Washington (D.C.), American Psychiatric Press.

THIGPEN, C.H., et CLECKLEY, H.M.
1987 *The Three Faces of Eve*, New York, McGraw-Hill.

WORLD HEALTH ORGANIZATION
1993 *The ICD-10 Classification of Mental and Behavioural Disorders: Diagnostic Criteria for Research*, Genève, World Health Organization; trad. française *Classification internationale des maladies, 10ᵉ révision. Chapitre V (F): Troubles mentaux et troubles du comportement: critères diagnostiques pour la recherche*, Paris, Organisation Mondiale de la Santé et Masson, 1994.

Lectures complémentaires

ELLENBERGER, H.F.
1994 *Histoire de la découverte de l'inconscient*, 2ᵉ éd., Paris, Fayard.

LYNN, S.J., et RHUE, J.W.
1994 *Dissociation*, New York, Guilford Press.

CHAPITRE 17

Troubles du contrôle des impulsions

ANDRÉ LUYET, M.D., M.B.A., F.R.C.P.C.
Psychiatre, chef du Service de psychiatrie courte durée à l'Hôpital Louis-H. Lafontaine (Montréal)
Chargé d'enseignement clinique au Département de psychiatrie de l'Université de Montréal

PLAN

17.1 Historique et épidémiologie

17.2 Description clinique selon le DSM-IV et la CIM-10

17.3 Variété diagnostique
- 17.3.1 Trouble explosif intermittent
  - *Définition, historique et épidémiologie* • *Étiologie* • *Diagnostic différentiel* • *Considérations thérapeutiques et pronostic*
- 17.3.2 Kleptomanie
  - *Définition et épidémiologie* • *Étiologie* • *Diagnostic différentiel* • *Considérations thérapeutiques et pronostic*
- 17.3.3 Pyromanie
  - *Définition et épidémiologie* • *Étiologie* • *Diagnostic différentiel* • *Considérations thérapeutiques et pronostic*
- 17.3.4 Jeu pathologique
  - *Historique, définition et épidémiologie* • *Étiologie* • *Description clinique* • *Diagnostic différentiel* • *Considérations thérapeutiques et pronostic*
- 17.3.5 Trichotillomanie
  - *Historique, définition et épidémiologie* • *Étiologie* • *Description clinique* • *Diagnostic différentiel* • *Considérations thérapeutiques et pronostic*

Bibliographie

Lectures complémentaires

Numéros utiles

Annexe : Test de dépistage du jeu pathologique de South Oaks (SOGS)

Dans plusieurs pathologies psychiatriques, l'expression symptomatique comporte, entre autres, un mauvais contrôle pulsionnel ; c'est le cas, par exemple, dans l'anorexie, le trouble obsessionnel-compulsif, les toxicomanies ou les comportements sexuels compulsifs. Par ailleurs, dans certaines pathologies, le contrôle des pulsions, c'est-à-dire la capacité de résister à une impulsion ou à la tendance à l'accomplissement d'un acte préjudiciable, apparaît grandement diminué. Ce sont ces entités qui seront abordées dans le présent chapitre.

17.1 HISTORIQUE ET ÉPIDÉMIOLOGIE

Les auteurs qui se sont penchés sur la question, tout en faisant état d'une prévalence élevée, sont unanimes à souligner que la prévalence réelle est très certainement sous-évaluée. En effet, les troubles du contrôle des impulsions évoluent en règle générale longtemps de façon subclinique, jusqu'à ce que des complications graves se produisent sur le plan du fonctionnement psychosocial. C'est en partie pour cette raison que ces troubles ont longtemps été exclus de la nosographie psychiatrique. Encore aujourd'hui, cette catégorie est parfois remise en question. S'agit-il d'une entité propre ou s'agit-il d'une manifestation comportementale d'un autre trouble psychiatrique faisant partie, par exemple, de la maladie affective, du trouble obsessionnel-compulsif ou encore des troubles de la personnalité ?

17.2 DESCRIPTION CLINIQUE SELON LE DSM-IV ET LA CIM-10

Le DSM-IV définit les troubles du contrôle des impulsions comme une impossibilité de résister aux impulsions, à la tentation d'accomplir un acte susceptible d'être dommageable pour l'individu lui-même ou pour autrui. Une sensation de tension croissante précède l'accomplissement de l'acte qui correspond à une expérience de plaisir, de gratification ou de soulagement. L'acte est parfois suivi d'un sentiment de regret et de culpabilité.

Pour sa part, la CIM-10 élargit quelque peu le concept en le nommant « troubles des habitudes et des impulsions » qu'elle définit comme des actes répétitifs sans motivation rationnelle apparente allant généralement à l'encontre des intérêts du sujet ou de ceux d'autres personnes.

Bien que ces troubles soient traités séparément ici, ils se juxtaposent souvent chez un même patient et peuvent coexister avec d'autres troubles psychiatriques.

17.3 VARIÉTÉ DIAGNOSTIQUE

17.3.1 Trouble explosif intermittent

Définition, historique et épidémiologie

Essentiellement, le trouble explosif intermittent consiste dans des épisodes isolés de perte du contrôle des pulsions agressives, qui se traduit par des actions violentes contre autrui ou encore par des comportements destructeurs. Ces gestes prennent des proportions nettement exagérées par rapport aux événements qui les ont déclenchés et contrastent avec la personnalité habituelle du sujet. Le tableau 17.1 présente les critères diagnostiques du trouble explosif intermittent.

On hésite encore à reconnaître le trouble explosif intermittent comme une entité distincte, c'est-à-dire ne se rattachant pas à une autre pathologie plus vaste. Si le DSM-II parlait de personnalité explosive, le DSM-III a pour sa part nommé cette pathologie trouble explosif intermittent et l'a inscrite parmi les troubles de l'axe I, sans distinction quant aux causes. La révision du DSM-III a proposé une subdivision basée sur l'étiologie. Ainsi, quand une cause organique est clairement identifiée, on posera un diagnostic de syndrome de personnalité organique de type explosif, réservant le diagnostic de trouble explosif intermittent aux cas où l'étiologie apparaît davantage d'ordre psychosocial. Quant à la CIM-10, elle range le trouble explosif intermittent dans une catégorie résiduelle au lieu d'en faire une entité distincte.

Les données épidémiologiques sont rares et difficiles à interpréter compte tenu de l'évolution du concept au fil des ans. Toutefois, les hommes seraient cinq fois plus nombreux que les femmes à présenter ce trouble. Le plus souvent, les problèmes apparaissent à l'adolescence ou au début de l'âge adulte sans manifestation prodromale.

TABLEAU 17.1   Critères diagnostiques du trouble explosif intermittent

DSM-IV 312.34 Trouble explosif intermittent	CIM-10
A. Plusieurs épisodes distincts d'incapacité à résister à des impulsions agressives, aboutissant à des voies de fait graves ou à la destruction de biens.	*Cette entité nosographique ne se retrouve pas spécifiquement dans la CIM-10.* Toutefois, la catégorie F63.8 « Autres troubles des habitudes et des impulsions » doit être employée.
B. Le degré d'agressivité exprimé durant les épisodes est sans commune mesure avec un quelconque facteur de stress psychosocial déclenchant.	Cette catégorie doit être utilisée pour d'autres variétés de comportements inadaptés, persistants et répétés, non secondaires à un syndrome psychiatrique diagnostiqué. Le sujet ne parvient pas, et ce de façon répétée, à résister à des impulsions le poussant à adopter le comportement en question, avec une période prodromique de tension suivie d'un sentiment de soulagement lors de la réalisation de l'acte.
C. Les épisodes agressifs ne sont pas mieux expliqués par un autre trouble mental (p. ex., une personnalité antisociale ou limite, un trouble psychotique, un épisode maniaque, un trouble des conduites ou un déficit de l'attention/hyperactivité) et ne sont pas dus aux effets physiologiques directs d'une substance (p. ex., une substance donnant lieu à abus, un médicament) ou d'une affection médicale générale (p. ex., un traumatisme crânien ou une maladie d'Alzheimer).	

Sources : American Psychiatric Association (1994), trad. française *DSM-IV – Manuel diagnostique et statistique des troubles mentaux*, Paris, Masson, 1996 ; World Health Organization (1993), trad. française *Classification internationale des maladies, 10ᵉ révision. Chapitre V (F) : Troubles mentaux et troubles du comportement : critères diagnostiques pour la recherche*, Paris, Organisation Mondiale de la Santé et Masson, 1994.

Étiologie

On retient une origine multifactorielle dont les composantes interagiraient d'une manière complexe encore non élucidée. Parmi celles-ci, on retient des déterminants génétiques, neurologiques, impliquant le système limbique, et finalement une dimension psychosociale.

Ainsi, on découvrira parfois que le patient a eu, durant l'enfance, des pertes de conscience, des convulsions fébriles, de même qu'un retard développemental. L'examen peut révéler des signes neurologiques légers telle une asymétrie des réflexes. Des anomalies non spécifiques à l'électroencéphalogramme (EEG) sont aussi rapportées (Drake, Hietter et Pakalnis, 1992). Certains troubles de la personnalité agissent en tant que facteurs prédisposants, alors que les stresseurs psychosociaux agissent comme facteurs précipitants.

Diagnostic différentiel

Il faut d'abord éliminer les autres pathologies psychiatriques auxquelles sont associés des impulsions ou des comportements agressifs : schizophrénie, manie, trouble des conduites, personnalité antisociale, etc. Ensuite, il faut rechercher les causes organiques telles que les lésions hypothalamiques ou un traumatisme crânien. L'histoire, les examens physique et neurologique de même qu'un bilan sont ici très utiles.

L'abus de substances (notamment le PCP) tout comme certaines réactions de sevrage (alcool) doivent systématiquement être recherchés à l'aide d'un questionnaire et par des analyses de dépistage.

L'agressivité réfléchie, non pathologique, manifestée dans le but d'obtenir des gains secondaires, ou encore la simulation utilisée pour éviter une condamnation doivent aussi être débusquées.

Finalement, il faut se rappeler que, bien qu'ils soient très rares, quelques cas d'amok ont été rapportés en Amérique du Nord. Il s'agit d'un épisode isolé de comportement violent généralement suivi d'une amnésie lacunaire associée à des éléments dissociatifs.

Considérations thérapeutiques et pronostic

Le traitement pharmacologique a beaucoup progressé et des solutions de rechange intéressantes par rapport aux neuroleptiques longtemps utilisés comme médication de choix pour combattre l'agressivité sont désormais offertes. Les anticonvulsivants (carbamazépine, de 400 à 1 200 mg/jour, et phénobarbital, de 60 à 120 mg/jour) ont été employés avec des résultats variables (Sugarman, 1992) et les bêtabloquants (propranolol, de 10 à 160 mg/jour) paraissent prometteurs (Campbell, Gonzalez et Silva, 1992). Chez quelques patients, la prise de L-tryptophane, un précurseur de la sérotonine, s'est traduite par un meilleur contrôle de la violence.

Différentes modalités de psychothérapie ont été proposées. En thérapie individuelle, on parle d'une démarche difficile et on souligne l'importance de mettre des limites. L'approche cognitive permet au patient de mieux comprendre son comportement, de connaître les situations à risque et de rechercher de l'aide précocement au lieu d'agir impulsivement. Les approches familiales et de groupe se sont révélées utiles, particulièrement avec les sujets jeunes.

Cette condition tend à s'améliorer avec l'âge.

17.3.2 Kleptomanie

Définition et épidémiologie

La kleptomanie se définit comme une incapacité récurrente de résister à la tentation de voler des objets, même si ceux-ci ne sont pas nécessaires ni d'une grande valeur. Le sujet a les moyens financiers de s'offrir ces objets et il s'en désintéresse rapidement après le larcin. Le geste est égo-dystone, commis en solitaire, sans préméditation, et fait l'objet d'une autocritique.

Dans la littérature, on soulignait jusqu'à tout récemment qu'il s'agissait d'une condition rare, à laquelle on rattachait seulement 5 % de tous les vols à l'étalage. Toutefois, selon des études récentes, la prévalence de la kleptomanie serait plus élevée qu'on ne le croyait. L'étude de Goldman (1991) relève également certains traits communs aux kleptomanes. Ainsi, il s'agit le plus souvent d'une femme, âgée de 35 ans, aux prises depuis plusieurs années avec ce comportement, qui en ressent un mélange de soulagement et de culpabilité et qui ne consulte pas aisément. L'histoire indique souvent des dysfonctionnements sexuels et des mariages malheureux.

Par ailleurs, McElroy et coll. (1991) font état d'une coexistence assez importante de la kleptomanie et d'autres psychopathologies, principalement les troubles de l'humeur, les troubles anxieux et la boulimie. L'association avec les troubles affectifs est suffisamment forte pour que les auteurs suggèrent d'inclure la kleptomanie dans le spectre des maladies affectives.

Le DSM-IV et la CIM-10 décrivent sensiblement dans les mêmes termes la kleptomanie (voir le tableau 17.2).

Étiologie

La kleptomanie ne relève pas d'un agent causal unique, mais davantage d'une conjoncture dans laquelle interagissent différents facteurs.

Sur le plan biologique, les vols souvent observés dans le décours d'un processus démentiel donnent à penser que le substrat organique joue un rôle. Ainsi, il est connu que l'atrophie corticale frontale et l'élargissement des ventricules peuvent s'accompagner de désinhibition et d'un mauvais contrôle pulsionnel. Les améliorations observées avec les antidépresseurs sérotoninergiques (inhibiteurs sélectifs du recaptage de la sérotonine [ISRS] et clomipramine) soulèvent la possibilité d'une médiation par la sérotonine.

Par ailleurs, pendant longtemps, la plupart des explications ont été fournies par la psychanalyse et reposaient d'abord sur les aspects libidinaux, puis, plus tard, sur la notion d'agressivité liée à ce comportement. La carence affective et les mauvais traitements durant l'enfance sont très fréquemment rapportés. Dans ces cas, la kleptomanie pourrait représenter une tentative futile de compensation pour ces pertes précoces.

Diagnostic différentiel

On envisagera d'abord la possibilité du vol ordinaire pour lequel il y a souvent préméditation et dont le produit a une valeur pécuniaire ou utilitaire pour son auteur.

Des vols isolés comptent parmi les troubles des conduites qu'on note momentanément à l'adolescence. Certains prévenus peuvent également simuler la kleptomanie pour éviter les conséquences pénales de leurs gestes. À l'inverse, dans la dépression mas-

TABLEAU 17.2   Critères diagnostiques de la kleptomanie

DSM-IV 312.32 Kleptomanie	CIM-10 F63.2 Tendance pathologique à commettre des vols [kleptomanie]
A. Impossibilité répétée de résister à l'impulsion poussant à voler des objets qui ne sont dérobés ni pour un usage personnel ni pour leur valeur commerciale.	A. Vols répétés (au moins deux) au cours desquels le sujet vole sans mobile apparent de gain pour lui-même ou pour une autre personne.
B. Sensation croissante de tension juste avant de commettre le vol.	B. La personne décrit un besoin intense de voler, avec un état de tension avant de passer à l'acte et un soulagement après la réalisation de celui-ci.
C. Plaisir, gratification ou soulagement au moment du vol.	
D. Le vol n'est pas commis pour exprimer la colère ou la vengeance, ni en réponse à des idées délirantes ou des hallucinations.	
E. Le vol n'est pas mieux expliqué par un trouble des conduites, un épisode maniaque ou une personnalité antisociale.	

Sources : American Psychiatric Association (1994), trad. française *DSM-IV – Manuel diagnostique et statistique des troubles mentaux*, Paris, Masson, 1996 ; World Health Organization (1993), trad. française *Classification internationale des maladies, 10ᵉ révision. Chapitre V (F) : Troubles mentaux et troubles du comportement : critères diagnostiques pour la recherche*, Paris, Organisation Mondiale de la Santé et Masson, 1994.

quée, certains sujets peuvent rechercher la punition découlant de l'arrestation (Lamontagne et coll., 1994).

Dans la personnalité antisociale, les comportements répréhensibles sont beaucoup plus variés.

Dans la manie et la démence, les troubles de jugement et la désinhibition amènent parfois les patients à commettre des vols.

Finalement, un système délirant et des hallucinations mandatoires peuvent inciter certains schizophrènes à dérober des objets.

Considérations thérapeutiques et pronostic

Il existe quelques cas rapportés de traitement psychanalytique, mais peu de données contrôlées sur le sujet. Dans la kleptomanie, la punition, même sévère, n'est pas thérapeutique. La cure passe d'abord par une reconnaissance du problème par le patient qui pourra alors ébaucher une stratégie pour modifier son comportement. Des thérapies comportementales (désensibilisation systématique, conditionnement aversif, prévention de la récidive et entraînement aux habiletés sociales), enrichies d'une approche cognitive, ont également été décrites comme donnant de bons résultats. Ces thérapies, d'une durée de quelques mois, visent d'abord une correction de l'estime de soi, puis une substitution graduelle du soulagement post-délictuel par de la culpabilité.

Razzell et Dolan (1992) font état d'une expérience de thérapie de groupe où les aspects les plus importants avaient été la prise de conscience par les individus du fait qu'ils n'étaient pas seuls et une meilleure compréhension d'eux-mêmes.

Du côté pharmacologique, Rocha et Rocha (1992) rapportent le cas d'un patient à la fois atteint d'une maladie affective bipolaire et de kleptomanie chez qui cette dernière s'était considérablement corrigée avec la prise de lithium. Certains cas jusqu'ici réfractaires à toutes les approches ont été traités avec succès avec les agents sérotoninergiques : tricycliques ou ISRS (Chong et Low, 1996).

Chez certains individus, les épisodes kleptomaniaques peuvent être limités dans le temps, entrecoupés de longues rémissions, alors que chez d'autres ce trouble est présent continuellement. Même si la maladie évolue de façon subclinique, les complications sont importantes sur le plan judiciaire, familial, professionnel et personnel.

Psychiatrie clinique : une approche bio-psycho-sociale

17.3.3 Pyromanie

Définition et épidémiologie

La pyromanie a d'abord été définie comme une préoccupation excessive au sujet du feu, puis ses critères diagnostiques ont été resserrés pour exclure les autres causes de comportement incendiaire. Dans sa forme pure, on parle d'individus qui allument des feux de façon délibérée dans le seul but d'en retirer de l'excitation sexuelle (pyrolagnie), du plaisir et un soulagement, sans autre motif et en l'absence de toute autre pathologie psychiatrique pouvant inclure dans sa constellation symptomatique des actes incendiaires. Ces sujets peuvent également manifester un intérêt excessif pour les voitures de pompiers, pour l'équipement utilisé pour lutter contre les incendies ou pour tout autre élément associé au feu (voir le tableau 17.3).

Les pyromanes, le plus souvent des hommes, ne représenteraient que 4 % de tous les incendiaires. Quant aux autres, selon Rix (1994), il s'agit aussi d'hommes, mais plus jeunes, qui souffriraient en plus d'un manque d'habiletés sociales ; la moitié d'entre eux seraient atteints d'un trouble de la personnalité et le quart présenteraient un retard mental ou un trouble de l'apprentissage. Le motif de l'acte dans ces cas est plus vindicatif que sexuel : on veut se venger, punir, alerter, étonner ou protester.

Étiologie

La pyromanie est un trouble complexe pour lequel aucune théorie explicative intégrée n'a encore été formulée. La maladie a intéressé plusieurs psychanalystes qui ont cherché à décoder la valeur symbolique du feu, y trouvant, entre autres, les équivalents suivants : une origine sexuelle, une réaction face à un rejet, une recherche de valorisation et une tentative pour retrouver la relation perdue avec le père.

Dans une tout autre perspective, des chercheurs (Virkkunen et coll., 1996) ont mesuré des niveaux

TABLEAU 17.3   Critères diagnostiques de la pyromanie

DSM-IV 312.33 Pyromanie	CIM-10 F63.1 Tendance pathologique à allumer des feux [pyromanie]
A. Allumage délibéré et réfléchi d'incendies, accompli à plusieurs reprises.	A. Incendies volontaires répétés (au moins deux) sans mobile apparent.
B. Tension ou excitation émotionnelle avant l'acte.	B. Le sujet décrit un besoin intense de mettre le feu aux objets, avec un état de tension avant de passer à l'acte.
C. Fascination, intérêt, curiosité ou attirance pour le feu et pour tout ce qui s'y rapporte (p. ex., matériel, utilisation, conséquences).	C. Le sujet est préoccupé par des idées ou des images mentales concernant l'incendie volontaire ou les circonstances qui l'entourent (p. ex., des voitures de pompiers ou des appels aux sapeurs-pompiers).
D. Plaisir, gratification ou soulagement en allumant des incendies, en les contemplant ou en participant aux événements qui en résultent.	B. Un soulagement suit l'accomplissement de l'acte.
E. Le feu n'est pas allumé pour un bénéfice commercial, ni pour manifester une idéologie sociopolitique, camoufler une activité criminelle, exprimer la colère ou la vengeance, améliorer ses conditions de vie, ni en réponse à des idées délirantes, à des hallucinations ou à un trouble du jugement (comme, p. ex., dans la démence, le retard mental ou l'intoxication à une substance).	
F. L'allumage d'incendies n'est pas mieux expliqué par un trouble des conduites, un épisode maniaque ou une personnalité antisociale.	

Sources : American Psychiatric Association (1994), trad. française *DSM-IV – Manuel diagnostique et statistique des troubles mentaux*, Paris, Masson, 1996 ; World Health Organization (1993), trad. française *Classification internationale des maladies, 10ᵉ révision. Chapitre V (F) : Troubles mentaux et troubles du comportement : critères diagnostiques pour la recherche*, Paris, Organisation Mondiale de la Santé et Masson, 1994.

plus bas de métabolites de certains neurotransmetteurs (sérotonine et noradrénaline) dans le liquide céphalo-rachidien de certains pyromanes. Encore une fois, bien que leur interprétation demeure hasardeuse, ces résultats soulèvent la possibilité d'une parenté entre la pyromanie et la dépression dans le cadre d'un spectre de maladie affective ou du trouble obsessionnel-compulsif.

Diagnostic différentiel

Le comportement incendiaire peut tenir à des motifs financiers, à une intention de sabotage ou encore à une volonté de contestation politique ; la plupart des incendies volontaires s'expliquent ainsi. Mais il peut aussi être lié à un trouble des conduites à l'adolescence et à la personnalité antisociale, qui sont associés à d'autres troubles comportementaux plus variés. Chez les patients suivis en psychiatrie, des éléments psychotiques peuvent conditionner des actes incendiaires.

Finalement, des troubles organiques avec confusion, des troubles de la mémoire et le manque de jugement constituent des facteurs de risque par rapport au comportement incendiaire qui ne connaît le plus souvent qu'un seul épisode.

Considérations thérapeutiques et pronostic

La pyromanie est synonyme de dangerosité, et bien des pyromanes sont des récidivistes. Dans sa forme pure, cette affection serait plus sensible à une approche comportementale et éducative qui permet de maîtriser l'attrait pour le feu. Les techniques d'affirmation de soi et d'entraînement aux habiletés sociales pallient le déficit de la communication sociale.

L'efficacité des thérapies psychodynamiques est limitée par le déni, le manque d'introspection et de motivation et par la coexistence fréquente d'un abus d'alcool. Actuellement, la pharmacothérapie est limitée. Par contre, celle-ci est tout indiquée lorsque le comportement incendiaire s'inscrit dans le cadre d'une maladie psychiatrique sous-jacente.

Dans les cas d'incendies criminels, de trouble des conduites et de trouble de la personnalité, la personne ne devrait pas être déresponsabilisée par une prise en charge psychiatrique.

L'évolution serait chronique et épisodique, mais le pronostic est meilleur chez l'enfant que chez l'adulte (Barnett et Spitzer, 1994).

17.3.4 Jeu pathologique

Historique, définition et épidémiologie

La tentation de déjouer le destin par un pari sur la possibilité que se produise un événement semble exister depuis la nuit des temps. Les historiens signalent des versions archaïques de jeux de dés, de cartes et de roulette auxquels s'adonnaient les civilisations anciennes. Aujourd'hui, les notions de risque et de hasard se retrouvent aussi bien dans le monde des affaires (Bourse, assurances) que dans le domaine du jeu. Toutefois, bien qu'il existe une certaine zone de chevauchement, l'homme d'affaires avisé basera ses actes sur des informations vérifiables, un calcul de probabilité et une diversification de son portefeuille de façon à réduire son risque. De son côté, le joueur compulsif perdra, lui, tout contrôle et toute objectivité, croyant que son adresse parviendra à déjouer le hasard, niant ainsi l'inexorabilité des statistiques.

Tout en étant le plus étudié des troubles du contrôle des impulsions, le jeu pathologique demeure encore le moins étudié des troubles psychiatriques épidémiologiquement significatifs.

La popularité immédiate et sous-estimée qu'a connue le Casino de Montréal, ouvert en 1994, reflète l'importance du jeu dans la population. Ainsi, après six mois d'activité, deux millions de visiteurs avaient franchi ses portes (11 500/jour), soit plus du double de ce qui avait été prévu originalement.

Le DSM-IV définit le jeu pathologique comme un comportement de jeu inapproprié, récurrent et persistant qui gêne, compromet ou désorganise les objectifs personnels, familiaux ou professionnels (voir le tableau 17.4, p. 436). Ce diagnostic a fait tardivement son entrée dans la classification américaine, soit en 1980, avec la troisième édition du DSM.

La prévalence du jeu pathologique se situerait autour de 2 % de la population. Ladouceur, Dubé et Bujold (1994) ont trouvé une prévalence identique au sein d'une population étudiante de niveau collégial, ce qui tend à démontrer que ce trouble débute assez précocement. On compte deux fois plus d'hommes que de femmes, lesquelles sont sous-représentées dans les programmes thérapeutiques.

Psychiatrie clinique : une approche bio-psycho-sociale

TABLEAU 17.4   Critères diagnostiques du jeu pathologique

DSM-IV 312.31 Jeu pathologique	CIM-10 F63.0 Jeu pathologique
A. Pratique inadaptée, persistante et répétée du jeu, comme en témoignent au moins cinq des manifestations suivantes :	A. Épisodes répétés de jeu (au moins deux) pendant au moins un an.
(1) le sujet est préoccupé par le jeu (p. ex., préoccupation par la remémoration d'expériences de jeu passées ou par la prévision de tentatives prochaines ou par les moyens de se procurer de l'argent pour jouer) ;	D. Le sujet est préoccupé par des idées ou des images mentales représentant l'acte de jouer ou les circonstances qui l'entourent.
(2) il a besoin de miser des sommes d'argent croissantes pour atteindre l'état d'excitation désiré ;	
(3) il fait des efforts répétés mais infructueux pour contrôler, réduire ou arrêter la pratique du jeu ;	C. Le sujet décrit un besoin intense de jouer, difficile à contrôler, et déclare être incapable de s'arrêter de jouer par le seul effort de sa volonté.
(4) il est agité ou irritable durant les tentatives de réduction ou d'arrêt de la pratique du jeu ;	
(5) il joue pour échapper aux difficultés ou pour soulager une humeur dysphorique (p. ex., des sentiments d'impuissance, de culpabilité, d'anxiété, de dépression) ;	
(6) après avoir perdu de l'argent au jeu, il retourne souvent jouer un autre jour pour recouvrer ses pertes (pour « se refaire ») ;	B. Ces épisodes ne rapportent aucun profit à la personne, mais ils se répètent...
(7) il ment à sa famille, à son thérapeute ou à d'autres pour dissimuler l'ampleur réelle de ses habitudes de jeu ;	
(8) il commet des actes illégaux, tels que falsifications, fraudes, vols ou détournements d'argent, pour financer sa pratique du jeu ;	
(9) il met en péril ou perd une relation affective importante, un emploi ou des possibilités d'études ou de carrière à cause du jeu ;	B. ... malgré la présence d'une détresse personnelle et l'interférence avec le fonctionnement personnel dans la vie quotidienne.
(10) il compte sur les autres pour obtenir de l'argent et se sortir de situations financières désespérées dues au jeu.	
B. La pratique du jeu n'est pas mieux expliquée par un épisode maniaque.	

Sources : American Psychiatric Association (1994), trad. française *DSM-IV – Manuel diagnostique et statistique des troubles mentaux*, Paris, Masson, 1996 ; World Health Organization (1993), trad. française *Classification internationale des maladies, 10ᵉ révision. Chapitre V (F) : Troubles mentaux et troubles du comportement : critères diagnostiques pour la recherche*, Paris, Organisation Mondiale de la Santé et Masson, 1994.

Le jeu pathologique et l'alcoolisme se retrouvent plus fréquemment parmi les parents des joueurs que dans la population en général.

Étiologie

Comme pour l'ensemble des troubles du contrôle des impulsions, aucune cause unique n'a été identifiée dans le cas du jeu pathologique.

Bolen et Boyd (1968) rappellent que le jeu pathologique a d'abord intéressé les psychanalystes, avec Von Hattingberg (1914) qui a le premier soupçonné que l'excitation liée au jeu avait une connotation sexuelle. Simmel (1920) a souligné les déterminants prégénitaux présents chez le joueur ; qu'on pense aux fantaisies de toute-puissance, à l'importance du principe de plaisir, à la pensée magique ou encore aux préoccupations au sujet des superstitions. Pour sa part, Freud (1928), après avoir fouillé la nouvelle semi-autobiographique de Dostoïevski, pose que, dans ce cas précis, le jeu résulte d'un besoin de punition issu d'un conflit œdipien mal résolu, c'est-à-dire ici le désir de l'écrivain de tuer son père. Le jeu représente un compromis par rapport au conflit du joueur, comportant l'excitation comme équivalent masturbatoire et la perte comme expiation de la culpabilité.

Bergler, un des auteurs les plus importants sur le sujet, a évalué et suivi des dizaines de joueurs. Sa principale trouvaille est que le joueur est mû par un désir inconscient irrépressible : celui de perdre. Il ressent profondément la perte de la toute-puissance de son enfance, nourrissant une rancune profonde contre ses parents et les figures d'autorité qui ont cherché à imposer le principe de réalité au détriment de son omnipotence infantile. L'agressivité dirigée contre ces trouble-fête s'accompagne d'une culpabilité et d'un besoin intense de punition. Le jeu perpétue ce cycle : rage – agressivité – culpabilité – besoin de punition. L'angoisse de perdre est érotisée et élaborée dans une position masochiste qui perdure : le « masochisme psychique » selon la terminologie de Bergler (1963).

De leur côté, les behavioristes expliquent le jeu pathologique par le conditionnement opérant à renforcement variable. Les gains occasionnels ou le gros lot déjà remportés par les joueurs continuent d'agir comme renforçateurs puissants, même après plusieurs paris infructueux.

Custer (1984) de même que Blaszczynski, Buhrich et McConaghy (1985) établissent un parallèle entre le jeu pathologique et la toxicomanie en ce qui a trait à la dépendance, à la tolérance et au sevrage. Tout comme le toxicomane, le joueur se soustrait aux difficultés de la vie en basculant dans un monde de fantaisies. Ce processus entraîne une diminution des besoins sexuels, corporels et affectifs.

Depuis quelques années, plusieurs hypothèses biologiques ont aussi été émises. Goldstein et coll. (1985) font état d'anomalies plus fréquentes à l'EEG, notamment une différenciation d'activation hémisphérique inversée. En posant l'hypothèse du jeu comme équivalent dépressif, Roy, Adinoff et Roehrich (1988) ont mesuré certains métabolites (méthoxy-hydroxy-phényglycol [MHPG] et acide 5-hydroxy-indol-acétique [5-HIAA]) de neurotransmetteurs associés à la dépression (noradrénaline et sérotonine) dans le liquide céphalo-rachidien de joueurs. Ils ont trouvé des niveaux anormalement bas de 5-HIAA, le principal métabolite de la sérotonine, soulevant ainsi la possibilité de voir certains patients s'améliorer avec les ISRS ou la clomipramine (DeCaria et coll., 1996).

En ce qui a trait au MHPG, son niveau est plus souvent augmenté dans le plasma, le liquide céphalo-rachidien et l'urine des joueurs pathologiques, donnant à penser qu'un déficit en noradrénaline puisse contribuer à ce syndrome. Plus récemment, d'autres pistes de recherche ont été suivies, dont celle des neuropeptides (Roy et coll., 1989), celle des variantes alléliques des gènes intervenant dans l'alcoolisme (Comings et coll., 1996) et celle de la monoamine-oxydase (MAO) plaquettaire dont l'activité serait réduite chez les joueurs (Blanco et coll., 1996 ; Carrasco et coll., 1994).

Bien qu'importantes, ces observations devront être poussées plus loin avant qu'un modèle intégrateur soit retenu.

Description clinique

Les joueurs pathologiques entretiennent des croyances erronées concernant l'argent, qu'ils considèrent à la fois comme la cause et la solution de tous leurs problèmes. À mesure que la passion du jeu les dévore, ils glissent lentement sur la voie de la criminalité : usage de faux, fraudes, détournements de fonds, mensonges. En général, toutefois, ces crimes demeurent non violents.

Bien que quelques sujets restent « accrochés » dès le premier pari, la plupart du temps le développement de la maladie est plus insidieux et s'étale sur plusieurs années. Custer (1984) le résume en trois phases :

1. La phase gagnante. Elle a comme point de départ le jeu occasionnel ; l'individu y fait ses premiers gains, amenant l'excitation liée au jeu. Puis, la fréquence et le montant des paris augmentent, alors que l'individu entretient des fantaisies relativement à la possibilité de gagner le gros lot. Parmi ces sujets, ceux qui passeront à la deuxième phase déclarent quasi invariablement un gain important.

2. La phase perdante. Au cours de cette phase, l'idée du jeu est toujours présente. Le comportement

du joueur perd sa dimension sociale, il commence à jouer seul. Après un gain important, le montant parié monte en flèche. Peu à peu, toutes les économies sont englouties dans le jeu. Perdre est intolérable et, pour remédier à cela, le joueur parie de plus en plus dans l'espoir de récupérer sa mise, ce qui ne fait qu'augmenter ses pertes. Viennent ensuite les emprunts rapidement dilapidés, l'absentéisme, la négligence face à ses responsabilités familiales, puis les actions frauduleuses pour se procurer de l'argent.

3. La phase du désespoir. Il s'agit ni plus ni moins d'un état de panique. Cette phase est précipitée par l'endettement important, le désir de rembourser rapidement, une situation d'exclusion sociale, la mauvaise réputation dans la communauté et un désir nostalgique de ressentir de nouveau les effets des premiers gains. Sous de telles pressions, l'habile joueur devient un joueur stupide et impulsif, commettant de plus en plus d'actes illégaux. Des tentatives de suicide sont fréquentes dans cette phase.

La figure 17.1 illustre le cycle de la perpétuation du comportement de jeu pathologique.

Diagnostic différentiel

McCormick, Russo et Ramirez (1984) ont relevé une plus grande vulnérabilité aux maladies affectives chez les joueurs pathologiques. Selon eux, 76 % des joueurs hospitalisés présentaient une dépression majeure et 20 % avaient fait un geste suicidaire. La prévalence d'une maladie affective bipolaire, des troubles anxieux et des maladies psychosomatiques serait plus élevée parmi les joueurs. Il s'agit en fait d'une comorbidité et non d'un diagnostic différentiel.

Il existe deux outils diagnostiques pour aider les médecins: le questionnaire des Gamblers Anonymes et le South Oaks Gambling Screen (SOGS) [Lesieur et Blume, 1987]. Ce test de dépistage est présenté en annexe.

Le diagnostic différentiel doit considérer en premier lieu le jeu social qui se déroule habituellement entre amis et où les pertes, prédéterminées, sont jugées acceptables par le sujet.

La manie, en raison de la perte de jugement qui l'accompagne, peut être à l'origine d'un comportement de jeu excessif. Le plus souvent, la perturbation de l'humeur précède l'excès de jeu, alors que le problème de jeu se résorbe entre les épisodes critiques. Dans le jeu pathologique, l'exaltation de l'affect survient généralement après un gain.

Finalement, bien que des conduites antisociales puissent apparaître au cours de la troisième phase (phase du désespoir) du trouble, celles-ci surviennent tardivement et sont typiquement non violentes, contrairement au trouble de la personnalité de type antisocial dans lequel ces conduites sont présentes tout au long de la vie de l'individu.

FIGURE 17.1 Perpétuation du comportement de jeu

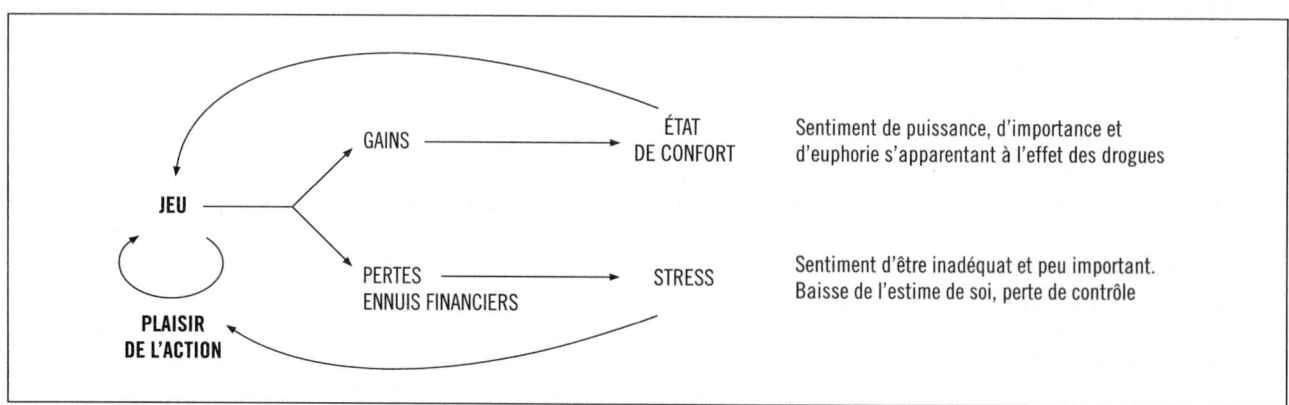

Considérations thérapeutiques et pronostic

Lors de l'évaluation, il faut se rappeler, entre autres choses, que ces patients ne consultent pas facilement, qu'ils arrivent souvent dans les services de psychiatrie lorsque l'ensemble de leur vie est ravagé, qu'ils présentent aussi très souvent un trouble de l'humeur, primaire ou secondaire, dont il faut préciser la nature et que 20 % d'entre eux auraient déjà fait une tentative de suicide.

Jusqu'à ce jour, il existe quatre principales modalités de traitement ; chacune doit prendre en compte l'aspect systémique, le jeu ayant généralement un effet dévastateur sur la vie conjugale et familiale :

- psychothérapie analytique : ici et là, on rapporte des succès mais pas en nombre suffisant pour considérer ce traitement comme la solution unique. Certains écueils sont à prévoir, notamment la motivation fugace, la dénégation, le manque d'introspection et l'optimisme incurable ;
- thérapies comportementales : les résultats sont variables quant à l'efficacité. Les différentes techniques employées sont le conditionnement aversif, l'arrêt de la pensée, l'augmentation du coût de la réponse, la correction des pensées erronées et des verbalisations irrationnelles, la prévention de la récidive et la désensibilisation par imagerie mentale, technique qui aurait donné les meilleurs résultats (Allcock, 1986) ;
- thérapie de groupe : le groupe des Gamblers Anonymes donne de bons résultats pour les individus qui y persévèrent, mais le taux d'abandon est élevé. En dépit de ce fait, ce genre de thérapie demeure le traitement le plus efficace. Tout en fournissant un soutien sans jugement, il permet de couper court à la négation, à la projection et à la rationalisation et de cerner les implications réelles du jeu, ce qui demande une certaine dose d'honnêteté et de responsabilité ;
- pharmacothérapie : la médication est parfois indiquée. Des données fragmentaires font état de succès avec le lithium et les ISRS. Les anticonvulsivants (carbamazépine, de 200 à 800 mg/jour ; acide valproïque, de 250 à 1 000 mg/jour) peuvent favoriser un meilleur contrôle des comportements impulsifs, tout en ayant un effet sur la composante affective souvent relevée. Finalement, le parallèle qui émerge de plus en plus entre la toxicomanie et le jeu pathologique (ivresse, effets euphorisants, dépendance, sevrage) soulève la possibilité de recourir à la naltrexone (de 25 à 50 mg/jour).

Toutefois, il s'agit d'une condition difficile à traiter dont l'évolution tend souvent vers la chronicité avec un pronostic réservé.

17.3.5 Trichotillomanie

Historique, définition et épidémiologie

La paternité du terme appartient à un dermatologiste français de la fin du siècle dernier, le docteur Hallopeau. Le terme a été repris tardivement en psychiatrie pour apparaître, à la fin des années 80, dans la révision de la troisième édition du DSM.

On définit la trichotillomanie comme l'incapacité de résister à l'impulsion poussant à s'arracher les cheveux (voir le tableau 17.5, p. 440). Cette entité représente parfaitement bien les caractéristiques d'un trouble du contrôle des impulsions, avec une tension croissante avant de faire le geste et un soulagement subséquent.

Encore ici, la prévalence réelle est difficile à établir, mais les auteurs s'accordent pour dire qu'elle n'est probablement pas aussi faible qu'on le croyait, avançant des chiffres de 1 % à 3 %.

Le trouble commence généralement dans l'enfance et, lorsque c'est le cas, touche également garçons et filles. Lorsqu'il apparaît plus tardivement, les femmes seraient plus touchées. On peut se demander s'il s'agit d'une différence réelle ou si la calvitie, mieux tolérée chez les hommes, ne masque pas certains cas de trichotillomanie.

Étiologie

Encore une fois, on soupçonne une origine multifactorielle. Les psychanalystes considèrent les concepts de déprivation maternelle précoce et de blocage du développement psychosexuel comme centraux. Quant aux behavioristes, ils voient la trichotillomanie comme un trouble comportemental où le geste vient soulager un état de tension. À l'autre extrémité, la fréquence relativement élevée de ce comportement chez les déficients mentaux soulève la question de l'organicité.

TABLEAU 17.5   Critères diagnostiques de la trichotillomanie

DSM-IV 312.39 Trichotillomanie	CIM-10 F63.3 Trichotillomanie
A. Arrachage répété de ses propres cheveux aboutissant à une alopécie manifeste.	A. Perte de cheveux notable due à l'incapacité persistante et récurrente de résister à l'impulsion de s'arracher les cheveux.
B. Sentiment croissant de tension juste avant l'arrachage des cheveux.	B. La personne décrit un besoin intense de s'arracher les cheveux avec une montée de tension avant...
C. Plaisir, gratification ou soulagement lors de l'arrachage des cheveux.	B. ... et une impression de soulagement après.
D. La perturbation n'est pas mieux expliquée par un autre trouble mental et n'est pas due à une affection médicale générale (p. ex., une affection dermatologique).	C. Absence d'inflammation préexistante du cuir chevelu, et le trouble n'est pas en rapport avec une idée délirante ou une hallucination.
E. Les perturbations causent une souffrance cliniquement significative ou une altération du fonctionnement social, professionnel ou dans d'autres domaines importants.	

Sources : American Psychiatric Association (1994), trad. française *DSM-IV – Manuel diagnostique et statistique des troubles mentaux*, Paris, Masson, 1996 ; World Health Organization (1993), trad. française *Classification internationale des maladies, 10ᵉ révision. Chapitre V (F) : Troubles mentaux et troubles du comportement : critères diagnostiques pour la recherche*, Paris, Organisation Mondiale de la Santé et Masson, 1994.

Quoi qu'il en soit, les contextes de séparation et les stresseurs psychosociaux apparaissent souvent soit comme facteurs prédisposants, soit comme facteurs aggravants.

Description clinique

Généralement, des zones bien définies du cuir chevelu, où l'on verra des cheveux courts cassés et des cheveux longs normaux, sont touchées. Chez environ le tiers des patients, la manie d'épilation est centrée sur d'autres sites : barbe, cils, sourcils ou poils pubiens. La peau est d'apparence normale, sans cicatrices ni réaction inflammatoire. L'individu atteint ne rapporte pas de douleur, mais se plaint parfois de prurit. L'acte se fait habituellement en solitaire, et l'individu tente tant bien que mal de dissimuler ses lésions.

On rencontre aussi, associée à la trichotillomanie, la trichophagie qui peut mener à la formation d'un trichobézoard et à des complications gastro-intestinales. L'onychophagie, les excoriations de la peau, le suçage de pouce et des gestes automutilatoires sont généralement associés.

Plusieurs auteurs soulignent la coexistence d'autres psychopathologies, principalement les maladies affectives, les troubles anxieux et la personnalité limite (Oguchi et Miura, 1977).

Diagnostic différentiel

Il faut d'abord penser aux maladies dermatologiques (alopécie, calvitie, lupus, pelade, etc.) et à la chimiothérapie anticancéreuse.

Les hallucinations et le délire qui accompagnent les troubles psychotiques peuvent parfois conditionner un comportement trichotillomaniaque, particulièrement quand ce comportement apparaît tardivement dans la vie d'un individu.

Il faut aussi penser au trouble obsessionnel-compulsif. Cependant, les compulsions étant alors involontaires et égo-dystones, aucun plaisir intense ne se rattache au geste.

Le trouble factice avec symptômes physiques dans lequel l'individu recherche le rôle de malade doit aussi être éliminé.

Considérations thérapeutiques et pronostic

Les interventions comportementales se sont montrées les plus utiles bien qu'on ne puisse parler de succès complet. L'enseignement d'une méthode d'autohypnose a donné des résultats intéressants (Kohen, 1996). Les ISRS utilisés dans le trouble obsessionnel-compulsif se sont révélés inefficaces dans le traitement de la trichotillomanie (Jaspers, 1996).

L'évolution est chronique, avec des fluctuations.

*
* *

Comme les individus atteints de l'une ou l'autre forme des troubles du contrôle des impulsions ne consultent pas aisément les services psychiatriques, on en voit très peu et, par conséquent, on s'y intéresse moins.

Pourtant, les études récentes montrent que ces affections sont beaucoup plus fréquentes que ce qu'on estimait antérieurement et que les répercussions négatives, tant sur plan personnel que sur le plan social, sont très importantes.

Les recherches futures devront mettre l'accent sur une meilleure compréhension de l'intégration des différents déterminants, sur la validation de cette classe nosographique, pour finalement aboutir à de meilleures possibilités thérapeutiques.

Bibliographie

ALLCOCK, C.C.
1986 « Pathological gambling », *Aust. N. Z. J. Psychiatry*, vol. 20, p. 259-265.

AMERICAN PSYCHIATRIC ASSOCIATION
1994 *Diagnostic and Statistical Manual of Mental Disorders*, 4e éd., Washington (D.C.), American Psychiatric Association ; trad. française *DSM-IV – Manuel diagnostique et statistique des troubles mentaux*, Paris, Masson, 1996, 1040 p.

BARNETT, W., et SPITZER, M.
1994 « Pathological fire-setting 1951-1991 : A review », *Med. Sci. Law,* vol. 34, n° 1, p. 4-20.

BERGLER, E.
1963 *La névrose de base ; régression orale et masochisme psychique,* Paris, Payot.

BLANCO, C., et coll.
1996 « Pathological gambling and platelet MAO activity : A psychobiological study », *Am. J. Psychiatry*, vol. 153, n° 1, p. 119-121.

BLASZCZYNSKI, A.P., BUHRICH, N., et MCCONAGHY, N.
1985 « Pathological gamblers, heroin addicts and controls compared on the E.P.Q. Addiction Scale », *British Journal of Addiction*, vol. 80, n° 3, p. 315-319.

BOLEN, D.W., et BOYD, H.
1968 « Gambling and the gambler », *Arch. Gen. Psychiatry*, vol. 18, n° 5, p. 617-630.

CAMPBELL, M., GONZALEZ, N.M., et SILVA, R.R.
1992 « The pharmacologic treatment of conduct disorders and rage outbursts », *Psychiatr. Clin. North Am.*, vol. 15, n° 1, p. 69-85.

CARRASCO, J.-L., et coll.
1994 « Low platelet monoamine oxidase activity in pathological gambling », *Acta Psychiatr. Scand.*, vol. 90, n° 6, p. 427-431.

CHONG, S.A., et LOW, B.L.
1996 « Treatment of kleptomania with fluvoxamine », *Acta Psychiatr. Scand.,* vol. 93, n° 4, p. 314-315.

COMINGS, D.E., et coll.
1996 « Study of the dopamine D2 receptor gene in pathological gambling », *Pharmacogenetics*, vol. 6, n° 3, p. 223-234.

CUSTER, R.L.
1984 « Profile of the pathological gambler », *J. Clin. Psychiatry*, vol. 45, n° 12, pt. 2, p. 35-38.

DECARIA, C.M., et coll.
1996 « Diagnosis, neurobiology, and treatment of pathological gambling », *J. Clin. Psychiatry,* vol. 57, suppl. 8, p. 80-84.

DRAKE, M.E., Jr., HIETTER, S.A., et PAKALNIS, A.
1992 « EEG and evoked potentials in episodic-dyscontrol syndrome », *Neuropsychobiology,* vol. 26, n° 3, p. 125-128.

FENICHEL, O.
1979 « Perversions et névroses impulsives », dans *La théorie psychanalytique des névroses*, 3e éd., Paris, PUF, p. 394-466.

FREUD, S.
1928 « Dostoïevski et le parricide », dans *Dostoïevski,* Paris, Gallimard, 1930, p. 15-33.

GOLDMAN, M.J.
1991 « Kleptomania : Making sense of the nonsensical », *Am. J. Psychiatry*, vol. 148, n° 8, p. 986-996.

GOLDSTEIN, L., et coll.
1985 « Differential EEG activation and pathological gambling », *Biol. Psychiatry,* vol. 20, n° 11, p. 1232-1234.

Jaspers, J.P.
1996 « The diagnosis and psychopharmacological treatment of trichotillomania: A review », *Pharmacopsychiatry,* vol. 29, n° 3, p. 115-120.

Kohen, D.P.
1996 « Hypnotherapeutic management of pediatric trichotillomania », *J. Dev. Behav. Pediatr.,* vol. 17, n° 5, p. 328-334.

Ladouceur, R., Dubé, D., et Bujold, A.
1994 « Prevalence of pathological gambling and related problems among college students in the Quebec metropolitan area », *Can. J. Psychiatry,* vol. 39, n° 5, p. 289-293.

Lamontagne, Y., et coll.
1994 « Shoplifting and mental illness », *Can. J. Psychiatry,* vol. 39, n° 10, p. 300-302.

Lesieur, H.R., et Blume, S.B.
1987 « The South Oaks Gambling Screen (SOGS): A new instrument for the identification of pathological gamblers », *Am. J. Psychiatry,* vol. 144, n° 9, p. 1184-1188.

McCormick, R.A., Russo, A.M., et Ramirez, L.F.
1984 « Affective disorders among pathological gamblers seeking treatment », *Am. J. Psychiatry,* vol. 141, n° 2, p. 215-218.

McElroy, S.L., et coll.
1991 « Kleptomania: Clinical characteristics and associated psychopathology », *Psychol. Med.,* vol. 21, n° 1, p. 93-108.

Oguchi, T., et Miura, S.
1977 « Trichotillomania: Its psychopathological aspect », *Compr. Psychiatry,* vol. 18, n° 2, p. 177.

Razzell, A., et Dolan, B.M.
1992 « Evaluation of therapeutic factors in group psychotherapy for "non-sensical" shop-lifters: A preliminary report », *Med. Sci. Law,* vol. 32, n° 4, p. 341-344.

Rix, K.J.
1994 « A psychiatric study of adult arsonists », *Med. Sci. Law,* vol. 34, n° 1, p. 21-34.

Rocha, F.L., et Rocha, M.E.
1992 « Kleptomania, mood disorder and lithium », *Ark. Neuropsiquiatr.,* vol. 50, n° 4, p. 543-546.

Roy, A.I., et coll.
1989 « CSF gaba and neuropeptides in pathological gamblers and normal controls », *Psychiatry Res.,* vol. 30, n° 2, p. 137-144.

Roy, A.I., Adinoff, B., et Roehrich, L.
1988 « Pathological gambling: A psychobiological study », *Arch. Gen. Psychiatry,* vol. 45, n° 4, p. 369-373.

Simmel, E.
1920 « On psychoanalysis of the gambler », *Mt. Z. Psychoanal.,* vol. 6, p. 397.

Sugarman, P.
1992 « Carbamazepine and episodic dyscontrol », *Br. J. Psychiatry,* vol. 161, n° 11, p. 721.

Virkkunen, M., et coll.
1996 « A prospective follow-up study of alcoholic violent offenders and fire setters », *Arch. Gen. Psychiatry,* vol. 53, n° 6, p. 523-529.

Von Hattingberg, H.
1914 « Analerotik, Angstlust, und Eigensinn », *Mt. Z. Psychoanal.,* vol. 2, p. 244.

World Health Organization
1993 *The ICD-10 Classification of Mental and Behavioural Disorders: Diagnostic Criteria for Research,* Genève, World Health Organization; trad. française *Classification internationale des maladies, 10ᵉ révision. Chapitre V (F): Troubles mentaux et troubles du comportement: critères diagnostiques pour la recherche,* Paris, Organisation Mondiale de la Santé et Masson, 1994.

Lectures complémentaires

Filteau, M.J., Baruch, P., et Vincent, P.
1992 « Le jeu pathologique: une revue de la littérature », *Revue canadienne de psychiatrie,* vol. 37, n° 2, p. 84-90.

Laxenaire, M., et Kuntzberger, F.
1995 *Les incendiaires,* Paris, Masson.

McElroy, S.L., et coll.
1992 « The DSM-III-R impulse control disorders not elsewhere classified: Clinical characteristics and relationship to other psychiatric disorders », *Am. J. Psychiatry,* vol. 149, n° 3, p. 318-327.

Ladouceur, R., et coll.
2000 *Le jeu excessif,* Montréal, Les Éditions de l'Homme.

Numéros utiles

Ces organismes offrent aide, références et service téléphonique aux personnes ayant un problème de jeu pathologique ainsi qu'à leurs proches.

Gamblers Anonymes: (514) 484-6666

Tel-jeu: Montréal: (514) 527-0140
          Ailleurs au Québec: 1 800 461-0150

Clinique de jeu pathologique: (514) 272-8544

Annexe
Test de dépistage du jeu pathologique de South Oaks (SOGS)

1. Indiquez votre âge : _____ ans

2. Indiquez votre sexe :
   M _____   F _____

3. Indiquez votre lieu de naissance.
   _____ Province de Québec
   _____ Autre province canadienne
   _____ Autre (précisez le pays) _____

4. Votre situation de famille est :
   _____ Célibataire
   _____ Conjoint(e) de fait
   _____ Marié(e)
   _____ Veuf(ve)
   _____ Remarié(e)
   _____ Divorcé(e)/séparé(e)
   Depuis combien d'années êtes-vous dans cette situation ? _____ ans

5. Avez-vous des enfants ?
   Oui _____   Non _____
   Si oui, combien ?   1   2   3   4   5 et plus

6. Indiquez votre revenu personnel annuel avant impôt (incluant les revenus de toutes provenances) :

   moins de 15 000   _____   de 50 000 à 74 999   _____
   de 15 000 à 24 999   _____   de 75 000 à 99 999   _____
   de 25 000 à 34 999   _____   100 000 et plus   _____
   de 35 000 à 49 999   _____

7. Quelle est votre occupation principale ?

   Emploi rémunéré à temps plein   _____
   Emploi rémunéré à temps partiel   _____
   Emploi saisonnier   _____
   Aux études   _____
   Ni aux études ni sur le marché du travail _____

   Si vous n'êtes pas aux études ou sur le marché du travail :
   Pouvez-vous spécifier votre situation ? _____
   Depuis combien de temps êtes-vous dans cette situation ? _____ ans

Psychiatrie clinique : une approche bio-psycho-sociale

8. Indiquez votre dernier niveau d'études terminé :

Primaire _____
Secondaire _____
Collégial _____
Universitaire _____
      Baccalauréat _____
      Maîtrise _____
      Doctorat _____

9. Indiquez le ou les types de jeu que vous avez déjà pratiqués *au cours de votre vie*. Pour chaque jeu, spécifiez le nombre de fois *au cours des 12 derniers mois*. (Entourez le chiffre dans la colonne qui correspond à votre situation.)

		Au cours de votre vie		Au cours des 12 derniers mois				
		OUI	NON	Jamais	Moins d'une fois par mois	Une fois par mois	Une fois par semaine	Plus d'une fois par semaine
a)	Acheter des billets de loterie	0	1	0	1	2	3	4
b)	Aller au casino (légal ou illégal)	0	1	0	1	2	3	4
c)	Jouer au bingo pour de l'argent (excluant la Loto-bingo)	0	1	0	1	2	3	4
d)	Jouer aux cartes pour de l'argent	0	1	0	1	2	3	4
e)	Parier à des courses de chevaux, de chiens ou d'autres animaux	0	1	0	1	2	3	4
f)	Jouer au marché boursier ou sur des marchés à terme	0	1	0	1	2	3	4
g)	Jouer aux machines à sous, au poker vidéo ou à d'autres types de machines pour de l'argent	0	1	0	1	2	3	4
h)	Jouer aux quilles, au billard, au golf ou à d'autres jeux d'adresse pour de l'argent	0	1	0	1	2	3	4
i)	Jouer aux dés pour de l'argent	0	1	0	1	2	3	4
j)	Parier sur les résultats sportifs	0	1	0	1	2	3	4
k)	Jouer à tout autre jeu pour de l'argent Précisez : _____	0	1	0	1	2	3	4

10. Quelle est la plus grosse somme d'argent que vous avez jouée ou pariée en une seule journée ? _____

11. Est-ce que vos parents ont ou ont eu un problème de jeu ?
    _____ Mes deux parents jouent (ou jouaient) trop
    _____ Mon père joue (ou jouait) trop
    _____ Ma mère joue (ou jouait) trop
    _____ Aucun des deux ne joue (ou ne jouait) trop

12. Lorsque vous avez joué au cours des 12 derniers mois, êtes-vous retourné(e) au jeu un autre jour pour vous refaire, c'est-à-dire pour regagner l'argent perdu auparavant ?
    _____ Jamais
    _____ Quelquefois (moins de la moitié des fois que j'ai perdu)
    _____ La plupart des fois que j'ai perdu
    _____ Chaque fois que j'ai perdu

13. Avez-vous prétendu, au cours des 12 derniers mois, avoir gagné de l'argent en jouant alors qu'en réalité vous en aviez perdu ?
    _____ Jamais (ou je n'ai jamais joué)
    _____ Oui, moins de la moitié des fois que j'ai perdu
    _____ Oui, la plupart du temps

14. Pensez-vous avoir eu un problème de jeu au cours des 12 derniers mois ?
    _____ Non
    _____ Oui, il y a quelques mois, mais pas actuellement
    _____ Oui

15. Au cours des 12 derniers mois, avez-vous joué ou parié plus que vous en aviez l'intention ?
    Oui _____ Non _____

16. Est-ce que des personnes ont déjà critiqué vos habitudes de jeu au cours des 12 derniers mois ?
    Oui _____ Non _____

17. Au cours des 12 derniers mois, vous êtes-vous déjà senti(e) coupable à cause de la façon dont vous jouez ou à cause de ce qui se produit lorsque vous jouez ?
    Oui _____ Non _____

18. Au cours des 12 derniers mois, avez-vous envisagé d'arrêter de jouer, mais en pensant que vous en êtes incapable ?
    Oui _____ Non _____

19. Au cours des 12 derniers mois, avez-vous caché des billets de loterie, de l'argent de jeu ou d'autres signes de jeu à votre conjoint(e), vos enfants ou d'autres personnes importantes dans votre vie ?
    Oui _____ Non _____

20. Au cours des 12 derniers mois, vous êtes-vous disputé(e) avec des personnes vivant avec vous à propos de la manière dont vous gérez votre argent ?
    Oui _____ Non _____

Psychiatrie clinique : une approche bio-psycho-sociale

21. (Si vous avez répondu OUI à la question 20) : Est-ce que ces disputes concernaient vos habitudes de jeu ?
    Oui _____ Non _____

22. Au cours des 12 derniers mois, avez-vous emprunté de l'argent et été incapable de rembourser cet emprunt à cause de votre jeu ?
    Oui _____ Non _____

23. Au cours des 12 derniers mois, vous êtes-vous absenté(e) de votre travail (ou de l'école) en raison du jeu ?
    Oui _____ Non _____

24. Avez-vous emprunté de l'argent au cours des 12 derniers mois pour jouer ou pour payer des dettes de jeu ?
    Oui _____ Non _____

    Si OUI, d'où provenait cet argent ?

		Oui	Non
a)	De votre budget familial	___	___
b)	De votre conjoint(e), ami(e) « de cœur »	___	___
c)	De membres de votre famille ou de votre belle-famille	___	___
d)	De banques, sociétés de crédit ou maisons de prêts	___	___
e)	De cartes de crédit	___	___
f)	De prêts usuraires (*shylocks*)	___	___
g)	De vente d'actions, de bons d'épargne ou d'autres valeurs	___	___
h)	De vente de propriétés personnelles ou familiales	___	___
i)	En faisant de faux chèques	___	___
j)	Vous avez (ou avez eu) une marge de crédit avec un preneur de paris (*bookmaker*)	___	___
k)	Vous avez (ou avez eu) une marge de crédit dans un casino	___	___

Source : H.R. Lesieur et S.B. Blume, « The South Oaks Gambling Screen (SOGS) : A new instrument for the identification of pathological gamblers », *Am. J. Psychiatry,* vol. 144, n° 9, 1987. Traduit par Robert Ladouceur, Ph.D.

Grille de correction du SOGS

Pour obtenir le score au SOGS, faire le total des réponses traduisant un comportement à risque :

_____ Question 12 : La plupart des fois, ou chaque fois que j'ai perdu.

_____ Question 13 : Oui, moins de la moitié des fois que j'ai perdu, ou oui, la plupart du temps

_____ Question 14 : Oui, il y a quelques mois, mais pas actuellement, ou oui.

_____ Question 15 : Oui

_____ Question 16 : Oui

_____ Question 17 : Oui

_____ Question 18 : Oui

_____ Question 19 : Oui

_____ La question 20 n'est pas comptée.

_____ Question 21 : Oui

_____ Question 22 : Oui

_____ Question 23 : Oui

_____ Question 24a : Oui

_____ Question 24b : Oui

_____ Question 24c : Oui

_____ Question 24d : Oui

_____ Question 24e : Oui

_____ Question 24f : Oui

_____ Question 24g : Oui

_____ Question 24h : Oui

_____ Question 24i : Oui

Les questions 24j et 24k ne sont pas comptées.

Total = _____ (20 questions sont comptées)

Score de 5 ou plus = joueur pathologique probable

Source : H.R. Lesieur et S.B. Blume, « The South Oaks Gambling Screen (SOGS) : A new instrument for the identification of pathological gamblers », *Am. J. Psychiatry*, vol. 144, n° 9, 1987. Traduit par Robert Ladouceur, Ph.D.

Psychiatrie clinique : une approche bio-psycho-sociale

CHAPITRE 18

Troubles mentaux dus à une affection médicale générale

LOUIS MORISSETTE, M.D., F.R.C.P.C.
Psychiatre à l'Institut Philippe Pinel de Montréal
Professeur adjoint de clinique au Département de psychiatrie de l'Université de Montréal

PLAN

18.1 Définition et classification

18.2 Épidémiologie

18.3 Étiologie

18.4 Évaluation
    18.4.1 Histoire médicale
    18.4.2 Examen physique
    18.4.3 Tests de laboratoire
    18.4.4 Électrophysiologie cérébrale
    18.4.5 Imagerie cérébrale
    18.4.6 Tests neuropsychologiques

18.5 Troubles spécifiques dus à une affection médicale
    18.5.1 Trouble catatonique
    18.5.2 Changement de personnalité dû à une affection médicale

18.6 Affections médicales induisant des troubles mentaux ou comportementaux
    18.6.1 Trauma crânien
        • *Trouble post-commotionnel* • *Épilepsie post-traumatique* • *Trouble affectif post-traumatique* • *Trouble de la personnalité à la suite d'un trauma crânien* • *Trouble démentiel post-traumatique*
    18.6.2 Épilepsie
        • *Trouble de l'adaptation* • *Facteurs psychologiques influençant une affection médicale* • *Personnalité « épileptique » ou « inter-ictale »* • *Comportement violent* • *Symptômes psychotiques* • *Troubles cognitifs*
    18.6.3 Maladies démyélinisantes
        • *Déficits cognitifs associés à la sclérose en plaques* • *Manifestations affectives associées à la sclérose en plaques* • *Symptômes psychotiques associés à la sclérose en plaques* • *Changement de personnalité et sclérose en plaques* • *Traitement des psychopathologies associées à la sclérose en plaques*
    18.6.4 Maladies du système immunitaire

Bibliographie

Lectures complémentaires

L'histoire de la psychiatrie est faite d'oppositions, de liens et de juxtapositions entre les maladies mentales et physiques.

Par ailleurs, depuis le 19ᵉ siècle, grâce à la recherche fondamentale dans le domaine des neurosciences, on tient pour acquis que tout comportement est déterminé par le cerveau (Restak, 1986) et on sait que l'anatomie et la physiologie du cerveau peuvent être affectées par de nombreux facteurs et qu'à peu près toutes les affections psychiatriques peuvent, à l'occasion, être causées ou aggravées par certaines maladies physiques (Koranyi, 1979).

18.1 DÉFINITION ET CLASSIFICATION

Le DSM-IV (1994) introduit cette nouvelle catégorie diagnostique dite « Troubles mentaux dus à une affection médicale générale ». Afin d'éliminer la distinction entre troubles « organiques » et « fonctionnels », les auteurs de la classification américaine conviennent ainsi que le dualisme corps/esprit est un atavisme réducteur et que ces termes n'ont plus leur place dans une explication moderne des maladies mentales. Si, dans les classifications précédentes, on regroupait sous le vocable « organique » les troubles mentaux dus à l'utilisation de substances et les troubles mentaux liés à une maladie physique, on souhaite maintenant, dans le DSM-IV, distinguer chacune de ces catégories.

Un trouble mental dû à une affection médicale est caractérisé par la présence de symptômes psychiques qui sont la conséquence physiologique directe de cette maladie sur le cerveau. Parmi les critères diagnostiques établis par le DSM-IV, trois sont communs à tous les troubles mentaux dus à une affection médicale :

- mise en évidence, d'après l'histoire de la maladie, l'examen physique ou des examens complémentaires, d'une affection médicale spécifique jugée directement responsable physiologiquement de la perturbation ;
- la perturbation ne s'explique pas mieux par la présence d'un autre trouble mental ;
- la perturbation ne survient pas exclusivement dans le cours d'un delirium.

Le système officiel de codage en usage au moment de la publication du DSM-IV est celui de la neuvième révision de la *Classification internationale des maladies, modifications cliniques* (CIM-9-MC). Toutefois, le DSM-IV donne, pour chaque entité, les codes correspondants de la 10ᵉ révision de la *Classification internationale des maladies* (CIM-10). Il faut se rappeler que celle-ci couvre un plus grand champ que les seules maladies psychiatriques et que, donc, elle permet de bien coder les affections physiques qui peuvent être en cause dans l'étiologie ou le traitement des symptômes psychiatriques (axe III du DSM-IV).

L'annexe G du DSM-IV donne les codes de la CIM-9-MC pour une sélection d'affections médicales générales et de troubles induits par un médicament.

Si une maladie physique provoque des symptômes psychiques d'une façon indirecte, on diagnostiquera plutôt un trouble de l'adaptation lié à la maladie physique identifiée (voir le chapitre 15). Si des facteurs psychologiques influent sur l'évolution ou le traitement d'une affection médicale, on identifiera cette problématique (voir le chapitre 19).

Aucun symptôme psychique n'étant spécifique à un diagnostic, la classification du DSM-IV laisse, dans chacune de ses grandes catégories, une ouverture pour répertorier les liens de causalité éventuels entre des syndromes psychiatriques précis et des maladies physiques (p. ex., troubles de l'humeur dus à..., troubles psychotiques dus à..., troubles du sommeil dus à...). Pour conclure à un trouble mental causé par une affection médicale, il faut plus qu'une simple association : il faut une relation directe de cause à effet, et la possibilité que l'usage de drogues soit le facteur causal des symptômes observés doit être éliminée. Ce chapitre fait un survol des relations qui existent entre des maladies physiques et divers troubles mentaux et comportementaux. Dans une même perspective, on trouvera dans le chapitre 78 (tome II) un exposé sur les manifestations psychiatriques du sida.

Cela dit, plusieurs indices peuvent aider le médecin à établir une relation de cause à effet directe entre des symptômes psychiques et une maladie physique : association dans le temps entre la manifestation des symptômes psychiques et la présence de la maladie physique, présentation atypique (âge d'apparition, perte de poids importante), symptômes psychiatriques atypiques (déficit cognitif grave), sans compter les rapports d'études faisant état d'un lien causal possible, etc.

Il importe de préciser que la juxtaposition des notions de « trouble mental » et d'« affection médicale » n'exclut pas le fait que des troubles mentaux puissent être dus à des anomalies dans le fonctionnement du cerveau. Les schizophrénies, les troubles de l'humeur, les troubles délirants, les troubles anxieux et autres troubles mentaux répertoriés ont des étiologies biologiques qu'il reste encore à préciser et qui altèrent le fonctionnement cérébral.

L'accent mis actuellement sur les causes biologiques (affection médicale générale et dysfonction du cerveau) des troubles mentaux a pour but d'encourager l'évaluation médicale complète du patient, laquelle doit être intégrée aux évaluations psychiatrique, psychologique et sociale.

18.2 ÉPIDÉMIOLOGIE

L'incidence et la prévalence des troubles mentaux dus à une affection médicale spécifique sont directement liées à l'incidence et à la prévalence de ces affections médicales. Par ailleurs, selon plusieurs auteurs, les taux de morbidité et de mortalité liés à des affections médicales sont plus élevés dans la population présentant des symptômes psychiatriques (Fink, 1990 ; Koranyi et Potczny, 1992).

Selon des études répertoriées par Hall et Beresford (1984), Johnson et Ananth (1986), Koranyi et Potczny (1992) et Lazare (1989), de 17 % à 93 % des patients suivis en psychiatrie souffrent de maladies physiques. Un tel écart entre les taux de prévalence des maladies physiques s'explique par les critères différents qu'utilisent les chercheurs pour définir ce qu'est une maladie physique. De plus, tous ne mesurent pas systématiquement les mêmes paramètres biologiques, certains se limitant à l'examen physique pour établir le diagnostic d'une maladie physique, ce qui diminue la sensibilité et la spécificité du dépistage. Les chercheurs estiment que, même si ces maladies ne sont pas nécessairement à l'origine des symptômes psychiatriques que présentent les patients, de 7 % à 45 % des problèmes médicaux identifiés causent, ou du moins aggravent, les symptômes psychiatriques observés.

Lazare (1989) a passé en revue six études portant sur des populations qui présentaient des symptômes médicaux et neurologiques que les médecins traitants avaient attribués à des troubles mentaux (essentiellement l'hystérie de conversion). Après un suivi de six mois à dix ans, on a diagnostiqué chez de 13 % à 30 % des patients une affection médicale dont découlaient les symptômes médicaux et neurologiques présentés initialement par ces patients.

18.3 ÉTIOLOGIE

Les troubles mentaux dus à une affection médicale sont la conséquence physiologique directe d'une atteinte à l'anatomie ou à la physiologie du cerveau. Comme nous l'avons souligné plus haut, un lien de causalité directe entre le trouble mental et la maladie physique doit exister.

Certaines affections médicales qui peuvent se traduire par l'apparition des symptômes psychiatriques sont examinées plus loin. Parmi les facteurs portant atteinte à l'anatomie ou à la physiologie du cerveau, il faut mentionner :

- les anomalies du développement cérébral ;
- l'environnement (p. ex., métaux lourds, hormones circulantes) ;
- les facteurs intrinsèques individuels (génétiques) ;
- les facteurs extrinsèques (milieu familial, niveau socioéconomique) ;
- les affections médicales systémiques ou limitées au cerveau ;
- l'utilisation de substances (alcool, drogues, médicaments) ;
- le trauma crânien.

18.4 ÉVALUATION

La première étape pour l'évaluation des troubles mentaux dus à une affection médicale est de considérer l'hypothèse qu'une affection médicale peut être la cause des problèmes observés chez le patient.

Koranyi (1979) et Koranyi et Potczny (1992) ont observé que près de la moitié des maladies physiques ne sont pas détectées par les médecins et autres intervenants qui envoient les patients pour une évaluation psychiatrique.

18.4.1 Histoire médicale

L'histoire complète des symptômes présentés doit être établie à la lumière des informations recueillies auprès du patient et de son entourage. Elle doit inclure des données sur les antécédents héréditaires, familiaux, médicaux et sociaux du patient, en plus de reconstituer l'histoire des symptômes psychiatriques et des troubles du comportement. Le médecin doit être attentif à certains phénomènes atypiques :

- âge d'apparition inhabituel du syndrome psychiatrique (surtout après l'âge de 40 ans) ;
- symptômes spécifiques plus souvent causés par une affection médicale (hallucinations visuelles ou tactiles, illusions, perturbations de la conscience, de la mémoire et de l'orientation, rapidité d'installation des symptômes) ;
- manifestation des symptômes psychiatriques pour la première fois chez une personne âgée (causés par une intoxication et interaction médicamenteuses, un cancer, etc.).

Si le patient est atteint d'une maladie physique (chronique ou non), le médecin doit connaître les effets possibles de cette condition particulière sur l'anatomie et la physiologie du cerveau.

Il faut souligner que lorsqu'un psychiatre n'agit que comme superviseur dans un dossier, il y a un risque que ni le thérapeute habituel ni le médecin n'aient une vision globale du patient.

Dans toutes les situations, il faut considérer que c'est au psychiatre qu'incombe la responsabilité légale d'établir l'histoire médicale du patient. Des décisions judiciaires ont confirmé sans équivoque cette responsabilité (Bush et Cavanaugh, 1985).

18.4.2 Examen physique

Bien que les médecins psychiatres soient qualifiés pour effectuer un examen physique des patients, ils négligent souvent de le faire (McIntyre et Romano, 1977). Patterson (1978) et Schiffer, Klein et Sider (1988) ont relevé les motifs de leurs réticences à cet égard. Cinq raisons sont souvent mentionnées :

- sentiment d'incompétence ;
- mauvais usage du temps clinique psychiatrique ;
- manque de locaux et d'équipements appropriés ;
- attentes du psychiatre et du patient (rôles et buts de la visite) ;
- craintes de nuire à la relation thérapeutique (transfert, proximité physique).

Si le médecin psychiatre décide de ne pas procéder à un examen physique, il doit absolument s'assurer qu'un confrère compétent en la matière le fera.

18.4.3 Tests de laboratoire

Les experts ne sont pas unanimes relativement aux tests de laboratoire à effectuer. Certains préconisent d'emblée une batterie complète de tests, tandis que d'autres estiment plutôt qu'il ne faut demander que les tests en relation avec les symptômes présentés par le patient. Le Collège des médecins du Québec privilégie cette dernière ligne de conduite en s'élevant contre les tests dits de routine ou d'admission.

Certains auteurs (Hall et Beresford, 1984 ; Lazare, 1989) proposent une série de tests pour une évaluation minimale des marqueurs biologiques et biochimiques chez les patients vus pour la première fois en psychiatrie :

- formule sanguine complète ;
- électrolytes (Na^+, K^+, Cl^-) ;
- fonction hépatique (SGOT, SGPT, bilirubine, gamma-GT) ;
- fonction rénale (créatinine, urée) ;
- électrocardiogramme (si le patient a plus de 30 ans ou s'il prend du lithium) ;
- radiographie pulmonaire (si le patient est fumeur et a plus de 40 ans).

Le tableau 18.1 indique, pour certains symptômes particuliers, les principaux tests requis.

18.4.4 Électrophysiologie cérébrale

L'électroencéphalogramme (EEG) enregistre l'activité électrique du cerveau. Des anomalies dans l'EEG sont notées chez les patients épileptiques, chez certains patients présentant un déséquilibre électrolytique et chez des patients intoxiqués. Il faut noter également qu'un processus tumoral au niveau du cerveau, une inflammation du parenchyme cérébral (ou des méninges) ainsi qu'une nécrose des tissus peuvent altérer l'activité électrique normale observée à l'EEG.

TABLEAU 18.1   Tests de laboratoire spécifiques

Symptômes	Tests
Dépression ou manie	TSH, T_4, T_3
Utilisation de substances par voie intraveineuse	Hépatites B et C, VIH
Promiscuité sexuelle	VIH, syphilis
Confusion, désorientation et troubles du comportement	EEG, recherche de substances dans l'urine, niveaux sanguins de médicaments

Enfin, l'EEG montrera aussi des anomalies dans les stades avancés d'un processus dégénératif de type démentiel. L'EEG est un test utile si on note à l'examen, ou en établissant l'histoire médicale, des signes particuliers (confusion, troubles cognitifs, pertes de conscience, crises d'agressivité sans stimulation extérieure, etc.). Par ailleurs, même si on reconnaît une origine organique cérébrale à la schizophrénie, à la manie, à la dépression et aux troubles anxieux, ni les tests de laboratoire ni les techniques avancées de visualisation de l'activité électrique du cerveau à l'aide d'ordinateurs (EEG quantifié) n'ont pu démontrer de caractéristiques propres à ces pathologies.

18.4.5   Imagerie cérébrale

On trouvera au chapitre 63 (tome II) de cet ouvrage une description détaillée des différentes technologies qui permettent de visualiser l'anatomie et la physiologie du cerveau et les critères d'utilisation de ces technologies.

18.4.6   Tests neuropsychologiques

L'évaluation neuropsychologique consiste en une évaluation objective d'un éventail de réponses cognitives, perceptuelles, motrices et émotives qui reflètent la qualité du fonctionnement du cortex cérébral.

Dans le cas d'un patient que l'on soupçonne d'être atteint d'un trouble mental lié à une affection médicale, l'évaluation neuropsychologique permet de déterminer la dysfonction cérébrale, alors que souvent les tests de laboratoire usuels ne détectent pas d'anomalies particulières. En effet, pour certains cas, les tests tels l'EEG et la tomodensitométrie (*Computerized Tomography* [CT-scan]) ne sont pas suffisamment sensibles, alors que d'autres tests plus sensibles sont rarement disponibles (résonance magnétique, tomographie par émission de positrons [PET-scan]). On doit mentionner également que l'évaluation neuropsychologique fournit des informations descriptives et pronostiques que les autres techniques diagnostiques ne peuvent donner. Cette évaluation peut permettre d'établir une relation entre le dysfonctionnement du cerveau et des troubles de l'adaptation de nature sociale, scolaire ou professionnelle. L'évaluation neuropsychologique est donc particulièrement utile en prévention tertiaire (Becker et Kay, 1986).

18.5   TROUBLES SPÉCIFIQUES DUS À UNE AFFECTION MÉDICALE

18.5.1   Trouble catatonique

Le tableau 18.2 (p. 454) présente les critères diagnostiques du trouble catatonique.

Diverses affections médicales sont susceptibles d'induire un trouble catatonique. Ces affections peuvent être d'ordre neurologique ou métabolique :

- affections neurologiques :
    - tumeurs,
    - trauma crânien,
    - accident vasculaire cérébral,
    - encéphalite,
    - maladie de Parkinson,
    - chorée de Huntington,
    - épilepsie,
    - sclérose en plaques, etc ;
- affections métaboliques :
    - syndrome neuroleptique malin,
    - syndrome extrapyramidal d'origine médicamenteuse,
    - hypercalcémie,
    - encéphalopathie hépatique,
    - acidocétose diabétique,
    - déséquilibre électrolytique, etc.

TABLEAU 18.2 Critères diagnostiques du trouble catatonique dû à une affection médicale

DSM-IV
293.89 Trouble catatonique dû à une affection médicale générale
A. Présence de catatonie qui se manifeste par une immobilité motrice, par une activité motrice excessive (sans but apparent et non influencée par des stimuli externes), par un mutisme ou un négativisme extrême, par des anomalies des mouvements volontaires, ou de l'écholalie, ou de l'échopraxie.
B. Mise en évidence, d'après l'histoire de la maladie, l'examen physique ou des examens complémentaires, d'une affection médicale spécifique jugée directement responsable physiologiquement de la perturbation.
C. La perturbation ne s'explique pas mieux par la présence d'un autre trouble mental (p. ex., un épisode dépressif).
D. La perturbation ne survient pas exclusivement dans le cours d'un delirium.

Source : American Psychiatric Association (1994), trad. française *DSM-IV – Manuel diagnostique et statistique des troubles mentaux*, Paris, Masson, 1996.

Il faut se souvenir que la catatonie est un phénomène rare en psychiatrie et que, en présence de symptômes pouvant mener à ce diagnostic, l'état médical du malade doit être absolument évalué.

Il peut survenir chez les patients traités aux neuroleptiques des perturbations des mouvements. Pour cette catégorie de patients, il faut diagnostiquer de façon spécifique les troubles associés aux médicaments (parkinsonisme, syndrome neuroleptique malin, dystonie aiguë, akinésie, dyskinésie tardive [voir le tome II, chapitre 43]).

18.5.2 Changement de personnalité dû à une affection médicale

Lorsque, chez un individu (adulte ou enfant), il se produit une modification permanente dans sa façon habituelle de percevoir et d'interagir avec son environnement, on conclut alors à un changement dans la personnalité de base de l'individu. En général, on attendra au moins une année avant de qualifier la modification de permanente. Chez les enfants, il faudra, après un an, constater une déviation importante par rapport au développement attendu (voir le tableau 18.3).

TABLEAU 18.3 Critères diagnostiques du changement de personnalité dû à une affection médicale

DSM-IV
310.1 Modification de la personnalité due à une affection médicale générale
A. Altération permanente de la personnalité d'un individu qui représente un changement par rapport à la personnalité antérieure. Pour un enfant, la perturbation doit représenter une déviation importante par rapport au développement normal ou représenter un changement significatif durable (plus d'un an) des comportements habituels.
B. Mise en évidence, d'après l'histoire de la maladie, l'examen physique ou des examens complémentaires, d'une affection médicale spécifique jugée directement responsable physiologiquement de la perturbation.
C. La perturbation ne s'explique pas mieux par la présence d'un autre trouble mental (incluant un autre trouble mental dû à une affection médicale générale).
D. La perturbation ne survient pas exclusivement dans le cours d'un delirium et ne fait pas partie d'un tableau de démence.
E. Le changement provoque une détresse significative ou une altération du fonctionnement social, professionnel, ou dans d'autres sphères importantes du fonctionnement.

Source : American Psychiatric Association (1994), trad. française *DSM-IV – Manuel diagnostique et statistique des troubles mentaux*, Paris, Masson, 1996.

Diverses affections médicales peuvent entraîner un changement de personnalité (axe III du DSM-IV), notamment :
- des affections neurologiques telles que :
  - trauma crânien,
  - tumeur cérébrale,
  - accident vasculaire cérébral,
  - maladie de Parkinson,
  - chorée de Huntington,
  - épilepsie,
  - encéphalite, etc. ;
- des affections médicales systémiques telles que :
  - lupus érythémateux,
  - sclérose en plaques,
  - sida,
  - intoxication aux métaux lourds, etc.

L'usage (habituellement à long terme) d'une substance peut avoir des effets sur la physiologie cérébrale du consommateur et provoquer un changement de personnalité. Il importe alors de déterminer la substance en cause et de caractériser le changement observé (axe I du DSM-IV). Le DSM-IV établit des sous-types qui permettent de caractériser le changement de personnalité observé (voir le tableau 18.4).

Le traitement est symptomatique, les médicaments étant utilisés pour leur action soit stimulante, soit stabilisatrice de l'humeur, soit antiagressive ou antipsychotique.

Une approche cognitivo-comportementale est aussi efficace, ainsi que le soutien du malade et l'information à l'entourage.

18.6 AFFECTIONS MÉDICALES INDUISANT DES TROUBLES MENTAUX OU COMPORTEMENTAUX

18.6.1 Trauma crânien

Les traumas crâniens peuvent avoir des séquelles neuropsychiatriques de divers ordres (Gualtieri, 1991 ; McAllister, 1992) :

– trouble neurocognitif (mémoire, attention, concentration) ;
– épilepsie post-traumatique ;
– trouble affectif (syndrome dépressif et maniaque) ;
– trouble de la personnalité ;
– trouble de l'adaptation ;
– trouble démentiel ;
– trouble post-commotionnel (critères à l'étude, DSM-IV).

Comme le montre le tableau 18.5 (p. 456), la gravité du trauma est fonction de la durée de la perte de conscience, de la durée de l'amnésie post-traumatique et du score obtenu à l'échelle de Glasgow (évolution dans le temps). L'échelle de Glasgow, mise au point par Jennett et Teasdale (1981), permet d'évaluer le patient selon ses réponses (ouverture des yeux, réponse motrice, réponse verbale) à des stimuli verbaux et douloureux. Un score de 15/15 est normal.

TABLEAU 18.4 Changement de personnalité dû à une affection médicale ; sous-types définis par le DSM-IV

Sous-type	Changement observé
Labile	Apparition d'une labilité affective marquée
Désinhibé	Faible maîtrise des impulsions (sexuelles, délinquantes)
Agressif	Apparition de comportements agressifs, violents
Apathique	Apparition d'une indifférence importante, d'une apathie, d'un manque d'initiative
Paranoïde	Apparition d'un mode de pensée, d'une idéation paranoïde (suspicion, impression d'être persécuté, d'être maltraité) en l'absence de tout délire
Autres	Apparition d'une conduite ou d'une forme de pensée non décrites ci-dessus (p. ex., maniérismes, comportement méticuleux, moralisateur, parfois associé à l'épilepsie chronique)
Combiné	Apparition de plus d'une attitude décrite ci-dessus
Non spécifié	Apparition et persistance d'une attitude ou d'un comportement non habituel mais qui n'est pas qualifié par l'évaluateur

Source : American Psychiatric Association (1994), trad. française *DSM-IV – Manuel diagnostique et statistique des troubles mentaux*, Paris, Masson, 1996.

Les traumas crâniens peuvent résulter d'une pénétration de la boîte crânienne par un objet. Les dommages seront alors plus localisés. Ce type de blessure est peu fréquent.

La majorité des traumas crâniens sont produits par un choc sur la boîte crânienne, sans fracture. Dans un accident par accélération-décélération (*whiplash*) de la tête, il n'y aura pas impact du crâne sur un objet extérieur, mais plutôt impact du cerveau sur l'intérieur du crâne (Auerbach, 1986 ; Ommaya et Gennarelli, 1974 ; Radanov, Dvorak et Valcah, 1992). Les lésions au cerveau causées par les traumas dits « fermés » sont produites par les phénomènes suivants : contusion cellulaire, hématome localisé avec destruction cellulaire et compression, déchirure et étirement des axones (ce dernier provoque des dommages diffus et est lié à des accidents impliquant des forces rotationnelles et d'accélération-décélération [Lovell et Franzen, 1994 ; Radanov, 1992]). La très grande majorité des traumas crâniens sont légers ou mineurs (aucune perte de conscience ou perte de conscience de courte durée) [Kraus et Sorenson, 1994 ; Vogenthaler, 1987]).

TABLEAU 18.5   Gravité du trauma crânien

Gravité du trauma crânien	Durée de la perte de conscience ou de l'altération de la conscience	Durée de l'amnésie post-traumatique	Score à l'échelle de Glasgow (30 minutes après le trauma)
Mineur	moins de 5 minutes	moins de 60 minutes	15
Léger	moins de 30 minutes	moins de 24 heures	13-15
Modéré	de 30 minutes à 24 heures	de 24 à 48 heures	8-11
Grave	de 24 heures à 7 jours	de 48 heures à 7 jours	5-8
Très grave	de 14 à 18 jours	plus de 14 jours	3-5

Sources : J. Kraus et S.B. Sorenson, « Epidemiology », dans J.M. Silver et S.C. Yudofsky (sous la dir. de), *Neuropsychiatry of Traumatic Brain Injury*, Washington (D.C.), American Psychiatric Press, 1994 ; D. Vogenthaler, « An overview of head injury : Its consequences and rehabilitation », *Brain Inj.*, vol. 1, n° 1, 1987.

Le traitement des troubles neuropsychiatriques dus à un trauma crânien nécessite de la part du médecin une connaissance particulière concernant les séquelles des blessures au cerveau, un bon esprit d'analyse (symptômes parfois mal définis, non spécifiques) et une intervention multidimensionnelle (soutien, écoute, approche cognitive de rééducation, pharmacothérapie qui s'attaque aux symptômes cibles).

Trouble post-commotionnel

Ce trouble est actuellement répertorié dans l'annexe B du DSM-IV (« Critères et axes proposés pour des études supplémentaires »), des études étant nécessaires pour mieux préciser et valider les critères diagnostiques de ce désordre qui est décrit dans la littérature depuis moins de 10 ans.

Le trouble post-commotionnel se caractérise par la présence de trois types de symptômes : cognitifs, somatiques, émotionnels. On l'observera surtout après un trauma léger ou mineur. Le patient se plaindra des symptômes suivants (Binder, 1986 ; Brown et Fann, 1994) :

– diminution de la mémoire, de la concentration, de l'attention divisée et de la tolérance à l'effort mental (symptômes cognitifs) ;

– douleurs à la tête, vertiges, sensibilité au bruit et à la lumière, perturbations du sommeil, diminution de la tolérance à l'effort physique (symptômes somatiques) ;

– anxiété, dépression, labilité affective, irritabilité, modification de la personnalité, apathie (symptômes émotionnels).

Les patients qui souffrent d'un trouble post-commotionnel sont fréquemment envoyés en psychiatrie, car on considère que leurs plaintes subjectives sont nettement exagérées par rapport au trauma initial (qui, souvent, n'a pas causé de perte de conscience perceptible). On suppose alors que les patients présentent un trouble somatoforme, un trouble factice ou simplement un trouble de l'adaptation que l'on attribue à la personnalité prémorbide. À l'occasion, on évoquera une simulation (surtout en situation de litige : accident de la route, accident du travail, etc.). Le psychiatre doit pouvoir reconnaître le trouble, expliquer au patient, afin de le rassurer, que ses symptômes ont une origine physiologique et que la plupart disparaissent dans les 3 à 12 mois suivant l'accident (Binder, 1986 ; Brown et Fann, 1994).

Quelques-uns de ces patients (de 5 % à 15 %) présenteront des symptômes à long terme, avec séquelles émotionnelles, comportementales, familiales, sociales et professionnelles (Binder, 1986 ; Kay, 1993 ; Szymanski, 1986). Il faut veiller à les identifier et leur proposer un traitement symptomatique individualisé (psychothérapie, soutien individuel et familial, adaptation aux limitations, traitement neuropsychologique [stimulation et renforcement des habiletés résiduelles, compensation pour les habiletés perdues, aide aux activités de la vie quotidienne] et pharmacologique [médicament à action antiagressive, antidépresseur, stimulant]) [Gualtieri, 1991 ; Kay, 1993].

Épilepsie post-traumatique

De 2 % à 5 % des victimes de trauma crânien auront des crises convulsives au cours des sept jours suivant le trauma. Ces manifestations ne sont pas qualifiées d'épilepsie post-traumatique.

De 50 % à 80 % des épilepsies post-traumatiques apparaissent dans les deux premières années qui suivent le trauma, particulièrement dans le cas d'accidents par blessure pénétrante.

Si on prend comme point de comparaison l'incidence de l'épilepsie dans la population normale, qui est de 1 %, un trauma léger ou modéré multiplie le risque d'épilepsie par un facteur variant de 2 à 5 et un trauma grave ou un accident vasculaire cérébral, par un facteur de 10. Une blessure pénétrante va augmenter le risque par un facteur de 50 (Gualtieri, 1991).

Trouble affectif post-traumatique

La prévalence d'un syndrome dépressif chez les patients ayant subi un trauma crânien mineur est de 34 % à 39 % après une année d'évolution. Cette dépression consécutive à un trauma crânien est de longue durée, difficile à traiter et influe de façon négative sur la récupération ultérieure des fonctions cognitives (Gualtieri, 1991).

Trouble de la personnalité à la suite d'un trauma crânien

Les troubles de la personnalité découlent, comme c'est le cas d'autres affections, des modifications qui se produisent, à la suite d'un trauma, dans les façons de percevoir et d'interagir de l'individu, ainsi qu'on l'a vu à la section 18.5.2.

Trouble démentiel post-traumatique

Un trauma crânien très grave ou la répétition de traumas moins graves (commotions cérébrales) augmente de deux à cinq fois le risque que s'installe un état démentiel. Ce pourrait être le cas, par exemple, du boxeur, du joueur de football, etc. (Gualtieri, 1991).

18.6.2 Épilepsie

L'épilepsie est la maladie neurologique chronique la plus fréquemment rencontrée : 1 % de la population générale (Benson, 1986). Si, jusqu'à récemment, on croyait que les épileptiques avaient plus de problèmes psychiatriques que la population en général, on estime plutôt aujourd'hui que les épileptiques peuvent présenter, à l'occasion, des problèmes psychiatriques particuliers à leur condition (Benson, 1986).

Le psychiatre peut être demandé en consultation auprès de l'épileptique chronique pour diverses raisons (Benson, 1986), qui sont examinées ci-dessous :
– trouble de l'adaptation ;
– facteurs psychologiques influençant une affection médicale ou son traitement ;
– personnalité « épileptique » ou « inter-ictale » ;
– comportement violent ;
– symptômes psychotiques ;
– troubles cognitifs.

Trouble de l'adaptation

L'épilepsie est une maladie chronique qui n'est pas toujours bien contrôlée et qui peut limiter le patient quant à certaines de ses activités sociales. La stigmatisation sociale attachée à ce diagnostic est parfois difficile à porter. L'âge d'apparition de la maladie peut également influer sur le développement cognitif et psychoaffectif de l'enfant ou de l'adolescent. Le patient peut être anxieux (anticipation des crises), triste, déprimé (estime de soi diminuée), agressif, colérique (« Pourquoi moi ? »), etc. Le patient a alors besoin d'information, de soutien (groupe d'entraide), et son entourage doit participer au traitement.

Facteurs psychologiques influençant une affection médicale

Un état de haute anxiété ou de stress élevé peut contribuer à l'apparition des crises épileptiques. À l'adolescence, on notera souvent une observance mitigée du régime thérapeutique et des habitudes de vie favorisant les crises. L'adolescent se veut autonome, indépendant. Son image de soi étant ternie par la nécessité d'une prise régulière de médicaments, il pourra avoir tendance à nier la nécessité du traitement pharmacologique ou à nier l'effet préventif sur les crises de bonnes habitudes de vie (sommeil régulier, abstinence de drogues et d'alcool, alimentation saine, exercice physique adapté).

Personnalité « épileptique » ou « inter-ictale »

L'existence de cette pathologie a souvent été l'objet de débats dans la littérature, la question étant de savoir si les traits de personnalité particuliers observés chez certains épileptiques sont dus à l'effet direct de la maladie sur le cerveau ou bien à une réaction psychologique de l'individu face à l'épilepsie (Benson, 1986; Geschwind, 1977).

Le DSM-IV identifie ce syndrome sous le nom de « changement de personnalité de type "autre" dû à une épilepsie ».

Benson (1986) et Fedio (1986) ont rapporté les symptômes suivants relativement à cette personnalité :
- circonstantialité de l'expression verbale (détails), de l'expression écrite (minutie) et des comportements (maniérismes);
- intensification des activités mentales; intérêt dans l'ésotérisme, la religion, la philosophie, le droit;
- intensification de l'expression émotive : irritabilité, agressivité, rancune, suspicion, dépression;
- altération de la sexualité (hyposexualité, le plus souvent).

Pour cette pathologie, comme pour bien d'autres, le meilleur traitement est la prévention : un malade chez qui les crises sont bien combattues verra survenir moins rapidement ces changements dans sa personnalité.

Comportement violent

Un malade épileptique peut avoir un comportement agressif ou violent pendant une crise épileptique, au cours de la phase post-ictale ou durant la période inter-ictale (personnalité « épileptique » ou « inter-ictale »).

Cliniquement, on envisagera la possibilité d'une crise d'épilepsie lorsque des épisodes hostiles surviennent de façon paroxystique, sans provocation (ou à la suite d'une provocation mineure) alors qu'habituellement le patient a un comportement stable et non agressif. De plus, une amnésie rétrograde enveloppera souvent les crises clastiques (Fedio, 1986). Malheureusement, il arrive aussi que les individus antisociaux aient des crises épileptiques, ce qui vient compliquer le diagnostic étiologique du comportement agressif (crise épileptique ou comportement lié à la personnalité antisociale).

Delgado-Escuela et coll. (1981) concluent qu'un acte violent est rarement le produit d'une crise épileptique, mais qu'à l'occasion une crise épileptique peut mener à une agression contre un objet inanimé ou une autre personne.

Étant donné qu'on trouve plus d'épileptiques parmi les prisonniers que dans la population générale, il faut se rappeler que l'épilepsie et le comportement antisocial ont en commun plusieurs facteurs de risque : histoire développementale problématique, milieu familial dysfonctionnel, expériences de sévices corporels ou sexuels, quotient intellectuel sous la moyenne, niveau socioéconomique inférieur, histoire de trauma crânien, etc.

En clinique, on rencontre à l'occasion des patients qui ne présentent pas de signes moteurs d'épilepsie (mouvements toniques, cloniques ou répétitifs), mais dont l'humeur devient soudainement agressive et irritable. Leur état de conscience semble préservé. On observera à l'EEG des anomalies plus ou moins spécifiques. Même sans épilepsie clinique, certains de ces malades bénéficieront d'une médication anticonvulsivante qui pourra stabiliser leur humeur et normaliser leur EEG.

Symptômes psychotiques

Les états psychotiques sont plus fréquents entre les crises épileptiques que durant les crises et surviennent chez de 10 % à 30 % des patients souffrant d'une épilepsie temporale (partielle-complexe) depuis au moins 10 ou 15 ans. Les symptômes les plus fréquemment observés sont des hallucinations et un délire de persécution. Le patient conserve habituellement un bon contact affectif et présentera rarement un blocage de la pensée et des associations lâches (Benson, 1986).

Les médicaments neuroleptiques usuels sont peu efficaces dans le traitement des symptômes psychotiques dans ces circonstances.

Certains auteurs ont suggéré de recourir à l'électroconvulsivothérapie (ECT) ou de laisser les crises convulsives apparaître de façon naturelle, afin de mieux contrôler les troubles du comportement et les symptômes psychotiques rencontrés chez ces épileptiques chroniques, mais il n'y a pas eu de recherches systématiques à ce sujet (Trimble, 1988).

Pour les patients qui présentent des symptômes psychotiques au cours des crises (souvent temporales), une meilleure prévention des crises est le traitement de choix.

Troubles cognitifs

On reconnaît depuis longtemps que certains malades chez qui l'épilepsie n'est pas bien combattue développent une démence progressive. De plus, les enfants épileptiques risquent plus d'avoir des troubles d'apprentissage et du comportement comparativement à ceux qui sont affectés d'autres maladies chroniques comme le diabète et l'asthme. Plusieurs épileptiques rapportent des difficultés mnésiques, particulièrement de la mémoire verbale (si le foyer épileptique est à gauche) et de la mémoire non verbale (foyer à droite).

Des études neuropsychologiques menées auprès de 622 patients épileptiques adultes indiquent que ces patients ont des résultats inférieurs à ceux des sujets normaux aux tests d'évaluation de la vitesse du mouvement et aux tests cognitifs et d'attention, et qu'ils connaissent plus de modifications de l'humeur (Smith et coll., 1986).

Ces déficits cognitifs pourraient être associés à la combinaison des facteurs suivants : convulsions fréquentes (avec hypoxie associée), emplacement du foyer épileptogène et utilisation d'anticonvulsivants (souvent toxiques) à forte dose. Pour les prévenir, l'approche neurochirurgicale peut être efficace, car elle permet de mieux combattre les crises et rend moins nécessaires de fortes doses d'anticonvulsivants.

Concernant les médicaments, il semble de plus en plus évident que le phénobarbital, la primidone et la phénytoïne ont les pires effets sur la coordination visuomotrice, l'attention, la mémoire, la capacité de résoudre les problèmes, la dextérité, la vitesse du temps de réaction et l'humeur des patients. L'éthosuximide peut aggraver une psychose préexistante ou même provoquer une encéphalopathie (Smith, 1991).

Un apport accru de thiamine (50 mg/jour) et de folate chez les épileptiques traités à la phénytoïne a amené une amélioration significative du quotient intellectuel verbal et de performance après six mois (Botez et coll., 1993).

L'utilisation accrue de la carbamazépine, de l'acide valproïque et des nouveaux anticonvulsivants (vigabatrine, gabapentine, lamotrigine) permettra aussi de mieux préserver les fonctions cognitives de ces patients (Black et Botez, 1996).

18.6.3 Maladies démyélinisantes

La sclérose en plaques (SEP) est la plus connue et la plus fréquente des maladies démyélinisantes (de 50 à 200 personnes atteintes pour 100 000). La sclérose latérale amyotrophique (atrophie musculaire asymétrique et progressive avec signes d'atteinte pyramidale) fait aussi partie de ce groupe de pathologies (1,6 personne atteinte pour 100 000).

On observe, chez les patients atteints de SEP, des lésions dans la matière blanche de tout le système nerveux central. Comme dans toutes les maladies démyélinisantes, ces lésions peuvent être à l'origine de symptômes neurologiques cognitifs et émotionnels. Étant donné que les symptômes neurologiques sont souvent transitoires au début de la maladie, le diagnostic est en général difficile à établir. La visualisation du cerveau par résonance magnétique est le test de choix pour diagnostiquer cette pathologie (Young et Hall, 1981).

Déficits cognitifs associés à la sclérose en plaques

De 30 % à 50 % des patients souffrant de SEP présentent une dysfonction cognitive. L'ensemble des données disponibles (Mahler, 1992) semble indiquer une légère baisse du quotient intellectuel qui s'observe davantage dans certains sous-tests (mémoire, fonction motrice) et qui s'accentue avec la durée de la maladie.

La mémoire, en particulier la mémoire de rappel, semble diminuée chez de 40 % à 60 % des patients. Cette diminution touche particulièrement les patients chez qui la pathologie est chronique et progressive.

Certains patients présenteront des difficultés au chapitre des fonctions exécutives (lobes frontaux) : formation de concepts, pensée abstraite, planification, organisation. Ces fonctions peuvent être mesurées par des tests neuropsychologiques : batterie de Halstead-Reitan, test des catégories, test des cartes de Wisconsin. Chez quelques rares patients, on observera des symptômes de démence, avec ou sans symptômes neurologiques (Rodgers et Bland, 1996). L'imagerie par résonance magnétique, la ponction lombaire et l'EEG aideront à clarifier le diagnostic.

Manifestations affectives associées à la sclérose en plaques

Différentes études, résumées par Mahler (1992), ont montré que de 10 % à 25 % des patients atteints de

SEP présentent un affect euphorique, qu'il ne faut pas confondre avec un affect hypomaniaque ou maniaque (parfois associé à l'utilisation des stéroïdes).

Des symptômes dépressifs peuvent s'observer chez de 25 % à 50 % des patients, la dépression étant soit directement causée par la maladie, soit une réaction à la maladie (Minden et Schiffer, 1990; Rodgers et Bland, 1996). Certains auteurs font état de symptômes maniaques francs chez certains patients qui ne prenaient pas de stéroïdes ni d'autres médicaments (Rodgers et Bland, 1996).

La manifestation affective la plus spectaculaire consiste en un trouble du contrôle émotionnel que l'on peut qualifier de labilité émotionnelle ou d'incontinence émotionnelle, ou encore de rires ou pleurs pathologiques. Environ 12 % des patients souffrant de SEP présenteront ce symptôme dans lequel l'expression émotionnelle extérieure ne reflète pas les sentiments intérieurs (Rodgers et Bland, 1996; Surridge, 1969).

Symptômes psychotiques associés à la sclérose en plaques

Les symptômes psychotiques (hallucinations, délires, perturbations comportementales) associés à la SEP sont plutôt rares et souvent reliés à des atteintes temporales ou à l'utilisation de corticostéroïdes à forte dose. À l'occasion, un état psychotique sera le premier symptôme de la sclérose en plaques (Carson, 1996; Rodgers et Bland, 1996).

L'apparition soudaine de symptômes psychotiques chez un individu de plus de 40 ans et sans antécédent psychiatrique devrait amener à considérer la possibilité qu'il soit atteint d'une maladie neurologique (telle la sclérose en plaques).

Changement de personnalité et sclérose en plaques

Au début du siècle, plusieurs cliniciens ont émis l'hypothèse que les patients atteints de SEP avaient une personnalité prémorbide de type « hystérique ». Actuellement, il n'y a aucun argument valable à l'appui de cette hypothèse.

Des changements de personnalité sont observés chez de 20 % à 40 % des patients, particulièrement si les lobes frontaux sont atteints. On notera de l'impulsivité, de l'irritabilité, une apathie, parfois une désinhibition. Ces changements dans le comportement sont généralement accompagnés de déficits cognitifs tels que ceux qui ont été décrits plus haut (Rodgers et Bland, 1996; Surridge, 1969).

Traitement des psychopathologies associées à la sclérose en plaques

Les antidépresseurs, particulièrement les inhibiteurs sélectifs du recaptage de la sérotonine (ISRS), sont efficaces dans le traitement des épisodes dépressifs liés aux maladies neurologiques, y compris la SEP. Les antidépresseurs tricycliques et tétracycliques sont aussi efficaces, mais leur usage est limité en raison de leurs effets secondaires, notamment la somnolence et certains symptômes ressemblant à ceux de la SEP : fatigue musculaire, fatigue, étourdissements.

Les stabilisateurs de l'humeur et les neuroleptiques peuvent être administrés de la façon habituelle aux patients atteints de SEP (Rodgers et Bland, 1996).

L'intensité et la fréquence des rires et des pleurs pathologiques peuvent être diminuées par l'administration de faibles doses d'amitriptyline (de 25 à 75 mg/jour). Dans certains cas, la lévodopa a été efficace (Rodgers et Bland, 1996).

Les psychothérapies (individuelles, de groupe et familiales), surtout l'approche cognitivo-comportementale, sont utiles dans la mesure où elles offrent soutien et information (Sensky, 1989).

18.6.4 Maladies du système immunitaire

Le syndrome d'immunodéficience acquise, ou sida, est actuellement la pathologie du système immunitaire la plus étudiée. Le chapitre 78 (tome II) brosse un tableau des conséquences psychiatriques et neuropsychiatriques de cette maladie.

Le lupus érythémateux disséminé (LED) est une maladie auto-immune qui provoque une inflammation stérile de plusieurs organes (en particulier les reins, les poumons, le foie, le cerveau, le cœur). De 10 à 50 personnes sur 100 000 en sont atteintes. Entre 5 % et 50 % des patients présentent des symptômes neuropsychiatriques (dysfonction cognitive, psychose) lorsque le diagnostic est posé pour la première fois. À plus ou moins long terme, 50 % des patients souffriront de ces symptômes (Barr, 1992). Ceux-ci sont directement reliés à l'évolution de la maladie, et le traitement de cette dernière en atténuera les manifestations neuropsychiatriques dont quelques-unes demeureront toutefois permanentes.

Le cerveau peut être atteint par divers processus pathophysiologiques: vasculopathie des petits vaisseaux, vasculite nécrosante, thrombose provoquée par l'accumulation d'anticorps, anticorps qui s'attaquent directement aux cellules du cerveau.

À la suite d'un accident vasculaire cérébral, le patient atteint de LED pourra présenter des convulsions, des parésies et des paralysies, de la confusion, des troubles de la mémoire, une labilité émotionnelle, un affect dépressif (réactionnel ou intrinsèque), de l'anxiété. Les états psychotiques sont plutôt rares et sont souvent provoqués par les médicaments (stéroïdes, quinine, etc.) que l'on utilise pour lutter contre la maladie. Ces médicaments peuvent aussi déclencher des épisodes maniaques et confusionnels. Puisque l'espérance de vie des patients atteints de lupus s'allonge grâce au perfectionnement des traitements, il faut s'attendre à une augmentation des manifestations neuropsychiatriques chez les patients atteints de LED.

*
* *

Il est impossible, dans un seul chapitre, d'examiner en profondeur toutes les pathologies médicales qui peuvent affecter le cerveau et entraîner des troubles mentaux.

Il faut se souvenir que tout patient qui présente des symptômes psychiatriques, neuropsychiatriques ou des troubles du comportement devrait être évalué dans sa totalité: corps, esprit, environnement.

Il n'est pas toujours simple de déterminer ce qui est à l'origine d'un symptôme ou d'un signe. Une pathologie se manifeste chez un individu qui a sa personnalité propre et qui évolue dans un environnement humain et physique spécifique. Les symptômes et les signes sont les fruits de ces interactions complexes.

Le médecin psychiatre se situe au carrefour des connaissances médicales, psychologiques et environnementales, ce qui lui confère une habileté certaine dans le diagnostic des troubles mentaux. Il ne doit pas laisser sa blouse blanche et son stéthoscope au vestiaire ni ignorer les sphères intrapsychiques et interpersonnelles lorsqu'il procède à l'évaluation du malade et qu'il décide d'une intervention: le rétablissement du malade en dépend.

Plusieurs études ont rapporté un taux élevé de mortalité attribuable à des maladies physiques chez des patients suivis en psychiatrie, spécialement les patients âgés et les patients dits «organiques» (Fink, 1990; Hall et Beresford, 1984; Koranyi, 1979).

Schiffer, Klein et Sider (1988) estiment que les problèmes médicaux sont détectés tardivement et sont mal soignés chez les patients suivis en psychiatrie. Selon Koranyi et Potczny (1992), un des facteurs expliquant le haut taux de morbidité chez les patients recevant des soins psychiatriques est probablement le stress intense qu'ils vivent, stress qui provoque des altérations du système immunitaire et des hormones circulantes. Ainsi, il revient au médecin d'appliquer les principes reconnus en matière de prévention.

Pour le malade déjà suivi en psychiatrie, la prévention sera d'abord de préconiser les éléments habituels d'une bonne hygiène de vie, afin d'empêcher ou de retarder l'apparition de pathologies médicales. La prévention secondaire consistera à évaluer régulièrement le patient, afin de dépister et de traiter les problèmes physiques qui pourraient éventuellement s'installer et d'éviter que ces nouvelles pathologies ne deviennent des causes de nouveaux symptômes psychiatriques. Pour le malade qui présente pour la première fois des symptômes psychiatriques, une évaluation médicale complète permettra d'identifier et de traiter (s'il y a lieu) la pathologie médicale en question (prévention secondaire).

La prévention tertiaire visera à combattre à plus long terme la pathologie médicale, afin de réduire au minimum les effets sur le cerveau.

Des auteurs ont noté que les patients soumis à un traitement psychiatrique reçoivent parfois des soins médicaux moins bien adaptés qu'ils ne le devraient à leur maladie physique et que les psychiatres tiennent souvent pour acquis que celle-ci est prise en charge par le médecin généraliste, ce qui n'est pas toujours le cas (Barnes et Mason, 1983; Koranyi et Potczny, 1992; Schiffer, Klein et Sider, 1988).

En plus de l'intervention médicale, il faut fournir au patient et à sa famille de l'information, de l'éducation, du soutien, et leur proposer des projets de vie réalistes, qui permettent au patient de s'épanouir au maximum de ses capacités tout en respectant ses limites.

Bibliographie

AMERICAN PSYCHIATRIC ASSOCIATION
1994 *Diagnostic and Statistical Manual of Mental Disorders*, 4e éd., Washington (D.C.), American Psychiatric Association; trad. française *DSM-IV – Manuel diagnostique et statistique des troubles mentaux*, Paris, Masson, 1996, 1040 p.
1991 « Quantitative electroencephalography: A report on the present state of computerized EEG techniques », *Am. J. Psychiatry*, vol. 148, n° 7, p. 961-964.

AUERBACH, S.H.
1986 « Neuroanatomical correlates of attention and memory disorders in traumatic brain injury: An application of neurobehavioral subtypes », *Journal of Head Trauma Rehabilitation*, vol. 1, n° 3, p. 1-12.

BARNES, R.F., et MASON, J.C.
1983 « Medical illness in chronic psychiatric outpatient », *Gen. Hosp. Psychiatry*, vol. 5, n° 3, p. 191-195.

BARR, W.G.
1992 « Systemic lupus erythematosus with central nervous system involvement », *Psychiatr. Clin. North Am.*, vol. 15, n° 2, p. 439-454.

BECKER, B., et KAY, G.G.
1986 « Neuropsychological consultation in psychiatric practice », *Psychiatr. Clin. North Am.*, vol. 9, n° 2, p. 255-265.

BENSON, D.F.
1986 « Interictal behavior disorders in epilepsy », *Psychiatr. Clin. North Am.*, vol. 9, n° 2, p. 283-292.

BINDER, L.
1986 « Persisting symptoms after mild head injury: A review of the postconcussive syndrome », *J. Clin. Exp. Neuropsychol.*, vol. 8, n° 4, p. 323-346.

BLACK, D.N., et BOTEZ, M.I.
1996 « La neuropsychologie de l'épilepsie », dans M.I. Botez (sous la dir. de), *Neuropsychologie clinique et neurologie du comportement*, 2e éd., Montréal, Presses de l'Université de Montréal et Masson, p. 359-366.

BOTEZ, M.I., et coll.
1993 « Thiamine and folate treatment of chronic epileptic patients: A controlled study with the Wechsler I.Q. scale », *Epilepsy Res.*, vol. 16, n° 3, p. 157-163.

BROWN, S.J., et FANN, J.R.
1994 « Postconcussional disorder: Time to acknowledge a common source of neurobehavioral morbidity », *J. Neuropsychiatry Clin. Neurosci.*, vol. 6, n° 1, p. 5-22.

BUSH, K.A., et CAVANAUGH, J.L.
1985 « Physical examination of psychiatric outpatients: Medical and legal issues », *Hospital and Community Psychiatry*, vol. 36, n° 7, p. 958-961.

CARSON, H.
1996 « Occult multiple sclerosis presenting with psychosis », *Can. J. Psychiatry*, vol. 41, n° 7, p. 486-487.

DELGADO-ESCUELA, A.V., et coll.
1981 « The nature of aggression during epileptic seizures: A special report », *New Engl. J. Med.*, vol. 305, n° 7, p. 711-716.

FEDIO, P.
1986 « Behavioral characteristics of patients with temporal lobe epilepsy », *Psychiatr. Clin. North Am.*, vol. 9, n° 2, p. 267-281.

FINK, P.
1990 « Physical disorders associated with mental illness: A register investigation », *Psychol. Med.*, vol. 20, n° 4, p. 829-834.

GESCHWIND, N.
1977 « Behavioral changes in temporal lobe epilepsy », *Arch. Neurol.*, vol. 34, n° 6, p. 453-462.

GUALTIERI, T.
1991 « The delayed neurobehavioral sequelea of traumatic brain injury », *Brain Inj.*, vol. 5, n° 32, p. 219-232.

HALL, R.C., et BERESFORD, T.
1984 « Physical illness in psychiatric patients: Areas of inquiry », *Psychiatr. Med.*, vol. 2, n° 4, p. 401-415.

JENNETT, B., et TEASDALE, G.
1981 *Management of Head Injuries*, Philadelphie, F.A. Davis.

JOHNSON, R., et ANANTH, J.
1986 « Physically ill and mentally ill », *Can. J. Psychiatry*, vol. 31, n° 3, p. 197-201.

KAY, T.
1993 « Neuropsychological treatment of mild traumatic brain injury », *Brain Inj.*, vol. 8, n° 3, p. 74-85.

KORANYI, E.K.
1979 « Morbidity and rate of undiagnosed physical illnesses in a psychiatric clinic population », *Arch. Gen. Psychiatry*, vol. 36, n° 4, p. 414-422.

KORANYI, E.K., et POTCZNY, W.
1992 « Physical illness underlying psychiatric symptoms », *Psychother. Psychosom.*, vol. 58, n°s 3-4, p. 155-160.

KRAUS, J., et SORENSON, S.B.
1994 « Epidemiology », dans J.M. Silver et S.C. Yudofsky (sous la dir. de), *Neuropsychiatry of Traumatic Brain Injury*, Washington (D.C.), American Psychiatric Press, p. 3-41.

LAZARE, A.
1989 « Medical disorders in psychiatric populations », dans A. Lazare et P. Clayton (sous la dir. de), *Outpatient Psychiatry: Diagnosis and Treatment*, 2e éd., Baltimore, Williams & Wilkins, p. 240-245.

LOVELL, M.R., et FRANZEN, M.D.
1994 « Neuropsychological assessment », dans J.M. Silver et S.C. Yudofsky (sous la dir. de), *Neuropsychiatry of Traumatic Brain Injury,* Washington (D.C.), American Psychiatric Press, p. 133-160.

MCALLISTER, T.W.
1992 « Neuropsychiatric sequelae of head injuries », *Psychiatr. Clin. North Am.,* vol. 15, n° 2, p. 395-413.

MCINTYRE, J.S., et ROMANO, J.
1977 « Is there a stethoscope in the house (and is it used)? », *Arch. Gen. Psychiatry,* vol. 34, n° 10, p. 1147-1151.

MAHLER, M.E.
1992 « Behavioral manifestations associated with multiple sclerosis », *Psychiatr. Clin. North Am.,* vol. 15, n° 2, p. 427-438.

MINDEN, S.L., et SCHIFFER, R.B.
1990 « Affective disorders in multiple sclerosis », *Arch. Neurol.,* vol. 47, n° 1, p. 98-104.

OMMAYA, A.K., et GENNARELLI, T.A.
1974 « Cerebral concussion and traumatic unconsciousness », *Brain,* vol. 97, n° 8, p. 633-654.

PATTERSON, C.W.
1978 « Psychiatrists and physical examinations: A survey », *Am. J. Psychiatry,* vol. 135, n° 8, p. 967-968.

RADANOV, B.P., DVORAK, J., et VALCAH, L.
1992 « Cognitive deficits in patients after soft tissue injury of the cervical spine », *Spine,* vol. 17, n° 3, p. 127-131.

RESTAK, R.
1986 « Foreword », *Psychiatr. Clin. North Am.,* vol. 9, n° 2, p. 9-12.

RODGERS, J., et BLAND, R.
1996 « Psychiatric manifestations of multiple sclerosis: A review », *Can. J. Psychiatry,* vol. 41, n° 7, p. 441-445.

SCHIFFER, R.B., KLEIN, R.F., et SIDER, R.C.
1988 *The Medical Evaluation of Psychiatric Patients,* New York, Plenum.

SENSKY, T.
1989 « Cognitive therapy with patients with chronic physical illness », *Psychother. Psychosom.,* vol. 52, n° 6, p. 26-32.

SMITH, D.B.
1991 « Cognitive effects of anti-epileptic drugs », dans S.D. Smith, D.M. Treimann et M.R. Trimble (sous la dir. de), *Adv. Neurol.,* New York, Raven Press, vol. 55, n° 1, p. 197-212.

SMITH, D.B., et coll.
1986 « Behavioral characteristics of epilepsy patients compared with normal controls », *Epilepsia,* vol. 27, n° 6, p. 760-768.

SURRIDGE, D.
1969 « An investigation into some psychiatric aspects of multiple sclerosis », *Br. J. Psychiatry,* vol. 115, n° 6, p. 749-764.

SZYMANSKI, H.
1986 « A review of the postconcussion syndrome », *J. Clin. Exper. Neuropsychol.,* vol. 8, n° 4, p. 323-346.

TRIMBLE, M.R.
1988 « Personality disorders and epilepsy », *Acta Neurochir.,* vol. 44, n° 1, p. 98-101.

VOGENTHALER, D.
1987 « An overview of head injury: Its consequences and rehabilitation », *Brain Inj.,* vol. 1, n° 1, p. 113-127.

WORLD HEALTH ORGANIZATION
1993 *The ICD-10 Classification of Mental and Behavioural Disorders: Diagnostic Criteria for Research,* Genève, World Health Organization; trad. française *Classification internationale des maladies, 10ᵉ révision. Chapitre V (F): Troubles mentaux et troubles du comportement: critères diagnostiques pour la recherche,* Paris, Organisation Mondiale de la Santé et Masson, 1994.

YOUNG, I.R., et HALL, A.S.
1981 « Nuclear magnetic resonance imaging of the brain in multiple sclerosis », *Lancet,* vol. 2, n° 41, p. 1063-1066.

Lectures complémentaires

BOTEZ, M.I. (sous la dir. de)
1996 *Neuropsychologie clinique et neurologie du comportement,* 2ᵉ éd., Montréal, Presses de l'Université de Montréal et Masson, 682 p.

YUDOFSKY, S., et HALED, R.E. (sous la dir. de)
1992 *Neuropsychiatry,* 2ᵉ éd., Washington (D.C.), American Psychiatric Press, 829 p.

CHAPITRE 19

Facteurs psychologiques influençant une affection médicale

JACQUES MONDAY, M.D.
Professeur titulaire au Département de psychiatrie de l'Université de Montréal
Psychiatre au Service de médecine psychosomatique et de consultation-liaison
de l'Hôpital du Sacré-Cœur de Montréal

PLAN

19.1 Historique

19.2 Épidémiologie

19.3 Nature et rôle des facteurs psychologiques influençant une affection médicale
    19.3.1 Trouble mental influençant une affection médicale
    19.3.2 Symptômes psychologiques influençant une affection médicale
    19.3.3 Traits de personnalité ou style d'adaptation influençant une affection médicale
    19.3.4 Comportements inadaptés en matière de santé influençant une affection médicale
    19.3.5 Réponse physiologique liée au stress influençant une affection médicale
    19.3.6 Facteurs psychologiques autres ou non spécifiés

19.4 Description clinique
    19.4.1 Maladies cardiovasculaires
        • *Maladies coronariennes et mort subite* • *Hypertension artérielle*
    19.4.2 Maladies rénales
    19.4.3 Maladies respiratoires
        • *Asthme* • *Maladie pulmonaire obstructive chronique* • *Hyperventilation chronique*
    19.4.4 Affections gastro-intestinales
        • *Troubles œsophagiens, dyspepsie ulcéreuse ou non ulcéreuse* • *Maladies inflammatoires*
        • *Côlon irritable*
    19.4.5 Maladie rhumatologique
    19.4.6 Maladies endocriniennes
        • *Diabète* • *Thyrotoxicose*
    19.4.7 Affections dermatologiques

19.5 Diagnostic différentiel

19.6 Approche thérapeutique du malade et de sa maladie

19.7 Évolution et pronostic

Bibliographie

Lectures complémentaires

C'est maintenant sous le titre de «Facteurs psychologiques influençant une affection médicale» que l'on traitera de ce que l'on appelait «maladies psychosomatiques» dans les éditions de 1980 et de 1988 de ce manuel de psychiatrie. D'ailleurs, dans le répertoire des diagnostics de la CIM-9 (1979), ces pathologies étaient déjà classifiées sous le titre «Troubles du fonctionnement physiologique d'origine psychique», et dans celui du DSM-III (1980), sous le titre de «Facteurs psychologiques influençant une affection physique». Dans sa 10e révision, la *Classification internationale des maladies* (CIM-10) adoptait cette notion de facteurs psychologiques, la tendance étant, pour ces classifications officielles, d'utiliser une même terminologie. Le DSM-IV (1994) remplace le mot «physique» par «médicale» et classe le tout sous la rubrique «Autres situations qui peuvent faire l'objet d'un examen clinique», voulant justement désigner la maladie psychosomatique comme une «catégorie» plutôt que comme une entité diagnostique propre en soi (comme ce serait le cas si on qualifiait le tout de «maladies psychosomatiques»). Il y a là une volonté de structurer les critères diagnostiques de façon plus rigoureuse et de favoriser l'utilisation de diagnostics inclus aux axes I et II de la classification multiaxiale des DSM tout en tenant compte du fait que d'autres facteurs psychologiques peuvent influer sur les affections médicales relevant de l'axe III, sans nécessairement constituer un syndrome ou une maladie mentale bien définis.

19.1 HISTORIQUE

Pour comprendre l'évolution de l'approche de la maladie psychosomatique, dont une définition simple serait: toute atteinte organique ou fonctionnelle dont l'apparition et l'évolution sont sous l'influence de facteurs psychologiques et comportementaux, il convient de considérer certains des concepts qui la soustendent, toujours actuels dans l'esprit de certains, relégués à l'«histoire» par d'autres (Lipowski, 1986; Monday, 1992, 1995).

Résultat de la juxtaposition de *psukhê* («âme») et de *sôma* («corps») — la fusion des mots est une particularité de la langue allemande —, la notion fait depuis longtemps l'objet d'une controverse et n'a jamais été incluse dans les nosographies officielles. Le DSM-II, par exemple, publié en 1968, nommait les maladies psychosomatiques «troubles psychophysiologiques», se rapprochant ainsi du concept de psychosomatique approfondi par plusieurs cliniciens au milieu du 20e siècle.

C'est donc à un médecin allemand, Heinroth, qu'on doit la première utilisation du mot psychosomatique, en 1818; il traitait alors de l'insomnie. Le mot revient plus tard, d'une façon qu'on pourrait qualifier d'accidentelle. En effet, en 1857, Bucknill publiait un article où il examinait trois théories de la folie: psychique, somatique et somatopsychique. Il fut mal cité par Gray, rédacteur en chef de l'*American Journal of Insanity,* qui écrivit «psychosomatique» au lieu de «somatopsychique». Lapsus? Erreur de typographie? Quoi qu'il en soit, le mot fut consacré.

Deustch sera, en 1922, le premier à employer l'expression «médecine psychosomatique», et c'est en 1939 que sera publiée la première revue scientifique sur le sujet, *Psychosomatic Medicine,* définissant sa raison d'être comme suit: «[...] a pour objet d'étudier dans leurs interrelations les aspects psychologiques de toutes les fonctions corporelles normales et anormales et d'intégrer ainsi la thérapie somatique et la psychothérapie.»

Alexander s'inscrira d'emblée comme le père de la médecine psychosomatique américaine, et son école de pensée (école de Chicago) produira plusieurs psychanalystes célèbres en ce domaine: Dunbar, Benedeck, Mirsky, Engel. Ces cliniciens croyaient à l'existence de conflits spécifiques dans certaines maladies dont les plus classiques sont l'asthme, l'arthrite rhumatoïde, l'eczéma, la colite ulcéreuse, l'hypertension artérielle, l'ulcère gastroduodénal et la thyrotoxicose. Ainsi, il pourrait y avoir un lien précis entre la situation conflictuelle du malade et sa maladie, et peut-être entre la nature de cette situation et la forme de cette maladie (DeM'Uzan et David, 1960).

Par la suite, une nouvelle tendance a vu le jour, portée par l'étude des facteurs non spécifiques dans le déclenchement et l'évolution de plusieurs maladies: Schmale, Engel et leurs collaborateurs de l'Université de Rochester ont décrit ainsi les syndromes d'abandon-démission (*giving up-given up*) et de détresse-désespoir (*hopelessness-helplessness syndrome*) prédisposant à plusieurs maladies physiques. Dans ses travaux ultérieurs, Engel considérera non seulement la dimension intrapersonnelle mais aussi la dimension interpersonnelle.

Puis l'approche bio-psycho-sociale s'ajoutera et présidera à tout le mouvement actuel de la recherche, avec une méthodologie plus rigoureuse, calquée sur le modèle « médical » ou du moins sur un modèle tendant à l'imiter, malgré toutes les difficultés que peuvent comporter la mesure et la quantification de ce qui relève du domaine de l'esprit.

Dans les années 50 et 60, un groupe de psychanalystes français (Marty, DeM'Uzan, Fain, David et d'autres) amorcent une réflexion à partir de l'observation de « malades psychosomatiques » qui aboutit à l'approfondissement du concept de pensée opératoire (ou pensée sans élaboration fantasmatique), entre autres. Une autre équipe de cliniciens, formée de Nemiah et Sifneos, de Boston, introduisent pour leur part le concept d'alexithymie, ou carence perceptuelle et/ou expressive d'affects. Dans la pratique courante de plusieurs cliniciens œuvrant dans ce champ particulier de la médecine axée sur la compréhension en profondeur du vécu idéo-affectif de certains malades somatiques, pensée opératoire et alexithymie sont deux particularités maintes fois observées, bien qu'elles ne puissent s'appliquer à tous les patients souffrant des sept maladies précédemment mentionnées et de bien d'autres, tels les néoplasies, le côlon irritable, etc.

19.2 ÉPIDÉMIOLOGIE

Une étude épidémiologique québécoise (Emond et coll., 1988), dont les résultats se rapprochent de ceux d'une étude américaine (Kessler et coll., 1987), indique que certains facteurs psychologiques sont associés à la détresse psychologique, mesurée à l'aide d'une échelle, dont : les états affectifs, les états anxieux, certains états agressifs dus à diverses causes (notamment l'abus de substances) et certains troubles cognitifs. Ces études évaluent que 21 % de la population générale consulte un médecin (omnipraticien) pour un symptôme physique qui se révèlera, dans son évolution, influencé par un facteur psychologique. Elles ne précisent pas s'il s'agit d'une affection médicale générale pouvant être inscrite à l'axe III, mais elles signalent la plainte « somatique », organique ou pas, ce qui correspond à ce que certains qualifient encore de « champ psychosomatique », y incluant les troubles somatoformes, les troubles factices et les facteurs psychologiques influençant une affection médicale,

comme cela est illustré à la figure 19.1 (p. 468). À ces 21 % s'ajoutent 3,3 % de consultations ayant pour objet un problème physique que le patient sait lié à un facteur psychologique ou à une psychopathologie détectée au préalable et qui en parle spontanément à l'omnipraticien (p. ex., un trouble phobique, une dépression majeure). L'enquête Santé Québec de 1995 menée auprès de 35 000 Québécois (Santé Québec, 1996) rétablit ce pourcentage à 26 %, soit une augmentation de 5 % par rapport aux résultats obtenus par Emond et coll. (1988).

19.3 NATURE ET RÔLE DES FACTEURS PSYCHOLOGIQUES INFLUENÇANT UNE AFFECTION MÉDICALE

Ainsi qu'on l'a mentionné plus haut, la maladie psychosomatique subit l'influence de facteurs psychologiques et comportementaux. Ces facteurs peuvent être de divers ordres, héréditaires (on sait que les nouveaux concepts de la génétique distinguent la transmission d'une prédisposition à la maladie et la transmission de la maladie comme telle) ou issus de la pseudo-hérédité (soit des facteurs découlant des contextes psychosociaux, éducatifs, environnementaux et culturels qui marquent le développement de tout être humain).

On peut caractériser les facteurs psychologiques ou comportementaux selon la façon dont ils influent sur l'état de santé physique, c'est-à-dire selon qu'ils prédisposent à la maladie, la précipitent ou la perpétuent. On parlera ainsi de :

- *facteurs prédisposants (ou : ce n'est pas n'importe qui...).* Ces facteurs incluent non seulement les facteurs héréditaires, mais aussi les facteurs pseudo-héréditaires. Ils comprennent certains troubles cliniques (axe I du DSM-IV), des troubles de la personnalité (axe II), certains symptômes psychologiques ainsi que les comportements en matière d'hygiène inadaptés ou d'autres facteurs d'ordre culturel et religieux. Ces aspects sont susceptibles d'expliquer, en partie du moins, pourquoi tel individu est affecté de telle pathologie ;

- *facteurs précipitants (ou : ce n'est pas n'importe quand...).* Il s'agit ici de facteurs biologiques,

FIGURE 19.1 Champ psychosomatique

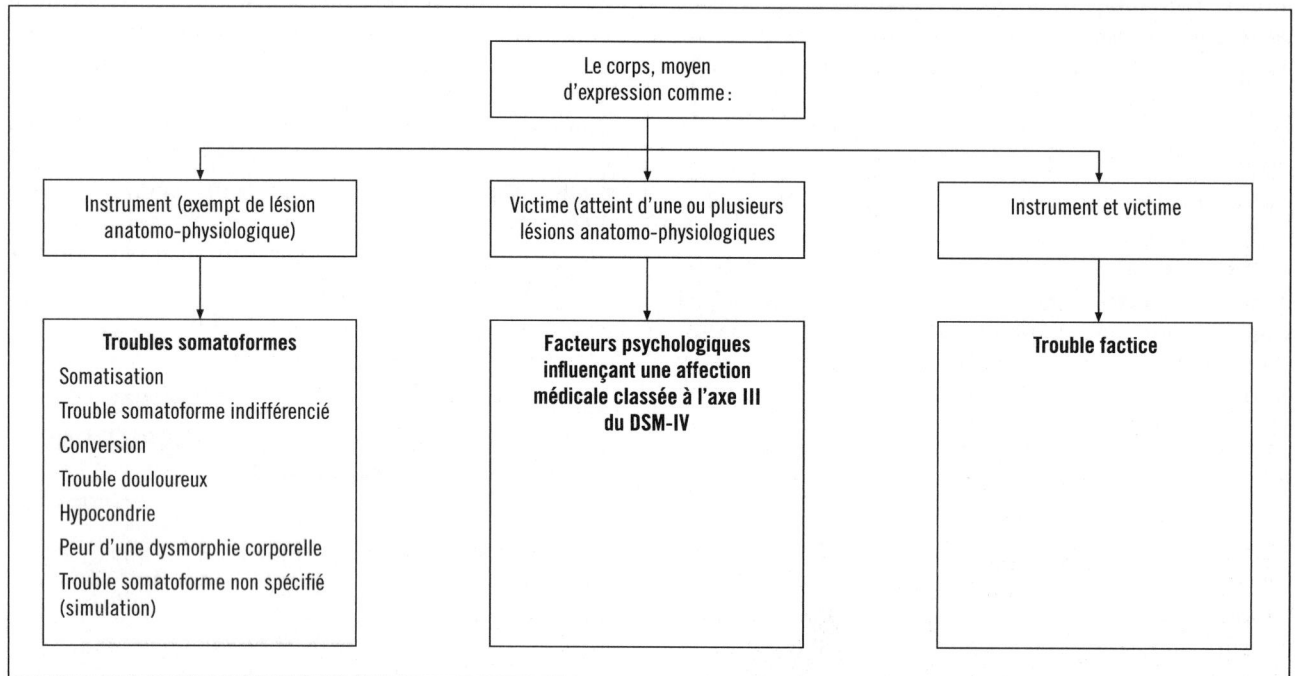

psychologiques et sociaux qui, sans avoir tous la même importance, contribuent à l'éclosion d'une maladie. Ils incluent, outre certains troubles évidents classés aux axes I et II du DSM-IV, des facteurs non organisés en syndrome mais suffisamment présents pour être déterminants, ainsi que des réponses physiologiques reliées au stress ou à certains événements mal interprétés ou mal vécus;

- *facteurs perpétuants et concomitants (ou: ce n'est pas n'importe comment).* Ces facteurs incluent les facteurs biologiques, psychologiques et sociaux qui accompagnent la maladie tout au long de son évolution et qui retardent ou accélèrent le processus de guérison. Ces facteurs peuvent impliquer des agréments (bénéfices secondaires) ou des désagréments et influent par leur présence sur l'évolution de la maladie, soit en la perpétuant soit en raccourcissant sa durée.

Le cas clinique suivant illustre ce qui précède. Un jeune homme, sans antécédents psychiatriques ou médicaux personnels, consulte un médecin pour des brûlures d'estomac qui, après investigation appropriée, s'avèrent causées par un ulcère gastroduodénal. Son père a déjà souffert d'un ulcère (un facteur prédisposant) et il craint d'avoir la même maladie. Il vient de l'extérieur de la ville, il est étudiant, et c'est la première fois qu'il n'habite pas la maison familiale. De plus, il doit passer prochainement des examens de fin d'année et il n'est pas du tout certain de réussir (trois facteurs précipitants). Il pourrait souffrir d'une stase gastrique consécutive à l'inflammation duodénale (facteur biologique), avoir été dispensé des examens par un certificat de son médecin (facteur psychosocial) et être retourné à la campagne pour y poursuivre sa convalescence (autre facteur psychosocial). Ces trois facteurs concomitants comportent des agréments (bénéfices reliés aux soins prodigués par la famille) et des désagréments (obligation éventuelle de reprendre les examens), mais ils peuvent avoir une influence sur la durée de la maladie.

Le tableau 19.1 présente les caractéristiques des facteurs psychologiques influençant une affection médicale. On notera que le DSM-IV permet de préciser la nature de ces facteurs. Les prochaines sections y sont consacrées.

Psychiatrie clinique: une approche bio-psycho-sociale

19.3.1 Trouble mental influençant une affection médicale

Ici, il s'agit de diagnostics de troubles mentaux relevant de l'axe I ou de l'axe II du DSM-IV. Si l'évaluation du malade les met au jour, ils seront l'objet des traitements appropriés au trouble en question. En ce qui concerne la comorbidité, les troubles les plus fréquents influant sur une affection médicale sont : les états anxieux, les troubles affectifs et les abus de substances. Les états psychotiques peuvent évidemment aussi en faire partie. Une dépression majeure, par exemple, pourra influencer la convalescence d'un patient ayant eu un infarctus du myocarde.

19.3.2 Symptômes psychologiques influençant une affection médicale

Les symptômes psychologiques dont il est question ici, sans correspondre à un trouble mental (axe I) ou à un trouble de la personnalité (axe II) dûment diagnostiqués, ont une présence assez marquée pour avoir une influence sur l'affection médicale en cause. Ainsi, certains symptômes de dépression concomitants du syndrome d'abandon-démission décrit par Schmale et Engel en 1962 (Schmale, 1972) ou encore du syndrome que Marty, DeM'Uzan et David (1963) ont nommé la désorganisation progressive, de même que tout autre symptôme à caractère dépressif, pourront

TABLEAU 19.1 Caractéristiques des facteurs psychologiques influençant une affection médicale

DSM-IV 316 Facteurs psychologiques influençant une affection médicale	CIM-10 F54 Facteurs psychologiques ou comportementaux, associés à des maladies ou des troubles classés ailleurs
A. Une affection médicale générale (codée à l'axe III) est présente.	Exemples d'utilisation de cette catégorie (*utiliser, au besoin, un code supplémentaire, pour identifier un trouble physique associé*) : — Asthme F54 et J45 ; — Colite muqueuse F54 et K58 ; — Dermite F54 et L23-L25 ; — Recto-colite hémorragique F54 et K51 ; — Ulcère gastrique F54 et K25 ; — Urticaire F54 et L50. À l'exclusion de : céphalée dite de tension (G44.2).
B. Des facteurs psychologiques influent défavorablement l'affection médicale générale de l'une des façons suivantes : (1) les facteurs ont influencé l'évolution de l'affection médicale générale comme en témoigne l'existence d'une étroite relation chronologique entre les facteurs psychologiques et l'apparition, l'exacerbation ou la guérison de l'affection médicale générale ;	Cette catégorie doit être utilisée pour enregistrer la présence de facteurs psychologiques ou comportementaux supposés avoir joué un rôle majeur dans la survenue d'un trouble physique classable dans l'un des autres chapitres.
(2) les facteurs interfèrent avec le traitement de l'affection médicale générale ;	Les perturbations psychiques attribuables à ces facteurs sont habituellement légères, mais souvent persistantes (p. ex., une inquiétude, un conflit émotionnel, une appréhension) et leur présence ne justifie pas un diagnostic de l'une quelconque des catégories décrites dans ce chapitre.
(3) les facteurs constituent un risque supplémentaire pour la santé de l'individu ; (4) les réponses physiologiques au stress provoquent ou aggravent les symptômes de l'affection médicale générale.	

→

TABLEAU 19.1 Caractéristiques des facteurs psychologiques influençant une affection médicale *(suite)*

DSM-IV 316 Facteur psychologique influençant une affection médicale	CIM-10 F54 Facteurs psychologiques ou comportementaux, associés à des maladies ou des troubles classés ailleurs

Choisir en fonction de la nature des facteurs psychologiques (si plus d'un facteur est présent, *indiquer celui qui prédomine*) :
— Trouble mental influençant… (*indiquer l'affection médicale générale*).
   Ex. : Une dépression majeure retardant la guérison d'un infarctus du myocarde.
— Symptômes psychologiques influençant… (*indiquer l'affection médicale générale*).
   Ex. : Des symptômes dépressifs entravant la convalescence à la suite d'une intervention chirurgicale ; de l'anxiété aggravant l'asthme.
— Traits de personnalité ou style d'adaptation (*coping*) influençant… (*indiquer l'affection médicale générale*).
   Ex. : Déni pathologique de la nécessité d'une opération chirurgicale chez un patient ayant un cancer ; comportement hostile ou pressé contribuant à une maladie cardiovasculaire.
— Comportements inadaptés en matière de santé influençant… (*indiquer l'affection médicale générale*).
   Ex. : Hyperalimentation ; manque d'exercice ; comportement sexuel à risque.
— Réponse physiologique liée au stress influençant… (*indiquer l'affection médicale générale*).
   Ex. : Situation de stress exacerbant un ulcère, une hypertension, une arythmie ou des céphalées de tension.
— Facteurs psychologiques autres ou non spécifiés influençant… (*indiquer l'affection médicale générale*).
   Ex. : Facteurs interpersonnels, culturels ou religieux.	

Sources : American Psychiatric Association (1994), trad. française *DSM-IV – Manuel diagnostique et statistique des troubles mentaux*, Paris, Masson, 1996 ; World Health Organization (1993), trad. française *Classification internationale des maladies, 10ᵉ révision. Chapitre V (F) : Troubles mentaux et troubles du comportement : critères diagnostiques pour la recherche*, Paris, Organisation Mondiale de la Santé et Masson, 1994.

aider à mieux comprendre la maladie physique dont souffre le patient. À titre d'illustration, des symptômes d'anxiété non organisés en syndrome pourront avoir, chez un asthmatique, une incidence sur le nombre de crises d'asthme et leur intensité, par exemple, ou encore certains traits de la personnalité dépendante influeront sur l'évolution d'un ulcère gastroduodénal.

19.3.3 Traits de personnalité ou style d'adaptation influençant une affection médicale

Ici, on fait référence surtout au profil de la personnalité décrit par Dunbar (1954), puis par Friedman et coll. (1968). Ces auteurs soutiennent que c'est la personnalité de l'individu beaucoup plus que le conflit en cause qui agit sur la maladie. Selon leurs manifestations, les différents profils de la personnalité pourraient être placés le long d'un vecteur allant de la négation totale de la maladie jusqu'à son exagération extrême. Entreraient dans ces catégories les alexithymiques, qui accusent une carence au chapitre des perceptions ou des expressions affectives, les individus avec pensée opératoire, qui accusent une carence au chapitre de la production fantasmatique, et les hypocondriaques ou, si l'on veut, les « surabondants de l'imaginaire » (Monday, 1992).

19.3.4 Comportements inadaptés en matière de santé influençant une affection médicale

Différents comportements influent sur l'état de santé. On considérera ici des comportements tels que l'hyperalimentation, la vie sédentaire ou le manque d'exercice, le tabagisme et d'autres mauvaises habitudes de vie, ainsi que les pratiques sexuelles à risque responsables de la propagation de maladies graves (sida et autres maladies transmises sexuellement).

19.3.5 Réponse physiologique liée au stress influençant une affection médicale

La réponse physiologique au stress dépend de l'interprétation que donne l'individu des situations stressantes vécues, de laquelle découleront des affects dysfonctionnels qui détermineront cette réponse. Elle pourra, par exemple, prendre la forme d'une exacerbation d'un ulcère gastroduodénal ou d'hypertension, d'arythmie cardiaque, ou encore de migraines ou de céphalées de tension dues à des stresseurs, quels qu'ils soient, mais significatifs pour l'individu en cause. La liste des facteurs de stress peut être longue : une perte d'emploi, une peine d'amour, un déménagement forcé, un échec à un examen, etc. Chacune de ces situations, selon l'interprétation de celui qui les vit, peut provoquer la colère, la tristesse, une angoisse dépassant la capacité habituelle d'adaptation et contribuer à l'éclosion ou à l'entretien des maladies précitées.

19.3.6 Facteurs psychologiques autres ou non spécifiés

On regroupe ici les facteurs culturels, religieux, interpersonnels significatifs que permet de découvrir l'écoute attentive, au moment de l'évaluation du malade. Ce seront, entre autres, certaines croyances bien enracinées culturellement qui font que le patient refuse toute investigation ou tout traitement pertinent : par exemple, la hantise des antidépresseurs chez les membres de l'Église de scientologie, qui les incite à nier l'aspect pathologique de la dépression.

19.4 DESCRIPTION CLINIQUE

Le lecteur se référera au chapitre 20 (« Troubles somatoformes ») et au chapitre 21 (« Troubles factices ») pour d'autres pathologies ayant des manifestations somatiques, non nécessairement classifiées comme affections médicales générales à l'axe III du DSM-IV et qui découlent de facteurs conflictuels émotifs ou psychologiques.

19.4.1 Maladies cardiovasculaires

Environ 9 % de toute la population américaine souffre d'une maladie cardiovasculaire (Kannel et Thorn, 1990). Malgré une nette amélioration au cours des 20 dernières années, ce sont ces maladies qui causent la mort du plus grand nombre d'individus et qui coûtent le plus cher.

Maladies coronariennes et mort subite

Une revue de littérature récente a permis d'établir que les facteurs psychologiques et comportementaux suivants jouent un rôle dans l'apparition et l'évolution des maladies coronariennes :

– les états affectifs : anxiété, dépression, troubles situationnels aigus ;
– les traits de personnalité ou style d'adaptation : comportement de type A, hostilité, colère intérieure ;
– l'hyperréaction physiologique aux stimuli de l'environnement : réactivité cardiovasculaire.

À ceux-ci peuvent s'additionner des facteurs d'ordre socioculturel (surcharge de travail, divers facteurs liés à l'occupation, événements stressants) et personnel (manque de soutien social).

En ce qui concerne le comportement de type A, rappelons les travaux de Friedman (1969), qui ont séduit beaucoup de médecins, car ils amélioraient leur compréhension des malades et leur facilitaient l'approche de ceux-ci, bien qu'aucune corrélation directe n'ait pu être établie entre ce type de comportement et l'incidence des maladies coronariennes, sauf en ce qui concerne leur évolution. L'individu qui a un comportement de type A peut être décrit ainsi : un individu hostile, pressé par le temps, impatient, agressif, ambitieux, compétitif, préoccupé de donner un rendement supérieur, se traitant durement et s'accordant peu de repos. Il présente en outre les caractéristiques suivantes au chapitre du discours et de la motricité : mouvements du corps extrêmement rapides, tension musculaire du visage et du corps, discours explosif, serrements de dents ou de poings. On comprendra que le comportement de type B est à l'opposé de ce type A, plus passif, moins coléreux, moins pressé, moins compétitif.

Dans un autre ordre d'idée, il est bien connu que les représentations du cœur ont une dimension plus émotive que celles qui se rapportent à d'autres organes (comme en témoignent diverses expressions métaphoriques telles que «cœur brisé», «cœur à l'ouvrage», «y aller de bon cœur», etc.). Le cœur est non seulement, de façon symbolique, le siège des émotions, mais aussi l'organe de la vie. C'est pourquoi toute affection de nature cardiaque est susceptible de provoquer des réactions intenses, telles l'anxiété, la dépression et l'hostilité, qui deviennent autant de facteurs psychologiques à considérer dans l'approche de ces patients. Les études portant sur l'anxiété dans les cas d'infarctus du myocarde en phase aiguë et sur la dépression en phase chronique démontrent que la dépression majeure, quand elle n'est pas traitée, est un facteur de risque additionnel de la maladie coronarienne. Glassman et Shapiro (1998), citant plusieurs auteurs dont Lesperance, Frasure-Smith et Talajic (1996), rapportent une mortalité jusqu'à 3,5 fois accrue chez les déprimés non traités en période postinfarctus. Il a aussi été établi que le traitement de l'hostilité contribue à la guérison. Le soutien social adéquat est aussi un facteur de meilleur pronostic.

Hypertension artérielle

L'hypertension artérielle est elle-même considérée comme un facteur de risque de maladies coronariennes. Mais elle peut également être déterminée ou influencée par un facteur psychologique, le principal étant l'hyperréaction physiologique aux stimuli de l'environnement (*pressor reactivity*). Il a été démontré, en effet, que chez certains individus les stresseurs provoquent une élévation de la tension artérielle, réaction qui a pu dans de nombreux cas être associée à des antécédents familiaux. Selon Friedman (1969), la personne qui peut mieux gérer le stress peut aussi mieux gérer sa tension artérielle.

Brièvement résumées, les conclusions à tirer d'une revue de la littérature scientifique sont les suivantes : il apparaît clairement que l'hyperréactivité est un facteur de risque en ce qui concerne l'apparition et la progression de l'hypertension. Il apparaît clairement aussi, bien que les études à ce propos soient rétrospectives, qu'on peut relier le style de personnalité ou d'adaptation tant à l'hyperréactivité qu'à l'hypertension artérielle qui peut en découler (Goldstein et Niaura, 1992). L'hypothèse d'une relation entre les facteurs psychologiques et l'hypertension est aussi indirectement étayée par l'efficacité des interventions de type comportemental par rapport au contrôle de la tension artérielle. Et ici, il s'agit autant de la relaxation, du traitement pharmacologique que des modifications du style de vie : meilleure alimentation, exercices physiques, etc. (Goldstein et Niaura, 1992 ; Levenson, 1993).

19.4.2 Maladies rénales

Les études épidémiologiques sur l'insuffisance rénale chronique établissent l'incidence de cette affection à 2 pour 10 000 individus (soit 50 000 Américains ou 10 000 Français). La dialyse et la transplantation demeurent les avenues thérapeutiques les plus indiquées (Kannel et Thorn, 1990 ; Levy, 1993). Le diabète est la maladie qui intervient le plus souvent dans le développement de cette condition (Levenson et Glockeski, 1991).

Parmi les facteurs psychologiques et comportementaux les plus étudiés relativement aux maladies rénales, on trouve : la dépression (Burton et coll., 1986) ; l'observance ou plutôt la non-observance du traitement chez les dialysés ; les états suicidaires ; les problèmes sexuels et certains troubles cognitifs en postdialyse. Néphrologues et psychiatres s'entendent sur le fait que l'adaptation psychologique à la dialyse influence le traitement de l'insuffisance rénale chronique. La littérature scientifique fait aussi état d'une problématique psychologique inhérente à la transplantation ; ainsi, le transplanté peut éprouver un sentiment de culpabilité pour avoir souhaité la mort d'un donneur, ou encore de l'anxiété en raison du rejet possible de l'organe.

Les résultats des études portant sur la coexistence de maladies rénales et de dépression sont peu concluants, car plusieurs états engendrent des symptômes qui s'apparentent aux symptômes dépressifs. Il faut souligner que l'urémie en soi donne lieu à des symptômes tels que l'irritabilité, la perte d'appétit, les troubles du sommeil, l'apathie, la fatigue, une concentration faible, qu'il importe de ne pas confondre avec des symptômes dépressifs. C'est le cas aussi d'autres affections associées à l'urémie, comme l'anémie, certaines maladies systémiques et les troubles électrolytiques.

Une étude canadienne (Burton et coll., 1986) a révélé que, parmi 20 variables aussi bien cliniques que chimiques, la dépression était le meilleur prédicteur d'une moins longue survie chez les dialysés. Le sentiment d'une perte « générale » est, dans la plupart des cas, à l'origine de la dépression. Dans les faits, il y a, on ne peut le nier, des pertes précises affectant la vie sexuelle et sociale. Ainsi, 70 % des hommes vivant sous dialyse deviennent impuissants et on note une baisse, sinon une absence, du désir sexuel, tant chez l'homme que chez la femme. Du côté social, les pertes touchent le rôle social habituel, surtout pour celui qui était le pourvoyeur principal ou le seul pourvoyeur.

Quant au traitement, si les études ont pu démontrer que l'absence ou le nombre réduit de facteurs liés à des conflits familiaux en favorisent l'observance, il reste que les patients n'en retirent pas de meilleures chances de survie. Par ailleurs, on n'a pu établir une corrélation certaine entre l'arrêt volontaire du traitement et l'intention suicidaire. Quoi qu'il en soit, pour un meilleur pronostic de l'insuffisance rénale, il ressort que l'on doit traiter la dépression, sa présence étant ici aussi « dangereuse » que l'infarctus du myocarde et la capacité aérobique réduite. Les approches psychothérapeutiques d'appoint devront être adaptées à chaque histoire individuelle et toute prescription d'antidépresseurs, d'anxiolytiques, d'antipsychotiques ou de lithium devra tenir compte des paramètres pharmacocinétiques de ces produits. La majorité des antidépresseurs peuvent cependant être utilisés, moyennant une surveillance, en ce qui a trait aux tricycliques plus particulièrement, de leur concentration dans le sang. Les inhibiteurs sélectifs du recaptage de la sérotonine (ISRS) ainsi que le lithium peuvent aussi être utilisés, la dialyse suffisant à les éliminer.

Pour ce qui est des patients qui subissent une transplantation, bien qu'ils vivent des problèmes de perceptions fantasmatiques, tels un sentiment de culpabilité, une anxiété de rejet, un sentiment de honte, ils jouissent d'une qualité de vie nettement améliorée comparativement aux dialysés. Selon une étude d'Evans et coll. (1985), 79 % des transplantés connaissent une vie normale d'un point de vue psychosocial, par rapport à 47 % à 59 % des dialysés.

19.4.3 Maladies respiratoires

Asthme

Même si la plupart des études sur l'asthme (elles ont été les plus nombreuses) sont jugées maintenant anecdotiques ou sans rigueur scientifique, il n'en demeure pas moins admis que des facteurs psychologiques (au sens qu'en donne le DSM-IV) sont susceptibles de précipiter, d'entretenir ou d'accompagner les maladies respiratoires telles que l'asthme, l'insuffisance respiratoire chronique et l'hyperventilation. Les thèses antérieures évoquaient l'hypothèse du conflit infantile, de la non-verbalisation du conflit, du pleur réprimé de l'enfant pour sa mère absente converti en asthme, du rôle des émotions dans les changements autonomiques ou immunologiques par les voies humorales, dans les sécrétions anormales d'adrénaline à un stade immature durant les périodes de stress, etc.

La plupart des auteurs (Moran, 1991 ; Thompson et Thompson, 1993) conviennent que les facteurs psychologiques influençant une maladie respiratoire correspondent à certains traits de personnalité, par exemple l'inhibition excessive, l'agressivité réprimée, les besoins de dépendance, les grands besoins d'affection. L'alexithymie est également mentionnée, même si le rôle de cette particularité dans les maladies dites psychosomatiques, dont l'asthme plus particulièrement, n'a jamais pu être établi objectivement.

En revanche, l'anxiété, la dépression et un trouble de l'estime de soi sont considérés non seulement comme des facteurs influençant l'asthme, mais aussi comme des facteurs de risque. Un diagnostic de dépression chez un asthmatique, associé à d'autres symptômes tels la somnolence diurne, le ronflement, l'irritabilité, l'obésité et les éveils nocturnes, incite à envisager la possibilité d'apnée du sommeil.

Maladie pulmonaire obstructive chronique

Chez les personnes souffrant d'insuffisance respiratoire chronique (maladie pulmonaire obstructive chronique ou MPOC), l'anxiété, quoique différente de celle qu'on observe chez l'asthmatique, qui est plus centré sur l'action de respirer que sur sa résultante, est présente la plupart du temps et son traitement médicamenteux est plus problématique. On recommande l'usage du buspirone plutôt que des benzodiazépines, qui ont des effets plus dépressifs sur le système nerveux central (SNC). L'alexithymie peut aussi accompagner une MPOC, mais ici le facteur « âge avancé » semble être davantage mis en cause. L'approche en physiothérapie respiratoire est préférable aux approches psychothérapeutiques classiques de l'anxiété chronique ou même de la dépression, car ces dernières sont des facteurs de stress pour l'individu et peuvent aggraver son état respiratoire (Monday, 1989).

La dépression, tant chez l'asthmatique que chez l'insuffisant respiratoire chronique, peut se manifester selon un spectre d'intensité qui varie de la simple morosité jusqu'à la dépression majeure. Les idéations suicidaires et les passages à l'acte y ont été décrits comme plus importants comparativement à un groupe d'hypertendus (Levitan, 1983).

Hyperventilation chronique

L'hyperventilation chronique est un symptôme qu'on observe chez les patients souffrant de trouble panique ou d'anxiété généralisée. Certains soutiennent que cette affection peut exister en soi, indépendamment des facteurs anxieux qui la suivraient (les facteurs anxieux seraient alors consécutifs au syndrome, lui-même provoqué par une mauvaise habitude respiratoire). Pour ce syndrome, Monday, Gautrin et Cartier (1995) ont démontré que la rééducation respiratoire était la démarche thérapeutique la plus pertinente et que la relaxation (tout comme c'est le cas pour l'anxiété en tant que facteur influençant les syndromes asthmatiques ou post-asthmatiformes) est une approche recommandable et efficace comme traitement adjuvant combiné aux anxiolytiques ou aux antidépresseurs.

19.4.4 Affections gastro-intestinales

Il est établi depuis longtemps qu'il existe une corrélation entre facteurs psychologiques et affections gastro-intestinales. Plus de la moitié (60 %) de l'activité clinique des gastroentérologues se rapporte à des plaintes ayant une origine principalement, sinon essentiellement, psychologique (Switz, 1976).

Troubles œsophagiens, dyspepsie ulcéreuse ou non ulcéreuse

Les troubles œsophagiens sont reliés à diverses causes physiologiques de nature tant neuromusculaire, obstructive, systémique, collagénique que vasculaire. Les facteurs psychologiques rapportés sont principalement l'anxiété, la difficulté d'adaptation aux situations de stress et certains profils de personnalité favorisant le syndrome de l'œsophage « casse-noisettes ». Le globus hystericus est associé au trouble panique et à la dépression. Les approches mixtes alliant psychothérapie et pharmacothérapie appropriée ont prouvé leur efficacité quant à l'atténuation des symptômes. Cela vaut autant pour les réactions psychologiques à la maladie (p. ex., l'angoisse et la dépression engendrées par la dysphagie, elle-même causée par la dystrophie musculaire) que pour les facteurs psychologiques isolés à l'origine de la dysphagie.

La dyspepsie, même si elle est décrite comme une réponse somatique à un stress, fait l'objet, en gastroentérologie, d'un diagnostic médical dans de 30 % à 40 % des cas de douleur abdominale vague. Ici encore, la dépression est la maladie psychiatrique le plus souvent rapportée. Sont aussi en cause les relations interpersonnelles où il y a répression de la colère (Folks et Kinney, 1992b). Cette dernière attitude intervient aussi dans le cas de dyspepsie ulcéreuse, comme cela fut démontré voilà plusieurs années par les travaux de Beaumont au sujet de la fistule gastrique d'Alexis Saint-Martin. L'alcoolisme, faute de preuve scientifique, et une alimentation mal équilibrée et mal « ordonnée » n'ont pu être mis en cause avec certitude dans l'étiologie ulcéreuse, mais leur rôle est établi dans le cas des gastrites (Folks et Kinney, 1992b).

Maladies inflammatoires

Les maladies inflammatoires telles que la colite ulcéreuse et l'entérite régionale, ou maladie de Crohn, constituent toujours un mystère, une zone grise, quant au rôle des facteurs psychologiques reliés à leur étiologie. Le plus fréquemment signalé a trait à la présence, durant l'enfance, de figures parentales compulsives, perfectionnistes, « hyper-ordonnées », obstinées, conformistes. Cependant, aucune étude n'a pu prouver cette corrélation. Le tiers des patients atteints de colite ulcéreuse subiront une chirurgie et n'auront jamais de suivi psychiatrique, si bien qu'il est difficile de savoir si un tel suivi aurait pu être indiqué ou pas.

En revanche, on admet, avec plus de preuves à l'appui, que des facteurs dépressifs (prévalence plus élevée que chez les groupes de contrôle) peuvent influencer l'entérite régionale (Folks et Kinney, 1992b).

Côlon irritable

La moitié de toute la clientèle des gastroentérologues souffrirait de cette maladie (Folks et Kinney, 1992b ; Switz, 1976), et environ 28 % de ces patients présenteraient un trouble somatoforme (somatisation). Aucun profil de personnalité n'a pu être établi, mais l'anxiété est intensément présente. Les observations semblent indiquer une prédisposition biologique et un comportement de malade (*illness behavior*) plus fréquent, influencé par des facteurs si variés que leur mise au jour ne se réalisera qu'au cours de chaque évaluation individuelle. Les facteurs psychologiques sont plus fréquents ici que dans les cas de colite ulcéreuse ou d'entérite régionale. En présence de symptômes dépressifs ou d'une dépression majeure diagnostiquée, les antidépresseurs sont parfois très indiqués et efficaces.

*

En définitive, on ne peut négliger les facteurs psychologiques ou comportementaux impliqués dans une affection gastro-intestinale, que ce soient :

- les troubles de l'axe I : anxiété, dépression, somatisation ;
- les abus de substances (tabac, alcool, drogues) ;
- la non-observance des thérapies préventives (hygiène de vie, habitudes alimentaires) ;
- les réactions diverses aux interventions.

On s'entend pour dire que toute approche des maladies gastro-intestinales devra considérer ces facteurs et les traiter simultanément au traitement de l'affection médicale, par une médication appropriée (antidépresseurs, anxiolytiques), par la psychothérapie, l'alliance thérapeutique, le soutien, la relaxation, etc.

19.4.5 Maladie rhumatologique

On retrouve dans la littérature d'orientation psychosomatique psychanalytique des hypothèses visant à la compréhension des arthritiques. L'hypothèse la plus courante a trait à la soumission à une personne clé, combinée à une révolte intérieure ou à un désaccord profond avec soi-même quant à cette soumission. Des facteurs de stress sont encore souvent associés comme facteurs d'influence tant pour l'apparition que pour l'évolution de la maladie rhumatologique. Les revues de la littérature scientifique récente ne font que signaler l'aspect dépressif observé et le jeu complexe des mécanismes sur le plan immunitaire, sans pouvoir établir une relation précise entre tel facteur particulier et telle réponse. En ce qui concerne la fibromyosite, ou fibromyalgie, des études relèvent la présence d'anxiété et/ou de dépression et son traitement le plus efficace comporte la prise d'un antidépresseur qui agit en même temps sur l'un de ses symptômes les plus encombrants : le trouble du sommeil.

19.4.6 Maladies endocriniennes

Diabète

Le rôle du stress n'est pas vraiment prouvé comme facteur contribuant à l'éclosion du diabète, même si certaines études indiquent que 77 % des diabétiques ont vécu des événements stressants synchroniquement ou presque avec le début de la maladie, comparativement à 39 % des membres de leur fratrie qui ont été eux aussi exposés aux stresseurs, mais qui ne sont pas atteints de la maladie. Il a été en revanche prouvé que le stress psychologique peut provoquer des changements de la glycémie chez les diabétiques (Beardsley et Goldstein, 1993).

Quant aux facteurs liés à la personnalité, plusieurs profils différents ont été observés et décrits. Par exemple, chez l'adolescent qui présente une attitude de détresse apprise (*learned helplessness*), le pronostic sera moins favorable (Beardsley et Goldstein, 1993).

Thyrotoxicose

Contrairement aux thèses d'Alexander (1950) à ce sujet, aucun véritable facteur psychologique précédant la maladie n'a pu être isolé, et cela vaut aussi pour la réaction aux stresseurs. On considère plutôt que les symptômes de nature psychologique et préalables à la thyrotoxicose sont liés aux premières manifestations de la maladie comme telle.

*

En résumé, l'anxiété et la dépression peuvent être considérées à la fois comme des réactions psychologiques à la maladie endocrine et comme des facteurs psychologiques l'influençant (Beardsley et Goldstein, 1993).

19.4.7 Affections dermatologiques

Les maladies de la peau, dit-on, influent fortement sur le fonctionnement psychosocial de l'individu.

Depuis 10 ans, les auteurs s'entendent pour confirmer les hypothèses plus anciennes émises quant à l'existence et au rôle de facteurs psychologiques influençant l'apparition ou l'évolution de certaines maladies de la peau. Ainsi, le stress, les troubles anxieux et affectifs, le soutien social (absence ou maintien) et certains traits de personnalité (hostilité, perfectionnisme, faible estime de soi) ont, selon les individus et à des degrés divers, une influence sur ces maladies et doivent être pris en considération dans l'approche de celles-ci.

Chez les malades atteints de psoriasis, les traits suivants ont été relevés : anticipation du rejet ; sentiment d'être un « défaut » de l'humanité ; hypersensibilité à l'attitude des autres ; honte et culpabilité ; attitude renfermée. Le stress influence l'hyperhidrose et les dermites atopiques (eczéma). Dans cette dernière affection, des facteurs « familiaux » ou pseudo-héréditaires et héréditaires peuvent être détectés. Pour ces deux entités, l'approche thérapeutique classique comprend la psychothérapie, les préparations topiques et les médicaments anxiolytiques.

L'urticaire est toujours liée à des facteurs de stress (p. ex., un examen à passer) et à des facteurs allergènes. Les facteurs allergènes sont considérés comme aigus et les facteurs psychologiques, comme chroniques. L'utilisation de psychotropes, notamment les antidépresseurs, en conjonction avec des antihistaminiques, des préparations topiques, des stéroïdes systémiques et une psychothérapie, est de plus en plus rapportée comme traitement classique de cette pathologie. Les psychothérapies indiquées ici varient selon une échelle qui va du soutien à l'introspection. Par exemple, une approche cognitive en superficie visera la prise de conscience de la relation entre les événements stressants (interprétés par l'individu de façon subjective) et l'apparition des rougeurs ou du prurit. Sans attribuer de facteurs précis à l'alopécie, on recommande autant une psychothérapie qu'une bonne gestion du stress (Folks et Kinney, 1992a).

19.5 DIAGNOSTIC DIFFÉRENTIEL

La dénomination diagnostique des facteurs psychologiques influençant une affection médicale générale peut inclure tous les facteurs « psy », y compris des diagnostics d'autres psychopathologies, comme cela a été mentionné antérieurement. Cependant, les quatre entités suivantes peuvent en être distinguées parfois et, par conséquent, être considérées comme des diagnostics différentiels.

Un diagnostic de *troubles liés à l'utilisation d'une substance* peut être inscrit d'emblée à l'axe I. Par contre, il est parfois justifié de souligner que ces troubles influent défavorablement sur l'affection médicale en cause : le diabète ou la dyspepsie ulcéreuse, pour ne citer que ces deux entités pathologiques.

Les *troubles somatoformes,* dont la définition souligne l'absence d'une affection médicale, n'en demeurent pas moins susceptibles d'être concomitants d'une pathologie médicale et d'en influencer l'évolution. Un diabétique peut très bien éprouver une douleur abdominale qui soit diagnostiquée trouble somatoforme indifférencié, par exemple, et ce syndrome peut aggraver son diabète, car stress et diabète sont intimement reliés (quelle que soit la composante stressante).

Le *trouble mental dû à une affection médicale générale* évoque aussi un lien temporel entre les symptômes d'un trouble mental et une affection médicale générale, mais selon une causalité présumée inversée. S'il est parfois facile d'établir cette causalité, ce n'est pas toujours le cas. Prenons pour exemple la relation entre dépression et maladie artériosclérotique : on se demande encore si c'est la dépression qui influence l'artériosclérose ou l'inverse.

La *non-observance du traitement médical* peut aussi être notée à l'axe I et être considérée comme un diagnostic ou un « facteur psychologique », surtout si elle influe négativement sur l'affection médicale ; ce serait le cas, par exemple, de l'hyperalimentation qui influence défavorablement un diabète. Il s'agit là d'un facteur important, bien qu'il ne soit pas «psychologique» à proprement parler, et on se doit de l'inclure dans le diagnostic multiaxial.

19.6 APPROCHE THÉRAPEUTIQUE DU MALADE ET DE SA MALADIE

La connaissance des théories qui contribuent à l'avancement du savoir a un sens véritable lorsqu'elle détermine, façonne ou modifie le savoir-faire, c'est-à-dire l'approche des malades. À cet égard, il est important de s'intéresser à la dimension biologique autant qu'à la dimension psychosociale du malade et de sa maladie. La dimension biologique a toujours été la plus et la mieux traitée dans les manuels de médecine. La dimension psychosociale est plus problématique. À vrai dire, les cliniciens auront toujours à lutter contre l'image du malade qu'ils se forgent, c'est-à-dire le patient idéal qui décrit ses malaises avec précision, qui apprécie correctement la douleur, le dysfonctionnement, qui relie les antécédents pertinents, qui coopère, collabore, observe les recommandations et... guérit. L'imaginaire, la capacité fantasmatique de ce patient idéal seraient suffisants, équilibrés et conformes aux attentes du clinicien. L'affect et le comportement correspondraient aux notions du médecin quant aux malaises éprouvés ; les relations interpersonnelles seraient sans problème ; la relation du patient avec le médecin serait facile, gratifiante de part et d'autre et satisfaisante pour les deux protagonistes: consultant et consulté.

La pratique médicale nous oblige à décrire la clientèle autrement que par cette représentation d'une relation idéale entre le médecin et le malade. Il faut composer avec l'imaginaire de la personne souffrante, avec son interprétation de la situation et, dans ce domaine, toutes les variables sont possibles, selon un axe qui va du carencé de l'imaginaire, ou alexithymique, au surabondant de l'imaginaire, ou hypocondriaque, incluant l'opulent de l'imaginaire (ou, si l'on veut, celui qui ressemble le plus au patient que souhaite le médecin) [Monday, 1995].

L'approche globale suppose une écoute qui permettra au clinicien de dégager les caractéristiques psychologiques qui ont pu prédisposer à une affection donnée ou la précipiter, qu'il s'agisse de facteurs concomitants, sous-jacents ou présents depuis longtemps dans l'inconscient. Le médecin doit avoir une bonne connaissance de la psychopharmacologie et connaître aussi les fondements et les orientations des diverses approches psychothérapeutiques pour être en mesure de faire un choix pertinent dans un éventail qui va du soutien à l'introspection. Par exemple, les thérapies cognitive et comportementale (voir le tome II, chapitres 50 et 51) seront appropriées pour traiter la dimension dépressive ou anxieuse ; les thérapies de relaxation progressive active ou passive (voir le tome II, chapitre 55), pour la dimension anxieuse ; les thérapies de groupe, pour les abus de substances ; les psychothérapies analytiques, pour les conflits plus inconscients (voir le tome II, chapitre 49), et ainsi de suite.

De ce point de vue, il est bien sûr important d'avoir une connaissance approfondie du malade et de son malaise, et cela ne peut être sans une évaluation médicale complète et sans une attention particulière à tous les facteurs psychologiques existants.

19.7 ÉVOLUTION ET PRONOSTIC

On ne peut traiter de l'évolution et du pronostic que de façon générale, car chaque maladie présente une évolution qui lui est propre. Ce qui ressort cependant d'une revue de la littérature, c'est que, lorsque le problème psychiatrique relatif à chaque cas est rapidement perçu ou diagnostiqué et traité, il y a amélioration sensible et une meilleure évolution de l'affection médicale (Greenberg, 1996). Les maladies pour lesquelles les interventions psychologiques et comportementales donnent les meilleurs résultats sont les maladies cardiovasculaires (hypertension artérielle et maladies coronariennes), l'hyperventilation chronique et le côlon irritable.

Le tableau 19.2 (p. 478) synthétise certains résultats d'études rigoureuses ayant conclu que tel facteur psychologique influence le cours de telle maladie quant à son éclosion ou à son évolution.

Notons que la catégorie «Dépression» inclut les maladies dépressives relevant de l'axe I du DSM-IV et les symptômes dépressifs non organisés en syndrome ou en entité psychopathologique distincts. Il en va de même pour les états anxio-dépressifs. La dimension dépressive ici combinée à la dimension anxieuse veut surtout signaler l'aspect dépressif qui

TABLEAU 19.2 Synthèse des études démontrant l'influence de certains facteurs psychologiques et autres sur les affections médicales

Affection médicale	Dépression	État anxio-dépressif	Traits de personnalité	Stress	Facteurs socio-économiques
Maladies cardiovasculaires	Pronostic de l'infarctus du myocarde		Maladie coronarienne	Artériosclérose Ischémie myocardique Arythmie Mort subite	Maladies cardiovasculaires
Maladies rénales	Pronostic des insuffisances rénales			Artériosclérose	
Maladies pulmonaires		Asthme	Asthme Hyperventilation MPOC		
Maladies gastro-intestinales		Côlon irritable Motilité œsophagienne Ulcère gastroduodénal Maladie de Crohn	Maladies inflammatoires de l'intestin Ulcère gastroduodénal		
Maladie rhumatologique	Convalescence de l'arthrite rhumatoïde				
Maladies dermatologiques	Acné Psoriasis	Acné		Urticaire Eczéma Dermite atopique Prurit	
Maladies néoplasiques	Aggravation de la néoplasie par l'atteinte du système immunitaire				

finit par se surajouter à l'anxiété quand elle se chronicise. La catégorie « Traits de personnalité » contenue dans ce tableau ne renvoie pas aux troubles de la personnalité de l'axe II du DSM-IV, mais se rapporte aux études sur les profils de personnalité (p. ex., type A, traits de dépendance, etc.). Quant au stress, il revêt parfois un caractère d'anxiété aiguë. Les facteurs socioéconomiques tels la pauvreté et le chômage peuvent aussi influer sur la maladie.

*
* *

La mise à jour incessante et les multiples revues de la littérature qui ont été faites depuis le début des années 90 témoignent de la volonté des psychiatres américains de porter au rang de « catégorie diagnostique » ce qui, jadis, ne relevait que de la pratique clinique. Cela implique des méthodes plus rigoureuses, plus descriptives, propres à favoriser la recherche en ce domaine et la compréhension entre cliniciens de cultures différentes. Le médecin pourra-t-il en tirer profit et mieux comprendre son malade ? La réponse à cette question résidera toujours à l'intérieur de la relation thérapeute-patient où, par une écoute attentive et un questionnement éclairé, le discours du malade aura prépondérance et orientera le « clinicien-guide ». La recherche des facteurs psychologiques influençant une affection médicale aura toujours une grande importance.

Bibliographie

ALEXANDER, F.
1950 *Psychosomatic Medicine: Its Principles and Applications*, New York, W.W. Norton.

AMERICAN PSYCHIATRIC ASSOCIATION
1994 *Diagnostic and Statistical Manual of Mental Disorders*, 4ᵉ éd., Washington (D.C.), American Psychiatric Association; trad. française *DSM-IV – Manuel diagnostique et statistique des troubles mentaux*, Paris, Masson, 1996, 1040 p.

BEAUMONT, W.
1833 *Experiments and Observations on the Gastric Juice and Physiology of Digestion*, Plattsburg, New York, F.P. Allen.

BEARDSLEY, G., et GOLDSTEIN, M.G.
1993 « Psychological factors affecting physical condition. Endocrine disease, literature review », *Psychosomatics*, vol. 34, n° 1, p. 12-19.

BURTON, J., et coll.
1986 « The relationship of depression to survival in chronic renal failure », *Psychosom. Med.*, vol. 48, n°ˢ 3-4, p. 261-269.

DEM'UZAN, M., et DAVID, C.
1960 « Préliminaires critiques à la recherche psychosomatique », *Encyclopédie médico-chirurgicale*, Paris, Psychiatrie, 37400, A10.

DUNBAR, F.
1954 *Emotions and Bodily Changes*, New York, Columbia University Press.

EMOND, A., et coll.
1988 *Et la santé, ça va ?*, rapport de l'enquête Santé Québec 1987, Québec, Les Publications du Québec.

EVANS, R.W., et coll.
1985 « The quality of life of patients with end-stage renal disease », *N. Engl. J. Med.*, vol. 312, n° 9, p. 553-559.

FOLKS, D.G., et KINNEY, F.C.
1992a « The role of psychological factors in dermatologic conditions », *Psychosomatics*, vol. 33, n° 1, p. 45-54.
1992b « The role of psychological factors in gastrointestinal conditions. A review pertinent to DSM-IV », *Psychosomatics*, vol. 33, n° 3, p. 257-270.

FRIEDMAN, M.
1969 *Pathogenesis of Coronary Artery Disease*, New York, McGraw-Hill.

FRIEDMAN, M., et coll.
1968 « The relationship of behavior pattern A to the state of coronary vasculature », *Am. J. Med.*, vol. 44, p. 525-537.

GLASSMAN, A.H., et SHAPIRO, D.A.
1998 « Depression and the course of coronary artery disease », *Am. J. Psychiatry*, vol. 155, p. 4-11.

GOLDSTEIN, M.G., et NIAURA, R.
1992 « Psychological factors affecting physical condition: Cardiovascular disease literature review », *Psychosomatics*, vol. 33, n° 2, p. 134-155.

GREENBERG, D.B.
1996 « Internal medicine and medical subspecialties », dans J.R. Rundell et M.G. Wise (sous la dir. de), *Textbook of Consultation-Liaison Psychiatry*, Washington (D.C.), American Psychiatric Press, p. 548-607.

KANNEL, W.B., et THORN, T.J.
1990 « Incidence prevalence and mortality of cardiovascular disease », dans J.W. Hurot et coll. (sous la dir. de), *The Heart, Arteries, and Veins*, 7ᵉ éd., New York, McGraw-Hill, p. 627-638.

KESSLER, L.G., et coll.
1987 « Psychiatric diagnosis of Medical Services: Evidence from Epidemiologic Catchment Area Program », *Am. J. Public Health*, vol. 77, p. 18-24.

LESPERANCE, F., FRASURE-SMITH, N., et TALAJIC, M.
1996 « Major depression before and after myocardial infarction: Its nature and consequences », *Psychosom. Med.*, vol. 58, p. 99-110.

LEVENSON, J.L.
1993 « Cardiovascular disease », dans A.I. Stoudemire et B.S. Fogel (sous la dir. de), *Psychiatric Care of the Medical Patient*, Oxford, Oxford University Press, p. 539-563.

LEVENSON, J.L., et GLOCKESKI, S.
1991 « Psychological factors affecting end-stage renal disease, a review », *Psychosomatics*, vol. 32, n° 4, p. 382-389.

LEVITAN, M.
1983 « Suicidal trends in patients with asthma and hypertension: A chart study », *Psychother. Psychosom.*, vol. 39, n° 2, p. 165-170.

LEVY, N.B.
1993 « Chronic renal failure and its treatment: Dialysis and transplantation », dans A.I. Stoudemire et B.S. Fogel (sous la dir. de), *Psychiatric Care of the Medical Patient*, Oxford, Oxford University Press, p. 627-635.

LIPOWSKI, Z.J.
1986 « Psychosomatic past and present (Part I, II, III) », *Can. J. Psychiatry*, vol. 31, n° 1, p. 2-21.

MARTY, P., DEM'UZAN, M., et DAVID, C.
1963 *L'investigation psychosomatique*, Paris, PUF.

MONDAY, J.
1995 « De la psychogénèse à la psychopharmacologie: que devient la médecine psychosomatique ? », *Union médicale du Canada*, vol. 124, n° 1, p. 5-11.

1992 « À l'affût de la psychosomatique », *Psychologie médicale,* vol. 24, n° 2, p. 141-144.

1989 « L'insuffisance respiratoire chronique. Considérations psychosomatiques », *Rev. Mal. Respir.,* vol. 6, n° 4, p. 311-317.

MONDAY, J., GAUTRIN, D., et CARTIER, A.
1995 « Le syndrome d'hyperventilation chronique, rôle de la rééducation respiratoire », *Rev. Mal. Respir.,* vol. 12, n° 3, p. 291-298.

MORAN, M.G.
1991 « Psychological factors affecting pulmonary and rheumatologic diseases, a review », *Psychosomatics,* vol. 32, n° 1, p. 14-23.

SANTÉ QUÉBEC
1996 *Rapport de l'enquête Santé Québec 1995,* Québec, Les Publications du Québec.

SCHMALE, A.H.
1972 « Giving up final common pathway to changes in health », *Adv. Psychosom. Med.,* vol. 8, p. 20-40.

STOUDEMIRE, A.I.
1993 « Psychological factors affecting physical condition and DSM-IV », *Psychosomatics,* vol. 34, n° 1, p. 8-11.

SWITZ, D.M.
1976 « What the gastroenterologist does all day : A survey of a state societies practice », *Gastroenterology,* vol. 70, n° 6, p. 1048-1050.

THOMPSON, W.L., et THOMPSON, T.L.
1993 « Pulmonary disease », dans A.I. Stoudemire et B.S. Fogel (sous la dir. de), *Psychiatric Care of the Medical Patient,* Oxford, Oxford University Press, p. 591-610.

WORLD HEALTH ORGANIZATION
1993 *The ICD-10 Classification of Mental and Behavioural Disorders : Diagnostic Criteria for Research,* Genève, World Health Organization ; trad. française *Classification internationale des maladies, 10ᵉ révision. Chapitre V (F) : Troubles mentaux et troubles du comportement : critères diagnostiques pour la recherche,* Paris, Organisation Mondiale de la Santé et Masson, 1994.

Lectures complémentaires

JEAMMET, PH., REYNAUD, M., et CONJOLI, S.M.
1996 *Psychologie médicale,* Paris, Masson, chap. 5.

KAMIENIECKI, H.
1994 *Histoire de la psychosomatique,* Paris, PUF, coll. « Que sais-je ? ».

KAPLAN, H.I., et SADOCK, B.J. (sous la dir. de)
1995 *Comprehensive Textbook of Psychiatry,* 6ᵉ éd., Baltimore, Williams & Wilkins, vol. 2, chap. 26.

RUNDELL, J.R., et WISE, M.G. (sous la dir. de)
1996 *Textbook of Consultation-Liaison Psychiatry,* Washington (D.C.), American Psychiatric Press.

SERVANT, D., et PARQUET, PH.J.
1995 *Stress, anxiété et pathologies médicales,* Paris, Masson, coll. « Médecine et psychothérapie ».

STOUDEMIRE, A.I., et FOGEL, B.S. (sous la dir. de)
1993 *Psychiatric Care of the Medical Patient,* Oxford, Oxford University Press.

CHAPITRE 20

Troubles somatoformes

PIERRE VERRIER, M.D., F.R.C.P.C.
Psychiatre au Service de médecine psychosomatique et de consultation-liaison
de l'Hôpital du Sacré-Cœur de Montréal et du Centre hospitalier universitaire de Montréal (Campus Saint-Luc)
Professeur adjoint de clinique au Département de psychiatrie de l'Université de Montréal

JEAN CHARBONNEAU, M.D., F.R.C.P.C.
Psychiatre au Service de médecine psychosomatique et de consultation-liaison
du Centre hospitalier universitaire de Montréal (Campus Saint-Luc)
Chargé de formation clinique au Département de psychiatrie de l'Université de Montréal

PLAN

- 20.1 Définition et classification
- 20.2 Étiologie bio-psycho-sociale
- 20.3 Investigation et diagnostic différentiel
  - 20.3.1 Limites de l'investigation
- 20.4 Approches thérapeutiques
  - 20.4.1 Approche générale globale
  - 20.4.2 Approche pharmacologique
  - 20.4.3 Approche psychothérapeutique spécifique
- 20.5 Trouble somatisation
  - 20.5.1 Historique et définition
  - 20.5.2 Épidémiologie
  - 20.5.3 Description clinique
  - 20.5.4 Comorbidité
  - 20.5.5 Approches thérapeutiques spécifiques
  - 20.5.6 Pronostic
- 20.6 Trouble somatoforme indifférencié
  - 20.6.1 Historique et définition
  - 20.6.2 Épidémiologie
  - 20.6.3 Description clinique
  - 20.6.4 Comorbidité
  - 20.6.5 Approches thérapeutiques spécifiques
  - 20.6.6 Pronostic
- 20.7 Trouble de conversion
  - 20.7.1 Historique et définition
  - 20.7.2 Épidémiologie
  - 20.7.3 Description clinique
  - 20.7.4 Comorbidité
  - 20.7.5 Approches thérapeutiques spécifiques
  - 20.7.6 Pronostic
- 20.8 Trouble douloureux
  - 20.8.1 Historique et définition
  - 20.8.2 Épidémiologie
  - 20.8.3 Description clinique
  - 20.8.4 Comorbidité
  - 20.8.5 Approches thérapeutiques spécifiques
  - 20.8.6 Pronostic
- 20.9 Hypocondrie
  - 20.9.1 Historique et définition
  - 20.9.2 Épidémiologie
  - 20.9.3 Description clinique
  - 20.9.4 Comorbidité
  - 20.9.5 Diagnostic différentiel
  - 20.9.6 Approches thérapeutiques spécifiques
  - 20.9.7 Pronostic
- 20.10 Trouble : peur d'une dysmorphie corporelle
  - 20.10.1 Historique et définition
  - 20.10.2 Épidémiologie
  - 20.10.3 Description clinique
  - 20.10.4 Comorbidité
  - 20.10.5 Approches thérapeutiques spécifiques
  - 20.10.6 Pronostic
- 20.11 Trouble somatoforme non spécifié
- Bibliographie
- Lectures complémentaires

La catégorie dite « troubles somatoformes » a été introduite pour la première fois dans la nomenclature diagnostique en 1980, dans le DSM-III. Cette catégorie regroupe différents syndromes qui se manifestent principalement par un ensemble de symptômes somatiques qui ressemblent à ceux d'une affection médicale, mais qui ne sont pas liés à une cause organique démontrable ni à une maladie physique connue. De plus, la présence de facteurs psychologiques est évidente ou fortement probable dans plusieurs de ces troubles.

Le DSM-III avait regroupé de façon pragmatique des syndromes qui se trouvaient auparavant dans différentes catégories. Le DSM-IV n'apporte que des modifications mineures. Par souci d'homogénéité, la CIM-10 reconnaît les troubles somatoformes, mais avec quelques différences qui seront mentionnées tout au long du chapitre.

20.1 DÉFINITION ET CLASSIFICATION

La notion de somatisation (Lipowski, 1990) est utilisée par les cliniciens et les chercheurs pour caractériser une grande variété de phénomènes et de processus et est souvent source de confusion. Il est donc nécessaire de se donner une perspective globale des différents syndromes qui peuvent privilégier une expression somatique. On peut distinguer deux grandes catégories de somatisations : les somatisations volontaires et les somatisations involontaires (voir le tableau 20.1). Les somatisations volontaires, c'est-à-dire l'élaboration consciente de symptômes ou de maladies, recoupent les catégories diagnostiques de simulation et de trouble factice avec présentation somatique (voir le chapitre 21).

Les somatisations involontaires se divisent en deux types : les somatisations dites « lésionnelles » et les somatisations « non lésionnelles ». Les somatisations lésionnelles se rapportent aux affections médicales (des maladies ou des processus psychophysiologiques qu'il est possible de déterminer) dont le déclenchement, l'exacerbation ou la perpétuation peuvent être influencés par des facteurs psychologiques. Ces états étaient anciennement qualifiés de maladies psychosomatiques ou de troubles psychophysiologiques (DSM-II). Les DSM-III et DSM-IV ont préféré la dénomination de « facteurs psychologiques influençant une affection médicale générale » (voir le chapitre 19).

Les somatisations « non lésionnelles » se divisent en deux grandes catégories : les troubles somatoformes, qui sont l'objet du présent chapitre, et les somatisations qui peuvent accompagner d'autres troubles psychopathologiques (p. ex., douleur thoracique dans le trouble panique). Il est important de se rappeler que les syndromes psychiatriques le plus souvent associés à une somatisation ne sont pas les troubles somatoformes, mais plutôt les syndromes psychiatriques plus communs (dépression, trouble panique, trouble de l'adaptation).

Plusieurs entités de la catégorie des troubles somatoformes reçoivent des appellations autres qui

TABLEAU 20.1   Spectre des somatisations

Somatisations volontaires	Somatisations involontaires

– Simulation
– Trouble factice avec présentation somatique
	Lésionnelles
	– Avec lésions organiques
	   • Facteurs psychologiques influençant une affection médicale générale (selon le DSM-II, maladies dites psychosomatiques, troubles psychophysiologiques)
	Non lésionnelles
	– Sans lésions organiques démontrables
	   • Troubles somatoformes
	   • Autres troubles avec malaises physiques
	      ■ trouble de l'adaptation
	      ■ trouble anxieux
	      ■ trouble dépressif
	      ■ troubles cérébraux organiques
	      ■ troubles psychotiques

Psychiatrie clinique : une approche bio-psycho-sociale

continuent d'être largement utilisées, et qui sont parfois préférées, dans le discours médical: trouble fonctionnel, trouble psychosomatique, symptômes non expliqués par une maladie organique.

Il n'est pas toujours facile de préciser à quel moment ces symptômes somatiques communs, largement présents au sein de la population, et souvent qualifiés de fonctionnels, acquièrent la qualité et l'intensité d'un trouble somatoforme. Ainsi, la CIM-10 mentionne le dysfonctionnement neurovégétatif somatoforme et classe les symptômes selon les différents systèmes: système cardiovasculaire, système digestif, etc. Généralement, les troubles somatoformes regroupent des syndromes chroniques (sauf pour le trouble de conversion et le trouble somatoforme non spécifié) qui perturbent significativement le fonctionnement, sont source de préoccupations et de détresse et motivent une consultation médicale.

20.2 ÉTIOLOGIE BIO-PSYCHO-SOCIALE

Il est important d'avoir une vue d'ensemble des différentes hypothèses émises relativement aux causes des troubles somatoformes, puisque cela peut influencer l'approche clinique et thérapeutique. Cinq grandes hypothèses se dégagent:

- *Hypothèse psychodynamique.* La perspective psychodynamique considère la somatisation comme un mécanisme de défense intrapsychique pour éviter l'angoisse suscitée par un conflit psychique inconscient. La conversion demeure la référence de base, dans laquelle l'expression symptomatique s'inscrit dans une compréhension psychogénétique. Le symptôme somatique diminue l'angoisse que fait naître une situation conflictuelle et symbolise un conflit qui prend racine dans une expérience traumatisante intrapsychique de la petite enfance. Cependant, il n'est pas toujours possible de découvrir la valeur symbolique de la somatisation; bien souvent, celle-ci reflète la simple expression d'un débordement associé à un surcroît d'angoisse, tel que l'a défini Freud (1896) dans la notion de névrose actuelle.
- *Hypothèse d'un trouble psychiatrique.* La somatisation n'est pas limitée aux troubles somatoformes; elle peut se manifester dans d'autres pathologies psychiatriques. Par exemple, il n'est pas rare que des préoccupations de nature somatique accompagnent le trouble panique, l'anxiété généralisée, l'état de stress aigu, l'état de stress post-traumatique et même le trouble dépressif (Katon et coll., 1990; Simon et Von Korff, 1991). Aussi est-il recommandé d'envisager certaines somatisations comme l'expression somatique d'un syndrome psychiatrique (trouble anxieux, trouble dépressif, etc.) et même d'un syndrome psychiatrique subclinique.
- *Hypothèse d'une anomalie perceptive et cognitive.* Cette hypothèse met en relation la somatisation et la tendance à l'amplification observée chez certains individus. Barsky (1992) a émis l'hypothèse d'une perception sélective ou amplifiée des changements corporels non pathologiques. Ainsi, des sensations normales (variation du rythme cardiaque, mouvements intestinaux, etc.) seraient interprétées de façon dramatique et perçues comme la confirmation de la présence d'une pathologie sérieuse, ce qui motive la consultation auprès du médecin. S'ajoute bien souvent un comportement d'évitement qui peut aggraver les symptômes (p. ex., inactivité). Watson et Pennebaker (1989) ont signalé le rôle prépondérant de l'« affectivité négative » dans l'expression de la détresse somatique et émotionnelle. L'« affectivité négative » est caractérisée par une humeur négative, une pauvre représentation de soi et le pessimisme et influe sur l'expression des symptômes et le degré des inquiétudes face aux sensations perçues.
- *Hypothèse pathophysiologique.* Cette hypothèse signale le rôle du processus physiologique dans la présentation de certains troubles fonctionnels (Sharpe et Bass, 1992). Par exemple, le syndrome d'hyperventilation se traduit par des manifestations somatiques (manifestations liées au déséquilibre CO_2/O_2, douleur musculaire intercostale, etc.) qui donnent lieu à des malaises et à des inquiétudes somatiques. Une rééducation pulmonaire permettra de corriger la mécanique ventilatoire et favorisera une plus grande maîtrise de la détresse somatique et psychologique.
- *Hypothèse d'un comportement social appris.* L'approche sociale met l'accent sur la dimension interpersonnelle et considère la somatisation comme une communication sociale par laquelle l'individu tente d'obtenir une certaine reconnaissance

en jouant le « rôle de malade ». Mechanic (1962) a introduit la notion d'« *illness behaviour* » pour désigner ce comportement soit appris des autres, soit dérivant d'une expérience antérieure de maladie, et qui est intimement lié aux privilèges attachés socialement à la condition de malade et à la possibilité de gains secondaires. De plus, cette perspective rend compte des aspects socioculturels (Fabrega, 1980 ; Kirmayer, Robbins et Paris, 1994) intervenant dans l'expression de la détresse. Les comportements de maladie sont fortement codifiés socialement et donnent lieu à l'élaboration de manifestations de détresse sanctionnées par la société. La somatisation s'insère dans une série de transactions interpersonnelles.

Ces différentes hypothèses militent en faveur d'une étiologie multifactorielle. Plutôt que d'être en compétition, les différents modèles explicatifs peuvent se compléter et permettre de mieux comprendre la complexité des présentations cliniques et, du coup, de sortir de l'impasse d'un dualisme trop réductionniste.

20.3 INVESTIGATION ET DIAGNOSTIC DIFFÉRENTIEL

Les troubles somatoformes se retrouvent essentiellement en médecine de première ligne et constituent tout un défi pour le médecin, compte tenu de la multiplicité, de l'hétérogénéité et de la complexité de la pathologie organique. Par contre, le médecin ne peut éviter cette problématique, qui représente une proportion significative de sa clientèle (de 30 % à 80 % selon le type de pratique). Bien que formés à l'approche bio-psycho-sociale, telle que l'a proposée Engel (1977), qui appelle une compréhension globale du malade, les médecins adoptent souvent une approche dichotomique réductionniste qui met en péril la relation thérapeutique. Cette dichotomie réductionniste se fonde sur une dialectique corps/psyché qui se traduit par l'opposition entre biologique et psychologique, entre réel et imaginaire, ou encore entre conscient et inconscient. La recherche d'une causalité organique que le médecin ne réussit pas à objectiver entraîne un « Je ne trouve rien » qui se conclut bien souvent par : « Vous n'avez rien », ou par une explication psychologique hâtive du malaise : « C'est vos nerfs », « C'est psychosomatique ». Cette attitude peut heurter le malade qui est persuadé de souffrir d'une maladie non encore diagnostiquée. Dans un tel contexte, il peut s'installer un climat d'incompréhension, et le malade ne se sent pas reconnu par rapport à son malaise.

Il faut signaler que plusieurs pathologies organiques peuvent se manifester initialement par des symptômes vagues et peu spécifiques. Le médecin doit être vigilant et envisager la possibilité d'un désordre endocrinien (hypothyroïdie, etc.), d'une maladie systémique (collagénose, lupus érythémateux disséminé, etc.), d'une maladie dégénérative (sclérose en plaques, démence), etc. Craignant de passer à côté d'une pathologie médicale complexe, il a tendance à privilégier une approche diagnostique par exclusion. Cependant, certains indices peuvent d'emblée laisser entrevoir la possibilité d'un trouble somatoforme :

- un tableau symptomatologique vague, diffus, fluctuant, difficile à circonscrire, chronique ;
- des consultations médicales multiples, ainsi que des antécédents chirurgicaux non spécifiques sans objectivation de pathologie (p. ex., chirurgies multiples) ;
- une histoire développementale marquée par des sévices physiques ou sexuels, des éléments de carence affective ou la présence de somatisation ou de maladies en bas âge ou chez les proches ;
- un dysfonctionnement relationnel, social, professionnel de longue date.

Par ailleurs, le médecin, relativement certain de l'absence d'une pathologie, peut être face à un malade qui a la conviction que son problème est lié à une étiologie organique et qui insiste pour une investigation plus poussée, que le médecin ne juge pas nécessaire.

Dans un tel contexte, l'investigation doit s'inspirer d'une démarche rationnelle et structurée, comme celle qu'ont proposée Cassem (1991) et Katon et coll. (1990, 1991), selon laquelle le diagnostic du trouble somatoforme n'est envisagé qu'après l'élimination des autres psychopathologies qui peuvent se présenter sur un mode de somatisation et pour lesquelles on bénéficie de thérapeutiques spécifiques et efficaces (voir le tableau 20.2).

Il est également utile de distinguer les formes aiguës de somatisations des formes plus chroniques (voir le tableau 20.3).

TABLEAU 20.2 Diagnostic différentiel des somatisations

Trouble somatique d'étiologie à préciser
Trouble affectif
Trouble anxieux
Dépendance médicamenteuse
Trouble psychotique
Syndrome organique cérébral
Production volontaire
– simulation
– trouble factice
Trouble somatoforme
Trouble de la personnalité

Source : N.H. Cassem, « Functional somatic symptoms and somatoform disorders », dans T.P. Hackett et N.H. Cassem (sous la dir. de), *Handbook of General Hospital Psychiatry*, 2ᵉ éd., Littleton (Mass.), PSG Publishing, 1991, p. 126-153.

TABLEAU 20.3 Diagnostic différentiel des somatisations selon la durée

Aigu	Chronique
Trouble somatique non diagnostiqué	Dépendance médicamenteuse
Trouble de l'adaptation (p. ex., deuil)	Trouble somatisation
Trouble dépressif	Trouble douloureux
Trouble anxieux	Hypocondrie
– anxiété généralisée	Peur d'une dysmorphie corporelle
– trouble panique	Trouble somatoforme indifférencié
Trouble de conversion	Trouble factice avec symptômes physiques
Trouble somatoforme non spécifié	Syndrome de compensation
Hypocondrie transitoire (secondaire)	
Simulation	

20.3.1 Limites de l'investigation

Dans de nombreux cas, les résultats négatifs des investigations ne suffisent pas à rassurer les patients ni à faire disparaître les symptômes. Channer et coll. (1987) ont trouvé que 71 % des patients continuent à ressentir des douleurs thoraciques après un électrocardiogramme d'effort négatif et que, pour les deux tiers de ceux-ci, la douleur est suffisamment intense pour interférer avec les activités habituelles. De façon similaire, Chambers et Bass (1990), qui ont observé un groupe de patients présentant une angiographie dans les limites de la normale, ont noté un taux plus élevé de morbidité : les trois quarts continuent à éprouver de la douleur et la moitié conservent une invalidité.

Ces études démontrent que le fait de rassurer le patient en se basant uniquement sur les résultats négatifs d'une investigation ne suffit pas et que le patient nécessite davantage, c'est-à-dire un suivi où le médecin pourra rassurer de nouveau le patient inquiet, donner des explications sur la nature de sa plainte et viser un retour au fonctionnement optimal. Ainsi, un tel suivi se traduira par des effets bénéfiques :

– diminution du nombre d'investigations non nécessaires et, potentiellement, des complications iatrogéniques ;
– diminution de la détresse et de l'invalidité du malade ;
– amélioration de la relation patient-médecin ;
– diminution des coûts de santé.

20.4 APPROCHES THÉRAPEUTIQUES

20.4.1 Approche générale globale

Le traitement des somatisations et des troubles somatoformes requiert certaines habiletés thérapeutiques et des attitudes particulières de la part du médecin. Compte tenu de la possible chronicité des différents syndromes, le médecin est souvent peu préparé à ce type de problématique au cours de sa formation et peut vivre des sentiments de frustration si ses objectifs thérapeutiques sont essentiellement curatifs. Il se doit d'être conscient des implications des somatisations (voir le tableau 20.4, p. 488).

En général, la société sanctionne le rôle de malade. Celui-ci bénéficie de certains privilèges et est exempté de toute responsabilité, à condition qu'il souhaite retrouver son état antérieur. Certains individus peuvent adopter un comportement de malade que l'on qualifie d'anormal lorsque le but de ce comportement est de profiter des privilèges associés à la

TABLEAU 20.4 Implications des somatisations

Avantages	Désavantages
Privilèges attachés socialement à la condition de malade	Maladie psychiatrique non traitée
Absence de responsabilités	Investigations médicales inappropriées
Minimisation ou déni de la gravité des troubles psychologiques (dépression)	Risque de maladie iatrogénique
	Comportement anormal face à la maladie

condition de malade pour fuir des responsabilités. La somatisation peut être utilisée comme moyen de perpétuer un rôle de malade, sinon pour nier la présence de troubles psychologiques. Une telle attitude peut s'associer à des investigations médicales inappropriées qui comportent toutes un certain risque iatrogénique.

Une bonne relation patient-médecin constitue le principal outil diagnostique et thérapeutique du médecin, mais elle est susceptible de subir le contrecoup des frustrations inhérentes à ce type de problématique. Elle s'organise dès les premiers instants de la rencontre en vue de la démarche diagnostique. Le médecin devra prêter une oreille attentive et bienveillante aux symptômes et aux expériences du malade. Il devra s'employer à mettre en évidence le trouble somatoforme le plus tôt possible, à la lumière des éléments de l'histoire du patient, afin d'établir précocement la démarche thérapeutique à suivre et les mesures de prévention à adopter face au risque de chronicisation. La méthode de la double investigation, par laquelle le médecin peut déterminer clairement la présence ou non d'une pathologie tout en acquérant une meilleure connaissance du malade, s'avère utile, car elle permet d'avoir une vue d'ensemble une fois le diagnostic précisé et la collaboration du malade acquise.

Dans un deuxième temps, le médecin devra se donner des objectifs thérapeutiques réalistes, qui seront axés sur l'adaptation optimale du malade à sa condition plutôt que sur la disparition des symptômes ou sur une psychologisation prématurée de son malaise. Il faut toujours se rappeler que la majorité des troubles somatoformes sont chroniques et qu'ils sont souvent associés à des traits ou à des troubles de la personnalité qui limitent les capacités de changement.

Différents principes régissent habituellement ce type de traitement ; ils peuvent être résumés comme suit :

- favoriser une alliance thérapeutique, c'est-à-dire reconnaître et accepter la souffrance du malade, adopter une approche psychoéducative de soutien ;
- favoriser la continuité des soins en planifiant des rendez-vous réguliers ;
- traiter les troubles dépressifs et anxieux souvent associés ;
- éviter ou limiter la polypharmacopée (prévenir les dépendances médicamenteuses) ;
- identifier les traits ou les troubles de la personnalité ;
- prendre en considération les facteurs systémiques qui peuvent influer sur le tableau clinique ;
- offrir des thérapies spécifiques lorsque c'est indiqué.

L'approche thérapeutique qui s'est révélée la plus pertinente est basée sur le modèle de réattribution proposé par Goldberg (1992). Cette approche comprend trois étapes et vise essentiellement à aider le patient à changer son modèle d'attribution de ses symptômes à une cause organique pour un modèle qui prend en compte l'ensemble des facteurs, en particulier les facteurs psychologiques et sociaux. Chaque étape comporte des objectifs thérapeutiques précis :

1. *Créer un sentiment de compréhension.* Il est impossible de changer l'attribution étiologique des symptômes, à moins que le médecin n'ait d'emblée procédé à une anamnèse et à un examen physique pertinent et n'ait obtenu tous les résultats de tests qui lui sont nécessaires pour appuyer son opinion diagnostique. La création d'un sentiment de compréhension repose essentiellement sur les attitudes du médecin ; celui-ci favorisera un tel climat par les actions suivantes :

    - faire une histoire complète de la douleur en s'informant des symptômes et des comportements associés (p. ex., demander au patient de décrire une journée typique) ;
    - explorer les facteurs familiaux et sociaux ;
    - explorer les croyances du patient face à sa santé ou à sa maladie ;

- faire un examen physique minutieux et recourir aux tests de laboratoire lorsque c'est indiqué.

2. *Prendre en considération les aspects psychosociaux.* Le médecin doit faire un bilan des données physiques et reconnaître avec empathie la réalité de la douleur ou du symptôme. Il s'agit de passer en revue les symptômes et les comportements associés et de les mettre en perspective au regard de tout événement de vie mis en évidence ou de toute information recueillie qui permet de prendre en considération la globalité du malaise. Il n'est pas suffisant de dire au patient qu'il n'y a aucune cause à sa douleur ou à sa plainte. Une telle attitude place le patient sur la défensive, surtout lorsqu'il se sent considéré comme un malade imaginaire.

3. *Faire le lien.* Il s'agit d'offrir une explication au malade pour donner un sens à ses malaises. Cette explication devra être simple, concrète, compréhensible pour le malade et non stigmatisante. Habituellement, la notion de stress est mieux accueillie que celle d'anxiété ou de dépression. Il s'agit, par exemple, d'expliquer comment un stress altère un mécanisme physiologique et peut causer des malaises physiques, à partir d'exemples concrets de la vie quotidienne et pertinents par rapport à la problématique du malade.

Cette approche thérapeutique générale est un outil de base pour aborder tout processus de somatisation. Elle est particulièrement indiquée pour les patients dont le problème n'est pas trop chronique et qui font preuve d'une certaine souplesse. Elle s'avère essentielle pour prévenir la fixation somatique. Certains auteurs comparent les somatisants à des « analphabètes émotifs » (alexithymiques) qui n'ont pas de mots pour exprimer leurs émotions, favorisant ainsi une expression somatique. Il est donc illusoire de vouloir enseigner une autre forme d'expression dans un temps aussi restreint qu'une consultation unique. La continuité des soins s'impose et contribuera à un apprivoisement mutuel ; le médecin pourra ainsi offrir un soutien et favoriser une expression plus adéquate de la détresse, en enseignant un vocabulaire propre à décrire des états émotifs. Cette approche fait appel autant à des éléments de soutien qu'à des éléments cognitifs. De plus, la continuité des soins permet de rester vigilant et attentif à toute modification symptomatique susceptible de signaler la présence d'une pathologie organique subtile.

20.4.2 Approche pharmacologique

Il n'existe pas de pharmacothérapie spécifique pour les troubles somatoformes. Par ailleurs, il faut être prudent quand on prescrit un médicament pouvant engendrer une dépendance (benzodiazépines, narcotiques, etc.). En revanche, si une maladie psychiatrique (trouble dépressif, trouble anxieux ou dépendance médicamenteuse) est mise en évidence, on doit alors recourir aux traitements recommandés pour ce type de pathologie.

Quelques conseils s'imposent pour optimiser l'observance d'une ordonnance de médicament par le patient. Comme ce sont souvent des personnes hypervigilantes face à tout inconfort corporel, les effets secondaires seront vécus dramatiquement et justifieront l'arrêt du traitement.

- Une explication préalable est nécessaire pour obtenir la coopération du malade. Pour cela, il est préférable de bien cibler les symptômes visés, par exemple le sommeil, la tension musculaire ou la douleur.
- L'introduction de la pharmacothérapie doit se faire graduellement, à partir de la plus petite dose, afin de réduire au minimum les effets secondaires et de permettre au patient de s'y habituer peu à peu.
- Si le médecin envisage l'emploi d'un antidépresseur, il doit préalablement informer son malade sur la nature du médicament, quitte à démystifier le recours à ce dernier, en mettant à l'avant-plan ses effets analgésiques et sédatifs et en soulignant l'absence de risque de dépendance.
- Le choix de l'antidépresseur doit tenir compte du tableau clinique que présente le malade et des effets secondaires du médicament, pour éviter toute synergie avec les symptômes somatiques déjà existants. Un antidépresseur (tricyclique) doté de propriétés sédatives ou de propriétés analgésiques constitue souvent un choix judicieux devant un tableau clinique en règle générale mixte.
- Si le médecin met en évidence un trouble dépressif ou anxieux associé, il doit recourir au traitement habituellement recommandé dans ces circonstances. Cependant, il faut se rappeler que les dépressions avec somatisations répondent habituellement moins bien aux antidépresseurs que les autres types de dépression.

20.4.3 Approche psychothérapeutique spécifique

Thérapie cognitive

S'appuyant sur la théorie des cognitions erronées, qui consistent en une interprétation dramatique des sensations ou de perceptions corporelles, la thérapie cognitive (Bass et Benjamin, 1993) s'attardera à modifier l'interprétation dramatique que peuvent donner les malades de leurs symptômes. Les cognitions erronées sont souvent influencées par les croyances du patient, mais aussi par ses expériences, tant présentes que passées, de la maladie, les siennes propres ainsi que celles de son entourage. Il n'est pas rare de relever des expériences précoces de maladie qui ont marqué le développement du patient.

20.5 TROUBLE SOMATISATION

20.5.1 Historique et définition

Le trouble somatisation se définit comme un état polysymptomatique débutant avant l'âge de 30 ans, s'étendant sur de nombreuses années et regroupant une série de symptômes douloureux, gastro-intestinaux, sexuels et pseudo-neurologiques. Ces symptômes demeurent inexplicables, même après des examens médicaux adéquats, et il en résulte une grande demande de soins médico-chirurgicaux et un dysfonctionnement socioprofessionnel.

Le diagnostic contemporain repose sur des études phénoménologiques effectuées, en 1962, par Guze qui avait qualifié cet état d'« hystérie de Briquet » (Guze, 1975). C'est en 1980 que l'American Psychiatric Association (APA) introduit le diagnostic du trouble somatisation dans le DSM-III. Il fallait alors détecter la présence de 14 symptômes chez la femme et de 12 symptômes chez l'homme, à l'intérieur d'un ensemble de 37 symptômes établis à partir de la liste initiale — beaucoup plus longue — dressée par Briquet, mais en écartant cette fois tous les symptômes susceptibles d'être causés par une dépression ou un trouble panique. Sous l'influence des travaux d'Escobar (Escobar et coll., 1989) et de Cloninger (1993), le DSM-IV propose une simplification du diagnostic (huit symptômes), qui conserve la même validité. Dans la CIM-10, on retrouve une catégorie analogue appelée « somatisation ».

20.5.2 Épidémiologie

La prévalence dans la population générale varie de 0,38 % à 4,4 % selon le nombre de symptômes requis (Escobar et coll., 1989). On note une prévalence beaucoup plus faible (0,2 %) chez les hommes. Le risque à vie pour les femmes serait de 2,2 %.

20.5.3 Description clinique

Trois mots clés définissent la présentation clinique : fluctuation, symptômes multiples et chronicité. Les femmes présentent des symptômes surtout au début de la vingtaine, sans que le phénomène s'atténue avec l'âge ; chez les hommes, les somatisations atteignent le plus haut degré dans la cinquantaine.

En clinique psychiatrique, le mode de présentation ne sera pas nécessairement somatique ; en fait, le patient pourra se présenter pour une dépression, de l'anxiété, une tentative de suicide ou pour des problèmes sociaux. Il n'exprimera pas de plainte principale et se limitera à décrire une longue liste de problèmes vaguement reliés entre eux. On ne relèvera aucun symptôme pathognomonique, mais des indices importants évoquant ce trouble, comme une histoire d'investigations et de chirurgies à répétition pour des douleurs inexpliquées.

Lors de l'examen, le patient fait souvent un récit circonstanciel, plutôt vague, et est un mauvais historien. Il est inadapté socialement et connaît des problèmes conjugaux sérieux, ainsi que des relations interpersonnelles fragiles et cahotiques. Plusieurs ont une histoire d'abus de substances.

Des études (Cloninger et coll., 1986) portant sur l'histoire familiale des patients somatisants ont relevé une forte proportion de pères alcooliques et présentant une personnalité antisociale et de mères aux prises avec un trouble somatisation. Quelque 20 % des patients ont connu une maladie chronique invalidante dans leur enfance ou un proche en a souffert. On trouve fréquemment une histoire de carence des soins maternels et de sévices sexuels.

Ces patients se sentent donc dévalorisés et passifs face à leur destinée et éprouvent des sentiments de désespoir et d'impuissance.

La CIM-10 diffère du DSM-IV quant aux symptômes nécessaires: 6 sur une possibilité de 14, appartenant au moins à 2 des 4 groupes, alors que le DSM-IV en requiert 8 dans 4 groupes (voir le tableau 20.5). De plus, la CIM-10 exige « un refus persistant d'accepter les conclusions des médecins concernant l'absence de toute cause organique pouvant rendre compte des symptômes somatiques ».

20.5.4 Comorbidité

Près de 33 % des patients présentent une dépression lors du diagnostic et plus de 50 % ont des antécédents de dépression majeure. L'anxiété généralisée et le trouble panique sont aussi des troubles fréquemment associés et vont fluctuer selon le degré de la dépression et les difficultés de fonctionnement du patient.

Par ailleurs, 70 % des patients sont atteints d'un trouble de la personnalité assez grave. Il s'agira surtout des personnalités limite, antisociale ou histrionique.

TABLEAU 20.5 Critères diagnostiques de la somatisation

DSM-IV 300.81 Trouble somatisation	CIM-10 F45.0 Somatisation
A. Antécédents de plaintes somatiques multiples débutant avant l'âge de 30 ans, se manifestant sur une période de plusieurs années et aboutissant à une altération significative du fonctionnement social, professionnel, ou à une demande de traitement.	A. Antécédents de plaintes somatiques multiples et variables pendant au moins deux ans, ne pouvant être expliquées par un trouble somatique identifiable ou une hyperactivité neurovégétative. Quand il existe un trouble somatique, celui-ci ne peut rendre compte du tableau clinique.
	B. Les symptômes sont à l'origine d'une détresse et amènent le sujet à consulter (au moins trois fois) ou à demander des investigations répétées ou à utiliser une automédication constante ou à faire des visites à des guérisseurs.
	C. Refus persistant d'accepter les conclusions des médecins, sauf pour de courtes périodes après une investigation médicale.
B. Chacun des critères suivants doit être rempli; les symptômes eux-mêmes surviendront à n'importe quel moment de l'évolution de la perturbation: (1) quatre symptômes douloureux touchant quatre localisations ou fonctions du corps; (2) deux symptômes gastro-intestinaux; (3) un symptôme sexuel; (4) un symptôme pseudo-neurologique.	D. Présence d'au moins 6 symptômes de la liste suivante: — symptômes gastro-intestinaux (6); — symptômes cardiovasculaires (2); — symptômes génito-urinaires (3); — symptômes cutanés et douloureux (3).
C. Soit (1) ou (2): (1) Aucun des symptômes du critère B ne peut s'expliquer complètement ni par une affection médicale générale connue ni par les effets d'une substance. (2) S'il existe une relation avec une affection médicale, les symptômes ou le dysfonctionnement social ou professionnel sont nettement disproportionnés.	
D. Les symptômes ne sont pas produits intentionnellement.	
	E. Le trouble ne survient pas uniquement dans le cadre d'une schizophrénie ou d'un trouble apparenté (F20 – F29), d'un trouble de l'humeur [affectif] (F30 – F39) ou d'un trouble panique (F41.0).

Sources: American Psychiatric Association (1994), trad. française *DSM-IV – Manuel diagnostique et statistique des troubles mentaux,* Paris, Masson, 1996; World Health Organization (1993), trad. française *Classification internationale des maladies, 10ᵉ révision. Chapitre V (F): Troubles mentaux et troubles du comportement: critères diagnostiques pour la recherche,* Paris, Organisation Mondiale de la Santé et Masson, 1994.

20.5.5 Approches thérapeutiques spécifiques

Le médecin doit définir des objectifs thérapeutiques concrets et être capable de maintenir une relation d'aide à long terme. Cette continuité des soins permettra d'acquérir une bonne connaissance du malade et de prévenir toute iatrogénie ou prescription intempestive.

L'approche thérapeutique doit prendre en considération trois composantes:
1. *La composante émotionnelle.* Elle regroupe des émotions souvent mixtes, anxieuses et dépressives, qui traduisent la détresse et la grande vulnérabilité de ces patients. Il faut détecter et traiter toute psychopathologie dépressive ou anxieuse. Les antidépresseurs sérotoninergiques, sinon les tricycliques sédatifs, permettent de soulager ces malades sans risque de dépendance à long terme.
2. *La composante somatique.* Elle tire bénéfice du modèle de réattribution (voir la section 20.4). Cependant, ces patients sont très réticents à associer leurs somatisations à des difficultés psychologiques, car, dès lors, leur identité personnelle s'en trouverait menacée. Il convient donc de procéder avec tact, tout en dédramatisant la réalité de leurs perceptions.
3. *La composante comportementale.* Elle concerne le comportement associé au rôle de malade que cherche à jouer le patient. Il peut être souhaitable d'intégrer les proches à la thérapie afin d'encourager des comportements plus adaptés et de favoriser la résolution de problèmes et une meilleure communication.

20.5.6 Pronostic

Le pronostic, dans le cas d'un trouble somatisation, est plutôt réservé: on ne peut pas envisager la guérison de ces malades. Cependant, un diagnostic précoce de cette condition peut aider à limiter les dégâts, c'est-à-dire limiter la multiplication des consultations et des investigations et éviter la dépendance médicamenteuse.

Par la suite, il faut viser à rendre ces malades plus autonomes et plus fonctionnels, car 60 % sont si handicapés qu'ils ne peuvent travailler. Les résultats d'une étude sur une thérapie de groupe psychoéducative et de soutien ont montré que ces malades ont pu s'améliorer de 30 % du point de vue fonctionnel (Smith, 1991).

20.6 TROUBLE SOMATOFORME INDIFFÉRENCIÉ

20.6.1 Historique et définition

Le trouble somatoforme indifférencié a été introduit par le DSM-III-R et est resté inchangé dans le DSM-IV. Cette entité regroupe les somatisants chroniques (plus de six mois) qui ne répondent pas à tous les critères du trouble somatisation.

20.6.2 Épidémiologie

Des études préliminaires confirment la validité et la spécificité de ce syndrome et notent une prévalence de 30 fois plus élevée que celle du trouble somatisation. Selon Kirmayer et Robbins (1991), 12,5 % des consultations en médecine familiale sont imputables à ce trouble, alors que Katon, Ries et Kleinman (1989) mentionnent qu'il représente 10 % des consultations en cliniques de médecine et de chirurgie.

Le trouble somatoforme indifférencié touche principalement les jeunes femmes de niveau socio-économique inférieur, mais il a été observé chez des personnes de tout âge, de tout genre et de toute culture.

20.6.3 Description clinique

Dans le trouble somatoforme indifférencié, les plaintes sont moins nombreuses mais chroniques (plus de six mois). Certains conçoivent ce trouble comme une variante clinique moins grave et moins invalidante du trouble somatisation.

Le DSM-IV recommande que la neurasthénie (sentiment persistant de fatigue excessive sans explication médicale) décrite dans la CIM-10 soit classifiée dans cette catégorie. Cette recommandation s'appuie sur le manque de spécificité d'un tel syndrome et la faible utilisation de ce diagnostic par les psychiatres américains. Différentes études ont montré que la neurasthénie, diagnostic fréquemment posé en Chine et en ex-URSS, pouvait répondre aux critères d'un trouble anxieux ou dépressif et reflétait davantage des variations culturelles de la nosographie. La CIM-10 conserve le diagnostic de neurasthénie et propose des critères diagnostiques plus sélectifs en excluant toute labilité émotionnelle organique, tout syndrome post-encéphalitique, tout syndrome post-commotionnel, tout trouble de l'humeur, tout trouble anxieux. On trouve donc comme critères : la présence de plaintes persistantes, accompagnées d'un sentiment de détresse, concernant un épuisement à la suite d'efforts physiques minimes ou la présence d'une fatigue et d'une faiblesse physique après des efforts physiques minimes. De plus, au moins une des manifestations suivantes doit être présente : douleurs musculaires, étourdissements, céphalées de tension, perturbation du sommeil, difficultés à se détendre, irritabilité. Le trouble persiste au moins trois mois. Par ailleurs, le Center for Disease Control a défini des critères diagnostiques pour le syndrome de fatigue chronique qui demeure pour l'instant source de controverses.

20.6.4 Comorbidité

La même démarche diagnostique que celle qui a été décrite à la section 20.3 est nécessaire pour mettre en évidence toute autre psychopathologie ou affection médicale associée.

20.6.5 Approches thérapeutiques spécifiques

L'approche diagnostique et l'approche thérapeutique sont les mêmes que celles qui ont été exposées à la section 20.5.5.

20.6.6 Pronostic

Quoiqu'il existe peu d'études systématiques, on note une fluctuation et une chronicité des plaintes qui s'accompagnent d'une invalidité notable, d'une incapacité au travail et de l'utilisation excessive des services de santé. Cependant, l'invalidité semble moins grave que dans le trouble somatisation.

20.7 TROUBLE DE CONVERSION

20.7.1 Historique et définition

Le trouble de conversion se manifeste par des symptômes ou des déficits non expliqués médicalement qui touchent surtout les fonctions motrices ou sensorielles et qui suggèrent une maladie neurologique. Des facteurs psychologiques sont associés à ces symptômes ou à ces déficits et doivent être mis en évidence par le médecin.

L'évolution du concept de conversion est particulièrement intéressante dans l'histoire de la psychiatrie et même de la médecine. Concept fondamental pour traduire l'influence de la psyché sur le corps, il est encore objet de débats, comme en témoigne la différence entre les descriptions du DSM-IV et de la CIM-10.

Alors que le DSM-IV prend en considération la présentation clinique de la conversion et classifie cette dernière dans les troubles somatoformes, la CIM-10 préfère la ranger dans la catégorie des troubles dissociatifs, de manière à rendre compte de son étroite association avec les réactions dissociatives.

Dans le DSM-IV, le trouble de conversion n'est plus associé à la problématique hystérique, ainsi que le signifiait antérieurement le DSM-II avec la névrose hystérique de type conversion. En effet, plusieurs études ont démontré que la personnalité hystérique (histrionique) n'est pas la plus fréquente, n'étant associée qu'à 10 % des cas de conversion. On retrouve le plus souvent la personnalité évitante, antisociale ou paranoïde.

Le DSM-IV a également été sensible aux facteurs culturels qui peuvent influer sur les manifestations de détresse. Ainsi, il faut s'assurer que la présentation clinique n'est pas régie par des normes culturelles.

Quant à l'intervention de facteurs psychologiques, ces derniers ne sont plus étiologiquement liés, comme le stipulait le DSM-III, mais plutôt associés soit à l'apparition ou à l'évolution des symptômes. On note une prise de distance par rapport au modèle psychodynamique proposé par Freud (1896).

Le trouble de conversion est donc restreint à la clinique neurologique ou pseudo-neurologique, et le diagnostic mettra en évidence l'un ou l'autre des quatre

Psychiatrie clinique : une approche bio-psycho-sociale

types de présentation: avec symptômes ou déficit moteurs, avec symptômes ou déficit sensitifs, avec convulsions ou présentation mixte.

20.7.2 Épidémiologie

Le trouble de conversion peut se manifester à tous les âges, tant dans l'enfance que dans la vieillesse, mais il est plus commun à l'adolescence et au début de la vingtaine. L'incidence annuelle de ce trouble serait de 0,02 % dans la population et il représenterait de 5 % à 16 % des consultations en psychiatrie de consultation-liaison (Folks, Ford et Regan, 1989).

La conversion serait de deux à cinq fois plus fréquente chez les femmes et sa prévalence serait plus élevée dans les milieux ruraux ainsi que dans les couches pauvres et peu scolarisées de la population.

20.7.3 Description clinique

La conversion se manifeste par des pseudo-paralysies, des pseudo-anesthésies, des pseudo-cécités, des pseudo-surdités, des pseudo-convulsions, etc.

Il y a deux modes de présentation: aiguë ou chronique. Dans la présentation aiguë, il est relativement plus facile de déterminer les stresseurs psychosociaux que dans la présentation chronique.

Si l'examen mental ne révèle souvent aucune particularité, on peut toutefois découvrir des symptômes dissociatifs, comme l'indique la description de la CIM-10.

Dans l'histoire du patient, on pourra relever soit des épisodes semblables, soit l'existence d'un symptôme identique chez un proche malade ou décédé. Le patient ayant une relation ambivalente avec cette personne, la reproduction de la maladie permet une série de gains primaires (identification et acquisition du symptôme pour se libérer d'un sentiment de culpabilité à l'endroit de cette personne) et secondaires (avoir accès aux mêmes égards que cette personne, etc.).

Il est relativement facile de distinguer le trouble de conversion dans la clinique neurologique: son début est soudain et massif. La symptomatologie varie dans le temps et manque de consistance, car elle ne correspond pas aux manifestations et à l'évolution habituelles des maladies du système nerveux central ou périphérique. L'examen neurologique et les investigations spécifiques (EEG, EMG) sont habituellement dans les limites de la normale.

Par ailleurs, une série de pathologies neurologiques plus ou moins difficiles à diagnostiquer peuvent évoquer un tableau de conversion: épilepsie frontale, épilepsie de type absence, violence péri-ictale, crise simple à contenu purement émotionnel ou sensitif, aura d'épilepsie temporale (Walczak, 1996).

Il n'est pas rare que le patient présente un tableau mixte, caractérisé par une pathologie neurologique bien identifiée et un trouble de conversion. Selon Folks, Ford et Regan (1989), cette comorbidité varie de 20 % à 60 % et comprend surtout l'épilepsie, le traumatisme cérébral récent ou bien la sclérose en plaques. Watson et Buramen (1979) estiment que 25 % des patients qui présentent une conversion développeront une maladie dégénérative centrale ou périphérique dans les 10 prochaines années. De tels constats demandent une attention clinique.

Dans la CIM-10, le trouble de conversion est classifié dans la catégorie des troubles dissociatifs, où se trouvent réunies autant les manifestations psychiques (amnésie dissociative, fugue dissociative, états de transe et de possession) que les manifestations physiques (troubles moteurs dissociatifs, convulsions dissociatives, anesthésie dissociative et atteintes sensorielles) [voir le tableau 20.6].

20.7.4 Comorbidité

Dans 25 % des cas, la conversion coexiste avec la dépression ou le trouble somatisation. Le trouble panique, l'abus de substances et différents troubles de la personnalité y sont aussi fréquemment associés.

20.7.5 Approches thérapeutiques spécifiques

L'approche thérapeutique consiste d'abord à établir une alliance thérapeutique; le thérapeute reconnaîtra la nature involontaire du symptôme et la détresse psychologique sous-jacente, tout en respectant la vulnérabilité narcissique du malade. La suggestion constitue l'élément central de la thérapie. Le thérapeute doit encourager activement le patient à reprendre graduellement son fonctionnement. Il peut combiner des approches corporelles, telles la physiothérapie et la relaxation, et même des techniques plus spécialisées, comme l'hypnose.

TABLEAU 20.6 Critères diagnostiques spécifiques (DSM-IV), généraux et spécifiques (CIM-10) du trouble de conversion

DSM-IV 300.11 Trouble de conversion	CIM-10 F44 Troubles dissociatifs [de conversion]
A. Un ou plusieurs symptômes ou déficits touchant la motricité volontaire ou les fonctions sensitives ou sensorielles et suggérant une affection neurologique ou une affection médicale générale.	G1. Absence d'un trouble somatique qui pourrait rendre compte des symptômes.
B. Des facteurs psychologiques sont associés, car des conflits ou des facteurs de stress précèdent la survenue ou l'aggravation du symptôme.	G2. Présence d'éléments en faveur d'une relation temporelle manifeste entre le début des symptômes et des événements stressants, des problèmes ou des besoins.
C. Le symptôme ou déficit n'est pas produit intentionnellement ni feint (simulation ou trouble factice).	
D. Après des examens médicaux appropriés, le symptôme ou le déficit ne peut pas s'expliquer complètement par une affection médicale générale, ou par les effets directs d'une substance, ou être assimilé à un comportement ou à une expérience culturellement déterminés.	
E. Le symptôme ou le déficit est à l'origine d'une souffrance cliniquement significative ou d'une altération du fonctionnement social, professionnel ou autre motivant une évaluation médicale.	
F. Les symptômes ne se limitent pas à une douleur ou à une dysfonction sexuelle, ne surviennent pas exclusivement au cours de l'évolution d'un trouble somatisation et ne sont pas mieux expliqués par un autre trouble mental.	
	F44.4 Troubles moteurs dissociatifs A. Répond aux critères généraux d'un trouble dissociatif (F44). B. Soit (1) soit (2) : (1) Perte totale ou partielle des mouvements qui sont normalement sous le contrôle de la volonté. (2) Incoordination, ataxie ou incapacité à se tenir debout sans aide.
	F44.5 Convulsions dissociatives A. Répond aux critères généraux d'un trouble dissociatif (F44). B. Mouvements spasmodiques brusques et inattendus ressemblant à une forme clinique quelconque d'épilepsie mais non accompagnés d'une perte de connaissance. C. Les manifestations du critère B ne sont pas accompagnées d'une morsure de la langue, d'hématomes ou de blessures dus à des chutes, ou d'une perte des urines.
	F44.6 Anesthésie dissociative et atteintes sensorielles A. Répond aux critères généraux d'un trouble dissociatif (F44). B. Soit (1) soit (2) : (1) Avec perte partielle ou complète des sensibilités cutanées d'une partie ou de la totalité du corps (préciser : tactile, douloureuse, thermique, vibratoire). (2) Avec perte partielle ou complète de la vision, de l'audition ou de l'olfaction.
	F44.7 Troubles dissociatifs [de conversion] mixtes

Sources : American Psychiatric Association (1994), trad. française *DSM-IV – Manuel diagnostique et statistique des troubles mentaux*, Paris, Masson, 1996 ; World Health Organization (1993), trad. française *Classification internationale des maladies, 10ᵉ révision. Chapitre V (F) : Troubles mentaux et troubles du comportement : critères diagnostiques pour la recherche*, Paris, Organisation Mondiale de la Santé et Masson, 1994.

Psychiatrie clinique : une approche bio-psycho-sociale

Dans les cas où des stresseurs bien définis sont en cause, on peut envisager une approche de type résolution de problèmes en thérapie individuelle ou familiale (systémique), qui amènera le patient à adopter des attitudes mieux adaptées ou à mieux gérer le stress. L'approche psychodynamique, pour sa part, peut se centrer sur les associations libres du patient autour du symptôme, ce qui favorisera la levée du refoulement et l'abandon du symptôme par le patient.

20.7.6 Pronostic

Le pronostic est habituellement favorable si le trouble est d'apparition récente et s'il y a absence de trouble de la personnalité et de comorbidité psychiatrique et médicale. Par ailleurs, la facilité avec laquelle on peut déterminer les stresseurs psychosociaux améliore le pronostic. Par contre, la présence de litiges ou l'attente d'une compensation contribuent à la chronicité.

Les études montrent que, s'il y a eu hospitalisation, de 50 % à 90 % des symptômes de conversion disparaissent avant que le patient reçoive son congé. Seulement 25 % de ces cas ont connu une récidive des symptômes dans les 5 années suivantes. Les patients sont cependant plus susceptibles de voir leurs symptômes persister s'ils sont atteints d'une maladie neurologique.

20.8 TROUBLE DOULOUREUX

20.8.1 Historique et définition

Le DSM-IV a proposé une approche rationnelle du trouble douloureux qui prend en considération les différents facteurs associés à la douleur. Cette approche évalue la gravité et l'intensité de la douleur et exige du médecin qu'il porte un jugement sur le rôle de facteurs psychologiques dans l'apparition, la gravité, l'exacerbation ou le maintien de la douleur. Le DSM-IV retient donc deux formes cliniques :

– le trouble douloureux associé essentiellement à des facteurs psychologiques ;

– le trouble douloureux associé à la fois à des facteurs psychologiques et à une affection médicale générale.

Le trouble douloureux expliqué essentiellement par une affection médicale générale, sans participation de facteurs psychologiques, n'est pas noté comme un trouble mental et il doit être rapporté uniquement à l'axe III.

Le DSM-IV abandonne donc les appellations « douleur psychogène » (DSM-III) et « trouble douloureux somatoforme » (DSM-III-R) pour ne retenir que le « trouble douloureux », qui peut cependant être associé ou non à des facteurs psychologiques.

La CIM-10 a préféré l'appellation « syndrome douloureux somatoforme persistant » pour désigner cette douleur persistante non entièrement expliquée par un processus physiologique ou un trouble organique.

Il apparaît de plus en plus clairement que la douleur, quelle qu'en soit la cause, est de même nature et qu'il n'existe pas de différence quantitative. Toute douleur inclut toujours un phénomène psychologique modulé au niveau du système nerveux central. Ce processus est influencé par les cognitions, le degré d'attention et l'état affectif du patient. On n'a pu établir de relation linéaire entre la grosseur ou la nature de la lésion et la quantité ou la qualité de la douleur. Sur un plan qualitatif, cependant, la douleur fonctionnelle est souvent plus vague, plus diffuse, mal localisée et plus invalidante. La rétroaction biologique (*biofeedback*), l'hypnose, la relaxation et la méditation peuvent atténuer la douleur et parfois même la faire disparaître, quelle qu'en soit l'étiologie.

20.8.2 Épidémiologie

Il s'agit d'un problème de santé publique considérable. En ce qui concerne les douleurs chroniques de tout ordre, on estime qu'elles seraient influencées par des facteurs psychologiques dans une proportion de 40 % à 50 %. Deux fois plus de femmes que d'hommes souffrent de douleurs chroniques au milieu de la vie active. La prévalence diminue avec l'âge.

20.8.3 Description clinique

Plusieurs auteurs mentionnent une vulnérabilité psychologique à la douleur (*pain prone personality*). On trouve habituellement des traits alexithymiques et des antécédents de carence affective marqués par des histoires de sévices physiques ou sexuels chez de 30 % à 60 % des patients présentant des douleurs chroniques.

Tout syndrome douloureux est associé à des expressions émotives. Son début peut donner lieu à de l'anxiété, compte tenu de l'incertitude du sujet à ce moment. Par contre, lorsque la douleur se chronicise, il n'est pas rare de constater une dysphorie qui s'accompagne d'irritabilité, de tristesse, d'un sentiment d'impuissance et d'un trouble du sommeil. L'absence de sentiment de culpabilité et d'autodévalorisation distingue la dysphorie liée à un syndrome douloureux du trouble dépressif majeur.

La prédisposition à la dépression s'observera, contrairement à la croyance générale, dès le début du syndrome douloureux, d'où l'importance d'un dépistage précoce.

Les critères diagnostiques de la CIM-10 posent que la douleur doit durer au moins six mois et ne doit pas être « expliquée entièrement par un processus physiologique ou un trouble physique ». Le DSM-IV n'oblige pas le médecin à se prononcer sur l'origine de la douleur, mais exige la présence de facteurs psychologiques (voir le tableau 20.7).

20.8.4 Comorbidité

Katon, Egan et Miller (1985) ont rapporté que le tiers des patients aux prises avec un syndrome douloureux présentaient une dépression majeure ou mineure, mais sans pouvoir déterminer si celle-ci était primaire ou secondaire. Cependant, ils constatent que la moitié de ces patients ont une histoire antérieure de dépression majeure s'accompagnant, pour le tiers d'entre

TABLEAU 20.7   **Critères diagnostiques du trouble douloureux**

DSM-IV Trouble douloureux	CIM-10 F45.4 Syndrome douloureux somatoforme persistant
A. Douleur dans une ou plusieurs localisations anatomiques au centre du tableau clinique, d'une intensité suffisante pour justifier un examen clinique.	A. Douleur persistante intense avec détresse non expliquée entièrement par un processus physiologique ou un trouble physique, qui constitue en permanence la préoccupation essentielle du patient.
B. Souffrance significative ou altération du fonctionnement social ou professionnel.	
C. Des facteurs psychologiques jouent un rôle important dans le déclenchement, l'intensité, l'aggravation ou la persistance de la douleur.	
D. Le symptôme ou déficit n'est pas produit intentionnellement ni feint.	
E. La douleur n'est pas mieux expliquée par un trouble de l'humeur, un trouble anxieux ou un trouble psychotique non plus que par la dyspareunie.	B. Le trouble ne survient pas dans le cadre d'une schizophrénie, d'un trouble de l'humeur, d'une somatisation, d'un trouble somatoforme indifférencié ou d'un trouble hypocondriaque.
Spécifier si : — aigu : durée de moins de six mois ; — chronique : durée de six mois et plus.	A. Dure plus de six mois en permanence et presque tous les jours.
Coder comme suit : 307.80 Trouble douloureux associé à des facteurs psychologiques 307.89 Trouble douloureux associé à la fois à des facteurs psychologiques et à une affection médicale générale	

Sources : American Psychiatric Association (1994), trad. française *DSM-IV – Manuel diagnostique et statistique des troubles mentaux*, Paris, Masson, 1996 ; World Health Organization (1993), trad. française *Classification internationale des maladies, 10ᵉ révision. Chapitre V (F) : Troubles mentaux et troubles du comportement : critères diagnostiques pour la recherche*, Paris, Organisation Mondiale de la Santé et Masson, 1994.

Psychiatrie clinique : une approche bio-psycho-sociale

eux, d'une histoire familiale de dépression, ce qui soulève la question de l'intrication entre douleur et dépression.

20.8.5 Approches thérapeutiques spécifiques

Il importe d'éviter au patient toute complication iatrogénique (chirurgies inutiles, dépendance aux narcotiques, etc.). Les visées thérapeutiques consisteront à tenter de lui redonner une qualité de vie, de maintenir un équilibre psychologique et de diminuer l'incapacité fonctionnelle. On ne se centrera pas uniquement sur l'atténuation de la douleur. Dans cette perspective, il convient de tenir compte des principes suivants :

- Il est nécessaire de procéder à un examen physique minutieux et, au besoin, à des examens de laboratoire, car toute incertitude diagnostique accentue les inquiétudes du malade.
- Il ne faut pas se fixer comme but d'atténuer la douleur, mais plutôt de remédier aux limitations imposées par la douleur et d'augmenter l'activité du malade. Cette stratégie exige de mieux connaître les limitations fonctionnelles du patient dans sa vie professionnelle, familiale, sexuelle, etc.
- Il faut considérer la douleur dans une perspective systémique, car, souvent, l'entourage s'est organisé en fonction du comportement engendré par la douleur et peut parfois le renforcer.
- Il faut présenter les traitements spécifiques comme un apprentissage d'habiletés diverses visant à faciliter l'adaptation à la douleur, avec les comportements les plus appropriés.
- Il faut éviter la mention prématurée du « facteur stress » comme facteur précipitant. Il vaut mieux aborder les dimensions de la transmission neurologique de la douleur et du rôle des neurotransmetteurs, des émotions et de l'utilité des antidépresseurs.

Le traitement médical de la douleur offre de nombreuses possibilités, comme le montre en particulier la synthèse de Bouchams et Hackett (1991).

Le médecin doit être familiarisé avec l'emploi des différents analgésiques, des antidépresseurs, des anticonvulsivants. Face aux douleurs réfractaires, il y a lieu d'envisager des combinaisons de ces différents médicaments. Le médecin peut également recourir à diverses méthodes, tant physiques que psychologiques, telles que la stimulation transcutanée, le blocage nerveux, les approches de relaxation, la rétroaction biologique. Quant aux traitements chirurgicaux, il faut se rappeler que ceux-ci sont inefficaces lorsqu'il s'agit de trouble somatoforme : la douleur réapparaît habituellement après 6 à 18 mois.

Quant au traitement par les antidépresseurs, que le patient soit déprimé ou pas, il s'est avéré souvent efficace : 58 % des patients ont déclaré avoir la moitié moins de douleurs (28 études à double insu avec placebo sur 39) ; l'amitriptyline a été l'antidépresseur le plus étudié (Onghena et Van Houdenhove, 1992). Il semble qu'un antidépresseur ayant une action sérotoninergique et noradrénergique soit plus efficace qu'un antidépresseur agissant uniquement sur la sérotonine.

20.8.6 Pronostic

En général, le trouble douloureux dure des années et est invalidant. Le pronostic est plus mauvais pour les patients qui ont un trouble de la personnalité et, en particulier, des traits passifs, des tendances à l'évitement, ou qui sont plongés dans des procédures qu'ils ont entamées en vue d'obtenir une indemnité compensatoire. Le pronostic est encore plus réservé dans les cas de douleur abdominale (Guthrie, 1991).

20.9 HYPOCONDRIE

20.9.1 Historique et définition

La notion d'hypocondrie se retrouve chez les Grecs, pour qui elle correspondait à une forme de mélancolie dont le siège se situait dans l'hypocondre, une région latérale de l'abdomen. Graduellement, à partir du 19e siècle, le terme renvoie davantage à certains symptômes somatiques non expliqués associés à une préoccupation morbide au sujet de la santé et du corps.

L'hypocondrie a plusieurs modes de présentation : elle peut être un symptôme d'un autre trouble psychiatrique, ce qui se rapproche de la conception de Kenyon (1976) qui considère l'hypocondrie comme une entité non spécifique, consécutive à un autre syndrome psychiatrique, plus particulièrement un trouble dépressif. Enfin, elle est un trouble spécifique, tel que le définissent le DSM-IV et la CIM-10.

20.9.2 Épidémiologie

De 4 % à 6 % des patients qui consultent pourraient présenter un trouble hypocondriaque (Barsky et coll., 1990), pourcentage qui peut atteindre 13 % si on inclut les cas d'hypocondrie secondaire ou transitoire. La prévalence semble identique pour les deux sexes. Quoique l'hypocondrie puisse survenir à tout âge, elle débute le plus souvent chez des personnes de 20 à 30 ans. Les quelques études épidémiologiques effectuées à ce jour ne montrent aucune tendance particulière en fonction de la situation socioéconomique, du niveau d'instruction, de l'état matrimonial et autres variables sociodémographiques.

20.9.3 Description clinique

La caractéristique de l'hypocondrie est la peur ou la conviction d'avoir une maladie grave, et ce pendant une période prolongée (six mois et plus) et en dépit d'un examen physique et d'une investigation médicale concluant à l'absence de maladie. L'hypocondrie peut se diviser en deux sous-groupes occupant chacun l'extrémité d'un continuum allant de la crainte (pôle phobique) à la conviction (pôle croyance). Le trouble cause une détresse significative ou une perturbation du fonctionnement dans les sphères sociale, professionnelle et autres (voir le tableau 20.8, p. 500).

Très souvent, la peur découle de l'interprétation que donne le patient de manifestations physiques ou de sensations « normales » qu'il perçoit comme une preuve de maladie. En général, l'examen médical ne révèle pas de pathologie somatique. Si, par contre, il existe une telle pathologie, l'hypocondrie se caractérise par une préoccupation et un dysfonctionnement qui excèdent ce à quoi on devrait s'attendre.

Si la conviction a une intensité délirante, on envisage plutôt un diagnostic de trouble délirant de type somatique; lorsque la préoccupation concerne principalement l'apparence, on a sans doute affaire à la peur d'une dysmorphie corporelle (voir la section 20.10).

Le DSM-IV et la CIM-10 se distinguent en ce que le premier aborde le trouble comme une phobie spécifique (crainte d'avoir une maladie grave), alors que la CIM-10 le définit comme une croyance. En outre, la CIM-10 inclut la préoccupation persistante concernant un défaut ou une disgrâce physique supposée (dysmorphophobie), aspect pour lequel le DSM-IV a créé une catégorie spécifique : la peur d'une dysmorphie corporelle.

Le DSM-IV a ajouté une caractéristique touchant la qualité de la prise de conscience : l'*insight* est jugé pauvre si le malade ne reconnaît pas que sa préoccupation est excessive et déraisonnable.

20.9.4 Comorbidité

On note un taux élevé de comorbidité psychiatrique chez les patients hypocondriaques. Barsky et coll. (1990) ont trouvé que 88 % des patients hypocondriaques d'une clinique ambulatoire présentaient également un autre diagnostic, soit :

– anxiété généralisée (71,4 % des cas) ;
– dysthymie (45,2 % des cas) ;
– dépression majeure (42,9 % des cas) ;
– somatisation (21 % des cas) ;
– trouble panique (16,7 % des cas).

Leur étude a aussi relevé trois fois plus de troubles de la personnalité associés à l'hypocondrie que dans le groupe de contrôle.

20.9.5 Diagnostic différentiel

L'aspect le plus important du diagnostic différentiel consiste dans l'exclusion d'une maladie physique. Toutefois, la présence d'une maladie physique n'élimine pas la possibilité d'un trouble hypocondriaque coexistant. Le diagnostic différentiel doit aussi distinguer l'hypocondrie des syndromes psychiatriques (trouble anxieux, trouble dépressif, etc.) qui peuvent s'accompagner de préoccupations de nature somatique.

L'hypocondrie présente certaines similitudes avec le trouble obsessionnel-compulsif et a été considérée, par certains auteurs, comme un état relié au trouble

TABLEAU 20.8 Critères diagnostiques de l'hypocondrie

DSM-IV 300.7 Hypocondrie	CIM-10 F45.2 Trouble hypocondriaque
A. Préoccupation centrée sur la crainte ou l'idée d'être atteint d'une maladie grave, fondée sur l'interprétation erronée par le sujet de symptômes physiques.	A. Soit (1) soit (2) : (1) Croyance, persistant au moins six mois, d'être atteint d'une ou au plus de deux maladies somatiques sérieuses (dont l'une au moins doit être désignée spécifiquement par le sujet). (2) Préoccupation persistante concernant un défaut ou une disgrâce physique supposée (dysmorphophobie).
B. Préoccupation persistante malgré un bilan médical approprié et rassurant.	C. Refus persistant d'accepter les conclusions des médecins sauf pendant de courtes périodes (quelques semaines) pendant ou immédiatement après une investigation médicale.
C. La croyance ne revêt pas une intensité délirante (comme dans le trouble délirant type somatique) et ne se limite pas à une préoccupation centrée sur l'apparence (comme dans le trouble : peur d'une dysmorphie corporelle).	
D. Présence d'une détresse significative ou d'une perturbation du fonctionnement social ou professionnel.	B. Présence d'une détresse significative ou d'une perturbation du fonctionnement dans la vie quotidienne entraînant le sujet à demander un traitement médical ou des investigations (ou une aide similaire auprès des guérisseurs locaux).
E. Durée de six mois et plus.	Voir le critère A (1).
F. La préoccupation n'est pas mieux expliquée par une anxiété généralisée, un trouble obsessionnel-compulsif, un trouble panique, un trouble dépressif, une angoisse de séparation ou un autre trouble somatoforme.	D. Critères d'exclusion : Ne survient pas exclusivement dans le cadre d'une schizophrénie, d'un trouble délirant persistant ou d'un trouble de l'humeur.
Spécifier : Avec peu de prise de conscience : si, la plupart du temps, le sujet ne reconnaît pas que sa préoccupation est excessive ou déraisonnable.	

Sources : American Psychiatric Association (1994), trad. française *DSM-IV – Manuel diagnostique et statistique des troubles mentaux*, Paris, Masson, 1996 ; World Health Organization (1993), trad. française *Classification internationale des maladies, 10ᵉ révision. Chapitre V (F) : Troubles mentaux et troubles du comportement : critères diagnostiques pour la recherche*, Paris, Organisation Mondiale de la Santé et Masson, 1994.

obsessionnel, un sous-groupe des troubles anxieux. Or, en y regardant de plus près, on relève deux différences majeures : l'obsession face à la maladie revêt un caractère égo-syntone chez l'hypocondriaque, alors que l'obsession reliée à un trouble obsessionnel-compulsif est plus souvent égo-dystone. Le comportement face au symptôme est également différent : l'hypocondriaque, contrairement à l'obsessionnel-compulsif, n'hésite pas à consulter et à parler de ses inquiétudes.

La somatisation est le principal trouble somatoforme qui doit être distingué de l'hypocondrie.

20.9.6 Approches thérapeutiques spécifiques

Traitement pharmacologique

Fallon et coll. (1993) ont obtenu des résultats encourageants pour 10 des 15 patients hypocondriaques traités par un inhibiteur sélectif du recaptage de la sérotonine (ISRS) [fluoxétine, 20 mg]. Il semble que les patients pourraient répondre aux effets anxiolytique et antiobsessionnel des ISRS.

Psychothérapie

Il y a peu d'études contrôlées sur l'effet des traitements. Les principes thérapeutiques généraux s'appliquent et la démarche générale reste la même (voir la section 20.4). Cependant, le modèle de réattribution peut se heurter aux défenses rigides du patient. Plusieurs auteurs ont associé cette problématique à une paranoïa dirigée contre le corps. La plupart des travaux concluent à la nécessité d'une intervention et d'un suivi pour contenir l'angoisse du malade et lui éviter des investigations inutiles.

20.9.7 Pronostic

L'hypocondrie est une affection récurrente chronique caractérisée par une fluctuation des symptômes. Un épisode peut durer de quelques mois à quelques années, entrecoupé de périodes sans symptômes. La rechute survient le plus souvent pendant une période de détresse psychosociale. Le pronostic de l'hypocondrie est habituellement pessimiste. Cependant, Kellner (1986) a démontré qu'environ la moitié des patients connaissent une amélioration et peuvent profiter d'une intervention thérapeutique, l'état des autres demeurant chronique et fluctuant.

20.10 TROUBLE : PEUR D'UNE DYSMORPHIE CORPORELLE

20.10.1 Historique et définition

Le trouble dit peur d'une dysmorphie corporelle a été désigné par le DSM-III-R comme une catégorie spécifique relevant des troubles somatoformes. Les manifestations de ce trouble se rapprochent de celles d'une entité appelée « dysmorphophobie » dont font depuis longtemps état les écrits européens. D'ailleurs, dans la CIM-10, celle-ci se trouve classifiée dans la catégorie du trouble hypocondriaque qui, on l'a vu, regroupe aussi les obsessions au sujet du corps.

Quoique plusieurs auteurs contestent la spécificité du trouble qu'est la peur d'une dysmorphie corporelle, compte tenu de son association fréquente avec d'autres troubles (phobie sociale, anorexie mentale, trouble obsessionnel-compulsif, trouble affectif et même trouble psychotique), le DSM-IV a maintenu la spécificité de ce dernier.

20.10.2 Épidémiologie

La moyenne d'âge des personnes souffrant de la peur d'une dysmorphie corporelle est d'environ 30 ans. Les premiers symptômes se manifestent le plus souvent à l'adolescence. Même si beaucoup d'adolescents se préoccupent de leur apparence, très peu vont souffrir de ce trouble, soit environ 1 % de la population selon une étude de Phillips (1996). Dans un sondage réalisé en 1985, Cash, Winstead et Janda (1986) ont constaté que 34 % des hommes et 38 % des femmes ont une perception négative de leur apparence. Cette insatisfaction est nettement plus élevée que celle qui avait été notée dans une étude réalisée en 1972, ce qui traduit l'influence des facteurs culturels et les exigences croissantes liées à l'apparence. On retrouve habituellement ces patients dans les cliniques de dermatologie et de chirurgie esthétique. Selon certaines études (Andreasen et Bardach, 1977), 2 % d'entre eux souffriraient de la peur d'une dysmorphie corporelle.

20.10.3 Description clinique

Le syndrome comprend des préoccupations à propos d'un défaut lié à l'apparence. Le défaut peut être imaginaire ou, s'il y a effectivement une légère anomalie physique, la préoccupation est nettement excessive. Cette préoccupation doit causer une détresse significative ou une perturbation du fonctionnement social ou professionnel, comme dans les autres troubles. Cependant, la préoccupation ne s'inscrit pas dans le cours d'un autre trouble mental, tels l'anorexie mentale (préoccupations liées au poids) et le transsexualisme (préoccupations liées au corps).

Les plaintes les plus souvent entendues touchent le visage, comme la forme, la grosseur ou tout autre aspect du nez, les yeux, la bouche, les paupières, la présence de marques distinctives (grains de beauté), de petites séquelles d'acné ou de cicatrices. L'individu est convaincu que ce défaut lui enlève tout attrait et le rend même répugnant, ou a peur qu'il en soit ainsi.

Le trouble est associé à des vérifications compulsives du défaut et peut donner lieu à un évitement des activités habituelles, jusqu'à un isolement social quasi total.

La peur d'une dysmorphie corporelle se reconnaît par son apparition insidieuse et sa chronicité. L'idée surévaluée qui fonde la pathologie rend l'approche thérapeutique difficile. Cette dernière bute le plus souvent contre la résistance du patient à reconnaître la nature psychologique de son problème, ce qui, du coup, rend malaisé son acheminement vers un centre psychiatrique.

20.10.4 Comorbidité

Ce syndrome, souvent sous-estimé, comporte une comorbidité psychiatrique importante. On rapporte que jusqu'à 29 % des personnes atteintes tentent de se suicider, dont 5 % réussissent. Les hospitalisations en psychiatrie sont fréquentes. Une étude portant sur plus de 200 patients a relevé une prévalence de trouble dépressif majeur (57 %) avec une prévalence à vie de 83 % (Phillips, 1996). La phobie sociale (26 %), le trouble obsessionnel-compulsif (24 %) et la dépendance aux substances (12 %) sont fréquemment rencontrés, situation qui appelle un dépistage systématique.

20.10.5 Approches thérapeutiques spécifiques

Le médecin doit reconnaître la souffrance du malade. Un tel syndrome est souvent associé à une invalidité importante, et les interventions psychologiques doivent tenter d'optimiser le fonctionnement psychosocial et être axées sur la diminution des comportements inadaptés (évitement, isolement, attente de gains secondaires). Le médecin doit rester vigilant face à la présence de toute psychopathologie coexistante qui mériterait un traitement plus intensif (dépression majeure, schizophrénie, trouble délirant de type somatique, trouble obsessionnel-compulsif).

L'approche psychopharmacologique s'articule essentiellement autour de deux axes. Le premier axe regroupe les aspects anxieux, dépressifs ou obsessionnels présents dans un tel syndrome, d'où il paraît pertinent de prescrire un ISRS. Des études récentes ont indiqué que les dosages recommandés habituellement pour le traitement des troubles obsessionnels-compulsifs (fluoxétine, à raison de 40 à 80 mg/jr, fluvoxamine, de 150 à 300 mg/jr) donnaient des résultats intéressants (Hollander et coll., 1994).

L'autre axe a trait à la nature de la préoccupation liée au défaut corporel, qui peut être délirante ou non et qu'il est parfois difficile de qualifier. Bien souvent, la préoccupation atteint l'intensité d'une conviction délirante, bien que circonscrite, en l'absence d'autres délires, de troubles perceptifs ou d'un trouble de la pensée. Dans ce cas, le DSM-IV suggère de poser un diagnostic additionnel de trouble délirant de type somatique. Un tel trouble, antérieurement désigné comme hypocondrie délirante monosymptomatique, peut être traité par le pimozide (à raison de 2 à 8 mg une fois/jour), un agent antipsychotique antagoniste spécifique des récepteurs dopaminergiques. Toutefois, Phillips (1996) a démontré qu'un certain nombre de patients répondaient aux ISRS, ce qui fait penser que la peur d'une dysmorphie corporelle serait apparentée à un trouble obsessionnel.

20.10.6 Pronostic

Chez la plupart des patients aux prises avec le trouble qu'est la peur d'une dysmorphie corporelle, la préoccupation persiste, mais on peut envisager une atténuation de la détresse psychologique et une amélioration du fonctionnement social. Il faut prévoir un traitement au long cours, et une rechute est fréquente après l'arrêt de la médication.

20.11 TROUBLE SOMATOFORME NON SPÉCIFIÉ

Le trouble somatoforme non spécifié constitue la deuxième catégorie résiduelle des troubles somatoformes. Comme la première (le trouble somatoforme indifférencié d'une durée d'au moins six mois), le trouble somatoforme non spécifié a été créé pour les patients présentant des symptômes qui ne répondent pas à tous les critères des autres troubles somatoformes. La détresse et l'incapacité doivent être suffisamment significatives, mais le trouble dure moins de six mois et n'est pas dû à une autre psychopathologie. La grossesse nerveuse appartient à cette catégorie.

*
* *

Les somatisations et les troubles somatoformes constituent un réel défi pour le médecin. Dans le contexte des compressions budgétaires que connaissent différents systèmes de santé, ils soulèvent une question d'intérêt public compte tenu du fait qu'ils sont associés à une forte consommation de soins.

Le médecin devra être sensible à la détresse des somatisants chroniques et tenter d'apporter un soulagement autant que possible. Étant donné le mode de présentation de ces troubles et la difficulté d'envoyer les patients en clinique psychiatrique, il y a lieu d'envisager une articulation entre le champ de la santé mentale et celui de la médecine de première ligne, pour favoriser la prévention et le dépistage précoce de ces troubles, de même que l'instauration d'une approche thérapeutique et préventive.

Bibliographie

AMERICAN PSYCHIATRIC ASSOCIATION
1994   *Diagnostic and Statistical Manual of Mental Disorders*, 4e éd., Washington (D.C.), American Psychiatric Association ; trad. française *DSM-IV – Manuel diagnostique et statistique des troubles mentaux*, Paris, Masson, 1996, 1040 p.

ANDREASEN, N.C., et BARDACH, J.
1977   « Dysmorphophobia : Symptom or disease », *Am. J. Psychiatry*, vol. 134, n° 6, p. 673-676.

BARSKY, A.J.
1992   « Amplification, somatization and the somatoform disorders », *Psychosomatics*, vol. 33, n° 1, p. 28-34.

BARSKY, A.J., et coll.
1990   « The prevalence of hypochondriasis in medical outpatients », *Soc. Psychiatry Psychiatr. Epidemiol.*, vol. 25, n° 2, p. 89-94.

BASS, C., et BENJAMIN, S.
1993   « The management of chronic somatization », *Br. J. Psychiatry*, n° 162, p. 472-480.

BOUCHAMS, A., et HACKETT, T.
1991   « The pain patient : Evaluation and treatment », dans N.H. Cassem (sous la dir. de), *Handbook of General Hospital Psychiatry*, 3e éd., Boston, Mosby, p. 39-68.

CASH, T.F., WINSTEAD, B.A., et JANDA, L.H.
1986   « The great American shape-up : Body image survey report », *Psychology Today*, vol. 20, n° 4, p. 30-37.

CASSEM, N.H.
1991   « Functional somatic symptoms and somatoform disorders », dans T.P. Hackett et N.H. Cassem (sous la dir. de), *Handbook of General Hospital Psychiatry*, 2e éd., Littleton (Mass.), PSG Publishing, p. 126-153.

CHAMBERS, J.B., et BASS, C.
1990   « Chest pain and normal coronary anatomy : Review of natural history and possible aetiologic factors », *Prog. Cardiovasc. Dis.*, n° 33, p. 161-184.

CHANNER, K.S., et coll.
1987   « Failure of a negative exercise test to reassure patients with chest pain », *QJM*, n° 63, p. 315-321.

CLONINGER, C.R.
1993   « Somatization disorder in DSM-IV », *Source Book*, Washington (D.C.), American Psychiatric Press.

CLONINGER, C.R., et coll.
1986   « Somatization in men and women : A prospective follow-up and family study », *Am. J. Psychiatry*, vol. 143, n° 7, p. 873-878.

ENGEL, G.
1977   « The need for a new medical model : A challenge for biomedicine », *Science*, n° 196, p. 129-136.

ESCOBAR, J.L., et coll.
1989   « Somatic Symptom Index (SSI) : A new and abridged somatization construct. Prevalence and epidemiological correlates in two large community samples », *J. Nerv. Ment. Dis.*, vol. 177, n° 3, p. 140-146.

FABREGA, H.
1980   *Disease and Social Behavior : An Interdisciplinary Perspective*, Cambridge, MIT Press.

FALLON, B.A., et coll.
1993   « Fluoxetine for hypochondriacal patients without major depression », *J. Clin. Psychopharmacol.*, vol. 13, n° 6, p. 438-441.

FOLKS, D.G., FORD, C.V., et REGAN, W.M.
1989   « Conversion symptoms in a general hospital », *Psychosomatics*, vol. 25, n° 4, p. 285-289.

FREUD, S.
1896   « Hérédité et l'étiologie des névroses », dans *Névrose, psychose, perversion*, Paris, PUF, 1985.

GOLDBERG, D.
1992   « The management of medical out-patients with non-organic disorders : The reattribution model », dans F. Creed et coll., *Medical Symptoms not Explained by Organic Disease*, Londres, Royal College of Psychiatrists and Royal College of Physicians of London.

GUTHRIE, E.
1991   « Brief psychotherapy with patients with refractory irritable bowel syndrome », *British Journal of Psychotherapy*, n° 8, p. 175-188.

GUZE, S.B.
1975 « The validity and significance of the clinical diagnosis of hysteria (Briquet's syndrome) », *Am. J. Psychiatry,* vol. 132, n° 2, p. 138-141.

HOLLANDER, E., et coll.
1994 « Fluvoxamine treatment of body dysmorphic disorder », *J. Clin. Psychopharmacol.,* vol. 14, n° 1, p. 75-77.

KATON, W., EGAN, K., et MILLER, D.
1985 « Chronic pain: Lifetime psychiatric diagnoses and family history », *Am. J. Psychiatry,* vol. 142, n° 10, p. 1156-1160.

KATON, W., et coll.
1991 « Somatization: A spectrum of severity », *Am. J. Psychiatry,* vol. 148, n° 1, p. 34-40.
1990 « Distressed high utilizers for medical care. DSM-III-R diagnoses and treatment needs », *Gen. Hosp. Psychiatry,* vol. 12, n° 6, p. 355-362.

KATON, W., RIES, R.K., et KLEINMAN, A.
1989 « The prevalence of somatization in primary care », *Compr. Psychiatry,* n° 25, p. 208-215.

KELLNER, R.
1991 *Psychosomatic Syndromes and Somatic Symptoms,* Washington (D.C.), American Psychiatric Press.
1986 *Somatization and Hypochondriasis,* New York, Praeger Publishers.

KENYON, F.E.
1976 « Hypochondriacal states », *Br. J. Psychiatry,* n° 129, p. 1-14.

KIRMAYER, L.J., et ROBBINS, J.M.
1991 « Three forms of somatization in primary care: Prevalence, co-occurrence, and sociodemographic characteristics », *J. Nerv. Ment. Dis.,* vol. 179, n° 11, p. 647-655.

KIRMAYER, L.J., ROBBINS, J.M., et PARIS, J.
1994 « Somatoform disorders: Personality and the social matrix of somatic distress », *J. Abnorm. Psychol.,* vol. 103, n° 1, p. 125-136.

LIPOWSKI, Z.J.
1990 « Somatization and depression », *Psychosomatics,* vol. 31, n° 1, p. 13-21.

MECHANIC, D.
1962 « The concept of illness behavior », *J. Chron. Dis.,* n° 15, p. 189.

MERSKEY, H., et BUHRICH, N.A.
1975 « Hysteria and organic brain disease », *Br. J. Med. Psychol.,* vol. 48, n° 4, p. 359-366.

ONGHENA, P., et VAN HOUDENHOVE, B.
1992 « Antidepressant-induced analgesia in chronic non-malignant pain: A meta-analysis of 39 placebo-controlled studies », *Pain,* vol. 49, n° 2, p. 205-220.

PHILLIPS, K.A.
1996 *The Broken Mirror,* New York, Oxford University Press.

SHARPE, M., et BASS, C.
1992 « Pathophysiological mechanisms in somatization », *International Review of Psychiatry,* vol. 4, p. 81-97.

SIMON, G.E., et VON KORFF, M.
1991 « Somatization and psychiatric disorder in the NIMH Epidemiologic Catchment Area Study », *Am. J. Psychiatry,* vol. 148, n° 11, p. 1494-1500.

SMITH, G.R.
1991 *Somatization Disorder in the Medical Setting,* Washington (D.C.), American Psychiatric Press.

WALCZAK, T.
1996 « Differentiating epilepsy and psychiatric disease », dans *Comprehensive Review of Current Neuropsychiatry,* New York, Columbia University Press, p. 159-167.

WATSON, D., et PENNEBAKER, J.W.
1989 « Health complaints, stress and distress: Exploring the central role of negative affectivity », *Psychol. Rev.,* vol. 96, n° 2, p. 234-254.

WATSON, G.G., et BURAMEN, C.
1979 « The frequency and identification of false positive conversion reactions », *J. Nerv. Ment. Dis.,* vol. 167, n° 4, p. 243-247.

WORLD HEALTH ORGANIZATION
1993 *The ICD-10 Classification of Mental and Behavioural Disorders: Diagnostic Criteria for Research,* Genève, World Health Organization; trad. française *Classification internationale des maladies, 10ᵉ révision. Chapitre V (F): Troubles mentaux et troubles du comportement: critères diagnostiques pour la recherche,* Paris, Organisation Mondiale de la Santé et Masson, 1994.

Lectures complémentaires

JEAMMET, P.H., REYNAUD, M., et CONSOLI, S.
1986 *Psychologie médicale,* 2ᵉ éd., Paris, Masson.

KIRMAYER, L.J., et ROBBINS, J.M.
1991 *Current Concepts of Somatization: Research and Clinical Perspectives,* Washington (D.C.), American Psychiatric Press.

MAYOU, R., BASS, C.M., et SHARPE, M.
1995 *Treatment of Functional Somatic Symptoms,* New York, Oxford University Press.

RANTY, Y.
1994 *Les somatisations,* Paris, L'Harmattan.

CHAPITRE 21

Troubles factices

JEAN-FRANÇOIS DENIS, M.D., L.C.M.C., F.R.C.P.C.
Psychiatre, chef du département de psychiatrie de la Cité de la Santé de Laval

PLAN

21.1 Évolution du concept

21.2 Épidémiologie

21.3 Étiologie bio-psycho-sociale

21.4 Description clinique
    21.4.1 Nosographie
    21.4.2 Troubles factices avec signes et symptômes physiques prédominants
        • *Syndrome de Münchhausen* • *Autres troubles factices avec signes et symptômes physiques prédominants* • *Trouble factice par procuration*
    21.4.3 Troubles factices avec signes et symptômes psychologiques prédominants
        • *Psychose factice* • *Autres troubles factices avec signes et symptômes psychologiques prédominants*

21.5 Diagnostic différentiel
    21.5.1 Déformation courante de la vérité dans l'anamnèse
    21.5.2 Comportement autodestructeur
    21.5.3 Volonté et motivation comme facteurs
    21.5.4 Distinctions cliniques

21.6 Traitement
    21.6.1 Principes généraux
    21.6.2 Détection
    21.6.3 Confrontation
    21.6.4 Hospitalisation
    21.6.5 Médication
    21.6.6 Aspects médico-légaux
    21.6.7 Psychothérapie

21.7 Évolution et pronostic

Bibliographie

Lectures complémentaires

La relation médecin-patient prend racine dans un postulat de base implicite et aussi explicite (voir le nouveau Code civil du Québec): chacune des deux parties collabore honnêtement au diagnostic et au traitement de la maladie. Ce principe est tellement fondamental que c'est avec surprise et frustration que les médecins constatent parfois qu'on les a délibérément induits en erreur. Cette situation n'a rien d'agréable et suscite un contre-transfert négatif, ou du moins ambivalent, une expérience émotive qui s'accompagne inévitablement de culpabilité. Il n'est pas étonnant que les médecins soient réticents à admettre que certains de leurs patients puissent «mentir» ou veuillent les «manipuler». Plusieurs éviteront le problème en faisant semblant de ne pas s'en rendre compte ou en se réfugiant derrière le bénéfice du doute qu'ils accordent au patient.

La recherche présumée de la santé et de sa conservation constitue un autre principe préalable à la relation médecin-patient, avec comme corollaire l'évitement des gestes autodestructeurs, des diagnostics erronés et des traitements inutiles. Le médecin favorise la santé par ses interventions, en essayant de nuire le moins possible au patient (*primum non nocere*), et il s'attend à ce que le patient fasse de même.

21.1 ÉVOLUTION DU CONCEPT

C'est en 1980 que les «troubles factices» ont fait leur entrée officielle dans la nosographie, alors que le DSM-III introduit la notion, suivant en cela l'exemple de la CIM-9-MC qui l'avait fait un an plus tôt. Quelques auteurs avaient déjà employé l'expression auparavant, de même qu'une série d'appellations diverses dont la plus célèbre est celle de «syndrome de Münchhausen», pour désigner les symptômes et signes physiques factices. Au cours des dernières décennies, on a observé des cas encore plus énigmatiques de symptômes psychologiques factices.

Le DSM-IV (American Psychiatric Association, 1994) met l'accent sur des critères diagnostiques uniques pour les deux formes de troubles factices, psychologique et physique, souvent associées à divers degrés, et aborde le phénomène des troubles factices par procuration dans son annexe B sur les sujets méritant une étude plus poussée dans le futur.

21.2 ÉPIDÉMIOLOGIE

L'incidence des troubles factices serait faible, mais peut-être moins qu'on ne le croit si l'on considère la subtilité et l'habileté de plusieurs patients dont les symptômes s'éloignent de la description classique du syndrome de Münchhausen. Labram (1983) a fait une excellente revue de la littérature sur les troubles factices avec symptômes physiques pour en venir à conclure que les pathologies mimées et les subterfuges employés sont d'une variété et d'une ampleur surprenantes. Il est donc probable que plusieurs cas passent inaperçus.

21.3 ÉTIOLOGIE BIO-PSYCHO-SOCIALE

Plusieurs facteurs étiologiques sont soupçonnés: carence affective, dépendance, besoin de contrôle, masochisme, suicide partiel ou subintentionnel (parasuicide), gratification perverse.

21.4 DESCRIPTION CLINIQUE

21.4.1 Nosographie

Le DSM-IV précise les critères diagnostiques les plus pertinents en dégageant les éléments essentiels qui étaient fondus dans les descriptions cliniques antérieures (voir le tableau 21.1).

Les critères diagnostiques sont simples mais d'autant plus difficiles à mettre en évidence de façon définitive; il faut interpréter l'ensemble du comportement pour détecter le rôle de la volonté du sujet. Un médecin non averti, trop pressé, sans recul suffisant, trop focalisé sur le beau tableau clinique présenté comme authentique, a peu de chances de poser le diagnostic exact. D'ailleurs, ces patients ont tendance à éviter le médecin qui commence à bien les connaître et à douter de leur «maladie». Ils s'adonnent plutôt au «*shopping* médical» et ils se présentent à des médecins débordés de travail dans des services des urgences très achalandés. Le diagnostic de trouble factice est rarement posé d'emblée; il est plutôt établi après une période de latence, très longue dans certains cas.

TABLEAU 21.1 Critères diagnostiques du trouble factice

DSM-IV 300.xx Trouble factice	CIM-10 F68.1 Production intentionnelle ou simulation de symptômes ou d'incapacités, soit physiques soit psychologiques (trouble factice)
A. Production ou feinte intentionnelle de signes ou de symptômes physiques ou psychologiques.	A. Le sujet simule des symptômes à répétition sans raison apparente et peut même se blesser pour produire des symptômes ou des signes.
B. La motivation du comportement est de jouer le rôle de malade.	B. Sa motivation est obscure et présumément interne dans le but de jouer un rôle de malade.
C. Absence de motifs extérieurs à ce comportement (p. ex., obtenir de l'argent, fuir une responsabilité légale, ou améliorer sa situation matérielle ou physique comme dans la simulation).	
	C. Le problème est souvent associé à de sérieux troubles de la personnalité et dans les relations interpersonnelles.

Sources: American Psychiatric Association (1994), trad. française *DSM-IV – Manuel diagnostique et statistique des troubles mentaux*, Paris, Masson, 1996 ; World Health Organization (1993), trad. française *Classification internationale des maladies, 10ᵉ révision. Chapitre V (F) : Troubles mentaux et troubles du comportement : critères diagnostiques pour la recherche*, Paris, Organisation Mondiale de la Santé et Masson, 1994.

La CIM-10 classe ces troubles dans les « autres désordres de la personnalité et du comportement adultes » en les sous-divisant en deux catégories : l'exagération ou la prolongation de symptômes physiques réels pour des raisons psychologiques et la production intentionnelle ou la simulation de symptômes physiques ou psychologiques. Ces comportements s'inscrivent toujours dans le cadre d'une motivation obscure et supposée intrapsychique selon laquelle la personne aspire à jouer le rôle de malade, ce qui exclut la pure simulation liée à une recherche de gains concrets évidents.

21.4.2 Troubles factices avec signes et symptômes physiques prédominants

Syndrome de Münchhausen

Le classique syndrome de Münchhausen (Jones, 1995) ne manque pas de frapper l'imagination et l'intérêt clinique par son côté pittoresque. Sans en être la manifestation la plus courante, il constitue le modèle des troubles factices avec signes et symptômes physiques prédominants. Le patient affecté du syndrome de Münchhausen est le « clochard itinérant » de la médecine, sans lieu d'attache fixe, qui voyage beaucoup et se présente dans les services des urgences de nombreux hôpitaux en faisant état de symptômes spectaculaires, fabriqués, suggestifs de maladie grave nécessitant des investigations poussées et des interventions majeures.

Familiarisé avec le monde médical et hospitalier, il possède un riche vocabulaire technique qui contraste avec la description vague et inconsistante de ses malaises aussitôt qu'on veut en faire une histoire précise et détaillée.

Les symptômes peuvent être classiques au début, mais varient ensuite et deviennent plus complexes, si la maladie initialement soupçonnée est en voie d'être éliminée comme diagnostic ; le patient peut alors signaler d'autres symptômes tout à fait nouveaux. On relève souvent des indices de traitements antérieurs, par exemple un « abdomen balafré », sans qu'on puisse obtenir du patient une information documentée.

Autant ces patients se plaignent de leurs symptômes, autant leur collaboration peut être ambivalente, surtout quand il s'agit de vérifier des renseignements d'une importance diagnostique capitale et de procéder à des examens qui confirmeraient ou infirmeraient hors de tout doute la présence de la prétendue maladie. Ils refusent de signer la formule de consentement, manquent un rendez-vous décisif avec un spécialiste, émettent des oppositions triviales à certaines investigations ou font de l'esclandre sur les lieux de l'examen si bien qu'ils retournent « bredouilles » à leur chambre.

Leur comportement est en effet particulier. Ils sont revendicateurs mais évasifs, dépendants mais impolis et truculents dans leurs propos, chatouilleux sur la mise en doute de leur bonne foi mais manipulateurs. Ils créent beaucoup de tumulte dans un service hospitalier et ils sont habiles à diviser le personnel et à dresser les médecins les uns contre les autres, selon une stratégie dite de clivage (Bayliss, 1984). Ils ont des caprices et ils versent dans l'hostilité et la colère intense s'ils sont frustrés ou sur le point d'être démasqués. Ils devancent alors les événements en signant un refus de traitement et en prenant congé contre l'avis médical. Ils sont isolés socialement et ils ont peu de visites; parfois il se présente un « complice » qui apporte du matériel ou des médicaments pour mimer des signes cliniques objectifs.

Le proverbe « A beau mentir qui vient de loin » s'applique très bien à eux. Ils voyagent beaucoup, adoptent plusieurs identités et donnent des détails mensongers, à leur avantage, sur leur vie. Ils peuvent raconter des histoires farfelues sur de supposés exploits ou expériences de vie valorisantes; à ce moment, le mensonge pathologique déborde le strict domaine de la maladie. Ce sont de beaux conteurs qui aiment se mettre en évidence. De là vient l'étiquette « Münchhausen », d'après le nom d'un célèbre baron et officier allemand du 18e siècle dont les exploits et les fanfaronnades ont inspiré écrivains et cinéastes. C'est Asher qui, en 1951, a enrichi la terminologie médicale de cette appellation pour désigner ce syndrome si fascinant.

Les individus affectés de ce syndrome sont peu soucieux de leur santé et ils n'hésitent pas à prendre des risques pour parvenir à leurs fins: être considérés comme « malades », hospitalisés, hébergés et jouir d'une attention quasi exclusive de la part des médecins et des infirmières. Ils abusent d'alcool, de drogues, de divers médicaments, se livrent à l'automutilation pour fournir des signes objectifs, ne reculent pas devant la douleur et le danger associés aux interventions diagnostiques et chirurgicales qu'ils provoquent et désirent.

Ce sont surtout des hommes qui souffrent de ce syndrome classique qui débute assez tôt à l'âge adulte, ou même durant l'enfance. Fréquemment, le patient a déjà été hospitalisé pour une maladie réelle ou il a vu un proche recevoir des soins médicaux. Il a souvent connu le rejet et un état de carence affective; pour compenser, il en est venu à attirer l'attention par la « maladie ». Se sont ensuivies une succession d'hospitalisations et de périodes d'invalidité et de complications rendant de plus en plus inextricables les éléments relevant d'une maladie originellement authentique, les symptômes inventés et les conséquences iatrogéniques (Houck, 1992). Le patient échappe souvent à tout traitement spécifique de son trouble factice, car il fuit aussitôt qu'il est démasqué et recommence son manège ailleurs. Globalement, il est tout à fait incapable d'assumer sa vie et de fonctionner socialement.

Autres troubles factices avec signes et symptômes physiques prédominants

Certains auteurs (Carney et Brown, 1983) sont d'avis qu'une importance exagérée a été accordée au syndrome de Münchhausen, parce que le trouble factice se présenterait le plus souvent sous d'autres formes moins graves et moins spectaculaires. Reich et Gottfried (1983) ont recensé 41 cas, dont 39 femmes, dans un hôpital général de Boston, sur une période de 10 ans. Il s'agissait surtout de cas d'infections provoquées, d'imitation de maladies par divers trucages, de lésions chroniques aggravées et d'automédications dissimulées.

Ces troubles factices touchent le plus souvent des jeunes femmes dont la plupart ont occupé ou occupent encore un emploi dans le domaine de la santé (p. ex., infirmière). Contrairement à ceux qui sont affectés du syndrome de Münchhausen classique, ces patientes sont sédentaires et exercent consciencieusement leur profession. Elles se sont toujours intéressées aux choses médicales, depuis leur tendre enfance, et plusieurs connaissent ou ont connu personnellement des médecins, dans leur famille ou leur environnement social. Elles sont agréables, passives et dociles et ne présentent pas les troubles du comportement associés au syndrome de Münchhausen. Elles ont des tendances moralistes et font preuve d'immaturité et d'inhibition dans leurs relations interpersonnelles, particulièrement dans leur sexualité.

Elles présentent surtout des infections ou, du moins, de la fièvre inexpliquée.

Celles qui imitent une maladie en se forgeant des symptômes objectifs sont plus exigeantes et revendicatrices. Souvent, elles veulent prolonger les investigations pour que leur médecin continue à chercher une maladie réelle possible.

Celles qui entretiennent ou aggravent une affection chronique sont plus âgées. Elles ont des difficultés conjugales, ont vécu plusieurs pertes affectives et des problèmes médicaux dans le passé. Elles sont plus irritables et hostiles, avec des tendances à la dépression.

Chez un dernier groupe de patientes, des complications apparaissent à la suite d'abus de diverses substances qu'elles ne révèlent pas, de telle sorte que de longues et coûteuses investigations médicales sont mises en branle. Elles ne désiraient pas au départ passer pour «malades», mais elles laissent aller les choses, profitant de l'occasion imprévue qui s'offre de jouer le rôle de malade avec les gains secondaires qui en découlent. Elles sont des patientes particulièrement manipulatrices et difficiles.

Les troubles factices peuvent varier en intensité et correspondre à différentes modalités d'élaboration et d'interrelation avec d'autres maladies. Houck (1992) décrit quatre scénarios :

1. Simulation d'un ou plusieurs symptômes seulement (p. ex., prétendre faussement avoir des douleurs abdominales, des hallucinations auditives) ;
2. Falsification d'un ou plusieurs signes (p. ex., ajouter du sang dans l'échantillon d'urine, fausser la lecture du thermomètre) ;
3. Prolongation ou exacerbation d'une affection originellement authentique (p. ex., gratter un ulcère cutané pour en empêcher la guérison) ;
4. Création d'une maladie réelle (p. ex., provoquer un abcès, une infection ou une septicémie par inoculation de matières contaminées ; déclencher délibérément une psychose par abus de drogue).

À titre d'exemple, mentionnons des hypoglycémies factices provoquées au moyen de divers subterfuges dont l'injection subreptice d'insuline, par des patients diabétiques ou non (Horwitz, 1989 ; Sheehy, 1992), des cas d'asthme factice associés ou non à de la dysphonie (Pannbacker, 1990), diverses manifestations neurologiques (Mahieux et coll., 1991) et même des cas chirurgicaux, dont des mastectomies comme traitement ultime d'infections à répétition volontairement provoquées par des injections de matières fécales dans les seins (McDaniel et coll., 1992).

Plusieurs cas de sujets prétendant être sidéens ont été rapportés en Europe et en Amérique du Nord (Gockel et coll., 1990 ; Zuger et O'Dowd, 1991). Certains de ces patients étaient revendicateurs et possédaient une histoire médicale complexe et suspecte ; d'autres étaient plus subtils, apportant leur collaboration, et appartenaient à des groupes réellement à risque. Il est judicieux de confirmer les histoires médicales et les tests sérologiques de VIH chez les patients qui changent de lieu de traitement. On a également découvert de prétendus sidéens qui étaient habités par une crainte obsessionnelle ou une conviction délirante d'avoir la maladie plutôt que par une intention de simulation.

Trouble factice par procuration

Le plus déroutant des troubles factices est sûrement le syndrome de Münchhausen par procuration (Byard et Beal, 1993 ; Jones et coll., 1986 ; Schreier, 1992 ; Sigal, Gelkopf et Meadow, 1989 ; Sofinowski et Butler, 1991). Le protagoniste, habituellement la mère, induit chez son enfant des symptômes qui nécessitent de longs séjours hospitaliers et des investigations pénibles. Les symptômes disparaissent à la suite d'une séparation de la mère et de l'enfant, à condition que celle-ci n'ait pas la possibilité d'intervenir. La mère éprouve d'énormes besoins de dépendance et elle jouit du contact prolongé avec le monde médical, en faisant peu de cas des traitements désagréables qu'elle inflige littéralement à son enfant. Elle peut être elle-même affectée d'un trouble factice.

Les enfants ont habituellement moins de huit ans. Une fausse histoire de convulsions constitue la plainte la plus fréquente. On rapporte aussi des ajouts de sang exogène aux échantillons de laboratoire, des rashs provoqués par des produits chimiques, l'utilisation de poisons et de laxatifs, l'injection de substances contaminées dans les tubulures endoveineuses et même des arrêts cardiorespiratoires répétitifs déclenchés par la suffocation.

La mère peut inventer une histoire plausible et fabriquer des signes réalistes, d'autant plus que, souvent, elle a déjà étudié dans le domaine de la santé.

Elle se montre attentive, demeure presque continuellement au chevet de l'enfant et suscite un contre-transfert positif chez le personnel. Jones et coll. (1986) ont dressé une liste des indices qui peuvent mettre le médecin sur la piste d'un trouble factice par procuration :

- maladie persistante ou récurrente d'étiologie indéterminée ;
- discordances entre l'histoire de la maladie et les signes cliniques ;
- disparition des symptômes et des signes en l'absence du parent ;
- symptômes, signes et évolution inhabituels qui n'ont pas de sens du point de vue clinique ;
- diagnostic différentiel constitué de troubles moins fréquents que le trouble factice par procuration ;
- échecs répétés et inexpliqués des traitements, par intolérance ou absence de réponse ;
- parent moins inquiet que le médecin et qui, parfois, réconforte le personnel ;
- hospitalisations répétées du parent ou de l'enfant et investigations médicales extensives, sans diagnostic définitif ;
- parent constamment au chevet de l'enfant, faisant excessivement l'éloge du personnel, exagérément lié à ce dernier ou très impliqué dans les soins donnés aux autres patients ;
- parent qui accepte inconditionnellement tous les tests et examens prescrits pour son enfant, même s'ils sont douloureux.

21.4.3 Troubles factices avec signes et symptômes psychologiques prédominants

Il y a beaucoup moins de documentation sur les troubles factices avec symptômes psychologiques. Le diagnostic demeure encore plus délicat que dans le cas des troubles factices avec symptômes physiques, car peu de signes objectifs et de tests de laboratoire permettent de confirmer ou d'infirmer la présence d'une psychose ou d'un autre trouble mental fonctionnel. Un tel diagnostic repose essentiellement sur le rôle que joue la volonté du patient dans l'apparition et la manifestation des symptômes (voir le tableau 21.2), rôle qu'éclairent divers indices subtils qui

TABLEAU 21.2 Diagnostic différentiel et rôle de la volonté dans la manifestation des symptômes

	Troubles somato-formes	Troubles factices	Simulation
Implication de la volonté	+	+	+
Conscience du comportement volontaire	–	+	+
Conscience de la motivation	–	–	+

+ Présence.
– Absence.

Source : S.J. Eisendrath, « Factitious illness : A clarification », *Pyschosomatics*, vol. 25, n° 2, 1984.

passent facilement inaperçus ou sont rejetés prématurément parce que trop discordants. Le patient ne retire pourtant aucun gain concret immédiat de son état, comme c'est le cas dans la simulation.

Psychose factice

D'après Pope et coll. (1982), « jouer au fou » constitue une maladie *bona fide* dont la morbidité n'a rien à envier à la maladie mentale dite authentique. Parmi 219 patients admis dans une unité de recherche pour troubles psychotiques, les auteurs ont recensé 9 cas de psychose factice (définie selon les critères présentés dans le tableau 21.3), en excluant 5 patients qui présentaient possiblement un mélange de symptômes factices et réels. Tous ces « malades » répondaient également aux critères du DSM-III, à l'époque, de la personnalité limite (*borderline*) ou histrionique. Plusieurs patients avaient une histoire familiale de trouble psychiatrique, mais non de type psychotique. Ils ont mal évolué au cours des années (de quatre à sept ans, dans l'étude) : tentatives de suicide, mésadaptation sociale. Aucun des neuf patients classés comme psychotiques factices n'a développé de psychose typique, mais plusieurs ont continué à présenter des symptômes factices chroniques ou intermittents ; le diagnostic s'est avéré apparemment stable. Le traitement aux neuroleptiques n'a produit aucune réponse thérapeutique.

TABLEAU 21.3   **Caractéristiques de la psychose factice**

1. Allégation de délires ou d'hallucinations qui ne répondent pas aux critères du trouble psychotique selon le DSM-III.
2. Présence claire d'un contrôle volontaire mis en évidence par au moins deux des points suivants :
    - *a)* aveu d'un contrôle volontaire (p. ex., le patient le confie à un membre du personnel) ;
    - *b)* symptôme « psychotique » atypique et fantastique, manquant de stéréotypie (p. ex., un patient nie toute idée de référence ou toute hallucination sauf qu'il se plaint d'avoir vu toute la troupe d'une émission de télévision bien connue sortir de sa salle de bains) ;
    - *c)* évolution non habituelle des symptômes (p. ex., un « délire paranoïde » de longue date qui disparaît en 10 minutes après une seule dose de 5 mg de trifluopérazine, mais la voix resurgit instantanément un mois plus tard quand on apprend au patient qu'il aura son congé. Un autre patient arrête brusquement et complètement d'halluciner quand on lui laisse entendre que cela l'amènera à être transféré dans un autre hôpital).

Source : H.G. Pope et coll., « Factitious psychosis : Phenomenology, family history, and long-term outcome of nine patients », *Am. J. Psychiatry,* vol. 139, n° 11, 1982, p. 1481.

Plusieurs patients souffrant de psychose réelle présentent occasionnellement des symptômes factices, un peu comme des convulsions factices se rencontrent chez de vrais épileptiques. On peut se demander si plusieurs des « brefs épisodes psychotiques » survenant en association avec la personnalité limite ne sont pas, en fait, factices.

Dans l'étude de Pope et coll. (1982), les tests psychologiques ont donné des résultats variés et se sont révélés peu utiles pour confirmer le diagnostic. Pour Jones (1995), le Minnesota Multiphasic Personality Inventory (MMPI) pourrait être révélateur si le résultat global au test était aberrant et si toutes les échelles cliniques étaient systématiquement élevées, d'où l'on pourrait conclure à un effort délibéré pour fausser les résultats.

Autres troubles factices avec signes et symptômes psychologiques prédominants

La psychose n'est pas le seul trouble mental qui puisse faire l'objet d'une construction. Par exemple, aux États-Unis, on a accordé beaucoup de publicité aux troubles psychologiques vécus par les vétérans de la guerre du Vietnam. Les médias ont décrit en détail les symptômes de l'état de stress post-traumatique chez les anciens soldats. Les centres spécialisés dans le traitement de ces complications ont alors reçu des vétérans souffrant prétendument de ce syndrome, mais qui en fait n'étaient jamais allés au Vietnam. Lynn et Belza (1984) ont décrit 7 cas parmi les 125 patients admis dans un de ces centres.

Ces sujets se montraient particulièrement habiles à donner le change pour faire croire à une réaction post-traumatique, jusqu'à ce que des vérifications auprès de l'armée américaine et une confrontation franche fassent éclater la vérité. En s'attribuant le titre de guerrier glorieux, ils cherchaient à gagner l'admiration d'autrui, à rehausser leur estime de soi et à camoufler de sérieux problèmes personnels d'adaptation. Ils troquaient un statut de soldat sans médaille, retourné à une vie civile vide sans avoir été au front, pour celui, plus acceptable, de héros militaire détruit psychologiquement par la guerre. Ils jouaient le rôle du héros incompris et rejeté pour excuser leur propre échec personnel.

Le deuil factice constitue une autre forme de troubles factices avec symptômes psychologiques prédominants. Dans notre culture, les gens en deuil reçoivent de la sympathie, du soutien psychologique et de l'attention. En conséquence, il arrive que des personnes s'inventent un deuil pour retirer des gains secondaires médicaux, simplement, sans danger ni douleur. Snowdon et coll. (1978) et Phillips et coll. (1983) rapportent respectivement des séries de 12 et 20 cas de patients qui ont raconté des histoires fausses de perte dramatique, violente, et souvent multiple, d'êtres chers, avec plaintes de nature dépressive et idéation suicidaire associée.

Plusieurs de ces patients possèdent une histoire antérieure de symptômes physiques factices, de gestes pseudo-suicidaires manipulateurs, d'abus de diverses substances et de personnalité antisociale. Le deuil factice devient alors une autre façon d'obtenir une attention médicale, à l'intérieur d'un plus vaste syndrome décrit par les auteurs anglo-saxons comme un « *dysfunctional care-eliciting behavior* » (Henderson, 1974 ; Phillips et coll., 1983). De plus, ces patients souffrent souvent de troubles de la personnalité et entretiennent des relations conflictuelles avec le parent ou le proche prétendument décédé.

Selon Phillips et coll. (1983), il est surprenant de constater que nombre de ces cas ne peuvent être détectés sans une attitude vigilante de la part des médecins. Les sujets montrent beaucoup de réticence à fournir des renseignements qui permettraient de vérifier la véracité de leurs allégations. Leur deuil est lui-même atypique: peu de dysphorie, menaces d'automutilation et exigence ferme d'hospitalisation, inhabituelles dans le deuil authentique. Ils ont peu de visiteurs, connaissent très bien la routine d'un hôpital, refusent de signer des autorisations concernant la demande de résumés des dossiers qu'ils ont dans d'autres hôpitaux et réussissent à obtenir une implication sérieuse de la part du personnel et des autres patients qui s'efforcent de les aider à traverser un deuil qui ne montre aucune évolution. Au cours d'hospitalisations antérieures, ils peuvent avoir appris des comportements très efficaces pour soutirer de leur entourage une attention rapide et compatissante.

21.5 DIAGNOSTIC DIFFÉRENTIEL

21.5.1 Déformation courante de la vérité dans l'anamnèse

Dans la clinique de tous les jours, les entorses à l'honnêteté et à la vérité s'étendent sur un large spectre d'expressions et de variantes dont les manifestations mineures sont d'ailleurs très courantes (Kerns, 1986). Il n'est pas rare, en effet, que les patients donnent des informations inexactes, qu'ils oublient des aspects importants ou modifient les faits spontanément, à leur propre insu, ou encore par timidité ou besoin de se montrer sous un jour meilleur. Le clinicien perspicace arrive habituellement à replacer les faits quand quelques détails sont discordants. D'autres patients mentent carrément et nient la vérité pour protéger des secrets de leur vie privée ou obtenir des faveurs qu'ils craignent de se voir refuser autrement; ils peuvent aller jusqu'à la simulation, donnant alors des informations fausses en vue d'obtenir un avantage matériel ou financier bien précis. Le mythomane qui verse dans le mensonge pathologique en est conscient mais demeure incapable de se maîtriser. Par ailleurs, le patient amnésique qui fabule ou le schizophrène qui délire ne se rendent pas compte qu'ils « mentent ».

21.5.2 Comportement autodestructeur

Beaucoup de malades négligent leur traitement et maintiennent un style de vie qui va à l'encontre de leur santé (abus de tabac et de diverses substances toxiques licites et illicites, propension aux accidents, manque d'hygiène). D'autres vont plus loin et s'automutilent par masochisme, colère passive ou pour attirer l'attention. Plusieurs vont même jusqu'à mettre leur vie en danger, comme c'est le cas des suicidaires et des pseudo-suicidaires qui n'hésitent pas à jouer à la roulette russe avec leur vie et leur santé.

21.5.3 Volonté et motivation comme facteurs

Les troubles factices sont des « maladies » qui agissent à plusieurs titres sur le contre-transfert et qui posent beaucoup de problèmes dans la pratique médicale (Houck, 1992). Les patients qui en souffrent violent d'emblée les principes mentionnés plus haut: ils ne collaborent pas honnêtement, ils mentent et ils recherchent la maladie, ou du moins ses apparences, avec toutes les conséquences négatives qui s'ensuivent; ils y mettent consciemment leur volonté, sans toutefois comprendre leur motivation (Eisendrath, 1984); ce sont les éléments clés du diagnostic différentiel des troubles factices (voir le tableau 21.2, p. 512). Le syndrome existe clairement, même si l'appréciation du degré d'intention et de motivation du patient représente un défi clinique de taille (Taylor et Hyler, 1993).

21.5.4 Distinctions cliniques

La distinction nette entre un trouble factice et une pure simulation est parfois difficile à faire. Prenons, par exemple, le cas d'un patient qui souhaite une hospitalisation: on parlera de trouble factice si son seul motif est de jouer le rôle de patient, sans qu'il cherche à en tirer aucun avantage concret; on parlera de simulation s'il agit dans la perspective d'un repos gratuit à l'« hôtel » hospitalier.

Dans le passé, les troubles factices avec symptômes psychologiques ont été classés sous différentes rubriques (psychose hystérique, pseudo-psychose, syndrome de Ganser, pseudo-démence) qui englobaient d'autres pathologies (Pope et coll., 1982). Encore aujourd'hui, la position du syndrome de Ganser reste imprécise en psychiatrie (Sizaret, 1989); selon les auteurs, il est considéré comme une simulation, une conversion, une variante entre les deux, un trouble dissociatif, un état crépusculaire d'origine neurologique, en plus de désigner parfois un trouble factice. La pseudo-démence n'est pas un diagnostic proprement dit ; l'expression signale qu'il y a une autre affection derrière les apparences de la démence. La pseudo-démence recouvre le plus souvent une dépression, mais parfois d'autres diagnostics, dont un trouble factice.

Les patients qui présentent un trouble factice ne sont pas de simples simulateurs à qui on peut donner congé sans condition. Ce n'est que par une méta-analyse de leur problème qu'on peut arriver à comprendre ces malades qui « trompent » ceux qui veulent les aider, à prendre une distance plus confortable sur le plan du contre-transfert et à leur apporter une aide appropriée.

21.6 TRAITEMENT

21.6.1 Principes généraux

Il n'existe pas de traitement spécifique des troubles factices, mais une approche bio-psycho-sociale éclairée s'impose. Le problème principal réside dans l'identification de ce type de patients, ne serait-ce que pour leur éviter des investigations et des traitements non indiqués, douloureux ou dangereux. La difficulté vient de l'habitude des médecins à « jouer sûr » le plus possible, par crainte de passer à côté d'une pathologie « réelle » grave et d'en subir par la suite les conséquences médico-légales ; elle vient également du préjugé favorable et généreux envers tout patient, ainsi que de la réticence à envisager qu'un patient mente (surtout s'il travaille lui-même dans le domaine de la santé) ; enfin, elle vient de la méconnaissance du phénomène des troubles factices.

La possibilité d'un tel diagnostic se présente surtout dans les cas suivants : infections récurrentes inhabituelles, anomalies de laboratoire inconsistantes, demandes répétées d'examens invasifs, comportement dissimulateur, psychoses qui disparaissent sitôt le patient hospitalisé et qui réapparaissent à la première annonce de congé. L'échange de l'information entre médecins, l'obtention de résumés des dossiers dans d'autres hôpitaux et la recherche d'une confirmation extérieure des dires du patient ne devraient pas être négligés. La propension de plusieurs de ces patients à susciter des mésententes à leur sujet entre les médecins (clivage) est idéalement un indice objectif à remarquer dans les discussions de cas.

Un trouble factice chronique avec symptômes physiques sera habituellement diagnostiqué par un interniste ou un omnipraticien. La consultation en psychiatrie doit commencer par une concertation entre médecins sur la conduite à suivre. Il est préférable de contourner la stratégie de clivage de ces patients en partageant les responsabilités entre deux intervenants, l'un remplissant un rôle médical et axé sur la confrontation, l'autre jouant un rôle plus empathique et tolérant, c'est-à-dire psychothérapeutique.

21.6.2 Détection

Malgré la controverse qu'elle peut soulever, une inspection des effets personnels du patient (seringues, matériel contaminé, médicaments cachés, trucs divers) permet de détecter plusieurs cas de trouble factice chronique avec signes et symptômes physiques prédominants (Houck, 1992 ; Reich et Gottfried, 1983 ; Taylor et Hyler, 1993). La preuve sert beaucoup plus à confirmer l'intuition diagnostique du médecin qu'à confondre le malade. À ce moment, un contre-transfert négatif risque fort de survenir chez le médecin qui pourrait réagir précipitamment et devenir lui aussi un « parent rejetant », comme cela est fréquemment le cas dans l'histoire de ces patients. Les « cérémonies » de démasquage sont vécues comme punitives et demeurent stériles, personne n'acceptant de perdre la face ; elles provoquent à coup sûr la rupture de tout lien thérapeutique et le départ du patient en catastrophe, dans une atmosphère de frustration mutuelle. La mise en évidence d'un comportement manipulateur ne devrait pas entraîner un arrêt du traitement, mais plutôt une modification du plan de traitement.

21.6.3 Confrontation

Les avis sont partagés sur la question de la confrontation (Bayliss, 1984 ; Eisendrath, 1984 ; Klonoff et coll., 1983) que certains considèrent comme une intervention délicate et habituellement contre-indiquée dans le cas d'une personnalité limite qui, justement, se

Psychiatrie clinique : une approche bio-psycho-sociale

rencontre chez plusieurs de ces patients. On craint, non sans quelque raison, la fin de la relation médecin-patient et la reprise ailleurs du cycle factice, sans qu'il y ait jamais de traitement du vrai problème, et, plus à tort, des réactions psychotiques ou suicidaires. Si la confrontation constitue le point crucial du traitements, et en provoque, malheureusement, souvent la fin, elle n'en demeure pas moins essentielle à l'interruption du comportement factice et à l'amorce d'une solution. Tout semble tenir à la manière d'offrir au patient une porte de sortie qui lui permette de garder la tête haute. Eisendrath (1995) et Jones (1995) ont relevé les conditions d'une bonne confrontation :

1. Établir d'abord une alliance thérapeutique avec le patient ;
2. L'informer calmement des conclusions auxquelles on est arrivé et des facteurs qui les justifient ;
3. Ne pas le rejeter ni le culpabiliser ;
4. Ne pas exiger de confession officielle ;
5. Interpréter son problème comme un signe de détresse, un appel à l'aide auquel on veut répondre ;
6. Lui donner l'assurance du maintien de la relation médecin-patient ;
7. Lui faire comprendre que le symptôme n'est plus nécessaire pour obtenir une attention médicale ;
8. Offrir la psychothérapie appropriée ;
9. Adopter la même attitude envers la famille et lui donner les mêmes explications, le cas échéant ;
10. Tenir le personnel hospitalier au courant de l'entente finale conclue avec le patient.

Plusieurs auteurs signalent que cette approche donne des résultats encourageants, plus marqués chez les patients qui ne présentent pas le syndrome de Münchhausen classique. Beaucoup collaborent et corrigent leur attitude envers le personnel quand ils comprennent qu'ils n'ont plus à être esclaves de toute une mise en scène pour recevoir une attention médicale en fin de compte plus appropriée à leur problème.

Plus récemment, d'autres approches stratégiques ont été préconisées pour contourner la confrontation directe et amener le patient à choisir la « guérison » comme solution inéluctable (Eisendrath, 1995). On y retrouve le recours au renforcement négatif dans le « traitement » de la prétendue maladie, des interprétations incomplètes attrayantes qui impliquent pour le patient la reconnaissance indirecte et plus honorable de ses fabrications volontaires, ainsi que des doubles contraintes thérapeutiques qui ne laissent au patient que deux options : « guérir » prochainement ou confirmer un diagnostic de trouble factice.

21.6.4 Hospitalisation

Plusieurs de ces patients ont déjà été hospitalisés à de multiples reprises et le sont encore au moment du diagnostic. En principe, on doit éviter le plus possible les hospitalisations et orienter les sujets vers un traitement psychothérapeutique en clinique externe. Il n'est pas pertinent de prolonger leur rôle de malade pour une maladie qu'ils n'ont pas et, surtout dans les cas de trouble factice avec symptômes psychologiques, de les laisser venir à l'hôpital « apprendre » de nouveaux symptômes. Cependant, la nécessité de préciser le diagnostic, particulièrement en cas d'opinions médicales divergentes, et les problèmes situationnels immédiats du patient rendent souvent inévitable l'hospitalisation, jusqu'à ce que la confrontation ait été réalisée et un traitement externe offert. C'est leur incapacité à assumer globalement une vie autonome qui amène ces patients dans le giron hospitalier ; un congé trop hâtif pourrait les pousser à s'y représenter rapidement avec des « symptômes » nouveaux ou plus marqués, jusqu'à ce qu'ils parviennent à leur but : jouer le rôle de malade afin « qu'on s'occupe d'eux ».

21.6.5 Médication

La médication est inefficace dans le traitement des troubles factices ; il est donc inutile d'exposer ces patients à des risques iatrogéniques. Il est peu recommandé de prescrire un médicament à l'aveuglette, par exemple un neuroleptique au cas où le patient serait véritablement psychotique, tant que le diagnostic n'est pas raisonnablement sûr, sans quoi une réponse thérapeutique devient très difficile à interpréter : fluctuation dans l'évolution d'un trouble factice ou effet de la médication ? Des patients se voient malheureusement trop longtemps coller un diagnostic incertain ou erroné, et, de ce fait, être l'objet d'un traitement provisoire plus ou moins approprié, avant que l'on reconnaisse que l'évolution ne répond essentiellement qu'à des facteurs situationnels ou administratifs. Ces faits illustrent la difficulté que pose le diagnostic d'un trouble factice et la nécessité de réévaluer en rétrospective les patients atypiques.

21.6.6 Aspects médico-légaux

Houck (1992) a examiné les différentes difficultés médico-légales que peut entraîner le traitement des patients qui présentent des troubles factices. Il note cependant que peu de plaintes sont portées, probablement parce que les patients sont assez astucieux pour éviter les occasions d'être démasqués. Dans certains cas graves susceptibles d'appeler la mise en œuvre de procédures médicales invasives, indues et risquées, les patients pourraient voir remise en question leur aptitude à consentir à des traitements et bénéficier d'une forme de protection de la personne.

En ce qui regarde la confidentialité, il est toujours préférable d'obtenir les autorisations habituelles du patient pour communiquer avec des tiers à son sujet.

La question d'une «garde en établissement» contre la volonté du patient peut se poser si on démontre qu'il y a chez lui une nette dangerosité due à un trouble mental. Comme les gains thérapeutiques ne seraient pas évidents dans une telle situation, il y a lieu de vérifier si d'autres mesures moins coercitives ne pourraient pas protéger le patient contre lui-même. La jurisprudence sur ces questions étant mince, sinon inexistante, le clinicien a plus intérêt à se fier à son jugement clinique et professionnel qu'à rechercher des protocoles légaux qui n'existent pas. Le patient factice exerce un tel contrôle sur l'évolution de sa «maladie» et le comportement des soignants qu'il mine lui-même le terrain sur lequel pourraient se baser d'éventuelles poursuites judiciaires.

Dans le cas du trouble factice par procuration, il faudra adopter la même attitude que dans un cas d'enfant maltraité: voir à la protection immédiate de l'enfant, ne pas juger les parents et aviser sans délai les organismes sociaux ou légaux responsables (Direction de la protection de la jeunesse [DPJ], au Québec, et Direction départementale de l'action sanitaire et sociale [DDASS] en France).

Le patient qui présente un trouble factice reste maître de lui-même et mesure pleinement les conséquences de ses actions. Il faut donc le considérer comme responsable de ses actes (Labram, 1983) si surviennent des troubles du comportement (*acting out* agressif). On doit en effet encadrer le patient dans des limites précises, sinon la spirale de la manipulation va se poursuivre jusqu'à ce qu'il provoque finalement son rejet définitif. L'écoute empathique et le soutien psychologique n'impliquent pas une tolérance inconditionnelle, qui, du reste, serait ici antithérapeutique.

21.6.7 Psychothérapie

Des auteurs (Klonoff et coll., 1983; Mayo et Haggerty, 1984; Tucker et coll., 1979) font état de résultats encourageants donnés par l'approche psychothérapeutique employée avec des patients qui l'ont acceptée après une confrontation empathique. La personnalité limite de plusieurs de ces patients nécessite toutefois que soient appliqués des principes psychothérapeutiques particuliers et demande beaucoup de doigté pour que leur fragile équilibre narcissique soit préservé. Le thérapeute doit s'attendre à des rechutes et à des remises en question du traitement pour des détails triviaux, de même qu'à une grande sensibilité interpersonnelle et transférentielle. Il doit montrer de la constance dans son intérêt et fournir au patient l'assurance répétée qu'on ne l'abandonnera pas, rechute ou non; ainsi, le patient ne considérera plus cette dernière comme nécessaire pour obtenir une attention soutenue. Le thérapeute doit aussi s'efforcer d'amener le patient à verbaliser directement ses sentiments, ses attentes et ses problèmes, sans recourir à des artifices nocifs pour sa santé, et s'attacher à comprendre le sens du symptôme factice, sans porter de jugement. En effet, comme l'ont signalé Eisendrath (1995) et Jones (1995), le symptôme factice n'est pas vide de sens et peut correspondre:

— au seul moyen appris pour établir une relation positive et obtenir de l'attention (enfance très carencée);

— à une tentative pour apaiser une crainte profonde d'abandon;

— à un besoin d'encadrer une identité fragile en adoptant un rôle de malade («Il vaut mieux être une personne malade plutôt que de n'être personne»);

— à une tentative pour préserver un équilibre narcissique en contrôlant l'expression de sa dépendance;

- à un besoin de se remettre entre les mains de figures parentales toutes-puissantes idéalisées (médecins);
- à une actualisation de tendances autopunitives et autodestructrices;
- à un évitement d'un problème de manque d'autonomie et d'habiletés sociales.

Les objectifs doivent être adaptés à chaque cas; une telle psychothérapie vise principalement à relever chez le patient les sentiments de maîtrise de soi et d'estime de soi, à améliorer les relations interpersonnelles, à favoriser l'adoption de comportements appropriés selon l'âge et la condition sociale et à enrayer les comportements les plus autodestructeurs (Klonoff et coll., 1983).

Sur le plan comportemental, la concordance entre toutes les interventions est primordiale : renforcer les comportements plus matures et adaptés (autonomie, attitudes adéquates, sens des responsabilités) et ignorer le plus possible les comportements négatifs (symptômes factices, régression).

21.7 ÉVOLUTION ET PRONOSTIC

Comme plusieurs de ces patients disparaissent pour consulter ailleurs, le pronostic est inconnu ou incertain (Mahieux et coll., 1991), ou différent selon les cas (Carney et Brown, 1983; Jones, 1995), soit sombre chez les sujets qui présentent un syndrome de Münchhausen classique, errants ou marginaux, et plus favorable chez ceux qui collaborent à un traitement.

Mayo et Haggerty (1984) parlent d'extinction graduelle du comportement pathologique. Pope et coll. (1982), Taylor et Hyler (1993), Tucker et coll. (1979) considèrent le pronostic comme réservé : réhospitalisations, complications iatrogéniques, troubles du comportement, abus de médicaments et de drogues, gestes suicidaires.

Quoi qu'il advienne, beaucoup ne « confesseront » jamais officiellement la facticité de leur trouble. Chez ceux qui souffrent en même temps d'une ou plusieurs maladies réelles, il se peut qu'on ne sache jamais où se situe la ligne exacte de démarcation.

*
* *

Les troubles factices représentent un défi de taille pour le clinicien, à tous les points de vue : contre-transfert, diagnostic et traitement. Leur prévalence est difficile à cerner, mais, étant donné que plusieurs cas passent inaperçus, ils peuvent hypothéquer lourdement le système de santé en cette époque de compressions budgétaires majeures dans le réseau hospitalier (Eisendrath, 1995). Ces patients ne peuvent recevoir de soins appropriés à leur condition que s'ils sont bien identifiés. En effet, « prétendre avoir une maladie physique » et « jouer au fou » constituent une maladie en bonne et due forme, en un sens aussi sérieuse qu'une affection authentique. Une compréhension éclairée de la maladie en question peut certainement favoriser le pronostic, mais encore faudrait-il qu'on traite le bon problème…

Bibliographie

AMERICAN PSYCHIATRIC ASSOCIATION
1994 *Diagnostic and Statistical Manual of Mental Disorders*, 4e éd., Washington (D.C.), American Psychiatric Association; trad. française *DSM-IV – Manuel diagnostique et statistique des troubles mentaux*, Paris, Masson, 1996, 1040 p.

BAYLISS, R.I.S.
1984 « The deceivers », *Br. Med. J.*, vol. 288, n° 6417, p. 583-584.

BYARD, R.W., et BEAL, S.M.
1993 « Munchausen syndrome by proxy: Repetitive infantile apnoea and homicide », *J. Paediatr. Child Health*, vol. 29, n° 2, p. 77-79.

CARNEY, M.W.P., et BROWN, J.P.
1983 « Clinical features and motives among 42 artifactual illness patients », *Br. J. Med. Psychol.*, vol. 133, n° 1, p. 57-66.

EISENDRATH, S.J.
1995 « Factitious disorders and malingering », dans G.O. Gabbard (sous la dir. de), *Treatment of Psychiatric Disorders*, 2e éd., Washington (D.C.), American Psychiatric Press, p. 1803-1818.
1984 « Factitious illness: A clarification », *Psychosomatics*, vol. 25, n° 2, p. 110-117.

GOCKEL, K.A., et coll.
1990 « Factious AIDS: A case presentation and review of the literature », *WMJ*, vol. 89, n° 11, p. 633-634.

HENDERSON, S.
1974 « Care-eliciting behavior in man », *J. Nerv. Ment. Dis.*, vol. 159, n° 1, p. 172-181.

HORWITZ, D.L.
1989 « Factitious and artifactual hypoglycemia », *Endocrinol. Metab. Clin. North Am.*, vol. 18, n° 1, p. 203-210.

HOUCK, C.A.
1992 « Medicolegal aspects of factitious disorder », *Psychiatry in Medicine*, vol. 10, n° 3, p. 105-116.

JONES, J.G., et coll.
1986 « Munchausen syndrome by proxy », *Child Abuse Negl.*, vol. 10, n° 1, p. 33-40.

JONES, R.M.
1995 « Factitious disorders », dans H.I. Kaplan et B.J. Sadock (sous la dir. de), *Comprehensive Textbook of Psychiatry/VI*, Baltimore, Williams & Wilkins, p. 1271-1279.

KERNS, L.L.
1986 « Falsifications in the psychiatric history: A differential diagnosis », *Psychiatry*, vol. 49, n° 1, p. 13-17.

KLONOFF, E.A., et coll.
1983 « Chronic factitious illness: A behavioral approach », *Int. J. Psychiatry Med.*, vol. 10, n° 3, p. 173-183.

LABRAM, C.
1983 « Les maladies factices et le syndrome de *Münchausen* », *Rev. Med. Interne*, vol. 4, n° 4, p. 343-351.

LYNN, E.J., et BELZA, M.
1984 « Factitious posttraumatic stress disorder: The veteran who never got to Vietnam », *Hospital and Community Psychiatry*, vol. 38, n° 7, p. 697-701.

MCDANIEL, J.S., et coll.
1992 « Factitious disorder resulting in bilateral mastectomies (letter) », *Gen. Hosp. Psychiatry*, vol. 14, n° 5, p. 355-356.

MAHIEUX, F., et coll.
1991 « Le syndrome de Münchhausen. Étude de 8 cas à expression neurologique », *Revue de neurologie*, Paris, vol. 147, n°s 8-9, p. 557-565.

MAYO, J.P., et HAGGERTY, J.J.
1984 « Long-term psychotherapy of Munchausen syndrome », *Am. J. Psychother.*, vol. 38, n° 4, p. 571-578.

PANNBACKER, M.
1990 « Dysphonia associated with factitious asthma (letter) », *Ear Nose Throat J.*, vol. 69, n° 9, p. 656-657.

PHILLIPS, M.R., et coll.
1983 « Factitious mourning: Painless patienthood », *Am. J. Psychiatry*, vol. 140, n° 4, p. 420-425.

PICHOT, P., et coll.
1996 « Troubles factices », dans American Psychiatric Association, *DSM-IV – Manuel diagnostique et statistique des troubles mentaux*, Paris, Masson, p. 553-557.

POPE, H.G., et coll.
1982 « Factitious psychosis: Phenomenology, family history, and long-term outcome of nine patients », *Am. J. Psychiatry*, vol. 139, n° 11, p. 1480-1483.

REICH, P., et GOTTFRIED, L.A.
1983 « Factitious disorders in a teaching hospital », *Ann. Intern. Med.*, vol. 99, n° 2, p. 240-247.

SCHREIER, H.A.
1992 « The perversion of mothering: Munchausen syndrome by proxy », *Bull. Menninger Clin.*, vol. 56, n° 4, p. 421-437.

SHEEHY, T.W.
1992 « Case report: Factitious hypoglycemia in diabetic patients », *Am. J. Med. Sci.*, vol. 304, n° 5, p. 298-302.

SIGAL, M., GELKOPF, M., et MEADOW, R.S.
1989 « Munchausen by proxy syndrome: The triad of abuse, self-abuse, and deception », *Compr. Psychiatry*, vol. 30, n° 6, p. 527-533.

SIZARET, P.
1989 « Le syndrome de Ganser et ses avatars », *Annales médico-psychologiques,* Paris, vol. 147, n° 2, p. 167-179.

SNOWDON, J., et coll.
1978 « Feigned bereavement: Twelve cases », *Br. J. Psychiatry,* vol. 133, n° 1, p. 15-19.

SOFINOWSKI, R.E., et BUTLER, P.M.
1991 « Munchausen syndrome by proxy: A review », *Tex. Med.,* vol. 87, n° 10, p. 66-69.

TAYLOR, S., et HYLER, S.E.
1993 « Update on factitious disorders », *Int. J. Psychiatry Med.,* vol. 23, n° 1, p. 81-94.

TUCKER, L.E., et coll.
1979 « Factitial bleeding: Successful management with psychotherapy », *Dig. Dis. Sci.,* vol. 24, n° 7, p. 570-572.

WORLD HEALTH ORGANIZATION
1993 *The ICD-10 Classification of Mental and Behavioural Disorders: Diagnostic Criteria for Research,* Genève, World Health Organization; trad. française *Classification internationale des maladies, 10e révision. Chapitre V (F): Troubles mentaux et troubles du comportement: critères diagnostiques pour la recherche,* Paris, Organisation Mondiale de la Santé et Masson, 1994.

ZUGER, A., et O'DOWD, M.A.
1991 « The baron has AIDS: A case of factitious human immunodeficiency virus infection and review », *Clin. Infect. Dis.,* vol. 14, n° 1, p. 211-216.

Lectures complémentaires

AMERICAN PSYCHIATRIC ASSOCIATION
1989 « Factitious disorder with physical symptoms », dans *Treatments of Psychiatric Disorders,* Washington (D.C.), American Psychiatric Association, p. 2159-2164.

BÉRARD, L.J.
1986 « Les désordres factices, du baron de Münchausen au DSM-III », *Union Méd. Can.,* vol. 115, n° 9, p. 652-657.

EISENDRATH, S.J.
1996 « When Munchausen becomes malingering: Factitious disorders that penetrate the legal system », *Bull. Am. Acad. Psychiatry Law,* vol. 24, n° 4, p. 471-481.

NADELSON, T.
1994 « The false patient: Chronic factitious disease, Munchausen syndrome, and malingering », dans R. Michels et coll. (sous la dir. de), *Psychiatry 2,* Philadelphie, section 101, p. 1-11.

CHAPITRE 22

Troubles de l'alimentation

Guy Pomerleau, M.D., F.R.C.P.C.
Psychiatre, chef du Service externe de psychiatrie adulte du Centre hospitalier universitaire de Québec
Professeur titulaire au Département de psychiatrie de l'Université Laval (Sainte-Foy)

Carole Ratté, M.D., F.R.C.P.C.
Psychiatre, responsable du programme des troubles des conduites alimentaires
au Centre hospitalier universitaire de Québec
Professeure agrégée de clinique au Département de psychiatrie de l'Université Laval (Sainte-Foy)

PLAN

22.1 Historique

22.2 Épidémiologie

22.3 Étiologie
    22.3.1 Facteurs biologiques
    22.3.2 Facteurs psychologiques
    22.3.3 Facteurs familiaux
    22.3.4 Facteurs socioculturels
    22.3.5 Modèle multidimensionnel

22.4 Classification et description clinique
    22.4.1 Anorexie mentale
    22.4.2 Boulimie
    22.4.3 Trouble de l'alimentation non spécifié

22.5 Comorbidité et diagnostic différentiel
    22.5.1 Comorbidité
    22.5.2 Diagnostic différentiel

22.6 Évaluation
    22.6.1 Questionnaire
    22.6.2 Examen physique, investigation biologique et complications
    22.6.3 Tests psychologiques
    22.6.4 Situations d'urgence

22.7 Traitement
    22.7.1 Traitement de l'anorexie mentale
        • *Thérapie éducative et comportementale* • *Psychothérapie* • *Hospitalisation* • *Pharmacothérapie*
    22.7.2 Traitement de la boulimie
        • *Rééducation nutritionnelle* • *Psychothérapie* • *Pharmacothérapie*
    22.7.3 Groupes d'entraide

22.8 Évolution et pronostic

Bibliographie

Lectures complémentaires

Adresses utiles

Les troubles de l'alimentation dont il est question dans ce chapitre sont l'anorexie mentale et la boulimie, ainsi que les troubles atypiques; sont exclus les troubles de la conduite alimentaire de l'enfance, tel le pica et le mérycisme. Ils se retrouvent de façon largement majoritaire dans la population féminine, ce qui explique le genre féminin utilisé dans ce chapitre. Même si ces troubles sont décrits comme des pathologies distinctes, plusieurs auteurs voient des chevauchements et une continuité entre l'anorexie mentale restrictive, l'anorexie avec crises de boulimie, vomissements ou prise de purgatifs et la boulimie.

22.1 HISTORIQUE

C'est en 1689 que Morton fait une première description de l'anorexie mentale (appelée aussi anorexie nerveuse), reprise deux siècles plus tard par Gull (1868) en Angleterre et Lasègue (1873) en France. Il s'agissait d'un syndrome rare survenant chez les jeunes filles à la puberté, qu'on a par la suite attribué pendant longtemps à un trouble hypophysaire. Dans les années 60 et 70, sous l'impulsion de Hilde Bruch, cette entité sera de mieux en mieux connue.

L'histoire de la boulimie est plus récente. Ce trouble a fait son apparition officielle dans la nomenclature du DSM-III en 1980. C'est Russell qui, en Angleterre, en 1979, a décrit cette entité sous l'appellation de *bulimia nervosa*, terme que l'on retrouve aujourd'hui dans le DSM-IV.

22.2 ÉPIDÉMIOLOGIE

Les différentes études montrent que la prévalence de l'anorexie mentale est d'environ 1 % chez les adolescentes et les jeunes femmes (Yates, 1989) et que la prévalence moyenne est de 1,3 pour 1 000 femmes. Alors que les premières études situaient cette problématique dans les classes sociales favorisées, les recherches plus récentes indiquent une diffusion dans toutes les classes sociales, avec le maintien d'une prédominance dans les classes socioéconomiques supérieures. Les hommes représentent de 5 % à 10 % des cas. Il s'agit d'une maladie qui apparaît principalement entre 16 et 18 ans; elle survient après l'âge de 25 ans dans 5 % des cas.

Certaines études font état d'une augmentation quant à l'incidence de cette maladie, qui aurait triplé au cours des 30 dernières années, augmentation mise en doute dans une récente revue de la littérature (Fombonne, 1995). On avance comme explications un meilleur diagnostic de cette pathologie, maintenant mieux connue, des changements dans les critères diagnostiques, les pressions socioculturelles, dont la modification du rôle de la femme pour qui les exigences sociales ont fortement évolué. La minceur est aussi devenue un idéal physique qui renforce la préoccupation au sujet de la silhouette.

Les critères diagnostiques de la boulimie ayant largement fluctué au cours des ans, les résultats des études épidémiologiques sur cette entité sont inconstants. Si l'on ne retient que les études qui utilisent des critères diagnostiques stricts (DSM-III-R), la prévalence à vie varie de 1,1 % à 1,6 % chez les femmes et est de 0,1 % chez les hommes (Garfinkel et coll., 1995).

Quant aux troubles atypiques, qui peuvent constituer des formes subcliniques ou des précurseurs d'anorexie ou de boulimie, leur prévalence est de trois à cinq fois plus élevée (Button et Whitehouse, 1981; Ratté, Pomerleau et Lapointe, 1989).

22.3 ÉTIOLOGIE

L'étiologie des troubles de l'alimentation est multifactorielle; on y trouve des facteurs biologiques, psychologiques, familiaux et socioculturels.

22.3.1 Facteurs biologiques

Sur le plan génétique, Holland, Sicotte et Treasure (1988) ont établi un taux de concordance d'anorexie mentale chez les jumelles monozygotes de 56 %, alors qu'il se situe à 5 % pour les jumelles dizygotes. Ils estiment à 5 % la prévalence chez les parents féminins proches (mères et sœurs). Kendler et coll. (1991) obtiennent un taux de concordance de 22,9 % chez les jumelles monozygotes boulimiques et de 8,7 % chez les dizygotes.

En plus des facteurs génétiques, plusieurs hypothèses d'ordre biologique ont été envisagées pour expliquer la genèse de ces troubles, en particulier l'hypothèse des modifications neuroendocriniennes, plus précisément de la fonction hypothalamo-hypophysaire. Cependant, ces modifications seraient consécutives à la maladie et non des causes de celle-ci, la plupart des anomalies se corrigeant avec la disparition des symptômes.

Les études récentes se sont surtout intéressées au rôle des neurotransmetteurs noradrénergiques, sérotoninergiques, dopaminergiques et opiacés (Yates, 1989). Ces différents neurotransmetteurs interviennent dans les mécanismes de la faim et de la satiété. Par exemple, la sérotonine a un effet inhibiteur sur la recherche de nourriture. La stimulation sérotoninergique des noyaux hypothalamiques ventromédians et paraventriculaires réduit chez l'animal l'absorption d'hydrates de carbone en agissant sur le centre de la satiété. L'hypothèse sérotoninergique, particulièrement dans la boulimie, a donné lieu à des approches pharmacothérapeutiques.

22.3.2 Facteurs psychologiques

Il ressort de l'exploration psychologique des anorexiques et des boulimiques que cette affection se développe sur un terrain psychologique propice.

Certaines études tendent à démontrer la présence de traits de tempérament prédisposants. Par exemple, Casper (1990), dans une recherche auprès de jeunes filles en rémission complète de leur anorexie, a trouvé qu'elles étaient plus conformistes, plus inhibées, et qu'elles faisaient preuve de moins d'initiative et de spontanéité que des sujets normaux dans leur comportement et dans l'expression de leurs émotions.

Bruch (1978) considère que les préoccupations excessives au sujet du corps et le contrôle de l'alimentation sont des symptômes tardifs du combat que livrent ces jeunes femmes contre le fait de se sentir assujetties et exploitées, incompétentes quant à la direction de leur propre vie, leur recherche d'une identité passant par cette forme d'opposition aux parents. L'auteure relève chez ces jeunes femmes un sentiment paralysant d'inefficacité, l'anorexique ayant une tendance marquée à se conformer aux attentes des autres. Cette docilité fait souvent dire aux parents que leur fille a été une enfant parfaite jusqu'à ce que s'installe l'anorexie, alors qu'elle ne se sent pas autonome et se juge incapable de se faire une opinion personnelle, même en ce qui a trait à ses propres sensations corporelles (faim, satiété, fatigue, épuisement). L'image d'une enfant parfaite s'est en fait construite sur ses déficits personnels. Le trouble pourra être précipité par des événements liés à des situations impliquant une autonomisation ou un engagement dans la sexualité. La maîtrise que ces jeunes filles acquièrent sur leur corps, le contrôle qu'elles exercent sur la nourriture leur donnent pour une fois une impression de force intérieure et de victoire sur ce sentiment d'inefficacité.

Pour Crisp (1980), l'anorexie traduit une crise sérieuse d'identité chez des adolescentes vulnérables. Il s'agirait d'un évitement de la maturité biologique qui s'installe en réponse aux conflits et aux attentes du monde adulte. Cet évitement entraîne une régression psychobiologique à une position prépubère.

Selvini-Palazzoli (1985) note une impuissance chez ces jeunes femmes, le corps étant perçu comme une menace qu'elles doivent contrôler, un objet qu'elles ne possèdent pas et qu'elles assimilent à un objet maternel envahissant. Masterson (1977) en fait une problématique de séparation-individuation, décrivant comment toute démarche d'autonomie est plus ou moins découragée par les figures parentales, alors que les attitudes de rapprochement et de dépendance sont valorisées.

Plus récemment, des études psychologiques ont porté sur les sévices sexuels subis dans l'enfance, ceux-ci ayant été considérés comme un facteur de risque dans le développement de l'anorexie, et plus particulièrement de la boulimie. Pope et Hudson (1992), qui ont passé en revue les différentes études, concluent qu'on ne peut retenir cette hypothèse, à tout le moins que les sévices sexuels n'apparaissent pas comme un facteur de risque spécifique de la boulimie nerveuse. De telles expériences demeurent un facteur de risque par rapport aux troubles psychiatriques en général, y compris la boulimie (Welch et Fairburn, 1994).

Des distorsions cognitives font aussi partie de la problématique de l'anorexie et de la boulimie (Garfinkel et Garner, 1982) ; ces distorsions comprennent de fausses croyances et de fausses valeurs relativement à la nourriture, au poids et au corps. Le poids devient le seul baromètre de l'estime de soi (« plus je suis maigre, plus j'ai de la valeur »), la conduite alimentaire est conditionnée par la règle du « tout ou rien » (« ou je me prive totalement ou je me gave sans limite »).

22.3.3 Facteurs familiaux

Bruch (1978) a décrit des familles d'anorexiques championnes de la politesse, mais où il est impossible d'exprimer des sentiments négatifs. Selon Minuchin, Rosman et Baker (1978), tout comme les troubles psychosomatiques, l'anorexie mentale survient le plus souvent dans des familles présentant les caractéristiques suivantes :

- enchevêtrement des liens familiaux (les limites entre les individus sont peu précises et faibles, ce qui est important, c'est d'être ensemble);
- surprotection;
- rigidité des rôles;
- absence de résolution des conflits;
- implication de l'enfant dans un conflit parental.

Le profil des familles de boulimiques est différent. On observe plus de rejet, de négligence et d'incohérence, des conflits ouverts et un manque de cohésion. Il reste que le rôle de la famille dans l'origine des troubles de l'alimentation n'est pas vraiment bien défini : Yager et Strober (1985) ont décrit des familles d'anorexiques gravement atteintes ayant un excellent fonctionnement.

22.3.4 Facteurs socioculturels

Certaines données relatives aux troubles de l'alimentation laissent supposer que les facteurs culturels jouent un rôle dans la genèse de ces troubles. On note en effet une prévalence plus élevée de l'anorexie mentale dans les classes sociales favorisées, dans les sociétés riches et industrialisées, dans certains groupes tels que les danseuses de ballet et les étudiantes en médecine, ainsi qu'une augmentation de cette prévalence au cours des 30 dernières années. On avance comme explication les critères sociaux de beauté qui valorisent la minceur et le modèle androgyne, de même que les changements profonds dans le rôle de la femme qui doit désormais concilier ses fonctions traditionnelles de mère et d'épouse avec des besoins d'affirmation et de réussite professionnelle. Soulignons que l'ensemble de ces facteurs ne peut suffire à expliquer la problématique de l'anorexie, celle-ci ne survenant que chez une minorité de jeunes femmes à risque; on peut dire, tout ou plus, que le contexte socioculturel en favorise l'émergence.

22.3.5 Modèle multidimensionnel

L'étiologie multifactorielle (Garfinkel et Garner, 1982) des troubles de l'alimentation se comprend mieux lorsqu'on considère l'interrelation des différents facteurs dont il vient d'être question (voir la figure 22.1). Ces facteurs s'organisent en facteurs prédisposants, précipitants et perpétuants. Ils interagissent les uns avec les autres pour déclencher et entretenir chez l'individu vulnérable un trouble anorexique ou boulimique.

22.4 CLASSIFICATION ET DESCRIPTION CLINIQUE

Sous la rubrique des troubles de l'alimentation, le DSM-IV et la CIM-10 regroupent l'anorexie mentale, la boulimie et les troubles de l'alimentation atypiques (CIM-10) et non spécifiés (DSM-IV).

22.4.1 Anorexie mentale

La caractéristique principale de l'anorexie mentale est le refus de maintenir un poids normal minimal, menant souvent à l'émaciation. Le terme anorexie est mal choisi, car l'appétit est le plus souvent conservé. Le tableau 22.1 (p. 528) présente les critères diagnostiques du DSM-IV et de la CIM-10 pour l'anorexie mentale.

Le critère A du DSM-IV fournit une balise à la gravité de la perte de poids, suggérant un poids inférieur à 85 % du poids attendu. Selon une façon plus stricte de la mesurer, utilisée par la CIM-10, le poids est insuffisant quand l'indice de masse corporelle (IMC = poids en kg/taille en m^2) est égal ou inférieur à 17,5. Bien sûr, le médecin doit aussi considérer l'histoire pondérale de l'individu, ainsi que son ossature. La personne perd le plus souvent du poids en réduisant ses apports caloriques par des régimes alimentaires très restrictifs et stéréotypés, voire même par un jeûne complet. D'autres moyens sont aussi utilisés, tels des exercices excessifs, des vomissements que la personne provoque elle-même, une utilisation abusive de laxatifs, de diurétiques ou de coupe-faim.

FIGURE 22.1 Modèle étiologique multidimensionnel

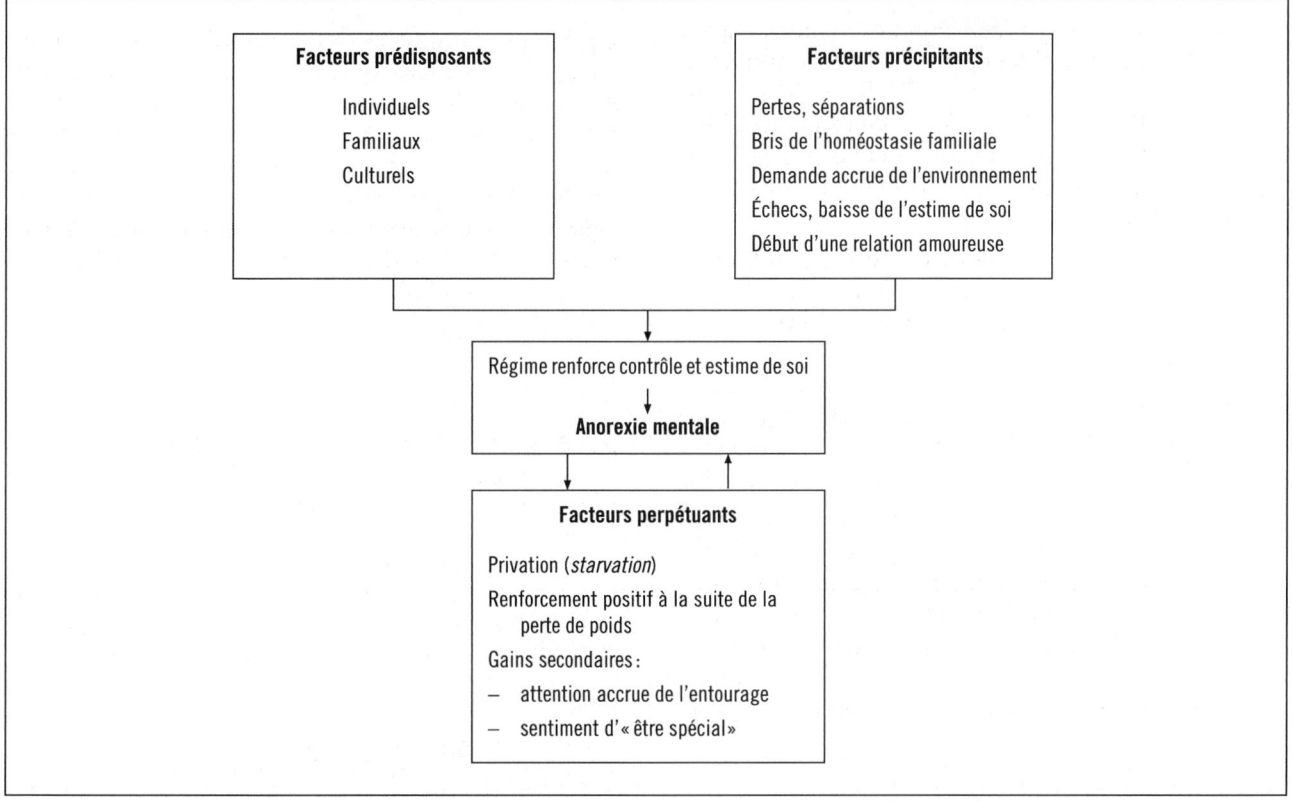

Source : D'après P.E. Garfinkel et D.M. Garner, *Anorexia Nervosa, a Multidimensional Perspective,* New York, Brunner/Mazel, 1982.

La peur intense de prendre du poids (critère B) est au centre des préoccupations des anorexiques et revêt un caractère obsédant. Ces personnes ont également une image mentale de leur propre corps déformée (critère C). Elles peuvent se sentir grosses, sous-estimer leur maigreur, n'être pas satisfaites d'une partie de leur corps qu'elles trouvent trop grasse (le plus souvent le ventre, les cuisses, les fesses). Cette préoccupation va les mener à toutes sortes de rituels de vérification de leur grosseur, telles des pesées plusieurs fois par jour. De plus, leur estime d'elles-mêmes est inversement proportionnelle à leur poids.

L'aménorrhée (critère D), liée à un taux anormalement bas d'œstrogènes consécutivement à une faible sécrétion hypophysaire de l'hormone folliculo-stimulante (FSH) et de l'hormone lutéinisante (LH), est le plus souvent une conséquence de la perte de poids, mais peut aussi la précéder.

Le DSM-IV recommande de préciser le sous-type, soit restrictif, soit avec boulimie/vomissements ou prise de purgatifs : 50 % des anorexiques connaissent des crises de boulimie au cours de l'évolution de la maladie.

L'anorexie mentale s'accompagne de comportements particuliers en ce qui touche la nourriture : rituels alimentaires, besoin de faire la cuisine pour les autres, obsessions portant sur la nourriture, etc. Certaines anorexiques ont une propension à devenir kleptomanes. Elles s'isolent progressivement, leur vie s'organisant autour de la nourriture. Des symptômes de dépression peuvent s'ajouter au profil, le plus souvent liés à une perte de poids importante.

Il est intéressant de noter que, bien que les caractéristiques de l'anorexie mentale aient une allure psychologique, certaines se rapprochent des symptômes résultant d'un état de jeûne. Une étude réalisée en

TABLEAU 22.1   Critères diagnostiques de l'anorexie mentale

DSM-IV 307.1 Anorexie mentale (Anorexia nervosa)	CIM-10 F50.0 Anorexie mentale
A. Refus de maintenir le poids corporel au-dessus ou au niveau d'un poids minimum normal pour l'âge et pour la taille (p. ex., maintien du poids à moins de 85 % du poids attendu).	A. Poids inférieur à la normale de 15 % ou indice de masse corporelle égal ou inférieur à 17,5.
	B. Perte du poids due à l'évitement des aliments engraissants et fréquemment associée à des vomissements provoqués, à des exercices excessifs, à l'utilisation de laxatifs, de coupe-faim, de diurétiques.
B. Peur intense de prendre du poids ou de devenir obèse, même si de faible poids.	C. Perturbation de l'image du corps associée à la peur de grossir.
C. Trouble de la perception du poids ou de la silhouette ou négation de la sévérité de la perte de poids ou influence excessive du poids ou de la silhouette sur l'évaluation de soi.	
D. Absence de règles pour au moins trois cycles menstruels consécutifs.	D. Trouble endocrinien diffus de l'axe hypothalamo-hypophyso-gonadique. Arrêt de croissance avant la puberté.
	E. Ne répond pas aux critères A ou B de la boulimie.
Spécifier le type : — Type restrictif ; — Type avec crises de boulimie/vomissements ou prise de purgatifs.	

Sources : American Psychiatric Association (1994), trad. française *DSM-IV – Manuel diagnostique et statistique des troubles mentaux,* Paris, Masson, 1996 ; World Health Organization (1993), trad. française *Classification internationale des maladies, 10ᵉ révision. Chapitre V (F) : Troubles mentaux et troubles du comportement : critères diagnostiques pour la recherche,* Paris, Organisation Mondiale de la Santé et Masson, 1994.

1950 au Minnesota auprès de volontaires sains a montré que, à la suite d'un jeûne prolongé, la nourriture devenait une préoccupation centrale ; les sujets avaient tendance à cacher des aliments, à accumuler toutes sortes d'objets et même à commettre des larcins (Keys et coll., 1950). Ils abusaient aussi de thé et de café et présentaient de la potomanie. On a observé une diminution de leur sociabilité et certains ont vu leur personnalité changer à un point tel qu'ils ont dû abandonner. À la reprise d'une alimentation normale, les sujets de la recherche craignaient de perdre le contrôle et de manger en trop grande quantité.

22.4.2 Boulimie

Les caractéristiques essentielles de la boulimie sont les crises d'hyperphagie (*binge*) et les mesures compensatoires pour éviter la prise de poids qui pourrait s'ensuivre. Le plus souvent, les personnes boulimiques sont de poids normal, mais certaines peuvent être légèrement au-dessous ou au-dessus, leur poids pouvant varier de façon importante sur de courtes périodes. Le tableau 22.2 donne les critères diagnostiques de ce trouble.

Le DSM-IV définit la crise d'hyperphagie ; le fait, par exemple, de grignoter continuellement des petites quantités de nourriture tout au long de la journée ne peut être considéré comme de la boulimie. Le type de nourriture consommée durant les épisodes d'hyperphagie varie, mais correspond typiquement à des aliments que, normalement, les boulimiques s'interdisent en raison de leur valeur calorique élevée : sucreries, *fast-food,* etc. Cependant, c'est plus la quantité excessive de nourriture ingurgitée que la na-

TABLEAU 22.2   Critères diagnostiques de la boulimie

DSM-IV 307.51 Boulimie (Bulimia nervosa)	CIM-10 F50.2 Boulimie (Bulimia nervosa)
A. Épisodes récurrents d'hyperphagie : (1) absorption d'une quantité importante de nourriture en peu de temps ; (2) sentiment de perte de contrôle.	A. et B. Préoccupation persistante au sujet de l'alimentation, besoin irrésistible de nourriture, épisodes d'hyperphagie.
B. Comportements compensatoires pour prévenir la prise de poids : vomissements provoqués, abus de laxatifs, exercices excessifs…	C. Neutralisation de la prise de poids.
C. Les épisodes d'hyperphagie et les comportements compensatoires surviennent en moyenne au moins deux fois par semaine pendant trois mois.	
D. Évaluation de soi indûment influencée par le poids et la silhouette.	D. Perception de soi comme étant trop gros(se) avec peur intense de grossir.
E. Ne survient pas exclusivement dans le cours de l'anorexie mentale.	
Spécifier le type : — Type avec vomissements ou prise de purgatifs ; — Type sans vomissements ni prise de purgatifs.	

Sources : American Psychiatric Association (1994), trad. française *DSM-IV – Manuel diagnostique et statistique des troubles mentaux*, Paris, Masson, 1996 ; World Health Organization (1993), trad. française *Classification internationale des maladies, 10ᵉ révision. Chapitre V (F) : Troubles mentaux et troubles du comportement : critères diagnostiques pour la recherche*, Paris, Organisation Mondiale de la Santé et Masson, 1994.

ture de celle-ci qui caractérise la crise de boulimie. Ce comportement se réalise le plus souvent de façon très discrète, à l'insu de l'entourage, les personnes atteintes de boulimie en ayant profondément honte. Il peut survenir de façon impulsive, à la suite d'émotions en règle générale négatives ou de stress interpersonnel, ou être planifié. Les vomissements provoqués constituent le moyen compensatoire le plus utilisé pour éviter la prise de poids consécutive à la crise d'hyperphagie. Après la crise, la personne se sent triste, coupable et honteuse, ce qui l'amène souvent à restreindre ses apports alimentaires jusqu'à la prochaine crise. On observe, associée à la boulimie, une fréquence élevée de symptômes de dépression, symptômes qui peuvent précéder ou accompagner les comportements boulimiques.

22.4.3 Trouble de l'alimentation non spécifié

Le DSM-IV regroupe sous cette rubrique les troubles de l'alimentation qui ne répondent pas à tous les critères de l'anorexie mentale ou de la boulimie. On y trouve, entre autres, le trouble hyperphagique, c'est-à-dire des épisodes récurrents d'hyperphagie sans comportement de compensation comme il est typique d'en retrouver dans la boulimie.

22.5 COMORBIDITÉ ET DIAGNOSTIC DIFFÉRENTIEL

22.5.1 Comorbidité

On observe chez les patientes présentant des troubles de l'alimentation une comorbidité importante tant avec un autre syndrome psychiatrique (axe I du DSM-IV) qu'avec un trouble de la personnalité (axe II du DSM-IV). Plusieurs études récentes, passées en revue par Skodol et coll. (1993), ont tenté d'associer traits ou troubles de la personnalité avec une forme particulière du trouble de l'alimentation. La fréquence des troubles de la personnalité relevée dans ces différentes études varie énormément selon l'instrument de mesure utilisé (de 27 % à 93 %). A surtout été étudiée l'association entre la personnalité limite et un trouble de l'alimentation. La prévalence de la personnalité limite parmi la population présentant un tel trouble variait de 0 % à 42 %. Antérieurement, dans une revue très critique de la littérature, Pope et Hudson (1989) avaient signalé que la prévalence de la personnalité limite était certainement surévaluée. On relève cependant une association, d'une part, entre la boulimie et un trouble de la personnalité du groupe B, dont la personnalité limite, et, d'autre part, entre l'anorexie et un trouble de la personnalité du groupe C, dont, surtout, les personnalités évitante et obsessionnelle-compulsive (voir le chapitre 27 pour une définition des groupes B et C). Par ailleurs, un trouble de la personnalité influerait sur le pronostic du trouble de l'alimentation de façon négative.

Concernant les patientes souffrant d'anorexie mentale, des études indiquent une augmentation de la prévalence à vie de maladies affectives et de troubles anxieux dont, principalement, le trouble obsessionnel-compulsif (Rastam, Gilberg et Gilberg, 1995). On a également enregistré, dans la famille des patientes anorexiques, une prévalence plus élevée non seulement d'anorexie mentale, mais aussi de maladies affectives, de troubles anxieux et d'alcoolisme. Quant aux patientes boulimiques, on a constaté chez elles une forte prévalence de maladies affectives, de troubles anxieux, de toxicomanie et de trouble bipolaire. On note aussi dans les familles des patientes atteintes de boulimie une prévalence accrue de boulimie, d'alcoolisme, de toxicomanie, de maladies affectives et peut-être d'obésité.

22.5.2 Diagnostic différentiel

Pour procéder au diagnostic différentiel de l'anorexie mentale, on doit considérer en premier lieu une autre cause à la perte de poids importante, telle une maladie physique. Cependant, le diagnostic différentiel est assez facile à faire, étant donné qu'on ne trouve pas dans la maladie physique la déformation de l'image du corps propre à l'anorexique ni le désir de maigrir davantage. Un épisode dépressif majeur peut aussi provoquer une perte de poids importante, mais encore là, il n'y a ni déformation de l'image du corps ni cette quête effrénée de la minceur. Une schizophrénie peut s'accompagner d'un refus alimentaire, mais on notera alors le plus souvent un délire paranoïde sous-jacent (p. ex., peur d'être empoisonné). Les personnes anorexiques présentent maints symptômes obsessionnels. Si les obsessions, de même que les rituels, n'ont pas trait seulement à la nourriture et à l'alimentation, il faudra aussi considérer un diagnostic de trouble obsessionnel-compulsif. La difficulté à s'alimenter peut aussi traduire un symptôme de conversion ou un élément phobique, et c'est en caractérisant bien le symptôme avec la patiente qu'on le distinguera de la peur d'engraisser typique de l'anorexie mentale.

Pour ce qui est de la boulimie, il faut d'abord éliminer un diagnostic d'anorexie mentale : les comportements boulimiques s'accompagnent alors d'une extrême minceur. Il faut aussi faire la distinction entre les vraies crises d'hyperphagie et le grignotage auquel se livrent plusieurs obèses, grignotage constant qui n'est pas suivi de comportements purgatifs et qui, souvent, aboutit à une prise de poids importante. Un épisode dépressif atypique peut aussi s'accompagner d'hyperphagie, mais on ne retrouvera pas les autres caractéristiques de la boulimie, notamment ce souci exagéré du poids et de la minceur.

22.6 ÉVALUATION

L'évaluation des anorexiques et des boulimiques devra être extensive et passer tant par un questionnaire élaboré visant à préciser l'ensemble des symptômes que par un examen physique complet s'attachant à des points particuliers.

22.6.1 Questionnaire

Le plus important au cours de la première entrevue avec ces jeunes filles est de réussir à créer un climat de confiance : elles sont souvent réticentes à consulter, peuvent nier leurs problèmes, minimiser leurs symptômes. Il arrive qu'elles se présentent accompagnées d'un ou plusieurs membres de la famille déconcertés ou, parfois, en colère, alors qu'elles-mêmes affichent un silence hostile. Heureusement, grâce à toute l'information diffusée ces dernières années par les médias, de plus en plus de jeunes filles consultent d'elles-mêmes.

On cernera de façon détaillée l'évolution de leur poids, ce qui permet généralement par la suite de mettre en parallèle certains stresseurs ou événements de leur vie et de poser les premiers jalons d'un travail psychologique. On s'informera de tous les symptômes pouvant être associés à l'anorexie, surtout les vomissements qui, par le déséquilibre électrolytique induit, sont à l'origine des principales complications. Le tableau 22.3 fournit les principaux éléments du questionnaire, outil de première importance puisqu'il servira à établir le plan de traitement.

Il faut exiger une grande précision dans la description des comportements boulimiques. Des patientes boulimiques vont minimiser leurs symptômes par honte, alors que des patientes anorexiques appelleront boulimie le petit écart alimentaire qui a échappé à leur contrôle (p. ex., manger trois ou quatre biscuits). La meilleure façon d'en avoir une idée claire est d'insister pour qu'elles décrivent de façon détaillée leur dernière crise de boulimie.

Dès la première rencontre, il s'avère primordial d'expliquer à la patiente une conception du problème en deux volets : d'abord médical, soit le sérieux de son état physique et la nécessité d'y remédier, puis psychologique et cognitif, visant à lui faire comprendre les facteurs en cause. Il doit être clairement établi que son problème n'est pas un problème de *poids* comme tel, mais qu'il tient à une *peur panique* de prendre du poids.

22.6.2 Examen physique, investigation biologique et complications

Le tableau 22.4 présente les éléments devant retenir l'attention à l'examen physique et le tableau 22.5, les examens de laboratoire pertinents et les anomalies qu'ils permettent de déceler.

Les troubles cardiovasculaires constituent les complications les plus fréquentes de l'anorexie mentale et aussi les plus graves, celles qui peuvent mener à la mort par insuffisance cardiaque. On rencontre celles-ci surtout chez les patientes qui font un usage immodéré de laxatifs ou qui se font vomir, ce qui entraîne un déséquilibre électrolytique. À long terme,

TABLEAU 22.3   Éléments du questionnaire d'évaluation

Histoire de la courbe de poids
Représentation du corps
Description détaillée des symptômes
— Régime alimentaire
— Exercices
— Vomissements
— Prise de médicaments : laxatifs, diurétiques, coupe-faim, ipéca
— Boulimie
— Menstruations
— Autres symptômes associés : comportements alimentaires particuliers, rituels, pesées
Complications : faiblesse, perte de conscience, fatigue, maux d'estomac
Atteinte du fonctionnement : à quel degré ?
— Études, travail
— Relations interpersonnelles
— Sexualité
Présence de symptômes de dépression
Présence d'un soutien (familial ou autre)

TABLEAU 22.4   Éléments de l'examen physique

Poids
Peau : sèche, lanugo, perte des cheveux
Œdèmes
Bradycardie, hypotension
Si vomissements : — hypertrophie des parotides
— excoriation et kératinisation du dos des doigts
— érosion de l'émail des dents

TABLEAU 22.5   Examens de laboratoire

Examen	Anomalies
ECG	Bradycardie, arythmie
Formule sanguine	Anémie, leucopénie, thrombocytopénie
Bilan ionique	Hypokaliémie
Protéinémie	↓
Urée, créatinine	↑
Magnésium, phosphates	↓
Endocrinologie	LH ↓, FSH ↓, T_3 ↓, cortisol ↑
Ostéodensitométrie	Densité osseuse ↓

l'ostéoporose constitue également une complication non négligeable ; elle peut s'accompagner d'un retard de croissance lorsque l'anorexie débute avant la puberté. L'ostéoporose, partiellement réversible, prédispose à des fractures pathologiques. D'autres complications sont possibles quoique plus rares, tels l'ulcère gastroduodénal, la rupture de l'œsophage, une myocardite attribuable à un long usage d'ipéca ou encore, survenant à un stade très avancé de la maladie, l'insuffisance rénale (Sharp et Freeman, 1993).

22.6.3 Tests psychologiques

Les tests psychologiques sont largement utilisés et peuvent aider à étayer le diagnostic : mentionnons le Eating Attitude Test (Garner et Garfinkel, 1979), qui mesure le degré de préoccupation au sujet de la nourriture et de la minceur, et le Eating Disorder Inventory (Garner, Olmsted et Polivy, 1983), qui comprend des échelles portant sur les conduites alimentaires et sur certains traits psychologiques caractéristiques des personnes souffrant d'un trouble de l'alimentation, comme le perfectionnisme, la peur de la maturité, le sentiment d'inefficacité, etc.

22.6.4 Situations d'urgence

L'évaluation complète d'une personne souffrant d'un trouble de l'alimentation demande du temps et ne peut habituellement se faire en une seule entrevue. Il est primordial, à la première rencontre, de déterminer le degré d'urgence et de voir si la situation justifie une hospitalisation immédiate. C'est la condition clinique globale et non un seul facteur qui dictera la conduite à tenir. Les situations suivantes appellent une intervention d'urgence :

– poids égal ou inférieur à 70 % du poids normal (surtout si la perte de poids a été rapide) ;
– bradycardie (nombre de contractions inférieur à 50 par minute) ;
– hypokaliémie grave ;
– dépression secondaire avec risque suicidaire ;
– crise familiale importante.

22.7 TRAITEMENT

Le traitement des troubles de l'alimentation comporte trois volets : la thérapie éducative et comportementale, axée sur les habitudes alimentaires et le poids, la psychothérapie individuelle et familiale et, parfois, l'intervention psychopharmacologique (American Psychiatric Association, 1993).

22.7.1 Traitement de l'anorexie mentale

Thérapie éducative et comportementale

La thérapie éducative et comportementale vise la correction des habitudes alimentaires et du poids.

Le médecin doit accepter d'emblée le fait que le poids de la patiente restera probablement sous le poids optimal et qu'elle conservera peut-être des habitudes alimentaires particulières. Les actions suivantes sont à envisager, par le médecin ou la diététiste, quant à la correction du poids :

– déterminer le poids idéal selon les tables de poids et la courbe du poids de la patiente et discuter avec elle d'un poids optimal à atteindre, que l'on fixe généralement à environ 90 % du poids idéal pour l'âge, la grandeur et l'ossature ;

– fixer un poids minimal sous lequel une hospitalisation sera requise. Cette limite est non négociable ; elle peut se situer à 70 % du poids idéal. L'anorexique sera pesée à chaque rendez-vous avec un minimun de vêtements, sinon en jaquette d'hôpital, afin d'éviter toute falsification ;

– discuter avec la patiente, dans une perspective éducative, des règles de base de l'alimentation et élaborer un menu quotidien. Un contrat écrit ou verbal précisera le nombre de calories, les repas, les collations, les exercices et les objectifs de prise de poids à atteindre chaque semaine. L'usage de purgatifs et de vomitifs sera interdit. On s'attendra à un gain de poids de 500 grammes à 1 kilo par semaine. L'anorexique sera incitée à tenir un journal quotidien sur ces différents aspects. Il est important de la rassurer quant à ses craintes de devenir obèse.

Psychothérapie

La psychothérapie vise à informer la patiente sur sa maladie, à corriger les distorsions cognitives et à lui faire comprendre certaines difficultés psychologiques sous-jacentes à l'anorexie de façon qu'elle puisse les surmonter.

- *La psychoéducation.* Différentes données doivent être expliquées à la patiente. Plusieurs symptômes, telles la peur de perdre le contrôle dès qu'elle se met à manger, son obsession de la nourriture, sont la conséquence d'un état de jeûne et vont s'atténuer avec la reprise d'une alimentation normale. Au début, elle sentira des ballonnements après les repas, en raison du ralentissement du transit digestif, elle prendra du poids plus rapidement à la suite du ralentissement de son métabolisme, etc.

- *La correction des distorsions cognitives.* La patiente doit être consciente que sa maladie ne correspond pas à un problème de poids, mais qu'elle découle d'une peur de prendre du poids, que son estime d'elle-même ne repose que sur le contrôle qu'elle exerce sur sa faim et son corps et que le bonheur n'est pas associé à la minceur. Une grande partie du travail thérapeutique consiste à l'amener à reconnaître son mode de pensée dichotomique (tout ou rien) : « Je contrôle tout ou je ne contrôle rien, je suis parfaite ou je ne vaux rien. » Elle doit apprendre à en reconnaître les conséquences néfastes et acquérir des attitudes plus nuancées.

- *La compréhension des difficultés psychologiques.* L'exploration des sentiments d'impuissance et d'inefficacité, l'autonomisation par rapport aux figures parentales, l'affirmation de soi, le respect de ses limites, les craintes relatives au futur rôle de femme adulte sont parmi les thèmes les plus souvent abordés.

Un des pièges que l'anorexique peut tendre au médecin est de faire preuve d'une trop grande complaisance dans le travail psychothérapique. En réalité, elle ne ferait à ce moment que reproduire son problème fondamental, soit son incapacité à se démarquer et à s'affirmer dans quelque relation que ce soit.

L'intervention auprès de la famille mettra souvent le médecin en présence d'une famille impuissante, parfois en colère, face à cette adolescente « qui ne fait que s'entêter à ne plus manger et à mettre en échec tous les efforts que l'on fait pour l'aider ». Il est donc important d'aborder d'emblée le sens de l'anorexie avec la famille sous l'angle d'une crise : l'anorexie n'est pas un entêtement, mais bien l'expression d'une difficulté à atteindre la maturité dans un milieu familial donné. Le médecin devra déculpabiliser la famille : il n'est pas question de pointer un coupable, mais de jeter un éclairage sur le système relationnel dont fait partie activement l'anorexique. Il faut aussi insister sur le besoin de chaque membre de la famille de développer sa personnalité en s'individualisant et sur la nécessité d'aborder les conflits ouvertement.

Hospitalisation

L'hospitalisation devient nécessaire lorsqu'une des situations d'urgence mentionnées plus haut se présente ou lorsque les efforts thérapeutiques ne semblent pas donner de résultats après de trois à six mois. Au cours de celle-ci, le plan de soins sera élaboré par l'équipe traitante incluant l'infirmière, la diététiste et le médecin. Ce plan devra prévoir la consommation quotidienne de repas, pour un total de 1 000 à 1 500 calories par jour au début jusqu'à 2 000 à 2 500 calories par jour, en vue d'une prise de poids hebdomadaire de 500 grammes à 1,5 kilo. Une infirmière assistera au repas pour rassurer la patiente et pour empêcher les vomissements. Au cours de l'heure qui suit, l'accès aux toilettes est interdit et le repos à la chambre est prescrit. Dans certains cas graves, le repos complet au lit pourra être nécessaire. Des approches comportementales préconisent un plan très strict au début de l'hospitalisation, avec l'ajout de privilèges (visites, heures de sortie, etc.) à mesure que l'anorexique prend du poids et que les comportements alimentaires se normalisent.

L'admission contre le gré d'une patiente peut s'avérer nécessaire dans certaines situations, particulièrement lorsqu'il y a des complications physiques sérieuses et que la jeune fille n'en perçoit pas les dangers.

Pharmacothérapie

Les essais cliniques ont donné peu de résultats concluants, que ce soit les neuroleptiques, les antidépresseurs ou les stimulants de l'appétit. On a rapporté que la fluoxétine pouvait aider certaines patientes en atténuant la préoccupation au sujet de la nourriture. Cependant, il n'y a pas eu d'études contrôlées à ce propos. Chez les patientes anorexiques, l'aménorrhée peut, à mesure qu'elle se prolonge, entraîner une ostéoporose grave; il est recommandé de prescrire un remplacement œstrogénique, après un essai thérapeutique de trois à six mois s'il n'y a pas eu de reprise de poids et de retour des règles. Dans certains cas, il faut ajouter un supplément calcique et, parfois, un régulateur du métabolisme osseux, comme l'alendronate.

22.7.2 Traitement de la boulimie

Rééducation nutritionnelle

La rééducation nutritionnelle implique une stabilisation du poids, une interruption des cycles privation-boulimie-privation, la planification de repas structurés et la tenue par la patiente d'un journal alimentaire et émotionnel. Les périodes de jeûne jouant un rôle catalyseur dans le déclenchement des crises d'hyperphagie, la normalisation des repas est le traitement de base.

Psychothérapie

La psychothérapie, individuelle ou de groupe, sera davantage fondée sur les méthodes psychoéducatives et axée sur l'évaluation des facteurs précipitants des crises d'hyperphagie. Ces facteurs sont parfois de nature émotive («je me sens mal»), cognitive («je me sens grosse») ou physiologique («j'ai faim»). La connaissance de ces facteurs précipitants peut aider à diminuer les crises; la patiente apprendra à éviter certaines situations et à retarder la réponse à celles-ci lorsqu'elles surviennent, cela par l'adoption de comportements de rechange tels que téléphoner à une amie, sortir de la maison pour une promenade d'une demi-heure, etc. Différentes informations sont données aux patientes relativement au poids idéal, à l'inefficacité des purgations pour maintenir le poids, aux conséquences physiques des crises hyperphagiques et des purgations. La thérapie cognitivo-comportementale contribue à une diminution importante des symptômes boulimiques, du moins à court terme, et constitue actuellement le traitement psychologique de choix. L'addition d'une médication antidépressive en améliore modestement les résultats (Walsh et coll., 1997).

Pharmacothérapie

La plupart des études indiquent une efficacité à court terme de certains antidépresseurs, dont l'imipramine, la désipramine, la fluoxétine et la fluvoxamine pour atténuer les symptômes boulimiques (Mitchell, Raymond et Specker, 1993). Une étude multicentre de huit semaines dans laquelle la fluoxétine était utilisée a démontré qu'une dose de 60 mg par jour permettait de réduire des deux tiers les crises d'hyperphagie et de vomissements, alors qu'une dose moindre (20 mg) donnait de moins bons résultats (Fluoxetine Bulimia Nervosa Collaborative Study Group, 1992).

22.7.3 Groupes d'entraide

Il est indiqué de suggérer aux patientes de prendre contact avec des groupes d'entraide. Dans plusieurs pays, il existe des associations destinées aux personnes souffrant d'un trouble de la conduite alimentaire. Ces associations ont pour but de renseigner et de donner un appui aux individus et aux familles aux prises avec de telles difficultés. Au Canada, la Fondation pour l'anorexie nerveuse et la boulimie (ANEB) offre de tels services, et en France, le Groupe d'étude français sur l'anorexie et la boulimie (GEFAB).

22.8 ÉVOLUTION ET PRONOSTIC

L'évolution d'un trouble de l'alimentation est très variable, allant de la disparition complète des symptômes au décès, en passant par la chronicisation. Jeammet et coll. (1991) soulignent le décalage qui peut exister entre l'amélioration du poids et certaines conduites alimentaires, d'une part, et la pauvreté des investissements affectifs, d'autre part. Plusieurs variables ont été mises en relation avec le pronostic: la durée de la maladie, le nombre de traitements suivis sans succès, l'importance de la perte de poids, un trouble de la personnalité de type limite sont presque toujours des facteurs de mauvais pronostic dans les différentes études, alors qu'un âge précoce d'apparition pourrait être de bon pronostic. Bien d'autres facteurs ont été étudiés, mais les résultats sont passablement inconsistants. Le tableau 22.6 résume les différentes évolutions de l'anorexie mentale et de la boulimie.

TABLEAU 22.6   **Pronostic pour l'anorexie mentale et la boulimie**

	Anorexie mentale	Boulimie
Bon ou très bon (disparition quasi complète des symptômes)	40-50 %	50 %
Intermédiaire (amélioration, mais symptômes encore importants)	30 %	30 %
Chronicisation (remplit encore les critères diagnostiques de la maladie)	20 %	20 %
Mortalité (due à des complications de l'anorexie ou au suicide)	5 % (court terme) 15-20 % (après 20 ans)	Inconnue

Alors que, pour l'anorexie, des études de suivi sur 20 ans nous permettent de tracer un portrait fiable de l'évolution de la maladie (Steinhausen, Rauss-Mason et Seidel, 1991), pour la boulimie, le recul est beaucoup moindre. Selon une revue de la littérature réalisée par Keel et coll. (1997), après de 5 à 10 ans, 50 % des femmes boulimiques connaissent une rémission complète, tandis que 20 % d'entre elles présentent encore tous les critères diagnostiques de la boulimie.

*
* *

Les troubles de l'alimentation constituent un groupe de maladies relativement fréquentes et graves, nécessitant une intervention diagnostique et thérapeutique structurée. Le clinicien peut soulager la souffrance des personnes aux prises avec de tels troubles en appuyant ses interventions sur un modèle multidimensionnel intégrant des connaissances biologiques, psychologiques et familiales. Il peut prévoir une évolution favorable dans la majorité des cas.

Bibliographie

AMERICAN PSYCHIATRIC ASSOCIATION
1994   *Diagnostic and Statistical Manual of Mental Disorders*, 4ᵉ éd., Washington (D.C.), American Psychiatric Association ; trad. française *DSM-IV – Manuel diagnostique et statistique des troubles mentaux*, Paris, Masson, 1996, 1040 p.
1993   « Practice guideline for eating disorders », *Am. J. Psychiatry*, vol. 150, n° 2, p. 207-228.

BRUCH, H.
1978   *The Golden Cage, the Enigma of Anorexia Nervosa*, Cambridge, Harvard University Press.

BUTTON, E.J., et WHITEHOUSE, A.
1981   « Subclinical anorexia nervosa », *Psychol. Med.*, vol. 11, n° 3, p. 509-516.

CASPER, R.C.
1990   « Personality features of women with good outcome from restricting anorexia nervosa », *Psychosom. Med.*, vol. 52, n° 2, p. 156-170.

CRISP, A.H.
1980   *Anorexia Nervosa, Let Me Be*, Londres, Academic Press.

FLUOXETINE BULIMIA NERVOSA COLLABORATIVE STUDY GROUP
1992   « Fluoxetine in the treatment of bulimia nervosa », *Arch. Gen. Psychiatry*, vol. 49, p. 139-147.

FOMBONNE, E.
1995   « Anorexia nervosa, no evidence of an increase », *Br. J. Psychiatry*, vol. 166, p. 462-471.

GARFINKEL, P.E., et coll.
1995   « Bulimia nervosa in a Canadian community sample : Prevalence and comparison of subgroups », *Am. J. Psychiatry*, vol. 152, n° 7, p. 1052-1058.

GARFINKEL, P.E., et GARNER, D.M.
1982   *Anorexia Nervosa, a Multidimensional Perspective*, New York, Brunner/Mazel.

GARNER, D.M., et GARFINKEL, P.E.
1979   « The Eating Attitude Test : An index of the symptoms of anorexia nervosa », *Psychol. Med.*, vol. 9, n° 2, p. 273-279.

GARNER, D.M., OLMSTED, M.P., et POLIVY, J.
1983   « Development and validation of a multi-dimensional eating disorder inventory for anorexia nervosa and bulimia », *Int. J. Eat. Disord.*, vol. 2, n° 2, p. 15-34.

HOLLAND, A.J., SICOTTE, N., et TREASURE, J.
1988 « Anorexia nervosa : Evidence for a genetic basis », *J. Psychosom. Res.*, vol. 32, n° 6, p. 561-571.

JEAMMET, P., et coll.
1991 « Le devenir de l'anorexie mentale : une étude prospective de 129 patients évalués au moins 4 ans après leur première admission », *Psychiatrie de l'enfant*, vol. 34, n° 2, p. 381-442.

KEEL, K., et coll.
1997 « Outcome in bulimia nervosa », *Am. J. Psychiatry*, vol. 154, n° 3, p. 313-321.

KENDLER, K.S., et coll.
1991 « The genetic epidemiology of bulimia nervosa », *Am. J. Psychiatry*, vol. 148, n° 12, p. 1627-1637.

KEYS, A., et coll.
1950 *The Biology of Human Starvation*, Minneapolis, University of Minnesota Press.

MASTERSON, J.F.
1977 « Primary anorexia nervosa in the borderline adolescent—an object relations view », dans P. Hartoccolis (sous la dir. de), *Borderline Personality Disorders*, New York, International University Press, p. 475-494.

MINUCHIN, S., ROSMAN, B.L., et BAKER, L.
1978 *Psychosomatic Families : Anorexia Nervosa in Context*, Cambridge (Mass.), Harvard University Press.

MITCHELL, J., RAYMOND, N., et SPECKER, S.
1993 « A review of the controlled trials of pharmacotherapy and psychotherapy in the treatment of bulimia nervosa », *Int. J. Eat. Disord.*, vol. 14, n° 3, p. 229-247.

POPE, H.G., et HUDSON, J.I.
1992 « Is sexual abuse a risk factor for bulimia nervosa ? », *Am. J. Psychiatry*, vol. 149, n° 4, p. 455-463.
1989 « Are eating disorders associated with borderline personality disorder ? A critical review », *Int. J. Eat. Disord.*, vol. 8, n° 1, p. 1-9.

RASTAM, M., GILBERG, I.C., et GILBERG, C.
1995 « Anorexia nervosa, 6 years after onset. Part II : Comorbid psychiatric problems », *Compr. Psychiatry*, vol. 36, n° 1, p. 70-76.

RATTÉ, C., POMERLEAU, G., et LAPOINTE, C.
1989 « Dépistage des troubles des conduites alimentaires chez une population d'étudiantes de niveau collégial : corrélation avec deux caractéristiques psychosociales », *Revue canadienne de psychiatrie*, vol. 34, n° 9, p. 325-333.

RUSSELL, G.F.M.
1979 « Bulimia nervosa : An ominous variant of anorexia nervosa », *Psychol. Med.*, vol. 9, n° 3, p. 429-448.

SELVINI-PALAZZOLI, M.
1985 *Self Starvation*, Northvale (N.J.), Jason Aronson.

SHARP, C.W., et FREEMAN, C.P.L.
1993 « The medical complications of anorexia nervosa », *Br. J. Psychiatry*, vol. 162, p. 452-462.

SKODOL, A.E., et coll.
1993 « Comorbidity of DSM-III-R eating disorders and personality disorders », *Int. J. Eat. Disord.*, vol. 14, n° 4, p. 403-416.

STEINHAUSEN, H.C., RAUSS-MASON, C., et SEIDEL, R.
1991 « Follow-up studies of anorexia nervosa : A review of four decades of outcome research », *Psychol. Med.*, vol. 21, n° 2, p. 447-454.

WALSH, T.B., et coll.
1997 « Medication and psychotherapy of bulimia nervosa », *Am. J. Psychiatry*, vol. 154, n° 4, p. 523-531.

WELCH, S.L., et FAIRBURN, C.G.
1994 « Sexual abuse and bulimia nervosa : Three integrated case control comparisons », *Am. J. Psychiatry*, vol. 151, n° 3, p. 402-407.

WORLD HEALTH ORGANIZATION
1993 *The ICD-10 Classification of Mental and Behavioural Disorders : Diagnostic Criteria for Research*, Genève, World Health Organization ; trad. française *Classification internationale des maladies, 10ᵉ révision. Chapitre V (F) : Troubles mentaux et troubles du comportement : critères diagnostiques pour la recherche*, Paris, Organisation Mondiale de la Santé et Masson, 1994.

YAGER, J., et STROBER, M.
1985 « Family aspects of eating disorders », dans R.E. Hales et A.J. Frances (sous la dir. de), *American Psychiatric Association Annual Review*, vol. 4, Washington (D.C.), American Psychiatric Press.

YATES, A.
1989 « Current perspectives of the eating disorders : 1. History, psychological and biological aspects », *J. Am. Acad. Child and Adolesc. Psychiatry*, vol. 28, n° 6, p. 813-828.

Lectures complémentaires

AIMEZ, P., et RAVAR, J.
1988 *Boulimique: origines et traitements de la boulimie,* Paris, Ramsay.

GARNER, D.M., et GARFINKEL, P.E.
1985 *Handbook of Psychotherapy for Anorexia Nervosa and Bulimia,* New York, Guilford Press.

YATES, A.
1990 «Current perspectives on the eating disorders. 2. Treatment, outcome, and research directions», *J. Am. Acad. Child and Adolesc. Psychiatry,* vol. 29, n° 1, p. 1-9.

Adresses utiles

AU CANADA

FONDATION POUR L'ANOREXIE NERVEUSE ET LA BOULIMIE (ANEB)
6875, boul. LaSalle
Verdun (Québec) H4H 1R3
Tél. : (514) 761-6131
Affilié à l'Hôpital Douglas, l'organisme s'adresse aux personnes aux prises avec des troubles de l'alimentation.

EN FRANCE

GROUPE D'ÉTUDE FRANÇAIS SUR L'ANOREXIE ET LA BOULIMIE (GEFAB)
Boîte postale : Maison des sciences de l'homme
54, boul. Raspail
75270 Paris Cedex 06
Tél. : 01 45 43 44 75
L'association s'adresse aux personnes atteintes d'un trouble de l'alimentation et à leurs proches, aux thérapeutes, aux chercheurs et aux organisations que préoccupent la nutrition ou les troubles alimentaires.

CHAPITRE 23

Troubles du sommeil et de la vigilance

ODILE LAPIERRE, M.D., M.Sc.
Médecin au Centre d'étude du sommeil de l'Hôpital du Sacré-Cœur de Montréal
Professeure adjointe au Département de psychiatrie de l'Université de Montréal

JACQUES MONTPLAISIR, M.D., Ph.D., F.R.C.P.C.
Psychiatre, directeur du Centre d'étude du sommeil de l'Hôpital du Sacré-Cœur de Montréal
Professeur titulaire au Département de psychiatrie de l'Université de Montréal

PLAN

23.1 Historique

23.2 États de vigilance
    23.2.1 Veille
    23.2.2 Sommeil lent
    23.2.3 Sommeil paradoxal
    23.2.4 Organisation du sommeil

23.3 Ontogénie des états de veille et de sommeil
    23.3.1 Sommeil agité
    23.3.2 Sommeil calme
    23.3.3 Veille
    23.3.4 Organisation du sommeil
    23.3.5 Consolidation du sommeil de nuit

23.4 Neurophysiologie des états de veille et de sommeil
    23.4.1 Veille
    23.4.2 Sommeil lent
    23.4.3 Sommeil paradoxal

23.5 Activités mentales ayant cours en sommeil

23.6 Évaluation des troubles du sommeil
    23.6.1 Évaluation clinique
    23.6.2 Évaluation polygraphique du sommeil

23.7 Classification et description des troubles du sommeil
    23.7.1 Troubles du sommeil se manifestant principalement par de l'insomnie
        • *Insomnie psychophysiologique* • *Syndrome des impatiences musculaires de l'éveil et syndrome des mouvements périodiques des jambes au cours du sommeil*
    23.7.2 Troubles du sommeil se manifestant principalement par de l'hypersomnie
        • *Narcolepsie* • *Hypersomnie idiopathique* • *Hypersomnie récurrente* • *Syndromes d'apnées du sommeil*
    23.7.3 Troubles du sommeil se manifestant principalement par un asynchronisme circadien du sommeil
        • *Syndrome de retard de la phase de sommeil* • *Syndrome d'alternance veille-sommeil irrégulière* • *Syndrome d'alternance veille-sommeil différente de 24 heures*
    23.7.4 Troubles du sommeil se manifestant principalement par de l'agitation
        • *Éveils confusionnels* • *Terreurs nocturnes* • *Somnambulisme* • *Cauchemars* • *Trouble du comportement lié au sommeil paradoxal* • *Hallucinations et paralysies du sommeil* • *Rythmies nocturnes*

Bibliographie

Lectures complémentaires

Le sommeil a de tout temps fasciné les hommes. Voyage hors de l'espace-temps familier, retraite pour échapper aux stimulations quotidiennes, nourriture cérébrale : ses fonctions se confondent avec ses attributs. L'énigme est presque intacte. Si d'immenses progrès ont été accomplis au cours des dernières décennies dans la connaissance du sommeil et de ses bases neurophysiologiques, le rôle du sommeil n'est pas encore élucidé. Les rôles, devrions-nous dire, car le sommeil dit normal n'est pas que le résultat d'une activation-inactivation cérébrale particulière ; il est aussi un lieu d'abandon, un refuge dont l'accès requiert et reflète un bien-être. Ainsi le sommeil est-il une fonction vitale dont les perturbations pourront témoigner d'un trouble tant psychique que neurologique. La connaissance du sommeil normal est un préalable à la reconnaissance de ses troubles.

23.1 HISTORIQUE

On a longtemps cru que le sommeil était un état passif au cours duquel le cerveau se reposait des stimulations sensorielles reçues pendant la veille. L'état d'apparente inactivité du sujet endormi laissait croire à une absence d'influx sensoriels au cerveau. Or les progrès remarquables qui ont eu lieu au cours du dernier siècle en neurophysiologie ont modifié cette perception du sommeil. L'invention de l'électroencéphalographie par Berger, qui enregistra en 1924 l'activité électrique spontanée du cerveau au moyen d'électrodes placées sur le scalp, a mené à la reconnaissance d'électroencéphalogrammes (EEG) distincts et variables en fonction des états de vigilance.

Dans les années 50, l'équipe de Kleitman (Aserinsky et Kleitman, 1953) décrit le phénomène des mouvements oculaires rapides (MOR) survenant par bouffées dans certaines phases du sommeil, qu'elle nomme « *rapid eye movement (REM) sleep* ». Peu après, Jouvet, Michel et Courjon (1959) remarquent que ces phases de sommeil avec MOR se caractérisent en outre par un EEG ressemblant à celui de l'état de veille et par une atonie musculaire. Cette association d'événements, qui évoquent à la fois la veille et le sommeil profond, les amène à qualifier ce sommeil de paradoxal.

La description d'une phase de sommeil distincte et facilement identifiable est à l'origine de la reconnaissance de deux états de sommeil :

- le sommeil lent (SL), aussi appelé sommeil synchronisé, sommeil sans MOR ou sommeil calme (SC) chez le nourrisson ;
- le sommeil rapide, aussi appelé sommeil désynchronisé, sommeil avec MOR, sommeil paradoxal (SP) ou sommeil agité (SA) chez le nourrisson.

La description suivante des états de vigilance est basée sur l'enregistrement de trois paramètres physiologiques :

- l'activité électrique du cerveau, soit un électroencéphalogramme (EEG) central (C) et occipital (O) ;
- les variations de potentiels électriques corrélatives des mouvements des yeux, soit un électrooculogramme (EOG) ;
- les variations de potentiels électriques liées à l'activité des muscles sous-mentonniers, soit un électromyogramme (EMG).

On en retrouve la description dans l'ouvrage de Rechtschaffen et Kales (1968).

23.2 ÉTATS DE VIGILANCE

23.2.1 Veille

Un sujet éveillé dont les yeux sont ouverts a un EEG désynchronisé formé principalement d'ondes bêta dont la fréquence est rapide (supérieure à 20 Hz) et le voltage bas (voir la figure 23.1) ; des ondes thêta plus lentes (de 3 à 8 Hz) peuvent être enregistrées au niveau des régions temporales. Les mouvements oculaires et le tonus musculaire reflètent le comportement.

La fermeture des paupières fait apparaître un tracé caractéristique formé d'ondes alpha (de 8 à 13 Hz) de voltage plus élevé (voir la figure 23.2) ; ce rythme disparaît généralement dès que le sujet ouvre les yeux et durant l'exécution de tâches mentales.

FIGURE 23.1 Enregistrement polygraphique : éveil (yeux ouverts)

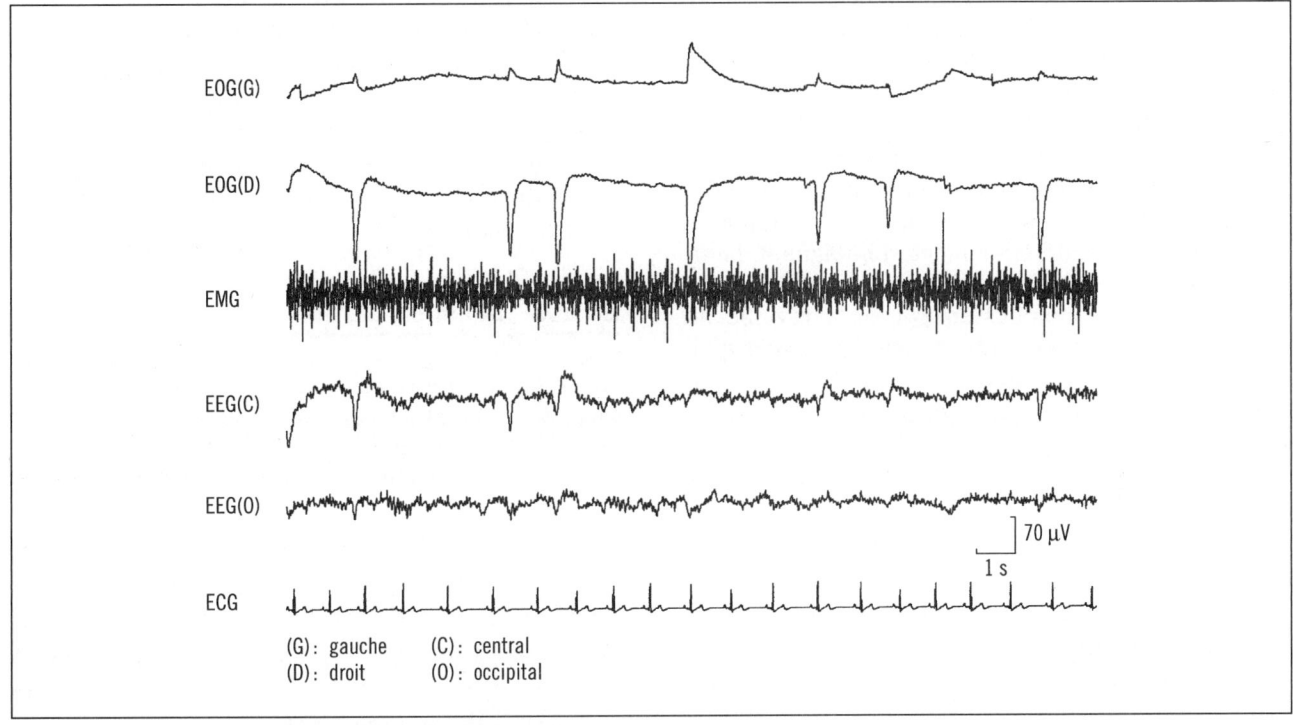

FIGURE 23.2 Enregistrement polygraphique : éveil (yeux fermés)

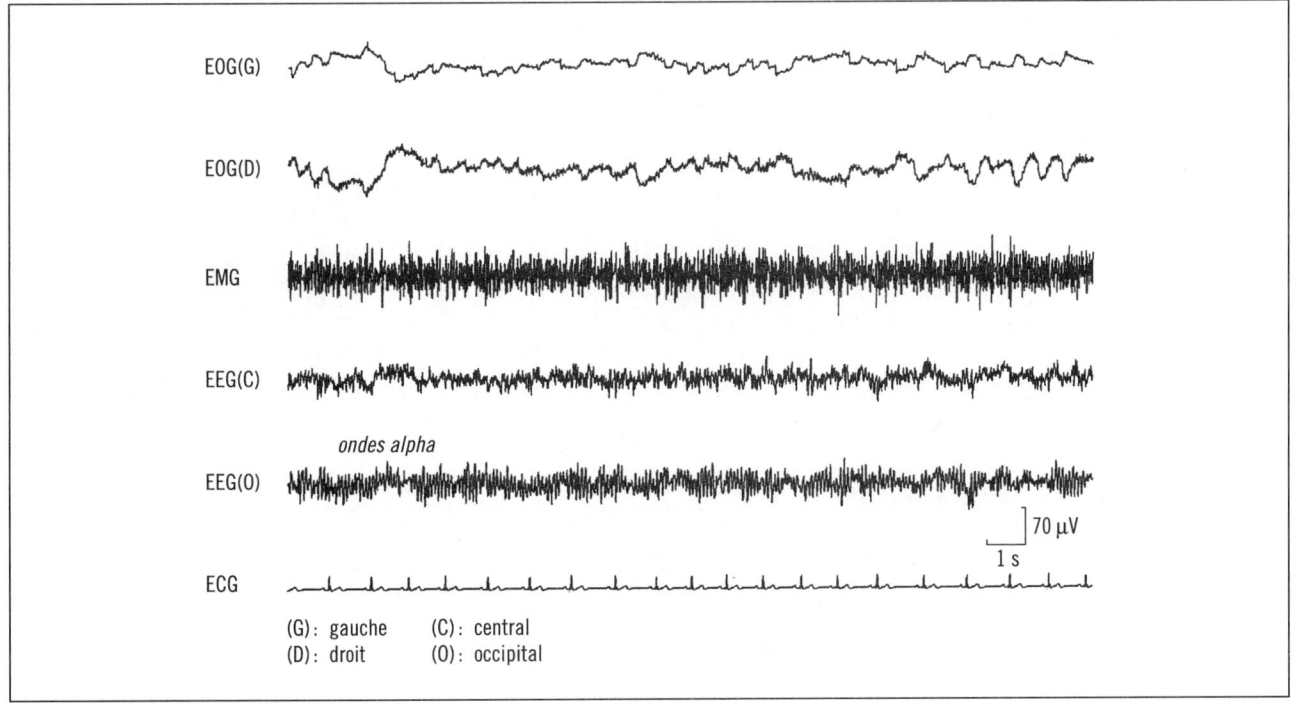

23.2.2 Sommeil lent

Le rythme alpha disparaît à l'endormissement (voir la figure 23.3) et cède la place à un tracé de bas voltage formé principalement d'ondes thêta. C'est le SL de stade 1 (voir la figure 23.4). On peut noter la présence de pointes vertex au niveau des régions centrales. Des mouvements lents des yeux sont perceptibles sous les paupières closes. Les muscles se détendent. Des sursauts d'endormissement, témoignant peut-être d'une augmentation soudaine du tonus musculaire, peuvent se manifester. Un sujet réveillé au cours de ce stade a généralement l'impression qu'il était éveillé ou rapporte des rêveries.

L'apparition de complexes électriques particuliers, les fuseaux du sommeil (de 12 à 14 Hz) et les complexes K, signale le début du SL de stade 2 (voir la figure 23.5). Puis l'EEG ralentit et on note l'apparition d'ondes delta dont la fréquence est lente (inférieure à 3 Hz) et l'amplitude élevée.

Lorsque les ondes delta occupent plus de 20 % du tracé, c'est le début du sommeil lent profond (SLP). Le pourcentage d'ondes lentes distingue les stades 3 et 4 du SLP : de 20 % à 50 % d'ondes lentes caractérisent le stade 3 (voir la figure 23.6, p. 544) et plus de 50 %, le stade 4 (voir la figure 23.7, p. 544).

Au fur et à mesure que le sommeil s'approfondit, le tonus musculaire se relâche et le seuil d'éveil devient plus élevé; un sujet qu'on tente de réveiller au cours du SLP est généralement confus et pourra, s'il est prédisposé, présenter du somnambulisme ou une terreur nocturne.

23.2.3 Sommeil paradoxal

Le SP se caractérise par un EEG rapide et de bas voltage ressemblant, en certains aspects, à ceux de l'état de veille et du stade 1, par des bouffées de MOR à l'EOG ainsi que par une abolition du tonus musculaire à l'EMG des muscles sous-mentonniers (voir la figure 23.8, p. 545).

Les bouffées de MOR s'accompagnent de variations cardiorespiratoires et de secousses musculaires isolées de la face et des extrémités. Des décharges ponto-géniculo-occipitales (PGO) sont observées de

FIGURE 23.3 Enregistrement polygraphique : endormissement

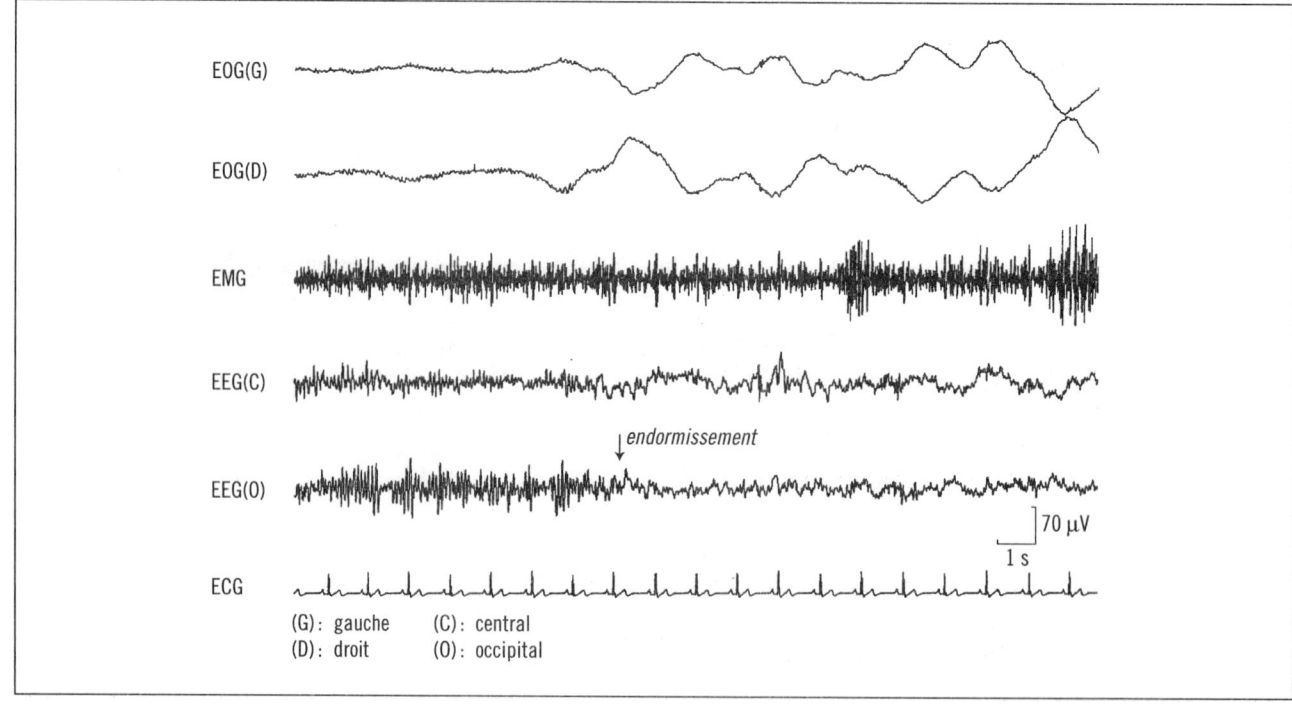

FIGURE 23.4 Enregistrement polygraphique : sommeil lent, stade 1

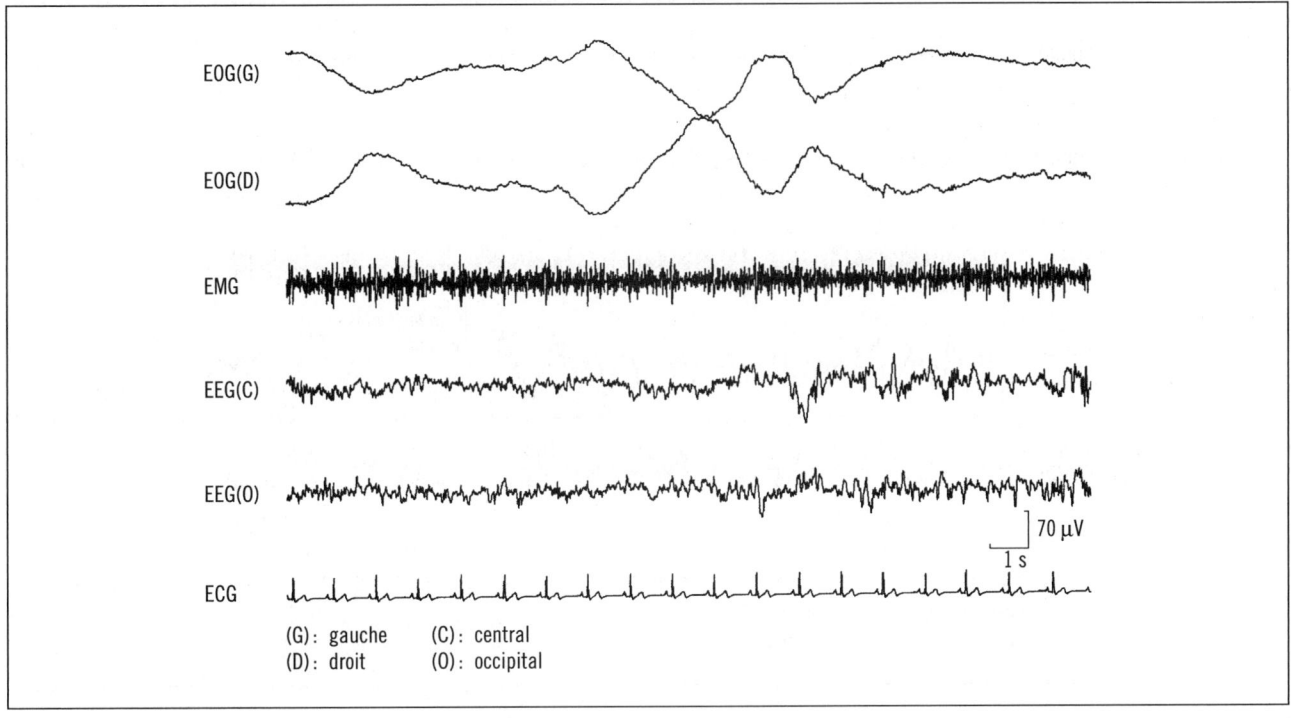

FIGURE 23.5 Enregistrement polygraphique : sommeil lent, stade 2

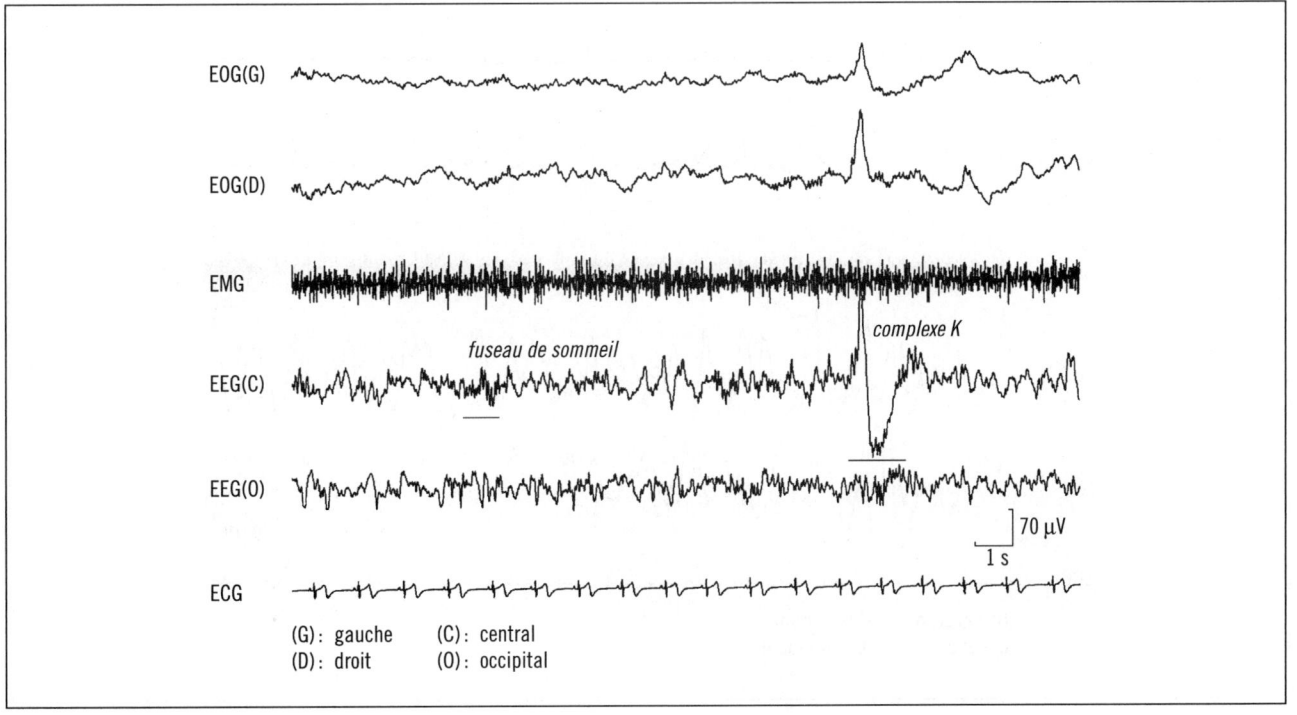

FIGURE 23.6 Enregistrement polygraphique : sommeil lent profond, stade 3

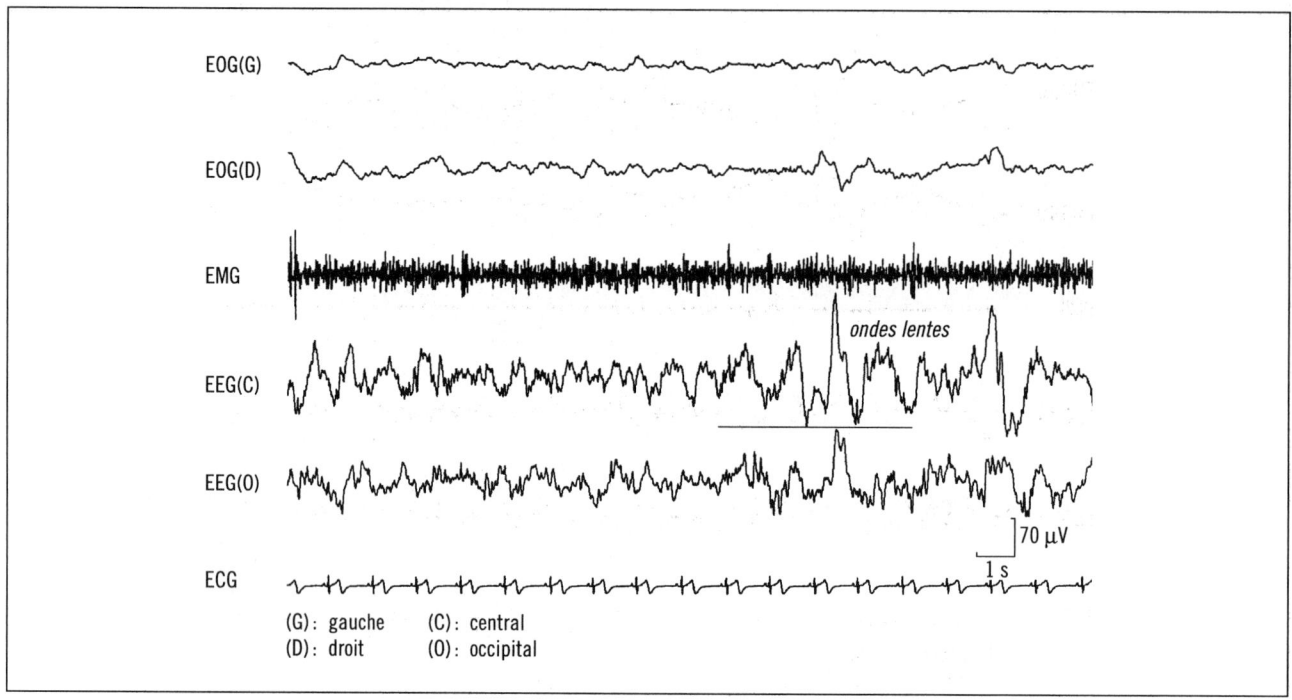

FIGURE 23.7 Enregistrement polygraphique : sommeil lent profond, stade 4

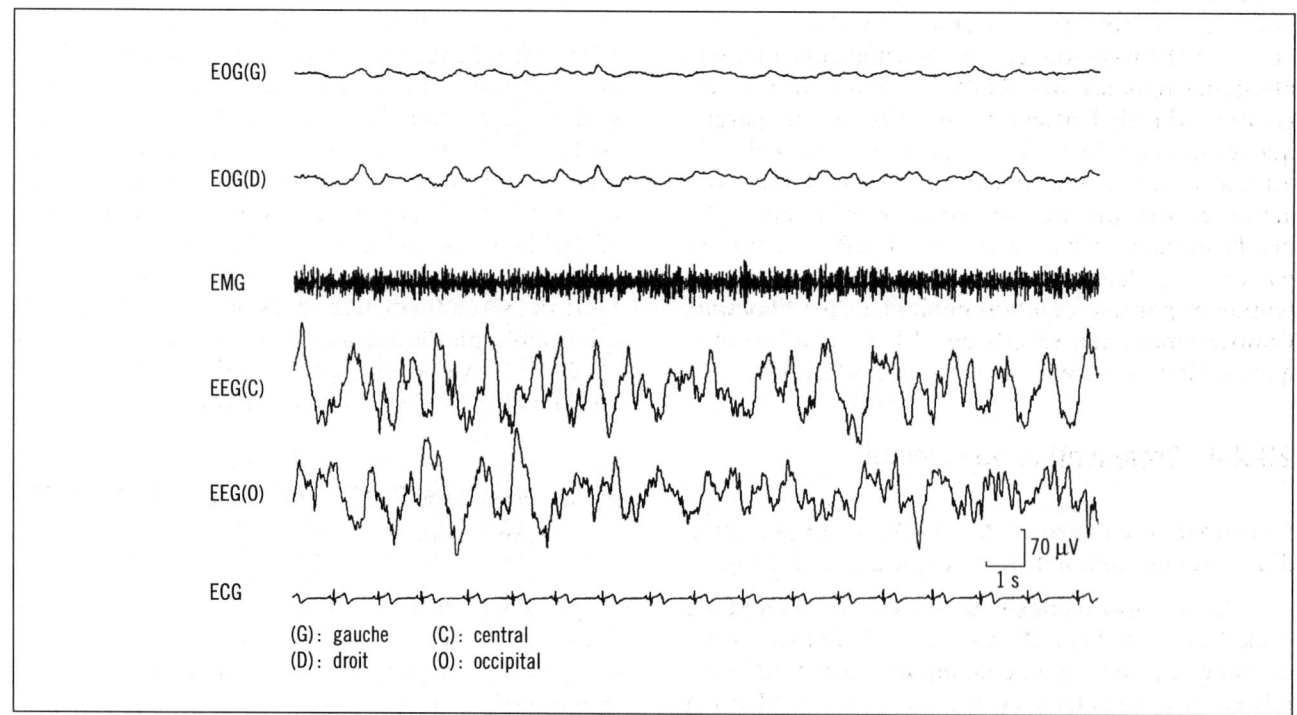

Psychiatrie clinique : une approche bio-psycho-sociale

FIGURE 23.8 Enregistrement polygraphique : sommeil paradoxal

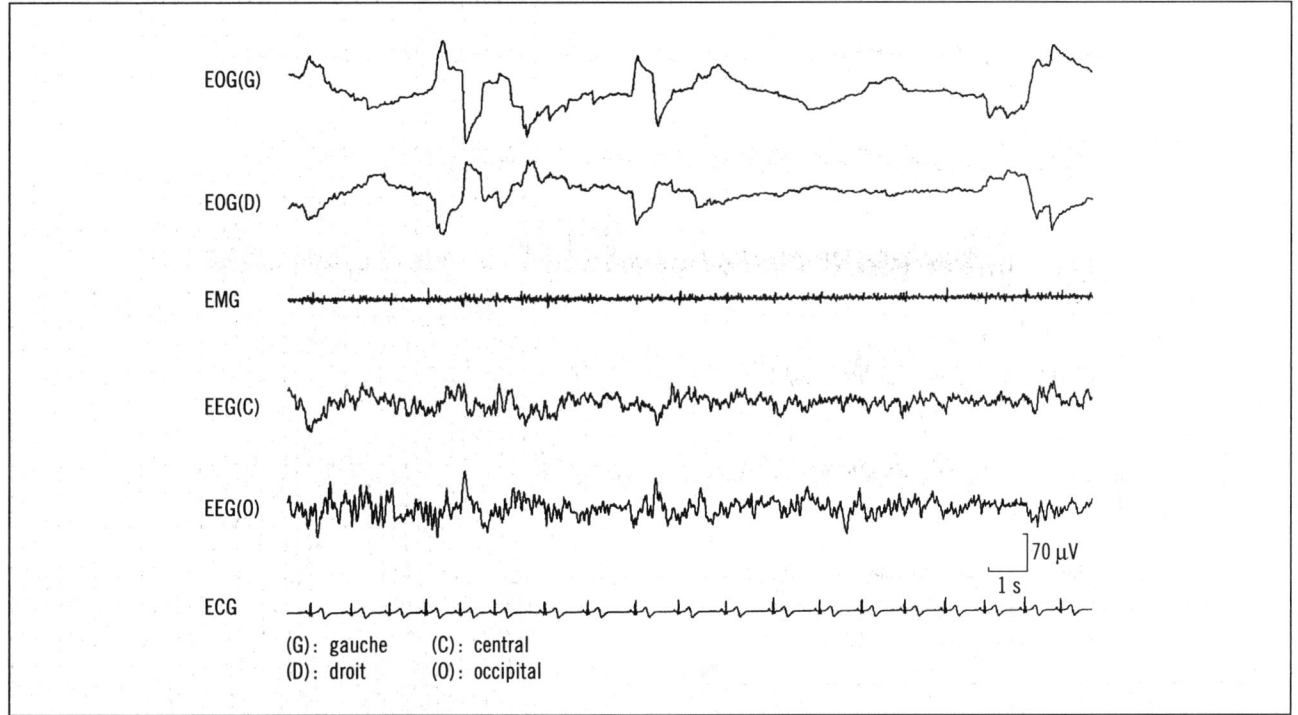

façon caractéristique chez l'animal ; ces décharges joueraient un rôle prépondérant dans l'organisation et la synchronisation des comportements moteurs phasiques (clonies, MOR) et des manifestations végétatives du SP. L'atonie musculaire, qui n'épargne que les muscles diaphragmatiques et extra-oculaires, est une véritable paralysie qui résulte de l'inhibition active et tonique des motoneurones alpha de la moelle épinière. Chaque période de SP se manifeste par une vasodilatation des organes pelviens chez la femme et par une érection pénienne chez l'homme. Contrairement aux réveils en SLP, un réveil provoqué en SP ne s'accompagne pas de confusion.

23.2.4 Organisation du sommeil

L'hypnogramme permet de visualiser l'organisation d'une nuit de sommeil (voir la figure 23.9, p. 546).

L'endormissement se fait normalement en SL de stade 1 qui cède la place, après 5 à 10 minutes, au SL de stade 2. Une vingtaine de minutes plus tard apparaissent les ondes lentes caractéristiques du SLP. Un retour de quelques minutes en stade 2 précède l'apparition de la première période de SP, de 60 à 90 minutes après l'endormissement. L'alternance de SL et de SP se répète périodiquement tout au cours de la nuit. L'association d'une période de SL et d'une période de SP forme un cycle de sommeil dont la durée est de 90 à 110 minutes. Chez le jeune adulte, le SLP est limité aux deux premiers cycles de sommeil et le SP prédomine dans les derniers. Un oscillateur circadien serait responsable de la distribution préférentielle du SP en fin de nuit, mais non de celle du SLP qui semble plutôt liée au début du sommeil et à la durée de la veille préalable. La durée du sommeil chez l'adulte est de 6 à 9 heures par nuit.

23.3 ONTOGÉNIE DES ÉTATS DE VEILLE ET DE SOMMEIL

Le développement du sommeil et de l'activité électrique du cerveau est fonction de l'âge du fœtus. Dans les descriptions qui suivent, l'âge suppose une gestation de 40 semaines.

Psychiatrie clinique : une approche bio-psycho-sociale

FIGURE 23.9 **Hypnogrammes**

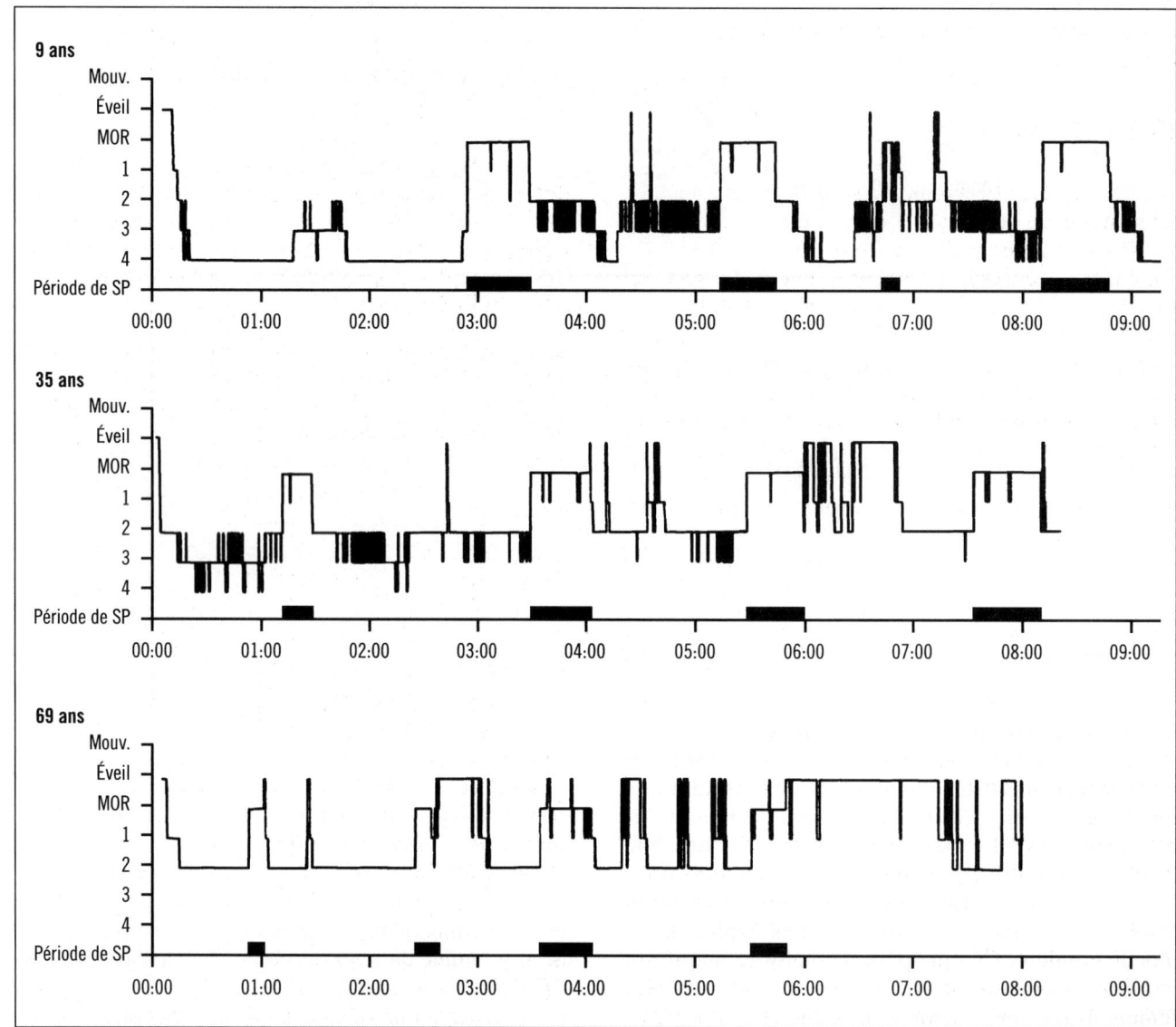

L'individualisation des états de veille et de sommeil chez le fœtus (Curzi-Dascalova, Peirano et Morel-Kahn, 1988) a pu être précisée de façon chronologique au moyen de l'échographie fœtale et par l'observation d'enfants prématurés et l'enregistrement de l'activité cérébrale de ces derniers. Alors que les états de veille et de sommeil de l'adulte se reconnaissent aisément à l'aide des critères électriques et comportementaux, il n'en est pas ainsi chez le nouveau-né dont l'immaturité rend difficile la distinction entre la veille et le sommeil. Chez le prématuré, et parfois même chez le nouveau-né à terme, la discordance entre les critères EEG et les comportements observés est telle qu'il est parfois impossible d'identifier avec certitude les états de vigilance. On a donc défini un troisième état de sommeil, le sommeil transitionnel ou sommeil indéterminé ; cet état de vigilance est particulièrement représenté avant la

36ᵉ semaine de gestation. Anders, Emde et Parmelee (1971) et Guilleminault et Souquet (1979) ont décrit les états de veille et de sommeil chez le nouveau-né et le nourrisson respectivement.

23.3.1 Sommeil agité

Le premier état de vigilance se différencie vers la 30ᵉ semaine de gestation; il s'agit du SA, précurseur du SP. Cet état est facile à reconnaître: il se caractérise par des secousses musculaires, une respiration et un pouls irréguliers et par la présence de MOR visibles sous les paupières; l'attention est attirée par des sourires furtifs et autres mimiques témoignant de l'intégrité du cortex. L'EEG se distingue par son irrégularité et son amplitude peu élevée; le tonus musculaire est presque aboli. Environ trois mois après la naissance, le SA se structure pour présenter les caractéristiques du SP; la quantité de MOR diminue, alors que leur réaction aux stimulations acoustiques et lumineuses s'accroît.

23.3.2 Sommeil calme

Vers la 35ᵉ semaine de gestation, l'état de SC se différencie. L'EEG dit alternant est présent jusqu'à l'âge de quatre semaines; en effet, des bouffées paroxystiques bilatérales de grande amplitude alternent avec une activité irrégulière et de faible amplitude, d'une durée inférieure à 20 secondes. L'activité corporelle est faible, on note des sursauts des extrémités et l'absence de MOR. L'apparition de SC coïncide avec la maturité fœtale. Vers la quatrième semaine de vie, les premiers fuseaux de sommeil font leur apparition; ils caractériseront clairement le SC vers le troisième mois. On parle alors de SL de stades 2 et 3. Les premiers complexes K sont visibles vers l'âge de six mois; ils traduisent une réaction d'éveil consécutive à une stimulation interne ou externe, habituellement d'ordre acoustique. L'organisation finale du SLP de stade 4 se fait vers le huitième mois.

23.3.3 Veille

Ce n'est que vers la 37ᵉ semaine de gestation que la veille se distingue finalement des autres états de vigilance. Progressivement, les périodes de sommeil transitionnel disparaissent et les états de vigilance s'identifient facilement. Vers le quatrième mois, la veille est mieux développée.

23.3.4 Organisation du sommeil

Jusqu'à l'âge de trois mois, le nourrisson passe plus de la moitié de son temps de sommeil en SA et il s'endort presque exclusivement en SA. Vers l'âge de trois mois, le temps de SC augmente alors que le SA diminue (Hoppenbrouwers et coll., 1988). Un rapport SC/SA supérieur à 1 serait un indice de maturation (Anders et Hoffman, 1973).

Le nouveau-né dort de 16 à 18 heures, en 6 à 8 périodes de sommeil. Son rythme veille-sommeil (RVS), d'une durée de trois à quatre heures, est ultradien. L'alternance du SA et du SC forme un cycle de sommeil d'une durée de 50 à 60 minutes. Peu à peu, la durée des périodes de sommeil augmente et leur fréquence diminue; parallèlement, le sommeil se concentre la nuit et les états de veille, le jour.

Dès le premier mois de vie, divers rythmes circadiens (température, pouls, respiration, hormones) prennent place. Le RVS commence à s'adapter à l'environnement en fonction de l'alternance lumière-obscurité et des indices sociaux. Les rythmes circadiens peuvent s'installer indépendamment de l'environnement, mais ils sont renforcés par ceux-ci. Cependant, l'émergence d'une rythmicité circadienne du sommeil, dès la 35ᵉ semaine de gestation, dépendrait plus de la durée de l'exposition aux synchronisateurs que de l'âge du fœtus (McMillen et coll., 1991).

À six mois, le RVS devient circadien. Le sommeil survient principalement la nuit; deux siestes diurnes s'y ajoutent. La durée totale du sommeil est de 13 ou 14 heures. La sieste du matin est généralement abandonnée entre l'âge de un an et un an et demi, et celle de l'après-midi, entre deux et quatre ans (Weissbluth, 1995).

La durée totale du sommeil est d'environ 14 heures à un an, 13 heures à deux ans et 12 heures à trois ans, avec cependant des variations interindividuelles importantes. Mis à part une réduction progressive du temps de sommeil, peu de changement marque la période préscolaire, au cours de laquelle l'enfant dort 11 ou 12 heures par nuit, jusqu'à l'adolescence. Il se produit ensuite une réduction importante des ondes delta, entre l'âge de 10 et 20 ans, attribuée à une diminution de la densité des synapses corticales. Rien n'indique que les besoins de sommeil soient moindres à l'adolescence, mais la réduction des heures de sommeil est bien réelle et peut entraîner de la somnolence diurne. Des facteurs hormonaux pourraient être en cause.

23.3.5 Consolidation du sommeil de nuit

À l'âge d'un mois, la majorité des bébés se réveillent la nuit, pleurent et ont besoin des parents pour se rendormir. Ils doivent généralement être nourris une ou deux fois par nuit, n'ayant pas la capacité physiologique de dormir six ou huit heures consécutives. Entre l'âge de trois et six mois, le nourrisson acquiert progressivement la capacité de faire ses nuits, en corrélation avec sa maturation neurologique et digestive. À six mois, l'enfant n'a plus besoin de s'alimenter la nuit, et le nourrir au moindre pleur encourage les éveils nocturnes. Entre l'âge de 6 et 12 mois, une recrudescence des éveils nocturnes peut survenir, conséquence de l'anxiété de séparation normale à ce stade. À l'âge d'un an, de 70 % à 90 % des enfants se rendorment d'eux-mêmes après les éveils nocturnes (Anders, Halpern et Hua, 1992).

Il est souhaitable, dès que l'enfant a quatre ou cinq mois, de mettre en place les conditions pour qu'il s'endorme par lui-même au coucher (Ferber, 1987). Ainsi, il retrouvera, lors des éveils nocturnes qui ponctuent normalement le sommeil, les mêmes circonstances qu'au coucher et il apprendra progressivement à se rendormir sans l'intervention des parents. L'enfant habitué à s'endormir au sein ou au biberon, avec une sucette ou en se faisant bercer réclamera ces mêmes conditions lors des éveils nocturnes afin de se rendormir. L'instauration d'un rituel approprié à l'âge au moment du coucher ainsi que l'attachement à un objet transitionnel favoriseront cet apprentissage qui constitue le premier pas vers l'autonomie.

23.4 NEUROPHYSIOLOGIE DES ÉTATS DE VEILLE ET DE SOMMEIL

Les immenses progrès de la neurophysiologie au cours des 50 dernières années ont permis d'identifier les circuits neuronaux ainsi que les principaux neurotransmetteurs intervenant dans la régulation des états de veille et de sommeil (voir les revues de la littérature d'Adrien [1994], de Jones [1994] et de Siegel [1994]).

23.4.1 Veille

Dans les années 40, Moruzzi et Magoun (1949) ont démontré que la stimulation électrique de la formation réticulée mésencéphalique produit une activation corticale, alors que des lésions dans cette région induisent un EEG synchronisé. Ainsi émerge la notion d'un système réticulaire activateur ascendant, localisé dans le tronc cérébral.

Les propriétés activatrices de la formation réticulée sont dues principalement à l'action des neurones à acétylcholine (Ach) du tegmentum dorsal qui font un relais, par une voie dorsale, aux noyaux intralaminaires du thalamus et, par une voie ventrale, au noyau basal de Meynert avant de projeter diffusément leurs terminaisons au cortex. Une troisième voie, histaminergique, assure la régulation de l'éveil cortical ; elle fait un relais à l'hypothalamus postérieur ventro-latéral et se projette entre autres au noyau basal de Meynert et au cortex. D'autres projections corticales exercent aussi une influence excitatrice, en particulier les neurones à noradrénaline (NA) du locus coeruleus.

Le thalamus constitue la porte principale d'entrée des stimuli sensoriels en direction du cortex ; le rythme gamma (de 30 à 40 Hz), émanant des noyaux intralaminaires du thalamus et du cortex, jouerait un rôle primordial dans la perception de stimuli complexes et, donc, dans la conscience même (Steriade, 1996).

23.4.2 Sommeil lent

Il existe au niveau du raphé dorsal, dans le tronc cérébral, un groupe de neurones à sérotonine (5-HT) actifs pendant la veille et inactifs en période de sommeil. Ces neurones interviennent dans la régulation du SL. En effet, la 5-HT faciliterait la synthèse, au niveau de la région préoptique de l'hypothalamus antérieur, d'un facteur hypnogène déclenchant le SL. Les neurones à acide gamma-aminobutyrique (GABA) du noyau basal de Meynert inhiberaient alors les neurones à Ach du même noyau ainsi que les neurones à histamine de l'hypothalamus postérieur ventrolatéral, favorisant ainsi la poursuite du SL.

Quant au thalamus, il constitue le premier poste d'où les influx sensoriels pourront être bloqués par inhibition synaptique au cours du sommeil. Des études électrophysiologiques récentes ont de plus démontré l'importance du thalamus dans la genèse des fuseaux de sommeil et dans la production des ondes lentes caractérisant le SL à l'EEG (Steriade, McCormick et Sejnowski, 1993).

23.4.3 Sommeil paradoxal

L'activation corticale qui a cours en SP se produit selon le même processus que durant la veille, mais elle repose davantage sur les systèmes à Ach ; en effet, les neurones à NA du locus coeruleus, à 5-HT du raphé dorsal et à histamine de l'hypothalamus postérieur sont inactifs en SP. Cette inhibition simultanée est nécessaire à l'expression des éléments du SP. Par exemple, la région préoptique de l'hypothalamus antérieur inhibe l'hypothalamus postérieur ventro-latéral, permettant une désinhibition des mécanismes de production du SP.

Les projections cholinergiques responsables de l'atonie musculaire proviennent du locus coeruleus alpha et du noyau péri-locus coeruleus alpha, dans le tegmentum dorsal, d'où elles stimulent le noyau magnocellulaire du bulbe ; de là, une deuxième voie descendante vient exciter des interneurones de la moelle qui inhibent activement, par l'intermédiaire de la glycine, les motoneurones alpha, produisant l'atonie musculaire du SP. Des lésions de ce système provoquent chez le chat des comportements stéréotypés d'attaque, de fuite ou d'agression au cours du SP, lesquels seraient normalement inhibés.

23.5 ACTIVITÉS MENTALES AYANT COURS EN SOMMEIL

Les travaux menés par l'équipe de Dement et Kleitman (1957) sur le SP concluaient à une association temporelle étroite entre le rêve et ce stade de sommeil, compte tenu du taux élevé de remémoration des rêves lors des éveils provoqués en SP (environ 80 %) comparativement aux éveils en SL (environ 8 %). Bien que Foulkes (1967) ait démontré par la suite une activité mentale significative lors d'éveils en SL, ce n'est que récemment que l'idée que l'activité mentale ne se réduit pas au SP a été acceptée par la communauté scientifique.

Cependant, la qualité des récits recueillis diffère selon le stade de sommeil auquel a lieu l'éveil. Ces différences suffisent pour distinguer le SL du SP. Les récits du SP sont plus longs, plus élaborés, plus riches en images, plus bizarres et plus chargés d'émotions. Les dimensions sensorielles et motrices sont plus présentes. Les récits du SL sont moins élaborés et ils correspondent davantage à la vie éveillée du sujet ; ils sont souvent reconnus comme étant des pensées.

Si la présence d'une activité cognitive propre au SP est généralement admise, la nature accidentelle ou non de cette activité cognitive ne fait pas l'unanimité. Pour Hobson et McCarley (1977), le rêve est un incident qui résulte simplement de l'interprétation par le prosencéphale basal du flot de l'activité neuronale générée par le tronc cérébral au cours du SP. Pour Foulkes (1982), le rêve est une forme de pensée en soi ; il dépend de la capacité du sujet à accéder à des expériences gardées dans la mémoire et à les réorganiser. Jouvet (1986) a émis l'hypothèse selon laquelle le rêve traduit l'expression d'une programmation génétique qui a cours de façon itérative lors du SP. *In utero,* lors de la neurogenèse, le rêve servirait de répétition pour de multiples mécanismes intégratifs et moteurs sous-tendant les comportements instinctuels. À l'âge adulte, le rêve serait ainsi le gardien de l'individuation psychologique en permettant la réorganisation de ces programmes instinctuels.

Les similitudes entre le rêve et les phénomènes hallucinatoires sont à l'origine de l'idée répandue qu'empêcher un individu de rêver est nocif pour sa santé psychologique. Or aucune étude n'a pu démontrer un tel effet. Qui plus est, l'augmentation de la durée du SP chez le sujet déprimé, de même que l'efficacité des antidépresseurs à bloquer le SP tout en atténuant les symptômes dépressifs, contredit cette assertion.

23.6 ÉVALUATION DES TROUBLES DU SOMMEIL

23.6.1 Évaluation clinique

L'évaluation des troubles du sommeil nécessite le recueil des histoires médicale, psychiatrique et médicamenteuse détaillées, ainsi que des examens physique et mental. Le journal du sommeil tenu par le patient pendant quelques semaines est un outil précieux. L'évaluation doit comprendre une description précise du problème, la détermination des circonstances particulières qui entourent le début du trouble et un questionnaire détaillé qui porte à la fois sur les habitudes de sommeil (heure du coucher, temps d'endormissement, durée du sommeil, heure du lever, siestes diurnes) et sur l'utilisation de substances psychotropes telles que les hypnotiques et l'alcool. La présence d'une maladie psychiatrique ou de symptômes organiques qui peuvent avoir un effet nuisible sur le sommeil et la veille appelle une attention toute spéciale. De plus, les manifestations cliniques du syndrome d'apnées au cours du sommeil et du syndrome des impatiences musculaires de l'éveil doivent être recherchées de façon particulière, principalement chez les sujets âgés.

23.6.2 Évaluation polygraphique du sommeil

L'évaluation polygraphique du sommeil se fonde sur divers enregistrements polygraphiques, soit un EEG central pour déterminer les stades de sommeil, un EEG occipital pour faciliter la reconnaissance de l'endormissement, un EOG pour déterminer la présence de MOR ainsi qu'un EMG des muscles sous-mentonniers pour mesurer le tonus musculaire. On peut mesurer en outre le débit aérien nasobuccal, l'activité des muscles respiratoires et l'oxymétrie sanguine afin de relever la présence d'événements respiratoires anormaux. Un EMG des muscles tibiaux antérieurs renseigne sur les mouvements des jambes. Un montage EEG comportant un plus grand nombre d'électrodes permet de relever des anomalies épileptiques.

Le test itératif d'endormissement (TIE) consiste à enregistrer le sommeil au cours de cinq siestes consécutives réparties à intervalle de deux heures entre 10 heures et 18 heures. L'environnement est approprié à l'endormissement. Il s'agit d'un test standardisé permettant d'évaluer le degré de somnolence et d'observer des endormissements en SP. Un délai moyen d'endormissement inférieur à cinq minutes traduit un état grave de somnolence. Le test du maintien de l'éveil (TME) est calqué sur le TIE à la différence que le sujet doit résister à l'endormissement. Il constitue plutôt une mesure de vigilance et peut être utilisé pour évaluer la réponse thérapeutique.

23.7 CLASSIFICATION ET DESCRIPTION DES TROUBLES DU SOMMEIL

L'*International Classification of Sleep Disorders* (American Sleep Disorders Association, 1997), ou « Classification internationale des troubles du sommeil » (CITS), à l'instar du DSM-IV (American Psychiatric Association, 1994), classifie les troubles du sommeil en trois groupes distincts : les dyssomnies, les parasomnies et les troubles associés à un désordre médical ou psychiatrique. Il est cependant plus simple, à des fins cliniques, de les regrouper selon qu'ils se manifestent principalement par de l'insomnie, par de l'hypersomnie, par un asynchronisme circadien du sommeil ou par de l'agitation. La description des troubles abordés dans le présent chapitre respecte les critères de la CITS et du DSM-IV; quant aux catégories de la CIM-10 (World Health Organization, 1993), elles sont plus imprécises[1].

23.7.1 Troubles du sommeil se manifestant principalement par de l'insomnie

L'insomnie se définit comme l'incapacité d'obtenir le sommeil nécessaire à un fonctionnement et à un bien-être satisfaisants au cours de la journée. Elle dérive d'une difficulté à s'endormir ou à demeurer endormi ou encore d'un sommeil non réparateur. Dans la majorité des cas, un état d'hypervigilance se manifeste le jour comme la nuit. Parfois, une fragmentation importante du sommeil causée par de multiples micro-éveils dont le sujet n'a pas connaissance a pour résultat une réduction du temps de sommeil avec hypersomnie consécutive. Pour que l'on puisse parler d'insomnie, il est essentiel que le sujet présente des troubles diurnes de vigilance, de performance ou d'humeur attribuables à un manque de sommeil. Il faut donc distinguer l'insomniaque du « petit dormeur » qui dort régulièrement de quatre à cinq heures par nuit, mais qui se dit satisfait de son sommeil et ne se plaint d'aucun trouble de vigilance.

---

1. Les correspondances des catégories diagnostiques de ces trois classifications sont données dans l'appendice (voir « Comparaisons diagnostiques »).

Insomnie psychophysiologique

Description clinique

L'insomnie psychophysiologique découle d'un conditionnement négatif par rapport au sommeil qui se traduit par la peur de ne pas trouver le sommeil ou par l'association involontaire faite entre l'insomnie et l'environnement ou les rituels du coucher, ce qui engendre un état d'éveil anxieux (Hauri et Fischer, 1986). Des somatisations sous forme de tension musculaire sont fréquemment notées. Il s'ensuit, au moment du coucher, une activation physiologique inadaptée qui retarde davantage l'endormissement. Le manque de sommeil causé par l'insomnie peut aussi être responsable d'une anxiété diurne qui amplifie les inquiétudes relatives aux effets de la privation de sommeil. Le dérèglement des rythmes circadiens qui résulte de l'insomnie et des siestes peut également contribuer à la persistance du symptôme. Il est caractéristique que le symptôme d'insomnie soit au cœur des préoccupations du patient, les autres difficultés étant souvent minimisées.

Épidémiologie

Près du tiers de la population adulte se plaint d'insomnie, toutes causes confondues, au cours d'une année. La plainte augmente avec l'âge et s'exprime davantage chez les femmes. La prévalence de l'insomnie psychophysiologique dans la population n'est pas connue, mais cette forme d'insomnie touche environ 15 % de tous les insomniaques évalués dans des cliniques de sommeil spécialisées.

Étiologie

L'insomnie débute généralement à la suite d'événements anxiogènes précis, puis persiste comme symptôme indépendant, en dépit de la disparition des facteurs de stress. Un état de tension somatisé et un conditionnement négatif face au sommeil concourent au maintien de l'insomnie. Les sujets ont pu se plaindre d'un sommeil léger antérieurement à l'émergence de leur insomnie. Ces patients peuvent présenter une histoire de maladies somatiques et de troubles fonctionnels, en particulier des problèmes d'alimentation ou de sommeil, ayant débuté au cours de l'enfance.

Diagnostic différentiel

– Mauvaise hygiène du sommeil ;
– Mauvaise perception du sommeil ;
– Troubles anxieux ;
– Troubles de l'humeur ;
– Troubles du sommeil liés au rythme circadien ;
– Syndrome des impatiences musculaires de l'éveil ;
– Troubles du sommeil induits par une substance.

Traitement

Compte tenu de la chronicité de l'insomnie, il convient de favoriser une approche non pharmacologique. Le patient doit respecter les principes de base concernant l'hygiène du sommeil. Il est recommandé de dormir dans un lieu confortable, frais, sombre et silencieux. Il faut éviter le café, le tabac et l'alcool en soirée, leur action stimulante nuisant au sommeil. Un exercice physique intense inhabituel est aussi néfaste dans les heures qui précèdent le coucher. De mauvaises habitudes de sommeil fréquemment associées à l'insomnie consistent en un rythme veille-sommeil irrégulier, en des siestes diurnes et en une prolongation du temps passé au lit.

La thérapie de contrôle des stimuli (Bootzin, Epstein et Wood, 1991) vise à éviter que l'environnement n'influe négativement sur le sommeil et à favoriser un rythme veille-sommeil stable. Le lit et la chambre à coucher sont réservés au sommeil et aux activités sexuelles ; on se couche seulement si on est somnolent ; on quitte sa chambre après 15 ou 20 minutes si le sommeil tarde et on y retourne seulement si on est somnolent ; on se lève à la même heure chaque matin, peu importe la durée du sommeil ; on ne fait pas de sieste.

La thérapie de restriction de sommeil (Spielman, Saskin et Thorpy, 1987) vise à restreindre le temps passé au lit au temps de sommeil estimé pour empêcher la fragmentation du sommeil et en augmenter l'efficacité. La privation de sommeil qui en résulte favorise un endormissement plus rapide et contribue à l'augmentation de l'efficacité du sommeil. Ainsi, un sujet qui mentionne dormir seulement quatre heures alors qu'il en passe neuf au lit devra rester seulement quatre heures au lit ; au fur et à mesure que se consolide son sommeil, le temps passé au lit est accru, d'une quinzaine de minutes par semaine.

La thérapie cognitive cible les attentes irréalistes ainsi que les conceptions erronées concernant les causes et les conséquences de l'insomnie. La crainte de souffrir des conséquences de l'insomnie est un souci majeur. Or, bien que l'insomnie puisse occasionner fatigue et irritabilité, particulièrement chez les sujets soucieux (Coyle et Watts, 1991), les mesures objectives de performance et de somnolence indiquent peu de déficit (Stepanski et coll., 1988). La thérapie cognitive permet ainsi de modifier les attentes irréalistes, d'imputer à d'autres causes les conséquences présumées de l'insomnie et de favoriser un sentiment de contrôle sur son sommeil (Morin, 1993).

Les traitements de relaxation, sous forme de relaxation progressive, de training autogène ou de rétroaction biologique (*biofeedback*), permettent de réduire l'éveil et les tensions somatiques; ils améliorent la qualité du sommeil en quatre à six semaines et leur efficacité est plus durable que celle des somnifères.

Les opinions divergent quant aux indications des hypnotiques dans l'insomnie. On considère en général que les sujets ne répondant pas aux méthodes non pharmacologiques peuvent recevoir des hypnotiques de façon intermittente. Mais compte tenu qu'une tolérance peut s'installer rapidement, une thérapie comportementale doit être suivie parallèlement.

Évolution et pronostic

En l'absence de traitement, l'insomnie psychophysiologique tend à persister en raison d'un conditionnement négatif et d'un état de tension somatisé. Elle peut aussi fluctuer en fonction des événements de la vie.

Syndrome des impatiences musculaires de l'éveil et syndrome des mouvements périodiques des jambes au cours du sommeil

Description clinique

Les manifestations cliniques du syndrome des impatiences musculaires de l'éveil (SIME) ont été décrites initialement par Ekbom (1945) sous l'expression «*restless legs syndrome*» (syndrome des jambes sans repos). Ses critères diagnostiques ont été précisés à la lumière d'études multicentres (Walters, 1995). Ce syndrome consiste en une paresthésie, sous forme de picotements, de tiraillements ou de tension, dans les membres inférieurs qui induit un besoin irrésistible de bouger. L'atténuation ou la disparition de ces sensations désagréables à la suite du mouvement est caractéristique. Les impatiences musculaires apparaissent principalement en soirée et retardent fréquemment l'endormissement au coucher et après les éveils nocturnes. Chez l'enfant, les impatiences musculaires peuvent être prises pour des douleurs liées à la croissance ou de l'hyperactivité (Walters et coll., 1994).

Le syndrome des mouvements périodiques des jambes au cours du sommeil (SMPJS) sont le pendant des impatiences musculaires de l'éveil. Quelque 80 % des sujets souffrant du SIME présentent un SMPJS. Celui-ci peut aussi survenir de façon isolée; il est fréquemment observé fortuitement chez les sujets de plus de 60 ans et constitue alors un trouble distinct. Les mouvements périodiques des jambes et les mouvements associés aux impatiences musculaires consistent en une extension du gros orteil avec dorsiflexion du pied et parfois flexion du genou et de la hanche. Ces mouvements, d'une durée de quelques secondes, surviennent périodiquement, environ toutes les 30 secondes. Le diagnostic de SMPJS repose sur l'EMG démontrant des mouvements stéréotypés des membres inférieurs, soit des muscles tibiaux antérieurs gauche (TAG) et droit (TAD) [voir la figure 23.10].

Épidémiologie

La prévalence du SIME est d'environ 12 % au Canada et elle est significativement plus élevée au Québec où elle atteint 19 % (Lavigne et Montplaisir, 1994). Près des deux tiers des cas ont au moins un parent au premier degré atteint du SIME (Montplaisir et coll., 1997). La généalogie des cas familiaux semble indiquer une transmission autosomique dominante à pénétrance variable. Les impatiences musculaires à l'éveil apparaissent généralement dans la vingtaine. La prévalence du SMPJS n'est pas connue, mais le trouble devient fréquent après l'âge de 60 ans.

Étiologie

Des atteintes neuromusculaires ont été relevées chez certains sujets souffrant du SIME. On a aussi rapporté

FIGURE 23.10 Enregistrement polygraphique : mouvements périodiques des jambes au cours du sommeil

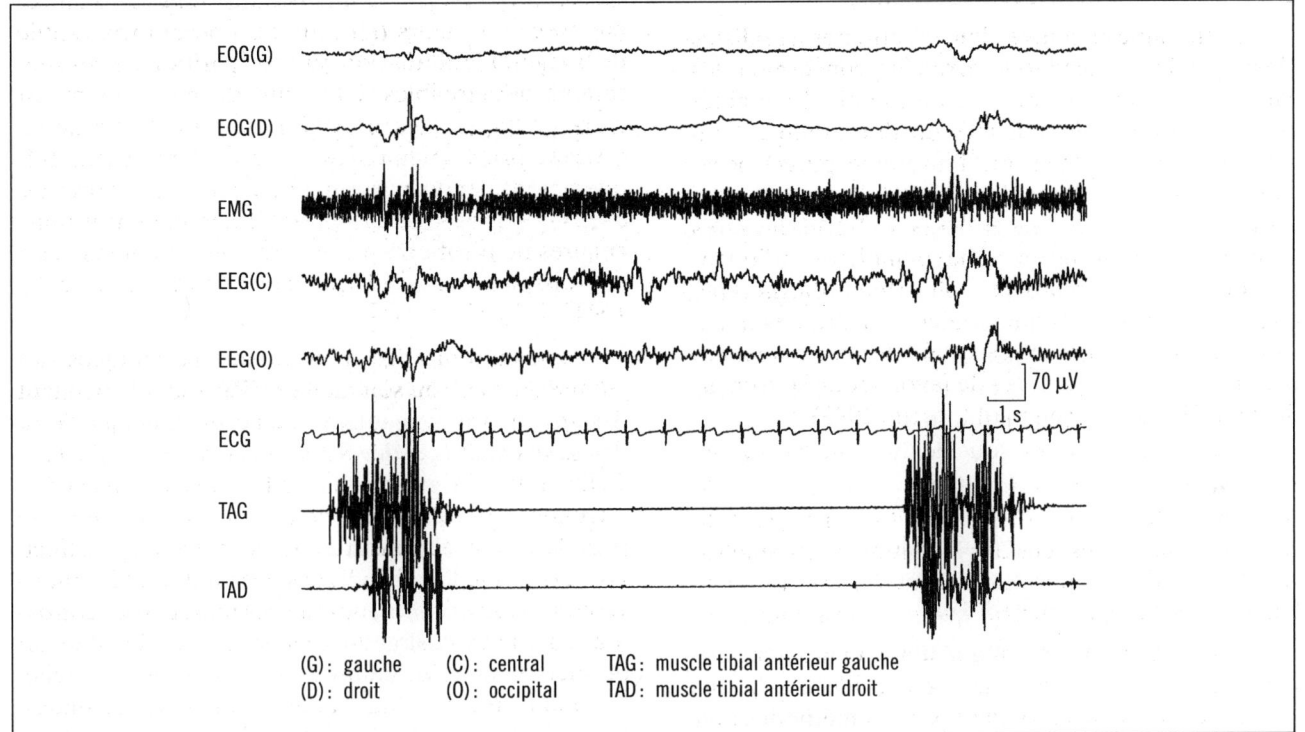

des signes de neuropathie axonale périphérique ainsi qu'une hyperexcitabilité des réflexes mono et polysynaptiques au niveau du tronc cérébral et de la moelle épinière, reflétant une suppression des influences descendantes inhibitrices (Iannaccone et coll., 1995 ; Wechsler et coll., 1986). Cependant, la prévalence du SIME chez des patients souffrant d'une neuropathie périphérique ne serait pas supérieure à celle qu'on trouve dans la population normale (Rutkove, Matheson et Logigian, 1996).

La dopamine jouerait un rôle dans le SIME et le SMPJS, comme le laissent supposer l'atténuation des symptômes à la suite de l'administration d'agents dopaminergiques et leur aggravation à la suite de l'administration d'antagonistes. Des études d'imagerie par tomographie monophotonique ont indiqué une réduction de la densité des récepteurs D_2 au niveau du striatum chez des sujets souffrant du SMPJS (Staedt et coll., 1995). Une étude du SIME par imagerie fonctionnelle en résonance magnétique conclut à la participation du noyau rouge et du tronc cérébral dans la genèse des mouvements périodiques (Bucher et coll., 1997).

La survenue du SIME durant la grossesse pourrait s'expliquer par la compression du nerf saphène. Le SIME accompagnant l'anémie résulterait d'un hypofonctionnement dopaminergique, la dopamine utilisant le fer comme cofacteur au niveau des récepteurs D_2. La forte prévalence du SIME parmi les insuffisants rénaux ne serait pas reliée à une neuropathie.

Diagnostic différentiel

– Akathisie reliée à la consommation de neuroleptiques ; le mouvement ne modifie pas les symptômes ;
– Insomnies.

Traitement

Le traitement est le même pour les deux syndromes et vise à prévenir les manifestations sensorielles et motrices (Montplaisir et coll., 1992). Les agents dopaminergiques (bensérazide, administré avec la carbidopa, à des doses de 50 à 600 mg/jour; pergolide, de 0,05 à 1,5 mg/jour) sont de puissants inhibiteurs des impatiences musculaires et des mouvements périodiques. De nouveaux agonistes des récepteurs D_2 et D_3, actuellement à l'étude, sont en voie de devenir le traitement de choix.

Le bensérazide, l'agent dopaminergique le plus utilisé, est efficace dans plus de 80 % des cas et la réponse persiste après deux ans. Il faut cependant prendre garde au rebond des symptômes, qui se manifeste par une augmentation des MPJS dans la seconde moitié de la nuit ou par l'apparition d'impatiences musculaires au matin ou au cours de la journée. Il n'y aurait pas de risque de dyskinésies tardives par suite de la prise de bensérazide, telles qu'on les observe chez le sujet parkinsonien, car elles sont associées à une hypersensibilité de dénervation du système nigro-strié, qui n'est pas présente chez les sujets souffrant du SIME ou du SMPJS.

Le clonazépam, pris en soirée ou au coucher à raison de 0,25 mg à 2 mg, enraye rapidement les paresthésies et les mouvements nocturnes dans 50 % des cas. Une tolérance peut toutefois se développer. Les autres benzodiazépines ont été moins étudiées; elles auraient moins d'effet mais peuvent diminuer les éveils nocturnes associés aux mouvements.

L'action thérapeutique des opiacés est connue depuis la description première du SIME. Mais la présence d'autres solutions efficaces ainsi que le développement rapide d'une tolérance et d'une dépendance aux opiacés ont limité considérablement l'usage de ces derniers.

Évolution et pronostic

Le SIME a tendance à s'aggraver avec l'âge. Il est typique d'observer des périodes d'intensification des symptômes en alternance avec des périodes d'accalmie. Les facteurs reliés à une aggravation des symptômes sont multiples et tous n'ont pas fait l'objet d'études systématiques. Parmi les facteurs aggravants ou précipitants les plus fréquemment rapportés, retenons la grossesse, la consommation d'alcool, la fatigue, le stress et l'exposition prolongée au froid ou à la chaleur.

23.7.2 Troubles du sommeil se manifestant principalement par de l'hypersomnie

Les hypersomnies consistent en un excès de sommeil au cours du nycthémère. Ainsi sont considérés comme hypersomniaques les sujets ayant peine à se lever après une nuit de 12 heures, ceux qui se trouvent dans un état constant de somnolence et ceux qui sont dérangés par des envies irrésistibles de dormir alors qu'ils devraient être éveillés. L'excès de sommeil peut donc se traduire par une somnolence de fond, par des accès subits de sommeil et par des automatismes révélateurs de micro-endormissements. Le sujet hypersomniaque ne peut maintenir un degré adéquat de vigilance pendant la journée. Les conséquences de l'excès de sommeil sur la vie professionnelle et sociale peuvent être dramatiques. Les sujets hypersomniaques sont souvent jugés paresseux. Qui plus est, on estime que près du tiers des accidents mortels chez les camionneurs aux États-Unis sont causés par la somnolence, qu'elle soit due à une privation de sommeil grave ou reliée à des pathologies telles les apnées du sommeil.

Narcolepsie

Description clinique

La narcolepsie a été décrite par Gélineau (1880). Cette maladie se caractérise par l'association d'une hypersomnolence diurne et de cataplexie. La somnolence, présente à tout moment, s'intensifie au cours d'activités monotones ne requérant guère de participation active. Elle peut aussi se manifester par des micro-endormissements d'une durée inférieure à 10 secondes dont la succession est responsable d'activités automatiques associées à des pertes de mémoire et à une diminution du rendement scolaire ou professionnel. Des accès de sommeil irrésistibles surviennent le plus souvent subitement, de façon imprévisible. De courtes siestes d'une quinzaine de minutes revêtent un caractère récupérateur pour une durée d'une à deux heures.

La cataplexie, le second symptôme constitutif de la narcolepsie, consiste en la diminution ou la perte abrupte, mais réversible, du tonus musculaire sous l'effet d'une émotion soudaine comme la joie, la colère ou la surprise. Cette hypotonie peut toucher l'ensemble de la musculature volontaire et faire chuter le patient ou n'affecter que certains muscles, causant un relâchement des genoux, une faiblesse localisée à la nuque ou de la dysarthrie. L'épisode dure en moyenne quelques secondes, soit le temps de l'émotion. Chez certains sujets, les épisodes de cataplexie se succèdent lors d'émotions vives et donnent lieu à un *status cataplectipus*. La soudaineté des attaques de cataplexie, leur étroite relation avec des émotions, leur courte durée ainsi que l'absence d'altération de la conscience en facilitent l'identification. Certains patients apprennent à contrôler la cataplexie en réprimant les émotions qui la génèrent; d'autres en sont si incommodés qu'ils ne peuvent traverser la rue. La cataplexie s'aggrave systématiquement en période de stress.

D'autres symptômes, qui ne sont cependant pas propres à la narcolepsie, peuvent se manifester, prenant la forme de paralysies et d'hallucinations (voir la section 23.10.6) qui sont des éléments caractéristiques du SP. D'importants troubles du sommeil sont aussi manifestes; le sommeil est fragmenté, particulièrement le SP, et les nombreux accès de sommeil diurne peuvent causer une insomnie. En début de narcolepsie, on note une fréquence accrue de cauchemars. Une perte de l'atonie musculaire en SP peut se traduire par un trouble du comportement lié au SP.

Le TIE permet de confirmer la somnolence excessive par l'observation d'un délai moyen d'endormissement inférieur à cinq minutes. Ce test montre également le passage au SP moins de 10 minutes après l'endormissement, phénomène rarement observé chez le sujet normal à moins de privation de sommeil ou de sevrage médicamenteux. L'enregistrement polygraphique du sommeil de nuit confirme la fragmentation du sommeil et particulièrement du SP. Cette fragmentation découle des éveils ou des changements de stade qui nuisent à la continuité du sommeil. La cataplexie serait reliée à la fragmentation du SP.

Épidémiologie

La prévalence de la narcolepsie est d'environ 0,05 % chez les Caucasiens; elle est trois fois plus élevée chez les Japonais. Certains groupes ethniques semblent relativement protégés, dont les Juifs d'Israël. La tendance familiale s'exprime par un risque relatif 40 fois plus élevé de souffrir de narcolepsie si un parent au premier degré en est atteint. Le délai entre l'apparition de la somnolence, qui débute le plus souvent au cours de l'adolescence, et le diagnostic de narcolepsie est de 10 à 20 ans, ce qui est révélateur de la méconnaissance de la maladie dans la communauté médicale.

Étiologie

La nature génétique de la narcolepsie a été démontrée vers 1985 par la découverte d'un antigène commun, le HLA DR2 DQ1 (DR15 DQ6), chez la quasi-totalité des narcoleptiques caucasiens, alors qu'il ne se retrouve que dans 20 % de la population. Le mode de transmission serait dominant avec pénétrance incomplète ou récessive. Plusieurs cas de jumeaux monozygotes discordants pour la narcolepsie ont été rapportés. La présence de cet antigène ne suffit donc pas à la genèse de la maladie qui requerrait un autre facteur, probablement d'ordre immunologique.

Les traitements stimulants favorisent l'activité des monoamines, d'où l'idée qu'un hypofonctionnement des systèmes monoaminergiques serait une cause de l'hypersomnolence. La cataplexie et les symptômes dissociatifs du SP répondent favorablement aux inhibiteurs du recaptage de la noradrénaline et de la sérotonine. La cataplexie serait favorisée par une hypersensibilité cholinergique du prosencéphale basal. Des études sur les chiens narcoleptiques ont révélé la présence, au niveau du tronc cérébral, de neurones sélectivement actifs à la fois en SP et durant les accès de cataplexie (Nishino et coll., 1995), indiquant que ces deux phénomènes partagent les mêmes bases neurophysiologiques.

Diagnostic différentiel

- Hypersomnie idiopathique;
- Syndrome d'apnées du sommeil;
- Hypersomnie récurrente;
- Hypersomnie post-traumatique;
- Privation de sommeil;
- Tumeurs dans la région hypothalamique et du tronc cérébral;
- Encéphalite;
- Pseudo-hypersomnie (fatigue, apathie consécutive à un trouble médical ou psychiatrique); dans la dépression, par exemple, l'hypersomnie n'est généralement pas objectivée par le TIE.

Traitement

Il convient d'adopter un horaire veille-sommeil régulier et d'éviter toute privation de sommeil. De courtes siestes dans la journée, particulièrement avant d'entreprendre une activité potentiellement dangereuse, sont utiles. Une quinzaine de minutes de sommeil suffit souvent à rétablir un degré satisfaisant de vigilance pour une à deux heures.

Les psychostimulants (de 75 à 150 mg de pémoline ; de 20 à 80 mg de méthylphénidate ; de 15 à 60 mg de dexamphétamine ; de 100 à 400 mg de modafinil) sont habituellement requis pour permettre une adaptation socioprofessionnelle ou scolaire satisfaisante tant chez l'adulte que chez l'enfant. Ils peuvent être pris quotidiennement ou au besoin. Les formules à libération lente ont l'avantage d'entraîner moins d'effets secondaires ; les comprimés à courte action peuvent alors être utilisés au besoin lorsqu'un degré plus élevé de vigilance est requis ou en fin d'après-midi pour enrayer les accès de sommeil qui réapparaissent. Le développement d'une tolérance sera renversé par l'alternance des psychostimulants ou par une interruption médicamenteuse de quelques semaines.

L'action anticataplectique des antidépresseurs se distingue de leur action antidépressive puisqu'elle se manifeste dès le début du traitement et que les doses efficaces ne sont pas nécessairement celles qui sont prescrites dans les cas de dépression (paroxétine, de 10 à 20 mg ; fluoxétine, de 5 à 20 mg ; clomipramine, de 10 à 50 mg). Leur mode d'action s'expliquerait par leur effet suppresseur sur le SP. Ainsi, la néfazodone, qui ne réduit pas le SP, est sans effet. Les inhibiteurs sélectifs du recaptage de la sérotonine (ISRS) sont généralement mieux tolérés. Les paralysies et hallucinations reliées au sommeil régressent habituellement à la suite de l'emploi d'antidépresseurs.

Évolution et pronostic

La narcolepsie est une maladie chronique dont le degré de gravité est très variable. La somnolence n'a pas tendance à se corriger spontanément, mais les patients rapportent parfois une amélioration après la retraite, amélioration qui peut cependant être la conséquence d'une meilleure organisation des heures de sommeil et d'activité. La cataplexie apparaît en moyenne cinq ans après la somnolence. Elle est généralement plus incommodante en début de maladie et durant les périodes de stress. Les paralysies du sommeil sont plus fréquentes et les hallucinations plus vives en début de maladie ; ces symptômes disparaissent fréquemment après quelques années, mais peuvent, dans les cas graves, demeurer problématiques.

Hypersomnie idiopathique

Description clinique

L'hypersomnie idiopathique se caractérise par une somnolence excessive au cours de la journée, en dépit d'un sommeil nocturne prolongé depuis au moins six mois. Cette somnolence peut se traduire par des comportements automatiques révélateurs de micro-endormissements. Il n'y a pas d'accès de sommeil incoercible, contrairement à la narcolepsie. Les siestes sont habituellement de longue durée, d'une à deux heures, et ne revêtent pas de caractère réparateur. Une ivresse du sommeil, marquée par un éveil difficile avec confusion et parfois agressivité, est souvent présente. La cataplexie et les paralysies et hallucinations reliées au sommeil sont inconnues. Des symptômes signalant une dysfonction autonomique, tels que des céphalées, de l'hypotension orthostatique, des bouffées de chaleur ou des troubles vasculaires périphériques de type Raynaud, sont rapportés régulièrement. Un traumatisme crânien ne doit pas précéder de moins de 18 mois le début de la somnolence, cela pour éliminer le diagnostic d'hypersomnie post-traumatique.

L'enregistrement polygraphique du sommeil de nuit montre un sommeil normal. La durée du sommeil est prolongée, l'efficacité du sommeil est bonne et la quantité de SLP, particulièrement élevée. L'enregistrement du sommeil dans les siestes confirme la somnolence diurne excessive par des valeurs cependant moins fortes que dans la narcolepsie. Il n'y a pas d'endormissements immédiats en SP. L'antigène HLA DR2 DQ1 n'est présent que chez 20 % des patients environ.

Épidémiologie

La prévalence de l'hypersomnie idiopathique n'est pas connue. La maladie apparaît en général vers la fin de l'adolescence ou au début de l'âge adulte ; il est rare qu'elle commence après 30 ans. L'histoire familiale est positive dans le tiers des cas.

Étiologie

Un hypofonctionnement des systèmes monoaminergiques est soupçonné d'être à l'origine de la maladie, comme dans le cas de la narcolepsie. La nature génétique de l'hypersomnie idiopathique est retenue en raison de l'importance de l'histoire familiale.

Diagnostic différentiel

– Narcolepsie (voir aussi le diagnostic différentiel de la narcolepsie).

Traitement

Un régime imposé de siestes ne favorise pas l'amélioration de la vigilance, mais la privation de sommeil doit être évitée. La prescription de psychostimulants est nécessaire afin de permettre au patient de mener une vie normale (on se référera au traitement de la narcolepsie exposé plus haut).

Évolution et pronostic

Il existe peu de données concernant l'évolution de l'hypersomnie idiopathique. Rien n'indique que la maladie régresse avec l'âge. Il s'agit plutôt d'une forme chronique d'hypersomnie dont le degré de gravité demeure stable.

Hypersomnie récurrente

Description clinique

L'hypersomnie récurrente se manifeste par la répétition d'épisodes de somnolence (Billiard et Cadilhac, 1988; Lemire, 1993); l'épithète récurrent est préféré à périodique qui dénote une régularité dans les intervalles des manifestations symptomatiques, ce qui ne correspond pas à la réalité. La forme la plus connue d'hypersomnie récurrente est le syndrome de Kleine-Levin (Critchley et Hoffman, 1942); ce syndrome se caractérise par des épisodes d'hypersomnolence accompagnée de mégaphagie et des troubles psychiques décrits ci-dessous. Une variante clinique sans trouble alimentaire serait plus fréquente.

L'hypersomnie peut apparaître brusquement ou progressivement, en quelques jours. Il s'agit d'une somnolence marquée qui oblige le patient à dormir 18 heures ou plus par jour. Il est souvent difficile de le réveiller. Le sommeil est instable et peut s'accompagner de parasomnies. Il n'y a pas d'incontinence urinaire. La mégaphagie est un comportement de type compulsif qui occasionne souvent une prise de poids. Elle n'est pas nécessairement présente à chaque épisode. Les troubles psychiques se traduisent par une instabilité et un sentiment d'irréalité quasi systématiques. On peut aussi noter de la confusion, un délire et des hallucinations. L'hypersexualité est rapportée dans moins du tiers des cas.

Les épisodes d'hypersomnie et de troubles comportementaux durent de trois jours à trois semaines. Après quoi, on peut observer pendant un jour ou deux un tableau de dépression ou de manie. Puis, les troubles du sommeil et du comportement disparaissent totalement et refont surface en moins d'une année. Le fonctionnement intercrise du sujet est parfaitement normal. L'enregistrement polygraphique du sommeil effectué au cours de la phase d'hypersomnie démontre une efficacité accrue du sommeil ainsi qu'une somnolence diurne au TIE.

Épidémiologie

L'hypersomnie récurrente est une forme rare d'hypersomnie. Ses premières manifestations ont habituellement lieu au cours de l'adolescence. La majorité des patients atteints du syndrome de Kleine-Levin sont de sexe masculin. Une histoire familiale de ce syndrome est inhabituelle, mais on note une incidence accrue de troubles de l'humeur dans la famille.

Étiologie

L'origine exacte de l'hypersomnie récurrente est inconnue. La constellation d'hypersomnolence, de mégaphagie, d'hypersexualité et de modification de la personnalité qui caractérise le syndrome de Kleine-Levin évoque dans ce cas précis un dysfonctionnement hypothalamique. Cependant, les altérations de l'humeur, la récurrence du syndrome et l'histoire familiale de troubles de l'humeur ainsi que la réponse favorable au lithium semblent indiquer une relation avec un trouble bipolaire. De rares cas d'hypersomnie récurrente ont été décrits en rapport avec une encéphalite virale ou avec une tumeur du troisième ventricule.

Diagnostic différentiel

- Narcolepsie (voir aussi le diagnostic différentiel de la narcolepsie);
- Trouble bipolaire.

Traitement

Le traitement de l'hypersomnie récurrente comporte deux aspects: le traitement de l'accès de somnolence et des symptômes concomitants et la prévention des éventuels épisodes. Compte tenu de la durée limitée des symptômes, il est préférable d'observer simplement le patient et de ne pas interférer avec son sommeil. Les psychostimulants ne sont pas recommandés, car ils aggravent fréquemment les symptômes comportementaux. Les antidépresseurs ne sont pas efficaces pour les troubles psychiques qui s'ajoutent. La réponse à la carbamazépine est variable, mais semble meilleure lorsque les troubles de l'humeur prédominent.

La prévention des épisodes doit être envisagée si le diagnostic est certain, si la fréquence des épisodes est élevée et si leurs répercussions sur la vie du sujet deviennent problématiques. À cet égard, le lithium a été utilisé comme agent thymorégulateur, à cause des ressemblances avec divers troubles de l'humeur, et constitue un bon choix prophylactique (Abe, 1977; Goldberg, 1983; Ogura et coll., 1976).

Évolution et pronostic

L'épisode aigu d'hypersomnie et de troubles psychiques dure de quelques jours à quelques semaines et survient en moyenne 2 fois l'an et, dans les cas extrêmes, 12 fois l'an. L'évolution du syndrome est généralement favorable, les épisodes s'espaçant progressivement et diminuant d'intensité pour disparaître quand le patient a une vingtaine d'années. Cependant, dans de 20 % à 30 % des cas, la rémission tarde.

Syndromes d'apnées du sommeil

Description clinique

Les apnées du sommeil consistent en une occlusion des voies aériennes supérieures lors de l'inspiration chez un sujet endormi (Krieger, 1994). La reprise de la respiration s'accompagne de micro-éveils qui réduisent l'efficacité du sommeil. Conséquemment, le sommeil est agité et il y a une incidence accrue de parasomnie. La piètre qualité du sommeil se traduit par une somnolence diurne. Les perturbations neuropsychologiques en relation avec les degrés de somnolence et de désaturation en oxygène se manifestent par des troubles de concentration et de mémoire. Plusieurs se plaignent d'une diminution de la libido attribuable à une baisse de la testostérone concomitante de la désaturation sanguine. Les céphalées matinales, qui touchent 20 % des cas, ne sont pas spécifiques. Certains ont noté une modification de la personnalité, mais ce phénomène n'est pas confirmé. En ce qui concerne les répercussions cardiovasculaires, on rapporte l'hypertension artérielle, l'angine, l'arythmie nocturne et, finalement, la décompensation cardiorespiratoire et la mort subite au cours du sommeil (He et coll., 1988). Près du tiers des cas d'hypertension artérielle idiopathique serait attribuable à des apnées du sommeil. L'obésité est fréquente chez l'adulte.

Chez l'enfant, les manifestations cliniques des apnées diffèrent (Carroll et Loughlin, 1995). La somnolence n'est pas systématique. Près de la moitié des enfants souffrent d'un retard staturo-pondéral significatif attribuable, dans certains cas, à des troubles de déglutition. L'enfant de moins de cinq ans est rarement obèse. Les apnées se manifestent plutôt par des difficultés respiratoires nocturnes et un sommeil agité avec terreur nocturne, énurésie et sueurs profuses. L'enfant de plus de cinq ans présente plus souvent des troubles du comportement sous forme d'hyperactivité, d'agressivité et d'irritabilité; les difficultés d'apprentissage ne sont pas rares. L'hypersomnie est plus fréquente.

Épidémiologie

Selon une évaluation prudente, la prévalence du syndrome d'apnées du sommeil est d'environ 2 % chez les jeunes adultes, et elle s'accroît avec l'âge. L'obésité est sans conteste un facteur de risque. Chez les enfants âgés de six mois à six ans, la prévalence du syndrome d'apnées du sommeil a été évaluée à près de 3 %.

Étiologie

On distingue deux types d'apnées: obstructives et centrales.

Les apnées obstructives se manifestent par l'interruption du flux inspiratoire à la thermistance nasobuccale (TNB) en dépit de la persistance des efforts respiratoires enregistrés à l'aide de la sangle thoraco-abdominale (STA) [voir la figure 23.11, p. 560].

Des facteurs anatomiques et fonctionnels concourent à l'occlusion des voies aériennes. Ce type d'apnées est fréquemment associé à une infiltration graisseuse chez l'adulte obèse et à l'hypertrophie des amygdales et des adénoïdes chez l'enfant. Des malformations des voies aériennes supérieures telles qu'une micrognathie ou une rétrognathie peuvent aussi en être responsables, de même qu'une dysmorphie faciale chez l'enfant (syndrome de Pierre Robin, maladie de Hurler, trisomie 21, achondroplasie). Par ailleurs, l'alcool et les sédatifs, en déprimant l'activité des muscles pharyngés, aggravent et parfois même induisent des apnées.

Les apnées centrales ou diaphragmatiques se manifestent par l'interruption simultanée du flux inspiratoire et des efforts respiratoires (voir la figure 23.12, p. 560). Elles s'observent dans les cas de pathologie neuromusculaire, comme complication du diabète insulinodépendant lorsque celui-ci accompagne une neuropathie autonomique ou peuvent faire suite à une atteinte du tronc cérébral (syndrome d'Arnold-Chiari, poliomyélite bulbaire, traumatisme crânien). Elles peuvent aussi compliquer les cas sévères d'apnées obstructives en réponse à l'hyperventilation post-apnéique et produire alors un tableau mixte d'apnées.

L'enregistrement polygraphique du sommeil permet de préciser la nature des apnées et leur gravité. Il requiert, en plus des paramètres habituels, l'enregistrement du débit aérien nasobuccal, des mouvements thoraco-abdominaux et de la saturation sanguine en oxygène. Chez l'adulte, l'apnée se définit comme un arrêt du débit aérien nasobuccal de 10 secondes ou plus et l'hypopnée, comme une diminution de la ventilation d'au moins 50 %. Un indice d'apnées et d'hypopnées supérieur à 10 par heure de sommeil est considéré comme pathologique. On doit aussi prendre en compte le taux de désaturation sanguine. Chez l'enfant, un indice d'événements respiratoires obstructifs supérieur à un par heure de sommeil est anormal; les apnées centrales, quelle qu'en soit la durée, sont anormales si elles sont associées à une désaturation en oxygène sous 90 %.

Diagnostic différentiel

– Narcolepsie (voir aussi le diagnostic différentiel de la narcolepsie);
– Apnées induites par l'alcool ou les sédatifs.

Traitement

Le traitement doit viser l'élimination de la somnolence diurne, la suppression des apnées du sommeil et la restauration d'une oxygénation normale au cours du sommeil (Krieger, 1994). La perte de poids chez le patient obèse est recommandée et peut faire régresser les symptômes. Le traitement standard des apnées obstructives consiste dans l'application d'une pression positive continue par voie nasale. Une pression adéquate permet de lever l'obstruction pharyngée, elle rétablit un niveau de résistance normale des voies aériennes supérieures et fait ainsi disparaître les apnées et les hypopnées. Le sommeil se normalise et, conséquemment, la somnolence diurne diminue. Quant à la chirurgie, son taux de succès est d'environ 50 %, sans facteur prédictif connu quant à la réussite; la morbidité est accrue comparativement au traitement par pression positive continue. Devant l'efficacité et la simplicité de ce dernier, les traitements chirurgicaux ne sont plus recommandés d'emblée chez l'adulte, d'autant plus qu'une prise de poids ultérieure entraîne une aggravation des apnées.

En ce qui concerne les apnées centrales, la ventilation par pression positive intermittente ou à niveaux de pression différents en inspiration et en expiration est efficace. L'utilisation de médicaments pour stimuler la réponse ventilatoire n'a pas fait ses preuves.

Chez l'enfant, la cause première des apnées étant l'hypertrophie des amygdales et des adénoïdes, le traitement chirurgical s'avère habituellement nécessaire. Il s'ensuit une régression rapide des symptômes.

FIGURE 23.11 Enregistrement polygraphique : apnée obstructive

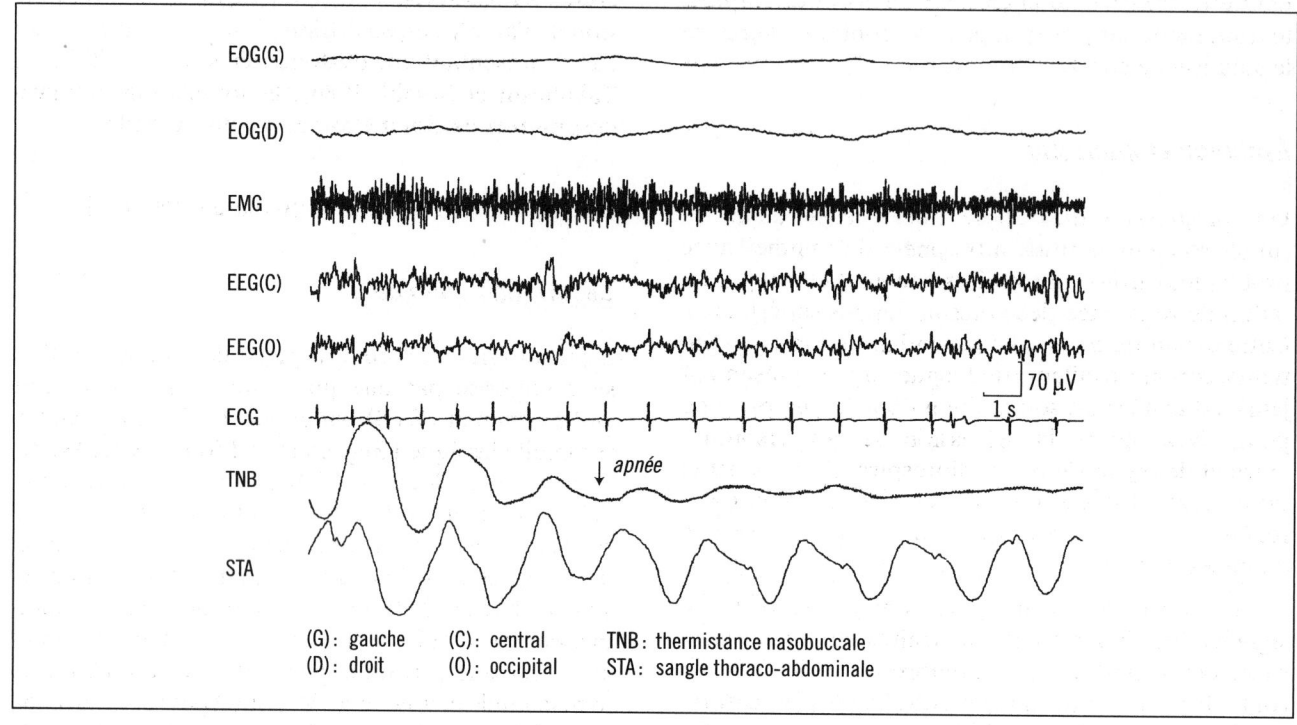

FIGURE 23.12 Enregistrement polygraphique : apnée centrale

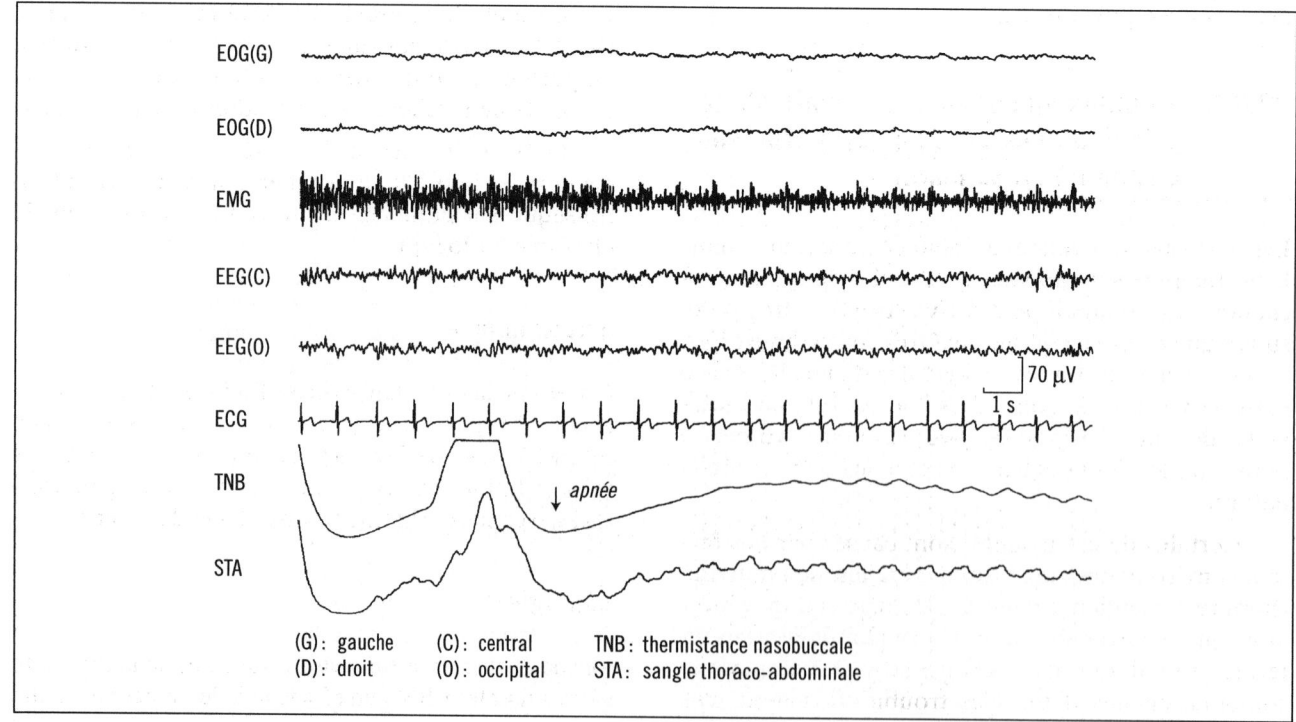

Psychiatrie clinique : une approche bio-psycho-sociale

Dans les cas de dysmorphie faciale, une chirurgie peut être curative. Si la chirurgie n'est pas indiquée, le traitement par pression positive continue demeure la solution de choix.

Évolution et pronostic

Une progression du trouble a été décrite, allant du simple ronflement jusqu'aux apnées du sommeil avec problèmes cardiorespiratoires, incluant une augmentation de résistance des voies aériennes supérieures. Cette évolution ne touche cependant pas tous les patients, certains ronfleurs de longue date ne présentant jamais d'apnées du sommeil en dépit d'une prise de poids. Néanmoins, la régression de l'hypersomnolence et des symptômes cardiorespiratoires à la suite du traitement des apnées a été bien documentée et reflète les conséquences dramatiques d'un syndrome d'apnées non traité.

La morbidité et la mortalité sont accrues de façon significative chez les patients traités de façon inefficace. On signale un bon nombre d'accidents de la route dus à des endormissements. Sur le plan cardiorespiratoire, on observe de l'hypertension artérielle, de l'hypoventilation alvéolaire et de l'insuffisance cardiaque. Le décès par mort subite au cours du sommeil est aussi plus fréquent.

23.7.3 Troubles du sommeil se manifestant principalement par un asynchronisme circadien du sommeil

Les perturbations reliées au réglage du sommeil dans le nycthémère sont appelées « troubles du rythme circadien ». Le sommeil peut arriver trop tôt, trop tard, suivre un horaire irrégulier ou être d'un rythme différent de 24 heures. La reconnaissance d'une alternance entre la veille et le sommeil selon un rythme biologique devant s'harmoniser avec d'autres rythmes a permis d'identifier ces troubles et d'en comprendre la nature.

Certains de ces troubles sont causés par des facteurs environnementaux qui dépendent de l'individu (horaire irrégulier, travail posté, décalage horaire), alors que d'autres sont attribuables à des facteurs internes, à un défaut de l'horloge biologique ou à une combinaison des deux. Ces troubles touchent plus fréquemment les sujets atteints de cécité (Sack et coll., 1992), probablement en raison d'une diminution de l'amplitude du rythme de la mélatonine, et les sujets présentant une dysfonction cérébrale (Okawa, Takahashi et Sasaki, 1986), la soumission aux synchroniseurs externes étant alors plus difficile.

Syndrome de retard de la phase de sommeil

Description clinique

Le syndrome de retard de la phase de sommeil (SRPS) se caractérise par une phase anormale du rythme veille-sommeil (RVS) par rapport à l'horaire veille-sommeil classique (Regestein et Monk, 1995 ; Weitzman et coll., 1981). Le RVS est cependant stable et synchronisé sur 24 heures. L'endormissement se fait spontanément tôt le matin, en moyenne à 4 heures, et le réveil est difficile avant 10 heures. L'insomnie résulte de l'échec de la tentative pour devancer l'endormissement. L'obligation sociale de se lever tôt peut entraîner une privation chronique de sommeil avec hypersomnie consécutive. Si le sujet peut dormir selon ses préférences, le sommeil est d'une durée normale et il n'y a pas d'insomnie ni d'hypersomnie. Il s'agit d'un trouble du RVS persistant qui ne découle pas simplement d'une préférence d'horaire de sommeil. De 25 % à 60 % des sujets souffrant de ce syndrome rapportent en outre des symptômes de dépression probablement reliés à des difficultés d'adaptation.

Le trouble est dit extrinsèque s'il résulte de facteurs sociaux ou environnementaux ; il est dit intrinsèque s'il paraît lié à un dysfonctionnement de l'horloge biologique.

Épidémiologie

On estime la prévalence du SRPS à de 0,1 % à 0,4 % ; elle semble plus élevée chez les adolescents. Le SRPS serait la cause de 7 % des insomnies. Les premières manifestations du syndrome s'observent en général à l'adolescence et rarement après l'âge de 30 ans.

Étiologie

Les patients atteints du SRPS auraient de la difficulté à devancer leur RVS en réaction à des synchroniseurs environnementaux. Des anomalies des rythmes circadiens de la température et de diverses hormones ont été rapportées, mais elles ne sont pas généralisées.

Diagnostic différentiel

- Insomnies (dont une hygiène du sommeil inadéquate);
- Autres troubles du sommeil liés au rythme circadien;
- Horaire choisi délibérément;
- Trouble de sommeil relié à l'établissement de limites;
- Trouble d'association à l'endormissement.

Traitement

Le traitement consiste en l'adoption rigoureuse d'un horaire de sommeil stable. À cette fin, la chronothérapie (Czeisler et coll., 1981) peut s'avérer efficace, mais elle exige la bonne volonté du sujet et un désir de changement. S'il s'agit d'un jeune enfant, on le réveille de 10 à 15 minutes plus tôt chaque matin jusqu'à l'heure de réveil désirée. L'enfant privé de sommeil le matin aura ainsi tendance à s'endormir plus tôt le soir. S'il s'agit d'adolescents ou d'adultes et que le retard de la phase de sommeil est important, il est préférable de retarder l'heure du coucher de trois heures chaque jour plutôt que de la devancer. Ainsi, plutôt que de se coucher à 4 heures, le sujet se couchera à 7 heures du matin, puis à 10 heures le lendemain, et ainsi de suite, jusqu'à ce qu'il atteigne l'heure du coucher souhaitée, après environ une semaine. Le sujet est avisé de ne pas faire de sieste au cours de la journée.

La photothérapie par exposition, durant deux heures le matin, à une lumière vive à large spectre de 2 500 lux permet aussi de devancer l'endormissement (Rosenthal et coll., 1990). Une autre solution intéressante est la mélatonine, une hormone sécrétée par la glande pinéale dont le rythme est modulé par l'alternance lumière-obscurité (Dahlitz et coll., 1991; Jan, Espezel et Appleton, 1994). Prise à faible dose (de 2 à 6 mg) en soirée, elle permet de devancer d'environ une heure par jour l'heure du coucher. Il est recommandé de renforcer préalablement, par une approche comportementale, la stabilité du RVS en incitant le patient à adopter une heure de lever régulière et à éliminer ou limiter les siestes le jour, selon son âge. Les hypnotiques sont rarement efficaces dans le traitement des troubles du RVS. Par ailleurs, il semble que la vitamine B_{12} donne de bons résultats (Okawa et coll., 1990).

Évolution et pronostic

Le SRPS est un trouble chronique du sommeil qui ne se guérit pas spontanément. La restauration et le maintien d'un horaire veille-sommeil désiré requièrent le respect rigoureux d'un horaire veille-sommeil stable. L'efficacité à long terme de ces traitements n'est pas connue.

Syndrome d'alternance veille-sommeil irrégulière

Description clinique

Le syndrome d'alternance veille-sommeil irrégulière (AVSI) se manifeste par la perte de la rythmicité circadienne de la veille et du sommeil. Le sommeil de nuit est morcelé en plusieurs épisodes et les siestes diurnes sont multiples. La durée du sommeil pour la journée de 24 heures est généralement normale. Le sujet se plaint habituellement d'une insomnie et d'un besoin de faire des siestes le jour pour faire échec à la somnolence qui résulte du morcellement du sommeil au cours de la nuit. La tenue d'un journal du sommeil et des activités par le sujet permet au clinicien de découvrir non seulement une absence de rythmicité ultradienne ou circadienne du sommeil, mais aussi une irrégularité de l'alimentation et du cycle activité-repos. Des rythmes irréguliers de la température et de diverses hormones ont été décrits.

Le trouble peut être extrinsèque ou intrinsèque selon qu'il est lié à des facteurs sociaux ou environnementaux ou lié à un dysfonctionnement de l'horloge biologique ou à une dysfonction cérébrale.

Épidémiologie

La prévalence du syndrome d'AVSI n'est pas connue. Celui-ci s'observe plus fréquemment en présence d'une dysfonction cérébrale, de cécité ou de démence.

Étiologie

La perte de la rythmicité circadienne de la veille et du sommeil peut être due à un environnement déficient au chapitre de la régularité ou de la constance des activités quotidiennes. Elle peut aussi être liée à une difficulté à se plier à un horaire stable, comme c'est le cas lorsque le sujet souffre d'une dysfonction cérébrale. L'absence de perception de la lumière par la rétine est un inconvénient majeur, l'alternance lumière-obscurité constituant un synchroniseur majeur des rythmes biologiques.

Diagnostic différentiel

- Insomnies;
- Autres troubles du sommeil liés au rythme circadien;
- Horaire choisi délibérément.

Traitement

La première approche consiste à modifier l'horaire de sommeil en limitant les siestes et en restreignant le sommeil à un horaire normal nocturne. Si le problème persiste et si l'irrégularité du RVS ne découle pas d'un choix délibéré, l'emploi de mélatonine, prise au coucher, peut s'avérer thérapeutique. Les hypnotiques sont habituellement sans effet.

Évolution et pronostic

En l'absence de traitement, le syndrome persiste, sans rémission spontanée.

Syndrome d'alternance veille-sommeil différente de 24 heures

Description clinique

Dans ce syndrome, dit aussi hypernycthéméral, l'alternance de la veille et du sommeil suit un rythme supérieur à 24 heures, habituellement près de 25 heures. Il s'ensuit un décalage quotidien de la phase de sommeil (voir la figure 23.13, p. 564).

Les sujets souffrant de ce syndrome essaient généralement de se conformer à un horaire normal. Ils éprouvent ainsi, par périodes, des difficultés d'endormissement au coucher et des accès de sommeil au cours de la journée. L'alternance de périodes symptomatiques et asymptomatiques, ces dernières étant plus brèves, est tout à fait caractéristique. Les troubles du sommeil sont à leur apogée lorsque les rythmes internes ne sont plus en phase avec l'horaire de sommeil imposé; inversement, le sommeil est de bonne qualité lorsque les rythmes internes et l'horaire de sommeil sont synchrones.

Un journal du sommeil décrivant en détail les périodes de sommeil permet de reconnaître le syndrome hypernycthéméral; cependant, si le sujet tente de se conformer à un horaire normal, la tenue d'un journal perd son utilité. C'est alors l'alternance de périodes symptomatiques et asymptomatiques qui mettra sur la piste d'un tel diagnostic.

Le trouble est dit extrinsèque s'il résulte de facteurs sociaux ou environnementaux; il est dit intrinsèque s'il paraît lié à un dysfonctionnement de l'horloge biologique.

Épidémiologie

La prévalence du syndrome est rare dans la population générale. Elle est cependant élevée chez les sujets aveugles et davantage lorsque ceux-ci présentent un retard mental.

Étiologie

Un rythme veille-sommeil de près de 25 heures s'observe de façon caractéristique chez les sujets placés de façon expérimentale en isolement, privés de repères environnementaux. Un tel rythme de 25 heures est probablement le reflet de la rythmicité du noyau suprachiasmatique, siège de l'horloge biologique. Les synchroniseurs externes que constituent, entre autres, l'alternance lumière-obscurité et les interactions sociales permettent normalement de synchroniser le RVS sur une période de 24 heures. Il y aurait donc probablement, chez les sujets présentant un syndrome hypernycthéméral, une plus faible influence des synchroniseurs externes, ce qui favoriserait la mise en place du rythme intrinsèque de 25 heures. La non-perception de la lumière expliquerait cette anomalie chez les sujets aveugles.

FIGURE 23.13 Agenda du sommeil: syndrome hypernycthéméral avant et après le traitement à la mélatonine

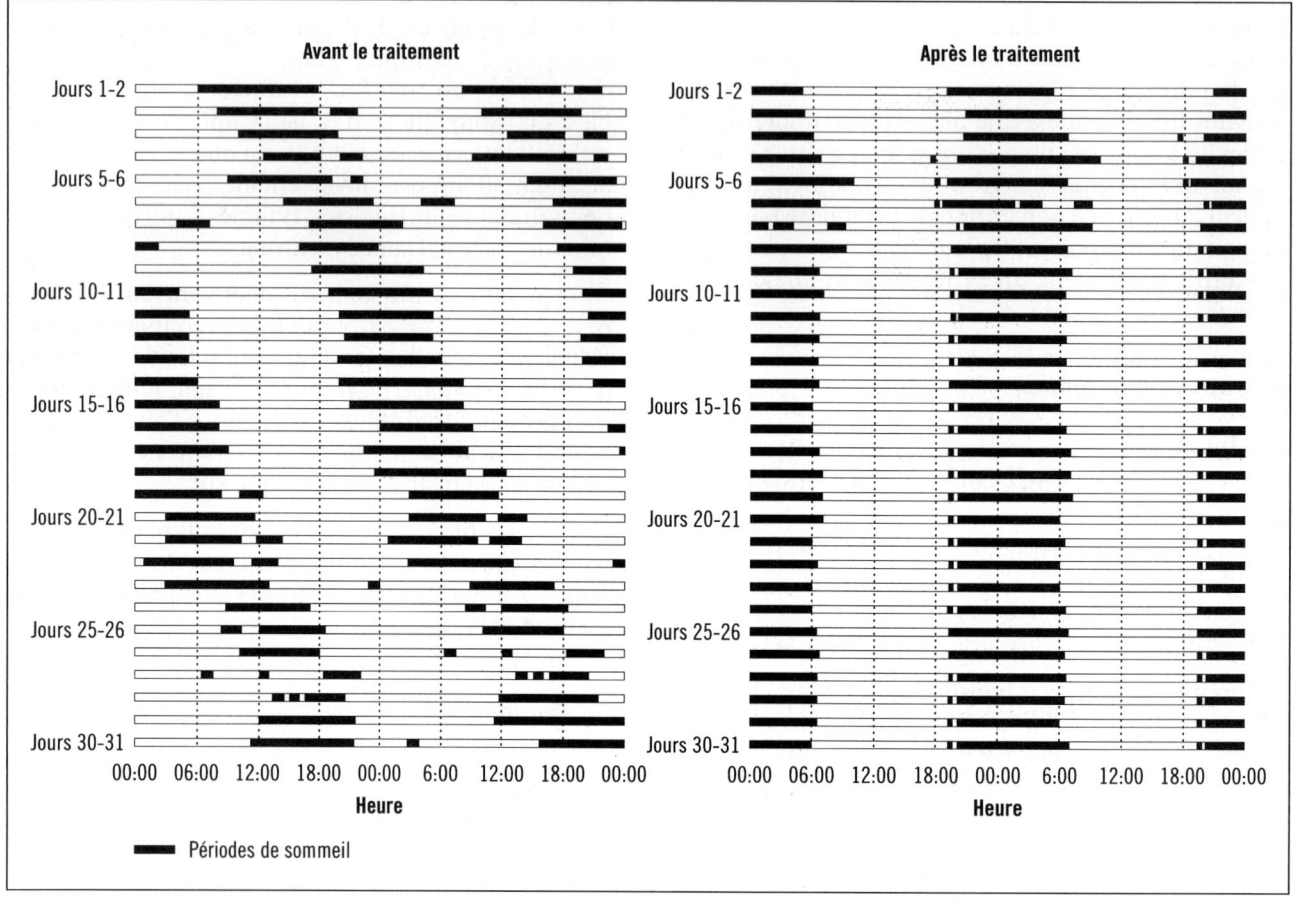

Source : O. Lapierre et M. Dumont, « Melatonin treatment of a non-24-hour sleep-wake cycle in a blind retarded child », *Biol. Psychiatry,* vol. 38, n° 2, 1995.

Diagnostic différentiel

- Insomnies ;
- Hypersomnies ;
- Autres troubles du sommeil liés au rythme circadien.

Traitement

Des mesures d'ordre comportemental consistant en une grande rigidité de l'horaire veille-sommeil sont parfois utiles mais nécessitent des efforts constants de la part du sujet. Dans la majorité des cas, cependant, une telle approche ne réussit pas à suppléer à l'action moindre des synchroniseurs externes, d'autant plus si le sujet souffre d'un retard mental. Les hypnotiques sont sans effet. Le traitement à la mélatonine prise au coucher, amorcé idéalement lorsque le RVS désiré est en phase avec le rythme endogène, s'avère efficace (Lapierre et Dumont, 1995). Il doit cependant s'accompagner d'un renforcement des mesures comportementales. La vitamine B_{12} a un effet thérapeutique dans certains cas (Okawa et coll., 1990).

Évolution et pronostic

Le trouble demeure stable en l'absence de traitement.

23.7.4 Troubles du sommeil se manifestant principalement par de l'agitation

Les manifestations comportementales survenant au cours du sommeil sont multiples (Lapierre et Montplaisir, 1992a). Les mieux connues se regroupent sous la notion de troubles de l'éveil. Ce concept est dérivé des travaux de Broughton (1968) qui a émis l'idée que les éveils confusionnels, le somnambulisme et les terreurs nocturnes étaient provoqués par un défaut du processus d'éveil empêchant un éveil complet. Parmi les symptômes concomitants d'un trouble de l'éveil, on constate de la confusion, de la désorientation, des comportements stéréotypés et une faible réactivité aux stimuli externes. L'activation autonomique, signalée par l'accélération des rythmes cardiaque et respiratoire, la diaphorèse, la mydriase, la vasodilatation cutanée et l'augmentation du tonus musculaire, témoigne d'une réaction d'éveil. L'amnésie rétrograde des phénomènes est habituelle.

Les plus connues des parasomnies associées au sommeil paradoxal (SP) sont les cauchemars. Les manifestations comportementales les plus dramatiques demeurent les actions et les gestes attachés aux cauchemars dans le trouble du comportement lié au SP. Les paralysies et les hallucinations reliées au sommeil sont des manifestations du SP qui surviennent de façon isolée, particulièrement lors de la transition veille-sommeil.

Les troubles de la transition veille-sommeil surviennent à l'endormissement, au réveil et, bien qu'exceptionnellement, lors de la transition d'un stade de sommeil à un autre. Cette catégorie inclut les rythmies nocturnes et les sursauts d'endormissement. La majorité des gens ont, à l'occasion, des sursauts d'endormissement, mais l'intensité et la fréquence de ces derniers peuvent, dans de rares cas, devenir problématiques.

Éveils confusionnels

Description clinique

Les éveils confusionnels (Ferber et Boyle, 1983) touchent surtout l'enfant d'âge préscolaire. Ils se caractérisent par de l'agitation lors d'un réveil incomplet ; l'enfant gémit, il paraît confus, bizarre et ne reconnaît pas ses parents qui ne parviennent pas à le consoler. Les tentatives pour le réveiller sont généralement vaines et risquent de prolonger la confusion. L'épisode dure en moyenne une dizaine de minutes et atteint rarement plus de 40 minutes.

Épidémiologie

Les éveils confusionnels sont un phénomène occasionnel très courant parmi les enfants de moins de cinq ans ; ils surviennent régulièrement chez 5 % à 15 % d'entre eux. Ils touchent plus rarement l'adulte, chez qui ils peuvent se manifester par une ivresse du sommeil.

Étiologie

Les éveils confusionnels sont attribuables à des facteurs de maturation. En bas âge, le sommeil lent profond (SLP) est particulièrement abondant. Les transitions du SLP vers les stades de sommeil plus léger se font difficilement et se caractérisent par un éveil partiel. Tout ce qui trouble l'éveil favorise la survenue d'un éveil confusionnel.

Diagnostic différentiel

– Cauchemars ;
– Terreurs nocturnes ;
– Somnambulisme ;
– Insomnies.

Traitement

Il convient de rassurer les parents sur la bénignité du symptôme, d'encourager un horaire veille-sommeil stable, un sommeil de durée adéquate et d'éviter de perturber le sommeil de l'enfant. Lorsque le phénomène se produit, il vaut mieux ne pas tenter de réveiller l'enfant, puisque les tentatives sont généralement infructueuses et prolongent l'épisode.

Évolution et pronostic

En règle générale, les éveils confusionnels disparaissent spontanément à l'âge de six ou sept ans. Ils peuvent se manifester chroniquement chez l'adulte en relation avec l'hypersomnie idiopathique ou simplement en réaction à une privation de sommeil chez les sujets prédisposés.

Terreurs nocturnes

Description clinique

Les terreurs nocturnes se caractérisent par un éveil brutal incomplet survenant en général durant le SLP dans le premier tiers de la nuit (voir la figure 23.14). Cet éveil est marqué par des pleurs ou des cris exprimant une peur intense et s'accompagne de manifestations autonomiques évidentes, telles que tachycardie, tachypnée et diaphorèse. Le sujet ne paraît pas complètement éveillé et peut sembler confus, en proie à une agitation sans objet, comme s'il tentait de se protéger ou d'éviter une menace. Habituellement, une amnésie complète entoure l'événement. Mais s'il s'éveille tout à fait avant que la décharge autonomique soit terminée, il prendra conscience de cette activation intense et pourra élaborer ensuite autour d'elle une imagerie mentale imprécise.

Épidémiologie

Les terreurs nocturnes débutent généralement entre l'âge de quatre et huit ans et plus rarement dans la vingtaine. Chez les enfants d'âge scolaire, leur prévalence est de l'ordre de 3 % ; chez les jeunes adultes, elle n'atteint pas 1 %. Une histoire familiale de terreurs nocturnes ou de somnambulisme est fréquente.

Étiologie

La survenue sporadique de terreurs nocturnes chez l'enfant est un phénomène normal relié à la maturation ; l'immaturité du système nerveux s'exprime par l'abondance de SLP et par la forte amplitude des ondes delta. Les facteurs favorisant un rebond de SLP, tels que la privation de sommeil, l'irrégularité du

FIGURE 23.14 Enregistrement polygraphique : terreurs nocturnes

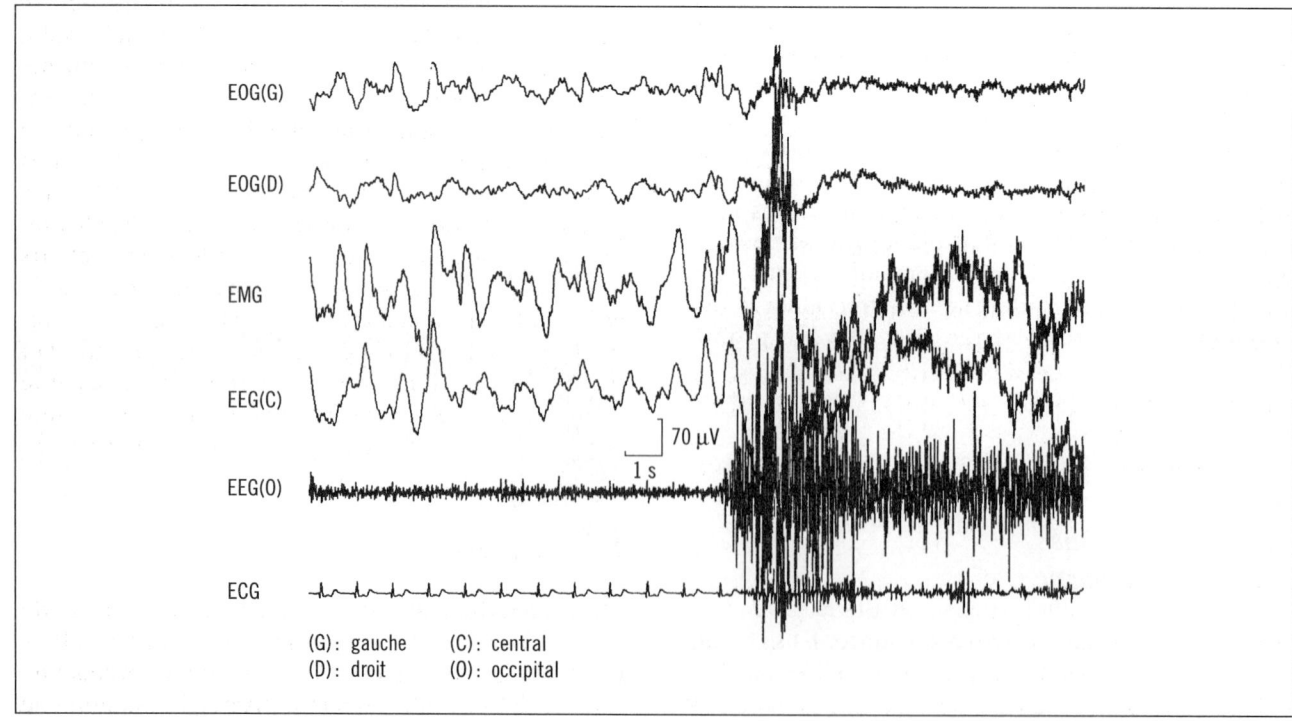

RVS et l'utilisation de dépresseurs du système nerveux, ou les facteurs troublant la continuité du sommeil, tels que le bruit, la fatigue physique, le stress, l'alcool, peuvent engendrer un épisode de terreur nocturne chez les sujets prédisposés. Si les terreurs nocturnes sont fréquentes et perturbent le sommeil, il y a lieu de rechercher la présence de facteurs psychologiques. Certains enfants dont le comportement est irréprochable éprouvent des difficultés à exprimer leurs émotions, particulièrement leurs émotions négatives, et semblent plus à risque. Chez l'adulte, les terreurs nocturnes surviennent plus souvent en présence d'une psychopathologie.

Diagnostic différentiel

– Panique nocturne;
– Éveils confusionnels;
– Somnambulisme;
– Trouble du comportement lié au sommeil paradoxal.

Traitement

Les épisodes sporadiques chez l'enfant doivent être dédramatisés. L'intervention parentale se résume à empêcher l'enfant de se blesser et à le recoucher confortablement tout en évitant de le réveiller. Éviter toute privation et toute perturbation du sommeil suffit parfois à réduire la fréquence des épisodes de façon satisfaisante. En présence de facteurs psychologiques sous-jacents, une psychothérapie individuelle ou familiale est indiquée, tant pour l'enfant que pour l'adulte. Il est bon d'encourager l'expression des émotions. Bien que les benzodiazépines, par suppression du SLP ou par atténuation de la réaction d'éveil, et les antidépresseurs puissent être efficaces à court terme, la médication est rarement justifiée. Elle devrait être réservée aux seuls cas comportant un risque de blessure pour le sujet; une intervention psychologique doit être entreprise parallèlement.

Évolution et pronostic

Les terreurs nocturnes disparaissent spontanément vers l'adolescence, à moins que des facteurs psychologiques n'y soient associés. Lorsqu'elles débutent à l'âge adulte, elles ont tendance à perdurer, en relation avec des facteurs de stress.

Somnambulisme

Description clinique

Le somnambulisme consiste en des comportements moteurs stéréotypés complexes; il débute habituellement lors d'un éveil incomplet du SLP dans la première moitié de la nuit. La déambulation nocturne peut durer d'une trentaine de secondes à une trentaine de minutes. Le somnambule paraît éveillé, mais ne réagit pas adéquatement aux stimulations de l'environnement. Des comportements non appropriés sont fréquemment observés, comme uriner dans le coin d'une pièce. Le somnambule retourne souvent de lui-même à son lit ou obéit à une suggestion en ce sens, puis se rendort. Il peut aussi s'éveiller spontanément et avoir un court moment de confusion. Mais si on tente de le réveiller, il peut faire montre d'irritabilité ou d'agressivité. Il n'y a pas de remémoration des rêves au réveil; parfois, le sujet aura souvenir d'une imagerie fugace. Au matin, on observe, en outre, une amnésie par rapport aux épisodes de déambulation; cette amnésie diminue avec l'âge.

Le somnambulisme peut aussi se manifester par des comportements violents (Schenck et Mahowald, 1995), parfois en relation avec une terreur nocturne. Environ la moitié des patients envoyés dans les centres spécialisés pour somnambulisme rapportent de tels comportements (Moldofsky et coll., 1995). Les comportements violents qui mettent en danger d'autres personnes s'observent plus fréquemment chez les sujets mâles qui sont aux prises avec plusieurs facteurs de stress et qui abusent de boissons contenant de la caféine et consomment des drogues; de façon surprenante, ces sujets présentent moins de SL de stade 4 et moins d'ondes alpha en SL. La défense fondée sur le somnambulisme a exceptionnellement été retenue par les tribunaux dans des cas d'homicide (Broughton et coll., 1994).

Épidémiologie

Le somnambulisme débute généralement à l'âge de 5 ou 6 ans; sa prévalence est maximale à 12 ans. Près de 40 % des enfants de 6 à 16 ans ont au moins une fois un épisode de somnambulisme; le phénomène est régulier pour environ 3 % d'entre eux. Il est rare que le somnambulisme débute à l'âge adulte ; la prévalence pour l'adulte est incertaine. La majorité (80 %) des enfants somnambules ont une histoire familiale de somnambulisme, de terreurs nocturnes ou d'énurésie.

Étiologie

Les facteurs favorisant le somnambulisme et les terreurs nocturnes sont identiques. Il s'agit donc d'un phénomène en partie lié à la maturation du système nerveux, mais qui peut être précipité par les facteurs causant un rebond de SLP ou perturbant la continuité du sommeil, tels qu'ils ont été décrits précédemment. Parmi les causes pharmacologiques, il faut retenir le lithium et les neuroleptiques (Charney et coll., 1979).

Diagnostic différentiel

– Trouble du comportement lié au SP ;
– Épilepsie temporale ;
– Terreurs nocturnes.

Traitement

Comme pour les autres troubles de l'éveil, il faut éviter ce qui augmente la profondeur du sommeil et ce qui perturbe sa continuité. L'environnement doit être sûr. Dans les cas graves, pour prévenir les blessures, on recommande de fermer la porte de la chambre et de poser des verrous aux portes et fenêtres donnant sur l'extérieur, de façon que le sujet ne puisse déambuler hors de sa chambre ou de la maison. Une sonnerie qui se déclenche lorsque le sujet sort de son lit ou de sa chambre permet aussi de réduire les épisodes.

Les benzodiazépines peuvent supprimer le somnambulisme, mais elles sont réservées aux cas extrêmes ou, à l'occasion, lorsque le sujet ne dort pas chez lui. Lorsque des facteurs psychologiques sont manifestes, une psychothérapie peut s'avérer utile, particulièrement pour l'adulte.

Évolution et pronostic

Le somnambulisme disparaît le plus souvent spontanément au cours de l'adolescence.

Cauchemars

Description clinique

Les cauchemars sont des rêves effrayants qui réveillent le sujet et le laissent dans un état d'anxiété ou de peur pouvant causer de l'insomnie. Ils impliquent une situation de danger pour le rêveur qui peut se voir poursuivi, attaqué, volé ou placé dans une situation précaire, comme au bord d'une falaise. Le sujet qui se réveille d'un cauchemar présente peu ou pas d'activation autonomique et il se calme facilement ; il n'est pas confus. Comme le cauchemar survient au cours du SP, il est plus fréquent dans la seconde moitié de la nuit.

Épidémiologie

Les cauchemars sont un phénomène très fréquent au cours de l'enfance ; ils sont rapportés dès l'âge de trois ou quatre ans. Leur prévalence est de l'ordre de 30 % à 50 % parmi les enfants d'âge scolaire. Après l'adolescence, leur fréquence diminue. De 5 % à 10 % des adultes en feraient régulièrement. Alors que l'incidence selon le sexe n'est pas différente dans l'enfance, à l'âge adulte elle est plus élevée chez les femmes.

Étiologie

Chez l'enfant, les cauchemars sont généralement le reflet de préoccupations diurnes faisant résurgence la nuit, alors que les défenses sont réduites. Il n'y a pas d'incidence accrue de psychopathologie parmi les adultes qui font fréquemment des cauchemars, à moins que la détresse exprimée soit importante (Belicki, 1992).

Les cauchemars peuvent aussi survenir de façon aiguë, en relation avec un événement traumatisant. La réviviscence de l'événement par le biais du cauchemar a souvent valeur thérapeutique en permettant d'intégrer l'événement indésirable ; dans certains cas, cependant, le processus échoue et s'installe alors un état de stress post-traumatique dans lequel les cauchemars n'ont plus valeur adaptative. Les cauchemars peuvent aussi annoncer un épisode psychotique.

La lévodopa, certains antihypertenseurs et les stimulants du système nerveux, ainsi que les substances dont le sevrage entraîne un rebond de SP, telles que les antidépresseurs et l'alcool, induisent fréquemment des cauchemars.

Diagnostic différentiel

- Terreurs nocturnes;
- Peurs nocturnes;
- Trouble du comportement lié au SP;
- Trouble panique.

Traitement

Les parents doivent offrir leur soutien à l'enfant qui fait des cauchemars ou qui a des peurs nocturnes; dans les cas bénins, rassurer l'enfant et renforcer les rituels du coucher suffisent à corriger la situation. Des traitements utilisant l'imagerie mentale, le dessin ou l'écriture, dans le but de modifier le scénario des cauchemars, sont efficaces. Dans les cas plus graves, ignorer simplement le phénomène peut être nocif; certains compromis sont parfois requis, comme assurer une présence plus importante à l'endormissement. Il faut aussi évaluer la sphère psychologique et intervenir en fonction des problèmes.

Chez l'adulte, les cauchemars ne nécessitent généralement pas de traitement. Une psychothérapie peut s'avérer utile en présence de facteurs psychologiques et, s'il s'agit de cauchemars aigus, faciliter l'intégration d'une expérience traumatisante. Les techniques de désensibilisation sont ici intéressantes (Eccles, Wilde et Marshall, 1988). Les cauchemars accompagnant un état de stress post-traumatique constituent une condition chronique qu'il est difficile de traiter.

Évolution et pronostic

L'incidence des cauchemars diminue avec l'âge, parallèlement à la remémoration des rêves.

Trouble du comportement lié au sommeil paradoxal

Description clinique

Le trouble du comportement lié au SP (*REM sleep behavior disorder*) [Schenck et coll., 1987] se traduit par des épisodes d'agitation nocturne pouvant survenir plusieurs fois par nuit. Le patient tente typiquement de fuir ou de se défendre et pourra s'infliger des blessures ou blesser son conjoint. Les comportements violents étant les plus spectaculaires, ils sont rapportés plus souvent. Si on réveille le sujet au cours d'un tel épisode, il raconte généralement un rêve ou un cauchemar concordant avec les comportements moteurs observés. Pendant la journée, le sujet n'a pas d'autres plaintes qu'une occasionnelle somnolence due aux éveils nocturnes.

Épidémiologie

Le trouble débute généralement dans la cinquantaine. Sa prévalence n'est pas connue, mais elle serait légèrement plus élevée chez les hommes.

Étiologie

Le retour du tonus musculaire, normalement aboli en SP, explique l'apparition de comportements moteurs complexes durant ce stade de sommeil (voir la figure 23.15, p. 570).

Ces comportements sont le reflet de l'activité onirique du sujet. Plusieurs cas associés à des troubles neurologiques ont été décrits, mais la majorité sont dits idiopathiques, car l'investigation neurologique, y compris la scanographie cérébrale et la résonance magnétique nucléaire, s'avère négative. On note une incidence accrue d'hypertension artérielle et d'athérosclérose, ce qui laisse supposer que de discrètes lésions vasculaires puissent avoir causé un dommage aux structures du tronc cérébral responsables de l'inhibition motrice en SP; les études chez l'animal vont dans le sens de cette hypothèse.

Diagnostic différentiel

- Somnambulisme;
- Épilepsie temporale;
- Cauchemars;
- Panique nocturne.

Traitement

Le clonazépam diminue le nombre et l'intensité des comportements en SP et il atténue les cauchemars; il

FIGURE 23.15 Enregistrement polygraphique : trouble du comportement lié au sommeil paradoxal

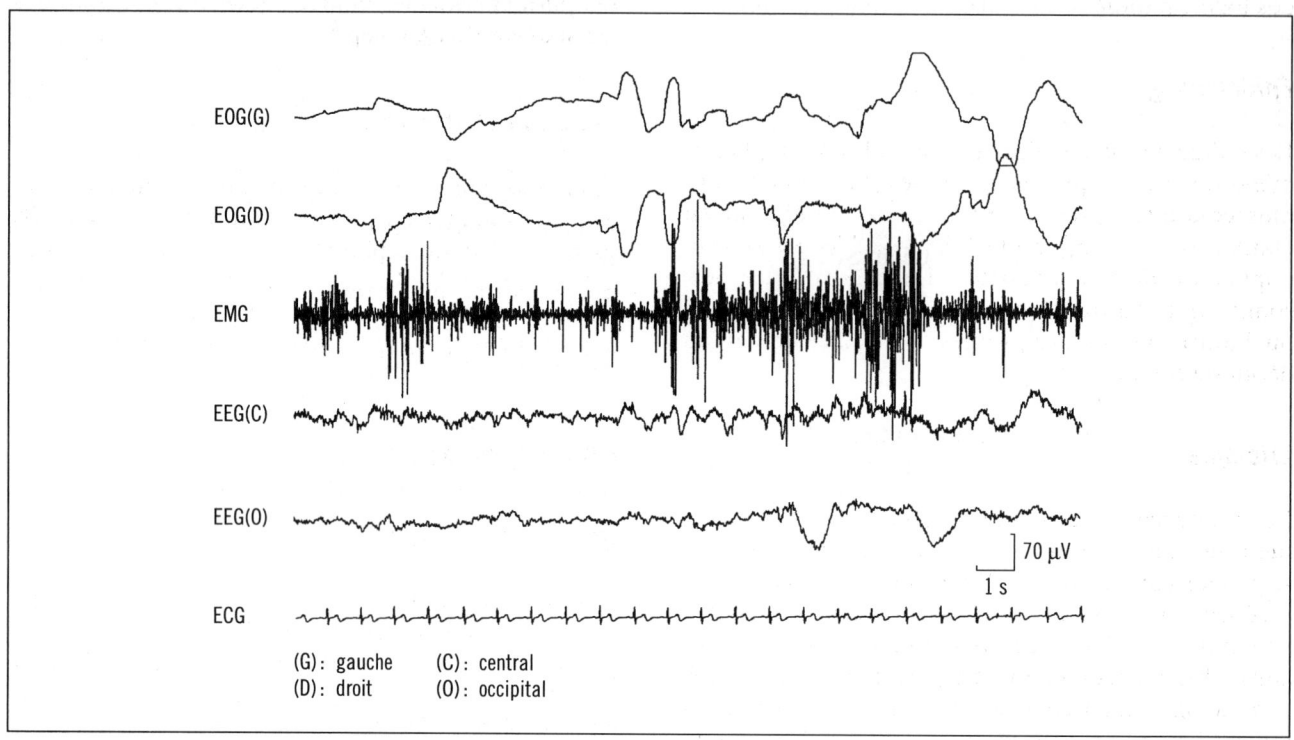

(G) : gauche   (C) : central
(D) : droit   (O) : occipital

inhibe les bouffées phasiques à l'EMG, mais il ne rétablit pas l'atonie musculaire (Lapierre et Montplaisir, 1992b). Le clonazépam favorise la transmission de la 5-HT ; or les neurones à 5-HT du raphé ont un effet inhibiteur sur les événements phasiques du SP, ce qui pourrait expliquer l'effet thérapeutique du clonazépam. Les autres benzodiazépines, de même que les antidépresseurs inhibant le SP, se sont révélées inefficaces. Les antidépresseurs peuvent aggraver le problème puisqu'ils augmentent la proportion de SP sans atonie.

Évolution et pronostic

Il s'agit d'une condition chronique dont les manifestations sont fluctuantes. Il est recommandé de cesser de fumer et de normaliser la tension artérielle. Une étude longitudinale menée auprès de 29 patients fait état de l'émergence d'un syndrome parkinsonien chez le tiers d'entre eux (Schenck, Bundlie et Mahowald, 1996).

Hallucinations et paralysies du sommeil

Description clinique

Les hallucinations reliées au sommeil sont perçues dans la phase transitoire entre l'éveil et le sommeil ; elles sont dites hypnagogiques si elles surviennent à l'endormissement et hypnopompiques si elles surviennent au réveil. Elles sont le plus souvent visuelles ou auditives, mais peuvent aussi être de nature kinesthésique. Il s'agit d'expériences sensorielles très vives que les sujets ont parfois peine à distinguer de la réalité ; elles peuvent être effrayantes et faire craindre le sommeil. Ces hallucinations sont distinctes des rêveries imprécises accompagnant parfois l'endormissement.

Les paralysies du sommeil sont surtout présentes au réveil. Elles épargnent les muscles extraoculaires et respiratoires. Elles durent tout au plus quelques minutes, qui peuvent paraître interminables, et disparaissent généralement dès qu'on touche le sujet. Elles sont particulièrement anxiogènes lorsque s'y ajoutent des hallucinations.

Épidémiologie

Les hallucinations reliées au sommeil sont un phénomène rare, alors que les paralysies du sommeil sont plus courantes, près de 50 % de la population en étant affectée au moins une fois et de 3 % à 6 % de la population de façon répétée. La majorité des personnes qui souffrent de narcolepsie éprouvent l'un ou l'autre de ces symptômes, particulièrement au début de celle-ci.

Étiologie

Les hallucinations et les paralysies du sommeil constituent des manifestations dissociées des phénomènes se produisant au cours du SP et surviennent de façon indépendante lors de l'éveil, soit respectivement l'activité onirique et l'atonie musculaire. Elles s'observent ainsi plus fréquemment lorsque le SP est facilité, comme dans la narcolepsie et dans la dépression, ou lorsqu'il y a rebond ou fragmentation du SP, comme pendant le sevrage d'antidépresseurs ou après une privation de sommeil, ces deux conditions favorisant un rebond et une fragmentation du SP. Des cas isolés ou familiaux de paralysies du sommeil ont été notés chez des sujets sains.

Diagnostic différentiel

- Hallucinations :
  - Cauchemars ;
  - Terreurs nocturnes ;
  - Troubles psychiatriques ;
- Paralysies du sommeil :
  - Pseudo-paralysie (inertie du sommeil se manifestant par une lourdeur).

Traitement

Il y a d'abord lieu de rassurer le patient au sujet de la bénignité des symptômes. La privation de sommeil doit être évitée. Lorsque ces phénomènes surviennent en présence d'une narcolepsie ou d'un trouble de l'humeur, la maladie sous-jacente doit être traitée. Les antidépresseurs peuvent soulager les symptômes dans les cas de narcolepsie.

Évolution et pronostic

Chez les sujets normaux, ces malaises sont généralement sporadiques. Associés à une narcolepsie, ils sont habituellement plus intenses et plus fréquents en début de maladie. En présence d'un trouble de l'humeur, ils peuvent avoir tendance à devenir chroniques et à ne pas répondre au traitement.

Rythmies nocturnes

Description clinique

L'activité rythmique caractérisant les rythmies nocturnes peut se manifester sous différentes formes, les plus fréquentes étant le frappement ou le roulement de la tête et le bercement du corps. Ces trois formes peuvent être présentes en différents temps chez le même sujet. La majorité des épisodes de rythmie nocturne surviennent à l'endormissement et durent moins de 15 minutes (voir la figure 23.16, p. 572). Ils peuvent aussi réapparaître durant la nuit, lors de la transition d'un stade de sommeil profond à plus léger ; étonnamment, l'architecture du sommeil est alors peu perturbée.

Il est rare que les rythmies nocturnes occasionnent des blessures, mis à part les cas d'enfants souffrant d'un retard mental.

Épidémiologie

À l'âge de neuf mois, 60 % des enfants présentent une forme ou une autre d'activité rythmique (Klackenberg, 1971). La prévalence diminue à 22 % à deux ans et à 5 % après l'âge de quatre ans. Il est inhabituel que les activités rythmiques débutent après un an.

Étiologie

La forte prévalence des rythmies parmi les nourrissons semble indiquer une tendance innée à une telle

FIGURE 23.16 Enregistrement polygraphique : rythmie nocturne

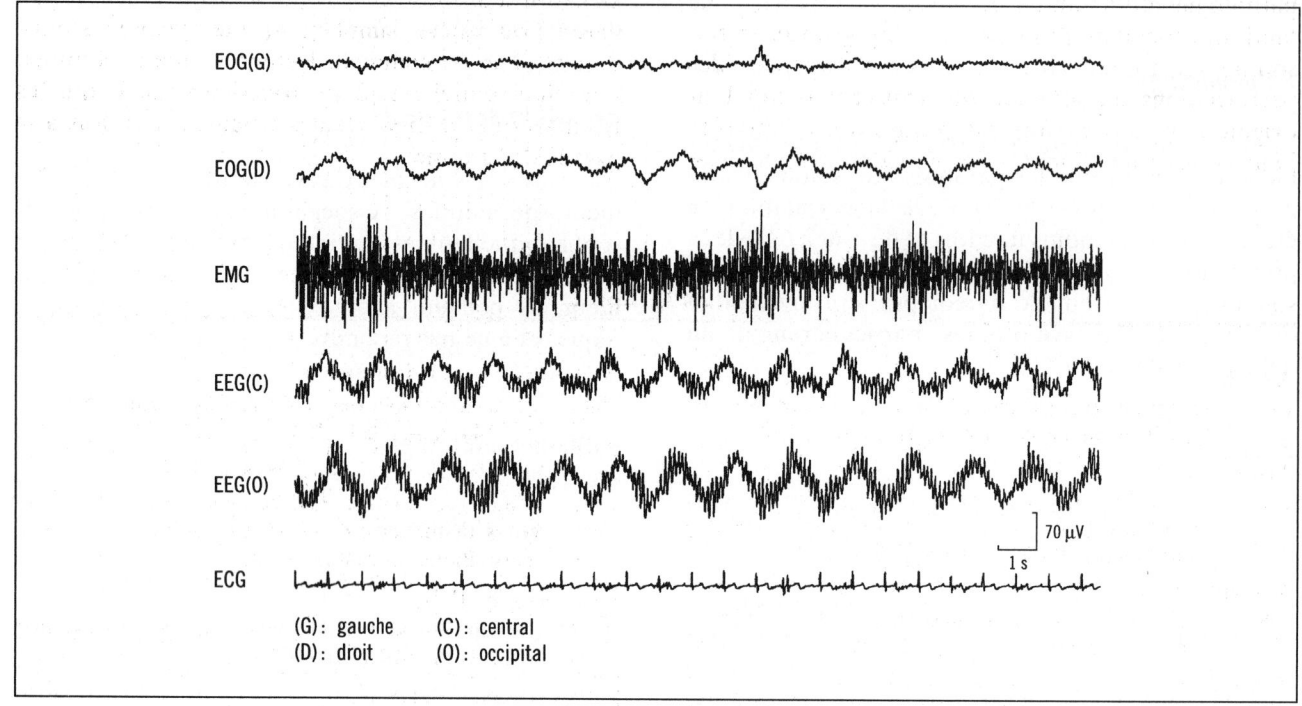

activité. L'évaluation d'enfants de trois et cinq ans qui avaient des rythmies nocturnes n'a pas montré de différences au chapitre de leur développement (Reimao, 1994). La persistance des rythmies nocturnes chez l'enfant d'âge scolaire peut être perçue comme un comportement appris, reproduisant peut-être le bercement par les parents. Le plaisir que procure l'activité rythmique est sans doute une dimension importante, tout comme l'autostimulation vestibulaire qu'elle produit et qui pourrait favoriser l'endormissement. L'activité rythmique pourrait aussi avoir un fondement neurophysiologique. En effet, l'incidence des rythmies est maximale durant la période de transition du rampement à la marche ; la stimulation vestibulaire qu'apporte l'activité rythmique faciliterait la maturation du réflexe vestibulo-oculaire et favoriserait l'acquisition d'habiletés motrices.

Diagnostic différentiel

– Épilepsie.

Traitement

Qu'il s'agisse d'un enfant ou d'un adulte, il convient de rassurer le patient et son entourage quant à la bénignité des rythmies. Un traitement n'est habituellement pas requis.

Dans les cas graves, lorsque des comportements violents sont observés, l'activité rythmique n'est en règle générale pas limitée à la nuit et un trouble psychiatrique y est souvent associé ; il peut être nécessaire d'entourer le lit de coussins et de faire porter à l'enfant un casque protecteur. Une prescription de benzodiazépines peut alors être envisagée, mais celles-ci n'ont pas toujours une action curatrice.

Évolution et pronostic

Les rythmies nocturnes disparaissent généralement de façon spontanée avant l'âge de six ans. Leur persistance n'est associée à aucun facteur prédictif connu.

*
* *

Il a été question principalement, dans ce chapitre, des pathologies du sommeil de nature organique. Il ne faudrait cependant pas négliger l'importance, en raison de leur fréquence et de leurs conséquences, des perturbations du sommeil qui trouvent plutôt leur origine dans des conflits psychiques dont l'intensité peut varier grandement. L'insomnie en est une illustration ; elle peut être un symptôme d'un trouble anxieux ou d'un problème lié à l'attachement (enfant-parent) ou refléter simplement une méconnaissance de l'hygiène du sommeil. Retenons que le sommeil remplit essentiellement une fonction vitale et que les troubles qui s'y rapportent s'articulent à la fois à la psyché et au soma.

Bibliographie

ABE, K.
1977 « Lithium prophylaxis of periodic hypersomnia », *Br. J. Psychiatry*, vol. 130, p. 312-313.

ADRIEN, J.
1994 « Neurobiologie du cycle veille-sommeil », dans M. Billiard (sous la dir. de), *Le sommeil normal et pathologique*, Paris, Masson, p. 27-38.

ALDRICH, M.S.
1989 « Automobile accidents in patients with sleep disorders », *Sleep*, vol. 12, n° 6, p. 487-494.

AMERICAN PSYCHIATRIC ASSOCIATION
1994 *Diagnostic and Statistical Manual of Mental Disorders*, 4ᵉ éd., Washington (D.C.), American Psychiatric Association ; trad. française *DSM-IV – Manuel diagnostique et statistique des troubles mentaux*, Paris, Masson, 1996, 1040 p.

AMERICAN SLEEP DISORDERS ASSOCIATION
1997 *International Classification of Sleep Disorders, Revised : Diagnostic and Coding Manual (ICSD)*, Rochester, American Sleep Disorders Association.

ANDERS, T.F., EMDE, R., et PARMELEE, A.H.
1971 *A Manual of Standardized Terminology, Techniques and Criteria for Scoring of States of Sleep and Wakefulness in Newborn Infants*, Los Angeles, UCLA Brain Information.

ANDERS, T.F., HALPERN, L., et HUA, J.
1992 « Sleeping through the night : A developmental perspective », *Pediatrics*, vol. 90, n° 4, p. 554-560.

ANDERS, T.F., et HOFFMAN, E.
1973 « The sleep polygram », *American Journal of Mental Deficiency*, vol. 77, n° 5, p. 506-514.

ASERINSKY, E., et KLEITMAN, N.
1953 « Regularly occurring periods of eye motility and concomitant phenomena during sleep », *Sleep*, vol. 118, p. 273-274.

BELICKI, K.
1992 « Nightmare frequency versus nightmare distress : Relations to psychopathology and cognitive style », *J. Abnorm. Psychol.*, vol. 101, n° 3, p. 592-597.

BILLIARD, M., et CADILHAC, J.
1988 « Les hypersomnies récurrentes », *Rev. Neurol.*, vol. 144, n° 4, p. 249-258.

BOOTZIN, R.R., EPSTEIN, D., et WOOD, J.M.
1991 « Stimulus control instructions », dans P. Hauri (sous la dir. de), *Case Studies in Insomnia*, New York, Plenum Press, p. 19-28.

BROUGHTON, R.J.
1968 « Sleep disorders : Disorders of arousal ? », *Science*, vol. 159, n° 819, p. 1070-1078.

BROUGHTON, R., et coll.
1994 « Homicidal somnambulism : A case report », *Sleep*, vol. 17, n° 3, p. 253-264.

BUCHER, S.F., et coll.
1997 « Cerebral generators involved in the pathogenesis of the restless legs syndrome », *Ann. Neurol.*, vol. 41, n° 5, p. 639-645.

CARROLL, J.L., et LOUGHLIN, G.M.
1995 « Obstructive sleep apnea syndrome in infants and children : Clinical features and pathophysiology », dans R. Ferber et M.H. Kryger (sous la dir. de), *Principles and Practice of Sleep Medicine in the Child*, Philadelphie, Saunders, p. 163-191.

CHALLAMEL, M.J.
1992 « Fonctions du sommeil paradoxal et ontogenèse », *Neurophysiol. Clin.*, vol. 22, n° 2, p. 117-132.

CHARNEY, D.S., et coll.
1979 « Somnambulistic-like episodes secondary to combined lithium-neuroleptic treatment », *Br. J. Psychiatry*, vol. 135, p. 418-424.

COYLE, K., et WATTS, F.N.
1991 « The factorial structure of sleep dissatisfaction », *Psychother. Psychosom.*, vol. 22, n° 6, p. 513-520.

CRITCHLEY, M., et HOFFMAN, H.L.
1942 « The syndrome of periodic somnolence and morbid hunger (Kleine-Levin syndrome) », *Br. Med. J.*, vol. 1, p. 137-139.

Psychiatrie clinique : une approche bio-psycho-sociale

CURZI-DASCALOVA, L., PEIRANO, P., et MOREL-KAHN, F.
1988 « Development of sleep states in normal premature and full-term newborns », *Dev. Psychobiol.,* vol. 21, n° 5, p. 431-444.

CZEISLER, C.A., et coll.
1981 « Chronotherapy : Resetting the circadian clock of patients with delayed sleep phase insomnia », *Sleep,* vol. 4, n° 1, p. 1-21.

DAHLITZ, M., et coll.
1991 « Delayed sleep phase syndrome response to melatonin », *Lancet,* vol. 337, n° 8750, p. 1121-1124.

DEMENT, W.C., et KLEITMAN, N.
1957 « Cyclic variations in EEG during sleep and their relation to eye movements, bodily motility and dreaming », *Electroencephalogr. Clin. Neurophysiol.,* vol. 9, p. 673-690.

ECCLES, A., WILDE, A., et MARSHALL, W.L.
1988 « In vivo desensitization in the treatment of recurrent nightmares », *J. Behav. Ther. Exp. Psychiatry,* vol. 19, n° 4, p. 285-288.

EKBOM, K.A.
1945 « Restless legs », *Acta Medica Scandinavica,* vol. 158, p. 1-123.

FERBER, R.
1987 « Sleeplessness, night awakening, and night crying in the infant and toddler », *Pediatr. Rev.,* vol. 9, n° 3, p. 69-82.

FERBER, R., et BOYLE, M.P.
1983 « Confusional arousals in infants and toddlers (not quite pavor nocturnus) », *Sleep Research,* vol. 12, p. 241.

FOULKES, D.
1982 *Children's Dreams : Longitudinal Studies,* New York, John Wiley and Sons.
1967 « Nonrapid eye movement mentation », *Exp. Neurol.,* vol. 19, suppl. 4, p. 28-38.

GÉLINEAU, J.
1880 « De la narcolepsie », *Gazette des hôpitaux de Paris,* vol. 53, p. 626-628.

GOLDBERG, M.A.
1983 « The treatment of Kleine-Levin syndrome with lithium », *Can. J. Psychiatry,* vol. 28, n° 6, p. 491-493.

GUILLEMINAULT, C., et SOUCQUET, M.
1979 « Sleep states and related pathology », dans R. Korobkin et C. Guilleminault (sous la dir. de), *Advances in Perinatal Neurology,* New York, Spectrum, p. 225-247.

HAURI, P., et FISCHER, J.
1986 « Persistent psychophysiologic (learned) insomnia », *Sleep,* vol. 9, n° 1, p. 38-53.

HE, J., et coll.
1988 « Mortality and apnea index in obstructive sleep apnea : Experience in 385 male patients », *Chest,* vol. 94, n° 1, p. 9-14.

HOBSON, J.A., et MCCARLEY, R.W.
1977 « The brain as a dream state generator : An activation-synthesis hypothesis of the dream process », *Am. J. Psychiatry,* vol. 134, n° 12, p. 1335-1348.

HOPPENBROUWERS, T., et coll.
1988 « Sleep and waking states in infancy : Normative studies », *Sleep,* vol. 11, n° 4, p. 387-401.

IANNACCONE, S., et coll.
1995 « Evidence of peripheral axonal neuropathy in primary restless legs syndrome », *Mov. Disord.,* vol. 10, n° 1, p. 2-9.

JAN, J.E., ESPEZEL, H., et APPLETON, R.E.
1994 « The treatment of sleep disorders with melatonin », *Dev. Med. Child Neurol.,* vol. 36, n° 2, p. 97-107.

JONES, B.E.
1994 « Basic mechanisms of sleep-wake states », dans M.H. Kryger, T. Roth et W.C. Dement (sous la dir. de), *Principles and Practice of Sleep Medicine,* 2e éd., Philadelphie, Saunders, p. 145-162.

JOUVET, M.
1986 « Programmation génétique itérative et sommeil paradoxal », *Confrontations psychiatriques,* vol. 27, p. 153-181.

JOUVET, M., MICHEL, F., et COURJON, J.
1959 « Sur un stade d'activité électrique cérébrale rapide au cours du sommeil physiologique », *C.R. Séances Soc. Biol. Fil.,* vol. 153, p. 1024-1028.

KLACKENBERG, G.
1971 « Rhythmic movements in infancy and early childhood », *Acta Paediatrica Scandinavica – supplement,* vol. 224, p. 74.

KRIEGER, J.
1994 « Les apnées du sommeil », *Rev. med. interne,* vol. 15, n° 7, p. 460-470.

LAPIERRE, O., et DUMONT, M.
1995 « Melatonin treatment of a non-24-hour sleep-wake cycle in a blind retarded child », *Biol. Psychiatry,* vol. 38, n° 2, p. 119-122.

LAPIERRE, O., et MONTPLAISIR, J.Y.
1992a « Les parasomnies », *Encéphale,* vol. 18, n° 4, p. 353-360.
1992b « Polysomnographic features of REM sleep behavior disorder : Development of a scoring method », *Neurology,* vol. 42, n° 7, p. 1371-1374.

LAVIGNE, G.J., et MONTPLAISIR, J.Y.
1994 « Restless legs syndrome and sleep bruxism : Prevalence and association among Canadians », *Sleep,* vol. 17, n° 8, p. 739-743.

LEMIRE, I.
1993 « Revue du syndrome de Kleine-Levin : vers une approche intégrée », *Revue canadienne de psychiatrie*, vol. 38, n° 4, p. 277-284.

MCMILLEN, I.C., et coll.
1991 « Development of circadian sleep-wake rhythms in preterm and full-term infants », *Pediatr. Res.*, vol. 29, n° 4, p. 381-384.

MARTINELLI, P., COCCAGNA, G., et LUGARESI, E.
1987 « Nocturnal myoclonus restless legs syndrome, and abnormal electrophysiological findings », *Ann. Neurol.*, vol. 21, p. 515.

MOLDOFSKY, H., et coll.
1995 « Sleep-related violence », *Sleep*, vol. 18, n° 9, p. 731-739.

MONTPLAISIR, J.Y., et coll.
1997 « Clinical, polysomnographic, and genetic characteristics of restless legs syndrome : A study of 133 patients diagnosed with new standard criteria », *Sleep*, vol. 12, n° 1, p. 61-65.
1992 « The treatment of the restless leg syndrome with or without periodic leg movements in sleep », *Sleep*, vol. 15, n° 5, p. 391-395.

MORIN, C.M.
1993 « Cognitive therapy component », dans *Insomnia : Psychological Assessment and Management*, New York, Guilford Press, p. 126-144.

MORUZZI, G., et MAGOUN, H.W.
1949 « Brain stem reticular formation and activation of the EEG », *Electroencephalogr. Clin. Neurophysiol.*, vol. 1, p. 455-473.

NISHINO, S., et coll.
1995 « Muscle atonia is triggered by cholinergic stimulation of the basal forebrain : Implication for the pathophysiology of canine narcolepsy », *J. Neurosci.*, vol. 15, n° 7, p. 4806-4814.

OGURA, C., et coll.
1976 « Treatment of periodic somnolence with lithium carbonate », *Arch. Neurol.*, vol. 33, n° 2, p. 143.

OKAWA, M., et coll.
1990 « Vitamin B_{12} treatment for sleep wake rhythm disorders », *Sleep*, vol. 13, n° 1, p. 15-23.

OKAWA, M., TAKAHASHI, K., et SASAKI, H.
1986 « Disturbance of circadian rhythms in severely brain-damaged patients correlated with CT findings », *J. Neurol.*, vol. 233, n° 5, p. 274-282.

RECHTSCHAFFEN, A., et KALES, A.
1968 *A Manual of Standardized Terminology, Techniques and Scoring System for Sleep Stages of Human Subjects*, Los Angeles, UCLA Brain Information Service/Brain Research Institute.

REGESTEIN, Q.R., et MONK, T.H.
1995 « Delayed sleep phase syndrome : A review of its clinical aspects », *Am. J. Psychiatry*, vol. 152, n° 4, p. 602-608.

REIMAO, R.
1994 « Les parasomnies », dans M. Billiard (sous la dir. de), *Le sommeil normal et pathologique. Troubles du sommeil et de l'éveil*, Paris, Masson, p. 347-357.

ROSENTHAL, N.E., et coll.
1990 « Phase-shifting effects of bright morning light as treatment for delayed sleep phase syndrome », *Sleep*, vol. 13, n° 4, p. 354-361.

RUTKOVE, S.B., MATHESON, J.K., et LOGIGIAN, E.L.
1996 « Restless legs syndrome in patients with polyneuropathy », *Muscle Nerve*, vol. 19, n° 5, p. 670-672.

SACK, R.L., et coll.
1992 « Circadian rhythm abnormalities in totally blind people : Incidence and clinical significance », *J. Clin. Endocrinol. Metab.*, vol. 75, n° 1, p. 127-134.

SCHENCK, C.H., BUNDLIE, R.S., et MAHOWALD, M.W.
1996 « Delayed emergence of a parkinsonian disorder in 38 % of 29 older men initially diagnosed with idiopathic rapid eye movement sleep behavior disorder », *Neurology*, vol. 46, n° 2, p. 388-393.

SCHENCK, C.H., et coll.
1987 « Rapid eye movement sleep behavior disorder : A treatable parasomnia affecting older adults », *JAMA*, vol. 257, n° 13, p. 1786-1789.

SCHENCK, C.H., et MAHOWALD, M.W.
1995 « A polysomnographically documented case of adult somnambulism with long-distance automobile driving and frequent nocturnal violence : Parasomnia with continuing danger as a noninsane automatism ? », *Sleep*, vol. 18, n° 9, p. 765-772.

SIEGEL, J.M.
1994 « Brainstem mechanisms generating REM sleep », dans M.H. Kryger, T. Roth et W.C. Dement (sous la dir. de), *Principles and Practice of Sleep Medicine*, 2e éd., Philadelphie, Saunders, p. 125-145.

SPIELMAN, A.J., SASKIN, P., et THORPY, M.J.
1987 « Treatment of chronic insomnia by restriction of time in bed », *Sleep*, vol. 10, n° 1, p. 45-56.

STAEDT, J., et coll.
1995 « Single photon emission tomography (SPET) imaging of dopamine D_2 receptors in the course of dopamine replacement therapy in patients with nocturnal myoclonus syndrome (NMS) », *J. Neural Transm. [General Section]*, vol. 99, n°s 1-3, p. 187-193.

STEPANSKI, E., et coll.
1988 « Daytime alertness in patients with chronic insomnia compared with asymptomatic control subjects », *Sleep*, vol. 11, n° 1, p. 54-60.

STERIADE, M.
1996 « Arousal: Revisiting the reticular activating system », *Science,* vol. 272, n° 5259, p. 225-226.

STERIADE, M., McCORMICK, D.A., et SEJNOWSKI, T.J.
1993 « Thalamocortical oscillations in the sleeping and aroused brain », *Science,* vol. 262, n° 5134, p. 679-685.

WALTERS, A.S.
1995 « Toward a better definition of the restless legs syndrome. The International Restless Legs Syndrome Study Group », *Mov. Disord.,* vol. 10, n° 5, p. 634-642.

WALTERS, A.S., et coll.
1994 « Restless legs syndrome in childhood and adolescence », *Pediatr. Neurol.,* vol. 11, n° 3, p. 241-245.

WECHSLER, L.R., et coll.
1986 « Periodic leg movements (nocturnal myoclonus): An electrophysiological study », *Ann. Neurol.,* vol. 19, n° 2, p. 168-173.

WEISSBLUTH, M.
1995 « Naps in children: 6 months-7 years », *Sleep,* vol. 18, n° 2, p. 82-87.

WEITZMAN, E.D., et coll.
1981 « Delayed sleep phase syndrome, a chronobiological disorder with sleep-onset insomnia », *Arch. Gen. Psychiatry,* vol. 38, n° 7, p. 737-746.

WORLD HEALTH ORGANIZATION
1993 *The ICD-10 Classification of Mental and Behavioural Disorders: Diagnostic Criteria for Research,* Genève, World Health Organization; trad. française *Classification internationale des maladies, 10ᵉ révision. Chapitre V (F): Troubles mentaux et troubles du comportement: critères diagnostiques pour la recherche,* Paris, Organisation Mondiale de la Santé et Masson, 1994.

Lectures complémentaires

BILLIARD, M.
1994 *Le sommeil normal et pathologique. Troubles du sommeil et de l'éveil,* Paris, Masson.

FERBER, R., et KRYGER, M.H.
1995 *Principles and Practice of Sleep Medicine in the Child,* Philadelphie, Saunders.

GAILLARD, J.M.
1990 *Le sommeil: ses mécanismes et ses troubles,* Paris, Doin.

GUILLEMINAULT, C., et DEMENT, W.C. (sous la dir. de)
1995 « Controversies in sleep medicine: Forensic medicine and sleep; forensic sleep medicine: Violence, sleep, nocturnal wandering », *Sleep,* vol. 18, n° 9.

KRYGER, M.H., ROTH, T., et DEMENT, W.C.
1994 *Principles and Practice of Sleep Medicine,* 2ᵉ éd., Philadelphie, Saunders.

LAPIERRE, O., et WEBER, M.
1994 « Troubles du sommeil », dans M. Weber (sous la dir. de), *Dictionnaire de thérapeutique pédiatrique,* Montréal, Presses de l'Université de Montréal, p. 1023-1033.

MORIN, C.M.
1993 *Insomnia: Psychological Assessment and Treatment,* New York, Guilford Press.

CHAPITRE 24

Dysfonctionnements sexuels

PIERRE ASSALIAN, M.D.
Psychiatre, sexothérapeute, directeur de l'Unité de la sexualité humaine et du Département de psychiatrie de l'Hôpital général de Montréal
Professeur agrégé au Département de psychiatrie de l'Université McGill (Montréal)

HÉLÈNE CÔTÉ, M.A. (sexol.)
Sexologue clinicienne, psychothérapeute
Directrice adjointe du programme pour la dysphorie de genre de l'Unité de la sexualité humaine de l'Hôpital général de Montréal
Responsable du volet d'éducation sexuelle, Programme VISA (agresseurs sexuels), à l'Établissement Montée Saint-François (Laval)

PLAN

24.1 Ontogenèse de la sexualité
    24.1.1 Expression de la sexualité jusqu'à la puberté
        • *Période prénatale* • *Période périnatale à la puberté*
    24.1.2 Développement de la sexualité de l'adolescence à l'âge adulte
    24.1.3 Sexualité et vieillissement

24.2 Psychophysiologie de la réponse sexuelle
    24.2.1 Désir sexuel
    24.2.2 Excitation
    24.2.3 Plateau
    24.2.4 Orgasme
    24.2.5 Résolution

24.3 Processus d'évaluation

24.4 Description clinique des dysfonctions sexuelles
    24.4.1 Critères diagnostiques généraux
    24.4.2 Principes généraux du traitement

24.5 Pathologies de la fonction sexuelle
    24.5.1 Troubles du désir sexuel
        • *Baisse du désir sexuel* • *Aversion sexuelle*
    24.5.2 Troubles de l'excitation sexuelle
        • *Trouble de l'excitation sexuelle chez la femme* • *Trouble de l'érection chez l'homme*
    24.5.3 Troubles de l'orgasme
        • *Trouble de l'orgasme chez la femme* • *Trouble de l'orgasme chez l'homme* • *Éjaculation précoce*
    24.5.4 Troubles sexuels douloureux
        • *Dyspareunie* • *Vaginisme*

Bibliographie

Lectures complémentaires

La dernière décennie a été marquante pour le domaine sexologique. Depuis les travaux de Masters et Johnson dans les années 70, la conception de la sexualité humaine et de ses dysfonctionnements a grandement évolué. En effet, les changements sociaux, la recherche et l'expérience clinique ont mis en lumière de nouvelles problématiques sexuelles toujours plus complexes et obligent le clinicien au raffinement et à l'adaptation des interventions thérapeutiques en fonction d'une vision pluraliste des troubles sexuels. Envisageant auparavant les dysfonctionnements sexuels dans une optique strictement psychogène, le clinicien doit maintenant donner la primauté à une étiologie bio-psycho-sociale : organique, intrapsychique et relationnelle. Par conséquent, les méthodes de traitement classiques ont fait place à une variété d'approches complémentaires, tant médicale, chirurgicale, individuelle que de couple.

24.1 ONTOGENÈSE DE LA SEXUALITÉ

24.1.1 Expression de la sexualité jusqu'à la puberté

Les hypothèses quant au développement de la sexualité humaine proviennent de diverses théories qui, chacune, en proposent des explications différentes. Mais quel que soit le modèle théorique, il ressort que l'ontogenèse de la sexualité et de l'érotisme se moule au rythme individuel et, de plus, est inséparable du développement psychoaffectif global.

Période prénatale

L'observation des activités précoces du fœtus humain *in utero* confirme que les comportements sexuels débutent au cours de la vie intra-utérine (Brenot et Broussin, 1995). En effet, des contacts manuels et orogénitaux de même que des érections ont été constatés chez des fœtus mâles âgés de 26 à 29 semaines.

Période périnatale à la puberté

Freud (1905) a universalisé et normalisé la sexualité infantile. Plus tard, Kinsey et ses collaborateurs (1948, 1953) ont validé de façon expérimentale le potentiel sexuel et même la présence d'orgasme chez les enfants âgés de quelques mois. Ils ont rapporté que les nouveaux-nés ont des érections péniennes (de 5 à 40 par jour) ou des lubrifications vaginales. Ces manifestations sexophysiologiques spontanées non excitatoires ont lieu aussi lors des changements de couches, du bain, à la suite de pressions abdominales provoquées par des pleurs, d'étirements corporels ou de la dilatation de la vessie (Wolman et Money, 1993). Dès l'âge de trois ans, une érection, une lubrification et une tumescence du clitoris accompagnent les périodes de sommeil paradoxal (Katchadourian, Lunde et Trottier, 1982). Ces activités rudimentaires n'ont aucune résonance érotique puisque l'enfant n'a pas développé un imaginaire érotique. Elles représentent un acte ayant un but d'exploration et d'intégration de l'identité et de l'image corporelle (Crépault, 1997).

Au cours de la deuxième enfance (de cinq ou six ans à la puberté), l'intérêt sexuel augmente avec l'âge et varie encore considérablement selon les enfants. Les activités ludiques sous forme de découvertes sexuelles progressent avec le groupe de pairs et sont associées à une conscience accrue de l'interdit et de sentiments de culpabilité. Donc, cette période dite de latence cache en réalité des conduites sexuelles déguisées et discrètes (Crépault, 1986).

24.1.2 Développement de la sexualité de l'adolescence à l'âge adulte

Cette période transitoire qu'est l'adolescence s'étend de 12 à 18 ans et se caractérise par des changements pubertaires et endocriniens. Du point de vue sexophysiologique, la puberté débute par des transformations déclenchées par les gonadotrophines (hormone folliculo-stimulante ou FSH, et hormone lutéinisante ou LH), lesquelles vont favoriser la sécrétion d'hormones sexuelles par les gonades sexuelles et, du même coup, accentuer significativement la différence sexuelle sur deux plans :

- la maturation des gamètes ;
- le développement des caractères sexuels primaires (organes génitaux et sexuels annexes) et secondaires (musculature, voix, seins, distribution de la graisse et des poils).

Cette modification physiologique, notamment l'apparition des menstruations chez la fille et de la capacité éjaculatoire chez le garçon, activera la capacité reproductrice. De plus, elle transformera l'expression de la sexualité, tant sur le plan de la réponse sexuelle que sur le plan de l'expérience subjective.

Chez l'adolescent, la production de la testostérone par les cellules de Leydig des testicules contribue à l'éveil du désir et à la reconnaissance de son potentiel sexuel.

La testostérone, hormone majeure de l'activation de la fonction sexuelle, atteint un taux maximum à l'âge de 18 ans, qui décroît ensuite graduellement. Ce déterminisme biologique stimule le phénomène d'érections réflexes avec éjaculation (parfois pendant le sommeil) et augmente le désir et le potentiel orgastique du garçon (jusqu'à huit orgasmes par jour). Lors de l'orgasme, le sperme est expulsé avec force (de 12 à 24 cm de distance) et la période réfractaire qui s'ensuit dure de quelques secondes à quelques minutes avec une lente détumescence pénienne après l'orgasme (Masters, Johnson et Kolodny, 1993).

Par contraste, l'augmentation de la sécrétion des hormones œstrogènes par les ovaires de la jeune femme n'entraîne pas une hausse de l'excitabilité ou du désir sexuel. Contrairement à ce qui se produit chez le garçon, la sécrétion minime de testostérone par le hile de l'ovaire et les surrénales contribue peu à l'activation de l'éveil du désir sexuel. En réalité, la fille pubère doit, par sa curiosité et ses apprentissages, se familiariser avec son corps sexué pour accéder éventuellement au désir sexuel, au plaisir et à l'orgasme. Katchadourian, Lunde et Trottier (1982) signalent que l'éveil de l'intérêt sexuel d'une adolescente sur trois passe par l'examen de la vulve. La sexualité de l'adolescente est donc, en grande partie, tributaire de facteurs psychosociaux et affectifs.

La masturbation représente l'activité sexuelle non coïtale la plus significative durant l'adolescence. En ce qui a trait à la pratique de la masturbation, l'écart entre les garçons et les filles rapporté dans les années 40 et 50 par la vaste enquête de Kinsey et coll. (1948, 1953) [90 % des jeunes hommes et moins de 20 % des filles avant l'âge de 15 ans] semble se rétrécir considérablement d'après les recherches actuelles : 95 % des garçons et 80 % des filles (Masters, Johnson et Kolodny, 1994).

Cependant, la différence entre les sexes persiste en ce qui a trait au désir d'être actif sexuellement (Masters, Johnson et Kolodny, 1994). Comme la plupart des garçons pubères se masturbent jusqu'à l'orgasme, leur désir et leur imaginaire érotique se construisent et ils saisissent cette réalité plus aisément, tandis que l'érotisme semble plus diffus chez la jeune femme et prend davantage sa source dans un engagement amoureux (Crépault, 1997).

Ces diverses activités sexuelles progressives et successives des jeunes adultes seront intégrées à l'identité de genre pour se cristalliser à l'âge adulte ; la sexualité adulte et ses avatars s'inscriront, en fait, dans le prolongement des expériences sexuelles et du vécu affectif les ayant accompagnées au cours des phases développementales précédentes.

24.1.3 Sexualité et vieillissement

La sexualité, comme tout autre phénomène développemental chez l'humain, passe par divers stades de maturation dont l'aboutissement est le vieillissement.

Le vieillissement s'amorce vers l'âge de 50 ans et se définit comme un processus dont le début et la progression dépendent de multiples facteurs interreliés. Objectivement, des changements biologiques modifieront la fonction sexuelle masculine, déjà sujette à de grandes variations (Segraves et Segraves, 1995). Vers l'âge de 70 ans, on note un déclin du désir sexuel, attribuable à la baisse progressive de la testostérone libre et de la synthèse de l'hormone lutéinisante (Alarie et Villeneuve, 1992). Le ralentissement de la vasocongestion dans la phase d'excitation entraîne une diminution de la durée et de la rigidité des érections. Concrètement, l'obtention et le maintien d'une érection maximale exige une stimulation plus directe et prolongée. Une période réfractaire, dite *paradoxale*, peut parfois survenir, sans raison ; cette période se caractérise par une perte d'érection avant l'orgasme, laquelle, en dépit de stimulations adéquates et prolongées, ne peut être retrouvée avant plusieurs heures (Masters, Johnson et Kolodny, 1993).

De plus, la quantité moindre de liquide séminal et la force réduite de l'éjaculation surtout lors de l'émission (contractions rythmiques des glandes internes moins propulsives en raison du relâchement du sphincter interne de la vessie) amoindrissent la qualité et l'intensité de la sensation de plaisir (Alarie et Villeneuve, 1992). Dans la phase de résolution, la période réfractaire dure de 12 à 24 heures et la tumescence pénienne décroît rapidement après l'éjaculation (Paradis et Lafond, 1990).

L'influence des modifications physiologiques sur la réponse sexuelle de la femme est plus subtile et moins prévisible (Masters, Johnson et Kolodny, 1994). Dans la cinquantaine, la femme connaît un déséquilibre hormonal signant le début du vieillissement progressif, lequel aura des répercussions plus ou moins prononcées sur la fonction sexuelle. La ménopause, caractérisée par la chute de la production d'œstrogènes et de progestérone ovarienne ainsi que par la cessation des menstruations, provoque une variété de symptômes pouvant affecter la réponse sexuelle, comme l'atrophie et l'amincissement de la muqueuse vaginale et un ralentissement de la lubrification. Un désir hypoactif ou une dyspareunie secondaires peuvent en résulter indirectement.

Le taux décroissant de la progestérone entraîne, pour sa part, une diminution des caractères sexuels secondaires (éclaircissement de la pilosité pubienne, seins moins fermes, diminution des petites lèvres et du clitoris). La sécrétion androgénique par le hile de l'ovaire et les surrénales demeure toutefois suffisante (entre 25 et 100 ng/dL) pour assurer un désir et une réponse sexuels satisfaisants plusieurs années après le début de la ménopause, et ce jusqu'à un âge avancé (Sherwin, 1992). Bien que la femme, à l'âge avancé, conserve sa sensibilité clitoridienne et sa capacité multiorgastique, la force des contractions musculaires de la plateforme orgastique et de l'anus lors de l'orgasme diminue de moitié.

Finalement, pour les deux sexes, les réactions sexuelles paragénitales (congestion vasculaire ralentie et chute de la myotonie) s'affaiblissent sans que soient nécessairement affectées la fonction et la satisfaction sexuelles.

Bien que les études à ce propos soient controversées, une thérapie hormonale substitutive prévient et corrige les altérations indésirables de la physiologie sexuelle et la baisse de libido causées par cette période climatérique, mais le mécanisme d'action demeure inconnu en ce qui a trait aux effets sur le comportement sexuel féminin (Segraves et Segraves, 1995).

Les études indiquent que l'hormonothérapie est efficace principalement lorsque la femme présente un déficit en œstrogènes, causant le syndrome urogénital, ou, chez la femme ménopausée chirurgicalement, un déficit en androgènes (moins que 25 à 35 ng/dL) [Walling, Anderson et Johnson, 1990].

Chez l'homme (5 % des hommes, selon Masters, Johnson et Kolodny [1994]), une concentration de testostérone plasmatique en deçà de 300 à 1 200 ng par dL (p. ex., hypogonadisme) justifie le choix d'une thérapie hormonale pour restaurer la capacité éjaculatoire et la libido (Davidson et Rosen, 1992). Cependant, les études sont peu concluantes, rapportant des bénéfices minimes quant à l'apport d'androgènes exogènes pour les hommes âgés ayant un taux normal de testostérone libre. La diminution de la sensibilité des récepteurs à cette hormone joue un rôle prédominant dans la perturbation de la fonction sexuelle (phases de désir et d'éjaculation) comparativement à l'hypoproduction testiculaire (Bancroft, 1984 ; Schiavi, 1992).

Les facteurs psychosociaux doivent être considérés pour juger de l'effet de ce déficit biologique sur la sexualité globale. Par exemple, la fréquence et la qualité des activités sexuelles au début de la vie adulte, en étroite corrélation avec la fréquence des activités sexuelles dans l'âge avancé, et la santé générale sont des critères révélateurs de l'état de la sexualité des personnes âgées (Masters, Johnson et Kolodny, 1994). À cet égard, les données du rapport Janus (Janus et Janus, 1993) ont mis en perspective le fait que la vieillesse n'implique pas nécessairement un déclin des activités sexuelles puisque 69 % des hommes et 74 % des femmes âgés de 65 ans et plus s'y adonnent hebdomadairement. Selon Alarie et Villeneuve (1992), 54 % des sujets de leur groupe de 70 personnes âgées vivent des expériences coïtales.

De leur côté, Segraves et Segraves (1995) recensent plusieurs études qui corroborent un fléchissement de l'intérêt pour les activités sexuelles et une diminution de la fréquence de celles-ci à partir d'environ 50 ans chez les deux sexes. Même en l'absence de toute maladie susceptible d'influer sur la sexualité, le désir et l'excitation ainsi que la fréquence du coït déclinent chez les gens âgés de 45 à 74 ans (Schiavi, 1992). Les études épidémiologiques réalisées en Europe arrivent à des résultats similaires (Segraves et Segraves, 1995).

En dépit de variations individuelles considérables, dans l'ensemble, la manifestation normale du processus de vieillissement ne constitue pas un facteur influant sur la qualité de la relation conjugale et sur la satisfaction sexuelle générale (Schiavi, Mandeli et Schreiner-Engel, 1994) ; la satisfaction sexuelle dépend davantage du sens donné à la vie, de la congruence des perceptions, des traits de personnalité, de la communication et de l'appréciation des échanges sexuels par le couple.

En définitive, le rapport entre les changements physiologiques et la perturbation de la réponse sexuelle apparaît relatif et complexe. En effet, le vécu sexuel est déterminé à la fois par les facteurs psychosociaux et par les antécédents de la personne : l'importance de la dimension sexuelle dans sa vie, son style de vie jusqu'à cet âge, le degré de satisfaction quant à sa relation conjugale, la disponibilité de la ou du partenaire, ses habitudes de vie et son état de santé générale. Même à un âge avancé, le fonctionnement sexuel dépend autant des variables biologiques, interpersonnelles que des variables culturelles (Segraves et Segraves, 1995). Dans la période de vieillissement, une personne peut jouir d'une intimité sexuelle, à condition d'avoir des attentes réalistes et une bonne compréhension des changements qui s'opèrent afin de s'y adapter et de préserver sa santé sexuelle (Badeau et Bergeron, 1991).

24.2 PSYCHOPHYSIOLOGIE DE LA RÉPONSE SEXUELLE

Masters et Johnson (1968) ont été les premiers à préciser les réactions sexuelles chez l'homme et la femme au cours d'une expérience sexuelle. Les changements qui se produisent lors de la réponse sexuelle s'articulent en une séquence de phénomènes biophysiologiques en évolution cyclique suivant quatre phases distinctes : l'excitation, le plateau, l'orgasme et la résolution. Par la suite, un regard critique (Kaplan, 1983, 1995a ; Lief, 1988 ; Loulan, 1987) sur ce modèle a donné lieu à une conceptualisation moins mécanisée, considérant l'importance et l'influence réciproque des variables cognitivo-affectives, ce qui a conduit à l'insertion de la phase du désir sexuel comme préalable au cycle de la réponse sexuelle (voir le tableau 24.1).

Bien que le cycle de la réponse sexuelle puisse comprendre cinq phases distinctes, le modèle dit *triphasique* (le désir, l'excitation, l'orgasme) de Kaplan (1979) est le plus reconnu sur le plan clinique, car ses trois phases correspondent à la division des troubles sexuels telle qu'on la retrouve dans le DSM-IV. Néanmoins, nous examinerons ici ces cinq phases.

24.2.1 Désir sexuel

Le désir sexuel représente la première phase du cycle de la réponse sexuelle. Il se manifeste de manière subtile, et jusqu'à maintenant aucune mesure objective et aucun paramètre fiable d'une norme ne permettent une évaluation objective (Kaplan, 1995a ; Lief, 1988). Le désir sexuel est d'abord une expérience subjective, un élan intérieur qui pousse une personne à rechercher, à amorcer une expérience ou une stimulation sexuelle, ou à s'y montrer réceptive dans un but de satisfaction. Le désir constitue une expérience idiosyncrasique, déclenchée par divers types de stimulation : l'imaginaire érotique, la réminiscence d'expériences agréables, des émotions, ou par un effet combiné des cinq sens. Il est également reconnu métaphoriquement comme un état interne psychosomatique régi par les processus neurophysiologiques (l'hypothalamus et le système limbique), un état pulsionnel ou motivationnel comparable à l'appétit et à la soif (Kaplan, 1995a).

TABLEAU 24.1   Phases de la réponse sexuelle

Psychophysiologie normale	Masters et Johnson (1968) ; Masters, Johnson et Kolodny (1993, 1994)	Kaplan (1979)	DSM-IV American Psychiatric Association (1996)
Désir		Désir	Troubles du désir
Excitation	Excitation	Excitation	Troubles de l'excitation
Plateau	Plateau		
Orgasme	Orgasme	Orgasme	Troubles de l'orgasme
Résolution	Résolution		

Le système limbique est la structure anatomique des centres cérébraux supérieurs responsable de la dimension neurophysiologique du désir. Deux neurotransmetteurs agissent inversement sur le désir sexuel : la sérotonine, dont l'effet est d'augmenter la sécrétion de la prolactine, empêche la formation du désir, alors que la dopamine, neuromédiateur inhibiteur de la prolactine, stimule le désir. Sur le plan endocrinien, la testostérone, la prolactine, les œstrogènes et la progestérone sont les hormones régissant, en partie, le désir sexuel. Cependant, la testostérone constitue le dénominateur biologique commun du désir sexuel pour les deux sexes. Chez l'homme, ce sont les cellules de Leydig des testicules qui sécrètent cet androgène (de 6 à 8 mg/jour). Chez la femme, qui est sensible à une faible quantité de cette hormone (0,5 mg/jour), elle est sécrétée par le hile des ovaires et les corticosurrénales (Sherwin, 1988, 1992). Au-delà des mécanismes d'action neurobiologiques complexes, il s'agit d'un réseau multidimensionnel, influencé et régularisé par divers facteurs tant physiques que psychologiques (Kaplan, 1995a ; Leiblum et Rosen, 1989 ; Masters, Johnson et Kolodny, 1994).

En général, le désir sexuel chez les deux sexes survient selon un processus interactif dans lequel interviennent des sources internes et externes inhibitrices ou stimulatrices (Kaplan, 1995a).

24.2.2 Excitation

En réponse à des stimuli sexuels, deux phénomènes physiologiques semblables pour l'homme et la femme domineront le déroulement de la courbe entière de la réponse sexuelle, soit la myotonie et la vasocongestion (voir la figure 24.1). Cependant, il existe un dimorphisme sexuel en ce qui concerne les réactions sexuelles des organes génitaux.

Le signe principal de l'excitation sexuelle chez l'homme, la tumescence du pénis, est un phénomène neurovasculaire se manifestant de 10 à 30 secondes après une stimulation suffisante. Principalement régi par le système nerveux autonome parasympathique sacré (S2, S3, S4), le mécanisme de l'érection comporte trois phases : flaccidité, tumescence et rigidité (Alarie et Villeneuve, 1992).

D'autres signes physiques apparaissent également, soit un épaississement du sac scrotal soulevant les testicules contre le bassin et une contracture des canaux déférents. Certaines expériences telles que les érections matinales ou les érections causées par un choc, la mort ou une anxiété ne sont habituellement pas accompagnées de sensations érotiques (Paradis et Lafond, 1990).

Chez la femme, le même phénomène de vasocongestion provoque un engorgement de tous les tissus corporels, mais particulièrement des organes génitaux, dont les corps érectiles du clitoris, le vagin ainsi que la vulve. La réaction génitale non spécifique, mais indicative d'un début d'excitation, est la lubrification vaginale, c'est-à-dire une transsudation des parois du vagin. Pendant les périodes de rêves (sommeil paradoxal), des lubrifications vaginales se produisent aussi de manière cyclique. La quantité, l'odeur et la consistance de cette lubrification naturelle varient considérablement selon les femmes et selon les expériences (Masters, Johnson et Kolodny, 1993).

24.2.3 Plateau

La phase de plateau est le prolongement de la phase d'excitation. Le maintien et l'amplification des changements survenus au cours de la phase précédente grâce à la vasocongestion caractérisent la phase de plateau. Plus précisément, pour l'homme, l'érection atteint le stade de rigidité maximale et la vasocongestion optimale se traduit par l'augmentation du

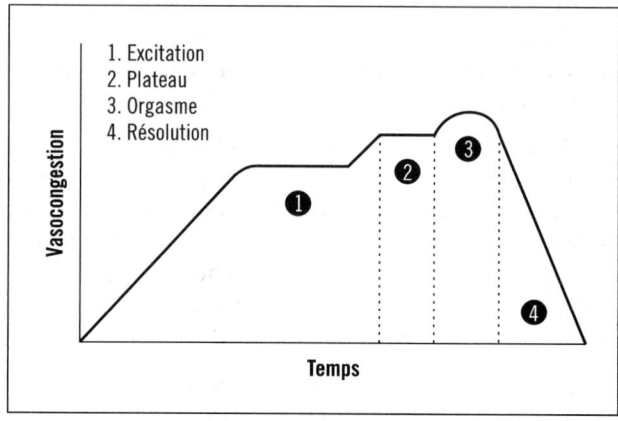

FIGURE 24.1 Réponse sexuelle chez l'homme et la femme

Source : W.H. Masters, V.E. Johnson et R.C. Kolodny, *Biological Foundations of Human Sexuality*, New York, Harper Collins College Publishers, 1993.

diamètre et la couleur violacée du gland du pénis. Les testicules doublent de volume et se collent complètement contre les parois du bassin. Les glandes de Cowper sécrètent quelques gouttes d'un liquide pré-éjaculatoire transparent, contenant des spermatozoïdes, qui lubrifie et alcalinise l'urètre.

Chez la femme, le changement le plus notable marquant cette troisième phase se produit lorsque l'excitation atteint son apogée et consiste dans un gonflement du tiers externe du vagin dit *plateforme orgastique,* ce qui indique l'approche de l'orgasme. En largeur et en profondeur, le vagin se distend pour créer un « effet de tente » (Masters et Johnson, 1968).

Chez l'homme et la femme, des réactions extragénitales se manifestent sous la forme d'une éruption cutanée maculopapulaire et d'une érection des mamelons ; on note également une augmentation de la myotonie, de la pression artérielle, de la fréquence cardiaque et respiratoire, proportionnellement au degré d'excitation.

24.2.4 Orgasme

La phase de l'orgasme, la plus courte de la réponse sexuelle (de 5 à 15 secondes), signe l'acmé de la montée de l'excitation et de tous les changements qui ont eu lieu au cours des phases antérieures (Masters, Johnson et Kolodny, 1993).

Physiologiquement, la réponse orgastique masculine se passe en deux temps distincts. Le premier temps, l'émission, est caractérisé par la mise sous pression du liquide séminal et les contractions réflexes et rythmiques de la prostate, des vésicules séminales et des canaux déférents. L'inévitabilité de l'éjaculation, ou point de non-retour, suit immédiatement l'arrivée du sperme dans le canal de l'urètre prostatique.

Dans un deuxième temps, l'éjaculation a lieu, sous l'action du système sympathique par la médiation du centre médullaire thoraco-lombaire (D10 à L2). Le sphincter externe de la vessie s'ouvre, le sperme est expulsé hors de la prostate par l'urètre pénien grâce à des contractions spasmodiques des muscles ischio, bulbo, transverse du périnée et du sphincter anal. Ces contractions spasmodiques se produisent à un intervalle de 0,8 seconde et sont accompagnées de sensations de plaisir.

Du point de vue subjectif, ce sommet de plaisir résulte d'un relâchement de l'accumulation optimale de la tension sexuelle. L'orgasme est ressenti variablement comme une pulsation explosive à divers endroits dans le pénis ou diffuse dans tout le corps.

La phase de l'orgasme féminin se déroule en un seul temps et se caractérise par des contractions involontaires du muscle pubo-coccygien avec le même intervalle de 0,8 seconde. En dépit du paroxysme, l'expérience orgastique, susceptible d'être inhibée par la moindre distraction, peut s'interrompre à tout moment.

Parfois, durant la phase orgastique, en réaction à la stimulation d'une région particulière du vagin, certaines femmes expulsent une quantité notable d'un liquide séminal par l'urètre (Alzate, 1990 ; Darling et coll. 1990 ; Grafenberg 1950 ; Ladas, Perry et Whipple, 1982). Le plus récent sondage auprès de 1 289 femmes canadiennes et américaines révèle une incidence de 40 % de ce phénomène au moment de l'orgasme (Darling et coll., 1990). Cependant, depuis plus d'un siècle, les observations scientifiques concernant la nature de ce liquide et le site anatomique du point de Grafenberg, ou point G, demeurent un sujet de controverse (Alzate, 1990).

24.2.5 Résolution

La dernière phase du cycle de la réponse sexuelle, la résolution, correspond à l'involution de tous les changements physiologiques survenus au cours des quatre phases précédentes. À ce stade final, l'homme expérimente une période dite *réfractaire,* laquelle s'allonge progressivement avec l'âge : il s'agit d'un état où l'homme est réfractaire ou insensible à toute forme de stimulation.

La femme n'est pas contrainte à une telle limite physiologique : elle peut obtenir des orgasmes consécutifs si les stimulations agréables durant la phase de plateau sont maintenues. Sinon, la résolution de la vasocongestion entraîne une détumescence rapide des organes génitaux (Masters, Johnson et Kolodny, 1994).

24.3 PROCESSUS D'ÉVALUATION

L'évaluation constitue une étape initiale déterminante si l'on veut établir un diagnostic exact et un plan de traitement approprié. L'évaluation exige des connaissances approfondies des aspects multifactoriels des difficultés sexuelles, car une variété de facteurs biologiques, psychologiques et interpersonnels peuvent être à l'origine de troubles sexuels analogues (Kaplan, 1995b). Pour tous les dysfonctionnements sexuels (appelés aussi sexoses), l'objectif de l'évaluation est de préciser la plainte sexuelle et de repérer les facteurs étiologiques, soit prédisposants, perpétuants ou précipitants, à la base du trouble sexuel.

La compréhension de l'ensemble de ces éléments interactifs du trouble sexuel permet non seulement de poser un diagnostic juste, mais également de déterminer le type de traitement approprié. À cette fin, le processus d'évaluation se subdivise en sept étapes (Kaplan, 1983).

1. *Objet principal de la plainte.* Le but, à cette étape, est de préciser la demande de la personne en décodant son discours. Par exemple, lorsqu'une femme se plaint d'être frigide, veut-elle dire qu'elle manque de désir, qu'elle n'a jamais atteint l'orgasme seule ou au cours des relations sexuelles ? La collecte d'informations doit, dès ce stade, circonscrire les paramètres de la plainte jusqu'à ce que l'on obtienne une idée précise des symptômes et du sens de la demande.

2. *Histoire du problème.* L'historique de la difficulté sexuelle comprend une détermination de la période ou du moment où sont apparues ses premières manifestations, ainsi qu'une description des problèmes et des antécédents relativement à celle-ci. Par exemple, un questionnement direct sur les circonstances physiques et émotives entourant l'apparition du dysfonctionnement demeure essentiel pour juger de l'importance respective des facteurs physiologiques et psychologiques.

3. *Bilan sexuel.* L'investigation du « statut sexuel » (*sexual status*) débute par la description détaillée du déroulement typique de l'activité sexuelle. L'exploration délicate met l'accent ensuite sur les comportements, les sensations, l'interaction érotique du couple, les affects et les attitudes durant toutes les phases de la réponse sexuelle de la personne à l'occasion d'expériences auto ou allosexuelles. Le bilan sexuel doit aussi être orienté spécifiquement en fonction du trouble sexuel : par exemple, dans le cas d'une dysfonction érectile, l'évaluation érectile (Alarie et Villeneuve, 1992) portera sur diverses circonstances, telles que l'érection matinale ou nocturne, la masturbation, la réaction pénienne aux stimuli visuels et l'érection spontanée. Cette étape facilite le *diagnostic différentiel* puisque l'identification d'antécédents psychologiques qui exercent encore une influence et leur fluctuation dans le temps réduisent la probabilité d'une étiologie organique. Subséquemment, les hypothèses diagnostiques concernant le trouble sexuel se confirmeront avec la connaissance des histoires psychosexuelle et médicale.

4. *Bilan médical.* Cette étape cruciale permet de déterminer la contribution des causes biologiques par opposition aux causes psychologiques. En ce sens, un résumé de l'histoire médicale de la personne (chirurgies, prise de médicaments, méthode contraceptive, maladies débilitantes, circulatoires et neurologiques), de ses habitudes de vie (stress, alcool, tabac, drogues ou autres substances) et de son évolution permet de discerner l'action négative potentielle de facteurs organiques.

La combinaison des aspects médicaux et psychologiques exige que soit précisé le diagnostic différentiel par des examens médicaux de base ou spécialisés afin de détecter les atteintes physiologiques insidieuses, surtout si le problème sexuel survient dans toutes les situations.

À la suite de cette étape de l'évaluation, les informations obtenues sur la nature et l'origine du problème sexuel permettent de préciser le diagnostic selon que le dysfonctionnement est :

- permanent (depuis le début du fonctionnement de la sexualité) ou acquis (le problème est d'apparition plus ou moins récente, après une période fonctionnelle) ;

- généralisé (dans toutes les circonstances), situationnel (dans une circonstance particulière) ou sélectif (selon les partenaires) ;

- soudain ou progressif.

5. *Bilan psychiatrique.* À cette étape, on considère la présence possible de psychopathologies, de troubles de la personnalité et de conflits inconscients, ainsi que les mécanismes de défense à l'œuvre chez le patient et parfois chez son partenaire.

Il faut déterminer le rôle que joue le trouble sexuel par rapport aux autres conflits psychologiques et comment le traitement agira sur la santé mentale de la personne ou du couple, ou vice versa. Plus précisément, l'évaluation sert à déterminer si le problème sexuel est consécutif à un trouble psychiatrique; le cas échéant, il sera nécessaire de traiter ce trouble plutôt que simplement le dysfonctionnement sexuel qui n'est alors qu'un symptôme associé.

6. *Histoires personnelle et psychosexuelle.* Les histoires personnelle, familiale et psychosexuelle mettent en relief les causes lointaines et leurs origines. Le récit des antécédents familiaux et du développement psychosexuel révèle les aspects psychodynamiques du problème et son évolution.

Il peut s'agir de facteurs causals remontant à l'enfance ou d'expériences marquantes ou traumatisantes: par exemple, avoir été victime d'une agression sexuelle ou avoir été témoin d'activités sexuelles des parents peut être à l'origine d'un blocage et altérer la capacité de vivre une sexualité fonctionnelle. La relation avec les membres de la famille, l'atmosphère familiale, les principes d'éducation, les attitudes par rapport à la sexualité, les expériences traumatisantes, l'importance de la religion ou les influences de la culture, les moments significatifs des étapes du développement de la sexualité représentent, parmi d'autres, des déterminants de l'expression de la sexualité adulte dans un sens fonctionnel ou dysfonctionnel. L'évaluation des aspects psychodynamiques met en lumière les conflits non résolus ayant une incidence sur le fonctionnement sexuel. Cette exploration non exhaustive discrimine les anxiétés superficielles (p. ex., anxiété de performance) et les causes sous-jacentes (p. ex., l'anxiété de castration) en lien avec la difficulté sexuelle.

7. *Relation de couple.* L'analyse des multiples dimensions (communication, intimité, type d'interaction, compatibilité, etc.) de la vie conjugale et du rôle des aspects dynamiques de la relation complète l'évaluation psychosexuelle. L'évaluation de la qualité de la relation fait ressortir le rapport existant entre les interactions conjugales et la difficulté sexuelle ou indique qu'il s'agit plutôt d'un problème personnel d'un des partenaires.

Dans la plupart des cas, une combinaison de facteurs liés aux aspects conjugaux et interpersonnels et de facteurs intrapsychiques interactifs sont responsables de la difficulté sexuelle. Par conséquent, le clinicien doit prendre en considération ces deux éléments pour décider d'un plan d'intervention: une thérapie conjugale ou individuelle et des stratégies thérapeutiques axées autant sur les interactions conjugales pathogènes que sur les anxiétés pathologiques de la personne.

L'évaluation doit prendre en considération les trois phases de la réponse sexuelle (désir, excitation, orgasme) auxquelles correspondent les types de dysfonctionnements décrits plus loin (Kaplan, 1983; Read, 1995). En ce sens, au cours de l'entrevue diagnostique, le clinicien explore la manifestation de chacune de ces phases en tant qu'entité clinique distincte, ce qui implique que la procédure diagnostique suivra une démarche définie en fonction du dysfonctionnement dans une phase particulière du cycle de la réponse sexuelle.

Au-delà des connaissances des aspects bio-psycho-sociaux des dysfonctionnements sexuels, le processus d'évaluation requiert certaines habiletés du clinicien, telles qu'une capacité à diriger l'entrevue avec empathie et ouverture d'esprit, qui doit en outre démontrer son aptitude à encadrer la personne afin d'obtenir les renseignements essentiels.

Chaque question doit être utile et formulée en fonction du but recherché. Au terme de l'évaluation, le clinicien fait part de ses conclusions et recommandations à la personne ou au couple. Ses impressions cliniques énoncées positivement et selon des objectifs réalisables visent à encourager la personne à s'engager dans la thérapie. Étant donné l'aspect multidimensionnel des difficultés sexuelles, l'orientation du traitement comprendra souvent une intégration de plusieurs modalités thérapeutiques. Le plan de traitement doit être flexible et individualisé et respecter les besoins des personnes. La particularité de la thérapie est que celle-ci est axée sur la modification des facteurs opérants et actuels du problème selon des approches psychoéducative et cognitivo-comportementale.

24.4 DESCRIPTION CLINIQUE DES DYSFONCTIONS SEXUELLES

Un dysfonctionnement sexuel se caractérise soit par l'altération du désir sexuel, soit par la modification d'une ou de plusieurs phases psychophysiologiques du cycle de la réponse sexuelle, ou encore par l'expérience de la douleur au cours des relations coïtales. Les critères diagnostiques précisant la nature du dysfonctionnement selon une appréciation qualitative s'articulent autour de divers facteurs, dont: l'âge, l'expérience de la personne, les circonstances de l'apparition du trouble, la récurrence, la gravité, la chronicité, le degré de détresse psychologique, les aspects culturels, les impressions subjectives ainsi que le lien avec d'autres domaines de la vie interpersonnelle. Un diagnostic de dysfonction sexuelle est exclu s'il s'agit d'une insuffisance de stimulations sexuelles adéquates en durée, en intensité ou quant à leur but. Il en est de même s'il s'agit d'un trouble occasionnel, sans état persistant ou récidivant ni détresse psychologique ou difficultés interpersonnelles.

Bien que plusieurs dysfonctions sexuelles puissent coexister, le diagnostic comporte un seul dysfonctionnement dominant; les autres dysfonctions seront considérées comme étant de type secondaire. Lorsque les symptômes d'un dysfonctionnement sexuel ne concordent pas avec les critères diagnostiques des dysfonctionnements primaires, d'une dysfonction due à une affection médicale ou induite par une substance, la catégorie diagnostique est alors, dans le DSM-IV, *Dysfonction sexuelle non spécifiée* (302.70) et, dans la CIM-10, *Autres dysfonctionnements sexuels, non dus à un trouble ou à une maladie organique* (F52.8).

24.4.1 Critères diagnostiques généraux

Le tableau 24.2 présente les critères diagnostiques généraux du dysfonctionnement sexuel primaire selon la CIM-10. Il est à noter que le DSM-IV n'établit pas de critères généraux. Il définit toutefois des sous-types qui permettent de préciser la nature du dysfonctionnement et le contexte dans lequel il se manifeste:

- permanent, depuis le début du fonctionnement de la sexualité;
- acquis, survenant après une période de fonctionnement normal;
- généralisé, ne se limitant pas à certains types de stimulations, de situations ou de partenaires;
- situationnel, se limitant à certains types de stimulations, de situations ou de partenaires.

TABLEAU 24.2   Critères généraux du dysfonctionnement sexuel, non dû à un trouble ou à une maladie organique

CIM-10 Dysfonctionnement sexuel, non dû à un trouble ou à une maladie organique
G1. La personne est incapable d'avoir une relation sexuelle comme elle le souhaiterait.
G2. La perturbation se manifeste fréquemment, mais peut être absente dans certaines situations.
G3. Le dysfonctionnement persiste au moins six mois.
G4. Le dysfonctionnement n'est pas attribuable à un trouble mental ni à un trouble physique.

Source : World Health Organization (1993), trad. française *Classification internationale des maladies, 10ᵉ révision. Chapitre V (F): Troubles mentaux et troubles du comportement: critères diagnostiques pour la recherche*, Paris, Organisation Mondiale de la Santé et Masson, 1994.

Un diagnostic de *dysfonction sexuelle due à une affection médicale* ou de *dysfonction sexuelle induite par une substance* s'applique si les symptômes sont exclusivement et directement attribuables aux conséquences physiologiques d'une affection médicale générale (voir le tableau 24.3) ou aux effets de l'utilisation d'une substance, incluant les médicaments (voir le tableau 24.4, p. 590; à noter que la CIM-10 n'inclut pas cette catégorie). De plus, le diagnostic doit préciser d'abord la présence de l'affection médicale et ensuite le lien entre celle-ci et le dysfonctionnement sexuel.

Les diverses affections médicales comprennent les maladies des systèmes neurologique, vasculaire, endocrinien et urologique ou gynécologique. Les critères d'ordre symptomatologique, tels que l'apparition et les caractéristiques atypiques d'une dysfonction sexuelle, aident à préciser la relation directe entre le problème sexuel et l'affection médicale. Par exemple, un dysfonctionnement sexuel est plus souvent associé à des causes biologiques ou organiques si les symptômes sont généralisés et de type acquis (début après une période de fonctionnement adéquat) ou s'il s'agit d'un trouble comme le vaginisme, la dyspareunie (incluant la non-consommation du mariage) ou un faible désir sexuel. Ces dysfonctions sexuelles exigent une investigation médicale plus approfondie. Parallèlement, il faut tenir compte des effets néfastes d'une substance ou d'un médicament sur la fonction sexuelle, aspect qui oriente le diagnostic clinique lorsqu'il s'agit d'une intoxication qui à elle seule provoque la dysfonction ou qui explique totalement les effets directs de la substance utilisée. Le diagnostic doit spécifier si les symptômes se manifestent seulement dans le cours d'un syndrome d'intoxication.

Lorsqu'il est difficile d'associer le dysfonctionnement sexuel à une seule étiologie prédominante et que des facteurs psychologiques et une affection médicale ou l'utilisation d'une substance contribuent au dysfonctionnement sexuel, le diagnostic de la dysfonction sexuelle doit préciser le sous-type « due à une combinaison de facteurs ». Cependant, le sous-type « dysfonction sexuelle due à des facteurs psychologiques » devient le diagnostic approprié si les aspects psychologiques justifient de manière prédominante l'apparition, la gravité, la persistance ou l'aggravation du dysfonctionnement sexuel. Dans ce cas, le diagnostic n'inclut aucune cause médicale générale ou liée à une substance.

L'étude et le traitement des dysfonctionnements sexuels ont été enrichis par la contribution de plusieurs auteurs. Tous reconnaissent la complexité et l'aspect multidimensionnel des troubles sexuels, tant en ce qui concerne l'évaluation et le profil diagnostique qu'en ce qui concerne la nécessité de concevoir une approche thérapeutique intégrée, c'est-à-dire comprenant une combinaison de stratégies thérapeutiques (Heiman, Jo Piccolo [LoPiccolo] et Jo Piccolo [LoPiccolo], 1979; Kaplan, 1979, 1983, 1995a, 1995b; Leiblum et Rosen, 1989; Levine, 1992; Rosen et Leiblum, 1995; Schnarch, 1991; Westerlund, 1992; Zilbergeld, 1992).

TABLEAU 24.3   Critères diagnostiques d'une dysfonction sexuelle due à une affection médicale générale

DSM-IV **Dysfonction sexuelle due à…** [*Indiquer l'affection médicale générale*]	**CIM-10**
	La CIM-10 n'établit pas de catégorie diagnostique pour la dysfonction sexuelle due à une affection médicale générale. Elle renvoie plutôt à la section « Maladies de l'appareil génito-urinaire ».
A. Présence, au premier plan du tableau clinique, d'une dysfonction sexuelle cliniquement significative, à l'origine d'une souffrance marquée ou de difficultés interpersonnelles.	
B. Mise en évidence, d'après l'histoire de la maladie, l'examen physique ou les examens complémentaires, que la dysfonction sexuelle est entièrement expliquée par les effets physiologiques directs d'une affection médicale générale.	
C. La perturbation n'est pas mieux expliquée par un autre trouble mental (p. ex., un trouble dépressif majeur).	
Spécifier la dysfonction sexuelle prédominante. **Codage :** Il faut indiquer le nom de l'affection médicale à l'axe I (p. ex., trouble de l'érection dû à un diabète) et coder également l'affection médicale à l'axe III.	

Sources : American Psychiatric Association (1994), trad. française *DSM-IV – Manuel diagnostique et statistique des troubles mentaux*, Paris, Masson, 1996; World Health Organization (1993), trad. française *Classification internationale des maladies, 10e révision. Chapitre V (F): Troubles mentaux et troubles du comportement: critères diagnostiques pour la recherche*, Paris, Organisation Mondiale de la Santé et Masson, 1994.

TABLEAU 24.4 Critères diagnostiques d'une dysfonction sexuelle induite par une substance

DSM-IV
Dysfonction sexuelle induite par une substance

A. Présence, au premier plan du tableau clinique, d'une dysfonction sexuelle significative, à l'origine d'une souffrance marquée ou de difficultés interpersonnelles.

B. Mise en évidence, d'après l'histoire de la maladie, l'examen physique ou les examens complémentaires, que la dysfonction sexuelle est entièrement expliquée par l'utilisation d'une substance, comme en témoigne la présence soit de (1) soit de (2) :
   (1) les symptômes du critère A sont apparus pendant une intoxication à une substance ou dans le mois qui a suivi ;
   (2) la perturbation est liée étiologiquement à la prise d'un médicament.

C. La perturbation n'est pas mieux expliquée par une dysfonction non induite par une substance. Les arguments suivants permettent de préciser que les symptômes sont mieux expliqués par une dysfonction sexuelle non induite par une substance :
   – les symptômes précèdent le début de la prise de la substance ou de la dépendance à une substance (ou de la prise d'un médicament) ;
   – les symptômes persistent pendant environ un mois après la fin de l'intoxication, ou dépassent largement ce à quoi on aurait pu s'attendre étant donné le type de substance, la quantité prise ou la durée d'utilisation ;
   – ou il existe d'autres arguments en faveur de la présence indépendante d'une dysfonction sexuelle non induite par une substance (p. ex., antécédents d'épisodes récurrents non liés à une substance).

Spécifier :
Avec altération du désir sexuel
Avec altération de l'excitation sexuelle
Avec altération de l'orgasme
Avec douleur pendant les rapports sexuels

Source : American Psychiatric Association (1994), trad. française *DSM-IV – Manuel diagnostique et statistique des troubles mentaux*, Paris, Masson, 1996.

24.4.2 Principes généraux du traitement

Le traitement des causes organiques n'est pas abordé dans ce chapitre. Plusieurs auteurs, précédemment mentionnés, ont examiné les aspects bio-médicaux des troubles sexuels. Bien que la thérapie sexologique soit, en général, multimodale, seules les étapes globales du déroulement du traitement psychoéducatif et comportemental seront présentées ici.

Dans le cadre des entrevues de thérapie conjugale ou individuelle, les interventions suivantes sont appropriées à tous les types de dysfonctionnements :

- psychoéducation, soit fournir des explications sur l'anatomie et la physiologie sexuelle en utilisant des schémas au besoin et en adaptant le vocabulaire en fonction du degré de compréhension des personnes (voir le tome II, chapitre 52) ;
- éclaircissements sur la désensibilisation systématique ou sur d'autres thérapies comportementales (voir le tome II, chapitre 50) ;
- exploration des facteurs psychogènes du trouble sexuel selon une approche psychodynamique (voir le tome II, chapitre 49) ou cognitive (voir le tome II, chapitre 51) ;
- exploration de la dynamique conjugale, des peurs reliées à l'intimité, et amélioration de la communication ;
- prescription d'une médication, s'il y a lieu ;
- explication du rationnel et de la façon de faire les exercices à domicile ;
- révision, dans les entrevues subséquentes, des réactions et des obstacles concernant les exercices à faire à domicile, discussion au sujet de leurs effets et ajustements au besoin.

24.5 PATHOLOGIES DE LA FONCTION SEXUELLE

24.5.1 Troubles du désir sexuel

Les troubles du désir sexuel constituent souvent un problème silencieux. La caractéristique principale de cette catégorie de troubles ne consiste pas dans une incapacité physiologique excitatoire ou orgastique, mais plutôt dans un déficit pathologique de la motivation sexuelle (Kaplan, 1995a, 1995b). Deux entités distinctes se retrouvent dans cette catégorie :

- la baisse du désir sexuel, qui se définit comme une absence ou une baisse du désir subtile, sans composante phobique ;
- l'aversion sexuelle, qui se définit comme un évitement phobique des expériences sexuelles.

Baisse du désir sexuel

Le tableau 24.5 (p. 592) donne les critères diagnostiques de la baisse du désir sexuel. Ce trouble est aussi nommé « désir sexuel hypoactif ».

Dans la CIM-10, l'absence ou la perte de désir constitue le problème principal et elle n'est pas consécutive à d'autres difficultés sexuelles, comme un trouble érectile ou la dyspareunie. Il peut cependant y avoir plaisir sexuel en l'absence de désir sexuel. Ce trouble sexuel est aussi appelé « baisse du désir sexuel » ou « frigidité ».

Les études épidémiologiques réalisées depuis les années 80 révèlent qu'il s'agit du trouble sexuel le plus répandu : environ 30 % de la population serait aux prises avec cette difficulté sexuelle (Rosen et Leiblum, 1995).

À la suite d'une revue de la littérature, Segraves et Segraves (1991) relèvent un écart important concernant l'incidence des troubles du désir sexuel selon le sexe : de 1 % à 38 % chez les hommes et de 31 % à 49 % chez les femmes[1].

Kaplan (1995a) rapporte une incidence significative des troubles du désir sexuel : des 5 580 personnes (64 % d'hommes et 37 % de femmes) qui ont consulté en sexologie, entre 1972 et 1992, pour dysfonctionnement sexuel, 2 122 (38 %) étaient affectées d'un des troubles du désir sexuel. Environ 80 % de ce groupe de patients éprouvaient spécifiquement une baisse du désir sexuel.

L'hypoactivité du désir peut se manifester dans toutes les situations ou seulement lorsqu'il s'agit d'expériences coïtales. L'évaluation clinique de cette déficience motivationnelle doit tenir compte d'autres caractéristiques individuelles (p. ex., âge, sexe), interpersonnelles et conjugales (différences au chapitre de l'expression ou des fréquences du désir), des circonstances de vie ou de la culture.

---

[1]. Cette variation de l'incidence et de la prévalence résulte de l'étude de populations cliniques et non cliniques trop hétérogènes souffrant de dysfonctionnements sexuels divers. Dans le domaine de la recherche, peu importe le type de dysfonction sexuelle, plusieurs difficultés méthodologiques faussent les données des études épidémiologiques : la sélection des sujets, l'évaluation, la classification et le diagnostic (Spector et Carey, 1990).

Étiologie

Le diagnostic de désir hypoactif ne s'applique pas si ce dernier découle d'un défaut d'attirance érotique ou s'il est lié à la présence d'une ou d'un partenaire ayant des attitudes destructrices, non appropriées, ou manifestant un désir sexuel excessif. Dans plusieurs cas, il est important de préciser si le trouble est consécutif à une autre dysfonction sexuelle, l'anorgasmie par exemple. Parmi les causes de la baisse ou de l'absence du désir sexuel fréquemment mentionnées pour les deux sexes se retrouvent :

– *des facteurs biologiques* (Kaplan, 1995a) :
- toute maladie entraînant une douleur chronique,
- maladies transmissibles sexuellement (MTS),
- affections gynécologiques,
- dysfonctionnement de l'axe hypothalamo-hypophysaire ou hypogonadique,
- déficience androgénique (p. ex., maladies testiculaires primaires),
- hyperprolactinémie,
- maladies provoquant un changement du métabolisme (p. ex., maladies touchant secondairement la fonction testiculaire, telles que le syndrome de Cushing ou le diabète),
- épilepsie temporale,
- substances (p. ex., anti-androgènes, agents hypnotiques et anxiolytiques, médications antidépressives, antihypertenseurs, drogues psychoactives) ;

– *des facteurs psychogènes :*
- imaginaire érotique pauvre ou absent, ou fantasmes culpabilisants,
- dépression,
- éducation sexuelle rigide ou religiosité,
- anxiété ou dédain face à certaines activités sexuelles (p. ex., bucco-génitales),
- évitement de perceptions positives ou de stimulations érotisantes,
- attitudes ou comportements sexuels désagréables pour la personne,
- traumatismes sexuels,
- troubles sexuels graves (p. ex., trouble de l'identité de genre),

TABLEAU 24.5 Critères diagnostiques du désir sexuel hypoactif

DSM-IV 302.71 Trouble : baisse du désir sexuel	CIM-10 F52.0 Absence ou perte de désir sexuel
	A. Voir les critères généraux G1 à G3 d'un dysfonctionnement sexuel [tableau 24.2, p. 588].
A. Déficience (ou absence) persistante ou récurrente de fantaisies sexuelles ou de désir pour des activités sexuelles. Le clinicien doit tenir compte des facteurs qui influent sur le fonctionnement sexuel, tels que l'âge et le contexte de vie.	B. Absence ou perte de désir sexuel, se traduisant par une absence de recherche de situations sexuelles, une absence de pensées sexuelles s'accompagnant de désir ou d'appétit sexuel ou une absence de fantaisies sexuelles.
	C. Absence d'intérêt à entreprendre une activité sexuelle (avec partenaire ou masturbation), ayant pour résultat une activité nettement inférieure à la fréquence escomptée, compte tenu de l'âge et des circonstances.
B. La perturbation cause une détresse marquée ou des difficultés interpersonnelles.	
C. La dysfonction sexuelle n'est pas mieux expliquée par un autre trouble de l'axe I (sauf une autre dysfonction sexuelle) et n'est pas due exclusivement à l'effet physiologique direct d'une substance (drogue ou médicament) ni à une affection médicale générale.	A. Voir le critère G4 des critères généraux d'un dysfonctionnement sexuel [tableau 24.2].

Sources : American Psychiatric Association (1994), trad. française *DSM-IV – Manuel diagnostique et statistique des troubles mentaux*, Paris, Masson, 1996 ; World Health Organization (1993), trad. française *Classification internationale des maladies, 10ᵉ révision. Chapitre V (F) : Troubles mentaux et troubles du comportement : critères diagnostiques pour la recherche*, Paris, Organisation Mondiale de la Santé et Masson, 1994.

- désirs paraphiliques (p. ex., travestisme, fétichisme),
- peur de l'humiliation, de la frustration et de l'échec,
- pertes (p. ex., infertilité) ;

– *des facteurs interpersonnels :*
- désir hyperactif du partenaire,
- peur de l'engagement affectif,
- hostilité envers le ou la partenaire, ou conflits conjugaux,
- exagération des travers du ou de la partenaire, ou reproches insistants,
- réaction pendant le traitement pour infertilité ;

– *des facteurs associés :*
- à un trouble orgastique,
- à une coïtalgie (dyspareunie, vaginisme),
- à une difficulté d'excitation sexuelle,
- à un trouble érectile organique.

Traitement

L'objectif du traitement est d'éliminer les pensées et les mécanismes inhibiteurs du désir sexuel.

Au cours des entrevues, l'application des principes généraux du traitement énumérés à la section 24.4.2 est pertinente.

• Exercices à domicile

Il s'agit de techniques favorisant la détente et la réponse érotique :

– éducation sexuelle (lectures, films éducatifs) ;
– création d'une ambiance érotique et apprentissage de comportements de séduction ou de techniques favorisant une meilleure réceptivité érotique ;
– production de fantasmes ou utilisation de matériel érotique avec stimulations mutuelles pour diminuer l'anxiété et augmenter la réceptivité érotique ;

- concentration sur les sensations voluptueuses (sans apprentissage progressif de concentration sensorielle) données par le ou la partenaire ;
- initiation à la masturbation avec ou sans fantasmes érotiques ;
- amélioration des habiletés de communication et d'intimité dans le couple.

Évolution et pronostic

Le désir hypoactif est un trouble complexe puisqu'il implique des facteurs de divers ordres : biologique, psychologique et interpersonnel. Le succès thérapeutique dépend avant tout d'une évaluation juste de toutes les causes à l'origine du trouble. Le traitement approprié va au-delà des méthodes de sexothérapie classiques, nécessitant plusieurs rencontres et des modalités thérapeutiques flexibles. Pour ces raisons, les résultats à long terme des traitements se révèlent souvent pauvres et relatifs ; on rapporte un taux de succès d'environ 50 % (Segraves et Segraves, 1995).

D'après des études cliniques, certains facteurs peuvent influer défavorablement sur le pronostic, quoique différemment selon le sexe : les caractéristiques du partenaire asymptomatique (jeune âge, faible motivation, autre trouble sexuel), la durée du problème, la nouveauté de la relation et le degré de satisfaction par rapport à celle-ci (Donahey et Carroll, 1993 ; Hawton, Catalan et Fagg, 1991). L'élucidation des causes immédiates du problème sexuel et l'engagement du couple dans la thérapie constituent des conditions de succès essentielles pour ce traitement complexe.

En ce qui a trait aux aspects plus profonds associés au manque de désir sexuel, tels que les sévices sexuels subis dans l'enfance, les attitudes et messages parentaux sexuellement répressifs, les anxiétés profondes liées à l'attachement et tout autre mode de pensées négatives face à la sexualité, ils peuvent complexifier considérablement les modalités du traitement et nuire au succès thérapeutique (Trudel, Ravart et Aubin, 1996).

En général, l'emploi d'hormones ou de substances aphrodisiaques (agents non stéroïdes) n'apportent pas le succès escompté chez les hommes et les femmes qui ne présentent aucun problème endocrinien (Kaplan, 1995a).

Aversion sexuelle

Le DSM-IV définit l'aversion sexuelle comme un dédain persistant ou récurrent pour tous (ou presque) les contacts sexuels et génitaux avec un ou une partenaire et un évitement de ceux-ci (voir le tableau 24.6, p. 594).

Selon la CIM-10, l'aversion sexuelle consiste dans une aversion, une peur ou une anxiété déclenchée par la perspective d'une relation sexuelle de telle sorte que toute activité sexuelle est évitée ou que celle-ci s'accompagne de sentiments très négatifs et d'une incapacité à ressentir du plaisir.

La CIM-10 définit une autre catégorie : le *manque de plaisir sexuel* (F52.11). Dans ce cas, bien que les réponses génitales (orgasme et/ou éjaculation) surviennent normalement au cours de la stimulation sexuelle, elles ne sont pas accompagnées de sensations, de sentiments ou d'une excitation agréables. Il n'y a cependant aucune peur ni anxiété durant l'activité sexuelle.

Dans son étude d'une population (5 580 sujets) ayant consulté, entre 1972 et 1992, en sexologie pour dysfonctionnement sexuel, Kaplan (1995a) relève qu'un diagnostic d'aversion sexuelle ou d'évitement phobique a été posé pour environ 19 % des 2 122 patients qui présentaient un trouble du désir sexuel.

L'aversion sexuelle représente la forme la plus grave des troubles du désir sexuel. La personne éprouve un vif sentiment de dégoût ou de panique à la moindre pensée d'une expérience sexuelle réelle. Un cycle d'évitement s'établit de manière assez complexe dans le couple.

Le trouble s'inscrit dans un continuum qui comprend la renonciation totale à la sexualité, la répugnance envers ses propres organes génitaux et l'incapacité de vivre un lien amoureux ou romantique enrichissant. La réponse phobique ou d'évitement peut être aussi causée par les odeurs, les fantasmes sexuels, la nudité, les sécrétions, etc.

Étiologie

- *Facteurs biologiques :* bien qu'aucun facteur biologique n'intervienne directement, l'anxiété ou la panique associée à l'aversion se manifeste souvent par des malaises psychosomatiques (p. ex., palpitations, tremblements, vertiges) liés à des conditions physiques pathologiques (p. ex., hypoglycémie, maladies cardiaques) ou se traduit

TABLEAU 24.6   Critères diagnostiques de l'aversion sexuelle

DSM-IV 302.79 Trouble : aversion sexuelle	CIM-10 F52.10 Aversion sexuelle
	A. Voir les critères généraux G1 à G3 d'un dysfonctionnement sexuel [tableau 24.2, p. 588].
A. Aversion extrême, persistante ou récurrente, pour tout (ou presque) contact génital avec un partenaire sexuel et évitement d'un tel contact.	B. La perspective d'une relation sexuelle avec un partenaire déclenche une aversion, une peur ou une anxiété telle que toute activité sexuelle est évitée ou que celle-ci s'accompagne de sentiments très négatifs et d'une incapacité à ressentir le plaisir.
B. La perturbation est à l'origine d'une détresse marquée ou de difficultés interpersonnelles.	
C. La dysfonction sexuelle n'est pas mieux expliquée par un autre trouble de l'axe I (sauf une autre dysfonction sexuelle).	A. Voir le critère G4 des critères généraux d'un dysfonctionnement sexuel [tableau 24.2].
	C. L'aversion n'est pas due à une anxiété concernant la performance (réaction à un échec antérieur de la réponse sexuelle).

Sources : American Psychiatric Association (1994), trad. française *DSM-IV – Manuel diagnostique et statistique des troubles mentaux,* Paris, Masson, 1996 ; World Health Organization (1993), trad. française *Classification internationale des maladies, 10ᵉ révision. Chapitre V (F) : Troubles mentaux et troubles du comportement : critères diagnostiques pour la recherche,* Paris, Organisation Mondiale de la Santé et Masson, 1994.

par des symptômes physiologiques dévoilant un état de peur (p. ex., nausées, diarrhée, palpitations, etc.).

– *Facteurs psychogènes* :
- association pathologique entre dégoût, peur et sexe ;
- peurs irrationnelles (fondées sur des mythes ou de fausses conceptions) ;
- peurs des MTS ou de la grossesse ;
- traumatismes (p. ex., sévices sexuels, viol, mauvaise expérience) ;
- éducation sexuelle religieuse et familiale stricte ;
- conflits d'origine infantile (p. ex., carences affectives, violence psychologique, émotionnelle, physique et sexuelle).

– *Facteurs interpersonnels* :
- transferts parentaux (p. ex., déplacement de sentiments conflictuels envers les figures parentales sur le ou la partenaire) ;
- ambivalence ou haine à l'endroit du sexe opposé.

– *Facteurs associés* :
- troubles anxieux (panique, phobie) ;
- seuil de panique anormalement bas ou gestion inadéquate de l'anxiété (incapacité d'être en présence du stimulus sexuel aversif) ;
- trouble de l'axe I (p. ex., état de stress post-traumatique).

Traitement

Le traitement vise à déconditionner la réponse phobique ou l'évitement des contacts sexuels et l'association entre peur, aversion et sexualité. Le but est d'amener le sujet à renouer avec les sensations de plaisir au cours d'expériences sexuelles avec un partenaire. Il pourra être nécessaire de prescrire un anxiolytique (p. ex., alprazolam, de 0,25 à 1,5 mg ; trazodone, de 50 à 100 mg) suivant une dose suffisante pour supprimer l'anxiété d'anticipation persistante ou excessive, ce qui facilitera la coopération durant le traitement *in vivo*.

Dans les entrevues, on appliquera les principes généraux du traitement énumérés à la section 24.4.2.

- **Exercices à domicile**

    Les exercices suivants pourront être recommandés :
    - visionnement de films éducatifs sur les préliminaires, sur les caresses, sur les relations buccogénitales et le coït ;
    - désensibilisation progressive dans le réel (*in vivo*) : auto-examen des organes génitaux ou contacts sexuels structurés, dans un contexte suffisamment sécurisant pour atténuer graduellement l'anxiété que suscite le stimulus sexuel causant l'aversion et pour déconditionner la réponse sexuelle inhibée ;
    - exploration de stratégies pour empêcher l'évitement de contacts sexuels ou pour donner du plaisir sexuel au partenaire ;
    - immersion fantasmatique avec stimulation manuelle ou buccale, seul ou avec le partenaire.

Évolution et pronostic

Le pronostic est incertain et relatif, car le tableau clinique se complique souvent en raison de la présence latente de troubles anxieux et de panique. L'aversion sexuelle est un trouble ayant des causes multiples, ce qui complexifie le traitement. Bien que ce trouble sexuel ne réponde pas favorablement aux recommandations d'exercices sensoriels et que ceux-ci peuvent même l'exacerber, le pronostic est meilleur si les autres aspects pathologiques sont détectés et traités adéquatement (Kaplan, 1995b). La résolution du schème d'évitement sexuel constitue une dimension cruciale du succès du traitement. L'emploi de médicaments constitue un adjuvant thérapeutique utile, particulièrement pour les patientes excessivement anxieuses ou phobiques. Le succès thérapeutique est plus grand si le dysfonctionnement sexuel n'est pas associé à un trouble anxieux ou phobique sous-jacent.

Selon Kaplan (1995a), la majorité des couples souffrant d'aversion sexuelle sont aussi perturbés par d'importants conflits intrapsychiques et connaissent une culpabilité sexuelle et des conflits relationnels. Dans ces cas, une intervention psychothérapeutique à long terme sera axée sur la résolution de ces problématiques.

Outre la motivation du couple pour surmonter sa difficulté, le pronostic dépend de l'intensité et de l'importance des facteurs causals immédiats faisant partie de l'histoire lointaine de l'aversion sexuelle. Les résultats du traitement de l'aversion sexuelle seront meilleurs si une intégration des approches comportementale, psychodynamique, interactionnelle et pharmacologique est adoptée, en fonction des besoins particuliers des personnes.

24.5.2 Troubles de l'excitation sexuelle

Trouble de l'excitation sexuelle chez la femme

Le tableau 24.7 (p. 596) donne les critères diagnostiques du trouble de l'excitation sexuelle chez la femme.

Sous sa forme strictement psychogène, ce trouble est relativement commun ; une étude de Rosen et coll. (1993) portant sur 329 femmes recrutées dans un centre médical de gynécologie montre que 13 % se plaignent d'un problème de lubrification vaginale et 23 % font état de la persistance de ce trouble.

En dépit de sa capacité à ressentir du désir sexuel et d'atteindre l'orgasme moyennant des stimulations intenses, la femme a l'impression subjective d'une excitation sexuelle faible ou absente. Cette sécheresse vaginale peut occasionner une pénétration douloureuse et, par conséquent, entraîner un vaginisme ou une dyspareunie.

Étiologie

Le trouble est surtout lié à des facteurs psychologiques. Il relève surtout, chez la femme, d'une ambivalence concernant les rapports sexuels, laquelle tire son origine de conflits psychologiques ou conjugaux. Pour ce qui est des autres facteurs déterminants, on note :
- *des facteurs biologiques* (Kaplan, 1983) :
    - effets secondaires de certains médicaments (p. ex., inhibiteurs sélectifs du recaptage de la sérotonine [ISRS], antihistaminiques),
    - atteintes neurologiques (système nerveux central et nerfs périphériques),
    - déficience œstrogénique (p. ex., ménopause naturelle ou chirurgicale),
    - troubles du métabolisme et endocriniens (p. ex., déficience thyroïdienne ou œstrogénique),
    - pathologie locale (p. ex., infection) ;

TABLEAU 24.7 Critères diagnostiques du trouble de l'excitation sexuelle chez la femme

DSM-IV 302.72 Trouble de l'excitation sexuelle chez la femme	CIM-10 F52.2 Échec de la réponse génitale
	A. Voir les critères généraux G1 à G3 d'un dysfonctionnement sexuel [tableau 24.2, p. 588].
A. Incapacité persistante ou récurrente à atteindre, ou à maintenir jusqu'à l'accomplissement de l'acte sexuel, une excitation sexuelle adéquate, soit à cause d'une absence ou d'un manque de lubrification vaginale, soit à cause d'une intumescence insuffisante.	B. Échec de la réponse génitale, se manifestant par une absence de lubrification vaginale et d'intumescence suffisante des lèvres vaginales. *Spécifier* les aspects suivants : (1) général ; (2) lubrification durant les préliminaires seulement ; (3) situationnel (ou sélectif).
B. La perturbation est à l'origine d'une détresse marquée ou de difficultés interpersonnelles.	
C. La dysfonction sexuelle n'est pas mieux expliquée par un autre trouble de l'axe I (sauf une autre dysfonction sexuelle) et n'est pas due exclusivement à l'effet physiologique direct d'une substance (drogue ou médicament) ni à une affection médicale générale.	A. Voir le critère G4 des critères généraux d'un dysfonctionnement sexuel [tableau 24.2].

Sources : American Psychiatric Association (1994), trad. française *DSM-IV – Manuel diagnostique et statistique des troubles mentaux*, Paris, Masson, 1996 ; World Health Organization (1993), trad. française *Classification internationale des maladies, 10ᵉ révision. Chapitre V (F) : Troubles mentaux et troubles du comportement : critères diagnostiques pour la recherche*, Paris, Organisation Mondiale de la Santé et Masson, 1994.

— *des facteurs psychogènes :*
- rôle de spectatrice de l'acte sexuel,
- absence de fantasmes érotiques,
- ambivalence ou peur concernant la pénétration,
- crainte ou souvenir de coïts douloureux, évitement sexuel ;

— *des facteurs interpersonnels :*
- relation conjugale conflictuelle,
- manque de connaissances (anatomie, zones érogènes) ;

— *des facteurs associés :*
- trouble du désir sexuel ou coïtalgie.

Traitement

L'objectif du traitement est d'amener la femme à prendre conscience des sensations sexuelles et à s'y abandonner.

Au cours des entrevues, on appliquera les principes généraux du traitement énumérés à la section 24.4.2.

• **Exercices à domicile**

Les exercices à faire comprennent :
- l'interdiction du coït pendant les apprentissages de caresses sensuelles et génitales ;
- des techniques favorisant une intensification des réactions sexuelles (p. ex., mettre l'accent sur les zones érogènes, se concentrer sur les sensations positives et agréables, renforcer les fantasmes positifs).

Évolution et pronostic

Comme ce trouble sexuel est peu décrit dans la littérature, il existe peu d'indications et de données cliniques quant à l'orientation du traitement sexologique. Généralement, la durée et le résultat du traitement dépendront du diagnostic, de l'origine du trouble, de la gravité et du mode d'apparition des symptômes et de la présence ou non de conflits psychologiques intrapersonnels ou conjugaux (p. ex., ambivalence concernant les contacts sexuels, sentiments hostiles à l'endroit des hommes). Évidemment, une cause biologique (ménopause chirurgicale, qui peut être compensée par une médication) ou une manifestation de ce trouble après une période de vie sexuelle satisfaisante rend plus probable le succès d'un traitement à court terme.

Trouble de l'érection chez l'homme

Le trouble de l'érection consiste en une difficulté ou une incapacité à avoir une érection suffisante ou à la maintenir jusqu'à l'accomplissement de l'acte sexuel. Seule la phase d'excitation est en cause : l'homme peut, par exemple, éjaculer malgré un pénis flasque.

La gravité du trouble érectile est jugée en fonction des symptômes : la difficulté érectile survient dans toutes les situations sexuelles (généralisée) ou seulement dans le cadre des activités avec une partenaire donnée ; la difficulté est due à une érection insuffisante pour effectuer la pénétration (partielle), à un moment précis ou au cours des rapports sexuels, après avoir obtenu une érection complète. Il peut y avoir du désir sexuel en l'absence d'une manifestation physiologique de l'érection ainsi qu'une impression subjective d'excitation sexuelle. Le trouble érectile peut notamment nuire à la relation sexuelle ou à la vie du couple et être la cause de la non-consommation du mariage ou d'une infertilité. Le tableau 24.8 donne les critères diagnostiques.

Le trouble érectile représente la plainte la plus courante et son incidence augmente avec l'âge ; il est plus fréquent après 50 ans, et l'étiologie est souvent associée à des atteintes organiques, des maladies et l'utilisation de médicaments (Alarie et Villeneuve, 1992 ; Segraves et Segraves, 1995). À partir des résultats d'une étude menée au Massachusetts auprès d'un groupe représentatif de 1 709 hommes âgés de 40 à 70 ans, Feldman et coll. (1994) ont calculé un pourcentage de dysfonctionnements érectiles graves (trouble érectile généralisé) de 5 % chez les plus jeunes et de 15 % chez les plus vieux, soit le triple, et une prévalence combinée des sous-types du trouble érectile de 52 %.

Étiologie

Diverses causes peuvent être à l'origine d'un trouble de l'érection, dont :

– *des facteurs biologiques* (Kaplan, 1983) :
  • stress, fatigue, dépression,

TABLEAU 24. 8   Critères diagnostiques du trouble de l'érection chez l'homme

DSM-IV 302.72 Trouble de l'érection chez l'homme	CIM-10 F52.2 Échec de la réponse génitale
	A. Voir les critères généraux G1 à G3 d'un dysfonctionnement sexuel [tableau 24.2, p. 588].
A. Déficience (ou absence) persistante ou récurrente pour avoir une érection adéquate ou la maintenir jusqu'à la fin de l'activité sexuelle.	B. Érection insuffisante pour des rapports sexuels se manifestant par l'un des symptômes suivants : – érection complète durant les prémices mais impossibilité complète ou partielle de la maintenir au cours de l'acte sexuel ; – érection possible seulement en dehors des rapports sexuels ; – érection partielle, insuffisante pour des rapports sexuels ; – absence complète d'intumescence pénienne.
B. La perturbation cause une détresse marquée ou des difficultés interpersonnelles.	
C. Le trouble de l'érection n'est pas mieux expliqué par un autre trouble de l'axe I (sauf une autre dysfonction sexuelle) et n'est pas dû exclusivement à l'effet physiologique direct d'une substance (drogue ou médicament) ni à une affection médicale générale.	A. Voir le critère G4 des critères généraux d'un dysfonctionnement sexuel [tableau 24.2]

Sources : American Psychiatric Association (1994), trad. française *DSM-IV – Manuel diagnostique et statistique des troubles mentaux*, Paris, Masson, 1996 ; World Health Organization (1993), trad. française *Classification internationale des maladies, 10ᵉ révision. Chapitre V (F) : Troubles mentaux et troubles du comportement : critères diagnostiques pour la recherche*, Paris, Organisation Mondiale de la Santé et Masson, 1994.

Psychiatrie clinique : une approche bio-psycho-sociale

- anomalies péniennes (p. ex., fuite veineuse au niveau des corps érectiles du pénis),
- atteintes urologiques (p. ex., balanite, priapisme, maladie de la Peyronie, c.-à-d. une déformation causée par la sclérose du tissu érectile),
- chirurgies (p. ex., prostatectomie radicale, colectomie, neurochirurgie),
- neuropathies périphériques (p. ex., diabète),
- troubles neurologiques (atteintes des voies et centres nerveux ; p. ex., sclérose en plaques),
- maladies vasculaires (p. ex., artériosclérose),
- troubles endocriniens (p. ex., déséquilibre de l'axe hypothalamo-hypophysaire),
- effets secondaires de certains médicaments (p. ex., ISRS),
- abus d'alcool ;
– *des facteurs psychogènes :*
- anxiété de performance,
- crainte de l'échec,
- éducation sexuelle inadéquate ou répressive (p. ex., mythes sexuels),
- insuffisance de concentration sur les stimuli sexuels,
- peurs profondes et aversion (p. ex., de la femme, de la douleur),
- colère,
- traumatismes (p. ex., sévices sexuels créant une ambivalence envers les femmes),
- crainte de la paternité,
- conflit inconscient concernant le plaisir sexuel (p. ex., culpabilité causée par de mauvaises expériences durant l'enfance),
- transfert maternel sur la partenaire (p. ex., perception des femmes à l'image de la relation conflictuelle avec la mère) ;
– *des facteurs interpersonnels :*
- pressions pour la performance,
- critiques, rejet de la part de la partenaire,
- partenaire exigeante sexuellement,
- hypersensibilité aux réactions de la partenaire,
- ambivalence par rapport à l'engagement,
- incompatibilité sexuelle (besoins sexuels différents),
- lutte de pouvoir (p. ex., échanges destructeurs),
- rupture d'une relation précédente ;
– *des facteurs associés :*
- trouble du désir sexuel,
- réaction au dysfonctionnement sexuel de la partenaire,
- paraphilie (p. ex., objet d'excitation sexuelle autre que la femme).

Traitement

Le traitement du trouble de l'érection vise à dissiper l'anxiété et à réunir toutes les conditions pour favoriser un état de détente et, du même coup, l'excitation.

Durant les entrevues, les principes généraux du traitement énumérés à la section 24.4.2 pourront être appliqués.

- **Exercices à domicile**

  Les exercices pertinents sont les suivants :
- désensibilisation par des exercices progressifs de masturbation avec divers ajustements (respiration, concentration sur les sensations, diverses positions, etc.) ;
- caresses sensuelles non génitales visant la découverte de l'érogénéité corporelle générale et concentration sur les sensations ; pendant ces exercices, interdiction d'éjaculer et d'avoir une relation sexuelle (coït) afin d'éliminer les exigences contraignantes (tension, stress) ;
- caresses sensuelles génitales ;
- immersion dans des fantasmes érotiques ;
- stimulations manuelles ou buccales avec éjaculation ;
- rééducation lors de la pénétration : avec éjaculation extravaginale et intravaginale ; contrôle de la pénétration par la partenaire dans des positions sécurisantes et stimulantes.

Évolution et pronostic

L'évaluation détaillée (entrevue individuelle et de couple, description de la dysfonction sexuelle, examens médicaux généraux et spécialisés) et l'établissement d'un diagnostic différentiel permettent de mettre en lumière les causes psychologiques et organiques et de déterminer les points critiques du diagnostic définitif : la précision des facteurs déterminants du trouble oriente le choix du traitement. En général, le pronostic est plus favorable lorsqu'il s'agit d'une difficulté survenant après une période de fonctionnement satisfaisant ou associée à des facteurs bénins, tels que l'anxiété de performance. En règle générale, le suivi post-traitement, souvent négligé, assure un meilleur pronostic. Le pronostic est moins favorable lorsqu'un trouble de la personnalité (personnalité obsessionnelle-compulsive), des symptômes dépressifs ou des difficultés conjugales ressortent comme les causes premières du dysfonctionnement érectile. Par conséquent, la qualité de la relation conjugale et la réceptivité de la partenaire représentent des aspects cruciaux qui influent sur le degré de succès thérapeutique à court ou à long terme (Hawton, Catalan et Fagg, 1992).

24.5.3 Troubles de l'orgasme

Trouble de l'orgasme chez la femme

Le tableau 24.9 (p. 600) présente les critères diagnostiques du trouble de l'orgasme chez la femme.

Le dysfonctionnement orgastique constitue la plainte sexuelle principale et ne découle pas d'autres difficultés sexuelles comme un trouble du désir sexuel ou un trouble de l'excitation sexuelle. Un dysfonctionnement orgastique peut exister sans que soient touchées les autres phases de la réponse sexuelle.

Habituellement, l'expression du désir sexuel et la phase d'excitation se succèdent spontanément et, dans bien des cas, l'expérience orgastique survient pendant la masturbation. Toutefois, il arrive qu'en dépit d'une stimulation suffisante et adéquate il y ait absence de lubrification, ce qui provoque parfois une pénétration désagréable ou douloureuse et, secondairement, un trouble de l'orgasme. Le type, le site et l'intensité de la stimulation nécessaire au déclenchement de l'orgasme varient grandement selon les femmes. La diversité des critères de définition et des types de stimulation nécessaire pour produire un orgasme coïtal ont perpétué la controverse à propos de l'existence de cet orgasme (Côté et Désilets, 1992).

Selon les études épidémiologiques, on note une incidence variable du trouble orgastique dans le cadre de relations sexuelles avec pénétration : de 22 % (Rosen et coll., 1993) à 70 % (Laumann et coll., 1994). Dans un large sondage mené auprès de 1 087 hommes et 1 302 femmes, 84 % des hommes et 77 % des femmes ont déclaré accorder de l'importance à l'orgasme durant le coït (Laumann et coll., 1994).

Étiologie

– *Facteurs biologiques* (Kaplan, 1983) :
  - toute atteinte, à la suite d'une maladie, d'une chirurgie ou d'un traumatisme, des nerfs médiateurs du réflexe orgastique (nerfs splanchniques du plexus hypogastrique, portion thoracique et lombaire [D10 à L2] de la moelle épinière) ;
  - atteintes neurologiques affectant la moelle épinière (p. ex., sclérose en plaques) ou le système nerveux périphérique (p. ex., neuropathies) ;
  - troubles métaboliques ou endocriniens (p. ex., déficience thyroïdienne) ;
  - effets secondaires de médicaments (antidépresseurs, sédatifs, etc.) ;
  - anomalies congénitales (p. ex., synéchie du clitoris).
– *Facteurs psychogènes* :
  - éducation familiale restrictive (p. ex., sentiment de culpabilité, de honte) ;
  - méconnaissance de l'anatomie, de la physiologie et des zones corporelles érogènes ;
  - réaction phobique ou évitement sexuel à la suite des traumatismes causés par de mauvaises expériences dans l'enfance ;
  - rejet de la féminité.
– *Facteurs interpersonnels* :
  - ambivalence ou méfiance envers l'homme ;
  - peur de l'intimité (peur de la dépendance) ;
  - contrôle excessif (incapacité de se laisser aller) ;
  - transfert paternel (sentiments ambivalents envers la figure paternelle déplacés dans la relation conjugale).

TABLEAU 24.9   **Critères diagnostiques du trouble de l'orgasme chez la femme**

DSM-IV 302.73 Trouble de l'orgasme chez la femme	CIM-10 F52.3 Dysfonctionnement orgasmique
	A. Voir les critères généraux G1 à G3 d'un dysfonctionnement sexuel [tableau 24.2, p. 588].
A. Absence ou retard persistant ou récurrent de l'orgasme après une excitation sexuelle normale. Il existe chez la femme une grande variabilité dans le type ou l'intensité de la stimulation nécessaire pour déclencher un orgasme. Le diagnostic d'un trouble de l'orgasme chez la femme repose sur le jugement du clinicien qui estime que la capacité orgasmique de la femme est inférieure à ce qu'elle devrait être, compte tenu de son âge, de son expérience sexuelle et du caractère adéquat de la stimulation sexuelle reçue.	B. Dysfonctionnement orgasmique (absence d'orgasme ou survenue nettement retardée), qui prend l'une des formes suivantes : (1) n'a jamais éprouvé d'orgasme quelle que soit la situation ; (2) le dysfonctionnement orgasmique s'est développé après une période de réponse relativement normale. Le dysfonctionnement peut être : (a) général : dans toutes les situations et avec n'importe quel partenaire ; (b) situationnel. *Chez la femme.* L'orgasme survient dans certaines situations seulement (p. ex., au cours de la masturbation ou avec certains partenaires).
B. La perturbation est à l'origine d'une détresse marquée ou de difficultés interpersonnelles.	
C. La dysfonction n'est pas mieux expliquée par un autre trouble de l'axe I (sauf une autre dysfonction sexuelle) et n'est pas due exclusivement à l'effet physiologique direct d'une substance (drogue ou médicament) ni à une affection médicale générale.	A. Voir le critère G4 des critères généraux d'un dysfonctionnement sexuel [tableau 24.2].

Sources : American Psychiatric Association (1994), trad. française *DSM-IV – Manuel diagnostique et statistique des troubles mentaux,* Paris, Masson, 1996 ; World Health Organization (1993), trad. française *Classification internationale des maladies, 10ᵉ révision. Chapitre V (F) : Troubles mentaux et troubles du comportement : critères diagnostiques pour la recherche,* Paris, Organisation Mondiale de la Santé et Masson, 1994.

— *Facteurs associés :*
- trouble orgastique primaire ;
- trouble du désir sexuel ;
- stimulations sexuelles insuffisantes ou inadéquates ;
- coïtalgie.

Traitement

- **Anorgasmie primaire**

Le but du traitement est de réduire les facteurs inhibiteurs du réflexe orgastique. Les principes généraux du traitement énumérés à la section 24.4.2 s'appliquent.

Exercices à domicile

On recommandera les exercices suivants :
— auto-exploration visuelle et tactile des organes génitaux et des zones érogènes ;
— masturbation seule avec fantasmes sexuels ;
— exercices de Kegel : intensification des sensations sexuelles par contraction des muscles pelviens ;
— intégration des sensations par des mouvements réflexes lors de l'orgasme (bassin soulevé, respiration haletante, contraction vaginale, tête renversée) ;
— masturbation en présence du partenaire avec techniques de diversion (p. ex., fantasmes, simulation de l'orgasme) ;
— utilisation d'un vibromasseur si le trouble persiste.

- **Anorgasmie coïtale**

Le traitement vise une augmentation du potentiel orgastique au cours des relations sexuelles. Les principes généraux du traitement énumérés à la section 24.4.2 s'appliquent.

Exercices à domicile

Le programme d'exercices comprend :
— des caresses sensuelles et génitales avec le partenaire ;

- des échanges sexuels axés sur le plaisir et l'augmentation de la tension sexuelle ;
- le développement des sensations vaginales (contraction volontaire des muscles pubo-coccygiens) ;
- l'intensification des sensations vaginales avec pénétration lente (mouvements s'accompagnant ou non d'une stimulation clitoridienne) ;
- l'auto-stimulation clitoridienne (ou par le partenaire) jusqu'à l'approche de l'orgasme et déclenchement de l'orgasme par les poussées péniennes intravaginales (technique de *connexion*).

Évolution et pronostic

Le potentiel orgastique augmente avec le recours à une variété de stimulations et la connaissance du corps. Les traits de personnalité, les psychopathologies, la taille du vagin ou la force des muscles pubo-coccygiens ne sont pas associés directement à ce trouble sexuel.

En général, la majorité des femmes surmontent aisément leur difficulté orgastique primaire après une intervention thérapeutique brève. Le déclenchement de l'orgasme coïtal s'avère plus complexe, car, contrairement à son pendant masculin, il dépend de nombreux aspects psychologiques et relationnels (Crépault, 1997 ; Rosen et coll., 1993).

Trouble de l'orgasme chez l'homme

Le tableau 24.10 (p. 602) donne les critères diagnostiques du trouble de l'orgasme chez l'homme.

Comparativement à l'éjaculation précoce, décrite plus loin, et au trouble de l'érection, l'inhibition de l'orgasme représente le dysfonctionnement sexuel masculin le moins répandu, tant dans la population générale que dans la population clinique. Explicitement, il ressort d'une revue de 23 études épidémiologiques faite par Spector et Carey (1990) que l'inhibition de l'orgasme a une prévalence variant de 1 % à 10 % dans la population masculine générale ; les auteurs indiquent, pour la population clinique, un taux légèrement plus élevé de cas d'orgasme retardé, soit de 4 % à 10 %.

Parmi les troubles éjaculatoires du continuum, Kaplan (1995b) et Spector et Carey (1990) ont défini les types suivants :

- l'éjaculation retardée sévère (incompétence éjaculatoire) : aucune émission autre que l'émission nocturne ;
- l'éjaculation retardée de type moyen, manifeste en situation de coït seulement ;
- le type faible : nécessité d'une période de pénétration excessive pour déclencher le réflexe éjaculatoire ;
- l'éjaculation retardée partielle, peu commune, qui consiste dans une inhibition du deuxième temps de l'éjaculation, soit des sensations de plaisir accompagnant l'éjaculation proprement dite ;
- le syndrome de la douleur post-éjaculatoire survenant pendant ou après l'éjaculation.

Dans sa forme la moins grave, le trouble orgastique se manifeste seulement dans des situations particulièrement angoissantes ou dans des conditions perçues comme culpabilisantes (p. ex., la pénétration). Cette inhibition partielle du réflexe éjaculatoire peut se produire aussi au cours d'activités sexuelles précises, telles que la masturbation ou la fellation. Plus sérieuse est l'incapacité totale où, malgré ses efforts, l'homme ne peut atteindre l'orgasme même pendant le coït.

Parfois, la gravité du trouble est telle que l'orgasme et l'éjaculation demeurent inhibés en tout temps en présence de la partenaire. Dans de rares cas, l'orgasme se produit seulement de façon réflexe, lors de rêves érotiques. L'inhibition éjaculatoire est de type partiel si le réflexe éjaculatoire normal est présent, mais que l'émission est de nature baveuse (souvent anhédonique), et si l'érection peut être soutenue pour quelques minutes avant la détumescence. Le dernier syndrome se manifeste par des douleurs éjaculatoires durant ou immédiatement après l'expérience coïtale. L'intensité et la durée de la douleur varient et perturbent fortement l'homme, qui finit par acquérir un comportement d'évitement sexuel répétitif.

Il semble qu'une pathologie vasculaire ou neurologique et l'absence d'émission séminale n'empêchent pas les sensations de l'orgasme (Kaplan, 1995b). Le seul trouble éjaculatoire relevant d'une cause organique est l'éjaculation rétrograde, laquelle se distingue de l'anéjaculation par l'absence d'une émission de sperme en dépit de sensations de plaisir. Le tableau 24.11 (p. 602) résume le diagnostic différentiel pour les troubles éjaculatoires.

Psychiatrie clinique : une approche bio-psycho-sociale

TABLEAU 24.10   Critères diagnostiques du trouble de l'orgasme chez l'homme

DSM-IV 302.74 Trouble de l'orgasme chez l'homme	CIM-10 F52.3 Dysfonctionnement orgasmique
	A. Voir les critères généraux G1 à G3 d'un dysfonctionnement sexuel [tableau 24.2, p. 588].

A. Délai persistant ou récurrent (ou absence) d'orgasme suivant une phase d'excitation sexuelle normale. Le clinicien doit tenir compte de l'âge de la personne, du focus, de l'intensité et de la durée de l'activité sexuelle.	B. Dysfonctionnement orgasmique (absence d'orgasme ou survenue nettement retardée) qui prend l'une des formes suivantes :
	(1) n'a jamais éprouvé d'orgasme quelle que soit la situation ;
	(2) le dysfonctionnement orgasmique s'est développé après une période de réponse relativement normale.
	Le dysfonctionnement peut être :
	  (a) général : dans toutes les situations et avec n'importe quelle partenaire ;
	  (b) situationnel.
	Chez l'homme. L'orgasme survient :
	  i) soit uniquement durant le sommeil, jamais à l'état de veille,
	  ii) soit jamais en présence d'une partenaire,
	  iii) soit en présence d'une partenaire mais en dehors du rapport sexuel.

B. La perturbation cause une détresse marquée ou des difficultés interpersonnelles.	
C. La dysfonction n'est pas mieux expliquée par un autre trouble de l'axe I (sauf une autre dysfonction sexuelle) et n'est pas due exclusivement à l'effet physiologique direct d'une substance (drogue ou médicament) ni à une affection médicale générale.	A. Voir le critère G4 des critères généraux d'un dysfonctionnement sexuel [tableau 24.2].

Sources : American Psychiatric Association (1994), trad. française *DSM-IV – Manuel diagnostique et statistique des troubles mentaux*, Paris, Masson, 1996 ; World Health Organization (1993), trad. française *Classification internationale des maladies, 10ᵉ révision. Chapitre V (F) : Troubles mentaux et troubles du comportement : critères diagnostiques pour la recherche*, Paris, Organisation Mondiale de la Santé et Masson, 1994.

TABLEAU 24.11   Diagnostic différentiel des troubles éjaculatoires

Dysfonctionnement	Érection	Éjaculation	Orgasme
Trouble érectile sélectif, psychogène	Non	Non	Non
Éjaculation rétrograde	Oui	Non	Oui
Éjaculation retardée	Oui	Non	Non
Éjaculation anhédonique	Oui	Oui	Non
Éjaculation précoce	Oui	Oui	Oui

Source : D'après J. Waynberg, *Guide pratique de sexologie médicale*, Paris, Simep, 1994, p. 115.

Étiologie

- *Facteurs biologiques* (Kaplan, 1983) :
  - blocage des mécanismes nerveux adrénergiques (p. ex., antipsychotiques, chirurgies) ;
  - effets secondaires physiologiques d'une substance (alcool, drogues, antidépresseurs, etc.) ;
  - affections neurologiques (p. ex., neuropathies sensitives) ;
  - affections urologiques (p. ex., prostatite) ;
  - chirurgies (p. ex., interruption chirurgicale du système nerveux sympathique).
- *Facteurs psychogènes :*
  - rôle de spectateur obsessionnel de son acte sexuel (hantise de l'échec) ;

- imaginaire érotique pauvre ;
- adhésion trop stricte à certains interdits religieux ;
- inhibition face au plaisir, culpabilité ;
- traumatismes particuliers (p. ex., être surpris dans des activités interdites) ;
- crainte de la paternité ;
- crainte de la douleur ou de la castration ;
- expériences négatives ou traumatisantes (p. ex., conflit œdipien, culpabilité).

– *Facteurs interpersonnels* :
- lutte de pouvoir dans le couple ;
- peur de l'intimité, de l'engagement ;
- crainte de blesser ou de souiller la femme ;
- crainte d'être abandonné ;
- conflit lié à l'expression de l'hostilité et de la colère (p. ex., l'homme retient son éjaculation, car elle peut symboliser inconsciemment une agression ou une punition visant la partenaire) ;
- hypersensibilité aux réactions de la partenaire.

– *Facteurs associés* :
- trouble érectile ;
- désir sexuel hypoactif.

Traitement de l'éjaculation retardée

L'objectif du traitement est d'empêcher l'inhibition éjaculatoire par un contrôle excessif et de désensibiliser peu à peu aux peurs irrationnelles. Au cours des entrevues, on appliquera les principes généraux du traitement énumérés à la section 24.4.2.

- **Exercices à domicile**

Les exercices comprennent :

– l'interdiction du coït ;

– la concentration sur les caresses sensuelles progressant vers les stimulations génitales ;

– les techniques de stimulation avec distraction (p. ex., fantasmes érotiques).

- **Désensibilisation progressive**

Le programme de désensibilisation comporte les étapes suivantes :

– masturbation thérapeutique avec des caresses efficaces (en regardant son pénis) dans un contexte sécurisant ;

– masturbation en présence de la partenaire et ensuite avec sa participation ;

– stimulation par la partenaire jusqu'à l'éjaculation extravaginale et près de l'entrée vaginale ;

– stimulation par la partenaire jusqu'à l'inévitabilité éjaculatoire et pénétration vaginale avec éjaculation ; la partenaire exagère les poussées pelviennes.

Lorsque les causes sont profondes et les inhibitions importantes, une psychothérapie individuelle peut être nécessaire.

Évolution et pronostic

L'inhibition éjaculatoire situationnelle répond favorablement à une intervention thérapeutique puisque les difficultés psychologiques d'où elle tire son origine sont faciles à résoudre. À l'autre extrême, si les aspects pathologiques et psychodynamiques sont plus enracinés, les troubles éjaculatoires impliquent une approche psychothérapeutique à moyen terme (Kaplan, 1983).

Par ailleurs, s'ajoute à ces facteurs contributifs une difficulté d'adaptation à la vie conjugale qui se révèle être un aspect psychosocial spécifiquement associé à ce type de dysfonctionnement (Spector et Carey, 1990). Peu importe le type d'éjaculation retardée, sur le plan conjugal, Alpfelbaum (1989) souligne que le traitement devrait mettre l'accent sur la capacité du sujet de jouir de l'érection avec sa partenaire au lieu de se centrer sur la capacité éjaculatoire coïtale.

Éjaculation précoce

L'éjaculation précoce se caractérise par l'émission séminale après des stimulations sexuelles minimes, avant, pendant ou juste après la pénétration, et avant que le sujet souhaite éjaculer.

Cette difficulté de contrôle volontaire du réflexe éjaculatoire survient dès l'obtention d'un minimum d'excitation sexuelle. Le trouble peut se manifester sans que les autres phases de la réponse sexuelle soient altérées. Le tableau 24.12 présente les critères diagnostiques de l'éjaculation précoce.

Ce trouble sexuel, fort répandu et fréquemment mal compris pour ce qui est de la détresse psychologique qu'il peut entraîner, touche de 20 % à 50 % de la population américaine masculine (Rosen, 1995). Dans une étude récente auprès d'étudiants en médecine, 26 % des 263 hommes interrogés se plaignaient d'éjaculation rapide au moins pour la moitié de leurs expériences coïtales totales (Leiblum et coll., 1993). Manifestement, l'homme ressent du désir sexuel, a de bonnes érections et est attiré sexuellement par sa partenaire, mais la phase orgastique est atteinte rapidement après une très courte phase d'excitation.

Étiologie

Bien qu'une étiologie organique soit rare pour un trouble de type primaire, Assalian (1988) a formulé l'hypothèse selon laquelle certains cas d'éjaculation précoce découleraient d'une prédisposition causée par une hypersensibilité du système sympathique, ce qui abaisserait le seuil de ce réflexe. Les autres facteurs possibles sont :

– *des facteurs biologiques* (Kaplan, 1983) :
  - infections locales (p. ex., urétrite),
  - effets secondaires des médicaments (p. ex., alphabloquants),
  - lésions neurologiques (si le trouble éjaculatoire est acquis, c.-à-d. qu'il survient après une période de fonctionnement sexuel normal) ;

– *des facteurs psychogènes* :
  - apprentissages inadéquats ou manque de maîtrise d'habiletés (contractions musculaires fortes),
  - premières expériences sexuelles stressantes,
  - incapacité de percevoir les sensations annonciatrices de l'orgasme,
  - coït interrompu comme méthode contraceptive,

TABLEAU 24.12   Critères diagnostiques de l'éjaculation précoce

DSM-IV 302.75 Éjaculation précoce	CIM-10 F52.4 Éjaculation précoce
	A. Répond aux critères généraux d'un dysfonctionnement sexuel [voir le tableau 24.2, p. 588].
A. Éjaculation, de façon persistante ou récurrente, à la suite de stimulations sexuelles minimes, avant, pendant, ou juste après la pénétration, et avant que le sujet souhaite éjaculer. Le clinicien doit tenir compte des facteurs qui modifient la durée de la phase d'excitation sexuelle tels que l'âge, la nouveauté de l'expérience sexuelle ou de la partenaire et la fréquence récente de l'activité sexuelle.	B. Incapacité à différer l'éjaculation suffisamment pour prendre du plaisir dans les rapports sexuels, se manifestant soit par : (1) une éjaculation avant ou très peu de temps après la pénétration vaginale (si un délai doit être précisé : au cours des 15 secondes suivant la pénétration vaginale) ; (2) une éjaculation en l'absence d'érection suffisante pour rendre la pénétration vaginale possible.
	C. La perturbation n'est pas due à une période prolongée d'abstinence sexuelle.
B. La perturbation est à l'origine d'une détresse marquée ou de difficultés interpersonnelles.	
C. L'éjaculation précoce n'est pas due exclusivement aux effets directs d'une substance (p. ex., sevrage des opiacés).	

Sources : American Psychiatric Association (1994), trad. française *DSM-IV – Manuel diagnostique et statistique des troubles mentaux*, Paris, Masson, 1996 ; World Health Organization (1993), trad. française *Classification internationale des maladies, 10ᵉ révision. Chapitre V (F) : Troubles mentaux et troubles du comportement : critères diagnostiques pour la recherche*, Paris, Organisation Mondiale de la Santé et Masson, 1994.

- désir de soulagement rapide causé par une tension sexuelle désagréable,
- tout facteur anxiogène, quoique le rôle de l'anxiété a été remis en question du fait qu'une anxiété de même intensité peut survenir aussi chez les hommes ne souffrant pas de ce trouble ;

— *des facteurs interpersonnels :*
- premières expériences sexuelles que l'homme qualifie de négatives,
- ambivalence envers la femme (p. ex., haine, lui refuser le plaisir, révolte contre la domination),
- pression de la partenaire pour terminer la relation sexuelle rapidement,
- crainte des réactions négatives de la partenaire (p. ex., rejet) ;

— *des facteurs associés :*
- peur de perdre une érection,
- vulnérabilité somatique (hypersensibilité aux stimulations).

Traitement

Le traitement de l'éjaculation précoce vise à une meilleure perception des sensations de l'orgasme imminent afin de prolonger et moduler la période d'excitation. Les principes généraux du traitement énumérés à la section 24.4.2 s'appliquent.

Une fois corrigés les autres facteurs étiologiques du trouble, un traitement pharmacologique (clomipramine, de 25 à 50 mg par jour, de 3 à 6 heures avant la relation sexuelle) peut être indiqué avec la thérapie cognitivo-comportementale pour rétablir le réflexe orgastique (Rosen, 1995). La possible altération des autres phases de la réponse sexuelle et le retour de la dysfonction après la cessation du médicament remettent en question cette approche. Cependant, elle présente des avantages puisque les couples mentionnent une satisfaction conjugale et sexuelle accrue.

- **Exercices à domicile**

Différentes techniques composent le programme d'exercices :

1) technique de compression du pénis (*squeeze technique*) :
   - stimulation du pénis par des caresses manuelles ou orales dans une position passive et, au moment annonciateur de l'orgasme, l'homme le signale à sa partenaire. Celle-ci compresse alors le frein du gland avec le pouce et l'index jusqu'à une diminution des sensations ou de l'érection. L'éjaculation n'est permise qu'après plusieurs répétitions du même processus ;
   - stimulation intravaginale dans des positions variées avec arrêt des stimulations à l'imminence de l'éjaculation : retrait partiel et compression à la partie proximale du pénis immobile à l'intérieur du vagin ou retrait complet du vagin ;

2) technique arrêt-départ : stimulation manuelle par la partenaire jusqu'aux sensations annonciatrices de l'orgasme, puis interruption des caresses pour empêcher l'éjaculation (Kaplan, 1994). L'homme guide sa partenaire et emploie des techniques variées (détente musculaire, concentration sur les sensations subtiles, respiration profonde, ralentissement des caresses avec ou sans lubrification) pour moduler son excitation. Répétition de l'exercice, cette fois intravaginal, dans différentes positions ;

3) masturbation en solo : même démarche de concentration sur les sensations précédant l'éjaculation avec ajustements subtils et simulation de l'expérience du contact vaginal (utilisation d'un lubrifiant, poussées pelviennes).

Évolution et pronostic

Parmi les troubles éjaculatoires, l'éjaculation rapide a le meilleur pronostic puisqu'elle se résout selon des techniques simples dans un délai approximatif de 5 à 10 séances thérapeutiques, si la cause principale est une anxiété mineure. Cependant, peu importe le trouble éjaculatoire, l'intervention sexologique doit comporter diverses modalités thérapeutiques si l'étiologie comprend également des aspects intrapsychiques ou interpersonnels.

Du point de vue du pronostic, la réaction de la partenaire doit faire l'objet d'une analyse dans le

24.5.4 Troubles sexuels douloureux

Dyspareunie

La dyspareunie se caractérise par une douleur pendant les rapports sexuels, soit chez l'homme, soit chez la femme. Chez la femme, la douleur peut être ressentie au début de la pénétration, pendant toute la relation ou seulement quand la pénétration est profonde. Il peut en résulter un évitement des contacts sexuels, une baisse du plaisir ou du désir sexuels. Le tableau 24.13 donne les critères diagnostiques de ce trouble.

Shover (1995) indique que de 8 % à 23 % des femmes ressentent des douleurs au cours du coït, tandis que le phénomène est plutôt rare chez les hommes. Typiquement, la douleur survient sans spasme musculaire pendant les contacts sexuels, mais elle peut apparaître avant ou après le coït. Pour les deux sexes, les symptômes de la douleur vont fluctuer de légers à intenses et peuvent survenir durant les phases d'excitation, d'orgasme et de résolution. Souvent, la femme ressent une douleur localisée soit à la partie distale, moyenne ou profonde du vagin, ou dans les régions de la vulve (p. ex., hymen, urètre, muscle du périnée) ou de l'utérus, tandis que l'homme se plaint, par exemple lors de l'éjaculation, de douleurs au niveau du muscle crémastérien, des organes génitaux internes ou du périnée (Kaplan, 1995b).

TABLEAU 24.13   Critères diagnostiques de la dyspareunie

DSM-IV 302.76 **Dyspareunie**	CIM-10 F52.6 **Dyspareunie non organique**
	A. Répond aux critères généraux d'un dysfonctionnement sexuel [voir le tableau 24.2, p. 588].
A. Douleur génitale persistante ou récurrente associée aux rapports sexuels, soit chez l'homme, soit chez la femme.	*Chez la femme* B. Douleur pendant les rapports sexuels, soit au moment de la pénétration vaginale, soit pendant toute la durée des rapports, soit uniquement quand il y a pénétration profonde. *Chez l'homme* B. Douleur ou gêne pendant les rapports sexuels. (Le moment de survenue de la douleur et sa localisation exacte doivent être notés soigneusement.)
B. La perturbation est à l'origine d'une détresse marquée ou de difficultés interpersonnelles.	
C. La perturbation n'est pas exclusivement due à un vaginisme ou à un manque de lubrification, et n'est pas mieux expliquée par un autre trouble de l'axe I (sauf une autre dysfonction sexuelle) et n'est pas due exclusivement à l'effet physiologique direct d'une substance (drogue ou médicament) ni à une affection médicale générale.	*Chez la femme* C. Non attribuable à un vaginisme ou à un manque de lubrification; la dyspareunie due à une pathologie organique doit être classée avec le trouble sous-jacent. *Chez l'homme* C. Absence de facteurs somatiques locaux. Quand la douleur peut être liée à des facteurs somatiques locaux, le dysfonctionnement doit être classé ailleurs.

Sources: American Psychiatric Association (1994), trad. française *DSM-IV – Manuel diagnostique et statistique des troubles mentaux*, Paris, Masson, 1996; World Health Organization (1993), trad. française *Classification internationale des maladies, 10ᵉ révision. Chapitre V (F): Troubles mentaux et troubles du comportement: critères diagnostiques pour la recherche*, Paris, Organisation Mondiale de la Santé et Masson, 1994.

Étiologie

- *Facteurs biologiques* (Kaplan, 1983) :
  - maladies ou affections génitales locales (vestibulite vulvaire, prostatite) ;
  - conditions physiques particulières (hymen rigide, phimosis, ménopause, lésions dermatologiques, etc.) ;
  - conséquence iatrogénique (p. ex., cicatrices d'épisiotomie, stérilet) ;
  - autres affections médicales susceptibles de provoquer une douleur lors des contacts sexuels (p. ex., angine à l'effort, lombalgies au moment de la pénétration, céphalées post-orgasme).

- *Facteurs psychogènes* :
  - réactions exagérées aux sensations physiques subtiles ;
  - stimulations sexuelles inappropriées (p. ex., pratiques sexuelles sadiques) ;
  - informations erronées suscitant de l'anxiété, de la confusion ;
  - conversion de conflits sexuels ou de culpabilité en douleur ;
  - dépression ;
  - traumatismes sexuels (viol, sévices sexuels).

- *Facteurs interpersonnels* :
  - amertume et sentiments ambivalents envers le ou la partenaire sexuel.

- *Facteurs associés* :
  - vaginisme ;
  - maladies psychiatriques (p. ex., hypocondrie, trouble somatoforme) ;
  - pratiques sexuelles douloureuses ;
  - effets secondaires d'une méthode contraceptive (p. ex., stérilisation) ;
  - non-consommation de la sexualité relationnelle en raison d'un phallus inadéquat, de conditions urologiques ou gynécologiques douloureuses.

Traitement

L'objectif du traitement est d'éliminer ou de réduire la douleur qui nuit à l'expérience de plaisir durant les activités sexuelles. Les principes généraux de traitement énumérés à la section 24.4.2 sont pertinents.

Pour corriger la dyspareunie, un traitement biologique est parfois indiqué, tel que :
- une chirurgie (p. ex., périnéoplastie) ;
- des médicaments pour traiter la maladie sous-jacente (p. ex., antidépresseurs) ;
- un traitement local contre l'inflammation.

- **Exercices à domicile**

Les exercices comprendront :
- des techniques de relaxation pour combattre les tensions pelviennes douloureuses ;
- l'utilisation de lubrifiants et de dilatateurs vaginaux gradués.

Évolution et pronostic

Shover (1995) signale que les douleurs génitales disparaissent dans 56 % des cas à court terme et, à long terme, 44 % des femmes connaissent des améliorations. Parfois, des causes anatomiques discrètes (bride hyménale) peuvent passer inaperçues, fausser la précision du diagnostic et ainsi compromettre l'efficacité du traitement. En l'absence de facteurs physiologiques, plusieurs patientes réfutent les causes psychologiques et manifestent une résistance au traitement. Cependant, une approche intégrative maximise l'acceptation du suivi thérapeutique et les résultats positifs.

Enfin, la durée et le succès du traitement sont plus probables en l'absence de facteurs complexes tels que la somatisation, des traumatismes sexuels, une psychopathologie et la toxicomanie (Walker et coll., 1991).

Vaginisme

Le vaginisme consiste dans un spasme involontaire des muscles du tiers externe du vagin gênant ou empêchant les rapports sexuels. L'anticipation de la pénétration suffit pour créer le spasme vaginal. La capacité de désir, d'excitation et d'orgasme demeure intacte. Le tableau 24.14 (p. 608) précise les critères diagnostiques du vaginisme.

TABLEAU 24.14 Critères diagnostiques du vaginisme

DSM-IV 306.51 Vaginisme	CIM-10 F52.5 Vaginisme non organique
	A. Voir les critères généraux G1 à G3 d'un dysfonctionnement sexuel [tableau 24.2, p. 588].

A. Spasme involontaire, récurrent ou persistant, de la musculature du vagin perturbant les rapports sexuels.	B. Spasme des muscles périvaginaux rendant impossible ou difficile la pénétration.
	Le vaginisme revêt un des aspects suivants :
	(1) le sujet n'a jamais eu de réponse normale ;
	(2) le vaginisme survient après une période de réponse relativement normale :
	   (a) une réponse sexuelle normale est possible tant qu'il n'y a pas de tentative de pénétration vaginale ;
	   (b) toute tentative de contact sexuel entraîne une peur généralisée et des efforts pour éviter la pénétration vaginale (p. ex., un spasme des muscles adducteurs des cuisses).

B. La perturbation est à l'origine d'une souffrance marquée ou de difficultés interpersonnelles.	
C. La perturbation n'est pas mieux expliquée par un autre trouble de l'axe I et n'est pas due à une affection médicale générale.	A. Voir le critère G4 des critères généraux d'un dysfonctionnement sexuel [tableau 24.2].

Sources : American Psychiatric Association (1994), trad. française *DSM-IV – Manuel diagnostique et statistique des troubles mentaux*, Paris, Masson, 1996 ; World Health Organization (1993), trad. française *Classification internationale des maladies, 10ᵉ révision. Chapitre V (F) : Troubles mentaux et troubles du comportement : critères diagnostiques pour la recherche*, Paris, Organisation Mondiale de la Santé et Masson, 1994.

Cette contraction involontaire, persistante et récidivante des muscles du périnée et des muscles entourant le tiers externe du vagin peut se produire au cours de n'importe quelle tentative de pénétration, que ce soit avec le pénis, un doigt, un tampon ou un spéculum. L'intensité de la contraction va de la rigidité vaginale à l'impossibilité de la pénétration.

Les données épidémiologiques, provenant d'une enquête réalisée dans un centre médical spécialisé en gynécologie auprès de 329 femmes, indiquent que ce dysfonctionnement touche de façon courante 7 % de ces femmes et, de façon intermittente, 22 % d'entre elles (Rosen et coll., 1993).

Étiologie

– *Facteurs biologiques* (Kaplan, 1983) :
- problèmes gynécologiques (p. ex., endométriose, salpingite).

– *Facteurs psychogènes* :
- attitudes négatives face à la sexualité ou culpabilité (éducation stricte, religion) ;
- informations erronées sur la sexualité ;
- expériences sexuelles traumatisantes ou négatives (viol, inceste) ;
- conversion des craintes, de la haine en un souhait inconscient de castration ;
- peur d'être blessée par le pénis ;
- trouble de l'identité sexuelle.

– *Facteurs interpersonnels* :
- peur de l'engagement (grossesse, mariage, maternité) ou de l'intimité ;
- peur de conséquences négatives de la pénétration ;
- rejet du rôle féminin.

– *Facteurs associés* :
- dyspareunie ;
- non-consommation de la sexualité relationnelle en raison d'obstructions vaginales ou de conditions gynécologiques douloureuses.

Traitement

Le traitement est axé sur l'abolition du réflexe conditionné de la musculature vaginale pour permettre une pénétration et des relations sexuelles sans douleur ni appréhension. La thérapie cognitivo-comportementale paraît à court terme efficace. Les principes généraux du traitement décrits à la section 24.4.2 s'appliquent.

- **Exercices à domicile**

    Le programme d'exercices est le suivant:
    - pénétration vaginale avec le doigt, précédée de caresses d'exploration génitale;
    - rééducation pelvienne: contraction des muscles du périnée;
    - désensibilisation progressive par l'insertion de dilatateurs de différentes tailles (soi-même ou avec l'aide du partenaire);
    - autocontrôle de la pénétration, sans mouvement du pénis, dans des positions sécurisantes.

Évolution et pronostic

Le changement comportemental devrait aider les femmes souffrant de vaginisme, surtout de type primaire, à intégrer une acceptation de la pénétration non seulement physiquement, mais aussi émotionnellement et psychologiquement. De plus, le succès thérapeutique repose sur la capacité du couple à délaisser la performance au profit de l'intimité et d'une ouverture émotionnelle.

L'approche cognitivo-comportementale convient aussi aux femmes qui, dans les périodes de stress ou de conflits conjugaux, souffrent de vaginisme secondaire: dans ces circonstances, le pronostic dépend également de plusieurs aspects qualitatifs de la relation, dont le soutien du conjoint, le désir de changement, le degré de la satisfaction conjugale et le confort à l'occasion des rapports sexuels (Shaw, 1994).

*
* *

D'apparition récente, la sexologie clinique est un champ multidisciplinaire en pleine effervescence. Les efforts soutenus des cliniciens convergent vers une compréhension approfondie de la nature, de l'étiologie et du traitement des dysfonctionnements sexuels dans le but d'harmoniser les fondements théoriques avec la pratique clinique et de mieux aider les patients.

La multimodalité des thérapies témoigne de cette préoccupation au sujet des facteurs médico-sexologiques des troubles sexuels, de la pharmacologie et des aspects psychosociaux dans l'établissement du diagnostic et le choix des traitements.

La sexologie des années 2000 obligera les cliniciens à demeurer alertes et à porter un regard franc sur l'évolution des réalités socioculturelles, des courants d'idées et des facteurs bio-psycho-sociaux qui feront émerger des problématiques sexuelles encore insoupçonnées. Parmi celles-ci, il convient de mentionner le vieillissement de la population, qui exige des cliniciens une compréhension approfondie des réactions sexuelles des personnes âgées et des implications des aspects médicaux. Les cliniciens sont appelés à tenir compte des progrès et des découvertes de la recherche scientifique relatifs à l'effet des maladies, des chirurgies, des médicaments et autres substances sur la fonction sexuelle.

Une autre préoccupation significative a trait à l'influence directe ou indirecte de certaines maladies transmissibles comme le sida. Subtilement, la propagation d'une telle maladie a incité les couples à redéfinir leurs valeurs sexuelles et à maintenir un engagement en s'investissant davantage dans l'intimité sexuelle et la satisfaction conjugale. De plus, le sida a une incidence importante sur la qualité, la quantité et la nature des activités sexuelles. L'adoption de nouveaux comportements en ce domaine contribuera-t-elle également à l'apparition d'autres troubles sexuels?

Un autre changement social moins évident que doit considérer le clinicien a trait à la violence sexuelle et aux paraphilies. Par exemple, l'accessibilité à la pornographie et la liberté d'expression au regard de la violence sexuelle par l'intermédiaire d'Internet constituent un nouveau courant d'influence agissant sur les conduites sexuelles, ce qui modifiera les troubles sexuels.

Le défi de la sexologie contemporaine consiste à appréhender ces phénomènes dans leurs dimensions et leurs manifestations plurielles afin de se former une vision intégrée des diverses difficultés sexuelles que réserve l'avenir.

Bibliographie

ALARIE, P., et VILLENEUVE, R.
1992 *L'impuissance: évaluation et solutions,* Montréal, Éditions de l'Homme.

ALPFELBAUM, B.
1989 « Retarded ejaculation: A much-misunderstood syndrome », dans S.R. Leiblum et R.C. Rosen (sous la dir. de), *Principles and Practice of Sex Therapy: Update for the 1990s,* 2e éd., New York, Guilford Press, p. 168-206.

ALZATE, H.
1990 « Vaginal erogeneity, the G Spot, and Female Ejaculation », *Journal of Sex Education and Therapy,* vol. 16, n° 2, p. 137-140.

AMERICAN PSYCHIATRIC ASSOCIATION
1994 *Diagnostic and Statistical Manual of Mental Disorders,* 4e éd., Washington (D.C.), American Psychiatric Association; trad. française *DSM-IV – Manuel diagnostique et statistique des troubles mentaux,* Paris, Masson, 1996, 1040 p.

ASSALIAN, P.
1988 « Clomipramine in the treatment of premature ejaculation », *Journal of Sex Research,* vol. 24, n°1, p. 213-215.

BADEAU, D., et BERGERON, A.
1991 *La santé sexuelle après 60 ans,* Montréal, Éditions du Méridien.

BANCROFT, J.
1984 « Androgens, sexuality, and the aging male », dans F.R. Labrie et L. Proulx (sous la dir. de), *Endocrinology,* Montréal, Éditions du Méridien, p. 913-917.

BRENOT, P., et BROUSSIN, B.
1995 « Orgasme in utero », communication présentée au XXVe Séminaire de perfectionnement en sexologie clinique AIHUS, *La sexualité, le sexologue, le plaisir,* Toulouse, mars.

CÔTÉ, H., et DÉSILETS, M.-F.
1992 *L'anorgasmie coïtale féminine,* maîtrise en sexologie, Montréal, Université du Québec à Montréal.

CRÉPAULT, C.
1997 *La sexoanalyse,* Paris, Éditions Payot et Rivages.
1986 *Protoféminité et développement sexuel: essai sur l'ontogenèse sexuelle et ses vicissitudes,* Québec, Presses de l'Université du Québec.

DARLING, C.A., et coll.
1990 « Female ejaculation: Perceived origins, the Grafenberg spot/area, and sexual responsiveness », *Arch. Sex. Behav.,* vol. 19, n° 1, p. 29-47.

DAVIDSON, J.M., et ROSEN, R.C.
1992 « Hormonal determinants of erectile function », dans R.C. Rosen et S.R. Leiblum (sous la dir. de), *Erectile Disorders: Assessment and Treatment,* New York, Guilford Press, p. 72-95.

DONAHEY, M.K., et CARROLL, R.
1993 « Gender differences in factors associated with hypoactive sexual desire », *J. Sex Marital Ther.,* vol. 19, n° 1, p. 25-39.

FELDMAN, H.A., et coll.
1994 « Impotence and its medical and psychological correlates: Results of the Massachusetts male aging study », *J. Urol.,* vol. 151, n° 1, p. 54-61.

FREUD, S.
1905 *Trois essais sur la théorie de la sexualité,* Paris, Gallimard, 1923.

GRAFENBERG, E.
1950 « The role of the urethra in female orgasm », *International Journal of Sexology,* vol. 3, n° 2, p. 145-148.

HAWTON, K., CATALAN, J., et FAGG, J.
1992 « Sex therapy for erectile dysfunction: Characteristics of couples, treatment outcome, and pronostic factors », *Arch. Sex. Behav.,* vol. 21, n° 2, p. 161-176.
1991 « Low sexual desire: Sex therapy results and pronostic factors », *Behav. Res. Ther.,* vol. 29, n° 3, p. 217-224.

HEIMAN, J.R., JO PICCOLO [LOPICCOLO], L., et
JO PICCOLO [LOPICCOLO], J.
1979 *Orgasme,* Montréal, Quebecor.

JANUS, S.S., et JANUS, C.L.
1993 *The Janus Report,* New York, John Wiley & Sons.

KAPLAN, H.S.
1995a *The Sexual Desire Disorders: Dysfunctional Regulation of Sexual Motivation,* New York, Brunner/Mazel.
1995b « Update: Psychosexual disorders », dans R. Michels et J.O. Covenar Jr. (sous la dir. de), *Psychiatry,* Philadelphie, Lippincot, p. 1-80.
1994 *L'éjaculation précoce: comment y remédier,* Laval (Québec), G. Saint-Jean.
1983 *The Evaluation of Sexual Disorders: Psychological and Medical Aspects,* New York, Brunner/Mazel.
1979 *La nouvelle thérapie sexuelle: traitement actif des difficultés sexuelles,* trad. par C. Frénac, Paris, Buchet et Chastel.

KATCHADOURIAN, H.A., LUNDE, D.T., et TROTTIER, R.
1982 *La sexualité. Concepts fondamentaux,* Montréal, Éditions HRW.

KINSEY, A.C., et coll.
1953 *Le comportement sexuel de la femme,* Paris, Amiot Dumont.
1948 *Le comportement sexuel de l'homme,* Paris, Édition du Pavois.

LADAS, A., PERRY, J., et WHIPPLE, B.
1982   *Le point G et autres découvertes récentes sur la sexualité humaine*, Paris, Robert Laffont.

LAUMANN, E.O., et coll.
1994   *The Social Organization of Sexuality: Sexual Practices in the United States*, Chicago, University of Chicago Press.

LEIBLUM, S.R., et coll.
1993   « Sexual attitudes and behavior of a cross-sectional sample of United States medical students: Effects of gender, age, and year of study », *Journal of Sex Education and Therapy*, vol. 19, n° 3, p. 235-245.

LEIBLUM, S.R., et ROSEN, R.C. (sous la dir. de)
1989   *Principles and Practice of Sex Therapy: Update for the 1990's*, 2ᵉ éd., New York, Guilford Press.

LIEF, H.I.
1988   « Foreword », dans S.R. Leiblum et R.C. Rosen (sous la dir. de), *Sexual Desire Disorders*, New York, Guilford Press.

LOULAN, J.
1987   *Lesbian Sex*, San Francisco, Spinsters/Aunt Lute.

MASTERS, W.H., et JOHNSON, V.E.
1968   *Les réactions sexuelles*, Paris, Robert Laffont.

MASTERS, W.H., JOHNSON, V.E., et KOLODNY, R.C.
1994   *Heterosexuality*, New York, Harper Collins.
1993   *Biological Foundations of Human Sexuality*, New York, Harper Collins College Publishers.

PARADIS, A.-F., et LAFOND, J.
1990   *La réponse sexuelle et ses perturbations*, Ottawa, Éditions G. Vermette.

READ, J.
1995   « Female sexual dysfunction », *International Review of Psychiatry*, vol. 7, p. 175-182.

ROSEN, R.C.
1995   « A case of premature ejaculation: Too little, too late ? », dans R.C. Rosen et E.R. Leiblum (sous la dir. de), *Case Studies in Sex Therapy*, New York, Guilford Press.

ROSEN, R.C., et coll.
1993   « Prevalence of sexual dysfunction in women: Results of a survey study of 329 women in an outpatient gynecological clinic », *J. Sex Marital Ther.*, vol. 19, n° 3, p. 171-188.

ROSEN, R.C., et LEIBLUM, E.R. (sous la dir. de)
1995   *Case Studies in Sex Therapy*, New York, Guilford Press.

SCHIAVI, R.C.
1992   « Normal aging and the evaluation of sexual dysfunction », *Psychiatric Medicine*, vol. 10, n° 3, p. 217-225.

SCHIAVI, R.C., MANDELI, J., et SCHREINER-ENGEL, P.
1994   « Sexual satisfaction in healthy aging men », *J. Sex Marital Ther.*, vol. 20, n° 1, p. 3-13.

SCHNARCH, D.M.
1991   *Constructing the Sexual Crucible: An Integration of Sexual and Marital Therapy*, New York, W.W. Norton.

SEGRAVES, K.B., et SEGRAVES, R.T.
1991   « Hypoactive sexual desire disorder: Prevalence and comorbidity in 906 subjects », *J. Sex Marital Ther.*, vol. 17, n° 1, p. 55-59.

SEGRAVES, R.T., et SEGRAVES, K.B.
1995   « Human sexuality and aging », *Journal of Sex Education and Therapy*, vol. 20, n° 2, p. 88-102.

SHAW, J.
1994   « Treatment of primary vaginismus: A new perspective », *J. Sex Marital Ther.*, vol. 20, n° 1, p. 46-55.

SHERWIN, B.B.
1992   « Aging and sexuality: A biopsychosocial perspective », conférence prononcée au Annual Meeting of the Society of Sex Therapy and Research, Montréal, mars.
1988   « A comparative analysis of the role of androgen in human male and female behavior: Behavioral specificity, critical thresholds, and sensitivity », *Psychobiology*, vol. 16, n° 4, p. 416-425.

SHOVER, L.R.
1995   « It's not all in your head: integrating sex therapy and surgery in treating a case of chronic vulvar pain », dans R.C. Rosen et E.R. Leiblum (sous la dir. de), *Case Studies in Sex Therapy*, New York, Guilford Press.

SPECTOR, I.P., et CAREY, M.P.
1990   « Incidence and prevalence of the sexual dysfunctions: A critical review of the empirical literature », *Arch. Sex. Behav.*, vol. 19, n° 4, p. 389-408.

TRUDEL, G., RAVART, M., et AUBIN, S.
1996   « Hypoactive sexual desire disorders in couples: A cognitive-behavioral perspective », dans J. Lonsdale, S. Powell et L. Soloman (sous la dir. de), *The Hatherleigh Guide to Marriage and Family Therapy*, New York, Hatherleigh Press, p. 219-240.

WALKER, E.A., et coll.
1991   « The prevalence of chronic pelvic pain and irritable bowel syndrome in two university clinics », *J. Psychosom. Obstet. Gynaecol.*, vol. 12, n° 1, p. 65-75.

WALLING, M., ANDERSON, B.L., et JOHNSON, S.R.
1990   « Hormonal replacement therapy for postmenopausal women: Review of sexual outcomes and related gynecological effects », *Arch. Sex. Behav.*, vol. 19, n° 3, p. 119-137.

WAYNBERG, J.
1994   *Guide pratique de sexologie médicale*, Paris, Simep.

WESTERLUND, E.
1992   *Women's Sexuality After Childhood Incest*, New York, W.W. Norton.

WOLMAN, B.B., et MONEY, J. (sous la dir. de)
1993   *Handbook of Human Sexuality,* Londres, Jason Aronson.

WORLD HEALTH ORGANIZATION
1993   *The ICD-10 Classification of Mental and Behavioural Disorders: Diagnostic Criteria for Research,* Genève, World Health Organization ; trad. française *Classification internationale des maladies, 10e révision. Chapitre V (F): Troubles mentaux et troubles du comportement: critères diagnostiques pour la recherche,* Paris, Organisation Mondiale de la Santé et Masson, 1994.

ZILBERGELD, B.
1992   *New Male Sexuality,* New York, Bantam Books.

Lectures complémentaires

ASSALIAN, P., et coll.
1996   *La santé sexuelle,* Pointe-Claire (Québec), Éditions Kommunicom.

LEVINE, S.
1992   *Sexual Life: A Clinician's Guide,* New York, Plenum Press.

O'DONOHUE, W., et GEER, J.H. (sous la dir. de)
1993   *Handbook of Sexual Dysfunction: Assessment and Treatment,* Boston, Allyn & Bacon.

CHAPITRE 25

Paraphilies

JOCELYN AUBUT, M.D., F.R.C.P.C.
Psychiatre, chef du Département de psychiatrie du Centre hospitalier universitaire de Montréal
Professeur agrégé de clinique au Département de psychiatrie de l'Université de Montréal

PLAN

25.1 Définition

25.2 Épidémiologie

25.3 Étiologie bio-psycho-sociale
    25.3.1 Facteurs biologiques
        • *Facteurs génétiques* • *Facteurs neurologiques* • *Facteurs endocriniens*
    25.3.2 Facteurs psychologiques
        • *Facteurs psychodynamiques* • *Facteurs cognitifs et comportementaux*
    25.3.3 Facteurs sociaux
        • *Inégalités entre les hommes, les femmes et les enfants* • *Colère, domination, pouvoir*
        • *Pornographie et stéréotypes sexuels*

25.4 Description clinique
    25.4.1 Exhibitionnisme
    25.4.2 Fétichisme
    25.4.3 Frotteurisme
    25.4.4 Pédophilie
    25.4.5 Masochisme sexuel
    25.4.6 Sadisme sexuel
    25.4.7 Travestisme fétichiste
    25.4.8 Voyeurisme
    25.4.9 Paraphilie non spécifiée

25.5 Diagnostic différentiel

25.6 Traitements
    25.6.1 Principes généraux
    25.6.2 Traitements biologiques
    25.6.3 Psychothérapies
        • *Thérapie psychodynamique* • *Thérapie comportementale* • *Thérapie cognitive et psychoéducation*
    25.6.4 Traitements sociaux

25.7 Évolution et pronostic

Bibliographie

Les préoccupations sociales au sujet de la sexualité humaine ont certainement évolué au cours des dernières décennies. Les années 70 ont été associées à la libération du joug qui pesait sur la sexualité, celle-ci ayant été investie à l'époque de dimensions de plaisir et d'exploration. Par la suite, le mouvement féministe, entre autres, a souligné les inégalités entre hommes et femmes dans diverses sphères, dont la sexualité qui s'est alors vue associée à des phénomènes plus négatifs, tels le pouvoir et l'agressivité. Dans les années 90, l'idée de capacité à vivre une intimité véritable a été développée en tant que dimension importante de l'exercice de la sexualité humaine et de la vie affective. Ces diverses notions confèrent un caractère nouveau à ce chapitre sur les paraphilies. En effet, les paraphilies ont en général peu préoccupé les psychiatres et les médecins. Les systèmes de soins accueillaient peu cette clientèle, sauf quelques rares exceptions. À l'aube du troisième millénaire, il en est tout autrement. Les sensibilités sociales quant à l'exercice de la sexualité sont modifiées, les tolérances sont moindres, surtout en ce qui concerne les pratiques sexuelles violentes ou contraignantes. Les attentes sont donc plus élevées à l'endroit de la psychiatrie pour qu'elle s'implique davantage au regard de ce phénomène de société (Aubut et coll., 1993).

Traditionnellement, la psychiatrie avait tendance à accoler assez facilement le diagnostic de paraphilie, ou perversion, à toute sexualité déviante ou marginale. L'évolution des données cliniques et scientifiques des dernières années, de même que l'évolution du DSM jusqu'à sa forme actuelle, montre une grande variabilité de diagnostics associés aux comportements sexuels déviants et marginaux. Il faudra donc que les cliniciens prêtent une attention rigoureuse aux critères diagnostiques ainsi qu'au diagnostic différentiel.

25.1 DÉFINITION

Les paraphilies regroupent un ensemble de pathologies qui ont en commun un certain nombre de caractéristiques :

- elles touchent la sphère sexuelle, soit au chapitre des fantaisies, des désirs, soit au chapitre des comportements qui sont intenses ou récurrents pendant une période d'au moins six mois ;
- elles impliquent soit des objets non humains, soit de la souffrance, ou l'humiliation du partenaire humain ;
- certaines formes s'intéressent principalement aux enfants ; d'autres impliquent la contrainte lorsqu'il s'agit d'adultes ;
- elles constituent le mode d'excitation sexuelle préféré ;
- elles entraînent un niveau de détresse significatif ou une perturbation importante du fonctionnement social ou professionnel.

D'autres termes sont utiles pour bien comprendre ce que sont les paraphilies. Ainsi, il faut insister sur la notion de déshumanisation du rapport avec le partenaire sexuel qui n'est pas investi sur le plan affectif mais utilisé comme un objet permettant d'assouvir les fantasmes du paraphile. La sexualité elle-même n'est pas au service du plaisir mutuel ni au service de l'attachement.

Enfin, il convient de retenir que, bien que les paraphilies soient considérées comme des entités diagnostiques de l'axe I du DSM-IV, la responsabilité pénale des personnes qui en sont atteintes n'est en rien diminuée, ni explicitement ni implicitement. La responsabilité pénale doit être jugée au mérite en fonction des critères propres à chaque juridiction (Aubut et coll., 1996).

25.2 ÉPIDÉMIOLOGIE

Il n'existe pas de données épidémiologiques fiables pour l'ensemble des paraphilies. Lorsque des données existent, elles sont présentées pour chacun des sous-types de paraphilies. On peut cependant retenir un certain nombre de points généraux :

- les paraphilies sont sous-représentées dans les milieux cliniques et sur-représentées dans les milieux carcéraux ;
- les sujets atteints sont principalement des hommes ;
- le début est en général précoce, souvent à l'adolescence ;
- le taux de mariage ou d'union libre apparaît moins élevé que dans la population générale ;
- les comparutions en justice sont fréquentes, surtout pour la pédophilie, le viol, l'inceste et l'exhibitionnisme ;

— l'incidence et la prévalence officielles ne représentent probablement que la pointe de l'iceberg (seulement de 10 % à 20 % des paraphilies seraient dévoilées, donc il existerait un chiffre noir de 80 % à 90 %), car ces pathologies se vivent fréquemment dans le secret et les personnes qui en sont atteintes hésitent souvent à consulter.

25.3 ÉTIOLOGIE BIO-PSYCHO-SOCIALE

Il est bien démontré à ce jour qu'aucun facteur unique ne peut expliquer à lui seul l'émergence d'une paraphilie. En ce sens, le modèle bio-psycho-social permet de bien repérer l'ensemble des facteurs qui se conjuguent en tant que facteurs soit prédisposants, soit précipitants, ou perpétuants (Lalonde et Grunberg, 1988).

25.3.1 Facteurs biologiques

Facteurs génétiques

Bien que certaines études (Gaffney et Berlin, 1984) aient tenté de faire la preuve d'une transmission génétique de certaines paraphilies, dont la pédophilie, il n'en demeure pas moins que ces études sont fort peu nombreuses à ce jour et présentent des failles méthodologiques importantes, limitant ainsi la généralisation des résultats.

D'autres études, par ailleurs, ont démontré l'existence d'anomalies chromosomiques chez un certain nombre de paraphiles. Encore là, il faut interpréter les résultats avec circonspection, car nombre de ces études ont été effectuées auprès de populations carcérales ou institutionnelles. Le syndrome du XYY figure parmi les anomalies chromosomiques les plus souvent évoquées (Schröder et coll., 1981). Il s'agit d'une anomalie associée aux violeurs et aux agresseurs sexuels particulièrement violents qui étaient considérés dans ce contexte comme des super-mâles, dotés d'une agressivité plus forte que la normale et d'une hypersexualité. Les études subséquentes semblent indiquer qu'il s'agit là d'un préjugé et que le syndrome du XYY a peu à voir avec les paraphilies en général.

Le syndrome de Klinefelter (XXY) a parfois été associé à la pédophilie. L'hypogonadisme, la baisse de testostérone, les difficultés liées à l'identité masculine ont souvent été mis de l'avant pour expliquer le fait que les personnes atteintes de ce syndrome choisissent des enfants comme partenaires sexuels. En réalité, il n'y a pas plus de paraphilies parmi les hommes atteints de ce syndrome que dans la population générale.

Des anomalies génétiques peuvent être détectées chez les paraphiles comme chez toute personne souffrant d'une autre pathologie psychiatrique ou dans la population générale. Les anomalies génétiques relevées chez les paraphiles sont souvent des trouvailles d'occasion, elles ont rarement un lien direct avec la paraphilie. L'évolution récente des techniques de recherche en génétique humaine apportera peut-être un éclairage différent que ne peuvent fournir actuellement les techniques traditionnelles d'étude de transmission familiale.

Facteurs neurologiques

Des atteintes cérébrales peuvent dans certains cas être liées à l'émergence de comportements sexuels déviants, soit par désinhibition ou par stimulation. Ainsi, les traumatismes crâniens touchant principalement les lobes frontaux entraînent parfois une levée des inhibitions qui se manifeste dans diverses sphères, sociale, interpersonnelle ou sexuelle. En général, l'histoire médicale fait assez facilement ressortir l'origine de l'atteinte frontale (traumatique, infectieuse, vasculaire, tumorale ou dégénérative). Il y a souvent rupture assez nette entre le comportement préalable à l'atteinte cérébrale et le comportement qui lui est subséquent.

Certaines pathologies affectant principalement les lobes temporaux (épilepsie, tumeurs) peuvent aussi être associées à des comportements sexuels déviants. Ceux-ci ont alors souvent un caractère plus violent et plus désorganisé.

Le système limbique est bien sûr associé à la régulation du comportement sexuel. À part le syndrome de Klüver-Bucy (hyperoralité et hypersexualité), peu d'anomalies sont spécifiquement reliées à l'agression sexuelle.

Plus récemment, l'attention des chercheurs s'est tournée vers le rôle des neurotransmetteurs, particulièrement la sérotonine qu'on croit associée à des comportements impulsifs, compulsifs ou répétitifs lorsqu'elle serait présente en quantité insuffisante dans le cerveau. Ainsi, le trouble obsessionnel-compulsif, le suicide, la toxicomanie, le jeu pathologique et les paraphilies pourraient être liés à des déficits sérotoninergiques. La preuve est encore bien indirecte, mais nombre d'essais thérapeutiques touchant ces diverses pathologies ont été effectués avec des substances augmentant le niveau de sérotonine dans le cerveau, tels les inhibiteurs sélectifs du recaptage de la sérotonine (ISRS) [Fedoroff, 1993; Greenberg et Bradford, 1997].

Le rôle de l'alcool et d'autres substances psychoactives comme la cocaïne a parfois été évoqué pour expliquer les passages à l'acte de certains paraphiles. Il est entendu que ces substances peuvent agir à titre de désinhibiteurs, mais elles ne constituent pas en soi des facteurs étiologiques significatifs. D'ailleurs, ces substances sont souvent mentionnées par les paraphiles eux-mêmes comme facteur de déresponsabilisation de leur passage à l'acte.

Facteurs endocriniens

Le rôle de la testostérone dans la régulation de la sexualité normale tant chez l'homme que chez la femme ne fait aucun doute. Son rôle dans l'expression d'une sexualité déviante ou agressive pose par ailleurs problème. Bien que certaines études (Bradford et Bourget, 1987; Gaffney et Berlin, 1984) aient fait état de taux de testostérone plus élevés chez les violeurs agressifs et moins élevés chez les pédophiles, il n'en demeure pas moins que l'ensemble de ces études présentent des faiblesses méthodologiques significatives, de sorte que l'on ne peut attribuer à ce jour un rôle majeur à la testostérone en tant que facteur étiologique direct d'une paraphilie.

*

Sauf exception, les facteurs biologiques, quels qu'ils soient, ont rarement un lien de causalité direct avec les paraphilies. Cependant, ils peuvent avoir un lien indirect lorsqu'ils influent sur l'image corporelle, sur l'identité sexuelle, sur l'estime de soi ou sur l'adaptation sociale (Pinard, 1993). Dans ce cas, c'est par leur influence psychosociale que ces facteurs deviennent déterminants.

25.3.2 Facteurs psychologiques

Les diverses théories explicatives des paraphilies ont connu des évolutions différentes au fil du temps et selon les pays. Ainsi, les théories psychanalytiques ont eu préséance en Amérique jusqu'au milieu des années 70. Par la suite, les théories comportementales, puis cognitives ont occupé l'avant-scène. Il en va tout autrement en France ou, encore aujourd'hui, le courant psychanalytique prédomine nettement. Au-delà des querelles d'écoles, il importe surtout de retenir que plusieurs facteurs psychologiques peuvent être associés à l'émergence des paraphilies.

Facteurs psychodynamiques

La perversion constitue l'équivalent de la paraphilie dans la perspective psychanalytique. Bien que la perversion ne fasse plus partie du DSM-IV, il n'en demeure pas moins que ce terme est encore fréquemment employé dans le langage clinique. Quoi qu'il en soit, il convient de retenir un certain nombre de concepts explicatifs dans la théorie psychanalytique. Celle-ci étant fort complexe et détaillée (McDougall, 1980), il est bien évident que seuls quelques concepts centraux seront examinés ici. Les notions capitales développées par Freud (1905) constituent la pierre angulaire de la compréhension des paraphilies dans la perspective psychanalytique. En effet, le développement sexuel normal passe par un certain nombre de stades (oral, anal, phallique, période de latence, génital) auxquels sont associées des pulsions dites partielles. Chez le garçon, le stade phallique se conclut normalement par la résolution de l'Œdipe, c'est-à-dire l'abandon du désir incestueux pour la mère et l'identification au père. L'inverse se produit bien sûr chez la fille. La résolution de l'Œdipe permet l'intégration des pulsions partielles et la relation avec un Objet global.

La théorie psychanalytique suppose chez les agresseurs sexuels une incapacité à résoudre l'Œdipe à cause d'une angoisse de castration trop élevée chez le garçon, qui va régresser vers des stades de développement antérieurs, de sorte qu'il ne pourra vivre une sexualité intégrée. Celle-ci ne pourra s'exercer qu'à travers des pulsions partielles et ne visera pas la globalité de l'Objet. La perversion est alors définie comme une défense contre l'angoisse de castration, et sa compréhension fait intervenir essentiellement les pulsions sexuelles et leurs avatars.

L'école américaine, avec Stoller (1978), a proposé une autre lecture de la perversion en l'associant non pas aux pulsions sexuelles, mais plutôt aux pulsions agressives. Stoller part du principe que la première identification de l'homme est féminine : c'est l'identification à la mère. Cette position dite proto-féminine place l'homme dans une situation de grande vulnérabilité quant à son identité sexuelle de base, ce qui n'est pas le cas de la femme. Stoller présuppose l'existence, chez le garçon, de traumatismes précoces liés au processus de séparation-individuation par rapport à sa mère. Pour se défendre contre cette humiliation et prévenir la régression à la position proto-féminine, le garçon réagit en mettant ses pulsions agressives au service de la sexualité pour triompher de l'Objet menaçant. Selon cette perspective, ce sont donc les pulsions agressives qui prédominent.

D'autres auteurs (Bornstein et coll., 1993) s'appuient sur le concept de la relation d'emprise, soit la nécessité absolue de contrôler l'Objet, pour expliquer les paraphilies. Enfin, Marshall (1989), qui est pourtant de l'école cognitivo-comportementale, fait ressortir les difficultés à tolérer l'intimité chez nombre d'agresseurs sexuels.

Facteurs cognitifs et comportementaux

Au fil des années, divers facteurs cognitifs et comportementaux ont été mis en cause dans la genèse des paraphilies et ont fait l'objet d'hypothèses selon quatre grands modèles (Proulx, 1993).

Le premier, le conditionnement classique, qui a eu cours au début des années 70, posait que l'exposition à un stimulus sexuel inadéquat est source de plaisir et que la personne tente de retrouver le même plaisir avec le même stimulus. Par exemple, si par hasard un enfant obtenait une excitation sexuelle alors qu'il y avait près de lui des souliers de femme, il y avait un risque qu'il devienne fétichiste. Ce type de théorisation a vite trouvé ses limites.

L'hypothèse du conditionnement opérant a pris la relève. Dans ce modèle, la personne chercherait à créer les conditions qui ont été associées à son plaisir. Ici, le rôle des fantaisies sexuelles figure au premier plan, étant donné que celles-ci émergent tôt dans la vie des personnes. Ainsi, les fantaisies déviantes commencent tôt, sont associées au plaisir et ne sont pas réprimées socialement, car elles sont vécues en secret. L'individu tentera alors de créer des situations réelles où il pourra actualiser ses fantaisies déviantes.

Un troisième modèle a associé les habiletés sociales déficitaires à certaines paraphilies, notamment le viol et la pédophilie. Chez certains violeurs, par exemple, les capacités de séduction feraient défaut et, en outre, ceux-ci éprouveraient de la difficulté à gérer le stress et la colère. Du côté des pédophiles, ce seraient de faibles capacités de socialisation avec les adultes qui les amèneraient à se tourner vers les enfants.

Selon le quatrième modèle, enfin, les distorsions cognitives, ou rationalisations, constitueraient un élément fondamental de la genèse non seulement des paraphilies, mais aussi d'autres pathologies psychiatriques, telles la dépression et les toxicomanies. Il s'agit de pensées qui soutiennent les comportements déviants. Par exemple, un pédophile croira qu'une expérience sexuelle ne laisse pas de séquelles chez l'enfant du fait qu'il n'emploie pas la violence physique, mais plutôt la persuasion ou l'intimidation. Un père incestueux qui a des relations sexuelles avec sa fille se consolera en se disant qu'au moins il ne trompe pas sa femme.

25.3.3 Facteurs sociaux

Les facteurs sociaux, bien sûr, ne peuvent expliquer à eux seuls l'apparition d'une paraphilie. Cependant, il importe que le médecin détermine la perméabilité du patient aux « messages sociaux » susceptibles de favoriser l'émergence d'une paraphilie. On doit au mouvement féministe d'avoir permis de mieux cerner ces facteurs.

Inégalités entre les hommes, les femmes et les enfants

Les inégalités séculaires entre les hommes, les femmes et les enfants dans plusieurs sphères de la vie (revenus, droit de vote, responsabilités civiles) ont trouvé leur écho dans la sexualité. La sexualité des hommes a été associée à un droit de propriété reconnu de l'homme sur le corps de la femme et celui des enfants. Jusqu'à récemment, le viol d'une femme par son mari n'était tout simplement pas prévu dans la loi, comme

Psychiatrie clinique : une approche bio-psycho-sociale

si le mariage privait la femme de son droit à refuser son consentement. Quant aux droits civiques des enfants, leur reconnaissance est un phénomène récent, même en Occident. Comment les enfants pouvaient-ils se réclamer d'un statut de victime s'ils n'avaient aucune existence sur le plan juridique ? La question du droit de propriété de l'homme sur la femme est encore au cœur de nombreux préjugés sociaux et de distorsions cognitives chez certains paraphiles, notamment les violeurs.

Colère, domination, pouvoir

La colère, la domination et le pouvoir ont été associés aux rapports hommes-femmes, notamment à la sexualité qui agirait, tant collectivement (p. ex., les viols systématiques dans les guerres) qu'individuellement, comme une voie d'expression de ces sentiments. Plusieurs classifications emploient d'ailleurs ces termes pour distinguer certains sous-types de violeurs ou de pédophiles (Groth et Birnbaum, 1979 ; Knight, 1988). Les manifestations de colère, de pouvoir et de domination serviraient à masquer le profond sentiment d'humiliation que ressentent plusieurs paraphiles qui projettent ce sentiment sur leur victime et le lui font vivre.

Pornographie et stéréotypes sexuels

La pornographie véhicule un certain nombre de stéréotypes sexuels, tel l'asservissement des femmes et des enfants aux hommes. En outre, elle valorise le recours à la violence dans les rapports sexuels. Enfin, elle dénature la sexualité en déshumanisant le rapport homme-femme, le réduisant fréquemment à un simple contact physique dénué de tout fondement affectif. On considère souvent la pornographie comme responsable de l'agression sexuelle. Les études ont bien démontré que la pornographie n'influence pas tous les hommes de la même manière. Ainsi, elle a peu d'effet sur les hommes normaux, alors que les agresseurs sexuels y répondent beaucoup plus. La pornographie, sur un plan individuel, est souvent un facteur précipitant ou perpétuant.

*

À ce jour, aucune théorie ne peut expliquer à elle seule les paraphilies, pas plus que les divers facteurs possibles pris isolément. Plusieurs éléments interviennent dans l'étiologie d'une paraphilie, et le médecin se doit de repérer, pour chaque patient, ceux qui sont principalement en cause. Cependant, au cours des dernières années, il y a certainement eu fécondation réciproque des différents courants théoriques, car plusieurs facteurs sont désormais reconnus par chacun de ces courants. En effet, les paraphilies ne sont plus perçues comme de simples déviations des pulsions sexuelles, mais bien comme des pathologies de la relation avec l'autre, où la sexualité est contaminée par des facteurs d'agressivité, de pouvoir ou de domination.

25.4 DESCRIPTION CLINIQUE

Contrairement à la CIM-10, le DSM-IV n'établit pas de critères généraux pour les paraphilies. Cependant, si on extrait les critères diagnostiques communs aux paraphilies spécifiques décrites dans le DSM-IV, on peut dresser un tableau comparatif de critères généraux (voir le tableau 25.1), tableau qui indique la similitude des critères. Ces critères impliquent la présence de fantaisies, d'impulsions ou de comportements pendant une période d'au moins six mois, lesquels causent une détresse significative ou entraînent des limitations dans le fonctionnement social, professionnel ou dans d'autres sphères importantes de la vie. Ces critères, toutefois, sont relativement restreints et ne traduisent pas bien la réalité clinique complexe et diversifiée des paraphilies. On notera par ailleurs que, pour chacune des paraphilies spécifiques, la comparaison des critères du DSM-IV et de la CIM-10 ne fait pas ressortir de différences significatives (voir les tableaux 25.2 à 25.9).

25.4.1 Exhibitionnisme

L'exhibitionnisme consiste en l'exposition, par un homme, de ses organes génitaux devant d'autres personnes non consentantes. Bien qu'il arrive que certains exhibitionnistes se masturbent sans chercher à être vus, ils veulent dans la majorité des cas être vus par une femme, une adolescente ou une fillette, plus rarement par un jeune garçon. L'exhibitionniste aspire souvent à provoquer une réaction chez la victime, que ce soit de surprise ou de contrariété. Certains exhibitionnistes entretiennent la fantaisie

TABLEAU 25.1 Critères diagnostiques communs des paraphilies (DSM-IV) ou critères diagnostiques généraux d'un trouble de la préférence sexuelle (CIM-10)

DSM-IV Paraphilies	CIM-10 F65 Trouble de la préférence sexuelle
Il n'y a pas de critères diagnostiques généraux des paraphilies dans le DSM-IV. Le critère diagnostique A présente les caractéristiques associées à chacune des paraphilies, soit les fantaisies, les impulsions ou les comportements sexuels intenses et récurrents qui s'étendent sur une période d'au moins six mois et impliquent : 1) des objets non humains ; 2) la souffrance ou l'humiliation de soi-même ou du partenaire ; 3) des enfants ou des personnes non consentantes.	G1. Présence d'impulsions et de fantaisies sexuelles, répétées et intenses, impliquant des activités inhabituelles ou l'utilisation d'objets inhabituels. G3. La préférence sexuelle a été présente durant plus de six mois.
Le critère diagnostique B est commun à toutes les paraphilies décrites dans le DSM-IV. Les fantaisies, impulsions ou comportements sont à l'origine d'une souffrance cliniquement significative ou d'une altération du fonctionnement social, professionnel ou dans d'autres domaines importants.	G2. Le sujet agit sous l'emprise de ces impulsions ou est fortement perturbé par leur présence.

Sources : American Psychiatric Association (1994), trad. française *DSM-IV – Manuel diagnostique et statistique des troubles mentaux*, Paris, Masson, 1996 ; World Health Organization (1993), trad. française *Classification internationale des maladies, 10ᵉ révision. Chapitre V (F) : Troubles mentaux et troubles du comportement : critères diagnostiques pour la recherche*, Paris, Organisation Mondiale de la Santé et Masson, 1994.

TABLEAU 25.2 Critères diagnostiques de l'exhibitionnisme

DSM-IV 302.4 Exhibitionnisme	CIM-10 F65.2 Exhibitionnisme
A. Présence de fantaisies imaginatives sexuellement excitantes, d'impulsions sexuelles ou de comportements, survenant de façon répétée et intense, pendant une période d'au moins six mois, consistant à exposer ses organes génitaux devant une personne étrangère prise au dépourvu par ce comportement.	A. Voir les critères G1 et G3 des critères généraux d'un trouble de la préférence sexuelle [tableau 25.1].
	B. Tendance récurrente ou persistante à exposer ses organes génitaux devant des étrangers (en général du sexe opposé), pris au dépourvu par ce comportement ; l'acte d'exhibitionnisme est habituellement associé à une excitation sexuelle et à une masturbation.
B. Les fantaisies, impulsions sexuelles ou comportements sont à l'origine d'une souffrance cliniquement significative ou d'une altération du fonctionnement social, professionnel ou dans d'autres domaines importants.	A. Voir le critère G2 des critères généraux d'un trouble de la préférence sexuelle [tableau 25.1].
	C. Le sujet n'éprouve pas le besoin et n'essaie pas d'avoir des rapports sexuels avec le ou les « témoins ».

Sources : American Psychiatric Association (1994), trad. française *DSM-IV – Manuel diagnostique et statistique des troubles mentaux*, Paris, Masson, 1996 ; World Health Organization (1993), trad. française *Classification internationale des maladies, 10ᵉ révision. Chapitre V (F) : Troubles mentaux et troubles du comportement : critères diagnostiques pour la recherche*, Paris, Organisation Mondiale de la Santé et Masson, 1994.

Psychiatrie clinique : une approche bio-psycho-sociale

qu'elle sera séduite par leur approche et acceptera, voire désirera, un contact sexuel avec eux. Par ailleurs, la plupart des exhibitionnistes n'ont pas de contacts verbaux avec leurs victimes. Il s'agit d'une pathologie qui débute en général à l'adolescence et qui peut persister assez tardivement. Le sujet se livre à des activités exhibitionnistes assez fréquemment, en général plusieurs fois par mois.

25.4.2 Fétichisme

Le fétichisme consiste dans le recours à des objets non humains pour obtenir une excitation sexuelle. Les objets les plus fréquemment utilisés sont des vêtements féminins (sous-vêtements, souliers, etc.), mais il existe une foule de variantes d'objets servant à cette fin, l'imagination humaine semblant ici sans limites. Il importe de distinguer le fétichisme du travestisme ; dans ce dernier cas, non seulement les objets féminins sont-ils investis pour leur pouvoir d'excitation sexuelle, mais ils sont portés par le sujet. Les fétichistes, au contraire, ne portent pas les objets ; ils les touchent, les frottent ou les sentent.

Certains fétichistes peuvent avoir des contacts hétérosexuels ou homosexuels normaux, mais souvent ils demandent à leur partenaire de se parer de l'objet fétiche. Paradoxalement, plusieurs fétichistes éprouvent une forte hostilité à l'égard des femmes.

À noter qu'on ne pose pas le diagnostic de fétichisme quand l'objet utilisé sert principalement comme accessoire à des fins érotiques dans le cadre de relations sexuelles usuelles. L'objet ne devient fétiche que lorsqu'il est absolument essentiel à l'excitation ou à l'orgasme.

25.4.3 Frotteurisme

Le frotteurisme se caractérise par l'action de toucher une personne non consentante ou de se frotter sur elle, en général une femme adulte ou une adolescente. La plupart du temps, le geste se produit dans un endroit public achalandé et le frotteur se comporte comme si l'attouchement avait été accidentel. Certains frotteurs sont plus hardis et touchent ouvertement et directement leurs victimes et s'enfuient ensuite.

TABLEAU 25.3   Critères diagnostiques du fétichisme

DSM-IV 302.81 Fétichisme	CIM-10 F65.0 Fétichisme
A. Présence de fantaisies imaginatives sexuellement excitantes, d'impulsions sexuelles ou de comportements, survenant de façon répétée et intense, pendant une période d'au moins six mois, impliquant l'utilisation d'objets inanimés (p. ex., des sous-vêtements féminins).	A. Voir les critères G1 et G3 des critères généraux d'un trouble de la préférence sexuelle [tableau 25.1, p. 621].
	B. Le fétiche (un objet inanimé quelconque) est la source la plus importante de la stimulation sexuelle ou est essentiel pour obtenir une réponse sexuelle satisfaisante.
B. Les fantaisies, impulsions sexuelles ou comportements sont à l'origine d'une souffrance cliniquement significative ou d'une altération du fonctionnement social, professionnel ou dans d'autres domaines importants.	A. Voir le critère G2 des critères généraux d'un trouble de la préférence sexuelle [tableau 25.1].
C. Les objets fétiches ne se limitent pas à des articles vestimentaires féminins utilisés dans le travestissement (comme dans le travestisme fétichiste) ou à des instruments conçus à des fins de stimulation tactile génitale (p. ex., un vibrateur).	

Sources : American Psychiatric Association (1994), trad. française *DSM-IV – Manuel diagnostique et statistique des troubles mentaux*, Paris, Masson, 1996 ; World Health Organization (1993), trad. française *Classification internationale des maladies, 10ᵉ révision. Chapitre V (F) : Troubles mentaux et troubles du comportement : critères diagnostiques pour la recherche*, Paris, Organisation Mondiale de la Santé et Masson, 1994.

Psychiatrie clinique : une approche bio-psycho-sociale

TABLEAU 25.4 Critères diagnostiques du frotteurisme

DSM-IV 302.89 Frotteurisme	CIM-10 F65.8 Autres troubles de la préférence sexuelle
A. Présence de fantaisies imaginatives sexuellement excitantes, d'impulsions sexuelles, ou de comportements, survenant de façon répétée et intense, pendant une période d'au moins six mois, impliquant l'acte de toucher et de se frotter contre une personne.	Autres types de préférence et d'activité sexuelle, relativement rares, comme le fait de proférer des obscénités au téléphone, de se frotter à autrui dans des endroits publics bondés de monde à la recherche d'une stimulation sexuelle (frotteurisme), ou comme l'activité sexuelle avec un animal, l'emploi de la strangulation ou de l'anoxie pour augmenter l'excitation sexuelle, ou encore la préférence pour des partenaires ayant une anomalie anatomique particulière (p. ex., un membre amputé).
B. Les fantaisies, impulsions sexuelles ou comportements sont à l'origine d'une souffrance cliniquement significative ou d'une altération du fonctionnement social, professionnel ou dans d'autres domaines importants.	Ces pratiques érotiques sont trop variées et trop rares pour nombre d'entre elles pour justifier une désignation particulière pour chacune. Boire de l'urine, se barbouiller avec des excréments ou se transpercer le prépuce ou le bout des seins peut faire partie du répertoire comportemental du sado-masochisme. Des rituels masturbatoires de nature variée sont habituels, mais des pratiques plus exceptionnelles comme l'introduction d'objets dans le rectum ou l'urètre ou une autostrangulation partielle — lorsqu'elles remplacent les contacts sexuels habituels — relèvent de cette catégorie. La nécrophilie doit également être notée ici.

Sources : American Psychiatric Association (1994), trad. française *DSM-IV – Manuel diagnostique et statistique des troubles mentaux*, Paris, Masson, 1996 ; World Health Organization (1993), trad. française *Classification internationale des maladies, 10ᵉ révision. Chapitre V (F) : Troubles mentaux et troubles du comportement : critères diagnostiques pour la recherche*, Paris, Organisation Mondiale de la Santé et Masson, 1994.

25.4.4 Pédophilie

La pédophilie est une problématique complexe qui fait l'objet d'une attention clinique, scientifique et même médiatique fort importante depuis quelques années. Il est clair que, dans les limites d'un chapitre, il est impossible de couvrir la multitude de données nouvelles qui y ont trait. Les critères du DSM-IV au regard de la pédophilie apparaissent même restrictifs et sont loin de refléter la variété des types de pédophilies. La durée de 6 mois (critère A), la détresse ou les limitations (critère B) et la différence d'âge (au moins 5 ans) entre le sujet (qui doit avoir au moins 16 ans) et sa victime (critère C) ne permettent pas de saisir les variétés de modes d'investissement affectifs et sexuels des sous-types de pédophiles. Pour ce faire, il convient de se référer à certains textes de base (Groth et Burgess, 1977 ; Finkelhor et Araji, 1986 ; Quinsey, 1986 ; Van Gijseghem, 1988). Cela étant dit, il faut au moins reconnaître que la majorité des agressions sexuelles commises contre des enfants sont le fait de personnes de leur entourage, soit dans une proportion de 75 % à 80 % des cas. Certains pédophiles prétendent investir affectivement les enfants et choisissent leurs victimes non seulement en fonction de critères d'âge ou de sexe, mais encore, et surtout, en fonction de critères psychologiques (enfants carencés ou recherchant de l'attention ou une identification masculine). D'autres pédophiles s'attardent peu aux caractéristiques psychologiques des enfants et choisissent leurs victimes surtout en fonction de critères physiques (sexe, âge, morphologie de l'enfant, etc.).

Le DSM-IV requiert de spécifier si l'attrait pour les enfants est de type homosexuel, hétérosexuel ou bisexuel, limité à l'inceste et exclusif (c.-à-d. attrait sexuel pour les enfants uniquement) ou non. Au-delà du diagnostic, ces aspects sont pertinents du point de vue du traitement et du pronostic.

25.4.5 Masochisme sexuel

Le masochisme sexuel consiste à associer une souffrance ou une humiliation imaginaire ou réelle aux fantaisies ou aux actes sexuels. Encore une fois, les cas de figure et les variations sont très nombreux et défient l'imagination. Ces fantaisies ou ces actes sont nécessaires à l'excitation sexuelle ; la souffrance peut

TABLEAU 25.5 Critères diagnostiques de la pédophilie

DSM-IV 302.2 Pédophilie	CIM-10 F65.4 Pédophilie
A. Présence de fantaisies imaginatives sexuellement excitantes, d'impulsions sexuelles ou de comportements, survenant de façon répétée et intense, pendant une période d'au moins 6 mois, impliquant une activité sexuelle avec un enfant ou des enfants prépubères (généralement âgés de 13 ans ou plus jeunes).	A. Voir les critères G1 et G3 des critères généraux d'un trouble de la préférence sexuelle [tableau 25.1, p. 621].
	B. Préférence persistante ou prédominante pour une activité sexuelle avec un enfant ou des enfants prépubères.
B. Les fantaisies, impulsions sexuelles ou comportements sont à l'origine d'une souffrance cliniquement significative ou d'une altération du fonctionnement social, professionnel ou dans d'autres domaines importants.	A. Voir le critère G2 des critères généraux d'un trouble de la préférence sexuelle [tableau 25.1].
C. Le sujet est âgé de 16 ans au moins et a au moins 5 ans de plus que l'enfant mentionné en A.	C. Le sujet est âgé de 16 ans au moins et a au moins 5 ans de plus que l'enfant ou les enfants mentionnés en B.
Note : Ne pas inclure un sujet en fin d'adolescence qui entretient des relations sexuelles avec un enfant de 12 ou 13 ans. *Spécifier* si : **Attiré sexuellement par les garçons** **Attiré sexuellement par les filles** **Attiré sexuellement par les filles et par les garçons** *Spécifier :* **Limité à l'inceste** *Spécifier* le type : **Type exclusif** (attiré uniquement par les enfants) **Type non exclusif**	

Sources : American Psychiatric Association (1994), trad. française *DSM-IV – Manuel diagnostique et statistique des troubles mentaux,* Paris, Masson, 1996 ; World Health Organization (1993), trad. française *Classification internationale des maladies, 10ᵉ révision. Chapitre V (F) : Troubles mentaux et troubles du comportement : critères diagnostiques pour la recherche,* Paris, Organisation Mondiale de la Santé et Masson, 1994.

être infligée par le sujet lui-même ou par son ou sa partenaire. La douleur infligée au cours de l'acte sexuel est bien sûr l'élément le plus connu du masochisme sexuel ; cet acte peut se décliner sous plusieurs formes, comme être attaché (*bonding*), avoir les yeux bandés, être infantilisé (porter une couche), être humilié (miction ou défécation sur le sujet par le ou la partenaire). Une variante extrême de scénario masochiste consiste en l'hypoxie pendant la masturbation : le patient s'asphyxie alors avec un sac en plastique ou une corde. Évidemment, il repoussera de plus en plus les limites de l'hypoxie et risquera sa vie au cours des activités masturbatoires. Bien que très rare, ce phénomène attire l'attention et requiert une intervention prompte sur le plan thérapeutique.

25.4.6 Sadisme sexuel

Longtemps considéré simplement comme l'inverse du masochisme, le sadisme a acquis une notoriété différente au cours des dernières années. En effet, le sadisme implique la souffrance physique et psychologique réelle de la victime. Il n'est pas question ici de partenaire consentant qui simulerait la souffrance, ce qui en soi n'aurait pas le caractère d'excitation requis

TABLEAU 25.6   Critères diagnostiques du masochisme sexuel

DSM-IV 302.83 **Masochisme sexuel**	CIM-10 F65.5 **Sado-masochisme**
A. Présence de fantaisies imaginatives sexuellement excitantes, d'impulsions sexuelles ou de comportements, survenant de façon répétée et intense, pendant une période d'au moins six mois, impliquant des actes (réels, non simulés) dans lesquels le sujet est humilié, battu, attaché ou livré à la souffrance par d'autres moyens.	A. Voir les critères G1 et G3 des critères généraux d'un trouble de la préférence sexuelle [tableau 25.1, p. 621].
	B. Préférence pour une activité sexuelle, en tant qu'objet (masochisme) ou en tant qu'exécutant (sadisme), ou les deux à la fois, qui implique au moins l'une des caractéristiques suivantes : (1) douleur ; (2) humiliation ; (3) asservissement.
B. Les fantaisies, impulsions sexuelles ou comportements sont à l'origine d'une souffrance cliniquement significative ou d'une altération du fonctionnement social, professionnel ou dans d'autres domaines importants.	A. Voir le critère G2 des critères généraux d'un trouble de la préférence sexuelle [tableau 25.1].
	C. L'activité sado-masochiste est la source la plus importante de la stimulation ou elle est nécessaire à la satisfaction sexuelle.

Sources : American Psychiatric Association (1994), trad. française *DSM-IV – Manuel diagnostique et statistique des troubles mentaux*, Paris, Masson, 1996 ; World Health Organization (1993), trad. française *Classification internationale des maladies, 10ᵉ révision. Chapitre V (F) : Troubles mentaux et troubles du comportement : critères diagnostiques pour la recherche*, Paris, Organisation Mondiale de la Santé et Masson, 1994.

TABLEAU 25.7   Critères diagnostiques du sadisme sexuel

DSM-IV 302.84 **Sadisme sexuel**	CIM-10 F65.5 **Sado-masochisme**
A. Présence de fantaisies imaginatives sexuellement excitantes, d'impulsions sexuelles ou de comportements, survenant de façon répétée et intense, pendant une période d'au moins six mois, impliquant des actes (réels, non simulés) dans lesquels la souffrance psychologique ou physique de la victime (y compris son humiliation) déclenche une excitation sexuelle chez le sujet.	A. Voir les critères G1 et G3 des critères généraux d'un trouble de la préférence sexuelle [tableau 25.1, p. 621].
	B. Préférence pour une activité sexuelle, en tant qu'objet (masochisme) ou en tant qu'exécutant (sadisme), ou les deux à la fois, qui implique au moins l'une des caractéristiques suivantes : (1) douleur ; (2) humiliation ; (3) asservissement.
B. Les fantaisies, impulsions sexuelles ou comportements sont à l'origine d'une souffrance cliniquement significative ou d'une altération du fonctionnement social, professionnel ou dans d'autres domaines importants.	A. Voir le critère G2 des critères généraux d'un trouble de la préférence sexuelle [tableau 25.1].
	C. L'activité sado-masochiste est la source la plus importante de la stimulation ou elle est nécessaire à la satisfaction sexuelle.

Sources : American Psychiatric Association (1994), trad. française *DSM-IV – Manuel diagnostique et statistique des troubles mentaux*, Paris, Masson, 1996 ; World Health Organization (1993), trad. française *Classification internationale des maladies, 10ᵉ révision. Chapitre V (F) : Troubles mentaux et troubles du comportement : critères diagnostiques pour la recherche*, Paris, Organisation Mondiale de la Santé et Masson, 1994.

par le sadique. La souffrance ou l'humiliation réelles sont donc des éléments essentiels au diagnostic. Les victimes visées par le sadique peuvent être des enfants ou des adultes. En général, les scénarios sadiques commencent à s'installer dès l'adolescence et ont tendance à progresser au cours de la vie adulte. Certains scénarios peuvent demeurer relativement fixes au fil du temps, alors que d'autres progressent visiblement. Le sadique se doit alors d'élaborer des scénarios de plus en plus complexes, et surtout de plus en plus violents, la victime devant être soumise à des gestes agressifs pouvant mener ultimement à la mort. Plusieurs patients peuvent demeurer toute leur vie aux prises avec des scénarios sexuels sadiques sans les réaliser. Outre le caractère spécifique propre à chaque patient, il importe surtout de vérifier l'évolution de ces scénarios au fil du temps, soit de voir si le recours à des fantaisies ou à des actes sexuels de plus en plus violents est nécessaire à l'excitation sexuelle. Il ne faut pas oublier non plus que les patients de ce type présentent souvent une tendance à « sadiciser » le médecin au cours des entrevues d'évaluation ou de traitement, c'est-à-dire qu'ils prennent plaisir à lui dévoiler leurs fantaisies et leurs comportements, sachant qu'ils lui font peur.

25.4.7 Travestisme fétichiste

Le travesti est en général un homme qui collectionne les vêtements féminins et qui les porte régulièrement, surtout en privé, pour s'adonner à des activités sexuelles de type masturbatoire. Le travesti peut choisir de ne porter que certains vêtements (soutien-gorge, petite culotte, etc.) ou encore il peut s'habiller complètement en femme. Bien qu'il s'agisse en général d'une activité solitaire, il arrive parfois que le travesti amène sa partenaire sexuelle à accepter qu'il porte des vêtements féminins durant leurs relations sexuelles, prétextant souvent qu'il ne s'agit que d'un simple jeu.

TABLEAU 25.8   **Critères diagnostiques du travestisme fétichiste**

DSM-IV 302.3 Travestisme fétichiste	CIM-10 F65.1 Travestisme fétichiste
A. Présence de fantaisies imaginatives sexuellement excitantes, d'impulsions sexuelles ou de comportements, survenant de façon répétée et intense, pendant une période d'au moins six mois, impliquant un travestissement.	A. Voir les critères G1 et G3 des critères généraux d'un trouble de la préférence sexuelle [tableau 25.1, p. 621].
	B. Le sujet porte des vêtements du sexe opposé afin de créer l'apparence et l'impression d'appartenir à l'autre sexe.
B. Les fantaisies, impulsions sexuelles ou comportements sont à l'origine d'une souffrance cliniquement significative ou d'une altération du fonctionnement social, professionnel ou dans d'autres domaines importants.	A. Voir le critère G2 des critères généraux d'un trouble de la préférence sexuelle [tableau 25.1].
	C. Le changement vestimentaire est étroitement associé à l'excitation sexuelle. Une fois l'orgasme atteint et l'excitation sexuelle retombée, il existe un désir marqué de se débarrasser des vêtements.
Spécifier : **Avec dysphorie concernant l'identité sexuelle :** si le sujet éprouve un malaise persistant par rapport à son identité sexuelle ou à son rôle sexuel.	

Sources : American Psychiatric Association (1994), trad. française *DSM-IV – Manuel diagnostique et statistique des troubles mentaux*, Paris, Masson, 1996 ; World Health Organization (1993), trad. française *Classification internationale des maladies, 10ᵉ révision. Chapitre V (F) : Troubles mentaux et troubles du comportement : critères diagnostiques pour la recherche*, Paris, Organisation Mondiale de la Santé et Masson, 1994.

Le diagnostic de travestisme fétichiste n'est fondé que lorsque le désir de porter des vêtements féminins survient dans le cours d'un trouble de l'identité sexuelle (voir le chapitre 26). Par ailleurs, il y a lieu de spécifier s'il y a dysphorie par rapport à l'identité sexuelle.

25.4.8 Voyeurisme

Le voyeurisme consiste dans l'observation d'une personne nue ou dévêtue, sans qu'elle le sache. Parfois, le voyeur cherche à observer des couples faisant l'amour. Dans la très grande majorité des cas, la personne observée doit être de sexe féminin. Le voyeur peut consacrer beaucoup de temps à repérer ses victimes. Il agit, bien sûr, le plus souvent le soir ou la nuit, moment le plus propice au repérage des victimes et à la fuite s'il venait à être surpris. Le voyeur peut se livrer à la masturbation pendant qu'il observe une femme ou un couple. Très souvent, il évoque ultérieurement la scène observée dans ses fantaisies et ses activités masturbatoires.

En règle générale, le voyeurisme ne semble pas évoluer vers des paraphilies plus importantes, tel le viol. Cependant, une certaine proportion de violeurs ont des antécédents de voyeurisme.

25.4.9 Paraphilie non spécifiée

Cette catégorie regroupe les paraphilies autres que celles qui ont été mentionnées ci-dessus. Il s'agit de paraphilies assez rares, qui sont souvent découvertes fortuitement lorsque les patients consultent pour des raisons autres, par exemple, dépression, trouble anxieux, difficultés conjugales, etc. Les paraphilies de cette catégorie qu'on rencontre le plus fréquemment sont :

– la scatologie téléphonique (téléphones obscènes) ;
– la nécrophilie (désir sexuel pour un cadavre), qui peut être ou non associée au sadisme ;
– le partialisme (désir sexuel orienté vers une partie seulement du corps), dont l'apotemnophilie (désir sexuel pour un membre amputé) constitue un exemple frappant ;

TABLEAU 25.9   **Critères diagnostiques du voyeurisme**

DSM-IV 302.82 Voyeurisme	CIM-10 F65.3 Voyeurisme
A. Présence de fantaisies imaginatives sexuellement excitantes, d'impulsions sexuelles ou de comportements, survenant de façon répétée et intense, pendant une période d'au moins six mois, consistant à observer une personne nue, ou en train de se déshabiller, ou en train d'avoir des rapports sexuels, et qui ne sait pas qu'elle est observée.	A. Voir les critères G1 et G3 des critères généraux d'un trouble de la préférence sexuelle [tableau 25.1, p. 621].
	B. Tendance récurrente ou persistante à observer des personnes en train de se déshabiller, ou d'avoir des rapports sexuels, ou de se livrer à d'autres activités intimes ; l'acte de voyeurisme est habituellement associé à une excitation sexuelle et à une masturbation.
B. Les fantaisies, impulsions sexuelles ou comportements sont à l'origine d'une souffrance cliniquement significative ou d'une altération du fonctionnement social, professionnel ou dans d'autres domaines importants.	A. Voir le critère G2 des critères généraux d'un trouble de la préférence sexuelle [tableau 25.1].
	C. Le sujet n'éprouve pas le besoin de révéler sa présence.
	D. Le sujet ne cherche pas à avoir des rapports sexuels avec la ou les personnes observées.

Sources : American Psychiatric Association (1994), trad. française *DSM-IV – Manuel diagnostique et statistique des troubles mentaux*, Paris, Masson, 1996 ; World Health Organization (1993), trad. française *Classification internationale des maladies, 10ᵉ révision. Chapitre V (F) : Troubles mentaux et troubles du comportement : critères diagnostiques pour la recherche*, Paris, Organisation Mondiale de la Santé et Masson, 1994.

Psychiatrie clinique : une approche bio-psycho-sociale

- la zoophilie (désir sexuel orienté vers des animaux);
- la coprophilie (excitation sexuelle liée aux selles);
- l'urophilie (excitation sexuelle liée à l'urine);
- la klismaphilie (excitation sexuelle liée aux lavements).

*

L'imagination humaine ne semblant pas connaître de limites, le clinicien ne doit pas être surpris des variantes qui ont cours dans la recherche de plaisir sexuel. Il doit bien gérer ses réactions contre-transférentielles et ne pas réagir de manière punitive ou moralisatrice face à ces divers comportements. Il ne faut pas oublier non plus la fascination et la curiosité morbides que peuvent faire naître les paraphilies.

En principe, le viol n'est pas considéré comme une paraphilie. Cependant, beaucoup de violeurs présentent une ou des paraphilies associées (voyeurisme, exhibitionnisme, etc.). Au cours des dernières années, plusieurs classifications du viol ont été proposées et devraient être consultées lorsque le médecin est en présence d'un tel type de comportement chez un patient (Knight et Prentky, 1990).

25.5 DIAGNOSTIC DIFFÉRENTIEL

L'erreur la plus fréquente quand on procède au diagnostic différentiel est de considérer d'emblée tout comportement sexuel déviant comme étant de l'ordre de la paraphilie (ou de la perversion). Avant de poser un diagnostic de paraphilie, il importe de bien s'assurer que tous les critères sont bel et bien remplis, que le comportement en question n'est pas qu'une simple dérive occasionnelle, mais qu'il constitue le mode d'excitation sexuelle privilégié.

Il faut également considérer que les comportements déviants sont fréquemment associés à diverses organisations de personnalité problématiques, notamment les troubles de la personnalité de type dramatique et émotive du groupe B (limite, narcissique, histrionique, antisociale). Il n'y a cependant pas de personnalité spécifique associée aux paraphilies. Il faut alors déterminer si le comportement déviant est une manifestation parmi d'autres du trouble de la personnalité ou s'il s'agit d'un phénomène de comorbidité. Qu'il y ait ou non un diagnostic de paraphilie, la composante du trouble de la personnalité doit toujours être évaluée, car elle se répercutera nécessairement sur la paraphilie elle-même, par exemple au chapitre de la violence (Proulx et coll., 1994), ou sur le traitement (adhésion, évolution).

Certains comportements déviants peuvent survenir dans le cours d'autres pathologies psychiatriques, notamment durant une phase maniaque d'une maladie bipolaire. Les patients schizophrènes ont parfois des fantaisies bizarres à l'égard des enfants ou des femmes adultes qui relèvent plus souvent de leur imaginaire délirant que de paraphilies réelles. Les patients atteints de retard mental peuvent présenter des comportements inappropriés avec des enfants ou des femmes adultes par manque de jugement ou par manque de partenaires disponibles.

Une autre composante non négligeable sur le plan diagnostique réside dans le fait que, très souvent, plusieurs paraphilies peuvent coexister (Bradford et coll., 1992). Sans être alarmiste, il faut au moins suspecter la présence d'autres paraphilies dès qu'un patient dit être aux prises avec une paraphilie principale. Il ne faut pas oublier que l'attitude du médecin est cruciale dans la mise au jour de paraphilies coexistantes. Il ne s'agit pas de créer une collusion avec le patient: il s'agit essentiellement de créer un climat favorable au dévoilement. Même si les paraphilies sont vécues de manière égo-syntone, il reste que la plupart des patients sont conscients de la réprobation sociale qui entoure de telles pratiques sexuelles. Ils ont parfois fait face à des jugements de valeur de la part de personnes de leur entourage ou de la part de professionnels de la santé.

25.6 TRAITEMENTS

25.6.1 Principes généraux

Les paraphilies prennent des formes variées et sont associées à des structures de personnalité diverses. En outre, la coexistence avec d'autres maladies psychiatriques n'est pas négligeable. Il en découle qu'il n'y a pas de traitement unique. L'approche bio-psycho-sociale est donc de rigueur (Aubut et coll., 1993). Il faut opter pour une approche éclectique et offrir au patient le traitement le plus adapté à ses besoins et à ses capacités. Il faut également viser des objectifs précis touchant non seulement la gestion des symptômes, mais aussi l'amélioration de la vie relationnelle. Certains programmes de traitement comprennent des modules thérapeutiques fixes et prédéterminés qui seront appliqués de manière uniforme à tous les patients. D'autres programmes tentent plutôt d'individualiser le traitement en fonction de certains critères. Ainsi, les patients qui maîtrisent le moins leurs fantasmes ou leurs comportements sont plus susceptibles de bénéficier d'un traitement pharmacologique et d'une thérapie cognitivo-comportementale. Pour leur part, les patients qui dominent mieux leurs pulsions sont plus susceptibles de profiter d'une thérapie d'inspiration psychodynamique.

25.6.2 Traitements biologiques

Il y a plusieurs années, on a eu recours à la chirurgie dans le traitement des paraphiles, notamment la neurochirurgie (hypothalamotomies diverses). L'efficacité de ce type de traitement n'ayant jamais été prouvée scientifiquement, on ne devrait pas y recourir, à moins qu'une indication médicale précise ne soit associée à la paraphilie, telle une épilepsie temporale réfractaire au traitement usuel.

La castration chirurgicale a également été pratiquée, surtout dans les pays scandinaves et germaniques dans les années 60 et 70. L'efficacité de cette intervention n'a certainement pas été validée sur le plan scientifique, les études à ce propos présentant des failles méthodologiques majeures. Bien que ce type de traitement ait récemment trouvé certains défenseurs à l'intérieur même de la profession médicale, il n'en demeure pas moins qu'il n'a pas sa place, jusqu'à preuve du contraire, d'autant plus qu'il existe d'autres solutions valables, dont la castration chimique.

Le terme même de castration chimique prête à confusion, car à vrai dire il ne s'agit pas de viser un arrêt total de la production d'androgènes, qui ne se produit jamais d'ailleurs, même à la suite de la castration chirurgicale. Il ne faut pas oublier que c'est un patient que l'on traite et non un niveau sanguin de testostérone. L'approche pharmacologique vise essentiellement à diminuer l'intensité et la fréquence des fantasmes sexuels, des masturbations et des comportements paraphiles. Lorsque cela est possible, il est souhaitable de favoriser le maintien d'une sexualité consensuelle. En tout temps, le traitement pharmacologique doit être associé à une autre modalité thérapeutique, psychologique ou sociale. Comme le médecin doit s'en remettre essentiellement au patient pour connaître ses symptômes, le consentement et la collaboration de ce dernier sont fondamentaux.

Les stratégies pharmacologiques sont de deux ordres (voir le tableau 25.10, p. 630). Il y a d'abord les médications à action hormonale (Berlin, 1989; Prentky, 1997; Roesler et Witzum, 1998; Thibaut et coll., 1994). Parmi celles-ci, on trouve: la médroxyprogestérone, la cyprotérone, le leuprolide, un analogue de l'hormone de libération de la gonadotrophine, et la triporéline. Dans tous les cas, il faut procéder à un examen physique préalable, prêter attention aux pathologies cardiovasculaires, endocriniennes ou néoplasiques et faire un bilan de base (FSC, analyse d'urine, SMA-12, FSH, LH, testostérone plasmatique, ECG et EEG si indication clinique). Ce bilan devra être refait régulièrement, au moins une fois par année ou plus selon les indications cliniques.

L'autre stratégie pharmacologique a une action sérotoninergique, compte tenu du rôle présumé de la sérotonine dans nombre de comportements impulsifs, répétitifs, compulsifs ou violents. Plusieurs études (Greenberg et Bradford, 1997; Kafka, 1994) rapportent une réduction du nombre des fantasmes, des masturbations ou des comportements compulsifs chez les paraphiles à la suite de l'emploi des ISRS tels que la sertraline, la fluoxétine ou la paroxétine. Les doses à prescrire sont sensiblement les mêmes que dans le traitement des troubles obsessionnels-compulsifs, donc à la limite supérieure de la zone thérapeutique. Cela étant dit, il est clair que c'est principalement la réponse clinique qui doit servir de guide quant à la posologie.

25.6.3 Psychothérapies

Les approches psychologiques, de quelque nature qu'elles soient, doivent être mises au premier plan dans le traitement des paraphiles. Il existe trois grandes classes de psychothérapies, et le choix de l'une ou l'autre doit être fait non pas seulement en fonction de l'orientation théorique du médecin, mais en fonction des besoins et des capacités du patient, tels qu'ils sont définis dans les principes généraux (voir la section 25.6.1).

Psychiatrie clinique: une approche bio-psycho-sociale

TABLEAU 25.10   Stratégies pharmacologiques

Nom scientifique	Nom commercial (®)		Posologie
	Canada	France	
1. TRAITEMENTS À ACTION HORMONALE			
Médroxyprogestérone	Provera, Depo-provera	Prodasone, Dépo-prodasone	50-100 mg p.o., 1 fois/jour, ou 50-300 mg i.m., 1 fois/semaine
Cyprotérone	Androcur	Androcur	50-100 mg p.o., 1 fois/jour, ou 50-300 mg i.m., 1 fois/semaine
Leuprolide	Lupron Dépôt	Non commercialisé	7,5 mg i.m., 1 fois/mois, ou 22,5 mg i.m. aux 3 mois
Triporéline	Non commercialisé	Decapeptyl	3,75 mg 1 fois/mois
2. TRAITEMENTS À ACTION SÉROTONINERGIQUE			
Sertraline	Zoloft	Zoloft	50-200 mg p.o., 1 fois/jour
Fluoxétine	Prozac	Prozac	20-80 mg p.o., 1 fois/jour
Paroxétine	Paxil	Deroxat	20-50 mg p.o., 1 fois/jour
Clomipramine	Anafranil	Anafranil	75-200 mg p.o., 1 fois/jour

Thérapie psychodynamique

Les thérapies d'orientation psychodynamique, individuelles et de groupe, visent au premier chef la sphère relationnelle (Tardif, 1993). Le patient est amené à explorer sa manière d'investir ou non sa relation à autrui. Les attentes démesurées à l'endroit d'autrui, son vide affectif, son désir de dominer l'autre, sa crainte excessive de l'humiliation, sa rage fondamentale et la sexualisation de toute situation conflictuelle figurent parmi les thèmes fréquemment travaillés en thérapie. L'approche de groupe est souvent privilégiée pour les paraphiles, quelle qu'en soit l'orientation théorique. Il s'agit de patients difficiles à traiter, résistants à plusieurs points de vue et hésitants à abandonner leur symptôme principal qui est de caractère sexuel et source de plaisir. On peut s'attendre à de vives réactions transférentielles et contre-tranférentielles avec les patients paraphiles. Parmi les réactions transférentielles fréquentes, on relève, entre autres, le désir de triompher du thérapeute, de le séduire, de l'agresser ou, parfois, de l'intimider en faisant état de fantaisies sexuelles particulièrement répugnantes. Sur le plan contre-transférentiel, la peur, le rejet, la fascination, l'ennui et le désir de sauver le patient constituent des réactions fréquentes. Une thérapie psychodynamique ne devrait être dirigée que par des cliniciens aguerris, travaillant de préférence dans un cadre multidisciplinaire.

Thérapie comportementale

Les thérapies comportementales ont connu un essor important dans les années 70. Bien que ces thérapies soient encore de mise dans certains cas bien précis, les thérapies cognitives, décrites ci-dessous, tendent à les remplacer depuis le début des années 90. L'aversion et la satiation constituent les techniques de l'approche comportementale qui sont encore employées. L'aversion est un traitement d'appoint qui combine un stimulus négatif (odeur forte d'ammoniaque, choc électrique cutané) à une excitation sexuelle déviante. Par exemple, des stimuli de nature pédophile sont présentés à un patient. Lorsque celui-ci commence à avoir une érection, il doit respirer une solution d'ammoniaque ou s'administrer lui-même un choc électrique cutané. À noter qu'il ne s'agit pas d'un électrochoc et que c'est le patient lui-même qui détermine l'intensité du choc qu'il recevra. Enfin, le choc électrique n'est jamais administré sur les parties génitales, mais plutôt sur le bras, la cuisse ou le mollet.

La satiation est une technique comportementale qui consiste à demander au patient de se masturber en pensant à ses fantasmes déviants jusqu'à ce qu'il parvienne à l'éjaculation. Par la suite, le patient doit continuer à se masturber pendant une période assez longue, l'objectif étant d'associer un renforcement négatif (masturbation sans plaisir après l'éjaculation) au stimulus déviant.

Une autre technique consiste dans le reconditionnement fantasmatique qui vise à diminuer le recours aux fantasmes déviants pendant les masturbations et à introduire des fantasmes plus adéquats. Le patient doit se masturber en pensant d'abord à ses fantasmes déviants, puis, au moment de l'éjaculation, il doit penser à des fantasmes non déviants. Graduellement, le patient passera de plus en plus de temps à produire des fantasmes non déviants pendant les masturbations.

Les techniques comportementales sont efficaces à court terme pour diminuer l'excitation sexuelle déviante, mais celle-ci a tendance à revenir rapidement si ce type de traitement n'est pas associé à d'autres modalités thérapeutiques.

Thérapie cognitive et psychoéducation

La thérapie cognitive et la psychoéducation figurent certainement parmi les modes de traitement les plus populaires actuellement, du moins en Amérique du Nord (Marshall et Barbaree, 1990). Elles s'inspirent directement des approches conçues pour le traitement des toxicomanies. Fondées sur l'entraînement aux habiletés sociales, ces approches visent notamment :

- l'acquisition, par le patient, de capacités à établir et à maintenir des rapports plus harmonieux avec les adultes des deux sexes ;
- l'adoption de techniques d'approche et de séduction d'adultes en vue d'activités hétérosexuelles ou homosexuelles ;
- l'amélioration du réseau social ;
- l'amélioration des relations familiales.

Ces traitements sont aussi axés sur une meilleure gestion du stress et de la colère, favorisant la résolution des conflits qui surviennent fréquemment dans la vie des patients et qui déclenchent l'apparition de fantaisies sexuelles déviantes, voire les passages à l'acte.

La technique de prévention de la rechute mérite une attention particulière. Il s'agit d'amener le patient à reconnaître l'ensemble des facteurs d'ordre cognitif et comportemental propres à l'inciter à un passage à l'acte déviant (Aubut, 1993 ; Hudson et Ward, 1996 ; Pithers et Gray, 1996). On peut décrire ainsi le scénario : un pédophile vit une situation de conflit mineur ou majeur avec des adultes, ce qui va déclencher chez lui un sentiment de malaise souvent diffus et imprécis (dysphorie) et donner lieu à une intensification de ses fantaisies déviantes associées à des comportements masturbatoires. De façon consciente ou non, il fera en sorte de se trouver en présence d'enfants (p. ex., en changeant de trajet de façon à passer près d'une école). Il va repérer des enfants qui lui plaisent et trouver divers prétextes pour les aborder (situation à risque). Il tentera de justifier ce geste (distorsions cognitives). Enfin, il va passer à l'acte. Ce scénario, que résume la figure 25.1, est évoqué en prévention de la récidive pour responsabiliser le paraphile qui, souvent, se perçoit comme une victime des circonstances. À chaque étape menant vers un passage à l'acte seront recensées des stratégies cognitives ou comportementales pour en arrêter la progression. C'est ici, par exemple, que peuvent être introduites des techniques de résolution de problèmes concernant des figures adultes ou des techniques visant à corriger l'état émotif.

Les techniques cognitives et psychoéducatives sont celles qu'appliquent la plupart des cliniques spécialisées dans le traitement des paraphiles. Ces techniques visent à la fois la réduction de l'ensemble des fantaisies, des cognitions et des comportements

FIGURE 25.1   Processus de la rechute

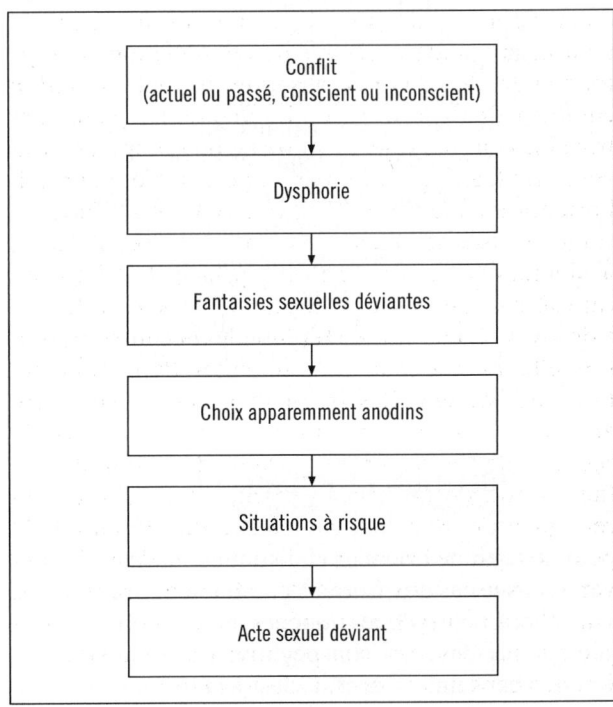

déviants tout en favorisant la mise en œuvre de cognitions et de comportements de rechange plus adaptés.

25.6.4 Traitements sociaux

Les paraphiles éprouvent fréquemment des difficultés dans d'autres sphères que la sexualité : relations interpersonnelles pauvres, mauvais fonctionnement professionnel, réseau social inadéquat, loisirs peu structurés ou directement en relation avec le problème sexuel (pensons, par exemple, au pédophile qui s'occupe d'entraînement sportif auprès de jeunes enfants) [Fisher et Howells, 1993 ; Lamoureux, 1993]. Il importe donc de bien évaluer le fonctionnement socioprofessionnel, de favoriser les activités d'intégration sociale qui sont source de gratification et de soutien. Le vide affectif ou social est souvent un facteur de déclenchement ou de maintien des activités ou des fantasmes déviants.

Parfois, il y a lieu d'intervenir auprès de la conjointe, soit sur une base individuelle ou encore en thérapie de couple. Il faut cependant prendre soin de ne pas culpabiliser la conjointe, car très souvent le paraphile a tendance à se déresponsabiliser en lui faisant porter une partie du blâme. Ainsi, plusieurs paraphiles se plaignent d'un manque de désir de la part de leur partenaire, alors qu'en fait ce manque de désir est le leur. Les rencontres de couple doivent avant tout avoir un caractère éducatif et améliorer la communication par l'écoute de l'autre ainsi que par l'expression adéquate des besoins affectifs et sexuels. Les conflits relatifs aux valeurs éducatives des enfants seront également évalués et résolus.

Enfin, il est important d'établir des contacts avec des personnes significatives pour valider l'information fournie par les patients qui ont souvent tendance à minimiser leur problème et pour vérifier s'il y a généralisation des acquis, c'est-à-dire s'assurer que le patient mette bien en pratique les techniques élaborées durant les séances de traitement.

25.7 ÉVOLUTION ET PRONOSTIC

Il existe peu de données statistiques sur le pronostic, sauf dans le cas de quelques paraphilies comme la pédophilie. Encore là, ces données doivent toujours être interprétées avec circonspection, compte tenu d'un important « chiffre noir », c'est-à-dire que de nombreux paraphiles ne dévoilent pas spontanément leur problème, surtout s'il y a eu passage à l'acte passible d'une peine criminelle. Le nombre d'activités déviantes réelles, en fantasmes ou en actes, est largement supérieur à ce qu'on pourrait croire à partir des autorévélations ou des causes judiciaires, et ce dans une proportion de 10 pour 1. Quoi qu'il en soit, les paraphilies ont un début précoce et semblent connaître une trajectoire plutôt chronique. Parmi les facteurs associés à un moins bon pronostic, on relève :

- un début précoce ;
- une fréquence élevée de passages à l'acte ;
- un réseau social inadéquat ;
- l'absence de toute culpabilité ;
- une faible insertion sociale ;
- une absence d'investissement affectif ;
- une toxicomanie ;
- une personnalité antisociale associée.

À l'inverse, le pronostic est meilleur si les facteurs précédents ne sont pas présents. Le rôle exact de la motivation pour le changement est difficile à évaluer quant à sa valeur pronostique, puisque plusieurs paraphiles consultent sous contrainte légale ou sous forte incitation de la famille ou de l'environnement social. Il faut cependant noter qu'il n'y a pas lieu d'être aussi pessimiste que par le passé quant au traitement des paraphiles. En effet, les études récentes démontrent que le traitement a un effet dans la mesure où il est bien structuré (Hanson et Buissières, 1998 ; Marques et coll., 1994).

*
* *

Le temps est révolu où les médecins pouvaient considérer les paraphilies comme des trouvailles d'occasion. De plus en plus, les patients sollicitent des traitements pour lesquels les médecins sont par ailleurs peu formés. Il est intéressant de noter que ce type de patients a fait évoluer les grandes théories (biologique, psychodynamique, cognitive et sociale) vers des points de convergence où s'entrecroisent sexualité, agressivité, pouvoir et domination, de même que déshumanisation du rapport avec l'autre. Enfin, cette clientèle pose d'importants problèmes éthiques par rapport au secret professionnel et à l'obligation de protéger les tiers. Le travail multidisciplinaire et la consultation de collègues sont souvent de mise.

Bibliographie

AMERICAN PSYCHIATRIC ASSOCIATION
1994 *Diagnostic and Statistical Manual of Mental Disorders*, 4e éd., Washington (D.C.), American Psychiatric Association; trad. française *DSM-IV – Manuel diagnostique et statistique des troubles mentaux*, Paris, Masson, 1996, 1040 p.

AUBUT, J.
1993 « La prévention de la récidive : une approche bio-psycho-sociale », dans J. Aubut et coll., *Les agresseurs sexuels : théorie, évaluation et traitement*, Montréal et Paris, Éditions de la Chenelière et Maloine, p. 146-153.

AUBUT, J., et coll.
1996 *Le rôle du témoin expert : détermination de la culpabilité chez l'agresseur sexuel*, Montréal et Paris, Éditions de la Chenelière et Maloine.

1993 *Les agresseurs sexuels : théorie, évaluation et traitement*, Montréal et Paris, Éditions de la Chenelière et Maloine.

BERLIN, F.S.
1989 « The paraphilias and Depo-Provera : Some medical, ethical and legal considerations », *Bull. Am. Acad. Psychiatry Law*, vol. 17 n° 3, p. 233-239.

BORNSTEIN, S., et coll.
1993 « La situation en France », dans J. Aubut et coll., *Les agresseurs sexuels : théorie, évaluation et traitement*, Montréal et Paris, Éditions de la Chenelière et Maloine, p. 290-298.

BRADFORD, J.M., et BOURGET, D.
1987 « Sexually agressive men », *Psychiatric Journal of the University of Ottawa*, vol. 12, n° 3, p. 169-175.

BRADFORD, J.M., et coll.
1992 « The paraphilias : A multiplicity of deviant behaviors », *Can. J. Psychiatry*, vol. 37, n° 2, p. 104-108.

FEDOROFF, J.P.
1993 « Serotonergic drug treatment of deviant sexual interests », *Annals of Sex Research*, vol. 6, p. 105-121.

FINKELHOR, D., et ARAJI, S.
1986 « Explanations of pedophilia : A four factor model », *Journal of Sex Research*, vol. 22, n° 2, p. 145-161.

FISHER, D., et HOWELLS, K.
1993 « Social relationships in sexual offenders », *J. Sex. Marital Ther.*, vol. 8, n° 2, p. 123-136.

FREUD, S.
1905 *Trois essais sur la théorie de la sexualité*, Paris, Petite Bibliothèque Payot, 1973.

GAFFNEY, G.R., et BERLIN, F.S.
1984 « Is there hypothalamic-pituitary-gonadal dysfunction in pedophilia ? A pilot study », *Br. J. Psychiatry*, vol. 145, p. 657-660.

GREENBERG, D.M., et BRADFORD, J.M.
1997 « Treatment of the paraphilic disorders : A review of the role of the selective serotonin reuptake inhibitors », *Sexual Abuse : A Journal of Research and Treatment*, vol. 9, n° 4, p. 349-361.

GROTH, A.N., et BIRNBAUM, H.J.
1979 *Men Who Rape : The Psychology of the Offender*, New York, Plenum Press.

GROTH, A.N., et BURGESS, A.W.
1977 « Motivational intent in the sexual assault of children », *Criminal Justice and Behavior*, vol. 4, n° 3, p. 253-264.

HANSON, F.K., et BUISSIÈRE, M.T.
1998 « Predicting relapse : A meta-analysis of sexual offender recidivism studies », *J. Consult. Clin. Psychol.*, vol. 66, n° 2, p. 348-362.

HUDSON, S.M., et WARD, T.
1996 « Relapse prevention in future directions », *Sexual Abuse : A Journal of Research and Treatment*, vol. 8, n° 3, p. 249-257.

KAFKA, F.
1994 « Sertraline pharmacotherapy for paraphilias and paraphilia-related disorders : An open trial », *Ann. Clin. Psychiatry*, vol. 6, n° 3, p. 189-195.

KNIGHT, R.A.
1988 « Ataxonomic analysis of child molesters », dans R.A. Prentky et V.L. Quinsey (sous la dir. de), *Human Sexual Agression : Current Perspectives*, New York, New York Academy of Sciences.

KNIGHT, R.A., et PRENTKY, R.A.
1990 « Classifying sexual offenders : The development and correlation of taxonomic models », dans W.L. Marshall et coll., *Handbook of Sexual Assault : Issues, Theories and Treatment of the Offender*, New York, Garland Publishing, p. 23-52.

LALONDE, P., et GRUNBERG, F. (sous la dir. de)
1988 *Psychiatrie clinique : approche bio-psycho-sociale*, Boucherville (Québec), Gaëtan Morin Éditeur.

LAMOUREUX, B.
1993 « L'intervention dans le réseau social », dans J. Aubut et coll., *Les agresseurs sexuels : théorie, évaluation et traitement*, Montréal et Paris, Éditions de la Chenelière et Maloine, p. 214-234.

McDOUGALL, J.
1980 « Essai sur la perversion », dans [collectif] *Les perversions : chemins de travers*, Paris, Tchou.

MARQUES, J.K., et coll.
1994 « Effects of cognitive-behavioral treatment on sex offender recidivism : Preliminary results of a longitudinal study », *Criminal Justice and Behavior*, vol. 21, p. 28-54.

MARSHALL, W.L.
1989 « Intimacy, loneliness and sexual offenders », *Behav. Res. Ther.*, vol. 27, n° 5, p. 491-503.

MARSHALL, W.L., et BARBAREE, H.E.
1990 *Handbook of Sexual Assaults: Issues, Theories and Treatment of the Offender*, New York, Plenum Press.

PINARD, G.
1993 « Les théories biologiques », dans J. Aubut et coll., *Les agresseurs sexuels : théorie, évaluation et traitement*, Montréal et Paris, Éditions de la Chenelière et Maloine, p. 21-43.

PITHERS, W.D., et GRAY, A.S.
1996 « Utility of relapse prevention in treatment of sexual abusers », *Sexual Abuse: A Journal of Research and Treatment*, vol. 8, n° 3, p. 223-241.

PRENTKY, R.A.
1997 « Arousal reduction in sexual offenders : A review of antiandrogen interventions », *Sexual Abuse: A Journal of Research and Treatment*, vol. 9, n° 4, p. 335-347.

PROULX, J.
1993 « Les théories comportementales », dans J. Aubut et coll., *Les agresseurs sexuels : théorie, évaluation et traitement*, Montréal et Paris, Éditions de la Chenelière et Maloine, p. 35-43.

PROULX, J., et coll.
1994 « Troubles de la personnalité et viol : implications théoriques et cliniques », *Criminologie*, vol. 27, p. 33-53.

QUINSEY, V.L.
1986 « Men who have sex with children », dans D.N. Weisstub (sous la dir. de), *Law and Mental Health: International Perspectives*, vol. 2, New York, Pergammon Press, p. 140-172.
1984 « Sexual agression : Studies of offenders against women », dans D.N. Weisstub (sous la dir. de), *Law and Mental Health: International Perspectives*, New York, Pergammon Press, p. 84-121.

ROESLER, A., et WITZUM, E.
1998 « Treatment of men with paraphilia with a long-acting analogue gonadotropin-releasing hormone », *N. Engl. J. Med.*, vol. 338, n° 7, p. 416-422.

SCHRÖDER, J., et coll.
1981 « The frequency of XYY and XXY men among criminal offenders », *Acta Psychiatr. Scand.*, vol. 63, p. 272-276.

STOLLER, R.J.
1978 *La perversion : forme érotique de la haine*, Paris, Payot.

TARDIF, M.
1993 « Les thérapies psycho-dynamiques », dans J. Aubut et coll., *Les agresseurs sexuels : théorie, évaluation et traitement*, Montréal et Paris, Éditions de la Chenelière et Maloine, p. 155-205.

THIBAUT, F., et coll.
1994 « Effect of gonadotrophin hormone-releasing hormone agonist in six cases of severe male paraphilia », *Acta Psychiatr. Scand.*, vol. 87, n° 6, p. 445-450.

VAN GIJSEGHEM, H.
1988 *La personnalité de l'agresseur sexuel : typologie à partir de l'optique psycho-dynamique*, Montréal, Éditions du Méridien.

WORLD HEALTH ORGANIZATION
1993 *The ICD-10 Classification of Mental and Behavioural Disorders: Diagnostic Criteria for Research*, Genève, World Health Organization ; trad. française *Classification internationale des maladies, 10ᵉ révision. Chapitre V (F) : Troubles mentaux et troubles du comportement : critères diagnostiques pour la recherche*, Paris, Organisation Mondiale de la Santé et Masson, 1994.

CHAPITRE 26

Troubles de l'identité sexuelle

PIERRE ASSALIAN, M.D.
Psychiatre, sexothérapeute,
directeur de l'Unité de la sexualité humaine et du Département de psychiatrie
de l'Hôpital général de Montréal
Professeur agrégé au Département de psychiatrie de l'Université McGill (Montréal)

MARILYN AMIAS-WILCHESKY, Ph.D.
Psychologue, sexothérapeute, directrice du programme pour la dysphorie de genre
de l'Unité de la sexualité humaine de l'Hôpital général de Montréal

HÉLÈNE CÔTÉ, M.A. (sexol.)
Sexologue clinicienne, psychothérapeute, directrice adjointe du programme pour la dysphorie de genre de
l'Unité de la sexualité humaine de l'Hôpital général de Montréal
Responsable du volet d'éducation sexuelle, Programme VISA (agresseurs sexuels),
à l'Établissement Montée Saint-François (Laval)

PLAN

26.1 Définition et historique

26.2 Épidémiologie

26.3 Étiologie
    26.3.1 Aspects biologiques
    26.3.2 Aspects psychosociaux et psychodynamiques
        • *Formation de l'identité sexuelle chez le garçon* • *Formation de l'identité sexuelle chez la fille*

26.4 Description clinique

26.5 Diagnostic différentiel
    26.5.1 Travestisme
    26.5.2 Homosexualité
    26.5.3 Bisexualité

26.6 Traitement

26.7 Évolution et pronostic

Bibliographie

Lectures complémentaires

Parmi l'ensemble des troubles sexuels, le trouble de l'identité sexuelle représente encore aujourd'hui un phénomène psychosexologique difficilement compris dans toutes ses dimensions. En effet, cette problématique est complexe sur le plan de la variation de son expression et, par conséquent, sur le plan de la nosographie.

26.1 DÉFINITION ET HISTORIQUE

L'identité sexuelle ou de genre se rapporte à la conviction ou au sentiment qu'a une personne d'appartenir à son sexe désigné ou biologique. Si l'identité de genre est modelée d'abord en vertu de l'apparence des organes génitaux externes, elle est aussi et surtout sculptée par les rôles sexuels déterminés par la société. Les individus, qu'ils soient de sexe masculin ou féminin, doivent, selon les attentes sociales, adopter les attitudes et les comportements conformes à leur sexe.

De nombreux facteurs constitutionnels, biologiques, psychologiques, sociaux et culturels influent sur l'expression de l'identité et du rôle de genre. Plus précisément, les variables biologiques comprennent le sexe génétique ou chromosomique, le sexe gonadique, hormonal et génital. Cependant, ces variables ont peu d'effet sur l'élaboration de l'identité de genre, comparativement aux pressions sociales (Zucker et Bradley, 1995). Quant aux dimensions psychosociales, elles comprennent le sexe assigné à la naissance, l'identité de genre et le rôle sexuel concordant, ainsi que l'identification à ce rôle sexuel.

La bifurcation vers un sexe est associée à l'identification à un modèle représentant les schèmes masculins (p. ex., le père) et féminins (p. ex., la mère). Cette identification construit l'identité de genre, construction impossible sans une telle identification.

Selon une perspective transculturelle, les troubles de l'identité de genre existent depuis des milliers d'années et ont été cités dans la littérature hindoue, grecque et musulmane. Cette condition ne connaît aucune frontière culturelle ou temporelle (Steiner, Blanchard et Zucker, 1985). Au milieu du siècle, les études de Cauldwell et de Benjamin ont mis en évidence le besoin de recherches en Amérique du Nord. Le cas de Christine Jorgenson (Hamburger et coll., 1953, cités dans Pauly, 1990) et sa déclaration publique relativement à son changement de sexe avaient fait la une des quotidiens partout dans le monde.

Sur le plan de la terminologie, la substitution du terme « transsexuel » (Benjamin, 1966) à *gender dysphoria syndrome* (syndrome de dysphorie de genre), proposée par Fisk (1973), a fait l'objet d'un consensus dans les milieux cliniques et scientifiques. Le terme « transsexuel » désigne maintenant *toute personne qui fait la demande d'une réassignation sexuelle peu importe le diagnostic*.

26.2 ÉPIDÉMIOLOGIE

Des études estiment le nombre d'hommes souffrant d'un trouble de l'identité sexuelle à 1 cas pour 30 000 personnes et à 1 cas pour 100 000 personnes pour les femmes biologiques. À l'Unité de la sexualité humaine de l'Hôpital général de Montréal, on enregistre une proportion équivalente des sexes (1 homme pour 1 femme), laquelle est corroborée par la plupart des cliniques internationales (Amias-Wilchesky, 1995). Actuellement, au Canada, la seule clinique privée qui offre la chirurgie génitale est à Montréal; y sont pratiquées approximativement 400 vaginoplasties par année chez les hommes, comparativement à 10 phalloplasties chez les femmes. Il faut noter que l'hystérectomie suffit comme réassignation sexuelle pour la majorité des femmes, qui ne chercheront pas une phalloplastie.

26.3 ÉTIOLOGIE

La controverse à propos de l'étiologie des troubles de l'identité de genre a mené à la formulation de diverses hypothèses ;

– l'hypothèse biologique ;
– la possibilité d'une perturbation de la personnalité ;
– la possibilité d'une psychopathologie sévère.

Le débat sur la nature des facteurs étiologiques de ces troubles demeure encore vif aujourd'hui.

26.3.1 Aspects biologiques

Les hypothèses actuelles en ce qui concerne les facteurs étiologiques du trouble de l'identité de genre intègrent les composantes biologiques de ce syndrome aux composantes nuisibles du développement

Psychiatrie clinique : une approche bio-psycho-sociale

psychologique et de l'environnement psychosocial dans la période critique du développement de l'enfant.

Tout d'abord, le dimorphisme sexuel débute avec le jumelage des chromosomes lors de la conception : XY pour un garçon et XX pour une fille. Cette formation chromosomique détermine le sexe de l'embryon. Plus particulièrement, le chromosome Y constitue le marqueur du développement du sexe masculin. De la 8e à la 22e semaine de gestation, les testicules du fœtus mâle vont sécréter la testostérone (Gooren, 1990), tandis que l'ovaire active sa sécrétion d'œstrogènes seulement à la 16e semaine. Bien que le genre physique de l'embryon soit tributaire de la présence des chromosomes XX ou XY, la différenciation sexuelle du cerveau par la sécrétion des hormones s'opérera seulement de 4 à 16 semaines plus tard. Ainsi le processus de masculinisation physique peut-il exister sans la différenciation sexuelle cérébrale.

À partir de la septième semaine après la conception, l'embryon indifférencié subira une série de changements qui s'organiseront progressivement dans le sens féminin ou masculin, en débutant par le développement des gonades, ensuite des structures génitales reproductrices internes (canaux de Müller ou de Wolff) et finalement de l'appareil génital externe. Cette différenciation sexuelle est largement influencée par les changements hormonaux. Les testicules du fœtus masculin sécrètent les androgènes qui, d'une part, provoquent la formation des organes masculins reproducteurs et, d'autre part, l'inhibition du développement des canaux de Müller (structure qui forme l'appareil génital féminin interne). En l'absence d'androgènes le système génital féminin se formera. Par conséquent, il est possible que les canaux de Müller se développent, peu importe le sexe génétique du fœtus.

Chez l'humain, le contexte hormonal prénatal exerce aussi une influence significative sur les centres cérébraux qui vont subséquemment activer le dimorphisme sexuel (Money et Erhardt, 1982). Si toutefois une anomalie survenait durant les quelques jours critiques de l'imprégnation hormonale lors du développement cérébral, un enfant pourrait naître avec des organes génitaux externes masculins, mais avec un cerveau insuffisamment masculinisé, et vice versa.

Les études menées au centre hospitalier Johns Hopkins (Baltimore, É.-U.) semblent indiquer qu'un déséquilibre hormonal prénatal durant une période critique du développement du fœtus peut engendrer une « prédisposition » ou susceptibilité au renversement du rôle de genre (Money, 1974, 1988).

26.3.2 Aspects psychosociaux et psychodynamiques

Selon les interprétations psychodynamiques traditionnelles, les troubles psychosexuels tels que les troubles de l'identité de genre, l'homosexualité efféminée, le travestisme et le fétichisme étaient considérés comme des entités distinctes et comme des déviations sexuelles (Socarides, 1969, 1970, cité dans Beitel, 1985). À ce sujet, Freud émettait l'hypothèse selon laquelle une perversion sexuelle était une défense contre l'anxiété de castration, reliée au complexe d'Œdipe.

Stoller attribue l'étiologie de l'homosexualité et du trouble de l'identité sexuelle à des origines psychodynamiques semblables. Par exemple, le garçon tente de dissocier l'homosexualité enracinée pendant la phase pré-œdipienne d'un conflit né pendant la phase de séparation avec sa mère. Ainsi, il est confronté à une ambivalence créée par des besoins antagonistes : il désire une relation fusionnelle avec sa mère, mais il éprouve simultanément l'angoisse d'anéantissement. Socarides et Volkan (1990) ont décrit des manifestations semblables chez leurs patients transsexuels qui désiraient une relation avec la *bonne* mère tout en craignant de perdre leur identité devant le risque d'être anéantis par les représentations de la *mauvaise* mère.

Formation de l'identité sexuelle chez le garçon

Stoller (1985), pionnier en ce domaine, a mis en lumière les facteurs étiologiques psychodynamiques expliquant ces comportements inversés de genre. Selon lui, le garçon dysphorique à propos de son identité sexuelle possède un noyau de genre féminin depuis la prime enfance, lequel a été adopté de manière non conflictuelle dans la constellation familiale. Dans cette dynamique familiale particulière, le père est physiquement ou émotionnellement absent, alors que la mère, dépressive, ayant elle-même une identité de genre ambivalente, capte son beau garçon en le maintenant dans une proximité suffocante. Cette relation symbiotique débute durant la grossesse. Le garçon représente son prolongement phallique, ce qui amène cette mère à intoxiquer son garçon de sa présence. En fait, elle l'utilise pour restaurer son propre équilibre, tel un objet transitionnel, et pour éviter de se séparer de sa propre mère.

Stoller a également proposé un modèle de maternage non conflictuel. Il soutient qu'une mère dépressive et ambivalente au chapitre de son identité sexuelle gratifie son fils afin de lui éviter des frustrations ou des contrariétés.

Un trouble de l'identité sexuelle survenant à la période pré-œdipienne se manifeste par des difficultés au cours de la phase de séparation-individuation (Beitel, 1985). Avant l'âge de trois ans, le garçon dysphorique recherche une fusion avec sa mère pour éviter l'anxiété de séparation. Par conséquent, il s'identifie à la féminité de sa mère, d'où la formation d'une identité de genre de base ambiguë. Il adopte la féminité de sa mère pour se donner l'impression d'une proximité avec elle, mais conserve son identité masculine non consolidée. Il évolue donc vers une identité de genre atypique et une sexualité perturbée. Parallèlement, le garçon peut aussi esquiver les anxiétés de séparation et de féminisation sous-jacentes en renforçant le déni de la différenciation sexuelle et en attribuant des caractéristiques phalliques à la mère : porteuse d'un pénis, elle demeure semblable à lui. Donc, le garçon annihile sa peur d'être abandonné et se convainc que sa mère phallique ne lui dérobera pas son pénis (Crépault, 1986).

Pour sa part, Lothstein (1979) mentionne les aspects problématiques associés à la phase de séparation-individuation. Au cours de cette étape développementale, la mère encouragerait son fils à se séparer d'elle sur tous les plans, sauf sur celui de l'identité de genre. Par exemple, elle contrarierait tout effort de son fils pour acquérir une capacité d'affirmation — signe stéréotypique de masculinité. Elle peut seulement établir un lien basé sur l'identification féminine, sans laquelle elle risque une dépersonnalisation.

Si les représentations des bons aspects du Soi et de sa mère se rejoignent dans le sens de la féminité, une fusion partielle en résultera. La principale perturbation s'articule autour de l'identité de genre, parce que le garçon est privé de l'approbation et de l'acceptation de sa mère. Donc, le garçon interprète inconsciemment cette indifférence à sa masculinité qu'il rapporte à la préférence de sa mère pour une fille. Il effectue un clivage du Moi pour se transformer en fille afin de se protéger du rejet de sa mère, ou bien il développe une personnalité narcissique pour satisfaire au rôle imposé par sa mère (Cohen, 1991).

Au chapitre de sa personnalité, le garçon perturbé par le dualisme de genre projette son agressivité sur son pénis, le symbole de cette agressivité. D'après Volkan (1979, p. 201), par sa requête de réassignation sexuelle, l'homme ayant un trouble de l'identité sexuelle demande « une réassignation chirurgicale de l'agressivité » : l'équation sexualité-agressivité le renvoie significativement à son pénis, tel un symbole de sa masculinité-agressivité. De plus, il vit une lutte interminable entre les polarités masculine et féminine. Il utilise son côté féminin pour adoucir la composante agressive phallique. Il a tendance à croire que seules les femmes reçoivent l'amour, alors que sa perception négative des hommes se rattache à leur attitude agressive. *Devenir femme,* pour l'homme atteint d'un trouble de l'identité sexuelle, recèle la garantie d'un amour et d'une affection chèrement désirés.

Les études empiriques des années 70 avaient mis en perspective le fait que les transsexuels présentaient certains signes de psychopathologie, tels que des traits ou des troubles de la personnalité de type limite, narcissique, histrionique ou psychotique. En 1993, à un congrès international (Harry Benjamin International Gender Dysphoria Association), les résultats de cinq études effectuées au Canada, aux États-Unis et en Europe étaient présentés, qui concluaient à l'absence de psychopathologies dans leurs échantillons de transsexuels (Cohen-Kettenis, Cohen et Ruyter, 1993 ; Cole et coll., 1993 ; Gonzales-Heydrich et coll., 1993 ; Pfäfflin, 1993 ; Wilchesky, 1993).

Formation de l'identité sexuelle chez la fille

La mère de la fille atteinte d'une perturbation de l'identité de genre vit un conflit sur le plan de son adéquation comme parent maternant et incarne, selon la fille, l'image d'une personne faible et incapable de se protéger. La figure paternelle, de son côté, renforce les comportements et les intérêts masculins de la fille. Parfois, le père peut afficher un potentiel de violence, caractéristique qui renvoie, pour la fille masculine, à la force et, par contraste, à l'inadéquation de l'imago maternelle.

Selon la perception des filles souffrant d'un conflit de genre, la sensibilité et la faible tolérance à l'anxiété de la mère créent une vulnérabilité dans la situation familiale, de sorte que la mère deviendrait incompétente dans son rôle parental. Cette vision se formerait en raison de la dépression de la mère, mais aussi à la lumière du conflit conjugal où la mère semble menacée par l'intimidation que lui fait subir son mari. Donc, la fille aura tendance à s'identifier au parent compétent et puissant. En somme, la mère échoue à valoriser la féminité de sa fille ainsi qu'à contrecarrer l'identification anxiogène à l'agresseur (Bradley, 1985).

La fille prédisposée à un trouble de l'identité sexuelle se sent maltraitée par sa mère et, par conséquent, se rapproche de son père aimant pendant quelques années. Plutôt que de simplement renforcer sa féminité, il l'encourage à partager ses intérêts masculins. Dès lors, la fille se trouve insidieusement incitée à un attachement amoureux pour son père (la situation œdipienne), ce qui oriente et stimule le développement des pulsions sexuelles de la fille. Supposons qu'entre l'âge de six ans et la puberté, la fille soit abandonnée par son père pour divers motifs — une séparation conjugale, l'enrôlement de celui-ci dans l'armée ou la mort —; la fille se trouverait alors délaissée par ses deux parents et consacrerait son énergie à fortifier la masculinité à laquelle elle s'identifie déjà.

Selon Zucker et Bradley (1995), le fait que les parents encouragent ou tolèrent des comportements masculins chez leur fille est susceptible de contribuer à l'apparition, chez celle-ci, d'un trouble de l'identité sexuelle.

D'autres données obtenues par ces mêmes auteurs, dans le cadre d'une étude empirique menée auprès d'un groupe de 26 filles, mettent en lumière les problèmes psychiatriques de la mère, soit une hospitalisation pour une dépression avant ou après la naissance de la fille et durant la période fragile de la formation de l'identité de genre au cours de la première enfance. Cette situation aurait provoqué une difficulté d'attachement dans la dyade mère-fille. Dans les grossesses subséquentes, la mère souhaitait ardemment un garçon. Par ailleurs, six des mères avaient des antécédents en tant que victimes de sévices sexuels chroniques et graves, lesquels ont sérieusement touché leur vie sur les plans émotionnel et sexuel. Le message implicite transmis à leur fille sous-entendait que la féminité est insécurisante. Donc, il appert que ces filles ne recevaient pas l'encouragement nécessaire pour vivre leur féminité avec fierté.

Zucker et Bradley (1995) confirment aussi d'autres études empiriques rapportant une incidence élevée de la violence paternelle dans ces familles, ainsi qu'une rivalité fraternelle. Cela peut aussi expliquer la préoccupation de la fille au sujet du pouvoir, de l'agressivité, et ses fantasmes de protection. À titre d'illustration, une étude comparative menée auprès de 20 filles victimes de sévices sexuels indique que celles-ci affichaient plus d'attitudes et de comportements masculins et étaient moins féminines que les filles du groupe « normal ». Les premières étaient plus ambivalentes dans l'expression de leur identité de genre et associaient la féminité au danger. Ce refus du rôle de victime chez ces filles traduit une formation défensive, à savoir une identification avec l'agresseur, dans un dessein de protection contre leurs sentiments de vulnérabilité.

Autrefois, d'autres théories expliquaient l'étiologie du trouble de l'identité sexuelle. Par exemple, Mischel (1966) soutenait que l'encouragement et le renforcement de la part des parents modelaient le comportement sexuel des enfants; Zucker et Bradley (1995) concluent, à la lumière d'études empiriques, que le manque de désapprobation, ajouté à un renforcement positif chez les jeunes garçons qui s'habillaient en fille, maintenait ce comportement. D'un point de vue cognitif, Fagot et Leinbach (1985) émettent l'hypothèse que l'enfant se reconnaît en tant que « garçon » ou « fille » et s'attribue une telle étiquette par l'intervention d'un parent qui lui dit, à répétition : « Quelle grande fille ! » ou « Quel grand garçon ! » Déjà intégré chez l'enfant, ce schéma de l'identité sexuelle résiste à tout changement.

En définitive, la synergie entre ces éléments du parcours ontogénique ancre les fondements d'un trouble de l'identité sexuelle durant l'enfance, qui se répercutera dans l'adolescence et la vie adulte.

26.4 DESCRIPTION CLINIQUE

Les troubles de l'identité sexuelle se distribuent le long d'un axe; à une extrémité se trouvent les troubles moins graves tels que l'homosexualité égo-dystone et le travestisme et, à l'autre, le transsexualisme, qui représente le syndrome le plus prononcé des troubles de l'identité de genre. Le tableau 26.1 (p. 642) présente les critères diagnostiques du trouble de l'identité sexuelle chez les adultes et les adolescents.

TABLEAU 26.1   Critères diagnostiques du trouble de l'identité sexuelle chez les adolescents ou les adultes

DSM-IV 302.85 Trouble de l'identité sexuelle chez les adolescents ou les adultes	CIM-10 F64 Troubles de l'identité sexuelle
A. Identification intense et persistante à l'autre sexe (ne concernant pas exclusivement le désir d'obtenir les bénéfices culturels dévolus à l'autre sexe).	Désir de vivre et d'être accepté en tant que personne appartenant au sexe opposé. L'identité de type transsexuel doit avoir été présente d'une manière persistante pendant au moins deux ans.
B. Sentiment d'inconfort par rapport à son sexe ou sentiment d'inadéquation par rapport à l'identité de rôle correspondante.	Ce désir s'accompagne d'un sentiment de malaise ou d'inadaptation envers son propre sexe anatomique et du souhait de subir une intervention chirurgicale ou un traitement hormonal afin de rendre son corps aussi conforme que possible au sexe désiré.
C. L'affection n'est pas concomitante d'une affection responsable d'un phénotype hermaphrodite.	Ce désir ne doit pas être un symptôme d'un autre trouble mental, tel qu'une schizophrénie, et ne doit pas être associé à une autre anomalie sexuelle génétique ou chromosomique.
D. L'affection est à l'origine d'une souffrance cliniquement significative ou d'une altération du fonctionnement social, professionnel, ou dans d'autres domaines importants.	
Spécifier (pour les sujets ayant atteint la maturité sexuelle) : — attiré sexuellement par les hommes ; — attiré sexuellement par les femmes ; — attiré sexuellement par les deux sexes ; — n'est pas attiré sexuellement par les hommes ni par les femmes.	

Sources : American Psychiatric Association (1994), trad. française *DSM-IV – Manuel diagnostique et statistique des troubles mentaux*, Paris, Masson, 1996 ; World Health Organization (1993), trad. française *Classification internationale des maladies, 10ᵉ révision. Chapitre V (F) : Troubles mentaux et troubles du comportement : critères diagnostiques pour la recherche*, Paris, Organisation Mondiale de la Santé et Masson, 1994.

Le tableau 26.2 donne les critères diagnostiques du trouble chez les enfants.

L'adulte atteint de dysphorie de genre a pour principale préoccupation de vivre comme une personne du sexe opposé, d'en adopter le rôle social correspondant et d'obtenir l'apparence physique de ce sexe à l'aide de l'hormonothérapie et de la réassignation génitale par la chirurgie. L'adulte exprime avec acharnement son malaise lorsque ceux qui l'entourent l'identifient selon son sexe anatomique assigné.

Plusieurs adultes dysphoriques adoptent les manières, les attitudes, les comportements et l'habillement de l'autre sexe, soit secrètement, en privé, et éventuellement en public.

En règle générale, les homosexuels, les travestis et les bisexuels demandent une première consultation dans l'intention d'obtenir un traitement pour leur dysphorie de genre. Par exemple, l'homme ou la femme qui n'accepte pas son attirance pour une personne du même sexe recherchera la transformation chirurgicale de genre pour vivre une relation « hétérosexuelle ». Au cours des années, l'objet ou le vêtement féminin qu'utilise compulsivement le travesti pour s'exciter perd son pouvoir érotisant ; le travesti a de plus en plus l'idée de *devenir* femme au lieu de *paraître* femme. Il tentera donc de recréer le fétiche en devenant lui-même l'objet fétiche, soit une femme. Quant au bisexuel, il choisit de transposer (en fantasme) son corps dans l'autre sexe au moment où l'objet de son désir sexuel devient du même sexe afin que cette relation homosexuelle devienne égo-dystone.

Une confusion existe toujours en ce qui a trait à la distinction entre le travesti, le travesti fétichiste et l'homosexuel efféminé. Si l'on se réfère aux facteurs psychosociaux et aux définitions, l'homosexuel et le travesti possèdent une identité de genre de base qui concorde avec leur sexe biologique. Généralement,

TABLEAU 26.2   Critères diagnostiques du trouble de l'identité sexuelle chez les enfants

DSM-IV 302.6 Trouble de l'identité sexuelle chez les enfants	CIM-10 F64.0 Troubles de l'identité sexuelle de l'enfance
A. Chez les enfants, la perturbation se manifeste par quatre (ou plus) des critères suivants : (1) exprime de façon répétée le désir d'appartenir à l'autre sexe ou affirme qu'il (ou elle) en fait partie ; (2) chez les garçons, préférence pour les vêtements féminins ou un attirail d'objets permettant de mimer la féminité ; chez les filles, insistance pour porter des vêtements typiquement masculins ; (3) préférence marquée et persistante pour les rôles dévolus à l'autre sexe au cours des jeux de « faire semblant » ou fantaisies imaginatives persistantes d'appartenir à l'autre sexe ; (4) désir intense de participer aux jeux et aux passe-temps typiques de l'autre sexe ; (5) préférence marquée pour les compagnons de jeu appartenant à l'autre sexe.	Trouble débutant habituellement dans la première enfance (et toujours bien avant la puberté), caractérisé par un désarroi intense et persistant relatif au sexe assigné, accompagné d'un désir d'appartenir à l'autre sexe (ou d'une affirmation d'en faire partie). L'enfant est préoccupé en permanence par les vêtements et les activités propres au sexe opposé et rejette son propre sexe. Il doit exister une perturbation profonde de l'identité sexuelle normale pour poser ce diagnostic ; il ne suffit pas qu'une fille soit simplement un « garçon manqué » ou qu'un garçon soit une « fille manquée ». Le diagnostic n'est plus porté lorsque le sujet a atteint l'âge de la puberté.
B. La perturbation se manifeste par l'un ou l'autre des éléments suivants : chez le garçon, assertion que son pénis ou ses testicules sont dégoûtants ou vont disparaître, ou qu'il vaudrait mieux ne pas avoir de pénis, ou aversion envers les jeux brutaux et rejet des jouets, jeux et activités typiques d'un garçon ; chez la fille, refus d'uriner en position assise, assertion qu'elle a un pénis ou que celui-ci va pousser, qu'elle ne veut pas avoir de seins ni de règles, ou aversion marquée envers les vêtements conventionnellement féminins.	La caractéristique diagnostique essentielle est un désir puissant et persistant d'appartenir à l'autre sexe (ou une affirmation d'en faire partie) associé à un rejet intense des caractéristiques du sexe assigné (comportements, attributs, vêtements). Ces manifestations existent habituellement dès l'âge préscolaire. En tout cas, le diagnostic n'est possible qui si elles ont été apparentes avant la puberté. Dans les deux sexes, il existe parfois un rejet des structures anatomiques de son propre sexe ; cette dernière manifestation est néanmoins inhabituelle et probablement rare. Typiquement, les enfants nient être perturbés par leur trouble de l'identité sexuelle ; ils peuvent cependant souffrir de conflits avec leur famille ou des enfants de leur âge du fait de l'écart entre ce qu'ils sont et ce qu'on attend d'eux, ou être victimes d'un rejet ou de moqueries.
C. L'affection n'est pas concomitante d'une affection responsable d'un phénotype hermaphrodite.	
D. L'affection est à l'origine d'une souffrance cliniquement significative ou d'une altération du fonctionnement social, scolaire, ou dans d'autres domaines importants.	

Sources : American Psychiatric Association (1994), trad. française *DSM-IV – Manuel diagnostique et statistique des troubles mentaux*, Paris, Masson, 1996 ; World Health Organization (1993), trad. française *Classification internationale des maladies, 10ᵉ révision. Chapitre V (F) : Troubles mentaux et troubles du comportement : critères diagnostiques pour la recherche*, Paris, Organisation Mondiale de la Santé et Masson, 1994.

ils ne désirent pas appartenir à l'autre sexe. Cependant, dans certaines circonstances, le travesti âgé (de 35 ans et plus) et, occasionnellement, l'homosexuel peuvent faire une requête de réassignation sexuelle.

Grâce à leur apparence avantageuse, associée au travestissement, au traitement hormonal et à l'électrolyse, certains hommes peuvent passer pour une femme. Avant d'avoir subi une transformation chirurgicale, les transsexuels qui ont une attirance sexuelle envers les personnes du même sexe biologique n'aiment pas qu'on touche ou regarde leurs organes génitaux ou leurs seins. L'adulte transsexuel plus âgé a souvent vécu des relations à long terme (mariage) et est capable de faire l'amour grâce à un soutien fantasmatique. Dans ces fantasmes transsexuels (Wilchesky et Côté, 1996), il s'imagine soit être dans une relation de nature lesbienne, soit être une femme faisant l'amour avec un homme.

Les transsexuels, absorbés par leur impérissable désir de changer de sexe, vivent des difficultés relationnelles, professionnelles ou scolaires susceptibles d'interférer avec leur fonctionnement.

Psychiatrie clinique : une approche bio-psycho-sociale

26.5 DIAGNOSTIC DIFFÉRENTIEL

Le diagnostic différentiel prend une place centrale pour déterminer le type et l'importance du conflit de l'identité de genre. Par exemple, en présence d'un homme qui se sent en conflit par rapport à ses désirs d'appartenance à l'autre sexe, le clinicien doit établir s'il s'agit d'une attirance égo-dystone pour un autre homme (pulsions homosexuelles) dont son patient se déculpabilise en s'imaginant dans une relation « hétérosexuelle » où il joue le rôle de la « femme ».

Le diagnostic différentiel doit considérer la possibilité d'autres entités cliniques ressemblant à un trouble de l'identité sexuelle, comme le travestisme, y compris le travestisme fétichiste, ainsi que l'homosexualité de type efféminé et la bisexualité.

26.5.1 Travestisme

Le travestisme se subdivise en deux sous-types cliniques selon qu'il comporte ou non une dimension fétichiste. Le travesti non fétichiste s'habille comme l'autre sexe pour se sentir à l'aise et plus lui-même. Il n'en découle toutefois aucun effet d'érotisation sexuelle.

L'homme travesti fétichiste peut adopter le travestissement soit à la maison seulement, soit à l'extérieur de la maison en certaines occasions, ou même en tout temps et en tout lieu, y compris en milieu scolaire ou au travail. Son érotisme, allo-sexuel ou auto-sexuel, est alimenté par le vêtement féminin et par des fantasmes érotiques dans lesquels il joue alternativement le rôle masculin et le rôle féminin. Le travestisme peut être partiel (limité à un vêtement) ou total, englobant le maquillage, la perruque, la prothèse mammaire et l'intégration au sous-groupe culturel de travestis-transsexuels. Le travestisme présente un profil sporadique, cyclique ou constant.

Le travestisme fétichiste se manifeste parfois sous la forme d'une « autogynéphilie »; ce sous-type se caractérise par le recours au fantasme fétiche — l'homme se voit ou s'imagine en femme — à titre de stimulant érotique (Blanchard, 1989). Dans de nombreux cas de travestisme fétichiste, le fétiche perd progressivement, en partie ou en totalité, ses qualités érotisantes, lesquelles servaient à annihiler l'anxiété, la dépression, ou à créer un sentiment de calme et de bien-être.

Il arrive qu'avec le temps des hommes atteints de travestisme désirent la réassignation hormonale et chirurgicale afin de vivre en tant que femme de façon permanente. Le diagnostic de trouble de l'identité sexuelle s'applique à ce sous-groupe et est un exemple de l'évolution du travestisme vers un trouble de l'identité sexuelle plus marqué si l'homme exprime sans ambivalence un sentiment de malaise constant par rapport à son identité et à son rôle de genre.

26.5.2 Homosexualité

L'homosexualité efféminée est une autre composante du continuum de la dysphorie de genre, composante avec laquelle le trouble de l'identité sexuelle est souvent confondu. L'homosexuel ne désire pas vivre en tant que femme ni se défaire de son pénis. En d'autres mots, l'identité de genre de base de l'homosexuel n'entre pas en contradiction avec ses organes génitaux et celui-ci se sent à l'aise dans son rôle de genre.

À l'inverse, le transsexuel ressent un grand malaise et un sentiment d'étrangeté par rapport à son rôle de genre (l'expression publique d'être homme) et à son identité de genre de base (l'expérience intérieure d'être femme).

Par ailleurs, contrairement à la personne atteinte d'un trouble de l'identité sexuelle qui éprouve une attirance sexuelle pour les deux sexes, les homosexuels, hommes et femmes, sont principalement ou exclusivement attirés par les personnes du même sexe. Certains hommes homosexuels de type égo-dystone peuvent demander une réassignation sexuelle en réaction à l'homophobie dont ils sont victimes. Ce mécanisme de défense leur permet de se catégoriser *femme hétérosexuelle attirée par des hommes*.

26.5.3 Bisexualité

La bisexualité se rapporte à la présence constitutionnelle « des dispositions sexuelles à la fois masculines et féminines qui se retrouvent dans les conflits que le sujet connaît pour assumer son propre sexe » (Laplanche et Pontalis, 1967). Plusieurs personnes dysphoriques font état de fantasmes dans lesquels elles imaginent être du sexe opposé ou posséder quelques attributs physiques du sexe opposé, sans toutefois chercher nécessairement à présenter des caractéristiques de ce sexe (p. ex., l'homme qui porte une prothèse pour simuler des seins). Un exemple de ces fantasmes est de s'imaginer dans une relation amoureuse où chaque partenaire s'identifie au sexe opposé pendant la relation sexuelle. Le degré de la bisexualité, le but du fantasme et les facteurs étiologiques ne concordent pas pour autant avec ceux du transsexualisme. Le bisexuel ou la bisexuelle ne doute aucunement de son identité de genre et peut nourrir son érotisme de divers contenus fantasmatiques.

Dans le même ordre d'idée, l'homosexuel efféminé peut s'identifier à la femme en adoptant son rôle pendant un laps de temps limité. Cependant, il ne ressent aucune ambivalence quant à son identité sexuelle, à la jouissance que lui procure son pénis, et ne fait pas de demande de réassignation sexuelle. L'homme qui est attiré par les deux sexes ne s'interroge pas non plus quant à son identité de genre. Par contre, la personne transsexuelle, homme ou femme, est consciente de son sexe biologique, mais éprouve une forte conviction d'être intérieurement du sexe opposé (Stoller, 1985).

Évidemment, les personnes présentant le profil bisexuel ne sont pas acceptées dans les programmes de réassignation sexuelle. Cependant, elles auront la possibilité d'entreprendre une psychothérapie individuelle ou de groupe, pour mieux intégrer et harmoniser les composantes masculines et féminines de leur personnalité. Au Québec, il existe une thérapie de groupe spécifique, « Cross-Roads », répondant aux besoins particuliers de ces candidats exclus d'un programme de réassignation de sexe et de genre (Côté, Wilchesky et Assalian, 1995).

26.6 TRAITEMENT

La majorité des centres se réfèrent aux normes établies dans le *Harry Benjamin Standards of Care* (Walker et coll., 1990) afin de déterminer l'acceptation d'un candidat dans un programme de réassignation sexuelle et de genre, soit :

- avoir eu un suivi thérapeutique d'au moins six mois ;
- avoir fait l'objet de deux évaluations par deux professionnels, dont un psychiatre, possédant une expertise reconnue en matière de troubles de l'identité de genre ;
- réaliser le « test de vraie vie » pendant au moins une année, c'est-à-dire présenter une adaptation psychosociale réussie dans le nouveau rôle sexuel ;
- passer un examen urologique afin d'éliminer toute possibilité d'anomalie congénitale.

Ces principes généraux ont été conçus pour favoriser la convergence des définitions et des procédés thérapeutiques et médicaux utilisés mondialement en vue d'une nouvelle assignation sexuelle, hormonale et chirurgicale de la personne ayant reçu un diagnostic de trouble de l'identité sexuelle.

Ces normes internationales énoncent une variété de principes à propos de la prescription d'hormones, de la réassignation génitale et non génitale, des préalables pour assurer la compétence des cliniciens sur le plan de l'évaluation et du traitement de ce trouble de l'identité sexuelle, de même que des principes éthiques pour chaque étape du processus psychologique de changement et de transformation chirurgicale. Toutefois, le respect des critères d'acceptation énoncés dans ce protocole varie selon les centres. Par exemple, certains acceptent la plupart des personnes qui font une demande de réassignation sexuelle. Par opposition, l'Unité de la sexualité humaine de l'Hôpital général de Montréal prévoit diverses modalités thérapeutiques, lesquelles correspondent à une classification de critères diagnostiques en fonction du type de dysphorie de genre (voir le tableau 26.3, p. 646).

Le processus de changement de sexe s'étend sur plusieurs années et englobe :

- des évaluations psychiatrique et psychologique ;
- la réalisation du « test de vraie vie » ;
- une thérapie hormonale pour créer et maintenir les caractéristiques sexuelles secondaires désirées ;
- une chirurgie génitale.

La conversion sexuelle chirurgicale consiste en une vaginoplastie pour les hommes et en une mastectomie bilatérale, une ovariectomie, une hystérectomie et une néo-phalloplastie pour les femmes. Au Québec, ces procédures de chirurgie plastique ne sont accomplies que sur présentation de deux lettres de recommandation signées par deux psychiatres ou par un psychiatre et par un psychologue ou un sexologue reconnus pour leur expérience clinique avec cette clientèle spécifique. Au terme du processus, un

TABLEAU 26.3 Modalités thérapeutiques pour le transsexualisme, Hôpital général de Montréal

	Thérapie de groupe*	Démarche thérapeutique
Transsexuel primaire		Examens psychologiques : MMPI-II, Rorschach
	1. Participant provisoire (de 6 mois à 1 an)	Psychothérapie de groupe hebdomadaire, type psychodynamique, sexoanalytique, cognitivo-comportementale et de soutien
	2. Participant proprement dit	Après un minimum de 6 à 8 mois, hormonothérapie
		Pour les femmes : mastectomie 8 mois après l'hormonothérapie
		Pour femmes et hommes : chirurgie génitale après 2 ans de « test de vraie vie »
Transsexuel secondaire (ou autres) — Autogynéphilie — Gynémimétisme — Travestisme fétichiste — Travestisme — Homosexualité de type efféminé	Thérapie de groupe « Cross-Roads »	Psychothérapie de groupe hebdomadaire, type psychodynamique, sexoanalytique, cognitivo-comportementale et de soutien Aucun traitement hormonal ni chirurgical

* En tout temps, une psychothérapie individuelle est recommandée simultanément à la thérapie de groupe.

suivi thérapeutique postopératoire est fortement préconisé à titre de soutien.

26.7 ÉVOLUTION ET PRONOSTIC

La métamorphose des personnes atteintes d'un trouble de l'identité sexuelle est un long processus, semé d'événements difficiles et d'obstacles. Par exemple, la non-correspondance entre la nouvelle apparence et les papiers d'identité originaux engendre des difficultés importantes, qu'il s'agisse d'explications requises pour l'inscription scolaire ou la demande d'emploi, ou encore pour l'obtention d'un passeport ou l'ouverture d'un compte de banque. D'autres embûches surgissent lorsque le transsexuel décide de dévoiler ses désirs de conversion de genre à sa conjointe, ses parents, ses frères et sœurs, ses enfants, ses amis ou ses collègues. Au cours de la psychothérapie de groupe, le participant doit réfléchir aux moyens dont il dispose ou qu'il utilisera pour surmonter ses difficultés. D'un point de vue psychologique, être reconnu ou accepté avec son nouveau genre fait naître des sentiments de joie et de fierté.

Néanmoins, la nouvelle socialisation peut demeurer problématique si la personne n'a pas déclaré progressivement ce changement d'identité sociale depuis son enfance ou son adolescence.

Peu importe l'âge de la personne, les effets féminisants ou masculinisants du traitement hormonal ressemblent à ceux que l'adolescent ressent au cours de la poussée hormonale. Sur le plan physiologique, particulièrement, l'aspect général du corps change après l'hormonothérapie. Chez la femme, la masse musculaire se développe, la voix devient plus grave, une calvitie apparaît parfois, la libido augmente et le clitoris s'hypertrophie. Chez l'homme, il résulte de l'hormonothérapie une perte de la structure musculaire massive, un affinement de la peau, une distribution adipeuse différente, une diminution de la taille des testicules et, à plus ou moins long terme, de la fonction testiculaire, ainsi que de la capacité érectile (parfois celle-ci disparaît presque complètement).

Blanchard et Sheridan (1990) soulignent que le « test de vraie vie » dans le processus thérapeutique améliore substantiellement l'adaptation psychosociale de nombreuses personnes atteintes d'un trouble de l'identité sexuelle. Cette réintégration psychosociale devient l'élément clé d'une évaluation continue de deux à quatre ou cinq ans avant l'autorisation d'une chirurgie génitale.

Pfäfflin (1992) a passé en revue 74 études menées de 1961 à 1991 (échantillon 1) partout dans le monde. Ces études ont été réalisées pour la plupart dans des cliniques universitaires psychiatriques ou des services de cliniques universitaires (chirurgie, urologie ou gynécologie) et portaient sur des échantillons de 1 000 à 1 600 femmes (nées hommes) et de 400 à 500 hommes (nés femmes). Les résultats de ces études indiquent que 20 femmes et 5 hommes regrettaient la réassignation sexuelle, c'est-à-dire moins de 1 % des hommes et de 1 % à 1,5 % des femmes. Malheureusement, aucune précision n'est donnée au sujet de l'adaptation psychosociale de ces sujets après la chirurgie.

Une autre étude de Pfäfflin (1992) effectuée auprès de 449 femmes (nées hommes) et de 167 hommes (nés femmes) a mis en évidence les facteurs de regret sur une période de 1 an à 29 ans après la chirurgie (échantillon 2). L'auteur indique que 3 des 196 hommes (sur 449) qui ont subi la transformation chirurgicale, soit la vaginoplastie, exprimaient des regrets (1,53 %), tandis qu'aucune des 99 femmes (sur 167) qui ont obtenu une phalloplastie ne disait le regretter.

Les raisons expliquant le regret de ces trois hommes se retrouvent dans leur histoire personnelle : ils étaient issus d'une famille dysfonctionnelle, d'une famille reconstituée ou avaient été victimes de la violence physique et mentale des parents. Ces trois transsexuels avaient omis volontairement de mentionner l'aspect fétichiste de leur histoire personnelle (lien entre le travestisme et la masturbation), ce qui fausse le diagnostic différentiel du trouble de l'identité de genre. De plus, avant la transformation chirurgicale, aucun des trois hommes n'avait vécu de relations homosexuelles, seulement des relations hétérosexuelles à long terme.

Cette même étude signale la présence de facteurs reliés au suicide. En effet, la partenaire d'un de ces transsexuels s'est suicidée, de même que le fiancé (homme) du deuxième après la réassignation sexuelle par chirurgie de celui-ci, et un ami proche de la conjointe du troisième s'était enlevé la vie avant qu'elle fasse la connaissance de ce dernier.

Après un essai d'adaptation dans leur nouveau rôle féminin, trois autres patients sont revenus à leur rôle de genre d'origine. L'anxiété de séparation était réactivée par la menace d'abandon ou l'abandon réel des partenaires. En réaction à cette anxiété, deux des trois transsexuels ont présenté des symptômes psychotiques. Aujourd'hui, ils vivent en tant qu'hommes en cachant leurs seins (gynécomastie provoquée par les hormones) sous des vêtements amples.

L'adaptation psychosociale postopératoire dépend de l'apparence de la personne dans son nouveau rôle sexuel. À cet égard, l'homme a plus de difficulté à personnifier la féminité en raison de sa physionomie. D'un autre côté, cette adaptation favorise l'amélioration du fonctionnement social et économique, et la reconnaissance juridique formelle contribue à confirmer cette adaptation.

L'adaptation psychosociale postopératoire est liée à la satisfaction de la personne et de son ou sa partenaire quant aux résultats de la chirurgie génitale. Elle varie en fonction des attentes de la personne, du fonctionnement des nouvelles structures génitales et de leur apparence après la guérison des plaies.

Les aspects suivants influent sur le pronostic de façon défavorable :

- les réactions psychotiques ;
- le retard mental ;
- l'instabilité de la personnalité ;
- la toxicomanie ;
- la criminalité ;
- le manque d'autonomie financière ;
- l'absence de soutien de la famille ;
- l'éloignement géographique du centre de traitement ;
- l'apparence physique inappropriée pour un changement de sexe ;
- le service militaire ;
- des expériences hétérosexuelles passées et présentes ;
- une hypersexualité ou une forte libido ;
- l'âge avancé du candidat au moment de la demande de consultation.

Ces facteurs constituent des indications précieuses, voire essentielles pour l'évaluation, le diagnostic différentiel, ainsi que pour la recommandation en vue de la chirurgie finale.

Diverses difficultés peuvent aussi survenir après la chirurgie, telles que : complications chirurgicales, douleurs génitales, résultats de l'intervention chirurgicale insatisfaisants, rupture avec le conjoint, perte d'emploi et conflits familiaux. Ces difficultés, habituellement temporaires, peuvent être amenuisées par la psychothérapie. Il est assez rare que les difficultés persistent : moins de 1 % des nouveaux hommes et de 1 % à 5 % des nouvelles femmes connaissent des difficultés à long terme (Pfäfflin, 1992).

La femme transformée en homme est plus stable en ce qui concerne son orientation sexuelle. Une fois devenue homme, elle choisit de nouveau presque exclusivement une femme comme partenaire. Quant à l'homme transsexuel, il peut choisir une femme ou un homme comme partenaire ou bien osciller entre les deux. Si l'adaptation psychosociale avant la chirurgie n'est pas réussie, le patient risque de ne pas trouver d'emploi dans son nouveau rôle sexuel et de vivre diverses difficultés d'adaptation durant l'étape postopératoire. Il optera alors pour la solution « facile » — la prostitution ou le suicide. Parfois, il peut souhaiter revenir à son sexe original.

*
* *

Le but ultime du diagnostic et du traitement psychiatrique concernant ce trouble sexuel si complexe consiste à identifier des facteurs associés au regret pour assurer la stabilité et l'équilibre psychologique du patient à la suite du traitement hormonal et de la recommandation de la chirurgie génitale. En ce sens, les procédures diagnostiques et thérapeutiques représentent les fils conducteurs pour prévenir les regrets postopératoires. De plus, étant donné les nombreuses nuances diagnostiques et les conséquences qui en découlent au chapitre des décisions, ce type de trouble psychosexuel nécessite le travail d'une équipe multidisciplinaire ayant une expertise reconnue auprès de cette population.

Devant l'incongruité de ce trouble, malheureusement, la compréhension clinique se limite souvent à l'apparence et au discours de la personne qui consulte pour une transformation de sexe. Celle-ci vit une profonde souffrance et une grande détresse psychologique qui, une fois exprimées au clinicien, peuvent laisser l'impression d'un diagnostic de trouble de l'identité sexuelle.

Le défi auquel fait face le clinicien est de taille puisqu'il faut considérer l'ensemble des entités cliniques du continuum de la dysphorie de genre, préciser un diagnostic au-delà de ce qui est rapporté par le patient dysphorique et, particulièrement, demeurer attentif aux questions éthiques soulevées par cette responsabilité professionnelle.

Bibliographie

AMERICAN PSYCHIATRIC ASSOCIATION
1994 *Diagnostic and Statistical Manual of Mental Disorders*, 4e éd., Washington (D.C.), American Psychiatric Association ; trad. française *DSM-IV – Manuel diagnostique et statistique des troubles mentaux*, Paris, Masson, 1996, 1040 p.

AMIAS-WILCHESKY, M.
1995 *Primary and Secondary Processes in Male Transsexuals Participating in a Sex Reassignment Programme*, thèse de doctorat, Montréal, Université de Montréal.

ASSALIAN, P., WILCHESKY, M., et CÔTÉ, H.
1995 « Understanding the etiology of gender dysphoria », communication présentée au congrès annuel du Canadian Sex Research Forum, Elora Mills (Ont.).

BEITEL, A.
1985 « The spectrum of gender identity disturbances : An intrapsychic model », dans B. Steiner (sous la dir. de), *Gender Dysphoria: Development, Research, Management*, New York, Plenum Press, p. 1-9.

BENJAMIN, H.
1966 *The Transsexual Phenomenon*, New York, Julian Press.

BLANCHARD, R.
1989 « The concept of autogynephilia and the typology of male gender dysphoria », *J. Nerv. Ment. Dis.*, vol. 177, n° 10, p. 616-623.

BLANCHARD, R., et SHERIDAN, P.M.
1990 « Gender reorientation and psychosocial adjustment », dans R. Blanchard et B.W. Steiner (sous la dir. de), *Clinical Management of Gender Identity*

Disorders in Children and Adults, Washington (D.C.), American Psychiatric Press, p. 159-190.

BRADLEY, S.J.
1985 « Gender disorder in childhood : A formulation », dans B. Steiner (sous la dir. de), *Gender Dysphoria : Development, Research, Management,* New York, Plenum Press, p. 175-188.

COHEN, Y.
1991 « Grandiosity in children with narcissistic and borderline disorders », *Psychoanal. Study Child,* vol. 46, p. 307-325.

COHEN-KETTENIS, P.T., COHEN, L., et RUYTER, C.
1993 « Psychological functioning of adolescent transsexuals », communication présentée au XIIIe Congrès de la Harry Benjamin International Gender Dysphoria Association, New York.

COLE, C.M., et coll.
1993 « Comorbidity of gender dysphoria and other major psychiatric diagnosis », communication présentée au XIIIe Congrès de la Harry Benjamin International Gender Dysphoria Association, New York.

CÔTÉ, H., WILCHESKY, M., et ASSALIAN, P.
1995 « The Cross-Roads Group designed for the rejected, but not dejected, gender candidate », communication présentée au XIVe Congrès de la Harry Benjamin International Gender Dysphoria Association, New York.

CRÉPAULT, C.
1986 *Protoféminité et développement sexuel,* Québec, Presses de l'Université du Québec.

FAGOT, B.I., et LEINBACH, M.D.
1985 « Gender role development in young children : From discrimination to labeling », *Developmental Review,* vol. 13, n° 2, p. 205-224.

FISK, N.
1973 « Gender dysphoria syndrome », dans D.R. Laub et P. Gandy (sous la dir. de), *Proceedings of the Second Interdisciplinary Symposium on Gender Dysphoria Syndrome,* Stanford (Calif.), Stanford University Medical Center.

GONZALES-HEYDRICH, J., et coll.
1993 « Rates of personality disorders in gender dysphorics using a self report inventory, the MCMI-II », communication présentée au XIIIe Congrès de la Harry Benjamin International Gender Dysphoria Association, New York.

GOOREN, L.
1990 « Biomedical theories of sexual orientation : A critical examination », dans D.P. McWhirter, S.A. Sanders et J. Reinisch (sous la dir. de), *Homosexuality/ Heterosexuality,* New York, Oxford University Press, p. 71-87.

LAPLANCHE, J., et PONTALIS, J.-B.
1967 *Vocabulaire de la psychanalyse,* Paris, PUF.

LOTHSTEIN, L.M.
1979 « Psychodynamics and sociodynamics of gender dysphoric states », *Am. J. Psychother.,* vol. 23, n° 2, p. 214-238.

MAHLER, M.S., PINE, F., et BERGMAN, A.
1975 *The Psychological Birth of the Human Infant,* New York, Basic Books.

MEYER, J.K.
1976 « Training and accreditation for treatment of sexual disorders », *Am. J. Psychiatry,* vol. 133, n° 4, p. 389-394.

1974 « Clinical variants among applicants for sex reassignment », *Arch. Sex. Behav.,* vol. 3, n° 6, p. 527-557.

MISCHEL, W.
1966 « A social-learning view of sex differences in behavior », dans E.E. Maccoby (sous la dir. de), *The Development of Sex Differences,* Stanford (Calif.), Stanford University Press, p. 56-81.

MONEY, J.
1988 *Gay, Straight, and In-Between : The Sexology of Erotic Orientation,* New York, Oxford University Press.

1974 « Intersexual and transsexual behavior and syndromes », dans S. Arieti et E.B. Brady (sous la dir. de), *American Handbook of Psychiatry,* vol. 3, New York, Basic Books, p. 253-264.

MONEY, J., et ERHARDT, A.A.
1982 *Man and Woman, Boy and Girl,* Baltimore, Johns Hopkins University Press.

PAULY, I.B.
1990 « Gender identity disorders : Evaluation and treatment », *Journal of Sex Education & Therapy,* vol. 16, n° 1, p. 2-24.

PFÄFFLIN, F.
1993 « Psychological functioning of pre- and postoperative transsexuals », communication présentée au XIIIe Congrès de la Harry Benjamin International Gender Dysphoria Association, New York.

1992 « Regrets after sex reassignment surgery », dans E. Coleman et W.O. Bockting (sous la dir. de), *Interdisciplinary Approaches in Clinical Management,* Binghampton (N.Y.), Haworth Press, p. 69-85.

ROSS, M.W.
1986 « Causes of gender dysphoria. How does transsexualism develop and why ? », dans W.A.W. Walters et M.W. Ross (sous la dir. de), *Transsexualism and Sex Reassignment,* New York, Oxford University Press, p. 15-25.

SOCARIDES, C.W., et VOLKAN, V.D.
1990 *The Homosexualities : Reality, Fantasy, and the Arts,* Madison (Conn.), International Universities Press.

SORENSEN, T., et HERTOFT, P.
1982 « Male and female transsexualism : The Danish experience with 37 patients », *Arch. Sex. Behav.,* vol. 11, n° 2, p. 133-155.

STEINER, B., BLANCHARD, R., et ZUCKER, K.
1985 « Introduction », dans B. Steiner (sous la dir. de), *Gender Dysphoria : Development, Research, Management,* New York, Plenum Press, p. 189-206.

STOLLER, R.J.
1985 *Presentations of Gender,* New Haven, Yale University Press.

VOLKAN, V.D.
1979 « Transsexualism : As examined from the viewpoint of internalized object relations », dans T.B. Karasu et C.W. Socarides, *On Sexuality : Psychoanalytic Observations,* New York, International Universities Press, p. 198-222.

WALKER, R., et coll.
1990 *Standards of Care : The Hormonal and Surgical Sex Reassignment of Gender Dysphoric Persons,* Pao Alto, The Harry Benjamin International Gender Dysphoria Association.

WEINRICH, J.D.
1987 *Sexual Landscapes,* New York, Charles Scribner's Sons.

WILCHESKY, M.
1993 « Primary and secondary processes in male transsexuals participating in a sex reassignment programme », communication présentée au XIIIe Congrès de la Harry Benjamin International Gender Dysphoria Association, New York.

WILCHESKY, M., et CÔTÉ, H.
1996 « Gender identity disorder : Creative ? Adaptative ? or Absurd ? », *The Canadian Journal of Human Sexuality,* vol. 5, n° 4, p. 283-289.

WORLD HEALTH ORGANIZATION
1993 *The ICD-10 Classification of Mental and Behavioural Disorders : Diagnostic Criteria for Research,* Genève, World Health Organization ; trad. française *Classification internationale des maladies, 10e révision. Chapitre V (F) : Troubles mentaux et troubles du comportement : critères diagnostiques pour la recherche,* Paris, Organisation Mondiale de la Santé et Masson, 1994.

ZUCKER, K.J., et BRADLEY, S.J.
1995 *Gender Identity Disorder and Psychosexual Problems in Children and Adolescents,* New York, Guilford Press.

Lectures complémentaires

BOULOUGH, B., et BULLOUGH, V.L.
1997 *Gender Bending,* New York, Prometheus Books.

CHILAND, C.
1997 *Changer de sexe,* Paris, Éditions Odile Jacob.

CRÉPAULT, C.
1997 *La sexoanalyse,* Paris, Payot et Rivages.

DE WOLF, M.
1976 « L'énigme transsexuelle », *Acta Psychiatrica Belge,* vol. 76, p. 860-881.

CHAPITRE 27

Troubles de la personnalité

JEAN GOULET, M.D., M.Sc., F.R.C.P.C.
Psychiatre, chef du Service de consultation-liaison de la Cité de la Santé de Laval (Québec)
Professeur chargé d'enseignement clinique au Département de psychiatrie
de l'Université de Montréal

PLAN

27.1 Historique

27.2 Validité diagnostique

27.3 Épidémiologie

27.4 Étiologie
    27.4.1 Généralités
    27.4.2 Aspects biologiques
    27.4.3 Aspects psychosociaux

27.5 Description clinique
    27.5.1 Critères généraux
    27.5.2 Évolution naturelle
    27.5.3 Évaluation clinique

27.6 Variété diagnostique
    27.6.1 Groupe A: personnalités bizarres ou excentriques
        • *Personnalité paranoïaque (ou paranoïde)* • *Personnalité schizoïde* • *Personnalité schizotypique*
    27.6.2. Groupe B: personnalités dramatiques et émotives
        • *Personnalité antisociale (ou dyssociale)* • *Personnalité limite* (borderline) • *Personnalité histrionique* • *Personnalité narcissique*
    27.6.3 Groupe C: personnalités anxieuses et craintives
        • *Personnalité évitante (ou anxieuse)* • *Personnalité dépendante* • *Personnalité obsessionnelle-compulsive (ou anankastique)*
    27.6.4 Troubles de la personnalité à l'étude dans le DSM-IV

27.7 Traitement bio-psycho-social
    27.7.1 Principes généraux d'intervention
    27.7.2 Interventions ponctuelles
    27.7.3 Approche biologique
    27.7.4 Approche psychosociale

Bibliographie

Le champ des troubles de la personnalité, comme d'autres champs d'ailleurs, englobe de nombreux concepts, dont plusieurs sont flous ou ont changé de sens au fil du temps. Il est par conséquent utile de préciser d'entrée de jeu le sens de certains termes employés tout au long de ce chapitre.

La *personnalité* est constituée de l'ensemble des comportements, pensées, affects et modes d'adaptation psychologique qui caractérise de façon distinctive et durable le fonctionnement habituel d'un individu. Il s'agit donc d'une structure psychologique profondément ancrée (voir aussi le tome II, chapitre 64).

La personnalité peut être divisée en deux dimensions. Le *tempérament* représente la part innée de la personnalité et le *caractère,* la part acquise. Ces deux notions ont eu des significations diverses dans le passé, mais il s'agit là de leur acception contemporaine la plus largement répandue.

Chaque personnalité se distingue par un grand nombre de *traits de personnalité*. Il arrive que ces traits soient inflexibles et inadaptés, de sorte que l'individu présente un déficit marqué dans presque toutes les sphères de fonctionnement et éprouve souvent une souffrance subjective importante, ce qui constitue le *trouble de la personnalité*. Autrement dit, les mécanismes d'adaptation de l'individu sont rigides et entraînent, de façon chronique, des problèmes ou de la souffrance dans divers champs relationnels (relations professionnelles, amoureuses, familiales et d'amitié).

27.1 HISTORIQUE

L'humanité semble s'intéresser depuis toujours à la personnalité. En revanche, la notion même de trouble de la personnalité est relativement récente. On remarque que l'homme s'est interrogé sur la personnalité aussitôt qu'il a commencé à laisser derrière lui des documents écrits témoignant de sa pensée. Le premier système explicatif de la personnalité remonte à la Grèce antique. Hippocrate supposait que l'ensemble des maladies était attribuable à un problème d'équilibre des quatre humeurs corporelles, soit la bile jaune et la bile noire, le sang et le flegme, et il associait à l'excès de l'une ou l'autre un des quatre tempéraments de base: colérique, mélancolique, sanguin et flegmatique. D'autres écoles de pensée ont tenté de relier la personnalité à des caractéristiques physionomiques et corporelles, par exemple la phrénologie qui postulait l'existence d'un lien entre les variations du contour de la boîte crânienne et certaines particularités de la personnalité.

Au début du 19e siècle, le psychiatre français Pinel emploie la notion de manie sans délire pour décrire des poussées de colère et de violence chez des individus qui ne sont pas « aliénés ». Kretschmer considérait les grandes psychoses (schizophrénie et psychose maniaco-dépressive) comme des versions amplifiées de traits de personnalité normaux. Il postulait que le type physique « asthénique » (mince et longiligne) était lié à l'introversion, à la timidité et au manque de chaleur et que la forme accentuée en serait la schizophrénie. Au type « picnique » (courtaud et lourd) il associait un tempérament grégaire, amical et plus dépendant sur le plan interpersonnel, dont la forme accentuée serait le trouble affectif bipolaire.

Les théories psychanalytiques ont décrit la personnalité en fonction des stades de développement psychosexuel (oral, anal, phallique et génital). Freud, Abraham et Reich ont jeté les bases de la théorie psychanalytique du « caractère ». Freud établissait une distinction entre la névrose dans laquelle le symptôme résulte du retour du refoulé et la névrose de caractère dans laquelle, au contraire, le refoulement a été un succès et les symptômes sont le produit de mécanismes de défense inadaptés. Reich souligne qu'au chapitre du caractère le type de symptômes pathologiques a moins d'importance que la rigidité des mécanismes de défense (l'armure caractérielle). Certains, entre autres M. Klein, ont prêté une attention particulière aux mécanismes dits archaïques (voir Bergeret 1974; Segal 1969).

Plusieurs chercheurs modernes se sont intéressés aux différentes dimensions du tempérament ou de la personnalité (voir la section 27.2 pour un examen des classifications catégorielles et dimensionnelles). Mentionnons, par exemple, Eysenck, qui avait mis en évidence trois dimensions: traits névrotiques (*neuroticism*), traits psychotiques (*psychoticism*) et extraversion-introversion. Parallèlement, des descriptions catégorielles de la personnalité ont évolué depuis Schneider au début du siècle jusqu'à la publication, en 1980, du DSM-III, puis, plus récemment, du DSM-IV.

Le DSM-III a marqué un tournant dans l'histoire de la nosologie psychiatrique, du fait qu'on cherchait pour la première fois à définir de façon plus opérationnelle les différentes catégories diagnostiques. De plus, c'est dans cette classification qu'est apparu le système d'évaluation multiaxial, et plus spécialement l'axe II qui distingue les troubles de la personnalité des autres troubles psychiatriques appartenant à l'axe I. Le DSM-III se voulait aussi « athéorique », orientation qui a provoqué une certaine rupture avec le mouvement psychanalytique. Onze troubles de la personnalité ont été décrits dans le DSM-III, puis repris en 1987 dans l'édition révisée, le DSM-III-R.

Dans le DSM-III-R, tout comme dans le DSM-IV, les troubles de la personnalité ont été divisés en trois groupes (*cluster*) [voir le tableau 27.1]. Toutefois, le DSM-IV a réduit le nombre des troubles de la personnalité à 10, reléguant la personnalité passive-agressive au rang de diagnostic nécessitant des études supplémentaires. Cette dernière édition du DSM a aussi établi des critères diagnostiques généraux pour les troubles de la personnalité. Les critères spécifiques de chacun des 10 troubles de la personnalité ont été modifiés et le plus souvent simplifiés.

TABLEAU 27.1   Les trois groupes de troubles de la personnalité

Groupe	Diagnostic DSM-IV	Diagnostic CIM-10	Autres appellations	Mécanismes de défense postulés
Groupe A : Personnalités bizarres ou excentriques	Personnalité paranoïaque	Personnalité paranoïaque	Personnalité paranoïde, sensitive	− Projection − Distorsion − Déni « psychotique »
	Personnalité schizoïde	Personnalité schizoïde		
	Personnalité schizotypique	Trouble schizotypique	Schizophrénie simple ou latente	
Groupe B : Personnalités dramatiques et émotives	Personnalité antisociale	Personnalité dyssociale	− Psychopathie − Sociopathie	− Dissociation − Passage à l'acte − Clivage − Négation − Dévaluation − Idéalisation − Identification projective
	Personnalité limite (*borderline*)	Personnalité émotionnellement labile, type *borderline*		
	Personnalité histrionique	Personnalité histrionique	Personnalité hystérique	
	Personnalité narcissique			
Groupe C : Personnalités anxieuses et craintives	Personnalité évitante	Personnalité anxieuse [évitante]	Personnalité timorée	− Attitude passive-agressive − Isolation − Formation réactionnelle
	Personnalité dépendante	Personnalité dépendante	Personnalité passive	
	Personnalité obsessionnelle-compulsive	Personnalité anankastique		
Hors groupe	Personnalité dépressive*			
	Personnalité passive-agressive*		Personnalité négativiste	
		Personnalité émotionnellement labile, type impulsif		

* Diagnostic à l'étude dans le DSM-IV.

27.2 VALIDITÉ DIAGNOSTIQUE

La validité a trait à l'existence réelle d'un phénomène, d'un syndrome. Par exemple, existe-t-il réellement un tel trouble que la personnalité narcissique ? La validité interne se rapporte à la probabilité plus grande de l'apparition conjointe des différents symptômes constitutifs d'un syndrome que la probabilité liée au seul jeu du hasard. On parle de validité externe lorsque l'ensemble des caractéristiques associées confirme une certaine homogénéité des éléments d'une catégorie diagnostique donnée, tels l'étiologie commune, l'évolution longitudinale, les tests diagnostiques, la réponse au traitement, etc.

La fiabilité est la qualité d'un diagnostic reproductible, c'est-à-dire que toutes les évaluations répétées dans le temps ou faites par différents évaluateurs aboutissent au même diagnostic. Par exemple, supposons un nouveau syndrome qui serait caractérisé par de la polyurie, du nanisme et de l'hypertension. Puisque les outils de mesure de chacun de ces trois signes et symptômes sont très précis, on peut s'attendre à une très bonne fiabilité du diagnostic ; mais puisque ces signes et symptômes n'ont aucun rapport entre eux et que ce syndrome n'existe pas dans la réalité, la validité serait nulle.

Il est important de comprendre que l'incorporation d'un diagnostic dans une classification comme celle du DSM-IV ou celle de la CIM-10 n'est pas une garantie de validité ni même de fiabilité (Robins et Barrett, 1989). Les critères opérationnels peuvent certes augmenter la fiabilité, mais pour plusieurs diagnostics, la validité demeure insatisfaisante. Cela est particulièrement vrai en ce qui concerne les troubles de la personnalité. En effet, la validité et la fiabilité du diagnostic relativement aux troubles spécifiques de la personnalité sont généralement faibles. C'est pourquoi les critères définis dans ces nomenclatures font l'objet de vives controverses (Livesley, 1995). La précision des critères et le recours à des techniques d'entrevue semi-structurée tels le Diagnostic Interview for Borderline (DIB) ou le Structured Clinical Interview for DSM-III-R Personality Disorders (SCID-II) peuvent augmenter la fiabilité sans pour autant améliorer la validité du diagnostic. On constate malheureusement que des instruments plus fiables n'ont pas réglé le problème de la validité, car ces instruments ne semblent pas mesurer les mêmes concepts (Perry, 1992). Il existe donc peu de preuves scientifiques de la validité de chacun des troubles spécifiques de la personnalité (Livesley et Jackson, 1991).

En revanche, la distinction entre la présence et l'absence d'un trouble de la personnalité semble avoir une plus grande validité. C'est d'autant plus important que la présence d'un trouble de la personnalité a des implications thérapeutiques et pronostiques significatives. Une revue de la littérature réalisée par Pfohl et coll. (1991) montre en quoi la présence d'un trouble de la personnalité influe sur le pronostic et sur l'évolution des troubles relevant de l'axe I. Cela soutient la validité prédictive de cette distinction entre la présence et l'absence de trouble de la personnalité.

En fait, rien ne prouve que les troubles de la personnalité peuvent être rangés de façon stricte dans des catégories homogènes et distinctives. Il semble au contraire y avoir continuité entre les différents troubles de la personnalité, de même qu'entre la personnalité normale et la personnalité pathologique.

Les limites importantes d'une classification catégorielle des troubles de la personnalité ont amené plusieurs auteurs à proposer une classification dimensionnelle. Ce type de classification vise à cerner les aspects (dimensions) les plus importants de la personnalité (p. ex., introversion ou extraversion) et à décrire chaque individu selon sa position pour chacune des dimensions. Cette solution n'a pas été retenue pour plusieurs raisons, dont la difficulté de s'entendre sur des dimensions principales, la tradition médicale catégorielle, de même que l'aspect pratique et imagé des catégories diagnostiques.

Le DSM-IV et la CIM-10 ont opté pour une approche catégorielle polythétique, c'est-à-dire que les manifestations ou les symptômes n'ont pas à être tous présents (p. ex., quatre des sept suffisent) pour qu'on puisse poser le diagnostic. Cette approche permet une certaine hétérogénéité à l'intérieur de la catégorie, puisque diverses combinaisons de critères peuvent conduire à un même diagnostic.

Les critères établis pour chacun des troubles de la personnalité dans le DSM-IV favorisent une progression des connaissances. Toutefois, dans la clinique quotidienne, se référer aux critères de chacun des troubles de la personnalité lors de l'évaluation de chaque patient représente un effort qui ne semble pas encore compensé par des bénéfices suffisants pour devenir une pratique systématique. En réalité, la détermination de la présence d'un trouble de la personnalité va influer de façon beaucoup plus marquée sur le pronostic et la conduite que la spécification du type de personnalité. C'est dans cet esprit pratique et pragmatique que ce chapitre insistera davantage sur les critères généraux des troubles de personnalité plutôt que sur les critères de chacun des troubles spécifiques de la personnalité tels qu'on peut les trouver dans les classifications diagnostiques du DSM-IV et de la CIM-10.

27.3 ÉPIDÉMIOLOGIE

La continuité qui existe entre la personnalité normale et la personnalité pathologique fait en sorte que la prévalence sera fortement influencée par le lieu relativement arbitraire où l'on décidera de trancher. Quelques études épidémiologiques semblent néanmoins confirmer une prévalence de 6 % à 11 % de troubles de la personnalité dans la population générale (Samuels et coll., 1994). Ce diagnostic semble associé au divorce et aux troubles reliés à la consommation d'alcool et de drogues. Il est légèrement plus fréquent chez l'homme que chez la femme. On enregistre, parmi les patients suivis en psychiatrie, une prévalence de 30 % à 60 % selon les milieux.

Il semble y avoir une grande cooccurrence des troubles spécifiques de la personnalité. La personnalité limite serait une des plus touchées. Nurnberg et coll. (1991) ont noté au moins un autre trouble de la personnalité chez plus de 80 % des patients qui avaient fait l'objet d'un diagnostic de personnalité limite.

Les troubles de la personnalité débutent précocement par définition. Toutefois, un tel diagnostic posé à l'adolescence ne sera maintenu que dans une minorité de cas deux ans plus tard. Le risque demeure quand même plus élevé chez ces sujets (Bernstein et coll., 1993).

Il semble aussi exister certains liens entre les diagnostics de l'axe I et de l'axe II. La relation entre la schizophrénie et la personnalité schizotypique est la mieux établie. Ainsi, on a observé que la personnalité schizotypique est plus fréquente chez les membres de la famille d'un schizophrène (Kendler et coll., 1993). Malgré cela, une certaine prudence reste de mise, car le diagnostic de personnalité schizotypique semble associé à une coexistence plus élevée de plusieurs autres troubles de l'axe I (Zimmerman et Coryell, 1989).

Il ne semble pas exister de lien entre le trouble obsessionnel-compulsif (voir le chapitre 13) et la personnalité obsessionnelle-compulsive. En effet, on ne relèverait pas plus de cas de personnalité obsessionnelle-compulsive parmi les patients souffrant de trouble obsessionnel-compulsif ou dans leur famille (Black et coll., 1993). Il est donc important de bien distinguer ces deux entités dont les symptômes, l'évolution et le traitement diffèrent considérablement, malgré la similitude de l'appellation.

Le lien entre la personnalité limite et les troubles de l'humeur a été largement étudié. Les analyses les plus fiables concluent à une absence de lien spécifique (Zanarini, Gunderson et Frankenburg, 1989).

27.4 ÉTIOLOGIE

27.4.1 Généralités

L'étiologie des troubles mentaux est généralement multidimensionnelle. Les troubles de la personnalité ne font pas exception à cette règle. La personnalité est composée d'éléments innés (tempérament) et acquis (caractère). Ces deux composantes interagissent de façon déterminante (*goodness of fit*) [Thomas et Chess, 1977]. Ainsi, certains éléments du tempérament, sans être d'emblée pathologiques, peuvent être moins bien adaptés à une famille ou à un contexte donnés, ce qui peut créer un cercle vicieux et une accentuation des difficultés d'adaptation. Par exemple, un enfant énergique, curieux et attiré par les stimuli nouveaux pourrait être perçu comme irréfléchi par des parents n'ayant pas un fort sentiment de sécurité. Ceux-ci pourraient réagir en imposant une discipline très stricte qui poussera l'enfant à défier l'autorité, ce qui ne ferait que conforter les parents dans leur perception. Il serait probablement plus juste de parler d'adaptation entre le tempérament d'un enfant et son milieu, plutôt que de bon ou mauvais tempérament ou que de bons ou mauvais parents.

Lorsqu'on s'intéresse aux causes d'un phénomène, il est important de distinguer une corrélation d'un lien étiologique. Deux phénomènes sont corrélés lorsqu'ils varient l'un en fonction de l'autre, ce qui n'implique en rien que l'un soit causé par l'autre (étiologie). Par exemple, il peut y avoir une corrélation entre la démence et le risque de fracture pathologique, même si cette dernière n'est pas causée (étiologie) par la démence. Il faut donc éviter de conclure hâtivement à une relation de cause à effet lorsqu'un phénomène est corrélé à un diagnostic.

27.4.2 Aspects biologiques

Depuis longtemps, on s'intéresse à l'aspect génétique de la personnalité et plusieurs travaux sont consacrés à cette question (McGuffin et Thapar, 1992). Même si, à une certaine époque, la médecine penchait pour l'hypothèse d'un nouveau-né dont la personnalité est totalement indéterminée et malléable (*tabula rasa*), les parents, eux, ont toujours constaté que leurs enfants ont, dès le départ, un tempérament qui leur est propre.

Dans cette perspective, des expériences ont été faites avec des animaux et ont montré que les accouplements pouvaient être effectués de façon à sélectionner certaines caractéristiques de tempérament. C'est ainsi, par exemple, qu'à partir du loup on a pu créer une race de chiens bergers qui ne tuent pas les moutons.

Chez l'humain, des études psychophysiologiques portant sur des couples de jumeaux laissent entrevoir la présence d'une certaine part d'hérédité. L'étude classique de Lennox, Gibbs et Gibbs (1945) démontrait que des examinateurs pouvaient distinguer les jumeaux monozygotes des dizygotes par l'électroencéphalogramme (EEG) de repos. Une autre étude a montré que la similitude des EEG des jumeaux monozygotes persiste même s'ils ont été élevés séparément (Juel-Nielsen et Harvard, 1958). Les variations spontanées et l'habituation de la conductance électrodermale sont des mesures psychophysiologiques déterminées génétiquement en grande partie (Hume, 1973).

Des études portant sur des valeurs mesurées par des questionnaires de personnalité tel le Minnesota Multiphasic Personality Inventory (MMPI) indiquent aussi, de façon unanime, la présence d'une part d'hérédité (pour une revue de ce sujet, voir McGuffin et Thapar, 1992, p. 13-14). Toutefois, ces échelles mesurent aussi des éléments psychopathologiques relevant de l'axe I, ce qui peut limiter la portée de ces conclusions.

La nature « normale » de la personnalité semble donc être une caractéristique pour laquelle l'hérédité joue un rôle modéré. L'origine biologique de certains traits de personnalité pathologique a aussi été l'objet d'études. Par exemple, il y aurait une part d'hérédité dans les comportements antisociaux et la personnalité antisociale. Ainsi, des études d'adoption laissent entendre que le fait d'être élevé par un parent ayant des comportements antisociaux ne conditionne pas nécessairement l'acquisition par l'enfant de tels comportements. Il faut aussi que le parent biologique ait eu des comportements antisociaux pour augmenter la probabilité de leur apparition chez l'enfant adopté. Toutefois, les comportements criminels violents et la personnalité antisociale n'ont peut-être pas la même étiologie biologique.

Sur le plan neurobiologique, plusieurs études établissent une relation entre les déficits sérotoninergiques et les comportements impulsifs violents, incluant les suicides (Lewis, 1991). Que ce soit chez les sujets déprimés ou chez les sujets aux prises avec un ou des troubles de la personnalité, la dysfonction sérotoninergique semble plus reliée à l'impulsivité, à la violence et aux gestes suicidaires qu'à la dépression elle-même.

On croit aussi qu'il y aurait un lien d'hérédité entre la personnalité schizotypique et la schizophrénie et peut-être même avec certains marqueurs biologiques communs (poursuite oculaire, élargissement ventriculaire, tâche de performance continue) [Lees Roitman et coll., 1997] et des similitudes en ce qui concerne la réponse au traitement.

Par ailleurs, rien ne démontre la transmissibilité génétique de la personnalité limite depuis qu'on l'a distinguée de la personnalité schizotypique (Torgersen, 1984). Ici, les facteurs environnementaux semblent nettement dominants (voir la section suivante), ce qui donne une certaine validité à la distinction établie entre la personnalité schizotypique et la personnalité limite.

27.4.3 Aspects psychosociaux

Il y a beaucoup plus de théories que de faits probants en ce qui a trait aux aspects psychosociaux des troubles de la personnalité. Par exemple, les théories psychanalytiques sont fondées sur l'existence postulée de liens entre les vicissitudes du développement psychosexuel de l'enfant et les conflits intérieurs inconscients de l'adulte. Quelques concepts psychanalytiques sont particulièrement utiles dans la clinique des troubles de la personnalité.

Classiquement, la psychanalyse distinguait les troubles de la personnalité des névroses par le fait que les premiers étaient égo-syntones (en harmonie avec le Moi) et alloplastiques (demandant aux autres de s'adapter), alors que les seconds étaient au contraire égo-dystones (étrangers au Moi) et autoplastiques (demandant à la personne elle-même de s'adapter). À titre d'illustration, on pourrait comparer le trouble de la personnalité à l'homme qui entre dans un ascenseur bondé avec un cigare nauséabond et la névrose, à celui qui marche en ayant un caillou dans sa chaussure et qui fait l'impossible pour cacher la douleur que cela lui cause (Perry et Vaillant, 1989, p. 1352). Même si les troubles de la personnalité sont généralement égo-syntones, ils peuvent aussi s'accompagner d'une souffrance importante, mais le sujet a tendance à attribuer cette détresse à des facteurs extérieurs.

Le concept de mécanisme de défense s'avère aussi très utile dans le cas de sujets souffrant d'un trouble de la personnalité. La psychanalyse a décrit plusieurs mécanismes de défense, dont certains sont plus « archaïques » et d'autres, plus « évolués ». Le problème n'est pas tant le fait que des mécanismes archaïques soient à l'œuvre que le caractère rigide et inadapté des mécanismes de défense relevés dans les troubles de la personnalité (voir le tome II, chapitre 64).

Vaillant et Drake (1985) ont signalé l'existence d'un lien entre la maturité des mécanismes de défense et les psychopathologies, incluant les troubles de la personnalité. De façon surprenante, le lien entre les difficultés de l'enfance et l'immaturité des défenses semble faible. Vaillant (1976) a aussi démontré que ces mécanismes continuent à évoluer à l'âge adulte.

La théorie comportementale met quant à elle l'accent sur l'apprentissage et le conditionnement comme modalités de l'influence de l'environnement sur la formation du caractère. La théorie cognitive a aussi institué tout un champ de recherche autour de la notion de schèmes cognitifs, qui seraient déterminants dans les différents troubles de la personnalité (Beck et coll., 1990) [voir le tome II, chapitres 50 et 51].

La négligence, les sévices sexuels, les violences physiques ou morales semblent être des facteurs étiologiques possibles du trouble de la personnalité limite (Paris et Zweig-Frank, 1992 ; Zanarini et coll., 1997). La désintégration du tissu social et l'anomie seraient possiblement associées à une augmentation des comportements impulsifs observés particulièrement chez les personnes ayant une personnalité limite (Paris, 1992).

27.5 DESCRIPTION CLINIQUE

Comme on l'a souligné plus haut, la validité et la fiabilité des diagnostics spécifiques de troubles de la personnalité demeurent faibles, et il est plus important au chapitre du pronostic et du traitement d'établir s'il y a ou non un trouble de la personnalité que de tenter de préciser lequel des 10 troubles décrits dans le DSM-IV est en cause. C'est pourquoi on prêtera une grande attention dans cette section aux critères permettant de déterminer la présence ou l'absence d'un trouble de la personnalité.

Il est préférable de ne pas considérer les troubles de la personnalité de la même façon qu'une maladie physique, puisque cette dernière est vécue par le patient comme lui étant étrangère, ce qui n'est pas le cas des troubles de la personnalité.

Contrairement aux affections médicales générales, le trouble de la personnalité fait partie de la structure de l'individu. Cela permet de mieux comprendre pourquoi on peut difficilement remettre en question les traits de personnalité sans que la personne se sente menacée, à moins de lui offrir beaucoup de soutien. Par ailleurs, ces problèmes sur le plan de la structure de la personnalité ne signifient pas que toute souffrance soit absente. On peut, au contraire, constater chez certaines personnes un mal de vivre extrême et sincère. La source de ce sentiment sera souvent perçue comme extérieure et échappant au contrôle (locus de contrôle externe).

Il est important de comprendre qu'il ne s'agit pas de porter un jugement de valeur sur la personne. En effet, même si les stratégies du sujet sont souvent inappropriées, elles sont les meilleures qu'il a pu se donner, compte tenu de ses moyens et de ses expériences.

Pour illustrer la distinction entre trouble de la personnalité et pathologie médicale, prenons l'exemple de l'arbre. On peut établir un parallèle entre les pathologies médicales, comme la tuberculose, et les maladies des plantes, la graphiose de l'orme, par exemple, due à un champignon microscopique qui peut s'installer dans un arbre majestueux en pleine santé et bien développé, puis faire flétrir son feuillage. L'état pathologique est ici clairement distinct du fonctionnement habituel. Si la cause de la maladie pouvait être éliminée, l'arbre recouvrerait toute sa vigueur. Quant aux troubles de la personnalité, ils correspondraient à l'état d'un arbre dont la structure serait mal développée, ayant poussé dans un sol pauvre, à l'ombre des gratte-ciel et dans la pollution. Cet arbre n'est certes pas à l'abri des maladies ; au contraire, sa structure même est fragile et il pourra difficilement résister aux divers stress, même minimes. Or il s'agit ici de l'état habituel de cet arbre. On aura beau tenter de prévenir toutes les complications, la structure restera fragile.

27.5.1 Critères généraux

Les principales caractéristiques générales des troubles de la personnalité sont les suivantes :
- traits de personnalité égo-syntones et alloplastiques ;
- réponse inflexible et inadaptée ;
- mauvais fonctionnement durable sur le plan professionnel, social, ou dans d'autres sphères ;
- difficultés accentuées dans un contexte interpersonnel ;
- capacité de faire réagir autrui.

Décrivons plus précisément chacune d'elles. Le caractère égo-syntone et alloplastique a été expliqué à la section 27.4.3. La réponse inflexible et inadaptée se rapporte à la tendance à reproduire de façon répétitive le même type de comportement, même lorsqu'il n'est pas approprié à une situation donnée. Une personne pourra, par exemple, avoir tendance à se soumettre aux autres et à se placer en situation de dépendance, même lorsque d'autres attitudes plus « saines » sont possibles. Pourtant, il arrive que la soumission constitue le moyen d'adaptation le plus approprié. Pensons, par exemple, au cas des personnes enfermées dans les camps de concentration. Ce n'est donc pas simplement la manifestation de comportements particuliers qui dénote la présence d'un trouble de la personnalité, mais plutôt le fait qu'ils soient inflexibles et inadaptés.

Lorsque les traits de personnalité sont inflexibles et inadaptés au point d'engendrer un dysfonctionnement global et durable ou une souffrance chronique, ils constituent alors un trouble de la personnalité. On comprendra facilement que des comportements inadaptés répétés de façon continue engendrent des difficultés de fonctionnement dans presque toutes les dimensions de l'existence : amitié, vie amoureuse et conjugale, vie familiale, vie professionnelle, activités quotidiennes et sociales, études. Ce sont surtout les deuxième et troisième caractéristiques qui permettent de distinguer la personnalité pathologique de la personnalité normale. En effet, les traits de personnalité, même lorsqu'ils sont normaux, ont tendance à être égo-syntones et apparaissent surtout dans un contexte interpersonnel où ils peuvent faire réagir les autres. Par contre, le caractère inflexible, inadapté, dysfonctionnel, et cela de façon durable, des traits de personnalité est propre au trouble de la personnalité.

Plusieurs ont tendance à considérer de façon presque exclusive la cinquième caractéristique, c'est-à-dire la capacité de faire réagir autrui. Cet aspect de l'évaluation est extrêmement subjectif et peut mener à des diagnostics hâtifs ayant une forte connotation péjorative. À l'autre extrême, certains médecins se sentent coupables d'avoir des sentiments négatifs face à un patient. Il est préférable de savoir être attentif aux réactions contre-transférentielles, tout en demeurant conscient de leur subjectivité. Ces sentiments peuvent alors devenir des indices signalant la présence possible d'un trouble de la personnalité chez le patient, un diagnostic qui demande alors confirmation par une évaluation poussée (voir la section 27.5.3).

Dans le même ordre d'idée, le DSM-IV a établi pour la première fois des critères diagnostiques généraux des troubles de la personnalité (voir le tableau 27.2). On constatera qu'ils recoupent les caractéristiques décrites dans cette section. Le seuil minimal pour poser un diagnostic est peut-être plus élevé que par le passé, car on se limite ici aux sujets dont les comportements ou les expériences subjectives

TABLEAU 27.2   Critères diagnostiques généraux des troubles de la personnalité

DSM-IV 301.xx Troubles de la personnalité	CIM-10 F60-F69 Troubles de la personnalité et du comportement chez l'adulte
A. Modalité durable de l'expérience vécue et des conduites qui dévie notablement de ce qui est attendu dans la culture de l'individu. Cette déviation est manifeste dans au moins deux des domaines suivants : (1) la cognition (c.-à-d. la perception et la vision de soi-même, d'autrui et des événements); (2) l'affectivité (c.-à-d. la diversité, l'intensité, la labilité et l'adéquation de la réponse émotionnelle); (3) le fonctionnement interpersonnel; (4) le contrôle des pulsions.	G1. Arguments déterminants selon lesquels les modes caractéristiques et habituels de perception interne et de conduites de l'individu dévient notablement, dans leur ensemble, des attitudes culturellement attendues et acceptées (ou « normes »). Une telle déviation doit être manifeste dans plus d'un des domaines suivants : (1) cognitions (p. ex., façons d'appréhender et d'interpréter les choses, les gens et les événements ; attitudes et représentations que l'on a de soi-même et des autres); (2) affectivité (diversité, intensité et adéquation de la réaction et de la réponse émotionnelles); (4) interaction avec les autres et façon de se conduire dans les situations interpersonnelles; (3) contrôle des impulsions et satisfaction des besoins.
B. Ces modalités durables sont rigides et envahissent des situations personnelles et sociales diverses.	G2. La déviation doit être profondément enracinée et se manifester par une conduite rigide, inadaptée ou dysfonctionnelle lors de situations personnelles et sociales très variées (c.-à-d. qu'elle doit ne pas être limitée à un stimulus ou à une situation « gâchette » spécifique).
C. Ce mode durable entraîne une souffrance cliniquement significative ou une altération du fonctionnement social, professionnel ou dans d'autres domaines importants.	G3. Il existe une souffrance personnelle ou bien un impact nuisible sur l'environnement social ou les deux à la fois, clairement attribuable à la conduite mentionnée en G2.
D. Ce mode est stable et prolongé et ses premières manifestations sont décelables au plus tard à l'adolescence ou au début de l'âge adulte.	G4. Il doit exister des indices selon lesquels la déviation est stable et durable, ayant débuté à la fin de l'enfance ou à l'adolescence.
E. Ce tableau n'est pas mieux expliqué par les manifestations ou les conséquences d'un autre trouble mental.	G5. La déviation ne peut pas se réduire à une manifestation — ou à une conséquence — d'autres troubles mentaux de l'adulte, bien que des situations épisodiques ou chroniques puissent coexister ou se surajouter à elle.
F. Ce mode durable n'est pas dû aux effets physiologiques directs d'une substance (p. ex., une drogue donnant lieu à un abus ou un médicament) ou d'une affection médicale générale (p. ex., un traumatisme crânien).	G6. Une maladie, une lésion ou un dysfonctionnement du cerveau doivent être exclus comme cause possible de la déviation.

Sources : American Psychiatric Association (1994), trad. française *DSM-IV – Manuel diagnostique et statistique des troubles mentaux*, Paris, Masson, 1996 ; World Health Organization (1993), trad. française *Classification internationale des maladies, 10ᵉ révision. Chapitre V (F) : Troubles mentaux et troubles du comportement : critères diagnostiques pour la recherche*, Paris, Organisation Mondiale de la Santé et Masson, 1994.

divergent de façon marquée des attentes de leur culture. La CIM-10 est plus restrictive puisque l'inadaptation sociale et la souffrance sont toutes deux nécessaires au diagnostic, alors que, dans le DSM-IV, on parle d'incapacité sociale *ou* de souffrance subjective. Ainsi, un sujet qui ne présente aucune incapacité sociale peut théoriquement remplir quand même les critères généraux de trouble de la personnalité du DSM-IV, ce qui n'est pas le cas avec la CIM-10.

Autre distinction importante, la CIM-10 inclut la catégorie diagnostique « modifications durables de la personnalité, non attribuables à une lésion ou à une maladie cérébrale » (F62). Cette catégorie, qui n'existe pas dans le DSM-IV, concerne des anomalies de la personnalité et du comportement de l'adulte, survenant en l'absence de troubles préalables de la personnalité et succédant à un stress, soit catastrophique, soit excessif et prolongé, ou à une maladie psychiatrique sévère. Ce diagnostic ne doit être posé que lorsqu'on a la preuve d'un changement manifeste et durable des modes de perception, de relation ou de pensées relatifs à l'entourage ou à soi-même. La modification de la personnalité doit être significative et s'accompagner d'un comportement rigide et mal adapté, absent avant la survenue de l'événement pathogène. Cette modification ne doit pas représenter une manifestation d'un autre trouble mental ni un symptôme résiduel d'un trouble mental antérieur. Une persistance aussi durable de la modification de la personnalité se rencontre habituellement dans les suites d'une expérience traumatisante dévastatrice, mais elle peut également se développer dans le décours d'un trouble mental sévère récurrent ou prolongé. Il peut être très difficile de distinguer une modification de la personnalité ainsi acquise d'un trouble préexistant de la personnalité qui se révèle et s'aggrave à la suite de stress, de tensions ou d'une expérience psychotique. On ne doit poser le diagnostic de modification durable de la personnalité que si le changement représente une manière d'être permanente et différente, que l'on peut rapporter étiologiquement à un événement extrême, profondément traumatisant. Le diagnostic ne doit pas être posé si la modification de la personnalité est consécutive à une lésion ou à une maladie cérébrale grave.

27.5.2 Évolution naturelle

On note souvent une enfance difficile, parfois de façon très manifeste, avec de la violence, des sévices physiques ou sexuels, de l'instabilité ou des abandons répétés. Ce tableau est fréquent dans les cas de personnalité limite ou antisociale. Les troubles de la personnalité du groupe C sont généralement associés à des difficultés plus subtiles dans l'enfance, notamment des parents rigides, une discipline excessive ou du mépris. Les troubles de la personnalité semblent moins reliés à des traumatismes isolés qu'à des difficultés durables ou répétées. Le fait de perdre un des parents en bas âge, par exemple, ne semble pas être un facteur suffisant.

L'adolescence est une période de remises en question et de problèmes d'identité. À cette époque, la personnalité est encore très changeante. Les diagnostics de troubles de la personnalité doivent être posés avec réserve chez les adolescents, car la majorité des difficultés se résorbent dans les quelques années qui suivent. Ce n'est donc que pour une minorité des adolescents qui présentent des difficultés de fonctionnement que sera maintenu un diagnostic de trouble de la personnalité. En revanche, les adultes qui souffrent d'un trouble de la personnalité ont généralement des difficultés qui remontent à l'adolescence. Les problèmes vont persister tout au long de la vie et toucher presque toutes les sphères de fonctionnement. La moindre demande d'adaptation entraînera des réactions excessives. C'est pour cette raison que le diagnostic de trouble de l'adaptation ne doit pas être posé quand il s'agit en fait d'une hyperréactivité habituelle face à tous les stresseurs. Les sujets souffrant d'un des troubles de la personnalité du groupe B ont généralement plus recours aux services de santé que les autres. Les sujets du groupe C peuvent passer inaperçus aux yeux des professionnels, jusqu'à ce qu'ils perdent leur soutien. Ces patients sont beaucoup moins instables que ceux du groupe B. Les relations interpersonnelles peuvent alors être durables mais dysfonctionnelles.

La personnalité, qu'elle soit normale ou pathologique, change généralement assez peu chez l'adulte, et lorsque c'est le cas, les modifications sont lentes. Il semble y avoir un processus naturel de maturation qui fait en sorte que les traits de personnalité s'assouplissent et que la capacité d'adaptation s'améliore avec l'âge.

Les études longitudinales (Stone, 1993) ont principalement porté sur les troubles de la personnalité les plus graves. Les patients souffrant de troubles de la personnalité de type schizotypique et schizoïde ont souvent une vie marginale et isolée, mais le taux de suicide parmi eux est plus faible que chez ceux qui ont une personnalité limite. Ce dernier type de personnalité est caractérisé par une évolution plus favorable que ce que la plupart des médecins présupposent. En effet, des études de suivi à long terme (de 10 à 25 ans) révèlent un taux de suicide élevé (de 3 % à 9 %), mais une évolution plutôt favorable chez les survivants. Quand ils dépassent la quarantaine, plusieurs n'ont que des symptômes légers et environ 20 % sont virtuellement asymptomatiques. Les facteurs de bon pronostic sont: l'intelligence élevée, les talents particuliers (artistiques ou autres), les traits de personnalité obsessionnels-compulsifs et l'adhésion aux groupes d'entraide pour les patients atteints d'alcoolisme et de toxicomanie. Par contre, le pronostic est plus sombre pour les victimes de sévices physiques ou sexuels dans l'enfance et les patients ayant des traits schizotypiques, antisociaux ou une impulsivité chaotique.

Les actes antisociaux mineurs ne sont pas nécessairement associés à un mauvais pronostic, mais la personnalité antisociale comme telle est généralement vouée à un avenir glauque, surtout lorsque les gestes antisociaux ont commencé tôt et persistent nettement au-delà du début de l'âge adulte, entraînant des séjours en prison.

27.5.3 Évaluation clinique

Certains médecins prétendent avoir un « flair » particulier pour dépister les signes de la présence d'un trouble de la personnalité. Ce flair peut se révéler être un outil fort utile, mais il est souvent trompeur. De plus, un diagnostic posé sur cette simple base aura souvent un caractère aléatoire et péjoratif. Il est donc nécessaire de bien étayer un diagnostic de trouble de la personnalité.

La technique d'entrevue doit être en grande partie active, dans le but d'objectiver les faits de façon méthodique et systématique. Il est presque impossible d'établir clairement un diagnostic de trouble de la personnalité en laissant simplement le patient parler librement. En effet, plusieurs informations sont difficiles à obtenir, car elles portent sur des sujets souvent censurés : sexualité, abus de substances, violence, infractions aux lois, etc. Shea (1988, p. 368-381) décrit diverses techniques d'entrevue très utiles pour aborder ces sujets délicats et obtenir les informations les plus justes possible. Il est important d'éviter l'attitude moralisatrice qui fait que le patient se sent honteux et qui le porte à taire ou à minimiser les comportements problématiques. Le médecin n'a pas à condamner ni à approuver les comportements du patient ; il doit plutôt les voir comme des reflets de la condition humaine et de sa souffrance. Une approche consiste à présenter un comportement donné comme potentiellement compréhensible dans le contexte. Par exemple, le médecin peut dire : « Il arrive parfois que les gens cherchent à oublier leurs problèmes en prenant de l'alcool, cela vous serait-il déjà arrivé ? » Il est souvent préférable de poser des questions précises plutôt que générales, par exemple demander le type de drogue consommée, les doses, la fréquence de consommation, la durée, la voie d'administration, les complications, etc., plutôt que : « Avez-vous déjà abusé de drogues ? » Une autre approche consiste dans le « renversement de la honte » ; il s'agit alors de présenter la question de façon à réduire au minimum la honte que peut susciter une réponse positive, par exemple : « Combien de bières êtes-vous capable de consommer sans vous sentir enivré ? »

Une autre difficulté technique provient du fait que les patients sont généralement préoccupés principalement par les problèmes les plus immédiats, ce qui occulte la perspective longitudinale qui est l'aspect le plus important pour documenter un trouble de la personnalité.

Comme l'évaluation est un acte transversal sur le plan temporel, il faut compenser en multipliant les perspectives autant que possible. D'abord, dans l'entrevue, il importe d'obtenir une histoire psychosociale complète pour bien comprendre l'évolution de la personne tout au long de sa vie. Divers documents, tels les dossiers antérieurs, les informations judiciaires, les expertises, les rapports médicaux et autres, peuvent constituer des outils précieux. Un contact personnel avec un ancien intervenant permettra parfois d'en savoir un peu plus sur tout ce qui n'a pas été consigné dans le dossier. Il est souvent très utile d'obtenir des informations d'un tiers, une personne proche du patient et qui le connaît depuis longtemps. En plus de confirmer des faits, il peut dévoiler des aspects restés cachés ou grandement minimisés lors de la rencontre avec le patient.

Il ne suffit pas de savoir comment chercher, il faut aussi avoir une idée précise de ce que l'on cherche. Il ne s'agit pas tant d'un événement ou d'un symptôme particulier, mais plutôt d'une répétition durable et généralisée de comportements inadaptés, qui amènent des dysfonctionnements dans la plupart des sphères d'activité. L'instabilité marquée, par exemple, peut être un signe évident de difficultés de fonctionnement. Le diagnostic sera alors plus facile à poser. C'est le cas, entre autres, des personnalités limites, qui se caractérisent par des changements fréquents, que ce soit en amour, en amitié, dans les relations familiales ou au travail. Les sujets souffrant d'un trouble de la personnalité du groupe C sont souvent beaucoup plus stables, mais demeurent néanmoins dysfonctionnels. Il est alors plus difficile de mettre les symptômes en évidence.

En ce qui concerne la raison de la consultation et l'histoire de la maladie actuelle, le médecin cherchera particulièrement à savoir par qui le patient est envoyé. Étant donné le caractère égo-syntone et alloplastique des troubles de la personnalité, ces sujets sont fréquemment envoyés en consultation par d'autres personnes, que ce soit directement (système judiciaire, employeur, autres intervenants) ou indirectement (un proche qui exerce une «influence»). Les gestes impulsifs sont aussi des raisons fréquentes de consultation. Pour bien documenter le caractère impulsif d'un geste suicidaire, par exemple, il est utile de faire décrire de façon très détaillée les événements qui ont immédiatement précédé et suivi ledit geste. Lorsque le geste survient dans un contexte de difficultés conjugales, il sera important de préciser à quel moment les protagonistes se sont parlé pour la dernière fois et les propos qu'ils ont échangés.

Pour ce qui est des symptômes rapportés par le patient, on doit préciser leur évolution dans le temps et dans quelle mesure ils contrastent avec le fonctionnement habituel. Les symptômes sont souvent chroniques ou très rapidement fluctuants, et il est difficile d'établir clairement le moment où ils ont commencé. Ils sont en règle générale intimement liés aux événements et aux problèmes relationnels, mais ils ne représentent d'ordinaire pas un net changement par rapport au niveau de fonctionnement antérieur.

Voici un exemple qui illustre l'importance d'explorer l'évolution longitudinale des symptômes et le niveau de fonctionnement habituel du patient.

Monsieur X se présente pour fatigue, manque d'intérêt, tristesse, trouble du sommeil et idéation suicidaire. À première vue, il semble présenter les symptômes d'un épisode dépressif majeur. Lorsqu'on le questionne davantage, on apprend qu'il n'a eu d'intérêt véritable que pour quelques rares activités, qu'il a toujours eu le sentiment de faire les choses par obligation, ce qui suscite un sentiment chronique de vide. La fatigue survient surtout lorsqu'il doit aller au travail, qu'il déteste, d'autant plus que son patron le «harcèle» continuellement. Il éprouve du plaisir quand il n'a pas à faire face aux responsabilités, et il ne manque jamais un match de hockey. Il connaît d'ailleurs le classement par cœur et s'anime quand il en parle. Son sommeil a «toujours» été léger. Il a un peu plus de difficultés à s'endormir la semaine, mais il se rattrape les fins de semaine, et, somme toute, le nombre moyen d'heures qu'il dort par nuit n'a pas vraiment changé. Son appétit et son poids sont stables. Il n'y a pas d'autodépréciation ni de culpabilité; au contraire, il a tendance à se déresponsabiliser et à se mettre en position de victime. Les idées suicidaires sont présentes depuis l'adolescence, mais il n'a jamais fait de geste autodestructeur. Finalement, il n'y a pas de preuve évidente d'épisode dépressif majeur et on remarque la présence de plusieurs symptômes révélateurs d'un trouble de la personnalité, qui pourra être confirmé par une histoire plus complète.

Au chapitre des antécédents psychiatriques personnels, on remarque que les patients souffrant de certains troubles de la personnalité consultent très fréquemment (p. ex., personnalité limite), alors que d'autres ne le font que très rarement (p. ex., personnalité paranoïde). Les antécédents psychiatriques comportent souvent des hospitalisations de courte durée ou des observations rapides à la suite de gestes suicidaires ou parasuicidaires et des essais thérapeutiques, pharmacologiques ou psychothérapeutiques, infructueux ou d'une efficacité passagère. On peut parfois découvrir une longue liste de thérapeutes qui ont tous été perçus comme incompétents ou abusifs.

Les antécédents psychiatriques familiaux peuvent quant à eux être marqués par des dysfonctionnements chroniques, des problèmes d'alcoolisme et de toxicomanie. Le sens commun du terme «dépression» faisant souvent référence à la tristesse, on devra tenter de faire préciser le sens de ce terme lorsqu'un patient mentionnera que des membres de sa famille ont des antécédents de dépression. On tentera d'établir si le tableau clinique était épisodique ou chronique. Il est parfois possible de savoir si des traitements ont été suivis et quels en ont été les résultats.

Dans bien des cas, pendant l'entrevue, il est approprié d'utiliser la partie de l'histoire personnelle qui porte sur l'adolescence et le début de l'âge adulte pour aborder la question des habitudes de consommation d'alcool et de drogues ou d'abus de médicaments. Les problèmes liés à l'utilisation de substances psychoactives sont fréquemment associés aux troubles de la personnalité. Il s'agit aussi d'un facteur de mauvais pronostic, surtout lorsque le patient refuse de se joindre à un groupe d'entraide. Il faut toutefois être prudent, car l'abus de drogues et d'alcool et la dépendance à ces substances exacerbent souvent de façon prononcée les traits de personnalité. En l'occurrence, le diagnostic de trouble de la personnalité sera plus solide si les symptômes sont présents également en dehors des périodes de consommation d'alcool et de drogues. On remarque, en effet, que les symptômes du trouble de la personnalité disparaissent chez bon nombre de patients une fois qu'ils sont devenus abstinents.

Souvent, l'exploration des habitudes de vie débouche naturellement sur les antécédents judiciaires. Dans ce cas, il ne faut pas hésiter à demander des détails concernant les actes délictueux, les accusations, les condamnations et le respect des conditions de libération. On sera également intéressé de savoir si des causes sont pendantes, ce qui peut jouer sur la façon dont le patient rapporte ses symptômes récents.

L'histoire personnelle est absolument essentielle au diagnostic de trouble de la personnalité. On cherche à savoir qui est cette personne qui vient consulter, sans se limiter aux problèmes pour lesquels elle se présente. Il arrive même souvent que l'on aborde cette question à l'occasion d'une consultation à l'urgence. Les impératifs de temps vont alors amener le médecin à examiner la question de façon plus rapide ou à se référer aux informations déjà notées au dossier. L'histoire personnelle demeure incontournable lorsqu'il s'agit d'établir clairement la présence d'un trouble de la personnalité, car il faut évaluer le style de vie sur une longue période et en dehors du trouble actuel.

On ne va pas s'astreindre à faire, de façon mécanique, l'histoire du développement du patient, mais plutôt mettre en relief l'histoire et la qualité de ses relations interpersonnelles. On s'intéressera principalement au climat familial, aux principaux souvenirs d'enfance, aux relations parents-enfant et aux interactions à l'intérieur de la fratrie. Il est utile de vérifier de façon systématique s'il y a eu, pendant l'enfance, des sévices physiques ou sexuels, des comportements de mépris, des abandons répétés ou des placements multiples, et de connaître les réactions du patient dans ces circonstances. Au chapitre de l'histoire scolaire, on s'intéressera aux rapports avec l'autorité, à la socialisation, à la stabilité et à la réciprocité des relations d'amitié. Comment le sujet était-il perçu par ses pairs? Se moquait-on de lui?

L'adolescence est souvent une période fertile en émotions. On vérifiera s'il y a eu opposition aux valeurs parentales et si des aménagements ont été réalisés à l'intérieur de la famille. On profitera de ce moment de l'entrevue pour aborder les questions d'abus de drogues ou d'alcool et d'antécédents judiciaires. L'histoire des relations amoureuses vient ensuite: la réciprocité, la stabilité, la dépendance affective, le degré de satisfaction, les causes de rupture, les réactions du patient lors des séparations et la vie sexuelle.

L'histoire professionnelle est aussi une source précieuse d'informations. La durée des emplois occupé, l'absentéisme, les relations avec les supérieurs et les collègues, de même que les causes de départ.

Il faut bien évaluer les réactions habituelles du patient aux frustrations et à la critique, de même que son impulsivité et les fluctuations très rapides de son humeur (*mood swing*). Finalement, on peut aussi demander au patient s'il a déjà été heureux et s'il relève des relations humaines qui aient été véritablement satisfaisantes. Le tableau 27.3 (p. 666) résume les principales dimensions de l'évaluation des troubles de la personnalité (voir aussi le chapitre 3).

Au cours de cette exploration, on peut découvrir qu'il n'y a pas de dysfonctionnement chronique caractéristique du trouble de la personnalité, mais plutôt un changement relativement récent. Il pourrait alors s'agir d'un problème relevant de l'axe I, mais il ne faut pas oublier qu'un changement de personnalité survenant après l'âge de 40 ans doit être considéré comme étant potentiellement d'origine organique jusqu'à preuve du contraire. Une évaluation exhaustive en ce sens devra alors être faite.

27.6 VARIÉTÉ DIAGNOSTIQUE

27.6.1 Groupe A: personnalités bizarres et excentriques

Personnalité paranoïaque (ou paranoïde)

Ce trouble de la personnalité est principalement caractérisé par une tendance généralisée à se méfier exagérément d'autrui. Le patient est porté à interpréter les comportements des autres comme malveillants. Le sens de l'humour lui fait cruellement défaut. Il se sent facilement l'objet d'exploitation ou de complots et collectionne les litiges et les injustices perçues. Il sera généralement isolé, n'ayant pas de relation intime par manque de confiance et par rancune excessive. Cette méfiance est généralement constituée d'idées surinvesties, mais il n'y a pas de délire

Psychiatrie clinique: une approche bio-psycho-sociale

TABLEAU 27.3   Évaluation clinique des troubles de la personnalité

Principes d'évaluation (COMMENT CHERCHER)	Thèmes à évaluer (OÙ CHERCHER)	Critères recherchés (QUOI CHERCHER)

— Perspective longitudinale
— Technique d'entrevue
   • active
   • systématique
— Sources d'information multiples
   • tiers significatifs
   • famille
   • amis
   • employeur
   • autres intervenants
— Accent sur les relations interpersonnelles
	— Raison de la consultation et histoire de la maladie actuelle
	   • évolution longitudinale des symptômes
	   • changement par rapport au fonctionnement antérieur
	   • facteurs précipitants
	— Antécédents psychiatriques personnels et familiaux
	— Habitudes : alcoolisme et toxicomanie
	— Antécédents judiciaires
	— Histoire personnelle
	   • petite enfance
	   • histoire scolaire et professionnelle
	   • vie amoureuse
	   • amitiés
	   • intolérance aux frustrations
	   • impulsivité
		— Critères généraux
		— Réponses inflexibles et inadaptées
		— Dysfonctionnement durable
		— Sphères de fonctionnement touchées

systématisé et durable. Le mécanisme de défense le plus caractéristique est la projection. Le tableau 27.4 donne les critères diagnostiques de la personnalité paranoïaque.

Personnalité schizoïde

L'isolement social égo-syntone constitue la principale caractéristique de la personnalité schizoïde (voir le tableau 27.5, p. 668). Ce diagnostic est nettement plus restreint depuis la publication du DSM-III qui a attribué aux sujets les plus bizarres un diagnostic de personnalité schizotypique et à ceux qui sont isolés socialement à cause de la crainte du rejet, un diagnostic de personnalité évitante.

Le schizoïde est distant, introverti, solitaire, retiré de la société (et non antisocial). Son affect est souvent restreint, mais sa pensée peut être remplie d'un monde intérieur, peuplé de nombreuses relations imaginaires. La vie professionnelle est possible et peut même atteindre un certain succès, mais dans des fonctions solitaires et non compétitives. Les loisirs se passent aussi dans la solitude et sont souvent constitués d'activités intellectuelles ou concrètes plutôt qu'affectives (p. ex., informatique, jeux de patience, mécanique, modèles réduits, etc.).

Seule une faible proportion des enfants timides deviendront des adultes schizoïdes.

Personnalité schizotypique

Le tableau 27.6 (p. 669) donne les critères diagnostiques de la personnalité schizotypique. Il est à noter que, dans la CIM-10, ce diagnostic est classé avec les psychoses, sous le vocable « trouble schizotypique ».

Ce diagnostic a été introduit dans le DSM-III à la suite d'études portant sur les familles de schizophrènes, où on retrouvait des sujets présentant certaines bizarreries sans être franchement psychotiques. Ce concept est proche d'anciens diagnostics, tels que schizophrénie simple ou schizophrénie latente. Il a été inclus à l'axe II parce qu'il n'y a pas de symptômes psychotiques francs et que ses manifestations semblent caractériser de façon précoce et durable le fonctionnement de ces patients.

La personnalité schizotypique se caractérise par de nettes bizarreries et étrangetés au chapitre de la pensée (relâchement des associations d'idées, pensée

TABLEAU 27.4   Critères diagnostiques de la personnalité paranoïaque

DSM-IV 301.00 Personnalité paranoïaque	CIM-10 F60.0 Personnalité paranoïaque
[Voir les critères généraux des Troubles de la personnalité (tableau 27.2, p. 661).]	A. Répond aux critères généraux G1 à G6 d'un trouble de la personnalité [voir le tableau 27.2].
A. Méfiance soupçonneuse envahissante envers les autres dont les intentions sont interprétées comme malveillantes, qui apparaît au début de l'âge adulte et est présente dans divers contextes, comme en témoignent au moins quatre des manifestations suivantes : (1) le sujet s'attend sans raison suffisante à ce que les autres l'exploitent, lui nuisent ou le trompent ; (2) est préoccupé par des doutes injustifiés concernant la loyauté ou la fidélité de ses amis ou associés ; (3) est réticent à se confier à autrui en raison d'une crainte injustifiée que l'information soit utilisée de manière perfide contre lui ; (4) discerne des significations cachées, humiliantes ou menaçantes dans des commentaires ou des événements anodins ; (5) garde rancune, c'est-à-dire ne pardonne pas d'être blessé, insulté ou dédaigné ; (6) perçoit des attaques contre sa personne ou sa réputation, alors que ce n'est pas apparent pour les autres, et est prompt à la contre-attaque ou réagit avec colère ; (7) met en doute de manière répétée et sans justification la fidélité de son conjoint ou de son partenaire sexuel.	B. Présence d'au moins quatre des caractéristiques suivantes : (3) caractère soupçonneux et tendance envahissante à déformer les événements en interprétant les actions impartiales ou amicales d'autrui comme hostiles ou méprisantes ; (2) tendance rancunière tenace, par exemple refus de pardonner les insultes, les préjudices ou les affronts ; (4) sens tenace et combatif de ses propres droits légitimes, hors de proportion avec la situation réelle ; (5) doutes répétés et injustifiés sur la fidélité du conjoint ou du partenaire ; (1) sensibilité excessive aux échecs et rebuffades ; (6) tendance à surévaluer sa propre importance, se manifestant par des attitudes de perpétuelles références à soi-même ; (7) préoccupation par des explications sans fondement, à type de conspiration, concernant les événements qui se déroulent autour de soi et dans le monde en général.
B. Ne survient pas exclusivement pendant l'évolution d'une schizophrénie, d'un trouble de l'humeur avec caractéristiques psychotiques ou d'un autre trouble psychotique et n'est pas dû aux effets physiologiques directs d'une affection médicale générale. **Note :** Si les critères sont remplis avant l'apparition d'une schizophrénie, indiquer « prémorbide », par exemple : « Personnalité paranoïaque (prémorbide) ».	

Sources : American Psychiatric Association (1994), trad. française *DSM-IV – Manuel diagnostique et statistique des troubles mentaux*, Paris, Masson, 1996 ; World Health Organization (1993), trad. française *Classification internationale des maladies, 10ᵉ révision. Chapitre V (F) : Troubles mentaux et troubles du comportement : critères diagnostiques pour la recherche*, Paris, Organisation Mondiale de la Santé et Masson, 1994.

magique, pensée mystique, idées surinvesties, idées de référence, etc.), des perceptions (illusions) et du comportement (langage ambigu, métaphorique, apparence marginale, retrait social, etc.).

Seule une minorité des patients schizotypiques évoluera vers un tableau schizophrénique, malgré la fréquence plus élevée de ces troubles dans les familles de schizophrènes. Le traitement au moyen d'un

Psychiatrie clinique : une approche bio-psycho-sociale

TABLEAU 27.5   Critères diagnostiques de la personnalité schizoïde

DSM-IV 301.20 Personnalité schizoïde	CIM-10 F60.1 Personnalité schizoïde
[Voir les critères généraux des Troubles de la personnalité (tableau 27.2, p. 661).]	A. Répond aux critères généraux G1 à G6 d'un trouble de la personnalité [voir le tableau 27.2].
A. Mode général de détachement par rapport aux relations sociales et de restriction de la variété des expressions émotionnelles dans les rapports avec autrui, qui apparaît au début de l'âge adulte et est présent dans des contextes divers, comme en témoignent au moins quatre des manifestations suivantes : (1) le sujet ne recherche ni n'apprécie les relations proches y compris les relations intrafamiliales ; (2) choisit presque toujours des activités solitaires ; (3) n'a que peu ou pas d'intérêt pour les relations sexuelles avec d'autres personnes ; (4) n'éprouve du plaisir que dans de rares activités, sinon dans aucune ; (5) n'a pas d'amis proches ou de confidents, en dehors de ses parents au premier degré ; (6) semble indifférent aux éloges ou à la critique d'autrui ; (7) fait preuve de froideur, de détachement ou d'émoussement de l'affectivité.	B. Présence d'au moins quatre des caractéristiques suivantes : (6) préférence marquée pour les activités solitaires ; (5) intérêt réduit pour les relations sexuelles (compte tenu de l'âge) ; (1) très peu d'activités sont source de plaisir (voire aucune) ; (8) désintérêt pour les relations amicales et absence d'amis proches ou de confidents (ou un seul) ; (4) indifférence aux éloges comme à la critique ; (2) froideur, détachement ou émoussement de l'affectivité ; (3) incapacité à exprimer aussi bien des sentiments chaleureux et tendres que de la colère ; (7) préoccupation excessive par l'imaginaire et l'introspection ; (9) indifférence nette aux normes et conventions sociales.
B. Ne survient pas exclusivement pendant l'évolution d'une schizophrénie, d'un trouble de l'humeur avec caractéristiques psychotiques, d'un autre trouble psychotique ou d'un trouble envahissant du développement et n'est pas dû aux effets physiologiques directs d'une affection médicale générale. **Note :** Si les critères sont remplis avant l'apparition d'une schizophrénie, indiquer « prémorbide », par exemple : « Personnalité schizoïde (prémorbide) ».	

Sources : American Psychiatric Association (1994), trad. française *DSM-IV – Manuel diagnostique et statistique des troubles mentaux*, Paris, Masson, 1996 ; World Health Organization (1993), trad. française *Classification internationale des maladies, 10ᵉ révision. Chapitre V (F) : Troubles mentaux et troubles du comportement : critères diagnostiques pour la recherche*, Paris, Organisation Mondiale de la Santé et Masson, 1994.

antipsychotique semble amener une certaine amélioration chez quelques sujets. Il existe à cet effet quelques études contrôlées (Stein, 1994). Ces médicaments doivent toutefois être prescrits avec réserve, à cause de certains de leurs effets secondaires potentiellement irréversibles et des preuves scientifiques limitées quant aux bénéfices à en retirer.

Les mécanismes de défense prédominants sont la distorsion et le déni « psychotique » de la réalité.

27.6.2 Groupe B : personnalités dramatiques et émotives

Personnalité antisociale (ou dyssociale)

Les termes « sociopathie » et « psychopathie » ont aussi été employés pour désigner la personnalité antisociale. La principale caractéristique de cette

TABLEAU 27.6 Critères diagnostiques de la personnalité schizotypique

DSM-IV 301.22 Personnalité schizotypique	CIM-10 F21 Trouble schizotypique
[Voir les critères généraux des Troubles de la personnalité (tableau 27.2, p. 661).]	[Voir les critères généraux G1 à G6 d'un troubles de la personnalité (tableau 27.2).]
A. Mode général de déficit social et interpersonnel marqué par une gêne aiguë et des compétences réduites dans les relations proches, par des distorsions cognitives et perceptuelles, et par des conduites excentriques. Le trouble apparaît au début de l'âge adulte et est présent dans des contextes divers, comme en témoignent au moins cinq des manifestations suivantes : (1) idées de référence (à l'exception des idées délirantes de référence); (2) croyances bizarres ou pensée magique qui influencent le comportement et qui ne sont pas en rapport avec les normes d'un sous-groupe culturel (p. ex., superstition, croyance dans un don de voyance, dans la télépathie ou dans un « sixième » sens; chez les enfants et les adolescents, rêveries et préoccupations bizarres); (3) perceptions inhabituelles, notamment illusions corporelles; (4) pensée et langage bizarres (p. ex., vagues, circonstanciés, métaphoriques, alambiqués ou stéréotypés); (5) idéation méfiante ou persécutoire; (6) inadéquation ou pauvreté des affects; (7) comportement ou aspect bizarre, excentrique ou singulier; (8) absence d'amis proches ou de confidents en dehors des parents au premier degré; (9) anxiété excessive en situation sociale qui ne diminue pas quand le sujet se familiarise et qui est due à des craintes persécutoires plutôt qu'à un jugement négatif de soi-même.	A. Présence, pendant une période d'au moins deux ans, de quatre ou moins des manifestations suivantes, soit de façon continue, soit de façon répétée : (4) croyances ou idées bizarres ou magiques influençant le comportement et ne correspondant pas aux normes d'un sous-groupe culturel; (7) perceptions inhabituelles, par exemple illusions somatosensorielles et expériences de dépersonnalisation ou de déréalisation; (8) pensée vague, circonstanciée, métaphorique, trop élaborée et souvent stéréotypée, se traduisant par un discours bizarre ou d'autres manifestations, mais sans incohérence marquée; (5) méfiance ou idéation persécutoire; (1) affect inapproprié ou abrasé, le sujet paraissant froid et distant; (2) comportement ou présentation bizarre, excentrique ou singulier; (3) pauvreté du contact et tendance au retrait social; (6) ruminations contre lesquelles le sujet ne lutte pas, possédant souvent un contenu dysmorphophobique, sexuel ou agressif; (9) épisodes transitoires quasi psychotiques, comportant des illusions intenses, des hallucinations auditives ou autres, et des idées d'allure délirante, survenant habituellement sans facteur déclenchant extérieur.
B. Ne survient pas exclusivement pendant l'évolution d'une schizophrénie, d'un trouble de l'humeur avec caractéristiques psychotiques, d'un autre trouble psychotique ou d'un trouble envahissant du développement. Note : Si les critères sont remplis avant l'apparition d'une schizophrénie, indiquer « prémorbide », par exemple : « Personnalité schizotypique (prémorbide) ».	B. N'a jamais répondu aux critères généraux de la schizophrénie.

Sources : American Psychiatric Association (1994), trad. française *DSM-IV – Manuel diagnostique et statistique des troubles mentaux*, Paris, Masson, 1996 ; World Health Organization (1993), trad. française *Classification internationale des maladies, 10ᵉ révision. Chapitre V (F) : Troubles mentaux et troubles du comportement : critères diagnostiques pour la recherche*, Paris, Organisation Mondiale de la Santé et Masson, 1994.

condition est la tendance généralisée au mépris et à la violation des droits d'autrui et des lois. On retrouve des actes illégaux répétitifs, des fraudes, des tricheries, de l'impulsivité, de l'agressivité, des comportements risqués, de l'irresponsabilité et un manque flagrant de culpabilité. Si les critères du DSM-III-R avaient une assez bonne fiabilité, ils demeuraient difficiles à appliquer à cause de leur grande complexité. Le DSM-IV a tenté de les simplifier.

L'étiologie de ce trouble a été l'objet de plusieurs études, et des facteurs héréditaires y ont été associés (voir la section 27.4.2). Des études longitudinales montrent des effets de cohorte qui donnent à penser que certains facteurs sociaux peuvent influer sur la prévalence, qui est d'environ 3 % chez les hommes et de 1 % chez les femmes. En ce qui concerne le milieu familial, on croit que la présence de parents inconsistants, chaotiques et impulsifs est probablement plus dommageable que la perte parentale.

Ce trouble peut être diagnostiqué à partir de l'âge de 18 ans. Il est précédé d'un trouble des conduites chez l'enfant et parfois associé à un déficit de l'attention avec hyperactivité. Ce diagnostic est généralement durable et le pronostic est sombre. Dans certains cas, les comportements répréhensibles disparaissent avec l'âge, mais plusieurs autres problèmes associés ont tendance à perdurer, dont l'alcoolisme, l'impulsivité et la dysphorie chronique. Il est fréquent que personnalité antisociale et personnalité limite coexistent.

Les critères du DSM-IV ont été sensiblement modifiés par rapport au DSM-III-R. On a opéré ces changements à la lumière des essais cliniques (*field trial*), dans le but de simplifier les critères tout en les rapprochant de ceux de la CIM-10 et en maintenant leur degré de fiabilité (voir le tableau 27.7).

Personnalité limite (*borderline*)

Le concept de personnalité limite a beaucoup évolué. Initialement, on faisait référence à une condition limite entre les psychoses et les névroses. Les études d'analyse factorielle ont conduit à une séparation de la personnalité limite et de la personnalité schizotypique. Le sens que donne le DSM-IV à la personnalité limite est donc plus restrictif.

La personnalité limite se caractérise essentiellement par une très grande instabilité. Sur le plan interpersonnel, les relations sont très intenses et instables. On note une sensibilité extrême à l'abandon, au rejet et au mépris. Ces patients iront parfois jusqu'à faire des gestes suicidaires ou parasuicidaires face à l'imminence d'une rupture ou dans le but de l'éviter. La perception d'autrui est souvent déformée par l'idéalisation ou la dévaluation. Le sujet peut d'ailleurs passer brutalement de l'une à l'autre, à la suite d'une frustration par exemple. L'instabilité marquée se retrouve aussi au chapitre de l'image de soi. On note parfois même des troubles sérieux de l'identité et des symptômes dissociatifs. L'instabilité touche aussi l'affect, qui peut fluctuer rapidement (dysphorie, ennui, sentiment de vide, rage, anxiété, etc.). Ce diagnostic est posé trois fois plus souvent chez les femmes que chez les hommes. La prévalence serait d'environ 2 % dans la population générale.

Le DSM-IV a ajouté un critère reconnaissant la présence chez ces patients d'idées paranoïdes et de symptômes dissociatifs sévères en période de stress (voir le tableau 27.8, p. 672).

La petite enfance semble avoir une grande importance dans l'étiologie de ce trouble (voir la section 27.4.3). L'école psychanalytique (Bergeret, 1974 ; Kernberg, 1975) s'est beaucoup intéressée à la personnalité limite. Le clivage et l'identification projective sont les principaux mécanismes de défense associés à ce trouble de la personnalité.

Personnalité histrionique

Le concept d'hystérie tel qu'on l'entendait au 19e siècle recouvrait plusieurs symptômes, incluant la conversion, les phobies, l'anxiété généralisée, les somatisations multiples et certains traits de personnalité. Ces traits furent ainsi qualifiés d'hystériques jusqu'à ce que le DSM-III, en 1980, introduise le terme « histrionique », cela pour diminuer la référence à des caractéristiques féminines et pour souligner l'aspect théâtral de cette personnalité (histrion : mime).

On constate chez les patients histrioniques une attitude marquée par un intense désir d'être le centre d'attention, allant jusqu'à utiliser la dramatisation, la théâtralisation et la séduction. L'affect est généralement superficiel, labile et coloré. La pensée est souvent égocentrique, préoccupée par l'apparence physique et par l'impression faite à autrui. Les opinions sont facilement influençables (voir le tableau 27.9, p. 673).

Personnalité narcissique

On remarque que les patients narcissiques ont souvent une attitude grandiose, supérieure, prétentieuse, hau-

TABLEAU 27.7   Critères diagnostiques de la personnalité antisociale

DSM-IV 301.7 Personnalité antisociale	CIM-10 F60.2 Personnalité dyssociale
[Voir les critères généraux des Troubles de la personnalité (tableau 27.2, p. 661).]	A. Répond aux critères généraux G1 à G6 d'un trouble de la personnalité [voir le tableau 27.2].
A. Mode général de mépris et de transgression des droits d'autrui qui survient depuis l'âge de 15 ans, comme en témoignent au moins trois des manifestations suivantes : (1) incapacité de se conformer aux normes qui déterminent les comportements légaux, comme l'indique la répétition de comportements passibles d'arrestation ; (2) tendance à tromper par profit ou par plaisir, indiquée par des mensonges répétés, l'utilisation de pseudonymes ou des escroqueries ; (3) impulsivité ou incapacité à planifier à l'avance ; (4) irritabilité ou agressivité, indiquées par la répétition de bagarres ou d'agressions ; (5) mépris inconsidéré pour sa sécurité ou celle d'autrui ; (6) irresponsabilité persistante, indiquée par l'incapacité répétée à assumer un emploi stable ou à honorer des obligations financières ; (7) absence de remords, indiquée par le fait d'être indifférent ou de se justifier après avoir blessé, maltraité ou volé autrui.	B. Présence d'au moins quatre des caractéristiques suivantes : (2) attitude irresponsable manifeste et persistante, mépris des normes, des règles et des obligations sociales ; (4) très faible tolérance à la frustration et abaissement du seuil de décharge de l'agressivité, y compris de la violence ; (5) incapacité à éprouver de la culpabilité ou à tirer un enseignement des expériences, notamment des sanctions ; (6) tendance nette à blâmer autrui ou à fournir des justifications plausibles pour expliquer un comportement à l'origine d'un conflit entre le sujet et la société ; (1) indifférence froide envers les sentiments d'autrui ; (3) incapacité à maintenir durablement des relations, alors même qu'il n'existe pas de difficulté à établir des relations.
B. Âge au moins égal à 18 ans.	
C. Manifestations d'un trouble des conduites débutant avant l'âge de 15 ans.	
D. Les comportements antisociaux ne surviennent pas exclusivement pendant l'évolution d'une schizophrénie ou d'un épisode maniaque.	

Sources : American Psychiatric Association (1994), trad. française *DSM-IV – Manuel diagnostique et statistique des troubles mentaux,* Paris, Masson, 1996 ; World Health Organization (1993), trad. française *Classification internationale des maladies, 10e révision. Chapitre V (F) : Troubles mentaux et troubles du comportement : critères diagnostiques pour la recherche,* Paris, Organisation Mondiale de la Santé et Masson, 1994.

taine, arrogante et condescendante. Ils recherchent l'admiration d'autrui et se considèrent comme des êtres spéciaux ou uniques. Ainsi, ils jugeront qu'ils ont droit à un traitement particulier. On verra, par exemple, un patient faire une colère parce qu'il est obligé d'attendre à la file « comme les autres ». Les relations interpersonnelles se caractérisent par la recherche de gens qui soient à « leur hauteur » ou qui leur apportent quelque chose, le faire-valoir par exemple. L'égocentrisme excessif conduit souvent à un manque d'empathie, voire même à du mépris. Comme dans la personnalité limite, on observe une tendance au clivage, mais de façon moins instable. Le tableau 27.10 (p. 673) présente les critères diagnostiques du DSM-IV. Il faut noter que cette catégorie n'existe pas dans la CIM-10.

TABLEAU 27.8 Critères diagnostiques de la personnalité limite (*borderline*)

DSM-IV 301.83 Personnalité limite (*borderline*)	CIM-10 F60.31 Personnalité émotionnellement labile, type *borderline*
[Voir les critères généraux des Troubles de la personnalité (tableau 27.2, p. 661).]	A. Répond aux critères généraux G1 à G6 d'un trouble de la personnalité [voir le tableau 27.2].
Mode général d'instabilité des relations interpersonnelles, de l'image de soi avec une impulsivité marquée, qui apparaît au début de l'âge adulte et est présent dans des contextes divers, comme en témoignent au moins cinq des manifestations suivantes :	B. Présence d'au moins trois des caractéristiques du critère B de la personnalité émotionnellement labile, de type impulsif (F60.30), avec, de plus, au moins deux des caractéristiques propres à F60.31.
(1) efforts effrénés pour éviter les abandons réels ou imaginés (N.B. : ne pas inclure les comportements suicidaires ou les automutilations énumérés dans le critère 5) ;	F60.31 B(3) efforts démesurés pour éviter d'être abandonné ;
(2) mode de relations interpersonnelles instables et intenses caractérisées par l'alternance entre des positions extrêmes d'idéalisation excessive et de dévalorisation ;	F60.31 B(2) tendance à s'engager dans des relations intenses et instables amenant souvent à des crises émotionnelles ;
(3) perturbation de l'identité : instabilité marquée et persistante de l'image ou de la notion de soi ;	F60.31 B(1) perturbations et incertitude concernant sa propre image, ses buts et ses choix personnels (y compris sexuels) ;
(4) impulsivité dans au moins deux domaines potentiellement dommageables pour le sujet, par exemple dépenses, sexualité, toxicomanie, conduite automobile dangereuse, crises de boulimie (N.B. : ne pas inclure les comportements suicidaires ou les automutilations énumérés dans le critère 5) ;	F60.30 B(1) tendance marquée à agir de façon imprévisible et sans considération pour les conséquences ;
(5) répétition de comportements, de gestes ou de menaces suicidaires, ou d'automutilations ;	F60.31 B(4) menaces ou tentatives récurrentes de gestes auto-agressifs ;
(6) instabilité affective due à une réactivité marquée de l'humeur (p. ex., dysphorie épisodique intense, irritabilité ou anxiété durant habituellement quelques heures et rarement plus de quelques jours) ;	F60.30 B(5) humeur instable et capricieuse ;
(7) sentiments chroniques de vide ;	F60.31 B(5) sentiments permanents de vide ;
(8) colères intenses et inappropriées ou difficulté à contrôler sa colère (p. ex., fréquentes manifestations de mauvaise humeur, colère constante ou bagarres répétées) ;	F60.30 B(2) tendance marquée au comportement querelleur, à entrer en conflit avec les autres, particulièrement lorsque les actes impulsifs sont contrariés ou critiqués ;
	F60.30 B(3) tendance aux éclats de colère ou de violence, avec incapacité à contrôler les comportements impulsifs qui en résultent ;
(9) survenue transitoire dans des situations de stress d'une idéation persécutoire ou de symptômes dissociatifs sévères.	F60.30 B(4) difficulté à poursuivre une action qui ne conduit pas à une récompense immédiate.

Sources : American Psychiatric Association (1994), trad. française *DSM-IV – Manuel diagnostique et statistique des troubles mentaux*, Paris, Masson, 1996 ; World Health Organization (1993), trad. française *Classification internationale des maladies, 10ᵉ révision. Chapitre V (F) : Troubles mentaux et troubles du comportement : critères diagnostiques pour la recherche*, Paris, Organisation Mondiale de la Santé et Masson, 1994.

27.6.3 Groupe C : personnalités anxieuses et craintives

Personnalité évitante (ou anxieuse)

Les personnalités schizoïdes et évitantes ont en commun un réseau social très réduit, mais, contrairement aux schizoïdes, les évitants souhaiteraient avoir des liens interpersonnels. Ces liens sont évités parce que les sujets se considèrent comme étant sans attrait ou inférieurs et qu'ils éprouvent une crainte excessive d'être critiqués ou rejetés. Ils n'acceptent pas de nouer des relations, à moins d'être certains qu'ils ne seront pas critiqués ou rejetés. Ils paraissent souvent timides et anxieux (voir le tableau 27.11, p. 674).

TABLEAU 27.9 Critères diagnostiques de la personnalité histrionique

DSM-IV 301.50 Personnalité histrionique	CIM-10 F60.4 Personnalité histrionique
[Voir les critères généraux des Troubles de la personnalité (tableau 27.2, p. 661).]	A. Répond aux critères généraux G1 à G6 d'un trouble de la personnalité [voir le tableau 27.2].
Mode général de réponses émotionnelles excessives et de quête d'attention qui apparaît au début de l'âge adulte et est présent dans des contextes divers, comme en témoignent au moins cinq des manifestations suivantes :	B. Présence d'au moins quatre des caractéristiques suivantes :
(1) le sujet est mal à l'aise dans les situations où il n'est pas au centre de l'attention d'autrui ;	(4) désir permanent de sensations fortes, et d'activités dans lesquelles le sujet est le centre d'attention d'autrui ;
(2) l'interaction avec autrui est souvent caractérisée par un comportement de séduction sexuelle inadapté ou une attitude provocante ;	(5) aspect ou comportement de séduction inapproprié ;
(3) l'expression émotionnelle est superficielle et rapidement changeante ;	(3) affectivité superficielle et labile ;
(4) le sujet utilise régulièrement son aspect physique pour attirer l'attention sur lui ;	(6) préoccupation excessive par le souci de plaire physiquement ;
(5) manière de parler trop subjective mais pauvre en détails ;	
(6) dramatisation, théâtralisation et exagération de l'expression émotionnelle ;	(1) dramatisation, théâtralisation, hyperexpressivité émotionnelle ;
(7) le sujet est suggestible et facilement influencé par autrui ou par les circonstances ;	(2) suggestibilité (facilement influencé par autrui ou par les circonstances).
(8) le sujet considère que ses relations sont plus intimes qu'elles ne le sont en réalité.	

Sources : American Psychiatric Association (1994), trad. française *DSM-IV – Manuel diagnostique et statistique des troubles mentaux*, Paris, Masson, 1996 ; World Health Organization (1993), trad. française *Classification internationale des maladies, 10ᵉ révision. Chapitre V (F) : Troubles mentaux et troubles du comportement : critères diagnostiques pour la recherche*, Paris, Organisation Mondiale de la Santé et Masson, 1994.

TABLEAU 27.10 Critères diagnostiques de la personnalité narcissique

DSM-IV
301.81 Personnalité narcissique
Mode général de fantaisies ou de comportements grandioses, de besoin d'être admiré et de manque d'empathie qui apparaît au début de l'âge adulte et est présent dans des contextes divers, comme en témoignent au moins cinq des manifestations suivantes :
(1) le sujet a un sens grandiose de sa propre importance (p. ex., surestime ses réalisations et ses capacités, s'attend à être reconnu comme supérieur sans avoir accompli quelque chose en rapport) ;
(2) est absorbé par des fantaisies de succès illimité, de pouvoir, de splendeur, de beauté ou d'amour idéal ;
(3) pense être « spécial » et unique et ne pouvoir être admis ou compris que par des institutions ou des gens spéciaux et de haut niveau ;
(4) a un besoin excessif d'être admiré ;
(5) pense que tout lui est dû : il s'attend sans raison à bénéficier d'un traitement particulièrement favorable et à ce que ses désirs soient automatiquement satisfaits ;
(6) exploite l'autre dans les relations interpersonnelles : il utilise autrui pour parvenir à ses propres fins ;
(7) manque d'empathie : il n'est pas disposé à reconnaître ou à partager les sentiments et les besoins d'autrui ;
(8) envie souvent les autres et croit que les autres l'envient ;
(9) fait preuve d'attitudes et de comportements arrogants et hautains.

Source : American Psychiatric Association (1994), trad. française *DSM-IV – Manuel diagnostique et statistique des troubles mentaux*, Paris, Masson, 1996.

Psychiatrie clinique : une approche bio-psycho-sociale

TABLEAU 27.11   Critères diagnostiques de la personnalité évitante

DSM-IV 301.82 Personnalité évitante	CIM-10 F60.6 Personnalité anxieuse [évitante]
[Voir les critères généraux des Troubles de la personnalité (tableau 27.2, p. 661).]	A. Répond aux critères généraux G1 à G6 d'un trouble de la personnalité [voir le tableau 27.2].
Mode général d'inhibition sociale, de sentiments de ne pas être à la hauteur et d'hypersensibilité au jugement négatif d'autrui qui apparaît au début de l'âge adulte et est présent dans des contextes divers, comme en témoignent au moins quatre des manifestations suivantes : (1) le sujet évite les activités sociales ou professionnelles qui impliquent des contacts importants avec autrui par crainte d'être critiqué, désapprouvé ou rejeté ; (2) montre une réticence à s'impliquer avec autrui à moins d'être certain d'être aimé ; (3) est réservé dans les relations intimes par crainte d'être exposé à la honte ou au ridicule ; (4) craint d'être critiqué ou rejeté dans les situations sociales ; (5) est inhibé dans les situations interpersonnelles nouvelles à cause d'un sentiment de ne pas être à la hauteur ; (6) se perçoit comme socialement incompétent, sans attrait ou inférieur aux autres ; (7) est particulièrement réticent à prendre des risques personnels ou à s'engager dans de nouvelles activités par crainte d'éprouver de l'embarras.	B. Présence d'au moins quatre des caractéristiques suivantes : (6) évitement des activités sociales ou professionnelles impliquant des contacts importants avec autrui de peur d'être critiqué, désavoué ou rejeté ; (4) refus de nouer des relations à moins d'être certain d'être aimé ; (3) préoccupation excessive par la crainte d'être critiqué ou rejeté dans les situations sociales ; (2) perception de soi comme socialement incompétent, sans attrait ou inférieur aux autres ; (5) rétrécissement du mode de vie résultant du besoin de sécurité ; (1) sentiment envahissant et persistant de tension et d'appréhension.

Sources : American Psychiatric Association (1994), trad. française *DSM-IV – Manuel diagnostique et statistique des troubles mentaux*, Paris, Masson, 1996 ; World Health Organization (1993), trad. française *Classification internationale des maladies, 10ᵉ révision. Chapitre V (F) : Troubles mentaux et troubles du comportement : critères diagnostiques pour la recherche*, Paris, Organisation Mondiale de la Santé et Masson, 1994.

Il existe beaucoup de similitudes entre la personnalité évitante et la phobie sociale. D'ailleurs, le même type d'approche thérapeutique sera souvent utilisé (thérapie cognitive, affirmation de soi, désensibilisation, etc.).

Personnalité dépendante

La personnalité dépendante se caractérise par la très forte dépendance qui est établie envers autrui, alors que d'autres attitudes sont possibles. Il est donc important de tenir compte des circonstances. Par exemple, une personne âgée et handicapée pourra, à défaut d'une autre solution, créer des liens de forte dépendance qui sont tout à fait normaux dans sa situation.

La dépendance pathologique se traduit par une tendance à subordonner ses propres besoins à ceux de la personne dont on dépend, au point même de se sacrifier de façon que l'autre se sente redevable. Les sujets dépendants ont d'intenses sentiments d'impuissance et d'insécurité. Ils s'en remettent aux autres pour la plupart des décisions les concernant et se soumettent lorsqu'ils ne sont pas d'accord. Ils peuvent tolérer des situations très difficiles, y compris la violence verbale ou physique, pour éviter de se retrouver seuls et d'avoir à prendre des responsabilités. Au premier contact, ces personnes peuvent sembler assez sympathiques et pitoyables, mais la passivité et la dépendance deviennent de plus en plus lourdes à porter à mesure que la relation progresse. Le tableau 27.12 donne les critères diagnostiques de la personnalité dépendante.

TABLEAU 27.12   Critères diagnostiques de la personnalité dépendante

DSM-IV 301.6 Personnalité dépendante	CIM-10 F60.7 Personnalité dépendante
[Voir les critères généraux des Troubles de la personnalité (tableau 27.2, p. 661).]	A. Répond aux critères généraux G1 à G6 d'un trouble de la personnalité [voir le tableau 27.2].
Besoin général et excessif d'être pris en charge qui conduit à un comportement soumis et « collant » et à une peur de la séparation, qui apparaît au début de l'âge adulte et est présent dans des contextes divers, comme en témoignent au moins cinq des manifestations suivantes : (1) le sujet a du mal à prendre des décisions dans la vie courante sans être rassuré ou conseillé de manière excessive par autrui ; (2) a besoin que d'autres assument les responsabilités dans la plupart des domaines importants de sa vie ; (3) a du mal à exprimer un désaccord avec autrui de peur de perdre son soutien ou son approbation (N.B. : ne pas tenir compte d'une crainte réaliste de sanctions) ; (4) a du mal à entreprendre des projets ou à faire des choses seul (par manque de confiance en son propre jugement ou en ses propres capacités plutôt que par manque de motivation ou d'énergie) ; (5) cherche à outrance à obtenir le soutien et l'appui d'autrui, au point de faire volontairement des choses désagréables ; (6) se sent mal à l'aise ou impuissant quand il est seul, par crainte exagérée d'être incapable de se débrouiller ; (7) lorsqu'une relation proche se termine, cherche de manière urgente une autre relation qui puisse assurer les soins et le soutien dont il a besoin ; (8) est préoccupé de manière irréaliste par la crainte d'être laissé à se débrouiller seul.	B. Présence d'au moins quatre des caractéristiques suivantes : (6) capacité réduite à prendre des décisions dans la vie quotidienne sans être rassuré ou conseillé de manière excessive par autrui ; (1) le fait d'autoriser ou d'encourager les autres à prendre la plupart des décisions importantes de la vie à sa place ; (3) réticence à faire des demandes, même justifiées, aux personnes dont on dépend ; (2) subordination de ses propres besoins à ceux de personnes dont on dépend et une soumission excessive à leur volonté ; (4) sentiment de malaise ou d'impuissance quand le sujet est seul en raison d'une peur excessive de ne pouvoir se débrouiller seul ; (5) préoccupation par la peur qu'on ne le laisse se débrouiller seul.

Sources : American Psychiatric Association (1994), trad. française *DSM-IV – Manuel diagnostique et statistique des troubles mentaux,* Paris, Masson, 1996 ; World Health Organization (1993), trad. française *Classification internationale des maladies, 10ᵉ révision. Chapitre V (F) : Troubles mentaux et troubles du comportement : critères diagnostiques pour la recherche,* Paris, Organisation Mondiale de la Santé et Masson, 1994.

Personnalité obsessionnelle-compulsive (ou anankastique)

Le terme obsessionnel renvoie à un concept psychanalytique lié à la phase anale du développement psychosexuel. On postulait que la névrose obsessionnelle et la personnalité obsessionnelle avaient toutes deux un lien avec des conflits inconscients nés au cours de cette phase. L'avancement des connaissances a amené à comprendre que les deux entités dites troubles obsessionnels-compulsifs et personnalité obsessionnelle-compulsive sont très différentes, même si les deux appellations continuent à se ressembler. L'étiologie, les symptômes, le pronostic et le traitement sont tout à fait distincts. De plus, on ne relève pas une coexistence significative de ces deux entités. Il est donc très important de bien les distinguer. Le trouble obsessionnel-compulsif se caractérise par des pensées obsédantes et des comportements compulsifs, que l'individu perçoit généralement comme excessifs, qu'il cherche à dissimuler et dont il a honte (voir le chapitre 13). L'individu ayant une personnalité obsessionnelle, au contraire, croit que son perfectionnisme est une qualité et que les autres devraient plus souvent l'imiter. La personnalité obsessionnelle est caractérisée par la rigidité, le contrôle, l'ordre et le perfectionnisme. Les biens matériels et la productivité sont valorisés au détriment des valeurs sentimentales.

Psychiatrie clinique : une approche bio-psycho-sociale

TABLEAU 27.13 Critères diagnostiques de la personnalité obsessionnelle-compulsive (DSM-IV) ou personnalité anankastique (CIM-10)

DSM-IV 301.4 Personnalité obsessionnelle-compulsive	CIM-10 F60.5 Personnalité anankastique
[Voir les critères généraux des Troubles de la personnalité (tableau 27.2, p. 661).]	A. Répond aux critères généraux G1 à G6 d'un trouble de la personnalité [voir le tableau 27.2].
Mode général de préoccupation par l'ordre, le perfectionnisme et le contrôle mental et interpersonnel, aux dépens d'une souplesse, d'une ouverture et de l'efficacité, qui apparaît au début de l'âge adulte et est présent dans des contextes divers, comme en témoignent au moins quatre des manifestations suivantes : (1) préoccupation par les détails, les règles, les inventaires, l'organisation ou les plans au point que le but principal de l'activité est perdu de vue ; (2) perfectionnisme qui entrave l'achèvement des tâches (p. ex., incapacité d'achever un projet parce que des exigences personnelles trop strictes ne sont pas remplies) ; (3) dévotion excessive pour le travail et la productivité à l'exclusion des loisirs et des amitiés (sans que cela soit expliqué par des impératifs économiques évidents) ; (4) le sujet est trop consciencieux, scrupuleux et rigide sur des questions de morale, d'éthique ou de valeurs (sans que cela soit expliqué par une appartenance religieuse ou culturelle) ; (5) incapacité de jeter des objets usés ou sans utilité même si ceux-ci n'ont pas de valeur sentimentale ; (6) réticence à déléguer des tâches ou à travailler avec autrui à moins que les autres se soumettent exactement à sa manière de faire les choses ; (7) le sujet se montre avare avec l'argent pour soi-même et les autres ; l'argent est perçu comme quelque chose qui doit être thésaurisé en vue de catastrophes futures ; (8) le sujet se montre rigide et têtu.	B. Présence d'au moins quatre des caractéristiques suivantes : (2) préoccupation par les détails, les règles, les inventaires, l'ordre, l'organisation ou les programmes ; (3) perfectionnisme qui entrave l'achèvement des tâches ; (5) souci excessif de la productivité aux dépens de son propre plaisir et des relations interpersonnelles ; (4) scrupulosité et méticulosité extrême ; (8) insistance déraisonnable pour que les autres se conforment exactement à sa manière de faire ou réticence déraisonnable pour laisser les autres faire quoi que ce soit ; (7) rigidité et entêtement ; (1) doutes et prudence excessive ; (6) attitude pédante et conventionnelle.

Sources : American Psychiatric Association (1994), trad. française *DSM-IV – Manuel diagnostique et statistique des troubles mentaux*, Paris, Masson, 1996 ; World Health Organization (1993), trad. française *Classification internationale des maladies, 10ᵉ révision. Chapitre V (F) : Troubles mentaux et troubles du comportement : critères diagnostiques pour la recherche*, Paris, Organisation Mondiale de la Santé et Masson, 1994.

Les plaisirs et les loisirs seront souvent perçus comme une perte de temps. On note aussi des tendances à l'avarice et à l'opiniâtreté. L'affect est restreint et manque de chaleur. Ces sujets sont capables de stabilité professionnelle et matrimoniale, mais leur vie est généralement privée de chaleur humaine, de plaisir et d'amitié (voir le tableau 27.13). Les mécanismes de défense caractéristiques sont l'isolation et la formation réactionnelle.

27.6.4 Troubles de la personnalité à l'étude dans le DSM-IV

La catégorie diagnostique « personnalité passive-agressive » (voir le tableau 27.14) a été retirée du DSM-IV et reléguée au rang de diagnostic nécessitant de plus amples recherches (annexe B du DSM-IV). Cette notion avait été introduite par la psychiatrie militaire lors de la Seconde Guerre mondiale pour décrire la résistance passive de certains soldats. Le groupe d'étude du DSM-IV considérait le concept trop étroit et les critères diagnostiques redondants. Il semblait s'agir d'un trait pathologique plutôt que d'un véritable trouble de la personnalité. De plus, ce diagnostic n'avait pas été largement adopté en Europe. Par ailleurs, on constatait des références historiques multiples à un type d'attitude et de comportement oppositionnel avec du négativisme. On a décidé d'élargir le concept de personnalité passive-agressive (négativiste), mais, faute de données sur cette version reformulée, elle a été déplacée dans la section des diagnostics proposés pour des études supplémentaires.

Cette personnalité est caractérisée par sa tendance à la procrastination et à résister passivement à des demandes appropriées. Contrairement à la personnalité dépendante, il y a ici une expression d'agressivité, mais de façon indirecte par sabotage plutôt que par opposition ouverte. Ces tendances passives-agressives s'expriment surtout face aux figures d'autorité.

La personnalité dépressive (voir le tableau 27.15) a aussi été incluse dans la section des diagnostics à l'étude. Elle serait caractérisée par un sentiment chronique de malheur et de tristesse, des visions négatives de soi-même et des autres, de même que par un grand pessimisme. Le tout constitue le mode de fonctionnement habituel de l'individu dans toute sa vie adulte et ne serait pas limité à un épisode de trouble de l'humeur. Il n'est pas certain que cette entité puisse être distinguée de façon fiable de la dysthymie à début précoce.

27.7 TRAITEMENT BIO-PSYCHO-SOCIAL

27.7.1 Principes généraux d'intervention

Dans le modèle médical classique, le médecin ou l'intervenant est l'expert qui a la responsabilité de contrecarrer, autant que faire se peut, le processus pathologique. Le patient doit donner un consentement libre et éclairé, mais n'est responsable ni des modalités de traitement ni du résultat. Non seulement ce modèle médical s'applique-t-il mal aux troubles de la personnalité, qui font partie de la structure même de l'individu, mais il peut s'avérer nuisible,

TABLEAU 27.14 Critères à l'étude pour la personnalité passive-agressive (DSM-IV)

A. Mode envahissant d'attitudes négativistes et de résistance passive aux demandes de fournir une performance adéquate, apparaissant au début de l'âge adulte et présent dans divers contextes, comme en témoignent au moins quatre des manifestations suivantes :

(1) le sujet résiste passivement à l'accomplissement des tâches professionnelles ou sociales habituelles ;

(2) se plaint de ne pas être compris et apprécié par les autres ;

(3) est maussade et ergoteur ;

(4) critique ou méprise sans raison l'autorité ;

(5) exprime de l'envie et du ressentiment envers ceux qui ont apparemment plus de chance ;

(6) alterne entre défiance hostile et contrition.

B. Ne survient pas exclusivement pendant des épisodes dépressifs majeurs et n'est pas mieux expliqué par un trouble dysthymique.

Source : American Psychiatric Association (1994), trad. française *DSM-IV – Manuel diagnostique et statistique des troubles mentaux,* Paris, Masson, 1996.

TABLEAU 27.15 Critères à l'étude pour la personnalité dépressive (DSM-IV)

A. Mode envahissant de cognitions et de comportements dépressifs apparaissant au début de l'âge adulte et présent dans divers contextes, comme en témoignent au moins cinq des manifestations suivantes :

(1) l'humeur habituelle est avant tout abattue, morose, sombre, triste ou sans joie ;

(2) l'image de soi repose sur la croyance de ne pas être à la hauteur, sur des idées de dévalorisation et sur une faible estime de soi-même ;

(3) le sujet est critique envers lui-même, se fait des reproches et se déprécie ;

(4) propension à ruminer et à se faire du souci ;

(5) vision négative, critique et réprobatrice d'autrui ;

(6) pessimisme ;

(7) tendance à éprouver de la culpabilité ou des remords.

B. Ne survient pas exclusivement au cours d'un épisode dépressif majeur et n'est pas mieux expliqué par un trouble dysthymique.

Source : American Psychiatric Association (1994), trad. française *DSM-IV – Manuel diagnostique et statistique des troubles mentaux,* Paris, Masson, 1996.

Psychiatrie clinique : une approche bio-psycho-sociale

enfonçant le patient dans la déresponsabilisation ou la passivité et le thérapeute, dans la frustration ou la culpabilité.

Il importe de résister activement à la tentation de prendre en main la vie du patient qui consulte, ce qui semble souvent « contre-intuitif » aux personnes qui œuvrent dans le domaine de la santé (Denis, 1990). Il est donc préférable de considérer le trouble de la personnalité comme une condition faisant partie de la structure même de l'individu. Il convient alors :

— d'éviter des effets iatrogènes fréquents ;
— de faciliter la maturation de la personnalité du patient sans la souhaiter à sa place ;
— de le responsabiliser sans le rejeter quand surviennent des moments de régression.

La responsabilisation ne doit pas être interprétée comme un jugement de valeur, un prétexte au rejet ou à une distanciation indue. Elle consiste à accepter l'idée que chaque individu est responsable de lui-même et que cette responsabilité est l'assise même de la liberté et de la réalisation de soi. La responsabilisation doit aussi être distinguée clairement de la culpabilisation. On n'est pas coupable de sa personnalité, car plusieurs facteurs dont on n'est pas maître l'ont influencée (voir la section 27.4). Toutefois, l'acquisition de l'aptitude à se percevoir comme responsable de soi et capable de changer quelque chose (locus interne de contrôle) est souvent une première étape nécessaire du processus thérapeutique.

Malgré une littérature abondante, il persiste un manque de faits scientifiques solides en ce qui concerne les conduites à adopter face aux troubles de la personnalité. Comme nous l'avons mentionné précédemment, la validité diagnostique est faible ; or elle constitue le fondement même de toute recherche concernant les aspects thérapeutiques. C'est pourquoi les études dans ce champ demeureront ardues tant et aussi longtemps que ce problème n'aura pas été réglé. L'effet placebo, c'est-à-dire la réponse favorable à un traitement dénué d'ingrédient actif, est fréquent dans les troubles de la personnalité (Stein, 1994). Il devient alors très important de faire des études contrôlées, ce qui est difficile dans le cas des psychothérapies, d'autant plus que le taux d'abandon est élevé et que les résultats n'apparaissent que lentement.

La plupart des intervenants dans le domaine de la santé seront appelés à côtoyer des personnes souffrant de troubles de la personnalité. Malgré l'absence de balises scientifiques claires, certains principes généraux peuvent s'avérer utiles au quotidien :

— *Éviter les réactions contre-transférentielles excessives.* L'intervenant doit se méfier de ses propres mouvements impulsifs, qui surviennent dans la relation thérapeutique et face auxquels il ne se sentira généralement pas à l'aise. Les plus fréquents sont les réactions de sauvetage et de rejet.

— *Prévenir la dissension.* Il est difficile d'accepter de se sentir impuissant face à un patient, et comme il n'existe pas de ligne directrice claire quant au traitement des troubles de la personnalité, il arrive souvent que la discorde éclate entre les intervenants. Pour éviter les conflits, il est important de ne pas lésiner sur les communications entre toutes les parties concernées. À cet effet, les réunions d'équipe, les rencontres familiales ou les rencontres des membres d'équipes ou même d'institutions différentes seront souvent très utiles.

— *Détecter les attentes des proches.* Les proches éprouvent souvent beaucoup de difficultés et voudront parfois s'en dégager en remettant la responsabilité à un thérapeute. Le patient envoyé par sa conjointe sous menace de rupture est un exemple fréquent. Il est donc important de bien clarifier la motivation réelle du patient. Les attentes irréalistes de celui-ci et de ses proches seront discutées.

— *Planifier le cadre thérapeutique.* Le travail auprès de ces patients demande un équilibre délicat entre l'empathie, les limites et les structures. Tout cadre thérapeutique est constitué d'une série de structures et de limites tacites, qui sont généralement respectées sans même qu'on ait à y faire référence. La durée des rencontres, le nombre d'appels téléphoniques, le degré de familiarité, le degré d'empressement à délivrer des ordonnances et des certificats en sont des exemples. Avec les troubles de la personnalité, ces limites sont souvent mises à rude épreuve. Il est important de connaître ses propres limites et de savoir les faire respecter, tant pour soi-même que pour le patient. Lorsque nos propres règles sont bien définies, il est plus facile de les formaliser et de les expliquer au patient. Cette structure est constructive et non punitive. Un thérapeute captif d'une situation inacceptable devient impuissant, ce qui paralyse le processus thérapeutique.

Le certificat médical d'inaptitude au travail illustre bien un piège souvent rencontré. Il est avantageux de ne pas le considérer comme un signe de sympathie envers le patient, mais bien comme un acte médico-administratif en soi qui a, comme tous les autres, ses indications, contre-indications, avantages et inconvénients. Le meilleur intérêt du patient à court et à long terme est une préoccupation primordiale. Un arrêt de travail peut sembler « agréable », mais lorsqu'il n'est pas indiqué, il risque de provoquer une régression, une intensification des symptômes à l'approche du retour au travail et des difficultés supplémentaires avec les collègues et employeurs par la suite.

Quelles que soient la formation ou les compétences que l'on possède, le travail auprès de ces patients est souvent ardu. Il est préférable de ne pas hésiter à consulter un confrère ou à demander une *deuxième opinion* dans les périodes d'incertitude.

27.7.2 Interventions ponctuelles

La littérature signale plusieurs formes de thérapies à long terme, mais la réalité clinique quotidienne est le plus souvent constituée d'une série d'interventions ponctuelles. Pour plusieurs patients qui souffrent d'un trouble de la personnalité et qui ont de la difficulté à suivre une psychothérapie prolongée, les interventions ponctuelles répétées deviennent l'approche thérapeutique principale.

L'*évaluation* est souvent un moment potentiellement thérapeutique. Il est utile pour le patient de comprendre de quoi il souffre, sans se sentir pour autant jugé et rejeté. On pourrait alors reprendre des éléments de son histoire à titre d'illustration. Ce moment est aussi propice pour corriger les attentes excessives, mais il faut pour cela avoir le courage de brosser un tableau réaliste. Il est souvent tentant d'utiliser l'idéalisation du patient pour l'envoyer à un autre thérapeute qui va prétendument le sauver. Cette attitude permet d'éviter de longues explications souvent délicates, mais confirme le sentiment du patient qu'on lui refuse une aide magique possible et amplifie, à long terme, son insatisfaction et son dépit de se voir ainsi ballotté d'un intervenant à l'autre. Dans certains cas, des interventions thérapeutiques seront indiquées, mais devront éviter de renforcer les attentes magiques. Dans d'autres situations, la meilleure intervention sera l'absence de traitement (Frances et Clarkin, 1981).

La présence d'un trouble de la personnalité complique souvent le diagnostic de troubles mentaux ou médicaux concomitants. De plus, elle assombrit le pronostic, complique le traitement et diminue la réponse thérapeutique de plusieurs affections associées (Pfohl et coll., 1991). Il devient alors primordial de bien documenter le trouble de la personnalité et l'effet qu'il a sur les autres affections. Le thérapeute prendra soin d'en aviser le patient.

Les interventions auprès de ces patients, dans un contexte d'*urgence*, sont souvent très délicates. S'il s'agit d'un patient suicidaire ou agressif, on peut être tenté de procéder rapidement à l'hospitalisation, pour éviter les complications médico-légales. On risque alors de provoquer des régressions iatrogènes massives. Par contre, le rejet systématique peut stimuler la rage et accroître le risque de passage à l'acte. Les patients qui présentent une souffrance très vive et chez qui le risque d'un passage à l'acte imminent est élevé pourront souvent tirer profit d'une courte période d'*observation* à l'urgence. Les personnes ayant des troubles graves de la personnalité ont souvent des affects très fluctuants et il est vraisemblable que l'épisode le plus aigu de la crise se résorbe rapidement, même si le problème de fond demeure.

Lorsque le diagnostic est difficile à établir et que la situation est critique, il sera souvent utile de recourir à une période d'*hospitalisation*, au cours de laquelle on documentera de façon détaillée l'histoire et le comportement du sujet dans le but de préciser la source de ses difficultés. Certaines écoles de pensée préconisent des hospitalisations à long terme, avec psychothérapie intensive, pour les troubles graves de la personnalité. Puisque l'efficacité de cette approche n'est pas établie et que les coûts en sont très élevés, il est impossible d'en recommander l'usage généralisé, d'autant plus qu'elle n'est pas dénuée de risque de perte d'habiletés sociales et de diminution du niveau d'autonomie.

27.7.3 Approche biologique

La pharmacothérapie ne constitue pas un traitement des troubles de la personnalité (Stein, 1994). La prescription d'un médicament peut en fait transmettre un message implicite de déresponsabilisation. L'approche symptomatique risque de conduire rapidement à une polypharmacie dangereuse, puisque les symptômes sont souvent polymorphes et changeants. En règle générale, il est préférable d'éviter autant que possible les psychotropes dans le cas de patients souffrant de trouble de la personnalité.

Il semble exister certaines exceptions à cette règle, et elles doivent demeurer des exceptions dans l'état actuel des connaissances. L'apparition d'un tableau de dépression majeure surajouté pourra justifier l'emploi d'un *antidépresseur*. Il ne faut toutefois pas oublier que le diagnostic est souvent plus difficile à poser, que le taux de réponse au traitement est beaucoup plus faible (Reich et Vasile, 1993) et que le risque de rechute semble plus élevé (Alnaes et Torgersen, 1997). Les inhibiteurs de la monoamine-oxydase (IMAO) ont été étudiés chez les patients ayant une personnalité limite, et les résultats des études contrôlées sont peu concluants, surtout lorsque les périodes d'observation sont prolongées au-delà des 6 à 10 semaines habituelles (Cornelius et coll., 1993). Certaines études ouvertes ont indiqué un effet bénéfique de la fluoxétine sur la personnalité limite. Il est toutefois nettement prématuré d'en recommander l'usage courant en l'absence d'études contrôlées. Face à un tableau de dépression majeure, l'emploi d'antidépresseurs moins toxiques que les tricycliques (ISRS, moclobémide, néfazodone, venlafaxine) pourra parfois permettre un essai thérapeutique valable sans trop prendre de risques.

Les *benzodiazépines* sont souvent prescrites pour le soulagement symptomatique, mais aucune preuve scientifique n'étaye cette pratique. En fait, il existe même des données qui laissent entendre qu'elles peuvent aggraver la désinhibition chez les patients présentant une personnalité limite. En effet, dans la seule étude contrôlée sur l'usage des benzodiazépines dans le traitement de ce trouble de la personnalité (Cowdrey et Gardner, 1988), on a observé des épisodes sérieux de perte de contrôle ou d'automutilation chez 7 des 12 sujets (58 %) prenant de l'alprazolam comparativement à 2 des 13 sujets (14 %) prenant un placebo.

Les données les plus solides concernent les *antipsychotiques*. Ces derniers semblent efficaces dans un sous-groupe de troubles graves de la personnalité, schizotypique ou limite, où sont présents un contact fragile avec la réalité, des idées de référence ou des illusions (Soloff et coll., 1986). Dans ces cas, le thiothixène serait peut-être supérieur à l'halopéridol (Serban et Siegel, 1984). Toutefois, la médication a une action purement symptomatique. Il serait donc inutile de prescrire un antipsychotique à des patients qui n'ont pas de symptômes de nature psychotique. De plus, dans tous les cas, on devra prendre grand soin de bien soupeser les risques (en particulier la dyskinésie tardive) et les bénéfices. Les antipsychotiques atypiques pourraient constituer une voie intéressante, mais elle reste à valider par des études scientifiques.

Janicak et coll. (1993, p. 516-520) ont formulé des recommandations et des principes qui résument bien les conclusions pratiques à tirer des données dont on dispose :

– insister sur le fait que le médicament n'est pas une panacée ;
– discuter des attentes irréalistes ;
– toujours employer une approche non pharmacologique de façon concomitante ;
– préférer les essais thérapeutiques successifs à l'usage simultané de plusieurs psychotropes ;
– éviter autant que possible les médicaments dont l'index thérapeutique est étroit ou qui peuvent induire une dyskinésie tardive, provoquer de la désinhibition, de la dépendance ou un abaissement du seuil épileptogène ;
– antipsychotiques : surtout pour les troubles du groupe A qui présentent des symptômes transitoires de psychose. On prescrira le plus souvent de faibles doses, ce pour une courte durée ;
– antidépresseurs : pour des troubles associés, dont la dépression majeure et le trouble panique.

27.7.4 Approche psychosociale

Les connaissances à propos de la psychothérapie individuelle et systémique des troubles de la personnalité se sont développées à partir d'une longue expérience clinique, éclairée par une multitude de modèles théoriques. Nous ne sommes toutefois qu'à l'aube de la recherche empirique et les données solides sont virtuellement absentes (Gunderson et Gabbard, 1995 ; Karasu et coll., 1989).

Quel que soit le modèle théorique, on retrouve certains principes de psychothérapie qui sont généralement admis lorsqu'on est en présence un trouble de la personnalité. La qualité de la relation thérapeutique est particulièrement importante ; elle aide à faire face à la méfiance du patient, à l'hypersensibilité au rejet, à la distance émotive ou à la familiarité excessive. Cette relation est d'ailleurs souvent rompue de façon précoce. On reconnaît aussi l'importance de la structure du cadre thérapeutique et de la gestion constructive et non punitive des limites. La persévérance du thérapeute est souvent nécessaire, car même lorsqu'elle est indiquée et utile, la psychothérapie produit des changements de façon lente et irrégulière. Par contre, lorsqu'il y a accentuation des symptômes et des problèmes de comportement, l'approche thérapeutique doit être reconsidérée, soit avec l'aide d'un confrère ou dans le cadre d'une discussion ouverte avec le patient. On penche de plus en plus pour des interventions multimodales qui tentent d'intégrer diverses approches : individuelle, de groupe, familiale, en résidence, systémique et communautaire.

Dans les grands courants de la psychothérapie, les techniques ont été modifiées afin d'aider les gens atteints de troubles de la personnalité. La psychanalyse propose de prolonger la thérapie pour faire face aux résistances. Le thérapeute se permet d'être plus actif, voire même d'offrir du soutien et une expérience émotionnelle correctrice (p. ex., renflouage narcissique de Kohut [1971]). Kernberg (1975) insiste sur l'importance de l'interprétation précoce du transfert idéalisé et agressif. On reconnaît aussi que les expériences traumatisantes réelles et non seulement fantasmatiques ont pu avoir une influence profonde qui nécessite un cadre thérapeutique sécurisant.

Le modèle de l'approche cognitivo-comportementale a lui aussi été adapté (Beck et coll., 1990; Cottraux et Blackburn, 1995). On maintient l'attitude de collaboration empirique, des objectifs précis, des séances structurées avec agenda et les travaux à domicile, mais on modifie plusieurs paramètres parce qu'on tente de changer les structures inconscientes et profondément ancrées, c'est-à-dire les schémas, ou croyances fondamentales (voir le tableau 27.16). Les thérapies sont plus longues et plus flexibles que ce qui est préconisé pour les troubles anxieux ou les dépressions. On veille à bien documenter l'origine de ces schémas, les répercussions qu'ils ont sur la vie du patient et les mécanismes qui les maintiennent. On aborde donc plus systématiquement l'enfance et le contre-transfert. En outre, il est fait usage de techniques thérapeutiques qui provoquent des expériences émotionnelles, comme les jeux de rôle, l'imagerie et la reviviscence d'expériences de l'enfance. Young (1994; voir aussi Cousineau et Young, 1996) a aussi élaboré un modèle cognitif fondé sur les schémas pour traiter les troubles de la personnalité. Linehan (1993) a défini une approche cognitivo-comportementale qui intègre des éléments psychanalytiques et stratégiques pour traiter la personnalité limite. Ses résultats sont des plus concluants et montrent une atténuation des symptômes, surtout sur le plan comportemental.

Les groupes d'entraide constituent une autre voie qui semble prometteuse. Les conseils sont probablement plus faciles à accepter lorsqu'ils viennent de pairs. De plus, ces groupes donnent au patient le sentiment d'être utile et responsable.

Comme on le voit, il y a de plus en plus de convergence parmi les modèles psychothérapeutiques utilisés dans le champ des troubles de la personnalité. On peut espérer que l'intérêt marqué des chercheurs et des médecins pour ce sujet pourra se traduire progressivement en données empiriques éclairantes.

TABLEAU 27.16 Croyances fondamentales et stratégies associées aux troubles de la personnalité

Trouble de la personnalité	Croyances fondamentales ou attitudes	Stratégies (comportements adoptés)
Personnalité paranoïaque	Les gens sont des adversaires potentiels.	Comportements méfiants et belliqueux
Personnalité schizoïde	J'ai besoin de beaucoup d'espace.	Isolement
Personnalité antisociale	Les gens sont là pour être utilisés.	Agression
Personnalité histrionique	Je dois impressionner.	Dramatisation
Personnalité narcissique	Je suis spécial.	Surestimation de soi
Personnalité évitante	Je risque d'être blessé.	Évitement
Personnalité dépendante	Je suis impuissant.	Attachement
Personnalité obsessionnelle-compulsive	Les erreurs sont mauvaises, je dois les éviter.	Perfectionnisme
Personnalité passive-agressive	On peut tenter de m'écraser.	Résistance

Source : Adapté de A.T. Beck et coll., *Cognitive Therapy of Personality Disorders*, New York, Guilford Press, 1990.

Bibliographie

ALNAES, R., et TORGERSEN, S.
1997 « Personality and personality disorders predict development and relapse of major depression », *Acta Psychiatr. Scand.,* vol. 95, n° 4, p. 336-342.

AMERICAN PSYCHIATRIC ASSOCIATION
1994 *Diagnostic and Statistical Manual of Mental Disorders,* 4e éd., Washington (D.C.), American Psychiatric Association ; trad. française *DSM-IV – Manuel diagnostique et statistique des troubles mentaux,* Paris, Masson, 1996, 1040 p.

BECK, A.T., et coll.
1990 *Cognitive Therapy of Personality Disorders,* New York, Guilford Press.

BERGERET, J.
1974 *Personnalité normale et pathologique,* Paris, Dunod.

BERNSTEIN, D.P., et coll.
1993 « Prevalence and stability of the DSM-III-R personality disorders in a community-based survey of adolescents », *Am. J. Psychiatry,* vol. 150, n° 8, p. 1237-1243.

BLACK, D.W., et coll.
1993 « Personality disorder in obsessive-compulsive volunteers, well comparison subjects, and their first-degree relatives », *Am. J. Psychiatry,* vol. 150, n° 8, p. 1226-1232.

CORNELIUS, J.R., et coll.
1993 « Continuation pharmacotherapy of borderline personality disorder with haloperidol and phenelzine », *Am. J. Psychiatry,* vol. 150, n° 12, p. 1843-1848.

COTTRAUX, J., et BLACKBURN, I.M.
1995 *Thérapies cognitives des troubles de la personnalité,* Paris, Masson.

COUSINEAU, P., et YOUNG, J.E.
1996 « Le traitement du trouble de la personnalité limite par l'approche centrée sur les schémas », *Santé mentale au Québec,* vol. 22, n° 1, p. 87-105.

COWDREY, R.W., et GARDNER, D.L.
1988 « Pharmacotherapy of borderline personality disorder », *Arch. Gen. Psychiatry,* vol. 45, n° 2, p. 111-119.

DENIS, J.F.
1990 « Le problème des troubles de la personnalité en psychiatrie », *Revue canadienne de psychiatrie,* vol. 35, n° 3, p. 208-214.

FRANCES, A., et CLARKIN, J.
1981 « Differential therapeutics : A guide to treatment selection », *Hospital and Community Psychiatry,* vol. 32, n° 8, p. 537-546.

GUNDERSON, J.G., et GABBARD, G.O.
1995 « *Section 11 :* personality disorders », dans G.O. Gabbard, *Treatments of Psychiatric Disorders,* 2e éd., Washington (D.C.), American Psychiatric Press, p. 2242-2393.

HUME, W.I.
1973 « Physiological measures in twins », dans G. Claridge, S. Canter et W.I. Hume (sous la dir. de), *Personality Differences and Biological Variations : A Study of Twins,* Oxford, Pergamon Press.

JANICAK, P.G., et coll.
1993 *Principles and Practice of Psychopharmacotherapy,* Baltimore, Williams & Wilkins.

JUEL-NIELSEN, N., et HARVARD, B.
1958 « The electroencephalogram in uniovular twins brought up apart », *Acta Genetica,* vol. 8, p. 57-64.

KARASU, T.B., et coll.
1989 *Treatments of Psychiatric Disorders, Task Force Report,* Washington (D.C.), American Psychiatric Press.

KENDLER, K.S., et coll.
1993 « The Roscommon family study, III. Schizophrenia-related personality disorders in the relatives », *Arch. Gen. Psychiatry,* vol. 50, n° 10, p. 781-788.

KERNBERG, O.
1975 *Borderline Conditions and Pathological Narcissism,* New York, Jason Aronson.

KOHUT, H.
1971 *The Analysis of the Self,* New York, International Universities Press.

LEES ROITMAN, S.E., et coll.
1997 « Attentional functioning in schizotypal personality disorder », *Am. J. Psychiatry,* vol. 154, n° 5, p. 655-660.

LENNOX, W.G., GIBBS, E.L., et GIBBS, F.A.
1945 « The brain wave pattern : An hereditary trait. Evidence form 74 "normal" pairs of twins », *J. Hered.,* vol. 36, p. 223-243.

LEWIS, C.E.
1991 « Neurochemical mechanisms of chronic antisocial behavior (psychopathy) : A litterature review », *J. Nerv. Ment. Dis.,* vol. 179, n° 12, p. 720-727.

LINEHAN, M.M.
1993 *Cognitive-Behavioral Treatment of Borderline Personality Disorder,* New York, Guilford Press.

LIVESLEY, W.J.
1995 *The DSM-IV Personality Disorders,* New York, Guilford Press.

LIVESLEY, W.J., et JACKSON, D.N.
1991 « Construct validity and classification of personality disorders », dans J.M. Oldham (sous la dir. de), *Personality Disorders : New Perspectives on Diagnostic Validity,* Washington (D.C.), American Psychiatric Press, p. 3-22.

McGuffin, P., et Thapar, A.
1992 « The genetics of personality disorder », *Br. J. Psychiatry,* vol. 160, n° 1, p. 12-23.

Nurnberg, H.G., et coll.
1991 « The comorbidity of borderline personality disorder and other DSM-III-R axis II personality disorders », *Am. J. Psychiatry,* vol. 148, n° 10, p. 1371-1377.

Paris, J.
1992 « Social risk factors for borderline personality disorder : A review and hypothesis », *Can. J. Psychiatry,* vol. 37, n° 7, p. 510-515.

Paris, J., et Zweig-Frank, H.
1992 « A critical review of the role of childhood sexual abuse in the etiology of borderline personality disorder », *Can. J. Psychiatry,* vol. 37, n° 2, p. 125-128.

Perry, J.C.
1992 « Problems and considerations in the valid assessment of personality disorders », *Am. J. Psychiatry,* vol. 149, n° 12, p. 1645-1653.

Perry, J.C., et Vaillant, G.E.
1989 « Personality disorders », dans H.I. Kaplan et B.J. Sadock (sous la dir. de), *Comprehensive Textbook of Psychiatry,* 5ᵉ éd., Baltimore, Williams & Wilkins, p. 1352-1387.

Pfohl, B., et coll.
1991 « Axis I and axis II comorbidity findings : Implications for validity », dans J.M. Oldham (sous la dir. de), *Personality Disorders : New Perspectives on Diagnostic Validity,* Washington (D.C.), American Psychiatric Press, p. 147-161.

Reich, J.H., et Vasile, R.G.
1993 « Effects of personality disorders on the treatment outcome of axis I conditions : An update », *J. Nerv. Ment. Dis.,* vol. 181, n° 8, p. 475-484.

Robins, L.N., et Barrett, J.E.
1989 *The Validity of Psychiatric Diagnosis,* New York, Raven Press, American Psychopathological Series.

Samuels, J.F., et coll.
1994 « DSM-III personality disorders in the community », *Am. J. Psychiatry,* vol. 151, n° 7, p. 1055-1062.

Segal, H.
1969 *Introduction à l'œuvre de Melanie Klein,* Paris, PUF.

Serban, G., et Siegel, S.
1984 « Response of borderline and schizotypal patients to small doses of thiothixene and haloperidol », *Am. J. Psychiatry,* vol. 141, n° 11, p. 1455-1458.

Shea, S.C.
1988 *Psychiatric Interviewing : The Art of Understanding,* Philadelphie, W.B. Saunders.

Soloff, P.H., et coll.
1986 « Progress in pharmacotherapy of borderline disorders : A double-blind study of amitriptyline, haloperidol and placebo », *Arch. Gen. Psychiatry,* vol. 43, n° 7, p. 691-697.

Stein, G.
1994 « Physical treatments of the personality disorders », *Current Opinion in Psychiatry,* vol. 7, p. 129-136.

Stone, M.
1993 « Long-term outcome in personality disorders », *Br. J. Psychiatry,* vol. 162, n° 3, p. 299-313.

Thomas, A., et Chess, S.
1977 *Temperament and Development,* New York, Brunner/Mazel.

Torgersen, S.
1984 « Genetic and nosological aspects of schizotypal and borderline personality disorders : A twin study », *Arch. Gen. Psychiatry,* vol. 41, n° 6, p. 546-554.

Vaillant, G.E.
1976 « Natural history of male psychological health : V. The relation of choice of ego mechanisms of defense to adult adjustement », *Arch. Gen. Psychiatry,* vol. 33, n° 5, p. 535-545.

Vaillant, G.E., et Drake, R.E.
1985 « Maturity of ego defenses in relation to DSM-III axis II personality disorders », *Arch. Gen. Psychiatry,* vol. 42, n° 6, p. 597-601.

World Health Organization
1993 *The ICD-10 Classification of Mental and Behavioural Disorders : Diagnostic Criteria for Research,* Genève, World Health Organization ; trad. française *Classification internationale des maladies, 10ᵉ révision. Chapitre V (F) : Troubles mentaux et troubles du comportement : critères diagnostiques pour la recherche,* Paris, Organisation Mondiale de la Santé et Masson, 1994.

Young, J.E.
1994 *Cognitive Therapy for Personality Disorders : A Schema-Focused Approach,* Sarasota, Professional Ressource Exchange.

Zanarini, M.C., et coll.
1997 « Reported pathological childhood experiences associated with the development of borderline personality disorder », *Am. J. Psychiatry,* vol. 154, n° 8, p. 1101-1106.

Zanarini, M.C., Gunderson, J.G., et Frankenburg, F.R.
1989 « Axis I phenomenology of borderline personality disorder », *Compr. Psychiatry,* vol. 30, n° 2, p. 149-156.

Zimmerman, M., et Coryell, W.
1989 « DSM-III personality disorder diagnoses in a nonpatient sample : Demographic correlates and comorbidity », *Arch. Gen. Psychiatry,* vol. 46, n° 8, p. 682-689.

CHAPITRE 28

Particularités nosographiques en France

FRANÇOIS CAROLI, M.D.
Chef du Département de psychiatrie (S.M. 13) du Centre hospitalier Sainte-Anne (Paris)

STEFANO RAMPA, M.D.
Psychiatre des hôpitaux au Département de psychiatrie (S.M. 13) du Centre hospitalier Sainte-Anne (Paris)

MARIE-NOËLLE VACHERON, M.D.
Psychiatre des hôpitaux au Département de psychiatrie (S.M. 13) du Centre hospitalier Sainte-Anne (Paris)

PLAN

- 28.1 Bouffée délirante aiguë
    - 28.1.1 Historique
    - 28.1.2 Place de la bouffée délirante aiguë dans le DSM-IV et la CIM-10
    - 28.1.3 Épidémiologie
    - 28.1.4 Étiopathogénie
    - 28.1.5 Description clinique
        - *Expérience délirante* • *Altération de la conscience* • *Désordre affectif*
    - 28.1.6 Formes cliniques
        - *Formes symptomatiques* • *Formes secondaires ou réactionnelles*
    - 28.1.7 Diagnostic différentiel
    - 28.1.8 Traitement
    - 28.1.9 Évolution et pronostic

- 28.2 Psychose hallucinatoire chronique
    - 28.2.1 Historique
    - 28.2.2 Place de la psychose hallucinatoire chronique dans le DSM-IV et la CIM-10
    - 28.2.3 Épidémiologie
    - 28.2.4 Étiopathogénie
    - 28.2.5 Description clinique
        - *Début* • *Période d'état*
    - 28.2.6 Diagnostic différentiel
    - 28.2.7 Traitement
    - 28.2.8 Évolution et pronostic

- 28.3 Névrose hystérique
    - 28.3.1 Historique
    - 28.3.2 Place de la névrose hystérique dans le DSM-IV et la CIM-10
    - 28.3.3 Description clinique
        - *Traits de personnalité* • *Symptômes somatiques* • *Troubles sexuels* • *Symptômes psychiques* • *Contexte psychologique*
    - 28.3.4 Formes cliniques
        - *Forme monosymptomatique* • *Syndrome de Briquet*
    - 28.3.5 Diagnostic
        - *Diagnostic positif* • *Diagnostic différentiel*
    - 28.3.6 Traitement
        - *Pharmacothérapie* • *Psychothérapies* • *Hospitalisation*
    - 28.3.7 Évolution et pronostic

- 28.4 Érotomanie
    - 28.4.1 Historique
    - 28.4.2 Place de l'érotomanie dans le DSM-IV et la CIM-10
    - 28.4.3 Description clinique
        - *Structure du délire* • *Séméiologie* • *Évolution*
    - 28.4.4 Diagnostic
        - *Diagnostic positif* • *Diagnostic différentiel*
    - 28.4.5 Traitement
        - *Hospitalisation* • *Pharmacothérapie* • *Psychothérapie*
    - 28.4.6 Évolution et pronostic

Bibliographie

Lectures complémentaires

Les nomenclatures officielles DSM-IV et CIM-10 sont utilisées en France de manière tout à fait inégale. Le DSM-IV, de façon usuelle, représente un outil particulièrement utile pour les travaux de recherche, les communications internationales et, bien entendu, dans le cadre des investigations pharmacocliniques. La CIM-10 est nettement plus utilisée puisqu'elle sert de référence à la « fiche par patient » dont dispose chaque service pour tenir les statistiques concernant les maladies mentales demandées par le ministère de la Santé. Il s'agit donc d'une classification incontournable. L'une comme l'autre, le DSM-IV et la CIM-10, servent plus ou moins pour éclairer les diagnostics. On n'y fait pas référence de façon systématique dans les descriptions cliniques, y compris celles qui sont publiées dans des revues scientifiques.

Certaines catégories diagnostiques sont utilisées, même si elles n'apparaissent pas dans les nomenclatures classiques du DSM-IV et de la CIM-10. Elles appartiennent au fond psychiatrique français et s'intègrent dans le langage habituel entre psychiatres. Certaines affections appartenant à ces catégories sont rares, comme le syndrome de Cotard (délire de négation d'organes dans certaines formes de mélancolie), d'autres sont plus fréquentes, tel l'automatisme mental avec idée d'influence décrit par Clérambault. Les syndromes plus courants, comme la bouffée délirante, la psychose hallucinatoire chronique, l'hystérie et l'érotomanie, seront traités dans ce chapitre.

Quant à la psychopathie, ou déséquilibre psychique, on peut la retrouver démembrée entre hystérie chez l'homme, sociopathie ou état limite. Toutefois, le terme psychopathe est largement employé : il désigne des sujets chez qui le tableau clinique comprend autant d'éléments cliniques que d'éléments sociaux. Certes, c'est le passage à l'acte qui est au centre des manifestations cliniques habituelles chez un patient paradoxalement passif. On comprend comment, au fil des siècles, le « déséquilibré » a subi le même sort que l'« hystérique » selon celui qui l'observe, se modifiant au fur et à mesure que le concept évoluait, pour finir par disparaître de la nomenclature, mais demeurer dans le langage des cliniciens avec une idée sous-jacente péjorative de rejet.

28.1 BOUFFÉE DÉLIRANTE AIGUË

La bouffée délirante aiguë (BDA) est une entité clinique propre à la psychiatrie française. Elle est caractérisée par l'éclosion brutale et transitoire d'un délire polymorphe dans ses thèmes et ses expressions, délire vécu de façon intense par le sujet. Depuis sa description initiale par Magnan, diverses dénominations ont été utilisées pour nommer la BDA : psychose hallucinatoire aiguë, psychose délirante aiguë, état onéroïde, expérience délirante primaire. La place nosographique de la BDA a été souvent discutée. Il convient donc d'indiquer, après une description clinique, comment la BDA se situe par rapport aux classifications internationales où elle n'est pas directement représentée.

28.1.1 Historique

La BDA est initialement décrite par Magnan et son école en 1882 sous le nom de bouffée délirante des dégénérés (Guilloux, 1987a). Du début du siècle à 1950, l'entité de BDA n'est plus une référence en tant que telle, la psychiatrie française étant influencée par les idées de Kraepelin et de Bleuler. La BDA est alors décrite sous les noms suivants : psychose hallucinatoire aiguë (Ballet, 1911), psychose imaginative essentielle (Dupré et Logre, 1914), état interprétatif aigu curable (Sérieux et Capgras, 1902), schizomanie (Claude, Dublineau et Ey, 1934), état onéroïde (Follin, 1963). En 1954, Ey propose une classification nosographique des épisodes psychotiques aigus, en décrivant pour ces formes un niveau de déstructuration de la conscience intermédiaire entre la crise maniaco-dépressive et les états confuso-oniriques. La théorie de Magnan sur la BDA comme pathologie de base héréditaire des dégénérés est remise en question par ce psychiatre, qui parle de « personnalités délicates riches d'intuition et de tendance imaginative » (Ferrara et coll., 1992). Ey souhaite différencier la BDA de la schizophrénie, le problème essentiel restant celui de l'évolution schizophrénique de certains de ces accès délirants aigus. Entre 1960 et 1980, de multiples travaux réalisés dans les pays d'outre-mer et à Paris confirment l'intérêt de conserver cette notion de BDA pour des patients éprouvant des difficultés d'adaptation culturelle et présentant des psychoses aiguës (Andriambao, Rakotobe et Ramarojaona, 1976). Parallèlement, des études cherchant à préciser la séméiologie (Pichot, 1979 ; Samuel-Lajeunesse, 1985), les facteurs déclenchants et évolutifs (Féline, 1987) sont publiées. La plupart des éléments cliniques qui caractérisent la BDA restent à l'heure actuelle inchangés, mais ce diagnostic initial demande une confirmation prospective.

28.1.2 Place de la bouffée délirante aiguë dans le DSM-IV et la CIM-10

Pour les états psychotiques, la règle de classement du DSM-IV est purement clinique, descriptive et basée sur les symptômes prédominants. Il est donc intéressant de voir si une combinaison de symptômes qui rappellerait la BDA peut y être retrouvée. Les critères de *trouble schizophréniforme* et de *psychose réactionnelle brève* correspondent assez exactement aux critères de BDA, les psychoses réactionnelles ayant une évolution plus courte que les troubles schizophréniformes. Une liberté d'inclusion est ainsi restituée, alors qu'antérieurement tout épisode délirant aigu était schizophrénique pour les Nord-Américains.

Dans la CIM-10, on se réfère à la catégorie des *troubles psychotiques aigus et transitoires,* caractérisés par la survenue, en deux semaines ou moins, d'un état manifestement psychotique, chez un sujet exempt de toute caractéristique psychotique. Le syndrome clinique est polymorphe. Les symptômes changent rapidement, à la fois de nature et d'intensité, et régressent en moins de trois mois. La recherche de facteurs de stress aigus associés est classique. La CIM-10 distingue les *troubles psychotiques aigus et transitoires sans symptômes schizophréniques* des *troubles psychotiques aigus avec symptômes schizophréniques* comportant certains symptômes typiquement schizophréniques présents de façon régulière (voir le chapitre 8).

28.1.3 Épidémiologie

Les bouffées délirantes primitives sont une affection de l'adulte jeune, sans antécédents pathologiques psychiatriques. Le diagnostic serait posé chez de 3 % à 5 % des cas hospitalisés en milieu psychiatrique public avec un tassement récent de ces chiffres (Cousin et Vanelle, 1987). Follin (1963) décrit préférentiellement les états onirroïdes chez des personnalités hystériques.

28.1.4 Étiopathogénie

À l'époque de Magnan, on considérait que les BDA correspondaient à une irruption d'idées délirantes sans raison apparente. Pour Ey, la question n'est pas de discuter de la réactionnalité ou non de la BDA, mais de l'ordonner hiérarchiquement parmi les déstructurations du champ de la conscience. Puis, les BDA paraissent être la possible expression pathologique évolutive du conflit psychique d'un individu pris dans un contexte socioculturel particulier (Cousin et Vanelle, 1987). Si l'émergence délirante traduit un débordement des mécanismes de défense du sujet, la BDA reste en continuité avec l'histoire du patient. Le délire né en réaction à une réalité insoutenable revêt une valeur cathartique qui lui donne un rôle maturant. Cependant, le rôle du traumatisme déclenchant ne doit pas conduire à privilégier l'analyse synchronique. Ce traumatisme, selon Tatossian (1979), vient en signifiant ce qui était déjà contenu dans la vie prédélirante et permet alors l'autonomisation du délire. Le délire représente également la projection de désirs inconscients. Il témoigne de la fragilité du sujet (Verlhac, Burgos et Trolle, 1993).

28.1.5 Description clinique

Expérience délirante

Le début est brusque — « c'est le coup de tonnerre dans un ciel serein » —, le plus souvent sans cause apparente. Le délire est constitué d'emblée. C'est un délire polymorphe, c'est-à-dire à thèmes multiples et variables : grandeur, persécution, transformation corporelle ou sexuelle, empoisonnement, influence, puissance. Les idées délirantes sont intriquées, s'enchaînent sans aucune systématisation.

Les mécanismes sont multiples, juxtaposés : intuitions, illusions, interprétations, hallucinations visuelles, auditives et surtout psychiques, avec des actes imposés, un écho de la pensée et des voix. Les intuitions délirantes sont prédominantes, inaugurent le tableau clinique et modulent les vagues successives de son expression. Le délire est vécu avec une conviction entière, une adhésion absolue.

Altération de la conscience

Le niveau de la vigilance n'est pas altéré et la désorientation est exceptionnelle, ce qui explique que l'épisode soit convenablement remémoré par le patient.

Psychiatrie clinique : une approche bio-psycho-sociale

Désordre affectif

L'humeur est changeante. Comme l'adhésion au délire est totale, le sujet est ballotté entre des phases d'exaltation thymique et des phases de dépression, ou les vit simultanément. Ces mouvements d'humeur très rapidement variables avec alternance d'excitation et d'inhibition sont particuliers à la BDA.

L'angoisse psychotique (c.-à-d. brute, sans aménagement par des mécanismes de contrôle névrotique) est constante, mais d'intensité variable. Elle vient moduler l'évolution de la BDA. Le parallélisme entre la luxuriance du délire et l'intensité des troubles affectifs est toujours net : en ce sens, il n'y a pas de discordance.

28.1.6 Formes cliniques

Formes symptomatiques

Les symptômes sont classés selon le mécanisme du délire en trois formes :

- la forme imaginative aiguë, caractérisée par l'éclosion brutale d'une fabulation à thèmes multiples, riche en détails, survenant chez une personnalité mythomaniaque ou hystérique (Ey, Bernard et Brisset, 1978a) ;
- la forme interprétative aiguë, où les idées délirantes sont à mécanisme essentiellement interprétatif et accompagnées de réactions émotionnelles intenses ;
- la forme hallucinatoire aiguë, où toutes les formes d'hallucination sont représentées et où les épisodes délirants sont vécus dans une atmosphère imaginaire chargée d'angoisse. Cette forme s'apparente aux effets des substances toxiques (LSD, etc.).

Formes secondaires ou réactionnelles

Si la BDA est le plus souvent primitive, elle est parfois liée à un facteur déclenchant, notamment :

- les chocs émotionnels graves, tels que les situations de guerre, les deuils multiples, l'incarcération, le changement professionnel (perte d'emploi ou mutation), etc. ;
- certaines intoxications, par exemple par le haschich, l'opium, la cocaïne, le LSD, l'alcool ;
- des pathologies somatiques telles que le sida, et toutes les pathologies comportant une agression encéphalique (traumatique, infectieuse, vasculaire, métabolique, endocrinienne, médicamenteuse).

28.1.7 Diagnostic différentiel

La bouffée délirante aiguë doit être distinguée des psychoses aiguës et des psychoses schizophréniques chroniques. Cette distinction est parfois difficile et dans certains cas seule l'évolution rapidement favorable sur quatre à six semaines permet de poser le diagnostic de BDA. Celle-ci se différencie de :

- l'état maniaque, dans lequel l'activité ludique est marquée par une fuite des idées et peu ou pas de délire ;
- la mélancolie, caractérisée par un début plus progressif, une fixité et une monotonie du délire, ainsi qu'une douleur morale intense ;
- l'état confusionnel aigu, où la confusion prime le délire. Les bouffées onirïoïdes représentent la phase intermédiaire entre les états confuso-oniriques et les BDA. Le plus souvent, on découvre une cause précise de l'état confusionnel.

La schizophrénie peut débuter par une BDA typique. Les éléments cliniques différentiels sont : la présence de prodromes tels que l'apragmatisme, l'apathie, l'incurie, l'existence d'un délire moins riche centré sur des idées d'influence et un sentiment de dépersonnalisation, ainsi que la présence d'éléments de discordance qui prédominent dans la schizophrénie. En fait, seule l'évolution permet de trancher.

Les délires chroniques paranoïaques et hallucinatoires se constituent de façon plus progressive chez des sujets plus âgés. Le délire est systématisé et peu variable.

28.1.8 Traitement

Le traitement débute en milieu hospitalier. Il associe un traitement pharmacothérapique et une prise en charge psychothérapique (Caroli et Mercuel, 1986).

La prise en charge institutionnelle, au sein d'un service spécialisé, permet de contenir l'angoisse souvent majeure du patient, de le rassurer, de mieux contrôler d'éventuels troubles du comportement et de surveiller sa tolérance aux médicaments administrés.

Les entretiens familiaux s'avèrent particulièrement importants. La préservation du contact du malade avec l'entourage habituel fait partie intégrante du traitement. Les personnes les plus fragiles portent parfois sur elles la souffrance familiale lors d'une décompensation aiguë. Une brusque apparition de la pathologie peut donner lieu à des remaniements familiaux qui, à leur tour, influent sur le patient.

Les neuroleptiques restent le traitement pharmacothérapique de première intention. Ils sont choisis parmi les composés polyvalents : halopéridol, fluphénazine, et sont administrés, au besoin, par injections pendant les premiers jours. Un neuroleptique sédatif (chlorpromazine, lévomépromazine) peut être associé pour contrôler l'angoisse qui accompagne l'activité délirante. La surveillance de l'état général de ces patients, fréquemment dénutris et déshydratés, doit être attentive. L'évolution, favorable en quatre à six semaines, autorise, après la sortie de l'hôpital, la diminution progressive de la posologie médicamenteuse sur une période d'au moins six mois. Un suivi d'au moins un an après l'arrêt de la pharmacothérapie est nécessaire pour pouvoir juger de l'évolution, ce suivi pouvant déboucher sur une psychothérapie de type analytique.

Dans certains cas, la dépression post-psychotique nécessite l'adjonction d'un antidépresseur.

L'effet antipsychotique des benzodiazépines fait l'objet de controverses. Seules, à des doses au moins 10 fois supérieures aux doses prescrites dans les cas de névroses, elles peuvent avoir une action antipsychotique et agissent aussi sur l'anxiété, la dépersonnalisation et les hallucinations (Loo et Vanelle, 1987). À leur posologie habituelle, les benzodiazépines potentialisent l'effet des neuroleptiques en association.

L'électroconvulsivothérapie (ECT) est rarement utilisée d'emblée, mais on y a parfois recours pendant l'hospitalisation, lorsque le patient ne répond pas aux neuroleptiques même à haute dose ou en association (p. ex., lors de l'apparition d'un trouble de l'humeur de type hypomaniaque associé à une agitation).

28.1.9 Évolution et pronostic

La fin des BDA, comme leur début, peut être brusque. La BDA n'entraîne pas de complications mentales ni ne laisse de séquelles psychiques. Le plus souvent, cependant, la défervescence du délire est progressive et s'accompagne d'un authentique état dépressif. La durée de l'accès est de quelques jours à quelques semaines. Pour Pichot (1979), elle doit être inférieure à six semaines.

Si le pronostic à court terme est bon avec retour à une activité psychique antérieure, le pronostic à long terme se caractérise par la fréquence des récidives et le risque d'une évolution schizophrénique ou d'un délire chronique. En règle générale, les récidives sont fréquentes. Dans les années 50, Ey, reprenant 43 cas observés avant les thérapeutiques de choc et revus 23 ans après leur première BDA, trouve :

— 47 % de rémissions complètes ;
— 33 % de récidives ;
— 20 % d'évolutions déficitaires progressives schizophréniques (Ey, Igert et Rappard, 1957).

Laboucarie, en 1968, s'est intéressé à l'évolution des BDA après l'introduction des traitements neuroleptiques en clinique psychiatrique. Il note, après un premier épisode aigu chez des sujets jeunes, les taux suivants, mesurés sur une durée de 15 ans :

— 40 % de guérison ;
— 15 % de chronicisation ;
— 45 % d'évolution intermittente.

Enfin, il souligne le pronostic favorable lorsque cette pathologie est traitée chez l'adolescent.

Plus tard, Pichot (1979) a estimé à :

— 40 % les cas de rémission complète après le premier accès ;
— 40 % les formes récidivantes ;
— 20 % les cas qui évoluent vers une schizophrénie confirmée.

Certains cliniciens tel Langfeldt ont cherché à réunir les critères pouvant annoncer un pronostic favorable :

— début brutal ;
— présence de facteurs déclenchants ;
— absence de personnalité schizoïde antérieure ;
— présence de troubles thymiques ;
— présence de signes confusionnels ;
— antécédents familiaux maniaco-dépressifs.

Quant aux critères qui laissent présager un pronostic défavorable, les auteurs ont relevé:
- un début subaigu;
- une personnalité schizoïde;
- une symptomatologie schizophrénique prédominante avec signes de dissociation;
- une sédation rapide de l'angoisse avec persistance du délire.

Ces critères sont actuellement contestés.

Le concept de BDA avec son bon pronostic et son apparition sur un terrain sans antécédents pathologiques a été central dans la tradition psychiatrique française des 50 dernières années. Il s'est maintenu au fil des décennies, malgré l'arrivée des nosographies étrangères, tant ce concept apparaît être une entité morbide autonome. Quelles que soient les dénominations sous lesquelles on désigne cet état délirant aigu, le risque majeur à long terme est celui d'une évolution schizophrénique.

28.2 PSYCHOSE HALLUCINATOIRE CHRONIQUE

Depuis le début du siècle, les psychiatres français restent attachés au concept de psychose hallucinatoire chronique (PHC), qui n'existe dans aucun autre pays. La persistance de la PHC dans la nosographie française ne peut se comprendre qu'à travers une étude historique. La psychose hallucinatoire chronique fait partie des délires chroniques qui se différencient des schizophrénies et des démences organiques respectivement par l'absence de dissociation et par l'absence de détérioration. Ce délire chronique est caractérisé cliniquement par l'importance considérable des phénomènes psychosensoriels et par un pronostic souvent favorable.

28.2.1 Historique

Le concept de PHC trouve ses origines dans l'histoire des délires de persécution à partir d'Esquirol et de sa lypémanie (Le Roux, 1980). Les délires chroniques sont alors classés d'après les thèmes du délire et non plus selon l'altération des fonctions cérébrales, avec:
- le délire de persécution (Falret);
- le délire de grandeur (Foville);
- le délire hypocondriaque (Morel);
- le délire des persécutés persécuteurs (Falret).

Magnan, à la fin du siècle dernier, a établi une classification des délires chroniques selon le type évolutif et le terrain sur lequel ils apparaissent, opposant le «délire chronique à évolution systématique» et le «délire des dégénérés». C'est en 1911 que Ballet, contestant la classification de Magnan et rejetant la synthèse kraepelinienne, propose le regroupement des divers délires chroniques hallucinatoires sous le nom de psychose hallucinatoire chronique (Ballet, 1911, 1913). Il donne une place importante à l'état cénesthésique pénible avec inquiétude qui précède ou accompagne les premières manifestations et à l'écho de la pensée. Sur le plan étiologique, il en fait une psychose constitutionnelle. La place de la PHC entre les délires de persécution non hallucinatoires et la démence précoce est largement acceptée par les auteurs français. De 1920 à 1924, Clérambault étaye le choix de Ballet en multipliant les descriptions de l'automatisme mental et matriciel de la PHC. Il confirme en cela la délimitation de ce délire chronique par rapport à celui des psychoses passionnelles. Cette époque mécaniciste est orientée vers la recherche de bases pathogéniques organiques. Le phénomène de l'hallucination apparaît comme un phénomène mécanique primaire déclenchant le délire.

Dans les années 30, la thèse de Nodet, inspirée des travaux de Claude et Ey (1932), remet en question la nécessité d'isoler l'entité nosographique qu'est la PHC. Ey, quant à lui, soutient que l'hallucination est l'effet et non la cause du délire. Le modèle tripartite kraepelinien est remis à l'honneur avec les structures paranoïaque, paranoïde et paraphrénique.

Ce n'est qu'en 1964, avec la thèse de Dalle, que le concept de PHC est réactualisé. La PHC, selon l'auteur, existe, mais n'a pas d'unité. Elle représente plutôt un syndrome clinique. En 1966, Delay, Deniker et Dalle, reprenant le travail de thèse de ce dernier, concluent en affirmant que les «syndromes hallucinatoires idiopathiques chroniques» incluant la PHC doivent être considérés comme un cadre syndromique élargi, parfaitement distinct des schizophrénies paranoïdes.

Par la suite, jusque dans les années 80, la PHC fait l'objet de nombreux travaux français (Albernhe et Marichy, 1985; Bourgeois et Degeilh, 1988; Le Roux, 1980). Pull, Pull et Pichot (1987) effectuent un travail sur la recherche de critères empiriques français. Il s'agit pour ces auteurs d'établir des définitions opérationnelles pour les principales catégories diagnostiques et «de traduire les pratiques diagnostiques françaises dans le langage moderne des critères diagnostiques». Les données sont recueillies à l'aide de la «liste intégrée des critères d'évaluation taxinomiques pour la schizophrénie et les psychoses non affectives» (LICET-S). Pour Pull, Pull et Pichot, comme pour Bourgeois, certaines formes de PHC semblent relever plutôt des troubles de l'humeur de la psychose maniaco-dépressive, mais ils ne disposent pas de données suffisantes pour différencier psychose maniaco-dépressive et PHC.

Ainsi, les descriptions faites par les anciens auteurs correspondent, pour les psychiatres français actuels, à une réalité séméiologique encore observée, et les mécanismes à l'œuvre dans le délire paraissent peu modifiés.

28.2.2 Place de la psychose hallucinatoire chronique dans le DSM-IV et la CIM-10

La PHC s'apparente, dans le DSM-IV, à la *schizophrénie paranoïde* caractérisée par la présence fréquente d'hallucinations auditives et d'idées délirantes de persécution et de grandeur et par l'absence d'un discours désorganisé, d'un comportement catatonique et d'affects inappropriés.

La PHC peut correspondre, dans la CIM-10, à la *schizophrénie paranoïde,* dont le tableau clinique est caractérisé par la présence d'idées délirantes, souvent de persécution, habituellement accompagnées d'hallucinations, en particulier auditives, et d'autres anomalies de la perception. Ce tableau clinique n'est pas dominé par la perturbation des affects, de la volonté et du langage ni par des symptômes catatoniques. L'âge de survenue est plus tardif que dans les formes hébéphréniques et catatoniques (voir le chapitre 10).

28.2.3 Épidémiologie

La PHC est une affection relativement peu fréquente, survenant chez un sujet sans caractéristiques biologiques particulières et le plus souvent sans prédisposition affective de type paranoïaque. L'affection touche peut-être certains types de personnalité plus que d'autres : ce sont les personnalités évitantes, passives-agressives, dépendantes ou schizoïdes (Lempérière, 1964). L'enquête anamnestique découvre parfois, dans les mois qui précèdent l'éclosion hallucinatoire, un événement déclenchant ou favorisant à forte valeur symbolique ou une crise existentielle dramatiquement vécue (difficultés sociales, familiales ou professionnelles, affection somatique grave, etc.). La PHC apparaît plus tôt chez l'homme (dans la trentaine ou la quarantaine) que chez la femme (dans la cinquantaine). Un isolement social est fréquent. Il donne sens aux manifestations morbides et conditionne l'évolution de l'affection.

28.2.4 Étiopathogénie

Le concept de PHC pose le problème des hallucinations. Pour certains auteurs, comme Clérambault (1923), les hallucinations sont des phénomènes élémentaires d'excitation des centres sensoriels, donc indépendantes du délire et de sa cause. Pour d'autres, par exemple Cellier (1927) et Claude (1930), l'hallucination est essentiellement une illusion dans laquelle se projette plus ou moins symboliquement la dynamique affective. Dès lors, l'hallucination et le délire sont une illusion d'origine affective. Pour Ey (1935), l'hallucination est l'expression clinique délirante d'un bouleversement de la conscience et de la personnalité.

Darcourt et coll. (1989) ont étudié plus spécifiquement la structure psychique de la PHC. Pour eux, la PHC est une «structure psychique élémentaire», c'est-à-dire une structure psychique relativement homogène et simple, qui peut exister à l'état pur, avec des formes évolutives très variables, ou qui peut s'associer à d'autres structures psychopathologiques dans des ensembles à l'intérieur desquels il devient impossible de l'isoler. Selon ces auteurs, il y a dans la PHC un défaut d'individualisation, car le sentiment d'être unique est incertain, un défaut de «pare-excitation», car le patient ne peut se protéger contre ses hallucinations, un défaut de contenant, car il communique très directement avec le monde extérieur (Darcourt et coll., 1989; Vernet et Ellul, 1986).

Les phénomènes hallucinatoires éprouvés par les patients sont à l'origine d'un vécu de persécution et d'influence souvent au premier plan. Cependant, l'hallucination qu'exprime le délire sur un mode projectif vient aussi signifier ce que le patient pense de lui-même, comment il se juge et la façon dont il voudrait parfois se conduire. Le délire hallucinatoire est donc moins étranger au sujet qu'il n'y paraît, prenant source et sens dans les instances conflictuelles de sa personnalité (Le Roux, 1980). Si, au cours des phases les plus productives, les réactions du patient sont vives et empreintes d'angoisse, il est des formes plus insidieuses où une complicité s'établit entre le patient et ses voix. Toutes les formules, du désagrément le plus hostile à la convivialité la plus franche, sont donc possibles, rendant compte des réactions de compatibilité ou d'incompatibilité entre le délirant et ses hallucinations.

28.2.5 Description clinique

Début

Tantôt insidieux et progressif, tantôt brutal, le début de la PHC est caractérisé par un sentiment vague d'inquiétude qui étonne le malade. Celui-ci éprouve alors parfois un malaise général ou a des céphalées pénibles. Il devient irritable, méfiant, très attentif aux faits les plus anodins auxquels il attache une importance démesurée. Il perçoit des odeurs étranges, un goût suspect dans les aliments, des fluides dans son corps, des courants électriques dans sa tête ou ses organes génitaux. Ne cherchant pas dans son corps l'origine de ses perturbations, il les attribue à une influence étrangère, à une sorte de transmission de pensée, et y voit la marque d'une hostilité. Assailli par une inquiétude devenue permanente, il est aux aguets (Ey, Bernard et Brisset, 1978b).

Période d'état

C'est à la période d'état que le malade est vu par un médecin psychiatre ou par un généraliste, l'affection évoluant depuis de nombreux mois, voire des années. Les troubles notables du comportement ou de l'affectivité surviennent en effet rarement au début de la maladie.

Le *syndrome hallucinatoire de la période d'état* est constitué par un triple automatisme: l'automatisme idéo-verbal, l'automatisme sensoriel et sensitif, et l'automatisme psychomoteur.

L'automatisme idéo-verbal est le plus important et le plus constant dans la PHC. Il s'exprime cliniquement par des voix. Les hallucinations auditives peuvent être élémentaires: bourdonnements, sons de cloche, sifflements, bruits de pas. Le plus souvent, elles sont acoustico-verbales: chuchotements, cris plus ou moins lointains. Le locuteur est plus ou moins bien identifié: c'est une voix d'homme ou de femme, c'est à la radio... Parfois, les voix cessent dans le silence et ne se font entendre qu'avec un accompagnement particulier (voiture, pendule ou autre). Les voix progressent ensuite en intensité, en complexité et en fréquence. Certaines sont impératives, commentant ou interdisant le champ de la pensée ou de l'agi. L'écho de la pensée et de la lecture répète les opérations idéiques en cours. Le vol et le devinement de la pensée sont ressentis comme une intrusion de la pensée d'autrui dans l'intimité de la pensée du sujet.

L'automatisme sensoriel et sensitif est constitué par les hallucinations cénesthésiques, olfactives, gustatives et visuelles. Les hallucinations cénesthésiques comprennent les hallucinations tactiles, génitales. Il peut s'agir de fourmillements, de piqûres, de brûlures ou de sensations de décharges électriques que le patient attribue à une influence extérieure, à la présence de corps étrangers ou d'animaux dans ses viscères, ou encore à une possession. Les hallucinations génitales consistent en des impressions de frôlement, de contact, voire d'attouchements voluptueux dans la région ano-génito-urinaire. Les hallucinations olfactives et gustatives sont fréquentes et se rapportent à une thématique d'empoisonnement. Les hallucinations visuelles sont rares et semblent être plus des impressions sensorielles de représentation mentale forte que de vraies hallucinations.

L'automatisme psychomoteur est proche des hallucinations cénesthésiques. Il se traduit par des sensations de déplacement des membres, d'impulsion ou d'arrêt. Parfois, il s'agit d'hallucinations psychomotrices verbales: le malade n'entend pas de voix, mais il sent des voix intérieures qui parlent dans sa gorge, impression qui s'accompagne de mouvements involontaires de la langue et des lèvres.

Les *thèmes des hallucinations* ne sont pas nombreux. La persécution est le thème dominant, auquel viennent s'associer ou se substituer des thèmes de grandeur. La recherche du motif des persécutions dont il est l'objet conduit en effet le malade à penser qu'il est un personnage important.

28.2.6 Diagnostic différentiel

D'autres formes de délires peuvent se rapprocher de la psychose hallucinatoire chronique tels :
- les délires chroniques paranoïdes de la schizophrénie qui surviennent généralement chez des sujets plus jeunes et s'accompagnent de dissociation idéo-affective ;
- les délires paranoïaques chroniques qui sont très systématisés et répondent peu aux neuroleptiques. Ils s'accompagnent souvent de troubles du comportement dès le début de l'évolution. Ils affectent habituellement des personnalités paranoïaques et sont à mécanisme essentiellement interprétatif.

28.2.7 Traitement

Le traitement repose sur la pharmacothérapie utilisant des neuroleptiques prescrits si possible en monothérapie et choisis parmi les incisifs ou les polyvalents, tels que les butyrophénones (halopéridol), les benzamides (sulpiride) ou les phénothiazines (fluphénazine). La pharmacothérapie a pour effet de réduire les efflorescences hallucinatoires, de calmer l'angoisse et l'agressivité et de modifier le fonctionnement mental. Le traitement est poursuivi aux doses initiales pendant trois à six mois, puis réduit de façon progressive jusqu'à la dose minimale efficace. La continuité du traitement est essentielle et le recours aux formes retard de la molécule mère prescrite initialement est d'un grand intérêt.

Les psychothérapies constituent un complément indispensable. La relation psychothérapique, en aménageant un lieu de parole, permet l'analyse des déformations affectives et cognitives avec leurs ancrages dans l'histoire du patient.

Les mesures institutionnelles et la prise en charge psychosociale vont de l'hospitalisation à plein temps, souvent nécessaire lors de l'instauration du traitement neuroleptique ou d'un épisode délirant, à tous les services de soins aujourd'hui offerts : hôpital de jour ou de nuit, visites à domicile, appartement thérapeutique ou foyer. Ces services viennent remplacer la prise en charge par l'hôpital, empêchant ainsi la chronicisation et la désocialisation du patient. Dans une perspective de resocialisation, le recours aux centres d'aide par le travail ou les ateliers protégés peut être utile comme une étape provisoire vers la reprise des activités professionnelles.

28.2.8 Évolution et pronostic

Les PHC ont un pronostic relativement favorable, avec conservation des fonctions supérieures et d'un jugement pertinent en dehors du secteur délirant, conservation qui contraste avec le noyau hallucinatoire. Avec les traitements neuroleptiques, les phases aiguës très délirantes sont bien contrôlées, au prix d'un enkystement, d'une mise à distance, voire d'une critique totale de l'expérience délirante. Parfois, une activité hallucinatoire minimale persiste, sorte de voix intérieure avec laquelle le patient tisse des liens intimes, palliant les manques de sa solitude.

*

En conclusion, l'histoire du concept de PHC est en même temps l'histoire de la clinique psychiatrique française classique. La PHC a survécu, malgré de nombreuses critiques au sein même de l'école française, et semble toujours bien présente dans l'esprit des psychiatres français qui refusent de l'incorporer dans la schizophrénie. Cependant, pour beaucoup, elle représente plus un syndrome dont le pronostic est assez favorable qu'une affection à part entière.

28.3 NÉVROSE HYSTÉRIQUE

Maladie incurable ou mystérieuse pour les médecins, névrose par excellence pour les psychanalystes, mythe mal discernable pour l'opinion commune, la névrose hystérique est sans conteste l'affection psychique la plus problématique tant en ce qui concerne la définition rationnelle du concept qu'en ce qui concerne son tableau clinique. On la caractérise, en France, par la coexistence de traits particuliers de la personnalité, de manifestations psychophysiques d'expression multiforme, d'un ou plusieurs « symptômes de conversion ». La constitution des troubles est purement psychogène.

Bien que certains symptômes aient été reconnus dans l'Antiquité, l'hystérie a été circonscrite en tant que névrose, chez la femme, seulement à la fin du siècle dernier par le psychanalyste Sigmund Freud. La possibilité qu'elle se manifeste chez l'homme est controversée.

28.3.1 Historique

Les premières descriptions de l'hystérie sont contenues dans les manuscrits de l'ancienne Égypte (papyrus de Kahoun, vers 1900 av. J.-C.) : une maladie exclusivement féminine, dont la source est dans l'utérus. Dans la Grèce ancienne, l'hystérie (*hustera*, « utérus ») est considérée comme liée à une insatisfaction sexuelle qui provoque, selon Hippocrate (460-377 av. J.-C.), une migration de l'utérus jusqu'au cerveau ou, selon Galien (131-201), une corruption du sang par l'accumulation de liquide utérin. L'idée que l'utérus est à l'origine des symptômes de la maladie fait autorité jusqu'au premier millénaire (Soranus l'Ancien, Aétius d'Amida, Paul d'Égine, Alexandre de Tralles, Avicenne), puis est délaissée (Didi Huberman, 1982 ; Postel et Quetel, 1994).

Durant le Moyen Âge, alors que la médecine sombre dans les ténèbres de l'ignorance, l'hystérie est imputée aux conséquences d'une croyance religieuse aberrante ou impie. Elle est tenue pour une maladie diabolique, un effet de la possession par le démon, un état mystérieux redoublé par l'énigme que pose l'existence de phénomènes d'identification collective, pendant que sévissent les grandes épidémies infectieuses de l'époque (lèpre, tuberculose, peste). Possédées ou sorcières, les hystériques sont confiées aux exorcistes, lorsqu'elles ne sont pas livrées au feu du bûcher.

À partir du 17ᵉ siècle, la conception mystico-ésotérique de l'hystérie est récusée. Paracelse (1493-1541) met le premier l'accent sur l'influence de l'imagination dans le déclenchement des phénomènes hystériques. Thomas Sydenham (1624-1689) ne cesse pas de relever les ruses et les supercheries de ces malades qui « simulent des atteintes organiques ». Puis, à l'époque où la médecine prend progressivement un caractère scientifique, l'hystérie devient l'objet de multiples théories médicales, dont la plupart soutiennent que l'hystérie est une maladie des nerfs ou de l'encéphale, ou des deux. Pour Thomas Willis (1622-1675), anatomiste anglais et auteur d'un célèbre traité sur les *Affectionum quæ dicuntur hystericæ et hypochondriacæ* (1670), comme pour Étienne Jean Georget (1795-1828) dans son ouvrage *De l'hypocondrie et de l'hystérie* (1823), l'hystérie, en raison de ses crises, doit être considérée comme une maladie neurologique et rapprochée de l'épilepsie. Il en est de même pour le psychiatre Pierre Briquet (1796-1881) qui, à partir de 430 observations de malades hystériques, conclut à une « névrose de la portion d'encéphale destinée à recevoir les impressions affectives et les sensations » dans son célèbre *Traité clinique et thérapeutique de l'hystérie* (1859). Analogie qui conduit le médecin Paul-Marie Richer (1849-1933), auteur des *Études cliniques sur la grande hystérie ou hystéro-épilepsie* publiées en 1825, à la notion d'hystéro-épilepsie.

C'est à Jean Martin Charcot (1825-1893), neurologue français, que revient le mérite d'avoir donné un statut de maladie mentale à l'hystérie, par la distinction entre paralysies neurologiques, dont la source est lésionnelle, et paralysies hystériques, qui ont la propriété d'apparaître ou de disparaître sous hypnose. Sigmund Freud (1856-1939) avait été stagiaire chez Charcot en 1885. Quelques années plus tôt, il avait pris connaissance chez son collègue viennois Josef Breuer (1842-1925) du cas d'une malade hystérique traitée par l'hypnose. À la différence de Charcot qui ne faisait pas parler ses malades, et sur l'exemple d'Hippolyte Bernheim (1837-1919) qui avait institué l'usage de l'hypnose à des fins thérapeutiques, Freud s'employa à faire évoquer à ses patientes hypnotisées le souvenir de l'événement ancien qui paraissait lié aux symptômes hystériques actuels. Il arriva à obtenir la disparition du symptôme chaque fois que la malade pouvait dire sous hypnose tout ce qui était tenu pour oublié de l'événement en question. Dans la reconstruction de l'histoire de l'événement initial, il rencontrait toujours le rejet de certains faits sexuels. À partir de ces constats, Freud émit une hypothèse sur la formation du symptôme hystérique. Il démontra d'abord que tout événement qui comporte une dimension de nature sexuelle que le psychisme ne peut accepter a valeur de traumatisme. Il mit en évidence ensuite que le traumatisme est à l'origine d'un clivage entre les éléments psychologiques rattachés à l'événement et normalement conservés liés entre eux dans le psychisme : la représentation de l'événement et l'excitation sexuelle, ou libido, produite par ce même événement. À la suite de ce clivage, l'excitation sexuelle, ou libido, est « convertie » en excitation corporelle et prend l'apparence d'une atteinte physique qui porte la marque de la signification de la représentation à laquelle elle était auparavant liée, tandis que la représentation elle-même est écartée du conscient à la faveur de l'oubli. Durant la séance d'hypnose, la représentation oubliée resurgit et finit par être admise par le sujet, en même temps que se produit une reconversion de l'excitation corporelle en libido. Avec l'établissement d'un consentement inédit du sujet à l'égard des faits sexuels associés à l'événement source du traumatisme, le clivage s'efface et le symptôme disparaît. Au procédé hypnotique Freud substituera ensuite la technique de l'association libre qui inaugure l'invention de la psychanalyse et permettra la fondation de ses concepts.

28.3.2 Place de la névrose hystérique dans le DSM-IV et la CIM-10

Le syndrome comme tel n'a pas lieu d'être, mais on trouve, dans le DSM-IV, les manifestations cliniques de l'hystérie réparties dans au moins quatre rubriques ou catégories différentes suivant deux axes. À l'axe I rassemblant les *troubles cliniques,* il s'agit des catégories « troubles somatoformes » (celle-ci incluant le trouble somatisation et le trouble de conversion) et « troubles dissociatifs » (avec en particulier la définition de l'amnésie dissociative, de la fugue dissociative, du trouble dissociatif de l'identité — autrefois personnalité multiple — et du trouble de dépersonnalisation) et de la catégorie « troubles sexuels et troubles de l'identité sexuelle ». À l'axe II, qui regroupe les *troubles de la personnalité,* on trouve la définition de la « personnalité histrionique » (voir les chapitres 16, 20, 26 et 27).

Le terme hystérie n'a pas été retenu non plus dans la CIM-10 en raison des différentes significations qui lui sont désormais attribuées. Il a été remplacé par la catégorie *troubles dissociatifs,* qui comprend les troubles dissociatifs proprement dits et les troubles de conversion, du fait de la fréquente coexistence de ces troubles, de leurs caractéristiques communes et de la similitude supposée des mécanismes psychologiques sous-jacents.

28.3.3 Description clinique

Pour la description séméiologique, suivant la tradition clinique de l'école française, nous examinerons successivement: les traits de personnalité, les symptômes somatiques, les troubles sexuels, les symptômes psychiques et le contexte psychologique (Deniker, Lempérière et Guyotat, 1990; Ey, Bernard et Brisset, 1978; Guelfi et coll., 1993; Lempérière et Féline, 1987).

Traits de personnalité

Initialement, les traits de personnalité ne concernaient que la femme. De nombreux travaux de psychopathologie et de typologie ont fait état d'une concordance élevée entre personnalité des hystériques et personnalité hystérique. Néanmoins, des symptômes de conversion peuvent se présenter chez d'autres types de personnalité.

Histrionisme

L'histrionisme est au centre du profil psychologique de l'hystérique, à tel point que les autres traits de personnalité n'en sont que des corollaires. Il consiste en un jeu de rôle dont la finalité est la séduction et dont le moteur est la certitude d'être l'objet du désir de l'autre. Il conduit donc à une mise en scène de métamorphoses de la personne, qui implique une labilité constante des identifications, suivant ce que le sujet présume du désir. Dans le rapport avec l'autre, toutefois, la comédie de la séduction hystérique s'achève immanquablement en une tragédie du désir, quelle que soit l'issue de l'intrigue. Même au moment où la séduction atteint au triomphe de la conquête de l'objet, le désir échoue, justement du fait que la fonction de séduction vient brusquement à manquer. En définitive, l'histrionisme tient d'un désir qui ne se satisfait que d'être insatisfait.

Facticité des affects

La facticité transparaît dans le style, affecté, versatile, discontinu, des sentiments qui est nécessaire à l'expérience de l'histrionisme. Qu'ils soient hostiles (guerre conjugale) ou tendres (déclarations d'amour passionnées), les sentiments n'ont jamais l'air authentiques, même s'ils sont produits avec conviction. Ils s'accordent mal au rôle joué par le sujet, sont constamment exagérés et déformés. Ils conduisent à une expressivité caricaturée de la personne.

Mode de pensée imaginaire

Ne pouvant pas atteindre ce qu'elle désire dans la réalité de la relation affective, l'hystérique finit par s'abandonner à des rêveries qui prennent le pas sur la vie quotidienne. C'est le premier mode de réfutation de l'insatisfaction du désir. L'appréhension de la réalité est soumise à l'influence des productions imaginaires du désir : fixation amoureuse sur un personnage inaccessible, identification à une femme célèbre qui incarne l'idéal, invention d'un monde nourri d'histoires romanesques.

Réactivité émotionnelle

La réactivité émotionnelle constitue le deuxième mode de réfutation de l'insatisfaction du désir, fondé sur l'opinion de ne pas être reconnu par l'autre tel qu'on apparaît. Elle donne lieu à des réactions spectaculaires et parfois violentes, à des crises de larmes ou de colère clastiques, à des menaces et des chantages suicidaires. C'est une tempête émotionnelle qui peut ne pas parvenir à trouver un ancrage dans la parole. L'impulsivité est constante. Elle maintient le sujet dans un état d'hypervigilance permanent, le plus souvent prête à surgir derrière une attitude de calme apparent. Mais on peut observer aussi des comportements d'évitement, en particulier pour ce qui est de la sexualité.

Symptômes somatiques

Par définition, il s'agit de symptômes purement fonctionnels et réversibles, dont le diagnostic implique l'absence de toute atteinte organique sous-jacente. Le symptôme ne respecte ni les lois de l'anatomie ni celles de la physiologie. On peut observer toutefois des séquelles organiques d'une atteinte fonctionnelle, par exemple des troubles trophiques ou tendineux liés à une parésie hystérique. Chacun des organes de l'organisme peut être le siège d'un phénomène de conversion, suivant la signification que le sujet lui attribue. On appelle « complaisance somatique » l'atteinte préférentielle d'une certaine fonction organique. Le symptôme est modifié par la suggestion.

Troubles de la motricité

- **Grande attaque hystérique (attaque pseudo-convulsive)**

Beaucoup moins fréquente qu'autrefois, du moins dans sa forme complète, on peut encore l'observer dans les milieux défavorisés (immigrés, ruraux). Elle est importante à connaître du fait de l'existence de formes dégradées. Elle se déroule suivant une succession de quatre phases distinctes. Sa durée varie de quelques minutes à plusieurs heures. Le début de l'attaque est annoncé par des prodromes : douleurs ovariennes ou épigastriques, sensation de boule dans la gorge, troubles visuels dans un contexte de déclenchement émotionnel lié à la présence réelle ou imaginaire d'un tiers. À ces premiers troubles succèdent des phases :

1) la phase épileptoïde, caractérisée par une pseudo-perte de connaissance avec chute et convulsions tonico-cloniques de tout le corps, sans morsure de langue, ni perte des urines, ni confusion post-critique ;
2) la phase de clownisme, où l'on observe des mouvements désordonnés, de grande amplitude, irrationnels ;
3) la phase d'attitudes passionnelles, marquée par un vécu oniroïde à contenu extatique ou érotique ;
4) la phase terminale, où la patiente est en proie à une verbalisation intense, d'allure délirante, qui se conclut par le retour progressif à la conscience. L'électroencéphalogramme (EEG) critique et post-critique est normal.

- **Symptômes à évolution aiguë**

Ils sont fréquents. Il s'agit de manifestations fragmentaires empruntées à la grande attaque. Ils évoluent par accès. On regroupe sous ce terme :

– les crises de rires ou de larmes incoercibles ;
– les crises d'allure convulsive (déclenchement émotionnel, théâtralisme, suggestibilité durant la crise, pas de perte des urines ni de morsure de langue, EEG critique et inter-critique normal) ;
– les crises d'agitation psychomotrice plus ou moins sévère avec décharge émotionnelle spectaculaire et intense ;
– les malaises lipothymiques avec ECG normal ;
– les accès de somnolence diurne et le pseudo-coma hystérique, avec occlusion forcée des paupières, à la différence des comas métaboliques et neurologiques ;
– les accès cataleptiques, dont la durée peut atteindre quelques jours.

- **Symptômes à évolution chronique**

    Ils traduisent une atteinte parcellaire d'une fonction corporelle qui cherche à reproduire la représentation du corps d'après l'opinion commune. Ils sont suggestibles, mais d'évolution chronique. Il peut s'agir:
    – d'un état d'astasie-abasie;
    – de parésies ou de paralysies avec conservation des réflexes, sans systématisation neurologique, d'évolution capricieuse, s'accompagnant ou non de troubles sensitifs et qui touchent soit un membre ou un segment de membre (paralysies en manche de veste, en manchette), soit un hémicorps entier;
    – de mouvements anormaux localisés à la tête ou à un ou plusieurs membres, d'allure paroxystique parfois, ou imitant des mouvements de type choréique;
    – de parésies, spasmes ou contractures de sièges divers: hoquets ou toux spasmodiques, dysphagies («boule dans la gorge»), accès de bâillement, aphonies, mutismes, bégaiements, spasmes de la musculature lisse ou des sphincters (œsophage, cardia, colon, anus, vessie), crampes de l'écrivain ou du musicien, torticolis, tics.

Troubles de la sensibilité

- **Algies et hyperesthésies**

    Très fréquentes, qu'elles soient fixes ou erratiques, diffuses ou localisées, elles ont un retentissement fonctionnel variable, souvent disproportionné à la douleur alléguée. Toutes les régions du corps peuvent être atteintes, souvent de manière irrationnelle en apparence. Mais il peut s'agir aussi de syndromes algiques imitant tant bien que mal une vraie atteinte somatique: céphalées, précordialgies, rachialgies, arthralgies, cystalgies à urines claires, brûlures mictionnelles *sine materia*, douleurs abdomino-pelviennes. Il faut toujours songer au fait que la multiplication des examens paracliniques dans ce contexte complique l'avenir du symptôme par la fixation du phénomène conversif.

- **Hypoesthésies et anesthésies**

    Elles sont assez rares. Leurs caractéristiques sont les mêmes que celles des atteintes motrices.

- **Atteintes sensorielles**

    Il s'agit essentiellement de troubles de la vision, sans systématisation neurologique: pseudo-cécités, scotomes ou rétrécissements du champ visuel, hémianopsies, diplopies, brouillard visuel. On peut aussi noter des pseudo-surdités, des acouphènes.

Troubles sexuels

Les troubles sexuels ne font jamais défaut dans le tableau clinique à condition de les relever. Chez la femme, on peut rencontrer des altérations du cycle menstruel (dysménorrhée, spanioménorrhée, aménorrhée), une nymphomanie ou, à l'inverse, une inhibition du désir sexuel, une dyspareunie, une frigidité, un vaginisme, une grossesse nerveuse (météorisme avec aménorrhée et gonflement mammaire). La détermination du rapport de ces troubles avec la signification du symptôme nécessite souvent une psychothérapie individuelle.

Symptômes psychiques

Les symptômes psychiques apparaissent de façon soudaine et ont une durée variable. Ils sont la conséquence de l'existence d'un clivage dans le psychisme.

Troubles mnésiques

Il s'agit le plus souvent d'amnésie lacunaire (oubli circonscrit à un laps de temps précis) ou sélective (oubli concernant un certain type d'événements). Parfois, on peut observer des amnésies continues (entre une date donnée et le présent) ou généralisées qui embrassent une large part de l'existence du sujet. Dans tous les cas, ces troubles surviennent à la suite d'un événement qui a valeur de traumatisme. Très souvent, la période d'amnésie est comblée par de faux souvenirs, des illusions de la mémoire ou des fabulations à contenu romanesque. Le défaut mnésique est toujours à l'origine d'autres troubles: dépersonnalisation, fugues soudaines de son lieu de domicile ou de travail avec oubli de son identité ou adoption d'une nouvelle identité, errances plus ou moins rocambolesques.

Troubles de la conscience

Cette notion regroupe: les états crépusculaires, les états seconds, le phénomène de la personnalité multiple, l'état de dépersonnalisation, le somnambulisme.

L'état crépusculaire consiste en une réduction de la conscience vigile, d'apparition brutale, à l'origine d'obnubilation (lenteur de l'idéation, difficultés dans le repérage spatiotemporel) et d'un certain sentiment d'étrangeté, avec ou sans activité pseudo-hallucinatoire ou onirique. Cet état est partiellement critiqué par le patient.

L'état second, où il n'y a pas de trouble de la conscience vigile, est dominé par le phénomène de la méconnaissance. Le sujet accomplit des actes qu'il ne parvient pas à reconnaître comme siens, dans une situation psychique très labile, sensible à la suggestion, suivie d'une amnésie superficielle. Il en est ainsi, par exemple, des états transitoires de transe ou d'extase mystique.

Le phénomène de la personnalité multiple, proche de l'état second, est caractérisé par la coexistence de personnalités strictement distinctes qui prédominent tour à tour l'une sur l'autre, suivant les circonstances et le milieu.

La dépersonnalisation est un trouble de la conscience qui provoque une impression de transformation corporelle et de la personne (de la pensée et de sa propre identité). Ce qui avait été jusque-là familier devient tout à coup étrange et étranger, dans un climat de forte anxiété. La déréalisation (transformation de la perception du monde environnant) accompagne d'ordinaire ce trouble.

Le somnambulisme survient durant la phase de sommeil profond, par accès, et conduit le sujet à l'exécution d'un scénario plus ou moins complexe tendant à reproduire un événement réel ou imaginaire, avec amnésie totale au réveil.

Contexte psychologique

Lorsque le médecin a affaire avec un sujet hystérique, il ne peut manquer de constater le rapport singulier du malade aux soins. Le symptôme hystérique est exposé avec une telle indifférence qu'on est enclin à songer à une provocation. Lorsqu'il s'agit de manifestations aiguës, le discours du patient prend l'allure d'un appel au secours dramatisé qui exige une solution radicale et instantanée. Les plaintes engendrées par les atteintes physiques laissent entrevoir une mise en jeu de sentiments qui ressemble en tous points à une manipulation de l'interlocuteur. La relation avec le médecin est érotisée à travers le corps malade. Le médecin est constamment face à des manœuvres de séduction qui mettent à l'épreuve l'exercice de son savoir scientifique.

En effet, avec l'exhibition du symptôme, le sujet hystérique cherche encore à se constituer en objet du désir de l'autre, et, devant le médecin en particulier, non seulement à lui plaire dans sa personne, mais à l'abuser en tant que malade par ce que la maladie peut représenter d'énigmatique. La souffrance du corps hystérique recèle en définitive une demande d'amour travestie. D'où le caractère éphémère de certaines guérisons apparentes, produites par des sollicitudes médicales trop indulgentes, puis brutalement brisées par la récidive du même symptôme ou la manifestation d'un autre plus sévère, au moment de la chute des illusions.

La théorie psychanalytique reconnaît au symptôme hystérique une fonction de jouissance qui entraîne deux types de bénéfices psychiques:

– bénéfices primaires par le fait même de la formation du symptôme qui résulte souvent du refus d'admettre un événement dont le contenu sexuel est inacceptable;
– bénéfices secondaires retirés d'un intérêt accru porté au sujet malade par l'entourage.

28.3.4 Formes cliniques

Forme monosymptomatique

Elle est définie par l'existence d'un seul symptôme de conversion qui apparaît en règle générale à l'adolescence et qui, même lorsque sa forme change au fil du temps, demeure unique. On observe presque toujours des troubles de l'humeur d'accompagnement. L'évolution se fait parfois vers la résolution, thérapeutique ou spontanée, mais le plus souvent vers la chronicisation avec exacerbations périodiques.

Syndrome de Briquet

C'est la forme polysymptomatique de l'hystérie (Bourgeois, 1988), décrite par les cliniciens de l'école de Saint-Louis. Sur la base d'études comparatives avec des sujets témoins, Guze, Woodruff et Clayton (1971) ont construit une grille de 58 symptômes répartis en 10 groupes permettant de poser un diagnostic bien défini. Le choix des symptômes répertoriés a été fait d'après des arguments statistiques. L'établissement du diagnostic de syndrome de Briquet repose sur :

1) l'existence d'une histoire médicale dramatique ou compliquée ayant debuté avant 35 ans ;
2) la présence d'au moins 25 symptômes dans 9 des 10 groupes.

28.3.5 Diagnostic

Diagnostic positif

En l'absence d'un signe pathognomonique, le diagnostic positif ne peut être établi que par la convergence d'une série d'arguments cliniques.

1. Il n'y a pas de lésion organique sous-jacente, ni anatomique ni biologique. Il faut toutefois songer au fait que les séquelles de certaines pathologies organiques peuvent servir de support à l'organisation de véritables symptômes de conversion.
2. La fonction atteinte ne montre aucune systématisation anatomophysiologique.
3. L'évolution du symptôme est sensible à la suggestion, et parfois même aux simples émotions, capricieuse et paradoxale en apparence.
4. L'apparition des premiers troubles a lieu durant l'adolescence ou au début de l'âge adulte, avant 30 ans.
5. Il existe des traits marqués de personnalité hystérique.
6. L'examen psychologique révèle des relations de compréhension entre le symptôme et certains faits psychologiques de la vie du patient : rapports de temporalité entre les moments d'émergence et de recrudescence du symptôme et des événements passés, rapports de signification entre la forme du symptôme et le sens que le malade y attribue.
7. La relation du malade avec le système de soins est caractérisée par des attitudes de séduction et des manœuvres de manipulation, visant à rendre problématiques la démarche médicale et la position des soignants.

Diagnostic différentiel

Le diagnostic différentiel doit permettre d'écarter non seulement une pathologie organique, mais aussi d'autres affections psychiques.

Pathologies organiques

Le symptôme de conversion peut faire évoquer n'importe quelle pathologie organique. Il convient de prêter une attention particulière à certaines affections dont les symptômes peuvent prendre une forme instable ou inattendue et de les écarter : porphyrie aiguë intermittente, hypocalcémie, hypoglycémie, hyperparathyroïdie, lupus érythémateux disséminé et en général toutes les autres connectivites, affections cardiovasculaires, sclérose en plaques, tumeur cérébrale, épilepsie temporale ou de type grand mal, dyskinésies iatrogènes, intoxication à des substances toxiques ou sevrage, asthme, colopathies fonctionnelles.

Simulation

Dans la simulation, le symptôme est sous le contrôle de la volonté du sujet. Le but recherché est reconnaissable, soit l'obtention d'un dédommagement financier, ou l'évitement de responsabilités sociales ou professionnelles.

Hypocondrie

Le tableau du symptôme hypocondriaque s'oppose en tous points à celui du symptôme de conversion : l'atteinte physique n'altère pas la fonction corporelle, la relation avec le médecin est dominée par des revendications agressives, le symptôme n'a pas de signification symbolique et il est peu sensible à la suggestion ; enfin, il existe un élément imaginaire qui façonne l'organisation du trouble.

Schizophrénies

La dissociation schizophrénique désorganise la personnalité du sujet et ses fonctions langagières, affectives, cognitives, psychomotrices et sociales. Il est parfois difficile de distinguer un mutisme hystérique d'un état catatonique. Les phénomènes hallucinatoires et de dépersonnalisation avec vécu oniroïde peuvent prendre l'allure d'une bouffée délirante. Il peut exister par ailleurs de véritables symptômes de conversion chez le patient schizophrène, en particulier dans les formes débutantes de schizophrénie pseudo-névrotique.

Autres affections psychiques

Les troubles thymiques, et principalement les crises d'angoisse, peuvent imiter des phénomènes conversifs. Dans les autres névroses structurées (phobique et obsessionnelle), on peut observer des symptômes de conversion. L'anorexie mentale touche assez souvent une personnalité hystérique. Les pathomimies, et en particulier le syndrome de Münchhausen, peuvent induire en erreur, mais en général ces affections comportent des lésions somatiques. Il en est de même pour le syndrome de Ganser (allégations d'hallucinations, troubles mnésiques ou de la conscience, réponses à côté) dont le diagnostic repose sur le contexte : un sujet incarcéré en attente de jugement, un sujet jeune en milieu institutionnel face à une contrainte.

28.3.6 Traitement

Avant tout, il est essentiel de ne pas négliger l'extrême appétence du patient pour les soins. Le traitement de troubles discrets chez un sujet jeune, alors que la névrose n'est pas établie, peut être réalisé par le médecin généraliste, celui d'une névrose hystérique caractérisée fait appel aux compétences d'un psychiatre ou d'un psychanalyste. En raison de la suggestibilité, il importe dans tous les cas de prêter une oreille bienveillante, d'éloigner les spectateurs lors des manifestations aiguës, de ne pas démasquer le sens d'un symptôme hystérique auprès de l'entourage, d'user d'un langage chaleureux mais prudent, ferme et clair.

Pharmacothérapie

Les psychotropes n'ont d'utilité que s'il existe une insomnie, des troubles anxieux, un état d'agitation, une tristesse pathologique. Il faut tenir compte du risque certain de pharmacodépendance pour les prescriptions au long cours. Il faut aussi songer au fait que le médicament peut être, à tort, tenu pour responsable d'effets secondaires fantasques et capricieux, si ce n'est de l'émergence d'un nouveau symptôme de conversion. D'une manière générale, on donnera la préférence à une prescription de produits d'ordinaire bien tolérés, limités en nombre (des anxiolytiques dans les crises d'angoisse, telle l'hydroxyzine, afin de réduire les risques de dépendance, ou des benzodiazépines à demi-vie longue, tel le clorazépate, ou intermédiaire, comme l'alprazolam ; dans les phases de dépression, des antidépresseurs tels que les inhibiteurs sélectifs du recaptage de la sérotonine).

Psychothérapies

La psychanalyse freudienne représente l'indication de choix. Elle doit être entreprise à distance des manifestations aiguës, lorsque les conditions matérielles et psychologiques l'autorisent. Elle implique une décision personnelle du patient. Elle peut être secondée par un suivi ambulatoire de médecine générale ou psychiatrique.

La psychothérapie d'inspiration analytique peut être une solution moins exigeante que la psychanalyse, si l'on ne vise qu'à simplement réduire les facteurs d'entretien des troubles, et en particulier les bénéfices secondaires. Elle peut être réalisée dans un lieu de soins institutionnel, avec ou sans paiement des séances.

La psychothérapie dite de soutien peut être pratiquée par tout praticien ou membre du corps soignant formé aux concepts de la psychopathologie. L'objectif thérapeutique est limité au renforcement des capacités adaptatives du sujet.

La psychothérapie familiale est indiquée lorsque les conflits intrafamiliaux paraissent insurmontables, en combinaison avec une psychothérapie individuelle.

Les psychothérapies de relaxation, lorsqu'il existe une anxiété importante à expression somatique, peuvent servir de complément à une thérapie par la parole, à condition de ne pas laisser s'instaurer par cette voie une érotisation de la relation avec le thérapeute.

Hospitalisation

L'hospitalisation n'a de sens que s'il existe un risque d'acte suicidaire impossible à contrôler en ambulatoire ou pour une mise à distance de l'entourage au cours d'une escalade de manifestations aiguës. Elle doit être de courte durée, ne viser à traiter que l'indication définie à l'entrée et permettre de ressaisir l'élaboration subjective de l'épisode hors institution.

28.3.7 Évolution et pronostic

En l'absence de critères établis quant au pronostic, on se limitera à seulement rechercher l'existence des facteurs qui agissent négativement sur le cours de la névrose hystérique. Parmi ceux-ci, on retiendra :

– la qualité de l'entourage familial, dont le désintérêt ou, au contraire, un engagement instable exacerbent la solitude affective de l'hystérique ;
– l'absence de possibilités d'investissements sociaux et professionnels ;
– la relation avec le médecin, dans laquelle toute attitude de séduction réciproque conduit à une surmédicalisation sans frein et à une disqualification de la situation thérapeutique ;
– l'existence de symptômes de conversion durables, au-delà de six mois, qui témoignent de modifications déjà fixées dans le psychisme ;
– la présence d'une toxicomanie, d'un alcoolisme, voire d'une pharmacomanie ;
– la réitération des tentatives de suicide ;
– l'apparition d'autres symptômes névrotiques, phobiques ou obsessionnels ;
– les faibles dispositions psychologiques du patient à entreprendre un travail psychothérapique.

28.4 ÉROTOMANIE

À la suite des travaux du psychiatre Gaëtan Gatian de Clérambault (1872-1934), on appelle érotomanie un délire chronique fondé sur l'idée délirante d'être aimé qui, avec le délire de revendication et le délire de jalousie, constitue en France le groupe des délires passionnels.

28.4.1 Historique

À l'encontre des classifications actuelles, la tradition de l'école française de psychiatrie subdivise les psychoses en deux ensembles, celui des syndromes schizophréniques et celui des « délires chroniques systématisés » qu'elle oppose au premier par le caractère bien structuré du délire ainsi que par la rareté de symptômes déficitaires à long terme. Il en est ainsi de la psychose hallucinatoire chronique, des paraphrénies et des délires paranoïaques. Le groupe des délires paranoïaques est subdivisé à son tour en trois :

– le délire d'interprétation, ou paranoïa proprement dite au sens de Kraepelin ;
– le délire de relation des sensitifs au sens de Kretschmer ;
– les délires passionnels.

L'érotomanie est un délire passionnel, de même que le délire de jalousie et le délire de revendication, parce que, dans les trois cas, d'après l'enseignement de Clérambault, la construction délirante est en secteur, a pour point de départ un postulat initial et la passion pour élément constitutif.

28.4.2 Place de l'érotomanie dans le DSM-IV et la CIM-10

Dans le DSM-IV, c'est en fonction du thème principal du délire que l'on répartit les différents types de délires de la catégorie *troubles délirants* (présence d'une ou plusieurs idées délirantes non bizarres qui persistent depuis au moins un mois) :

– type érotomaniaque ;
– type mégalomaniaque ;
– à type de jalousie ;
– à type de persécution ;
– type somatique ;
– type mixte et type non spécifié.

Dans la description du « type érotomaniaque », on trouve néanmoins le tableau clinique individualisé par Clérambault (voir le chapitre 9).

En revanche, dans la CIM-10, le diagnostic d'érotomanie n'est pas possible. Dans la catégorie *troubles délirants persistants* (présence d'idées délirantes depuis plus de trois mois ne pouvant être classées parmi les troubles organiques, schizophréniques ou affectifs), on ne peut inclure, en effet, que les diagnostics de délire d'interprétation et de délire de relation des sensitifs (sous la rubrique « trouble délirant »), quitte à considérer les délires passionnels comme des «troubles délirants persistants sans précision». Il n'y a donc pas dans cette classification de description de l'érotomanie.

28.4.3 Description clinique

En prenant comme texte de référence l'œuvre de Clérambault, qui à partir de 1921 définit l'autonomie du délire érotomaniaque et constitue en même temps le groupe des délires passionnels, nous considérerons successivement ici: la structure du délire, la séméiologie, l'évolution.

Structure du délire

De même que les autres délires passionnels, la structure du délire érotomaniaque est caractérisée par trois éléments spécifiques toujours constants:

1. *L'extension polarisée du délire.* Le développement et l'organisation du délire ne s'étendent pas à la totalité de la vie du sujet. Seulement une région limitée du psychisme sert de base à la construction délirante, mais cette région est intégralement envahie par les phénomènes pathologiques. C'est l'extension du délire dite «en secteur».
2. *L'existence d'un postulat initial.* Une idée délirante unique, établie en vertu d'une intuition qui vient tout à coup donner sens à une multitude de doutes et d'hésitations préliminaires, est à l'origine de la construction délirante. On appelle cette idée «postulat initial» en raison de son évidence absolue qui n'a besoin d'aucune démonstration. Le postulat a pour contenu un fait précis, une perte ou un dommage, une théorie abstraite. Les interprétations pathologiques résultent de cette intuition première et servent à former la trame de la construction délirante dans des rapports de vraisemblance logique avec le postulat.
3. *Le caractère passionnel.* Quels que soient le contenu et le sens des thèmes du délire, tout le registre des émotions et des sentiments est soumis à une attitude de passion permanente, intense et prolongée. Le caractère passionnel du délire redouble l'inaccessibilité du postulat initial qu'on ne peut mettre en doute. Les éléments du discours ou de la réalité pouvant faire douter du postulat sont aussitôt réduits à néant par les arguments de la passion. Il s'ensuit une forte disposition psychologique aux revendications matérielles et affectives (menaces, chantages, procès), ainsi qu'un risque élevé de passage à l'acte hétéro-agressif.

Séméiologie

L'érotomanie est un syndrome relativement rare qui touche les femmes plus que les hommes. Il survient chez les personnes de 30 à 45 ans et s'observe isolément dans la forme complète ou associé à d'autres syndromes. Il n'existe jamais de phénomènes hallucinatoires dans les formes pures. Le platonisme est la règle, mais on note souvent de nombreuses exceptions.

L'Objet dont la malade croit être aimée est toujours un personnage socialement plus prestigieux qu'elle-même: une célébrité du spectacle ou un homme politique, un chef d'entreprise ou un notable local, un artiste, un prêtre, voire un médecin.

Avant les stades évolutifs, des idées délirantes d'un certain type et d'un certain contenu caractérisent les phases de début et d'état:

- idées de type intuitif ou interprétatif: le postulat initial et ses déductions délirantes, qui ne concernent que les caractéristiques de l'amour dont fait preuve l'Objet;
- idées de type interprétatif et imaginatif, qui sont produites par les vicissitudes et les incidents nés du rapport des idées de l'ensemble précédent avec la réalité.

Phase de début

Au début, il s'agit d'une intuition portant sur un fait banal ou anodin. Un regard ou une parole saisis dans la foule, au petit écran, à la radio, etc., un détail de posture ou d'habillement ou un geste isolé du contexte. Dans tous les cas, la signification que la patiente lui attribue a valeur de signification personnelle qui s'adresse à elle seule et qui a pour sens une idée unique: «Il m'aime.» C'est le point de départ du postulat qui fonde la croyance que: «C'est l'Objet qui a commencé et qui aime le plus ou qui aime seul.» Immédiatement déduites de ce postulat naissent

d'autres idées délirantes qui ont pour contenu les caractéristiques que le sujet attribue à l'Objet :
- l'Objet ne peut avoir de bonheur sans le sujet ;
- l'Objet ne peut avoir une valeur complète sans le sujet ;
- l'Objet est libre ; s'il est marié, le mariage n'est pas valable.

Phase d'état

Dans un deuxième temps, des interprétations pathologiques sont rendues indispensables par les contradictions que révèle la réalité de la situation. Elles fournissent à leur tour d'autres idées délirantes :
- l'Objet s'intéresse continuellement au sujet et le protège ;
- l'Objet fait des travaux d'approche et lui transmet des messages par des intermédiaires ;
- l'Objet a des conduites paradoxales et contradictoires à l'égard du sujet.

Ces idées délirantes sont rarement présentes toutes à la fois, sauf la dernière qui ne manque jamais et qui permet au sujet d'intégrer dans son délire tout ce que la situation comporte d'impossible. Le sujet est d'ailleurs porté à croire qu'il s'agit là d'une mise à l'épreuve de son amour ou d'une hésitation de l'Objet par orgueil, timidité, doute, jalousie, ou encore de l'influence mystérieuse d'un tiers que le sujet suppose dominer la volonté de l'Objet.

Évolution

Une fois le tableau ainsi constitué, l'évolution naturelle se fait en trois temps, de durée inégale : phases d'espoir, de dépit, de rancune. Des idées délirantes de persécution, de revendication et de préjudice apparaissent à ce moment. Elles sont en rapport avec les incidents causés par les idées délirantes de la phase d'état. Elles ne sont jamais diffuses, mais toujours strictement limitées à ce qui concerne l'amour de l'Objet. On peut observer de ce fait une activité professionnelle malgré tout encore satisfaisante.

Phase d'espoir

Il s'agit de la phase évolutive dont la durée est la plus longue. Elle est marquée par une multitude d'attentes passionnées et d'interventions tendres et incessantes (coups de fil répétés, lettres, cadeaux) à l'adresse de l'Objet et qui répondent au sentiment dont la malade se croit investie. Les obstacles rencontrés, quelle que soit leur nature, sont attribués à tout tiers qui s'oppose à l'heureuse union de l'Objet et du sujet.

Phase de dépit

La malade étant déjà éprouvée par l'humiliation des échecs des démarches entreprises, sa position subit une réversion psychologique qui lui fait maintenant haïr l'Objet, en même temps qu'elle lui conserve l'amour de la phase d'avant. La patiente accuse à tort l'Objet de tous les mensonges, elle lui envoie des lettres calomnieuses, elle provoque des esclandres, elle le traite de tous les noms. Elle pense en effet que le postulat initial n'a pas été respecté par l'Objet. Elle réclame donc des indemnités, des dommages et intérêts, voire des rétractations publiques.

Phase de rancune

Cette phase se caractérise par la traduction des idées délirantes de dépit en actes dangereux à l'égard de l'Objet, ou des tiers que la malade suppose responsables de ses malheurs et de ses insuccès (conjoint, rival amoureux, familiers, amis ou autres personnages influents). La patiente tente par tous les moyens de détruire la source de son vécu délirant : elle formule des menaces de mort, elle se rend au domicile de l'Objet pour l'insulter de la voie publique, elle agresse ceux dont elle s'estime être victime.

28.4.4 Diagnostic

Diagnostic positif

D'une manière générale, le diagnostic positif de l'érotomanie se fonde sur la mise en évidence des caractéristiques du tableau clinique. Il convient toutefois pour cela de tenir compte des quelques points suivants :

1. Comme pour d'autres syndromes paranoïaques, la révélation de la nature délirante des idées exprimées peut nécessiter un entretien minutieux et prolongé.

Psychiatrie clinique : une approche bio-psycho-sociale

2. On cherchera d'abord à relever les caractères spécifiques de la structure de tout délire passionnel : organisation de la construction délirante en secteur, existence d'un postulat, caractère passionnel du délire.
3. Plus que la recherche du bien-fondé des faits allégués, on tentera ici de cerner les points de vue du malade et, dans ce but, en raison de la réticence, il sera souvent utile de faire jouer le facteur espoir propre à ce type de délire, en laissant supposer que l'on croit vraisemblables les données du postulat initial.
4. Les caractéristiques spécifiques des phases de début et d'état, conséquence du postulat initial, sont pathognomoniques de l'érotomanie. Elles doivent être recherchées systématiquement au cours de l'examen.

Diagnostic différentiel

Des aspects cliniques évocateurs de symptômes érotomaniaques, empruntant certains traits à la forme complète, peuvent s'observer dans beaucoup d'autres affections mentales. Leur diagnostic repose avant tout sur le diagnostic du syndrome principal.

Pour ce qui concerne la forme pure de l'érotomanie, on peut être conduit à examiner l'éventualité d'un délire d'interprétation, d'une manie délirante, voire d'une névrose hystérique.

En faveur du délire d'interprétation, on retiendra : le développement en réseau de la construction délirante, la présence d'un sentiment de méfiance très marqué, l'absence de véritable exaltation passionnelle, l'indétermination quant au début précis des troubles.

Le caractère passionnel de l'érotomanie peut laisser croire à une manie délirante. Toutefois, on relèvera facilement dans la manie : l'absence de systématisation du délire, le rapport d'hypersyntonie à l'ambiance, l'aspect ludique des propos ainsi que la notion d'épisodes thymiques dans le passé du patient.

Par rapport à la névrose hystérique, on notera surtout l'absence d'interprétation délirante et le fait que le sentiment tendre, voire même hostile, trouve sa source dans la malade elle-même et non pas dans l'autre.

28.4.5 Traitement

L'idée de l'incurabilité du délire érotomaniaque est largement répandue dans la littérature. Une trithérapie articulée entre hospitalisation, pharmacothérapie et psychothérapie permet d'obtenir de bon résultats lorsqu'elle est poursuivie suffisamment longtemps (Dalle, Fernandez et Edel, 1997).

Hospitalisation

Très souvent, c'est sous contrainte, au décours d'un incident ayant nécessité l'intervention de la force publique, qu'a lieu l'entretien qui permet le diagnostic. Le maintien en milieu hospitalier est nécessaire en raison de la méconnaissance des troubles par la malade, de son refus systématique de tout soin et du très haut risque d'acte dangereux. Il est de règle que cette hospitalisation ait lieu dans le contexte d'une hospitalisation d'office, dont le cadre administratif permet de ne pas introduire de tiers persécuteur. Fréquemment, après plusieurs semaines ou mois d'hospitalisation, la construction délirante est mal ou peu critiquée alors que l'élément passionnel a disparu. À ce stade de l'évolution, les soins peuvent être prolongés en ambulatoire, à condition d'établir un programme de consultations régulières, au moment d'une sortie d'essai sous le régime d'hospitalisation d'office, avec reprise de l'emploi le cas échéant.

Pharmacothérapie

Comme pour tous les délires paranoïaques, l'efficacité des neuroleptiques est partielle ou imparfaite. On donnera la préférence à ceux dont l'action est surtout incisive et qui pourront être prescrits sous une forme à action prolongée. L'anosognosie constante, même après plusieurs mois de soins, doit toujours faire douter de l'observance. On doit surveiller aussi la survenue fréquente d'une tristesse pathologique et le risque suicidaire qu'elle comporte, qu'il s'agisse d'un surdosage en neuroleptiques ou de la dissolution de la sthénicité passionnelle. On devra alors réajuster le traitement neuroleptique et prescrire un antidépresseur.

Psychothérapie

On peut *a priori* penser que la mise en jeu du transfert est contre-indiquée dans ce contexte. On doit toutefois reconnaître son efficacité lorsque la psychothérapie engage plusieurs intervenants, notamment en milieu institutionnel. Il convient pour cela de s'en tenir à une modalité bien définie : constitution d'un groupe limité et fixé de soignants, entretiens à un rythme régulier avec contribution ou non de tel ou tel membre de l'entourage, au début du traitement, si possible, participation de l'Objet désigné par le malade. L'obtention des remaniements psychiques attendus requiert continuité et constance sur une longue période.

28.4.6 Évolution et pronostic

Sans traitement, l'évolution naturelle de l'érotomanie conduit, à terme, on l'a vu, à des passages à l'acte ayant des répercussions médico-légales. Cela ne se produit toutefois qu'après plusieurs années d'évolution, à la phase de rancune. Le plus souvent, les soins ont débuté plus tôt, durant la phase d'espoir ou de dépit, lorsque l'Objet, ou encore son entourage, est alerté par la multiplicité des démarches entreprises à son intention. Le pronostic est fonction à la fois de l'étendue de la construction délirante et de la précocité du traitement.

Bibliographie

ALBERNHE, T., et MARICHY, B.
1985 « La psychose hallucinatoire chronique existe-t-elle ? », *Actualités psychiatriques,* vol. 15, n° 10, p. 11-28.

AMERICAN PSYCHIATRIC ASSOCIATION
1994 *Diagnostic and Statistical Manual of Mental Disorders,* 4e éd., Washington (D.C.), American Psychiatric Association ; trad. française *DSM-IV – Manuel diagnostique et statistique des troubles mentaux,* Paris, Masson, 1996, 1040 p.

ANDRIAMBAO, D., RAKOTOBE, A., et RAMAROJAONA, R.
1976 « Aspects particuliers des psychoses délirantes aiguës à Madagascar », *Encéphale,* vol. 2, n° 4, p. 367-383.

BALLET, G.
1913 « La psychose hallucinatoire chronique et la désagrégation de la personnalité », *Encéphale,* vol. 8, n° 6, p. 501-508.
1911 « La psychose hallucinatoire chronique », *Encéphale,* vol. 6, n° 2, p. 401-411.

BOURGEOIS, M.
1988 « La mise en pièces de l'hystérie dans la nosographie contemporaine. Présentation et justification », *Annales médico-psychologiques,* vol. 146, n° 6, p. 552-562.

BOURGEOIS, M., et DEGEILH, B.
1988 « Défense et illustration des psychoses hallucinatoires chroniques », *Annales médico-psychologiques,* vol. 145, n° 5, p. 490-502.

CAROLI, F., et MERCUEL, A.
1986 « À propos du traitement des bouffées délirantes », *Synapse,* n° 26, p. 67-72.

CELLIER, A.
1927 « Recherches sur l'automatisme mental », *Encéphale,* vol. 1, n° 4, p. 272-297.

CLAUDE, H.
1930 « Mécanismes des hallucinations. Syndrome d'action extérieure », *Encéphale,* vol. 5, n° 1, p. 345-359.

CLAUDE, H., DUBLINEAU, J., et EY, H.
1934 « État schizomaniaque, crises délirantes oniroïdes », *Annales médico-psychologiques,* vol. 1, p. 557.

CLAUDE, H., et EY, H.
1932 « L'évolution des idées sur l'hallucination », *Encéphale,* vol. 5, n° 1, p. 361-377.

CLÉRAMBAULT, G.G. de
1942 *Œuvre psychiatrique,* Paris, PUF.
1923 « Syndrome mécanique et conception mécaniciste des psychoses hallucinatoires », *Annales médico-psychologiques,* vol. 2, n° 12, p. 398-413.

COUSIN, F.R., et VANELLE, J.M.
1987 « Défense et illustration du concept de bouffée délirante aiguë », *L'Information psychiatrique,* vol. 63, numéro spécial, p. 315-321.

DALLE, B., FERNANDEZ, A., et EDEL, Y.
1997 *Bien que mon amour soit fou…, Érotomanie du regard à une écoute,* Paris, Synthélabo Éd., « Les empêcheurs de penser en rond ».

DARCOURT, G., et coll.
1989 « La psychose hallucinatoire chronique correspond-elle à une structure spécifique ? », *Psychologie médicale,* vol. 21, n° 9, p. 1343-1350.

DELAY, J., DENIKER, P., et DALLE, B.
1966 « Les syndromes hallucinatoires idiopathiques de l'adulte », *Encéphale,* vol. 55, n° 1, p. 79-94.

DENIKER, P., LEMPÉRIÈRE, T., et GUYOTAT, J.
1990 *Précis de psychiatrie clinique de l'adulte,* Paris, Masson.

DIDI HUBERMAN, G.
1982 *Invention de l'hystérie,* Paris, Macul.

DUPRÉ, E., et LOGRE, B.
1914 « Psychoses imaginatives aiguës », *Annales médico-psychologiques,* vol. 2, p. 144.

EY, H.
1954 *Études psychiatriques,* t. III, étude 23 : « Bouffées délirantes et psychoses hallucinatoires aiguës », Paris, Desclée de Brouwer, p. 201-324.
1935 « La discussion de 1885 à la société médico-psychologique sur l'hallucination et l'état actuel du problème de l'activité hallucinatoire », *Annales médico-psychologiques,* vol. 1, n° 4, p. 584-613.

EY, H., BERNARD, P., et BRISSET, C.
1978a « Psychoses délirantes aiguës », dans *Manuel de psychiatrie,* 5e éd., Paris, Masson, p. 299-309.
1978b « Les psychoses hallucinatoires chroniques », dans *Manuel de psychiatrie,* 5e éd., Paris, Masson, p. 518-522.

EY, H., IGERT, C., et RAPPARD, P.
1957 « Psychoses aiguës et évolution schizophrénique de 1930 à 1956 », *Annales médico-psychologiques,* vol. 2, n° 2, p. 231-240.

FÉLINE, A.
1987 « Psychoses aiguës : aspects cliniques et évolutifs des psychoses psychogéniques », *Psychologie médicale,* vol. 19, n° 3, p. 337-339.

FERRARA, M., et coll.
1992 « La valeur pronostique des différentes classifications des épisodes délirants aigus », *Encéphale,* vol. 18, n° 6, p. 651-654.

FOLLIN, S.
1963 « Les états oniroïdes (essai de psychopathologie et phénoménologie clinique) », *Rapport au Congrès de psychiatrie et neurologie de langue française,* Nancy, Masson.

GUELFI, J.D., et coll.
1993 *Psychiatrie,* Paris, PUF.

GUILLOUX, J.
1987a « Le point sur les bouffées délirantes », *Synapse,* n° 37, p. 54-58.
1987b « Psychoses délirantes aiguës. Statut nosologique et évolution », *Revue française de psychiatrie,* vol. 5, n° 5, p. 9-131.

GUZE, S.B., WOODRUFF, Jr., R.A., et CLAYTON, P.J.
1971 « Hysteria and antisocial behavior : Further evidence of an association », *Am. J. Psychiatry,* vol. 127, n° 7, p. 957-960.

LABOUCARIE, J.
1968 « Le devenir des psychoses délirantes aiguës et le risque de leur évolution schizophrénique secondaire », *Confrontations psychiatriques,* vol. 2, n° 2, p. 31-52.

LEMPÉRIÈRE, T.
1964 « Des psychoses délirantes chroniques. Étude clinique et traitement », *Revue du praticien,* vol. 14, n° 27, p. 3377-3388.

LEMPÉRIÈRE, T., et FÉLINE, A.
1987 *Psychiatrie de l'adulte,* Paris, Masson.

LE ROUX, A.
1980 « Formes actuelles de la persistance de la psychose hallucinatoire chronique », *Annales médico-psychologiques,* vol. 138, n° 10, p. 1199-1212.

LÉVY-SOUSSAN, P.
1994 *Psychiatrie,* Paris, Éditions Medline.

LOO, H., et VANELLE, J.M.
1987 « Les nouvelles chimiothérapies dans les psychoses délirantes aiguës », *Psychologie médicale,* vol. 19, n° 3, p. 341-346.

PICHOT, P.
1979 « Les bouffées délirantes et les délires chroniques. Deux concepts nosologiques français », *Annales médico-psychologiques,* vol. 1, n° 2, p. 52-57.

POSTEL, J., et QUETEL, C.
1994 *Nouvelle histoire de la psychiatrie,* Paris, Dunod.

PULL, C.B., PULL, M.C., et PICHOT, P.
1989 « Une définition opérationnelle de la psychose hallucinatoire chronique », dans *La psychose hallucinatoire chronique,* Paris, Masson, p. 71-79.

PULL, M.C., PULL, C.B., et PICHOT, P.
1987a « Des critères empiriques français pour les psychoses. II. Consensus des psychiatres français et définitions provisoires », *Encéphale,* vol. 13, n° 1, p. 53-57.
1987b « Des critères empiriques français pour les psychoses. III. Algorithmes et arbres de décision », *Encéphale,* vol. 13, n° 2, p. 59-66.

SAMUEL-LAJEUNESSE, B.
1985 « Psychoses délirantes aiguës », *Encyclopédie médico-chirurgicale,* Paris, Psychiatrie, 37230, A10, 10-1985.

SÉRIEUX, P., et CAPGRAS, J.
1902 « Les psychoses à base d'interprétations délirantes », *Annales médico-psychologiques,* vol. 1, p. 441.

TATOSSIAN, A.
1979 « Phénoménologie et psychoses », *Comptes rendus du Congrès de psychiatrie et neurologie de langue française,* Paris, Masson, vol. 1, t. I, p. 77-331.

VERLHAC, A., BURGOS, V., et TROLLE, E.
1993 « Originalité de la psychose réactionnelle brève en regard des psychoses délirantes aiguës », *L'Information psychiatrique,* vol. 69, n° 2, p. 132-139.

VERNET, J.P., et ELLUL, E.
1986 « Rorschach et psychose hallucinatoire chronique », *Psychologie médicale,* vol. 18, n° 11, p. 1695-1697.

WORLD HEALTH ORGANIZATION
1993 *The ICD-10 Classification of Mental and Behavioural Disorders: Diagnostic Criteria for Research*, Genève, World Health Organization; trad. française *Classification internationale des maladies, 10ᵉ révision. Chapitre V (F): Troubles mentaux et troubles du comportement: critères diagnostiques pour la recherche*, Paris, Organisation Mondiale de la Santé et Masson, 1994.

Lectures complémentaires

BOURGEOIS, M., VERDOUX, H., et PEYRE, F.
1991 « Les délires chroniques et les nouvelles classifications nosographiques », *Annales médico-psychologiques*, vol. 1, n° 9, p. 734-743.

LANTERI-LAURA, G.
1996 « Délires chroniques de l'adulte », *Encyclopédie médico-chirurgicale*, Paris, Psychiatrie, 37229, A10.

PICHOT, P.
1986 « The concept of "Bouffées délirantes" with special reference to the Scandinavian concept of reactive psychosis », *Psychopathology*, vol. 19, n°s 1-2, p. 35-43.

APPENDICE

Comparaisons diagnostiques

Notes préliminaires :

- Un x apparaissant dans un code diagnostique signifie qu'il faut ajouter un autre chiffre, comme spécifié.
- Des points de suspension (…) signifient qu'il faut compléter le diagnostic par un texte spécifique.
- NS : non spécifié
- Si les critères diagnostiques sont remplis dans la situation actuelle, il est possible de spécifier la sévérité par les indices suivants : léger, modéré, sévère.
- Si les critères diagnostiques ne sont plus remplis, il est possible de spécifier l'évolution par les indices suivants : en rémission partielle, en rémission complète, dans l'histoire antérieure.
- La mention « diagnostic à l'étude » signifie que ce diagnostic est actuellement à l'étude et n'est pas inclus officiellement dans le DSM-IV.

A. GRANDES CATÉGORIES DIAGNOSTIQUES

DSM-IV – MANUEL DIAGNOSTIQUE ET STATISTIQUE DES TROUBLES MENTAUX American Psychiatric Association (1994)	CLASSIFICATION INTERNATIONALE DES MALADIES, 10ᵉ RÉVISION (CIM-10) CHAPITRE V (F) : TROUBLES MENTAUX ET TROUBLES DU COMPORTEMENT World Health Organization (1992)	Page
DÉMENCE, TROUBLE AMNÉSIQUE, DELIRIUM ET AUTRES TROUBLES COGNITIFS TROUBLES MENTAUX DUS À UNE AFFECTION MÉDICALE GÉNÉRALE NON CLASSÉE AILLEURS	F00 – F09 TROUBLES MENTAUX ORGANIQUES, Y COMPRIS LES TROUBLES SYMPTOMATIQUES	712 712
TROUBLES LIÉS À UNE SUBSTANCE	F10 – F19 TROUBLES MENTAUX ET TROUBLES DU COMPORTEMENT LIÉS À L'UTILISATION DE SUBSTANCES PSYCHOACTIVES	712
SCHIZOPHRÉNIE ET AUTRES TROUBLES PSYCHOTIQUES	F20 – F29 SCHIZOPHRÉNIE, TROUBLE SCHIZOTYPIQUE ET TROUBLES DÉLIRANTS	713
TROUBLES DE L'HUMEUR	F30 – F39 TROUBLES DE L'HUMEUR [AFFECTIFS]	713
TROUBLES ANXIEUX TROUBLES DE L'ADAPTATION TROUBLES DISSOCIATIFS TROUBLES SOMATOFORMES	F40 – F48 TROUBLES NÉVROTIQUES, TROUBLES LIÉS À DES FACTEURS DE STRESS ET TROUBLES SOMATOFORMES	714 714 714 714
TROUBLES DES CONDUITES ALIMENTAIRES TROUBLES DU SOMMEIL AUTRES SITUATIONS QUI PEUVENT FAIRE L'OBJET D'UN EXAMEN CLINIQUE (Facteurs psychologiques influençant une affection médicale)	F50 – F59 SYNDROMES COMPORTEMENTAUX ASSOCIÉS À DES PERTURBATIONS PHYSIOLOGIQUES ET À DES FACTEURS PHYSIQUES	714 714 714

DSM-IV – MANUEL DIAGNOSTIQUE ET STATISTIQUE DES TROUBLES MENTAUX American Psychiatric Association (1994)	CLASSIFICATION INTERNATIONALE DES MALADIES, 10ᵉ RÉVISION (CIM-10) CHAPITRE V (F) : TROUBLES MENTAUX ET TROUBLES DU COMPORTEMENT World Health Organization (1992)	Page
TROUBLES DU CONTRÔLE DES IMPULSIONS NON CLASSÉS AILLEURS AUTRES SITUATIONS QUI PEUVENT FAIRE L'OBJET D'UN EXAMEN CLINIQUE (Troubles des mouvements induits par un médicament) TROUBLES SEXUELS (Dysfonctions sexuelles) TROUBLES DE L'IDENTITÉ SEXUELLE TROUBLES SEXUELS (Paraphilies) TROUBLES FACTICES TROUBLES DE LA PERSONNALITÉ (Axe II)	F60 – F69 TROUBLES DE LA PERSONNALITÉ ET DU COMPORTEMENT CHEZ L'ADULTE ET F52 Dysfonctionnement sexuel, non dû à un trouble ou à une maladie organique	715 715 715 715 715 715 715
TROUBLES HABITUELLEMENT DIAGNOSTIQUÉS PENDANT LA PREMIÈRE ENFANCE, LA DEUXIÈME ENFANCE OU L'ADOLESCENCE	F70 – F79 RETARD MENTAL F80 – F89 TROUBLES DU DÉVELOPPEMENT PSYCHOLOGIQUE F90 – F98 TROUBLES DU COMPORTEMENT ET TROUBLES ÉMOTIONNELS APPARAISSANT HABITUELLEMENT DURANT L'ENFANCE OU À L'ADOLESCENCE	716 716 716
	F99 TROUBLES MENTAL, SANS PRÉCISION	717
AUTRES SITUATIONS QUI PEUVENT FAIRE L'OBJET D'UN EXAMEN CLINIQUE (Problèmes relationnels, Problèmes liés à l'abus ou la négligence, Situations supplémentaires)		717
CODES ADDITIONNELS		717

Psychiatrie clinique : une approche bio-psycho-sociale

B. CATÉGORIES DIAGNOSTIQUES

DSM-IV	CIM-10	Page
DÉMENCE, TROUBLE AMNÉSIQUE, DELIRIUM ET AUTRES TROUBLES COGNITIFS **TROUBLES MENTAUX DUS À UNE AFFECTION MÉDICALE GÉNÉRALE NON CLASSÉE AILLEURS**	**F00 – F09** **TROUBLES MENTAUX ORGANIQUES, Y COMPRIS LES TROUBLES SYMPTOMATIQUES**	
290.xx Démence de type Alzheimer	F00 Démence de la maladie d'Alzheimer	718
290.4x Démence vasculaire	F01 Démence vasculaire	719
290.10, 294.x Démence due à d'autres affections médicales générales ou induite par une substance	F02 Démence associée à d'autres maladies classées ailleurs	720
294.8 Démence NS	F03 Démence, sans précision	720
294.0 Trouble amnésique dû à une affection médicale générale	F04 Syndrome amnésique organique, non induit par l'alcool ou d'autres substances psychoactives	721
293.0, 780.09 Delirium	F05 Delirium, non induit par l'alcool ou d'autres substances psycho-actives	721
Troubles mentaux dus à une affection médicale générale non classée ailleurs	F06 Autres troubles mentaux, dus à une lésion ou un dysfonctionnement cérébral, ou à une affection physique	722
Troubles mentaux dus à une affection médicale générale non classée ailleurs	F07 Troubles de la personnalité et du comportement dus à une maladie, une lésion, ou un dysfonctionnement cérébral	723
293.9 Trouble mental NS dû à une affection médicale générale	F09 Trouble mental organique ou symptomatique, sans précision	723
TROUBLES LIÉS À UNE SUBSTANCE	**F10 – F19** **TROUBLES MENTAUX ET TROUBLES DU COMPORTEMENT LIÉS À L'UTILISATION DE SUBSTANCES PSYCHOACTIVES**	
SPÉCIFICATIONS GÉNÉRALES	SPÉCIFICATIONS GÉNÉRALES	724
Troubles liés à l'alcool	F10 Troubles mentaux et troubles du comportement liés à l'utilisation d'alcool	726
Troubles liés aux opiacés	F11 Troubles mentaux et troubles du comportement liés à l'utilisation d'opiacés	727
Troubles liés au cannabis	F12 Troubles mentaux et troubles du comportement liés à l'utilisation de dérivés du cannabis	728
Troubles liés aux sédatifs, hypnotiques ou anxiolytiques	F13 Troubles mentaux et troubles du comportement liés à l'utilisation de sédatifs ou d'hypnotiques	729
Troubles liés à la cocaïne	F14 Troubles mentaux et troubles du comportement liés à l'utilisation de cocaïne	730
Troubles liés à l'amphétamine (ou aux amphétaminiques) Troubles liés à la caféine	F15 Troubles mentaux et troubles du comportement liés à l'utilisation d'autres stimulants (y compris la caféine)	731 732
Troubles liés aux hallucinogènes	F16 Troubles mentaux et troubles du comportement liés à l'utilisation d'hallucinogènes	732
Troubles liés à la nicotine	F17 Troubles mentaux et troubles du comportement liés à l'utilisation de tabac	733

Psychiatrie clinique : une approche bio-psycho-sociale

DSM-IV	CIM-10	Page
Troubles liés aux solvants volatils	F18 Troubles mentaux et troubles du comportement liés à l'utilisation de solvants volatils	734
Troubles liés à la phencyclidine (ou aux substances similaires)	F19 Troubles mentaux et troubles du comportement liés à l'utilisation de substances psychoactives multiples et troubles liés à l'utilisation d'autres substances psychoactives	735
Troubles liés à plusieurs substances		736
Troubles liés à une substance autre (ou inconnue)		736

SCHIZOPHRÉNIE ET AUTRES TROUBLES PSYCHOTIQUES	F20 – F29 SCHIZOPHRÉNIE, TROUBLE SCHIZOTYPIQUE ET TROUBLES DÉLIRANTS	
293.xx Trouble psychotique dû à une affection médicale générale		738
291.x, 292.xx Trouble psychotique induit par une substance		738
295.xx Schizophrénie	F20 Schizophrénie	739
295.70 Trouble schizo-affectif	F25 Troubles schizo-affectifs	740
297.1 Trouble délirant	F22 Troubles délirants persistants	741
297.3 Trouble psychotique partagé	F24 Trouble délirant induit	741
298.8x Trouble psychotique bref	F23 Troubles psychotiques aigus et transitoires	741
	F28 Autres troubles psychotiques non organiques	742
298.9 Trouble psychotique NS	F29 Psychose non organique, sans précision	742
301.22 Personnalité schizotypique (Axe II) (*Se référer aux Troubles de la personnalité*)	F21 Trouble schizotypique	742

TROUBLES DE L'HUMEUR	F30 – F39 TROUBLES DE L'HUMEUR [AFFECTIFS]	
293.83 Trouble de l'humeur dû à une affection médicale générale		743
291.8, 292.84 Trouble de l'humeur induit par une substance		743
SPÉCIFICATIONS GÉNÉRALES		744
296.0x Trouble bipolaire I, épisode maniaque isolé	F30 Épisode maniaque	745
296.xx Trouble bipolaire I	F31 Trouble affectif bipolaire	745
296.89 Trouble bipolaire II		746
296.2x Trouble dépressif majeur, épisode isolé	F32 Épisode dépressif	746
296.3x Trouble dépressif majeur, récurrent	F33 Trouble dépressif récurrent	747
300.4 Trouble dysthymique	F34 Troubles de l'humeur [affectifs] persistants	747
301.13 Trouble cyclothymique		746
	F38 Autres troubles de l'humeur [affectifs]	747
296.90 Trouble de l'humeur NS	F39 Trouble de l'humeur [affectif], sans précision	748

Psychiatrie clinique : une approche bio-psycho-sociale

DSM-IV	CIM-10	Page
TROUBLE ANXIEUX **TROUBLES DE L'ADAPTATION** **TROUBLES DISSOCIATIFS** **TROUBLES SOMATOFORMES**	**F40 – F48** **TROUBLES NÉVROTIQUES,** **TROUBLES LIÉS À DES FACTEURS DE STRESS ET** **TROUBLES SOMATOFORMES**	
293.89 Trouble anxieux dû à une affection médicale générale		749
291.8, 292.89 Trouble anxieux induit par une substance		749
Agoraphobie, Trouble panique, Phobies spécifiques	F40 Troubles anxieux phobiques	750
	F41 Autres troubles anxieux	750
300.3 Trouble obsessionnel-compulsif	F42 Trouble obsessionnel-compulsif	751
308.3 Trouble : État de stress aigu 309.81 Trouble : État de stress post-traumatique 309.xx Troubles de l'adaptation	F43 Réactions à un facteur de stress important, et troubles de l'adaptation	751 751 752
300.xx Troubles dissociatifs	F44 Troubles dissociatifs [de conversion]	752
300.7, 300.81, 307.xx Troubles somatoformes	F45 Troubles somatoformes	753
	F48 Autres troubles névrotiques	753

DSM-IV	CIM-10	Page
TROUBLES DES CONDUITES ALIMENTAIRES **TROUBLES DU SOMMEIL** **AUTRES SITUATIONS QUI PEUVENT FAIRE L'OBJET D'UN EXAMEN CLINIQUE (Facteurs psychologiques influençant une affection médicale)**	**F50 – F59** **SYNDROMES COMPORTEMENTAUX ASSOCIÉS** **À DES PERTURBATIONS PHYSIOLOGIQUES ET** **À DES FACTEURS PHYSIQUES**	
307.xx Trouble des conduites alimentaires	F50 Troubles de l'alimentation	755
Troubles du sommeil	F51 Troubles du sommeil non organiques	756
	F53 Troubles mentaux et troubles du comportement associés à la puerpéralité, non classés ailleurs	759
316 Facteurs psychologiques influençant une affection médicale	F54 Facteurs psychologiques ou comportementaux associés à des maladies ou à des troubles classés ailleurs	760
	F55 Abus de substances n'entraînant pas de dépendance	760
	F59 Syndromes comportementaux non spécifiés associés à des perturbations physiologiques ou à des facteurs physiques	761

Psychiatrie clinique : une approche bio-psycho-sociale

DSM-IV	CIM-10	Page
TROUBLES DU CONTRÔLE DES IMPULSIONS NON CLASSÉS AILLEURS **AUTRES SITUATIONS QUI PEUVENT FAIRE L'OBJET D'UN EXAMEN CLINIQUE (Troubles des mouvements induits par un médicament)** **TROUBLES SEXUELS (Dysfonctions sexuelles)** **TROUBLES DE L'IDENTITÉ SEXUELLE** **TROUBLES SEXUELS (Paraphilies)** **TROUBLES FACTICES** **TROUBLES DE LA PERSONNALITÉ**	**F60 – F69** **TROUBLES DE LA PERSONNALITÉ ET DU COMPORTEMENT CHEZ L'ADULTE** **ET** **F52** **Dysfonctionnement sexuel, non dû à un trouble ou à une maladie organique**	
312.xx Troubles du contrôle des impulsions non classés ailleurs	F63 Troubles des habitudes et des impulsions	762
332.1-333.xx Troubles des mouvements induits par un neuroleptique Autres troubles induits par un médicament		763 763
Troubles sexuels (Dysfonctions sexuelles)	F52 Dysfonctionnement sexuel, non dû à un trouble ou à une maladie organique	764
302.xx Troubles de l'identité sexuelle	F64 Troubles de l'identité sexuelle	766
302.xx Troubles sexuels (Paraphilies)	F65 Troubles de la préférence sexuelle	767
	F66 Problèmes psychologiques et comportementaux associés au développement sexuel et à l'orientation sexuelle	768
300.x Troubles factices	F68 Autres troubles de la personnalité et du comportement comportement chez l'adulte	768
301.xx Troubles de la personnalité (Axe II)	F60 Troubles spécifiques de la personnalité	769
	F61 Troubles mixtes de la personnalité et autres troubles de la personnalité	770
	F62 Modifications durables de la personnalité, non attribuables à une lésion ou à une maladie cérébrale	770
	F69 Trouble de la personnalité et du comportement chez l'adulte, sans précision	770

DSM-IV	CIM-10	Page
TROUBLES HABITUELLEMENT DIAGNOSTIQUÉS PENDANT LA PREMIÈRE ENFANCE, LA DEUXIÈME ENFANCE OU L'ADOLESCENCE	**F70 – F79 RETARD MENTAL** **F80 – F89 TROUBLES DU DÉVELOPPEMENT PSYCHOLOGIQUE** **F90 – F98 TROUBLES DU COMPORTEMENT ET TROUBLES ÉMOTIONNELS APPARAISSANT HABITUELLEMENT DURANT L'ENFANCE OU À L'ADOLESCENCE**	
	Spécifications générales (F70 – F79)	771
V62.89 Fonctionnement intellectuel limite		771
317 Retard mental léger	F70 Retard mental léger	771
318.0 Retard mental moyen	F71 Retard mental moyen	771
318.1 Retard mental grave	F72 Retard mental grave	772
318.2 Retard mental profond	F73 Retard mental profond	772
	F78 Autres formes de retard mental	772
319 Retard mental, sévérité NS	F79 Retard mental, sans précision	772
307.x, 313.23, 315.3x Troubles de la communication	F80 Troubles spécifiques du développement de la parole et du langage	772
315.xx Troubles des apprentissages	F81 Troubles spécifiques des acquisitions scolaires	773
315.4 Trouble de l'acquisition de la coordination	F82 Trouble spécifique du développement moteur	773
	F83 Troubles spécifiques mixtes du développement	773
	F84 Troubles envahissants du développement	773
299.xx Troubles envahissants du développement	F88 Autres troubles du développement psychologique	774
	F89 Trouble du développement psychologique, sans précision	774
314.xx Trouble : Déficit de l'attention/hyperactivité	F90 Trouble hyperkinétique	775
312.8-313.81 Trouble des conduites	F91 Troubles des conduites	775
	F92 Troubles mixtes des conduites et des émotions	775
307.xx Tics	F95 Tics	776
309.21 Trouble : Anxiété de séparation	F93 Troubles émotionnels débutant spécifiquement dans l'enfance	777
313.82 Problème d'identité		777
313.89 Trouble réactionnel de l'attachement de la première ou de la deuxième enfance	F94 Troubles du fonctionnement social débutant spécifiquement durant l'enfance ou à l'adolescence	777
307.6, 307.7, 787.6 Troubles du contrôle sphinctérien	F98 Autres troubles du comportement et autres troubles émotionnels apparaissant habituellement durant l'enfance ou à l'adolescence	778
307.5x Troubles de l'alimentation et troubles des conduites alimentaires de la première ou de la deuxième enfance		778
313.9 Trouble de la première enfance, de la deuxième enfance ou de l'adolescence NS		778

Psychiatrie clinique : une approche bio-psycho-sociale

DSM-IV	CIM-10	Page
300.9 Trouble mental NS (non psychotique)	**F99 TROUBLE MENTAL, SANS PRÉCISION**	779

AUTRES SITUATIONS QUI PEUVENT FAIRE L'OBJET D'UN EXAMEN CLINIQUE		
V61.xx Problèmes relationnels	F93 Troubles émotionnels débutant spécifiquement dans l'enfance Z63 Autres difficultés liées à l'entourage immédiat, y compris la situation familiale	779
V61.1, V61.21 Problèmes liés à l'abus ou la négligence	T74 Syndromes dus à de mauvais traitements	780
Situations supplémentaires qui peuvent faire l'objet d'un examen clinique	R41 Autres symptômes et signes relatifs aux fonctions cognitives et à la conscience Z55 Difficultés liées à l'éducation et à l'alphabétisation Z56 Difficultés liées à l'emploi et au chômage Z60 Difficultés liées à l'environnement social Z63 Autres difficultés liées à l'entourage immédiat, y compris la situation familiale Z71 Sujet en contact avec les services de santé pour d'autres conseils et avis médicaux, non classés ailleurs Z72 Difficultés liées au mode de vie Z76 Sujet ayant recours aux services de santé dans d'autres circonstances Z91 Antécédents personnels de facteurs de risque, non classés ailleurs	780

CODES ADDITIONNELS		
799.9 Affection ou diagnostic différé sur l'Axe I ou II	R46 Symptômes et signes relatifs à l'apparence et au comportement R69 Causes inconnues et non précisées de morbidité	781
V71.09 Absence de diagnostic ou d'affection sur l'Axe I ou II	Z03 Mise en observation et examen médical pour suspicion de maladies	781

C. CLASSES DIAGNOSTIQUES

DSM-IV	CIM-10	Autre terminologie
DÉMENCE, TROUBLE AMNÉSIQUE, DELIRIUM ET AUTRES TROUBLES COGNITIFS TROUBLES MENTAUX DUS À UNE AFFECTION MÉDICALE GÉNÉRALE NON CLASSÉE AILLEURS	F00 – F09 TROUBLES MENTAUX ORGANIQUES, Y COMPRIS LES TROUBLES SYMPTOMATIQUES	Syndromes cérébraux organiques

Chapitre 5   Troubles des fonctions cognitives (p. 102)

DÉMENCE	**F00** Démence de la maladie d'Alzheimer **F01** Démence vasculaire **F02** Démence associée à d'autres maladies classées ailleurs **F03** Démence, sans précision *Coder la sévérité de la démence au 6ᵉ caractère (.xx0 légère ; .xx1 moyenne ; .xx2 sévère)*	
Démence de type Alzheimer	**F00** Démence de la maladie d'Alzheimer	Démence de la sénescence, maladie d'Alzheimer
290.xx Démence de type Alzheimer, à début précoce (*Coder aussi la maladie d'Alzheimer G30.0 sur l'Axe III*) .10 non compliquée .11 avec delirium .12 avec idées délirantes .13 avec humeur dépressive *Spécifier si :* avec perturbation du comportement	F00.0xx Démence de la maladie d'Alzheimer, à début précoce .00x sans symptômes supplémentaires .01x avec d'autres symptômes supplémentaires, esssentiellement délirants .02x avec d'autres symptômes, essentiellement hallucinatoires .03x avec d'autres symptômes, essentiellement dépressifs .04x avec d'autres symptômes, mixtes	Démence présénile, démence débutant dans le présenium

DSM-IV	CIM-10	Autre terminologie

290.xx Démence de type Alzheimer, à début tardif
(*Coder aussi la maladie d'Alzheimer G30.1 sur l'Axe III*)
  .0 non compliquée
  .20 avec idées délirantes
 	
  .21 avec humeur dépressive
 	
  .3 avec delirium
 	
Spécifier si : avec perturbation du comportement
	F00.1xx Démence de la maladie d'Alzheimer, à début tardif
	
	  .10x sans symptômes supplémentaires
	  .11x avec d'autres symptômes, essentiellement délirants
	  .12x avec d'autres symptômes, essentiellement hallucinatoires
	  .13x avec d'autres symptômes, essentiellement dépressifs
	
	  .14x avec d'autres symptômes, mixtes
		Démence dégénérative primaire, type Alzheimer, démence sénile

	F00.2xx Démence de la maladie d'Alzheimer, forme atypique ou mixte	
	F00.9xx Démence de la maladie d'Alzheimer, sans précision	
Démence vasculaire	**F01 Démence vasculaire**	Démence associée à l'artériosclérose cérébrale

290.4x Démence vasculaire
 	
  .40 non compliquée
  .41 avec delirium
  .42 avec idées délirantes
 	
  .43 avec humeur dépressive
 	
Spécifier si : avec perturbation du comportement
	F01.xxx Démence vasculaire
	
	  .0xx à début aigu
	  .1xx par infarctus multiples
	  .2xx sous-corticale
	  .3xx mixte, corticale et sous-corticale
	  .x0x sans symptômes supplémentaires
	
	  .x1x avec d'autres symptômes, essentiellement délirants
	  .x2x avec d'autres symptômes, essentiellement hallucinatoires
	  .x3x avec d'autres symptômes, essentiellement dépressifs
		Démence par infarctus multiples, démence artériopathique, démence avec troubles circulatoires
		
		Démence corticale

	F01.8 Autre démence vasculaire	
	F01.9 Démence vasculaire, sans précision	

DSM-IV	CIM-10	Autre terminologie
Démence due à d'autres affections médicales générales ou induite par une substance	**F02 Démence associée à d'autres maladies classées ailleurs** **F03 Démence, sans précision** **F10 – F19 TROUBLES MENTAUX ET TROUBLES DU COMPORTEMENT LIÉS À L'UTILISATION DE SUBSTANCES PSYCHOACTIVES**	
294.1 Démence due à… *Indiquer l'affection médicale générale* (*Coder aussi l'affection médicale générale sur l'Axe III*)	F02.8xx Démence associée à d'autres maladies	Épilepsie, hypercalcémie, lipidose cérébrale, lupus érythémateux, maladie de Wilson, neurosyphillis, sclérose en plaques, etc.
Démence due à des étiologies multiples (*Coder chaque étiologie spécifique F0.02*)		
294.1 Démence due à un traumatisme crânien (*Coder aussi la lésion cérébrale S09.9 [854.00] sur l'Axe III*)		
Démence persistante induite par une substance (*Se référer aux Troubles liés à une substance pour les codes spécifiques de chaque substance*)	F1x.73 Démence	
290.10 Démence due à la maladie de Pick (*Coder aussi la maladie de Pick G31.0 sur l'Axe III*)	F02.0xx Démence de la maladie de Pick	Maladie de Pick
290.10 Démence due à la maladie de Creutzfeldt-Jakob (*Coder aussi la maladie de Creutzfeldt-Jakob A81.0 sur l'Axe III*)	F02.1xx Démence de la maladie de Creutzfeldt-Jakob	Maladie de Creutzfeldt-Jakob
294.1 Démence due à la maladie de Huntington (*Coder aussi la maladie de Huntington G10 sur l'Axe III*)	F02.2xx Démence de la maladie de Huntington	Chorée de Huntington
294.1 Démence due à la maladie de Parkinson (*Coder aussi la maladie de Parkinson G20 sur l'Axe III*)	F02.3xx Démence de la maladie de Parkinson	Paralysie agitante
294.9 Démence reliée au VIH (*Coder aussi l'infection du système nerveux central par le VIH B22.0 sur l'Axe III*)	F02.4xx Démence de la maladie due au VIH	Encéphalite du VIH, démence du sida
294.8 Démence NS	F03 Démence, sans précision	Démence sénile, démence présénile

DSM-IV	CIM-10	Autre terminologie
TROUBLE AMNÉSIQUE	**F04 Syndrome amnésique organique, non induit par l'alcool ou d'autres substances psychoactives** **F10 – F19 TROUBLES MENTAUX ET TROUBLES DU COMPORTEMENT LIÉS À L'UTILISATION DE SUBSTANCES PSYCHOACTIVES** **R41 Autres symptômes et signes relatifs aux fonctions cognitives et à la conscience**	
294.0 Trouble amnésique dû à… *Indiquer l'affection médicale générale* *Spécifier si :* transitoire/chronique	F04 Syndrome amnésique organique, non induit par l'alcool ou d'autres substances psychoactives	
Trouble amnésique persistant induit par une substance (*Se référer aux Troubles liés à une substance pour les codes spécifiques de chaque substance*)	F1x.6 Syndrome amnésique	
294.8 Trouble amnésique NS	R41.3 Autres formes d'amnésie	
DELIRIUM	**F05 Delirium, non induit par l'alcool ou d'autres substances psychoactives** **F10 – F19 TROUBLES MENTAUX ET TROUBLES DU COMPORTEMENT LIÉS À L'UTILISATION DE SUBSTANCES PSYCHOACTIVES**	État confusionnel, psychose infectieuse, syndrome cérébral aigu organique, syndrome psycho-organique aigu
293.0 Delirium dû à… *Indiquer l'affection médicale générale*	F05.0 Delirium non surajouté à une démence	
	F05.1 Delirium surajouté à une démence	
Delirium dû à l'intoxication par une substance (*Se référer aux Troubles liés à une substance pour les codes spécifiques de chaque substance*)	F1x.03 Intoxication aiguë avec delirium	
Delirium dû au sevrage d'une substance (*Se référer aux Troubles liés à une substance pour les codes spécifiques de chaque substance*)	F1x.4x Syndrome de sevrage avec delirium .40 sans convulsions .41 avec convulsions	
Delirium dû à des étiologies multiples (*Coder chaque étiologie spécifique*)		

Psychiatrie clinique : une approche bio-psycho-sociale

DSM-IV	CIM-10	Autre terminologie
	F05.8 Autre delirium	
780.09 Delirium NS	F05.9 Delirium, sans précision	
AUTRES TROUBLES COGNITIFS	**F06 Autres troubles mentaux, dus à une lésion ou un dysfonctionnement cérébral, ou à une affection physique** **R41 Autres symptômes et signes relatifs aux fonctions cognitives et à la conscience**	
294.9 Trouble cognitif NS	F06.9 Trouble mental, dû à une lésion ou un dysfonctionnement cérébral, ou à une affection physique, sans précision	
780.9 Déclin cognitif relié à l'âge	R41.8 Symptômes et signes relatifs aux fonctions cognitives et à la conscience, autres et non précisés	

Chapitre 18   Troubles mentaux dus à une affection médicale générale (p. 448)

DSM-IV	CIM-10	Autre terminologie
TROUBLES MENTAUX DUS À UNE AFFECTION MÉDICALE GÉNÉRALE NON CLASSÉE AILLEURS	**F06 Autres troubles mentaux, dus à une lésion ou un dysfonctionnement cérébral, ou à une affection physique** **F07 Troubles de la personnalité et du comportement dus à une maladie, une lésion, ou un dysfonctionnement cérébral** **F09 Trouble mental organique ou symptomatique, sans précision**	Syndromes cérébraux organiques
293.81 Trouble psychotique avec délire dû à… *Indiquer l'affection médicale générale*	F06.2 Trouble délirant [d'allure schizophrénique] organique	État délirant d'allure schizophrénique
293.82 Trouble psychotique avec hallucinations dû à… *Indiquer l'affection médicale générale*	F06.0 État hallucinatoire organique	Hallucinose
293.83 Trouble de l'humeur dû à… *Indiquer l'affection médicale générale*	F06.3x Troubles de l'humeur [affectifs] organiques .30 trouble maniaque organique .31 trouble bipolaire organique .32 trouble dépressif organique .33 trouble affectif mixte organique	Trouble affectif organique

DSM-IV	CIM-10	Autre terminologie
293.89 Trouble catatonique avec délire dû à… *Indiquer l'affection médicale générale*	F06.1 Trouble catatonique organique	État délirant d'allure schizophrénique
293.89 Trouble anxieux dû à… *Indiquer l'affection médicale générale*	F06.4 Trouble anxieux organique	
	F06.5 Trouble dissociatif organique	
Trouble neuro-cognitif léger (diagnostic à l'étude)	F06.7x Trouble cognitif léger .70 non associé à un trouble physique .71 associé à un trouble physique	
	F06.8 Autres troubles mentaux spécifiés, dus à une lésion ou un dysfonctionnement cérébral, ou à une affection physique	Psychose épileptique
310.1 Modification de la personnalité due à… *Indiquer l'affection médicale générale* *Spécifier le type :* — labile — désinhibé — agressif — apathique — paranoïaque — autre type — type combiné — type NS	F07.0 Trouble organique de la personnalité (psychosyndrome organique)	Syndrome frontal, syndrome post-lobotomie
	F07.1 Syndrome postencéphalitique	
Trouble postcommotionnel (diagnostic à l'étude)	F07.2 Syndrome postcommotionnel	Encéphalopathie post-contusionnelle, syndrome cérébral post-traumatique
	F07.8 Autres troubles de la personnalité et du comportement dus à une maladie, une lésion, ou un dysfonctionnement cérébral	
	F07.9 Trouble de la personnalité et du comportement dû à une maladie, une lésion, ou un dysfonctionnement cérébral, sans précision	
780.5x Trouble du sommeil dû à… *Indiquer l'affection médicale générale*		
293.9 Trouble mental NS dû à… *Indiquer l'affection médicale générale*	F09 Trouble mental organique ou symptomatique, sans précision	Ex. : symptômes dissociatifs dus à une épilepsie partielle complexe

DSM-IV	CIM-10	Autre terminologie
TROUBLES LIÉS À UNE SUBSTANCE	**F10 – F19 TROUBLES MENTAUX ET TROUBLES DU COMPORTEMENT LIÉS À L'UTILISATION DE SUBSTANCES PSYCHOACTIVES**	Toxicomanies, utilisation de substances psychodysleptiques
SPÉCIFICATIONS GÉNÉRALES	**SPÉCIFICATIONS GÉNÉRALES**	
Troubles liés à l'utilisation d'une substance		
303.90, 304.xx **Dépendance** à une substance *Spécifier si :* — avec dépendance physique — sans dépendance physique *Coder l'évolution au 5ᵉ caractère :* 0 Rémission précoce partielle 1 Rémission prolongée partielle 0 Rémission précoce complète 1 Rémission prolongée complète 2 En environnement protégé 2 Traitement par agoniste 4 Légère/Moyenne/Grave	F1x.2xx Syndrome de **dépendance** .20x actuellement abstinent .200 rémission récente .201 rémission partielle .202 rémission complète .21 actuellement abstinent, mais dans un environnement protégé .22 actuellement en régime de maintenance ou de substitution, sous surveillance médicale .23 actuellement abstinent, mais prend des médicaments aversifs ou bloquants .24x utilise actuellement la drogue [dépendance active] .240 sans symptômes physiques .241 avec symptômes physiques .25 utilisation continue .26 utilisation épisodique	Alcoolisme, toxicomanie Ex. : à l'hôpital, en maison de désintoxication, en prison Dépendance contrôlée par la méthadone, les patchs à la nicotine Ex. : naltrexone, disulfirame Dypsomanie
305.xx **Abus** d'une substance	F1x.1 **Utilisation nocive** pour la santé	Alcoolisme, toxicomanie

DSM-IV	CIM-10	Autre terminologie
Troubles induits par une substance		
292.89, 303.0 **Intoxication** à une substance *Spécifier si :* avec perturbations des perceptions	F1x.0x **Intoxication** aiguë .00 sans complications .01 avec traumatismes ou autres blessures physiques .02 avec complications médicales .03 avec delirium .04 avec distorsion des perceptions .05 avec coma .06 avec convulsions .07 intoxication pathologique	Ébriété, ivresse Ex. : hématémèse Hallucinose Ne concerne que l'alcool
291.0, 292.81 Delirium par intoxication		
291.8, 292.0 **Sevrage** à une substance *Spécifier si :* avec perturbations des perceptions	F1x.3x Syndrome de **sevrage** .30 sans complications .31 avec convulsions	Syndrome de retrait
291.0, 292.81 Delirium par sevrage	F1x.4x Syndrome de sevrage avec delirium .40 sans convulsions .41 avec convulsions	Delirium tremens, état délirant aigu
Pour les troubles suivants, spécifier si : — avec début pendant l'intoxication [i] — avec début pendant le sevrage [s] 291.5, 292.11 Trouble psychotique avec idées délirantes [i, s] 291.3, 292.12 Trouble psychotique avec hallucinations [i, s] 291.8, 292.84 Trouble de l'humeur [i, s]	F1x.5x Trouble psychotique .50 d'allure schizophrénique .51 avec idées délirantes au premier plan .52 avec hallucinations au premier plan .53 avec symptômes polymorphes au premier plan .54 avec symptômes dépressifs au premier plan .55 avec symptômes maniaques au premier plan .58 mixte	 État délirant Hallucinose, état hallucinatoire organique Trouble affectif Trouble affectif
Trouble amnésique persistant	F1x.6 Syndrome amnésique	
  Trouble persistant des perceptions 291.2, 292.82 Démence persistante	F1x.7x Troubles résiduels et trouble psychotique de survenue tardive .70 « flashbacks » .71 trouble de la personnalité ou du comportement .72 trouble thymique résiduel .73 démence .74 autre déficit cognitif persistant .75 trouble psychotique à début tardif	 Reviviscences Trouble thymique

Psychiatrie clinique : une approche bio-psycho-sociale

DSM-IV	CIM-10	Autre terminologie
291.8, 292.89 Trouble anxieux [i, s] 291.8, 292.89 Dysfonction sexuelle [i, s] 291.8, 292.89 Trouble du sommeil [i, s]	F1x.8 Autres troubles mentaux ou troubles du comportement	
291.9 Trouble lié à une substance NS	F1x.9 Trouble mental ou trouble du comportement, sans précision	

Chapitre 6 Alcoolismes (p. 144)

TROUBLES LIÉS À L'ALCOOL *Ajouter les spécifications comme indiqué plus haut dans les spécifications générales.*	F10 Troubles mentaux et troubles du comportement liés à l'utilisation d'alcool *Spécifier les sous-catégories de F10.0x à F10.7x comme indiqué plus haut dans les spécifications générales.*	
Troubles liés à l'utilisation d'alcool		
303.90 Dépendance alcoolique	F10.2x Syndrome de dépendance	Alcoolisme
305.00 Abus d'alcool	F10.1 Utilisation nocive pour la santé	Alcoolisme
Troubles induits par l'alcool		
303.00 Intoxication alcoolique	F10.0x Intoxication alcoolique aiguë .07 Intoxication alcoolique pathologique	Ébriété, ivresse Intoxication idiosyncrasique
291.0 Delirium par intoxication alcoolique	F10.03 Intoxication alcoolique aiguë avec delirium	
291.8 Sevrage alcoolique	F10.3x Syndrome de sevrage alcoolique	Syndrome de retrait
291.0 Delirium du sevrage alcoolique	F10.4x Syndrome de sevrage avec delirium	Delirium tremens, état délirant aigu
291.1 Trouble amnésique persistant induit par l'alcool	F10.6 Syndrome amnésique	Psychose de Korsakoff
291.2 Démence persistante induite par l'alcool	F10.7x Troubles résiduels et trouble psychotique de survenue tardive .73 Démence	Démence alcoolique
291.x Trouble psychotique induit par l'alcool .3 avec hallucinations [i, s] .5 avec idées délirantes [i, s]	F10.5x Trouble psychotique .52 avec hallucinations au premier plan .51 avec idées délirantes au premier plan	Psychose alcoolique Hallucinose, état hallucinatoire organique État délirant, paranoïa alcoolique

Psychiatrie clinique : une approche bio-psycho-sociale

DSM-IV	CIM-10	Autre terminologie
291.8 Trouble de l'humeur induit par l'alcool [i, s]	.54 avec symptômes dépressifs au premier plan .55 avec symptômes maniaques au premier plan	Trouble affectif
291.8 Trouble anxieux induit par l'alcool [i, s]	F10.8 Autres troubles mentaux ou troubles du comportement	
291.8 Dysfonction sexuelle induite par l'alcool [i, s]		
291.8 Trouble du sommeil induit par l'alcool [i, s]		
291.9 Trouble lié à l'alcool NS	F10.9 Trouble mental ou trouble du comportement, sans précision	

Chapitre 7   Toxicomanies (p. 172)

TROUBLES LIÉS AUX OPIACÉS *Ajouter les spécifications comme indiqué plus haut dans les spécifications générales.*	F11 Troubles mentaux et troubles du comportement liés à l'utilisation d'opiacés *Spécifier les sous-catégories de F11.0x à F11.7x comme indiqué plus haut dans les spécifications générales.*	
Troubles liés à l'utilisation d'opiacés		
304.00 Dépendance aux opiacés	F11.2x Syndrome de dépendance	
305.50 Abus d'opiacés	F11.1 Utilisation novice pour la santé	
Troubles induits par les opiacés		
292.89 Intoxication par les opiacés	F11.0x Intoxication aiguë aux opiacés	
292.81 Delirium par intoxication aux opiacés	F11.03 Intoxication aiguë avec delirium	
292.0 Sevrage aux opiacés	F11.3x Syndrome de sevrage aux opiacés	Syndrome de retrait
292.xx Trouble psychotique induit par les opiacés 　　.11 avec idées délirantes [i] 　　.12 avec hallucinations [i]	F11.5x Trouble psychotique 　　.51 avec idées délirantes au premier plan 　　.52 avec hallucinations au premier plan	État délirant aux opiacés Hallucinose aux opiacés

Psychiatrie clinique : une approche bio-psycho-sociale

DSM-IV	CIM-10	Autre terminologie
292.84 Trouble de l'humeur induit par les opiacés [i]	.54 avec symptômes dépressifs au premier plan .55 avec symptômes maniaques au premier plan	Trouble affectif
292.89 Dysfonction sexuelle induite par les opiacés [i]	F11.8 Autres troubles mentaux ou troubles du comportement	
292.89 Trouble du sommeil induit par les opiacés [i, s]		
292.9 Trouble lié aux opiacés NS	F11.9 Trouble mental ou trouble du comportement, sans précision	
TROUBLES LIÉS AU CANNABIS *Ajouter les spécifications comme indiqué plus haut dans les spécifications générales.*	**F12 Troubles mentaux et troubles du comportement liés à l'utilisation de dérivés du cannabis** *Spécifier les sous-catégories de F12.0x à F12.7x comme indiqué plus haut dans les spécifications générales.*	
Troubles liés à l'utilisation de cannabis		
304.30 Dépendance au cannabis	F12.2x Syndrome de dépendance	
305.20 Abus de cannabis	F12.1 Utilisation nocive pour la santé	
Troubles induits par le cannabis		
292.89 Intoxication au cannabis	F12.0x Intoxication aiguë au cannabis .04 avec distorsion des perceptions	
292.81 Delirium par intoxication au cannabis	F12.03 Intoxication aiguë au cannabis avec delirium	
	F12.3x Syndrome de sevrage au cannabis	
292.xx Trouble psychotique induit par le cannabis .11 avec idées délirantes [i] .12 avec hallucinations [i]	F12.5x Trouble psychotique .51 avec idées délirantes au premier plan .52 avec hallucinations au premier plan	État délirant au cannabis Hallucinose au cannabis
292.89 Trouble anxieux induit par le cannabis [i]	F12.8 Autres troubles mentaux ou troubles du comportement	
292.9 Trouble lié au cannabis NS	F12.9 Trouble mental ou trouble du comportement, sans précision	

DSM-IV	CIM-10	Autre terminologie
TROUBLES LIÉS AUX SÉDATIFS, HYPNOTIQUES OU ANXIOLYTIQUES *Ajouter les spécifications comme indiqué plus haut dans les spécifications générales.*	**F13 Troubles mentaux et troubles du comportement liés à l'utilisation de sédatifs ou d'hypnotiques** *Spécifier les sous-catégories de F13.0x à F13.7x comme indiqué plus haut dans les spécifications générales.*	
Troubles liés à l'utilisation des sédatifs, hypnotiques ou anxiolytiques		
304.10 Dépendance aux sédatifs, hypnotiques ou anxiolytiques	F13.2x Syndrome de dépendance	
305.40 Abus de sédatifs, hypnotiques ou anxiolytiques	F13.1 Utilisation nocive pour la santé	
Troubles induits par les sédatifs, hypnotiques ou anxiolytiques		
292.89 Intoxication aux sédatifs, hypnotiques ou anxiolytiques	F13.0x Intoxication aiguë à des sédatifs ou à des hypnotiques	
292.81 Delirium par intoxication aux sédatifs, hypnotiques ou anxiolytiques	F13.03 Intoxication aiguë à des sédatifs ou à des hypnotiques avec delirium	
292.0 Sevrage aux sédatifs, hypnotiques ou anxiolytiques	F13.3x Syndrome de sevrage aux sédatifs ou aux hypnotiques	Syndrome de retrait
292.81 Delirium du sevrage aux sédatifs, hypnotiques ou anxiolytiques	F13.4x Syndrome de sevrage aux sédatifs ou aux hypnotiques avec delirium	
292.82 Démence persistante induite par les sédatifs, hypnotiques ou anxiolytiques	F13.7x Troubles résiduels et trouble psychotique de survenue tardive .73 Démence	
292.83 Trouble amnésique persistant induit par les sédatifs, hypnotiques ou anxiolytiques	F13.6 Syndrome amnésique	Psychose de Korsakoff

292.xx Trouble psychotique induit par les sédatifs, hypnotiques ou anxiolytiques
   .11 avec idées délirantes [i, s]
   .12 avec hallucinations [i, s]
	F13.5x Trouble psychotique
	
	   .51 avec idées délirantes au premier plan
	   .52 avec hallucinations au premier plan
		État délirant
		Hallucinose

292.84 Trouble de l'humeur induit par les sédatifs, hypnotiques ou anxiolytiques [i, s]	.54 avec symptômes dépressifs au premier plan .55 avec symptômes maniaques au premier plan	Trouble affectif

DSM-IV	CIM-10	Autre terminologie
292.89 Trouble anxieux induit par les sédatifs, hypnotiques ou anxiolytiques [s]	F13.8 Autres troubles mentaux ou troubles du comportement	
292.89 Dysfonction sexuelle induite par les sédatifs, hypnotiques ou anxiolytiques [i]		
292.89 Trouble du sommeil induit par les sédatifs, hypnotiques ou anxiolytiques [i, s]		
292.9 Trouble lié aux sédatifs, hypnotiques ou anxiolytiques NS	F13.9 Trouble mental ou trouble du comportement, sans précision	
TROUBLES LIÉS À LA COCAÏNE *Ajouter les spécifications comme indiqué plus haut dans les spécifications générales.*	**F14 Troubles mentaux et troubles du comportement liés à l'utilisation de cocaïne** *Spécifier les sous-catégories de F14.0x à F14.7x comme indiqué plus haut dans les spécifications générales.*	
Troubles liés à l'utilisation de cocaïne		
304.20 Dépendance à la cocaïne	F14.2x Syndrome de dépendance	Cocaïnomanie
305.60 Abus de cocaïne	F14.1 Utilisation nocive pour la santé	Cocaïnomanie
Troubles induits par la cocaïne		
292.89 Intoxication à la cocaïne	F14.0x Intoxication aiguë à la cocaïne	
292.81 Delirium par intoxication à la cocaïne	F14.03 Intoxication aiguë à la cocaïne avec delirium	
292.0 Sevrage à la cocaïne	F14.3x Syndrome de sevrage à la cocaïne	Syndrome de retrait
292.xx Trouble psychotique induit par la cocaïne 　.11 avec idées délirantes [i] 　.12 avec hallucinations [i]	F14.5x Trouble psychotique 　.51 avec idées délirantes au premier plan 　.52 avec hallucinations au premier plan	État délirant à la cocaïne Hallucinose à la cocaïne
292.84 Trouble de l'humeur induit par la cocaïne [i, s]	.54 avec symptômes dépressifs au premier plan .55 avec symptômes maniaques au premier plan	Trouble affectif
292.89 Trouble anxieux induit par la cocaïne [i, s]	F14.8 Autres troubles mentaux ou troubles du comportement	
292.89 Dysfonction sexuelle induite par la cocaïne [i]		

Psychiatrie clinique : une approche bio-psycho-sociale

DSM-IV	CIM-10	Autre terminologie
292.89 Trouble du sommeil induit par la cocaïne [i,s]		
292.9 Trouble lié à la cocaïne NS	F14.9 Trouble mental ou trouble du comportement, sans précision	
TROUBLES LIÉS À L'AMPHÉTAMINE (OU AUX AMPHÉTAMINIQUES) *Ajouter les spécifications comme indiqué plus haut dans les spécifications générales.*	**F15 Troubles mentaux et troubles du comportement liés à l'utilisation d'autres stimulants (y compris la caféine)** *Spécifier les sous-catégories de F15.0x à F15.7x comme indiqué plus haut dans les spécifications générales.*	
Troubles liés à l'utilisation de l'amphétamine		
304.40 Dépendance à l'amphétamine	F15.2x Syndrome de dépendance	
305.70 Abus d'amphétamine	F15.1 Utilisation nocive pour la santé	
Troubles induits par l'amphétamine		
292.89 Intoxication à l'amphétamine	F15.0x Intoxication aiguë à d'autres stimulants, y compris la caféine	
292.81 Delirium par intoxication à l'amphétamine	F15.03 Intoxication aiguë à d'autres stimulants, y compris la caféine, avec delirium	
292.0 Sevrage à l'amphétamine	F15.3x Syndrome de sevrage à d'autres stimulants, y compris la caféine	Syndrome de retrait

292.xx Trouble psychotique induit par l'amphétamine
   .11 avec idées délirantes [i]
   .12 avec hallucinations [i]
	F15.5x Trouble psychotique
	
	   .51 avec idées délirantes au premier plan
	   .52 avec hallucinations au premier plan
		État délirant aux amphétamines
		Hallucinose aux amphétamines

292.84 Trouble de l'humeur induit par l'amphétamine [i,s]	.54 avec symptômes dépressifs au premier plan .55 avec symptômes maniaques au premier plan	Trouble affectif
292.89 Trouble anxieux induit par l'amphétamine [i]	F15.8 Autres troubles mentaux ou troubles du comportement	
292.89 Dysfonction sexuelle induite par l'amphétamine [i]		

Psychiatrie clinique : une approche bio-psycho-sociale

DSM-IV	CIM-10	Autre terminologie
292.89 Trouble du sommeil induit par l'amphétamine [i, s]		
292.9 Trouble lié à l'amphétamine NS	F15.9 Trouble mental ou trouble du comportement, sans précision	

DSM-IV	CIM-10	Autre terminologie
TROUBLES LIÉS À LA CAFÉINE *Ajouter les spécifications comme indiqué plus haut dans les spécifications générales.*	**F15 Troubles mentaux et troubles du comportement liés à l'utilisation d'autres stimulants (y compris la caféine)** *Spécifier les sous-catégories de F15.0x à F15.7x comme indiqué plus haut dans les spécifications générales.*	
Troubles induits par la caféine		
305.90 Intoxication à la caféine	F15.0x Intoxication aiguë à d'autres stimulants, y compris la caféine	Caféisme
Sevrage à la caféine (diagnostic à l'étude)	F15.3x Syndrome de sevrage à d'autres stimulants, y compris la caféine	
292.89 Trouble anxieux induit par la caféine [i]	F15.8 Autres troubles mentaux ou troubles du comportement	
292.89 Trouble du sommeil induit par la caféine [i]		
292.9 Trouble lié à la caféine NS	F15.9 Trouble mental ou trouble du comportement, sans précision	

DSM-IV	CIM-10	Autre terminologie
TROUBLES LIÉS AUX HALLUCINOGÈNES *Ajouter les spécifications comme indiqué plus haut dans les spécifications générales.*	**F16 Troubles mentaux et troubles du comportement liés à l'utilisation d'hallucinogènes** *Spécifier les sous-catégories de F1x.0x à F1x.7x comme indiqué plus haut dans les spécifications générales.*	
Troubles liés à l'utilisation des hallucinogènes		
304.50 Dépendance aux hallucinogènes	F16.2x Syndrome de dépendance	
305.30 Abus d'hallucinogènes	F16.1 Utilisation nocive pour la santé	

DSM-IV	CIM-10	Autre terminologie
Troubles induits par les hallucinogènes		
292.89 Intoxication aux hallucinogènes	F16.0x Intoxication aiguë à des hallucinogènes	*Bad trip*
292.81 Delirium par intoxication aux hallucinogènes	F16.03 Intoxication aiguë à des hallucinogènes avec delirium	
292.xx Trouble psychotique induit par les hallucinogènes 　.11 avec idées délirantes [i] 　.12 avec hallucinations [i]	F16.5x Trouble psychotique 　.51 avec idées délirantes au premier plan 　.52 avec hallucinations au premier plan	État délirant aux hallucinogènes Hallucinose aux hallucinogènes
292.84 Trouble de l'humeur induit par les hallucinogènes [i]	.54 avec symptômes dépresssifs au premier plan 　.55 avec symptômes maniaques au premier plan	Trouble affectif
292.89 Trouble anxieux induit par les hallucinogènes [i]	F16.8 Autres troubles mentaux ou troubles du comportement	
292.89 Trouble persistant des perceptions dû aux hallucinogènes (Flashbacks)	F16.7x Troubles résiduels et trouble psychotique de survenue tardive F16.70 « Flashbacks »	Reviviscences, trouble de perception post-hallucinogène
292.9　Trouble lié aux hallucinogènes NS	F16.9　Trouble mental ou trouble du comportement, sans précision	
TROUBLES LIÉS À LA NICOTINE *Ajouter les spécifications comme indiqué plus haut dans les spécifications générales.*	**F17 Troubles mentaux et troubles du comportement liés à l'utilisation de tabac** *Spécifier les sous-catégories de F17.0x à F17.7x comme indiqué plus haut dans les spécifications générales.*	
Troubles liés à l'utilisation de nicotine		
305.10 Dépendance à la nicotine	F17.2x Syndrome de dépendance	Tabagisme
Troubles induits par la nicotine		
	F17.0x Intoxication aiguë due à l'utilisation de tabac (intoxication aiguë à la nicotine)	
292.0　Sevrage à la nicotine	F17.3x Syndrome de sevrage à la nicotine	Syndrome de retrait
292.9　Trouble lié à la nicotine NS	F17.9　Trouble mental ou trouble du comportement, sans précision	

Psychiatrie clinique : une approche bio-psycho-sociale

DSM-IV	CIM-10	Autre terminologie
TROUBLES LIÉS AUX SOLVANTS VOLATILS *Ajouter les spécifications comme indiqué plus haut dans les spécifications générales.*	**F18 Troubles mentaux et troubles du comportement liés à l'utilisation de solvants volatils** *Spécifier les sous-catégories de F18.0x à F18.7x comme indiqué plus haut dans les spécifications générales.*	
Troubles liés à l'utilisation de solvants volatils		
304.60 Dépendance à des solvants volatils	18.2x Syndrome de dépendance	
305.90 Abus de solvants volatils	18.1 Utilisation nocive pour la santé	
Troubles induits par des solvants volatils		
292.89 Intoxication par des solvants volatils	F18.0x Intoxication aiguë à des solvants volatils	
292.81 Delirium par intoxication aux solvants volatils	F18.03 Intoxication aiguë à des solvants volatils avec delirium	
	F18.3x Syndrome de sevrage à des substances volatiles	
292.82 Démence persistante induite par des solvants volatils	F18.7x Troubles résiduels et trouble psychotique de survenue tardive 　　.73 Démence	
292.xx Trouble psychotique induit par des solvants volatils 　　.11 avec idées délirantes [i] 　　.12 avec hallucinations [i]	F18.5x Trouble psychotique 　　.51 avec idées délirantes au premier plan 　　.52 avec hallucinations au premier plan	État délirant à la colle Hallucinose à la colle
292.84 Trouble de l'humeur induit par des solvants volatils [i]	.54 avec symptômes dépressifs au premier plan 　　.55 avec symptômes maniaques au premier plan	Trouble affectif
292.89 Trouble anxieux induit par des solvants volatils [i]	F18.8 Autres troubles mentaux ou troubles du comportement	
292.9 Trouble lié à des solvants NS	F18.9 Trouble mental ou trouble du comportement, sans précision	

Psychiatrie clinique : une approche bio-psycho-sociale

DSM-IV	CIM-10	Autre terminologie
TROUBLES LIÉS À LA PHENCYCLIDINE (OU AUX SUBSTANCES SIMILAIRES) *Ajouter les spécifications comme indiqué plus haut dans les spécifications générales.*	**F19 Troubles mentaux et troubles du comportement liés à l'utilisation de substances psychoactives multiples et troubles liés à l'utilisation d'autres substances psychoactives** *Spécifier les sous-catégories de F19.0x à F19.7x comme indiqué plus haut dans les spécifications générales.*	Exemples de substances : arylcyclohexylamines, PCP
Troubles liés à l'utilisation de phencyclidine		
304.90 Dépendance à la phencyclidine	F19.2xx Syndrome de dépendance	
305.90 Abus de phencyclidine	F19.1 Utilisation nocive pour la santé	
Troubles induits par la phencyclidine		
292.89 Intoxication à la phencyclidine	F19.0x Intoxication aiguë due à l'utilisation de substances psychoactives multiples et à l'utilisation d'autres substances psychoactives	
292.81 Delirium par intoxication à la phencyclidine	F19.03 Intoxication aiguë due à l'utilisation de substances psychoactives multiples et d'autres substances psychoactives avec delirium	
292.xx Trouble psychotique induit par la phencyclidine 　.11 avec idées délirantes [i] 　.12 avec hallucinations [i]	F19.5x Trouble psychotique 　.51 avec idées délirantes au premier plan 　.52 avec hallucinations au premier plan	État délirant au PCP Hallucinose au PCP
292.84 Trouble de l'humeur induit par la phencyclidine [i]	.54 avec symptômes dépressifs au premier plan 　.55 avec symptômes maniaques au premier plan	Trouble affectif
292.89 Trouble anxieux induit par la phencyclidine [i]	F19.8 Autres troubles mentaux ou troubles du comportement	
292.9 Trouble lié à la phencyclidine NS	F19.9 Trouble mental ou trouble du comportement, sans précision	

DSM-IV	CIM-10	Autre terminologie
TROUBLES LIÉS À PLUSIEURS SUBSTANCES **TROUBLES LIÉS À UNE SUBSTANCE AUTRE (OU INCONNUE)** *Ajouter les spécifications comme indiqué plus haut dans les spécifications générales.*	**F19 Troubles mentaux et troubles du comportement liés à l'utilisation de substances psychoactives multiples et troubles liés à l'utilisation d'autres substances psychoactives** *Spécifier les sous-catégories de F19.0x à F19.7x comme indiqué plus haut dans les spécifications générales.*	Psychose due aux drogues
Troubles liés à l'utilisation de plusieurs substances, d'une substance autre (ou inconnue)		
304.80 Dépendance à plusieurs substances	F19.2x Syndrome de dépendance	Polytoxicomanie
304.90 Dépendance à une substance autre (ou inconnue)		
305.90 Abus d'une substance autre (ou inconnue)	F19.1 Utilisation nocive pour la santé	
Troubles induits par une substance autre (ou inconnue)		
292.89 Intoxication par une substance autre (ou inconnue)	F19.0x Intoxication aiguë due à l'utilisation de substances psychoactives multiples ou à l'utilisation d'autres substances psychoactives	
292.81 Delirium par intoxication à une substance autre (ou inconnue)	F19.03 Intoxication aiguë due à l'utilisation de substances psychoactives mutiples ou à l'utilisation d'autres substances psychoactives avec delirium	
292.0 Sevrage à une substance autre (ou inconnue)	F19.3x Syndrome de sevrage à des substances psychoactives multiples	Syndrome de retrait
292.81 Delirium du sevrage à une substance autre (ou inconnue)	F19.4x Syndrome de sevrage avec delirium	
292.82 Démence persistante induite par une substance autre (ou inconnue)	F19.7x Troubles résiduels et trouble psychotique de survenue tardive F19.73 Démence	
292.83 Trouble amnésique persistant induit par une substance autre (ou inconnue)	F19.6 Syndrome amnésique	

Psychiatrie clinique : une approche bio-psycho-sociale

DSM-IV	CIM-10	Autre terminologie
292.xx Trouble psychotique induit par une substance autre (ou inconnue) .11 avec idées délirantes [i, s] .12 avec hallucinations [i, s]	F19.5x Trouble mental ou trouble du comportement, sans précision .51 avec idées délirantes au premier plan .52 avec hallucinations au premier plan	État délirant Hallucinose
292.84 Trouble de l'humeur induit par une substance autre (ou inconnue) [i, s]	.54 avec symptômes dépressifs au premier plan .55 avec symptômes maniaques au premier plan	Trouble affectif
292.89 Trouble anxieux induit par une substance autre (ou inconnue) [i, s]	F19.8 Autres troubles mentaux ou troubles du comportement	
292.89 Dysfonction sexuelle induite par une substance autre (ou inconnue) [i]		
292.89 Trouble du sommeil induit par une substance autre (ou inconnue) [i, s]		
292.9 Trouble lié à une substance autre (ou inconnue) NS	F19.9 Trouble mental ou trouble du comportement, sans précision	

Psychiatrie clinique : une approche bio-psycho-sociale

DSM-IV	CIM-10	Autre terminologie
SCHIZOPHRÉNIE ET AUTRES TROUBLES PSYCHOTIQUES	**F20 – F29 SCHIZOPHRÉNIE, TROUBLE SCHIZOTYPIQUE ET TROUBLES DÉLIRANTS**	
TROUBLES PSYCHOTIQUES DUS À UNE AFFECTION MÉDICALE GÉNÉRALE	**F06 Autres troubles mentaux, dus à une lésion ou un dysfonctionnement cérébral, ou à une affection physique**	
293.xx Trouble psychotique dû à… *Indiquer l'affection médicale générale* .81 avec idées délirantes .82 avec hallucinations	F06.x Autres troubles mentaux, dus à une lésion ou un dysfonctionnement cérébral, ou à une affection physique .2 Trouble délirant [d'allure schizophrénique] organique .0 État hallucinatoire organique	État délirant Hallucinose
TROUBLES PSYCHOTIQUES INDUITS PAR UNE SUBSTANCE	**F10 – F19 TROUBLES MENTAUX ET TROUBLES DU COMPORTE-MENT LIÉS À L'UTILISATION DE SUBSTANCES PSYCHOACTIVES**	
Trouble psychotique induit par une substance (*Se référer aux Troubles liés à une substance pour les codes spécifiques de chaque substance*) 291.5, 292.11 avec idées délirantes 291.3, 292.12 avec hallucinations *Spécifier si :* – avec début pendant l'intoxication – avec début pendant le sevrage	F1x.5x Trouble psychotique .51 avec idées délirantes au premier plan .52 avec hallucinations au premier plan	

Psychiatrie clinique : une approche bio-psycho-sociale

DSM-IV	CIM-10	Autre terminologie

Chapitre 10   Schizophrénies (p. 242)

DSM-IV	CIM-10	Autre terminologie
SCHIZOPHRÉNIE	**F20 Schizophrénie** **F25 Troubles schizo-affectifs**	

295.xx Schizophrénie
Spécifier le type :
  .10 type désorganisé
  .20 type catatonique
  .30 type paranoïde
  .40 Trouble schizophréniforme
    Spécifier si : avec ou sans caractéristiques de bon pronostic
  .60 type résiduel
  .90 type indifférencié
 	
Dépression post-schizophrénie (diagnostic à l'étude)
Trouble de détérioration simple (diagnostic à l'étude)
 	
Spécifier l'évolution :
  – épisode isolé en rémission complète
  – épisode isolé en rémission partielle (*Spécifier si :* avec symptômes négatifs prononcés)
  – épisodique sans symptômes résiduels entre les épisodes
  – épisodique avec symptômes résiduels entre les épisodes (*Spécifier si :* avec symptômes négatifs prononcés)
  – continue (*Spécifier si :* avec symptômes négatifs prononcés)
  – autre cours évolutif ou cours évolutif non spécifié
  – moins d'une année depuis la survenue des symptômes de la phase active initiale
 	
Spécifier aussi la dimension (à l'étude)
  – psychotique ou positive (hallucination, délires)
  – déficitaire ou négative
  – désorganisée
	F20.xx Schizophrénie
	  .1x Schizophrénie hébéphrénique
	  .2x Schizophrénie catatonique
	  .0x Schizophrénie paranoïde
	  .8x Autres formes de schizophrénie
	
	  .5x Schizophrénie résiduelle
	  .3x Schizophrénie indifférenciée
	
	  .4x Dépression post-schizophrénique
	
	  .6x Schizophrénie simple
	
	  .9x Schizophrénie, sans précision
	
	Coder l'évolution au 5ᵉ caractère :
	  .x5 rémission complète
	  .x4 rémission incomplète
	
	  .x3 épisodique rémittente
	
	  .x2 épisodique avec déficit stable
	
	  .x1 épisodique avec déficit progressif
	  .x0 continue
	
	  .x8 autre
	
	  .x9 incertaine, période d'observation trop courte
		Troubles schizophréniques
		
		Hébéphrénie
		Agitation, stupeur catatonique, catalepsie
		Schizophrénie paraphrénique
		Schizophrénie aiguë, incipiens, débutante, pseudonévrotique
		
		Schizophrénie chronique indifférenciée, schizophrénie atypique

DSM-IV	CIM-10	Autre terminologie
295.70 Trouble schizo-affectif *Spécifier le type :* — type bipolaire — type dépressif	F25.x Trouble schizo-affectif, .0 type maniaque .1 type dépressif .2 type mixte .9 sans précision .8 Autres troubles schizo-affectifs *Coder les sous-types suivants au 5ᵉ caractère :* .x0 présence simultanée de symptômes affectifs et schizophréniques, sans persistance de symptômes schizophréniques après la disparition des symptômes affectifs .x1 présence simultanée de symptômes affectifs et schizophréniques, avec persistance de symptômes schizophréniques après la disparition des symptômes affectifs	Psychose schizo-affective Schizophrénie cyclique

Psychiatrie clinique : une approche bio-psycho-sociale

DSM-IV	CIM-10	Autre terminologie

Chapitre 8   Troubles psychotiques aigus et transitoires (p. 210)
Chapitre 9   Troubles délirants (p. 224)

DSM-IV	CIM-10	Autre terminologie
AUTRES TROUBLES PSYCHOTIQUES	**F22 Troubles délirants persistants** **F24 Trouble délirant induit** **F23 Troubles psychotiques aigus et transitoires** *Coder au 5ᵉ caractère* (.x0 sans facteur de stress aigu associé; .x1 avec facteur de stress aigu associé) **F28 Autres troubles psychotiques non organiques** **F29 Psychose non organique, sans précision**	
297.1 Trouble délirant *Spécifier le type:* – type érotomaniaque – type mégalomaniaque – à type de jalousie – à type de persécution – type somatique – type mixte – type NS	F22.0 Trouble délirant *Au besoin, spécifier les formes cliniques suivantes:* Délire érotomaniaque Délire mégalomaniaque Délire de jalousie Délire de persécution Délire hypocondriaque (ou somatique) Délire de revendication Délire de référence	Paranoïa, paraphrénie tardive, délire des sensitifs de relation Érotomanie de Clérambault, délire passionnel Mégalomanie, délire de grandeur Jalousie pathologique, paranoïa conjugale État paranoïde, psychose paranoïde Psychose hypocondriaque, dysmorphophobie
	F22.8 Autres troubles délirants persistants	Dysmorphophobie, paranoïa d'involution
	F22.9 Trouble délirant persistant, sans précision	
297.3 Trouble psychotique partagé	F24 Trouble délirant induit	Folie à deux, folie imposée, psychose symbiotique

298.8   Trouble psychotique bref
 	
Spécifier si:
– avec facteurs de stress marqués
– sans facteurs de stress marqués
  avec début lors du post-partum
	F23.8x Autres troubles psychotiques aigus et transitoires
	
	  .81 avec facteur de stress aigu associé
	  .80 sans facteur de stress aigu associé
		Réaction psychotique brève, psychose réactionnelle

	F23.0x Trouble psychotique aigu polymorphe, sans symptômes schizophréniques	Bouffée délirante

Psychiatrie clinique: une approche bio-psycho-sociale

DSM-IV	CIM-10	Autre terminologie
	F23.1x Trouble psychotique aigu polymorphe, avec symptômes schizophréniques	Bouffée délirante
	F23.2x Trouble psychotique aigu d'allure schizophrénique	Réaction schizophrénique, onéïrophrénie
	F23.3x Autre trouble psychotique aigu, essentiellement délirant	Réaction paranoïde
	F23.9x Trouble psychotique aigu et transitoire, sans précision	Psychose réactionnelle brève
	F28 Autres troubles psychotiques non organiques	Psychose hallucinatoire chronique
298.9 Trouble psychotique NS	F29 Psychose non organique, sans précision	Psychose, psychose atypique
301.22 Personnalité schizotypique (*Se référer aux Troubles de la personnalité*)	**F21 Trouble schizotypique**	Schizophrénie limite, latente, prodromique, prépsychotique, pseudo-névrotique

Psychiatrie clinique : une approche bio-psycho-sociale

DSM-IV	CIM-10	Autre terminologie
TROUBLES DE L'HUMEUR	**F30 – F39 TROUBLES DE L'HUMEUR [AFFECTIFS]**	Troubles thymiques

Chapitre 11   Troubles de l'humeur (p. 286)

DSM-IV	CIM-10	Autre terminologie
TROUBLES DE L'HUMEUR DUS À UNE AFFECTION MÉDICALE GÉNÉRALE	F06 Autres troubles mentaux, dus à une lésion ou un dysfonctionnement cérébral, ou à une affection physique	
293.83 Trouble de l'humeur dû à… *Indiquer l'affection médicale générale* Spécifier le type : — avec caractéristiques maniaques — avec caractéristiques dépressives — avec épisode d'allure de dépression majeure — avec caractéristiques mixtes	F06.3x Troubles de l'humeur [affectifs] organiques .30 trouble maniaque organique .31 trouble bipolaire organique .32 trouble dépressif organique .33 trouble affectif mixte organique	
	F06.6 Labilité émotionnelle organique	Fatigue chronique, syndrome de fatigue chronique
TROUBLES DE L'HUMEUR INDUITS PAR UNE SUBSTANCE	F10 – F19 TROUBLES MENTAUX ET TROUBLES DU COMPORTEMENT LIÉS À L'UTILISATION DE SUBSTANCES PSYCHOACTIVES	
291.8, 292.84 Trouble de l'humeur induit par une substance (*Se référer aux Troubles liés à une substance pour les codes spécifiques de chaque substance*) Spécifier le type : — avec caractéristiques dépressives — avec caractéristiques maniaques — avec caractéristiques mixtes Spécifier si : — avec début pendant l'intoxication — avec début pendant le sevrage	F1x.5x Trouble psychotique .54 avec symptômes dépressifs au premier plan .55 avec symptômes maniaques au premier plan	

DSM-IV	CIM-10	Autre terminologie
SPÉCIFICATIONS GÉNÉRALES		

Spécifier l'épisode actuel ou l'épisode le plus récent (s'il y a lieu) :
[a] Sévérité/psychotique/en rémission
[b] Chronique
[c] Avec caractéristiques catatoniques
[d] Avec caractéristiques mélancoliques
[e] Avec caractéristiques atypiques
[f] Avec début lors du post-partum
 	
Spécifier l'évolution (s'il y a lieu) :
[g] Avec ou sans guérison complète entre les épisodes
[h] Avec caractère saisonnier
[i] Avec cyles rapides
 	
Coder au 5e caractère l'évolution pour l'épisode actuel ou l'épisode le plus récent :
  .x1 léger
  .x2 moyen
  .x3 sévère sans caractéristiques psychotiques
  .x4 sévère avec caractéristiques psychotiques
     – congruentes à l'humeur
     – non congruentes à l'humeur
  .x5 en rémission partielle
  .x6 en rémission complète
  .x0 NS		

DSM-IV	CIM-10	Autre terminologie
TROUBLES BIPOLAIRES	**F30 Épisode maniaque** **F31 Trouble affectif bipolaire** **F34 Troubles de l'humeur [affectifs] persistants**	Psychose maniaco-dépressive

296.0x Trouble bipolaire I, épisode maniaque isolé [a, c, f]
 	
Spécifier si : mixte
	F30.x Épisode maniaque
	
	  .0 Hypomanie
	  .1 Manie sans symptômes psychotiques
	  .2x Manie avec symptômes psychotiques
	  .20 congruents à l'humeur
	  .21 non congruents à l'humeur
	  .8 Autres épisodes maniaques
	  .9 Épisode maniaque, sans précision
		Stupeur maniaque
		
		Manie

296.40 Trouble bipolaire I, épisode le plus récent hypomaniaque [g, h, i]	F31.0 Trouble affectif bipolaire, épisode actuel hypomaniaque	

296.4x Trouble bipolaire I, épisode le plus récent maniaque [a, c, f, g, h, i]	F31.x Trouble affectif bipolaire,
	
	  .1 épisode actuel maniaque sans symptômes psychotiques
	  .2x épisode actuel maniaque avec symptômes psychotiques
	  .20 congruents à l'humeur
	  .21 non congruents à l'humeur	

296.5x Trouble bipolaire I, épisode le plus récent dépressif [a, b, c, d, e, f, g, h, i]	.3x épisode actuel de dépression légère ou moyenne
	  .30 sans syndrome somatique
	  .31 avec syndrome somatique
	  .4 épisode actuel de dépression sévère sans symptômes psychotiques
	  .5x épisode actuel de dépression sévère, avec symptômes psychotiques
	  .50 congruents à l'humeur
	  .51 non congruents à l'humeur	

296.6x Trouble bipolaire I, épisode le plus récent mixte [a, c, f, g, h, i]	F31.6 Trouble affectif bipolaire, épisode actuel mixte	
	F31.7 Trouble affectif bipolaire, actuellement en rémission	
296.7 Trouble bipolaire I, épisode le plus récent NS [g, h, i]	F31.9 Trouble affectif bipolaire, sans précision	

Psychiatrie clinique : une approche bio-psycho-sociale

DSM-IV	CIM-10	Autre terminologie
296.89 Trouble bipolaire II [a, b, c, d, e, f, g, h, i] *Spécifier* épisode actuel ou le plus récent : — hypomaniaque — dépressif	F31.8 Autres troubles affectifs bipolaires	
296.80 Trouble bipolaire NS	F31.9 Trouble affectif bipolaire, sans précision	
301.13 Trouble cyclothymique	F34.0 Cyclothymie	Personnalité cyclothymique, personnalité affective
TROUBLES DÉPRESSIFS	**F32 Épisode dépressif** **F33 Trouble dépressif récurrent** **F34 Troubles de l'humeur [affectifs] persistants**	

296.2x Trouble dépressif majeur, épisode isolé [a, b, c, d, e, f]
Coder : l'état actuel ou l'épisode le plus récent
   .21 léger
	F32.x Épisode dépressif,
	
	   .0x léger
	      .00 sans syndrome somatique
	      .01 avec syndrome somatique
		Dépression névrotique, dépression anxieuse, dysthymie
		
		Dépression endogène

Trouble dépressif mineur (diagnostic à l'étude)
Trouble anxio-dépressif (diagnostic à l'étude)
   .22 moyen
 	
   .23 sévère sans caractéristiques psychotiques
   .24 sévère avec caractéristiques psychotiques
      — congruentes à l'humeur
      — non congruentes à l'humeur
   .25 en rémission partielle
   .26 en rémission complète
	.1x moyen
	      .10 sans syndrome somatique
	      .11 avec syndrome somatique
	   .2 sévère sans symptômes psychotiques
	   .3x sévère avec symptômes psychotiques
	      .30 congruents à l'humeur
	      .31 non congruents à l'humeur
		Dépression endogène
		
		Mélancolie involutionnelle, dépression majeure
		Dépression psychotique

311 Trouble dépressif NS	.9 sans précision	
	.8 Autres épisodes dépressifs	Dépression atypique, dépression masquée, neurasthénie

DSM-IV	CIM-10	Autre terminologie
296.3x Trouble dépressif majeur, récurrent [a, b, c, d, e, f, g, h] *Coder*: l'état actuel ou l'épisode le plus récent	F33.xx Trouble dépressif récurrent,	Dépression unipolaire
.31 léger	.0x épisode actuel léger .00 sans syndrome somatique .01 avec syndrome somatique	Dépression psychogène, réaction dépressive Dépression endogène
.32 moyen	.1x épisode actuel moyen .10 sans syndrome somatique .11 avec syndrome somatique	Dépression psychogène, réaction dépressive Dépression endogène
.33 sévère sans caractéristiques psychotiques	.2 épisode actuel sévère sans symptômes psychotiques	
.34 sévère avec caractéristiques psychotiques — congruentes à l'humeur — non congruentes à l'humeur	.3x épisode actuel sévère avec symptômes psychotiques .30 congruents à l'humeur .31 non congruents à l'humeur	Dépression psychotique, psychose dépressive
.35 en rémission partielle .36 en rémission complète	.4 actuellement en rémission	
311 Trouble dépressif NS	.9 sans précision	Dépression unipolaire
Trouble dépressif bref récurrent (diagnostic à l'étude)	.8 Autres troubles dépressifs récurrents	
300.4 Trouble dysthymique *Spécifier si*: début précoce/début tardif *Spécifier si*: avec caractéristiques atypiques	F34.1 Dysthymie	Dépression névrotique, dépression anxieuse
	F34.8 Autres troubles de l'humeur [affectifs] persistants	
	F34.9 Troubles de l'humeur [affectifs] persistants, sans précision	

	F38 Autres troubles de l'humeur [affectifs]	
	F38.0x Autres troubles de l'humeur [affectifs] isolés .00 épisode affectif mixte	
	F38.1x Autres troubles de l'humeur [affectifs] récurrents .10 Trouble dépressif récurrent bref	

Psychiatrie clinique : une approche bio-psycho-sociale

DSM-IV	CIM-10	Autre terminologie
	F38.8 Autres troubles de l'humeur [affectifs] spécifiés	
296.90 Trouble de l'humeur NS	**F39 Trouble de l'humeur [affectif], sans précision**	Ex. : psychose affective

DSM-IV	CIM-10	Autre terminologie
TROUBLE ANXIEUX **TROUBLES DE L'ADAPTATION** **TROUBLES DISSOCIATIFS** **TROUBLES SOMATOFORMES**	**F40 – F48** **TROUBLES NÉVROTIQUES, TROUBLES LIÉS À DES FACTEURS DE STRESS ET TROUBLES SOMATOFORMES**	

Chapitre 12   Troubles anxieux, trouble panique et phobies (p. 330)
Chapitre 13   Trouble obsessionnel-compulsif (p. 360)
Chapitre 14   Troubles reliés au stress intense (p. 378)

TROUBLES ANXIEUX DUS À UNE AFFECTION MÉDICALE GÉNÉRALE	F06 Autres troubles mentaux, dus à une lésion ou un dysfonctionnement cérébral, ou à une affection physique	
293.89 Trouble anxieux dû à… *Indiquer l'affection médicale générale* *Spécifier si :* — avec anxiété généralisée — avec attaques de panique — avec symptômes obsessionnels-compulsifs	F06.4 Trouble anxieux organique	

TROUBLES ANXIEUX INDUITS PAR UNE SUBSTANCE	F10 – F19 TROUBLES MENTAUX ET TROUBLES DU COMPORTEMENT LIÉS À L'UTILISATION DE SUBSTANCES PSYCHOACTIVES	
291.8, 292.89 Trouble anxieux induit par une substance (*Se référer aux Troubles liés à une substance pour les codes spécifiques de chaque substance*) *Spécifier si :* — avec anxiété généralisée — avec attaques de panique — avec symptômes obsessionnels-compulsifs — avec symptômes phobiques *Spécifier si :* — avec début pendant l'intoxication — avec début pendant le sevrage	F1x.8 Autres troubles mentaux ou troubles du comportement	

DSM-IV	CIM-10	Autre terminologie
TROUBLES ANXIEUX	**F40 Troubles anxieux phobiques** **F41 Autres troubles anxieux** **F42 Trouble obsessionnel-compulsif** **F43 Réactions à un facteur de stress important, et troubles de l'adaptation**	
300.01 Trouble panique sans Agoraphobie	F41.0x Trouble panique 　　.00 moyen 　　.01 sévère	Attaque de panique, anxiété épisodique paroxystique
300.21 Trouble panique avec Agoraphobie	F40.0x Agoraphobie 　　.01 avec trouble panique	
300.22 Agoraphobie sans antécédent de Trouble panique	.00 sans trouble panique	Névrose phobique
300.23 Phobie sociale *Spécifier si :* généralisée	F40.1　Phobies sociales	Trouble d'anxiété sociale, anthropophobie
300.29 Phobie spécifique *Spécifier le type :* — type animal — type environnement naturel — type sang-injection-accident — type situationnel — autre type	F40.2　Phobies spécifiques (isolées)	Névrose phobique, phobie simple Zoophobie (ex. : insectes, chats) Acrophobie, photophobie (ex. : orages) Claustrophobie (ex. : ascenseurs, tunnels) Éreuthrophobie
	F40.8　Autres troubles anxieux phobiques	
	F40.9　Trouble anxieux phobique, sans précision	Phobie, état phobique
300.02 Anxiété généralisée (incluant le Trouble hyperanxiété de l'enfant)	F41.1　Anxiété généralisée	État anxieux, névrose d'angoisse, hyperanxiété
Trouble anxio-dépressif (diagnostic à l'étude)	F41.2　Trouble anxieux et dépressif mixte	Dépression anxieuse
	F41.3　Autres troubles anxieux mixtes	
	F41.8　Autres troubles anxieux spécifiés	Hystérie d'angoisse
300.00 Trouble anxieux NS	F41.9　Trouble anxieux, sans précision	Anxiété, crise d'angoisse, réaction anxieuse

Psychiatrie clinique : une approche bio-psycho-sociale

DSM-IV	CIM-10	Autre terminologie
300.3 Trouble obsessionnel-compulsif *Spécifier si :* avec peu de prise de conscience (insight)	F42.x Trouble obsessionnel-compulsif .0 Avec idées ou ruminations obsédantes au premier plan .1 Avec comportements compulsifs (rituels obsessionnels) au premier plan .2 Forme mixte, avec idées obsédantes et comportements compulsifs .8 Autres troubles obsessionnels-compulsifs .9 Trouble obsessionnel-compulsif, sans précision	Névrose anankastique, névrose obsessionnelle
308.3 Trouble : État de stress aigu	F43.0x Réaction aiguë à un facteur de stress .00 léger .01 moyen .01 sévère	Choc psychologique, traumatisme psychologique
309.81 Trouble : État de stress post-traumatique *Spécifier si :* aigu/chronique *Spécifier si :* avec survenue différée	F43.1 État de stress post-traumatique	Névrose traumatique, épuisement dû au combat
	F43.8 Autres réactions à un facteur de stress important	
	F43.9 Réaction à un facteur de stress important, sans précision	

Psychiatrie clinique : une approche bio-psycho-sociale

DSM-IV	CIM-10	Autre terminologie

Chapitre 15   Troubles de l'adaptation (p. 396)

TROUBLES DE L'ADAPTATION	F43 Réactions à un facteur de stress important, et troubles de l'adaptation	Troubles transitoires situationnels
309.xx Troubles de l'adaptation	F43.2x Troubles de l'adaptation	Choc culturel, réaction de deuil
.0 avec humeur dépressive	.20 réaction dépressive brève .21 réaction dépressive prolongée	
.24 avec anxiété		Réaction anxieuse
.28 avec à la fois anxiété et humeur dépressive	.22 réaction mixte, anxieuse et dépressive	
	.23 avec prédominance d'une perturbation d'autres émotions	
.3 avec perturbation des conduites	.24 avec prédominance d'une perturbation des conduites	
.4 avec perturbation à la fois des émotions et des conduites	.25 avec perturbation mixte des émotions et des conduites .28 avec prédominance d'autres symptômes spécifiés	Réaction anxieuse, trouble de l'adaptation avec inhibition au travail, avec plaintes somatiques, avec retrait
.9 NS *Spécifier si :* aigu/chronique		

Chapitre 16   Troubles dissociatifs (p. 410)

TROUBLES DISSOCIATIFS	F44 Troubles dissociatifs [de conversion] F48 Autres troubles névrotiques	Névrose de conversion, hystérie de dissociation
300.11 Trouble de conversion *Spécifier le type :* — avec symptôme ou déficit moteur — avec des crises ou des convulsions — avec symptôme ou déficit sensitif ou sensoriel — avec présentation mixte	F44.x Troubles dissociatifs [de conversion] 　.4 Troubles moteurs dissociatifs 　.5 Convulsions dissociatives 　.6 Anesthésie dissociative et atteintes sensorielles 　.7 Troubles dissociatifs [de conversion] mixtes	Névrose de conversion, hystérie de conversion Aphonie ou dysphonie psychogène Surdité psychogène
300.12 Amnésie dissociative	F44.0 Amnésie dissociative	Amnésie psychogène
300.13 Fugue dissociative	F44.1 Fugue dissociative	Fugue psychogène
	F44.2 Stupeur dissociative	
Transe dissociative (diagnostic à l'étude)	F44.3 États de transe et de possession	

DSM-IV	CIM-10	Autre terminologie
	F44.8x Autres troubles dissociatifs [de conversion]	Psychose hystérique
300.14 Trouble dissociatif de l'identité	.80 syndrome de Ganser .81 personnalité multiple .82 troubles dissociatifs [de conversion] transitoires survenant dans l'enfance ou dans l'adolescence .88 autres troubles dissociatifs [de conversion] spécifiés	Double personnalité Confusion, état crépusculaire psychogène
300.15 Trouble dissociatif NS	F44.9 Trouble dissociatif [de conversion], sans précision	
	F48.0 Neurasthénie	*Burn out*, épuisement professionnel, psychasthénie
300.6 Trouble de dépersonnalisation	F48.1 Syndrome de dépersonnalisation - déréalisation	Névrose de dépersonnalisation, dissociation hystérique
	F48.8 Autres troubles névrotiques spécifiés	*Koro*, *Latah*, syncope psychogène
	F48.9 Trouble névrotique, sans précision	Névrose

Chapitre 20   Troubles somatoformes (p. 482)

TROUBLES SOMATOFORMES	F45 Troubles somatoformes	Troubles fonctionnels
300.7 Hypocondrie *Spécifier si :* avec peu de prise de conscience	F45.2 Trouble hypocondriaque	Nosophobie, névrose hypocondriaque
300.7 Peur d'une dysmorphie corporelle		Dysmorphophobie
300.81 Trouble somatisation	F45.0 Somatisation	Trouble psychosomatique, plaintes multiples
300.81 Trouble somatoforme indifférencié	F45.1 Trouble somatoforme indifférencié	Trouble psychosomatique
	F45.3x Dysfonctionnement neurovégétatif somatoforme .30 cœur et système cardiovasculaire .31 œsophage et estomac .32 système intestinal .33 système respiratoire .34 système uro-génital .38 autre système ou organe	Maladie psychosomatique Névrose cardiaque, asthénie neuro-circulatoire, syndrome de Da Costa, cœur irritable Névrose gastrique, aérophagie, dyspepsie, spasme du pylore Flatulence, ballonnement, colon irritable, diarrhée psychogène Hyperventilation, toux psychogène Pollakiurie et dysurie psychogène, dysménorrhée

Psychiatrie clinique : une approche bio-psycho-sociale

DSM-IV	CIM-10	Autre terminologie
307.xx Trouble douloureux .80 associé à des facteurs psychologiques .89 associé à la fois à des facteurs psychologiques et à une affection médicale générale *Spécifier si* : aigu/chronique	F45.4 Syndrome douloureux somatoforme persistant	Douleur psychogène, psychalgie
	F45.8 Autres troubles somatoformes	
300.81 Trouble somatoforme NS	F45.9 Trouble somatoforme, sans précision	Trouble psychophysiologique

DSM-IV	CIM-10	Autre terminologie
TROUBLES DES CONDUITES ALIMENTAIRES **TROUBLES DU SOMMEIL** **AUTRES SITUATIONS QUI PEUVENT FAIRE L'OBJET D'UN EXAMEN CLINIQUE**	**F50 – F59** **SYNDROMES COMPORTEMENTAUX ASSOCIÉS À DES PERTURBATIONS PHYSIOLOGIQUES ET À DES FACTEURS PHYSIQUES**	

Chapitre 22   Troubles de l'alimentation (p. 522)

TROUBLES DES CONDUITES ALIMENTAIRES	F50 Troubles de l'alimentation	
307.1 Anorexie mentale *Spécifier le type* : — type restrictif (*Restricting type*) — type avec crises de boulimie/vomissement ou prise de purgatifs (*Binge-eating/purging type*)	F50.0 Anorexie mentale	*Anorexia nervosa*
	F50.1 Anorexie mentale atypique	
307.51 Boulimie *Spécifier le type* : — type avec vomissements ou prise de purgatifs (*Purging type*) — type sans vomissements ni prise de purgatifs (*Nonpurging type*)	F50.2 Boulimie	*Hyperorexia nervosa, bulimia nervosa*
	F50.3 Boulimie atypique	Boulimie à poids normal
Hyperphagie (diagnostic à l'étude)	F50.4 Hyperphagie associée à d'autres perturbations pyschologiques	*Binge-eating*
	F50.5 Vomissements associés à d'autres perturbations psychologiques	*Hyperemesis gravidarum* psychogène
	F50.8 Autres troubles de l'alimentation	
307.50 Trouble des conduites alimentaires NS	F50.9 Trouble de l'alimentation, sans précision	

DSM-IV	CIM-10	CLASSIFICATION INTERNATIONALE DES TROUBLES DU SOMMEIL (CITS) American Sleep Disorders Association

Chapitre 23   Troubles du sommeil et de la vigilance (p. 538)

TROUBLES DU SOMMEIL	F51 Troubles du sommeil non organiques	
TROUBLES DU SOMMEIL DUS À UNE AFFECTION MÉDICALE GÉNÉRALE	**G47 Troubles du sommeil**	

780.5x Trouble du sommeil dû à… *Indiquer l'affection médicale générale*
 	
Spécifier le type :
   .52 type insomnie
 	
   .54 type hypersomnie
 	
   .58 type parasomnie
   .58 type mixte
	G47.x Troubles du sommeil
	
	.0 Troubles de l'endormissement et du maintien du sommeil (insomnies)
	.1 Troubles du sommeil par somnolence excessive (hypersomnies)
	.8 Autres troubles du sommeil
		Trouble du sommeil associé à des troubles neurologiques
		Trouble du sommeil associé à d'autres affections médicales

780.59 Trouble du sommeil lié à la respiration (*Coder aussi sur l'Axe III*)	G47.3 Apnée du sommeil	780.53-0 Syndrome d'apnées obstructives 780.51-0 Syndrome d'apnées centrales 780.51-0 Syndrome d'hypoventilation alvéolaire centrale

DSM-IV	CIM-10	CITS
TROUBLES DU SOMMEIL INDUITS PAR UNE SUBSTANCE	**F10 – F19 TROUBLES MENTAUX ET TROUBLES DU COMPORTEMENT LIÉS À L'UTILISATION DE SUBSTANCES PSYCHOACTIVES**	
291.8, 292.89 Trouble du sommeil induit par une substance (*Se référer aux Troubles liés à une substance pour les codes spécifiques de chaque substance*) *Spécifier le type :* — type insomnie — type hypersomnie — type parasomnie — type mixte *Spécifier si :* — avec début pendant l'intoxication — avec début pendant le sevrage	F1x.8 Autres troubles mentaux ou troubles du comportement	Trouble du sommeil lié à… — une dépendance aux hypnotiques — une dépendance aux stimulants — une dépendance à l'alcool
TROUBLES DU SOMMEIL LIÉS À UN AUTRE TROUBLE MENTAL	**F51 Troubles du sommeil non organiques**	
307.42 Insomnie liée à… *Indiquer le Trouble de l'Axe I ou de l'Axe II*	F51.0 Insomnie non organique	Trouble du sommeil associé à un trouble mental
307.44 Hypersomnie liée à… *Indiquer le Trouble de l'Axe I ou de l'Axe II*	F51.1 Hypersomnie non organique	Trouble du sommeil associé à un trouble mental
TROUBLES PRIMAIRES DU SOMMEIL	**F51 Troubles du sommeil non organiques** **G47 Troubles du sommeil**	
Dyssomnies		
307.42 Insomnie primaire	F51.0 Insomnie non organique	307.42-0 Insomnie psychophysiologique 307.49-1 Mauvaise perception du sommeil 780.52-7 Insomnie idiopathique 307.41-1 Mauvaise hygiène du sommeil
307.44 Hypersomnie primaire *Spécifier si :* récurrente	F51.1 Hypersomnie non organique	780.54-7 Hypersomnie idiopathique 780.54-2 Hypersomnie récurrente

Psychiatrie clinique : une approche bio-psycho-sociale

DSM-IV	CIM-10	CITS
307.45 Trouble du sommeil lié au rythme circadien *Spécifier le type :* — type avec retard de phase — type changement de fuseaux horaires (*jet-lag*) — type travail posté — type NS	F51.2 Trouble du rythme veille-sommeil non organique	Inversion du rythme nycthéméral 780.55-0 Syndrome du retard de phase 307.45-0 Syndrome du changement de fuseaux horaires (décalage horaire) 307.45-1 Trouble du sommeil lié au travail posté 307.45-3 Alternance veille-sommeil irrrégulière 780.55-1 Syndrome d'avance de phase 780.55-2 Syndrome d'alternance veille-sommeil différente de 24 heures
307.47 Dyssomnie NS	F51.9 Trouble du sommeil non organique, sans précision	780.52-6 Trouble du sommeil lié à des facteurs environnementaux 307.49-4 Syndrome d'insuffisance de sommeil 780.52-5 Syndrome des impatiences musculaires de l'éveil 780.52-4 Syndrome des mouvements périodiques des jambes au cours du sommeil
347 Narcolepsie	G47.4 Narcolepsie et cataplexie	347 Narcolepsie
Parasomnies		
307.46 Somnambulisme	F51.3 Somnambulisme	307.46-0 Somnambulisme 307.46-2 Éveils confusionnels 780.52-8 Syndrome d'alimentation nocturne
307.46 Terreurs nocturnes	F51.4 Terreurs nocturnes	307.46-1 Terreurs nocturnes (pavor nocturnus) 307.46-2 Éveils confusionnels
307.47 Trouble : Cauchemars	F51.5 Cauchemars	307.47-0 Cauchemars
	F51.8 Autres troubles du sommeil non organiques	
307.47 Parasomnie NS	F51.9 Trouble du sommeil non organique, sans précision	780.59-0 Trouble du comportement lié au sommeil paradoxal 307.3 Rythmies nocturnes 780.56-2 Paralysie du sommeil 780.56-0 Énurésie

Psychiatrie clinique : une approche bio-psycho-sociale

DSM-IV	CIM-10	Autre terminologie
	F53 Troubles mentaux et troubles du comportement associés à la puerpéralité, non classés ailleurs	Psychose atypique
Trouble dysphorique prémenstruel (diagnostic à l'étude)	F53.0 Troubles mentaux et troubles du comportement légers associés à la puerpéralité, non classés ailleurs	Dépression post-partum, trouble dysphorique prémenstruel
	F53.1 Troubles mentaux et troubles du comportement sévères associés à la puerpéralité, non classés ailleurs	Psychose puerpérale
	F53.8 Autres troubles mentaux et troubles du comportement associés à la puerpéralité, non classés ailleurs	
	F53.9 Trouble mental de la puerpéralité, sans précision	

Psychiatrie clinique : une approche bio-psycho-sociale

DSM-IV	CIM-10	Autre terminologie

Chapitre 19 Facteurs psychologiques influençant une affection médicale (p. 464)

DSM-IV	CIM-10	Autre terminologie
AUTRES SITUATIONS QUI PEUVENT FAIRE L'OBJET D'UN EXAMEN CLINIQUE		
FACTEURS PSYCHOLOGIQUES INFLUENÇANT UNE AFFECTION MÉDICALE	**F54** Facteurs psychologiques ou comportementaux associés à des maladies ou à des troubles classés ailleurs	
316 Facteurs psychologiques influençant une affection médicale *Spécifier le facteur psychologique influençant…* *Indiquer l'affection médicale générale* *Choisir en fonction de la nature des facteurs :* Trouble mental influençant… *Indiquer l'affection médicale générale* Symptômes psychologiques influençant… *Indiquer l'affection médicale générale* Traits de personnalité ou style de coping influençant… *Indiquer l'affection médicale générale* Comportements inadaptés en matière de santé influençant… *Indiquer l'affection médicale générale* Réponse physiologique liée au stress influençant… *Indiquer l'affection médicale générale* Facteurs psychologiques autres ou non spécifiés influençant… *Indiquer l'affection médicale générale*		Troubles psychophysiologiques Style de coping
	F55 Abus de substances n'entraînant pas de dépendance	
	F55.0 Antidépresseurs	
	F55.1 Laxatifs	
	F55.2 Analgésiques (ne figurant pas parmi les substances psychoactives citées sous F10 – F19, p. ex., aspirine, paracétamol, phénacétine)	
	F55.3 Anti-acides	
	F55.4 Vitamines	

Psychiatrie clinique : une approche bio-psycho-sociale

DSM-IV	CIM-10	Autre terminologie
	F55.5 Stéroïdes et hormones	
	F55.6 Préparations spécifiques à base de plantes et remèdes populaires	
	F55.8 Autres substances n'induisant pas de dépendance (p. ex. : diurétiques)	
	F55.9 Sans précision	

	F59 Syndromes comportementaux non spécifiés associés à des perturbations physiologiques ou à des facteurs physiques	

Psychiatrie clinique : une approche bio-psycho-sociale

DSM-IV	CIM-10	Autre terminologie
TROUBLES DU CONTRÔLE DES IMPULSIONS NON CLASSÉS AILLEURS **AUTRES SITUATIONS QUI PEUVENT FAIRE L'OBJET D'UN EXAMEN CLINIQUE** (Troubles des mouvements induits par un médicament) **TROUBLES SEXUELS** (Dysfonctions sexuelles) **TROUBLES DE L'IDENTITÉ SEXUELLE** **TROUBLES SEXUELS** (Paraphilies) **TROUBLES FACTICES** **TROUBLES DE LA PERSONNALITÉ**	**F60 – F69** **TROUBLES DE LA PERSONNALITÉ ET DU COMPORTEMENT CHEZ L'ADULTE** **ET** **F52** Dysfonctionnement sexuel, non dû à un trouble ou à une maladie organique	

Chapitre 17   Troubles du contrôle des impulsions (p. 428)

TROUBLES DU CONTRÔLE DES IMPULSION NON CLASSÉS AILLEURS	F63 Troubles des habitudes et des impulsions	
312.31 Jeu pathologique	F63.0 Jeu pathologique	Jeu compulsif
312.32 Kleptomanie	F63.2 Tendance pathologique à commettre des vols	
312.33 Pyromanie	F63.1 Tendance pathologique à allumer des feux	
312.34 Trouble explosif intermittent	F63.8 Autres troubles des habitudes et des impulsions	Personnalité explosive
312.39 Trichotillomanie	F63.3 Trichotillomanie	
312.30 Trouble du contrôle des impulsions NS	F63.9 Trouble des habitudes et des impulsions, sans précision	

DSM-IV	CIM-10	Autre terminologie
AUTRES SITUATIONS QUI PEUVENT FAIRE L'OBJET D'UN EXAMEN CLINIQUE	**G21 Syndrome parkinsonien secondaire** **G24 Dystonie** **G25 Autres syndromes extrapyramidaux et autres troubles de la motricité** **T88 Autres complications de soins chirurgicaux et médicaux, non classées ailleurs**	
TROUBLES DES MOUVEMENTS INDUITS PAR UN NEUROLEPTIQUE		
332.1 Parkinsonisme	G21.1 Autres syndromes parkinsoniens secondaires dus à des médicaments	
333.1 Tremblement d'attitude	G25.1 Tremblement dû à des médicaments	Tremor
333.7 Dystonie aiguë	G24.0 Dystonie médicamenteuse	
333.82 Dyskinésie tardive		
333.90 Trouble des mouvements NS	G25.9 Syndrome extrapyramidal et trouble de la motricité, sans précision	
333.92 Syndrome malin	G21.0 Syndrome malin des neuroleptiques	
333.99 Akathisie aiguë	G21.1 Autres syndromes parkinsoniens secondaires dus à des médicaments	
AUTRE TROUBLE INDUIT PAR UN MÉDICAMENT		
995.2 Effets secondaires d'un médicament NS	T88.7 Effet indésirable d'un médicament	

Psychiatrie clinique : une approche bio-psycho-sociale

DSM-IV	CIM-10	Autre terminologie

Chapitre 24 Dysfonctionnements sexuels (p. 578)

DSM-IV	CIM-10	Autre terminologie
TROUBLES SEXUELS (DYSFONCTIONS SEXUELLES)	**F52** Dysfonctionnement sexuel, non dû à un trouble ou à une maladie organique	
DYSFONCTIONS SEXUELLES DUES À UNE AFFECTION MÉDICALE GÉNÉRALE	**N48** Autres affections de la verge **N50** Autres affections des organes génitaux de l'homme **N94** Douleurs et autres affections des organes génitaux de la femme et du cycle menstruel	
607.84 Trouble de l'érection chez l'homme dû à… *Indiquer l'affection médicale générale*	N48.4 Impuissance d'origine organique	
608.89 Dyspareunie chez l'homme due à… *Indiquer l'affection médicale générale*	N50.8 Autres affections précisées des organes génitaux de l'homme	
608.89 Trouble : baisse du désir sexuel chez l'homme due à… *Indiquer l'affection médicale générale*		
608.89 Autre dysfonction sexuelle chez l'homme due à… *Indiquer l'affection médicale générale*		
625.0 Dyspareunie chez la femme due à… *Indiquer l'affection médicale générale*	N94.1 Dyspareunie	
625.8 Trouble : baisse du désir sexuel chez la femme due à… *Indiquer l'affection médicale générale*	N94.8 Autres affections précisées des organes génitaux de la femme et du cycle menstruel	
625.8 Autre dysfonction sexuelle chez la femme due à… *Indiquer l'affection médicale générale*		

Psychiatrie clinique : une approche bio-psycho-sociale

DSM-IV	CIM-10	Autre terminologie
DYSFONCTIONS SEXUELLES INDUITES PAR UNE SUBSTANCE	**F10 – F19 TROUBLES MENTAUX ET TROUBLES DU COMPORTEMENT LIÉS À L'UTILISATION DE SUBSTANCES PSYCHOACTIVES**	
291.8, 292.89 Dysfonction sexuelle induite par une substance (*Se référer aux Troubles liés à une substance pour les codes spécifiques de chaque substance*) *Spécifier :* — avec altération du désir sexuel — avec altération de l'excitation sexuelle — avec altération de l'orgasme — avec douleur pendant les rapports sexuels *Spécifier si :* avec début pendant une intoxication	F1x.8 Autres troubles mentaux ou troubles du comportement	
SPÉCIFICATIONS GÉNÉRALES		
Spécifier le mode de début : — type de tout temps — type acquis *Spécifier le contexte d'apparition :* — type généralisé — type situationnel *Spécifier les facteurs étiologiques associés :* — due à des facteurs psychologiques — due à une combinaison de facteurs		
Troubles du désir sexuel	**F52 Dysfonctionnement sexuel, non dû à un trouble ou à une maladie organique**	
302.71 Trouble : baisse du désir sexuel	F52.0 Absence ou perte de désir sexuel	Frigidité
302.79 Trouble : aversion sexuelle	F52.1x Aversion sexuelle et manque de plaisir sexuel .10 Aversion sexuelle .11 Manque de plaisir sexuel	Anhédonie sexuelle
Troubles de l'excitation sexuelle		
302.72 Trouble de l'érection chez l'homme	F52.2 Échec de la réponse génitale	Impuissance, trouble de l'érection

DSM-IV	CIM-10	Autre terminologie
302.72 Trouble de l'excitation sexuelle chez la femme		Frigidité, trouble de la réponse sexuelle
Troubles de l'orgasme		Anorgasmie psychogène
302.73 Trouble de l'orgasme chez la femme	F52.3 Dysfonctionnement orgasmique	Inhibition de l'orgasme chez la femme
302.74 Trouble de l'orgasme chez l'homme		Inhibition de l'orgasme chez l'homme
302.75 Éjaculation précoce	F52.4 Éjaculation précoce	
Troubles sexuels avec douleur		
302.76 Dyspareunie (non due à une affection médicale générale)	F52.6 Dyspareunie non organique	
306.51 Vaginisme (non dû à une affection médicale générale)	F52.5 Vaginisme non organique	
	F52.7 Activité sexuelle excessive	Nymphomanie, satyriasis
	F52.8 Autres dysfonctionnements sexuels, non dus à un trouble ou à une maladie organique	
302.70 Dysfonction sexuelle NS	F52.9 Dysfonctionnement sexuel non dû à un trouble ou à une maladie organique, sans précision	

Chapitre 26   Troubles de l'identité sexuelle (p. 636)

TROUBLES DE L'IDENTITÉ SEXUELLE	F64 Troubles de l'identité sexuelle	

302.xx Trouble de l'identité sexuelle
Coder selon l'âge actuel :
   .6 chez les enfants
   .85 chez les adolescents ou les adultes
Spécifier si attiré sexuellement (pour les sujets ayant atteint la maturité sexuelle) :
— par les hommes
— par les femmes
— par les deux sexes
— ni par un sexe ni par l'autre
	F64.x Trouble de l'identité sexuelle
	
	   .2 Trouble de l'identité sexuelle de l'enfance
	   .0 Transsexualisme	

	F64.1 Transvestisme bivalent	Transsexualisme

Psychiatrie clinique : une approche bio-psycho-sociale

DSM-IV	CIM-10	Autre terminologie
	F64.8 Autres troubles de l'identité sexuelle	
302.6 Trouble de l'identié sexuelle NS	F64.9 Trouble de l'identité sexuelle, sans précision	
313.82 Problème d'identité		

Chapitre 25 Paraphilies (p. 614)

TROUBLES SEXUELS (PARAPHILIES)	F65 Troubles de la préférence sexuelle	
302.2 Pédophilie *Spécifier si attiré sexuellement :* — par les garçons — par les filles — par les filles et les garçons *Spécifier si :* limité à l'inceste *Spécifier si :* — type exclusif (attiré uniquement par les enfants) — type non exclusif	F65.4 Pédophilie	
302.3 Transvestisme fétichiste *Spécifier si :* avec dysphorie concernant l'identité sexuelle	F65.1 Transvestisme fétichiste	
302.4 Exhibitionnisme	F65.2 Exhibitionnisme	
302.81 Fétichisme	F65.0 Fétichisme	
302.82 Voyeurisme	F65.3 Voyeurisme	
302.83 Masochisme sexuel	F65.5 Sado-masochisme	
302.84 Sadisme sexuel		
	F65.6 Troubles multiples de la préférence sexuelle	
302.89 Frotteurisme	F65.8 Autres troubles de la préférence sexuelle	Nécrophilie, zoophilie
302.9 Paraphilie NS	F65.9 Trouble de la préférence sexuelle, sans précision	Déviation sexuelle

Psychiatrie clinique : une approche bio-psycho-sociale

DSM-IV	CIM-10	Autre terminologie
	F66 Problèmes psychologiques et comportementaux associés au développement sexuel et à l'orientation sexuelle *Spécifier l'orientation sexuelle* (.x0 hétérosexualité, .x1 homosexualité, .x2 bisexualité, .x8 autre, y compris prépubertaire)	
	F66.0x Trouble de la maturation sexuelle	
	F66.1x Orientation sexuelle égo-dystonique	
	F66.2x Problème relationnel lié à l'orientation sexuelle	
	F66.8x Autres troubles du développement psychosexuel	
	F66.9x Trouble du développement psychosexuel, sans précision	

Chapitre 21   Troubles factices (p. 506)

DSM-IV	CIM-10	Autre terminologie
TROUBLES FACTICES	**F68 Autres troubles de la personnalité et du comportement chez l'adulte** **Z76 Sujet ayant recours aux services de santé dans d'autres circonstances**	

300.xx Trouble factice
 	
Spécifier le type :
   .16 avec signes et symptômes psychologiques prédominants
   .19 avec signes et symptômes physiques prédominants
 	
   .19 avec une association de signes et de symptômes psychologiques et physiques
	F68.1 Production intentionnelle ou simulation de symptômes ou d'incapacités, soit physiques soit psychologiques (trouble factice)	Syndrome de Münchhausen, patient poly-hospitalisé

	F68.0 Majoration de symptômes physiques pour des raisons psychologiques	Névrose de compensation
	F68.8 Autres troubles spécifiés de la personnalité et du comportement chez l'adulte	

Psychiatrie clinique : une approche bio-psycho-sociale

DSM-IV	CIM-10	Autre terminologie
300.19 Trouble factice NS		
V65.12 Simulation	Z65.5 Simulateur (simulation consciente)	*Malingering*

Chapitre 27   Troubles de la personnalité (p. 652)

TROUBLES DE LA PERSONNALITÉ *Coder sur l'Axe II*	F60 Troubles spécifiques de la personnalité F21 Trouble schizotypique	
GROUPE A (bizarre, excentrique)		
301.0 Personnalité paranoïaque	F60.0 Personnalité paranoïaque	Personnalité paranoïde, fanatique, quérulente, sensitive
301.20 Personnalité schizoïde	F60.1 Personnalité schizoïde	
301.22 Personnalité schizotypique	F21 Trouble schizotypique	Personnalité introvertie
GROUPE B (dramatique, émotive)		
301.50 Personnalité histrionique	F60.4 Personnalité histrionique	Personnalité hystérique, personnalité infantile
301.7 Personnalité antisociale	F60.2 Personnalité dyssociale	Psychopathie, sociopathie, personnalité amorale, personnalité asociale
301.81 Personnalité narcissique	F60.8 Autres troubles spécifiques de la personnalité	

301.83 Personnalité borderline	F60.3x Personnalité émotionnellement labile
	     .30 type impulsif
	     .31 type borderline
		Personnalité agressive, explosive
		Personnalité limite

GROUPE C (anxieuse, craintive)		
301.4 Personnalité obsessionnelle-compulsive	F60.5 Personnalité anankastique	
301.6 Personnalité dépendante	F60.7 Personnalité dépendante	Personnalité asthénique, passive, inadéquate, à conduite d'échec
301.82 Personnalité évitante	F60.6 Personnalité anxieuse [évitante]	Personnalité timorée
	F60.8 Autres troubles spécifiques de la personnalité	Personnalité immature, excentrique, passive-agressive, névrotique

Psychiatrie clinique : une approche bio-psycho-sociale

DSM-IV	CIM-10	Autre terminologie
Personnalité dépressive (diagnostic à l'étude)		
Personnalité passive-agressive (diagnostic à l'étude)		Personnalité négativiste
301.9 Trouble de la personnalité NS	F60.9 Trouble de la personnalité, sans précision	Personnalité pathologique, névrose de caractère
	F61 Troubles mixtes de la personnalité et autres troubles de la personnalité	
	F61.0 Troubles mixtes de la personnalité	
	F61.1 Modifications gênantes de la personnalité	
	F62 Modifications durables de la personnalité, non attribuables à une lésion ou à une maladie cérébrale	
	F62.0 Modification durable de la personnalité après une expérience de catastrophe	Ex. : captivité prolongée avec risque d'être tué, camp de concentration, terrorisme, torture
	F62.1 Modification durable de la personnalité après une maladie psychiatrique	
	F62.8 Autres modifications durables de la personnalité	Ex. : à la suite d'une douleur chronique, d'un deuil
	F62.9 Modification durable de la personnalité, sans précision	
	F69 Trouble de la personnalité et du comportement chez l'adulte, sans précision	

DSM-IV	CIM-10	Autre terminologie
TROUBLES HABITUELLEMENT DIAGNOSTIQUÉS PENDANT LA PREMIÈRE ENFANCE, LA DEUXIÈME ENFANCE OU L'ADOLESCENCE	F70 – F79 RETARD MENTAL F80 – F89 TROUBLES DU DÉVELOPPEMENT PSYCHOLOGIQUE F90 – F98 TROUBLES DU COMPORTEMENT ET TROUBLES ÉMOTIONNELS APPARAISSANT HABITUELLEMENT DURANT L'ENFANCE OU À L'ADOLESCENCE	

Chapitre 4   Déficience intellectuelle (p. 72)

DSM-IV	CIM-10	Autre terminologie
RETARD MENTAL *Coder sur l'Axe II*	**F70 – F79 RETARD MENTAL** R41 Autres symptômes et signes relatifs aux fonctions cognitives et à la conscience	Arriération, débilité, déficience mentale, déficience intellectuelle
	SPÉCIFICATIONS GÉNÉRALES *Spécifier* la gravité des troubles du comportement *au 4ᵉ caractère* : .0 absence de troubles du comportement ou troubles du comportement non significatifs .1 troubles du comportement significatifs nécessitant une surveillance ou un traitement .8 autres troubles du comportement .9 sans précision concernant les troubles du comportement	
V62.89 Fonctionnement intellectuel limite (*Coder sur l'Axe II*)	R41.8 Symptômes et signes relatifs aux fonctions cognitives et à la conscience, autres et non précisés	Niveau intellectuel limite
317 Retard mental léger (Q.I. : 50-70)	F70.x Retard mental léger (Q.I. : 50-69)	
318.0 Retard mental moyen (Q.I. : 35-49)	F71.x Retard mental moyen (Q.I. : 35-49)	Imbécillité

DSM-IV	CIM-10	Autre terminologie
318.1 Retard mental grave (Q.I. : 20-34)	F72.x Retard mental grave (Q.I. : 20-34)	
318.2 Retard mental profond (Q.I. : 19 et moins)	F73.x Retard mental profond (Q.I. : 19 et moins)	Idiotie
	F78.x Autres formes de retard mental	
319 Retard mental, sévérité NS	F79.x Retard mental, sans précision	

Section sur la pédopsychiatrie (tome II)

TROUBLES DE LA COMMUNICATION *S'il existe un déficit moteur affectant la parole, un déficit sensoriel ou une maladie neurologique, coder ceux-ci sur l'Axe III.*	F80 **Troubles spécifiques du développement de la parole et du langage** F94 **Troubles du fonctionnement social débutant spécifiquement durant l'enfance ou à l'adolescence** F98 **Autres troubles du comportement et autres troubles émotionnels apparaissant habituellement durant l'enfance ou à l'adolescence**	Trouble de l'acquisition du langage
307.0 Bégaiement	F98.5 Bégaiement	Langage anarchique
	F98.6 Bredouillement	Langage précipité
313.23 Mutisme sélectif	F94.0 Mutisme électif	
315.31 Trouble du langage de type expressif	F80.1 Trouble spécifique de l'acquisition du langage, de type expressif	Dysphasie ou aphasie du développement
315.31 Trouble du langage de type mixte réceptif-expressif	F80.2 Trouble de l'acquisition du langage, de type réceptif	Surdité verbale, trouble réceptif auditif
315.39 Trouble phonologique	F80.0 Trouble spécifique de l'acquisition de l'articulation	Dyslalie, lallation, trouble fonctionnel de l'articulation
	F80.3 Aphasie acquise avec épilepsie	Syndrome de Landau-Kleffner
	F80.8 Autres troubles du développement de la parole et du langage	Zézaiement
307.9 Trouble de la communication NS	F80.9 Trouble du développement de la parole et du langage, sans précision	Trouble du langage

Psychiatrie clinique : une approche bio-psycho-sociale

| DSM-IV | CIM-10 | Autre terminologie |

Chapitre 37   Troubles des fonctions cognitives

DSM-IV	CIM-10	Autre terminologie
TROUBLES DES APPRENTISSAGES *S'il existe une affection médicale générale ou un déficit sensoriel, coder ceux-ci sur l'Axe III.*	**F81 Troubles spécifiques des acquisitions scolaires**	Troubles scolaires, troubles du développement, troubles des acquisitions scolaires
315.00 Trouble de la lecture	F81.0 Trouble spécifique de la lecture	Trouble de l'acquisition de la lecture
	F81.1 Trouble spécifique de l'orthographe	Trouble de l'acquisition de l'orthographe
315.1 Trouble du calcul	F81.2 Trouble spécifique de l'arithmétique	Trouble de l'acquisition de l'arithmétique
	F81.3 Trouble mixte des acquisitions scolaires	
315.2 Trouble de l'expression écrite	F81.8 Autres troubles des acquisitions scolaires	
315.9 Trouble des apprentissages NS	F81.9 Trouble des acquisitions scolaires, sans précision	

DSM-IV	CIM-10	Autre terminologie
TROUBLE DES HABILETÉS MOTRICES *S'il existe une affection médicale générale ou un déficit sensoriel, coder ceux-ci sur l'Axe III.*	**F82 Trouble spécifique du développement moteur**	
315.4 Trouble de l'acquisition de la coordination	F82 Trouble spécifique du développement moteur	Trouble développemental de coordination

DSM-IV	CIM-10	Autre terminologie
	F83 Troubles spécifiques mixtes du développement	

Chapitre 35   Troubles précoces de l'enfance

DSM-IV	CIM-10	Autre terminologie
TROUBLES ENVAHISSANTS DU DÉVELOPPEMENT	**F84 Troubles envahissants du développement**	
299.00 Trouble autistique	F84.0 Autisme infantile	Syndrome de Kanner, psychose infantile
299.00 Syndrome d'Asperger	F84.5 Syndrome d'Asperger	Autisme de haut niveau

Psychiatrie clinique : une approche bio-psycho-sociale

DSM-IV	CIM-10	Autre terminologie
299.10 Trouble désintégratif de l'enfance	F84.3 Autre trouble désintégratif de l'enfance	Psychose désintégrative, syndrome de Heller

299.80 Autisme atypique	F84.1x Autisme atypique
	Spécifier l'atypicité :
	    .10 due à l'âge de survenue
	    .11 due à la symptomatologie
	    .12 due à la fois à l'âge de survenue et à la symptomatologie	

299.80 Syndrome de Rett	F84.2 Syndrome de Rett	
	F84.4 Trouble hyperkinétique associé à un retard mental et à des mouvements stéréotypés	Hyperactivité
	F84.8 Autres troubles envahissants du développement	
299.80 Trouble envahissant du développement NS	F84.9 Trouble envahissant du développement, sans précision	
	F88 Autres troubles du développement psychologique	
	F89 Trouble du développement psychologique, sans précision	

Psychiatrie clinique : une approche bio-psycho-sociale

DSM-IV	CIM-10	Autre terminologie

Chapitre 38 Troubles de l'adaptation sociale
Chapitre 36 Troubles à expression somatique et psychomotrice

DSM-IV	CIM-10	Autre terminologie
TROUBLES : DÉFICIT DE L'ATTENTION ET COMPORTEMENT PERTURBATEUR	**F90 Trouble hyperkinétique** **F91 Trouble des conduites**	Instabilité de l'enfance

312.8 Trouble des conduites
 	
Spécifier le type :
— à début pendant l'enfance
— à début pendant l'adolescence
 	
Spécifier la sévérité :
— léger
— moyen
— sévère
	F91.x Trouble des conduites
	    .0 limité au milieu familial
	    .1 type mal socialisé
	    .2 type socialisé (en groupe)
		Délinquance, école buissonnière, trouble agressif
		
		Solitaire agressif
		Ex. : vols et délits en groupe

313.81 Trouble oppositionnel avec provocation	F91.3 Trouble oppositionnel avec provocation	
	F91.8 Autres troubles des conduites	
312.9 Trouble : Comportement perturbateur NS	F91.9 Trouble des conduites, sans précision	

314.xx Trouble : Déficit de l'attention/hyperactivité
Spécifier le type :
  .00 type inattention prédominante
  .01 type hyperactivité-impulsivité prédominante
  .01 type mixte
	F90.0 Perturbation de l'activité et de l'attention	Dysfonction cérébrale minime, *minimal brain syndrome*

	F90.1 Trouble hyperkinétique et trouble des conduites	Hyperactivité
	F90.8 Autres troubles hyperkinétiques	
314.9 Trouble : Déficit de l'attention/hyperactivité NS	F90.9 Trouble hyperkinétique, sans précision	Réaction d'hyperactivité
	F92 Troubles mixtes des conduites et des émotions	
	F92.0 Trouble des conduites avec dépression	

Psychiatrie clinique : une approche bio-psycho-sociale

DSM-IV	CIM-10	Autre terminologie
	F92.8 Autres troubles mixtes des conduites et des émotions	
	F92.9 Trouble des conduites et des émotions, sans précision	
Tics	**F95 Tics** **F98 Autres troubles du comportement et autres troubles émotionnels apparaissant habituellement durant l'enfance ou à l'adolescence**	
307.21 Trouble : Tic transitoire *Spécifier si* : épisode unique ou récurrent	F95.0 Tic transitoire	
307.22 Trouble : Tic moteur ou vocal chronique	F95.1 Tic moteur ou vocal chronique	
307.23 Syndrome de Gilles de la Tourette	F95.2 Forme associant tics vocaux et tics moteurs multiples	
	F95.8 Autres tics	
307.20 Tic NS	F95.9 Tic, sans précision	
307.3 Trouble : Mouvements stéréotypés *Spécifier si* : avec comportement d'automutilation	F98.4x Mouvements stéréotypés .40 sans automutilations .41 avec automutilations .42 mixtes	Stéréotypies, comportements répétitifs

Psychiatrie clinique : une approche bio-psycho-sociale

DSM-IV	CIM-10	Autre terminologie

Chapitre 35   Troubles précoces de l'enfance
Chapitre 39   Troubles anxieux

DSM-IV	CIM-10	Autre terminologie
TROUBLES DU CONTRÔLE SPHINCTÉRIEN **TROUBLES DE L'ALIMENTATION ET TROUBLES DES CONDUITES ALIMENTAIRES DE LA PREMIÈRE OU DE LA DEUXIÈME ENFANCE** **AUTRES TROUBLES DE LA PREMIÈRE ENFANCE, DE LA DEUXIÈME ENFANCE OU DE L'ADOLESCENCE**	**F93** Troubles émotionnels débutant spécifiquement dans l'enfance **F94** Troubles du fonctionnement social débutant spécifiquement durant l'enfance ou à l'adolescence **F98** Autres troubles du comportement et autres troubles émotionnels apparaissant habituellement durant l'enfance ou à l'adolescence **R15** Incontinence des matières fécales	Troubles de l'affectivité de l'enfance
309.21 Trouble : Anxiété de séparation *Spécifier si* : début précoce	F93.0 Angoisse de séparation de l'enfance	Phobie scolaire
	F93.1 Trouble anxieux phobique de l'enfance	
	F93.2 Anxiété sociale de l'enfance	Isolement social, timidité et retrait social
	F93.3 Rivalité dans la fratrie	Jalousie dans la fratrie, jalousie familiale
313.82 Problème d'identité	F93.8x Autres troubles émotionnels de l'enfance .80 Anxiété généralisée de l'enfance	Hyperanxiété, rivalité avec les camarades
	F93.9 Trouble émotionnel de l'enfance, sans précision	
313.89 Trouble réactionnel de l'attachement de la première ou de la deuxième enfance *Spécifier le type* : — inhibé		Syndrome institutionnel, privation affective, trouble de l'attachement en réaction à une carence des soins
	F94.1 Trouble réactionnel de l'attachement de l'enfance	
— désinhibé	F94.2 Trouble de l'attachement de l'enfance, avec desinhibition	
	F94.8 Autres troubles du fonctionnement social de l'enfance	Timidité, retrait dû à un déficit d'habiletés sociales
	F94.9 Trouble émotionnel de l'enfance, sans précision	

Psychiatrie clinique : une approche bio-psycho-sociale

DSM-IV	CIM-10	Autre terminologie
307.6 Énurésie (non due à une affection médicale générale) *Spécifier le type :* — exclusivement nocturne — exclusivement diurne — nocturne et diurne	F98.0x Énurésie non organique *Spécifier les formes cliniques particulières au 4ᵉ caractère :* .00 uniquement nocturne .01 uniquement diurne .02 nocturne et diurne	Énurésie fonctionnelle ou psychogène, incontinence urinaire non organique
307.7 Encoprésie sans constipation ni incontinence par débordement	F98.1x Encoprésie non organique .10 échec de l'acquisition de la maîtrise sphinctérienne .11 contrôle sphinctérien adéquat avec émission de selles normales dans des endroits inappropriés .12 souillure associée à des selles trop liquides (par exemple, débordement secondaire à une rétention fécale)	Encoprésie fonctionnelle
787.6 Encoprésie avec constipation et incontinence par débordement	R15 Incontinence des matières fécales	
307.52 Pica	F98.3 Pica de la première ou de la deuxième enfance	
307.53 Trouble : Mérycisme	F98.2 Troubles de l'alimentation de la première et de la deuxième enfance	Rumination
307.59 Trouble de l'alimentation de la première ou de la deuxième enfance		
	F98.8 Autres troubles du comportement et autres troubles émotionnels spécifiés apparaissant habituellement durant l'enfance ou à l'adolescence	Ex. : masturbation exessive, onycophagie, sucer son pouce, se mettre le doigt dans le nez
313.9 Trouble de la première enfance, de la deuxième enfance ou de l'adolescence NS	F98.9 Troubles du comportement et troubles émotionnels apparaissant habituellement dans l'enfance ou à l'adolescence, sans précision	

Psychiatrie clinique : une approche bio-psycho-sociale

DSM-IV	CIM-10	Autre terminologie
300.9 Trouble mental NS (non psychotique)	F99 Trouble mental, sans précision	
AUTRES SITUATIONS QUI PEUVENT FAIRE L'OBJET D'UN EXAMEN CLINIQUE	F93 Troubles émotionnels débutant spécifiquement dans l'enfance R41 Autres symptômes et signes relatifs aux fonctions cognitives et à la conscience T74 Syndromes dus à de mauvais traitements Z55 Difficultés liées à l'éducation et à l'alphabétisation Z56 Difficultés liées à l'emploi et au chômage Z60 Difficultés liées à l'environnement social Z63 Autres difficultés liées à l'entourage immédiat, y compris la situation familiale Z71 Sujet en contact avec les services de santé pour d'autres conseils et avis médicaux, non classés ailleurs Z72 Difficultés liées au mode de vie Z76 Sujet ayant recours aux services de santé dans d'autres circonstances Z91 Antécédents personnels de facteurs de risque, non classés ailleurs	
PROBLÈMES RELATIONNELS		
V61.1 Problème relationnel avec le partenaire	Z63.0 Difficultés dans les rapports avec le conjoint ou le partenaire	Problème conjugal
V61.20 Problème relationnel parent-enfant	Z63.8 Autres difficultés liées à l'entourage immédiat	Problème familial
V61.8 Problème relationnel dans la fratrie	F93.3 Rivalité dans la fratrie	
V62.81 Problème relationnel NS	Z63.9 Difficulté liée à l'entourage immédiat, sans précision	Autre problème familial, problème interpersonnel

Psychiatrie clinique : une approche bio-psycho-sociale

DSM-IV	CIM-10	Autre terminologie
V61.9 Problème relationnel lié à un trouble mental ou à une affection médicale générale	Z63.7 Autres événements difficiles ayant une incidence sur la famille et le foyer	
PROBLÈMES LIÉS À L'ABUS OU LA NÉGLIGENCE		
V61.1 Abus physique d'un adulte (*Coder Y07.x [995.81] si le motif d'examen concerne la victime*)	T74.1 Sévices physiques	
V61.1 Abus sexuel d'un adulte (*Coder Y07.x [995.81] si le motif d'examen concerne la victime*)	T74.2 Sévices sexuels	
V61.21 Négligence envers un enfant (*Coder Y07.x [995.5] si le motif d'examen concerne la victime*)	T74.0 Délaissement et abandon	
V61.21 Abus physique d'un enfant (*Coder Y07.x [995.5] si le motif d'examen concerne la victime*)	T74.1 Sévices physiques	
V61.21 Abus sexuel d'un enfant (*Coder Y07.x [995.5] si le motif d'examen concerne la victime*)	T74.2 Sévices sexuels	
SITUATIONS SUPPLÉMENTAIRES QUI PEUVENT FAIRE L'OBJET D'UN EXAMEN CLINIQUE		
V15.81 Non-observance du traitement médical	Z91.1 Antécédents personnels de non-observance d'un traitement médical et d'un régime	
V62.2 Problème professionnel	Z56.7 Difficultés liées à l'emploi, autres et sans précision	Problème occupationnel, professionnel *Vocational problem*
V62.3 Problème scolaire ou universitaire	Z55.8 Autres difficultés liées à l'éducation et à l'alphabétisation	Problème académique
V62.4 Problème lié à l'acculturation	Z60.3 Difficultés liées à l'acculturation	
V62.82 Deuil	Z63.4 Disparition et décès d'un membre de la famille	Deuil non compliqué
V62.89 Problème en rapport avec une étape de la vie	Z60.0 Difficultés d'adaptation à une nouvelle étape de la vie	Désadaptation sociale
V62.89 Fonctionnement intellectuel limite	R41.8 Symptômes et signes relatifs aux fonctions cognitives et à la conscience, autres et non précisés	Niveau intellectuel limite

Psychiatrie clinique : une approche bio-psycho-sociale

DSM-IV	CIM-10	Autre terminologie
V62.89 Problème religieux ou spirituel	Z71.8 Autres conseils précisés	
V65.2 Simulation	Z76.5 Simulateur (simulation consciente)	*Malingering*
V71.01 Comportement antisocial de l'adulte	Z72.8 Autres difficultés liées au mode de vie	
V71.02 Comportement antisocial de l'enfant ou de l'adolescent		
CODES ADDITIONNELS	**R46 Symptômes et signes relatifs à l'apparence et au comportement** **R69 Causes inconnues et non précisées de morbidité** **Z03 Mise en observation et examen médical pour suspicion de maladies**	
799.9 Affection ou diagnostic différé sur l'Axe I	R69 Causes inconnues et non précisées de morbidité	
799.9 Diagnostic différé sur l'Axe II	R46.8 Autres symptômes et signes relatifs à l'apparence et au comportement	
V71.09 Absence de diagnostic ou d'affection sur l'Axe I	Z03.2 Mise en observation pour suspicion de troubles mentaux et du comportement	
V71.09 Absence de diagnostic ou d'affection sur l'Axe II		

Sources : American Psychiatric Association, *Diagnostic and Statistical Manual of Mental Disorders*, 4ᵉ éd., Washington (D.C.), American Psychiatric Association, 1994, trad. française *DMS-IV – Manuel diagnostique et statistique des troubles mentaux*, Paris, Masson, 1996, 1040 p. ; World Health Organization, *The ICD-10 Classification of Mental and Behavioural Disorders : Diagnostic Criteria for Research*, Genève, World Health Organization, 1993, trad. française *Classification internationale des maladies, 10ᵉ révision. Chapitre V (F) : Troubles mentaux et troubles du comportement : critères diagnostiques pour la recherche*, Paris, Organisation Mondiale de la Santé et Masson, 1994 ; American Sleep Disorders Association, *International Classification of Sleep Disorders Revised : Diagnostic and Coding Manual (ICSD)*, Rochester, American Sleep Disorders Association, 1997.

Index des auteurs

A

Aarons, S.F., 300, 316, 326
Abbey, S.E., 1723, 1728, 1762, 1763, 1764, 1767
Abdul Hamid, W., 1867, 1873
Abe, K., 558, 573
Abernethy, D.R., 1142, 1145, 1157
Abraham, K., 654, 1109, 1116, 1280, 1288, 1295, 1328, 1944
Abrams, R., 915, 920, 1210, 1225, 1228, 1229, 1231, 1237
Abramson, L., 1333, 1340
Ackerman, N.W., 1369, 1689, 1696, 1735, 1744
Adam, K.S., 402, 407
Adams, F., 1838, 1840
Adams, J., 1657, 1660
Adams, R.D., 135, 142
Adams, W., 1106, 1116
Addonizio, G., 904, 920
Adelson, E., 1014, 1015
Ades, J., 170, 899, 920, 1202, 1203
Adinoff, B., 437, 442
Adler, A., 1339
Adrien, J., 548, 573
Aétius d'Amida, 694
Aghajanian, G.K., 177, 208
Agid, Y., 1547, 1569
Aguiar, R.L., 1152, 1157
Aguilera, D.C., 869, 873
Aguilera, P.C., 406, 407
Agulhon, M., 1903
Ahmed, S.K., 1192, 1204
Aimez, P., 537
Ainsworth, M.D.S., 992, 1015
Aird, G., 1921, 1922
Ajuriaguerra, J. de, 976, 987, 1947
Ajzen, I., 1346, 1360, 1361
Akiskal, H.S., 295, 305, 308, 315, 316, 326, 1113, 1116
Akiskal, K., 295, 305, 326
Akiyama, K., 1534
Alarie, P., 581, 582, 584, 586, 597, 610
Albernhe, T., 690, 705
Aldrich, M.S., 573
Alessi, N., 1089, 1090, 1100

Alexander, F., 466, 475, 479, 1414, 1432, 1440
Alexander, G., 1387, 1394
Alexander, J.A., 1669, 1678
Alexander, M.P., 884, 888
Alexandre de Tralles, 694
Alexopoulos, G.S., 903, 904, 920
Allard, L., 1051, 1067
Allcock, C.C., 439, 441
Allen, A.J., 1026, 1036
Allen, B.A., 152, 170
Allen, D.A., 1051, 1057, 1067
Allen, J.G., 420, 425
Allen, L.A., 1152, 1157
Allouch, J., 1450, 1462
Allouche, G., 285
Alluaume, R., 1162, 1176, 1240, 1258
Almeida, O., 899, 920
Alnaes, R., 680, 682
Alouis, A., 1392, 1394
Alpfelbaum, B., 603, 610
Alvarez, E., 320, 326
Alyson, M.M., 392, 394
Alzate, H., 585, 610
Alzheimer, A., 114
Ambrosini, R.C., 1112, 1116
Amchin, J., 68
American Academy of Child and Adolescent Psychiatry, 1045, 1052, 1066
American Association on Mental Retardation, 75, 76, 77, 80, 98
American Medical Association, 30, 920, 1727, 1728
American Psychiatric Association, 873, 920, 979, 981, 987, 994, 999, 1002, 1005, 1006, 1007, 1010, 1015, 1024, 1026, 1027, 1028, 1029, 1031, 1033, 1034, 1035, 1036, 1045, 1046, 1047, 1048, 1049, 1050, 1052, 1053, 1054, 1055, 1058, 1059, 1063, 1066, 1077, 1078, 1082, 1096, 1100, 1193, 1202, 1228, 1271, 1295, 1322, 1352, 1360, 1675, 1706, 1707, 1708, 1709, 1714, 1722, 1726, 1728, 1749, 1754, 1755, 1756, 1757, 1835, 1839
American Psychological Association, 1311

American Sleep Disorders Association, 550, 573
Amias-Wilchesky, M., 638, 648
Amin, F., 1531, 1534
Amir, R.E., 1015
Amyot, A., 1732, 1744
Ananth, J., 451, 462, 1814, 1824
Anders, T.F., 547, 548, 573
Andersen, J., 221, 222
Anderson, B.L., 582, 611
Anderson, C.M., 1344, 1360, 1885, 1889
Anderson, J.C., 1090, 1092, 1100
Andreasen, N.C., 262, 265, 284, 406, 407, 501, 503, 1560, 1567
Andreoli, A., 1162, 1163, 1166, 1176, 1377
Andres, A.H., 1532, 1534
Andrews, S., 1559, 1567
Andriambao, D., 686, 705
Angelergues, R., 1462
Angrist, B., 1835, 1839
Angst, J., 289, 1948
Anisman, H., 403, 405, 407, 408, 984, 987
Annable, L., 1210, 1222, 1223
Anthony, E.J., 403, 407, 1109, 1116
Anthony, W.A., 1725, 1728, 1880, 1881, 1889
Anzieu, D., 1281, 1289, 1296, 1453, 1454, 1455, 1462
Apollon, W., 1918, 1922
Appelo, M.T., 1353, 1360
Appleton, R.E., 562, 574
Appter, J.T., 1152, 1157
Arai, H., 1531, 1536
Araji, S., 623, 633
Arana, G.W., 1219, 1223
Arboleda-Florès, J., 942, 947
Arcand, M., 923
Arendt, H., 1718, 1728
Arevalo, C.M., 1032, 1036
Arfwedson, J.A., 1254
Arieti, S., 987, 1437, 1440
Aristote, 1303, 1471, 1472, 1473, 1475, 1481, 1482
Arkovitz, H., 1274

Arlow, J., 1280, 1296
Arndt, I., 199, 206
Arnold, L., 1045, 1066
Arntz, A., 1321, 1322
Arora, R.C., 1533, 1534
Artigas, F., 320, 326, 1191, 1203
Arveiller, J.-P., 1931, 1938
Asarnow, J.R., 1106, 1116
Asberg, M., 305, 1780, 1791
Aserinsky, E., 540, 573
Asher, R.E., 510
Assagioli, R., 1435, 1440
Assalian, P., 604, 610, 612, 645, 648, 649
Association canadienne pour la prévention du suicide, 1772, 1791
Association des médecins psychiatres du Québec, 30, 1271
Association des pharmaciens du Canada, 1198, 1202
Association des professeurs titulaires de chaire de psychiatrie, 1948, 1949
Association des psychiatres du Canada, 30, 1228, 1231, 1271, 1651, 1652, 1659, 1675, 1764, 1767
Association médicale canadienne, 1651
Association médicale mondiale, 1655, 1656
Association mondiale de psychiatrie, 1654
Association psychanalytique internationale, 1293, 1296
Atkinson, J.H., 1830, 1833, 1836, 1837, 1839, 1841
Attneave, C., 1739, 1745
Aubin, S., 593, 611
Aubry, T.D., 1742, 1744
Aubut, J., 616, 628, 631, 633
Auby, J.M., 972
Audisio, M., 1634, 1645
Auerbach, S.H., 455, 462
Aulagnier, P., 1450, 1451, 1462
Ausloos, G., 1073, 1081, 1082, 1115, 1116, 1366, 1367, 1370, 1371, 1372, 1374, 1375, 1377, 1686, 1693, 1696, 1745
Avicenne, 694
Avissar, S., 1191, 1202, 1534
Ayme, J., 1451, 1452, 1453, 1462, 1939
Azam, E.E., 419
Azrin, N.H., 165, 169, 1868, 1873

B

Babor, T.F., 153, 169
Bacellar, H., 1833, 1841
Bachevalier, J., 1552, 1567
Bachrach, L.L., 1821, 1824, 1863, 1864, 1871, 1873, 1878, 1887, 1889
Bachrarch, H., 1293, 1296
Bacon, F., 1472, 1473, 1474, 1475, 1476, 1481, 1482
Badeau, D., 583, 610
Badinter, É., 1689, 1696
Baer, J.K., 1830, 1832, 1840
Baillarger, J.G.F., 289
Baillon, G., 873
Baird, P.A., 77, 98
Bakalar, J.B., 191, 207
Baker, E.L., 1417, 1419, 1421
Baker, F., 1871, 1873
Baker, L., 526, 536, 1045, 1047, 1051, 1058, 1063, 1066, 1375, 1377, 1378, 1694, 1698
Baker, R.W., 69
Bakish, D., 321, 327
Balant, L.P., 1162, 1163, 1166, 1176
Balant-Gorgia, A.E., 1162, 1163, 1166, 1176
Baldessarini, R.J., 1142, 1157, 1200, 1202, 1204, 1210, 1223, 1868, 1873
Balint, E., 33
Balint, M., 27, 32, 33, 1447, 1462
Ball, C.J., 1199, 1202
Ballenger, J.C., 1157
Ballereau, J., 33
Ballet, G., 226, 686, 690, 705
Bancroft, J., 582, 610
Bandler, R., 1390
Bandura, A., 1306, 1322, 1329, 1333, 1339, 1340, 1345, 1360, 1595, 1611
Bankoff, E.A., 1265, 1267, 1272
Bantman, P., 1934, 1938
Bányai, É.I., 1410, 1411, 1417, 1418, 1421, 1424
Barabasz, A.F., 1417, 1421
Baratt, E., 1796, 1808
Barbaree, H.E., 631, 634
Barbeau, D., 1566, 1567
Barber, T.X., 1425
Barbier, D., 1124, 1136
Bardach, J., 501, 503
Bardaune, I., 1934, 1938
Barden, N., 1192, 1203

Barker, P., 1694, 1696
Barkley, R.A., 1040, 1066
Barlow, D.H., 341, 358, 1157, 1319, 1320, 1322, 1324, 1335, 1340, 1401
Barnes, J.A., 1738, 1744
Barnes, R.F., 461, 462
Barnett, W., 435, 441
Barnier, A.J., 1425
Barr, M.L., 1534
Barr, W.G., 461, 462
Barrelet, F., 1361
Barrett, J.E., 656, 683
Barrett, M.L., 1111, 1116
Barrios, B.A., 1399, 1405
Barrois, C., 395
Barrow, D.H., 1405
Barrowclough, C., 1351, 1358, 1360
Barrucand, D., 1414, 1421
Barry, M.M., 1867, 1873
Barsky, A.J., 485, 499, 503
Bartels, J., 1799, 1808
Bartels, S.J., 1826
Bartley, M., 1721, 1728
Bartley III, W.W., 1483
Barton, M.L., 1013, 1015
Barton, R., 1915
Baruch, P., 442, 1215, 1225
Barudy, J., 1752, 1757
Basaglia, F., 1634
Bass, C., 485, 487, 490, 503, 504
Bass, C.M., 504
Bassuk, E.L., 1867, 1873
Bastide, R., 1634, 1644, 1645
Bateson, G., 1084, 1369, 1377, 1419, 1452, 1454, 1462, 1689, 1691, 1693, 1696, 1735, 1744
Batki, S.L., 199, 206
Batth, S.K., 1026, 1036
Baudelaire, C., 55
Baudin, M.-L., 25, 33
Baudoin, C., 1945
Baudoin, J.L., 1657, 1659
Bauer, D.H., 1093, 1100
Bauer, M.S., 325, 326, 1223
Baum, A.L., 1199, 1203
Bauman, M.L., 1016
Baumeister, A.A., 92, 93, 94, 98
Bayliss, R.I.S., 510, 515, 519
Beal, S.M., 511, 519
Beale, M.D., 1233, 1237

Beardsley, G., 475, 476, 479
Beasley, C.M., 1199, 1203
Beaty, T.H., 1498
Beauchamp, T.L., 1653, 1659, 1660
Beaulieu, M., 895, 920
Beaumont, W., 474, 479
Beauregard, M., 1541, 1555, 1567, 1569, 1590
Beavers, W.R., 1370, 1376, 1378
Beavin, A., 1419
Bech, P., 305
Béchard, S., 1292, 1296
Beck, A.T., 203, 206, 305, 322, 326, 659, 681, 682, 1111, 1272, 1309, 1322, 1328, 1333, 1335, 1336, 1340, 1341, 1417, 1420, 1421, 1432, 1436, 1781
Becker, B., 453, 462
Becker, D., 1752, 1757
Becker, H.S., 1637, 1639, 1645
Becker, M.H., 1345, 1360, 1361
Beckham, J.C., 1815, 1824
Beckmann, H., 305, 313, 327
Bédard, D., 1913, 1916, 1920, 1922
Bee, H., 1612
Bégin, G., 1323
Beidel, C.C., 1090, 1100
Beidel, D.C., 1091, 1100, 1320, 1324
Bein, E., 1269, 1272
Beiser, M., 1751, 1753, 1757, 1763, 1767
Beitel, A., 639, 640, 648
Bejin, G., 1315
Bélanger, L., 895, 920
Belicki, K., 568, 573
Beliles, K., 877, 888
Bellack, A.S., 322, 326, 1322, 1816, 1825
Bell-Dolan, D., 1091, 1100
Bellerose, C., 175
Belleville, S., 1017, 1061, 1067
Bellman, M., 1032, 1036
Belongia, E.A., 1222, 1223
Belpaire, F., 1084
Belza, M., 513, 519
Belzile, G., 1401, 1405
Bemporad, J.R., 1037, 1437, 1440
Bender, M.B., 135
Benedeck, T., 466
Benedetti, G., 1945
Benjamin, H., 638, 648

Benjamin, S., 490, 503
Benkelfat, C., 1222, 1223
Ben-Meir, S., 1106, 1116
Bennett, H.Z., 1388, 1394
Beno, N., 1945, 1949
Benoit, D., 1013, 1015
Benoît, J.-C., 1369, 1377, 1452, 1462, 1699
Benoit, M., 366, 377
Benson, B.A., 95, 98
Benson, D.F., 143, 457, 458, 462, 908, 920
Benson, H., 1398, 1402, 1405
Benton, D., 894, 920
Benton, M.K., 1357, 1358, 1360
Bérard, L.J., 520
Beresford, T., 451, 452, 461, 462
Berger, H., 540
Berger, J.R., 1831, 1840
Berger, M., 1193, 1203, 1695, 1696, 1697
Bergeret, J., 178, 206, 654, 670, 682, 1288, 1296, 1451, 1462, 1802, 1808, 1809
Bergeron, A., 583, 610
Bergeron, I., 1088, 1100
Bergeron, P., 372, 377
Bergeron, R., 320, 326, 1524, 1535
Bergin, A.E., 1262, 1273
Bergler, E., 437, 441
Bergman, A., 649, 977, 988, 1078, 1083, 1703, 1714
Bergman, J.S., 1699
Bergson, H., 1944
Berlin, F.S., 617, 618, 629, 633
Berlinguet, M., 1910, 1922
Berman, A., 1447
Berman, A.L., 1792
Bernard, C., 1434
Bernard, P., 212, 222, 412, 415, 417, 425, 688, 692, 695, 706, 1448, 1464
Bernard, P.-M., 1631
Bernard-Bonnin, A.C., 1037
Bernatchez, J.-P., 31, 33
Berne, E., 1459, 1463
Bernheim, H., 694, 1445, 1457, 1463
Bernheim, K.F., 1735, 1744
Bernstein, D., 1282, 1283, 1296
Bernstein, D.P., 657, 682
Berry, J.W., 1751, 1757
Bersot, H., 1945, 1949

Bertelotte, J.M., 1357, 1360
Bertelsen, A., 1493, 1498
Bertillon, J., 8
Bertram, J.C., 1109, 1116
Bertran, F., 121, 143
Bertrand, L., 1313, 1320, 1322
Bettati, M., 1895, 1903
Beutler, L.E., 1435, 1440
Beyer, J.L., 1237
Bezchlibnyk-Butler, K.Z., 1159
Bhrolchain, M.N., 1739, 1744
Bhugra, D., 1838, 1840
Bibeau, G., 1722, 1723, 1728, 1751, 1753, 1757
Bieber, I., 1437, 1440
Biederman, J., 91, 98, 981, 987, 1110, 1116
Bigler, E.D., 1589, 1591
Billiard, M., 557, 573, 576
Billings, E.G., 876, 888
Binder, L., 456, 462
Binet, A., 80
Bini, L., 1228, 1915
Binswanger, L., 1944, 1945, 1946
Bion, W., 1455, 1463
Bion, W.R., 1283, 1284, 1285, 1296
Birchwood, M., 1360
Birk, L., 1436, 1440
Birley, J.L.T., 1886, 1889
Birmaher, B., 1108, 1111, 1117
Birnbaum, H.J., 620, 633
Birraux, A., 1133, 1136
Birse, T.M., 887, 888
Bishop, D.S., 1685, 1697
Bishop, D.V.M., 1051, 1052, 1057, 1066
Bjorskten, A.R., 1233, 1237
Black, D.N., 459, 462
Black, D.W., 657, 682
Blackburn, I.M., 681, 682, 1328, 1340
Blackmon, L.A., 1675, 1678
Blackwood, D.H.R., 1559, 1567
Blais, L., 1638, 1645
Blakeslee, S., 1546, 1569
Blanchard, E.B., 1402, 1405, 1406
Blanchard, J.J., 1816, 1825
Blanchard, R., 638, 644, 646, 648, 650
Blanchet, L., 13, 18, 1740, 1741, 1744
Blanco, C., 437, 441
Bland, R., 459, 460, 463

Bland, R.C., 175, 207
Blaszczynski, A.P., 437, 441
Blazer, D., 903, 920
Bleuler, E., 212, 226, 245, 262, 275, 289, 412, 425, 686, 1474, 1879, 1889, 1943, 1944, 1946, 1949
Bleuler, M., 1944, 1945, 1947, 1949
Blier, M., 1203
Blier, P., 293, 320, 326, 372, 377, 916, 920, 1191, 1203, 1524, 1535
Bliss, E.L., 1416, 1421
Bloch, R.G., 1184, 1203
Bloch, S., 1851, 1852, 1857
Block, S., 1660
Blood, G. W., 1321, 1322
Blos, P., 1704, 1714
Blume, S.B., 438, 442, 446, 447
Blumenthal, S.J., 1772, 1773, 1776, 1777, 1778, 1779, 1780, 1782, 1783, 1784, 1791
Blumer, J., 1199, 1204
Bobon, J., 1245, 1246, 1257
Boehnlein, J.K., 1756, 1758
Bogetto, F., 1294, 1296
Bohman, M., 1496, 1498
Bohr, N., 1456
Boisguérin, B., 1928, 1938
Boisseaux, H., 33
Boisvert, J.-M., 1313, 1320, 1321, 1322, 1324, 1406
Boivin, D., 175, 206
Boivin, I., 1320, 1323
Böker, W., 1796, 1808
Bolen, D.W., 436, 441
Boman, B., 320, 326
Bonal, C., 1932, 1939
Bonaparte, M., 1448
Bond, G., 1822, 1824
Bonet, T., 289
Bonnafé, L., 1451, 1452, 1453, 1463, 1895, 1899
Bonner, T.I., 1535
Bonnet, C., 1931, 1938
Book, E.H., 1869, 1873
Bootzin, R.R., 551, 573
Borch-Jacobsen, M., 1421
Borgeat, F., 1269, 1272
Boris, N.W., 1015, 1017
Borkovec, T.D., 1319, 1322, 1401, 1405
Borlandi, M., 1792
Bornstein, S., 619, 633

Boscolo, L., 1691
Boss, M., 1945, 1949
Bossy, J., 1519, 1535
Boston Psychotherapy Group, 275, 276, 284
Botez, I.B., 143
Botez, M.I., 459, 462, 463, 1541, 1543, 1545, 1567
Bott, L., 1106, 1119
Bottinelli, M.C., 1752, 1757
Bouchams, A., 498, 503
Bouchard, C., 377, 1114, 1117
Bouchard, M.A., 1265, 1266, 1274
Bouchard, S., 1612
Boudreau, F., 1923
Bougerol, T., 1570
Boulough, B., 650
Bourgeois, M., 690, 691, 698, 705, 707, 1559, 1568
Bourgeois, M.L., 329
Bourgeron, J.P., 1448, 1463
Bourget, D., 618, 633
Bourin, M., 1159
Bourque, E., 1913, 1922
Bouvard, M., 68, 1311, 1322
Bouvet, M., 1449, 1463
Bovet, L., 1945, 1949
Bowden, C.L., 324, 326, 1217, 1223
Bowen, M., 1690, 1693, 1697
Bowen, R.C., 1676, 1678
Bowers, K.S., 1411, 1412, 1413, 1421
Bowers, P.G., 1418, 1424
Bowlby, J., 1008, 1015, 1078, 1079, 1083, 1094, 1100, 1109, 1117, 1134, 1339, 1689, 1697
Boyd, H., 436, 441
Boyd, J.L., 1885, 1886, 1889
Boyer, R., 841, 873
Boyle, M.P., 565, 574
Bozzini, L., 1640, 1645
Braconnier, A., 1120, 1444, 1450, 1461, 1465
Bradford, J.M., 618, 628, 629, 633
Bradford, J.M.W., 943, 947
Bradley, S., 1751, 1757
Bradley, S.J., 638, 641, 649, 650, 1009, 1017
Bradwejn, J., 340, 358, 1150, 1157
Brady, K.T., 1706, 1714
Brandon, S., 355, 358
Brandt, G.T., 104, 143

Brant, C.C., 1765, 1767
Brassard, J.A., 1739, 1744
Braun, B.G., 413, 421, 425
Braun, C.M., 1067
Braun-Claude, M., 1570
Bravo, G., 127, 131, 142, 896, 920
Brazeal, T.J., 1091, 1100
Bredesen, D.E., 1830, 1840
Bregman, J.D., 79, 81, 98
Breitbart, W.S., 108, 143
Bremmer, J.D., 381, 382, 394
Bremner, R., 1061, 1067
Brenman, M., 1413, 1414, 1422
Brenner, M.H., 1720, 1728
Brenner, P., 1383, 1394
Brenot, P., 580, 610
Brent, J., 1114, 1117
Breslau, N., 380, 394
Breton, J.J., 1020, 1036, 1088, 1100, 1114, 1117
Breton, M., 1333, 1340
Breuer, J., 412, 425, 1278, 1296, 1447, 1463
Brewer, M., 1642, 1643, 1645
Briand, C., 1348, 1360
Brietbart, W., 1832, 1840
Briggs, A., 1673, 1678
Briggs, A.C., 355, 358
Brill, A., 1944
Brill, P.L., 1723, 1728
Brillon, P., 395, 1320, 1323
Brion, S., 1550, 1567
Briquet, P., 694
Briquet, R., 490
Briscoe, M., 1675, 1678
Brisset, C., 688, 692, 695, 706, 1448, 1464
Brisset, C.H., 212, 222, 412, 415, 417, 425
Britton, C.B., 1831, 1840
Broadhead, J., 909, 920
Broca, P., 1508, 1541
Brochu, D., 1913
Brochu, S., 175, 206
Broderick, C.B., 1697
Brodeur, C., 1694, 1697
Brodmann, K., 1503
Brogden, R.N., 1150, 1157
Bronish, T., 406, 407
Brotman, A.W., 1162, 1169, 1176

Broughton, R., 567, 573
Broughton, R.J., 565, 573
Brouillette, M.-J., 1780, 1791, 1842
Broussin, B., 580, 610
Brown, A.S., 1519, 1533, 1535
Brown, D.P., 1414, 1416, 1421, 1422
Brown, E.R., 995, 1017
Brown, F.W., 879, 888
Brown, G.W., 1641, 1645, 1707, 1714, 1739, 1744, 1886, 1889
Brown, H.N., 1785, 1791
Brown, J.P., 510, 518, 519
Brown, S.A., 1821, 1825
Brown, S.J., 456, 462
Brown, T.A., 341, 358, 1157, 1319, 1322
Bruaire, C., 1661
Bruce, T.J., 1321, 1322
Bruch, H., 524, 525, 526, 535
Brun, D., 1124, 1135, 1136
Brun, J., 1672, 1678
Brunet, M., 1918, 1922
Brusset, B., 1447, 1463
Brust, J.C.M., 202, 206
Bruyer, R., 1552, 1567
Bryson, S., 996, 1015
Bryson, S.E., 76, 77, 99
Bub, D., 1567
Buber, M., 1383, 1394
Buch, F.N., 1210
Bucher, S.F., 553, 573
Bucknill, J.C., 466
Bucy, P.C., 1508
Budd, R.J., 1376, 1377
Budman, C.L., 1838, 1840
Buhrich, N., 437, 441, 1836, 1840
Buhrich, N.A., 504
Buissière, M.T., 633
Bujold, A., 435, 442
Bullough, V.L., 650
Bundlie, R.S., 570, 575
Bunney, W.E., 1188, 1203
Burack, J.A., 1015
Burack, L., 997, 1016
Buramen, C., 494, 504
Bureau, N., 1807, 1808
Bureau du syndic, Service d'inspection professionnelle, 946, 947
Burgess, A.W., 623, 633
Burgess, C., 1412, 1424

Burgos, V., 687, 706
Buring, J.E., 1631
Burkard, F.-P., 1483
Burnam, A., 147, 169
Burnam, M.A., 1848, 1857
Burner, M., 1454, 1463
Burns, D., 1341
Burns, D.D., 1269, 1272
Burr, B.H., 1785, 1786, 1792
Burton, J., 472, 473, 479
Bury, J.-A., 31, 33
Busch, F., 1435, 1440
Busch, F.N., 1223
Bush, K.A., 452, 462
Busse, E.W., 913, 920
Busto, U., 1142, 1145, 1157
Buteau, J., 1788, 1791
Butler, P.M., 511, 520
Butler, S.F., 1268, 1272, 1293, 1297
Button, E.J., 524, 535
Button, J., 1410, 1423
Buysse, D.J., 293, 326
Buzan, R., 122, 142
Byard, R.W., 511, 519
Byrne, D.G., 402, 407

C

Cade, J., 1241, 1254
Cade, J.F., 1208, 1223
Cadilhac, J., 557, 573
Cadoret, R.J., 176, 206, 1486, 1498
Caffey, E.M., Jr., 1209, 1210, 1224
Cahn, R., 1120
Caillard, V., 1258
Caillé, P., 1692, 1697
Cain, A., 1453, 1463
Calabrese, J.R., 1223
Calgar, H., 1120
Calhoun, K.-S., 1320, 1322
Call, P., 1832, 1840
Camara, K.A., 1697
Cameron, N., 230, 239
Campbell, M., 432, 441
Canadian Society for the International Classification of Impairments, Disabilities and Handicaps, 987
Canadian Study of Health and Aging Working Group, 114, 142, 920
Cantillon, M., 1152, 1157

Cantwell, D.P., 1045, 1047, 1051, 1058, 1063, 1066, 1110, 1117
Capgras, J., 686, 706
Caplan, G., 12, 18, 836, 865, 868, 869, 873, 1107, 1117, 1879, 1889
Caplan, L.R., 122, 142
Capul, M., 1081, 1083
Cardon, A., 1120
Carey, M.P., 591, 601, 603, 611
Carkhuff, R., 1431, 1441
Carlson, E.B., 420, 425, 1752, 1757
Carlson, G.A., 1021, 1036, 1110, 1113, 1117
Carlsson, A., 1188, 1203
Carnap, R., 1475
Carney, M.W.P., 510, 518, 519
Caroli, F., 688, 705, 837, 873, 1926, 1939
Carpenter, D., 375, 376
Carpenter, W.T., 215, 222, 1108, 1119
Carr, M., 30, 33
Carrasco, J.-L., 437, 441
Carroll, B.J., 1532, 1535
Carroll, J.L., 558, 573
Carroll, K.M., 205, 206
Carroll, R., 593, 610
Carroy-Thirard, J., 1449, 1463
Carson, H., 460, 462
Carter, B., 1685, 1697
Carter, R., 1537
Cartier, A., 474, 480
Case, G., 1324
Cash, T.F., 501, 503
Casper, R.C., 525, 535
Casriel, D., 1389
Cassem, N.H., 486, 487, 503, 889
Cassiers, L., 1650, 1659
Castel, F., 1645
Castel, R., 1634, 1645, 1933, 1938
Castle, D.J., 899, 920
Castonguay, L.G., 1263, 1265, 1266, 1268, 1269, 1270, 1272, 1273, 1274, 1440, 1441
Catalan, J., 593, 599, 610
Catalano, R., 204, 206, 1720, 1728
Caton, C.L., 1869, 1873
Caufeld, T., 22, 33
Cauldwell, D.O., 638
Cautela, J., 1333, 1340
Cavanaugh, J.L., 452, 462
Cecchin, G., 1691

Cellard, A., 1910, 1911, 1922
Cellier, A., 691, 705
Centre canadien de lutte contre l'alcoolisme et les toxicomanies, 146, 169
Cerletti, U., 1228, 1256, 1915
Chadwick, P.D., 238, 239
Chaigneau, H., 1453, 1463
Chaimowitz, G.A., 938, 947
Challamel, M.J., 573
Chambers, J.B., 487, 503
Chambers, W.J., 1111, 1117
Chambless, D.L., 1309, 1322
Chambon, O., 238, 239, 240, 284, 1263, 1272, 1345, 1353, 1358, 1359, 1360, 1362, 1890
Chandler, M.J., 992, 1016
Channer, K.S., 487, 503
Chanoit, P., 1453, 1463
Chanoit, P.F., 1620, 1621, 1630, 1929, 1938
Chaouloff, F., 1192, 1203
Chapman, J.P., 1106, 1117
Chapman, L.J., 1106, 1117
Chappell, P., 1029, 1036
Chaput, Y., 293, 326, 1191, 1203
Charcot, J.M., 694, 1278, 1279, 1445, 1449, 1457, 1463
Charland, C., 175, 206
Charney, D.S., 200, 206, 381, 382, 394, 568, 573
Charpentier, P., 1240
Charron, M., 909, 920
Chartier, J.P., 1080, 1083
Chartier, L., 1080, 1083
Chaslin, P., 1463
Chasseguet-Smirgel, J., 1298, 1802, 1808
Chasslin, P., 1445
Chaves, J.F., 1416, 1417, 1424
Chertok, L., 1414, 1421, 1457, 1463
Chess, S., 657, 683, 992, 1012, 1017, 1071, 1083, 1094, 1100, 1610, 1611
Chevalier, S., 175, 206
Chiland, C., 650
Childress, J.F., 1653, 1659
Chiles, J.A., 1784, 1791
Chodoff, P., 1660
Chodorow, N., 1702, 1703, 1714
Chong, S.A., 433, 441
Choquet, M., 1136

Chouinard, G., 1144, 1145, 1148, 1149, 1157, 1158, 1159, 1172, 1176, 1177, 1210, 1212, 1217, 1222, 1223, 1224, 1225
Chuang, H.T., 1830, 1840
Chui, H.C., 127, 133, 143, 896, 922
Ciardi, A., 1894, 1895, 1903
Cicchetti, D., 992, 1015
Ciompi, L., 282, 284, 901, 920, 1947, 1948, 1949, 1950
Citron, K., 1842
Claparède, É., 1945
Clark, D.M., 355, 358
Clark, E., 1838, 1840
Clarke, J.C., 1417, 1421
Clarke, J.M., 1556, 1568
Clarke, J.N., 1646
Clarkin, J., 679, 682, 1694, 1697
Clarkson, M., 193, 206
Classen, C., 393, 394
Claude, H., 686, 690, 691, 705
Clavette, H., 1884, 1889
Clayton, P.J., 291, 297, 326, 699, 706
Cleckley, H.M., 414, 426
Clegon, D.A., 1677
Clément, J.-P., 923
Clément, M., 1890, 1903
Clérambault, G.G. de, 212, 234, 245, 686, 690, 691, 701, 702, 705
Click, R.A., 836, 873
Cloninger, C.R., 148, 153, 169, 205, 207, 490, 503, 1610, 1611, 1612
Cloninger, R., 1496, 1498
Cloutier, J., 1292, 1296
Cloutier, R., 1060, 1066
Clum, G.A., 1320, 1323, 1401, 1405
Clüver, H., 1508
Coccagna, G., 575
Cochran, M.M., 1739, 1744
Code civil du Québec, 1654, 1659
Codman, E., 1666
Coe, W.C., 1412, 1424
Coffey, B., 1029, 1036
Coffey, C.E., 143
Cohen, B.A., 1830, 1841
Cohen, B.H., 1498
Cohen, D.J., 1000, 1017, 1026, 1030, 1036
Cohen, H., 1551, 1567, 1570
Cohen, J., 1623, 1630
Cohen, L., 649

Cohen, L.S., 1712, 1713, 1714
Cohen, M., 1889
Cohen, P.T., 1842
Cohen, Y., 640, 649
Cohen-Cole, S.A., 879, 888
Cohen-Kettenis, P.T., 640, 649
Coker, M., 1666, 1678
Cole, C.L., 87, 98
Cole, C.M., 640, 649
Cole, F.C., 186, 207
Cole, J.O., 1199, 1200, 1204
Cole, M.G., 111, 142
Collège des médecins du Québec, 22, 30, 33, 946, 1157, 1666, 1668, 1669, 1670, 1671, 1678
Collins, E.J., 1169, 1176
Collomb, H., 1757, 1866, 1873
Colonna, L., 1246, 1257, 1258
Colonomos, F., 1448, 1463
Comas-Diaz, L., 1757
Comings, D.E., 437, 441
Comings, D.E.H., 983, 987
Comité consultatif national d'éthique pour les sciences de la vie et de la santé, 1650, 1654, 1656, 1659
Comité de la santé mentale du Québec, 13
Comité français d'éducation pour la santé, 174, 175, 206
Comité national de la recherche scientifique, 1414, 1421
Commission d'enquête sur la santé et le bien-être social, 1917, 1922
Commission d'enquête sur les services de santé et les services sociaux, 1642, 1645, 1919, 1922
Commission royale sur les peuples autochtones, 1763, 1764, 1765, 1766, 1767, 1768
Compas, B.E., 404, 407
Compos, P.E., 1820, 1825
Comte, A., 1475, 1634
Comtois, G., 1881, 1889
Conjoli, S.M., 480
Conolly, J., 1863
Conseil de la famille du Québec, 1377
Conseil de recherches en sciences humaines du Canada, 932, 947
Conseil de recherches médicales du Canada, 932, 947, 1655, 1656, 1657, 1660

Conseil des affaires sociales et de la famille, 1642, 1645
Conseil économique et social, 1772, 1773, 1774, 1778, 1782, 1783, 1784, 1785, 1791
Consensus Development Panel, 1223, 1224
Consoli, S., 504
Consoli, S.-M., 25, 33
Constantine, G.L., 1837, 1840
Cook, E.H., Jr., 987
Cooney, R.S., 1753, 1759
Coons, P., 414, 425
Cooper, D.A., 1835, 1836, 1840, 1841
Cooper, P.F., 1723, 1728
Copeland, J., 899, 920
Coplan, J., 1054, 1056, 1066
Coppen, A., 292, 326
Cordier, B., 972
Corin, E., 1722, 1723, 1728, 1749, 1752, 1757, 1759, 1869, 1873
Cormier, H., 1357, 1361, 1885, 1889
Cormier, H.J., 1920, 1922
Cornblath, D.R., 1833, 1840
Cornelius, J.R., 680, 682
Corporael, L., 1642, 1643, 1645
Corrigan, P.W., 1357, 1361
Corvea, M.H., 911, 922
Coryell, W., 313, 326, 657, 683
Costa, P.T., Jr., 1599, 1612
Costello, E., 1319, 1322, 1401, 1405
Costes, J.M., 175
Côté, C., 1920, 1922
Côté, G., 1818, 1824
Côté, H., 599, 610, 643, 645, 648, 649, 650
Cottone, R.R., 1694, 1697
Cottraux, J., 68, 300, 326, 681, 682, 1311, 1322, 1324, 1328, 1340, 1459, 1463
Couchner, B., 1895
Coulter, D.L., 83, 84
Coulter, D.M., 98, 1199, 1203
Council on Ethical and Judicial Affairs, 1655, 1660
Cour suprême du Canada, 947
Courjon, J., 540, 574
Cournos, F., 1869, 1873
Cournut, J., 1282, 1296
Cournut-Janin, M., 1282, 1296
Cousin, F.R., 687, 705

Cousin, V., 1430, 1435
Cousineau, P., 681, 682
Couvreur, C., 1097, 1100
Cowdrey, R.W., 680, 682
Cowles, K.S., 166, 170
Cox, B.J., 1320, 1322
Coyle, K., 552, 573
Coyne, J.C., 296, 326
Cozak, M.J., 1323
Cramer, B., 1014, 1015, 1098, 1100, 1283, 1296
Craske, M.G., 1320, 1322
Craven, M.A., 1675, 1678
Cravens, R.B., 1751, 1752, 1757
Crawford, H.J., 1411, 1417, 1421
Crawshaw, R., 1732, 1744
Creed, F., 877, 888
Crépault, C., 580, 581, 601, 610, 640, 649, 650
Crépeau, R., 1767
Crimmins, D.B., 86, 98
Crisp, A.H., 525, 535
Critchley, M., 557, 573
Crocq, L., 380, 394
Crombez, J.-C., 1385, 1391, 1394
Croq, D., 413, 425
Crosby, C., 1867, 1873
Crow, T.J., 1229, 1237
Crowe, R.R., 1496, 1498
Cubelli, G.E., 1878, 1889
Cuche, H., 213, 216, 222
Cueva, J.E., 1108, 1118
Cui, X., 296, 326
Cummings, J.L., 134, 143, 908, 920
Currie, R.F., 1742, 1744
Curtiss, S., 1051, 1067
Curzi-Dascalova, L., 546, 574
Cushing, H., 1666
Custer, R.L., 437, 441
Cutting, J., 901, 920
Cuvo, A.J., 1315, 1322
Cytryn, L., 1110, 1117
Czabor, P., 1805, 1808
Czeisler, C.A., 562, 574

D

D'Amato, T., 248, 250, 284
D'Ercole, A., 1674, 1678
D'Zurilla, T.J., 1311, 1312, 1322, 1323

Da Costa, J.M., 332
Da Prada, M., 1532, 1535
Dackis, C.A., 199, 206
Daghero, P., 1901, 1903
Dahlitz, M., 562, 574
Dale, I., 1513
Dalery, J., 248, 250, 284
Daley, D., 1813, 1816, 1825
Daley, D.A., 204, 206
Dalle, B., 690, 704, 705
Dally, P.J., 315, 329
Danis, J.M., 1813, 1815, 1819, 1820, 1825
Danon Boileau, H., 1453, 1464
Darcourt, G., 691, 705
Darhendorf, R., 1639, 1645
Darling, C.A., 585, 610
Darnell, J., 1518, 1535
Darwin, B., 1471, 1472, 1477, 1478, 1481
Darwin, C., 1642, 1913
DaSilva, G., 1285, 1296
Dattilio, F.M., 1335, 1340
Daumezon, G., 1895, 1896, 1899
Davanloo, H., 1292
David, C., 466, 467, 469, 479, 1290, 1297
Davidson, J.M., 582, 610
Davidson, J.R.T., 315, 326, 393, 394
Davidson, M., 1531, 1534
Davidson, R.J., 1398, 1405
Davidson, T.M., 1411, 1413, 1421
Davila, R., 1531, 1532, 1535
Davis, J.M., 1188, 1203
Davis, K., 239
Davis, K.L., 1531, 1534
Davis, P.K., 1315, 1322
Dazord, A., 1293, 1296, 1460, 1463
De Bellis, M.D., 1111, 1117
De Clercq, M., 873, 1376, 1377
De la Fuente, J.M., 1220, 1224
De Leon, G., 205, 207
De Pascalis, V., 1425
De Plaen, S., 1358, 1361
De Rubeis, R.J., 1267, 1272, 1339, 1340
De Schill, S., 1450, 1463
De Wolf, M., 650
Dean, B., 1533, 1535

Debout, M., 1772, 1773, 1774, 1778, 1782, 1783, 1784, 1785, 1791
Debruille, B., 1545, 1558, 1567
DeCaria, C.M., 437, 441
DeChillo, N., 1735, 1744
Decobert, S., 1292, 1296
Deflem, M., 1764, 1767
Degeilh, B., 690, 705
Déjerine, J., 1445, 1446, 1463
Dejours, C., 1718, 1719, 1723, 1728
Delay, J., 690, 705, 1162, 1176, 1240, 1241, 1256, 1257, 1258, 1915
Delbrouk, P., 1258
DeLeo, D., 405, 406, 407
Deleu, G., 1362
Delgado-Escuela, A.V., 458, 462
Dell, P.F., 1694, 1697
Demb, H.R., 1109, 1117
Dement, W.C., 549, 574, 576
Deming, E., 1666
Deniker, P., 68, 353, 690, 695, 705, 706, 1162, 1176, 1240, 1241, 1246, 1257, 1258, 1915
Denis, J.F., 678, 682, 845, 864, 865, 873
Denis, S., 1540, 1567
DeRisi, W.J., 1347, 1361
Derouesné, J., 1542, 1568
Des Rosiers, P., 1780, 1791
Descartes, R., 7, 1430, 1473, 1474, 1478, 1479, 1481, 1482
Désilets, M.-F., 599, 610
Desjarlais, N., 334, 337, 338, 353, 358
Desmond, D.P., 175, 208
DesNoyers-Hurley, A., 88, 99
Despine, A., 419
Dess, W.J., 186, 207
Deustch, F., 466
Deutsch, F., 1849, 1857
Devereux, G., 1455, 1456, 1463, 1636, 1645, 1757
Deverill, M., 1673, 1678
DeVita, V.T., Jr., 1842
Deynaka, C.J., 942, 947
Di Lalla, L.F., 1803, 1808
Diamond, M.J., 1425
Diatkine, G., 1450, 1453, 1463, 1464
Diatkine, R., 976, 988, 1037, 1128, 1452, 1463
Dick, C.L., 175, 207
Dicks, H.V., 1689, 1690, 1697
Dickson, W.E., 1217, 1224

Dickstein, S., 995, 1017
DiClemente, C.C., 1265, 1266, 1274
Diderot, D., 1430
Didi Huberman, G., 694, 706
Diekstra, R.F.W., 1772, 1773, 1774, 1781, 1785, 1786, 1791
Dietrich, D.E., 1534, 1535
Dietz, P.E., 947
Digman, J.M., 1612
Dilley, J., 1838, 1840
Dilley, J.W., 1830, 1838, 1840
Dingemanse, J., 1535
Dinges, D.F., 1417, 1423
Dinges, N., 1765, 1767, 1821, 1825
DiNicola, V.F., 1756, 1757
Dinwiddie, S.H., 205, 207
Dix, D., 1912
Dixon, J.C., 424, 425
Dixon, L., 1733, 1744
Dixon, L.B., 275, 284, 1362
Doane, B.K., 1412, 1423
Doerr-Zegers, O., 1752, 1757
Doherty, J.P., 1293, 1297
Dohrenwend, B.P., 1640, 1645
Dohrenwend, B.S., 1640, 1645
Dolan, B.M., 433, 442
Dollard, J., 1435, 1440
Dominguez, B., 1869, 1873
Domino, M.E., 1674, 1678
Donahey, M.K., 593, 610
Dongier, M., 164, 169
Donnet, J.L., 1281, 1296
Dooley, C.D., 1720, 1728
Dosen, A., 87, 98, 100
Dostoïevski, F.M., 437
Dotter, D., 1637, 1638, 1645
Doucet, H., 1661
Doucet, P., 1280, 1288, 1291, 1296, 1451, 1463
Douchy, J.-M., 1669, 1678
Dougherty, D., 146, 170
Douglas, J., 1911, 1912
Douyon, A., 175, 206
Dow, J., 1754, 1757
Dowling, F.G., 370, 377
Downey, G., 296, 326
Downs, N., 905, 922
Doyle, D., 1858
Dragon, E.M., 911, 922
Drake, M.E., Jr., 431, 441

Drake, R.E., 659, 683, 1813, 1814, 1822, 1823, 1824, 1825, 1826, 1868, 1874
Drapeau, A., 1752, 1759
Drury, V., 221, 222
Druss, B., 1674, 1678
Dubé, D., 435, 442
Dubertret, C., 899, 920
Dublineau, J., 686, 705
Dubois, B., 1547, 1548, 1549, 1567, 1569
Dubois, P., 1270, 1272, 1446, 1463, 1944, 1950
Dubovsky, S., 122, 142
Dubovsky, S.L., 1533, 1535
Dubret, G., 1129, 1136, 1930, 1939
Dubuisson, P., 1453, 1465
Duché, D.J., 1131, 1136
Duché, J., 976, 987
Dufour-Selmanovitch, L., 1934, 1938
Dugas, L., 423, 425
Dugas, M.J., 1312, 1319, 1322, 1323
Duhamel, F., 33
Dumais, C., 1554, 1568
Dumas, J.-L., 1475, 1482, 1483
Dumont, M., 564, 574
Dunbar, F., 466, 470, 479
Duncan-Jones, P., 402, 407
Dunham, H.W., 1919, 1922
Dunne, E.J., 1785, 1791
Dunne-Maxim, K., 1785, 1791
Dunner, D.L., 290, 313, 317, 327, 1678
Dupré, E., 686, 706
Duquet, E.E., 1913, 1922
Durand de Bousingen, R., 1399, 1405
Durand, G., 1658, 1661
Durand, V.M., 86, 98
Durham, N.C., 1436, 1440
Durieux, P., 1666, 1673, 1675, 1676, 1677, 1678
Durivage, A., 1804, 1808
Durkheim, É., 316, 1634, 1782
Durlak, J.-A., 1321, 1324
Duruz, N., 1263, 1265, 1273, 1441
Dvorak, J., 455, 463
Dyer, A.R., 1661

E

Eagger, S.A., 132, 142
Early Psychosis Prevention and Intervention Centre, 1362

Eccles, A., 569, 574
Eccles, J.C., 1479, 1483, 1570
Eckman, T.A., 1350, 1358, 1361
Edel, Y., 704, 705
Edelman, G.M., 1479, 1480, 1481, 1482
Edelman, G.N., 1285, 1296
Edisbury, L., 1740, 1741, 1744
Edward-Chandran, T., 1676, 1678
Egan, K., 497, 504
Egan, M.F., 1560, 1567
Eggers, C., 1108, 1117
Eiguer, A., 1455, 1463
Einarson, T.R., 1202, 1203
Eisen, J.L., 377
Eisenberg, L., 8, 18, 1644, 1645
Eisenbruch, M., 1753, 1757
Eisendrath, S.J., 512, 514, 515, 516, 517, 518, 519, 520
Eisold, K., 1429, 1440
Eissler, K.R., 1849, 1850, 1857
Eitington, M., 1944
Ekbom, K.A., 552, 574
El Guebaly, N., 859, 873, 1820, 1824
Élia, G., 1234
Elie, R., 1269, 1272, 1417, 1423
Elkaïm, M., 1369, 1375, 1377, 1455, 1463, 1689, 1697
Elkashef, A.M., 254, 284
Elkin, I., 1338, 1340
Ellenberger, H., 1862, 1873, 1944, 1950
Ellenberger, H.F., 420, 425, 426, 1278, 1296, 1410, 1421
Elliot, R., 1437, 1440
Ellis, A., 1320, 1328, 1331, 1340, 1420, 1422, 1432, 1436
Ellul, E., 691, 706
Elman, J.L., 985, 987
Elwood, M., 1640, 1646
Émard, J.-F., 114, 142
Emde, R., 547, 573, 1283, 1296
Emond, A., 467, 479
Emslie, G., 1112, 1117
Enberg, G., 1152, 1157
Endicott, J., 310, 327
Engel, G., 486, 503
Engel, G.L., 4, 5, 7, 18, 104, 466, 469, 1917, 1922
Enns, M.W., 1228, 1237
Entsuah, R., 1152, 1157

Epelbaum, C., 987, 1037
Épictète, 1432
Epstein, D., 551, 573
Epstein, L.G., 1833, 1840
Epstein, N.B., 1685, 1697
Epston, D., 1692, 1698
Erb, S., 1565, 1567
Erhardt, A.A., 639, 649
Erickson, M.H., 1390, 1414, 1415, 1416, 1418, 1419, 1420, 1422, 1431, 1433, 1437, 1457, 1691
Erikson, E., 229, 239
Erikson, E.H., 868, 1594, 1600, 1603, 1604, 1605, 1606, 1607, 1608, 1612
Erlenmeyer-Kimling, L., 1106, 1117
Erwin, R.J., 1559, 1567
Escobar, J.L., 490, 503
Espezel, H., 562, 574
Espie, C.A., 1401, 1405
Esquirol, É.J., 15, 74, 226, 288, 362, 690, 1444, 1463
Esquirol, J.-É.-D., 1894, 1895, 1912
Estroff, S.E., 1799, 1801, 1808
Esty, J., 146, 170
Etchegoyen, R.H., 1450, 1463
Evans, D., 1449, 1464
Evans, D.L., 1837, 1840, 1841
Evans, D.M., 191, 207
Evans, F.J., 1412
Evans, R.W., 473, 479
Evans-Pritchard, E.E., 1757
Everett, C.A., 1687, 1697
Ey, H., 4, 7, 18, 212, 215, 216, 222, 412, 415, 417, 425, 686, 687, 688, 689, 690, 691, 692, 695, 705, 706, 1448, 1449, 1464, 1650, 1862, 1914
Eysenck, H., 295, 654
Eysenck, H.J., 1262, 1273
Ezzy, D., 1718, 1721, 1728

F

Fabian, J.L., 1830, 1840
Fabrega, H., 401, 407, 486, 503
Fages, J.B., 1450, 1464
Fagg, J., 593, 599, 610
Fagot, B.I., 641, 649
Fain, M., 467
Fairbairn, W.R., 1689
Fairburn, C.G., 525, 536, 1321, 1322
Falker, S., 1013, 1016

Fallon, B.A., 500, 503
Falloon, I., 278, 280, 284
Falloon, I.R.H., 1348, 1354, 1359, 1361, 1375, 1377, 1690, 1697, 1885, 1886, 1889
Falloon, R.M., 1108, 1117
Falret, J.-P., 226, 235, 289, 690, 1912, 1913, 1922
Fann, J.R., 456, 462
Farah, A., 1233, 1237
Faraone, S.V., 1498
Farber, N.B., 255, 284
Faris, R.E.L., 1919, 1922
Farkas, M., 1889
Farrington, D.P., 1074, 1083
Farzedegan, H., 1830, 1841
Fass, M.L., 1414, 1422
Fast, G.A., 1188, 1204
Faucon, A., 1013, 1016
Faulkner, L.R., 1863, 1873
Faulkner, W., 150
Fauman, M., 1667
Fava, F.A., 1321, 1323
Favret-Saada, J., 1750, 1757
Favrod, J., 1357, 1358, 1361
Feather, B.W., 1436, 1440
Fédération française de psychiatrie, 285
Federn, P., 1288, 1451, 1464
Fedio, P., 458, 462
Fedoroff, J.P., 618, 633
Fehlings, D.L., 1321, 1323
Feighner, J.P., 246
Feiring, C., 1739, 1744
Feldenkrais, M., 1388, 1389, 1394
Felder, R.E., 1695, 1698
Feldman, H.A., 597, 610
Feldman, R.B., 1694, 1697
Feldman, R.S., 1537
Féline, A., 215, 216, 222, 686, 695, 706
Fellenius, J., 1320, 1323, 1324
Fenichel, E., 1017
Fenichel, O., 441
Fenn, H., 132, 142
Ferber, R., 548, 565, 574, 576
Ferbos, C., 177, 207
Ferencz, J., 938, 947
Fernandez, A., 704, 705, 903, 920
Fernandez, C., 1155, 1157
Fernandez, F., 1832, 1838, 1840

Fernandez, R.L., 1748, 1750, 1757
Ferrando, S.I., 1837, 1840
Ferrante, F.M., 887, 888
Ferrara, M., 686, 706
Ferrari, P., 987, 1032, 1036, 1037
Ferreira, A.J., 1072, 1083
Ferreri, M., 1154, 1157
Ferrero, F., 1457, 1464
Ferrey, G., 904, 920, 923
Feyerabend, P., 1434, 1440
Fieve, R.R., 317, 326
Filipek, P.A., 1000, 1015
Filotto, J.F., 1292, 1296
Filteau, M.J., 442
Finding, R.L., 1197, 1204
Fineberg, N., 372, 377
Fink, M., 1228, 1237
Fink, P., 451, 461, 462
Finkelhor, D., 623, 633
Finn, E., 1390, 1394
First, M.B., 1814, 1824
Fisch, R., 1691, 1698
Fischer, J., 551, 574
Fish, B., 1106, 1117
Fishbein, M., 1361
Fisher, C.M., 135, 142
Fisher, D., 632, 633
Fishman, B., 1837, 1839, 1841
Fisk, N., 638, 649
Fitzgerald, S., 1886, 1889
Flament, M.F., 1096, 1100
Fleck, J., 1755, 1758
Fleckenstein, A.E., 1527, 1535
Flemming, C.F., 305
Flemming, J.A., 312, 328
Flemming, J.A.E., 68
Fletcher, J.C., 1657, 1658, 1660
Fletcher, J.M., 1066
Fletcher, R.J., 100
Fliesen, W., 1418, 1422
Flint, A.J., 911, 916, 920
Flor-Henry, P., 1545, 1567
Flournoy, H., 1945
Flournoy, T., 1945, 1950
Fluoxetine Bulimia Nervosa Collaborative Study Group, 534, 535
Foa, E.B., 366, 367, 377, 382, 383, 390, 393, 394, 1318, 1323, 1401, 1405
Fogel, B.S., 480

Folks, D.G., 474, 475, 476, 479, 494, 503
Follett, C., 1089, 1090, 1101
Follin, S., 686, 687, 706
Folstein, M.F., 56, 58, 68, 108, 111, 121, 127, 128, 142, 143, 840, 873, 896, 921
Folstein, S.E., 840, 873, 896, 921
Folstein, S.F., 56, 58, 68, 108, 121, 127, 128, 142
Fombonne, E., 524, 535, 997, 1015
Fondation de la recherche sur la toxicomanie de l'Ontario, 146, 169
Fontaa, V., 1926, 1939
Fontaine, O., 1324, 1459, 1464
Ford, C.V., 494, 503
Ford, J.M., 1559, 1569
Forel, A., 1943, 1946, 1950
Forget, C., 175, 207, 1918
Forrest, A.R., 193, 207
Fortenberry, J.D., 1749, 1758
Fortin, L., 909, 920
Fortin, P., 1792
Foucault, M., 1634, 1640, 1644, 1645, 1862, 1873
Foulkes, D., 549, 574
Fourcade, A., 1668, 1669, 1670, 1672, 1676, 1677, 1678
Fournier-Charneri, E., 1124, 1135, 1136
Fourquet, F., 1895, 1899, 1903
Foville, A.L., 690
Fox, R., 1635, 1646
Foxx, R.M., 96, 98
Fraiberg, S., 1014, 1015
Frances, A., 9, 375, 376, 679, 682
Frances, A.J., 79
Frances, R.J., 1812, 1813, 1814, 1817, 1826
Francis, G., 1091, 1100
Frank, D., 1294, 1296
Frank, E., 322, 327
Frank, J.D., 1263, 1264, 1265, 1266, 1273, 1431, 1440
Frankel, F., 1228, 1237
Frankel, F.H., 1416, 1417, 1422
Frankenburg, F.R., 657, 683
Franzen, M.D., 455, 463
Fraser, D., 86, 95, 98
Frasure Smith, N., 472, 479, 879, 888
Fréchette, M., 1071, 1072, 1083

Freed, E., 1836, 1840
Freedman, N., 1298
Freeman, A., 1432, 1440
Freeman, C.P.L., 532, 536
Freeston, M.H., 377, 1309, 1320, 1323
Frege, G., 1475
French, T., 1432, 1440
French, T.M., 1263, 1273
Freud, A., 1093, 1100, 1134, 1287, 1594, 1600, 1601, 1603, 1604, 1605, 1606, 1607, 1612, 1914
Freud, S., 8, 177, 178, 207, 229, 239, 244, 245, 295, 300, 327, 332, 362, 363, 364, 366, 380, 394, 412, 425, 437, 441, 485, 493, 503, 580, 610, 618, 633, 639, 654, 693, 694, 695, 1092, 1097, 1100, 1109, 1117, 1240, 1278, 1279, 1280, 1282, 1283, 1284, 1285, 1286, 1288, 1289, 1291, 1293, 1295, 1296, 1297, 1328, 1382, 1413, 1422, 1439, 1445, 1446, 1447, 1448, 1449, 1451, 1463, 1464, 1474, 1482, 1612, 1702, 1703, 1709, 1781, 1850, 1857, 1914, 1944, 1950
Freudenberger, H.J., 1722, 1728
Freund, D.A., 1666, 1678
Friedberg, J., 1202, 1204
Friedländer, K., 1072, 1079, 1083
Friedman, D., 1559, 1567
Friedman, M., 470, 471, 472, 479
Frischholz, E.J., 1425
Fritze, J., 1219, 1224
Fromentin, D., 1672, 1678
Fromm, E., 1413, 1414, 1416, 1417, 1418, 1419, 1421, 1422
Fromm-Reichman, F., 1735, 1744
Fry, W., 1689
Fudala, P.J., 199, 207
Fuller, R.K., 165, 169
Fulton, B., 1150, 1157
Funfgeld, M., 193, 207
Fyer, A.J., 1090, 1100

G

Gabbaï, P., 1932, 1938
Gabbard, G., 323, 327
Gabbard, G.O., 30, 33, 412, 414, 425, 680, 682, 1298
Gaddum, J.H., 1524
Gaffney, G.R., 617, 618, 633
Gagné, G., 279, 284, 1878, 1889, 1894, 1903

Gagnon, L., 996, 1015
Gaillard, J.M., 576
Gaines, A.D., 1756, 1757
Galanter, M., 170
Galien, C., 694
Gallagher, B., 1637, 1645
Galton, F., 1474
Gammans, R.E., 1150, 1157
Gamper, E., 135
Gantt, A., 1350, 1353, 1361
Garattini, S., 1162, 1176
Garcia, R.H., 1290, 1297
Gardier, A.M., 1191, 1203
Gardner, D.L., 680, 682
Gardner, D.M., 1200, 1203
Gardner, M., 414, 425
Gardner, W.I., 87, 98
Garfield, S.L., 1264, 1266, 1273
Garfinkel, B.D., 1782, 1783, 1788, 1791
Garfinkel, P.E., 524, 525, 526, 527, 532, 535, 537, 1723, 1728
Garland, J., 1090, 1100
Garnefski, N., 1772, 1791
Garner, D.M., 525, 526, 527, 532, 535, 537
Garonne, G., 1376, 1377
Garrabe, J., 1453, 1463
Garrick, T.R., 878, 888
Garrison, J., 1740, 1744
Garvey, M.J., 1531, 1535
Garza-Treviño, E.S., 325, 327, 1210, 1224, 1803, 1808
Gasser, J., 1950
Gastpar, M., 1193, 1203
Gattozzi, A.A., 1863, 1865, 1873
Gaucher, D., 1918, 1922
Gauchet, M., 1444, 1446, 1464
Gauckler, E., 1445, 1446, 1463
Gauthier, Y., 1034, 1036
Gautrin, D., 474, 480
Gauvain-Piquard, A., 1124, 1135, 1136
Gauvreau, D., 114, 142
Gawin, F.H., 199, 207
Gay, P., 1284, 1297
Ge, L.Y., 985, 987
Geahchan, D.J., 1453, 1464
Gedye, A., 93, 99
Geer, J.H., 612
Gelder, M.G., 355, 358

Geldmacher, D., 133, 143
Gelenberg, A.J., 1142, 1145, 1156, 1158, 1159, 1200, 1203
Gélineau, J., 554, 574
Gelkopf, M., 511, 519
Geller, B., 1112, 1117
Geller, J.L., 1676, 1679
Gendlin, E.T., 1391, 1394
Gendreau, G., 1081, 1083
Gennarelli, T.A., 455, 463
George, M.C., 1125, 1126, 1136, 1926, 1938
Georget, E., 1912, 1922
Georget, É.J., 694
Gérard, C.L., 1040, 1057, 1066
Geraty, R.D., 1674, 1679
Gergen, K.J., 1429, 1432, 1441
Gerhardt, U., 1635, 1636, 1637, 1639, 1641, 1645
Gerrity, E.T., 392, 394
Gershon, E., 290, 313, 327
Geschwind, N., 458, 462, 1545, 1570
Ghosh, A., 984, 987
Gibbon, M., 1814, 1825
Gibbs, E.L., 658, 682
Gibbs, F.A., 658, 682
Gibello, B., 1058, 1060, 1061, 1062, 1066
Gibson, P., 1704, 1714
Gilad, L., 1752, 1757
Gilberg, C., 530, 536
Gilberg, I.C., 530, 536
Gilbert, P.L., 1174, 1176
Gilbertson, A.D., 413, 421, 425
Gill, M.M., 1413, 1414, 1422
Gillberg, C.J., 1003, 1016
Gilleard, C., 894, 921
Gilliéron, É., 1292, 1294, 1297, 1451, 1464, 1947
Gilligan, C., 1704, 1714
Gilson, S.F., 95, 99
Ginestet, D., 1246, 1257
Giraud, A., 1666, 1667
Girolamo, G. de, 1357, 1360
Girouard, D., 127, 131, 142
Gitlin, M., 1214, 1224
Gitlin, M.J., 1865, 1873
Gittelman-Klein, R., 1112, 1117
Glancy, G.D., 943, 947
Glass, C.R., 1265, 1273

Glassman, A.H., 472, 479
Gleick, J., 1369, 1378
Glenn, M.D., 1237
Glockeski, S., 472, 479
Glod, C., 1199, 1204
Glover, E., 178, 207
Glover, G., 1866, 1874
Gockel, K.A., 511, 519
Godfroid, I.O., 1713, 1714
Godin, G., 1345, 1361
Godin, J., 1414, 1419, 1422, 1457, 1464
Goethe, J.W. von, 1788
Goffman, E., 1638, 1639, 1645, 1866, 1873, 1915
Gold, J.R., 1263, 1274, 1441
Gold, M., 176, 191, 208
Gold, M.S., 199, 200, 206, 208
Goldberg, D., 488, 503
Goldberg, J., 381, 394
Goldberg, M.A., 558, 574
Goldberg, T.E., 901, 921
Goldfried, M.R., 95, 99, 1263, 1265, 1266, 1269, 1270, 1272, 1273, 1274, 1311, 1322, 1330, 1340, 1403, 1405, 1440, 1441
Golding, J.M., 1848, 1857
Goldman, C.R., 1344, 1350, 1361
Goldman, H.H., 1821, 1825, 1863, 1865, 1873
Goldman, M.J., 432, 441
Goldner, V., 1688, 1697
Goldstein, K., 1383, 1390, 1914
Goldstein, L., 437, 441
Goldstein, M.G., 472, 475, 476, 479
Goldstein, M.J., 1349, 1358, 1359, 1361, 1869, 1873
Golub, A., 191, 207
Gomez, C.F., 1659, 1660
Gong-Guy, E., 1751, 1752, 1757
Gonsalves, C.J., 1752, 1757
Gonzalez, N.M., 432, 441
Gonzales-Heydrich, J., 640, 649
Good, B.J., 1765, 1767
Goodwin, D.W., 150, 169
Goodwin, F., 290, 313, 326
Goodwin, F.K., 289, 294, 308, 309, 310, 316, 317, 327, 1216, 1217, 1223, 1225
Gooren, L., 639, 649
Gorassini, D.R., 1411, 1422
Gorham, D.R., 1814, 1825

Gorman, G.M., 18
Gorman, J.M., 338, 339, 358, 1158, 1835, 1840
Gorwood, P., 899, 920
Gosi-Greguss, A.C., 1410, 1421, 1424
Gosselin, P., 1312, 1323
Gotowiec, A., 1763, 1767
Gottesman, I., 1803, 1808
Gottesman, I.I., 1493, 1498
Gottfried, L.A., 510, 515, 519
Gottheil, E., 1864, 1873
Gouffinhal, Y., 1932, 1938
Gould, J., 1061, 1067
Gould, R.A., 1320, 1323
Gould, S.J., 1643, 1644, 1645
Goutal, M., 1894, 1896, 1901, 1902, 1903
Gouvernement du Québec, 947, 948
Gozzlan, H., 1535
Grafenberg, E., 585, 610
Grant, I., 1833, 1840
Grasset, F., 1727, 1729
Gratton, F., 1792
Gratzer, T.G., 943, 947
Gray, A.S., 631, 634
Gray, C., 1724, 1728
Gray, J., 466
Greaves, C., 1849, 1857
Grebb, J.A., 294, 295, 316, 320, 327, 333, 334, 335, 336, 337, 338, 344, 350, 352, 353, 354, 356, 357, 358, 894, 921, 1092, 1101
Green, A., 1289, 1298, 1449, 1450, 1451, 1464, 1644, 1645
Green, B.L., 1088, 1101
Green, J., 1003, 1016
Green, W.H., 1024, 1032, 1036, 1106, 1107, 1117
Greenberg, D.B., 477, 479
Greenberg, D.M., 618, 629, 633, 943, 947
Greenberg, L.S., 1437, 1440
Greenberg, R.L., 1341
Greenblatt, D.J., 1142, 1145, 1157
Greenfield, D., 1109, 1119
Greenfield, S.F., 1868, 1873
Greenspan, S., 1012, 1016, 1017
Greenwell, R.J., 1694, 1697
Greist, J.H., 373, 377
Grencavag, L.M., 1273
Gressot, M., 1451, 1464

Grieger, R., 1331, 1340, 1420, 1422
Griffiths, D., 85, 96, 99
Griffiths, R., 1040, 1066
Grignon, M., 1285, 1297
Grimes, J., 124, 142
Grimm, L.G., 1399, 1405
Grinberg, L., 1283, 1284, 1297
Grinder, J., 1390
Grinker, R., 380, 394
Grinspoon, L., 191, 207
Gritzer, P.H., 1696, 1697
Grivois, H., 837, 873, 1120
Grob, G.N., 1943, 1950
Groddeck, G., 1383
Groesbeck, C.J., 191, 208
Grof, S., 1388, 1394
Gros-Louis, Y., 1321, 1323
Gross, G., 1947, 1950
Gross, O., 1944
Grossin, J., 1901, 1903
Grossman, H.J., 99
Grosso, L., 1120
Groth, A.N., 620, 623, 633
Grunberg, F., 4, 9, 18, 617, 633, 926, 947, 948, 1540, 1655, 1656, 1657, 1660, 1787, 1791
Grunberger, B., 1285, 1297, 1298
Gruzelier, J.H., 1411, 1421
Gualtieri, C.T., 92, 99
Gualtieri, T., 455, 456, 457, 462
Guay, J., 1740, 1744
Guedeney, A., 1017
Guelfi, J.D., 695, 706, 1258
Guertin, M., 1918, 1923
Guggenbühl, J.J., 1945
Guglielmi, R.S., 1719, 1728
Guidano, V.F., 1334, 1340
Guillaumin, J., 1281, 1297
Guilleminault, C., 547, 574, 576
Guilloux, J., 686, 706
Guiraud, P., 8, 18
Guitart, X., 176, 207
Gull, W., 524
Gunderson, J.G., 388, 394, 657, 680, 682, 683
Gurak, D.T., 1753, 1759
Gurman, A.S., 1265, 1273, 1369, 1378
Gutheil, T.G., 846, 873, 948
Guthrie E., 498, 503, 877, 888

Guttman, H., 1366, 1378, 1694, 1697
Guttman, H.A., 1696, 1697
Guy, W., 1814, 1824
Guyomard, P., 1450
Guyotat, J., 68, 353, 695, 706
Guyton, A.C., 1503, 1504, 1505, 1535
Guze, S.B., 298, 328, 490, 504, 699, 706, 1619, 1630
Gysens, S., 1620, 1621, 1630

H

Haag, G., 1454, 1464
Habimana, E., 1067
Hackett, T., 498, 503
Hackett, T.P., 487
Haefely, W.E., 1144, 1157, 1529, 1535
Hafner, H., 284, 1796, 1808
Hafner, M., 1751, 1759
Haggerty, J.J., 517, 518, 519
Hagin, R., 1045, 1049, 1067
Haled, R.E., 463
Hales, R.E., 79, 889
Haley, J., 1419, 1431, 1433, 1437, 1440, 1455, 1464, 1689, 1691, 1697
Halgren, E., 1556, 1557, 1558, 1568
Hall, A.S., 459, 463
Hall, P., 860, 873
Hall, R.C., 451, 452, 461, 462
Hall, R.C.W., 876, 888
Hallopeau, F., 439
Halpern, L., 548, 573
Hamann, A., 1389, 1394
Hamberger, C., 638
Hamilton, M., 305, 1111
Hamilton, V., 1432, 1440
Hamon, M., 1535
Hampson, R.B., 1370, 1376, 1378
Hampton, B., 1688, 1697
Hanks, G.W.C., 1858
Hanly, C., 1432, 1434, 1441
Hanson, F.K., 633
Hantouche, E.-G., 1154, 1157
Haratsaris, M.N., 1214, 1225
Harden, C.L., 1218, 1224
Harding, C.M., 274, 282, 284, 901, 921
Hardy, R., 1198, 1203
Harl, J.M., 1162, 1176, 1240, 1257
Harris, J., 899, 921
Harris, M.J., 1832, 1836, 1840

Harris, T., 1641, 1645, 1707, 1714
Harris, T.O., 1739, 1744
Harrison, R., 124, 142
Harrison, W.M., 1837, 1841
Harrow, M., 1210, 1217, 1224
Hartmann, H., 865, 1283, 1297
Harvard, B., 658, 682
Harvey, A.G., 354, 358
Harvey, J., 132, 142
Harvey, P., 902, 921
Harvey, S.C., 1142, 1157
Haskins, J.T., 1152, 1157
Hasselback, P., 1862, 1873
Hatfield, A.B., 1737, 1738, 1744
Hauck, J.A., 1312, 1323
Hauff, E., 1751, 1757
Hauri, P., 551, 574
Havens, L.L., 1878, 1889
Havercamp, S.M., 96, 100
Hawton, K., 593, 599, 610
Hay, P., 372, 377
Hayes, A.H., 1269, 1273
Hayes, R., 1350, 1353, 1361
Hayez, J.Y., 1081, 1083
Haynal, A., 1457, 1464
He, J., 558, 574
Heath, A.W., 204, 208
Heaton, R.K., 1833, 1840
Hebb, D., 1479
Hébert, R., 127, 131, 142, 896, 920, 923
Hechtman, L., 1025, 1037
Hecker, J.E., 1320, 1323
Hegel, M.T., 1321, 1322
Heidegger, M., 1383, 1944, 1945
Heiden, W., 284
Heim, A., 223
Heiman, J.R., 589, 610
Heimann, P., 1280, 1284, 1297
Heinroth, J.C., 226, 466
Heithoff, K., 903, 921
Held, R., 1451, 1464
Helgason, L., 1107, 1117
Hellström, K., 1320, 1323
Helzer, J.E., 147, 169, 380, 394, 1820, 1824
Hemingway, E., 150
Henderson, A., 899, 921
Henderson, S., 402, 407, 513, 519, 1739, 1744
Heninger, G.R., 200, 206

Henneberg, A.E., 1534, 1535
Hennekens, C.H., 1631
Henry, C., 1688, 1697
Henry, W.P., 1269, 1273
Hensig, G., 1725, 1728
Herman, J.L., 395, 1710, 1714
Herman, M.M., 1512, 1535
Hermle, L., 193, 207
Hersen, M., 68
Hershman, S., 1415, 1422
Hersov, L., 976, 988, 1037
Hertoft, P., 650
Hervé, N., 1556, 1568
Herzberg, J.S., 1199, 1202
Hesnard, A., 31, 33
Hester, R.K., 168, 169
Hetherington, E.M., 1687
Heusch, L. de, 1750, 1758
Heuyer, G., 976, 987, 1070, 1083
Hickie, I., 1588, 1590
Hiegel, J.-P., 1756, 1758
Hietter, S.A., 431, 441
Hilgard, E.R., 1410, 1411, 1412, 1413, 1422, 1423, 1424
Hilgard, J.R., 1416, 1422
Hill, A.B., 1624
Hill, R.F., 1749, 1758
Hilliard, R.B., 1269, 1273
Hillyard, S.A., 1557, 1558, 1559, 1560, 1561, 1562, 1563, 1564, 1565, 1566, 1567, 1568, 1569
Hindmarch, I., 1149, 1157
Hinton, L., 1756, 1758
Hintz, S., 1837, 1840
Hippocrate, 4, 8, 654, 694, 1109, 1853
Hipsley, P.A., 356, 358
Hitri, A., 1519, 1535
Hoberman, H.M., 1782, 1783, 1788, 1791
Hobson, J.A., 549, 574
Hochmann, J., 1081, 1083, 1452, 1464, 1570
Hodapp, R.M., 79, 81, 98
Hodgins, S., 1798, 1808, 1809
Hodgkins, S., 1818, 1824
Hoehns, J.D., 1155, 1158
Hoehn-Saric, R., 356, 358
Hoenk, P.R., 406, 407
Hoffman, E., 547, 573
Hoffman, H.L., 557, 573

Hoffman, L., 1692, 1697
Hogarty, G.E., 274, 276, 283, 284, 1344, 1357, 1359, 1360, 1361, 1885, 1889
Holder, H.D., 163, 169
Holland, A.J., 524, 536
Hollander, E., 504, 1158, 1560, 1568
Hollingshead, A.B., 1920, 1923
Hollister, L.E., 325, 327, 1105, 1117, 1155, 1158
Holmes, L.J., 1564, 1570
Holmes, T.H., 215, 222, 296, 327, 401, 402, 407
Holmes, V.H., 1838, 1840
Holroyd, K.A., 1402, 1404, 1405
Holsber, F., 1192, 1203
Holtzworth-Munroe, A., 1691, 1697
Holzer, C., 1797, 1800, 1809
Homer, A.C., 894, 921
Hompe, E., 1093, 1101
Hoogduin, K., 1416, 1424
Hoover, D.R., 1833, 1841
Hoppenbrouwers, T., 547, 574
Horevitz, R.P., 413, 421, 425
Horewitz, R., 1416, 1422
Horn, J., 152, 170
Hornberger, J., 1675, 1679
Hornblow, A.R., 402, 407
Horney, K., 1339
Horowitz, M.J., 380, 383, 394
Horter, S., 1534, 1535
Horwath, E., 333, 358
Horwitz, D.L., 511, 519
Hotopf, M., 1198, 1203
Houck, C.A., 510, 511, 514, 515, 517, 519
Houde, R., 1612
Houston, D.B., 191, 207
Howard, K.I., 1265, 1267, 1272, 1274
Howard, R., 899, 900, 921
Howells, J.G., 1736, 1744
Howells, K., 632, 633
Howes, J.L., 1335, 1341
Howlett, A.C., 191, 207
Hsiao, J.K., 1192, 1203, 1531, 1535
Hua, J., 548, 573
Huber, G., 1947, 1950
Hucker, S., 1819, 1825
Hucker, S.J., 1802, 1809
Hudson, J.I., 525, 530, 536

Hudson, S.M., 631, 633
Huei-Chen, K., 1531, 1535
Hughes, H.D., 851, 873
Hughes, I.C.T., 1376
Huguenard, P., 1162, 1176, 1240, 1258
Hugues, C.C., 1748, 1759
Hugues, I.C.T., 1377
Hume, D., 1430, 1474, 1475, 1478, 1481, 1482
Hume, W.I., 658, 682
Hunt, R.D., 1025, 1029, 1036
Huot, J., 1401, 1405
Hurrelmann, K., 1745
Hurst, M.W., 402, 407
Husch, T.W., 876, 888
Husserl, E., 1383, 1944
Huttenlocher, P.R., 984, 987
Hyde, T.H., 1512, 1535
Hyler, S.E., 514, 515, 518, 520

I

Iannaccone, S., 553, 574
Igert, C., 689, 706
Illich, I., 1640, 1645
Imber-Black, E., 1736, 1741, 1744
Institute of Medicine, 151, 169
International Classification of Impairments, Disabilities and Handicaps, 982, 988
Irwin, M., 1821, 1825
Isaacs, S., 1284
Isay, R., 1703, 1714
Isherwood, J., 402, 407
Ismond, D.R., 1070, 1083
Isojärvi, J.I.T., 1220, 1224
Israël, L., 1414, 1422
Ito, H., 1677, 1679
Iwamoto, N., 1531, 1536
Iwasaka, S., 1677, 1679

J

Jackson, D., 1419, 1689
Jackson, D.N., 656, 682
Jackson, J.A., 1417, 1421
Jackson, J.H., 1914
Jackson, S.E., 1722, 1728
Jacobs, D., 1785, 1791
Jacobs, H.E., 1865, 1873
Jacobs, S.C., 1197, 1204

Jacobsberg, L.R., 1837, 1839, 1841
Jacobson, D., 1456
Jacobson, E., 1398, 1399, 1405
Jacobson, N.S., 1691, 1697
Jacoby, R., 909, 920, 923
Jacquart, A., 1894, 1895, 1903
Jacquot, C., 1191, 1203
Jaeger, M., 1935, 1938
Jaffe, J.H., 186, 191, 193, 199, 207, 1105, 1118
Jahoda, M., 1718
Jajoo, H.K., 1150, 1158
Jamison, K.R., 289, 294, 308, 309, 310, 316, 317, 327
Jan, J.E., 562, 574
Janda, L.H., 501, 503
Jandrot-Louka, F., 1392, 1394
Janet, P., 362, 370, 380, 412, 419, 423, 425, 1241, 1414, 1445, 1446, 1464
Janicak, G.P., 1813, 1815, 1819, 1820, 1825
Janicak, P.G., 680, 682, 1155, 1158
Janov, A., 1389, 1394, 1458, 1459, 1464
Jansen, M.A., 1725, 1728
Janssen, R.S., 1833, 1840
Janssens, R.M.J.P.A., 1772, 1789, 1792
Janus, C.L., 582, 610
Janus, S.S., 582, 610
Janz, N.K., 1345, 1361
Jarret, R., 213, 222
Jaspers, J.P., 441, 442
Jaspers, K., 362, 1383, 1946
Jauch, D.A., 215, 222
Javitt, D.C., 195, 207
Jeammet, P., 534, 536, 1802, 1808
Jeammet, P.H., 480, 504
Jeannerod, M., 1570
Jeanson, F., 1928, 1938
Jednyak, C.P., 1550, 1567
Jefferson, J.W., 356, 358, 1192, 1203
Jeffries, J.J., 1159
Jellinek, E.M., 153, 169
Jenike, M.A., 377, 911, 921
Jenkins, C.D., 402, 407
Jenkins, M., 1588, 1590
Jennett, B., 455, 462
Jensen, P., 1037, 1045, 1066
Jensen, S.B., 1752, 1758
Jerrell, J.M., 1822, 1824
Jeste, D., 911, 921
Jeste, D.V., 899, 921, 1836, 1841

Jo Piccolo [LoPiccolo], J., 589, 610
Jo Piccolo [LoPiccolo], L., 589, 610
Joanette, Y., 996, 1015
Joffe, R.T., 320, 321, 327
John, O.P., 1612
Johnson, A.M., 1094, 1101
Johnson, B.D., 191, 207
Johnson, D.H., 1394
Johnson, J., 1725, 1728
Johnson, R., 451, 462, 1558, 1568
Johnson, R.E., 199, 207
Johnson, S.R., 582, 611
Johnson, V.E., 580, 581, 582, 583, 584, 585, 611
Johnston, B.D., 1032, 1036
Johnstone, E.C., 1229, 1237
Jolivet, B., 1880, 1889
Jolly, D., 1680
Joly, R., 4, 18
Jonas, C., 972
Jones, B., 1637, 1645
Jones, B.E., 548, 574
Jones, J.G., 511, 512, 519
Jones, M., 273, 1634
Jones, R.M., 504, 513, 516, 517, 518, 519
Jonsen, A.R., 1657, 1658, 1660
Jordan, B.D., 1835, 1836, 1841
Jorgensen, P., 213, 214, 221, 222, 223
Jorm, A.F., 903, 921
Joseph, B., 1284
Jouvet, M., 540, 549, 574
Joyce, P.R., 1219, 1224
Juel-Nielsen, N., 658, 682
Jung, C.G., 1383, 1474, 1944
Junod, A., 33

K

Kadesjo, B., 1003, 1016
Kadrmas, A., 1217, 1225
Kafka, F., 629, 633
Kahlbaum, K.L., 226, 305, 313
Kahn, D.A., 375, 376
Kahn, R.S., 1531, 1535
Kahn, S., 1418, 1422
Kales, A., 540, 575
Kalivas, P.W., 1504, 1535
Kamb, M.L., 1222, 1224
Kamieniecki, H., 480

Kammerer, T., 215, 223, 1399, 1405
Kandel, E.R., 18
Kannel, W.B., 471, 472, 479
Kanner, L., 1134, 1136
Kant, E., 1334, 1430, 1653, 1658
Kant, O., 221, 223
Kaplan, A.G., 1713, 1714
Kaplan, B.H., 1739, 1744
Kaplan, B.J., 1611
Kaplan, E.H., 178, 208
Kaplan, H.I., 294, 295, 316, 320, 327, 333, 334, 335, 336, 337, 338, 344, 350, 352, 353, 354, 356, 357, 358, 480, 873, 894, 921, 988, 1092, 1101, 1514, 1535
Kaplan, H.S., 583, 584, 586, 587, 589, 590, 591, 593, 595, 597, 599, 601, 602, 603, 604, 606, 607, 608, 610
Kapur, S., 1163, 1176, 1192, 1203, 1519, 1535
Karasu, T.B., 680, 682
Karen, J., 1759
Kasanin, J., 268
Kase, G., 1321
Kashani, J.H., 1088, 1093, 1101, 1110, 1113, 1117, 1118
Kaslow, F.W., 1694, 1698
Katchadourian, H.A., 580, 581, 610
Kates, N., 1675, 1679
Katon, W., 485, 486, 492, 497, 504, 879, 888, 1848, 1857
Katsetos, C.D., 1512, 1535
Katz, J.L., 1812, 1814, 1824
Kaufman, E., 204, 207
Kay, G.G., 453, 462
Kay, J., 16, 18
Kay, T., 456, 462
Kazdin, A., 1309, 1323
Kazdin, A.E., 88, 99
Kazushige, K., 1677, 1679
Keane, T.M., 390, 394
Keating, P., 1913, 1923
Keel, K., 535, 536
Keitner, G.I., 1377, 1378
Keller, G.A., 1675, 1678, 1679
Keller, M.B., 291, 297, 306, 327
Kellner, C.H., 1233, 1237
Kellner, R., 501, 504
Kelly, G., 1328, 1334, 1340
Kelly, J.A., 1839, 1840
Kelly, J.F., 1400, 1401, 1404, 1405
Kelman, S., 1815, 1825

Kelner, C.H., 1237
Kemali, D., 1217, 1224
Kemp, K., 413, 421, 425
Kenardy, J.A., 391, 394
Kendler, K., 239
Kendler, K.S., 291, 296, 327, 524, 536, 657, 682, 1109, 1118, 1487, 1488, 1489, 1498, 1617, 1618, 1630
Kennedy, G.J., 906, 921
Kenyon, F.E., 498, 504
Kernberg, O., 670, 681, 682, 1072, 1083, 1288, 1297
Kernberg, O.F., 149, 169, 1781
Kernberg, P.F., 1037, 1062, 1066
Kerns, L.L., 514, 519
Kerr, C.B., 1782, 1791
Kerr, S., 1267, 1268, 1273
Keshavan, M., 1108, 1119
Kessler, L.G., 467, 479
Kessler, R.C., 290, 291, 327, 1620, 1621, 1630, 1817, 1824
Ketcham, K., 414, 426
Kety, S.S., 1945, 1950
Kevorkian, J., 1855
Key, W., 1732, 1744
Keys, A., 528, 536
Khantzian, E., 178, 208
Khantzian, E.J., 178, 207, 208
Khoury, M.J., 1498
Kielholz, P., 1110, 1118, 1948, 1950
Kiely, M.C., 12, 18, 1788, 1791
Kierkegaard, S., 1383
Kierman, J.A., 1534
Kiesler, C.A., 1814, 1815, 1824
Kihlstrom, J.F., 1420, 1422, 1425
Kilpatrick, A.O., 1722, 1728
Kimiväki, M., 1727, 1729
Kindell, R.E., 1217, 1224
King, P., 1449, 1464
King, R., 1030, 1036
Kinneman, R.E., 193, 208
Kinney, F.C., 474, 475, 476, 479
Kinsey, A.C., 580, 581, 610
Kinzie, J.D., 1752, 1755, 1758
Kirk, J., 1335, 1341
Kirmayer, L.J., 486, 492, 504, 1753, 1754, 1758, 1762, 1765, 1767
Kirsch, I., 1416, 1417, 1420, 1421, 1422, 1423, 1425
Kishimoto, A., 1219, 1224
Kissling, W., 1356, 1361

Klackenberg, G., 571, 574
Klassen, D., 1802, 1808
Kleber, H.D., 170, 200, 206, 207
Kleffner, F.R., 1052
Klegon, D.A., 1679
Klein, A., 1017
Klein, D.F., 304, 328, 333, 335, 358
Klein, D.N., 306, 327
Klein, M., 229, 654, 1097, 1101, 1134, 1284, 1287, 1297, 1690
Klein, R.F., 452, 461, 463
Klein, R.M., 1412, 1423
Kleinman, A., 492, 504, 1641, 1645, 1748, 1749, 1750, 1753, 1754, 1756, 1758, 1768
Kleinmann, A., 1346, 1361
Kleitman, N, 540, 549, 573, 574
Klerman, G., 909, 921
Klerman, G.L., 296, 322, 327, 909, 922, 1725, 1728, 1920, 1922
Klett, C.J., 1209, 1210, 1224
Klin, A., 996, 1000, 1016, 1061, 1066
Kline, M., 380, 394
Kline, N., 1240
Klonoff, E.A., 515, 517, 518, 519
Klosko, J.S., 1341
Klotz, H.G., 1456
Kluft, R.P., 412, 414, 420, 426, 1416, 1423
Knesper, D., 133, 142
Knight, R.A., 620, 628, 633
Kniskern, D.P., 1369, 1378
Koak, H.O., 1675, 1678
Koch, R., 1624
Koechlin, P., 1899
Koffka, K., 1383, 1914
Kofoed, L., 1822, 1825
Kohen, D.P., 441, 442
Kohlberg, L., 1597, 1598, 1612
Köhler, W., 1311, 1383
Kohut, H., 681, 682, 1285, 1286, 1297, 1781
Kohut, R., 1431
Kolada, J.L., 175, 207
Kolb, L.C., 389, 394
Kolodny, R.C., 581, 582, 583, 584, 585, 611
Kolvin, I., 1107, 1110, 1118
Kontur, P.J., 1531, 1536
Koopman, C., 393, 394
Koran, L.M., 1154, 1158

Koranyi, E.K., 450, 451, 461, 462, 1815, 1817, 1825
Koren, P.E., 1735, 1744
Korsakoff, S., 134, 135
Kosten, T.R., 183, 208
Kostowic, I., 984, 988
Kouchner, B., 1903
Kovacs, M., 1111, 1118
Kovess, V., 1620, 1621, 1630, 1666, 1667, 1669, 1670, 1679, 1680, 1919, 1921, 1923, 1935, 1938, 1939
Kowalski, J.M., 1089, 1101
Kozak, M.J., 366, 367, 377, 1318
Kozak, N.H., 377
Kraepelin, E., 212, 226, 244, 289, 307, 308, 309, 316, 686, 701, 898, 904, 1474, 1748, 1758, 1913, 1914
Krakowski, M., 1805, 1808
Kramer, B., 1235, 1237
Kraus, J., 455, 456, 462
Krauss, N., 1733, 1744
Krauthammer, C., 909, 921
Kreisler, L., 1008, 1013, 1016
Kretschmer, E., 226, 307, 313, 370, 654, 701
Krieger, J., 558, 559, 574
Kris, M., 403, 408
Krishaber, M., 423, 426
Kruglyak, L., 1497, 1498
Kryger, M.H., 576
Krystal, H., 178, 207
Kübler-Ross, E., 26, 33, 1838, 1840, 1850, 1857
Kuhn, R., 1184, 1203, 1241, 1944, 1945, 1950
Kuhn, T., 1434, 1441
Kuipers, L., 1361
Kulka, R.A., 380, 394
Kunovac, J.L., 336, 358
Kuntzberger, F., 442
Kunugi, H., 1106, 1118
Kunzmann, P., 1483
Kupfer, D.J., 8, 18, 319, 327, 1779, 1791
Kusamakar, V., 1676, 1679
Kutas, M., 1558, 1568
Kutcher, S.P., 1119, 1559, 1568
Kydd, R.R., 1108, 1118

L

L'Abbé, L., 86, 95, 98
L'Abbé, Y., 85, 96, 99, 100

La Presse, 1720, 1728
Labelle, A., 1142, 1158
Laborit, H., 1162, 1176, 1240, 1258
Laboucarie, J., 689, 706
Labram, C., 508, 517, 519
Labrecque, R., 1545, 1568
Labudde, J.A., 1150, 1157
Lacan, J., 226, 1289, 1290, 1297, 1447, 1448, 1449, 1450, 1451, 1461, 1464, 1802, 1808
Lachance, K., 1669, 1679
Lacourse, M.-T., 1684, 1698
Ladame, F., 1116, 1118
Ladas, A., 585, 611
Lader, M., 1149, 1158
Ladouceur, R., 377, 435, 442, 1312, 1315, 1319, 1321, 1322, 1323, 1324, 1406
Ladu, M.A., 1294, 1296
Laerum, H., 221, 222
Lafond, J., 581, 584, 611
Laforgue, R., 1079, 1083
Lafortune, D., 12, 18
Lagache, D., 1448, 1449, 1464
Lago, J., 183, 208
Lahaise, R., 1910, 1923
Lainé, T., 1898
Laing, R., 1390
Lake, C.R., 193, 208
Lalande, R., 1345, 1349, 1361
Lalive, J., 1376, 1377
Lalonde, P., 4, 9, 18, 246, 279, 284, 285, 617, 633, 926, 948, 1358, 1360, 1361, 1540, 1619, 1630, 1737, 1878, 1888, 1889, 1890, 1894, 1903
Lamarck, J.-B. de Monet, chevalier de, 1471, 1477
Lamarre, S., 872, 873
Lamb, H.R., 1867, 1869, 1873
Lambert, M., 1428, 1441
Lambert, M.J., 1262, 1265, 1273
Lambert, P.A., 1164, 1241, 1245, 1246, 1255, 1258
Lamontagne, Y., 433, 442, 1406
Lamoureux, B., 632, 633
Lamping, D.L., 1838, 1840
Lanczik, M., 305, 313, 327
Landau, W.M., 1052
Lander, E., 1497, 1498
Lander, J., 887, 888
Landry, P., 1222, 1224

Langfeldt, G., 221, 223, 245, 689
Langs, R., 1287, 1297
Lansky, M., 1378
Lanteri-Laura, G., 707
Lapierre, O., 564, 565, 570, 574, 576
Lapierre, Y.D., 1142, 1158
Lapipe, M., 1256
Laplanche, J., 644, 649, 1279, 1281, 1289, 1297, 1450, 1451, 1464, 1601, 1612
Laplanche, S., 413, 426
Laplantine, F., 1758
Lapointe, C., 524, 536, 1631
Laporta, M., 1217, 1225, 1375, 1377
Larouche, D., 1920, 1922
Lasègue, E.C., 226, 235, 524
Lassonde, M., 1550, 1568
Last, C.G., 1090, 1091, 1092, 1093, 1094, 1100, 1101
Laumann, E.O., 599, 611
Laurence, J.-R., 1416, 1420, 1423
Laurent, A., 1560, 1568
Laurent, N., 1345, 1358, 1360
Lauria, A., 1867, 1873
Laurin, C., 1916
Lavery, J.V., 1789, 1791
Lavigne, G.J., 552, 574
Lavin, M., 876, 888
Lavoie, G., 1411, 1413, 1414, 1416, 1417, 1423
Lavoie, J.-G., 1744
Lawson, C., 338, 358
Lawthers, J., 1675, 1679
Laxenaire, M., 442
Lazare, A., 451, 452, 462
Lazarus, A.A., 1420, 1423, 1424, 1435, 1441
Lazarus, A.-J., 30, 33, 1678, 1679
Lazarus, R.S., 1328, 1340
Lazure, D., 1913, 1916, 1920, 1922
Le Couteur, A., 1003, 1016
Le Goues, G., 904, 920, 923, 1450, 1463
Le Guillant, L., 1896
Le Roux, A., 690, 692, 706
Leberman, A., 1733, 1744
Leblanc, J., 329
Leblanc, M., 1071, 1072, 1080, 1083
Lebovici, S., 976, 988, 1017, 1037, 1450, 1453, 1463, 1464
Lebowitz, B.D., 904, 918, 921
Lechevalier, B., 121, 143

Leckman, J.F., 1026, 1030, 1036
Lecomte, C., 1263, 1266, 1270, 1273, 1440, 1441
Lecomte, T., 1865, 1874
Lecomte, Y., 1918, 1923
Lecours, A.R., 1554, 1555, 1567, 1568, 1569, 1570
Ledoux, S., 1136
Leenaars, A.A., 1792
Lees Roitman, S.E., 658, 682
Lefebvre, Y., 1918, 1923
Leff, J., 902, 921, 1348, 1359, 1361, 1866, 1867, 1874
Leff, J.P., 256, 257, 284
Lefko-Singh, K., 1144, 1157
LeFort, P.E., 401, 407
Legault, G., 1666, 1679
Legault, M., 28, 33
Léger, C., 1547, 1548, 1549, 1568
Léger, J.-M., 923
Legrain, M., 212
Lehman, A.F., 1362, 1867, 1874
Lehmann, H., 1644, 1645, 1915
Lehrer, P.M., 1398, 1401, 1402, 1404, 1405
Leiblum, E.R., 589, 591, 611
Leiblum, S.R., 584, 589, 604, 611
Leighton, A.H., 1641
Leighton, D.C., 1920, 1923
Leinbach, M.D., 641, 649
Leiter, M.P., 1729
Lejoyeux, M., 1198, 1199, 1200, 1202, 1203
Lelliott, P., 336, 344, 358
Lemaire, J., 1456, 1464
Lemay, F., 1118
Lemay, M., 988, 1072, 1078, 1081, 1083, 1109
Lemert, E.N., 1638, 1646
Lemire, I., 557, 575
Lemoine, G., 1453, 1464
Lemoine, P., 1453, 1464
Lempérière, T., 68, 334, 337, 338, 353, 358, 691, 695, 706
Lenane, M.C., 1097, 1101
Lenglart, J., 1672, 1678
Lennox, W.G., 658, 682
Leon, G.R., 893, 921
Léonard, A., 1661
Leonard, B.E., 1191, 1203, 1524, 1536
Leonard, H.L., 1026, 1036

Leonhard, K., 289, 327
Léouffre, P., 1666, 1679
Lepage, D., 1724, 1725, 1726, 1728
Lépine, J.P., 1258
Lepore, F., 1550, 1568
LeRoux, A., 212, 221, 223
Lery, J.F., 1934, 1938
Lesage, A., 246, 284, 1619, 1630
Lesage, A.D., 1779, 1788, 1791
Lesage, L., 1786, 1791
Lesèvre, N., 1556, 1557, 1568
Leshner, A.I., 206, 208
Lesieur, H.R., 438, 442, 446, 447
Lesperance, F., 472, 479
Lespérance, F., 879, 888
Lesser, I.M., 1587, 1590
Lester, D., 1776, 1791, 1792
Letarte, A., 359, 1320, 1323
Leteurtre, H., 1680
Levenson, H., 1269, 1272
Levenson, J.L., 472, 479
Levin, S., 1685, 1697
Levinas, E., 1653, 1660
Levine, R., 1199, 1203
Levine, R.J., 1657, 1660
Levine, S., 589, 612
Levinson, D.J., 1594, 1600, 1608, 1609, 1610, 1612, 1705, 1714
Levis, J.J., 1570
Levitan, G.W., 86, 99
Levitan, M., 474, 479
Levitas, A., 95, 99
Levkoff, S.E., 104, 142
Lévy, J., 1643, 1646
Levy, J.K., 1832, 1838, 1840
Levy, N.B., 472, 479
Levy, R., 899, 921
Levy, R.M., 1830, 1840
Levy-Bruhl, L., 1946
Lévy-Soussan, P., 706
Lewin, K., 1458
Lewis, A., 239, 362
Lewis, C.E., 658, 682
Lewis, D., 1436, 1441
Lewis, G., 1198, 1203
Lewis, J.L., 1858
Lewis, M., 988, 1739, 1744
Lewis, R.J., 1402, 1405
Lewis, S., 150
Lewis-Fernandez, R., 1768

Leyghton, A.H., 1645
Lhermite, F., 1542, 1568
Liberman, R.P., 284, 1347, 1357, 1358, 1361, 1362, 1878, 1880, 1881, 1889, 1894, 1903
Liberto, J., 1826
Lichstein, L.L., 1398, 1401, 1404, 1405
Lichtshein, G., 903, 920
Lieberman, A.F., 1011, 1014, 1016, 1017
Lieberman, J., 1532, 1536
Lieberman, J.A., 1108, 1118
Liebman, P.M., 1533, 1536
Liebowitz, M.R., 315, 327, 341, 358
Lief, H.I., 583, 611
Lifton, R.J., 1862, 1874
Lin, K.M., 1748, 1755, 1758
Lindemann, E., 865, 868, 873
Lindsay, J., 109, 142
Lindsay, W.R., 1401, 1405
Linehan, M., 1335, 1340
Linehan, M.M., 681, 682, 1435, 1441
Link, B.G., 1799, 1803, 1808
Linnoila, M., 1531, 1536
Linnoila, V., 1803, 1808
Lion, J., 1807, 1808
Liotti, G., 1334, 1340
Lipiansky, E.M., 1392, 1394
Lipowski, Z.J., 104, 142, 466, 479, 484, 504, 1851, 1857
Lipsedge, M., 1749, 1758
Lipsitt, D.R., 877, 888
Lipska, B.K., 1566, 1570
Lisspers, J., 1402, 1405
Little, K.Y., 1215, 1224
Littlewood, R., 1748, 1749, 1756, 1758, 1759
Livesley, J., 301, 327
Livesley, W.J., 656, 682
Llorca, P.M., 1191, 1203
Lobrot, M., 1393, 1394
Lockwood, D., 1886, 1889
Lockyer, L., 1109, 1119
Loebel, A.D., 1108, 1118
Loew, C., 1439, 1441
Loewenstein, R.J., 420, 426
Loftus, E., 414, 426
Loftus, E.F., 1416, 1423
Logigian, E.L., 553, 575
Logre, B., 686, 706
Lokkegaard, H., 1214, 1224

Lombroso, P., 1030, 1036
Loo, H., 689, 706
Lôo, H., 1258
Lookingland, K.J., 1527, 1535
Lopez, A., 1124, 1136, 1938, 1939
Loranger, A.W., 1106, 1118
Lord, C., 1000, 1003, 1016
Lordat, J., 1541
Losson, J.-P., 1866, 1874
Lothstein, L.M., 640, 649
Lotufo-Neto, F., 1192, 1203
Loubeyer, J.N., 1120
Loughlin, G.M., 558, 573
Louka, J.M., 1392
Loulan, J., 583, 611
Lovaacs, O.I., 1460
Lovell, A., 1645
Lovell, M.R., 455, 463
Low, B.L., 433, 441
Lowen, A., 1387, 1394, 1458, 1464
Lowinson, J.H., 859, 873
Lowry, M., 155, 169
Luborsky, L., 1267, 1273, 1294, 1297
Luby, J.L., 1009, 1016
Luby, V., 132, 142
Luce, B.R., 1666, 1678
Ludwig, A.M., 414, 426, 1724, 1725, 1728
Lugaresi, E., 575
Luka, J.M., 1394
Lunde, D.T., 580, 581, 610
Luria, A.R., 1543, 1568
Lussier, I., 1552, 1553, 1568
Lusznat, R.M., 1217, 1224
Luthe, W., 1399, 1406
Lykes, W.C., 1108, 1118
Lyness, J.M., 1815, 1825
Lynn, E.J., 513, 519
Lynn, S.J., 426, 1412, 1416, 1417, 1423, 1425

M

M'Uzan, M. de, 178, 208, 466, 467, 469, 479, 1281, 1290, 1297, 1858
Maas, J.W., 1531, 1536
McAllister, T.W., 455, 463
McArthur, J.C., 1830, 1833, 1841
McCabe, M., 214, 215, 223
McCabe, N., 1236, 1237

McCandless-Glimcher, L., 1361
McCarley, R.W., 549, 574
McCarrick, P.M., 1657, 1660
McCarthy, R.A., 1552, 1568
McClellan, C.J., 1105, 1107, 1118, 1119
McConaghy, N., 437, 441
McConkey, K.M., 1425
McCool, B.A., 136, 142
McCormick, D.A., 549, 576
McCormick, R.A., 438, 442
McCrae, R.R., 1599, 1612
McDaniel, J.S., 511, 519, 879, 888
Macdonald, A., 109, 142
MacDonald, N., 1858
McDonough, S.C., 1014, 1016
McDougall, J., 178, 208, 618, 633
McDouglas, C.J., 1109, 1118
McDougle, C.J., 1000, 1016
McElroy, S.L., 325, 327, 380, 394, 432, 442
McEvoy, L., 380, 394
McEvoy, L.T., 147, 169
McEwen, B.S., 1533, 1536
McFalls, J., 1637, 1645
McFarlane, A., 380, 382, 395
McFarlane, W.R., 1359, 1361
McGee, J.J., 95, 99
McGee, R., 1640, 1646
McGill, C.W., 1886, 1889
McGoldrick, M., 1685, 1686, 1697, 1698
McGorry, P.D., 1108, 1118
McGuffin, P., 658, 683, 1097, 1101
McHugh, P.R., 68, 127, 128, 142, 840, 873, 896, 921
McHugo, G., 1822, 1824
McIntosh, J.L., 842, 873, 1785, 1791
McIntyre, J.S., 452, 463
McKegney, F.P., 1832, 1841
McKeith, I.G., 124, 142
McKevitt, C., 1724, 1728
McKhann, G., 116, 118, 142
McKnew, D.H., 1110, 1117
McKnight, J., 1738, 1744
McLaren, J., 76, 77, 99
McLeer, S.V., 1088, 1101
McLellan, T., 1814, 1825
McLeod, D.R., 356, 358
McLeod, G., 860, 873
McLure, J.N., 333

McMarrow, M.J., 96, 98
McMillen, I.C., 547, 575
McNamee, S., 1429, 1432, 1441
McNaul, J.P., 207
McNiel, D., 1804, 1808
McTavish, D., 1155, 1159
Madden, J.S., 1105, 1118
Madden, T.J., 1346, 1360
Maddux, J.F., 175, 208
Madhukar, M.H., 1193, 1202, 1204
Maeder, A., 1944
Maes, M., 1533, 1534, 1536
Maffei, C., 213, 214, 223
Magen, J., 1089, 1090, 1100
Magistretti, P.J., 1581, 1590
Magnan, V., 212, 214, 216, 226, 686, 687, 690, 1913, 1923
Magni, G., 887, 888
Magnusson, A.E., 1723, 1728
Magoudi, A., 177, 207
Magoun, H.W., 548, 575
Maher, B.A., 228, 239
Mahieux, F., 511, 518, 519
Mahler, M., 977, 1283, 1297
Mahler, M.E., 459, 463
Mahler, M.S., 649, 1605, 1612, 1703, 1714
Mahmood, I., 1150, 1158
Mahoney, M.J., 1271, 1273, 1329, 1334, 1340
Mahowald, M.W., 567, 570, 575
Mai, F.M., 413, 426
Maingain, B., 1652, 1660
Maisondieu, J., 1933, 1934, 1938
Maj, M., 1217, 1224
Malamud, N., 135
Malan, D.H., 1292
Malcolm, D.E., 1676, 1678
Malher, M., 988, 1078, 1083
Malligner, A.G., 1519, 1533, 1535
Malmquist, C.P., 1110, 1118
Mandeli, J., 582, 611
Mander, A.J., 1217, 1224
Manji, H.K., 1519, 1531, 1536
Mann, J., 1292
Mann, J.J., 1192, 1203, 1519, 1535
Mannoni, M., 1450, 1464
Mannuzza, S., 981, 988
Manocherian, J.R., 1687, 1698
Manschreck, T.C., 240

Manson, S.M., 1765, 1767
Marc Aurèle, 1328
Marcelli, D., 1120, 1131, 1132, 1136
March, J.S., 375, 376, 377
Marchand, A., 359, 395, 1320, 1323, 1324, 1406
Marichy, B., 690, 705
Marie-Cardine, M., 238, 239, 240, 284, 1263, 1272, 1345, 1353, 1358, 1359, 1360, 1890
Marin, P., 1931, 1938
Maris, R.W., 842, 1779, 1791, 1792
Marius, J., 1106, 1118
Markar, H.R., 1217, 1224
Marks, I.M., 1304, 1305, 1323
Marks, J., 1142, 1145, 1158
Marlatt, G.A., 204, 206
Marmar, C.R., 389, 390, 394
Marmor, J., 1263, 1264, 1266, 1273, 1274
Marotta, R., 1832, 1840
Marotta, R.F., 1832, 1840
Marques, J.K., 633
Marsalet, D., 1256
Marshall, C., 894, 920
Marshall, D.W., 1830, 1841
Marshall, J., 1864, 1874
Marshall, W.L., 569, 574, 619, 631, 634
Marthur, A., 1563, 1570
Martin, J.H., 1506, 1507, 1509, 1510, 1536
Martin, P.R., 136, 142
Martinelli, P., 575
Martini, D.R., 1088, 1101
Martres, M.P., 1536
Marty, P., 178, 208, 467, 469, 479, 1290, 1297, 1451, 1464
Marx, K., 1639
Marzuk, P.M., 1799, 1808
Masahiza, N., 1293, 1297
Maser, J.D., 1159, 1765, 1767, 1821, 1825
Maslach, C., 1722, 1728, 1729
Maslow, A.H., 1596, 1612
Mason, J.C., 461, 462
Mass, H., 1813, 1816, 1825
Massé, G., 837, 873, 1895, 1903, 1926, 1928, 1929, 1930, 1932, 1937, 1938, 1939
Masserman, J.H., 1264, 1273

Masson, J., 1295
Masson, P., 1032, 1034, 1036
Masters, W.H., 580, 582, 583, 584, 585, 611
Masterson, J.F., 525, 536, 1120
Masuda, M., 401, 402, 407
Matheson, J.K., 553, 575
Matson, J.L., 88, 97, 99
Mattson, M.R., 1667, 1668, 1679
Mauco, G., 1133
Maurice, P., 81, 99
Maury, M., 1124, 1136
Mauskopf, J.A., 1673, 1679
Mawson, D., 1097, 1101
Maxmen, J.S., 1147, 1152, 1153, 1158
May, P., 1162, 1176
Maydeu-Olivares, A., 1311, 1323
Mayer-Gross, W., 423, 426
Mayeux, R., 885, 888
Mayfield, D., 860, 873
Mayo, C., 1666
Mayo, J.P., 517, 518, 519
Mayol, R.F., 1150, 1157, 1158
Mayou, R., 504
Mazet, P., 1017
Maziade, M., 1489, 1493, 1498, 1617, 1630, 1644, 1646
Mazure, M., 382
Mazzoti, G., 1830, 1841
Mead, M., 1419
Meadow, R.S., 511, 519
Meadows, G., 1679
Mechanic, D., 486, 504, 1641, 1646
Mednick, S.A., 1106, 1106, 1118
Meichenbaum, D., 1330, 1333, 1340, 1420, 1423, 1436, 1441
Melanson-Ouellet, A., 1921, 1923
Mello, N.K., 200, 208
Mellor, C., 1651, 1660
Melman, C., 1450
Meltzer, H.J., 1168, 1176
Meltzer, H.Y., 1176, 1533, 1534
Mendelson, J.H., 200, 208
Mendez, M., 124, 142
Mendez, M.F., 886, 888
Mendis, T., 124, 142
Mendlewicz, J., 1220, 1224
Menninger, K., 8, 18, 1781
Menuck, M., 213, 214, 223
Menvielle, E., 1030, 1037

Mercer-McFadden, C., 1826
Mercuel, A., 688, 705, 873
Merini, F., 366, 377
Mersh, P.P.A., 1320, 1323
Merskey, H., 414, 426, 504
Mertens de Wilmars, C., 1723, 1729
Messer, S.B., 1274
Messick, J.M., 406, 407, 869, 873
Messier, M.J., 1732, 1744
Metzger, J.Y., 214, 221, 223
Meulders-Klein, M.T., 1652, 1659, 1660
Meunier, H., 1255
Meunier, J.M., 1537
Meyer, A., 8, 245, 322, 976, 1943
Meyer, J.K., 649
Meyer, J.S., 1537
Meyer, T.J., 1309, 1323
Mezzich, A.C., 401, 407
Mezzich, J.E., 401, 407
Michaud, F., 1802
Michel, F., 540, 574
Michelson, L., 1400, 1406
Mie, J.-C., 1928, 1939
Miermont, J., 1369, 1378
Mignot, G., 1898
Mijolla, A. de, 1449, 1465
Milbert, F., 366, 377
Mill, J.S., 1474, 1475, 1476, 1481, 1483
Millaud, F., 1796, 1801, 1808, 1809
Miller, B., 122, 142
Miller, D., 497, 504, 1837, 1841
Miller, F.E., 1354, 1355, 1361
Miller, F.G., 1657, 1658, 1660
Miller, F.T., 1210, 1223
Miller, I.W., 1377, 1378, 1694, 1698
Miller, J.A., 1450, 1463, 1465
Miller, J.B., 1702, 1714
Miller, J.N., 1003, 1016
Miller, J.R., 1831, 1840
Miller, L.J., 1230, 1237
Miller, M.S., 921
Miller, N.E., 1435, 1440
Miller, N.S., 176, 191, 208, 898, 1813, 1814, 1816, 1819, 1825
Miller, P.C., 1335, 1341
Miller, W.R., 147, 167, 168, 169, 203, 208
Milliken, A.D., 1657, 1660
Milmoe, S., 859, 873

Milner, B., 135, 143, 176
Milner, P., 1561
Minde, K., 1012, 1013, 1016, 1017, 1762, 1764, 1767
Minde, R., 1762, 1764, 1767
Minden, S.L, 460, 463
Ministère de la Santé et des Services sociaux, 1646, 1743, 1744, 1773, 1774, 1776, 1777, 1791
Ministère des Affaires sociales et de l'Intégration, 979, 988
Minkoff, K., 1813, 1821, 1825, 1871, 1874
Minkowski, E., 1898, 1944
Minkowski, F., 1898
Minne, C., 1838, 1840
Minshew, N.J., 1016
Minuchin, S., 526, 536, 1084, 1375, 1377, 1378, 1390, 1455, 1465, 1692, 1693, 1694, 1698
Miranti, S.V., 95, 98
Mirin, M., 1823, 1825
Mirin, S.M., 1812, 1813, 1814, 1817, 1826
Mirsky, A.F., 466
Mischel, W., 641, 649
Misès, R., 1052, 1058, 1059, 1060, 1066, 1084
Mishara, B.L., 1792, 1855, 1857
Misri, S., 1199, 1203
Missenard, A.R., 1453, 1465
Mitchell, J., 391, 394, 534, 536
Mitchell, J.K., 419
Miura, S., 440, 442
Modestin, J., 414, 426
Mohr, E., 124, 142
Moisan, C., 146, 170
Moise, F.N., 1112, 1118
Moldofsky, H., 567, 575
Molinari, P.A., 1657, 1659
Mollica, R.F., 1752, 1758
Monahan, J., 1800, 1809
Monceau, M., 1935, 1938
Moncrieff, J., 1217, 1224
Monday, J., 68, 466, 470, 474, 477, 479, 480, 1727, 1729
Money, J., 580, 612, 639, 649
Mongeau, R., 1191, 1203
Monheit, A.C., 1723, 1728
Moniz, E., 1228
Monk, T.H., 561, 575

Monroe, L., 1654, 1660
Monsell, P.W.A., 1832, 1840
Montagne, G., 1780, 1791
Montgomery, G., 1423
Montgomery, S.A., 305, 307, 327
Montigny, C. de, 293, 320, 326, 328, 1191, 1203, 1210, 1224
Montoya, I.D., 199, 208
Montplaisir, J.Y., 552, 554, 565, 570, 574, 575
Moore, K.E., 1527, 1535
Moore, L.J., 1756, 1758
Moorey, S., 1838, 1840
Moran, M.G., 473, 480, 877, 888
Morault, P., 1559, 1561, 1568
Mordelet, P., 1928, 1939
Moreau de Tours, P., 1134
Moreau, D., 1089, 1090, 1101
Moreau, J.-L., 1562, 1563, 1568
Morel, B.A., 244, 1913
Morel, F., 690
Morel-Kahn, F., 546, 574
Moreno, J.L., 1292, 1453, 1458, 1465
Morier, S., 1313, 1320, 1322
Morin, C., 1881, 1889, 1890
Morin, C.M., 552, 575, 576, 1321, 1323
Morin, D., 81, 85, 99, 100
Morin, P.C., 1612
Morisey, J.D., 898
Morisseau, L., 1124, 1135, 1136, 1394
Morissette, R., 12, 18, 1878, 1889
Morley, W.E., 869, 873
Moro, M.R., 1456, 1465, 1768
Morowitz, H., 1412, 1423
Morrell, S., 1720, 1729
Morrell, S.L., 1782, 1791
Morris, L.M., 1090, 1100
Morris, M., 124, 142
Morrison, J., 68
Morrow, G.R., 1402, 1406
Mortensen, P.B., 221, 223
Mortin, T.L., 1814, 1815, 1824
Morton, R., 524
Moruzzi, G., 548, 575
Moscicki, E.K., 1776, 1791
Moses III, H., 1678, 1679
Mosnier, G., 1929, 1939
Moss, R.A., 1400, 1401, 1406
Mottron, L., 996, 997, 1015, 1016, 1017, 1061, 1067

Moulignier, A., 1190, 1203
Mounier, E., 1653, 1660
Mount, B.M., 1853, 1854, 1855, 1857
Mourant, F., 1637, 1638, 1646
Mouren, M.C., 1110, 1118
Mouren-Siméoni, M.C., 1090, 1091, 1092, 1101, 1127, 1136
Mourgue, R., 1945, 1950
Moutier, F., 423, 425
Mowrer, O.H., 1304, 1324
Mudford, O.C., 95, 99
Mueser, K.T., 1318, 1324, 1347, 1361, 1376, 1378, 1816, 1825, 1826, 1868, 1874, 1886, 1889
Müller, C., 1945, 1946, 1947, 1950
Muller, J.M., 1240
Müller, M., 1944
Muller-Oerlinghausen, B., 1776, 1791
Mulvey, E.P., 1803, 1809
Mundo, E., 372, 377
Munro, A., 227, 239
Munroe-Blum, H., 1751, 1758
Murard, L., 1895, 1899, 1903
Murdock, G., 1750, 1758
Murphy, B.E., 1532, 1536
Murphy, D.P., 1217, 1224
Murphy, H.B., 1917, 1923
Murphy, H.B.M., 1751, 1748, 1749, 1751, 1753, 1757, 1758, 1921, 1923
Murphy, J.M., 903, 921, 1620, 1630
Murray, G.B., 877, 888
Murray, R.M., 899, 920, 1106, 1118
Murray-Jobsis, J., 1417, 1423
Myers, J.K., 897, 921, 1920, 1923
Myllylä, V.V., 1220, 1224

N

Näätänen, R., 1558, 1568
Nacht, S., 215, 223, 1447, 1148, 1449, 1465
Nadelson, T., 520
Nadon, D., 1911, 1922
Nadon, R., 1410, 1423
Nagaoka, S., 1531, 1536
Nagy, J., 1061, 1067
Naidoo, J.C., 1752, 1758
Nair, N.P.V., 1192, 1204
Nakamura, M., 1504, 1535
Napier, A., 1699
Narayan, M., 910, 921

Nash, M.R., 1413, 1423
Nathan, K.I., 292, 293, 294, 328
Nathan, T., 1456, 1465, 1748, 1751, 1753, 1754, 1756, 1758, 1768
National Institute of Mental Health, 1338, 1815, 1864, 1874, 1878, 1887, 1890
Navarro, V., 1640, 1646
Naveh, N., 1668, 1679
Navia, B., 1835, 1836, 1841
Neale, M., 1488, 1489, 1498
Neff, D.R., 1402, 1406
Neisser, U., 1328, 1340
Nelson, A., 1536
Nelson, J., 910, 921, 1145, 1149, 1158
Nelson, J.C., 321, 328, 1197, 1204, 1532, 1536
Nemeroff, C.B., 1532, 1536
Nemiah, J., 1290, 1297
Nemiah, J.C., 467
Néron, S., 359
Nestler, E.J., 177, 208
Nestmann, F., 1745
Neugarten, B.L., 893, 921
Neuvonen, P.J., 1202, 1204
Newcorn, J., 91, 98
Newman, S.C., 175, 207
Neyraut, M., 1281, 1297
Ng Ying Kin, N.M.K., 1192, 1204
Nias, D.K.B., 1723, 1728
Niaura, R., 472, 479
Nichols, M.P., 1689, 1698
Nichols, S.E., 1830, 1841
Nicole, L., 246, 284, 1619, 1630
Nielsen, S., 1779, 1791, 1841
Nierenberg, A.A., 1193, 1204
Nishino, S., 555, 575
Nissen, G., 1110, 1118
Noaghiul, S., 910, 921
Nobler, M.S., 1202, 1204
Nodet, C.H., 690
Nofzinger, E.A., 293, 326
Nolen-Hoeksema, S., 1269, 1272
Nolte, J., 1511, 1536
Noordsley, D.L., 1826
Noordsy, D., 1822, 1824
Norcross, J.C., 1263, 1273, 1439, 1440, 1441
Norden, M.J., 1158
Norell, J.S., 33

Norman, G.F., 1631
Normandin, L., 1265, 1266, 1274
North, C.S., 1867, 1874
Noshpitz, J., 976, 988, 1037
Novacek, J., 1679
Novaco, R., 95, 99
Novaco, R.W., 1330
Noyes, R., 1779, 1791
Nunberg, H., 1944
Nunn, C.M., 1217, 1224
Nurnberg, H.G., 657, 683
Nutt, D., 338, 358
Nyberg, S., 1163, 1176

O

O'Connor, W., 1802, 1808
O'Donohue, W., 612, 1302, 1324
O'Dowd, M.A., 511, 520, 1832, 1841
O'Driscoll, C., 1864, 1874
O'Farrell, T.J., 166, 170, 1321, 1324
O'Leary, T.A., 1319, 1322
O'Neil, J.A., 1483
O'Neill, E., 150
O'Nell, C., 1749, 1758
Oberling, P., 177, 208
Occam, G. d', 1436
Ochitil, H.N., 1830, 1838, 1840
Odier, C., 1945
Oehrberg, P.E., 356, 358
Oepen, G., 193, 207
Offer, D., 1685, 1698
Offord, D.R., 1071, 1083
Ofshe, R., 414, 426
Ogloff, J.R.P., 938, 948
Oguchi, T., 440, 442
Ogura, C., 558, 575
Ohaeri, J.U., 1866, 1874
Ohnishi, T., 997, 1016
Okawa, M., 561, 562, 564, 575
Okin, R.L., 1866, 1874
Okum, H.S., 1696, 1697
Olds, J., 176, 1561
Olichney, J.M., 1559, 1568
Olie, J.P., 1258
Olié, J.P., 305, 309, 310, 328
Olin, S., 1106, 1118
Olmsted, M.P., 532, 535
Olney, J.W., 255, 284
Olsen, W.L., 1835, 1841

Olson, D., 1694, 1698
Omer, H., 1438, 1439, 1441
Ommaya, A.K., 455, 463
Onghena, P., 498, 504
Onnis, L., 1693, 1698
Oppenheimer, C., 923
Organisation mondiale de la santé, 982, 1114, 1118, 1357, 1641, 1646, 1667, 1846, 1865, 1915
Orlinsky, D.E., 1262, 1265, 1274
Orne, E.C., 1417, 1423
Orne, M.T., 1417, 1423
Orr, L., 1387
Orvashel, H., 1088, 1093, 1101
Osler, W., 1857
Osofsky, J., 1017
Öst, L.G., 1320, 1323, 1324, 1402, 1403, 1404, 1405, 1406
Ostrow, D.G., 1830, 1837, 1841
Otto, M.W., 1324, 1321
Ouellet, R., 96, 99
Ouellette, M., 1657, 1659
Oury, J., 1451, 1452, 1465
Overall, J.E., 325, 327, 1814, 1825
Overholser, W., 1915, 1923
Owens, M.J., 1533, 1536
Ozonoff, S., 1003, 1016

P

Padawer, W., 1265, 1266, 1273
Padesky, C.A., 1335, 1340
Pagé, J.-C., 1923
Pagès, M., 1392, 1393, 1394
Painchaud, G., 31, 33
Painter, J., 1388
Pakalnis, A., 431, 441
Pakarinen, A.J., 1220, 1224
Palacio-Espasa, F., 1014, 1015
Palazzoli, M., 1435, 1437, 1441
Pallanti, S., 1154, 1158
Palmer, B., 911, 921
Palsson, S., 903, 922
Pandey, G.N., 1533, 1536
Pankratz, W.J., 1228, 1237
Pannbacker, M., 511, 519
Pantel, J., 1588, 1590
Pantuus, E.B., 1820, 1825
Papadatos, C.J., 1214, 1225
Papatheodorou, G., 1113, 1119

Paquette, I., 897, 909, 920, 922
Paracelse, 694
Paradis, A.-F., 581, 584, 611
Paratte, J., 1866, 1874
Parayre, C., 1928, 1938
Paris, J., 486, 504, 659, 683
Parkham, I.M., 893, 922
Parmelee, A.H., 547, 573
Parquet, Ph.J., 480
Parry, B.D., 1067
Parsons, T., 1634, 1635, 1636, 1637, 1639, 1646
Partiot, A., 1561, 1569
Paterson, G., 1690
Pato, C.N., 370, 377
Pato, M.T., 370, 377
Patterson, C.W., 452, 463
Patterson, P.G.R., 68
Patterson, T.E., 1751, 1752, 1757
Pattison, E.M., 1738, 1744, 1850, 1851, 1857
Paty, J., 1559, 1568
Paul, G.L., 1403, 1406
Paul, R., 1051, 1067
Paul d'Égine, 694
Pauls, D., 362, 377
Pauls, D.L., 1026, 1036
Pauly, I.B., 638, 649
Paumelle, P., 1451, 1465, 1898
Pauzé, R., 1369, 1378
Pavlov, I.P., 364, 1263, 1302, 1304, 1305, 1914
Pawl, J.H., 1014, 1016
Paykel, E.S., 296, 328, 402, 407
Pearlin, L.I., 1640, 1646
Pechter, B.M., 1813, 1815, 1819, 1820, 1825
Peck, C.L., 97, 99
Pecknold, J.C., 1150, 1158
Pedersen, B., 1812, 1825
Peet, M., 1198, 1204
Peirano, P., 546, 574
Pelcins, D.O., 1837, 1840
Pélicier, Y., 1863, 1874
Pellegrino, E.D., 1650, 1660, 1661
Pelsser, R., 1030, 1036, 1734, 1745
Penn, D.L., 1318, 1324, 1376, 1378
Pennebaker, J.W., 485, 504
Pennington, B.F., 1046, 1047, 1067
Pentti, J., 1727, 1729

Penzien, D.B., 1402, 1404, 1405
Perdices, M., 1835, 1841
Perel, J.M., 1197, 1199, 1204
Peretz, I., 1552, 1568
Perez, V., 320, 326
Perkins, D.O., 1837, 1841
Perl, M., 1830, 1838, 1840
Perlmutter, R.A., 1378
Perls, F., 1386, 1390, 1394, 1458, 1465
Peroutka, S.J., 1150, 1158, 1191, 1204
Perreault, M.C., 1544, 1569
Perret, J., 1933, 1939
Perris, C., 238, 239, 289, 1329, 1331, 1335, 1340
Perron, R., 1058, 1059, 1060, 1066
Perry, B.D., 1062
Perry, C., 1416, 1423
Perry, C.W., 1410, 1423
Perry, J., 585, 611
Perry, J.C., 656, 659, 683
Perry, P.J., 92, 93, 94, 99, 1155, 1158, 1193, 1202, 1204
Perry, S.W., 1830, 1831, 1832, 1837, 1839, 1841
Persico, A.M., 1519, 1537
Perty, S.W., 1837
Pérusse, D., 1487
Peselow, E.D., 1532, 1536
Pestalozzi, H., 1945
Petawabano, B.H., 1762, 1763, 1764, 1766, 1767
Peterson, H., 1149, 1158
Petit, M., 1246, 1257, 1258
Petitclerc, L., 1740, 1741, 1744
Petitjean, F., 1129, 1136, 1926, 1930, 1939
Petot, J.M., 1414, 1423
Petrides, G., 1112, 1118
Petty, F., 1224
Peurifoy, R.Z., 359
Peyre, F., 707
Pfäfflin, F., 640, 647, 648, 649
Pfeffer, C.R., 1119
Pfefferbaum, A., 1559, 1569
Pfister, O., 1944, 1945, 1950
Pfohl, B., 656, 679, 683
Philippe, P., 1631
Phillips, K.A., 235, 240, 308, 328, 501, 502, 504
Phillips, M.R., 513, 519

Piaget, J., 1060, 1328, 1334, 1339, 1481, 1597, 1598, 1945, 1948
Piazza, P.V., 176, 177, 208
Picard, D., 1392
Picarelli, Z.P., 1524
Piccione, C., 1411, 1423
Pichard-Léandri, E., 1124, 1135, 1136
Pichot, P., 212, 213, 216, 223, 519, 686, 689, 690, 691, 706, 707
Pick, A., 122
Pickrell, J.E., 1416, 1423
Picton, T.W., 1557, 1568
Pierson, A., 1560, 1569
Pillans, P.I., 1199, 1203
Pilon, B., 1547, 1569
Pilowsky, L.S., 1210, 1224
Pinard, G., 618, 634
Pine, F., 649, 977, 988, 1078, 1083, 1703, 1714
Pineda, J., 1558, 1567
Pinel, P., 654, 1444, 1445, 1465, 1863, 1894, 1895, 1911, 1912, 1923
Piñeyro, G., 1191, 1204
Pirozzi, R., 1217, 1224
Pithers, W.D., 631, 634
Pittman III, F.S., 1376, 1378
Pitts, F.N., 333
Plapp, J.M., 402, 407
Platon, 1303, 1471, 1472, 1481
Platt, M., 1832, 1840
Platt, M.M., 108, 143
Platt, S., 1721, 1729
Plomin, R., 166, 170, 984, 988
Pluymaekers, J., 1081, 1083
Pohl, R., 1152, 1158
Pokorny, A.D., 161, 170
Polivy, J., 532, 535
Pollack, M.H., 356, 358
Pomerleau, G., 524, 536
Pontalis, J.-B., 413, 426, 644, 649, 1279, 1281, 1289, 1297, 1601, 1612
Pope, H.G., 512, 513, 514, 518, 519, 525, 530, 536
Pope, K.S., 30, 33, 1416, 1423
Popkin, M.K., 399, 404, 405, 407
Popli, A.P., 1200, 1204
Popper, C.W., 1112, 1119
Popper, K.R., 1476, 1477, 1478, 1479, 1480, 1481, 1483
Porge, E., 1449, 1465
Porjesz, B., 1559, 1569

Posner, M.I., 8, 18
Post, R., 8, 18
Post, R.M., 294, 328
Postel, J., 694, 706, 1445, 1465
Potczny, W., 451, 461, 462
Pottash, A.C., 200, 208
Potter, W.Z., 1531, 1536
Pounds, R., 879, 888
Powsner, S.M., 1675, 1679
Poznanski, E.D., 1111, 1119
Prentky, R.A., 628, 629, 633, 634
Preskorn, S.H., 1112, 1119, 1188, 1204
Pribram, K.H., 1411, 1412, 1423
Price, A.R., 1026, 1036
Price, L., 1536
Price, R.W., 1835, 1836, 1841
Prien, R.F., 1209, 1210, 1217, 1224, 1225
Primeau, F., 1148, 1158, 1222, 1224, 1653, 1659, 1660
Primeau, F.J., 111, 142
Prince, M., 419
Prince, R., 1750, 1759
Prochaska, J.O., 1265, 1266, 1274
Procuste, 1440
Prohaska, M., 134, 143
Pronovost, J., 1114, 1119
Pronovost, L., 1921, 1923
Prosoff, B.A., 402, 407
Proulx, F., 1787, 1791
Proulx, J., 619, 628, 634
Proulx, J.-R., 1764, 1768
Proulx, S., 1762, 1768
Prusoff, B.A., 296, 328
Przybeck, T.R., 1612
Ptito, M., 1550, 1568
Puig-Antich, J., 1111, 1112, 1119
Pull, C.B., 216, 223, 690, 691, 706
Pull, M.C., 216, 223, 690, 691, 706
Purohit, D., 901, 922
Putman, F.W., 381, 394, 412, 414, 426

Q
Quaranta, J.-F., 1680
Quebec Committee for the International Classification of Impairments, Disabilities and Handicaps, 987
Quemada, N., 1928, 1938
Quenzer, L.F., 1537

Quetel, C., 694, 706
Quinsey, V.L., 623, 634
Quintana, H., 1108, 1119
Quinton, D., 1075, 1083

R
Rabian, B., 1092, 1101
Rabins, P.V., 111, 143
Rabkin, J.G., 304, 328, 1837, 1841
Rabkin, J.R., 1837, 1841
Rabkin, R., 1837, 1841
Racamier, P.-C., 215, 223, 1288, 1289, 1297, 1451, 1452, 1465, 1945
Rack, P., 1759
Radanov, B.P., 455, 463
Radnitzky, G., 1483
Rado, S., 178, 208, 865, 868
Rafaelsen, D.J., 305
Rag, B.A., 911
Rahe, R.H., 215, 222, 296, 327, 402, 407
Raimbault, G., 1124, 1135, 1136
Raj, A., 353, 358
Raj, B.A., 922
Rakic, P., 984, 988
Rakotobe, A., 686, 705
Ramachadran, V.S., 1546, 1569
Ramarojaona, R., 686, 705
Ramirez, L.F., 438, 442
Ramón y Cajal, S., 1512
Ramsey, P.W., 1743, 1745
Rank, O., 1383
Ranseen, J., 1675, 1678
Ranty, Y., 504
Rapee, R.M., 354, 358
Rapin, I., 1051, 1057, 1067
Rapoport, J., 1070, 1083, 1097, 1101, 1415, 1423
Rappard, P., 689, 706
Raskin, A., 305
Raskin, H.A., 178, 207
Raskin, R., 1679
Rasmussen, S.A., 377
Rastam, M., 530, 536
Ratté, C., 524, 536
Rauss-Mason, C., 535, 536
Ravar, J., 537
Ravart, M., 593, 611
Raymond, N., 534, 536
Raymond, V., 1644, 1646

Raymondis, L.M., 1914, 1923
Raynaud, M., 1938, 1939
Razzell, A., 433, 442
Rea, C.M., 1676, 1679
Read, J., 587, 611
Reber, M., 87, 88, 99
Rechtmann, R., 1456, 1465
Rechtschaffen, A., 540, 575
Redlich, F.C., 1920, 1923
Redmond, D.E., 333
Reed, J., 1864, 1874
Regan, W.M., 494, 503
Regestein, Q.R., 561, 575
Regier, D.A., 290, 291, 328, 862, 873, 903, 911, 922, 1812, 1815, 1825
Reich, J.H., 680, 683
Reich, P., 510, 515, 519
Reich, T., 205, 207
Reich, W., 654, 1383, 1387, 1390, 1392, 1394, 1458
Reichler, R.J., 88, 99
Reidy, M., 1842
Reik, T., 1383
Reimao, R., 572, 575
Reine, G., 1191, 1203
Reiss, D., 1685, 1686, 1698
Reiss, D.J., 1885, 1889
Reiss, J.P., 1228, 1237, 1675, 1676, 1679
Reiss, S., 83, 84, 86, 87, 88, 90, 91, 93, 96, 97, 99, 100, 1309, 1324
Reiss-Schimmel, I., 1450, 1463
Remington, G., 1163, 1176
Renaud, A., 1060, 1066
Renault, B., 1558, 1567
Renbaum, L.C., 1519, 1533, 1535
Repond, A., 1945
Resick, P.-A., 1320, 1322
Restak, R., 450, 463
Retterstol, N., 221, 223
Reul, J.M.H.M., 1192, 1203
Revol, L., 1164, 1245, 1246, 1258
Rey, J.M., 402, 408
Reynaud, M., 480, 504, 1124, 1136, 1680
Rhéaume, J., 377
Rhoads, J.M., 215, 223, 1436, 1440
Rhue, J.W., 426, 1412, 1416, 1417, 1423
Rialle, V., 1569
Ribot, T., 134

Rice, C.J., 95, 98
Rice, D.P., 1815, 1825
Rice, L.N., 1437, 1440
Richard, D., 1258
Richelson, E., 1186, 1196, 1204, 1536
Richer, P.-M., 694
Rickels, K., 1145, 1149, 1150, 1158, 1321, 1324
Riddle, M.A., 1030, 1036, 1204
Ridgely, M.C., 1821, 1825
Ridgely, M.S., 1822, 1824
Riel, M., 1394
Ries, R.K., 492, 504
Rifkin, A., 1857
Rigaud, A., 1936, 1939
Riklin, F., 1944
Rivet, B., 213, 223
Rivière, J., 1284
Rix, K.J., 434, 442
Robaey, P., 982, 988
Robbins, C., 1739, 1744
Robbins, J.M., 486, 492, 504
Roberts, C., 1913, 1916, 1920, 1922
Robin, M., 1376, 1378
Robins, E., 298, 328, 1619, 1630
Robins, L.N., 186, 208, 290, 291, 328, 380, 394, 656, 683, 1620, 1621, 1630
Robinson, E., 30, 33
Rocha, F.L., 433, 442
Rocha, M.E., 433, 442
Rochen-Renner, B., 88, 99
Rocher, G., 1635, 1646
Rochon, J., 1919, 1920
Rodgers, J., 459, 460, 463
Rodin, G., 878, 888
Roebuck, J., 1637, 1638, 1645
Roehrich, L., 437, 442
Roemer, R.A., 1559, 1569
Roesler, A., 629, 634
Rogers, C., 1431, 1458, 1465
Rogler, L.H., 1753, 1759
Rognonat, J., 1459, 1464
Rolf, I., 1388, 1394
Rollnick, S., 147, 167, 169, 203, 208
Roman, G.C., 121, 143
Romano, J., 104, 452, 463
Romero, L., 1191, 1204
Rompré, P.P., 1562, 1570
Rondepierre, J., 1256
Roose, S.P., 1202, 1204

Root, R., 1015
Rorschach, H., 1111, 1943
Rose, R.M., 402, 407
Rosen, J., 1451, 1465
Rosen, R.C., 582, 584, 589, 591, 595, 599, 601, 604, 605, 606, 608, 610, 611
Rosenbaum, J., 1142, 1145, 1158
Rosenbaum, J.F., 338, 358
Rosenberg, M., 1639, 1646
Rosenbloom, M., 1559, 1569
Rosenheck, R., 1674, 1678
Rosenstein, D.L., 1197, 1204
Rosenthal, N.E., 562, 575
Rosenzweig, S., 1263, 1274
Rosewater, K.M., 1785, 1786, 1791
Rosman, B.L., 526, 536, 1375, 1377, 1378, 1694, 1698
Rosner, B., 1621, 1630
Ross, C.A., 413, 414, 426
Ross, M.W., 649
Ross, W.D., 1653, 1660
Ross-Chouinard, A., 1177
Rosse, R.B., 184, 208
Rosser-Hogan, R., 1752, 1757
Rossi, E.L., 1419, 1422
Rossi, S.I., 1419, 1422
Roth, M., 898
Roth, T., 576
Rothbaum, B.O., 382, 383, 390, 394, 1401, 1405
Rothschild, B.S., 1654, 1660
Rouchell, A.M., 879, 888
Roudinesco, E., 1298, 1450, 1465
Rouillon, F., 1199, 1202, 1203, 1204
Roume, D., 1452, 1462
Rounsaville, B.V., 203, 208
Rousseau, C., 1742, 1745, 1752, 1759
Rousseau, J.-J., 1945
Roussillon, R., 1696, 1697
Roustang, F., 1414, 1416, 1423
Roy, A., 437, 442, 1745, 1781, 1792
Roy, A.I., 437, 442
Roy, D., 1658
Roy, E., 175
Roy, J.-Y., 873
Roy, M.-A., 1488, 1489, 1493, 1496, 1498, 1616, 1617, 1618, 1630
Roy-Byrne, P., 354, 355, 357, 356, 358
Roy-Byrne, P.P., 1158

Rubin, I.L., 79, 99
Rubin, L., 1867, 1873
Rueveni, U., 1740, 1745
Ruffert, S., 1534, 1535
Rumbaut, R.G., 1752, 1759
Rümke, D.H., 245
Rundell, J.R., 480, 876, 877, 881, 882, 888, 1830, 1838, 1841
Rush, A.J., 1193, 1202, 1204, 1338, 1340
Russell, A.T., 1106, 1119
Russell, B., 1475
Russell, G.F.M., 524, 536
Russo, A.M., 438, 442
Russo, J., 1676, 1679
Rutkove, S.B., 553, 575
Rutter, M., 976, 988, 997, 1003, 1016, 1037, 1071, 1075, 1083, 1109, 1119
Ruyter, C., 640, 649
Ryan, N.D., 1111, 1112, 1119
Ryan, R., 91, 99
Rylander, G., 1781, 1792

S

Sabin, J.E., 1668, 1679
Sabo, A.N., 388, 394
Sabourin, G., 100
Sabshin, M., 1685, 1698
Sack, R.L., 561, 575
Sadavoy, J., 918, 922, 923
Sadock, B.J., 294, 295, 316, 320, 327, 333, 334, 335, 336, 337, 338, 344, 350, 352, 353, 354, 356, 357, 358, 480, 873, 894, 921, 988, 1092, 1101, 1514, 1535
Sadock, V.A., 1611
Sadovnick, A.D., 77, 98
Safer, D.J., 1787, 1792
Safran, J.D., 1334, 1340
Sahajwalla, C., 1150, 1158
Saint-Amant, N., 1884, 1889
Saint-André, M., 1017, 1715
Saitoh, O., 1559, 1569
Sakel, M.J., 1228, 1256, 1914, 1946
Salah, D., 1459, 1464
Salisbury, D.F., 1559, 1569
Salkovskis, P., 355, 358
Salkovskis, P.M., 1309, 1324, 1335, 1341
Sallee, F., 1028, 1036

Sallee, F.R., 1154, 1158
Salloum, I., 1813, 1816, 1825
Salzman, C., 923
Salzman, N., 1439, 1441
Sameroff, A.J., 992, 1016
Sami, M., 1114, 1119
Sammon, C., 1106, 1119
Samuel-Lajeunesse, B., 223, 686, 706
Samuels, J.F., 657, 683
Sanavio, E., 1309, 1324
Sancte de Sanctis, M., 976
Sanders, S., 1418, 1424
Sanders, S.H., 1401, 1406
Sandlin, P.D., 1802, 1809
Santé Canada, 1772, 1774, 1775, 1782, 1783, 1788, 1792
Sante de Sanctis, S., 1134, 1136
Santé et Bien-être social Canada, 1762, 1763, 1764, 1767
Santé Québec, 174, 175, 208, 467, 480, 894, 922
Santos, A., 1669, 1679
Sapir, M., 1399, 1406
Sapirstein, G., 1420, 1423
Saraceno, B., 1162, 1176
Saravoy, S.M., 876, 888
Sarbin, I.R., 1412, 1424
Sarbin, T.R., 1638, 1646
Sarchiapone, M., 1781, 1792
Sartorius, N., 301, 328
Sartre, J.-P., 1383
Sarwer, D.B., 1321, 1324
Sasaki, H., 561, 575
Saskin, P., 551, 575
Sasseville, M., 873
Sasson, Y., 363, 371, 377
Satir, V., 1390
Satlin, A., 909, 922
Saussure, R. de, 1945
Sauvage, D., 1013, 1016
Savard, H., 1922
Savard, R., 1764, 1768
Saxe, L., 146, 170
Sayette, V. de la, 121, 143
Scahill, L., 1029, 1030, 1036
Schaerf, F.W., 1838, 1841
Schafer, R., 1440, 1441
Schaie, K.W., 893, 922
Scharf, D., 1690, 1698
Scharf, J., 1690, 1698
Scharfetter, C., 1947

Schatz, C.J., 984, 987
Schatzberg, A.F., 292, 293, 294, 328
Scheehan, D.V., 1152, 1159
Scheff, T.J., 1637, 1638, 1646
Scheflin, A.W., 1425
Schenck, C.H., 567, 569, 570, 575
Schiavi, R.C., 582, 611
Schiffer, R.B., 452, 460, 461, 463
Schildkraut, J.J., 292, 328, 1188, 1204
Schindler, W., 1255
Schloss, C.N., 96, 98
Schmale, A.H., 466, 469, 480
Schmidt, U., 1837, 1841
Schmit, G., 1455, 1465
Schmitt, F.A., 1835, 1841
Schnarch, D.M., 589, 611
Schneider, K., 245, 263, 284, 305, 308, 313, 328, 362, 421, 426, 654
Schneider, N.G., 1158
Schneider, P.-B., 33, 1947
Schneier, F.R., 350, 358
Schoenfeld, P., 1740, 1745
Schopler, E., 88, 99
Schopler, F., 1460, 1465
Schou, M., 1208, 1217, 1225, 1241, 1254
Schrader, S.S., 1697
Schreber, D.P., 229, 1289
Schreiber, G., 1191, 1202, 1534
Schreiber, H., 1559, 1569
Schreier, H.A., 511, 519
Schreiner-Engel, P., 582, 611
Schröder, J., 617, 634
Schroeder, H.E., 1357, 1358, 1360
Schubert, D.S., 1815, 1825
Schuckit, M.A., 149, 153, 170, 176, 186, 191, 197, 202, 208, 1820, 1821, 1825
Schuettler, R., 1947, 1950
Schultz, J.H., 1398, 1399, 1406, 1456
Schultz, R.T., 997, 1003, 1016
Schultze, K.S., 1735, 1744
Schwartz, G., 165, 169
Schwartz, G.E., 1398, 1405
Schwartz, J.C., 1536
Schwartz, J.T., 1162, 1169, 1176
Schwartz, M.A., 1483
Schwartz, R.C., 1689, 1698
Schwartz, S., 205, 207
Schwartzman, J., 1686, 1698

Schwarz, E.D., 1089, 1101
Schweitzer, A., 1659
Schweizer, E., 332, 350, 354, 357, 358, 1149, 1150, 1158, 1321, 1324
Schweizerischer Verein für Psychiatrie, 1944, 1950
Scogin, F., 134, 143
Scott, J.E., 275, 284
Scott, W.C.M., 1285, 1298
Scoville, W.B., 135, 143
Sculpher, M., 1673, 1678
Searles, H., 1288, 1298, 1945
Sechehaye, M.A., 1451, 1465
Sechter, D., 1258
Secter, I.I., 1415, 1422
Sedler, M.J., 240
Seeman, M.V., 1707, 1714, 1715
Seeman, P., 1176
Segal, H., 654, 683, 1284, 1298
Segal, L., 1378
Segond, P., 1073, 1082
Segraves, K.B., 581, 582, 583, 591, 593, 611
Segraves, R.T., 581, 582, 583, 591, 593, 611
Séguin, M., 1786, 1787, 1792
Seidel, R., 535, 536
Seifer, R., 992, 995, 1016, 1017
Sejnowski, T.J., 549, 576
Self, D.W., 1504, 1536
Seligman, M.E.P., 1333, 1340, 1417
Seltzer, L.F., 1696, 1698
Selvini-Palazzoli, M., 525, 536, 1082, 1083, 1372, 1375, 1378, 1454, 1455, 1465, 1691, 1698
Selye, H., 1640
Selzer, M.L., 161, 170, 1814, 1825
Senatore, V., 88, 99
Senninger, J.L., 1926, 1939
Senon, J.L., 1258
Sensky, T., 460, 463
Serban, G., 680, 683
Sergeant, J., 1020, 1036
Sergent, J., 1551, 1569
Sérieux, P., 686, 706
Servant, D., 480
Sevin, J.A., 92, 93, 94, 98
Sewell, D.D., 1836, 1841
Sewitch, M., 1838, 1840
Seywert, F., 1372, 1378
Shader, R., 1029, 1036

Shader, R.I., 1142, 1145, 1157
Shaefer, M.S., 1142, 1159
Shagass, C., 1559, 1569
Shaham, Y., 1565, 1567
Shalling, I., 1803, 1809
Shames, V.A., 1418, 1424
Shanahan, W., 1375, 1377
Shapiro, D., 1320, 1323
Shapiro, D.A., 472, 479
Shapiro, E.S., 1028, 1037
Shapiro, F., 390, 394
Shapiro, R.W., 306, 327
Shapiro, S., 328
Shapiro, V., 1014, 1015
Sharma, V., 1217, 1225
Sharp, C.W., 532, 536
Sharpe, M., 485, 504, 1321, 1324
Shaw, J., 609, 611
Shaywitz, B.A., 1021, 1037
Shaywitz, S.E., 1021, 1037
Shea, S.C., 68, 663, 683
Shear, M.K., 338, 358, 1320, 1324, 1435, 1441
Sheehan, D.V., 353, 358
Sheehan, P.W., 1410, 1418, 1424, 1425
Sheehy, E., 948
Sheehy, T.W., 511, 519
Sheikh, J., 911, 921
Sheitman, B.B., 1176
Sheline, Y.I., 1533, 1536, 1588, 1591
Shelton, R.C., 1225
Shenton, M.E., 1560, 1569
Shepherd, M., 283, 284
Sheridan, P.M., 646, 648
Sherman, D.D., 1110, 1118
Sherman, S.J., 1425
Sherrington, C.S., 1914
Sherwin, B.B., 582, 584, 611
Shevitz, S.A., 1851, 1857
Shigetomi, C.C., 1399, 1405
Shortt, S.E.D., 1720, 1729
Shover, L.R., 606, 607, 611
Shulman, K., 909, 922
Shvaloff, A., 1537
Sicotte, N., 524, 536
Sider, R.C., 452, 461, 463
Siegel, D.J., 1062, 1067
Siegel, J.M., 548, 575
Siegel, S., 680, 683
Siegler, M., 1657, 1658, 1660

Siever, L.J., 1531, 1537
Sifneos, P.E., 467, 1292
Sigal, M., 511, 519
Signoret, J.L., 1542, 1568
Sigvardsson, S., 1496, 1498
Silberfarb, P.M., 1851, 1857
Silva, R.R., 432, 441
Silver, A., 1045, 1049, 1067
Silver, L.B., 1040, 1045, 1046, 1050, 1067
Silverman, M.M., 1792
Silverman, W.K., 1092, 1101
Silverston, L., 1106, 1118
Simard, J.-J., 1762, 1768
Simeon, D., 1158
Simmel, E., 436, 442
Simon, G.E., 485, 504
Simon, R.I., 393, 394
Simon, T., 80
Simonnet, G., 177, 208
Simons, R.C., 1748, 1759
Simpkins, C.G., 1814, 1815, 1824
Simpson, D.M., 1841
Simpson, S.W., 1588, 1590
Sinaniotis, C.A., 1214, 1225
Singer, J.L., 1412, 1423
Single, E., 146, 170
Singleton, C.K., 136, 142
Sivadon, P., 1896, 1898
Sizaret, P., 514, 520
Skillicorn, S.A., 135
Skinner, B.F., 1305, 1306, 1561, 1914
Skinner, H.A., 152, 170
Skodol, A.E., 529, 536
Skoog, I., 903, 922
Sloane, R.B., 1264, 1266, 1274
Slovik, L.S., 1696, 1698
Sluzewska, A., 1534, 1536
Small, J.G., 1219, 1225, 1229, 1237
Smith, A.L., 290, 328
Smith, D.A., 92, 93, 94, 99, 1090, 1100
Smith, D.B., 459, 463
Smith, G.R., 492, 504
Smith, J., 1819, 1825
Smith, J.E., 1802, 1809
Smith, M.E., 1558, 1569
Smith, M.J., 108, 143
Smith, M.L., 1262, 1274
Smith, S.S., 176, 208, 1519, 1537
Smith, W.H., 420, 425

Smoller, J.W., 358
Smyth, T.R., 1034, 1037
Snider, W.D., 1841
Snowdon, J., 513, 520
Snyder, S., 405, 408, 1815, 1825
Snyder, S.H., 1191, 1204
Socarides, C.W., 639, 649
Société médicale Balint, 32
Soeur, A., 1938, 1939
Sofinowski, R.E., 511, 520
Sokoloff, P., 1536
Sokolovsky, J., 1738, 1745
Solman, L., 1751, 1757
Solnit, A.J., 403, 408
Soloff, P.H., 680, 683
Solomon, S.D., 392, 394
Song, F., 1193, 1198, 1202, 1204
Soranus l'Ancien, 694
Sorensen, T., 650
Sorenson, S.B., 455, 456, 462
Sotsky, S., 322, 328
Soucquet, M., 547, 574
Soulé, M., 976, 988, 1037
Southwick, S.M., 381, 382, 394
Sovner, R., 88, 92, 99
Spaniol, L., 1886, 1889
Spanos, N.P., 1411, 1412, 1413, 1416, 1417, 1422, 1424
Speck, R., 1739, 1745
Specker, S., 534, 536
Spector, I.P., 591, 601, 603, 611
Spencer, T., 1037
Sperling, R.A., 1584, 1591
Sperry, R.W., 1550, 1569
Spiegel, C.A., 393, 394
Spiegel, D., 412, 414, 426, 1412, 1417, 1420, 1424
Spiegel, D.A., 1321, 1322, 1324
Spiegel, J., 380, 394
Spielman, A.J., 551, 575
Spielrein, S., 1944
Spinhoven, P., 1417, 1424
Spitz, R.A., 1093, 1101, 1109, 1119
Spitzer, M., 228, 239, 435, 441, 1474, 1483
Spitzer, R.L., 1814, 1825
Spoeri, R.K., 1674, 1675, 1679
Sprich, S., 91, 98
Springer, T., 1321, 1324
Squires, K.C., 1558, 1569

Squires, N.K., 1558, 1569
Squires-Wheeler, E., 1559, 1567
Srole, L., 1620, 1630
Stack Sullivan, H., 322
Staedt, J., 553, 575
Stahl, S.M., 319, 328, 336, 358
Stampfl, T., 1436, 1441
Stansfeld, S., 1867, 1873
Stanton, M.D., 204, 208
Starke, I., 109, 142
Statistique Canada, 894, 922, 1072, 1774, 1792, 1846, 1857
Steadman, H., 1796, 1800, 1801, 1809
Steck, H., 1240, 1945, 1946
Stedeford, A., 1851, 1852, 1857
Steering Committee, American Psychiatric Association, 328
Stein, G., 668, 678, 679, 683
Stein, L.I., 1732, 1745, 1888, 1890
Steinbeck, J., 150
Steinberg, M., 420, 426
Steiner, B., 638, 650
Steiner, R., 1449, 1464
Steiner, W., 1217, 1225
Steinglass, P., 166, 170
Steinhauer, P., 1078, 1083
Steinhauer, S., 1948, 1950
Steinhausen, H.C., 535, 536
Steketee, G., 382, 383, 390, 394, 1401, 1405
Stengel, E., 8, 18
Stepanski, E., 552, 575
Stephenson, R., 395
Steriade, M., 548, 549, 576
Stern, D., 1283, 1298
Stern, D.N., 992, 1017
Stern, G., 1751, 1759
Stern, Z., 1668, 1679
Stern Peck, J., 1687, 1698
Sterner, U., 1320, 1324
Steven, M.S., 1739, 1744
Stevenson, R.L., 419
Stewart, J., 1565, 1567
Stewart, M., 31, 33
Stewart, S., 1789, 1792
Stiles, W.B., 1262, 1274
Stinus, L., 177, 208
Stip, E., 1541, 1544, 1545, 1553, 1554, 1555, 1567, 1568, 1569
Stirba, A.L., 193, 208

Stockdill, J., 1890
Stoleru, S., 1017
Stoll, A.L., 1217, 1225
Stoller, R., 1703, 1714
Stoller, R.J., 619, 634, 639, 640, 645, 650, 1288, 1298
Stone, M., 642, 683
Stone, W.M., 1458, 1465
Stotland, N.L., 878, 888
Stoudemire, A., 877, 888, 906, 922
Stoudemire, A.I., 480
Strachey, J., 1445
Strain, J.J., 405, 408
Straumanis, J.J., 1559, 1569
Strauss, C.C., 1092, 1100, 1101
Strauss, J.S., 1108, 1119, 1880, 1890
Streiner, D.L., 1630, 1631
Stretch, D.D., 355, 358
Stricker, G., 1263, 1274, 1441
Strik, W.K., 1560, 1569
Strober, M., 526, 536
Strömgren, E., 212, 223
Strosahl, K.D., 1784, 1791
Strupp, H.H., 1264, 1266, 1268, 1272, 1274
Stuart, R., 1690
Stueve, A., 1799, 1803, 1808
Suber, M.K., 1674, 1680
Sugarman, P., 432, 442
Sullivan, H.S., 1689
Sullivan, M.D., 879, 888
Sulser, F., 1190, 1204
Sultzer, D.L., 134, 143
Sunderland, T., 1192, 1204
Sundquist, J., 1753, 1759
Surault, P., 1775, 1783, 1792
Surridge, D., 460, 463
Susini, J.R., 213, 216, 222
Susser, E., 213, 223, 1622, 1630
Sutton, S., 1558, 1569
Svensson, T.H., 1522, 1537
Svrakic, D.M., 1610, 1611, 1612
Swain, G., 1444, 1446, 1464
Swaminath, R.S., 940, 948
Swanson, J., 1797, 1798, 1799, 1800, 1801, 1802, 1804, 1809
Swartz, C.M., 1229, 1237
Swedo, S.E., 1026, 1036, 1037, 1097, 1101
Sweeney, J.A., 1016

Switz, D.M., 474, 475, 480
Sydenham, T., 694, 1913
Sylvain, C., 1321, 1324
Symonds, L.L., 900, 922
Syndicat national des praticiens en psychothérapie, 1465
Szatmari, P., 1061, 1067, 1107, 1119
Szuster, R.R., 1820, 1825
Szymanski, H., 456, 463
Szymanski, L.S., 79, 99
Szyszko, J., 86, 99

T

Tabeze, J.P., 1129, 1136
Tabèze, P., 1930, 1939
Taggart, M.E., 1842
Tainturier, M.J., 1554, 1568
Takahashi, K., 561, 575
Talajic, M., 472, 479, 879, 888
Talbot, J., 1802, 1809
Talbot, P.R., 1584, 1591
Talbott, J.A., 947, 948
Tallal, P., 985, 988, 1047, 1051, 1067
Taminga, C.A., 1528, 1537
Tampakeras, M., 1563, 1570
Tansella, M., 1742, 1745
Tardif, M., 630, 634, 1802, 1809
Tardiff, K., 1802, 1807, 1808, 1809
Tarjan, G., 79, 99
Tarrier, N., 1351, 1358, 1359, 1360, 1361
Tart, C.T., 1389, 1394
Tasman, A., 79
Tassé, L., 1765, 1768
Tassé, M.J., 81, 96, 99, 100
Tatossian, A., 687, 706
Tatrow, K., 1719, 1728
Taube, C.A., 1863, 1865, 1873
Tawil, S., 1896, 1903
Taylor, C., 1599, 1612
Taylor, E., 976, 988, 1020, 1037, 1040, 1067
Taylor, F., 1666
Taylor, M.A., 1210, 1225, 1489, 1498
Taylor, P., 1804, 1809
Taylor, R.J., 1782, 1791
Taylor, S., 514, 515, 518, 520, 1313, 1320, 1324
Teague, G.B., 1814, 1824
Teasdale, G., 455, 462

Teasdale, J.D., 1333, 1340
Teboul, E., 1144, 1148, 1157, 1159
Teft, B., 1742, 1744
Teicher, M.H., 1199, 1204
Teichner, G., 1868, 1873
Tellenbach, H., 295, 307, 328
Tempier, R., 1666, 1679, 1868, 1874
Ten Have, H.A.M.J., 1772, 1789, 1792
Teng, E.L., 127, 131, 143, 896, 922
TenHoor, W., 1890
Tennant, F.S., 191, 208
Terkelsen, K.G., 1734, 1745
Terr, L.C., 382, 394, 1089, 1101
Tervin, L.A., 1612
Tessier, L., 1890, 1903
Test, M.A., 1867, 1874, 1888, 1890
Thapar, A., 658, 683
Thase, M.E., 323, 328, 1192, 1193, 1202, 1203, 1204
The Medicine Group Ltd., 170
The Psychological Corporation, 1040, 1067
Therapeutics and Technology Assessment Subcommittee of the American Academy of Neurology, 1584, 1591
Thibaut, F., 629
Thigpen, C.H., 414, 426
Thomas, A., 657, 683, 992, 1012, 1017, 1071, 1083, 1094, 1100, 1610, 1611
Thomas, H., 191, 208
Thomas, V., 1694, 1698
Thomasma, D.C., 1661
Thompson, T.L., 473, 480
Thompson, W.L., 473, 480
Thomson, D.A., 1745
Thomson, N.F., 1721, 1729
Thorby, J., 1802, 1809
Thorn, T.J., 471, 472, 479
Thornicroft, G., 191, 208
Thorpy, M.J., 551, 575
Thouez, J.-P., 114, 142
Tidmarsh, L., 1715
Tieger, M.E., 1458, 1465
Tienari, P., 1106, 1119
Timsit-Berthier, M., 1559, 1569
Tissot, R., 1948
Tizard, J., 1071, 1083
Todd, M.E., 92, 93, 94, 98
Todd, R.D., 1519, 1537
Todorov, B., 1666, 1668, 1680

Tognoni, G., 1162, 1176
Toharia, A., 1369, 1373, 1378
Tohen, M., 909, 922, 1631, 1868, 1873
Tolsdorf, C.C., 1739, 1745
Tompson, G.E., 1676, 1679
Tordjman, G., 1457, 1465
Torem, M., 413, 421, 425
Torgersen, S., 658, 680, 682, 683, 1092, 1101
Torrey, E.F., 1800, 1809
Tosquelles, F., 1451, 1452, 1453, 1465, 1895, 1899
Toulouse, É., 15, 1895, 1896
Touraine, A., 1640, 1646
Tourne, Y., 1125, 1126, 1136, 1926, 1938
Tousignant, M., 1646
Trager, M., 1389
Tralles, A. de, 694
Tramer, M., 1945, 1950
Treasure, J., 524, 536
Trecpacz, P.T., 106, 143
Treece, C., 178, 208
Tremblay, N., 1554, 1568
Tremblay, R.E., 1071, 1074, 1083
Treurniet, M., 1298
Trieman, N., 1866, 1874
Trimble, M.R., 84, 100, 458, 463
Trimble, R.W., 1403, 1406
Trivedi, M., 1192, 1203
Trivers, R.L., 1642, 1643, 1646
Trolle, E., 687, 706
Tross, J., 1830, 1831, 1832, 1837, 1841
Tross, S., 1835, 1839, 1841
Trottier, R., 580, 581, 610
Truax, C., 1431, 1441
Trudeau, J.B., 69
Trudel, G., 593, 611, 1324
Trull, T., 1796, 1804, 1809
Trzepacz, P.T., 69
Tsuang, D.W., 1498
Tsuang, M., 312, 328
Tsuang, M.T., 1498, 1631
Tuason, V.B., 1531, 1535
Tucker, L.E., 517, 518, 520
Tueth, M.J., 910, 922
Tuke, D.H., 1445, 1465
Tuke, W., 1911, 1912
Tunnieliff, G., 1150, 1159
Turkle, S., 1448, 1465

Turner, J.C., 1878, 1890
Turner, S.M., 68
Turney, J.G., 879, 888
Túry, F., 1418, 1421
Tyrer, P., 915, 922

U

Uhl, G.R., 1519, 1537
Uhlenhuth, E.H., 296, 328, 402, 407, 1149, 1158
Union nationale des amis et familles des malades mentaux, 285
Unis, A., 1105, 1119
Urwand, S., 1454, 1464

V

Vachon, L., 165, 169
Vaglum, P., 1751, 1757
Vahtera, J., 1727, 1729
Vaidya, C.J., 985, 988
Vaillant, G., 148, 149, 156, 159, 168, 170
Vaillant, G.E., 296, 326, 659, 683
Valcah, L., 455, 463
Valla, J.P., 1088, 1100
Vallis, T.M., 1335, 1341
Van Balkom, A.J.L.M., 1320, 1324
Van Den Akker, B., 1772, 1789, 1792
Van der Hart, O., 380, 395
Van der Kolk, B,A., 380, 381, 382, 392, 393, 395
Van Der Linden, M., 1552, 1567
Van Dyck, R., 1416, 1417, 1424
Van Gijseghem, H., 623, 634
Van Houdenhove, B., 498, 504
Van Oppen, P., 1320, 1324
Van Petten, C., 1558, 1570
Van Praag, H.M., 293, 328, 1560, 1570
Van Vliet, I.M., 1152, 1159
Vandersall, T.A., 1838, 1840
Vanelle, J.-M., 285, 687, 689, 705, 706
Vantalon, V., 212, 221, 223
Varga, K., 1410, 1421, 1424
Vasile, R.G., 680, 683
Vasquez, L., 1864, 1874
Vaughn, C., 1348, 1361
Vaughn, C.E., 256, 257, 284
Vedak, C., 1229, 1237
Velin, R., 1833, 1840

Venakur, H., 1814, 1825
Verdoux, H., 329, 707
Verlhac, A., 687, 706
Vernet, J.P., 691, 706
Vézina, M., 1729
Victor, M., 135, 136, 143
Vida, S., 895, 922
Vidal, L., 1251, 1256, 1258
Vidon, G., 1902, 1903, 1931, 1939
Vieweg, V., 903, 920
Viguera, A.C., 1202, 1204
Villeneuve, C., 1369, 1373, 1378, 1695, 1698
Villeneuve, R., 581, 582, 584, 586, 597, 610
Vinar, M., 1752, 1755, 1759
Vincent, A., 363, 377, 1215, 1225
Vincent, P., 442, 1215, 1225
Virkkunen, M., 434, 442
Virkunnen, M., 1803, 1808
Visher, E.B., 1688, 1698
Visher, J.S., 1688, 1698
Vogenthaler, D., 455, 456, 463
Volgy, S.S., 1687, 1697
Volkan, V.D., 639, 640, 649, 650
Volkmar, F., 996, 1000, 1016, 1017
Volkmar, F.R., 1107, 1119
Volkow, N.D., 984, 988
Von Bertalanffy, L., 1366, 1377
Von Euler, U., 1521
Von Gunten, C.R., 1727, 1729
Von Hattingberg, H., 436, 442
Von Korff, M., 485, 504, 877, 888
Von Meduna, L.J., 1228, 1256, 1914
Von Monakow, C., 1944, 1945, 1950
Von Rooijen, L., 1814, 1825
Voshart, K., 878, 888
Voyer, J., 1852, 1857

W

Wachtel, P.L., 1435, 1441
Wadsworth, M., 1074, 1083
Wadworth, A.N., 1155, 1159
Wager, S., 1525, 1537
Wagner, G., 1837, 1841
Walczak, T., 494, 504
Waldman, I.D., 984, 988
Wålinder, J., 316, 328
Walker, E.A., 607, 611

Walker, R., 645, 650
Walker, R.D., 1765, 1768
Wallace, C.J., 1358, 1362
Wallach, M., 1826
Wallach, M.A., 1868, 1874
Wallen, M.C., 1821, 1826
Wallerstein, R.S., 1294, 1298
Walling, M., 582, 611
Wallot, H., 1917, 1923
Walser, H.H., 1950
Walsh, D., 1617, 1618, 1630
Walsh, F., 1688, 1698, 1699
Walsh, M.R., 1715
Walsh, T., 1030, 1037
Walsh, T.B., 534, 536
Walter, L., 1660
Walter, W.G., 1558, 1570
Walters, A.S., 552, 576
Walters, E., 414, 426
Walters, R.H., 1595, 1611
Waltham, M.A., 1838, 1840
Wamboldt, F.S., 1686, 1698
Wanderling, J., 213, 223
Ward, N.G., 1147, 1152, 1153, 1158
Ward, T., 631, 633
Warner, L.A., 175, 208
Warr, P., 1718
Warren, R.S., 1814, 1824
Warrington, E.K., 1552, 1568
Washton, A.M., 200, 208
Waskow, I.E., 191, 208
Watson, D., 485, 504
Watson, G.G., 494, 504
Watson, J.B., 1914
Watts, F.N., 552, 573
Watzlawick, P., 230, 231, 240, 1368, 1369, 1378, 1419, 1424, 1691, 1698
Waxman, S.G., 1545, 1570
Waynberg, J., 602, 611
Weakland, J., 1419, 1689, 1691, 1698
Webb, W.L., 1654, 1660
Weber, M., 576, 1636
Wechsler, L.R., 553, 576
Wehr, T.A., 1216, 1217, 1223, 1225
Weibel, H., 214, 221, 223
Weiden, P.J., 1210, 1223
Weiershausen, U., 1145, 1159
Weight, D.G., 1589, 1591
Weilburg, J.B., 1156, 1159
Weinberger, D.R., 1566, 1570

Weinberger, J., 1265, 1274
Weinberger, L.E., 1867, 1873
Weiner, H.D., 1821, 1826
Weiner, N., 1367, 1368
Weiner, R., 1228, 1229, 1230, 1234, 1235, 1236, 1237
Weinrich, J.D., 650
Weisaeth, L., 382, 395
Weismann, M.M., 995, 1017
Weiss, G., 1025, 1037, 1040, 1045, 1067
Weiss, J.R., 215, 223
Weiss, R.D., 1812, 1813, 1814, 1817, 1826, 1868, 1873
Weissbluth, M., 547, 576
Weissman, M., 1725, 1728
Weissman, M.M., 290, 312, 328, 337, 350, 359, 909
Weissman, M.N., 1142, 1159
Weitzenhoffer, A.M., 1410, 1418, 1419, 1424
Weitzman, E.D., 561, 576
Welch, S.L., 525, 536
Weller, E.B., 1111, 1119
Weller, R.A., 1111, 1119
Wells, C.E., 905, 907, 922
Wells, D.G., 1233, 1237
Wells, K.B., 304, 329, 1848, 1857
Werfel, S., 1740, 1744
Wernicke, C., 134, 135, 422
Werry, J., 1107, 1118
Werry, J.S., 1106, 1107, 1108, 1118, 1119
Wertheim, J., 923
Wertheimer, M., 1383, 1914
Wessely, S., 1804, 1809
West, E.D., 315, 328
Westerlund, E., 589, 611
Westermeyer, J., 1749, 1754, 1755, 1759, 1819, 1826
Weston, S.C., 1531, 1537
Westphal, C., 332, 362
Weyerer, S., 1751, 1759
Whipple, B., 585, 611
Whitacker, C.A., 1455, 1465
Whitaker, C.A., 1369, 1690, 1695, 1698, 1699
White, G.M., 1759
White, M., 1692, 1698
White, M.B., 1416, 1424
White, P.D., 1723, 1728
Whitehouse, A., 524, 535

Psychiatrie clinique : une approche bio-psycho-sociale

Whitehouse, P., 133, 143
Whitman, K., 1071, 1083
Whittemore, K.E., 938, 948
Whybrow, P.C., 325, 326
Wickramasekera, I., 1416, 1424
Widiger, T., 1796, 1804, 1809
Widlöcher, D., 295, 299, 329, 1298, 1444, 1450, 1461, 1465
Wieder, H., 178, 208
Wieder, S., 1012, 1016, 1017
Wiedmann, F., 1483
Wiener, J.M., 976, 988
Wier, J., 1863
Wiggins, O.P., 1483
Wilchesky, M., 640, 643, 645, 648, 649, 650
Wilde, A., 569, 574
Willenbring, M., 1821, 1825
Williams, J.B.W., 1814, 1825
Williams, S., 1640, 1646
Williams, W., 1802, 1809
Willis, T., 694
Willner, P., 1562, 1570
Wilson, E.O., 1642, 1643, 1646
Wimmer, A., 212
Wing, J.K., 1886, 1889
Wing, L., 1061, 1067
Winnicott, D.W., 1134, 1283, 1284, 1298, 1431, 1451, 1465
Winnicott, J.L., 404
Winokur, G., 150, 170, 227, 240, 289, 295, 309, 312, 329, 1217, 1225
Winslade, W.J., 1657, 1658, 1660
Winslow, F., 134
Winstead, B.A., 501, 503
Wise, M.G., 480, 876, 877, 881, 882, 888, 1231, 1237
Wise, M.T., 104, 143
Wise, R.A., 1562, 1564, 1570
Wiseman, M.M., 922
Wisner, K.L., 1197, 1199, 1204
Wittgenstein, L., 1942
Witzum, E., 629, 634
Wolberg, L., 1414, 1419, 1424
Wolf, D., 405, 408

Wolf, K.M., 1109, 1119
Wolf, M.A., 1203
Wolfe, B.E., 1159
Wolkowitz, O.M., 1532, 1537
Wolman, B.B., 580, 612
Wolpe, J., 1099, 1101, 1302, 1324, 1399, 1403, 1406, 1420, 1424
Wood, J.M., 551, 573, 1675, 1679
Woodruff, R.A., Jr., 699, 706
Woods, S.M., 1274
Woody, G.E., 203, 209
Woolf, M.A., 1191
Woolfolk, R.L., 1398, 1404, 1405
Woolson, R., 312, 328
Woolston, J.L., 402, 408
Workentin, J., 1695, 1698
World Health Organization, 922, 979, 988, 994, 999, 1002, 1005, 1006, 1007, 1010, 1017, 1024, 1027, 1031, 1035, 1037, 1047, 1053, 1055, 1059, 1063, 1067, 1077, 1078, 1083, 1096, 1101, 1835, 1836, 1841, 1874
World Psychiatric Association Task Force Report, 1142, 1159
Wright, B.A., 985, 988
Wright, J.A., 1032, 1036
Wroblewski, B.A., 1197, 1204
Wundt, W., 1474
Wurmser, L., 178, 209
Wyatt, R.J., 1108, 1119
Wykes, T., 1867, 1873
Wynne, L., 1689

Y

Yager, J., 17, 526, 536
Yalom, I.D., 1849, 1857
Yapco, M.D., 1417, 1424
Yates, A., 524, 525, 536, 537
Yatham, L.N., 324, 329
Yehuda, R., 380, 395
Yeomans, J.S., 1563, 1570
Yesavage, J.A., 132, 142, 904, 922
Yonkers, K.A., 1711, 1714
Young, I.R., 459, 463

Young, J.E., 681, 682, 683, 1332, 1334, 1341
Young, L.T., 1762, 1768
Young, R.C., 909, 922
Young, S.N., 320, 329, 1210, 1222, 1223
Yudofsky, S., 463
Yudofsky, S.C., 889
Yule, W., 1088, 1101

Z

Zacharko, R.M., 403, 405, 407, 408
Zahner, G.E., 1631
Zanarini, M.C., 657, 659, 683
Zarifian, E., 1258, 1939
Zeanah, C.H., 988, 1011, 1013, 1015, 1016, 1017
Zero to Three/National Center for Clinical Infant Programs, 994, 1017
Zerssen, D. von, 295, 329
Ziegler, E., 1015
Zilbergeld, B., 589, 612
Zimbardo, P.G., 1411, 1423
Zimmer, C., 1799, 1801, 1808
Zimmerman, M., 69, 657, 683
Zimnitzky, B., 1112, 1119
Zipple, A.M., 1886, 1889
Zipursky, R.B., 1163, 1176
Zisook, S., 905, 922
Zohar, J., 363, 371, 377
Zseni, A., 1418, 1421
Zubin, J., 1948, 1950
Zucker, K., 638, 650
Zucker, K.J., 638, 641, 650, 1009, 1017
Zuckerman, B., 995, 1017
Zuckerman, L.A., 887, 888
Zuger, A., 511, 520
Zukin, S.R., 195, 207
Zulliger, H., 1945, 1950
Zumbrunnen, R., 143, 889
Zung, N.K., 910, 922
Zung, W., 305
Zweig, S., 1461
Zweig-Frank, H., 659, 683

Index des médicaments

Dans cet index, les noms de marque déposée ® sont suivis d'initiales désignant les pays où les médicaments sont commercialisés (C: Canada; F: France; I: Italie; É.-U.: États-Unis; P. S.: pays scandinaves).

A

abécarnil[1], 1154
Accutane® (C), *voir* isotrétinoïne
acépromazine (**Plégicil®** [F]), 1243
    voir aussi acéprométazine
acéprométazine (___, acépromazine et clorazépate [**Noctran®** (F)]; ___ et méprobamate [**Mépronizine®** (F)]), 1243
acétaminophène (**Atasol®**, **Tylenol®** [C]; **Dafalgan®** [F]), 1201
acétazolamide (**Diamox®** [C, F]), 1583
acétyl-homotaurinate de calcium, *voir* homotaurine
acide éthacrynique (**Edecrin®** [C]), 1216
acide folique (**Folvite®** [C]), 860
acide valproïque (**Depakene®**, **Epival®** [divalproex[2]] [C]; **Depakine®** [F]), 84, 92, 93, 133, 294, 324, 439, 459, 867, 910, 1108, 1113, 1151, 1175, 1200, 1217, 1221, 1711, 1838
    voir aussi divalproex de sodium *et* valproate de sodium
Adalat® (C), *voir* nifédipine
Adalate® (F), *voir* nifédipine
adrafinil (**Olmifon®** [F]), 1253
Adrenalin® (C), *voir* épinéphrine
Adrénaline® (F), *voir* épinéphrine
Akineton® (C, F), *voir* bipéridène
Aldomet® (C, F), *voir* méthyldopa
alendronate (**Fosamax®** [C]), 534
alimémazine (**Théralène®** [F]), 1243
alprazolam (**Xanax®** [C, F]), 202, 354, 355, 356, 594, 680, 700, 1140, 1143, 1145, 1147, 1151, 1201, 1242
amantadine (**Mantadix®** [F]; **Symmetrel®** [C]), 199, 220, 867, 1171, 1173
amfépramone (**Modératan®** [F]), 1253, 1254
amineptine (**Survector®**[3] [F]), 1194, 1250, 1251, 1252
aminophylline (**Phyllocontin®** [C]; **Aminophylline®** [C, F]), 867, 882
Aminophylline® (C, F), *voir* aminophylline
amisulpride (**Solian®** [F]), 269, 1165, 1248
amitriptyline (**Elavil®** [C]; **Laroxyl®** [F]), 356, 392, 460, 498, 887, 1141, 1156, 1184, 1188, 1194, 1197, 1201, 1219, 1250, 1251
amobarbital (**Amytal®** [C, F]), 1141
amoxapine (**Asendin®** [C]; **Défanyl®** [F]), 321, 356, 1194, 1195, 1197, 1250
Amytal® (C, F), *voir* amobarbital
Anafranil® (C, F), *voir* clomipramine
Androcur® (C, F), *voir* cyprotérone
Anectine® (C), *voir* succinylcholine
Anexate® (C, F), *voir* flumazénil
Antabuse® (C), *voir* disulfirame
Anticholum® (F), physostigmine
Antilirium® (É.-U.), *voir* physostigmine
Aotal® (F), *voir* homotaurine
Arcalion® (F), *voir* sulbutiamine
Aricept® (C, F), *voir* donépézil
Artane® (C, F), *voir* trihexyphénidyle
Asendin® (C), *voir* amoxapine
aspirine, 132, 139
astémizole (**Hismanal®** [C, F[3]]), 1200, 1201
Atarax® (C, F), *voir* hydroxyzine
Atasol® (C), *voir* acétaminophène
aténolol (**Tenormin®** [C]; **Tenormine®** [F]), 354, 357, 1153
Athymil® (F), *voir* miansérine
Ativan® (C), *voir* lorazépam
Atrium® (F), *voir* tétrabamate
atropine, 220, 1526
Aventyl® (C), *voir* nortriptyline
Avlocardyl® (F), *voir* propranolol
azidothymidine (**Retrovir®** [C, F]), 1833
    voir aussi AZT *et* zidovudine
AZT (**Retrovir®** [C, F]), 1835
    voir aussi azidothymidine *et* zidovudine

B

Balminil DM® (C), *voir* dextrométhorphane
Barnetil® (F), *voir* sultopride
Benadryl® (C), *voir* diphénhydramine
Benerva® (F), *voir* thiamine
bensérazide (**Modopar®** [F]; **Prolopa®** [C]), 554
Bénylin DM® (C), *voir* dextrométhorphane
benztropine (**Cogentin®** [C]), 849, 867, 1171, 1172
béthanéchol (**Urecholine®** [C, F]), 866
Bewon® (C), *voir* thiamine
Biaxin® (C), *voir* clarithromycine
bipéridène (**Akineton®** [C, F]), 1171
Biquin Durules® (C), *voir* quinidine
Blocadren® (C), *voir* timolol
Briétal® (C, F), *voir* méthohexital
bromazépam (**Lectopam®** [C]; **Lexomil®** [F]), 354, 1242
bromocriptine (**Parlodel®** [C, F]), 165, 199, 220, 867, 885, 1173, 1192, 1520

Psychiatrie clinique : une approche bio-psycho-sociale

buprénorphine (**Temgésic®** [F]), 186, 199, 200
bupropion (**Wellbutrin®**, **Zyban®** [C]), 319, 321, 356, 881, 905, 1187, 1193, 1199, 1253, 1519, 1837
Buspar® (C, F), *voir* buspirone
buspirone (**Buspar®** [C, F]), 93, 133, 164, 186, 320, 354, 356, 372, 474, 902, 912, 1140, 1150, 1152, 1153, 1202, 1243, 1244, 1524, 1839
butalbital (**Fiorinal®** [C]), 202
butobarbital (**Butobarbital®** [F]), 1243
Butobarbital® (F), *voir* butobarbital

C

calcium, *voir* carbimide de calcium
Cantor® (F), *voir* minaprine
Capoten® (F), *voir* captopril
captodiame (**Covatine®** [F]), 1243
captopril (**Capoten®** [C] ; **Lopril®** [F]), 1216
carbamazépine (**Tegretol®** [C, F]), 84, 92, 93, 133, 199, 269, 272, 294, 317, 324, 432, 439, 459, 558, 867, 868, 886, 903, 910, 1032, 1108, 1113, 1151, 1155, 1166, 1169, 1175, 1200, 1201, 1208, 1213, 1216, 1218, 1219, 1220, 1221, 1255, 1711, 1838
carbidopa (**Larodopa®**, **Sinemet®** [C, F]), 554
  voir aussi lévodopa
carbimide de calcium (**Temposil®** [C]), 165
Carbolith® (C), *voir* lithium
Cardioquine® (F), *voir* quinidine
Cardizem® (C), *voir* diltiazem
carpipramine (**Prazinil®** [F]), 1154
Catapres® (C), *voir* clonidine
Catapressan® (F), *voir* clonidine
Celexa® (C), *voir* citalopram
Célocurine® (F), *voir* succinylcholine
chlordiazépoxide (**Librium®**[4] [C, F]), 109, 163, 202, 859, 860, 1140, 1143, 1146, 1147, 1148, 1151, 1240, 1242
chlorpromazine (**Largactil®** [C, F]), 109, 269, 280, 689, 866, 886, 916, 1108, 1162, 1164, 1165, 1168, 1169, 1173, 1174, 1184, 1219, 1240, 1245, 1246, 1247, 1526, 1735, 1915, 1946
cimétidine (**Tagamet®** [C, F]), 228, 847, 880, 1151, 1155, 1169, 1175, 1202, 1219, 1221
cisapride (**Prepulsid®** [C, F]), 1198
citalopram (**Celexa®** [C] ; **Seropram®** [F]), 319, 905, 1184, 1194, 1200, 1201, 1202, 1250, 1251, 1519
clarithromycine (**Biaxin®** [C] ; **Zeclar®** [F]), 1151, 1221
Clédial® (F), *voir* médifoxamine
Cleridium® (F), *voir* dipyridamole
clobazam (**Urbanyl®** [F]), 1242
clobenzorex (**Dinintel®** [F]), 1253, 1254
clomipramine (**Anafranil®** [C, F]), 307, 356, 370, 372, 432, 437, 556, 605, 630, 868, 1030, 1097, 1099, 1112, 1154, 1156, 1184, 1193, 1194, 1197, 1201, 1202, 1245, 1250, 1251, 1252

clonazépam (**Rivotril®** [C, F]), 84, 202, 237, 271, 324, 354, 356, 372, 389, 554, 569, 570, 1030, 1113, 1140, 1143, 1145, 1146, 1147, 1148, 1151, 1209, 1210, 1212, 1214, 1219, 1221, 1222, 1838
clonidine (**Catapres®** [C] ; **Catapressan®** [F]), 94, 140, 200, 292, 307, 389, 867, 880, 1024, 1025, 1029, 1030, 1141, 1172, 1522, 1532
Clopixol® action semi-prolongée (F), *voir* zuclopenthixol
Clopixol Acuphase® (C, F), *voir* zuclopenthixol
Clopixol Dépôt (C), *voir* zuclopenthixol
clorazépate (**Tranxene®** [C, F]), 202, 700, 1140, 1142, 1143, 1147, 1242, 1243
clorgyline[1], 1187, 1192
clothiapine (**Étumine®**[3] [F]), 1246
clotiazépam (**Vératran®** [F]), 1242
clozapine (**Clozaril®** [C] ; **Leponex®** [F]), 133, 255, 259, 269, 272, 325, 868, 885, 910, 916, 1108, 1146, 1151, 1152, 1163, 1164, 1165, 1167, 1169, 1173, 1174, 1175, 1176, 1201, 1214, 1221, 1222, 1233, 1247, 1248, 1521, 1528, 1565, 1566, 1882, 1947
Clozaril® (C), *voir* clozapine
codéine (**Codéine®** [C]), 185, 1201
Codéine® (C), *voir* codéine
Codotussyl® (F), *voir* dextrométhorphane
Cogentin® (C), *voir* benztropine
Cognex® (É.-U., F), *voir* tacrine *et* tétrahydroacridine
Concordine® (F), *voir* protriptyline
Conflictan®[3] (F), *voir* oxaflozane
Coragoxine® (F), *voir* digoxine
Corgard® (C), *voir* nadolol
cortisol (**Cortone®** [C] ; **Hydracort®** [F]), 1201
Cortone® (C), *voir* cortisol
Covatine® (F), *voir* captodiame
Crixivan® (C, F), *voir* indinavir
cyamémazine (**Tercian®** [F]), 1245, 1247
Cyclomen® (C), *voir* danazol
cyclosporine (**Nioral®**, **Sandimmune I.V.®** [C] ; **Sandinum®** [F]), 1201, 1221
Cylert® (C), *voir* pémoline
cyprotérone (**Androcur®** [C, F]), 629, 630

D

Dafalgan® (F), *voir* acétaminophène
Dalmane® (C), *voir* flurazépam
Danatrol® (F), *voir* danazol
danazol (**Cyclomen®** [C] ; **Danatrol®** [F]), 1221
Dantrium® (C, F), *voir* dantrolène
dantrolène (**Dantrium®** [C, F]), 867, 1173
DDAVP® (C), *voir* desmopressine
Decadron® (C, F), *voir* dexaméthasone
Decapeptyl® (F), *voir* triporéline

Défanyl® (F), *voir* amoxapine
Démerol® (C), *voir* mépéridine
Depakene® (C), *voir* acide valproïque *et* valproate de sodium
Depakine® (F), *voir* acide valproïque *et* valproate de sodium
Dépamide® (F), *voir* dipropylacétamide, dipropylacétate *et* valpromide
Déprenyl® (F), *voir* sélégiline
Deroxat® (F), *voir* paroxétine
désipramine (**Norpramin®**, **Pertofrane®** [C]; **Pertofran®** [F]), 164, 199, 321, 356, 392, 534, 905, 914, 1025, 1030, 1112, 1151, 1184, 1188, 1194, 1197, 1198, 1201, 1250
desmopressine (**DDAVP®** [C]; **Desmopressine®** [F]), 1032
Desmopressine® (F), *voir* desmopressine
Desyrel® (C), *voir* trazodone
dexaméthasone (**Decadron®** [C, F]), 292, 293, 304, 315, 1111, 1532
dexamphétamine (**Dexedrine®** [C]; **Maxiton®**[4] [F]), 93, 180, 320, 556, 881, 884, 1024, 1025, 1030, 1835
Dexedrine® (C), *voir* dexamphétamine
dexfenfluramine (**Isoméride®** [F]), 1253, 1254
dextrométhorphane (**Bénylin DM®**, **Balminil DM®** [C]; **Codotussyl®** [F]), 1201, 1202
Diamox® (C, F), *voir* acétazolamide
diazépam (**Valium®** [C, F]), 110, 163, 165, 190, 201, 202, 271, 354, 853, 859, 863, 866, 1032, 1140, 1143, 1146, 1147, 1148, 1151, 1171, 1201, 1216, 1235, 1242
diazoxide (**Hyperstat®** [C, F]), 866
didanosine (**Videx®** [C, F]), 1833
Diflucan® (C), *voir* fluconazole
digoxine (**Lanoxin®** [C]; **Coragoxine®** [F]), 847, 1151
Di-Hydan® (F), *voir* phénytoïne
Dilantin® (C), *voir* phénytoïne
Dilaudid® (C), *voir* hydromorphone
Dilexopal®[3] (F), *voir* inositol
diltiazem (**Cardizem®** [C]; **Tildiem®** [F]), 1151, 1201, 1221
Dinintel® (F), *voir* clobenzorex
diphénhydramine (**Benadryl®** [C]; **Nautamine®** [F]), 272, 849, 863, 867, 1140, 1156, 1168, 1171
Dipiperon® (F), *voir* pipampérone
dipropylacétamide (**Dépamide®** [F]), 1255
voir aussi dipropylacétate *et* valpromide
dipropylacétate (**Dépamide®** [F]), 1255
voir aussi dipropylacétamide *et* valpromide
dipyridamole (**Persantine®** [C]; **Cleridium®** [F]), 132
Disipal® (C, F[3]), *voir* orphénadrine
disulfirame (**Antabuse®** [C]; **Espéral®** [F]), 149, 163, 165, 1151, 1169
divalproex de sodium (**Épival®** [C])[2], 1217, 1218, 1219
voir aussi acide valproïque
Dogmatil® (F), *voir* sulpiride

Dolosal® (F), *voir* péthidine
donépézil (**Aricept®** [C, F]), 132, 897, 902, 1526
Donormyl® (F), *voir* doxylamine
Doral® (É.-U.), *voir* quazépam
Doriden®[3] (C), *voir* glutéthimide
Dormopan®[3] (F), *voir* hexobarbital
dosulépine (**Prothiaden®** [F]), 1194, 1250
doxépine (**Sinequan®** [C, F]), 356, 1141, 1156, 1194, 1195, 1197, 1250
doxycycline (**Vibra-Tabs®** [C]; **Vibraveineuse®** [F]), 1221
doxylamine (**Donormyl®**, **Méréprine®** [F]), 1156, 1243
Droleptan® (F), *voir* dropéridol
dropéridol (**Droleptan®** [F]), 1248
Duragesic® (C), *voir* fentanyl
Duralith® (C), *voir* lithium

E

Edecrin® (C), *voir* acide éthacrynique
Effexor® (C, F), *voir* venlafaxine
Elavil® (C), *voir* amitryptiline
Eldepryl® (C), *voir* sélégiline
éphédrine, 220
Éphynal® (F), *voir* tocophérol
épinéphrine (**Adrenalin®**, **Epinephrine®** [C]; **Adrénaline®** [F]), 863, 882
Epinephrine® (C), *voir* épinéphrine
Épitomax® (F), *voir* topiramate
Epival® (C), *voir* acide valproïque *et* divalproex de sodium[2]
Équanil® (C, F), *voir* méprobamate
Erythrocin® (C), *voir* érythromycine
Érythrocine® (F), *voir* érythromycine
érythromycine (**Erythrocin®** [C]; **Érythrocine®** [F]), 1151, 1153, 1155, 1201, 1216, 1219, 1221
Espéral® (F), *voir* disulfirame
estazolam (**Nuctalon®** [F]), 202, 1140, 1141, 1143, 1155, 1242
Estinyl® (C), *voir* éthinylestradiol
Estulic® (F), *voir* guanfacine
ethchlorvynol (**Placidyl®**[4] [C]), 201
éthinylestradiol (**Estinyl®** [C]; **Ethinylestradiol®** [F]), 1201
Éthinylestradiol® (F), *voir* éthinylestradiol
éthopropazine (**Parsitan®** [C]), 1171
éthosuximide (**Zarontin®** [C, F]), 459, 1219
éthyle, loflazépate d' (**Victan®** [F]), 1242
étifoxine (**Strésam®** [F]), 1243
Étumine®[3] (F), *voir* clothiapine
Euthonyl® (É.-U.), *voir* pargyline
Exelon® (C), *voir* rivastigmine

Psychiatrie clinique : une approche bio-psycho-sociale

F

félodipine (**Plendil®** [C] ; **Flodil L.P.®** [F]), 1201, 1221
fenfluramine (**Pondéral®**[3] [C, F]), 293, 307, 335, 1202, 1253, 1254, 1532, 1780
fénozolone (**Ordinator®** [F]), 1253, 1254
fenproporex (**Fenproporex®** [F]), 1253, 1254
Fenproporex® (F), *voir* fenproporex
fentanyl (**Duragesic®** [C]), 185
Fiorinal® (C), *voir* butalbital
Flécaïne® (F), *voir* flécaïnide
flécaïnide (**Tambocor®** [C] ; **Flécaïne®** [F]), 1201
Flodil L.P.® (F), *voir* félodipine
Floxyfral® (F), *voir* fluvoxamine
Fluanxol® (C, F), *voir* flupenthixol
fluconazole (**Diflucan®** [C] ; **Triflucan®** [F]), 1151
flumazénil (**Anexate®** [C, F]), 201, 1150, 1529
flunitrazépam (**Rohypnol®** [F]), 1141, 1155, 1242
fluoxétine (**Prozac®** [C, F]), 93, 199, 307, 319, 321, 356, 371, 500, 502, 534, 556, 629, 630, 680, 865, 1030, 1112, 1151, 1184, 1188, 1192, 1193, 1194, 1199, 1200, 1201, 1216, 1219, 1221, 1250, 1251, 1252, 1519, 1711, 1837
flupenthixol (**Fluanxol®** [C, F]), 269, 1108, 1165, 1166, 1248, 1566
fluphénazine (**Moditen®** [C, F] ; **Modecate®** [décanoate de fluphénazine] [C, F] ; **Moditen I.M.®** [C] ; **Moditen action prolongée®** [énanthate de fluphénazine] [F]), 269, 689, 693, 886, 1029, 1108, 1162, 1165, 1166, 1245, 1246, 1247, 1248
flurazépam (**Dalmane®** [C] ; **Hypalene®**[3] [F]), 163, 202, 1140, 1141, 1143, 1147, 1155
fluvoxamine (**Luvox®** [C] ; **Floxyfral®** [F]), 140, 319, 356, 371, 502, 534, 905, 1151, 1175, 1184, 1194, 1201, 1250, 1251
Folvite® (C), *voir* acide folique
Fortal® (F), *voir* pentazocine
Fosamax® (C), *voir* alendronate
furosémide (**Lasix®** [C] ; **Lasilix®** [F]), 867, 1216

G

gabapentine (**Neurontin®** [C, F]), 324, 325, 459, 910, 1154, 1223
Gabitril® (F), *voir* tiagabine
galantamine (**Nivalina®** [I] ; **Reminyl®** [É.-U.]), 132, 897, 902
Gardenal® (F), *voir* phénobarbital
Geodon®[5] (É.-U.), *voir* ziprasidone
gépirone[6], 1152
glutéthimide (**Doriden®**[3] [C]), 186, 201
glycopyrrolate (**Robinul®** [C]), 1233
guanéthidine[3] (**Pro Doc®** [C] ; **Isméline®** [F]), 866
guanfacine (**Tenex®**[3] [C] ; **Estulic®** [F]), 1029

H

Halcion® (C, F), *voir* triazolam
Haldol® (C[4], F), *voir* halopéridol
Haldol DeCanoas® (F), *voir* halopéridol
halopéridol (**Haldol LA®** [C] ; **Haldol®**[4] [C, F] ; **Haldol DeCanoas®** [F]), 105, 109, 110, 163, 177, 199, 202, 203, 220, 237, 269, 372, 680, 689, 693, 848, 860, 863, 886, 916, 1028, 1029, 1108, 1152, 1162, 1164, 1165, 1166, 1167, 1168, 1169, 1170, 1192, 1201, 1209, 1212, 1216, 1221, 1222, 1243, 1245, 1246, 1248, 1508, 1520, 1565, 1566, 1832
Havlane® (F), *voir* loprazolam
Hemipralon® (F), *voir* propranolol
hexobarbital (**Dormopan®**[3] [F]), 1201
Hismanal® (C, F[3]), *voir* astémizole
homotaurine (**Aotal®** [F]), 165
Humoryl® (F), *voir* toloxatone
Hydracort® (F), *voir* cortisol
hydrate de chloral, 1141, 1155, 1156
hydromorphone (**Dilaudid®** [C]), 185
hydroxyzine (**Atarax®** [C, F]), 354, 700, 1140, 1154, 1240, 1243
Hypalene®[3] (F), *voir* flurazépam
Hyperstat® (C, F), *voir* diazoxide
Hypnovel® (F), *voir* midazolam

I

Imigrane® (F), *voir* sumatriptan
imipramine (**Tofranil®** [C, F]), 333, 354, 355, 356, 392, 534, 1025, 1032, 1099, 1112, 1151, 1184, 1188, 1192, 1194, 1197, 1201, 1240, 1249, 1250, 1251, 1526, 1837, 1915, 1945
Imitrex® (C), *voir* sumatriptan
Imménoctal® (F), *voir* sécobarbital
Imovane® (C, F), *voir* zopiclone
Incital® (F), *voir* méfénorex
indalpine (**Upstene®** [F]), 1251
Indéral® (C), *voir* propranolol
indinavir (**Crixivan®** [C, F]), 1151
Indocid® (C, F), *voir* indométhacine
indométhacine (**Indocid®** [C, F]), 1216
inositol (**Dilexopal®**[3] [F]), 1154
Insidon®[3] (F), *voir* opipramol
iprindole[1], 1190, 1191
iproniazide (**Marsilid®** [F]), 315, 1184, 1187, 1194, 1240, 1251
ipsapirone[6], 1152
Isméline®[3] (F), *voir* guanéthidine
isocarboxazide (**Marplan®**[3] [F]), 1192
Isoméride® (F), *voir* dexfenfluramine
isoniazide (**Isotamine®** [C] ; **Rimifon®** [F]), 1113, 1221, 1240
isoprotérénol (**Isuprel®** [C, F]), 335
Isoptin® (C), *voir* vérapamil

Isoptine® (F), *voir* vérapamil
Isotamine® (C), *voir* isoniazide
isotrétinoïne (**Accutane®** [C]; **Roaccutane®** [F]), 1221
Isuprel® (C, F), *voir* isoprotérénol
itraconazole (**Sporanox®** [C, F]), 1151, 1153
Ivadal® (F), *voir* zolpidem
Ixel® (F), *voir* milnacipran

K

Kemadrin® (C), *voir* procyclidine
Kemadrine® (F), *voir* procyclidine
kétoconazole (**Nizoral®** [C, F]), 1151, 1200, 1532
Kinupril® (F), *voir* quinupramine

L

L. Thyroxine® (F), *voir* thyroxine
Lafon® (F), *voir* modafinil
Lamictal® (C, F), *voir* lamotrigine
lamotrigine (**Lamictal®** [C, F]), 324, 325, 459, 910, 1223
Lanoxin® (C), *voir* digoxine
Largactil® (C, F), *voir* chlorpromazine
Larodopa® (C, F), *voir* carbidopa *et* levodopa
Laroxyl® (F), *voir* amitryptiline
Lasilix® (F), *voir* furosémide
Lasix® (C), *voir* furosémide
Lectopam® (C), *voir* bromazépam
Leponex® (F), *voir* clozapine
leuprolide (**Lupron®** [C]; **Lucrin®** [F]), 629, 630
levodopa (**Larodopa®**, **Sinemet®** [C, F]), 124, 220, 254, 460, 568, 847, 880, 882, 885, 1028, 1192, 1520
    voir aussi carbidopa
lévomépromazine (**Nozinan®** [C, F]), 689, 1164, 1165, 1243, 1246, 1247
lévothyroxine, *voir* thyroxine
Lexomil® (F), *voir* bromazépam
Librium®[4] (C, F), *voir* chlordiazépoxide
lidocaïne (**Xylocaine®** [C]; **Lidocaïne®** [F]), 1201, 1232
Lidocaïne® (F), *voir* lidocaïne
Lithane® (C), *voir* lithium
lithium (**Lithane®**, **Carbolith®**, **Duralith®** [C]; **Téralithe®**, **Neurolithium®** [F]), 92, 93, 133, 163, 164, 237, 269, 272, 317, 319, 320, 321, 324, 325, 372, 433, 439, 473, 558, 858, 867, 902, 910, 916, 929, 1108, 1112, 1113, 1151, 1166, 1169, 1175, 1202, 1208, 1209, 1210, 1211, 1212, 1213, 1214, 1215, 1216, 1217, 1218, 1219, 1220, 1221, 1222, 1223, 1233, 1241, 1254, 1255, 1517, 1519, 1533, 1563, 1668, 1711, 1712, 1838, 1915
loprazolam (**Havlane®** [F]), 1141, 1155, 1242
Lopresor® (C), *voir* métoprolol
Lopril® (F), *voir* captopril

lorazépam (**Ativan®** [C]; **Temesta®** [F]), 110, 190, 202, 220, 324, 389, 848, 853, 859, 860, 867, 883, 1140, 1141, 1142, 1143, 1146, 1147, 1148, 1151, 1154, 1171, 1172, 1175, 1209, 1214, 1222, 1235, 1242, 1553, 1832
lormétazépam (**Noctamide®** [F]), 1141, 1155, 1242
Losec® (C), *voir* oméprazole
Loxapac® (C, F), *voir* loxapine
loxapine (**Loxapac®** [C, F]), 269, 916, 1165, 1170, 1195, 1245
L-tryptophane, *voir* tryptophane
Lucidril® (F), *voir* méclofénoxate
Lucrin® (F), *voir* leuprolide
Ludiomil® (C, F), *voir* maprotiline
Luminal® (C), *voir* phénobarbital
Lupron® (C), *voir* leuprolide
Luvox® (C), *voir* fluvoxamine
Lysanxia® (F), *voir* prazépam

M

Majeptil® (C, F), *voir* thiopropérazine
Manerix® (C), *voir* moclobémide
mannitol (**Osmitrol®** [C]; **Mannitol®** [F]), 867
Mannitol® (F), *voir* mannitol
Mantadix® (F), *voir* amantadine
maprotiline (**Ludiomil®** [C, F]), 356, 886, 1188, 1194, 1197, 1199, 1202, 1250
Marplan®[3] (F), *voir* isocarboxazide
Marsilid® (F), *voir* iproniazide
Maxeran® (C), *voir* métoclopramide
Maxiton®[4] (F), *voir* dexamphétamine
méclofénoxate (**Lucidril®** [F]), 1253
médifoxamine (**Clédial®** [F]), 1194, 1250
médroxyprogestérone (**Provera®** [C]; **Prodasone®** [F]), 629, 630
méfénorex (**Incital®** [F]), 1253, 1254
Mellaril® (C), *voir* thioridazine
Melleril® (F), *voir* thioridazine
Mentane® (É.-U.), *voir* velnacrine
mépéridine (**Démerol®** [C]), 185, 1201, 1202
méprobamate (**Équanil®** [C, F]), 186, 201, 202, 1240, 1243
Mépronizine® (F), *voir* acéprométazine
Méréprine® (F), *voir* doxylamine
mésoridazine (**Serentil®** [C]), 1165
Mestinon® (C, F), *voir* pyridostigmine
méta-chlorophénylpipérazine, *voir* trazodone
méthadone, 180, 185, 199, 200, 203, 204, 861, 863
méthohexital (**Brietal®** [C, F]), 1233
méthotrexate (**Rheumatrex®** [C]), 136
méthotriméprazine, *voir* lévomépromazine
méthyldopa (**Aldomet®** [C, F]), 304, 866, 880, 1216, 1848
méthylpentynol (**Oblivon®**[3] [F]), 1240

Psychiatrie clinique : une approche bio-psycho-sociale

méthylphénidate (**Ritalin®** [C]; **Ritaline®** [F]), 93, 180, 183, 199, 220, 320, 556, 881, 882, 884, 885, 984, 985, 1024, 1025, 1030, 1081, 1253, 1254, 1835
métoclopramide (**Maxeran®** [C]; **Primpéran®** [F]), 880
Métopirone® (C, F), *voir* métyrapone
métoprolol (**Lopresor®** [C]; **Séloken®** [F]), 1201
Métrazol® (C), *voir* pentylènetétrazol[3]
metrifonate[1], 132, 897, 902
métyrapone (**Métopirone®** [C, F]), 1532
miansérine (**Athymil®** [F]), 1191, 1194, 1250
midazolam (**Versed®** [C]; **Hypnovel®** [F]), 110, 1140, 1141, 1143, 1146, 1151, 1155
milameline[1], 132
milnacipran (**Ixel®** [F]), 1250
minaprine (**Cantor®** [F]), 1253
mirtazapine (**Remeron®** [É.-U.]), 319, 1191
Moclamine® (F), *voir* moclobémide
moclobémide (**Manerix®** [C]; **Moclamine®** [F]), 319, 356, 680, 881, 886, 905, 1187, 1192, 1194, 1200, 1201, 1202, 1251, 1252, 1563
modafinil (**Lafon®**, **Modiodal®** [F]), 556, 1253, 1254
Modecate® (C, F), *voir* fluphénazine
Modératan® (F), *voir* amfépramone
Modiodal® (F), *voir* modafinil
Moditen® (C, F), *voir* fluphénazine
Moditen® action prolongée (F), *voir* fluphénazine
Moditen I.M.® (C), *voir* fluphénazine
Modopar® (F), *voir* bensérazide *et* lévodopa
Mogadon® (C, F), *voir* nitrazépam
Mopral® (F), *voir* oméprazole
Motival® (F), *voir* nortriptyline
Mysoline® (C, F), *voir* primidone

N

nadolol (**Corgard®** [C]), 1153
Nalorex® (F), *voir* naltrexone
naloxone (**Narcan®** [C, F]), 94, 186, 199
naltrexone (**ReVia®** [C]; **Nalorex®** [F]), 94, 186, 200, 307, 439
Narcan® (C, F), *voir* naloxone
Nardil® (C), *voir* phénelzine
Nautamine® (F), *voir* diphénhydramine
Navane® (C), *voir* thiothixène
Navoban® (F), *voir* tropisétron
néfazodone (**Serzone®** [C]), 319, 556, 680, 881, 905, 1151, 1187, 1188, 1193, 1194, 1199, 1200, 1201, 1223, 1524, 1837
Nembutal® (C), *voir* pentobarbital
néostigmine (**Prostigmin®** [C]; **Néostigmine®** [F]), 1526
Néostigmine® (F), *voir* néostigmine
Neuleptil® (C, F), *voir* péricyacine
Neurolithium® (F), *voir* lithium

Neurontin® (C, F), *voir* gabapentine
nialamide (**Niamide®**[3] [F]), 1187, 1251
Niamide®[3] (F), *voir* nialamide
niaprazine (**Nopron®** [F]), 1243
nifédipine (**Adalat®** [C]; **Adalate®** [F]), 866, 1201
nimodipine (**Nimotop®** [C, F]), 133
Nimotop® (C, F), *voir* nimodipine
Nioral® (C), *voir* cyclosporine
nitrazépam (**Mogadon®** [C, F]), 1140, 1141, 1143, 1146, 1147, 1155, 1242
Nivalina® (I), *voir* galantamine
Nizoral® (C, F), *voir* kétoconazole
Noctamide® (F), *voir* lormétazépam
Noctran® (F), *voir* acéprométazine
Nolvadex® (C, F), *voir* tamoxifène
Nootropyl® (F), *voir* piracetam
Nopron® (F), *voir* niaprazine
Nordaz® (F), *voir* nordazépam
nordazépam (**Nordaz®**, **Praxadium®** [F]), 1242
Norflex® (C), *voir* orphénadrine
Normison® (F), *voir* témazépam
Norpramin® (C), *voir* désipramine
nortriptyline (**Aventyl®** [C]; **Motival®** [F]), 307, 356, 905, 914, 1030, 1184, 1188, 1194, 1197, 1201, 1837
Norvir® (C, F), *voir* ritonavir
Nozinan® (C, F), *voir* lévomépromazine
Nuctalon® (F), *voir* estazolam
Nutrilamine®[7] (F), *voir* tryptophane

O

Oblivon®[3] (F), *voir* méthylpentynol
olanzapine (**Zyprexa®** [C, F]), 133, 237, 269, 272, 325, 885, 902, 916, 1108, 1164, 1165, 1169, 1175, 1209, 1222, 1247, 1248, 1565, 1882
Olmifon® (F), *voir* adrafinil
oméprazole (**Losec®** [C]; **Mopral®** [F]), 1201
ondansétron (**Zofran®** [C]; **Zophren®** [F]), 132, 1154, 1525
opipramol (**Insidon®**[3] [F]), 1194, 1250
Orap® (C, F), *voir* pimozide
Ordinator® (F), *voir* fénozolone
orphénadrine (**Norflex®** [C]; **Disipal®** [C, F[3]]), 1171
Osmitrol® (C), *voir* mannitol
oxaflozane (**Conflictan®**[3] [F]), 1250
oxazépam (**Serax®** [C]; **Seresta®** [F]), 163, 190, 202, 354, 859, 883, 1140, 1143, 1147, 1242
oxprénolol (**Trasicor®** [C, F]), 1153
oxycodone (**Supeudol®** [C]), 185

P

paracétamol, *voir* acétaminophène
pargyline (**Euthonyl®** [É.-U.]), 866

Parlodel® (C, F), *voir* bromocriptine
Parnate®[3] (C), *voir* tranylcypromine
paroxétine (**Paxil®** [C]; **Deroxat®** [F]), 319, 356, 371, 390, 392, 556, 629, 630, 865, 868, 905, 1099, 1184, 1188, 1194, 1200, 1201, 1250, 1251, 1252
Parsitan® (C), *voir* éthopropazine
Paxil® (C), *voir* paroxétine
pémoline (**Cylert®** [C]), 93, 320, 556
penfluridol (**Semap®** [F]), 1248
pentazocine (**Talwin®** [C]; **Fortal®** [F]), 186, 220, 1202
pentobarbital (**Nembutal®** [C]; **Pentobarbital PCH®**[3] [F]), 202, 1141, 1530
Pentobarbital PCH® (F)[3], *voir* pentobarbital
pentylènetétrazol[3] (**Métrazol®** [C]), 1228
pergolide (**Permax®** [C]), 554
péricyazine (**Neuleptil®** [C, F]), 1165, 1245, 1246, 1247
Permax® (C), *voir* pergolide
perphénazine (**Trilafon®** [C]; **Trilifan®** [F]), 1165, 1169, 1201, 1247, 1248
Persantine® (C), *voir* dipyridamole
Pertofran® (F), *voir* désipramine
Pertofrane® (C), *voir* désipramine
péthidine (**Dolosal®** [F]), 866
phénelzine (**Nardil®** [C]), 356, 392, 905, 1156, 1184, 1187, 1192, 1193, 1194, 1251
Phénergan® (C, F), *voir* prométhazine
phénéthylamine[1], 1187
phénobarbital (**Luminal®** [C]; **Gardenal®** [F]), 84, 201, 432, 459, 886, 1141, 1253, 1530
phentolamine (**Rogitine®** [C]; **Regitine®** [F]), 866
phénytoïne (**Dilantin®** [C]; **Di-Hydan®** [F]), 84, 459, 859, 867, 886, 1175, 1214, 1216, 1219, 1221
Phyllocontin® (C), *voir* aminophylline
physostigmine (**Synapton®**[4] [C]; **Antilirium®** [É.-U.]; **Anticholum®**, **Pranfil®**[4] [F]), 105, 132, 1197, 1526
picrotoxine[1], 1529
pimozide (**Orap®** [C, F]), 237, 269, 502, 916, 1028, 1029, 1165, 1167, 1173, 1216
pindolol (**Visken®** [C, F]), 94, 320, 372, 1191, 1524
pipampérone (**Dipiperon®** [F]), 1248
Piportil L4® (C, F), *voir* pipotiazine
pipotiazine (**Piportil L4®** [C, F]), 1166, 1245, 1247, 1248
piracetam (**Nootropyl®** [F]), 133, 1253
pirisudanol (**Stivane®** [F]), 1253
Placidyl®[4] (C), *voir* ethchlorvynol
Plégicil® (F), *voir* acépromazine
Plendil® (C), *voir* félodipine
Pondéral®[3] (C, F), *voir* fenfluramine
Pragmarel®[4] (F), *voir* trazodone
Pranfil®[4] (F), *voir* physostigmine
Praxadium® (F), *voir* nordazépam

prazépam (**Lysanxia®** [F]), 202, 1140, 1143, 1147, 1242
Prazinil® (F), *voir* carpipramine
prégabaline[1], 1154
Prepulsid® (C, F), *voir* cisapride
primidone (**Mysoline®** [C, F]), 459
Primpéran® (F), *voir* métoclopramide
Pro Doc® (C)[3], *voir* guanéthidine
procaïnamide (**Pronestyl®** [C]), 1200
prochlorpérazine (**Stemetil®** [C]; **Tementil®**[3] [F]), 1245, 1246
procyclidine (**Kemadrin®** [C]; **Kemadrine®** [F]), 220, 237, 272, 849, 1108, 1168, 1171
Prodasone® (F), *voir* médroxyprogestérone
Prolopa® (C), *voir* bensérazide *et* lévodopa
prométhazine (**Phénergan®** [C, F]), 1099, 1140
Pronestyl® (C), *voir* procaïnamide
propentofylline[1], 133, 897
propéricyazine, *voir* péricyazine
propranolol (**Indéral®** [C]; **Avlocardyl®**, **Hemipralon®** [F]), 94, 140, 201, 220, 272, 354, 357, 389, 432, 847, 863, 867, 1141, 1151, 1153, 1172, 1201, 1213, 1216, 1402, 1522
Prostigmin® (C), *voir* néostigmine
Prothiaden® (F), *voir* dosulépine
protriptyline (**Triptil®** [C]; **Concordine®** [F]), 1194
Provera® (C), *voir* médroxyprogestérone
Prozac® (C, F), *voir* fluoxétine
pyridostigmine (**Mestinon®** [C, F]), 1197
pyridoxine (**Vitamine B6®** [C, F]), 859

Q

quazépam (**Doral®** [É.-U.]), 1140, 1141, 1143
quétiapine (**Seroquel®** [C, F]), 133, 237, 269, 272, 885, 902, 916, 1108, 1164, 1165, 1169, 1175, 1565, 1882
quinidine (**Biquin Durules®**, **Quinidine®** [C]; **Cardioquine®** [F]), 1200, 1201
Quinidine® (C), *voir* quinidine
quinpirole[1], 1564
quinupramine (**Kinupril®** [F]), 1194, 1250

R

Regitine® (F), *voir* phentolamine
Remeron® (É.-U.), *voir* mirtazapine
Reminyl® (É.-U.), *voir* galantamine
réserpine (**Serpasil®** [C]), 304, 866, 880, 1162, 1240, 1246, 1848
Restoril® (C), *voir* témazépam
Retrovir® (C, F), *voir* azidothymidine, AZT *et* zidovudine
ReVia® (C), *voir* naltrexone
Rheumatrex® (C), *voir* méthotrexate
Rifadin® (C), *voir* rifampicine

Psychiatrie clinique : une approche bio-psycho-sociale

Rifadine® (F), *voir* rifampicine
rifampicine (**Rifadin®** [C] ; **Rifadine®** [F]), 1153
Rimifon® (F), *voir* isoniazide
Risperdal® (C, F), *voir* rispéridone
rispéridone (**Risperdal®** [C, F]), 133, 237, 255, 269, 272, 325, 372, 885, 902, 916, 1030, 1108, 1109, 1113, 1162, 1163, 1164, 1165, 1169, 1173, 1175, 1201, 1209, 1222, 1233, 1247, 1248, 1520, 1565, 1882
Ritalin® (C), *voir* méthylphénidate
Ritaline® (F), *voir* méthylphénidate
ritansérine[1], 1154
ritonavir (**Norvir®** [C, F]), 1151
rivastigmine (**Exelon®** [C]), 132, 897, 902
Rivotril® (C, F), *voir* clonazépam
Roaccutane® (F), *voir* isotrétinoïne
Robinul® (C), *voir* glycopyrrolate
Rogitine® (C), *voir* phentolamine
Rohypnol® (F), *voir* flunitrazépam

S
Sabril® (C, F), *voir* vigabatrine
Sandimmune I.V.® (C), *voir* cyclosporine
Sandinum® (F), *voir* cyclosporine
Scopoderm® (F), *voir* scopolamine
scopolamine (**Transderm®** [C] ; **Scopoderm®** [F]), 1566
sécobarbital (**Seconal®** [C] ; **Imménoctal®** [F]), 202, 1141
Seconal® (C), *voir* sécobarbital
Seldane®[3] (C), *voir* terfénadine
sélégiline (**Eldepryl®** [C] ; **Déprenyl®** [F]), 124, 132, 1192, 1194
Séloken® (F), *voir* métoprolol
Semap® (F), *voir* penfluridol
Serax® (C), *voir* oxazépam
Serentil® (C), *voir* mésoridazine
Seresta® (F), *voir* oxazépam
Sériel® (F), *voir* tofisopam
Seropram® (F), *voir* citalopram
Seroquel® (C, F), *voir* quétiapine
Serpasil® (C), *voir* réserpine
sertindole[1], 1169
sertraline (**Zoloft®** [C, F]), 319, 356, 371, 629, 630, 905, 1099, 1112, 1151, 1184, 1191, 1194, 1199, 1201, 1250, 1251
Serzone® (C), *voir* néfazodone
Sinemet® (C, F), *voir* carbidopa *et* lévodopa
Sinequan® (C, F), *voir* doxépine
Solian® (F), *voir* amisulpride
Sporanox® (C, F), *voir* itraconazole
Stablon® (F), *voir* tianeptine
Starnoc® (C), *voir* zaleplon
Stélazine® (C), *voir* trifluopérazine

Stemetil® (C), *voir* prochlorpérazine
Stilnox® (F), *voir* zolpidem
Stivane® (F), *voir* pirisudanol
Strésam® (F), *voir* étifoxine
succinylcholine (**Anectine®** [C] ; **Célocurine®** [F]), 1216, 1230, 1233, 1235, 1256
sulbutiamine (**Arcalion®** [F]), 1253
sulpiride (**Dogmatil®** [F]), 269, 693, 1162, 1165, 1246, 1248
sultopride (**Barnetil®** [F]), 1248
sumatriptan (**Imitrex®** [C] ; **Imigrane®** [F]), 1202, 1524
Supeudol® (C), *voir* oxycodone
Surmontil® (C, F), *voir* trimipramine
Survector®[3] (F), *voir* amineptine
suxaméthonium, *voir* succinylcholine
Symmetrel® (C), *voir* amantadine
Synapton®[4] (C), *voir* physostigmine
Synthroïd® (C), *voir* thyroxine

T
tacrine (**Cognex®** [É.-U., F]), 132, 896, 902
Tagamet® (C, F), *voir* cimétidine
Talwin® (C), *voir* pentazocine
Tambocor® (C), *voir* flécaïnide
tamoxifène (**Nolvadex®** [C, F]), 1201
tandospirone[6], 1152
TAO®[3] (F), *voir* troléandomycine
Tedralan® (F), *voir* théophylline
Tegretol® (C, F), *voir* carbamazépine
Teldane®[3] (F), *voir* terfénadine
témazépam (**Restoril®** [C] ; **Normison®** [F]), 202, 389, 1140, 1141, 1143, 1147, 1155, 1242
Tementil®[3] (F), *voir* prochlorpérazine
Temesta® (F), *voir* lorazépam
Temgésic® (F), *voir* buprénorphine
Temposil® (C), *voir* carbimide de calcium
Tenex®[3] (C), *voir* guanfacine
Tenormin® (C), *voir* aténolol
Tenormine® (F), *voir* aténolol
Téralithe® (F), *voir* lithium
Tercian® (F), *voir* cyamémazine
terfénadine (**Seldane®**[3] [C] ; **Teldane®**[3] [F]), 1200, 1201
Terfluzine® (F), *voir* trifluopérazine
tétrabamate (**Atrium®** [F]), 1243
tétracycline (**Tetrex®**[4] [C] ; **Tétracycline®** [F]), 1216
Tétracycline® (F), *voir* tétracycline
tétrahydroacridine, *voir* tacrine
Tetrex®[4] (C), *voir* tétracycline
Theo-Dur® (C), *voir* théophylline
théophylline (**Theo-Dur®** [C] ; **Tedralan®** [F]), 1020, 1201, 1221, 1232

Théralène® (F), *voir* alimémazine
thiamine (**Bewon®** [C]; **Benerva®** [F]), 139, 859, 860
thiopropérazine (**Majeptil®** [C, F]), 1165, 1245, 1246, 1247
thioridazine (**Mellaril®** [C]; **Melleril®** [F]), 92, 1162, 1165, 1173, 1175, 1201, 1245, 1246, 1247
thiothixène (**Navane®** [C]), 269, 680, 1165
thyroxine (**Synthroïd®** [C]; **L. Thyroxine®** [F]), 1215, 1216
tiagabine (**Gabitril®** [F]), 325
tianeptine (**Stablon®** [F]), 1190, 1194, 1250, 1251, 1252
Tiapridal® (F), *voir* tiapride
tiapride (**Tiapridal®** [F]), 1248
Ticlid® (C, F), *voir* ticlodipine
ticlodipine (**Ticlid®** [C, F]), 132
Tildiem® (F), *voir* diltiazem
timolol (**Blocadren®** [C]; **Timoptol®** [F]), 1201
Timoptol® (F), *voir* timolol
tocophérol (**Vitamine E®** [C]; **Éphynal®** [F]), 1172
tofisopam (**Sériel®** [F]), 1242
Tofranil® (C, F), *voir* imipramine
toloxatone (**Humoryl®** [F]), 1194, 1251, 1252
Topamax® (C), *voir* topiramate
topiramate (**Topamax®** [C]; **Épitomax®** [F]), 325, 910, 1223
Transderm® (C), *voir* scopolamine
Tranxene® (C, F), *voir* clorazépate
tranylcypromine (**Parnate®**[3] [C]; **Tylciprine®**[3] [F]), 905, 1187, 1192, 1194
Trasicor® (C, F), *voir* oxprénolol
trazodone (**Desyrel®** [C]; **Pragmarel®**[4] [F]), 133, 319, 321, 356, 389, 594, 885, 1141, 1156, 1187, 1188, 1193, 1194, 1199, 1250
triazolam (**Halcion®** [C, F]), 202, 1140, 1141, 1143, 1147, 1148, 1151, 1155, 1201, 1242, 1244
Triflucan® (F), *voir* fluconazole
trifluopérazine (**Stélazine®** [C]; **Terfluzine®** [F]), 269, 513, 1165, 1245, 1246, 1247
triflupéridol (**Triperidol®** [F]), 1245, 1246, 1248
trihexyphénidyle (**Artane®** [C, F]), 1171
Trilafon® (C), *voir* perphénazine
Trilifan® (F), *voir* perphénazine
trimipramine (**Surmontil®** [C, F]), 1155, 1156, 1190, 1193, 1194, 1197, 1201, 1202, 1250
Triperidol® (F), *voir* triflupéridol
triporéline (**Decapeptyl®** [F]), 629, 630
Triptil® (C), *voir* protriptyline
troléandomycine (**TAO®**[3] [F]), 1151
tropisétron (**Navoban®** [F]), 1154
Tryptan® (C), *voir* tryptophane
tryptophane (**Tryptan®** [C]; **Nutrilamine®** [F]), 320, 372, 432, 868, 1155, 1156, 1202, 1208, 1209, 1210, 1212, 1213, 1217, 1221, 1222, 1223, 1532

Tylciprine® (F)[3], *voir* tranylcypromine
Tylenol® (C), *voir* acétaminophène

U

Upstene® (F), *voir* indalpine
Urbanyl® (F), *voir* clobazam
Urecholine® (C, F), *voir* béthanéchol

V

Valium® (C, F), *voir* diazépam
valproate de sodium (**Depakene®**, **Epival®** [divalproex[2]] [C]; **Depakine®** [F]), 1208, 1212, 1217, 1218, 1219, 1221, 1222, 1223, 1255
voir aussi acide valproïque
valpromide (**Dépamide®** [F]), 1241, 1255, 1256, 1257
voir aussi dipropylacétamide *et* dipropylacétate
velnacrine (**Mentane®** [É.-U.]), 132
venlafaxine (**Effexor®** [C, F]), 319, 680, 881, 905, 1187, 1188, 1193, 1194, 1199, 1200, 1201, 1837
vérapamil (**Isoptin®** [C]; **Isoptine®** [F]), 325, 1201, 1221
Vératran® (F), *voir* clotiazépam
Versed® (C), *voir* midazolam
Vibra-Tabs® (C), *voir* doxycycline
Vibraveineuse® (F), *voir* doxycycline
Victan® (F), *voir* éthyle, loflazépate d'
Videx® (C, F), *voir* didanosine
vigabatrine (**Sabril®** [C, F]), 459
viloxazine (**Vivalan®** [F]), 1250
Visken® (C, F), *voir* pindolol
Vitamine B₆® (C, F), *voir* pyridoxine
Vitamine E® (C), *voir* tocophérol
Vivalan® (F), *voir* viloxazine

W

Wellbutrin® (C), *voir* bupropion

X

Xanax® (C, F), *voir* alprazolam
xanomeline[1], 132
Xylocaine® (C), *voir* lidocaïne

Y

Yocon® (C), *voir* yohimbine
yohimbine (**Yocon®** [C]), 335, 882, 1522

Z

zaleplon (**Starnoc®** [C]), 1141, 1155
Zarontin® (C, F), *voir* éthosuximide
Zeclar® (F), *voir* clarithromycine

Zelmid® (P. S.), *voir* zimélidine

zidovudine (**Retrovir®** [C, F]), 1833
   voir aussi azidothymidine *et* AZT

zimélidine (**Zelmid®** [P. S.]), 1251

ziprasidone (**Geodon®**[5] [É.-U.]), 885, 902, 1164, 1165, 1565, 1882

Zofran® (C), *voir* ondansétron

Zoloft® (C, F), *voir* sertraline

zolpidem (**Stilnox®**, **Ivadal®** [F]), 1141, 1155, 1242

Zophren® (F), *voir* ondansétron

zopiclone (**Imovane®** [C, F]), 1141, 1155, 1242

zuclopenthixol (**Clopixol® Dépôt** [C] ; **Clopixol®**, **Clopixol Acuphase®** [C, F] ; **Clopixol® action semi-prolongée** [F]), 269, 848, 1108, 1165, 1166, 1168, 1248, 1249

Zyban® (C), *voir* bupropion

Zyprexa® (C, F), *voir* olanzapine

---

1. Ce produit n'est commercialisé ni au Canada, ni en France.
2. Le divalproex (**Epival®**) a un enrobage entérique et se dissocie en acide valproïque dans le tractus gastro-intestinal.
3. Ce produit a été retiré du marché.
4. Ce médicament a été retiré du marché par la compagnie pharmaceutique qui l'avait commercialisé originellement. Il n'existe maintenant que la copie générique.
5. Ce médicament n'était pas commercialisé au Canada au moment d'aller sous presse, mais il devait l'être incessamment.
6. Ce médicament, qui s'apparente à la buspirone, est toujours à l'étude et n'est commercialisé dans aucun pays.
7. En France, le L-tryptophane est disponible en association seulement (mélange azoté injectable).

Index des sujets

Dans cet index:
- les numéros de page suivis d'un *t* renvoient à un tableau;
- les numéros de page suivis d'un *f* renvoient à une figure;
- les numéros de page en gras renvoient à une discussion principale;
- les numéros de page en italique renvoient à l'appendice (tome I, p. 709-781).

A

abandon
  corporel, 1389
  scolaire, 1050
aboulie, 1542
abréaction, 391, 1459
ABS (Adaptive Behavior Scales), 81*t*
absentéisme, 438, 1131, 1724-1725
absorption
  du lithium, 1208
  vitesse d'__, 1142
abstinence, 162
  sexuelle, 604*t*
abstraction, 56, 60, 119, 1332, 1543, 1597
abus, *780*, 994, 1856
  d'alcool, 140, 151, **156***t*
    comorbidité et __, 1815*t*
    démence et __, 121, 122
    pyromanie et __, 435
    suicide et __, 1778, 1790*t*
    trouble de l'érection chez l'homme et __, 598
  d'hypnotiques, 126
  d'une(de) substance(s), 141, 180, 227*f*, 469
    affections gastro-intestinales et __, 475
    anxiété généralisée et __, 350
    chez les personnes âgées, 898, 917
    comorbidité et __, 1812, 1813, 1815*t*, 1816*t*, 1822, 1823
    critères diagnostiques de l'__, 181*t*
    dépression et __, 1110
    différences sexuelles et __, 1706
    patient psychotique et __, 857
    prévalence de l'__, 1621*t*
    suicide et __, 1114, 1788
    trouble de conversion et __, 494
  trouble explosif intermittent et __, 431
  trouble panique, agoraphobie et __, 350
  violence et __, 1797
  de médicaments, 236
  de pouvoir, 1655
  de sédatifs, 1146, 1706
  envers les personnes âgées, 894-895
  physique(s), *780*, 1784, 1802
  sexuel(s), *780*, 970, 1367
    chez les autochtones, 1762, 1764
    encoprésie et __, 1033
    hypnose et __, 1416
accélération-décélération, 455
acceptation, 1607, 1850
accessibilité
  aux soins, 1675-1676
  des soins médicaux, 28
accident(s) vasculaire(s) cérébral(aux), 121, 304, 453, 454, **883-884**
  dépression et __, 879, 880*t*
  ECT et __, 1230
  symptômes anxieux et __, 882*t*
  tics et __, 1027
accommodation, 1598
accouchement, 1459
accréditation, 1666, 1676-1677
accueil familial, 1128
acculturation, 215, 304, *780*, 1753, 1764, 1766
acétaldéhyde, **165**
acétaldéhyde-déshydrogénase (ALDH), 149, 165
acétylcholine (ACh), 105, 116, 132, 292, 548
  métabolisme de l'__, 1526, 1527*f*
  neurobiologie et __, 1504, 1513, 1514*f*, **1525-1526**
ACh, *voir* acétylcholine
acharnement thérapeutique, 1853
achondroplasie, 559
acide(s)
  α-amino-3-hydroxy-5-méthyl-4-isoxazole-propionique, 1528
  aminés, 1513
    excitateurs, 1528
    excitatoires, 133
    inhibiteurs, 1529-1530
  arachidonique, 1517
  désoxyribonucléique (ADN), 1490
  folique, 905
    carence en __, 1835*t*
  gamma-aminobutyrique, *voir* GABA
  glutamique, 1514*f*, 1803
  homovanillique (HVA), 1026, 1170, 1192, 1520
  5-hydroxy-indol-acétique, 1192, 1524, 1780
    voir aussi 5-HIAA
  kainique, 1528
  lysergique diéthylamide, *voir* LSD
  valproïque, 867*t*, 1175*t*, **1217-1218**, 1711
    voir aussi valproate de sodium
acidocétose diabétique, 453
acidoses métaboliques, 195
acné, 478*t*
acouphènes, 697
acquittement, 940
acrophobie, 53
acte(s)
  criminel, 941
  délinquants, 1072
  illégal, 934
  mentaux, 364
ACTH (hormone corticotrope hypophysaire), 403

acting out, 47, 1802
  voir aussi passage(s) à l'acte
activation
  comportementale, 1611*t*
  neurovégétative, 385*t*
activité(s)
  compulsives, 262
  dopaminergique, 1175, 1564
  intellectuelle, 1502
  synaptique cérébrale, 1582
actualisation de soi, 1596
adaptation, 402, 1601, 1636
  à l'objet, 1041*t*-1044*t*
  à la maladie, 24-25
  communautaire, 1314-1316
  de l'environnement, 134
  psychosociale, 647, 1344
  sociale, 237*t*, 618, 1001, 1313
    troubles de l'__, *voir* trouble(s) de l'adaptation (sociale)
  stratégie(s) d'__, 66*t*, 297, 391, 1865
  style d'__, 470
  trouble(s) de l'__, *voir* trouble(s) de l'adaptation
Adaptive Behavior Scales (ABS), 81*t*
Addiction Severity Index, 1814
Addison, maladie d', 228, 880*t*, 1111
adénosine, 336
  monophosphate cyclique (AMPc), 1191, 1517-1519
adénovirus, 1831*t*
adénylcyclase, 1209
ADN (acide désoxyribonucléique), 1490
adolescence, 580, 662, *771-778*, 994, 1608
voir aussi adolescent(s)
  développement psychosexuel et __, 1704
  identité et __, 1071, 1606-1607
  psychiatrie transculturelle et __, 1753
  suicide à l'__, 1783
  thérapie psychanalytique et __, 1287
  thérapie systémique et __, 1368
adolescent(s)
voir aussi adolescence
  alcool chez les __, 160
  dépression chez l'__, **1109-1113**
  psychose chez l'__, **1104-1109**
  suicide chez l'(les) __, **1113-1116**, 1783-1784
  toxicomanie chez les __, 204
  trouble de l'identité sexuelle chez les __, 642*t*
  troubles de l'adaptation chez les __, 400, 401, 406
adrénaline, 381, 473, 1513, 1514*f*, 1522-1523, 1820
adulte(s), 567, 642*t*
affect(s), 49, 288, 297, 1595-1596
  aplati, 265
  carence perceptuelle et/ou expressive d'__, 467
  dépressif, 461
  émoussé, 265
  émoussement de l'__, 1106
  maniaque, 460
  restriction des __, 387*t*
  troubles de l'__, 1008-1011
affection(s)
  arthritiques, 1290
  chroniques, 1335
  dermatologiques, 476, 1290
  voir aussi maladie(s) (dermatologiques)
  gastro-intestinales, 474-475
  voir aussi maladie(s) (gastro-intestinales)
  médicale(s)
    changement de personnalité dû à une __, **454-455**
    comportements inadaptés en matière de santé influençant une __, 471
    dysfonction sexuelle due à une __, 588, 589*t*
    études démontrant l'influence de certains facteurs sur les __, 478*t*
    générale(s), *voir* affection(s) médicale(s) générale(s)
    induisant des troubles mentaux ou comportementaux, 455-461
    réponse physiologique liée au stress influençant une __, 471
    symptômes psychologiques influençant une __, 469-470
    systémiques, 451, 454
    traits de personnalité ou style d'adaptation influençant une __, 470
  trouble mental influençant une __, 469
  troubles spécifiques dus à une __, 453-454
  métaboliques, 453
  neurologiques, 453, 454
  physique, 466
  pulmonaires, 1290
  respiratoires chroniques, 1779
  rhumatismales, 1290
affection(s) médicale(s) générale(s), 62
  démences dues à des __, 125-126
  susceptibles de causer des troubles psychotiques, 220*t*
  trouble amnésique dû à une __, 136, 137*t*
  trouble(s) mental(aux) dû(us) à une __, *voir* trouble(s) mental(aux) dû(us) à une affection médicale générale
  troubles de l'humeur dus à une __, 297, 308, 313
affectivité négative, 485
affirmation de soi, 435, 533, 1337, 1348
âge, 452
agir, 1073*f*, *voir* acte(s)
agitation, 120, 133, 272, 569, 849*t*, 1166
  infection par le VIH et __, 1832, 1836
  motrice, 385*t*, 1021
  psychomotrice, 46, 299
  psychotique, 1145
  troubles du sommeil se manifestant principalement par de l'__, 565-572
agnosie(s), 55, 119, 1543-1545, 1833*t*
  auditive verbale, 1051
agnosodiaphorie, 1544
agnosognosie, 1544
agoniste(s)
  alpha-adrénergique, 1172
  bêta-adrénergique, 335
  de la dopamine, 164-165
  des opiacés, **200**
  des récepteurs alpha$_2$-adrénergiques, 200
  du récepteur de GABA, 165
  inverses des récepteurs de benzodiazépines, 335
  muscariniques, 132
  partiel des récepteurs 5-HT$_{1A}$, 1150
  sérotoninergiques, 1533

agoraphobie, 52, **344**, *750*
  benzodiazépines et __, 1144
  chez l'enfant, **1089-1090**
  comorbidité et __, 1820
  complications associées à l'__, 350
  critères diagnostiques de l'__, 344, 347*t*
  différences sexuelles et __, 1708
  en psychiatrie gériatrique, 911
  épidémiologie de l'__, 333
  pronostic de l'__, 357
  relaxation et __, 1400
  thérapie comportementale et __, 1316
  traitement de l'__, 354-356
  trouble obsessionnel-compulsif et __, 369
  trouble panique avec __, 50, 345-346*t*
  trouble panique sans __, 345-346*t*
agrammatisme, 48
agranulocytose, 272, 1108, 1173-1174
agraphie(s), 48, 1550, 1555
agrégation
  études d'__, 1625
  familiale, 1488, 1619
agression(s), 64*t*, 1076*t*, 1796
  patient confus et __, 848
  patient menaçant et __, 849
  patient psychotique et __, 857
agressivité, 83*t*, 89, 850, 1279, 1796
  autisme et __, 1000
  benzodiazépines et __, 1147
  déficience mentale et __, 83*t*, 89
  démence et __, 120, 133
  hypersomnie idiopathique et __, 556
  jeu pathologique et __, 437
  lors de l'examen mental, 47
  maladies respiratoires et __, 473
  paraphilies et __, 620
  personnalité épileptique et __, 458
  phencyclidine et __, 195
  refoulée, 364
  somnambulisme et __, 567
  syndromes d'apnées du sommeil et __, 558
  traumatisme cranien et __, 138
  trouble bipolaire I et __, 309
  trouble délirant et __, 233
  trouble explosif intermittent __, 431

troubles de l'humeur et __, 293, 295
troubles mentaux dus à une affection médicale générale et __, 453
violence et __, 1802
AHC (antidépresseurs hétérocycliques), **1184-1202**
aidants naturels, 1344
aide sociale à l'enfance, 1132
aides-thérapeutes, 1308
AIDS dementia complex (syndrome cognitivomoteur associé au VIH), 1832
AIDS-related complex (ARC), 1838-1839
aire(s)
  corticales, 1503
  de Broca, 253, 382, 1554
  de Wernicke, 253, 1554
  entorhinale, 1508
  limbiques, 382
  paralimbiques, 382
  sensoriovisuelle, 1544
  tegmentaire, 251*f*, 1508, 1562
  tegmento-ventrale, 1192
  visuelles, 382
akathisie, 46, 89, 553, *763*, 1171-1172, 1178
  effets secondaires des médicaments et pathologies iatrogènes et __, 867*t*
  patient anxieux et __, 852
  suicide et __, 1778
  violence et __, 1806
akinésie, 47, 454, 1542
alarme
  de peur, 335
  de suffocation, 335
Alcohol Dependence Scale, 152
alcool, 126, **146-169**, 300, 309, *721*, 858
voir aussi alcoolisme(s)
  abus d'__, *voir* abus (d'alcool)
  abus prolongé d'__, 140
  adolescents et __, 160
  anxiété et __, 852
  appétence d'__, 164-165
  automédication et __, 149, 164
  benzodiazépines et __, 1145
  bouffées délirantes aiguës et __, 688
  cauchemars et __, 569
  comorbidité et __, 1813, 1815, 1820

complications psychiatriques des alcoolismes et __, 159
dépendance à l'__, 858, 1815*t*
enfants et __, 160
évaluation gérontopsychiatrique et __, 896
femmes et __, 160
intolérance à l'__, 389
maladie psychiatrique chronique et __, 1867, 1868
neurotransmission et __, 1517
paraphilies et __, 618
personnes âgées et __, 160
psychiatrie transculturelle et __, 1749
psychophysiologie et __, 1565
schizophrénie et __, 256, 267
sevrage d'__, 108
voir aussi sevrage(s) (alcoolique) *et* sevrage(s) (syndrome de)
suicide et __, 843, 1777, 1778, 1779, 1783
symptômes anxieux et __, 882*t*
terreurs nocturnes chez l'adulte et __, 567
trouble amnésique induit par l'__, 136-138
trouble délirant et __, 228
troubles dépressifs et __, 304
troubles du sommeil et __, 551, 554, 559, 914
troubles éjaculatoires et __, 602
troubles liés à l'__, 726-727
troubles mentaux dus à une affection médicale générale et __, 451
troubles précoces de l'enfance et __, 995
troubles reliés au stress intense et __, 382*t*
violence et __, 1799, 1804
alcool-déshydrogénase, 149
alcoolémie, 154
Alcooliques Anonymes, 167-168, 859, 1822
alcoolisme(s), 79*t*, 135, 141, **144-169**, *724*, *726*, 860*t*, 1946
voir aussi abus (d'alcool) *et* alcoolique(s)
  à début tardif, 897
  acides aminés inhibiteurs et __, 1529

Psychiatrie clinique : une approche bio-psycho-sociale

affections gastro-intestinales et __, 474
benzodiazépines et __, 1146
chez les autochtones, 1762, 1763
chez les personnes âgées, 897-898
chronique, **155-156**, 163-167
classification des __, 152-153
comorbidité et __, 1814, 1816*t*
complications psychiatriques des __, 159
dépistage systématique et précoce des __, 160-161
différences sexuelles et __, 1706
dopamine et __, 1519
épidémiologie des __, 147-148
étiologie des __, 148-151
fœtal, 78*t*
génétique et __, 1496
jeu pathologique et __, 436
lithium et __, 1210
neurobiologie et __, 1532
obligation de soins et __, 957-958
personnalité antisociale et __, 670
primaire, **152-153**
programmes d'aide aux employés en matière d'__, 168
pronostic des __, 168-169
réhabilitation psychosociale en France et __, 1896, 1904
sévices physiques et sexuels et __, 1710
suicide et __, 843, 1776, 1779, 1790*t*
toxicomanies et __, 175
traitement des __, 161-168
trouble dépressif et __, 880*t*
troubles de l'adaptation sociale et __, 1074
troubles de l'alimentation et __, 530
troubles de l'humeur et __, 293, 295
variété diagnostique des __, 153-159
violence et __, 1803
alerte, 1556
alertness, 56
alexie, 48
alexithymie, 50, 149, 467, 473, 1290
alexithymiques, 489
algies, 697
aliénation mentale, 942, 1911, 1943
aliéniste, 1943

alimentation, *755*, *778*, 1013
troubles de l'__, *voir* trouble(s) de l'alimentation
allaitement, 1148
allèles identiques, 1490, 1494
alliance thérapeutique, 29, 277, 933, 1132, 1269, 1419
avec des victimes de sévices, 1710
avec les patients violents, 1806
qualité des soins et __, 1676
alogie, 265
alopécie, 440, 440*t*, 476
altruisme, 61
aluminium, 115, 126
Alzheimer
maladie d'__, *voir* démence(s) (de type Alzheimer) *et* maladie(s) (d'Alzheimer)
ambivalence, 364, 605, 1687
aversion sexuelle et __, 594
schizophrénie et __, 245
trouble de l'érection chez l'homme et __, 598
trouble de l'excitation sexuelle chez la femme et __, 595, 596
trouble de l'orgasme chez la femme et __, 599
troubles de l'humeur et __, 295
troubles de l'identité sexuelle et __, 639
aménorrhée, 527, 534, 697
Amérindiens, 1910
voir aussi autochtones
amines biogènes, 1513
amnésie(s), 59, 566, 567
antérograde, 58, 138, 189, 1148
continue(s), 59, 417, 697
de fixation, 159
dissociative, 385*t*, 416-417, 417*t*, *752*
épileptique, 421
factice, 59
généralisée, 59, 417
globale transitoire, 135, 138-139
lacunaire, 59, 139, 416-417, 697
organique, 59
post-commotionnelle, 421
post-traumatique, 455, 456*t*
psychogène(s), 59, 139
rétrograde, 58, 138, 458, 565
sélective, 59, 417, 1412
troubles dissociatifs d'__, 388

amok, 219, 422, 431
amorçage, 1552-1553
amour, 1596
AMPc (adénosine monophosphate cyclique), 1191, 1517-1519
amphétamine(s), 228, 353, *731-732*, 1254
benzodiazépines et __, 1145
comorbidité et __, 1816*t*
différences sexuelles et usage d'__, 1706
intoxication à l'(aux) __, 182-183, 183*t*-184*t*
psychophysiologie et __, 1561, 1562, 1564, 1565
psychose toxique et __, 1105
sevrage à l'__, 185*t*
symptômes anxieux et __, 882*t*
trouble dépressif et __, 880*t*
troubles liés aux __, **180-185**
urgences psychiatriques et __, 861*t*
amplification des erreurs, 1332
amygdale, 135, 253, 381
antidépresseurs et __, 1191
mémoire et __, 1546
neuroanatomie et __, 1502, 1503, 1504, 1509, 1510, 1511*f*
syndrome de Gilles de la Tourette et __, 1026
analgésie, 1411, 1530
analgésiques, 498, *760*
analphabétisme, 1764
analyse(s), 1543
coûts/efficacité, 1673
de ségrégation, 1489
des résistances, 1262
fonctionnelle du comportement, 1307
fonctionnelle et multidimensionnelle, 85-87
transactionnelle, 1459
anamnèse, 39-40, 978
anaphylaxie, 353, 882*t*
ancrages, 1391
androgènes, 639
anéjaculation, 601
anémie, 304, 473, 531*t*, 553, 880*t*, 882*t*, 1111
pernicieuse, 228
anesthésie(s), 55, 697, 1233
dissociatives, 494
sensorielles, 423

anévrysme, 1230
Angel Dust, *voir* phencyclidine
angine, 558, 882*t*
angiopathie amyloïde, 116
angoisse(s), 883, 1094, 1802
    archaïques, 1093
    d'anéantissement, 639
    de castration, 618-619, 1702
    de mort, 34
    de séparation, 50, 1110, 1782
    du kayak, 1765
    hystérie d'__, *750*
    névrose d'__, 332
    psychotique, 688
anhédonie, 265-266, 1562
voir aussi patient(s) (anhédonique)
animation de groupe, 1360
annulation rétroactive, 364, 1097, 1601
anomalies
    cognitives, 1061-1062
    de la posture, 1004
    éjaculatoires, 1148
    neuromusculaires, 1057
anomie, 119, 1764, 1766, 1782
anorexie, 430, 1013
voir aussi trouble(s) (anorexique)
    dépression et __, 1110
    différences sexuelles et __, 1709
    facteurs psychologiques de l'__, 525
    hypnose et __, 1417
    mentale, 501, 524, **526-528**, 528*t*, 700, 755, 1349
        traitement de l'__, 532-534
    nerveuse, 293, 313, 524
    voir aussi anorexie (mentale)
    psychiatrie transculturelle et __, 1749
    thérapie systémique et __, 1375, 1377
anorexigènes, 1254
anorgasmie, 600-601, 1148
anosmie, 1545
anosognosie, 55
anoxie, 78*t*
antagoniste(s)
    alpha$_2$-adrénergique, 335
    des benzodiazépines, 201
    des narcotiques, 94
    des opiacés, 165
    des récepteurs opiacés, 199-200
    sérotoninergiques, 1527-1528

antécédents, 41-42
anthropologie, 1456
anti-acides, *760*
anti-androgènes, 591
anticalciques, 133
anticholinergique(s), 228, 882*t*, 1172, 1566, 1171*t*
voir aussi médication (anticholinergique)
anticholinestérases, 132, 902
anticipation, 253, 1541
    anxiété d'__, 340, 355, 594
anticonvulsivants
voir aussi médication (anticonvulsivante)
    antidépresseurs et __, 1201*t*
    démence et __, 133
    ECT et __, 1232
    intoxication à la cocaïne et __, 199
    jeu pathologique et __, 439
    suicide et __, 1779
    trouble délirant et __, 228
    trouble douloureux et __, 498
    trouble explosif intermittent et __, 432
    troubles amnésiques et __, 136
    troubles cognitifs associés à l'épilepsie et __, 459
    troubles de l'humeur et __, 294, 325
    troubles psychotiques et __, 902
anticorps antithyroïdiens, 1211*t*
antidépresseur(s), *760*, 881, 884, 1141*t*, 1169, **1184-1202**
voir aussi traitement(s) (antidépresseur)
    acétylcholine et __, 1526
    acide valproïque et __, 1218, 1219*t*
    alcoolisme(s) et __, 163, 164
    antipsychotiques et __, 1175*t*
    anxiolytiques et __, 1154
    atypiques, 905, 1250*t*
    autisme et __, 1000
    benzodiazépines et __, 1151*t*
    boulimie et __, 534
    cauchemars et __, 569
    chez les jeunes, 1112
    classification des __, 1192-1193
    contre-indications des __, 1193
    déficience intellectuelle et __, 93
    déficit de l'attention/hyperactivité et __, 1025

    démence et __, 133
    douleur et __, 887
    ECT et __, 1229, 1233
    effets secondaires des __, 1193-1200
    en France, 1244, 1249-1253, 1250*t*-1251*t*
    en psychiatrie gériatrique, 912, 916
    érotomanie et __, 704
    facteurs psychologiques influençant les maladies de peau et __, 476
    grossesse et __, 1711
    hétérocycliques (AHC), **1184-1202**
    histamine et __, 1526, 1527
    hypersomnie récurrente et __, 558
    hypnotiques et __, 1156
    imipraminiques, 1250*t*
    indications des __, 1193
    interactions médicamenteuses reliées aux __, 1200-1202
    lithium et __, 1215, 1216, 1216*t*, 1223
    maladies démyélinisantes et __, 460
    mécanismes d'action des __, 1188-1192
    modalités de prescription des __, 1193
    narcolepsie et __, 556
    neurobiologie et __, 1533, 1534
    neurotransmission et __, 1517, 1519, 1531
    noradrénaline et __, 1522
    pharmacologie des __, 1184-1188
    premier __, 1915
    réadaptation et __, 1883
    sédatifs, 1156
    sevrage d'__, 571
    symptômes anxieux et __, 882*t*
    syndrome prémenstruel et __, 307
    terreurs nocturnes et __, 567
    tics et __, 1030
    tricyclique(s), 905, 1221*t*
    trouble bipolaire I et __, 312
    trouble de l'orgasme chez la femme et __, 599
    trouble douloureux et __, 498
    trouble du comportement lié au sommeil paradoxal et __, 570
    trouble obsessionnel-compulsif et __, 370-372
    trouble panique, agoraphobie et __, 355
    trouble somatisation et __, 492

troubles anxieux et __, 1099
troubles de l'adaptation et __, 405
troubles de l'humeur et __, 293, 295, 314, 317, 319, 323, 1838
troubles de la personnalité et __, 680
troubles du sommeil et __, 914
troubles éjaculatoires et __, 602
troubles reliés au stress intense et __, 392
antiépileptiques, 84
antihistaminiques, 476, 595, 1140t, 1156, 1171t
antidépresseurs et __, 1201t
antipsychotiques et __, 1175t
en France, 1242
troubles anxieux et __, 354, 1098
troubles délirants et __, 228
antihypertenseur(s), 568, 591, 880t, 882t, 1029
anti-inflammatoires, 897
non stéroïdiens, 115, 880t, 882t
anti-opioïdes, 177
antioxydants, 115, 897
antipaniques, 1151t
antiparkinsonien(s), 124, 271, 868t, 916, 1526
voir aussi médication (antiparkinsonienne)
antipsychiatrie, 1359, 1638
voir aussi mouvement (antipsychiatrique)
antipsychotique(s), 324-325, **1162-1180**
voir aussi médication (antipsychotique), neuroleptique(s) *et* traitement(s) (antipsychotiques)
antidépresseurs et __, 1201t
atypique(s), 133, 269, 1164
grossesse et __, 1711
lithium et __, 1222
neurobiologie et __, 1533
sérotonine et __, 1524
choix d'un __, 1167-1168
classification des __, 1164-1166
classiques, 1532
contre-indications des __, 1167
différences sexuelles et __, 1713
effets secondaires des __, 1170-1174
en psychiatrie gériatrique, 916
facteurs influençant la réponse thérapeutique aux __, 1170

indications des __, 1166-1167, 1167t
interactions médicamenteuses reliées aux __, 1174
mécanismes d'action des __, 1163-1164
neurobiologie et __, 1508, 1533
pharmacologie des __, 1162-1163
psychophysiologie et __, 1563
réadaptation et __, 1883
traitement d'entretien par un __, 1168-1169
traitement des affections réfractaires par un __, 1169-1170
troubles de la personnalité et __, 680
troubles éjaculatoires et __, 602
troubles psychotiques et __, 220, 900, 902
validation des résultats des __, 1174-1175
antirétroviraux, 1835
antisociaux, 46
anxiété, 40, 47, **334**, *750*, 851-853, 882, 1318
voir aussi trouble(s) anxieux
acides aminés inhibiteurs et __, 1529
affections gastro-intestinales et __, 474
alcoolismes et __, 153, 160
anticipatoire, 346
cannabis et __, 191
chez l'enfant, **1088-1100**, 1008-1009
côlon irritable et __, 475
comorbidité et __, 1820-1821
d'anticipation, 340, 355, 594
de castration, 338, 639
de performance, 598, 1153, 1318
de séparation, 43, 338, 351t, 777, 1045, 1065, 1098
agoraphobie, trouble panique et __, 1089
chez l'enfant, 548, 640, **1093-1096**
critères diagnostiques de l'__, 1095t-1096t
démence et __, 120
dépression et __, 299, 315
énurésie et __, 1030
épisodique paroxystique, 345t-346t
voir aussi trouble panique
état de stress traumatique et __, 1007
étiologie de l'__, 334-340

généralisée, *750*, 1098, 1312
anxiolytiques et __, 1154
azaspirodécanediones et __, 1152
benzodiazépines et __, 1144
chez l'enfant, **1091-1092**
comorbidité et __, 1820
complications associées à l'__, 350
critères diagnostiques de l'__, **341**, 342t-343t
diagnostic différentiel de l'__, 351, 351t
différences sexuelles et __, 1708
en psychiatrie gériatrique, 911
épidémiologie de l'__, 333
génétique et __, 1489
hypocondrie et __, 499
imagerie cérébrale et __, 1589t
pronostic de l'__, 357
relaxation et __, 1401
thérapie cognitive et __, 1335
thérapie comportementale et __, 1319
traitement de l'__, 354
trouble obsessionnel-compulsif et __, 369
troubles reliés au stress intense et __, 388
urgences psychiatriques et __, 852
génitales, 1282-1283
hypocondrie et __, 913
maladies cardiovasculaires et __, 471, 472
maladies du système immunitaire et __, 461
maladies respiratoires et __, 473
névrotique, 50
normale, 334
pathologique, 334
phase terminale d'une maladie incurable et __, 1851-1852
psychotique, 50
relaxation et __, 1399, 1403
sévices physiques et sexuels et __, 1710
sociale, 1106, 1335
thérapie comportementale et __, 1306
trouble de l'attention relié à l'__, 1040-1045
trouble des conduites et __, 1075

trouble post-commotionnel et __, 456
troubles du désir sexuel et __, 591
violence et __, 1804
anxiolytiques, *729-730*, 883, 910, **1140-1154**
voir aussi médicament(s) (anxiolytiques)
    acides aminés inhibiteurs et __, 1529
    aversion sexuelle et __, 594
    benzodiazépines et __, 1151*t*
    classes d'__, 1140*t*-1141*t*
    déficience intellectuelle et __, 93
    en France, 1241-1245, 1252
    intoxication aux __, 189*t*, 201
    psychophysiologie et __, 1563
    schizophrénie et __, 271
    sevrage aux __, 190*t*, 201
    troubles du désir sexuel et __, 591
    troubles liés aux __, **186-191**
apathie, 50, 120, 122, 124, 265, 1542
voir aussi patient(s) (apathique)
    maladies démyélinisantes et __, 460
    maladies rénales et __, 473
    schizophrénie et __, 280
    trouble post-commotionnel et __, 456
aphasie(s), 126, *772*, 1554, 1833*t*
    amnésique de Pitres, 1554
    d'expression, 48, 1554
    de Broca, 1554
    de réception, 48
    de Wernicke, 1545, 1554
    transcorticale motrice, 48
aphonie(s), 48, 697
aphrodisiaques, *voir* substance(s) (aphrodisiaques)
apnée(s)
    centrales, 559
    du sommeil, 126, 473, *756*, 1145
        syndrome(s) d'(des)__, 555, **558-561**, 914
    obstructives, 559
apolipoprotéine, 115
apotemnophilie, 627
appareil
    électrodermal, 1400
    génital, 639
    judiciaire, **926-947**
    psychique, **1600-1602**
    thermique, 1400

apparence physique, 45
appariement, 1283
appartement(s)
    supervisé, 1882
    thérapeutiques, 1900
appartenance, 1596
    groupe d'__, 1755
appétence, 1565
appétit, 526
    perte d'__, 473
    troubles de l'__, 300
apprentissage(s), 57, 85, 95-96, *773*, 1130
    classique, 1595
    développement de la personnalité et __, 1594
    difficultés d'__, 118, 558, 1071, 1833
    épistémologie et __, 1481
    inhibitions d'__, 1064
    maladie psychiatrique chronique et __, 1863
    opérant, 1305, 1595
    oppositions d'__, 1064-1065
    par observation, 1306, 1313
    problèmes d'__, 1020
    réhabilitation et __, 1894
    répondant, 1595
    social, 89, 1329, 1345-1346, **1347-1348**, 1433
    théorie(s) de l'__, 1302-1304, 1330, 1333
    trouble(s) des __, *voir* trouble(s) (des apprentissages)
approbation, 1598
approche(s)
    behavioriste de la thérapie familiale, 1690-1691
    biologique, 281*t*
    cognitive(s), 392, 432, 435, 590
    cognitivo-comportementale, 390, 681, 1262
    voir aussi thérapie(s) cognitive(s), thérapie(s) (cognitivo-comportementale(s)) *et* thérapie(s) comportementale(s)
    comportementale, *voir* approche(s) (behavioriste)
    et éducative, 435
    de groupe, 432, 630, 1806-1807
    dimensionnelle, 1559-1560
        nosographique, 1560
        transnosographique, 1560-1561

Écho, 1391
éclectiques, 918
voir aussi éclectisme
empirique, 980, 981
ethnopsychanalytique, 1756
expérimentale, 980, 981
familiale, 432, 1374, 1692
voir aussi thérapie(s) familiale(s)
générale globale, 487
multidisciplinaire, 1871
organo-dynamique, 4, 390-391
pharmacologique, 1028-1030
positive, 95
psychanalytique, 1014
voir aussi thérapie(s) (psychanalytique)
psychodynamique, 496, 590, 1267, 1689-1690
psychoéducative, 133-134, 239, 277-278, 852, 1878, 1881
voir aussi thérapie(s) (psychoéducative)
psychologique, 281*t*
psychopharmacodynamique, 502
psychosociale, 680-681, 1030
psychothérapeutique, 238-239, 1025
voir aussi psychothérapie(s)
sociale(s), 204-205, 281*t*, 485-486
systémique, 259, 1756
voir aussi thérapie(s) (systémique)
apragmatisme, 48
apraxie(s), 106, 119, 1544, 1550, 1834*t*
aptitude, 927
    à comparaître, **938-939**
    à consentir, 929
aqueduc de Sylvius, 1512
ARC, 1838-1839
archicortex, 1502
argumentation, 1446
arithmétique, trouble spécifique de l', *773*
armure caractérielle, 654
Arnold-Chiari, syndrome d', 559
arrêt
    cardiaque, 140
    Chaulk, 940
    Daviault, 941
    de la pensée, 439
    développemental, 1004
    Swain, 942

arriération, *771*
voir aussi retard(s) (mental)
artériosclérose, 478*t*
voir aussi athérosclérose
   cérébrale, *719*
artérite(s)
   para-infectieuses, 1831*t*
   temporale, 353, 882*t*
arthralgies, 697
arthrite, 304
   rhumatoïde, 466, 478*t*
articulation, *772*, 1052
   troubles de l'__, 1051
arythmie(s), 478*t*, 882*t*
   cardiaques, 202
   nocturne, 558
asile(s), 15, 1444, 1734, 1741, 1862, 1895
   au Québec, **1911-1914**
asocialité, 1071
Asperger, syndrome d', *voir* syndrome(s) (d'Asperger)
Aspergillus fumigatus, 1831*t*
assimilation, 389, 1598
assistance
   à personne en péril, 969-970
   sociale, 1080
association(s), 320-321, 1624-1625
   de parents, 1897, 1904
   d'entraide pour alcooliques, 167-168
   études d'__, 1495
   force de l'__, 1621-1622
   française de lutte contre le sida, 1897
   freudienne, 1450
   incohérente d'idées, 264-265
   libre(s) __, 39, 1279, 1286
   par assonances, 48
   privées, 1133
   relâchées, 51
   statistique, **1621-1627**
associationnisme, 1474
assurance-hospitalisation, 1917
assurance-maladie, 27-28, 1917
   programmes d'__, 1667
assurance médicaments, 28
assurance qualité, 1666, 1667, 1669
   outils de l'__, 1672-1676
astasie-abasie, 697

astéréognosie, 119
asthénie, 300
   neuro-circulatoire, *753*
asthme, 466, 469*t*, 473, 478*t*, 699, 882*t*, 1420
astrologie, 1750
asymétrie
   cérébrale, 1551
   des réflexes, 431
ataque de nervios, 422
ataxie, 858*t*, 1147
   calleuse, 1550
atelier(s)
   protégé, 1882
   thérapeutiques, 1900
athérosclérose, 569
voir aussi artériosclérose
   cérébrale, 121
atrophie(s)
   cérébrale(s), 195, 892, 1835
   corticale frontale, 432
   lobaires focales, 122
attachement, 50, 1008, 1009, 1332
   sécurité de l'__, 992
   social, 1611*t*
   suicide et __, 1782
   trouble de l'__, 999
   trouble réactionnel de l'__, 777, 1009-1011, 1010*t*, 1079
attaque(s)
   de panique, 64*t*, 341, 343*t*, 911
   voir aussi trouble panique
      chez l'enfant, 1089-1090
      comorbidité et __, 1820
      différences sexuelles et __, 1708
      noradrénaline et __, 1522
      urgences psychiatriques et __, 852
   pseudo-convulsive, 696
atteinte(s)
   cérébrale(s), 1830
      périnatale, 1046
   cognitives, 904
   corticales hémisphériques, 1051
   mnésique, 1833*t*
   organique cérébrale, 1098
   sensorielles, 494
attentes négatives, 337
attention, 56, **57**, 106, 253, 299, 1410, 1555-1556
   déficit de l'__, *voir* déficit(s) (de l'attention)

   divisée, 456, 1556
   lobe frontal et __, 1543
   sélective, 1411, 1564
   soutenue, 1556
   trouble(s) de l'__, 1040-1045, 1460, 1833*t*
attitude(s), 46, 1268
   d'écoute, 47
   négative, 1311, 1312
   parentales, 1331*f*
   passive-agressive, 655*t*
   positive, 1311
attribution, 381
   logique, 258
   théorie de l'__, 231
audit de la qualité, 1668
aura, 55, 494
authenticité, 49
autisme, 78*t*, 83*t*, 91, 245, *773*, **995-1001**, 1109
   antipsychotiques et __, 1167*t*
   atypique, 1004-1005
   critères diagnostiques de l'__, 998*t*-999*t*
   psychanalyse et __, 1287
   psychothérapies cognitivo-comportementales et __, 1460
   schizophrénie et __, 1107
   traitement de l'__, 1000-1001
autiste savant, 996
auto-anticorps, 253
auto-apaisement, 1012
autochtones, **1762-1767**
   dépression chez les __, 1762, 1765
   données sociologiques liées aux __, 1762
   suicide chez les __, 1762, 1763, 1782, 1788, 1790*t*
   toxicomanie chez les __, 1762, 1763, 1765
   violence familiale chez les __, 1764
autocontrôle, 95
autocritique, 61, 840, 1695
autodétermination, 926, 1653, 1656
autodévalorisation, 52
autoérotisme infantile, 177
autoexclusion, 1935
autogynéphilie, 644, 646*t*
autohypnose, 441
automatisme(s), 56
   de la pensée, 53, 263
   idéo-verbal, 692

mental, 212, 216, 690
psychomoteur, 692
sensoriel et sensitif, 692
automédication, 149, 164, 178, 1813, 1819-1820
automutilation(s), 83*t*, 89, 262, 997, 1107
déficience intellectuelle et __, 94
personnalité limite et __, 1781
syndrome de Münchhausen et __, 510
troubles reliés au stress intense et __, 388
autonomie, 14, 127, 525, 915, 918, 1332
degré d'__, 896
développement de la personnalité et __, 1603, 1604, 1608
du malade, 1789, 1855
éthique et __, 1651, 1653, 1656, 1807
maladie chronique et __, 1847, 1863
morale, 1598
perte d'__, *voir* perte(s) (d'autonomie)
réadaptation et __, 1888
autonomisation, 533, 1074, 1367
auto-observation, 1090
auto-organisation, 1368, 1369*t*
autopoïèse, 1368, 1369*t*
autopsies psychologiques, 1114
autorécepteurs
dopaminergiques D_2, 1150
$5-HT_{1A}$, 1191
autoréférence, 1368, 1369*t*
autorité, 1598
sanitaire, 957
autoscopie, 423
autostimulation, 89
intracérébrale, 1561-1563
autotopoagnosie, 1544
aversion, 598, 630, 1305
sexuelle, 590, **593-595**, 594*t*
avolition, 265
avortement, 1869
awareness, 1385
axe
du DSM-IV, 62-63
hypothalamo-hypophyso-surrénalien, 293, 335, 1532
hypothalamo-hypophyso-thyroïdien, 293, 1532
axones, 455
azaspirodécanedione(s), 1140*t*, **1150-1153**

B

baby blues, 316
baby-boomers, 1783
baisse du désir sexuel, 591-593
balanite, 598
Baltazar Scales of Adaptive Behavior, 81*t*
Barbeau-Pinard, 80*t*
barbituriques, 84, 186, 1141*t*, 1221*t*
acide valproïque et __, 1219*t*
acides aminés inhibiteurs et __, 1529
comorbidité et __, 1816*t*
patient toxicomane et __, 862
trouble dépressif et __, 880*t*
urgences psychiatriques et __, 861*t*
basic security, 46
basic trust, 46
Bayley Scales of Infant Development, 80
bebainan, 422
Beck, triade de, 1333
bégaiement(s), 48, 697, 772, 1058, 1059*t*, 1318
behaviorisme, 6, 1302
voir aussi thérapie(s) comportementale(s)
belle indifférence, 50
bénéfices secondaires, 468
benzamides, 1164, 1165*t*, 1248*t*
benzodiazépine(s), 1140*t*-1141*t*, **1142-1150**, 1169, 1221*t*, 1915
abus de __, 898
acide valproïque et __, 1219*t*
acides aminés inhibiteurs et __, 1529
akathisie et __, 1172
alcoolismes et __, 164
antidépresseurs et __, 1201*t*
anxiété généralisée et __, 354
bouffées délirantes aiguës et __, 689
comorbidité et __, 1820
contre-indications des __, 1145-1146
déficience intellectuelle et __, 84, 93
delirium et __, 109-110
démence et __, 133
dépendance aux __, 1146, 1149
dépersonnalisation et __, 424-425
ECT et __, 1232, 1233
effets secondaires des __, 1147-1148
en France, 1241, 1242*t*
en psychiatrie gériatrique, 916
grossesse et __, 1711
hypnotiques, 1155
indications des __, 1144-1145
interactions médicamenteuses reliées aux __, 1150, 1151*t*
intoxication à la cocaïne et __, 199
liposolubilité des __, 1142
lithium et __, 1216*t*
maladies respiratoires et __, 474
mécanismes d'action des __, 1144
mémoire et __, 1553
modalités de prescription des __, 1146-1147
patient anxieux et __, 853
patient confus et __, 848
patient d'allure intoxiquée et __, 859
patient menaçant et __, 850
pharmacologie des __, 1142-1144
phobie sociale et __, 356
posologies des __, 1147*t*
propriétés pharmacocinétiques des __, 1143*t*
réactions indésirables aux __, 866*t*
rythmies du sommeil et __, 572
schizophrénie et __, 255
sevrage de(s) __, 108, 1149-1150, 1244, 1321
sevrage et __, 163
sommeil paradoxal et __, 570
somnambulisme et __, 568
terreurs nocturnes et __, 567
tolérance aux __, 1146, 1149
toxicomanie et __, 186
trouble délirant et __, 228
trouble dépressif et __, 880*t*
trouble panique et __, 355
troubles amnésiques et __, 136
troubles anxieux et __, 336*t*, 883, 912
troubles bipolaires et __, 324
troubles de l'adaptation et __, 405
troubles dissociatifs et __, 421
troubles du sommeil et __, 914, 1154
troubles psychotiques aigus et transitoires et __, 220
troubles reliés au stress intense et __, 389, 392
urgences psychiatriques et __, 861*t*
besoin(s), 1390, 1596-1597, 1600
d'amour, 1596
d'appartenance, 1596

d'estime, 1596
de sécurité, 1596
hiérarchie des __, 1596f
bêta adrénergiques, 1141t
bêtabloquant(s), **1153-1154**
   akathisie et __, 1172
   antidépresseurs et __, 1201t
   déficience intellectuelle et __, 93-94
   démence et __, 133
   phobie sociale et __, 357
   symptômes anxieux et __, 882t
   trouble explosif intermittent, 432
   troubles psychotiques et __, 902
   troubles reliés au stress intense et __, 389
biais, 1623-1624, 1626
   d'information, 1623
   d'observation, 1623, 1628
   de publication, 1630
   de remémoration, 1623
   de sélection, 1623, 1628, 1813
   de vérification, 1813
   écologique, 1625
   systématique, 1333t
bien(s), 1598
bien-être, 1398
bienfaisance, 14, 1807
   principe de __, 1653, 1656
bienveillance, 1651
Binswanger, encéphalopathie de, 121-122
bioénergie, 1458
voir aussi technique(s) (bioénergétiques)
biofeedback (rétroaction biologique), 552, 1400, 1402
bisexualité, 644-645, *768*
bizarrerie, 54
blackout, 139
blâme, 1337, 1692
blessure narcissique, 295, 1114, 1781
«bleus» du post-partum, 1712
blocage, 48, 264, 498
   du développement psychosexuel, 439
bloquants alpha$_2$-adrénergiques, 319, 389
bloqueurs
   calciques, 1201t
   des récepteurs bêta-adrénergiques, 354

du recaptage de la noradrénaline et de la dopamine, 319
Bof Generation, 1112
Borderline, *voir* personnalité limite
Boston Psychotherapy Group, 275
boucle
voir aussi circuit(s)
   cingulaire antérieure, 1547
   dorso-latérale, 1547
   motrice, 1547
   oculomotrice, 1547
   orbito-frontale, 1547
bouddhisme, 1383
bouffée(s) délirante(s), **212-222**, 237, 268, 700, *741*, 1104, 1749, 1751
   aiguës, **686-690**
boulimie, 432, 524, **528-529**, 529t, 755
voir aussi trouble(s) (boulimique)
   dépression et __, 1110
   différences sexuelles et __, 1709
   groupes d'entraide et __, 534
   nerveuse, 313
   psychiatrie transculturelle et __, 1749
   thérapie psychoéducative et __, 1349
   traitement de la __, 534
Bourneville, sclérose tubéreuse de, 78t
bouton axonal, 1512
boxeur, 457
bradykinésie, 46, 124, 1177
bradyphrénie, 124
bradypsychie, 48
brainstorming (remue-méninges), 1311, 1672
Brief Psychiatric Rating Scale, 1814
Briquet
   hystérie de __, 490
   syndrome de __, **698-699**
Broca
   aire de __, 253, 382, 1554
   aphasie de __, 1554
brûlures mictionnelles, 697
bulbe rachidien, 1506
Burghölzli, 1944, 1943t
burnout, *voir* épuisement professionnel
butyrophénones, 1248t

C

Ça, 1279, 1601
cacosmie, 54

cadre, 1451
   conceptuel, 1263
   de la cure psychanalytique, 1449
   thérapeutique, 678, 851, 1266, 1286, 1695
   violence et __, 1805-1806
café, 551
caféine, 335, 351t, *732*, 882t
Cain-Levine Social Competency Scale, 81t
Caisses d'allocations familiales, 1896
Caisses d'assurance maladie, 1896
Caisses de mutualité, 1896
calcium, 115, 1512-1513, 1517, 1519, 1533
calcul, *773*, 1045, 1046, 1047t
callosotomie, 1550
calvitie, 439, 440
camarades imaginaires, 419t
Campberwell Family Interview (CFI), 256
canaux de Müller, 639
cancer(s), 109, 879, 1290, 1847
   comorbidité et __, 1817
   relaxation et __, 1402
   suicide et __, 1779
Candida albicans, 1831t
cannabinoïdes, 1515
cannabis, 228, 256, *728*
   comorbidité et __, 1813
   différences sexuelles et usage de __, 1706
   psychose toxique et __, 1105
   symptômes anxieux et __, 882t
   traitement des troubles induits par le __, 202
   troubles liés au __, **191-192**, *728*
   urgences psychiatriques et __, 861t, 862
cantons, 1942
capacité(s)
   cognitives, 1543, 1597
   de performance continue, 258
Capgras, syndrome de, 120, 234, 1545, 1546
capsule interne, 1503
capsulotomie antérieure, 373
caractère(s), 654
voir aussi personnalité
   sexuels, 580, 582
   traits de __, 1610, 1611t, 1865
   troubles du __, 1070

carbamates, 186
carbohydrate deficient transferrin (CDT), 161
carcinoïde, 353
cardiazol, 1256
carence(s), 78*t*
   affective(s), 432, 508, 510, 594, 1011, 1109, 1128
   d'élaboration psychique, 1802
   de soins, 1010
   de stimulation, 1065
   en acide folique, 1835*t*
   en vitamine B_{12}, 353, 1835*t*
   encoprésie et __, 1033
   nutritionnelle, 253
   perceptuelle et/ou expressive d'affects, 466
   relationnelle(s), 1074, 1078-1079
carphologie, 47
cartomancie, 1750
cas
   études de __, *voir* étude(s) (de cas)
   gestion de __, 1887, 1888
   séries de __, 1625
cascade des phosphoinositides, 1532
case management (gestion de cas), 1887, 1888
castration
   anxiété de __, 388, 639
   chirurgicale, 629
catalepsie, 47, 266, 418, 696, *739*
cataplexie, 47, 554, *758*
catatonie, 47, 325, 454*t*, 838, 1229
voir aussi état(s) (catatonique)
   dépression majeure et __, 299
   létale, 325
   troubles dissociatifs et __, 421
catécholamines, 292, 334, 1513, 1533
catéchol-O-méthyl-transférase, 1192, 1520
voir aussi COMT
catharsis, 38, 1265, 1266, 1433, 1445, 1457
   émotionnelle, 1263
catholiques, suicide chez les, 1782
cauchemar(s), 383, 555, 565, **568-569**, 571, *758*, 1012
causalité, 1303, 1333, 1624-1625
   circulaire, 7, 247, 402, 1694
   linéaire, 402, 1367
   sociale, 1638-1639

cava-cava, 1154
CCK, *voir* cholécystokinine
CDT (*carbohydrate deficient transferrin*), 161
cécité, 228, 561, 562
cellules de Leydig, 584
centralisation, 1931
centre(s)
   d'accueil, 918
      permanent, 1900
      thérapeutiques, 1128, 1900
   d'action médico-sociale précoce, 1125
   de crise, 1743, 1900
   de formation et de recherche psychanalytique, 1450
   de guidance, 1124
   de jour, 1743
   de postcure, 1900
   de prévention, 934
   de réadaptation pour alcooliques, 167
   de type «Minnesota», 163
   médico-psychologique(s), **1125-1126**, 1900
   médico-psycho-pédagogique, 1133
Centre local de services communautaires (CLSC), 1917
céphalées, 558, 692, 697, 1210, 1402
«cercles de partage», 1765
certificat(s), 679, 955-957
cerveau, 8, 251*f*, 252*f*, 1503, 1540, 1580
   décennie du __, 4, 7
cervelet, 135, 1503*f*, 1505, 1508, **1510-1512**
CFI (Campberwell Family Interview), 256
chaman, 1750, 1754
champ
   de réalité, 1386
   psychosomatique, 468*f*
changement(s), 1346, 1415
   de personnalité, 138, 1831, 1833*t*
      affections médicales systémiques et __, 454
      affections neurologiques et __, 454
      dû à une affection médicale, **454-455**, 454*t*, 455*t*, 460
      dû à une épilepsie, 458
      maladie de Huntington et __, 124

thérapeutique, 1262-1263, 1268
thérapie familiale et __, 1691, 1695
Charles Bonnet, syndrome de, 902-903
Charte québécoise des droits et libertés de la personne, 1918
chasse, 1766
cheminement intérieur, 1385
chémorécepteurs, 339
chimiothérapie anticancéreuse, 440
chirurgie
   apnées du sommeil et __, 559
   génitale, 645
   intracrânienne, 136
chloral, 1141*t*, 1156
cholécystokinine (CCK), 177, 255, 335, 336, 1514*f*, 1563
choline, 1526
choline-acétyl-transférase, 116
chômage, **1720-1721**, 1920
   chez les autochtones, 1764
   maladie psychiatrique chronique et __, 1867
   psychiatrie transculturelle et __, 1751
   réadaptation et __, 1880
   suicide et __, 1782
   troubles de l'adaptation sociale et __, 1071
chorée de Huntington, 124, 228, 453, 454, *720*
voir aussi maladie(s) (de Huntington)
   acétylcholine et __, 1525
   acides aminés inhibiteurs et __, 1529
   génétique et __, 1489, 1491
   noyaux gris centraux et __, 1548
   suicide et __, 1779
   tics et __, 1027
   trouble obsessionnel-compulsif et __, 1097
chromosomes, 295, 1490, 1491, 1497
chronicité, 15, 1931-1933
voir aussi maladie(s) psychiatrique(s) (chronique)
chronothérapie, 562
chutes, 1148
cigarette, 1200
voir aussi nicotine *et* tabac
CIM-10 (*Classification internationale des maladies, 10ᵉ révision*), **11-12**, 686, **710-781**
cingulotomie, 373

cingulum, 176, 253, 1541
circonlocutions, 119
circonstantialité, 51-52, 458
circonvolutions, 1502
voir aussi gyrus
circuit(s)
voir aussi boucle
    dopaminergique, 176
    dorso-latéral, 1547*t*
    fronto-sous-corticaux, 1547, 1549*f*
    gabaergiques, 176
    méso-limbique, 1561
    noradrénergiques, 176
    opioïdes, 176
    sérotoninergiques, 176
circularité, 7, 259, 1367, 1693-1694
cirrhose, 1779
civilisation, 1650
classe sociale, 1639
Classification internationale des maladies, 10ᵉ révision, voir CIM-10
classification(s)
    des troubles mentaux, **9-12, 710-781**
    dimensionnelle, 656
claustrophobie, 52, 344
claustrum, 1503
Clérambault, érotomanie de, 234
Clinical Global Impression Scale, 1814
Clinical Mental Status Examination for Complex Dissociative Symptoms, 420
clivage, 23, 26, 1285, 1419
    du Moi, 640
    personnalité narcissique et __, 671
    syndrome de Münchhausen et __, 510
    trouble délirant et __, 229
    troubles de la personnalité et __, 655*t*
    troubles dissociatifs et __, 412
    violence et __, 1802, 1806
cocaïne, 228, 353, 618, 688, *730-731*
    benzodiazépines et __, 1145
    comorbidité et __, 1816*t*, 1820
    dépendance à la __, *730*
    différences sexuelles et usage de __, 1706
    dopamine et __, 1519
    intoxication à la __, 46, 182-183, 183*t*-184*t*, 199, *730*
    neurotransmission et __, 1517
    patient toxicomane et __, 862
    psychophysiologie et __, 1561, 1562, 1565
    psychose toxique et __, 1105
    sevrage à la __, 185*t*, 199, *730*
    symptômes anxieux et __, 882*t*
    tics et __, 1030
    trouble dépressif et __, 880*t*
    troubles liés à la __, **180-185**
    troubles précoces de l'enfance et __, 995
    urgences psychiatriques et __, 861*t*
code
    de déontologie, 1651-1652
    de Nuremberg, 1655, 1657
Code civil du Québec, 22, 508, **926-934**
Code criminel, 934
Code de déontologie, 933, 952
Code pénal, **966-972**
coefficient
    de corrélation, 1488
        intra-classe, 1616-1617
    kappa, 1616
cœur irritable, *753*
cognition(s), 238, **1040-1066**, 1328-1340, 1345, 1508
cognitivisme, 6, 1302, 1432, 1556
cohérence, 45
coït, 601
coïtalgie, 596
colectomie, 598
colère, 402, 474, 598, 603, 620, 1330, 1596
    gestion de la __, 95, 631
    maladie incurable et __, 1850
    victimes de sévices et __, 1710
colite
    muqueuse, 470*t*
    spasmodique, 1402
    ulcéreuse, 466, 474
collaboration, 48, 1334, 1350, 1359, 1735
collecte de données, 1671
collectivité, **1741-1743**
Collège des médecins du Québec, 933, 1670, 1671
colle(s), 126, *734*
côlon irritable, 475, 477, *753*, 1402
colopathies fonctionnelles, 699
Columbia Mental Maturity Scale, 81*t*

coma, 56
combat, 836
comité
    consultatif de protection des personnes dans la recherche biomédicale, 960
    de discipline, 933
commission d'examen, 943
Commission départementale d'éducation spéciale, 1133
Commission royale sur les peuples autochtones, 1764, 1766-1767
commissure, 1502, 1506*f*
communauté(s), 1314, **1741-1743**, 1917
    religieuse, 1912
    suivi intensif dans la __, 1867
    thérapeutiques, 205
    traitement dans la __, 1926
communication(s), 86, 230, 590, *772*, 1369, 1414, 1693
    autisme et __, 998*t*
    développement de l'enfant et __, 1041*t*-1044*t*
    expérience hypnotique et __, 1412
    familiales, 1691
    famille et __, 1685
    habiletés de __, 592, 1354
    non verbale, 1755
    psychothérapie et __, 1266
    syndrome d'Asperger et __, 1061
    théories de la (des)__, 382-383, 1369, 1431
    thérapie psychoéducative et __, 1345, 1347
    troubles de la __, *772*, 1288
    verbale, 1051, 1063
    visuelle, 1056*f*
comorbidité, 150, 268, **1812-1824**
    maladie psychiatrique chronique et __, 1868
compensation, *768*, 1725
Compétence (jeu), 1357
compétence(s), 1606
    parentales, 994
    sentiment de __, 1866
    sociale, 1312, 1313, 1347
complémentarisme, 1456
complexe(s)
    d'Œdipe, 639, 1280, 1605, 1702, 1709
    GABA, 1144
    K, 542, 543*f*, 547
    N1-P2, 1557-1558

compliance, 31
voir aussi observance
comportement(s), 45-49, **1302-1321**, 1595
   à risque, 309
   agressifs, 1152, 1210, 1643
   alimentaire, 1013
   analyse fonctionnelle et multidimensionnelle du __, 85
   antisocial, *781*, 1784
   autodestructeur(s), 514, 1111, 1813
   bizarres, 1106
   d'échec, 1093
   d'évitement, 52, 367, 369, 371*f*, 1089
   d'exploration, 1564, 1566
   d'utilisation, 1542
   de malade, 475
   de type A, 471
   de type B, 472
   désorganisés, 265
   développement de la personnalité et __, 1594
   déviant, 1637
   en psychiatrie transculturelle, 1755
   modification du __, 1350
   neuroanatomie et __, 1508
   oppositionnel, 1764
   pathologique, 1637
   perturbateur(s), 1070, 1075-1077
   primitifs, 89
   réactionnel, 1075
   renforcement d'un __, 1305
   sexuel(s), 580
      à risque, 470*t*
      compulsifs, 430
   sociaux, 1010
   stéréotypés, 565
   suicidaire, 842, 1772, 1781
   troubles du __, *voir* trouble(s) du comportement
   violent, 458
comportementalisme, 6, 1302, 1432
voir aussi thérapie(s) comportementale(s)
composition écrite, 1048
compulsion(s), 47, **364-376**, 1096
voir aussi activités compulsives
   tics et __, 1028
   troubles de l'adaptation sociale et __, 1075, 1079
COMT, 1522
voir aussi catéchol-O-méthyl-transférase

concentration, **57**, 299, 309, 456, 1389, 1399
   dirigée, 1391
   faible, 473
   troubles de la __, 299, 558
concept de soi, 390
concertation, 1921-1922
conditionnement, 85, 383, 551, 1329
   autisme et __, 1000
   aversif, 439
   classique, 337, 619, 1304-1305, 1304*f*, 1595
   énurésie et __, 1032
   instrumental, 1595
   intéroceptif, 337
   opérant, 337, 437, 619, 1264, 1305, 1344, 1595
   répondant, 1595
conductance cutanée, 334
conduite(s)
   antisociales, 438, 1371
   autopunitives, 1079
   cognitives
      altération des __, 1062-1065
   thérapeutique, 63
   trouble des __, *voir* trouble(s) des conduites
confabulation, 59, 138, 159
confiance, 1431
   de base, 46, 229-230
   fondamentale, 1603
   intervalle de __, 1622
   relation de __, 1354
confidentialité, 934, 1374
   éthique et __, 1652, 1654, 1656
conflit(s), 1291, 1384, 1601, 1636, **1639-1642**
   développement psychosexuel et __, 1602
   familial, 1783
   intellectualisation et __, 1602
   intérieurs, 1429
   névrotique, 338
   œdipien, 338, 603
   parentaux, 1114
   pédopsychiatrie et __, 979
   résolution de __, 992
   théorie du __, **1639-1642**
conformité, 1635
   sociale, 1283
confrontation, 205, 515-516, 1264

confusion, 56, 138, 461, 565, 688, *753*, 848, 917, 1147
   d'identité, 1607
congé de maladie, 1724, 1726
congédiement, 1721
conscience, 452, 1385, **1410-1421**, 1446, 1600
   état de __, *voir* état(s) (de conscience)
   perte(s) de __, 431, 456*t*
   troubles de la __, 698
conscient, 1279, 1601
conseil de famille, 964-965
Conseil régional de la santé et des services sociaux, 1917
conseiller, 930
   au majeur, 931
consentement, 926, **952-961**, 1655, 1656
   aux soins, 929, 930
   éclairé, 872, 952-953, 1652, 1856
   formule de __, 932
   libre et éclairé, 22
   renforcé, 960-961
consolidation, 58
consommation locale d'énergie, 1584
constance de l'information, 1616
construct validity (validité théorique), 1618
construction
   conjointe, 1438
   sociale, 1638
constructivisme, 1368, 1369*t*
   social, 1432
consultation
   en éthique, 1658
   modèles de __, 1657-1658
   raison de __, 838
consultation-liaison, **876-888**
   douleur et __, 886-887
   principes généraux de la __, 876-878
   troubles anxieux et __, 881-883
   troubles dépressifs et __, 878-881
   troubles neuropsychiatriques et __, 883-886
contact(s)
   corporels, 1392-1393
   visuel, 47
contamination, 366, 1317
   obsessions de __, 365
contenants de pensée, 1060

contention(s), 110, 848, 850, 895, 1806
contenu de la pensée, 52-55, 299-300
contestation de la garde, 928
contexe
    culturel, 303
    délictuel, 940
    socioéconomique, 1751
Continuous Performance Test (CPT), 250
contraceptifs oraux, 880t
contraception, 1869
contrat thérapeutique, 22
contre-conditionnement, 1399
contre-transfert, 31, 38, 49, 845, **1280-1281**
    en psychiatrie transculturelle, 1755
    institutionnel, 1452
    psychothérapie et __, 1265, 1266
    thérapie familiale et __, 1695
contrôle
    de la qualité, 1666
    des impulsions, *voir* troubles du contrôle des impulsions
    pulsionnel, 430
    social, 1636
    sphinctérien, 1007t, 1604
    trouble de l'orgasme chez la femme et __, 599
conventions sociales, 1598
conversion, 55, 57, 530, 752, 1601
    hystérie de __, 451, 752, 1416
    sexuelle chirurgicale, 645-646
    trouble(s) de __, **493-496**, 695, 1416, 1708
convoitise, 1281
convulsions, 120, 202, 272, 431, 461
    voir aussi crise(s) (convulsives)
    dissociatives, 494
    factices, 513
coopération, 1938
coordination
    institutionnelle, 1931
    motrice, 1046
    trouble de l'acquisition de la __, 773, **1034-1035**, 1035t
coping (stratégie d'adaptation), 297, 1865, 1878
coprolalie, 48, 1027
coprophagie, 1107
coprophilie, 628
Cornelia de Lange, syndrome de, 83t

corps, 1387, 1388, 1389, 1392, 1393, 1458
    calleux, 1502, 1549-1550
    cellulaire, 1512
    de Hirano, 116
    de Lewy, 116, 122-123, 124
        démence à __, **122-124**
    de Pick, 122
    genouillé, 1505
    mamillaires, 135, 1509
corrélation, 657, 1488
    coefficient de __, *voir* coefficient (de corrélation)
cortex, 1190, 1502, 1505, 1506
    cérébral, 1541
    dorsolatéral, 251f, 1541
    entorhinal, 253, 1502
    frontal, 1554
    limbique, 1502, 1508
    moteur, 1554
    olfactif, 176, 1508
    orbital, 251f
    piriforme, 1502, 1508
    préfrontal, 176, 253, 340, 1026, 1562, 1564, 1780
        médian, 1541
corticostéroïdes, 403, 460, 880t
corticostimuline, 177
cortisol, 294, 334, 381, 531t, 1780
Cotard, syndrome de, 235, 904, 1546
cothérapie, 1696
couple(s), 1292, **1684-1696**
Cour du Québec, 928
Cour supérieure, 930
cours de la pensée, 51-52
    voir aussi pensée(s)
crack, 180
    voir aussi cocaïne
craving (appétence), 1565
Creutzfeldt-Jakob, maladie de, 125, 720
cri primal, 1458-1459
    voir aussi thérapie(s) (primale)
crimes, 1132, 1798
criminalisation, 14
criminalité, 1813
crise(s), 836, 838, 839, 869
    clastiques, 458
    convulsives, 163, 457, 859
    d'identité, 525

de concepts, 15-16
développement de la personnalité et __, 1609
hypertensive, 321
intervention de __, 837, 865-870, 1116
situation(s) de __, 1739, 1741
thérapie systémique et __, 1371, 1374, 1376
critère(s), 1668
de la Nouvelle-Écosse, 929
validité liée à un __, 1618
Crohn, maladie de, 474, 478t
croissance, 1384
    crânienne, 1004
    personnelle, 1382
    retard de __, 1013
«Cross-Roads», 645
croyances, 1268, **1328-1340**, 1351, 1599, 1755
    fondamentales associées aux troubles de la personnalité, 681t
    occultes et ésotériques, 53
    relatives à la santé, 1345
cruauté, 1076t
Cryptococcus neoformans, 1831t
Crystal, *voir* phencyclidine
culpabilisation, 300
culpabilité, 52, 608, 1603, 1605
    jeu pathologique et __, 437
    maladies rénales et __, 472
    suicide et __, 1785
    trouble de l'érection chez l'homme et __, 598
    trouble de l'orgasme chez la femme et __, 599
    troubles du comportement et __, 1079
    troubles du contrôle des impulsions et __, 430
    troubles éjaculatoires et __, 603
culture(s), 219, 303, 1599, 1686
    ethnopsychiatrie et __, 1456
    maladie psychiatrique chronique et __, 1866
    primitives, 52
    psychopathologie et __, 1748-1750
    qualité, 1669
curatelle, 42, 931, 965, 1918
curateur, 930
cure(s), 1447
    de désintoxication, 959

fermée, *voir* garde (en établissement)
insulinique, 1256
psychanalytique, 1287, 1449
Cushing
  maladie de __, 228, 267, 880t, 882t, 905, 1779
  syndrome de __, 591
cybernétique, 1367-1369, 1390, 1454, 1455, 1689
cycle(s)
  à succession rapide, 1210
  de (la) vie, 1753, 1850-1851
    familiale, 1685-1686
  menstruel, *764*, 1710
  veille-sommeil, 1508
cyclopyrrolone, 1141t
cyclothymie, **313-314**, *746*
cystalgies, 697
cytochrome(s) P450
  antidépresseurs et __, 1188
  azaspirodécanediones et __, 1150, 1153
  benzodiazépines et __, 1142
  hypnotiques et __, 1155
cytokines, 1533
cytomégalovirus (CMV), 79t, 253, 1831t

D

DA, 1527, 1532
voir aussi dopamine
Da Costa, syndrome de, 332
DAG (diacylglycérol), 1517, 1519
DAH, *voir* déficit(s) (de l'attention/hyperactivité)
danger, 871, 927, 1655
dangerosité, 323, 435, 1796
  alcoolisme et __, 957
  du patient psychotique, 857
  évaluation de la __, 1800-1805
  psychiatrie légale et __, 927, 935, 936, 954
débit verbal, 51
debriefing, 391
décalage horaire, 313, 561, *758*
décès par suicide, 1773f
décharge, 1393
déchéance, 300
déclaration d'Helsinki, 1655-1656
déclin
  cognitif lié à l'âge, 126
  des fonctions cognitives, 1588

déduction, 52, 1303, 1472, 1473
déficience(s)
  androgénique, 591
  dysharmonique, 1060
  en acide folique, 141
  en thiamine, 135
  en vitamines B_{12}, 141
  intellectuelle(s), *voir* déficience(s) intellectuelle(s)
  mentale, 996
  œstrogénique, 595
  physiques, 1846
  simple, 999
déficience(s) intellectuelle(s), 52, **72-98**, *771*, 1460
  épidémiologie de la __, 76-77
  étiologie de la __, 77
  évaluation de la __, 77-82
  pronostic de la __, 82-83
  traitements biologiques en __, 91-94
  traitements psychologiques en __, 94-97
  troubles mentaux associés à la __, 83-97
déficient(s), 69, 439
déficit(s)
  cognitif(s), 450, 459, 901, 909
  de fonctionnement, 1880
  de l'attention, 138, 266, 1026, 1097, 1113
    avec hyperactivité, 670, 1335
  de l'attention/hyperactivité (DAH), 91, 313, 431t, 775, **1020-1025**, 1040
    critères diagnostiques du __, 1022t-1024t
    description clinique du __, 1020-1021
    épidémiologie du __, 1020
    étiologie du __, 1020
    imagerie cérébrale et __, 1589t
    traitement du __, 1021-1025
    traitements biologiques en France et __, 1254
    trouble de l'acquisition de la coordination et __, 1034
    troubles des apprentissages et __, 1045
  de programmation phonologique, 1052
  intellectuel(s), 1050, **1058-1061**
  lexical-syntaxique, 1051-1052

maladie psychiatrique chronique et __, 1871
  neuro-intégratifs, 1106
  sensoriel(s), 76, 1049, 1057
  sérotoninergiques, 658
  vitaminiques, 1831t
définition opérationnelle, 1475-1476
déflexion, 1390
dégénérescence(s)
  cérébelleuses, 195
  corticobasale, 126
  granulovacuolaires, 116
déglutition, troubles de la, 588
déjà-entendu, 59
déjà-pensé, 59
déjà-vu, 55, 59
délinquance, 775, 1033, 1071, 1131
  contra-phobique, 1079-1080
délire(s), 53-54, **226-239**, 557, 687
  cannabis et __, 191
  cénesthésique, 53
  chroniques, 690
  contrôle et __, 53
  d'indignité, 53
  d'influence, 310
  d'interprétation, 701, 704
  de contrôle, 263
  de culpabilité, 53
  de(s) grandeur(s), 53, 310, 234, 690
  de jalousie, 53, 234-235, 701
  de pauvreté, 53
  de persécution, 53, 226, 234, 310, 690, *741*, 904
  de préjudice, 53
  de référence, 53
  de relation des sensitifs, 701
  de revendication, 701
  de richesse, 53
  déficience intellectuelle et __, 90
  définition du __, 231
  démence et __, 120-121
  dépressifs, 53
  des partitions, 900
  ECT et __, 1229
  expansifs, 53
  hallucinatoire, 692
  hypocondriaque(s), 53, 904
  inaptitude et __, 930
  maladies démyélinisantes et __, 460
  mystique, 53

nihiliste(s), 53, 235, 904
paranoïaques, 693, 701
paranoïde(s), 900, 1805
passionnels, 701
psychose factice et __, 513*t*
religieux, 53
responsabilité criminelle et __, 940
rétractifs, 53
schizophrénie et __, 263-264, 1107
schneidérien, 53-54
somatique, 53
stimulants du SNC et __, 184
trichotillomanie et __, 440
delirium, **104-111**, 227*f*, *721-722*, *725-737*, 847
anxiolytiques-hypnotiques et __, 190
atropinique, 1526
cannabis et __, 191
critères diagnostiques du __, 107*t*
démence et __, 106-108, 120, 121
diagnostic différentiel du __, 106-108
ECT et __, 1229, 1235
étiologie du __, 105-106
hallucinogènes et __, 193
infection par le VIH et __, 1831, 1832
maniaque, 325
phencyclidine et __, 197
post-ictal, 321
pronostic du __, 110-111
solvants volatils et __, 195
stimulants du SNC et __, 184
syndrome de Korsakoff et __, 138
traitement du __, 109-110
tremens (TD), 54, 55, 158-159, 163, *726*
alcoolisme et __, 898
comorbidité et __, 1813
urgences psychiatriques et __, 859
trouble bipolaire et __, 909
trouble délirant et __, 236
troubles amnésiques et __, 134, 139
troubles cognitifs et __, 126
troubles mentaux dus à une affection médicale générale et __, 450
troubles psychotiques aigus et transitoires et __, 219
délit, 934

démarche, 46
psychoéducative, 863
qualité, 1669-1670
démence(s), 83*t*, 108, 110, **111-134**, 562, *718-720*
à corps de Lewy, 122-124
antipsychotiques et __, 1167*t*
chez les personnes âgées, 896-897
corticale, 111, 113, 908*t*
critères diagnostiques de __, 112*t*-113*t*
de la maladie de Creutzfeldt-Jakob, 125
de la maladie de Huntington, 124
de la maladie de Parkinson, 124
de la maladie de Pick, 122
de Pick, 1541
de type Alzheimer, **114-121**, 117*t*, 227*f*, *718-719*, 896, 902
voir aussi maladie(s) (d'Alzheimer)
acétylcholine et __, 1525
dépression et __, 905
en psychiarie gériatrique, 892
noradrénaline et __, 1521
thérapie psychoéducative et __, 1349
de type frontal, 1541
delirium et __, 106-108
dépression et __, 880*t*, 906-908
des dialysés, 126
diagnostic différentiel de la __, 126-127
due au virus d'immunodéficience humaine (VIH), 125
dues à des affections médicales générales, 125-126
électroconvulsivothérapie et __, 917
épidémiologie de la __, 114
évaluation de la mémoire et __, 58
frontales, 122
fronto-temporale, 1584
imagerie cérébrale et __, 1580, 1584, 1585
induite, *726-737*
infection par le VIH et __, 1831, **1833-1836**, 1834*t*
kleptomanie et __, 435
maladies démyélinisantes et __, 459
neuroanatomie et __, 1512
neurobiologie et __, 1532
par infarctus multiples, *719*

persistante due à l'utilisation de substances, 126
post-traumatique, 125-126
précoce, 226, 244, 289
pugilistique, 125
pyromanie et __, 434
sénile, *719*
solvants volatils et __, 195
sous-corticale, 111-113, 122, 908*t*, 1835
suicide et __, 1779
traitement des __, 132-134
trouble bipolaire et __, 909
trouble délirant et __, 228, 236
troubles amnésiques et __, 134, 139
troubles de la personnalité et __, 915
troubles mentaux dus à une affection médicale générale et __, 459
troubles psychotiques et __, 899, 902
vasculaire(s), 121-122, 123*t*, *719*, 896, 905, 1584
demi-vie, 1144
démocratie directe, 1942
dendrites, 1512
déni, 23, 59, 61, 155, 1285, 1601, 1752
drogues et __, 1819
maladie incurable et __, 1850
pathologique, 470*t*
psychotique, 655*t*, 668, 930
trouble délirant et __, 229
troubles de l'adaptation et __, 403
troubles reliés au stress intense et __, 381, 383
violence et __, 1802
dénonciations, 969
déontologie, 1651-1652
dépendance, 177, 324, *760*, 1312, 1384, 1635
à l'alcool, 858, 1815*t*
à la cocaïne, *730*
à la récompense, 1610
à une(aux) substance(s), 179-180, 179*t*, 502, *724-737*, 1863
psychoactives, 1335
suicide et __, 1783-1784
alcoolique, 157*t*, *726*, 1818
au buspirone, 1152
au cannabis, *728*
aux benzodiazépines, 1146, 1149
aux hypnotiques, 1156
aux opiacés, *727*

besoins de __, 511, 1847
carence affective et __, 508
institutionnelle, 1932
jeu pathologique et __, 437
maladies respiratoires et __, 473
physique, 152
stade oral et __, 1603
trouble de l'orgasme chez la femme et __, 599
troubles factices et __, 517
dépersonnalisation, 55, 197, 216, **423-425**, 753, 1149, 1281
  critères diagnostiques de la __, 424t
  dysmnésie et __, 1062
  état de stress aigu et __, 385t
  névrose hystérique et __, 697, 698
  psychiatrie transculturelle et __, 1750
  travail et __, 1719
  trouble des conduites et __, 1075
  troubles anxieux et __, 1090
dépit, phase de, 703
déplacement, 23, 338, 1602
dépresseurs du SNC, 1151t
dépression(s), 83t, 288, 297-298, 309, 478t, 745, 747, **878-881**
voir aussi trouble(s) dépressif(s) et dépression majeure
  à caractère saisonnier, 316-317
  à début tardif, 1587-1588
  accident vasculaire cardiaque et __, 883
  affections gastro-intestinales et __, 474
  alcoolisme(s) et __, 153, 159, 160, 898
  anaclitique, 1008, 1109
  anxiété généralisée et __, 350
  atypique(s), 300, 315-316, 1113, 1193
  azaspirodécanediones et __, 1152
  benzodiazépines et __, 1147
  bêtabloquants et __, 1153
  chez l'adolescent, **1109-1113**
  chez l'enfant, 1009, **1109-1113**
  chez les autochtones, 1762, 1765
  chez les personnes âgées, 903-906
  chronique(s), 915, 1588
  comorbidité et __, 1817
  déficience intellectuelle et __, 90
  delirium et __, 106

démence et __, 115, 120, 122, 133
dépersonnalisation et __, 424
différences sexuelles et __, 1707
dite atypique, 300
dopamine et __, 1519
dyspareunie et __, 607
ECT et __, 917
endogène, 301, 314
épuisement professionnel et __, 1722
examen mental et __, 46, 47, 51
facteurs de risque pour la __, 291, 293
génétique et __, 1496
hallucinations et paralysies du sommeil et __, 571
hypnose et __, 1417-1418
imagerie cérébrale et __, 1584, 1588, 1589t
lobe frontal et __, 1541, 1542f
majeure, voir dépression majeure
maladie chronique et __, 25, 1848
maladie de Huntington et __, 124
maladie incurable et __, 1850, 1851
maladies cardiovasculaires et __, 471, 472
maladies démyélinisantes et __, 460
maladies rénales et __, 472
maladies respiratoires et __, 473
masquée, 432-433, 746, 904, 1110
mineures, 1249
narcolepsie et __, 555
neurobiologie et __, 1532
névrotique, 305, 746
périnatale, 1129
personnalité épileptique et __, 458
phases du traitement de la __, 319t
post-partum, 759, 1712
post-psychotique, 689
post-schizophrénique, 267
psychiatrie transculturelle et __, 1750
psychothérapies cognitivo-comportementales et __, 1460
psychotique(s), 321, 746, 904, 917
pyromanie et __, 435
réactionnelle, 1026
récurrentes, 1349, 1711
saisonnières, 1113
secondaire, 1229

sévices physiques et sexuels et __, 1710
suicide et __, 1114, 1776, 1784, 1789
symptômes hypocondriaques et __, 913
syndrome démentiel de __, 128
thérapie cognitive et __, 1328-1340
thérapie comportementale et __, 1316
thérapie systémique et __, 1375
traitements biologiques en France et __, 1254
trouble de conversion et __, 494
trouble de l'attention relié à la __, 1045
trouble de l'érection chez l'homme et __, 597
trouble des conduites et __, 1075
trouble post-commotionnel et __, 456
troubles amnésiques et __, 139
troubles anxieux et __, 911, 912, 1090, 1097
troubles cognitifs et __, 126
troubles du désir sexuel et __, 591
troubles du sommeil et __, 557, 561
dépression majeure, 289, 297, **298-305, 318-323**
voir aussi épisode(s) (dépressif majeur) et trouble(s) dépressif(s)
  aspects ethnoculturels de la __, 303
  benzodiazépines et __, 1145
  comorbidité et __, 1818-1819
  de type mélancolique, 314-315
  dépression double et __, 306
  diagnostic différentiel de la __, 304
  ECT et __, 1229
  génétique et __, 1489
  hypocondrie et __, 499
  infection par le VIH et __, 1837
  jeu pathologique et __, 438
  lithium et __, 1210
  noradrénaline et __, 1521
  psychophysiologie et __, 1562
  responsabilité criminelle et __, 941
  schizophrénie et __, 1107
  suicide et __, 1778, 1779, 1783, 1785, 1786, 1788
  symptômes de la __, 299-301
  trouble douloureux et __, 497
  trouble obsessionnel-compulsif et __, 369

trouble panique et __, 350
trouble somatisation et __, 491
troubles de l'adaptation sociale et __, 1075
troubles de la personnalité et __, 680
urgences psychiatriques et __, 855
déprivation maternelle, 439
déraillement(s), 51, 264
déréalisation, 55, 216, 422, 423, 698, *753*
    culture et __, 1750
    état de stress aigu et __, 385*t*
dérive sociale, 1638, 1920
dermite(s), 469*t*, 476, 478*t*
désaliénation, 15
désastres naturels, 391
désengagement, 1367
désensibilisation, 439, 598, 603, 1265
    cauchemars et __, 569
    de Shapiro, 390
    progressive, 595
    systématique, 390, 392, 590, 1008, 1099, 1262, 1399
déséquilibre(s) électrolytique(s), 108, 353, 453, 473
désespoir, 52, 299, 438, 1566, 1603, 1607
désinhibition, 120, 122, 324, 432, 460, 858, 1542
    comportementale, 93, 338
    phencyclidine et __, 195
    sexuelle, 1107
désinstitutionnalisation, 14, 272, 1741, 1879, 1888
    maladie psychiatrique chronique et __, 1863, 1866, 1867
    partenariat avec la famille et __, 1735
    réadaptation et __, 1915, 1919
    troubles psychotiques et __, 901-902
    urgences psychiatriques et __, 836
désintoxication(s), 162-163, 862, 959, 1823
    voir aussi sevrage(s) (alcoolique)
désir(s), 1602
    hyperactif du partenaire, 592
    hypoactif, 582, 591, 592*t*
    sexuel(s), 473, 583-584, 590, *764*, *765*, 1704
        baisse du __, 591-593
        inhibition du __, 697
        troubles du __, **590-595**, 596

désorganisation, 1104
désorientation, 60, 106, 119, 138, 565, 840, 1147
dessin, 569, 979
détachement, 384, 387*t*
détente, 1398, 1456
détenus, 175*t*
détresse psychosociale, 297-298, 1935
deuil(s), 24, *780*, 1285, 1290
    chez l'enfant, 1008
    dépression et __, 904
    maladie incurable et __, 1850, 1851
    pathologique, 1785
    réaction de __, 25
    sida et __, 1838
    schizophrénie et __, 276, 1355
    suicide et __, 1782, 1784
    thérapie familiale et __, 1355-1356
    troubles de l'adaptation et __, 401
    troubles de l'humeur et __, 295
    troubles dépressifs et __, 303*t*, 304, 315
    troubles factices et __, 513
    vieillissement et __, 894
dévalorisation, 1080
dévaluation, 300, 655*t*, 670
développement
    cérébral, 451
    de l'enfant, 977, 1040, 1041*t*-1044*t*
    de l'individu, 1686
    de la personnalité, 46, **1594-1611**
        rapports de l'individu avec son milieu et __, 1594-1600
        théories psychobiologiques du __, 1610
        théories psychodynamiques et psychosociales du __, 1600-1610
        traits de caractère et __, 1611*t*
    du langage, *772*, 1056*f*
    humain, 1283-1284
    maltraitance et __, 994
    moteur, *773*
    neurobiologie du __, 984-985
    neuro-développemental, 978
    normal, 1040
    physique, 978
    psychosexuel, **1702-1705**, 1602-1603
        approche freudienne du __, 1702
        approche moderne du __, 1702-1705

sexuel de la femme, 1282
trouble du langage et __, 1055-1057
trouble(s) envahissant(s) du __, *voir* trouble(s) envahissant(s) du développement
troubles graves du __, 1021, 1080
troubles spécifiques du __, 1097
déviance, 1635, 1637
déviation(s), 1368
    sexuelle(s), 639, *767*
dévouement, 1722
dexamethasone suppression test (DST), 292, 304, 904, 1532
dexamphétamine, 180
diabète, 121, 304, 472, 475, 559
    delirium et __, 108
    trouble de l'érection chez l'homme et __, 598
    trouble délirant et __, 228
    trouble dépressif et __, 879, 880*t*
    troubles du désir sexuel et __, 591
diacylglycérol (DAG), 1517, 1519
diagnostic(s), **709-781**, *781*, 1352
    communication du __, 1850, 1854
    double __, 268, 859, **1812-1824**
    en psychiatrie transculturelle, 1754
    maladie psychiatrique chronique et __, 1870
    multiaxial, 40, 62-63
    psychiatriques, **8-12**, 1619
    urgences psychiatriques et __, 841
    validité du __, 9, 1619
Diagnostic and Statistical Manual of Mental Disorders, 4e édition (DSM-IV), **9-11**, **709-781**
Diagnostic Interview Schedule, 1814
diagramme
    cause-effet, 1672
    de Pareto, 1672
dialyse, 126, 472
diarrhée verbale, 47
diencéphale, 135, 1503, **1504-1506**
différences sexuelles, **1702-1709**
    schizophrénies et __, 1706-1707
    troubles anxieux et __, 1708
    troubles de l'alimentation et __, 1708-1709
    troubles de l'humeur et __, 1707-1708
    troubles de la personnalité et __, 1709

troubles dissociatifs et __, 1708
troubles liés à l'abus de substances et __, 1706
troubles somatoformes et __, 1708
différenciation sexuelle cérébrale, 639
difficulté(s)
  d'apprentissage, 558, 1071, 1833
  relationnelles, 1444
  scolaires, 1130, 1133
diffusion, 53
  des rôles, 1603, 1607
dignité, 1653, 1789, 1855
  humaine, 1599
dilatateurs vaginaux, 607
dilatation des ventricules, 262
2,5-diméthoxy-4-méthylamphétamine (DOM), 192
diméthyltryptamine (DMT), 192, 861t
diminution de la libido, 558, 1148
dimorphisme sexuel, 639
dioxide de carbone, 335
diplopie(s), 389, 697
dipsomanie, 150
directives, 1315
discernement, 971
discipline, 1075
discordance, 49
discours
  intérieur, 1331
  pression du __, 47, 309
  tangentiel, 264
discrimination, 1752
disqualifications, 1073, 1081
dissimulation, 49
dissociation, 381, 655t, 1412, 1413, 1708
  hystérie de __, 752
  sévices physiques et sexuels et __, 1710
  troubles anxieux et __, 1089
Dissociative Experiences Scale, 420
distorsion(s), 655t, 668
  cognitives, 300, 321, 373, 1332
    anorexie mentale et __, 533
    paraphilies et __, 619
    troubles de l'alimentation et __, 525
  parataxique, 61
distractivité, 51, 57, 309, 1040
distribution
  des benzodiazépines, 1142

du lithium, 1208
géographique, 1616
socioéconomique, 1616
diurétiques, 531t, *761*
divorce, 934, 966, 1072, 1686, 1687, 1782
divulgation, 53
  de la pensée, 263-264
DMT (diméthyltryptamine), 192, 861t
dogmatisme, 1392, 1692
DOM (2,5-diméthoxy-4-méthylamphétamine), 192
domination, 620
dommage(s), 22
  cérébraux, 1803
dopamine, 105, 292, 403, 553, 584, 1508, **1519-1521**
  voir aussi DA
  agonistes de la __, 164-165, 1171t
  antidépresseurs et __, 1184, 1192
  bêta-hydroxylase, 1522
  latéralisation et __, 1551
  maladie de Parkinson et __, 885
  métabolisme de la __, 1520, 1521f
  neurotransmission et __, 1513, 1514f, 1515
  psychophysiologie et __, 1562, 1565
  syndrome de Gilles de la Tourette et __, 1026
  vieillissement et __, 892
  violence et __, 1803
dosette, 1884
dossier médical, 36, 933, 1670
double bind, voir double contrainte
double(s) contrainte(s), 516, 1072, 1689
double diagnostic, 268, 859, **1812-1824**
double lien scindé, 1072-1073
double personnalité, *753*
douleur(s), **496**, *766*, 886-887
  abdomino-pelviennes, 697
  chronique(s), 25, 592, 887
    antidépresseurs et __, 1193
    relaxation et __, 1401
    suicide et __, 1779
    thérapie cognitive et __, 1335
  dépression et __, 880
  hypnose et __, 1411, 1416, 1420
  liées à la croissance, 552
  post-éjaculatoire, 601
  psychogène, 496, *754*

doute, 238, 1604
  obsession(s) du __, 365, 366
Down, syndrome de, 78t, 115, 1034
dramatisation, 47, 670, 1332
drogue(s), 300, 308, 860, 1131
  comorbidité et __, 1815, 1820
  maladie psychiatrique chronique et __, 1867, 1868
  psychiatrie transculturelle et __, 1749
  psychoactives, 591
  psychose toxique et __, 1105
  schizophrénie et __, 256, 262, 267
  suicide et __, 1778
  troubles dépressifs et __, 304
  troubles éjaculatoires et __, 602
  troubles mentaux dus à une affection médicale générale et __, 450, 451
  troubles reliés au stress intense et __, 382t
  violence et __, 1799, 1804
droit(s)
  à la vie, 1856-1857
  au traitement, 1856
  civil(s), **926-934**, 963
  criminel, **934-945**
  de la personne, 926, 1656
  de propriété, 620
  éthique et __, 1652-1653
  humanitaire, 1895
  individuels, 1599
  médical, **952-972**
  pénal, **934-945**
DSM, 1748
DSM-IV (*Diagnostic and Statistical Manual of Mental Disorders*, 4e édition), **9-11, 710-781**
dualisme
  cartésien, 7
  corps/esprit, 450
  de genre, 640
Duchenne, maladie de, 1057
dyade, 1693
  mère-fille, 641
dynamique
  conjugale, 590
  familiale, 639
dynorphine(s), 177, 1530
dysarthrie, 48, 555, 1550
dyscalculie, 1046

dyschronie, 1062
dyscrasie sanguine, 1113
dysfonction(s)
  cérébrale, 561, 562, *775*
  cognitive, 459
  érectile, 1148
  orgasmiques, 185
  ovarienne, 882*t*
  sexuelle(s), 185, *726*, 764-766, 1318
    bêtabloquants et __, 1154
    due à des facteurs psychologiques, 589
    due à une affection médicale, 588, 589*t*
    induite, 588, 590*t*, *727-737*, *728*
    noradrénaline et __, 1522
  utérines, 1779
dysfonctionnement(s)
  de l'axe hypothalamo-hypophysaire, 591
  neurovégétatif somatoforme, 485
  orgasmique, 600*t*, 602*t*
dysfonctionnement(s) sexuel(s), 432, **578-609**, *764-766*
  voir aussi dysfonction(s) (sexuelle(s)), réponse (sexuelle), sexualité *et* trouble(s) (sexuels)
  non dû à un trouble ou à une maladie organique, 588*t*
  pathologies de la fonction sexuelle et __, 590-609
  primaire, 588
  processus d'évaluation des __, 585-587
  relation de couple et __, 587
dysfunctional care-eliciting behavior, 513
dysgraphie(s), 106, 1040, 1046, 1048
dysharmonie cognitive pathologique, 1061
dyskinésie(s), 47, 55, 554, 1177, 1180
  de retrait, 867*t*
  iatrogènes, 699
  tardive, **272**, 324, 454, *763*, 917, 1172
    acides aminés inhibiteurs et __, 1529
    imagerie cérébrale et __, 1586
    neuroleptiques et __, 933, 1249
    troubles psychotiques et __, 901
dyslalie(s), 772, 1051
dyslexie, 1046-1047, 1052
dysménorrhée, 697, *753*, 1402
dysmnésie(s), 59, 1062

dysmorphie
  corporelle, 499
    peur d'une __, **501-502**, *753*, 1708
  faciale, 559, 561
dysmorphophobie, 235, 501, *741*, *753*, 912-913
  voir aussi trouble(s) (dysmorphophobique)
dysorthographie, 1048
dyspareunie, 582, 588, **606-607**, 608, 697, *764*, 766
  critères diagnostiques de la __, 606*t*
  trouble de l'excitation sexuelle chez la femme et __, 595
  troubles du désir sexuel et __, 592
dyspepsie, 474, *753*
dysphagie(s), 474, 697
dysphasies, 106, 1034, 1051
dysphorie, 49, 297-298, 627
  chronique, 670
  de genre, 638, 642
dyspraxie, **1034-1035**
  diagnostique, 1550
  verbale, 1052
dysprosodie, 48
dyssyntaxie, 1052
dysthymie, 289, 297, **305-306**, 677, *746*, *747*
  voir aussi trouble(s) (dysthymique)
  alcoolismes et __, 153
  antidépresseurs et __, 1193
  anxiété généralisée et __, 350
  différences sexuelles et __, 1707
  en psychiatrie gériatrique, 915
  hypocondrie et __, 499
  suicide et __, 1783
dystonie(s), 272, *763*, 1177, 1178-1179, 1180
  aiguë, 454, 867*t*, 1171
  tardive, 1171
dystrophies musculaires, 78*t*

E

Eating Attitude Test, 532
Eating Disorder Inventory, 532
ébriété, 56, *725*, *726*
échantillon, 1622
échantillonnage, 1623
échec(s) scolaire(s), 1064, 1131, 1783
échelle(s)
  d'évaluation globale du fonctionnement EGF, 64*t*
  de comportements adaptatifs, 81*t*
  de dépression de Zung, 305
  de statut mental de Folstein (MMSE), 129-131*t*
  voir aussi Mini-Mental State Examination
  de statut mental modifiée (3MS), 129-131*t*
  de Glasgow, 455-456
  de Hamilton, 305
  de Holmes et Rahe, 215
  de mélancolie de Bech et Rafaelsen, 305
  de Montgomery et Asberg, 305
  de Raskin, 305
  de Yale-Brown, 368
  du développement du langage de Coplan, 1056*f*
  G.A.F., 64*t*
  québécoise de comportements adaptatifs (EQCA), 81*t*
  sociale, 1638, 1641
écho de la pensée, 53, 264
écholalie, 48, 119, 267, 454*t*, 1027, 1051, 1542
échopraxie, 47, 267, 454*t*, 1542
éclectisme, **1430-1440**, 1430*t*
école(s), 1063, 1130
  buissonnière, 1077*t*
  de pensée, 1428, 1429
  de psychothérapie, 1271
  de thérapie familiale, 1689-1692
  expérientielle, 1690
  phobie de l'__, 1094
  stratégiques, 1691
  structurale, 1692
  systémiques, 1691
École de la cause, 1450
École lacanienne de psychanalyse, 1450
écologie, 1642
économie, 1720
écriture, 119, 569, 1045
«ecstasy» (3,4 méthylènedioxyméthamphétamine), 192, 193, 862
ECT, 140, 372
  voir aussi électroconvulsivothérapie
  bouffées délirantes aiguës et __, 689
  démence(s) et __, 122, 133
  épilepsie et __, 458

schizophrénie et __, 272
troubles de l'humeur et __, 308, 315, 319, 321, 324, 325
eczéma, 466, 476, 478t
éducation, 1135, 1169, 1360, 1945
du psychiatre, 16-17
prévention du suicide et __, 1785
publique, 1652
sexuelle, 591, 592, 594, 598
spéciale, 1133
spécialisée, 1000
stricte, 608
Éducation nationale, **1130-1131**
EE (émotion exprimée), 256, 1073, 1348-1349, 1886
EEG, 125, 305, 334, 540
anomalies à l'__, 431, 437
attaque pseudo-convulsive et __, 696
maladies démyélinisantes et __, 459
quantifié, 453
trouble de conversion et __, 494
troubles mentaux dus à une affection médicale générale et __, 452-453
effet(s)
atropiniques, 272
de rebond, 1149
dyskinétiques, 272
extrapyramidaux, 272, 916
placebo, 678, 1262, 1755
secondaires, 47, *763*
Werther, 1788
efficacité
de la psychothérapie, 1267, 1270
des traitements, 1293
égalité, 1599
égocentrisme, 61, 120, 1597, 1598
égomanie, 52
EHS, *voir* entraînement (aux habiletés sociales)
éjaculation, 581, 585
précoce, 603-606, 604t, 766, 1167t
retardée, 601-606
rétrograde, 601
électrocardiogramme, 452
électrocardiographe, 1400
électrochocs, 1229, 1914
électroconvulsivothérapie, 311t, 314, 321, 1169, **1228-1236**
voir aussi ECT
contre-indications de l'__, 1230-1231

dépression(s) et __, 315, 881, 905, 1838
effets secondaires de l'__, 1235-1236
en France, 1256-1257
en psychiatrie gériatrique, 917
indications de l'__, 1228-1230
mécanismes d'action de l'__, 1228
trouble(s) bipolaire(s) et __, 308, 324
trouble(s) dépressif(s) et __, 319, 321
électroencéphalogramme, *voir* EEG
électroencéphalographe, 1400
électroencéphalographie, *voir* EEG
électrolytes, 452
voir aussi déséquilibre(s) électrolytique(s)
électromyogramme, *voir* EMG
électromyographe, 1400
électromyographie, 334
électro-oculogramme (EOG), 540
électrophysiologie cérébrale, 1556-1561
élimination, 1144
élocution, 1058
ébrieuse, 48
embolie(s), 1831t
pulmonaire, 882t
embrasement, 340
EMG (électromyogramme), 494, 540
émotion(s), 1336, 1337t, 1595-1596
expression des __, 567, 1265
exprimée (EE), 256, 1073, 1348-1349, 1886
neuroanatomie et __, 1508
psychothérapie et __, 1269
thérapie psychoéducative et __, 1347
émoussement
affectif, 64t
de l'affect, 1106
empathie, 38, 238, 918, 1269, 1355, 1431
empirisme, 1459
empowerment (sentiment de compétence), 13, 1866, 1878
emprisonnement, 935
encadrement, 1732
encapsulation, 389
encéphale, 1503f
encéphalite(s), 228, 267, 453, 454, 555, 880t, 882t
à herpès simplex, 136, 140
dépression et __, 1111

imagerie cérébrale et __, 1580
infection par le VIH et __, 1832
tics et __, 1027
virale, 558, 1057
encéphalopathie(s), 453, *723*, 1033
de Binswanger, 121-122
de Wernicke, 134, 135, 136, 159, 860t, 898
due au VIH, 1832, 1833t
hépatique, 267
métabolique-toxique, *voir* delirium
métaboliques, 1835
sous-corticale artériosclérotique, 121-122
enchevêtrement(s), 1367
neurofibrillaires, 116
encoprésie, *778*, **1032-1034**, 1033t, 1460
endocrinopathie, 228, 1290, 1817
endométriose, 608
endormissement
test itératif d'__, 550, 555
voir aussi TIE
trouble(s) de l'__, 300, 1012
endorphines, 186, 1026, 1530, 1563
automutilation et __, 94
énergie
psychique, 1601
vitale, 1387
enfance, *771-778*
voir aussi enfant(s)
aide sociale à l'__, 1132
idée suicidaire et __, 842
petite __, 992
thérapie psychanalytique et __, 1287-1288
trouble désintégratif de l'__, *774*, 1005, 1007t
troubles précoces de l'__, *voir* troubles précoces de l'enfance
enfant(s), 619-620, 1283
voir aussi enfance
abandonniques, 1126
aide aux __, 1897
alcool chez les __, 160
apnées du sommeil chez l'__, 559
changement de personnalité chez les __, 454
dépression chez l'__, **1109-1113**
développement de l'__, 977, 1040, 1041t-1044t

garde d'__, 934
maltraité, 517
protection de l'__, 1131-1132
psychose chez l'__, **1104-1109**
suicide chez l'(les) __, **1113-1116**, 1782-1783
timides et personnalité schizoïde, 666
trouble de l'identité sexuelle chez les __, 643*t*
troubles à expression somatique et psychomotrice chez l'__, **1020-1035**
troubles anxieux chez les __, *voir* trouble(s) anxieux (chez les enfants)
troubles de l'adaptation sociale chez l'__, **1070-1082**
troubles de la cognition chez l'__, **1040-1066**
troubles reliés au stress intense chez les __, 382
enfermement, 1895
engagement, 603, 1385, 1607
engourdissement psychique, 1089
enképhalines, 186, 1530
enmeshment (enchevêtrement), 1367
enquête préliminaire, 934
enregistrement polygraphique, 541*f*, 542*f*, 543*f*, 544*f*, 545*f*, 553*f*, 560*f*, 566*f*, 570*f*, 572*f*
enseignants, 1897-1898, 1905
enseignement, 878, 1050, 1345
entérite régionale, 474
entraide, 1743
  groupes d'__, 1742-1743, 1885
entraînement
  aux habiletés de coopération, 96
  aux habiletés sociales (EHS), 66*t*, **1347-1348**, 1357-1358
    déficience intellectuelle et __, 96
    kleptomanie et __, 433
    paraphilies et __, 631
    pyromanie et __, 435
    schizophrénie et __, 279
  cognitif, 134
entrevue, 37-38
énurésie, 558, 568, *758*, *778*, **1030-1032**, 1031*t*
  antidépresseurs et __, 1193
  encoprésie et __, 1032
  primaire, 1057
  psychothérapies cognitivo-comportementales et __, 1460

environnement, 66*t*, 451, 982-983, 1314, 1431, 1611
  adaptation de l'__, 134
  social, 1740, 1866
  thérapeutique, 1263, 1266
  thérapie systémique et __, 1366-1367
  troubles précoces de l'enfance et __, 995
Epidemiologic Catchment Area (ECA) Study, 290, 903, 1621
épidémiologie, 4, **1616-1630**
  analytique, 1620-1627
  comorbidité et __, 1814-1817
  descriptive, 1619-1620
  expérimentale, 1627-1628
  génétique, 1486-1490
  psychiatrique chez les autochtones, 1762-1763
  santé mentale et __, 1919-1920
  validité des mesures en __, 1617-1619
épilepsie(s), 59, 136, 140, **457-459**, *720*, *723*, 886, 1229
  acides aminés inhibiteurs et __, 1529
  autisme et __, 996
  changement de personnalité et __, 454, 455*t*, 458
  chronique, 455*t*
  de type absence, 494
  déficience intellectuelle et __, 83
  delirium tremens et __, 159
  dépression et __, 880*t*
  frontale, 494
  lobe pariétal et __, 1544
  paraphilies et __, 617
  post-traumatique, 457
  rythmies nocturnes et __, 572
  schizophrénie et __, 267
  suicide et __, 1779
  symptômes anxieux et __, 882*t*
  temporale, 458, 629, 699
    aura d'__, 494
    dépersonnalisation et __, 424
    somnambulisme et __, 568
    sommeil paradoxal et __, 569
    troubles dissociatifs et __, 421
    troubles du désir sexuel et __, 591
  trouble catatonique et __, 453
  trouble de conversion et __, 494
  trouble de l'adaptation et __, 457
  trouble délirant et __, 228
  trouble du langage et __, 1052, 1057
  troubles anxieux et __, 1098

épiphyse, 1505
épisiotomie, 607
épisode(s)
  confusionnels, 123, 1832
    voir aussi delirium
  de reviviscences, 387*t*
  dépressif(s), 1023*t*
    atypique, 530
    bipolaires, 1210
    majeur, 302*t*-303*t*
  maniaque(s), 308-310, 311*t*, 431*t*, 461, 917, 1023*t*
  psychotique(s), 568
    aigus, 222*t*
    brefs, 150, 513
épistémologie(s), 1429, **1470-1482**, 1471*f*
  évolutionniste, 1476-1481
  racines historiques de l'__, 1470-1476
  systémique, 1366
épithalamus, 1509
épuisement professionnel, 27, *753*, **1722-1723**, 1854
équifinalité, 1367, 1368*t*
équilibre familial, 1693
équipe(s)
  de première ligne, 1917
  externes, 1743
  multidisciplinaire(s), **1732-1734**, 1881, 1918
  pluridisciplinaire, 1125, 1899
érection(s), 580, 581, **584**, **596-599**, *764*
  trouble de l'__, 597-599, 597*t*
éreutophobie, 338
ergothérapeutes, 1733
ergothérapie, 900, 1014, 1445
érosion suicidaire, 1772
érotisme, 581
érotomanie, 53, 227*f*, **701-705**, *741*
  de Clérambault, 234
errance, 120, 1911
érythrophobie, 1093
espace thérapeutique, 1755
espoir, 51, 1352, 1850
  perte d'__, 384
  phase d'__, 703
estime, 1596
  de soi, 46, 300, 309, 918, 1330, 1331
    déficience intellectuelle et __, 84

maladie chronique et __, 1847
paraphilies et __, 618
sévices physiques et sexuels et __, 1710
suicide et __, 1782
thérapie psychoéducative et __, 1347, 1353
trouble de l'__, 473
troubles de l'alimentation et __, 525
estompage, 96
état(s)
aigus d'automatisme mental, 212
anxieux, 1057
anxio-dépressif, 478t
catatonique, 310
civil, 964
confusionnel, 1146
aigu, *voir* delirium
confuso-onirique, 57
crépusculaire(s), 56, 698
d'éveil, 56
de conscience, 56-57, 846, 1457
altéré, 840
de stress aigu, 385t-386t, 388, 421, 424t
benzodiazépines et __, 1144
chez l'enfant, **1088-1089**
de stress post-traumatique, 59, 386t-388t, 568, 751, 1098
voir aussi troubles reliés au stress intense
antipsychotiques et __, 1167t
chez l'enfant, **1088-1089**
déficience intellectuelle et __, 91
différences sexuelles et __, 1708
facteurs étiologiques de l'__, 382t
hypnose et __, 1417
imagerie cérébrale et __, 1589t
relaxation et __, 1401
sévices physiques et sexuels et __, 1710
suicide et __, 1785
thérapie cognitive et __, 1335
thérapie comportementale et __, 1320
troubles de l'adaptation et __, 405
troubles dissociatifs et __, 421
urgences psychiatriques et __, 852
de stress traumatique, 1007-1008
de transe dissociatif, 422

de veille et de sommeil, 545-549
de vigilance, 540
délirants aigus, 1256
hypnotique, 1399
interprétatif aigu curable, 686
limites, 1080
voir aussi personnalité (limite)
maniaque, 688
voir aussi manie
mixtes, 1256
oniroïde, 686
pseudo-bulbaire, 121
pseudo-comateux, 57
psychopathiques, 1070
psychotique(s), 461, 1835
seconds, 698
suicidaire, 841-846
États-Unis, éthique aux, 1654
éthique, **1650-1659**
clinique, 1657-1658
confidentialité et __, 1654
consentement et __, 1655
déontologie et __, 1651
développement du jugement moral et __, 1599
droit et __, 1652-1653
épistémologie et __, 1482
maladie incurable et __, **1855-1857**
recherche et __, 932, 1655-1657
thérapeutique psychiatrique et __, 1655
ethnie, 1686
voir aussi trouble(s) (ethniques)
ethnopsychiatrie, **1455-1456**
éthologie, 1642
étiquetage, théorie de l', 1637
étrangeté, 55
état de stress post-traumatique et __, 387t
sentiment d'__, 423
sentiment délirant d'__, 263
étude(s)
à double insu, 1628
coût/bénéfices, 1628
d'adoption, 250, 294, 658, 1486-1487
d'agrégation, 1625
d'association, 1495
de cas, 1625
témoins, **1626-1627**, 1626t
de cohorte, **1626-1627**, 1626t

de jumeaux, 148, 228, 249-250, 337, 1487
suicide et __, 1781
syndrome de Gilles de la Tourette et __, 1026
troubles des apprentissages et __, 1046
de ségrégation, 1490
en double aveugle, 1628
épidémiologiques, 1919
expérimentales, 1627
familiales, 249, 294, 1486
génétiques, 228, 337
métaboliques, 1584-1585
neurobiologiques, 658
post mortem, 1530-1531
psychophysiologiques, 658
thérapeutiques, **1627-1628**
étudiants, aide aux, 1897, 1904-1905
eugénisme, 1946
euphorie, 49, 309, 1542
euthanasie, 1658-1659, 1772, 1788-1789, 1855
eutonie, 1387
évaluation
de l'état du patient, 1309-1311
de l'incapacité, 1725-1726
de la dangerosité, 1800-1805
de la qualité des soins, **1666-1678**
du risque, 1800
globale du fonctionnement (EGF), 63
échelle d'__, 64t
médicale, 451
négative
de l'avenir, 1333
de l'environnement, 1333
de soi, 1333
neuropsychologique, 453
ordonnance d'__, 938
orthopédagogique, 1050
par critères, 1670, 1671
par les pairs, 1667
pédopsychiatrique, 978
présentencielle, **941-942**
psychiatrique, **34-69**, 837-841
au criminel, 936-942
des personnes âgées, 895-896
éveil(s)
confusionnels, 565-566
nocturnes, 548

test du maintien de l'__, 550
troubles de l'__, 565
événements
   cognitifs, 1333
   de la vie quotidienne, 257
   de vie négatifs, 1784
évitement, 337, 1304, 1312, 1400
   anxiété et __, 1088
   aversion sexuelle et __, 593, 595
   comportement d'__, 52, 367, 369, 371*f*, 1089
   du mal, 1610
   état de stress aigu et __, 385*t*
   état de stress post-traumatique et __, 387*t*
   phobique, 1400
   réponse d'__, *voir* réponse (d'évitement)
   trouble de l'excitation sexuelle chez la femme et __, 596
   trouble de l'orgasme chez la femme et __, 599
   troubles anxieux et __, 338
   troubles du désir sexuel et __, 591
évocation, 59
évolution, 1643
   des connaissances au 20ᵉ siècle, 1914-1915
   des services psychiatriques
      au Québec **1910-1922**
      en France, **1926-1938**
      en Suisse, **1942-1949**
   des soins mentaux, 1915-1916
   organisationnelle, **1910-1922**
exaltation, 49, 1542
examen(s)
   clinique, 466
   des fonctions mentales supérieures, 1755
   mental, **44-61**, 839-841, 840*t*
   neurobiologique, 895
   physique, 44, 97, 452
   psychiatrique(s), **34-68**, 927
      histoire de cas et __, 40-65
      note d'admission et note d'évaluation à l'urgence et __, 66
      note(s) d'évolution et __, 67, 67*t*
      rapport de consultation et __, 66
      résumé du dossier et __, 68
excitation sexuelle, 584, 765
   troubles de l'__, 595-599
      chez la femme, **595-597**, 596*t*

exclusion, 1619, 1895, 1898, 1905, 1910
   maladie psychiatrique chronique et __, 1866-1867
exercices, 1307-1309
   à domicile, 590
      anorgasmie et __, 600-601
      aversion sexuelle et __, 595
      dyspareunie et __, 607
      éjaculation précoce et __, 605
      trouble de l'érection chez l'homme et __, 598
      trouble de l'excitation sexuelle chez la femme et __, 596
      troubles du désir sexuel et __, 592
      troubles éjaculatoires et __, 603
      vaginisme et __, 609
   de Kegel, 600
   physiques et maladies cardiovasculaires, 472
exhibitionnisme, **620-622**, 621*t*, 767
existentialisme, 1383, 1470
expansivité, 49
expérience(s), 1384, 1429
   correctrices, 1265
   directe, 1457
   émotionnelle correctrice, 1432
   mystique intense, 57
   psychotique, 1104, 1289
experiencing, 1269
expérimentation, 932, 1336
expertise, 37, 936, **945-946**, 968, 1131
exploration, 391, 1385
exposition, 373, 382*t*, 1316, 1318, 1319-1320
   au facteur de risque, 1625, 1626
   degré d'__, 1625
   graduelle, 390, 1400
   in vivo, 1308
   technique d'__, 1305-1306
expression
   des émotions, 47, 567, 1265
   écrite
      trouble de l'__, 1047-1048, 1049*t*
   faciale, 47
   verbale, 1051
extase, 49
   mystique, 698
extinction, 96, 373, 1304, 1566
extraits thyroïdiens, 1532
extraversion-introversion, 654
exubérance, 49

F

fabulation(s), 59, 697
face validity (validité apparente), 1618
facilitation, 293
façonnement, 96
facteur(s)
   communs, 1267
   culturels, 470*t*, 471
   de confusion, 1624
   de croissance, 1515
   de protection, 296
   de risque, 992, **1620-1627**
      de la dépression, 291, 293
      de suicide, 1790*t*
   de stress
      psychosocial, 401-402
      réaction aiguë à un __, 385*t*-386*t*, 401
   démographiques, 1801-1802
   environnementaux, 1488
   génétiques
      alcoolismes et __, 148-149
      déficience intellectuelle et __, 78*t*
      paraphilies et __, 617
      trouble obsessionnel-compulsif et __, 362
      troubles de l'alimentation et __, 524-525
      troubles de l'humeur et __, 294-295
      troubles mentaux dus à une affection médicale générale et __, 451
   perpétuants, 62*t*
   précipitants, 62*t*
   prédisposants, 62*t*
   psychodynamiques, 404
   psychologiques, 466, 471, 589
   religieux, 470*t*, 471
   socio-économiques, 478*t*, 1785
   uniques, 1267-1270
facteurs psychologiques influençant une affection médicale, 457, **464-478**, *760-761*
   diagnostic différentiel des __, 476-477
   épidémiologie des __, 467
   pronostic des __, 477-478
faisceau(x)
   arqué, 1554
   dopaminergique méso-cortical, 1541

mamillothalamique, 1509
médian prosencéphalique, 1546, 1562
méso-cortico-limbique, 176-177
périventriculaire dorsal, 1524
pyramidaux, 195
tegmentaire ventral, 1524
falsification rétrospective, 59
famille(s), 526, 1292, 1354, **1684-1696**
   à faible expression émotive, 256
   à forte expression émotive, 256
   antipsychiatrie et __, 1454
   conseil de __, 964-965
   désinstitutionnalisation et __, 1741
   éclatée, 1782
   étendue, 1752
   hôpital de jour et __, 1127
   hyperprotectrices, 338
   maladie incurable et __, **1852-1853**, 1854
   nucléaire, 1752
   partenariat avec la __, **1734-1738**, 1740
   pédopsychiatrie et __, 978
   pouvoir dans la __, 1688
   psychiatrie légale et __, 934
   recomposée, 1688
   service d'accueil par une __, 1128
   styles de fonctionnement des __, 1370-1371
   thérapie psychoéducative et __, 1354-1356
   thérapie systémique et __, **1366-1377**
   troubles de l'adaptation sociale et __, 1072, 1081
Family and Case Manager Test, 1814
fantasmes, 1280, 1290, 1453
   érotiques, 644
   transsexuels, 643
fardeau émotionnel, 1355
fatigue, 300, 389, 554, 567
   benzodiazépines et __, 1147
   bêtabloquants et __, 1153
   chronique, *743*, 1723
   épuisement professionnel et __, 1722, 1723
fausse interprétation, 55
fausses mémoires retrouvées, 414
fausse(s) reconnaissance(s), 59, 1550
faute, 932
   professionnelle, 22

faux négatif, 1617
faux positif, 1617
faux souvenirs, 1417
feed-back, 1367-1368, 1369*t*
   voir aussi rétroaction
fellation, 601
féminité, 599, 640, 1282, 1705
femme(s), 619-620
   alcool chez les __, 160
   développement sexuel de la __, 1282
   trouble de l'orgasme chez la __, **599-601**, 600*t*
fétiche, 642
fétichisme, 592, 622, 622*t*, 639, 767
fiabilité, 45, 49, 297, 656, 838
fibromyalgie, 475
fibromyosite, 475
fidélité, 1605, **1616-1617**
figure
   paternelle, 640
   significative, 1008
filiation, 1869
fille, identité sexuelle chez la, 640-641
finalité, 1367
Fisher, test de, 1622
fissure anale, 1033
fixation, 59, 1602
flashback, 55, 193, 383
flexibilité
   cireuse, 47, 266
   mentale, 253
flooding (immersion), 1099
fluence verbale, 51, 1555
flux sanguin cérébral, 1580-1584
focalisation, 50
focusing (concentration dirigée), 1391
folie, 1910, 1911, 1912
   à deux, 233, 235-236, *741*, 1167*t*
Folstein, test de, *voir* test(s) (de Folstein)
fonction(s)
   cognitives, 55-61, 127, 459
      azaspirodécanediones et __, 1152
      benzodiazépines et __, 1148
      déclin des __, 1588
      démence due à la maladie du VIH et __, 1834*t*
      évaluation gérontopsychiatrique et __, 896
      maladies chroniques et __, 1852

      du symptôme, 1693
   exécutives, 119, 893, 1834*t*
   hépatique, 452
   mentales supérieures, 1502, 1755
   rénale, 452, 1211
   sphinctériennes, 1604
   visuospatiales, 119
fonctionnement, 127
   centrifuge, 1371
   centripète, 1370-1371
   évaluation globale du __, 63, 64*t*
   intellectuel, 1803
   social, 279
Fondation pour l'anorexie nerveuse et la boulimie (ANEB), 534
formation
   culturelle, 303
   du psychiatre, 16-17
   hippocampique, 1508
   psychanalytique, 1293
   réactionnelle, 363, 655*t*, 676, 1097, 1602, 1604-1605
   réticulée, 548, 1506
forme de la pensée, 52
   voir aussi pensée(s)
formication, 54
formulation, 1373
   d'une synthèse, 61-62
   systémique, 1694
fornix, 1509, 1511*f*
fou, 281, 1741
   voir aussi folie
foyer(s)
   de groupe, 1882
   thérapeutiques, 1129
France
   antidépresseurs en __, 1244, 1249-1253, 1250*t*-1251*t*
   anxiolytiques en __, 1241-1245, 1252
   dispositif psychiatrique public en __, 1931-1937
   domaine sanitaire et domaine social en __, 1930-1931
   électroconvulsivothérapie en __, 1256-1257
   éthique en __, 1654
   hypnotiques en __, 1241-1245
   neuroleptiques en __, 1242, 1245-1249, 1247*t*-1248*t*
   particularités nosographiques en __, **684-705**

pédopsychiatrie en __, **1124-1136**
psychiatrie de l'enfant et de l'adolescent en __, **1124-1129**
psychiatrie en __, 15-16
psychiatrie légale en __, **952-972**
    Code civil et __, 961-966
    Code pénal et __, 966-972
    consentement et __, 952-953, 960-961
    obligation de soins et __, **953-959**
psychiatrie publique sectorisée en __, 1926-1927
psychostimulants en __, 1253-1254, 1253*t*
psychothérapie(s) en __, **1444-1462**
    évaluation des __, 1460-1462
    historique de la __, 1444-1450
    psychothérapies dérivées de la psychanalyse en __, 1450-1454
    psychothérapies empruntant à d'autres modèles théoriques en __, 1454-1457
    psychothérapies non analytiques en __, 1457-1460
psychotropes en __, 1241
réhabilitation psychosociale en __, **1894-1902**
services psychiatriques en __, **1926-1938**
thymorégulateurs en __, 1254-1256
traitements biologiques en __, **1240-1257**

free-base, 180
voir aussi cocaïne
frigidité, 591, 697, *765*
voir aussi trouble(s) (du désir sexuel)
frontières, 1366, 1370, 1693
    du Moi, 1703
frotteurisme, 622, 623*t*
FSH (hormone folliculo-stimulante), 531*t*, 580
fugue(s), 697, 1075, 1098, 1131, 1784
    dissociative, **417-418**, 417*t*, *752*
    troubles dissociatifs de __, 388
fuite des idées, 51, 309
fuseau(x) du sommeil, 542, 543*f*, 547

G

GABA (acide gamma-aminobutyrique), 105-106, 548, 1514*f*, 1529-1530, 1563
    acide valproïque et __, 1218

agoniste du récepteur de __, 165
benzodiazépines et __, 1144
neurotransmission et __, 1515
vieillissement et __, 892
violence et __, 1803
gain(s)
    de poids, 315
    secondaires, 46, 382*t*, 393, 431
galactosémie, 78*t*
galimatias, 47
Gamblers Anonymes, 438, 439, 442
gamma-endorphines, 255
gamma-glutamyl-transférase (GGT), 161
gamma-hydroxybutyrate (GHB), 862
ganglions de la base, 1546, 1547*t*
voir aussi noyau(x) (gris centraux)
Ganser, syndrome de, 422, 514-515, 700, *753*
garçon, identité sexuelle chez le, 639-640
garde, 871-872
    contestation de la __, 928
    d'enfants, 934
    en établissement, 517, 871-872, **926-929**, 1918
    préventive, 871, 927
    provisoire, 871, 927
Gélineau, syndrome de, *voir* narcolepsie
généralisation, 52, 383, 1332
    des habiletés, 1348
générativité, 1607
gènes, 1490, 1594
    candidats, 1496-1497
    de susceptibilité, 1490-1497
génétique, 4, **1486-1498**
voir aussi étude(s) (de jumeaux), facteur(s) (génétiques), gènes, nature génétique, syndrome(s) (génétiques) et transmission génétique
    épidémiologie et __, 1486-1490
    pédopsychiatrie et __, **983-984**
    psychiatrie et __, 1497
    schizophrénie et __, 248-251
génocide, 1634
génogramme, 1690
génome, 1486, 1490, 1492, 1610
Génothon, 1492
génotype(s), 249, 1490

genre
    dualisme de __, 640
    dysphorie de __, 638, 642
    identité de __, 591, 638
    voir aussi identité (sexuelle)
gérontopsychiatrie, *voir* psychiatrie (gériatrique)
Gerstmann, syndrome de, 1555
gestalt(s), 1390, 1458
gestaltisme, 1302, 1431
gestalthérapie, 1390, 1433, 1437, 1458
gestes
    homicides, 941
    parasuicidaires, 670
    rituels, 1317
    suicidaires, 388
gestion, 27
    de cas, 1887, 1888
    de la colère, 95, 631
    de la qualité, 1669
    du stress, 163, 221, 476, 631, 1099, 1839
GHB (gamma-hydroxybutyrate), 862
Gilles de la Tourette,
    maladie de, 363, 370, 371*f*, 1555
    syndrome de, *voir* maladie(s) (de Gilles de la Tourette) *et* syndrome(s) (de Gilles de la Tourette)
ginkgo biloba, 1154
giving up-given up syndrome, 23, 466
glande pinéale, 1474, 1505
gliose sous-corticale progressive, 122, 126
Global Assessment of Functioning Scale, 64*t*
globus hystericus, 55, 474
globus pallidus, 1503, 1504, 1505, 1547, 1549*f*
glossolalie, 47-48, 1555
glossomanie, 1555
glucocorticoïdes, 1533, 1588
glutamate, 255, 1515, 1528, 1565
glycine, 255, 549, 1514*f*, 1530
GMPc (guanosine monophosphate cyclique), 1517
gnosies, 908
gonades, 639
gonadotrophines, 580
goodness of fit, 657, 1012
grande attaque hystérique, 696

grandeur(s), 227f
    délire(s) de __, 53, 234, 310, 690
    idée de __, 309
gratification, 1504
greffe
    de moelle osseuse, 25
    de rein, 25
grilles d'entrevue, 1616
grossesse(s), 325, 335, 553, 1711
    acide valproïque et __, 1218
    antipsychotiques et __, 1170
    benzodiazépines et __, 1148
    ECT et __, 1230-1231
    nerveuse, 502, 697
    non désirées, 1784
    troubles psychiatriques durant
        la __, **1711-1712**
groupe(s), 1127, 1292, 1353
    animation de __, 1360
    d'appartenance, 1755
    d'entraide, 66t, 323, 534, 681, 1742-
        1743, 1885
    de soutien, 204, 205, 1786
    ethniques, 301, 303
    intervention de __, 1353
    psychodrame et __, 1453
    psychoéducatifs, 1356
    psychothérapie(s) de __, 1292, 1454
guanosine monophosphate cyclique
    (GMPc), 1517
guidance interactionnelle, 1014
gynécomastie, 1148
gynémimétisme, 646t
gyrus, 1502
    angulaire, 1554
    cingulaire, 1508
    de Heschl, 1545
    denté, 1508
    parahippocampique, 1508
    supramarginal, 1554

H

habenula, 1509-1510
habileté(s), 1306-1307
    constructionnelle, 58, 59f
    de communication, 592, 1354
    de coopération, 96
    fonctionnelles, 95-96
    intellectuelles, 996

motrices, *773*
sociales, 66t, 96, 321, 357, 619, 918,
    1312-1314
    entraînement aux __, **1347-1348**,
        1357-1358
    réhabilitation et __, 1894
    relaxation et __, 1400
    thérapie psychoéducative et __,
        1347
habituation, 373, 1564
habitudes, 42, *762*
    de vie, 1349
hallucination(s), 54-55, 64t, 310, 688,
    690, 856, 1352
    anxiolytiques-hypnotiques et __,
        190
    auditives, 262, 692
        musicales, 903
    autoscopique(s), 54
    benzodiazépines et __, 1147
    bêtabloquants et __, 1154
    bouffée délirante aiguë et __, 688
    cénesthésiques, 54, 263, 692
    comorbidité et __, 1813
    déficience intellectuelle et __, 90
    delirium et __, 106
    démence(s) et __, 120-121, 123-124,
        897
    échelle d'évaluation du fonctionne-
        ment et __, 64t
    état de stress post-traumatique et
        __, 387t
    génitales, 692
    hallucinogènes et __, 193
    haptiques, 54
    hypnagogiques, 55, 570
    hypnopompiques, 55, 570
    impératives, 1804
    kinesthésiques, 838
    lilliputienne, 54
    maladies démyélinisantes et __, 460
    mentale, 54
    négative, 54
    olfactives, 263
    parahypniques, 55
    psychose factice et __, 513t
    psychose hallucinatoire aiguë et __,
        691-692
    psychose hallucinatoire chronique
        et __, 690
    psychose toxique et __, 1105

reliées au sommeil, 570-571
schizophrénie et __, 262-263
spectre paranoïde et __, 237t
stimulants du SNC et __, 184
tactiles, 184, 452
trichotillomanie et __, 440
trouble bipolaire I et __, 310
trouble délirant et __, 231
troubles du sommeil et __, 555, 556,
    557
violence et __, 1804
visuelles, 184, 191, 263, 452, 838, 903
hallucinogène(s), *732-733*
    comorbidité et __, 1813, 1816t
    différences sexuelles et usage d'__,
        1706
    intoxication aux __, 194t, 202
    symptômes anxieux et __, 882t
    troubles liés aux __, **192-193**
hallucinose, 159, *722*, *725*, *726*, 859
    alcoolique, 54, 860t, 1813
halos lumineux, 193
handicap(s), 248, 1880
    mentaux, 76
haptonomie, 1389
harm avoidance (évitement du mal),
    1610
hasard, 435, 1622
haschich, 191, 688
    voir aussi cannabis
Health Maintenance Organizations
    (HMO), 1674
héautoscopie, 423
hébéphrénie, 266, *739*, 1107
hébergement, 1865
Heller, syndrome de, *774*
helplessness (évaluation négative de
    l'environnement), 52, 322, 1333,
    1782
hématome(s), 455
    sous-dural(aux), 125, 1580
hémianopsie(s), 697, 1545
hémiasomatognosie, 1544
hémisphères cérébraux, 1502, 1551
hémodialyse, 228
hémorragies, 1831t
hépatite(s), 195, 453t, 880t
hépatotoxicité, 132
hérédité, 1594, 1644
    voir aussi génétique
héritabilité, 1488

hermaphrodite, 642*t*
herméneutique, 1429, 1470
héroïne, 185, 1145
   voir aussi opiacés
herpès, 79*t*, 253, 1831*t*
Heschl, gyrus de, 1545
hétérogénéité génétique, 1495-1496
hétérosexualité, *768*
5-HIAA (acide 5-hydroxy-indol-acétique), 255, 437, 1192, 1524, 1780, 1790*t*
hippocampe, 116, 135, 1508, 1510, 1511*f*
   antidépresseurs et __, 1190, 1191
   azaspirodécanediones et __, 1150
   imagerie cérébrale et __, 1588
   mémoire et __, 1546
   psychophysiologie et __, 1562, 1565
   schizophrénie et __, 251-252, 253, 262
   toxicomanies et __, 176
Hirano, corps de, 116
Hirschsprung, maladie de, 1033
Hiskey-Nebraska Test of Learning Aptitude, 81*t*
histamine, 548, 1513, 1514*f*, 1515, **1526-1528**
histidine, 1527
histoire
   de cas, 40-66
      antécédents et __, 41-42
      examen mental et __, 44-61
      examen physique et __, 44
      formulation d'une synthèse à partir de l'__, 61-62
      maladie actuelle et __, 42-43
   des services psychiatriques, **1910-1949**
   familiale, 1690
      méthode de l'__, 1617, 1618*t*
   personnelle, 43-44, 1870
   sexuelle, 896
Histoplasma capsulatum, 1831*t*
historiogramme, 1082
histrionisme, 695
holding, 1283
holding environment (environnement assurant le maintien), 1431
holotropie, 1388
homéostase, 1366, 1368, 1368*t*, 1369*t*
homéostasie, 1693

homicide(s), 53, 567, 1788, 1799
homme(s), 619-620
   trouble de l'orgasme chez l'__, **601-603**, 602*t*
homocystinurie, 267
homosexualité, 229, 235, 639, 644, *768*, 1702, 1705, 1790*t*
homosexuel(s), 642, 1703, 1782
honte, 338, 599, 1604, 1785
hopelessness (évaluation négative de l'avenir), 52, 322, 1333, 1782
hopelessness-helplessness syndrome, 466
hôpital(aux)
   de jour, 919, **1126-1127**, 1900
   de nuit, 1900
   général(aux), 877, 1929
   psychiatrique(s), 1866, 1888, 1913
   universitaire(s), 1676, 1913-1914
horloge biologique, 563
hormone(s), *761*
   corticotrope hypophysaire, 1530
   de croissance, 292, 294, 334
   de libération de la corticotrophine (ACTH), 403
   de libération de la thyréostimuline, 1514*f*
   folliculo-stimulante, *voir* FSH
   hypophysaires, 1506
   lutéinisante, *voir* LH
   mélanotropes, 1530
   prénatales, 639
hormonothérapie, 582, 642, 646
hospitalisation, 516, 533, 679, 954, 1127, 1901, 1927-1928
   Code civil du Québec et __, 926-929
   d'office, **954-956**, 971
   déficit de l'attention/hyperactivité et __, 1025
   droit français et __, 953-956
   établissements de soins et structures remplaçant l'__, 1898-1899, 1905-1906
   non volontaire, 1654-1655
   sur demande d'un tiers, **954-956**
   thérapie systémique et __, 1375
hostilité, 472, 603, 1147, 1355
5-HT (5-hydroxytryptamine), 255
   voir aussi sérotonine
Human Genome Project, 1486, 1492
humanité de la personne, 1650

humeur(s), 49-50, 288, 297
   corporelles, 654
   dépressive, 299
   expansive, 309
   labilité de l'__, 309
   réactivité de l'__, 315
   stabilisateur(s) de l'__, *voir* stabilisateur(s) de l'humeur
   troubles de l'__, *voir* trouble(s) de l'humeur
humiliation, 630
Huntington, chorée de, *voir* chorée de Huntington *et* maladie(s) (de Huntington)
Hurler, maladie de, 559
HVA, *voir* acide(s) (homovanillique)
hydrates de carbone, 317
hydrocarbures, 193
hydrocéphalie, 125, 1580, 1835*t*
hydrothérapie, 1445
5-hydroxytryptamine (5-HT), *voir* sérotonine
5-hydroxytryptophane, 1780
hygiène, 45
   de vie, 323
   du sommeil, 551
   mentale, 1946
hyperacousie, 55
hyperactivation neurovégétative, 387*t*
hyperactivité, 46, 83*t*, 89, 552, *774*, *775*, 1040
   voir aussi déficit(s) (de l'attention/hyperactivité)
   antidépresseurs et __, 1193
   neurovégétative, 341, 1088, 1089
   phencyclidine et __, 197
   syndromes d'apnées du sommeil et __, 558
   trouble de l'acquisition de la coordination et __, 1034
   trouble obsessionnel-compulsif et __, 1097
   troubles anxieux et __, 334
   troubles de l'adaptation sociale et __, 1071
hyperalimentation, 470*t*
hyperanxiété, 1091
hypercalcémie, 126, 228, 453, *720*, 1835*t*
hypercortisolémie, 403
hyperdopaminergisme, 254
hyperémotivité, 315

hyperesthésies, 55, 697
hyperhidrose, 476
hyperkaliémie, 882*t*
hyperkinésie, 1040, 1460
hyperkinétiques, 47
hyperlexie, 996
hyperlipidémie, 121
hypermnésies, 59, 381
hyperoralité, 617
hyperparathyroïdie, 126, 699
hyperphagie, 315, 529, *755*
hyperprolactinémie, 591
hyperréaction, 1012
    physiologique, 471, 472
hypersensibilité
    au rejet, 315
    du système sympathique, 604
    psychique, 387*t*
hypersexualité, 557, 617
hypersomnie(s), 293, 300, 315, 554, 564, *757*, *914*
    idiopathique, 555, 556-557, 1254
    post-traumatique, 555
    récurrente, 555, 557-558
    stimulants du SNC et __, 185
hypertension, 121, 304, 1230, 1401
    artérielle, 336, 466, 472, 558, 569
    phencyclidine et __, 202
hyperthermie, 882*t*
    maligne, 202
hyperthyroïdie, 267, 351*t*, 882*t*, 1098, 1113
hypertonie d'opposition, 56
hypertrophie(s)
    des amygdales et des adénoïdes, 559
    des parotides, 531*t*
    prostatique, 1779
hyperventilation, 473, 478*t*, 485, *753*
    chronique, 474, 477
    trouble panique et __, 344
    troubles anxieux et __, 335
hyperverbosité, 309
hypervigilance, 233, 334, 385*t*, 387*t*, 1091
    cognitive, 341
hypnoanalyse, 1418-1419
hypnogramme(s), 545, 546*f*
hypnose, 57, 420, 421, 494, 694, 1399, **1410-1421**
    bases théoriques de l'__, 1410-1416

contre-indications de l'__, 1416-1418
en France, 1445, 1446, 1457
indications de l'__, 1416-1418
modalités d'application de l'__, 1418-1420
perspective psychanalytique de l'__, 1413-1414
validation des résultats de l'__, 1420-1421
hypnotiques, 552, 562, 563, *729-730*, **1154-1156**
    abus d'__, 126, 898
    antipsychotiques et __, 1175*t*
    dépendance aux __, 1156
    en France, 1241-1245
    intoxication aux __, 189*t*, 201
    patient toxicomane et __, 862
    sédatifs, 1141*t*
    sevrage aux __, 190*t*, 201
    troubles du désir sexuel et __, 591
    troubles du sommeil et __, 564, 914, 1154
    troubles liés aux __, **186-191**
hypocalcémie, 699, 882*t*
hypocondrie, 50, 52, 303*t*, 370, **498-502**, 607, *753*
    voir aussi psychose(s) (hypocondriaque) *et* trouble(s) somatoforme(s)
    chez les personnes âgées, 912-913
    critères diagnostiques de l'__, 500*t*
    délirante monosymptomatique, 502
    différences sexuelles et __, 1708
    névrose hystérique et __, 699
    spectre obsessionnel-compulsif et __, 371*f*
    spectre paranoïde et __, 227*f*
    trouble des conduites et __, 1075
hypoesthésies, 697
hypofrontalité, 51, 252-253, 1584
hypoglycémie, 136, 267, 699, 882*t*
hypogonadisme, 617
hypokaliémie, 531*t*
hypokinésie, 46
hypomagnésémie, 139, 163
hypomanie, 191, 310-312, *745*, 1776, 1835
hyponatrémie, 228, 882*t*
hypoparathyroïdie, 882*t*
hypopituitarisme, 1229

hypoprosexie, 57
hyporéaction, 1012
hyposexualité, 458
hypotension, 531*t*
    orthostatique, 272
hypothalamotomies, 629
hypothalamus, 548, 583, 1505, 1506, 1509, 1510, 1561
    émotions et __, 1546
    suicide et __, 1780
    syndrome de Gilles de la Tourette et __, 1026
hypothèse(s)
    de convergence, 160
    de recherche, 1629
    neuroanatomique, 338-340, 339*f*
    psychodynamiques, 229-231
hypothyroïdie, 115, 304
    démence due à la maladie du VIH et __, 1835*t*
    dépression et __, 880*t*, 905, 1111
    lithium et __, 1215-1216
    symptômes anxieux et __, 882*t*
hypovolémie, 882*t*
hypoxémie, 126
hypoxie, 136
hystérectomie, 638
hystérie, 412, 670, **693-701**, 1278, 1295
    arctique, 1765
    d'angoisse, *750*
    de Briquet, 490
    de conversion, 451, *752*, 1416
    de dissociation, *752*
hystéro-épilepsie, 694

I

ice, 180
    voir aussi amphétamine(s)
idéalisation, 229, 655*t*, 670, 1285, 1802
idéalisme, 27
idéation(s)
    délirante, 54
    suicidaire(s), 64*t*, 302*t*, 474, 1111, 1114
    voir aussi idée(s) (suicidaire(s))
idée(s)
    agressive, 53
    association incohérente d'__, 264-265
    de grandeur, 309

de référence, 54, 263, 856
délirantes, 64*t*, 856, 897
    de persécution, 899
fuite des __, 51, 309
obsédante, 50
paranoïde, 50
pseudo-suicidaires, 53
suicidaire(s), 53, 302*t*, 841, 1772, 1787, 1789
voir aussi idéation(s) suicidaire(s)
    chez les enfants, 1783
    enfance et __, 842
    maladie psychiatrique chronique et __, 1868
    religion et __, 842
surinvesties, 52, 233, 367
identification, 41, 295, 1602, 1703
    à l'agresseur, 641
    au thérapeute, 1264
    des gènes de susceptibilité, 1490-1497
    féminine, 640
    narcissique, 1114
    projective, 229, 655*t*, 1285, 1289, 1802
    troubles de l'identité sexuelle et __, 638, 642*t*
identité, 977
    confusion d'__, 1607
    crise d'__, 525
    de genre, 638
    voir aussi identité (sexuelle)
        trouble(s) de l'__, 591, 1009
    de rôle, 642*t*
    ethnique, 1755
    féminine, 1282
    masculine, 617
    personnelle, 46, 1603
    professionnelle, 1429
    sexuelle, 618, 627, 638, 766-767, 1703
        chez la fille, 640-641
        chez le garçon, 639-640
        de base, 619
        trouble(s) de l'__, *voir* trouble(s) de l'identité sexuelle
    stade génital et __, 1606-1607
    trouble de l'__, *voir* trouble(s) (de) l'identité)
    trouble dissociatif de l'__, **418-420**

troubles de l'adaptation sociale et __, 1071
troubles de l'identité sexuelle et __, 639
idiotie, 244, *772*
illness behavior, 475
illogisme, 264
illusion(s), 55, 106, 387*t*, 452, 856
imagerie
    cérébrale, 4, 105, 124, 334, 900, **1574-1590**
        langage et __, 1554
        pédopsychiatrie et __, 985
    fonctionnelle, 985
    mentale, 356, 439, 569, 1336
    par résonance magnétique, *voir* IRM
imaginaire érotique, 581
IMAO (inhibiteurs de la monoamine-oxydase), 314, 319, **1184-1202**
voir aussi monoamine-oxydase
    anxiolytiques et __, 1154
    azaspirodécanediones et __, 1153
    bêtabloquants et __, 1154
    démence et __, 133
    dépression et __, 905
    ECT et __, 1233
    en France, 1251, 1251*t*
    L-tryptophane et __, 1222
    phobie sociale et __, 356
    psychophysiologie et __, 1563
    réactions indésirables aux __, 866*t*, 868*t*
    sélectifs, 1251*t*
    trouble obsessionnel-compulsif et __, 372
    trouble panique et __, 355
    troubles anxieux et __, 336*t*
    troubles de la personnalité et __, 680
    troubles reliés au stress intense et __, 392
imbécillité, *771*
imidazopyridine, 1141*t*
imitation, 1315
immaturité, 61
    psychosociale, 1065
immersion, 390, 392, 595, 1099
immigrants
    santé mentale des __, 1750-1753
    suicide chez les __, 1782

immigration, 215, 231, 1751
immigrés, 1790*t*
immobilisation, 121
immunosuppression, 1830
impartialité, 946
impatiences musculaires, 551-554, *758*
implosion, 390
impuissance, 26, 27, 299, *764*, *765*
    apprise, 1333
    maladie incurable et __, 1847, 1853
    sentiment d'__, 300, 402
    troubles de l'alimentation et __, 525
    troubles reliés au stress intense et __, 381
impulsions, 430, *762*
    troubles du contrôle des __, *voir* troubles du contrôle des impulsions
impulsivité, 47, 1040, 1288, 1796, 1803
    démence et __, 120, 133
    maladies démyélinisantes et __, 460
    névrose hystérique et __, 696
    personnalité antisociale et __, 670
    suicide et __, 1776, 1779, 1784, 1787
    syndrome de Gilles de la Tourette et __, 1026
    troubles de l'adaptation sociale et __, 1071
    troubles précoces de l'enfance et __, 992
impulsivité-négligence, 1312
imputabilité, 971
inanition, 857
inaptitude, **930-932**, 962
    à comparaître, 943
    à consentir, 929
    à tester, 932
    mandat en cas d'__, 931-932
inattention, 1040
    sélective, 57
incapables majeurs, 961
incapacité(s), 509*t*, 963, 1865
    évaluation de l'__, 1725-1726
    mentales, 1847
    physiques, 1847
    relationnelles, 1009
inceste, 391, 1074
incidence, 1619-1620
incitation, 96
incohérence, 51
incompatibilité sexuelle, 598

incompétence éjaculatoire, *voir* trouble(s) (éjaculatoires)
inconduite, 932
    sexuelle, 30-31, 932, 933
inconscient, 412, 1278, 1279, 1600
    hypnose et __, 1410, 1415, 1419
incontinence, 778, 1031*t*
    intellectuelle, 309
incoordination, 1005*t*
indécision, 302*t*
indemnisation, 393
indemnités, 1718
indicateur(s), 1668
    de procédures de soins, 1675
    de résultats, 1675
indifférence, 120
    belle __, 50
individualisation, 1367
individuation, 1078, 1368*t*
indolamines, 292-293
induction(s), 1303, 1471-1472, 1473, 1475, 1477
    classique, 1476-1477
    éliminatoire, 1476
    hypnotique, 1410
    logique, 1472, 1474
    perceptive, 1472, 1474
inductionnisme, 1482
industrialisation, 1684
inégalité(s)
    des sexes, 1688
    entre les hommes, les femmes et les enfants, 619-620
    socioéconomiques, 1642
infantilisation, 84
infarctus, 879
    cérébral, 140
    du myocarde, 478*t*, 1230
infection(s)
    à streptocoques, 1026
    à VIH, 880*t*
    voir aussi infection par le VIH
    opportunistes, 1832, 1837
    urinaires, 108
infection par le VIH
    voir aussi sida
    atteintes cérébrales dans l'__, 1831*t*
    complications psychiatriques de l'__, 1830-1839
inférence(s)
    arbitraire, 1332
    erronées, 373

infériorité, 1606
    sociale, 1846
infertilité, 592
infirmiers, 1452, 1733
inflation du Moi, 309
influenza, 253
information(s), 17, 953, 1329*f*, 1369
    biais d'__, 1623
    confidentialité de l'__, 1654
    constance de l'__, 1616
    intégration de l'__, 1046
    obligation d'__, 953
    réhabilitation psychosociale et __, 1896, 1903
    sources d'__, 1617
    thérapie psychoéducative et __, 1344, 1350, 1351-1352
    traitement de l'(des) __, 1046, 1333, 1347
    transmission d'__, 1431-1432
inhalation de solvants, 193, 1763
inhibiteur(s)
    de l'acétylcholinestérase, 132
    de l'ALDH, 165
    de la cholinestérase, 896
    de la monoamine-oxydase, *voir* IMAO
    des ions calcium, 325
    et de la noradrénaline, 319, 555
    du recaptage de la sérotonine, 1156, 1562
    et de la noradrénaline, 905, 1154
    réversibles de la monoamine-oxydase, 319, 356
    de type A, 905, 1154
    sélectif(s) du recaptage de la sérotonine, 164, 319, 390, **1184-1202**, 1525
    voir aussi ISRS
    acide valproïque et __, 1219*t*
    alcoolismes et __, 164
    antipsychotiques et __, 1175*t*
    anxiolytiques et __, 1154
    benzodiazépines et __, 1145
    dépression et __, 881, 905, 1112
    ECT et __, 1233
    en France, 1249, 1250*t*
    lithium et __, 1217
    L-tryptophane et __, 1222
    psychophysiologie et __, 1563

    réactions indésirables aux __, 868*t*
    tics et __, 1030
    trouble dysphorique prémenstruel et __, 1711
    trouble obsessionnel-compulsif et __, 370-372
inhibition(s), 473, 603, 1057
    comportementale, 338, 1611*t*
    d'apprentissage, 1064
    de l'orgasme, *voir* orgasme (trouble(s) de l')
    du désir sexuel, 697
    éjaculatoire, 601-602
    intellectuelles, 1064
    réciproque, 1099, 1399
    scolaire, 1093
    verbale, 1454
initiative, 1603, 1605
inositol triphosphate (IP_3), 1191, 1517, 1519, 1526
inquiétudes, 1092
    voir aussi anxiété
insecticides, 126, 136
insécurité, 1094
insertion, 1932, 1938
    communautaire, 1743
    revenu minimum d'__, 1934-1935
    sociale, 1901
insight, 61, 1265, 1352, 1419
insomnie(s), 300, 310, **550-555**, 562, 563, 564, 757
    antidépresseurs et __, 1193
    azaspirodécanediones et __, 1152
    benzodiazépines et __, 1147
    bêtabloquants et __, 1154
    chez les personnes âgées, 914
    dépression et __, 293, 300
    hypnose et __, 1420
    hypnotiques et __, 1154
    psychophysiologique, 914
    relaxation et __, 1401
    thérapie comportementale et __, 1321
    trouble bipolaire I et __, 310
instabilité posturale, 124
instincts de vie, 50
institut(s), 1915
    de rééducation, 1133
    médico-pédagogiques, 1133
    médico-professionnels, 1133

institution(s), 1452, 1635, 1741, 1895
　en Suisse, 1946
　totalitaires, 1915
　traitement moral et __, 1911
institutionnalisation, 919, 1452, 1888
instruments de mesure, **1309-1311**
insuffisance(s)
　cardiaque, 108, 882*t*
　cérébrale, 882*t*
　　aiguë, *voir* delirium
　hépatique, 108
　rénale(s), 108, 126, 202, 532, 879, 1779
　　chronique(s), 195, 472
　respiratoire, 108
insula, 1502, 1504, 1510
insulinome, 882*t*
insulinothérapie, 1228, 1914
intégration, 391, 1314, 1739
　à la société, 1635
　de l'information, 1046
　des approches psychothérapeutiques, 1428
　des idées thérapeutiques, **1434-1439**
　en psychothérapie, 1262, 1270
　fonctionnelle, 1388-1389
　posturale, 1388
　psychophysique, 1389
　scolaire, 1070
　sociale, 1131, 1639
　structurale, 1388
intégrité
　personnelle, 1603, 1607
　physique, 837, 929
intellectualisation, 52, 1602
intelligence, 60, 76, 1597
　inférieure, 213
　limite, 83*t*
intention
　criminelle, 940
　pseudo-suicidaire, 844-846, 845*t*
　suicidaire, 841, 844-846, 845*t*, 1114
interaction(s)
　médicamenteuses, 108
　parents-enfant, 1012
　sociales, 998*t*, 1739
　thérapeutique, 1267
interactionnisme symbolique, **1636-1639**
interdits, 603

intérêt(s)
　restreints, 1003
　sexuel, 1703
interprétation(s), 1263, 1265, 1286, 1448
　catastrophiste, 337
　de proverbes, 60
　délire d'__, 701, 704
　des rêves, 1262
　du transfert, 1262
　fausse __, 55
　négative, 390
interprète, 1755
intersectorialité, 1935-1936
intervalle de confiance, 1622
intervenant(s), 1732, 1854
　communautaire, 1868
　maladie incurable et __, 1853-1855
　sociaux, 1733
intervention(s)
　auprès du jeune suicidaire, 1115-1116
　brèves, 167
　de crise, 391, 406, 837, 865-870, 1116
　de groupe, 1353
　faisant appel aux réseaux sociaux, 1739-1740
　familiale(s), 134, 1081-1082, 1373, 1690
　médicale, 953
　objets d'__, 1736
　orthophonique, 1057
　paradoxale, 1696
　plan d'__, 63-66
　précoce, 280-281
　professionnelles, 1732
　psychodynamiques, 140, 1689
　　voir aussi thérapie psychanalytique
　psychoéducatives, 1349, 1735
　　voir aussi thérapie psychoéducative
　psychologique, 1428
　psychosociales, 134
　stratégique, 1691
　thérapeutiques, 1627-1628, 1755
intimité, 322, 590, 593, 1603, 1607
　paraphilies et __, 619
　trouble de l'orgasme chez la femme et __, 599
　troubles éjaculatoires et __, 603
intolérance
　à l'alcool, 389
　à l'incertitude, 1319

intonation, 47
intoxication(s), 47, 56, 108, 589, 699, *721*
　à l'aluminium, 126
　à l'(aux) amphétamine(s), 182-183, 183*t*-184*t*
　à la cocaïne, 46, 182-183, 183*t*-184*t*, 199, *730*
　à la phencyclidine, 197*t*, 202-203
　à une substance, 181*t*, 434*t*, *725-737*
　aiguës, 424
　alcoolique, *726*
　　aiguë, 153-154, 154*t*
　anxiété et __, 852
　au cannabis, 192*t*, *728*
　au monoxyde de carbone, 140
　au plomb, 79
　aux anxiolytiques, 189*t*, 201
　aux hallucinogènes, 194*t*, 202
　aux hypnotiques, 189*t*, 201
　aux opiacés, 187*t*, 199-200, *727*
　aux solvants volatils, 196*t*, 202
　effets secondaires des médicaments et pathologies iatrogènes et __, 867*t*
　idiosyncrasique, 860*t*
　par le lithium, 1212, 1214, 1214*t*
　responsabilité criminelle et __, 941
　suicide et __, 843, 1786
　troubles anxieux et __, 1098
　troubles des apprentissages et __, 1046
　urgence psychiatrique et __, 857, 860*t*, 863*t*
introjection, 23, 229, 295, 1390, 1602
introspection, 61, 1265, 1266, 1286
invalidité, 25, 248, **1723-1727**, 1880
　approche thérapeutique de l'__, 1726-1727
　évaluation de l'incapacité et __, 1725-1726
　maladie psychiatrique chronique et __, 1863-1864
inventaire, 88
　de la dépression de Beck, 305
investigation, 63, 65*t*
inviolabilité de la personne, 14, 926, 1653, 1656
IP$_3$, *voir* inositol triphosphate
ipéca, 531*t*
irascibilité, 309

IRM (imagerie par résonance magnétique), 1574
  en psychiatrie, 1586-1590
  fonctionnelle (IRMf), 1574, 1588-1590
IRMAO (inhibiteurs réversibles de la monoamine-oxydase), 133, 319, 356
irradiation, 126
irrationalité, 1799
irrégularité du RVS, 566-567
irresponsabilité pénale, **970-972**
irritabilité, 120, 299, 309, 315
  benzodiazépines et __, 1147
  épuisement professionnel et __, 1722
  maladies démyélinisantes et __, 460
  maladies rénales et __, 473
  personnalité épileptique et __, 458
  somnambulisme et __, 567
  syndromes d'apnées du sommeil et __, 558
  trouble post-commotionnel et __, 456
ischémie
  cérébrale transitoire, 353
  myocardique, 478*t*
isoenzymes hépatiques P450, 1201*t*
isolation, 23, 364, 655*t*, 676, 1097, 1602
isolement, 563, 666, 1898, 1905
  développement de la personnalité et __, 1603, 1607
  du patient
    menaçant, 850
    violent, 1806
  relationnel, 1935
  suicide et __, 1785
ISRS, 319, 629, **1184-1202**
voir aussi inhibiteur(s) (sélectif(s) du recaptage de la sérotonine)
  antidépresseurs et __, 1201*t*
  anxiété généralisée et __, 354
  déficience intellectuelle et __, 93
  démence et __, 133
  en France, 1251
  en psychiatrie gériatrique, 912, 916
  grossesse et __, 1711
  hypocondrie et __, 500
  jeu pathologique et __, 439
  kleptomanie et __, 432, 435
  narcolepsie et __, 556

  phobie sociale et __, 356
  trichotillomanie et __, 441
  trouble de l'érection chez l'homme et __, 598
  trouble de l'excitation sexuelle chez la femme et __, 595
  trouble panique et __, 355
  troubles anxieux et __, 336*t*
  troubles de la personnalité et __, 680
  troubles reliés au stress intense et __, 392
itinérance, 14, 259, 857, 1813, 1867, 1880
itinérants, 1879
ivresse, 725, 726
  du sommeil, 556, 565
  pathologique, 155

J

jalousie, 227*f*, 234, 370, 371*f*, *741*, *777*
  délire de __, 53, 234-235, 701
jamais-vu, 59
jargonaphasie, 48, 264-265
jeu(x), 979, 1287, 1292, 1453
  Compétence, 1357
  de mots, 48
  de rôle, 357, 1313, 1351
  pathologique, 370, **435-439**, 436*t*, 618, *762*, 1316
    test de dépistage du __, 443-447
  style de __, 1783
jeune(s)
  de la rue, 175*t*
  psychotiques, 1867
  suicidaire, 1115-1116
  suicide chez le __, 1783-1784
judiciarisation, 14, 1807
jugement, 56, 60-61
  critique, 1412
  moral, 1598-1599
juifs, suicide chez les, 1782
jumeaux(elles), 524, 1487
  études de __, *voir* étude(s) (de jumeaux)
jurisprudence, 22, 926, 952, 967, 1654
justice, **1131-1132**, 1135, 1651
voir aussi appareil (judiciaire)
  distributive, 1855

K

K-ABC, 80*t*
Kanner, syndrome de, *773*
Kegel, exercices de, 600
khat, 180
kindling, 294, 340
Kleine-Levin, syndrome de, 557
kleptomanie, 432-433, 433*t*, *762*
Klinefelter, syndrome de, 617, 1779
klismaphilie, 628
Klüver-Bucy, syndrome de, 617, 1546
koro, *753*, 1749
Korsakoff
  psychose de __, 135, 159, *726*
  voir aussi syndrome(s) (de Korsakoff)
  syndrome de __, *voir* syndrome(s) (de Korsakoff)
kuru, 125

L

LAAM (lévo-alpha-acétyl-méthadol), 200
labilité
  affective, 83*t*, 456
  de l'humeur, 309
  émotionnelle, 461
    organique, *743*
  émotive, 1106
lactate de sodium, 335
Landau-Kleffner, syndrome de, *772*, 1052
langage, 47-48, 119, *772*, 1041*t*-1044*t*, **1051-1058**, 1553-1555
  développement cognitif et __, 1597
  échelle du développement du __, 1056*f*
  retard(s) du __, 997, 1052
  trouble(s) du __, *voir* trouble(s) du langage
lanugo, 531*t*
lapsus, 47, 1279
latah, 422, *753*
latence, 1280, 1602, 1606, 1627, 1704
latéralisation, 1550-1551
lavage de cerveau, 422
laxatifs, 531*t*, *760*
learned helplessness (désespoir acquis), 403, 475, 1566
lecture, 1045, 1046
  critique, 1628-1630
  trouble(s) de la __, *773*, 1046-1047, 1048*t*, 1555

Leiter International Performance Scale, 81*t*
lenteur obsessionnelle, 367
Lesch-Nyhan, syndrome de, 83*t*
lésion(s)
    cérébelleuses, 1034
    démyélinisantes, 1587
    hypothalamiques, 431
    ischémiques, 1587
    organique, 1586
    tumorales, 1587
létalité, 842
leuco-araïose, 122
leucodystrophie métachromatique, 267
leucopénie, 531*t*
lévo-alpha-acétyl-méthadol (LAAM), 200
lévodopa, 1520
Lewy, corps de, *voir* corps (de Lewy)
lexique mental, 1555
Leydig, cellules de, 584
LH (hormone lutéinisante), 531*t*, 580
L-histidine décarboxylase, 1527
liaison, 878
    génétique, 1491, 1494, 1496, 1497
    psychiatrie de __, **1129-1132**, 1933
    voir aussi consultation-liaison
libération, 941
liberté, 952, 957, 1650, 1690
libido, 186, 301, 558, 1148, 1279, 1606
libre(s) association(s), 39, 1279, 1286
life events, 257
life review therapy (thérapie de réminiscence), 918
lignes directrices de pratique clinique, 1675
Ligue de prophylaxie et d'hygiène mentale, 1895
limitations fonctionnelles, 1726, 1853
linéarité, 1693-1694
    voir aussi causalité (linéaire)
lipidose cérébrale, 720
liquide céphalorachidien, 1512
lithium, **1208-1217**, 1221*t*, 1915
    alcoolismes et __, 164
    carbonate de __, 1175*t*
    dans le traitement de la manie aiguë, 1211-1212
    effets secondaires du __, 1213-1216

    en association avec d'autres stabilisateurs de l'humeur, 1222-1223
    grossesse et __, 1711
    hypersomnie récurrente et __, 558
    indications du __, 1209-1210
    jeu pathologique et __, 439
    kleptomanie et __, 435
    neurotransmission et __, 1517, 1519
    pharmacologie du __, 1208-1209
    réactions indésirables au __, 867*t*
    somnambulisme et __, 568
    syndrome de Kleine-Levin et __, 557-558
    troubles de l'humeur et __, 317, 319, 320, 321, 323
littérature scientifique, **1628-1630**
lobe(s)
    frontal(aux), 135, 617, 1502, 1541-1543, 1803
    limbique, 253, 1508, 1546
    occipital, 1502, 1544-1545
    pariétal, 1502, 1543-1544
    temporal(aux), 135, 253, 617, 1502, 1545, 1803
locomotion, 1594
locus, 1490
    coeruleus, 339*f*, 548, 1508, 1522
    de contrôle externe, 659
    interne de contrôle, 678
lod score, 1492, 1494-1495, 1497
logement, 1902
logique, 300, 1332, 1337
    de la pensée, 51
logorrhée, 47
loi(s), **926-947**, **952-972**, 1598
    maladie incurable et __, 1855-1857
    Ross, 1912
Loi fédérale sur les Indiens, 1764
Loi sur la protection des personnes dont l'état mental présente un danger pour elles-mêmes ou pour autrui, 927
Loi sur la protection du malade mental, 1918
Loi sur les accidents du travail et les maladies professionnelles, 393
Loi sur les services de santé et les services sociaux, 22
loisirs, 63, 1722
LSD (acide lysergique diéthylamide), 192, 228, 255, 688, 861*t*, 862

L-tryptophane, 868*t*, 1141*t*, 1156, 1221-1222
lubrifications vaginales, 580
lupus, 440
    érythémateux, 227*f*, 228, 267, 454, 720, 882*t*, 1111, 1229
    disséminé, 460-461, 699, 880*t*
lutte(s)
    de pouvoir, 1691
    sociales, 1719
Luys, noyau de, 1503
lymphome, 1831*t*

M

macropsie, 54, 193, 423
magic mushroom, *voir* psilocybine
magnésium, 139, 1209
maison de force, 1911
maîtrise de soi, 1604
mal, 1598
    de vivre, 297-298
    évitement du __, 1610
malade
    comportement de __, 476
    rôle de __, 486, 487, 509*t*, 1350
    rôle du __, 29
    statut de __, 1725
maladie(s), 1345, 1346-1347
    actuelle, 42-43
    adaptation à la __, 24-25
    affective(s), 430, 440, 530, 1779, 1783, 1816*t*
    bipolaire(s), 214, 268, 438, 628
    voir aussi trouble(s) bipolaire(s)
    au cours de l'histoire, 1846
    auto-immune, 253
    bipolaire(s), 1021, 1713
    cardiaque, 304
    athérosclérotique, 121
    cardiovasculaire(s), 353, 471-472, 477, 478*t*, 1290, 1779
    voir aussi pathologie (cardiovasculaire)
    cérébrale dégénérative, 253
    cérébro-vasculaire, 136, 1835*t*
    trouble amnésique secondaire à une __, 139
    chronique, 24-25, **1846-1849**
    voir aussi maladie(s) (incurable(s))
    coronarienne, 478*t*

d'Addison, 228, 880*t*, 1111
d'Alzheimer, 118*t*, 431*t*, 1504, 1526
voir aussi démence(s) (de type Alzheimer)
    démence due a la maladie du VIH et __, 1835, 1835*t*
de Creutzfeldt-Jakob, 125, *720*
de Crohn, 474, 478*t*
de Cushing, 228, 267, 880*t*, 882*t*, 905, 1779
de Duchenne, 1057
de Gilles de la Tourette, 363, 370, 371*f*, 1555
voir aussi syndrome(s) (de Gilles de la Tourette)
de Hirschsprung, 1033
de Huntington, 111, 124, 267, 1540, 1835*t*
voir aussi chorée de Huntington
de Hurler, 559
de la peau, 476
de la «vache folle», 125
de Marchiafava-Bignami, 159
de Ménière, 353*t*, 882*t*
de Parkinson, 113, 115, 124, 304, *720*, 885, 1540
    acides aminés inhibiteurs et __, 1529
    changement de personnalité dû à la __, 454
    démence de la __, 124
    démence due à la maladie du VIH et __, 1835, 1835*t*
    dépression et __, 879, 880*t*, 905
    dopamine et __, 1519
    électroconvulsivothérapie et __, 917
    neuroanatomie et __, 1508
    noyaux gris centraux et __, 1548
    trouble catatonique et __, 453
    trouble obsessionnel-compulsif et __, 1097
de Peyronie, 598
de Pick, 122, *720*
de Raynaud, 1402
de Tay-Sachs, 78*t*
de Wilson, 126, 267, *720*, 1027
dégénérative, 494
démyélinisantes, 459-460
dermatologiques, 440, 478*t*
voir aussi affection(s) (dermatologiques)

du système immunitaire, 460-461
endocriniennes, 353, 475-476
gastro-intestinales, 475, 478*t*
voir aussi affection(s) (gastro-intestinales)
incurable(s), **1846-1857**
    épidémiologie des __, 1846
    éthique et __, 1855-1857
    famille et __, 1852-1853
    intervenants et __, 1853-1855
    phase terminale d'une __, 1849-1852
inflammatoires, 474-475
    de l'intestin, 478*t*
mentale
voir aussi maladie(s) psychiatrique(s)
    chronique, 1355
    comorbidité et __, 1815*t*
    conception bio-psycho-sociale de la __, 1911-1912
    perspective interactionniste de la __, 1636-1639
    perspective structuro-fonctionnaliste de la __, 1634-1636
    sociobiologie et __, 1642-1644
    suicide et __, 1776
    théorie du conflit et __, 1639-1642
    violence et __, 1796-1800
néoplasiques, 478*t*
organique, 47
physique(s), 451, 878
    chronique, 452
psychiatrique(s), *voir* maladie(s) psychiatrique(s)
psychosomatique(s), 438, 466, *753*, 1290
pulmonaire(s), 304, 353, 478*t*
    obstructive chronique, 473-474, 882*t*
réactions à la __, 23-24
rénales, 472-473, 478*t*
respiratoires, 473-474
rhumatologique(s), 475, 478*t*
transmises sexuellement, 591
vasculaire cérébrale, 909
maladie(s) psychiatrique(s), 876
voir aussi maladie(s) (mentale)
chronique, **1862-1872**
    approche clinique de la __, 1870-1872
    définition de la __, 1863-1864

    épidémiologie de la __, 1864-1865
    étiologie de la __, 1865-1866
    historique de la __, 1862-1863
malaria, 228
malnutrition, 228
    fœtale, 78*t*
maltraitance, 994, 1010, 1132
managed care (soins coordonnés), 1674
management comportemental, 1306-1311
mandat en cas d'inaptitude, 931-932
mandataire, 931, 963-964
manganèse, 115
manie, 47, 48, 288, 311*t*, 557, *745*
voir aussi affect(s) (maniaque), épisode(s) (maniaque(s)) *et* trouble(s) de l'humeur
    benzodiazépines et __, 1145
    chronique, 312
    déficit de l'attention/hyperactivité et __, 1021
    dysphorique, 312
    ECT et __, 1229, 1235, 1256
    érotomanie et __, 704
    hallucinogènes et __, 193
    infection par le VIH et __, 1837
    jeu pathologique et __, 438
    kleptomanie et __, 435
    neurobiologie et __, 1532
    phencyclidine et __, 197
    secondaire, 909
    suicide et __, 1776
    trouble explosif intermittent et __, 431
    troubles de l'humeur et __, 294
    violence et __, 1804
maniérisme(s), 47, 267, 458
manipulation, 846
manque
    d'entrain, 299
    de mots, 48
    de plaisir sexuel, 593
MAO (monoamine-oxydase), 255, 437
voir aussi monoamine-oxydase
MAO-A, 1522, 1524
voir aussi monoamine-oxydase (de type A)
MAO-B, 1520, 1532
voir aussi monoamine-oxydase (de type B)
marchandage, 1850, 1885*t*

Marchiafava-Bignami, maladie de, 159
marginalisation, 1838, 1935
marginalité du patient psychotique, 857
mariage, 1686, 1707
marijuana, 191, 353, 995, 1816*t*, 1820
marketing pharmaceutique, 1252
marmonnement, 48
marqueur(s), 292
    biologiques, 1619
masculinisation, 639
masculinité, 640, 1705
masochisme, 508, *767*
    psychique, 437
    sexuel, 623-624, 625*t*
masque facial, 47
massages, 1388
MAST (Michigan Alcoholism Screening Test), 161*t*
masturbation, 581, 600, 601, 603, 605, *778*
maternité, 1130, 1704
mathématiques, 1046
maturation biologique, 1594
mauvais œil, 1750
mauvais traitements, 1131
    durant l'enfance, 432
maux de tête, 389
MDMA (3,4 méthylènedioxyméthamphétamine), 192, 862
mécanismes
    de défense, 23-24, 39, 659, 1280, 1284-1285, 1601-1602
        maladie incurable et __, 1850
        personnalité et __, 1594
    obsessionnels, 1079
médecin, 1853
    de famille, 1872, 1921
    rôle du __, 29
médecine, 876
    légale, 952
    nucléaire, 1574, 1575-1586
    psychoéducation en __, 1349
    psychosomatique, 466
    somatique, 1129-1130, 1135
médicalisation, 1640
médicament(s), 42, 459
    abus de __, 236
    antinéoplasiques, 1832
    anxiolytiques, 187, 1839
    voir aussi anxiolytique(s)
    effets secondaires d'un __, *763*
    emploi de __, 140
    hypnotiques, 187
    voir aussi hypnotiques
    induisant une aversion pour l'alcool, 165
    neuroleptiques, 458
    voir aussi neuroleptique(s)
Medicare, 1667
médication
    anticholinergique, 1168
    voir aussi anticholinergique(s)
    anticonvulsivante, 163, 458
    voir aussi anticonvulsivants
    antiparkinsonienne, 848
    voir aussi antiparkinsonien(s)
    antipsychotique, 269-272, 885
    voir aussi antipsychotique(s)
    maladie psychiatrique chronique et __, 1870
    neuroleptique, 273-275
    voir aussi neuroleptique(s)
    réadaptation et __, 1882-1884
    troubles factices et __, 516-517
méditations, 1389, 1398
méfiance, 230, 233, 599, 853-854, 1355
    développement de la personnalité et __, 1603
    thérapie systémique et __, 1373
mégacôlon a-ganglionnaire, 1033
mégalomanie, 53, 233-234, *741*
    voir aussi grandeur(s)
méiose, 1490-1491
mélancolie(s), 289, 295, 300, 688, 1110, 1256
    antidépresseurs et __, 1193, 1249
    d'involution, 904
    involutionnelle, *746*
mélatonine, 561, 562, 563, 564, 1533
membre(s)
    de plomb, 315
    fantôme, 1544
mémoire(s), 56, **57-59**, 106, 119, 299, 1062, 1410
    acides aminés excitateurs et __, 1528
    antérograde, 159
    de peur, 390
    de rappel, 459
    de travail, 1552
    épisodique, 893, 1552
    imagerie cérébrale et __, 1583
    lobe pariétal et __, 1543
    maladies démyélinisantes et __, 459
    neuroanatomie et __, 1508
    neuropsychologie et __, 1552-1553, 1553*f*, 1565
    non verbale, 459
    pertes de __, 1153
    procédurale, 1540, 1552
    récente, 893
    rétrograde, 159
    retrouvées
        fausses __, 414
    sémantique, 893, 1552
    trouble post-commotionnel et __, 456
    troubles de la __, 299, 461, 558, 1148
    troubles mentaux dus à une affection médicale générale et __, 452, 459
    verbale, 459
    vieillissement et __, 893
menace, 969
    de mort, 381
Ménière, maladie de, 353, 882*t*
méninges, 1512
méningo-encéphalite syphilitique, 1862
ménopause, 582, 595, 607, 1705
mensonge pathologique, 52, 510
menstruations, 531*t*, 1704
mercure, 126, 136
mère(s), 639, 995, 1283, 1284
    phallique, 640
    schizophrénogène(s), 244, 1689, 1735
mérycisme, *778*, 1013
mescaline, 192, 861*t*
mésencéphale, 1506, 1562
mesure(s), 1309, 1311
    de liaison spécifique, 1585-1586
    de validité, 1617*t*, 1618*t*
    étalon, 1617, 1617*t*
    instruments de __, **1309-1311**
    reproductibilité d'une __, 1616
métabolites, 1531
métaphores, 60
métastases, 1831*t*
métaux lourds, 454
météorisme, 697
meth, *voir* amphétamine(s)

méthamphétamine, 180
méthaqualone, 861t
méthode(s)
   de l'histoire familiale, 1617, 1618t
   de la meilleure estimation diagnostique, 1617
   Feldenkrais, 1388-1389
   Lovaas, 1000
   psychométrique factorielle, 1599
   Teacch, 1000
   Trager, 1389
méthonymie, 48
3,4 méthylènedioxyméthamphétamine (MDMA), 192, 862
meurtre, 941
Meynert, noyau basal de, 116, 548, 1504
MHPG, 292, 437
Michigan Alcoholism Screening Test (MAST), 161t, 1814
micrognathie, 559
micropsie, 54, 193, 423
migraine(s), 136, 882t, 1402, 1420, 1544
migrations, **1748-1756**
milieu
   environnant, 1595
   familial, 451
   protégé, 82t
   suivi intensif dans le __, 919, 1732, 1871
mimétisme, 47
Mini-Mental State Examination (MMSE), 121, **127-131**, 128t, 840, 896
   voir aussi Échelle de statut mental de Folstein
minimisation
   des problèmes, 1884
   des réussites, 1332
Minnesota Developmental Programming System, 81t
Minnesota Multiphasic Personality Inventory (MMPI), 658
minorités ethniques, 81t
   voir aussi ethnopsychiatrie
minutie, 458
MMPI (Minnesota Multiphasic Personality Inventory), 658
MMSE, *voir* Échelle de statut mental de Folstein *et* Mini-Mental State Examination
mode(s)
   de connaissance, 1430t
   de transmission, 1489-1490

modelage, 96, 337, 1099, 1262, 1265, 1313
modèle(s)
   animaux en psychophysiologie, 1561
   bio-psycho-social, **4-17**, 5f
   clinique, 980
   de consultation en éthique clinique, 1657-1658
   de création de handicap selon l'OMS, 982t
   de réattribution, 488
   de résignation apprise, 403
   des croyances relatives à la santé, 1345
   expérimental, 980
   explicatifs, 1754
   génétique, 175-176
   intégré en psychiatrie de l'enfant, 981-983
   médical, 1347, 1668-1669
   multifactoriel, **982-983**
   neurobiologique, 176-177
   oligogéniques, 1495
   psychodynamiques, 177-178
   rationaliste, 1334
   social, 6
   théoriques en psychothérapie, 1428
   transthéorique, 1265
   vulnérabilité-stress, 247-259, 248f, 1354
modification(s)
   du comportement, 1350
   durable(s) de la personnalité, 384, 391-392, 661
Modified Mini-Mental State (3MS), 127, 896
   voir aussi Échelle de statut mental modifiée
modules psychoéducatifs, 1357
Moi, 1279, 1601
   clivage du __, 640
   fragile, 215
   frontières du __, 1703
   inflation du __, 309
   psychologie du __, *voir* psychologie (du Moi)
monde(s) mythique(s), 1754, 1756
monoamine-oxydase (MAO), 255
   antidépresseurs et __, 1192
   de type A, 1585
   voir aussi MAO-A

de type B, 1585
   voir aussi MAO-B
   inhibiteurs de la __, *voir* IMAO
   plaquettaire, 437
   suicide et __, 1780
   vieillissement et __, 892
   violence et __, 1803
monoamines, 555
mononucléose, 1111
monoxyde de carbone, 126, 136, 140
morale, 940, 1599, 1650
moralité, 1598-1599
morbidité, 451, 461, 879, 1846
moria, 1542
morphine, 185, 1565
   voir aussi opiacés
morphogenèse, 1366, 1368, 1369t, 1693
mort, 300, 1849, 1850
   angoisse de __, 34
   subite, 478t, 558
mortalité, 451, 461, 879
   par suicide, 1775f, 1776f, 1777f
motivation(s), 48, 253, 1596-1597, 1600
   électrophysiologie cérébrale et __, 1559
   inconsciente, 1690
   neurobiologie et __, 1504
   thérapie psychanalytique et __, 1287
   thérapie psychoéducative et __, 1346, 1350
motricité, 763, 1041t-1044t, 1594
mouvement(s)
   antipsychiatriques, 258, 1228
   voir aussi antipsychiatrie
   choréiformes, 1034
   choréo-athétosiques, 47, 1179
   dyskinétiques, 1179-1180
   voir aussi dyskinésie(s)
   féministe, 1702
   oculaires rapides, 540
   stéréotypés, 267, 776, 1028
MPOC, 478t
3MS, *voir* Échelle de statut mental modifiée *et* Modified Mini-Mental State
Müller, canaux de, 639
Münchhausen, *voir* syndrome(s) (de Münchhausen)
mutation, 1490
mutisme(s), 48, 64t, 119, 454t, 772, 997
   akinétique, 56-57, 421, 697
   électif, 1751

schizophrénie catatonique et __, 267
sélectif, 1063, 1063*t*
troubles bipolaires et __, 309
myasthénie grave, 882*t*, 1145
Mycobacterium avium, 1831*t*
Mycobacterium tuberculosis, 1831*t*
myocardite, 532
myoclonies, 120, 121, 125
mythomane, 514
mythomanie, 52, 1605-1606

N

NA, *voir* noradrénaline
naissance, 1387
narcissisme, 149, 1126, **1285-1286**, 1419
narcoanalyse, 420
narcolepsie, 47, **554-556**, 557, 558, 571, 758
    antidépresseurs et __, 1193
    déficit de l'attention/hyperactivité et __, 1021
    traitements biologiques en France et __, 1254
narcotiques, 887
voir aussi opiacés
Narcotiques Anonymes, 859
National Comorbidity Survey (NCS), 290
nature génétique, 1642
    de l'hypersomnie idiopathique, 557
    de la narcolepsie, 555
NCS (National Comorbidity Survey), 290
nécrophilie, 627
négation, 23, 439, 655*t*, 1602, 1884
    trouble délirant et __, 229, 234
négativisme, 49, 266, 454*t*
négligence, *780*, 894-895, 1544
néocortex, 1502, 1506, 1541
néologismes, 48, 264, 1555
néonatalogie, 1130
néoplasie(s), 126, 478*t*, 880*t*, 882*t*, 1832
néopositivisme, 1475-1476
nerfs crâniens, 195
neural cell adhesion molecule (protéine d'adhésion neuronale), 1566
neurasthénie, 298, 492-493, *746*, *753*, 1723
neuroanatomie, **1502-1512**
    des ventricules, 1512

du cervelet, 1510-1512
du diencéphale, 1504-1506
du système limbique, 1508-1510
du télencéphale, 1502-1504
du tronc cérébral, 1506-1508
neurobiologie, **1502-1534**
    du développement, 984-985
neurochirurgie, 375*t*, 629
neuroendocrinologie, 293
neuroleptique(s), 270*t*, *763*, **1162-1180**, 1586, 1915
voir aussi antipsychotiques, médicament(s) (neuroleptiques), médication (neuroleptique) *et* traitement(s) (neuroleptique)
    à action prolongée, 1166*t*, 1248*t*
    acétylcholine et __, 1526
    acide valproïque et __, 1218
    atypiques, 1247, 1248*t*, 1522, 1556
    benzodiazépines et __, 1151*t*
    bouffées délirantes aiguës et __, 689
    déficience intellectuelle et __, 92
    déficit de l'attention/hyperactivité et __, 1024
    delirium et __, 109
    démence(s) et __, 124, 133
    dépersonnalisation et __, 425
    désinhibiteurs, 1246, 1246*f*
    ECT et __, 1232, 1233
    en France, 1242, 1245-1249, 1247*t*-1248*t*
    érotomanie et __, 704
    grossesse et __, 1711
    incisifs, 916
    intoxication à la cocaïne et __, 199
    lithium et __, 1215, 1216, 1216*t*
    maladies démyélinisantes et __, 460
    noradrénaline et __, 1522
    patient confus et __, 848
    patient d'allure intoxiquée et __, 859
    patient menaçant et __, 850
    psychophysiologie et __, 1562
    psychose hallucinatoire chronique et __, 693
    psychose toxique et __, 1105
    réactions indésirables aux __, 867*t*, 868*t*
    schizophrénie et __, 1108
    sédatifs, 916, 1246, 1246*f*
    somnambulisme et __, 568

symptômes anxieux et __, 882*t*
syndrome de retrait des __, 92
tics et __, 1028
trouble catatonique et __, 454
trouble délirant et __, 237-238
trouble explosif intermittent et __, 431-432
trouble psychotique bref et __, 1105
troubles de l'humeur et __, 321, 324-325
troubles dissociatifs et __, 422
neuroleptisation rapide, 269
neurologie, 883
neuromodulateurs, 1513
neurone(s)
    cholinergiques, 1563
    post-synaptique, 1512
    sérotoninergiques, 1150
neuropathie(s), 559, 598, 602
    périphériques, 195
neuropeptides, 255, 335, 336, 437, 1515, 1530
    FF, 177
neurophysiologie, *voir* perspective (neurophysiologique)
neuropsychiatrie, 1574
neuropsychologie, **1551-1556**
neurorécepteurs, 1585
neurosciences, 4, 7, 17
neurosida, 909
neurosyphilis, *720*, 882*t*, 909
neurotensine, 255, 1514*f*, 1530, 1563
neuroticism, 654
neurotransmetteurs, 254-255, 292, 617, 1515*t*, 1780
voir aussi neurotransmission
    monoaminergiques, 403
    systèmes de recapture des __, 1585
neurotransmission, **1512-1519**
    chez l'être humain, **1530-1534**
        psychoneuroendocrinologie et __, 1531-1532
        psychoneuroimmunologie et __, 1533-1534
        transduction du signal et __, 1513-1519
neurotrophines, 1515
neutotoxicité, 1175*t*
neutralité bienveillante, 39
neutropénie, 1108

névrose(s), 10, 11, 297, *753*, 1079, 1126, 1445
  d'angoisse, 332
  d'échec, 1079
  de transfert, 1280, 1448
  hystérique, 380, **693-701**, 704
    de type conversion, 493
  infantile, 1280
  institutionnelle, 1915
  obsessionnelle, **362-376**, 675, *751*, 1097
  œdipienne, 412
  phobique, *750*
  traumatique, *751*
névrosisme, 295
névrotisme, 382*t*
nicotine, 256, 353, *733*, 1561, 1565
  voir aussi cigarette *et* tabac
nihilisme, 303*t*
niveau
  de fonctionnement de la personne âgée, 896
  socioéconomique, 451
NMDA (N-Méthyl-D-Aspartate), 195, 255, 1515, 1528
non-dit(s), 1073, 1073*f*
non-malfaisance, 1807
non-observance, 475, 476-477, *780*, 1813, 1849
non-responsabilité criminelle, 940, 944-945
noo-analeptiques, 1241
nooleptiques, 1241
nootropes, 133
noradrénaline (NA), 381, 1508, 1513, 1514*f*, **1521-1523**
  antidépresseurs et __, 1184, 1188, 1190
  états de veille et de sommeil et __, 548
  jeu pathologique et __, 437
  lithium et __, 1209
  métabolisme de la __, 1522, 1523*f*
  neurotransmission et __, 1515, 1517
  pyromanie et __, 435
  schizophrénie et __, 256
  syndrome de Gilles de la Tourette et __, 1026
  troubles de l'adaptation et __, 403
  troubles de l'humeur et __, 292
  vieillissement et __, 892
  violence et __, 1803

normalité, 1391, 1636, 1640, **1685-1688**
norme(s), 1637, 1650, 1668
nosographie des maladies mentales, 8-12
nosologie, 1723, 1765, 1943
nouvel âge, 1750
noyau(x)
  A10, 1562
  accumbens, 1503, 1504, 1507*f*, 1540, 1562
  basal de Meynert, 116, 548, 1504
  caudé, 363, 1503, 1507*f*, 1540, 1547
  cérébelleux, 1510
  de Luys, 1503
  du raphé, 339, 1524
  gris centraux, 124, 125, 363, 373, 1546-1548
    calcification des __, 228
    mémoire et __, 1540
    neuroanatomie et __, 1502, 1503, 1505*f*, 1506*f*
    nomenclature des __, 1547*t*
    syndrome de Gilles de la Tourette et __, 1026
  intralaminaires, 1505-1506
  lenticulaire, 1503, 1547
  sous-thalamique, 1547*t*, 1549*f*
  suprachiasmatique, 563
  ventro-postérieur, 1505
nucleus accumbens, 176
nymphomanie, 697, *766*

O

obésité, 588, 1254, 1417
objet, 1284
  adaptation à l'__, 1041*t*-1044*t*
  permanence de l'__, 1060
  phobogène, 1092
  relation d'__, 1449, 1689, 1781
  transitionnel, 548
obligation
  d'information, 953
  de moyens, 22
  de soins, **953-959**
obnubilation, 56, 698
observance, 31, 473, 704, 1349
  du traitement, 1868-1869
  médicamenteuse, 916, 1676, 1884
observation, 979, 1306, 1313
  biais d'__, 1623, 1628

obsession(s), 53, 233, **364-376**, 1075, 1096
obsessionnels, 47
obstination, 1604
ocytocine, 381
odds ratio (rapport de cotes), 1621-1622
œdème pulmonaire, 882*t*
œstrogènes, 115, 307, 584, 639, 897, 1706-1707
oméga frontal, 45
omnipotence, 27, 437
omnipraticiens, 1733, 1921
onde(s)
  alpha, 540
  bêta, 540
  delta, 542, 566
  P-300, 250, 258, 1558
  thêta, 540, 542
ontologie, 1470, 1471*f*
onychophagie, 371*f*, 440
opiacés, 186, 554
  antidépresseurs et __, 1201*t*
  antipsychotiques et __, 1175*t*
  comorbidité et __, 1816*t*, 1820
  dépendance aux __, *727*
  intoxication aux __, 187*t*, 199-200, 727
  patient toxicomane et __, 862
  psychophysiologie et __, 1561, 1562
  sevrage aux __, 188*t*, 200, 727
  trouble dépressif et __, 880*t*
  troubles liés aux __, **185-186**, 727-728
  troubles précoces de l'enfance et __, 995
  urgences psychiatriques et __, 861*t*
opinion publique, 1916
opioïdes endogènes, 381
opium, 185, 688
  voir aussi opiacés
opposition(s), 1075, 1604
  d'apprentissage, 1064-1065
  passive, 48-49
optimisme, 309
oralité, 178
ordonnance
  d'évaluation, 938
  d'examen psychiatrique, 870-871
  de probation, 935
  de sursis, 935
  de traitement, 42, 930

ordre, 1097
  public, 954
  social, 1635, 1643
organes génitaux, *764*
organicité, 439, 838-839
organisation, 1366
  des soins, 1676
  familiale, 1738
Organisation mondiale de la santé, 1667
organismes communautaires, 1742-1743, 1787, 1868, 1879, 1918
organogenèse, 1644
orgasme, 580, 585, 600*t*, *765*, *766*
  trouble(s) de l'__, 599-606
    chez l'homme, **601-603**, 602*t*
    chez la femme, **599-601**, 600*t*
orientation, 59-60, 452
  psychodynamique interpersonnelle, 1267
  sexuelle, *768*, 1704
orphelins de Duplessis, 1913
orthographe, 1047
  trouble spécifique de l'__, *773*, 1049*t*
orthophonie, 1014
orthophonistes, 1133
ostéoporose, 532
ostracisme, 1846

P

PACT (Program of Assertive Community Treatment), 1822, 1867, 1888
pacte de vie, 1115
pain prone personality, 496
paléocortex, 1502
palimpseste(s), 139, 420
palingénésie, 1387-1388
pallidum, 1540
panique, 50, 594, 595, *750*, 1521
  attaque(s) de __, *voir* attaque(s) de panique *et* trouble(s) panique
  chez l'enfant, **1089-1090**
  diagnostic différentiel de la __, 351-352
  homosexuelle, 50
  nocturne, 567, 569
  trouble __, *voir* trouble panique
paradigme, 980
  expérimental, **983-986**

paradoxe, 1437, 1691, 1696
paralogismes, 1555
paralysie(s), 555, 556, 697
  cérébrale, 76, 81*t*, 83, 1027, 1034
  du sommeil, 570-571, *758*
  hystériques, 694
  supranucléaire progressive, 113, 126, 1548
paramnésies, 59
paranoïa, 150, 197, **226-239**, 701, *741*, 1722
  des sensitifs, 226
paraphasies, 106, 119
  sémantiques, 1052
paraphilie(s), 370, 371*f*, **614-632**, *767*, 1288
  antidépresseur et __, 1193
  critères diagnostiques des __, 621*t*
  description clinique des __, 620-628
  épidémiologie des __, 616-617
  étiologie bio-psycho-sociale des __, 617-618
  processus de rechute des __, 631*f*
  traitements des __, 628-632
  trouble de l'érection chez l'homme et __, 598
paraphrénie(s), 226, 227*f*, 247, 898-899
parapraxies, 47
parasitose, 370
parasuicide(s), 508, 1772, 1781, 1783, 1784, 1789
  facteurs de risque de __, 1790*t*
  taux de __, 1773
parent, 995
parentalité, 994
parésies, 697
paresthésie(s), 55, 552
Pareto, diagramme de, 1672
Parkinson, maladie de, *voir* maladie(s) (de Parkinson)
parkinsonisme, 124, 272, 454, *763*, 1170-1171, 1177-1178, 1180
parole, *772*
partenariat, **1732-1743**, 1934
  avec la collectivité, 1741-1743
  avec la famille, 1734-1738
  avec les réseaux sociaux, 1738-1741
  avec une équipe multidisciplinaire, 1732-1734
partialisme, 627

particularités nosographiques en France, **684-705**
passage(s)
  à l'acte, 47, 655*t*, 702, 1849
  hépatique, 1153
passifs-agressifs, 26
passivité, 1106, 1312, 1350, 1727
paternité, 1705
pathologie
  cardiovasculaire, 336
  voir aussi maladie(s) (cardiovasculaires)
  organique, 847*t*
patient(s)
  amorphe, 50
  anhédonique, 50
  anxieux, 851-853
  apathique, 50
  atteint d'un trouble de la personnalité, 863-865
  confus, 846-848
  d'allure intoxiquée, 857-859
  déprimé, 854-855
  fiabilité du __, 838
  intégrité du __, 837
  méfiant, 853-854
  menaçant, 848-851
  psychotique, 855-857
  satisfaction des __, 1672
  schizophrènes, 628
  toxicomane, 859-863
  violent, 1805-1807
pauvreté, 992-994, 1071, 1764, 1867
  de la pensée, 52
  suicide et __, 1782, 1784, 1790*t*
PCP, 862
  voir aussi phencyclidine
pédagogie, 1345, 1945
pédiatrie, 1130
pédophilie, 623, 624*t*, *767*
pédopsychiatrie, **976-987**
  clinique et __, 976-977
  de liaison, **1129-1132**
  démarche diagnostique en __, 977-979
  en France, *voir* France (pédopsychiatrie en)
  en Suisse, 1945
  intervention thérapeutique en __, 979-980
  privée, 1134
  recherche en __, **980-983**, 1135-1136

peine, 935
pelade, 440
pellagre, 228, 267
pénétrance, 1489, 1493-1494, 1496
pénis, 640, 1702
pensée(s), **51-55**, 1583
    arrêt de la __, 439
    autistique, 52
    automatiques, 1332, 1334, 1336, 1338
    automatisme de la __, 53, 263
    circonstanciée ou digressive, 51-52
    concrète, 1597
    contenants de __, 1060
    contenu de la __, 52-55, 299-300
      appauvrissement du __, 299
    cours de la __, 51-52
    dichotomique, 533, 1332-1333
    divulgation de la __, 263-264
    écho de la __, 53, 264
    erronées, 439
    forme de la __, 52
    imaginaire, 695-696
    imposée, 263
    irrationnelles, 1329
    logique de la __, 51
    logique, 1597-1598
    magique, 52, 364, 436
    opératoire, 50, 467
    pauvreté de la __, 52
    rationnelle, 1337*t*
    récurrentes, 383
    rythme de la __, 51
    sensorimotrice, 1597
    tangentielle, 52
    troubles de la __, 1107
    vol de la __, 53, 264
peptides, 1513
    opiacés, 1517
perception(s), 54-55, 1347, 1410, 1543, 1583
    de la réalité, 1332
    de soi, 300
    délirante, 263
    dialectique, 1383
    systèmes de __, 1390
    troubles de la __, 54-55
père, 639, 1289-1290
perfection, 1391-1392
perfectionnisme, 366, 1723, 1784
performance, 80, 1315
    anxiété de __, 1153, 1318

péril, 969
période prémenstruelle, 335, 1777
voir aussi latence
périphrases, 48, 119
perlaboration, 383
permanence de l'objet, 1060
perméabilité cellulaire, 1228
perplexité, 52, 268
persécuteur, 1804
persécution, 227*f*, *741*, 904
voir aussi paranoïa
    délire(s) de __, 53, 226, 234, 310, 690
persévération(s), 57, 83*t*, 119, 1051, 1542, 1543
personnalisation, 1332
personnalité(s), **652-681**, *769-770*, 1280, 1284, 1437, **1594-1611**
voir aussi trouble(s) de la personnalité
    affections gastro-intestinales et __, 474
    anankastique, 368, 675-676
    anxieuse, 672-674
    borderline, *voir* personnalité(s) (limite)
    changement(s) de __, *voir* changement(s) (de personnalité)
    dépendante, 295, **674**, 675*t*, 1709
    dépression et __, 291
    dépressive, 297, 305, 307-308, 655*t*, **677**
    développement de la __, *voir* développement (de la personnalité)
    double __, *753*
    dyssociale, 668-670
    émotionnellement labile, type impulsif, 655*t*
    épileptique ou inter-ictale, 458
    évitante, **672-674**, 674*t*, 1006*t*, 1709
    explosive, 430
    inconduite sexuelle et __, 30
    maladie psychiatrique chronique et __, 1865
    maladies de la peau et __, 476
    modification(s) durable(s) de la __, 384, 391-392, 661
    multiple, 388, 412, **418-420**, 698, *753*
voir aussi trouble(s) dissociatif(s) (de l'identité)
      hypnose et __, 1416, 1417
    narcissique(s), 640, **670-671**, 673*t*, 915, 1288
      différences sexuelles et __, 1709

    oppositions d'apprentissage et __, 1064-1065
      trouble du raisonnement et __, 1061
    négativiste, 655*t*
    obsessionnelle-compulsive, 295, 363, 368-369, 599, **675-676**, 676*t*, 1098
      différences sexuelles et __, 1709
    organique, 10, 430
    paranoïaque, **665-666**, 667*t*, 1709
    paranoïde, 237*t*, 295, 665
    passive-agressive, 655*t*, **676-677**, 677*t*
    préexistante, 393
    prémorbide, 215, 295-296, 456
    psychothérapie et __, 1263
    psychotique, 640
    relation médecin-malade et __, 23
    schizoïde, **666**, 1006*t*, 1709
    schizotypique, 52, 658, **666-668**, 669*t*, 742
      antipsychotiques et __, 1167*t*
      différences sexuelles et __, 1709
      génétique et __, 1488
      neurobiologie et __, 1531
    structure de la __, 39
    traits de __, *voir* traits (de personnalité)
    trouble(s) de la __, *voir* trouble(s) de la personnalité
    vieillissement et __, 893, 894
personnalité antisociale, 176, 431*t*, 632, **668-671**, 915, 1025, 1072, 1776
    alcoolismes et __, 153
    comorbidité et __, 1815
    critères diagnostiques de la __, 671*t*
    différences sexuelles et __, 1709
    épilepsie et __, 458
    génétique et __, 1496
    kleptomanie et __, 433
    prévalence de la __, 1621*t*
    pyromanie et __, 435
    suicide et __, 1778-1779, 1788, 1790*t*
    troubles de l'humeur et __, 295
    violence et __, 1804
personnalité histrionique, 47, 295, **670**, 915
    critères diagnostiques de la __, 673*t*
    différences sexuelles et __, 1709

névrose hystérique et __, 695
trouble de conversion et __, 493
troubles de l'identité sexuelle et __, 640
troubles de la __, 413, 421
troubles factices et __, 512
personnalité limite, 313, 431*t*, **670-672**, 915, 1062, 1288
  avec symptômes psychotiques, 1167*t*
  critères diagnostiques de la __, 672*t*
  différences sexuelles et __, 1709
  sévices physiques et sexuels et __, 1710
  suicide et __, 1778-1779, 1790*t*
  trichotillomanie et __, 440
  troubles de l'alimentation et __, 530
  troubles de l'humeur et __, 293
  troubles de l'identité sexuelle et __, 640
  troubles dissociatifs et __, 413, 421
  troubles factices et __, 512
  troubles reliés au stress intense et __, 388-389
  violence et __, 1804
personne(s), 1653
  âgée(s)
    voir aussi vieillissement
    abus de substances chez les __, 898
    abus envers les __, 894-895
    alcool chez les __, 160
    alcoolisme chez les __, 897-898
    benzodiazépines chez la __, 1148
    démences chez les __, 896-897
    dépression chez les __, 903-906
    évaluation psychiatrique des __, 895-896
    négligence envers les __, 894-895
    suicide chez la(les) __, 895, 1784
    trouble bipolaire chez les __, 909-910
    trouble dysthymique chez les __, 908
    troubles anxieux chez les __, 910-912
    troubles de la personnalité chez les __, 915
    troubles du sommeil chez les __, 914-915

troubles mentaux dus à une affection médicale générale chez une __, 452
troubles psychotiques chez les __, 898-903
troubles somatoformes chez les __, 912-914
dignité de la __, 1653, 1855
droits de la __, 926, 1656
en péril, 969-970
humanité de la __, 1650
inviolabilité de la __, 926, 1653, 1656
respect de la __, 1659
perspective
  neurophysiologique, 149
  psychodynamique, 485
  voir aussi thérapie (psychodynamique)
  systémique, 498
  voir aussi thérapie systémique
  transculturelle, 638
persuasion, 1264, 1446
perte(s), 1109, 1114, 1353, 1848
  d'autonomie, 896, 904, 911, 1901
  de cheveux, 531*t*
  de conscience, 431, 456*t*
  réaction de __, 1008-1009
perversion(s), 50, 618, 1288
  sexuelle, 639
pessimisme, 300
PET-scan, *voir* TEP (tomographie par émission de positrons)
petite enfance, 992
peur(s), 332, 336, 1306, 1596
  alarme de __, 335
  chez l'enfant, 1092
  d'une dysmorphie corporelle, 235, 371*f*, 502, *753*, 1708
  voir aussi dysmorphophobie
  mémoires de __, 390
  nocturne, 569
  pronostic fatal et __, 1851
  structure cognitive de __, 383, 390
  violence et __, 1804
peyotl, 193
Peyronie, maladie de, 598
phalloplastie, 638
phase(s)
  autistique, 1283
  de résolution des troubles reliés au stress intense, 383

de (la) séparation-individuation, 640, 1781
développementale, 393
maniaque, 46, 628
voir aussi épisode(s) maniaque(s)
terminale, 1789, 1851
phasies, 908
phencyclidine (PCP), 46, 228, 255, *735*
voir aussi PCP
  acides aminés excitateurs et __, 1528
  différences sexuelles et usage de __, 1706
  ECT et __, 1229
  intoxication à la __, 197*t*, 202-203
  psychose toxique et __, 1105
  troubles liés à la __, **195-197**
  urgences psychiatriques et __, 861*t*
phénocopies, 249, 1492, 1496
phénoménologie, 1383, 1470
phénothiazines, 203, 1175*t*, 1247*t*
  acide valproïque et __, 1219*t*
  aliphatiques, 1165*t*
  antipsychotiques et __, 1175*t*
  histamine et __, 1526, 1527
  pipéraziniques, 1165*t*
  pipéridiniques, 1165*t*
phénotype(s), 249, 983, 1490
  comportementaux, 83*t*
  XYY, 1803
phénylalkylamines, 192
phénylcétonurie, 78*t*, 228, 267
phénytoïne, 867*t*, 1175*t*
phéochromocytome, 351*t*, 882*t*
philosophie, 1303, 1383, **1470-1482**
  dialectique, 1470
  éthique et __, 1653
  existentialiste, 1782
  linguistique, 1470
  morale, 1650
  stoïcienne, 1328
phimosis, 607
phobie(s), 50, 52-53, **330-357**, 1935
  aversion sexuelle et __, 594
  benzodiazépines et __, 1144
  d'impulsion, 53, 365
  diagnostic différentiel de la __, 351-352, 352*t*
  différences sexuelles et __, 1708
  en psychiatrie gériatrique, 911

étiologie des __, 334-340
psychothérapie et __, 1262, 1460
relaxation et __, 1399, 1400
scolaire(s), 777, 1065, **1094-1096**, 1098, 1460
simple, 1400
sociale(s), 53, 313, **346-347**, *750*, 1098
    antidépresseurs et __, 1193
    anxiété généralisée et __, 350
    anxiolytiques et __, 1154
    azaspirodécanediones et __, 1152
    chez l'enfant, **1090-1091**
    comorbidité et __, 1820
    complications associées à la __, 350-351
    critères diagnostiques de la __, 349t-350t
    personnalité évitante et __, 674
    peur d'une dysmorphie corporelle et __, 502
    voir aussi peur (d'une dysmorphie corporelle)
    spectre obsessionnel-compulsif et __, 371f
    traitement de la __, 356-357
    trouble obsessionnel-compulsif et __, 369
spécifique(s), **344-348**, *750*, 1098
    chez l'enfant, **1092-1093**
    complications associées aux __, 350-351
    critères diagnostiques de la __, 348t
    hypocondrie et __, 499
    traitement des __, 356
    trouble obsessionnel-compulsif et __, 1097
    thérapie comportementale et __, 1319-1320
    trouble des conduites et __, 1075
phonèmes, 1052
phosphoinositides, 1519, 1532
phospholipides, 1585
photogramme, 1082
photophobie, 389
photothérapie, 321, 562
phylogenèse, 1540-1541
physiothérapie respiratoire, 474
pibloktoq (hystérie arctique ou angoisse du kayak), 422, 1765
pica, *778*, 1013
Pick,
    corps de __, 122

démence de, 1541
voir aussi maladie(s) (de Pick)
pictogramme, 87
Pierre Robin, syndrome de, 559
pilulier, 1868
pince pouce-index, 1042t
Pitres, aphasie amnésique de, 1554
plaisir, 581, 585, 1596, 1602
    principe de __, 1279, 1600, 1603, 1604, 1605
    sexuel, 765
plan
    d'intervention, 63-66, 65t, 66t, 942
    de soins individualisé (PSI), 63, 1888
    suicidiaire, 841, 1772
planification, 51, 253
plaques séniles, 116
plaquettes sanguines, 1532-1533
plasticité neuronale, 1565
    du cerveau, 7
plateforme orgastique, 585
pléiotropie, 1493
plomb, 78t, 126, 136
    intoxication au __, 79
pluridisciplinarité, 976, 1927, 1933
pneumothorax, 882t
point G, 585
pôle
    processuel, 1387-1391
    structurel, 1387-1390
poliomyélite bulbaire, 559
politique
    de santé, 1865
        mentale, 1919
    qualité, 1669
polyarthrite rhumatoïde, 879, 882t
voir aussi arthrite (rhumatoïde)
polypharmacie, 1241
polytoxicomanie, *736*
ponction lombaire, 459
population, 1619, 1620
pornographie, 620
porphyrie, 228, 267, 882t, 1779
    aiguë, 353
        intermittente, 699
position
    de témoin, 1385, 1389
    dépressive, 229, 1284
    dite proto-féminine, 619
    paranoïde-schizoïde, 229
    schizo-paranoïde, 1284

positivisme, 1303-1304, 1482
positrons, 1578
possession, 219, 422, 1750, 1754
post-partum, 855, 1712
    «bleus» du __, 1712
    psychose du __, 1751
    troubles du __, **1712-1713**
postulat(s)
    de Koch, 1624
    irrationnels, 1437
posture(s), 46, 1004, 1387
pot, *voir* cannabis
potentialisation, 320, 372, 1255, 1528, 1565
potentiel(s)
    d'action, 1512
    évoqués, 250, 1556
    intellectuel, 1045
    liés aux événements, **1556-1561**, 1557f
potomanie, 1031
poursuites, 932-933
    judiciaires, 28
    oculaires, 250
pouvoir, 620, 1655, 1688, 1705
    lutte de __, 1691
Prader-Willi, syndrome de, 83t
praecox feeling, 245
pragmatisme, 1303, 1438, 1459
pratique psychiatrique, 13-14, 1916
praxies, 908
préconscient, 1279, 1601
précurseurs, 1531
prédisposition, 1559-1561
    biologique, 475
    génétique, 381, 393, 1781
préférence sexuelle, trouble(s) de la, 621t, 767
Preferred Provider Organizations, 1674
préjudice, 933
Prelapse (programme), 1356
prématurité, 78t
préoccupations excessives, 52
pression(s)
    de performance, 258
    du discours, 47, 309
    positive, 559
pressor reactivity, 472
prévalence, 1620
    des troubles psychiatriques, 1621t

prévention, 1896, 1903, 1914
　de la démence, 132
　de la(des) rechute(s), 166, 204-205, 631
　de la récidive des paraphilies, 631
　de la schizophrénie, 269
　de réponse, 373, 1319, 1320
　des troubles mentaux dus à une affection médicale générale, 461
　des troubles reliés au stress intense, 392
　du suicide, 1785-1786
　en France, 1125, 1132
　en santé mentale, 12-13, 453
　primaire, 1627, 1879
　secondaire, 1627, 1879
　tertiaire, 1627, 1879
priapisme, 598
priming (amorçage), 1552-1553
principe
　de bienfaisance, 1653, 1656
　de plaisir, 1279, 1600, 1603, 1604, 1605
　de réalité, 437, 1279, 1600, 1603, 1604, 1605
prion, 125
prison, 1788
privation de sommeil, 313, 551, 555, 566, 571
probabilité, 1622
probation, 935
problème(s)
　d'apprentissage, 1020
　de socialisation, 992, 1021
　dépressifs, 886
　oppositionnels, 1021
　professionnel, *780*
　psychotiques, 886
　relationnels, *779-780*, 1287
　religieux, *781*
　résolution de __, *voir* résolution (du(de) problème(s))
　scolaire, *780*, 1782
　spirituel, *781*
processus, 1668
　cognitifs, 1332-1333
　d'habituation, 334
　de séparation-individuation, 1703
　primaire, 52, 1600
　psychanalytique, 1461
　secondaire, 1600
　thérapeutique, 1265, 1266, 1269

procrastination, 1312
productivité, 1719, 1727
Pro-famille (programme), 1357
professions, 1635, 1782
progestatifs, 307
progestérone, 335, 584
Program of Assertive Community Treatment (PACT), 1822, 1867, 1888
programmation neurolinguistique, 1390-1391
programme(s)
　comportemental, 1307
　d'aide aux employés et alcoolisme, 168
　d'assurance-maladie, 1667
　d'assurance qualité, 1667
　d'entraînement, 1314, 1315-1316, 1318
　Prelapse, 1356
　Pro-famille, 1357
Programme de médicalisation des systèmes d'information, 16
projection, 23, 439, 655*t*, 1390, 1602
　épistémologie et __, 1472, 1473
　personnalité paranoïde et __, 666
　trouble délirant et __, 229, 234
prolactine, 293, 334, 584, 1174, 1520, 1532, 1780
prolapsus de la valve mitrale, 336, 1098
prolixité, 47
　circonlocutoire, 51, 64*t*
pronostic, 63, 1851, 1854
pro-opiomélanocortine, 1530
prosopagnosie, 55, 119, 1545
prostatectomie, 598
prostatite, 602
prostitution, 648, 1072, 1131
protection
　de l'enfant, 1131-1132
　juridique, **961-966**
　neuronale, 133
　régimes de __, 930-931, **962-965**
　sociale, 1865
Protection de la jeunesse, 1080
protéine(s)
　d'adhésion neuronale, 1566
　G, 1515, 1516, 1517, 1518*f*, 1532
　G$_S$, 1191
　kinases, 1517
　tau, 133

proverbes, 60, 1755
proximité existentielle, 1438
prurit, 440, 478*t*
pseudo-anesthésies, 494
pseudo-cécités, 494, 697
pseudo-coma hystérique, 696
pseudo-communauté, 230
pseudo-convulsions, 494
pseudo-démence, 299, 515, 880, 906, 907*t*
pseudo-hallucination, 55
pseudo-hypersomnie, 555
pseudo-irresponsabilité, 864-865
pseudo-mutualité, 1689
pseudo-paralysies, 494
pseudo-psychose, 514
pseudo-suicidaires, 514
pseudo-surdités, 494, 697
PSI (plan de soins individualisé), 63, 1888
psilocybine, 192, 861*t*
psoriasis, 476, 478*t*
psychanalyse, 6, 681, 700, 1302, 1431, 1914
　voir aussi psychothérapie(s) (psychanalytique(s)) *et* thérapie(s) (psychanalytique)
　classique, **1278-1282**
　en France, **1447-1450**
　en Suisse, 1944, 1945
　épistémologie et __, 1480
　hypnose et __, 1414
　lacanienne, 1449-1450
　moderne, **1282-1286**
　pédopsychiatrie et __, 1134
　psychothérapie et __, 1263, 1270
　psychothérapies dérivées de la __, 1450-1454
　thérapie expérientielle et __, 1382-1383
psyché, 1279, 1284
psychiatre(s)
　éducation et formation du __, 16-17
　en tant qu'expert, 945-946
　responsabilité du __, **932-934**
psychiatrie
　ambulatoire, 1947
　anthropologique, 1482
　au Québec, **1908-1923**
　bio-psycho-sociale, **2-17**
　communautaire, 1917, 1918

Index des sujets 867

de l'enfant et de l'adolescent, **1124-1129**
de liaison, **1129-1132**, 1933
   voir aussi consultation-liaison
de secteur, 1926
en France, 15-16, **1924-1939**
en Suisse, **1940-1950**
familiale, 1736
génétique, 1497
gériatrique, **892-919**
   voir aussi personne(s) (âgée(s)) *et* vieillissement
   approches thérapeutiques en __, 915-918
   évaluation en __, 895-896
   services en __, 918-919
imagerie par résonance magnétique en __, 1586-1590
infanto-juvénile, 1124
légale
   au Québec, *voir* Québec (psychiatrie légale au)
   en France, *voir* France (psychiatrie légale en)
libérale, 1928
phénoménologique, 1944
publique, 1899-1901, 1948
sectorisée, 1926-1927
sociale, 1933, 1944
techniques de médecine nucléaire applicables en __, 1579-1586
tomodensitométrie en __, 1586
transculturelle, **1748-1756**
   approches thérapeutiques en __, 1753-1756
psychoanaleptiques, 1241
psychochirurgie, 372-373, 1228
psychodrame, 1099, **1453-1454**
   psychanalytique, 1292
psychodynamique
   voir aussi hypothèse(s) (psychodynamiques) *et* perspective (psychodynamique)
   freudienne, 5
psychodysleptiques, 1241
psychoéducateurs, 1733
psychoéducation, 533, 590, 631-632
   voir aussi méthode(s) (psychoéducatives), psychothérapie(s) (psychoéducative) *et* thérapie(s) (psychoéducative)
   en médecine, 1349

maladie psychiatrique chronique et __, 1868, 1869, 1871
   qualité des soins et __, 1676
   réadaptation et __ 1884-1886
psycholeptiques, 1241
psychologie, 1014, 1383
   cognitive, 1552
   du Moi, 865, **1283-1285**
   expérimentale, 1914
   interpersonnelle, 1689
   sociale, 1345-1346
psychologues, 1133, 1733
psychoneuroendocrinologie, 1531-1532
psychoneuroimmunologie, 1533-1534
psychopathie, 668, 686, *769*
   voir aussi personnalité(s) (antisociale)
   dépressive, 308
psychopathologie(s), 460, 640, 1748-1750, 1590
   attitudes parentales et __, 1331*f*
   théorie de la __, 1329
psychopédagogie, 1133
psychopharmacologie, 1755
psychophysiologie, **1540-1566**
   électrophysiologie cérébrale et __, 1556-1561
   méthodes d'étude en __, 1561-1566
   phylogenèse et __, 1540-1541
   système nerveux central et __, 1541-1551
psychose(s), 11, 54, 856-857, 885, 886, **1288-1290**
   voir aussi épisode(s) (psychotique(s)), état(s) (psychotique(s)) *et* trouble(s) psychotique(s)
   aiguës, 686
   alcoolique, *726*
   anxiolytiques-hypnotiques et __, 190
   au cannabis, 191
   brèves, *voir* troubles psychotiques aigus et transitoires
   chez l'enfant et l'adolescent, **1104-1109**
   comorbidité et __, 1815*t*
   de Korsakoff, 135, 159, *726*
      voir aussi syndrome(s) (de Korsakoff)
   des soins intensifs, *voir* delirium
   factice, 512-513, 513*t*
      voir aussi trouble(s) factice(s)

hallucinatoire aigu, 686
hallucinatoire chronique, 226, **690-693**
hôpital de jour et __, 1126
hypocondriaque, 235
hystérique, 514, *753*
imaginative essentielle, 686
infantile(s), *773*, 996, 1075, 1080, 1109
infection par le VIH et __, 1836
maladie de Huntington et __, 124
maniaco-dépressive, 289, 308, *745*
   voir aussi trouble(s) de l'humeur
organique(s), 263, 1107
paranoïde, 226
post-partum et __, 316, 1167*t*, 1712-1713, 1751
puerpérale(s), 215, *759*
réactionnelle, *741*
   brève, **213-222**, 268, 1167*t*, 1751
   voir aussi bouffée(s) délirante(s)
réadaptation et __, 1880
réhabilitation psychosociale en France et __, 1902
responsabilité criminelle et __, 940
solvants volatils et __, 195
stimulants du SNC et __, 184
toxique(s), 263, 941, **1105-1106**, 1107, 1836
trouble bipolaire et __, 1113
violence et __, 1799, 1803
psychosomatique, 466
psychostimulants, 884
   à action dopaminergique, 1251
   déficience intellectuelle et __, 93
   déficit de l'attention/hyperactivité et __, 1020, 1024-1025
   dépression et __, 320, 881
   en France, 1253-1254, 1253*t*
   hypersomnie idiopathique et __, 557
   narcolepsie et __, 556
   psychophysiologie et __, 1563
psychosynthèse, 1435
psychothérapie(s), **1428-1440**
   voir aussi thérapie(s)
   alcoolismes et __, 165-166
   analytique(s), 439, 477, 1419
   anorexie mentale et __, 533
   anxiété et __, 883
   boulimie et __, 534

Psychiatrie clinique : une approche bio-psycho-sociale

cauchemars et __, 569
changement thérapeutique et __, 1262-1263
cognitivo-comportementale(s), 276-277, **1459-1460**
voir aussi thérapie(s) cognitive(s), thérapie(s) (cognitivo-comportementale(s)) *et* thérapie(s) comportementale(s)
conjugale, 1292
d'inspiration analytique, 700
d'orientation psychanalytique, 1262
de groupe, 646*t*, 1292, 1454
de soutien, 700, 918
    et d'adaptation à la réalité, 275-276
dépression et __, 881
dérivées de la psychanalyse, 1450-1454
différences sexuelles et __, 1713-1714
dynamique brève, 391, 1291-1292
écoles de __, 1271
en France, *voir* France (psychothérapie(s) en)
en psychiatrie gériatrique, 917-918
en Suisse, 1947
épistémologie et __, 1470
érotomanie et __, 704-705
et inconduite sexuelle, 30
éthique et __, 1655
expérientielles, **1457-1459**
voir aussi thérapie(s) (expérientielle)
facteurs psychologiques influençant les maladies de peau et __, 476
familiale, 567, 700, 1292
fondements de la __, **1262-1272**
humaniste, 95
hypnose et __, 1420
hypocondrie et __, 501
individuelle, 567
    psychodynamique, 1099
institutionnelle(s), 1444, **1451-1453**, 1895, 1899
intégration en __, 1265-1270, 1434-1439
intégrée, 918
interpersonnelles brèves, 322
maladies démyélinisantes et __, 460
multimodale, 1435
névrose hystérique et __, 700
non analytiques, 1457-1460

paraphilies et __, 629-632
psychanalytique(s), 322, 1291
voir aussi thérapie(s) (psychanalytique)
psychoéducative, 276-277
voir aussi thérapie(s) (psychoéducative)
psychose hallucinatoire chronique et __, 693
réadaptation et __, 1882
somnambulisme et __, 568
survol historique des __, 1263-1265
systémique, *voir* thérapie(s) (systémique)
trouble de conversion et __, 494
trouble obsessionnel-compulsif et __, 373
troubles dissociatifs et __, 421-422
troubles factices et __, 517-518
psychoticism, 654
psychotropes, 1127
    classification française des __, 1241
    en psychiatrie gériatrique, 915-917
    neurobiologie et __, 1506
    sida et __, 1832
puberté, 580
puerpéralité, 759
puissance statistique, 1622-1623
pulsion(s), 1279, 1280, 1601, 1602
    agressives, 619
    de mort, 1279
    homosexuelles, 644
    sexuelle(s), 338, 619
    suicide et __, 1781
punition, 437, 1305, 1598
putamen, 1503, 1540, 1547
pyrolagnie, 434
pyromanie, **434-435**, 434*t*, 762

Q

Q.I., *voir* quotient intellectuel
qi-gong, 219
qualité
    assurance __, *voir* assurance qualité
    contrôle de la __, 1666
    de vie, 86, 1344, 1658
    des soins, **1666-1678**
    évaluation de la __, 1670
    gestion de la __, 1669
    totale, 1666

quality adjusted life year (années de vie pondérées par la qualité), 1673
Québec, 13-14
    asile au __, **1911-1914**
    évolution des services psychiatriques au __, **1910-1922**
    politique de santé mentale au __, 1919
    psychiatrie légale au __, **926-947**
        contenu des rapports d'évaluation en __, 937*t*
        droit civil et __, 926-934
        droit criminel et __, 934-945
    réforme de la santé au __, 1920-1921
    « révolution psychiatrique » au __, 1916-1917
questionnaire CAGE, 860-861
questionnement, 1334, 1372, 1437
quotient intellectuel (Q.I.), 60, 74-75, 80, 1058
    courbe de distribution normale du __, 74*t*
    maladies démyélinisantes et __, 459
    tests de __, 80*t*, 81*t*

R

race, 1639
racisme, 1752
radiographie pulmonaire, 452
rage, 83*t*, 630
raison, 1303
    de consultation, 838
raisonnement, 1060, 1597
    retard d'organisation du __, 1061
    troubles du __, 1060-1061
ralentissement psychomoteur, 47, 299, 1542
rancune, phase de, 703
randomisation, 1624
raphé, 548, 1508, 1524, 1562
rapid cycling (cycles à succession rapide), 1210
rapid eye movement, 540
rapid-cyclers, 317
rapport(s)
    d'évaluation, 936, 937*t*, 938
    de cotes, 1621-1622
    homme-femme, 1688
    psychiatrique, 945
rapprochement, 1703

raptus suicidaire, 842
voir aussi suicide
rationalisation(s), 23, 367, 439, 619
Raven, 81*t*
Raynaud,
   maladie de, 1402
   troubles vasculaires périphériques de type __, 556
réaction(s)
   à la maladie, 23-24
   aiguë à un facteur de stress, 385*t*-386*t*, 401
   anxieuse, *752*
   catastrophique(s), 59, 120
   conditionnelle, 1304
   contre-transférentielles, 660, 678
   d'adaptation à l'amnésie, 59
   de deuil, 24
   de perte, 1008-1009
   de sevrage, 431
   inconditionnelle, 1304
   indésirables à des médicaments, 866*t*-868*t*
   paradoxales, 93
   psychotique brève, *741*
   sociales à la déviance, 1637
réactivité, 315
   de l'humeur, 315
   émotionnelle, 301, 696
réadaptation, 12, 66*t*, 140, **278-281**, 1733, **1878-1889**, 1894
   maladie psychiatrique chronique et __, 1871
   modalités d'intervention en __, 1881-1888
   psychosociale, 1742, 1878
   thérapie psychoéducative et __, 1344
réalité
   champ de __, 1386
   perception de la __, 1332
   principe de __, 1279, 1600, 1603, 1604, 1605
   subjective, 1391
réassignation sexuelle, 638, 640
   programme de __, 645
rebirth (palingénésie), 1387-1388
récepteur(s), 254-255, 292, 293, 1585
   α, 1522
   β, 1522
   δ, 1530
   κ, 1530
   μ, 1530
   adrénergiques, 1153, 1156, 1164, 1191, 1522
   benzodiazépiniques (BZ), 1144, 1532
   cholinergiques, 1526
   couplés à des canaux ioniques, 1513
   couplés aux protéines G, 1516
   D_1, 1164, 1520, 1548
   D_2, 1520, 1531, 1548, 1586
   densités des __, 1585
   dopaminergiques (D), 1163, 1520-1521, 1561
   gabaergique(s) (GABA), 1144, 1155, 1515, 1529-1530
   histaminergique, *voir* récepteur(s) (histaminiques)
   histaminiques (H), 1154, 1164, 1527-1528
   5-HT_{1A}, 1150
   5-HT_2, 1150, 1191, 1524, 1532, 1533, 1780
   ionotrope(s), 1514, 1515, 1516*f*
   métabotropes, 1514
   moléculaires, 1514
   muscariniques, 1164
   N-Méthyl-D-Aspartate (NMDA), 1515
   noradrénergiques, 1191, 1532
   pré-synaptiques somatodendritiques, 1150
   sérotoninergiques (5-HT), 1156, 1163, 1164, 1220, 1524-1525, 1532
   stéroïdien(s), 1516, 1516*f*
récession et suicide, 1782
recherche, 17, 953, 1293
   clinique, 932
   de nouveauté, 1610
   en PCL, 878
   en pédopsychiatrie, **980-983**, 1135-1136
   en Suisse, 1945, 1947, 1948
   éthique et __, 1652, 1655-1657
   hypothèses de __, 1629
   loi et __, 932, 960-961
   psychosociale, 986
rechute(s), 1352, 1358*t*, 1359
   de la schizophrénie, 256, 257*f*, 266, 274
   prévention de la(des) __, 166, 204-205, 631
recombinaison(s), 1491, 1492
récompense, 1305, 1562, 1598, 1610
reconditionnement fantasmatique, 631
reconnaissance(s)
   des personnes, 138
   fausse(s) __, 59, 1530
recto-colite hémorragique, 469*t*
rééducation
   nutritionnelle, 534
   respiratoire, 474
références médicales opposables (RMO), 16, 1243-1245, 1252-1253
réflexe(s), 1041*t*, 1597
   asymétrie des __, 431
   conditionnés, 1302
   éjaculatoire, 601, 603-604
   primitifs, 119-120
réforme, 1910
   Bédard, 1917
   de la santé, 1920-1921
refoulement, 23, 338, 412, 1097, 1602
réfugiés, santé mentale des, 1750-1753
refus
   alimentaire, 526, 1013
   catégorique, 22, 1231
   d'assistance, 970
   de scolarisation, 1131
   de(du) traitement, 929, 1855
   scolaire, 1094
regard, 47
régime(s)
   de protection, 930-931, **962-965**
   de services de santé et de services sociaux, 1920
région sous-thalamique, 1505, 1508
règles, 1076*t*, 1368, 1598
régression, 23, 679, 1281, 1286, 1457
   développement psychosexuel et __, 1602-1603
   maladie chronique et __, 1849
   sadomasochiste, 295
   troubles anxieux et __, 1097
réhabilitation, 13, 66*t*, 1878, 1894, 1931
   associations et __, 1895
   définitions de la __, 1894
   en France, **1894-1902**
   grands axes de la __, 1895-1899
   limites de la __, 1901-1902
   psychiatrie publique et __, 1899-1901

réincarnation, 1750
réinsertion, 962, 1894
    professionnelle, 1898, 1905
    sociale, 66*t*, 1897
rejet, 84, 338, 1074, 1392
    sensibilité au __, 315-316
relation(s), 978
    d'aide, 31, 1266
    voir aussi relation(s) (médecin-malade)
    d'emprise, 619
    d'objet, 1449, 1689, 1781
    de confiance, 273, 1354
    de couple, 1686
    facilitante, 1431
    fusionnelle, 639
    interpersonnelles, 1041*t*-1044*t*, 1598, 1689
    intimes, 1607
    médecin-malade, **20-32**, 952
    médecin-patient, 508, 877, 1346
    mère-enfant, 229, 1013, 1285, 1289
    parent(s)-enfant(s), 1684, 1689
    patient-médecin, 4
    voir aussi relation(s) (médecin-malade)
    patient-psychiatre, 1652
    sexuelles, 933, 1655
    sociales, 997, 1041*t*-1044*t*, 1603
    symbiotique, 639
    thérapeutique, 1266
        en psychiatrie transculturelle, 1754, 1755
        en psychothérapie, **1263-1272**
    triangulaire, 1693
relativisme culturel, 1765
relaxation, 355, 607, 1319, 1337, **1398-1404**
    bases théoriques de la __, 1398
    en France, 1456-1457
    hypnose et __, 1420
    indications de la __, 1400-1402
    insomnie et __, 552
    maladies cardiovasculaires et __, 472
    maladies respiratoires et __, 474
    névrose hystérique et __, 700
    progressive de Jacobson, 1398-1399
    progressive de Wolpe, 1399
    résultats de la __, 1400-1402, 1404
    rétroaction biologique et __, 1400

    training autogène de Schultz et __, 1399-1400
    trouble de conversion et __, 494
    trouble douloureux et __, 498
    troubles anxieux et __, 1099
    troubles reliés au stress intense et __, 390
religion(s), 608, 842
    marginales, 53
religiosité, 591
réminiscence, 55, 918, 1471
remue-méninges, 1311, 1672
rendement, 1315
    coûts/efficacité, 1666
    scolaire, 1045
renfermerie, 1912
renforcement(s), 1304, 1305, 1315
    apprentissage et __, 1595
    différentiel, 96
    négatif, 87, 630, 1305
    partiel, 1611*t*
    positif(s), 87, 96, 1305, 1313, 1690
        thérapie psychoéducative et __, 1351
    psychophysiologie et __, 1561, 1564
    psychothérapie et __, 1265
répétitions de mots, 48
réponse
    d'évitement, 1304*f*, 1305, 1565-1566
    physiologique liée au stress influençant une affection médicale, 471
    prévention de __, 1319, 1320
    sexuelle, **583-585**
        chez l'homme et la femme, 584*f*
        phases de la __, 583*t*
représentation du corps, 531*t*
reproductibilité, 1616
reproduction de l'association, 1625
réseau(x)
    communautaire, 1882
    de soutien, 1640-1641, 1735
        social, 393
    naturel, 1882
    social(aux), **1738-1741**, 1755, 1870
résistances, 1262, 1281, 1350
résolution, 585
    de conflits, 992
    du(de) problème(s), 95, 279, 496, 631, 869-870
        famille et __, 1685, 1736
        lobe frontal et __, 1543

    techniques de __, 1354-1355
    thérapie cognitive et __, 1328, 1330
    thérapie comportementale et __, 1311-1312
résonance magnétique, 334, 453, 459, 1587*f*
    imagerie par __, *voir* IRM
    nucléaire fonctionnelle, 1556
respect, 1652
    de la personne, 1659
    de la vie, 1656
respiration(s), 1387-1388, 1399, 1401
responsabilisation, 678
responsabilité
    civile, 963
    criminelle, **940-941**
    déontologique, 933-934
    légale, 452, **932-934**
    pénale, 1943
ressources communautaires, 1868
restless legs syndrome, 552
restriction des affects, 387*t*
restructuration cognitive, 1319
résultats, 1668, 1675
    scolaires, 1045
retard(s)
    d'organisation du raisonnement, 1061
    de croissance, 1013
    développemental, 431
    du langage, 997, 1052
    mental, 62, **74-98**, 434, 563, *771-772*, 1059
    voir aussi déficience intellectuelle
        antipsychotiques et __, 1166
        classification du __, 77*t*
        critères diagnostiques du __, 76*t*
        encoprésie et __, 1033
        évaluation médicale du __, 79*t*
        facteurs étiologiques du __, 78*t*
        paraphilies et __, 628
        prévalence du __, 77*t*
        repères développementaux en fonction de la sévérité du __, 82*t*
        responsabilité criminelle et __, 940
        rythmies nocturnes et __, 571
        trouble de l'acquisition de la coordination et __, 1034
        trouble du langage et __, 1053*t*, 1057

psychomoteur, 1005*t*
staturo-pondéral, 558
retour
au travail, 1726-1727, 1886-1887
sur soi, 1389
retrait, 261-262, 1106
autistique, 265
émotionnel, 47
positif, 1869
social, 265-266, 384
thérapeutique, 1739
retraite, 1705
rétrécissement du «champ» de la pensée, 299
rétroaction, 1313, 1367, 1368*t*
voir aussi feed-back
biologique, 498, 552
voir aussi biofeedback
rétroflexion, 1390
rétrognathie, 559
rétrovirus, 253
Rett, syndrome de, 774, 1004-1005, 1005*t*
rêve(s), 387*t*, 549, 567, 569
d'effroi, 389
interprétation des __, 1262
revenu minimum d'insertion (RMI), 1934-1935
reviviscence(s), 383, 1088
épisodes de __, 387*t*
syndrome de __, 193
révolution industrielle, 1684
revues de littérature, 1629-1630
rhabdomyolyse, 202
rigidité, 124, 1177
cognitive, 1547
risque(s), 953
évaluation du __, 1800
facteurs de __, 992, **1620-1627**
relatif, 1812
spécificité du __, 1488
suicidaire, 51, 841-846, 1787
évaluation du __, 1114-1115, 1789
hypocondrie et __, 903
trouble bipolaire II et __, 290
trouble(s) dépressif(s) et __, 293, 300, 307, 315, 321
troubles de l'humeur et __, 290, 293, 300, 307, 315, 321
rituels, 47, 364, 1079, 1097
obsessionnels, 64*t*
thérapeutiques, 1750

rivalité, 777
RMI (revenu minimum d'insertion), 1934-1935
RMO, *voir* références médicales opposables
Rolando, scissure centrale de, 1502
rôle(s)
au sein de la famille, 1686
de malade, 486, 487, 509*t*, 1350
diffusion des __, 1603, 1607
du malade, 29
du médecin, 29
identité de __, 642*t*
jeu de __, 1313, 1351
renversement des __, 1011
sexuels, 638, 1688
sociaux, 1635
rolfing (intégration structurale), 1388
rubéole, 78*t*, 79*t*
rumination, 778
suicidaire, 841
rupture(s), 402, 1074
relationnelles, 1011
rythme(s)
circadien(s), 547
troubles du __, 561
troubles du sommeil liés au __, 551
de la pensée, 51
nycthéméral, 758
veille-sommeil, 107*t*, 547, 562
irrégularité du __, 566-567
rythmies nocturnes, **571-572**

S

sadisme, 767
sexuel, **624-626**, 625*t*
SADS (Schedule for Affective Disorders and Schizophrenia), 304
saisons, **1608-1610**
salade de mots, 47, 264-265
salicylates, 882*t*
salpingite, 608
sanction(s), 933, 971
sans-abri, 1867
santé, 1635
mentale, 1718
chômage et __, 1720-1721
des autochtones, 1764-1765
des immigrants, 1750-1753

des réfugiés, 1750-1753
qualité des soins en __, 1667, 1674-1675
travail et __, 1718
politique de __, 1865
publique, 967, 1919-1920
réforme de la __, 1920-1921
satiété, 96-97, 1561
satisfaction, 1603
des patients, 1672
sauvegarde de justice, **963-964**
scatologie téléphonique, 627
scepticisme scientifique, 1430
Schedule for Affective Disorders and Schizophrenia (SADS), 304
schéma(s)
cognitifs, 300, 1329*f*, 1331-1332
corporel, 1544
de sécurité, 383
schèmes cognitifs, 1598
schizomanie(s), 212, 686
schizophasie, 48, 1554
schizophrène(s), 421, 628, 1533, 1583
voir aussi schizophrénie(s)
schizophrénie(s), 214, 227*f*, **242-283**, 289, *738-740*, 899, 1540
voir aussi schizophrène(s)
à début tardif, 899, 900
acides aminés excitateurs et __, 1528
acides aminés inhibiteurs et __, 1529
antidépresseurs et __, 1193
antipsychotiques et __, 1166, 1169
attention et __, 1556
autisme et __, 996, 1000
benzodiazépines et __, 1145
bouffées délirantes aiguës et __, 688, 689
catatonique, 266-267
causalité sociale et __, 1638
chez l'enfant et l'adolescent, **1106-1109**
chez les personnes âgées, 901
comorbidité et __, 1813, 1816*t*, 1818, 1819, 1820
critères diagnostiques de la __, 260*t*-261*t*
déficience intellectuelle et __, 90
déficit de l'attention/hyperactivité et __, 1023*t*
delirium et __, 108

dépersonnalisation et __, 424*t*
désorganisée, 266, 1107
diagnostic différentiel de la __, 267-269
différences sexuelles et __, 1706-1707
dopamine et __, 254, 1519
ECT et __, 1229
électrophysiologie cérébrale et __, 1559
épidémiologie de la __, 246-247
étiologie bio-psycho-sociale de la __, 247-259
évolution de la __, 281-283, 282*t*, 283*t*
examen mental et __, 47, 51
famille et __, 256, 1689
génétique et __, 1488, 1489, 1493, 1496, 1497
hébéphrénique, 266
histamine et __, 1526
hypnose et __, 1411, 1417
imagerie cérébrale et __, 1584, 1585, 1589*t*
indifférenciée, 267
latente, 666
lithium et __, 1210
lobe frontal et __, 1541
maladie psychiatrique chronique et __, 1863, 1864, 1867, 1868
mémoire et __, 58
modèle vulnérabilité-stress de la __, **247-259**
neuroanatomie et __, 1512
neurobiologie et __, 1531, 1532, 1534
neuroleptiques et __, 1249
névrose hystérique et __, 699-700
noradrénaline et __, 1521
paranoïde, 184, 237*t*, 266, 1787
 psychose hallucinatoire chronique et __, 691
 trouble délirant et __, 236, 239
pronostic de la __, 268, 281-283
pseudo-névrotique, 700, *742*
psychiatrie transculturelle et __, 1749
psychophysiologie et __, 1564
psychose toxique et __, 1105
résiduelle, 267
sérotonine et __, 255, 1524
simple, 267, 666

suicide et __, 1114, 1776, 1777-1778, 1786, 1790*t*
Suisse et __, 1945, 1946, 1947
thérapie cognitive et __, 1335
thérapie psychoéducative et __, 277, 1348, 1349, 1354, 1356, 1357
thérapie systémique et __, 1375, 1376
tics et __, 1028
traitement bio-psycho-social de la __, 269-281, 281*t*
trouble délirant et __, 232*t*
trouble dépressif post-psychotique de la __, 297
trouble envahissant du développement non spécifié et __, 1006*t*
trouble explosif intermittent et __, 431
trouble obsessionnel-compulsif et __, 369-370
troubles bipolaires et __, 312
troubles cognitifs et __, 126
troubles de l'alimentation et __, 530
troubles de l'identité sexuelle et __, 642*t*
troubles psychotiques aigus et transitoires et __, 219, 221
violence et __, 1797, 1799, 1803, 1804
vulnérabilité neuropsychologique et __, 248-256, 248*f*
SCID (Structured Clinical Interview for DSM-IV), 304, 1814
sciences
 cognitives, 985
 humaines, **1634-1645**
 sociales, 985-986, **1634-1645**
scintigraphie, 1576-1579, 1580
scissures, 1502-1503
sclérose
 en plaques, 126, 136, 141, 459-460, *720*, **885-886**
  changement de personnalité et __, 454, 460
  cyclothymie et __, 314
  démence due à la maladie du VIH et __, 1835
  dépression et __, 1111
  névrose hystérique et __, 699
  suicide et __, 1779
  symptômes anxieux et __, 882*t*
  tics et __, 1027
  trouble bipolaire et __, 1113

  trouble catatonique et __, 453
  trouble de conversion et __, 494
  trouble de l'érection chez l'homme et __, 598
  trouble de l'orgasme chez la femme et __, 599
  trouble dépressif et __, 880*t*
 latérale amyotrophique, 122, 459
 tubéreuse de Bourneville, 78*t*
scotomes, 697
second(s) messager(s), 1513, 1517, 1585
secret(s), 1073
 professionnel, **933-934**, **967-969**, 1654
secteur, 1125, 1452, 1899-1900
 extrahospitalier, 1927-1928
 privé, 1134
sectorisation, 15, 1125, 1895, 1916, **1926-1930**
sécurité, 848, 849, 1596
 d'autrui, 953
 de base, 46
 de l'attachement, 992
 sociale, 1721
sédatifs, 559, 599, *729-730*, 1175*t*
 abus de __, 1146, 1706
séduction, 670, 1295, 1605, 1709
ségrégation, 84, 1489, 1490
sélection
 biais de __, 1623, 1628, 1813
 déductive, 1476
 naturelle, 1643
 neuronale, 1479
sélectionnisme, 1482
sélénium, 115
Self, 1754
self-soothing (auto-apaisement), 1012
self-system, 1595
sénescence, *718*
sensation(s)
 corporelles, 1403
 de boule dans la gorge, 55
 de chaleur, 310
sensibilisation, 215, 381
 comportementale, 294, 1565
sensibilité, 1617
 au rejet, 315-316
 troubles de la __, 697
sensorium, 56-57

sentiment
    d'étrangeté, 263, 423
    d'impuissance, 300, 402
    de compétence, 1866
    de vide, 298, 384
séparation, 440, 1089, 1129, 1288, 1687, 1703
    angoisse de __, 1110, 1782
    anxiété de __, *voir* anxiété(s) (de séparation)
    carence relationnelle et __, 1078
    dépression et __, 1109
    familiale, 1752
    maladie incurable et __, 1850
    psychiatrie légale et __, 934
    troubles précoces de l'enfance et __, 1008, 1012
séparation-individuation, 215, 525, 619, 640, 1283, 1419, 1693
    anxiété et __, 1093
    développement psychosexuel et __, 1703
    suicide et __, 1781
septum, 253, 1509, 1546, 1562
séquence
    manuelle de Luria, 1543
    pathologique, 1870-1871
séries
    conceptuelles, 60
    de cas, 1625
sérotonine, 335, 548, 584, 1508, 1513, 1514*f*, **1523-1525**
    antidépresseurs et __, 1184, 1188, 1190
    azaspirodécanediones et __, 1150
    électroconvulsivothérapie et __, 1228
    inhibiteur(s) sélectif(s) du recaptage de la __, *voir* ISRS
    jeu pathologique et __, 437
    kleptomanie et __, 432
    latéralisation et __, 1551
    métabolisme de la __, 1524, 1525*f*
    neurotransmission et __, 1515
    paraphilies et __, 617-618
    psychophysiologie et __, 1562
    pyromanie et __, 435
    schizophrénie et __, 255
    suicide et __, 1777, 1780
    syndrome de Gilles de la Tourette et __, 1026
    troubles de l'adaptation et __, 403

troubles de l'alimentation et __, 525
troubles de l'humeur et __, 292-293
violence et __, 1803
service(s)
    d'inspection professionnelle, 1670-1671
    de psychiatrie, 1929
    de santé, 4
    éducatifs, 1080
    en gérontopsychiatrie, 918-919
    familial thérapeutique, 1128, 1900
    médicaux généraux, 1124
    psychiatriques, 1720
        au Québec, **1910-1922**
        en France, **1926-1938**
        en Suisse, **1942-1949**
    réorganisation des __, 1921
    spécialisés, 1130
seuil
    de signification, 1622
    de suffocation, 335
sévices, 382*t*, 780, 968
    physiques, 1114, **1709-1710**
    sexuels, 641, 1088, 1114, **1709-1710**
sevrage(s), 47, 56, 437, 721, 860*t*
    à l'amphétamine, 185*t*
    à la cocaïne, 185*t*, 199, 730
    à une substance, 182*t*, 725-737
    alcoolique, 158*t*, 162-163, 726, 1145
    anxiété et __, 852
    aux anxiolytiques, 190*t*, 201
    aux hypnotiques, 190*t*, 201
    aux opiacés, 188*t*, 200, 727
    d'alcool et de benzodiazépines, 108
    d'antidépresseurs, 571
    de(s) benzodiazépines, 1149-1150, 1244, 1321
    de l'héroïne, 1145
    dépersonnalisation et __, 424
    réactions de __, 431
    symptômes de __, 1868
    syndrome de __, *voir* syndrome(s) (de sevrage)
    thérapie comportementale et __, 1321
    troubles anxieux et __, 353
sexe(s), 638, 1605
    différences liées au __, 1639
    voir aussi différences sexuelles
    inégalité des __, 1688

sexoses, *voir* dysfonctionnement(s) sexuel(s)
sexualisation, 630
sexualité, 309, *764-768*, 1280, 1704
    féminine, 1282-1283
    humaine, **580-585**
    troubles de la __, *voir* trouble(s) (de la sexualité)
shenjing shuairuo, 298
sida, 228, 454, 460, 688, *720*, **1830-1839**
voir aussi infection par le VIH
    comorbidité et __, 1813, 1817
    dépression et __, 1111
    réhabilitation psychosociale en France et __, 1896-1897, 1904
    suicide et __, 1779
    urgences psychiatriques et __, 839
siestes, 554, 556, 563
signalement, 957
signe(s), 45
    neurologiques, 48
    pathognomoniques, 45
silent assumptions, 322
simulation, 393, 484*t*, 768, 769, 781, 1417
    névrose hystérique et __, 699
    schizophrénie et __, 268
    trouble explosif intermittent et __, 431
    trouble post-commotionnel et __, 456
    troubles amnésiques et __, 139
    troubles dissociatifs typiques et __, 421
    troubles factices et __, 509, 512, 514
    troubles psychotiques aigus et transitoires et __, 219
    troubles reliés au stress intense et __, 388
site de recapture, 1525, 1532
situation(s)
    d'urgence, 927
    de crise, 1739, 1741
    projectives, 979
    socioéconomique, 1753
sixième sens, 1750
social drifting (dérive sociale) 1638, 1920
socialisation, 1065, 1739
    problèmes de __, 992, 1021
    travail et __, 1719, 1727

troubles de l'adaptation sociale et __, 1070
troubles de la __, 1003
société, 6, 1634, 1686, 1900
d'accueil, 1752-1753
Société médicale Balint, 32
sociobiologie, **1642-1644**
sociogenèse, 1644
sociologie, **1634-1645**, 1738
sociopathie, 295, 668, *769*
voir aussi personnalité(s) (antisociale)
SOGS (South Oaks Gambling Screen), 438, 443-447
Soi, 1285
soignants, 1854
voir aussi intervenant(s)
soin(s), 28, 926, 1894
accessibilité aux __, 1675-1676
ambulatoires, 1125
consentement aux __, 22, 929, 930
coordonnés, 1674
institutionnel, 1452
mentaux, 1915-1916
obligation de __, **953-959**
organisation des __, 1676
palliatifs, 1789, 1850
qualité des __, *voir* qualité (des soins)
solidarité, 1743, 1753
soliloque, 47
solvants, 126, 136
inhalation de __, 1706, 1763
volatils, *734*
intoxication aux __, 196*t*, 202
troubles liés aux __, 193-195
somatisation(s), **484-485**, *753*, 880, 904
critères diagnostiques de la __, 491*t*
diagnostic différentiel des __, 487*t*
hypocondrie et __, 499
spectre des __, 484*t*
somatognosie, 1544
sommeil, 107*t*, 456, **538-578**, *756-758*, 1012
activités mentales en __, 549
agité, 540, 547
apnée(s) du __, *voir* apnée(s) (du sommeil)
architecture du __, 293, 300, 1155, 1156
avec mouvements oculaires rapides, 1156
calme, 540, 547

fuseau(x) du __, 542*f*, 547
hallucinations reliées au __, 570-571
hygiène du __, 551
hypnogrammes et __, 546*f*
ivresse du __, 556, 565
lent, 540, 542, 548-549
neurophysiologie des états de veille et de __, 548-549
ontogénie des états de veille et de __, 545-548
organisation du __, 545, 547-548
paradoxal (SP), 540, 542-545, 549, *758*, 914
trouble du comportement lié au __, 568, 569-570
paralysie(s) du __, 570-571, *758*
privation de __, 313, 551, 555, 566, 571
profond, 914
relaxation et __, 1401
syndrome de retard de la phase de __, 561-562
syndrome des mouvements périodiques des jambes au cours du __, 552-554
thérapie de restriction de __, 551-552
transitionnel, 546-547
trouble du comportement de __, 1012-1013
trouble(s) du __, *voir* trouble(s) du sommeil
somnambulisme, 56, 542, 565, **567-568**, *758*
névrose hystérique et __, 698
terreurs nocturnes et __, 567
trouble du comportement lié au sommeil paradoxal et __, 569
somnolence, 56, 554, 1147, 1152, 1153
sondes à ADN, 124
sorcellerie, 1750
sorcier, 1910
sorties à l'essai, 956
souffrance, 1390, 1444, 1854
sourires bizarres, 47
sous-thalamus, 1503
South Oaks Gambling Screen, 438
voir aussi SOGS
soutien, 140
cauchemars et __, 569
démence et __, 133
émotionnel, 1264, 1350, 1360
groupes de __, 204, 205, 1786

neurobiologique des traits de caractère, 1611*t*
réseau(x) de __, 393, 1640-1641, 1735
social, 322, 382*t*, 1357
maladie psychiatrique chronique et __, 1865
maladies cardiovasculaires et __, 472
maladies de la peau et __, 476
santé mentale et __, 1739
schizophrénie et __, 258
suicide et __, 1784
troubles de l'humeur et __, 296
troubles précoces de l'enfance et __, 994
troubles psychotiques aigus et transitoires et __, 221
troubles reliés au stress intense et __, 391
souvenir amélioré, 59
souvenir-écran, 59
spanioménorrhée, 697
spécialisation hémisphérique, 1550-1551
spécialistes
en orthophonie, 1733
en psychomotricité, 1733
spécificité, 1617
du risque, 1488
SPECT, *voir* TEPU (tomographie par émission de photon unique)
spectre
dépressif, 150, 295
des somatisations, 484*t*
impulsif, 1560
obsessionnel-compulsif, 370, 371*f*
paranoïde, 227*f*, 237*t*
speed, *voir* amphétamine(s)
spiritualité, 1599
voir aussi problème(s) (spirituel)
spleen, 49-50
squeeze technique, 605
stabilisateur(s) de l'humeur, 323, **1208-1223**
déficience intellectuelle et __, 92-93
effets secondaires des __, 1213-1216, 1218, 1220
indications des __, 1209-1210
interactions médicamenteuses reliées aux __, 1216-1217, 1216*t*, 1218, 1219*t*, 1221, 1221*t*
maladies démyélinisantes et __, 460
trouble bipolaire et __, 1113

stabilité, 1178, 1619, 1635
stade(s)
 anal, 363, 1280, 1602, 1604-1605
 génital, 1280, 1602, 1606-1607
 œdipien, 1602, 1605
 opératoire, 1597-1598
 oral, 149, 1280, 1602, 1603-1604
 phallique, 1280, 1285, 1602, 1605
 psychosexuels, 1280, 1285, 1602-1603
 psychosociaux, 1603
 sensorimoteur, 1597
stagnation, 1607
standards, 1668
Stanford-Binet, 80, 80*t*
state marker, 292
statistique, 1622
status cataleptipus, 555
statut de malade, 1725
stéréotypie(s), 47, 83*t*, 89, 776, 997, 1004
 verbales, 48, 1543
stérilisation, 1946
stéroïdes, 228, 353, 461, *761*, 882*t*
stigmatisation, 972, 1720, 1736, 1838, 1847
stimulants, 568
voir aussi traitement(s) (stimulants)
 comorbidité et __, 1813
 démence due à la maladie du VIH et __, 1835
 du facteur de croissance neuronale, 133
 du système nerveux central (SNC), 180
 tics et __, 1030
 troubles de l'humeur et __, 1838
stimulation(s), 1000, 1065, 1595
 cognitive, 134
 sensorielle, 110
 transcutanée, 498
stimulus(i)
 conditionné, 1566
 conditionnel, 337, 1304
 désagréables, 1590
 inconditionnel, 337, 1304
 neutre, 1304
 phobogène, 344
stratégie(s)
 d'adaptation, 66*t*, 297, 391, 1865
 de *coping*, 1878

stress, 381, 468, 470*t*, 471, 475, 478*t*, 1330, 1640
 affections gastro-intestinales et __, 474
 aigu, *voir* état(s) (de stress aigu)
 au travail, 1719
 diabète et __, 475
 électrophysiologie cérébrale et __, 1559
 facteur de __, *voir* facteur(s) (de stress)
 facteurs biologiques et __, 381
 gestion du __, 163, 221, 476, 631, 1099, 1839
 influençant une affection médicale, 468, 470*t*, 471, 478*t*
 intense, *voir* troubles reliés au stress intense
 maladie psychiatrique chronique et __, 1865
 maladies cardiovasculaires et __, 472
 maladies de la peau et __, 476
 post-traumatique, *voir* état(s) (de stress post-traumatique)
  syndrome de __, 25
 soutien social et __, 1739
 traumatique, *voir* état(s) (de stress traumatique)
 trouble de l'érection chez l'homme et __, 597
 troubles anxieux et __, 1088
 troubles de l'humeur et __, 296
 troubles du sommeil et __, 554, 567
stresseur(s), 383-384
 psychosociaux, 431
striatum, 253, 1547, 1549*f*
 dorsal, 1564
 neuroanatomie et __, 1503, 1504, 1505, 1507*f*, 1508
 psychophysiologie et __, 1562
 ventral, 1564, 1565
structuralisme, 1328
structure(s), 1668
 cognitive de peur, 383, 390
 de la personnalité, 39
 du sommeil, 914
 familiale, 1692
 limbique(s), 381, 1803
 voir aussi système(s) (limbique)
 ouvertes, 1930
Structured Clinical Interview for DSM-III-R, 1814

Structured Clinical Interview for DSM-IV (SCID), 304, 1814
 Dissociative Disorders, 420
structuro-fonctionnalisme, **1634-1636**
Student, test de, 1622
stupeur, 56
 catatonique, 57, 265
 dépressive, 57
 dissociative, 418, 418*t*
 psychogène, 57
style(s)
 cognitif d'évaluation, 1865
 d'adaptation influençant une affection médicale, 470
 de fonctionnement familial(aux), 1370-1371, 1371*t*
 de jeu, 1783
 de vie, 1609
subiculum, 1508
subjectivité, 1869-1870
sublimation, 23, 1602
substance(s)
 abus d'une(de) __, *voir* abus (d'une(de) substance(s))
 aphrodisiaques, 593
 blanche, 125, 1502
 démence persistante due à l'utilisation de __, 126
 dépendance à une(aux) __, *voir* dépendance (à une(aux) substance(s))
 dysfonction sexuelle induite par une __, 588, 590*t*
 hallucinogène, 352*t*
 hypnotiques de type barbiturique, 186
 innominée, 1504, 1547
 intoxication à une __, 181*t*, 434*t*, 725-737
 noire, 1192, 1503, 1505, 1508, 1547*t*
  reticula, 1549*f*
 P, 1520
 sevrage à une __, 182*t*, 725-737
 susceptibles de causer des troubles psychotiques, 220*t*
 sympathomimétique, 352*t*
 toxicomanogènes, 177
 toxiques, 1105
 trouble amnésique persistant induit par une __, 136, 137*t*
 troubles de l'humeur induits par une __, 297, 308, 313

troubles induits par une __, 180
troubles liés à l'utilisation d'une(de) __, 10, 476
troubles liés à une __, *724-737*
usage de __, 1935
substitution(s), 48, 320
suffocation, 335
suggestibilité, 49, 57, 1410
suggestion, 494, 1418, 1431
    psychothérapie et __, 1264, 1445, 1446, 1447, 1457
suicidaires, 514
suicide, 262, 302*t*, 318, **841-846**, 1374, **1772-1790**
voir aussi idée(s) (suicidaire(s)), risque(s) (suicidaire) *et* suicidés
    altruiste, 1782
    approches thérapeutiques du __, 1785-1787
    aspects biologiques du __, 1780-1781
    aspects démographiques du __, 1772-1774
    aspects psychologiques du __, 1781-1782
    aspects socioéconomiques du __, 1782
    assisté, 1658-1659, 1772, 1789, 1855-1856
    cas particuliers de __, 1787-1789
    chez l'(les) adolescent(s), **1113-1116**, 1704, 1783-1784
    chez l'(les) enfant(s), **1113-1116**, 1782-1783
    chez la(les) personne(s) âgée(s), 895, 1784
    chez les autochtones, 1762, 1763, 1782, 1788, 1790*t*
    collectif, 1787-1788
    comorbidité et __, 1821
    d'un patient, 932, 933
    décès par __, 1773*f*
    effet d'un __, 1784-1785
    en milieu hospitalier, 1787
    épidémiologie du __, 1113-1114
    fataliste, 1782
    jeu pathologique et __, 438, 439
    maladie chronique et __, 1849
    maladie de Huntington et __, 124
    maladies associées au __, 1774-1780
    mortalité par __, 1775*f*, 1776*f*, 1777*f*
    moyens servant au __, 1772
    par imitation, 1787-1788
    paraphilies et __, 618
    patient psychotique et __, 857
    psychodynamique du __, 1114
    taux de __, 1773*t*, 1774*f*, 1775*f*, 1783, 1784*t*
    tentative(s) de __, *voir* tentative(s)
    trouble bipolaire II et __, 313
    trouble délirant et __, 233
    trouble panique et __, 350
    trouble : peur d'une dysmorphie corporelle et __, 502
    troubles de l'identité sexuelle et __, 648
    troubles de la personnalité et __, 662
    troubles psychotiques et __, 900
    types de __, 1772
suicidés, 1531
voir aussi suicide
Suisse
    clinique du Burghölzli en __, 1943-1944
    évolution des services psychiatriques en __, **1942-1949**
    particularités politiques et culturelles de la __, 1942
    psychiatrie en __
        évolution de la __, 1944-1948
        origines de la __, 1942-1943
    tendances actuelles en __, 1948-1949
suivi
    communautaire intensif, 1915
    intensif dans la communauté, 1867
    intensif dans le milieu, 919, 1732, 1871
sundowning, 120
super-mâles, 617
superstitions, 436-437
surdité, 228, 772, 1545
surinfection bronchique, 108
Surmoi, 1279, 1283, 1285, 1601
    développement psychosexuel et __, 1605, 1702
survivant, 391
sweat lodge («tente à suerie»), 1765
Sylvius
    aqueduc de __, 1512
    scissure latérale de __, 1502
symbolisation, 52, 338
symptôme(s), 45, 1303, 1691, 1943
    anxieux, 882*t*
    de sevrage, 1868
    dépressifs, 1784
    dissociatifs, 385*t*, 393, 1088
    extrapyramidaux, 120, 121, 122, 123, 1175*t*
    fonction du __, 1693
    négatifs
        de schizophrénie, 262, 265-266
        des troubles psychotiques, 901
    parkinsoniens, 1519
    positifs
        de schizophrénie, 262-265
        des troubles psychotiques, 901
    psychologiques influençant une affection médicale, 469-470
    psychotiques, 856, 1527
        associés à l'épilepsie, 458-459
        associés à la sclérose en plaques, 460
        démence due à la maladie du VIH et __, 1833
        suicide et __, 1777
        syndrome de Gilles de la Tourette et __, 1026
        violence et __, 1799, 1803
    somatiques, 1110, 1601-1602
    végétatifs inversés, 300
synapse, 1512
syncinésies, 1034
syncope(s), 124, 344
syndrome(s)
    affectif organique, 1167*t*
    alcoolique fœtal, 1046
    amotivationnel, 191, 1105
    anticholinergique, 865, 868*t*
    carcinoïde, 882*t*
    cérébral(aux) organique(s), 55, **104-141**, 158, *718*, 722, 1027, 1804, 1864
    cognitivomoteur associé au VIH, 1832
    confusionnel, 1235
    culturels, **1748-1756**
    d'abandon-démission, 466
    d'alternance veille-sommeil, 562-564
    d'Arnold-Chiari, 559
    d'Asperger, *773*, 996, **1001-1004**, 1061
        autisme et __, 999
        critères diagnostiques du __, 1001*t*-1002*t*
        schizophrénie et __, 1107

d'éosinophilie-myalgie, 1222
d'immunodéficience acquise, 460
voir aussi sida
d'Othello, 234-235
de Briquet, 698-699
de Capgras, 120, 234, 1545, 1546
de Charles Bonnet, 902-903
de Cornelia de Lange, 83*t*
de Cotard, 235, 904, 1546
de Cushing, 591
de Da Costa, 332
de déchéance sociale, 272
de Down, 78*t*, 115, 1034
de fatigue chronique, 493, 1723
de Ganser, 422, 514-515, 700, *753*
de Gélineau, *voir* narcolepsie
de Gerstmann, 1555
de Gilles de la Tourette, *776*, **1026-1030**
   voir aussi maladie(s) (de Gilles de la Tourette)
   antipsychotiques et __, 1167, 1167*t*
   autisme et __, 999
   critères diagnostiques du __, 1027*t*
   déficit de l'attention/hyperactivité et __, 1021
   langage et __, 1555
   thérapie psychoéducative et __, 1349
   trouble obsessionnel-compulsif et __, 1097
de glissement, 904
de Heller, *774*
de Kanner, *773*
de Kleine-Levin, 557
de Klinefelter, 617, 1779
de Klüver-Bucy, 617, 1546
de Korsakoff, 134, 136-138, 421, 898
de l'œsophage «casse-noisettes», 474
de Landau-Kleffner, *772*, 1052
de Lesch-Nyhan, 83*t*
de Münchhausen, 509-510, 516, 700, *768*, 994
   voir aussi trouble(s) factice(s)
   par procuration, 511
de Pierre Robin, 559
de Prader-Willi, 83*t*
de retard de la phase de sommeil, 561-562
de retrait des neuroleptiques, 92
de Rett, *774*, 1004-1005, 1005*t*
de reviviscence, 193
de sevrage, 158, 162-163, 177, *721*, 1149-1150
   alcoolique, 858, 898
de stress post-traumatique, 25
voir aussi état(s) (de stress post-traumatique)
de Wernicke-Korsakoff, 135, 159, 859
délirant organique, 1167*t*
démentiel de la dépression, 126, 908
dépressif, 457
voir aussi dépression(s)
des apnées du sommeil, 914
des impatiences musculaires de l'éveil, 551-554
des jambes sans repos, 552, 554
douloureux, 496
du (chromosome) X fragile, 78*t*, 83*t*, 1034, 1046
du déficit attentionnel/hyperactivité, *voir* déficit(s) (de l'attention/hyperactivité)
du XXY, 617
dysphasiques, 1051-1052
extrapyramidal, 453, *763*
frontal, *723*
génétiques, 83
hypernycthéméral, 563
immunodéficitaire acquis, *voir* sida
neuroleptique malin, 325, 453, 454, *763*, 1172-1173, 1175*t*
   ECT et __, 1229
   effets secondaires des médicaments et pathologies iatrogènes et __, 867*t*
   infection par le VIH et __, 1832
   neuroanatomie et __, 1506
organiques, 1229
   cérébraux post-ECT, 1233
para-infectieux, 1831
paranéoplasiques, 1831
parkinsonien, 570, 1229
voir aussi parkinsonisme
post-commotionnel, 389
post-viral, 1817
prémenstruel, 307
voir aussi trouble(s) (dysphorique prémenstruel)
sérotoninergique, 320, 321, 865, 868*t*, 1202, 1222
synesthésie, 55
syntaxe, 1048

synthèse
   éléments constitutifs d'une __, 62*t*
   formulation d'une __, 61-62
syphilis, 267, 453*t*
   tertiaire, 880*t*
système(s), 1366, 1367
   cholinergique, 1553
   d'évaluation par les pairs, 1667
   de qualité, 1669
   de recapture des neurotransmetteurs, 1585
   endocrinien, 1506
   extrapyramidal, 1503
   familial, 1737*f*
   famille en tant que __, 1692
   gabaergique, 1242
   HEDIS, 1674-1675
   limbique, 176, 340, 431, 583, 617, 1505, 1506, **1508-1510**, 1545, 1546
   voir aussi structure(s) (limbiques)
      acide valproïque et __, 1218
      neurotransmission et __, 1531
      phylogenèse et __, 1541
      psychophysiologie et __, 1562, 1564
   multiaxial, 9
   nerveux autonome, 1506, 1596
   nerveux central, **1541-1551**
   nerveux sympathique, 381
   noradrénergique, 403
   réticulaire activateur ascendant, 548
   théorie des __, 1366-1367, 1689

T

T_3 (triiodothyronine), 320, 325, 531*t*
tabac, 551, *733*
tabagisme, 121, 256, 1417
tableau pseudo-bulbaire, 122
tachycardie, 272
tachypsychie, 47, 51, 309
tact, 61
Tænia solium, 1831*t*
talking circles («cercles de partage»), 1765
tangentialité, *voir* pensée(s) (tangentielle)
taux
   d'abandon, 1628
   d'accord, 1616

878 Index des sujets

d'incidence, 1619
de prévalence, 1620
de suicide, 1773t, 1774f, 1775f, 1783, 1784t
Tay-Sachs, maladie de, 78t
taylorisme, 1666
TD, *voir* delirium (tremens)
technique(s)
  à trois et cinq colonnes, 1337t
  arrêt-départ, 605
  behavioristes, 133
  bioénergétiques, 1387, 1388
  voir aussi bioénergie
  d'affirmation de soi, 435
  d'autocontrôle, 1099
  d'exposition, 1305-1306
  de compression du pénis, 605
  de confrontation, 205
  de connexion, 601
  de gestion du stress, 1839
  de prévention de la rechute, 631
  de relaxation, 607
  de résolution de problèmes, 631, 1354-1355
  voir aussi résolution (de problèmes)
  du *flash*, 32
  néoreichienne, 1388
Tel-jeu, 442
télémédecine, 1675
télencéphale, **1502-1504**, 1540, 1541
téléologie, 1472
tempérament, 295, 305, 313, 654, 1610
  dépressif, 307
tension(s), 1398, 1600
  musculaire, 1400
  prémenstruelle, 1210
  sexuelle, 585
tentative(s)
  de suicide, 64t, 841-842, 1090, 1127, 1374-1375, 1772
  suicidaire, 302t
« tente à suerie », 1765
tenue vestimentaire, 45-46
TEP, *voir aussi* tomographie (par émission de positrons), 1556, 1574, 1578
TEPU (tomographie par émission de photon unique), 1574, 1576, 1577-1578
terreur(s) nocturne(s), 542, **565-567**, 758, 1012
  apnées du sommeil et __, 558
  cauchemars et __, 569

hallucinations et __, 571
somnambulisme et __, 568
test(s)
  cognitifs, 1588
  de calcul, 57
  de dépistage du jeu pathologique de South Oaks (SOGS), 443-447
  de différence et de similitude, 60
  de Fisher, 1622
  de Folstein, 58, 108
  voir aussi Mini-Mental State Examination
  de freinage à la dexaméthasone
  voir dexamethasone suppression test
  de laboratoire, 452, 453t
  de quotient intellectuel (Q.I.), 80t, 81t
  de répétition de chiffres, 58
  de reproduction de figures, 58
  de stimulation à la TRH, 304
  de stimulation de la TSH, 292, 293
  de Student, 1622
  de tri, 1542
  du khi carré, 1622
  du maintien de l'éveil, 550
  itératif d'endormissement, 550, 555
  neuropsychologiques, 1588, 1835
testament(s), 932, 1658
testicules, 639
testostérone, 558, 581, 584
  paraphilies et __, 618
  troubles de l'identité sexuelle et __, 639
tétrahydrocannabinol (THC), 191, 861t
thalamus, 135, 253, 548, 1547t, 1549f
  émotions et __, 1546
  neuroanatomie et __, 1505, 1505f, 1506, 1509
  syndrome de Gilles de la Tourette et __, 1026
THC (tétrahydrocannabinol), 191, 861t
théologie, 1658
théorie(s)
  cognitive et comportementale, 337-338
  comportementale, 1263, 1344
  cybernétique, 1693
  de l'apprentissage, 151, 1330, 1333
  social, 1345-1346
  de l'attribution, 231

de l'étiquetage, 1637
de l'objet, 1449
de la (des) communication(s), 382-383, 1369, 1431
de la psychopathologie, 1329
de la séduction, 1709
des instincts, 1279
des systèmes, 1366-1367, 1689
du chaos, 1369, 1369t
du comportement planifié, 1346
du conflit **1639-1642**
du développement psychosocial, 868
du traitement des informations, 1333
psychanalytique(s), 149, 659, 1702, 1781
psychique, 466
psychodynamique, 338
somatopsychique, 466
traditionnelles, 1756
thérapeute(s), 1713-1714
  « constructivistes », 1334
  identité professionnelle du __, 1429
  psychothérapie et __, 1263, 1264, 1265, 1266, 1268
thérapeutique(s), 1451, 1914
thérapie(s), 65t
voir aussi psychothérapie
  brève(s), *voir* intervention(s) (brèves)
  de groupe, 1675
  cognitive(s), *voir* thérapie(s) cognitive(s)
  cognitivo-comportementale(s), 534, 1267, 1345
  voir aussi psychothérapie(s) (cognitivo-comportementale(s)), thérapie(s) cognitive(s) *et* thérapie(s) comportementale(s)
  éjaculation précoce et __, 605
  maladie psychiatrique chronique et __, 1871
  phobie sociale et __, 357
  trouble panique et __, 355-356
  troubles dépressifs et __ 322
  troubles reliés au stress intense et __, 390
  vaginisme et __, 609
conjugale, 163, 166, 590
d'aversion, 203
d'exposition, 1305
d'introspection d'orientation psychodynamique, 203

d'orientation analytique, 918
de contrôle des stimuli, 551
de couple, 632
de groupe
    alcoolismes et __, 166
    facteurs psychologiques influençant une affection médicale et __, 477
    jeu pathologique et __, 439
    kleptomanie et __, 435
    toxicomanies et __, 203-204
    troubles de l'adaptation et __, 405-406
    troubles psychotiques aigus et transitoires et __, 221
    troubles reliés au stress intense et __, 391
de milieu, 272-273
de motivation, 203
de relaxation progressive, 477
de réminiscence, 918
de restriction de sommeil, 551-552
de soutien, 275, 700, 918
dialectique comportementale, 1435
éducative, 532
    voir aussi thérapie psychoéducative
émotivo-rationnelle, 1331, 1420
familiale(s), *voir* thérapie(s) familiale(s)
individuelle personnalisée, 276
institutionnelles, 167
interpersonnelle, 203, 406, 1338
par la lumière, 308, 311*t*, 317, 321
primale, 1389-1390
    voir aussi cri primal
psychodynamique, 94-95, 435, 630
rationnelle-émotive, 1331, 1420
sexologique, 590
stratégiques, 1419-1420
traditionnelles, 1755
thérapie(s) cognitive(s), 373, 918, 1270, **1328-1340**, 1420
    voir aussi psychothérapie cognitivo-comportementale
    facteurs communs et uniques et __, 1268, 1269
    facteurs psychologiques influençant une affection médicale et __, 477
    indications de la __, 1335
    insomnie et __, 552
    paraphilies et __, 631-632
    psychoses chroniques et __, 238

relaxation et __, 1401
techniques de la __, 1335-1338
théorie de la psychopathologie et __, 1329
toxicomanies et __, 203
trouble obsessionnel-compulsif et __, 373
troubles anxieux et __, 1099-1100
troubles de l'adaptation et __, 406, 1839
troubles de l'humeur et __, 1838
troubles psychotiques aigus et transitoires et __, 221
thérapie(s) comportementale(s), 373, **1302-1321**, 1420, 1436
    alcoolismes et __, 166
    anorexie mentale et __, 532
    bases théoriques de la __, 1302-1306
    contre-indications de la __, 1318-1319
    déficience intellectuelle et __, 95-97
    démence et __, 133
    dysfonctionnements sexuels et __, 590
    indications de la __, 1316-1318
    insomnie et __, 552
    jeu pathologique et __, 439
    kleptomanie et __, 433
    modalités d'application de la __, 1306-1316
    paraphilies et __, 630-631
    toxicomanies et __, 203
    trouble obsessionnel-compulsif et __, 373
    troubles anxieux et __, 1099
    validation des résultats de la __, 1319-1321
thérapie expérientielle, **1382-1393**
voir aussi psychothérapie(s) (expérientielles)
    bases théoriques de la __, 1382-1385
    classification des techniques de la __, 1386-1391, 1386*t*
    contre-indications de la __, 1385
    indications de la __, 1385
    validation des résultats de la __, 1391-1393
thérapie(s) familiale(s), 66*t*, 166, 204, 391, 1169, 1352, 1366, **1689-1696**
    comportementale(s), 1348, **1354-1356**, 1358-1359
        résultats thérapeutiques des __, 1358*t*

contre-indications de la __, 1694-1695
écoles de __, 1689-1694
en France, **1454-1455**
en psychiatrie transculturelle, 1756
indications de la __, 1694, 1695
systémiques, 1369-1373
théorie de la communication et __, 1734-1735
thérapie psychanalytique, 275, 391, **1278-1295**
voir aussi psychanalyse *et* psychothérapie(s) (psychanalytique)
    bases théoriques de la __, 1278-1286
    contre-indications de la __, 1286-1291
    hypnose et __, 1414
    indications de la __, 1286-1291
    modalités d'application de la __, 1291-1292
    validation des résultats de la __, 1292-1295
thérapie psychoéducative, 391, **1344-1360**
voir aussi psychoéducation
    bases théoriques de la __, 1344-1349
    contre-indications de la __, 1349-1350
    indications de la __, 1349
    modalités d'application de la __, 1350-1357
    validation des résultats de la __, 1357-1359
thérapie systémique, 496, **1366-1377**
    applications thérapeutiques de la __, 1374-1375
    contre-indications de la __, 1373
    cybernétique et __, 1367-1369
    entretien familial type et __, 1371-1373
    indications de la __, 1373
    styles de fonctionnement familiaux et __, 1370-1371
    théorie générale des systèmes et __, 1366-1367
    théories de la communication et __, 1369, 1734-1735
    validation de la __, 1375-1377
thiamine, 136, 139, 159, 163
    déficience en __, 135
thioxanthènes, 1165*t*
thrombocytopénie, 531*t*

thymoanaleptiques, 1241
thymorégulateurs, 133, 558, 910, 1151*t*, 1254-1256
thyroid-stimulating hormone, *voir* TSH
thyrotoxicose, 228, 466, 475-476
thyroxine (T₄), 325
tic(s), 47, 697, 776, **1026-1030**, 1028*t*, 1046, 1097
    description clinique des __, 1026-1027
    étiologie des __, 1026
    pronostic, 1030
    traitement des __, 1028-1030
    transitoire, 776, 1029*t*
timidité, 777
TOC, *voir* trouble(s) obsessionnel(s)-compulsif(s)
tolérance, 152, 177, 437
    aux benzodiazépines, 1146, 1149
tomodensitométrie, 453, 1586
tomographie
    monophotonique, 334
        par émission de photon unique, *voir* TEPU
    par émission de positrons, 334, 382, 453
    voir aussi TEP
tonus psychologique, 51
topique, 1279, 1285, 1600, 1601
totalité, 1367, 1368*t*
toxicomanes, 1799
voir aussi patient(s) (toxicomane) *et* toxicomanie(s)
    suicide chez les __, 1777
toxicomanie(s), 79*t*, **172-206**, 313, 632, 724, 727-737
voir aussi patient(s) (toxicomane) *et* toxicomanes
    benzodiazépines et __, 1146
    chez les autochtones, 1762, 1763, 1765
    comorbidité et __, 1813, 1814
    critères diagnostiques des __, 178-180
    description clinique de la __, 178-197
    épidémiologie de la __, 174-175
    étiologie des __, 175-178
    idée suicidaire et __, 843
    imagerie cérébrale et __, 1585
    jeu pathologique et __, 439

    maladie psychiatrique chronique et __, 1868, 1870
    neurobiologie et __, 1504
    obligation de soins et __, 958-959
    paraphilies et __, 618
    pronostic des __, 205
    psychophysiologie et __, 1565
    réadaptation et __, 1880
    réhabilitation psychosociale en France et __, 1896, 1904
    schizophrénie et __, 267-268
    sévices physiques et sexuels et __, 1710
    suicide et __, 1776, 1779, 1784, 1785, 1786, 1788, 1790*t*
    thérapie psychoéducative et __, 1349
    traitements de la __, 197-205
    trouble délirant et __, 236
    troubles anxieux et __, 1090
    troubles de l'adaptation sociale et __, 1072
    troubles de l'alimentation et __, 530
    troubles du contrôle des impulsions et __, 430
    troubles précoces de l'enfance et __, 994-995
    violence et __, 1803
Toxoplasma gondii, 1831*t*
toxoplasmose, 79*t*
tractotomie sous-caudée, 373
trailing, 55
training autogène, 552, 1399-1400, 1402
trait marker(s), 292, 293, 294
traitement(s), 12, 942, 953
    antidépresseur, 311*t*, 313
    antipsychotiques, 1508
    voir aussi antipsychotique(s)
    biologiques en France, *voir* France (traitements biologiques en)
    Code civil du Québec et __, 929-930
    combiné(s), 283*t*, 323
    de l'(des) information(s), 1046, 1333, 1347
    voir aussi pharmacothérapie
    droit au __, 1856
    du patient violent, 1805-1807
    intégré, 1821-1822, 1823
    interculturel(s), 1754, 1756
    mauvais __, 1131
    moral, 1444, 1445, 1879, 1911
    neuroleptique, 1358
    voir aussi neuroleptique(s)

    observance du __, 1868-1869
    ordonnance de __, 930
    refus de(du) __, 929, 1855
    somatiques, 1753
    stimulants, 555
    symboliques, 1753-1754
traits
    de caractère, 1610, 1611*t*, 1865
    de personnalité, 471, 473, 478*t*, 654, 840-841
        influençant une affection médicale, 470
    hystériques, 315
    névrotiques, 654
transduction, 1514
    du signal, 1513-1519
transe(s), 57, 698, 752, 1415, 1750, 1754
    état de __, 422
transfert(s), 26, 30, 31, 918, **1280-1281**, 1289, 1437
    en psychiatrie transculturelle, 1755
    érotomanie et __, 704
    filial, 918
    interprétation du __, 1262
    névrose de __, 1280, 1448
    parentaux, 594
    thérapie familiale et __, 1690, 1695
    trouble de l'érection chez l'homme et __, 598
    trouble de l'orgasme chez la femme et __, 599
transmission
    génétique, 1486, 1488
    liée au sexe, 1489-1490
    mendélienne, 1489
    mode de __, 1489-1490
    noradrénergique, 1532
    polygénique, 1490
    sérotoninergique, 1532
    synaptique, 1581, 1583
transplantation, 472
transsexualisme, 501, **641-643**, 646*t*, 766
transsexuel(s), 638, 643, 646*t*
transvestisme, 766, 767
trauma(s), 267
    crânien(s), 125, 451, 455-457, **884-885**, 1779
    voir aussi traumatisme(s) (crânien(s))
        changement de personnalité dû à un __, 454

épilepsie post-traumatique et __, 457
gravité du __, 456t
trouble affectif post-traumatique et __, 457
trouble catatonique et __, 453
trouble de la personnalité à la suite d'un __, 457
trouble démentiel post-traumatique et __, 457
trouble post-commotionnel et __, 456

traumatisme(s), 1007
aversion sexuelle et __, 594
cérébral, 58, 494
crânien(s), 135, 136, 140, 141, 559, *720*
  voir aussi trauma(s) crânien(s)
    symptômes anxieux et __, 882t
    tics et __, 1027
    trouble amnésique secondaire à un __, 138
    trouble bipolaire et __, 909, 1113
    trouble délirant et __, 228
    trouble dépressif et __, 880t
    trouble du langage et __, 1057
    trouble explosif intermittent et __, 431t
    troubles reliés au stress intense et __, 389
cri primal et __, 1459
déficience intellectuelle et __, 91
intra-familial, 391
naissance comme __, 1387
précoces, 619
psychique, 412
psychologique, 380, *751*, 1088
santé mentale des réfugiés et __, 1751-1752
sexuel(s), 414, 591, 607
  infantile, 412
trouble de l'érection chez l'homme et __, 598
trouble de l'orgasme chez la femme et __, 599
troubles éjaculatoires et __, 603

travail, 1705, **1718-1727**
maladie psychiatrique chronique et __, 1863
multidisciplinaire, 1734
posté, 561
réhabilitation et __, 1894

retour au __, 1726-1727, 1886-1887
stress au __, 1719
travailleur social, 1132, 1733
travesti, 642, 644
travestisme, 592, 622, 639, 644
  fétichiste, **626-627**, 626t, 646t
tremblements, 124, 1178
Treponema pallidium, 1831t
triade, 1693
  de Beck, 1333
  dépressive, 52
triage, 837
trialisme, 1479
triangulation, 1073, 1690
tribunal, 927, 1652
  administratif, 928, **943-945**
Tribunal de grande instance, 958
trichobézoard, 440
trichophagie, 440
trichotillomanie, 370, 371f, **439-441**, 440t, *762*, 1316
tricycliques, 1145
  anxiété généralisée et __, 354
  démence et __, 133
  hypnotiques et __, 1156
  kleptomanie et __, 435
  lithium et __, 1210
  psychophysiologie et __, 1563
  réactions indésirables aux __, 866t, 868t
  troubles anxieux et __, 336t
  troubles de l'humeur et __, 315, 319, 324
  troubles de la personnalité et __, 680
triiodothyronine, *voir* T$_3$
trisomie 21, 83t, 559
tristesse, 299, 879, 1110
tronc cérébral, 338-339, 1503f, **1506-1508**, 1509f, 1510
trouble(s)
  à expression instrumentale, **1040-1058**
  à expression somatique et psychomotrice, **1020-1035**
  affectif(s), *voir* trouble(s) affectif(s)
  alimentaires, 1750
    voir aussi trouble(s) de l'alimentation
  allergiques, 1290

amnésique(s), *voir* trouble(s) amnésique(s)
anorexique, 370
anxieux, *voir* trouble(s) anxieux
autistiques, 1057
bipolaire(s), *voir* trouble(s) bipolaire(s)
boulimique, 370
cardiovasculaires, 531, 1720
catatonique, **453-454**, 454t
cérébraux dégénératifs, 1852
cognitif(s), *voir* trouble(s) cognitif(s)
comportementaux, 455-461
  voir aussi trouble(s) du comportement
convulsifs, 76
cyclothymique(s), **313-314**, 1708
  voir aussi cyclothymie
de conversion, **493-496**, 695, 1416, 1708
de dépersonnalisation, 59, **423-425**, 424t
de l'acquisition de l'articulation, 772, 1052
de l'acquisition de la coordination, 773, **1034-1035**, 1035t
de l'adaptation, *voir* trouble(s) de l'adaptation
  sociale, *voir* trouble(s) de l'adaptation (sociale)
de l'affect, 1008-1011
  voir aussi trouble(s) affectif(s) *et* trouble(s) de l'humeur
de l'ajustement, 1011
  voir aussi trouble(s) de l'adaptation
de l'alimentation, *voir* trouble(s) de l'alimentation
de l'anxiété, 1008-1009
  voir aussi trouble(s) anxieux
de l'appétit, 300
de l'apprentissage, *voir* trouble(s) de l'apprentissage
de l'articulation, 1051
de l'attachement, 999
de l'attention, **1040-1045**, 1460, 1833t
de l'endormissement, 300, 1012
de l'érection, **597-599**, 597t
de l'estime de soi, 473
de l'éveil, 565
de l'excitation sexuelle, *voir* excitation sexuelle (trouble(s) de l')

de l'expression écrite, **1047-1048**, 1049*t*
de l'humeur, *voir* trouble(s) de l'humeur
de l'identité de genre, 591, 1009
de l'identité sexuelle, *voir* trouble(s) de l'identitié sexuelle
de l'impulsivité, 1167*t*
de l'intégration sensorielle, 1045
de l'orgasme, *voir* orgasme (trouble(s) de l')
de la cognition, **1040-1066**
voir aussi trouble(s) cognitif(s)
de la communication, *772*, 1288
de la concentration, 299, 558
de la conscience, 698
de la coordination motrice, 1046
de la déglutition, 558
de la lecture, *773*, **1046-1047**, 1048*t*, 1555
de la libido, 186
voir aussi dysfonctionnement(s) sexuel(s) *et* paraphilie(s)
de la mémoire, 299, 461, 558, 1148
voir aussi trouble(s) (mnésiques)
de la perception, 54-55
de la personnalité, *voir* trouble(s) de la personnalité
de la préférence sexuelle, 621*t*, *767*
de la régulation, **1011-1012**
de la sensibilité, 697
de la sexualité, 1349
voir aussi dysfonctionnement(s) sexuel(s), paraphilie(s) *et* trouble(s) de l'identité sexuelle
de la socialisation, 1003
de la transition veille-sommeil, 565
délirant(s), *voir* trouble(s) délirant(s)
démentiel post-traumatique, 457
dépressif(s), *voir* trouble(s) dépressif(s)
des acquisitions scolaires, 1045
des apprentissages (TA), *773*, **1045-1050**
voir aussi trouble(s) de l'apprentissage
déficit de l'attention/hyperactivité et __, 1021
évolution des __, 1050
syndrome de Gilles de la Tourette et __, 1026

traitement des __, 1050
trouble du langage et __, 1057
des conduites, *voir* trouble(s) des conduites
des habitudes et des impulsions, 430
désintégratif de l'enfance, *774*, 1005, 1007*t*
dissociatif(s), *voir* trouble(s) dissociatif(s)
douloureux, **496-498**, 497*t*, 914, 1708
du calcul, *773*, 1046, 1047*t*
du comportement, *voir* trouble(s) du comportement
du contrôle des impulsions, *voir* troubles du contrôle des impulsions
du désir sexuel, **590-595**, 596
du fonctionnement physiologique d'origine psychique, 466
du langage, *voir* trouble(s) du langage
du post-partum, **1712-1713**
du raisonnement, 1060-1061
du rythme circadien, 561
du sommeil, *voir* trouble(s) du sommeil
dysmorphique corporel, 235, 501-502
dysmorphophobique, 370, 501-502
dysphorique prémenstruel, 297, 306-307, *759*, 1152, 1193, **1710-1711**
dysthymique(s), **305-306**, *747*, 908, 1075, 1110, 1111
voir aussi dysthymie
éjaculatoires, **601-606**, 602*t*
envahissant(s) du développement, *voir* trouble(s) envahissant(s) du développement
État de stress aigu, 385*t*-386*t*
État de stress post-traumatique, 386*t*-388*t*
ethniques, **1748-1756**
explosif intermittent, **430-432**, 431*t*, *762*
factice(s), *voir* trouble(s) factice(s)
hyperkinétique, *775*
voir aussi déficit(s) (de l'attention/hyperactivité)
liés à l'abus de substances, 1706
liés à l'alcool, *726-727*
liés à l'utilisation d'une(de) substance(s), 10, 476
liés à la cocaïne, **180-185**

liés à la phencyclidine, **195-197**
liés à une substance, *724-737*
liés au cannabis, **191-192**, *728*
liés aux amphétamines, **180-185**
liés aux anxiolytiques-hypnotiques, **186-191**
liés aux hallucinogènes, **192-193**
liés aux opiacés, **185-186**, *727-728*
liés aux solvants volatils, **193-195**
mixte de l'expression émotionnelle, 1009
mnésiques, 697, 913, 1046, 1236, 1526
voir aussi trouble(s) (de la mémoire)
neurocognitif, 455
léger, 141, *723*, **1832-1833**, 1833*t*
neuropsychiatriques, 883-886
œsophagiens, 474
oppositionnel, *775*, 1064, 1075, 1078*t*, 1097, 1110
organiques, 353*t*, 435, 450
panique, *voir* trouble panique
peur d'une dysmorphie corporelle, **501-502**
phobique(s), 383, 1030, 1400
voir aussi phobie(s)
phonologique(s), 1051, **1052-1053**, 1055*t*
phosphocalciques, 108
post-commotionnel, 141, 456, 884, 884*t*
post-traumatiques prolongés, 1752
précoces de l'enfance, *voir* troubles précoces de l'enfance
psychiatriques
biais systématiques de la pensée dans les __, 1333*t*
différences sexuelles et __, 1705-1709
durant la grossesse, **1711-1712**
selon le sexe, 1706*t*
psychophysiologiques, 466
psychosexuels, 639
psychosomatique(s), 485, 1722
voir aussi facteurs psychologiques influençant une affection médicale
psychotique(s), *voir* trouble(s) psychotique(s)
réactionnel de l'attachement, *777*, **1009-1011**, 1010*t*, 1079

reliés au stress intense, *voir* troubles reliés au stress intense
schizo-affectif(s), 267, 268-269, 312, *740*, 1107, 1169, 1864
    génétique et __, 1488
    lithium et __, 1210
    trouble psychotique bref et __, 1105
schizophréniforme(s), 124, 268, 1105, 1488, 1836
schizotypique, 666, *742*
voir aussi personnalité (schizotypique)
scolaires, *773*
sexuels, 638, 695, 697, 1287, 1460
voir aussi dysfonctionnement(s) sexuel(s) *et* trouble(s) de l'identité sexuelle
    douloureux, 606-609
somatisation, 421, **490-492**, 491*t*, 494, 913-914
voir aussi facteurs psychologiques influençant une affection médicale
somatodysmorphique, 235
somatoforme(s), *voir* trouble(s) somatoforme(s)
spécifique de l'arithmétique, *773*
spécifique de l'orthographe, *773*, 1049*t*
spécifiques du développement, 1097
spécifiques dus à une affection médicale, 453-455
thymiques, *743*
unipolaire(s), 289, 297, 313
valvulaires, 882*t*
vasculaires périphériques de type Raynaud, 556
trouble(s) affectif(s), 138, 227*f*, **286-329**, 469, *743-748*, 1133
voir aussi maladie(s) affective(s) *et* trouble(s) de l'humeur
    acétylcholine et __, 1525
    hypnose et __, 1417-1418
    infection par le VIH et __, 1831
    majeur(s), 236, 1776, 1781, 1797, 1799
    maladie de Parkinson et __, 885
    maladies de la peau et __, 476
    neurobiologie et __, 1531
    organique, *722*
    post-traumatique, 457
    prévalence des __, 1621*t*

réfractaires, 1167*t*
saisonnier, 1777
suicide et __, 843, 1114, 1790*t*
thérapie systémique et __, 1375, 1377
trouble délirant et __, 232*t*, 239
troubles psychotiques aigus et transitoires et __, 219
unipolaire avec éléments psychotiques, 1167*t*
violence et __, 1797, 1799, 1803
trouble(s) amnésique(s), 126, **134-140**, *721*, *725*
    diagnostic différentiel des __, 139
    étiologie des __, 135-136
    induit, *726-737*
    traitement des __, 139-140
trouble(s) anxieux, 138, **330-357**, 432, *726*, *749-751*, **881-883**, 1333*t*
voir aussi anxiété (généralisée)
    antipsychotiques et __, 1167*t*
    aversion sexuelle et __, 593, 595
    chez les autochtones, 1765
    chez les enfants, **1088-1100**
        diagnostic différentiel des __, 1098
        traitement général des __, 1098-1100
    chez les personnes âgées, 910-912
    comorbidité et __, 1816*t*, 1820
    déficience intellectuelle et __, 91
    déficit de l'attention/hyperactivité et __, 1023*t*
    démence due à la maladie du VIH et __, 1835
    dépression et __, 905, 1110
    différences sexuelles et __, 1708
    dû à une affection médicale générale, 1145
    encoprésie et __, 1033
    étiologie des __, 334-340
    hypnose et __, 1411, 1417
    hypocondrie et __, 913
    induit(s), *727-737*
        par une substance, *749*, 1144
    insomnie et __, 551
    jeu pathologique et __, 438
    maladie chronique et __, 1848
    maladies de la peau et __, 476
    organique, *723*
    prévalence des __, 1621*t*
    psychanalyse et __, 1287

    psychiatrie transculturelle et __, 1750
    psychothérapies cognitivo-comportementales et __, 1460
    sérotonine et __, 1524
    suicide et __, 1114, 1779
    thérapie cognitive et __, 1335
    thérapie comportementale et __, 1316, 1319-1320
    thérapie psychoéducative et __, 1349
    traitements biologiques en France et __, 1252
    trichotillomanie et __, 440
    trouble de l'attention et __, 1045
    troubles cognitifs et __, 126
    troubles de l'alimentation et __, 530
    troubles dépressifs et __, 316
    troubles organiques associés aux __, 353*t*
trouble(s) bipolaire(s), 46, 289, 290, 297, **308-314**, 317, 421, *745-746*
voir aussi maladie(s) (bipolaire)
    I, 1707-1708
    II, 1708
    à début tardif, 909
    antipsychotiques et __, 1166
    chez l'enfant et l'adolescent, 1113
    chez les personnes âgées, 909-910
    déficience intellectuelle et __, 90
    dépression et __, 1111-1112
    génétique et __, 1488, 1489, 1493, 1497
    hypersomnie récurrente et __, 558
    lithium et __, 1209-1210
    lobe frontal et __, 1542
    maladie psychiatrique chronique et __, 1868
    neurobiologie et __, 1533
    par cycles à succession rapide, 312, 313, 317, 325
    réfractaires, 325
    schizophrénie et __, 1107
    suicide et __, 1776, 1780, 1783
    thérapie cognitive et __, 1335
    thérapie psychoéducative et __, 1349
    traitement des __, 323-325
    traitements biologiques en France et __, 1255
    trouble obsessionnel-compulsif et __, 369
    troubles de l'alimentation et __, 530
    troubles psychotiques aigus et transitoires et __, 221

trouble(s) cognitif(s), **102-141**, *722*
   alcoolisme et __, 898
   delirium et __, 104-111
   dépression et __, 903
   diagnostic différentiel des __, 126-127
   épilepsie et __, 459
   maladies rénales et __, 472
   sida et __, 1830, 1832-1836
   troubles anxieux et __, 912
   troubles psychotiques et __, 899
trouble(s) de l'adaptation, 388, **396-407**, *752*, 1098
   avec anxiété, 399-400
   avec humeur dépressive, 304, 399
   avec perturbation des conduites, 400
   chez les autochtones, 1762
   critères diagnostiques des __, 398-401, *399t-400t*
   dépression et __, 1112
   diagnostic différentiel des __, 404-405
   épuisement professionnel et __, 1723
   étiologie des __, 401-404
   sida et __, 1830, 1838-1839
   sociale, **1070-1082**
     description clinique des __, 1074-1080
     diagnostic différentiel des __, 1080
     épidémiologie des __, 1070-1071
     étiologie des __, 1071-1074
     traitement des __, 1080-1082
   suicide et __, 1776, *1790t*
   thérapie psychoéducative et __, 1349
   traitement des __, 405, 406
   transitoire, 855
   trouble post-commotionnel et __, 456
   troubles de la personnalité et __, 662
   troubles mentaux dus à une affection médicale générale et __, 450, 457
   troubles reliés au stress intense et __, 388
   urgences psychiatriques et __, 852
trouble(s) de l'alimentation, *371f*, **522-535**, *755*, *778*
   antidépresseurs et __, 1193
   différences sexuelles et __, 1708-1709

   sérotonine et __, 1524
   suicide et __, 1779
   thérapie cognitive et __, 1335
   thérapie comportementale et __, 1316
   thérapie psychanalytique et __, 1288
trouble(s) de l'apprentissage, *79t*, *83t*, 138, 434, 459
voir aussi trouble(s) (des apprentissages)
   déficit de l'attention/hyperactivité et __, 1040
   épilepsie et __, 459
   pyromanie et __, 434
   retard mental et __, *79t*, *83t*
   thérapie cognitive et __, 1335
   thérapie psychanalytique et __, 1288
   trouble amnésique persistant induit par l'alcool et __, 138
trouble(s) de l'humeur, **286-325**, 432, *725*, *743-748*
voir aussi trouble(s) affectif(s)
voir aussi dépression(s) *et* manie
   chez l'enfant et l'adolescent, **1109-1113**
   comorbidité et __, 1815
   déficience intellectuelle et __, 90
   différences sexuelles et __, 1707-1708
   dus à une affection médicale générale, 297, 308, 313
   étiologie des __, 291-297, *294t*
   imagerie cérébrale et __, 1585
   induit(s), 297, 308, 313, *727-737*, *743*
   infection par le VIH et __, 1837-1838
   insomnie et __, 551
   maladie psychiatrique chronique et __, 1863, 1864
   opiacés et __, 186
   patient toxicomane et __, 862
   post-partum, 316
   stimulants du SNC et __, 185
   traitement des __, 317-325
   troubles psychotiques et __, 899
   troubles somatoformes et __, 914
trouble(s) de l'identité sexuelle, 608, 627, **636-648**, *642t*, *766-767*, 1009
   critères diagnostiques du __, *642t*, *643t*
   diagnostic différentiel des __, 644-645
   étiologie des __, 638-641
   névrose hystérique et __, 695
   traitement des __, 645-646

trouble(s) de la personnalité, 62, 431, 599, **652-681**, *655t*, *769-770*, 864
voir aussi personnalité(s)
   à la suite d'un trauma crânien, **457**
   alloplastiques, 659
   antipsychotiques et __, 1166
   anxiété généralisée et __, 350
   chez les personnes âgées, 915
   comme facteur psychologique influençant une affection médicale, 467
   comorbidité et __, *1815t*
   critères généraux des __, 660-662, *661t*
   déficience intellectuelle et __, 91
   dépression et __, 905
   différences sexuelles et __, 1709
   dysthymie et __, 305
   égo-syntones, 659
   épuisement professionnel et __, 1723
   étiologie des __, 657-659
   examen mental et __, 46
   frontale, 1542
   groupe A : personnalités bizarres et excentriques, 665-668
   groupe B : personnalités dramatiques et émotives, 668-671
   groupe C : personnalités anxieuses et craintives, 672-676
   histrionique, 413, 421
   hôpital de jour et __, 1126
   hypnose et __, 1417
   hypocondrie et __, 499
   jeu pathologique et __, 438
   limite, 421, 515-516, 1776
   maladie psychiatrique chronique et __, 1863, 1864, 1867
   neurobiologie et __, 1531
   organique, *1167t*
   paraphilies et __, 628
   patient atteint d'un __, 863-865
   patient déprimé et __, 855
   patient toxicomane et __, 862
   phase terminale et __, 1852
   psychiatrie transculturelle et __, 1750
   pyromanie et __, 434, 435
   réadaptation et __, 1880
   responsabilité criminelle et __, 941
   schizophrénie et __, 1107
   spectre paranoïde et __, *227f*

suicide et __, 1114, 1776, 1779, 1786-1787, 1790*t*
thérapie cognitive et __, 1335
thérapie comportementale et __, 1316, 1321
thérapie psychanalytique et __, 1287, 1290-1291
thérapie systémique et __, 1371
traitement des __, 677-681
trouble obsessionnel-compulsif et __, 374
trouble somatisation et __, 491
troubles de l'adaptation et __, 405
troubles de l'alimentation et __, 530
troubles de l'humeur et __, 297
troubles dépressifs et __, 304, 316
troubles du contrôle des impulsions et __, 430
troubles psychotiques aigus et transitoires et __, 213, 214
urgences psychiatriques et __, 864*t*
validité diagnostique et __, 656-657
trouble(s) délirant(s), **224-239**, 741, 853
antipsychotiques et __, 1167*t*
critères diagnostiques du __, 231-233, 232*t*
de type somatique, 499, 502
delirium et __, 108
diagnostic différentiel du __, 236
étiologie des __, 228-231
induit, 235, *741*
organique, *722*
paranoïde, 1813
partagé, 235-236
schizophrénie et __, 1107
somatique, 236
spectre obsessionnel-compulsif et __, 371*f*
traitements du __, 237-239
trouble obsessionnel-compulsif et __, 370
troubles bipolaires et __, 312
troubles psychotiques aigus et transitoires et __, 219
troubles psychotiques et __, 899
violence et __, 1799, 1803, 1804
trouble(s) dépressif(s), **298-308**, **318-323**, *746-747*, 878-881, 1935
voir aussi dépression(s) *et* problème(s) (dépressifs)
affections médicales et substances associées à un __, 880*t*

bref récurrent, 297, 307
comorbidité et __, 1815*t*
démence due à la maladie du VIH et __, 1835
différences sexuelles et __, 1707
invalidité et __, 1725
majeur, 301, 497, 502, **1110-1113**
chronique, 304
mineur, 297, 307
post-psychotique de la schizophrénie, 297
thérapie cognitive et __, 1335
traitement des __, 318-323
trouble(s) des conduites, 431*t*, 432, 435, 671*t*, *775*, 1074-1075
alimentaires, *755*
autisme et __, 999
critères diagnostiques du __, 1076*t*-1077*t*
déficit de l'attention/hyperactivité et __, 1021
dépression et __, 1110
encoprésie et __, 1033
oppositions d'apprentissage et __, 1064
suicide et __, 1114, 1776, 1783, 1790*t*
trouble(s) dissociatif(s), **410-425**, *752-753*, 1412
critères généraux des __, 415*t*
d'amnésie, 388
de fugue, 388
de l'identité, 418-420, 419*t*, 1749
différences sexuelles et __, 1708
dysmnésie reliée aux __, 1062
étiologie des __, 414-415
hypnose et __, 1411, 1416-1417
moteurs, 494
névrose hystérique et __, 695
organique, *723*
psychiatrie transculturelle et __, 1748, 1750
trouble de conversion et __, 493, 494
troubles psychotiques aigus et transitoires et __, 219
trouble(s) du comportement, 324, 1020, 1913
voir aussi trouble(s) de l'adaptation (sociale)
alimentaire, 1013
de sommeil, 1012-1013
déficience intellectuelle et __, 84-87, 96-97

démence et __, 120, 133
encoprésie et __, 1033
lié au sommeil paradoxal (SP), 568, 569-570
lithium et __, 1210
maladie chronique et __, 1849
syndromes d'apnées du sommeil et __, 558
thérapie psychanalytique et __, 1287
troubles à expression instrumentale et __, 1040
troubles du langage et __, 1053
troubles mentaux dus à une affection médicale générale et __, 459
troubles du contrôle des impulsions, 370, 371*f*, **428-441**
troubles de l'humeur et __, 293
trouble(s) du langage, **1051-1058**, 1053*t*, 1054*t*
classification neurolinguistique des __, 1051-1052
classification psychiatrique des __, 1052-1053
étiologie des __, 1051
traitement des __, 1057
troubles des apprentissages et __, 1045, 1047
trouble(s) du sommeil, 310, 475, *726*, *756-758*
voir aussi sommeil
acides aminés inhibiteurs et __, 1529
chez les personnes âgées, 914-915
et de la vigilance, **538-573**
agenda du sommeil et __, 564*f*
hypnose et __, 1417
hypnotiques et __, 1154
induit, *727-737*
maladies rénales et __, 473
stimulants du SNC et __, 185
thérapie comportementale et __, 1316
thérapie psychanalytique et __, 1287
traitements biologiques en France et __, 1255
troubles de l'humeur et __, 293-294
trouble(s) envahissant(s) du développement, *773-774*, **995-1007**, 1109
déficit de l'attention/hyperactivité et __, 1023*t*
encoprésie et __, 1033
non spécifié, 1004-1005, 1006*t*

Psychiatrie clinique : une approche bio-psycho-sociale

Index des sujets

schizophrénie et __, 1106, 1107
trouble de l'acquisition de la coordination et __, 1034
trouble du langage de type expressif et __, 1053t
trouble(s) factice(s), 466, **506-518**, *768-769*
  aspects médico-légaux, 517
  avec présentation somatique, 484t
  critères diagnostiques du __, 509t
  diagnostic différentiel des __, 512t, 514-515
  étiologie des __, 508
  hypnose et __, 1417
  par procuration, 511-512, 517
  schizophrénie et __, 268
  traitement des __, 515-518
  trichotillomanie et __, 440
  trouble post-commotionnel et __, 456
  troubles amnésiques et __, 139
  troubles dépressifs et __, 304
  troubles psychotiques aigus et transitoires et __, 219
  urgences psychiatriques et __, 839
trouble(s) mental(aux), *779*
  affections médicales induisant des __, 455-461
  classification des __, **9-12**
  consécutifs à une atteinte cérébrale, 1830
  dû(us) à une affection médicale générale, *voir* trouble(s) mental(aux) dû(us) à une affection médicale générale
  influençant une affection médicale, 469
  organique(s), 10, **104-141**, 311t, 420-421, *722-723, 1835t*
trouble(s) mental(aux) dû(us) à une affection médicale générale, 10, **448-461**, 476
  étiologie des __, 451
  tests de laboratoire et __, 453t
trouble(s) obsessionnel(s)-compulsif(s) (TOC), 235, **360-376**, 430, *751*
  antidépresseurs et __, 1193
  antipsychotiques et __, 1167, 1167t
  anxiolytiques et __, 1154
  autisme et __, 999
  azaspirodécanediones et __, 1152
  benzodiazépines et __, 1144
  chez l'enfant, **1096-1098**

diagnostic différentiel du __, 368-370
différences sexuelles et __, 1708
ECT et __, 1229
en psychiatrie gériatrique, 911
étiologie du __, 362-364
hypocondrie et __, 499
imagerie cérébrale et __, 1585, 1589t
maladie psychiatrique chronique et __, 1863
paraphilies et __, 618
personnalité obsessionnelle-compulsive et __, 675
syndrome de Gilles de la Tourette et __, 1026
thérapie cognitive et __, 1335
thérapie comportementale et __, 1316-1317, 1320
traitement du __, 370-374
traitements biologiques en France et __, 1252
trichotillomanie et __, 440
trouble délirant et __, 236
trouble: peur d'une dysmorphie corporelle et __, 502
troubles de l'alimentation et __, 530
trouble panique, 313, **330-357**, *750, 881, 1310t, 1333t*
voir aussi panique
  antidépresseurs et __, 1193
  anxiété généralisée et __, 350
  anxiolytiques et __, 1154
  avec agoraphobie, 50, 345t-346t
  azaspirodécanediones et __, 1152
  benzodiazépines et __, 1144, 1145
  bêtabloquants et __, 1153
  chez l'enfant, **1089-1090**
  comorbidité et __, 1820
  critères diagnostiques du __, 341-344, 345t-346t
  dépersonnalisation et __, 424t
  description clinique du __, 341-344
  diagnostic différentiel du __, 352t
  en psychiatrie gériatrique, 911
  étiologie du __, 334-340
  hypocondrie et __, 499
  imagerie cérébrale et __, 1589t
  psychiatrie transculturelle et __, 1750
  psychothérapie et __, 1262
  relaxation et __, 1401
  suicide et __, 1779
  thérapie cognitive et __, 1335

thérapie comportementale et __, 1320
traitement du __, 354-356
traitements biologiques en France et __, 1252
trouble obsessionnel-compulsif et __, 369
troubles reliés au stress intense et __, 388
troubles précoces de l'enfance, **992-1015**
  classification des __, 992
  intervention thérapeutique pour les __, 1014-1015
  variété diagnostique des __, 995-1014
trouble(s) psychotique(s), 138, *725, 853*
voir aussi problème(s) (psychotiques) *et* psychose(s)
  à début tardif, 899-900
  aigu polymorphe, 268
  aigus et transitoires, *voir* troubles psychotiques aigus et transitoires
  bref(s), 227f, 237, 386t, 388, *741*, **1104-1105**
    antipsychotiques et __, 1166
    critères diagnostiques du __, 215t
    et transitoires, 421
    schizophrénie et __, 1107
  cannabis et __, 191
  chez l'enfant et l'adolescent, **1104-1109**
  chez les personnes âgées, 898-903
  déficit de l'attention/hyperactivité et __, 1023t
  induit(s), 236, 726-737, *738*
  infection par le VIH et __, 1831
  maladie chronique et __, 1849
  partagé, 233, *741*
  phase terminale d'une maladie et __, 1852
  phencyclidine et __, 197
  relié à une affection médicale générale, 236
  thérapie comportementale et __, 1316
  trichotillomanie et __, 440
  trouble explosif intermittent et __, 431t
  troubles bipolaires et __, 312
  troubles factices et __, 512

troubles psychotiques aigus et transitoires, **210-222**, 233, 687
  critères diagnostiques des __, 217*t*, 218*t*
  diagnostic différentiel des __, 219, 220*t*
  étiologie des __, 214-216
  traitement des __, 219-221
troubles reliés au stress intense, **378-393**
  diagnostic différentiel des __, 384-389
  étiologie des __, 380-383
  traitement des __, 389-392
trouble(s) somatoforme(s), 466, 476, **482-503**, 607, *753-754*, *1935*
  voir aussi somatisation(s)
  approches thérapeutiques des __, 487-490
  chez les personnes âgées, 912-914
  côlon irritable et __, 475
  diagnostic différentiel des __, 486-487
  différences sexuelles et __, 1708
  étiologie des __, 485-486
  hypnose et __, 1411, 1416
  névrose hystérique et __, 695
  psychiatrie transculturelle et __, 1750
  thérapie comportementale et __, 1316
  trouble délirant et __, 235
  trouble dissociatif de l'identité et __, 413
  trouble post-commotionnel et __, 456
  troubles factices et __, 512
tryptophane, 320, 432, 1513, 1524
TSH (*thyroid-stimulating hormone*), 292, 453*t*, 1211*t*
  test de stimulation de la __, 292, 293
tubercule(s) olfactif(s), 1504, 1540, 1562
tuberculose, 880*t*
tumeur(s), 126, 136
  cérébrale(s), 454, 699
    dépression et __, 1111
    ECT et __, 1230
    trouble bipolaire et __, 1113
    urgences psychiatriques et __, 838
  du troisième ventricule, 558
  infection par le VIH et __, 1831, 1831*t*, 1837

narcolepsie et __, 555
paraphilies et __, 617
trouble bipolaire et __, 909
trouble catatonique et __, 453
trouble délirant et __, 228
tutelle, 931, 964-965
tuteur, 930
typus melancholicus, 307
tyrosine, 1520

U

ulcère, 466, 469*t*, 478*t*, 1290, 1779
underdog, 1639
unfinished business, 1391
Union nationale des amis et familles de malades mentaux, 1897
unité(s)
  d'hospitalisation, 1127
  mère-bébé, 1128, 1129
Unité de la sexualité humaine de l'Hôpital général de Montréal, 645
universalité des soins, 28
urémie, 228, 472
urgence(s), 679
  patient suicidaire à l'__, 1786-1787
  psychiatrique(s), **836-872**
    effets secondaires des médicaments et pathologies iatrogènes et __, 865
    en France, **1936-1937**
    idée suicidaire et __, 841-846
    intervention de crise lors d'une __, 865-870
    patient anxieux et __, 851-853
    patient atteint d'un trouble de la personnalité et __, 863-865
    patient confus et __, 846-848
    patient d'allure intoxiquée et __, 857-859
    patient déprimé et __, 854-855
    patient méfiant et __, 853-854
    patient menaçant et __, 848-851
    patient psychotique et __, 855-857
    patient toxicomane et __, 859-863
    thérapie systémique et __, 1374
  situation(s) d'__, 927, 953
urophilie, 628
urticaire, 469*t*, 476, 478*t*
utilisation nocive pour la santé, 180, 181*t*
utilitarisme, 1653

V

vaginisme, 588, 605*t*, **607-609**, 697, *766*
  critères diagnostiques du __, 608*t*
  trouble de l'excitation sexuelle chez la femme et __, 595
  troubles du désir sexuel et __, 592
vaginoplasties, 638
valeur(s), 1598
  culturelles, 1686
  personnelle, 1332
  prédictive, 1617
  sociales, 1637
validité, 9, 297, 656-657, 1616, **1617-1619**, 1624
  d'une entité clinique, 983
  des diagnostics psychiatriques, 1619
  mesures de __, 1617*t*, 1618*t*
valproate de sodium, 1221*t*
  voir aussi acide(s) (valproïque)
valvulopathies, *voir* trouble(s) (valvulaires)
variables, 1616-1617
variation(s)
  contingente négative, 1558-1559
  saisonnières des taux de suicide, 1776
vasopressine, 381
vaudou, 219
veille, 540, 548
  états de __, 545-549
ventilation par pression positive intermittente, 559
ventricule(s), 1505, 1512
  cérébraux, 251
  dilatation des __, 262
  élargissement des __, 432
verbigération, 47
verbosité, 47
vésanie, 226
vétérans de la guerre, 513
VGM (volume globulaire moyen des hématies), 161
victime(s), 25, 26, 390, 1710
victimisation, 84
vidéo éducatifs, 1351
vie
  cycle de (la) __, 1753, 1850-1851
  droit à la __, 1856-1857
  familiale et maladie chronique, 1853
  intérieure, 1282, 1284

intrapsychique, 1690, 1882
qualité de __, 1344, 1658
style de __, 1609
vieillesse, 1705
vieillissement
voir aussi personne(s) (âgée(s))
aspects biologiques du __, 892-893
aspects psychologiques et sociaux du __, 893-895
cognitif, 893
de la population, 29
dépression et __, 904
normal, 126
sexualité et __, 581-583
vigilance, 45, 46, 106, 687, 1559
états de __, 540-545
schizophrénie et __, 258
trouble(s) du sommeil et de la __, *voir* trouble(s) du sommeil (et de la vigilance)
VIH, 141, 453*t*, **1830-1839**, 1846
voir aussi virus de l'immunodéficience humaine
démence due à la maladie du __, 1834*t*
dépression et infection à __, 880*t*
encéphalopathie due au __, 1832, 1833*t*
infection par le __, *voir* infection par le VIH
Vineland Adaptive Behavior Scales, 81*t*
viol, 393, 608, 619, 628
violence(s), 64*t*, 235, 620, **1796-1807**
voir aussi patient(s) (violent)
aversion sexuelle et __, 594
chez les autochtones, 1762, 1764
comorbidité et __, 1813
dangerosité et __, 1796, 1800-1805
familiale, 1867
impulsivité et __, 1796

maladie mentale et __, 1796-1800
patient menaçant et __, 848-849, 850*t*
péri-ictale, 494
phencyclidine et __, 195
prédiction de la __, 1800
thérapie systémique et __, 1373
troubles de l'adaptation sociale et __, 1074, 1075
troubles de l'identité sexuelle et __, 641
troubles dissociatifs et __, 418
troubles précoces de l'enfance et __, 994
virage
ambulatoire, 13-14, 28, 1743, 1920
hypomanique, 317
maniaque, 295, 310, 317
virus
Borna, 1534
de l'immunodéficience humaine, 253
voir aussi VIH
démence due au __, **125**
neurotrophiques, 253
vision en tunnel, 55
visite à domicile, 66*t*
visualisation fonctionnelle, 985
vitamine(s), 760, 1835*t*
B_{12}, 141, 353, 562, 564, 905, 909
E, 115
vocabulaire, 47
voie(s)
directe, 1548, 1549*f*
indirecte, 1548
méso-corticale, 251*f*, 254, 1520
méso-limbique, 251*f*, 254, 1520
méso-striée, 1520
nigro-striée(s), 254, 1175, 1520
tubéro-infundibulaire, 251*f*, 254
vol(s), 1072
de la pensée, 53, **264**

volume globulaire moyen des hématies (VGM), 161
vomissements, 755
voyages astraux, 1750
voyance, 1754
voyeurisme, **627**, 627*t*, 767
vulnérabilité, 380, 1329*t*, 1353
neuropsychologique, 248-256
vulnérabilité-stress, 1354

W

WAIS-R, 80, 80*t*
WCST, *voir* Wisconsin Card Sorting Test
Wechsler, 80
Wernicke
aire de __, 253, 1554
aphasie de __, 1545, 1554
encéphalopathie de __, 134, 135, 136, 159, 860*t*, 898
Wernicke-Korsakoff, syndrome de, 135, 159, 859
Wilson, maladie de, 126, 267, *720*, 1027
Wisconsin Card Sorting Test (WCST), 250, 1583
WISC-R, 80, 80*t*
worthlessness (évaluation négative de soi), 52, 322, 1333, 1782
WPPSI, 80*t*

X

X fragile, syndrome du, 78*t*, 83*t*
XXY, syndrome du, 617

Z

zar, 219
zinc, 115
zoophilie, 628
zoophobie, 53